本书荣获全国古籍整理优秀图书二等奖

［日］丹波康赖 撰　高文柱 校注

醫心方

いしんぼう

华夏出版社
HUAXIA PUBLISHING HOUSE

序　例

中国医药学作为中华民族古代灿烂文化的一个重要组成部分,在不同的历史时期,便以不同的渠道和方式,源源不断地传播于海外。尤其东渐日本的历史之久,规模之大,在世界医药交流史上实属罕觏。仅据日本宽平年间(889~898)藤原佐世所撰的《本朝见在书目录》记载,其中医方书就达160余部,计有1390卷之多,传闻这还是火灾后的残余。当时中国医籍在日本流布之广,由此可见一斑。《医心方》成书于公元984年,其时正值日本仿行中国唐朝的典章制度,并且拥有大量中国图籍,所以丹波康赖氏模仿唐王焘《外台秘要方》体裁,广搜医籍,博采百家,删繁就简,去芜取精,编纂出这部彪炳后世的大型医学总集。

《医心方》三十卷,就其总体内容而言,是一部颇具"类书"性质的医学方书。但它又与一般单纯性方书有所不同,除广收临证各科验方之外,还包括针灸俞穴、本草食疗、服石辟谷、房中养性,以及相当于"医学总论"范畴的医德修养、治疗原则、服药方法等内容。在当时来讲,可称得上是一部具有"百科医书"性质的综合性医著。此书历尽沧桑,流传迄今,已逾千载,不仅成为日本存世最古老的医书而被政府视为国宝,它所具有的学术价值也逐渐为世界学术界所重视,主要体现在以下几个方面。

一、临证实用价值确凿不移。古人在同疾病作斗争的过程中,积累了许多宝贵的经验,他们把这些治疗经验记录下来,即我们通常所说的"经方",亦谓"验方",或称"经验方"。虽有"古方今病不相能"之说,但未免以偏概全。总体上讲,经过古人实践的这些经验方,其临床疗效应该是毋庸置疑的,值得我们借鉴。《医心方》与《千金方》一样,是搜集六朝隋唐经验方而成,书中蕴藏着许多宝贵的经效方剂,有待我们去发掘和利用。

二、书目文献价值最为突出。《医心方》与《外台秘要方》两部著作,素以"取材宏富""各题名号"而被称道于世。尤其《医心方》中引用书目,多为隋唐史志所不载,历代医学典籍之存亡,可藉此书窥其崖略。即便是隋唐史志有所载录的医籍,而存于今者非但寥寥无几,且复经后人改窜,往往失其本来面目。所以《医心方》一书在用于目录学研究、辑复亡佚文献、校勘现存古籍方面,有着其他图书不可替代的重要作用。

三、医学史料价值不可忽视。在《医心方》所援引的文献大部亡佚无存的情况下,这些佚文中所保存的一些史料,哪怕是只言片语,亦显得非常珍贵。举如有关医家的传记资料、历代医政医事素材、名医医论医案记载、儒道释中部分养生疗病内容等,都是医史研究中不可忽视的一个方面。尤其对于探讨中医药文化东传及中日两国古代医学交流史来说,《医心方》更是不可或缺的史料来源。

四、房中服石资料颇具特色。房中与服石是我国古代与人体保健关系较为密切的两支学术流派,在相当长的历史阶段曾产生过非常广泛的社会影响。但随着时间的推移、科学技术的进步、社会文明的发展、人们思想意识的转变，这两支特殊的养生延年、神仙不老之学术，目前已趋向消亡。但从医药文化的历史角度去审视它、研究它，还是非常必要的。在房中、服石专门著作亡佚殆尽的今天，《医心方》中所保存的这两方面文献，便格外引人注意。

五、语言文字资料至为宝贵。《医心方》在语言文字方面的特色，除保留了相当数量的中古语词外，还保存了大量的六朝俗字。研究这些俗字现象，对于丰富、充实我国的文字学，有着非常重要的意义。笔者在考辨《医心方》俗字过程中还发现，其中有许多俗字不为其他文献所载，亦不见专门语言文字工具书收录，这就更具学术研究价值。另外，书中所保存的古代书写符号和校改、助读标记之丰富多彩，也是其他古籍中所少见的，值得我们深入探讨。

《医心方》自问世以来，便成为权贵们的私藏，即便后来抄本逐渐增多，也是被极少数人视为枕中鸿秘，人们难以得见。日本安政元年（1854）丹波元坚等访得半井家本，便请书手模写一遍，于万延元年（1860）雕版刊行，此书始得以传播。由于印数所限，流传仍然不广。20世纪50年代，人民卫生出版社据安政本影印，虽然在相当程度上扩大了它的传播范围，但终因是根据原抄影刻本影印，文中既不分段落，又无句读标点。且结体笔迹，行草杂糅；俗字异写，诡僻纷繁；衍误脱倒，层现迭出；漫漶支离，随处可见；行款格式，茫然无序；符号标记，错综多歧。至于书写笔画的或长或短、或曲或直、或断或连、或增或减，偏旁部首的"艹""竹"不分，"扌""木"互用，"礻""衤"无别，"巾""忄"相混，更是连篇累牍，触目皆是。诸端非一，不可尽述。读者翻阅此书，每每望而兴叹。所以，对《医心方》进行全面系统的整理研究，已成为人们普遍关注的问题。

华夏出版社有鉴于此，曾于1993年组织几位学者进行整理，推出了国内第一部点校本。但因种种原因不尽人意，尚存在着一些为人诟病之处。为进一步使之完善提高，1994年春，时任该社社长助理、医学编辑室主任的张伟同志邀我重新整理。既许其所请，又从加强整理研究深度出发，商定除进行全面校勘注释外，并增加文献研究的内容。所以1996年版的《医心方》便以"校注"和"文献研究"两部著作合刊的形式奉献在广大读者面前。

本次修订再版，是在第一版的基础上进行的，其指导思想仍是：既要全面保持丹波康赖原著的实质内容，又不能抱残守缺，一味强调维护原貌；而是从古为今用的方针出发，以方便读者检阅，归于实用为原则。兹把有关问题说明如下：

一、底本。目前保存比较完整，被学术界公认的佳本有两种：一是近年发掘并被日本政府定为国宝的半井家旧藏本，一是社会上通行且有较大影响的日本安政年间江户医学馆影刻本。因安政本完全模仿半井家本影刻，其祖本即半井家本，故本次校理选用1991年日本オリエント出版社影印半井家本为底本。由于半井家本中卷二十二、卷二十八两卷早年流失而以江户时期抄本进行了配补，故卷二十二改为早年从半井家流失的成篑堂文库本（实则半井家本）；卷二十八改为江户医学馆以半井家本为底本影刻的安政本。

二、校本。据初步考察，目前存世的《医心方》版本除半井家本、安政本外，主要还有仁和寺本、延庆本、金刚寺本、多纪家旧藏本及其他零抄本，均残缺不全，有的只存一卷。本次校勘，根据国内所见及考虑到版本系统情况，主要采用了如下几种：①1973年日本古医学资料中心影印安政本；②1991年日本オリエント出版社影印仁和寺本影写本（存卷一、五、六、七、九、十、十一、十四、十七、十九、二十、二十二、二十三、二十五、二十七、二十九、三十）；③1991年日

本オリエント出版社影印多纪家旧藏抄本(存卷二、四);④1991年日本オリエント出版社影印半井家本中配补的卷二十二、卷二十八江户时期抄本及卷二十五江户抄别本;⑤1994年日本オリエント出版社影印金刚寺本(卷十三);⑥1994年日本オリエント出版社影印延庆本(卷八)。参考本则有:①1991年オリエント出版社影印日本活字本;②1993年华夏出版社点校本。

三、据校各书。本着"端本正末""探源溯流"的原则,对《医心方》的有关资料进行了全面收集。今所采用据校书目计有:①《黄帝内经素问》,明顾从德翻刻宋本;②《灵枢经》,明赵府居敬堂刻本;③《黄帝八十一难经》,《佚存丛书》所收《难经集注》本;④《注解伤寒论》,明赵开美刻《仲景全书》本;⑤《金匮要略方论》,明赵开美刻《仲景全书》本;⑥《金匮玉函经》,清康熙五十六年刻本;⑦《黄帝虾蟆经》,日本文政六年敬业乐群楼刻本;⑧《脉经》,元广勤书堂刻本;⑨《针灸甲乙经》,明《医统正脉全书》本;⑩《华氏中藏经》,清孙星衍校本;⑪《黄帝内经明堂》,日本北里研究所附属东洋医学综合研究所影印古抄本;⑫《本草经集注》,影抄敦煌卷子本;⑬《肘后备急方》,明万历二年刻本;⑭《刘涓子鬼遗方》,徐乃昌影宋本;⑮《小品方》,日本北里研究所附属东洋医学综合研究所影印古抄卷子本;⑯《黄帝内经太素》,兰陵堂仿宋刊本;⑰《诸病源候论》,日本オリエント出版社影印南宋坊刻本,又清周学海校刻本;⑱《新修本草》,清光绪十五年影刻卷子本;⑲《备急千金要方》,人民卫生出版社影印江户医学刊北宋本;⑳《真本千金方》,影印日本古写本;㉑《新雕孙真人千金方》,影印日本静嘉堂文库藏宋刻本;㉒《千金翼方》,清翻刻元大德梅溪书院本;㉓《外台秘要方》,日本オリエント出版社影印南宋本,又明程衍道刻本;㉔《经效产宝》,清光绪年间影刻宋本;㉕《灸法图》,敦煌卷子本;㉖《太平圣惠方》,人民卫生出版社1958~1959年排印本;㉗《重修政和经史证类备用本草》,人民卫生出版社影印晦明轩本;㉘《福田方》,日本刻本;㉙《万安方》,日本科学书院影印内阁文库本;㉚《本草和名》,日本宽政八年刻本;㉛《文选》,清胡克家校刻本;㉜《颜氏家训》,《四部丛刊本》;㉝《抱朴子内篇》,《诸子集成》本;㉞《庄子》,《诸子集成》本;㉟《老子道德经》,《诸子集成》本;㊱《文子》,《二十二子》本;㊲《吕氏春秋》,《二十二子》本;㊳《礼记》,《十三经注疏》本;㊴《齐民要术》,《四部丛刊本》;㊵《四民月令》,《玉函山房辑佚书续编》本;㊶《氾胜之书》,《玉函山房辑佚书》本;㊷《广雅》,江苏古籍出版社影印《广雅疏证》本;㊸《博物志》,中华书局范宁氏《博物志校证》本;㊹《搜神记》,贵州人民出版社黄涤明《搜神记全译》本;㊺《艺文类聚》,上海古籍出版社汪绍楹校本;㊻《说文解字》,中华书局影印本;㊼《晋书》,中华书局点校本;㊽《周书》,中华书局点校本;㊾《史记》,中华书局点校本;㊿《太平御览》,中华书局影印本;51《云笈七签》,《道藏》本;52《上玄高真延寿赤书》,《道藏》本;53《列仙传》,《道藏》本;54《千手千眼观世音菩萨广大圆满无碍大悲心陀罗尼经》,《中华大藏经》汉文本;55《金顶光明最胜王经》,《中华大藏经》汉文本。

四、校勘。综合运用"四校"的方法,以对校、他校为主,本校为辅,慎用理校,并充分吸收安政本中小岛尚真等人《札记》的校勘成果。根据文中衍、误、脱、倒、窜等几种不同情况,分别写出校删、校改、校补、乙正、移置,以及列异、存疑等校记。关于校记的撰写,本着以下原则进行:

凡底本与校本或据校各书不一,而显系校本或据校各书讹误者,一律不出校记,以免芜赘。

凡底本与校本或据校各书不一,而不影响文义、可校可不校者,原则上不出校记,以省繁文。

凡底本与校本或据校各书不一,而显系底本确误无疑者,校改原文,并注明原文作某,今据某本或某书删、补、改、乙、移等字样,以利阅读。即便偶有原本不误而改误者,读者自能别之。

凡底本与校本或据校各书不一,而怀疑底本误者,均出校记,但不改动原文,酌情写出某本或某书作某,当据删、当据补、当据改、当据乙正、当据移置等字样,以避无知妄改之戒。

凡底本与校本或据校各书不一,而文通义不同者,均出校记,罗列异同,并酌情写出某某似是、某某似非、某某义胜或义长、某某可从或宜从等字样,以帮助读者判断。

凡底本与校本或据校各书不一,虽底本义胜,而校本或据校各书亦有一定参考价值者,酌情出校,罗列异同,以供读者参考。

凡底本与校本或据校各书虽一致,但有讹误或疑似之处,参考前人校勘之成说,进行订正,一般不改动原文,出校说明并注明引文出处,以避掠美之嫌。

凡底本与校本或据校各书虽一致,但文义不通,或前后矛盾,或上下不谐,而无前人校记可资参正者,采用本校之法,或前后互证,或上下互参,一般不改原文,写出校记。

凡遇讹误之处,用对校、他校、本校均不能解决,亦无前人校记可参考者,采用理校之法,即以文义文例、文势衔接、形声字体校,写出校记,原则上不改原文,以避无征不信之讥。

凡遇讹误疑似之处,采用对校、本校、他校、理校四法均不能解决,而又无前人校记可参者,出校存疑,以待将来。

凡底本漫漶之处,若能用校本或直引各书订补者,直接补入,出校说明;若不能用校本或直引各书订补者,则参考其他资料订补,写出校记,但不直接补入,行文中缺文处用缺文号代之;若无任何资料订补,又不能根据前后文订补者,则只以缺文号代之,不出校记。

凡底本与校本或据校各书方剂名称有异,或方剂中药物组成不同者,原则上出校,但如可以明确判断出虽方剂大体相似,而非同一方者,不出校。

凡底本与校本或据校各书药物剂量不同者,校本和据校各书有直接引用关系的异文出校,余者不出校。煎药溶液仿此。

凡底本药物剂量脱落,有校本或属直接引用的据校书目可资订补者,直接补入,出校说明;否则,拟补剂量于校记中说明。煎药溶液仿此。

凡底本与校本或据校各书药物剂量文异义同者,如"半斤"与"八两"、"四分"与"一两"、"六株"与"一分"之类,概不出校。煎药溶液仿此。

凡底本与校本或据校各书药物炮制方法不同,如属明显影响药物功效者出校,余不出校。

凡遇底本有大段文字脱落者,一般不补入正文,而于校记中录存,以避无知妄补之戒。

对于卷目、正文标题校勘,力求二者统一,或改卷目、或改正文标题,酌情而定,均出校记说明。

出校内容酌情详略,即凡对校或采用直接引用书目校勘者从详,凡考校或采用间接引用书目校勘者从略。

校文以简明为宗旨,力避繁琐考证,每一方剂的"药物组成"校勘,一般在一条校记中说明,以省篇幅。

校本和据校各书在撰写校记时,校本一般用简称,据校各书用略称。

五、注释。本次校注以校勘为主,注释为辅。注释侧重在解释字词方面,一般不作医理上

的解释,大体本着以下原则进行:

凡属难字、僻字,容易误解的异读字,酌情加以注释。

凡词义费解,或有歧义、或有僻义者,酌情加以训解。

凡不常见、不常用的连绵词,或有歧义的虚词,一般加以注释。

凡病名、药名以及方名、症候名为医者所习见,除个别外,一般不作注释。

凡人名书名一般不作注释,可参见书后附录"《医心方》引用文献考略"一文。

注释同校勘一样,力求简明扼要,不作繁琐考证,汇同校记一起,按统一脚注序码排列。

六、文字处理。关于文字处理,在综合考虑到尽量保持古书原貌、有利读者阅读和排版印刷方便的前提下,本着以下原则进行:

凡繁体字,一律改成通行简体字。

凡异体字、俗写字、古今字、通假字,以及有案可稽的古讹字,一律改为通行规范字。

凡两字形异而义同,古书通用,今字书也未能统一规定何为规范字者,均保留原貌。如"利"与"痢"、"澼"与"癖"之类。

凡因形体相似,或增笔、或缺笔、或连笔等而误写误刻的文字,如"正"与"止"、"若"与"苦"、"今"与"令"、"灸"与"炙"、"且"与"旦"、"千"与"干"、"曰、月、曰"、"太、大、犬"、"己、已、巳"、"人、八、入"、"戊、戌、戍"之类,分两种情况处理:即凡明显讹误而无疑义者,径改不出校;如遇难裁断是非或疑似之间者,不改原文,出校说明。

凡历朝避讳字,一般保持原貌,前人已改之字不回改、缺字不增补,但影响文义之处酌情回改,并出校记说明,如"虎咬人"因避讳改成"武咬人"之类,不回改则令人费解,今则回改。

凡方位字一律保持原貌,不因竖抄改为横排而改动。

七、行间及栏外校注内容的处理。日本人在传抄校理《医心方》的过程中,或为了修订讹误,或为了帮助后人理解,在行文之间或栏外空白处增加了诸多校勘、注释、训读文字,这些文字因不是丹波康赖氏《医心方》原文内容,故本次整理原则上不予保留,但也并非删除了事,而是认真考察,分别采取以下原则处理:

凡在字旁以正字直接代替讹字,或在上下字之间直接旁补脱文的修改类校文,而属正确无疑者,用直接改变原文的形式归入正文,有时不出校记。

凡行间校文是否可取在疑似之间,或有一定参考价值者,不改变原文,一律出校说明。

凡行间校文不可取或明显错误者,一律不录,亦不出校。

凡栏外校文有参考价值者,出校说明;无参考价值者,一律不录。

凡注释类文字,无论在行间还是在栏外,所注对象为一般读者不易理解且注释精辟者,纳入本次注文中;如属一般读者容易理解者,一律不录。

在校记用语中,凡行间文字称旁校或旁注;凡栏上文字,称眉校或眉注。

八、书写符号及校改助读标记的处理。半井家本《医心方》中各种符号和标记非常复杂,因非一时一人所为,故用法也极不统一,但原则上可分为三大类:一是书写时手民为节省时间,或避免繁琐,有意识地采取用简单符号代替文字的做法;二是在校读中发现讹误或书写不规范处,所加的一些校改性标记;三是校读者为了帮助人们阅读,所加的一些标注声调假名等助读类训点标记。本次整理对这些符号和标记所采取的处理原则是:

凡在行文中代替文字的符号,一律改成本字,一般不出校记。

凡校改类标记正确无误者,据校改标记改动原文,酌情出注说明。

凡校改类标记所指不明,或在疑似之间者,不改原文,出注说明。

凡校改类标记不合理者,一律不予采纳,亦不出注说明。

凡助读类训点标记若单纯注声调者,一律不予采纳,亦不出注说明;若用假名训读者,视其有否校勘价值,无校勘价值者一律不采纳,有校勘价值者于校记中说明。

九、版式及行文格式的处理。半井家本《医心方》原有内容(包括背记),今全部保留,总体上不改变原有布局,但按新式版式进行加工,并根据文义分段,加以新式标点符号。

底本中的大小字,原则上不改变原有形式,但有些明显误刻,或为了协调各卷版面页数的平衡而有意把大字刻成小字者,今依全书体例进行了改正。但其中有些大小字虽有问题,而不影响文义和阅读,也不能依例判定谁属者,一律不加改动。所改之处,一般出注说明。

原书只有卷目而无书目,今据卷目和正文标题增补全书目录。

原书竖抄,今改为横排。

以上仅就文中所涉,条列诸端,其或有疏漏之处,或有言之未尽之处,读者翻检此书自能明断。

《医心方》校注第一版,正值我在中国医史文献研究所任研究员期间,以文献整理研究为每天的工作,时间充足,精力集中,夙兴夜寐,计日程功,用时不足两载,便得于完成。其中个人甘苦自不待言,许多朋友也给予了很大支持。尤其是该书责任编辑,现任中国盲文出版社社长的张伟编审,更是倾注了大量心血。对于他们的帮助和友谊,我将永远铭记在心。

本次重新修订,不仅改正了一些原书的文字错误,而且增加了许多校注内容,比起第一版有了很大的提高,这是不言而喻的。需要说明的是,这次再版为了减少篇幅,删掉了文献研究部分,只保留了"《医心方》引用文献考略"一文,以帮助读者对《医心方》引用文献的理解。在此次修订再版的过程中,华夏出版社医学科学事业部主任曾令真编审付出了艰辛劳动,在此表示衷心的感谢。

元代硕儒胡三省《注资治通鉴序》中有言:"人苦不自觉,前注之失吾知之,吾注之失吾不能知也。"尽管前后两次校注整理我都是不遗余力,或由于时间仓促,或是精力不及,书稿中仍然尚有一些本人自知不满意的地方而不能精校细注,但更多的则是由于本人学识所限而"吾不能知"的纰漏和错误,翘首以待的唯有读者的批评指正了。

高文柱

1996 年 4 月初稿

2010 年 4 月修订

目　录①

医心方卷第一 …………………（1）
　治病大体第一 …………………（1）
　诸病不治证第二 ………………（5）
　服药节度第三 …………………（7）
　服药禁忌第四 …………………（10）
　服药中毒方第五 ………………（11）
　合药料理法第六 ………………（13）
　药斤两升合法第七 ……………（17）
　药不入汤酒法第八 ……………（18）
　药畏恶相反法第九 ……………（19）
　诸药和名第十 …………………（24）

医心方卷第二 …………………（38）
　孔穴主治法第一 ………………（38）
　诸家取背俞法第二 ……………（64）
　针禁法第三 ……………………（67）
　灸禁法第四 ……………………（67）
　针例法第五 ……………………（69）
　灸例法第六 ……………………（69）
　针灸服药吉凶日第七 …………（71）
　人神所在法第八 ………………（74）
　天医扁鹊天德所在法第九 ……（77）
　月杀厄月衰日法第十 …………（78）
　作艾用火法灸治颂第十一 ……（80）
　明堂图第十二 …………………（81）

医心方卷第三 …………………（83）
　风病证候第一 …………………（83）
　治一切风病方第二 ……………（86）
　治偏风方第三 …………………（88）
　治半风方第四 …………………（88）
　治风痉方第五 …………………（89）
　治柔风方第六 …………………（89）
　治头风方第七 …………………（89）
　治中风口噤方第八 ……………（91）

　治中风口㖞方第九 ……………（92）
　治中风舌强方第十 ……………（93）
　治中风失音方第十一 …………（94）
　治中风声嘶方第十二 …………（94）
　治声喧不出方第十三 …………（95）
　治中风惊悸方第十四 …………（95）
　治中风四肢不屈伸方第十五 ……（96）
　治中风身体不仁方第十六 ……（96）
　治中风身体如虫行方第十七 ……（97）
　治中风隐疹方第十八 …………（97）
　治中风隐疹生疮方第十九 ……（98）
　治中风癫病方第廿 ……………（98）
　治中风言语错乱方第廿一 ……（99）
　治中风癫病方第廿二 …………（100）
　治中风狂病方第廿三 …………（100）
　治虚热方第廿四 ………………（101）
　治客热方第廿五 ………………（102）

医心方卷第四 …………………（103）
　治发令生长方第一 ……………（103）
　治发令光软方第二 ……………（104）
　治发令坚第三 …………………（104）
　治白发令黑方第四 ……………（104）
　治鬓发黄方第五 ………………（105）
　治鬓发秃落方第六 ……………（106）
　治头白秃方第七 ………………（106）
　治头赤秃方第八 ………………（107）
　治鬼舐头方第九 ………………（107）
　治头烧处发不生方第十 ………（107）
　治眉脱令生方第十一 …………（107）
　治毛发安生方第十二 …………（108）
　治头面疮方第十三 ……………（108）
　治面疱疮方第十四 ……………（108）
　治面皯䵟方第十五 ……………（109）

---

① 目录：按《医心方》书前原无目录，今据每卷首目录及正文标题辑补。

治面鼻齄方第十六 …………… （110）

治饲面方第十七 ……………… （111）

治疬疡方第十八 ……………… （111）

治白癜方第十九 ……………… （112）

治赤疵方第廿 ………………… （113）

治黑子方第廿一 ……………… （113）

治疣目方第廿二 ……………… （114）

治疮瘢方第廿三 ……………… （115）

治狐臭方第廿四 ……………… （115）

医心方卷第五 ………………… （117）

治耳聋方第一 ………………… （118）

治耳鸣方第二 ………………… （119）

治耳卒痛方第三 ……………… （119）

治聤耳方第四 ………………… （119）

治耳耵聍方第五 ……………… （120）

治百虫入耳方第六 …………… （121）

治蜈蚣入耳方第七 …………… （121）

治蚰蜒入耳方第八 …………… （122）

治蚁入耳方第九 ……………… （122）

治飞蛾入耳方第十 …………… （122）

治水入耳方第十一 …………… （122）

治耳中有物不出方第十二 …… （122）

治目不明方第十三 …………… （122）

治目青盲方第十四 …………… （124）

治雀盲方第十五 ……………… （125）

治目肤翳方第十六 …………… （125）

治目赤白膜方第十七 ………… （126）

治目息肉方第十八 …………… （127）

治目珠管方第十九 …………… （127）

治目珠子脱出方第廿 ………… （127）

治目肿痛方第廿一 …………… （127）

治目赤痛方第廿二 …………… （128）

治目胎赤方第廿三 …………… （129）

治目痒痛方第廿四 …………… （129）

治目赤烂眦方第廿五 ………… （129）

治目泪出方第廿六 …………… （130）

治目为物所中方第廿七 ……… （130）

治竹木刺目方第廿八 ………… （131）

治稻麦芒入目方第廿九 ……… （131）

治芒草沙石入目方第卅 ……… （131）

治鼻塞涕出方第卅一 ………… （132）

治鼻中息肉方第卅二 ………… （132）

治鼻中生疮方第卅三 ………… （133）

治鼻痛方第卅四 ……………… （133）

治鼻中燥方第卅五 …………… （133）

治鼻衄方第卅六 ……………… （133）

治鼻中物入方第卅七 ………… （135）

治紧唇生疮方第卅八 ………… （135）

治唇生核方第卅九 …………… （135）

治唇黑肿坚硬方第四十 ……… （136）

治唇坼破方第四十一 ………… （136）

治唇面膶方第四十二 ………… （136）

治口舌生疮方第四十三 ……… （136）

治口舌出血方第四十四 ……… （137）

治九窍四肢出血方第四十五 … （138）

治呕血方第四十六 …………… （138）

治吐血方第四十七 …………… （138）

治唾血方第四十八 …………… （139）

治口中烂痛方第四十九 ……… （139）

治口吻疮方第五十 …………… （140）

治口舌干焦方第五十一 ……… （140）

治口臭方第五十二 …………… （140）

治张口不合方第五十三 ……… （141）

治舌肿强方第五十四 ………… （141）

治重舌方第五十五 …………… （142）

治悬雍卒长方第五十六 ……… （142）

治风齿痛方第五十七 ………… （143）

治龋齿痛方第五十八 ………… （143）

治齿碎坏方第五十九 ………… （144）

治齿令坚方第六十 …………… （144）

治齿动欲脱方第六十一 ……… （144）

治齿黄黑方第六十二 ………… （145）

治齿败臭方第六十三 ………… （145）

治齿龈肿方第六十四 ………… （145）

治齿龈间血出方第六十五 …… （145）

治牙齿痛方第六十六 ………… （146）

治牙齿后涌血方第六十七 …… （146）

治齿䕡方第六十八 …………… （146）

治龋齿方第六十九 …………… (147)
治喉痹方第七十 ……………… (147)
治马痹方第七十一 …………… (148)
治喉咽肿痛方第七十二 ……… (148)
治尸咽方第七十三 …………… (149)
治咽中如肉脔方第七十四 …… (149)

医心方卷第六 …………… (150)
治胸痛方第一 ………………… (150)
治胁痛方第二 ………………… (151)
治心痛方第三 ………………… (151)
治腹痛方第四 ………………… (153)
治心腹痛方第五 ……………… (154)
治心腹胀满方第六 …………… (155)
治卒腰痛方第七 ……………… (155)
治臂腰痛方第八 ……………… (157)
治肾著腰痛方第九 …………… (157)
治肝病方第十 ………………… (157)
治心病方第十一 ……………… (158)
治脾病方第十二 ……………… (158)
治肺病方第十三 ……………… (159)
治肾病方第十四 ……………… (160)
治大肠病方第十五 …………… (160)
治小肠病方第十六 …………… (161)
治胆病方第十七 ……………… (161)
治胃病方第十八 ……………… (161)
治膀胱病方第十九 …………… (162)
治三焦病方第廿 ……………… (162)
治气病方第廿一 ……………… (163)
治脉病方第廿二 ……………… (163)
治筋病方第廿三 ……………… (164)
治骨病方第廿四 ……………… (164)
治髓病方第廿五 ……………… (165)
治皮病方第廿六 ……………… (165)
治肉病方第廿七 ……………… (165)

医心方卷第七 …………… (167)
治阴疮方第一 ………………… (167)
治阴蚀疮欲尽方第二 ………… (168)
治阴痒方第三 ………………… (168)
治阴茎肿痛方第四 …………… (169)

治阴囊肿痛方第五 …………… (170)
治阴卵入腹急痛方第六 ……… (171)
治阴囊湿痒方第七 …………… (171)
治阴㿗方第八 ………………… (171)
治脱肛方第九 ………………… (172)
治谷道痒痛方第十 …………… (173)
治谷道赤痛方第十一 ………… (174)
治谷道生疮方第十二 ………… (174)
治湿䘌方第十三 ……………… (174)
治疳䘌方第十四 ……………… (174)
治诸痔方第十五 ……………… (175)
治九虫方第十六 ……………… (177)
治三虫方第十七 ……………… (178)
治寸白方第十八 ……………… (178)
治蛔虫方第十九 ……………… (179)
治蛲虫方第廿 ………………… (179)

医心方卷第八 …………… (180)
脚气所由第一 ………………… (180)
脚气形状第二 ………………… (181)
脚气轻重第三 ………………… (181)
脚气姑息法第四 ……………… (182)
脚气疗体第五 ………………… (183)
脚气肿痛方第六 ……………… (183)
脚气屈弱方第七 ……………… (185)
脚气入腹方第八 ……………… (185)
脚气胀满方第九 ……………… (186)
脚气冷热方第十 ……………… (187)
脚气转筋方第十一 …………… (187)
脚气灸法第十二 ……………… (187)
脚气禁忌第十三 ……………… (189)
脚气禁食第十四 ……………… (189)
脚气宜食第十五 ……………… (189)
治足䟰方第十六 ……………… (190)
治尸脚方第十七 ……………… (190)
治肉刺方第十八 ……………… (191)
治手足冻肿疮方第十九 ……… (191)
治手足皲裂方第廿 …………… (192)
治手足发胝方第廿一 ………… (192)
治手足逆胪方第廿二 ………… (192)

治代指方第廿三 …………… (192)
治指掣痛方第廿四 …………… (193)

医心方卷第九 …………… (194)
治咳嗽方第一 …………… (194)
治喘息方第二 …………… (198)
治短气方第三 …………… (199)
治少气方第四 …………… (199)
治气噎方第五 …………… (200)
治奔豚方第六 …………… (200)
治痰饮方第七 …………… (202)
治癖食方第八 …………… (204)
治胃反吐食方第九 …………… (205)
治宿食不消方第十 …………… (206)
治寒冷不食方第十一 …………… (207)
治上热下冷不食方第十二 …………… (208)
治谷劳欲卧方第十三 …………… (208)
治恶心方第十四 …………… (209)
治噫醋方第十五 …………… (209)
治呕吐方第十六 …………… (210)
治干呕方第十七 …………… (211)
治哕方第十八 …………… (211)

医心方卷第十 …………… (213)
治积聚方第一 …………… (213)
治诸疝方第二 …………… (215)
治七疝方第三 …………… (216)
治寒疝方第四 …………… (216)
治八痞方第五 …………… (217)
治癥瘕方第六 …………… (218)
治暴癥方第七 …………… (220)
治蛇瘕方第八 …………… (221)
治鳖瘕方第九 …………… (221)
治鱼瘕方第十 …………… (222)
治肉瘕方第十一 …………… (222)
治发瘕方第十二 …………… (222)
治米瘕方第十三 …………… (223)
治水瘕方第十四 …………… (223)
治食瘕方第十五 …………… (224)
治酒瘕方第十六 …………… (224)
水病证候第十七 …………… (224)

治大腹水肿方第十八 …………… (225)
治通身水肿方第十九 …………… (226)
治十水肿方第廿 …………… (227)
治风水肿方第廿一 …………… (228)
治水癖方第廿二 …………… (229)
治身面卒肿方第廿三 …………… (229)
治犯土肿方第廿四 …………… (230)
治黄疸方第廿五 …………… (230)
治黄汗方第廿六 …………… (232)
治谷疸方第廿七 …………… (232)
治酒疸方第廿八 …………… (232)
治女劳疸方第廿九 …………… (233)
治黑疸方第卅 …………… (233)

医心方卷第十一 …………… (234)
治霍乱方第一 …………… (234)
治霍乱心腹痛方第二 …………… (236)
治霍乱心腹胀满方第三 …………… (237)
治霍乱心烦方第四 …………… (237)
治霍乱下利不止第五 …………… (238)
治霍乱呕吐不止方第六 …………… (238)
治霍乱呕哕方第七 …………… (238)
治霍乱干呕方第八 …………… (239)
治霍乱烦渴方第九 …………… (239)
治霍乱转筋方第十 …………… (239)
治霍乱手足冷方第十一 …………… (240)
治霍乱不语方第十二 …………… (241)
治霍乱欲死方第十三 …………… (241)
治中热霍乱方第十四 …………… (241)
治欲作霍乱方第十五 …………… (242)
治霍乱后烦躁方第十六 …………… (242)
治霍乱后食法第十七 …………… (242)
治下利方例第十八 …………… (242)
治杂利方第十九 …………… (243)
治冷利方第廿 …………… (244)
治热利方第廿一 …………… (245)
治赤利方第廿二 …………… (246)
治血利方第廿三 …………… (246)
治赤白利方第廿四 …………… (247)
治久赤白利方第廿五 …………… (247)

治白滞利方第廿六 ……………（248）
治脓血利方第廿七 ……………（248）
治水谷利方第廿八 ……………（249）
治休息利方第廿九 ……………（249）
治泄利方第卅 …………………（249）
治重下方第卅一 ………………（250）
治疳利方第卅二 ………………（250）
治蛊注利方第卅三 ……………（251）
治不伏水土利方第卅四 ………（251）
治呕逆吐利方第卅五 …………（251）
治利兼渴方第卅六 ……………（251）
治利兼肿方第卅七 ……………（252）
治利后虚烦方第卅八 …………（252）
治利后不能食方第卅九 ………（252）
治利后哕方第四十 ……………（252）
治利后逆满方第四十一 ………（252）
治利后谷道痛方第四十二 ……（253）

医心方卷第十二 …………………（254）
治消渴方第一 …………………（254）
治渴利方第二 …………………（257）
治内消方第三 …………………（257）
治诸淋方第四 …………………（257）
治石淋方第五 …………………（258）
治气淋方第六 …………………（259）
治劳淋方第七 …………………（259）
治膏淋方第八 …………………（259）
治血淋方第九 …………………（259）
治热淋方第十 …………………（260）
治寒淋方第十一 ………………（260）
治大小便不通方第十二 ………（260）
治大便不通方第十三 …………（261）
治大便难方第十四 ……………（262）
治大便失禁方第十五 …………（263）
治大便下血方第十六 …………（263）
治小便不通方第十七 …………（264）
治小便难方第十八 ……………（265）
治小便数方第十九 ……………（265）
治小便不禁方第廿 ……………（266）
治小便黄赤白黑方第廿一 ……（266）

治小便血方第廿二 ……………（267）
治遗尿方第廿三 ………………（267）
治尿床方第廿四 ………………（268）

医心方卷第十三 …………………（269）
治虚劳五劳七伤方第一 ………（269）
治虚劳羸瘦方第二 ……………（271）
治虚劳梦泄精方第三 …………（271）
治虚劳尿精方第四 ……………（273）
治虚劳精血出方第五 …………（273）
治虚劳少精方第六 ……………（273）
治虚劳不得眠方第七 …………（273）
治昏塞喜眠方第八 ……………（274）
治邪伤汗血方第九 ……………（275）
治阳虚汗出方第十 ……………（275）
治风汗方第十一 ………………（275）
治阳虚盗汗方第十二 …………（276）
治传尸病方第十三 ……………（276）
治骨蒸病方第十四 ……………（278）
治肺痿病方第十五 ……………（280）

医心方卷第十四 …………………（282）
治卒死方第一 …………………（283）
治中恶方第二 …………………（284）
治鬼击病方第三 ………………（285）
治客忤方第四 …………………（285）
治魇不寤方第五 ………………（286）
治尸厥方第六 …………………（287）
治溺死方第七 …………………（288）
治热暍死方第八 ………………（288）
治冻死方第九 …………………（289）
治自缢死方第十 ………………（289）
治狂病方第十一 ………………（290）
治诸尸方第十二 ………………（293）
治诸疟方第十三 ………………（294）
治鬼疟方第十四 ………………（295）
治温疟方第十五 ………………（296）
治寒疟方第十六 ………………（296）
治痰实疟方第十七 ……………（297）
治劳疟方第十八 ………………（297）
治瘴疟方第十九 ………………（297）

治间日疟方第廿 ……………… （297）
治连年疟方第廿一 …………… （298）
治发作无时疟方第廿二 ……… （298）
伤寒证候第廿三 ……………… （298）
伤寒不治候第廿四 …………… （299）
避伤寒病方第廿五 …………… （300）
治伤寒困笃方第廿六 ………… （301）
治伤寒一二日方第廿七 ……… （301）
治伤寒三日方第廿八 ………… （302）
治伤寒四日方第廿九 ………… （302）
治伤寒五日方第卅 …………… （302）
治伤寒六日方第卅一 ………… （302）
治伤寒七日方第卅二 ………… （302）
治伤寒八九日方第卅三 ……… （303）
治伤寒十日以上方第卅四 …… （303）
治伤寒阴毒方第卅五 ………… （303）
治伤寒阳毒方第卅六 ………… （303）
治伤寒汗出后不除方第卅七 … （304）
治伤寒鼻衄方第卅八 ………… （304）
治伤寒口干方第卅九 ………… （304）
治伤寒唾血方第四十 ………… （304）
治伤寒吐方第四十一 ………… （304）
治伤寒哕方第四十二 ………… （304）
治伤寒后呕方第四十三 ……… （305）
治伤寒下利方第四十四 ……… （305）
治伤寒饮食劳复方第四十五 … （305）
治伤寒洗梳劳复方第四十六 … （306）
治伤寒交接劳复方第四十七 … （306）
治伤寒病后头痛方第四十八 … （307）
治伤寒病后不得眠方第四十九

………………………… （307）
治伤寒病后汗出方第五十 …… （307）
治伤寒后目病方第五十一 …… （307）
治伤寒后黄疸方第五十二 …… （308）
治伤寒后虚肿方第五十三 …… （308）
治伤寒手足肿痛欲脱方第五十四

………………………… （308）
治伤寒后下利方第五十五 …… （308）
治伤寒后下部痒痛方第五十六

…………………………… （309）
治伤寒豌豆疮方第五十七 …… （309）
伤寒后食禁第五十八 ………… （310）
治伤寒变成百合病方第五十九

………………………… （311）
治时行后变成疟方第六十 …… （312）
医心方卷第十五 ……………… （313）
说痈疽所由第一 ……………… （313）
治痈疽未脓方第二 …………… （320）
治痈疽有脓方第三 …………… （322）
治痈发背方第四 ……………… （324）
治附骨疽方第五 ……………… （326）
治石痈方第六 ………………… （327）
治痤疖方第七 ………………… （328）
治瘭疽方第八 ………………… （329）
治久疽方第九 ………………… （330）
治缓疽方第十 ………………… （330）
治甲疽方第十一 ……………… （331）
治肠痈方第十二 ……………… （331）
治肺痈方第十三 ……………… （332）
医心方卷第十六 ……………… （333）
治疔疮方第一 ………………… （333）
治犯疔疮方第二 ……………… （336）
治毒肿方第三 ………………… （337）
治风毒肿方第四 ……………… （337）
治风肿方第五 ………………… （338）
治热肿方第六 ………………… （338）
治气肿方第七 ………………… （338）
治气痛方第八 ………………… （339）
治恶核肿方第九 ……………… （339）
治恶肉方第十 ………………… （340）
治恶脉方第十一 ……………… （341）
治膈病方第十二 ……………… （341）
治瘰疬方第十三 ……………… （342）
治瘿方第十四 ………………… （342）
治瘤方第十五 ………………… （344）
治诸瘘方第十六 ……………… （344）
治狼瘘方第十七 ……………… （346）
治鼠瘘方第十八 ……………… （346）

治蝼蛄瘘方第十九 …………… （347）
治蜂瘘方第廿 ………………… （347）
治蚍蜉瘘方第廿一 …………… （348）
治蛴蝫瘘方第廿二 …………… （348）
治浮沮瘘方第廿三 …………… （348）
治瘰疬瘘方第廿四 …………… （349）
治转脉瘘方第廿五 …………… （349）
治蜣螂瘘方第廿六 …………… （349）
治蚯蚓瘘方第廿七 …………… （350）
治蚁瘘方第廿八 ……………… （350）
治蝎瘘方第廿九 ……………… （350）
治虾蟆瘘方第卅 ……………… （350）
治蛙瘘方第卅一 ……………… （350）
治蛇瘘方第卅二 ……………… （350）
治蝰蚰瘘方第卅三 …………… （351）
治雀瘘方第卅四 ……………… （351）
治石瘘方第卅五 ……………… （351）
治风瘘方第卅六 ……………… （351）
治内瘘方第卅七 ……………… （351）
治脓瘘方第卅八 ……………… （352）
治冷瘘方第卅九 ……………… （352）

医心方卷第十七 ……………… （353）
治丹毒疮方第一 ……………… （353）
治癣疮方第二 ………………… （355）
治疥疮方第三 ………………… （358）
治恶疮方第四 ………………… （359）
治热疮方第五 ………………… （360）
治夏热沸烂疮方第六 ………… （360）
治浸淫疮方第七 ……………… （360）
治王烂疮方第八 ……………… （361）
治反花疮方第九 ……………… （362）
治月蚀疮方第十 ……………… （362）
治恶露疮方第十一 …………… （362）
治漆疮方第十二 ……………… （363）
治瘑疮方第十三 ……………… （364）
治疽疮方第十四 ……………… （365）
治蠼螋疮方第十五 …………… （365）
治诸疮烂不肯燥方第十六 …… （366）
治诸疮中风水肿方第十七 …… （366）

医心方卷第十八 …………… （367）
治汤火烧灼方第一 …………… （367）
治灸疮不瘥方第二 …………… （369）
治灸疮肿痛方第三 …………… （369）
治灸疮血出不止方第四 ……… （369）
治金疮方第五 ………………… （370）
治金疮肠出方第六 …………… （371）
治金疮肠断方第七 …………… （371）
治金疮伤筋断骨方第八 ……… （371）
治金疮血出不止方第九 ……… （372）
治金疮血内漏方第十 ………… （372）
治金疮交接血惊出方第十一 … （373）
治金疮中风痉方第十二 ……… （373）
治金疮禁忌方第十三 ………… （373）
治毒箭所伤方第十四 ………… （373）
治箭伤血漏瘀满方第十五 …… （374）
治箭镞不出方第十六 ………… （374）
治铁锥刀不出方第十七 ……… （375）
治医针不出方第十八 ………… （375）
治竹木壮刺不出方第十九 …… （375）
治被打伤方第廿 ……………… （375）
治挽折破骨伤筋方第廿一 …… （376）
治从高落重物所笮方第廿二 … （377）
治从车马落方第廿三 ………… （378）
治猘犬啮人方第廿四 ………… （378）
治凡犬啮人方第廿五 ………… （379）
治马咋踏人方第廿六 ………… （379）
治马啮人阴卵方第廿七 ……… （380）
治马骨刺人方第廿八 ………… （380）
治马毛血汗垢屎尿入人疮方第廿九
………………………… （380）
治熊啮人方第卅 ……………… （381）
治猪啮人方第卅一 …………… （381）
治虎啮人方第卅二 …………… （381）
治狐尿毒方第卅三 …………… （381）
治鼠咬人方第卅四 …………… （382）
治众蛇螫人方第卅五 ………… （382）
治蝮蛇螫人方第卅六 ………… （383）
治青蝰蛇螫人方第卅七 ……… （384）

治蛇绕人不解方第卅八 ……… （384）
治蛇入人口中方第卅九 ……… （385）
治蛇骨刺人方第四十 ……… （385）
治蜈蚣螫人方第四十一 ……… （385）
治蜂螫人方第四十二 ……… （385）
治蛋螫人方第四十三 ……… （386）
治蝎螫人方第四十四 ……… （386）
治蜘蛛啮人方第四十五 ……… （387）
治蛭啮人方第四十六 ……… （387）
治蚯蚓咬人方第四十七 ……… （387）
治蛞蝓咬人方第四十八 ……… （388）
治螺蚕啮人方第四十九 ……… （388）
治射工毒方第五十 ……… （388）
治沙虱毒方第五十一 ……… （390）
治水毒方第五十二 ……… （390）
治井冢毒方第五十三 ……… （391）
治蛊毒方第五十四 ……… （392）

医心方卷第十九 ……… （394）
服石节度第一 ……… （394）
服石反常性法第二 ……… （398）
服石得力候第三 ……… （399）
服石发动救解法第四 ……… （399）
服石四时发状第五 ……… （406）
服石禁忌第六 ……… （406）
服石禁食第七 ……… （406）
诸丹论第八 ……… （407）
服诸丹法第九 ……… （407）
服丹宜食第十 ……… （407）
服丹禁食第十一 ……… （408）
服丹禁忌第十二 ……… （408）
服丹发热救解法第十三 ……… （408）
服金液丹方第十四 ……… （408）
服金阳丹方第十五 ……… （409）
服石钟乳方第十六 ……… （409）
服红雪方第十七 ……… （412）
服紫雪方第十八 ……… （412）
服五石凌方第十九 ……… （413）
服金石凌方第廿 ……… （413）
服金汞丹方第廿一 ……… （413）

服银丸方第廿二 ……… （413）

医心方卷第廿 ……… （414）
治服石除热解发方第一 ……… （414）
治服石烦闷方第二 ……… （416）
治服石头痛方第三 ……… （416）
治服石耳鸣方第四 ……… （417）
治服石目痛方第五 ……… （417）
治服石目无所见方第六 ……… （417）
治服石鼻塞方第七 ……… （417）
治服石齿痛方第八 ……… （418）
治服石咽痛方第九 ……… （418）
治服石口干燥方第十 ……… （418）
治服石口中伤烂舌痛方第十一
……… （418）
治服石口中发疮方第十二 …… （418）
治服石心噤方第十三 ……… （418）
治服石心腹胀满方第十四 ……… （419）
治服石心腹痛方第十五 ……… （419）
治服石腰脚痛方第十六 ……… （420）
治服石百节痛方第十七 ……… （420）
治服石手足逆冷方第十八 ……… （420）
治服石面上疮方第十九 ……… （420）
治服石身体生疮方第廿 ……… （420）
治服石结肿欲作痈方第廿一 … （421）
治服石痈疽发背方第廿二 ……… （421）
治服石身体肿方第廿三 ……… （421）
治服石身体强直方第廿四 ……… （422）
治服石发黄方第廿五 ……… （422）
治服石呕逆方第廿六 ……… （422）
治服石咳嗽方第廿七 ……… （423）
治服石上气方第廿八 ……… （423）
治服石痰澼方第廿九 ……… （423）
治服石不能食方第卅 ……… （423）
治服石酒热方第卅一 ……… （423）
治服石淋小便难方第卅二 ……… （424）
治服石小便不通方第卅三 ……… （424）
治服石小便稠数方第卅四 ……… （424）
治服石小便多方第卅五 ……… （424）
治服石大小便难方第卅六 ……… （424）

治服石大便难方第卅七 ……… （425）
治服石大便血方第卅八 ……… （425）
治服石下利方第卅九 ………… （425）
治服石热渴方第四十 ………… （426）
治服石冷热不适方第四十一 … （426）
治服石补益方第四十二 ……… （426）
治服石经年更发方第四十三 … （426）

医心方卷第廿一 ………………… （428）
妇人诸病所由第一 …………… （428）
治妇人面上黑䵟方第二 ……… （428）
治妇人面上黑子方第三 ……… （429）
治妇人妬乳方第四 …………… （429）
治妇人乳痈方第五 …………… （429）
治妇人乳疮方第六 …………… （430）
治妇人阴痒方第七 …………… （431）
治妇人阴痛方第八 …………… （431）
治妇人阴肿方第九 …………… （432）
治妇人阴疮方第十 …………… （432）
治妇人阴中瘜肉方第十一 …… （432）
治妇人阴冷方第十二 ………… （433）
治妇人阴臭方第十三 ………… （433）
治妇人阴脱方第十四 ………… （433）
治妇人阴大方第十五 ………… （433）
治妇人小户嫁痛方第十六 …… （434）
治妇人阴丈夫伤方第十七 …… （434）
治妇人脱肛方第十八 ………… （435）
治妇人月水不调方第十九 …… （435）
治妇人月水不通方第廿 ……… （435）
治妇人月水不断方第廿一 …… （436）
治妇人月水腹痛方第廿二 …… （436）
治妇人崩中漏下方第廿三 …… （436）
治妇人带下卅六疾方第廿四
　　　………………………… （438）
治妇人八瘕方第廿五 ………… （438）
治妇人遗尿方第廿六 ………… （439）
治妇人尿血方第廿七 ………… （439）
治妇人瘦弱方第廿八 ………… （439）
治妇人欲男方第廿九 ………… （439）
治妇人鬼交方第卅 …………… （439）

治妇人令断生产方第卅一 …… （440）
医心方卷第廿二 ………………… （441）
妊妇脉图月禁法第一 ………… （441）
妊妇修身法第二 ……………… （447）
妊妇禁食法第三 ……………… （447）
治妊妇恶阻病方第四 ………… （448）
治妊妇养胎方第五 …………… （449）
治妊妇闷冒方第六 …………… （449）
治妊妇胎动不安方第七 ……… （450）
治妊妇数落胎方第八 ………… （451）
治妊妇胎堕血不止方第九 …… （451）
治妊妇堕胎腹痛方第十 ……… （451）
治妊妇胎上迫心方第十一 …… （452）
治妊妇漏胞方第十二 ………… （452）
治妊妇下黄汁方第十三 ……… （453）
治妊妇顿仆举重去血方第十四 … （453）
治妊妇卒走高堕下血方第十五
　　　………………………… （453）
治妊妇为男所动欲死方第十六
　　　………………………… （453）
治妊妇胸烦吐食方第十七 …… （453）
治妊妇心痛方第十八 ………… （453）
治妊妇心腹痛方第十九 ……… （454）
治妊妇腹痛方第廿 …………… （454）
治妊妇腰痛方第廿一 ………… （454）
治妊妇胀满方第廿二 ………… （454）
治妊妇体肿方第廿三 ………… （455）
治妊妇下利方第廿四 ………… （455）
治妊妇小便数方第廿五 ……… （456）
治妊妇尿血方第廿六 ………… （456）
治妊妇淋小便不利方第廿七 … （456）
治妊妇遗尿方第廿八 ………… （456）
治妊妇霍乱方第廿九 ………… （457）
治妊妇疟病方第卅 …………… （457）
治妊妇温病方第卅一 ………… （457）
治妊妇中恶方第卅二 ………… （457）
治妊妇咳嗽方第卅三 ………… （457）
治妊妇时病令子不落方第卅四
　　　………………………… （458）

治妊妇日月未至欲产方第卅五
.... （458）
治妊妇胎死不出方第卅六 ......（458）
治妊妇欲去胎方第卅七 ......（458）

医心方卷第廿三 ....（460）
产妇向坐地法第一 ......（460）
产妇反支忌法第二 ......（461）
产妇用意法第三 ......（462）
产妇借地法第四 ......（463）
产妇安产庐法第五 ......（463）
产妇禁坐草法第六 ......（463）
产妇禁水法第七 ......（463）
产妇易产法第八 ......（463）
治产难方第九 ....（464）
治逆产方第十 ......（466）
治横生方第十一 ......（466）
治子上迫心方第十二 ......（467）
治子死腹中方第十三 ......（467）
治胞衣不出方第十四 ......（468）
藏胞衣料理法第十五 ......（469）
藏胞衣择日法第十六 ......（469）
藏胞衣恶处法第十七 ......（470）
藏胞衣吉地法第十八 ......（470）
妇人产后禁忌第十九 ......（471）
治产后运冈方第廿 ......（472）
治产后恶血不止方第廿一 ......（472）
治产后腹痛方第廿二 ......（473）
治产后心腹痛方第廿三 ......（473）
治产后腹满方第廿四 ......（474）
治产后胸胁痛方第廿五 ......（474）
治产后身肿方第廿六 ......（474）
治产后中风口噤方第廿七 ......（475）
治产后柔风方第廿八 ......（476）
治产后虚羸方第廿九 ......（476）
治产后不得眠方第卅 ......（476）
治产后少气方第卅一 ......（476）
治产后不能食方第卅二 ......（476）
治产后虚热方第卅三 ......（476）
治产后渴方第卅四 ......（477）

治产后汗出方第卅五 ......（477）
治产后无乳汁方第卅六 ......（477）
治产后乳汁溢满方第卅七 ......（478）
治产后妒乳方第卅八 ......（478）
治产后阴开方第卅九 ......（478）
治产后阴脱方第四十 ......（479）
治产后阴肿方第四十一 ......（479）
治产后阴痒方第四十二 ......（479）
治产后小便数方第四十三 ......（479）
治产后遗尿方第四十四 ......（480）
治产后淋病方第四十五 ......（480）
治产后尿血方第四十六 ......（480）
治产后下利方第四十七 ......（480）
治产后月水不调方第四十八 ...（480）
治产后月水不通方第四十九 ...（481）
治产后生疮方第五十 ......（481）

医心方卷第廿四 ....（482）
治无子法第一 ....（482）
知有子法第二 ......（484）
知胎中男女法第三 ......（484）
变女为男法第四 ......（485）
相子生年寿法第五 ......（486）
相子生月法第六 ......（487）
相子生六甲日法第七 ......（488）
相子男生日法第八 ......（488）
相子女生日法第九 ......（488）
相子生时法第十 ......（489）
相子生属月宿法第十一 ......（489）
生子廿八宿星相法第十二 ......（490）
为生子求月宿法第十三 ......（491）
相子生属七星图第十四 ......（491）
相子生命属十二星法第十五 ...（492）
相子生属七神图第十六 ......（493）
相子生四神日法第十七 ......（493）
禹相子生日法第十八 ......（493）
相子生五行用事日法第十九 ...（493）
相子生五行用事时法第廿 ...（494）
相子生喜母子胜忧时法第廿一
.... （494）

相生子死候第廿二 ……………… （494）
占推子寿不寿法第廿三 ……… （495）
占推子与父母保不保法第廿四
　　　　……………………………… （495）
占推子祸福法第廿五 ………… （495）
相男子形色吉凶法第廿六 …… （495）
相女子形色吉凶法第廿七 …… （496）

医心方卷第廿五 ……………… （497）
小儿方例第一 ………………… （499）
小儿新生祝术第二 …………… （499）
小儿去衔血方第三 …………… （499）
小儿与甘草汤方第四 ………… （500）
小儿与朱蜜方第五 …………… （500）
小儿与牛黄方第六 …………… （500）
小儿与乳方第七 ……………… （500）
小儿哺谷方第八 ……………… （501）
小儿初浴方第九 ……………… （501）
小儿断脐方第十 ……………… （502）
小儿去鹅口方第十一 ………… （502）
小儿断连舌方第十二 ………… （502）
小儿刺悬痈方第十三 ………… （503）
小儿变蒸法第十四 …………… （503）
小儿择乳母方第十五 ………… （505）
小儿为名字方第十六 ………… （505）
小儿初著衣方第十七 ………… （505）
小儿调养方第十八 …………… （506）
小儿禁食方第十九 …………… （507）
治小儿解颅方第廿 …………… （507）
治小儿囟陷方第廿一 ………… （508）
治小儿摇头方第廿二 ………… （508）
治小儿发不生方第廿三 ……… （508）
治小儿白秃方第廿四 ………… （508）
治小儿鬼舐头方第廿五 ……… （509）
治小儿头疮方第廿六 ………… （509）
治小儿头面身体疮方第廿七 … （510）
治小儿面白屑方第廿八 ……… （510）
治小儿耳鸣方第廿九 ………… （510）
治小儿耳疮方第卅 …………… （511）
治小儿聍耳方第卅一 ………… （511）

治小儿耳中百虫入方第卅二 … （511）
治小儿耳蚁入方第卅三 ……… （511）
治小儿耳蜈蚣入方第卅四 …… （511）
治小儿耳蚰蜒入方第卅五 …… （512）
治小儿目不明方第卅六 ……… （512）
治小儿目赤痛方第卅七 ……… （512）
治小儿眼眦烂痒方第卅八 …… （512）
治小儿眼翳方第卅九 ………… （512）
治小儿雀盲方第四十 ………… （512）
治小儿目眯方第四十一 ……… （513）
治小儿目竹木刺方第四十二 … （513）
治小儿目芒草沙石入方第四十三
　　　　……………………………… （513）
治小儿眼为物撞方第四十四 … （513）
治小儿燕口方第四十五 ……… （513）
治小儿口疮方第四十六 ……… （513）
治小儿口下黄肥疮方第四十七
　　　　……………………………… （514）
治小儿唇疮方第四十八 ……… （514）
治小儿紧唇方第四十九 ……… （514）
治小儿口噤方第五十 ………… （514）
治小儿重舌方第五十一 ……… （514）
治小儿舌上疮方第五十二 …… （515）
治小儿舌肿方第五十三 ……… （515）
治小儿齿晚生方第五十四 …… （515）
治小儿齿落不生方第五十五 … （515）
治小儿齿间血出方第五十六 … （516）
治小儿鼻衄方第五十七 ……… （516）
治小儿鼻塞方第五十八 ……… （516）
治小儿鼻息肉方第五十九 …… （516）
治小儿喉痹方第六十 ………… （516）
治小儿哕方第六十一 ………… （517）
治小儿津颐方第六十二 ……… （517）
治小儿吐呗方第六十三 ……… （517）
治小儿难乳方第六十四 ……… （517）
治小儿风不乳哺方第六十五 … （518）
治小儿脐不合方第六十六 …… （518）
治小儿脐中汁出方第六十七 … （518）
治小儿脐赤肿方第六十八 …… （518）

治小儿脐疮方第六十九 ……… （518）

治小儿腹痛方第七十 ………… （519）

治小儿腹胀方第七十一 ……… （519）

治小儿痞病方第七十二 ……… （519）

治小儿癥癖方第七十三 ……… （520）

治小儿米癥方第七十四 ……… （520）

治小儿土痕方第七十五 ……… （520）

治小儿腹中有虫方第七十六 … （520）

治小儿阴肿方第七十七 ……… （520）

治小儿阴痛方第七十八 ……… （521）

治小儿阴疮方第七十九 ……… （521）

治小儿阴伤血出方第八十 …… （521）

治小儿阴囊肿方第八十一 …… （521）

治小儿阴𪗇方第八十二 ……… （522）

治小儿差𪗇方第八十三 ……… （522）

治小儿脱肛方第八十四 ……… （522）

治小儿谷道痒方第八十五 …… （523）

治小儿谷道疮方第八十六 …… （523）

治小儿疳湿方第八十七 ……… （523）

治小儿寸白方第八十八 ……… （524）

治小儿痫病方第八十九 ……… （524）

治小儿魃病方第九十 ………… （525）

治小儿客忤方第九十一 ……… （525）

治小儿夜啼方第九十二 ……… （526）

治小儿惊啼方第九十三 ……… （527）

治小儿躯啼方第九十四 ……… （527）

治小儿疟病方第九十五 ……… （527）

治小儿伤寒方第九十六 ……… （528）

治小儿卒死方第九十七 ……… （528）

治小儿挂病方第九十八 ……… （528）

治小儿数岁不行方第九十九 … （529）

治小儿四五岁不语方第百 …… （529）

治小儿无辜方第百一 ………… （529）

治小儿大腹丁奚方第百二 …… （529）

治小儿霍乱方第百三 ………… （529）

治小儿泄利方第百四 ………… （530）

治小儿白利方第百五 ………… （530）

治小儿赤利方第百六 ………… （531）

治小儿赤白滞下方第百七 …… （531）

治小儿蛊利方第百八 ………… （531）

治小儿大便不通方第百九 …… （531）

治小儿小便不通方第百十 …… （532）

治小儿大便血方第百十一 …… （532）

治小儿小便血方第百十二 …… （532）

治小儿淋病方第百十三 ……… （532）

治小儿遗尿方第百十四 ……… （533）

治小儿身黄方第百十五 ……… （533）

治小儿身有赤处方第百十六 … （533）

治小儿腹皮青黑方第百十七 … （534）

治小儿赤疵方第百十八 ……… （534）

治小儿疬疡方第百十九 ……… （534）

治小儿疣目方第百廿 ………… （534）

治小儿身上瘤方第百廿一 …… （535）

治小儿身热方第百廿二 ……… （535）

治小儿盗汗方第百廿三 ……… （535）

治小儿隐疹方第百廿四 ……… （535）

治小儿丹疮方第百廿五 ……… （536）

治小儿赤游肿方第百廿六 …… （537）

治小儿身体肿方第百廿七 …… （537）

治小儿恶核肿方第百廿八 …… （537）

治小儿瘰疬方第百廿九 ……… （537）

治小儿诸瘘方第百卅 ………… （537）

治小儿瘿方第百卅一 ………… （538）

治小儿附骨疽方第百卅二 …… （538）

治小儿瘭疽方第百卅三 ……… （538）

治小儿代指方第百卅四 ……… （538）

治小儿疥疮方第百卅五 ……… （538）

治小儿癣疮方第百卅六 ……… （539）

治小儿浸淫疮方第百卅七 …… （539）

治小儿瘑疮方第百卅八 ……… （539）

治小儿王灼疮方第百卅九 …… （539）

治小儿月食疮方第百四十 …… （540）

治小儿冻疮方第百四十一 …… （540）

治小儿漆疮方第百四十二 …… （541）

治小儿蠼螋尿疮方第百四十三

…………………………………… （541）

治小儿恶疮久不瘥方第百四十四

…………………………………… （541）

治小儿金疮方第百四十五 …… (542)
治小儿汤火灼疮方第百四十六
　　　　　　　　　　　 (542)
治小儿竹木刺方第百四十七 … (542)
治小儿落床方第百四十八 …… (542)
治小儿食不知饱方第百四十九
　　　　　　　　　　　 (542)
治小儿吐食方第百五十 …… (542)
治小儿吐血方第百五十一 …… (543)
治小儿咳嗽方第百五十二 …… (543)
治小儿食鱼骨硬方第百五十三
　　　　　　　　　　　 (543)
治小儿食肉骨哽方第百五十四
　　　　　　　　　　　 (543)
治小儿食草芥哽方第百五十五
　　　　　　　　　　　 (543)
治小儿饮李梅辈哽方第百五十六
　　　　　　　　　　　 (544)
治小儿食发绕咽方第百五十七
　　　　　　　　　　　 (544)
治小儿误吞钱方第百五十八 … (544)
治小儿误吞针方第百五十九 … (544)
治小儿误吞钩方第百六十 …… (544)
治小儿误吞叉方第百六十一 … (544)
治小儿误吞环方第百六十二 … (544)
治小儿误吞竹木方第百六十三
　　　　　　　　　　　 (544)

医心方卷第廿六 …………… (546)
　延年方第一 ………… (546)
　美色方第二 ………… (550)
　芳气方第三 ………… (551)
　益智方第四 ………… (552)
　相爱方第五 ………… (553)
　求富方第六 ………… (554)
　断谷方第七 ………… (555)
　去三尸方第八 ……… (557)
　避寒热方第九 ……… (558)
　避雨湿方第十 ……… (559)
　避水火方第十一 …… (559)

避兵刃方第十二 ……… (559)
避邪魅方第十三 ……… (559)
避虎狼方第十四 ……… (561)
避虫蛇方第十五 ……… (561)
医心方卷第廿七 …………… (563)
　大体第一 …………… (563)
　谷神第二 …………… (566)
　养形第三 …………… (567)
　用气第四 …………… (570)
　导引第五 …………… (572)
　行止第六 …………… (573)
　卧起第七 …………… (574)
　言语第八 …………… (574)
　服用第九 …………… (575)
　居处第十 …………… (575)
　杂禁第十一 ………… (576)
医心方卷第廿八 …………… (579)
　至理第一 …………… (579)
　养阳第二 …………… (581)
　养阴第三 …………… (581)
　和志第四 …………… (582)
　临御第五 …………… (583)
　五常第六 …………… (583)
　五征第七 …………… (584)
　五欲第八 …………… (584)
　十动第九 …………… (584)
　四至第十 …………… (584)
　九气第十一 ………… (584)
　九法第十二 ………… (584)
　卅法第十三 ………… (585)
　九状第十四 ………… (586)
　六势第十五 ………… (586)
　八益第十六 ………… (586)
　七损第十七 ………… (587)
　还精第十八 ………… (587)
　施泻第十九 ………… (588)
　治伤第廿 …………… (589)
　求子第廿一 ………… (590)
　好女第廿二 ………… (592)

恶女第廿三 ……………… （592）

禁忌第廿四 ……………… （593）

断鬼交第廿五 …………… （594）

用药石第廿六 …………… （594）

玉茎小第廿七 …………… （597）

玉门大第廿八 …………… （598）

少女痛第廿九 …………… （598）

长妇伤第卅 ……………… （598）

医心方卷第廿九 ………… （599）

调食第一 ………………… （599）

四时宜食第二 …………… （601）

四时食禁第三 …………… （601）

月食禁第四 ……………… （602）

日食禁第五 ……………… （603）

夜食禁第六 ……………… （603）

饱食禁第七 ……………… （604）

醉酒禁第八 ……………… （604）

饮水宜第九 ……………… （605）

饮水禁第十 ……………… （605）

合食禁第十一 …………… （606）

诸果禁第十二 …………… （608）

诸菜禁第十三 …………… （608）

诸兽禁第十四 …………… （608）

诸鸟禁第十五 …………… （609）

虫鱼禁第十六 …………… （609）

治饮食过度方第十七 …… （610）

治饮酒大醉方第十八 …… （610）

治饮酒喉烂方第十九 …… （611）

治饮酒大渴方第廿 ……… （611）

治饮酒下利方第廿一 …… （611）

治饮酒腹满方第廿二 …… （611）

治恶酒病方第廿三 ……… （611）

治饮酒令不醉方第廿四 … （611）

断酒令不饮方第廿五 …… （612）

治饮食中毒方第廿六 …… （612）

治食噎不下方第廿七 …… （612）

治食诸果中毒方第廿八 … （613）

治食诸菜中毒方第廿九 … （613）

治误食菜中蛭方第卅 …… （613）

治食诸菌中毒方第卅一 … （614）

治食诸鱼中毒方第卅二 … （614）

治食鲈肝中毒方第卅三 … （614）

治食鳜鲐鱼中毒方第卅四 （614）

治食鲋鲕鱼中毒方第卅五 （615）

治食诸肉中毒方第卅六 … （615）

治食郁肉漏脯中毒方第卅七 … （615）

治食诸鸟兽肝中毒方第卅八 … （616）

治食蟹中毒方第卅九 …… （616）

治食诸鱼骨哽方第四十 … （616）

治食诸肉骨哽方第四十一

………………………… （617）

治草芥杂哽方第四十二 … （617）

治误吞竹木叉导方第四十三 … （617）

治误吞环钗方第四十四 … （617）

治误吞金方第四十五 …… （618）

治误吞针生铁物方第四十六 … （618）

治误吞钩方第四十七 …… （618）

治误吞珠珰铜铁方第四十八 … （618）

治误吞钱方第四十九 …… （619）

治误食中吞发方第五十 … （619）

治误吞石方第五十一 …… （619）

医心方卷第卅 …………… （620）

五谷部第一 ……………… （620）

五果部第二 ……………… （625）

五肉部第三 ……………… （633）

五菜部第四 ……………… （641）

附:《医心方》引用文献考略 …… （650）

医心方卷第一

从五位下行针博士兼丹波介丹波宿祢康赖撰

治病大体第一
诸病不治证第二
服药节度第三
服药禁忌第四
服药中毒方第五
合药料理法第六
药斤两升合法第七
药不入汤酒法第八
药畏恶相反法第九
诸药和名第十

治病大体第一

《千金方》云：张湛①曰：夫经方之难精，由来尚矣。今病②有内同而外异，亦有内异而外同，故五脏六腑之盈虚，血脉营卫之通塞，固非耳目之所察，必先诊脉③以审之。血脉④有浮沉弦紧之乱，腧穴流注有高下浅深之差，肌肤筋骨有厚薄刚柔之异，唯用心精微者，始可与⑤于兹矣。今以至精至微之事，求之于至粗至浅之思，其不殆哉？若盈而益之，虚而损之，通而彻之，塞而壅之，寒而冷之，热而温之，是重⑥其疾，而望其生，吾见其死矣。故医方卜筮，艺能之难精者也，既非神授，何以得其幽微。

又云：大医治病，必当安神定志，无欲无求，先发大慈恻隐之心，誓愿普救含灵之疾⑦。若有病厄来求救者，不得问其贵贱贫富、长幼妍蚩⑧、怨亲善友、华夷愚智，普同一等，皆如至亲之想。亦不得瞻前顾后，自虑吉凶，护惜身命，见彼苦恼⑨，若己有之，深心凄怆，勿避夷险⑩昼夜、寒暑影响、饥渴疲劳，一心赴救，无作功夫形迹之心。

又云：到病家⑪，纵绮罗⑫满目，勿左右顾眄；丝竹⑬凑耳，无得似有所⑭娱；珍羞递荐⑮，

食如无味；醹禄⑯兼陈，若有所失⑰。所以尔者，夫一人向隅，满堂不乐，况病者苦楚，不离斯须，而医者安然⑱，兹乃人神所以⑲共耻，至人之所不为。

又云：夫为医之法，不得多语调笑，谈谑喧哗，道说是非，议论人物，衒耀⑳声名，訾毁

---

① 张湛：东晋简文、孝武帝时人，撰有《列子注》、《养生要集》。
② 矣今病：此三字原漫漶，今据真本《千金方》卷一第二补，与安政本合。下"脏六腑"、"之所察必先"两处八字均仿此。
③ 脉：《千金方》卷一第二作"候"。按真本《千金方》作"脉"，与《医心方》合。
④ 血脉：《孙真人千金方》"脉"上无"血"字，《千金方》卷一第二作"而寸口关尺"。
⑤ 与：《千金方》卷一第二"与"下有"言"字，当据补。
⑥ 重：《千金方》卷一第二"重"下有"加"字，《孙真人千金方》无"加"字。
⑦ 疾：《千金方》卷一第二作"苦"
⑧ 妍蚩（yán chī）：美好与丑恶。《文选·陆机〈文赋〉》："妍蚩好恶，可得而言。"刘良注："妍，美；蚩，恶也。"按"妍"原作"研"，形误，据《千金方》卷一第二改。
⑨ 恼：此字原漫漶，据真本《千金方》卷一第二描正，与安政本合。下"暑"字仿此。
⑩ 夷险：平安与危险。此为偏义复词，指危险。《千金方》卷一第二作"险巇"。
⑪ 病家：此二字原漫漶，据真本《千金方》卷一第二描正，与安政本合。
⑫ 绮罗：指代美女，喻病人家眷或女佣。
⑬ 丝竹：指代音乐。
⑭ 所："所"字原点删，检《千金方》卷一第二有"所"字，今不删。
⑮ 珍羞递荐：珍羞，指珍贵美味食品。递荐，不断呈献。《千金方》卷一第二"递荐"作"迭荐"，义同。
⑯ 醹禄：《千金方》卷一第二作"醍醐"。按作"醍醐"是，二者皆美酒之名。
⑰ 若有所失：《千金方》卷一第二作"看有若无"，义顺。
⑱ 安然：《千金方》卷一第二"然"下有"欢娱，傲然自得"六字。
⑲ 所以：《千金方》卷一第二作"之所"。
⑳ 衒耀：即炫耀，卖弄夸耀。

诸医，自矜①己德。偶然治瘥一病，则昂头戴面，有自许之貌，谓天下无双，此医人之膏肓。《老子》曰：人行阳德，人自报之；人行阴德，鬼神报②之；人行阳恶，人自报之；人行阴恶，鬼神报之。所以医人不得恃己所长，专心经略财物，但作救苦之心，于冥道③中，自感多福耳。不得以彼富豪，处以珍贵之药，令彼难辨④，自衒功能，谅非忠恕之道也。

又云：自古名医治病，多用生命以济交急⑤，虽曰贱畜贵人，至于爱命，人畜一也。损彼益己，物情同患，况圣⑥人乎？夫杀生求生，去生更远。其虻虫、水蛭之属，市有先死者，则市而用之。鸡卵一物，以其混沌未分，必有大大急要⑦之处，不得已隐忍而用之。能不用者，斯为太哲⑧，亦所不及也。

又云：仲景曰：不须汗而强汗之者，出其津液，枯竭⑨而死；须汗而不与汗之者，使诸毛孔闭塞，令人闷绝而死。又须下⑩而不与下之者，使人心内懊恼，胀满烦乱，浮肿而死；不须下而强与下之者，令人开肠洞泄，不禁而死。又不须灸而强与灸之者，令人火邪入肠⑪，干错五脏，重加其烦而死；须灸而不与灸之者，使冷结重凝，久而弥固，气上冲心，无地消散，病笃而死。

《本草经》云：凡欲治病，先察其源，先候病机，五脏未虚，六腑未竭，血脉未乱，精神未散，服药必活；若病已成，可得半⑫愈，病势已过，命将难全。

又云⑬：复应观人之虚实补泻、男女老少、苦⑭乐荣悴、乡壤风俗，并各不同。褚澄治寡妇尼僧，异于妻妾，此是达其性怀之所致也。

《太素经》云：黄帝问于岐伯曰：医之治病也，一病而治各不同，皆愈，何也？岐伯曰：地势使然。故东方之域，天地之法始生也，鱼盐之地，滨海傍水，其民食鱼而嗜咸⑮，鱼者使人热中，盐者胜血，故其民皆黑色疏理，故其病为痈疡，其治宜砭石，砭石者亦出⑯从东方来。

西方者，金玉之域，沙石之处也，天地之

所收引也，其民陵居而多风，水土刚强，其民不衣而叠褊⑰，其民筭食⑱脂肥，故邪不能伤其形体，其病皆生于内，其治宜毒药，毒药⑲从西方来。

北方者，天地所闭藏之域也，其地高陵居，风⑳寒冰冻，其民乐野处而乳食，脏寒生病㉑，其治宜灸焫，灸焫者从北方来。

南方者，天地所养长，阳气之所盛之处也，其地洼下，水土弱，雾露之所聚也，其民嗜

----

① 矜：自尊自大，自我夸耀。

② 报：《千金方》卷一第二作"害"。

③ 冥道：阴间之道，指人死亡之后。《千金方》卷一第二"冥"下有"运"字。

④ 辨：《千金方》卷一第二作"求"。按"辨"通"办"，采买。

⑤ 交急：《千金方》卷一第二作"危急"，真本《千金方》作"夭急"。

⑥ 圣：《千金方》卷一第二作"于"。

⑦ 大大急要：《千金方》卷一第二作"大段要急"。"大段"，非常之义。

⑧ 太哲：《千金方》卷一第二作"大哲"。真本《千金方》同。按"太"有"大"义。"大哲"即"大贤"，聪明贤慧之人。

⑨ 竭：原作"渴"，据《千金方》卷一第四改。

⑩ 须下：按"须下"以下二十二字误窜，循上下文例，似应在下句"令人开肠调泄不禁而死"之下。当据《千金方》卷二第四改。

⑪ 肠：《千金方》卷一第四作"腹"。

⑫ 半："半"字原漫漶，据安政本描正，与《证类本草》卷一《序例·梁陶隐居序》引合。

⑬ 又云：此"又云"二字虽承上文而言，但下文并非《本经》文字，乃梁陶弘景《本草经集注》序例之文。

⑭ 老少苦：此三字原漫漶，据安政本描正，与《证类本草》卷一《序例·梁陶隐居序》合。下"妇尼"二字仿此。

⑮ 嗜咸：《太素》卷十九《知方地》"咸"下有"皆安其处，美其食"七字，与《素问·异法方宜论》合。

⑯ 出："出"字疑衍，《太素》卷十九《知方地》、《素问·异法方宜论》并无"出"字。

⑰ 叠褊：《素问·异法方宜论》作"褐荐"。"褐"为毛布；"荐"为细草编的席。

⑱ 筭食：《太素》卷十九《知方地》"食"下有"而"字。"筭食"，《素问·异法方宜论》作"华食"。王冰注："华谓鲜美，酥酪骨肉之类也。以食鲜美，故人体脂肥。"

⑲ 毒药：《太素》卷十九《知方地》、《素问·宜法方异论》"药"下并有"者亦"二字。下仿此。

⑳ 风："风"字原漫漶，据安政本描正，与《太素》卷十九《知方地》合。下"乳食脏寒生病其"七字仿此。

㉑ 病：《素问·异法方宜论》"病"上有"满"字。

酸而食腐，故民致理而色赤，其病挛痹，其治宜微针，故九针者从南方来。

中央者，其地平以湿，天地所生物色者众，其民食杂而不劳，故其病多痿厥寒热，其治宜导引①，故按矫②亦从中央出。故圣人杂③合以治，各得其所宜④，故治所以异而病皆愈者，得病之情，知治之大体。

又云：凡诊病者，必问尝贵后贱，虽不中于外邪，病从内生，名曰脱荣；尝富后贫，名曰失精。杨上善云：先贵后贱，有脱荣之伤；先富后贫，有失精之损；脱荣伤也，有卑贱之辱；失精伤也，有贫悴之困。虽不中于外邪，形神苦之⑤所致也。

《最胜王经》云⑥：病有四种别，谓风热痰饮⑦，及以总集病，应知发动时。春中痰饮动，夏内风病生，秋时黄热增，冬节三俱起。春食涩热辛，夏腻热咸醋，秋时冷甜腻，冬酸涩腻甜。于此四时中，服药及饮食，若依如是味，众病无由生。食后病由饮，食消时由热，消后起由风，准时须识病。既识病源已，随病而设药，假令患状殊，先须疗其本。风病服油腻，患热利为良，饮病应变味⑧，总集须三药。风热饮俱有，是名为总集。虽知病起时，应观其本性。如是观知已，顺时而授药。饮食药无差，斯名善医者。复应知八术，总摄诸医方，于此若明闲，可疗众生病。谓针刺伤破，身疾并鬼神，要毒及孩重⑨，延年增气力。先观彼形色，语言及性行，然后问其梦，知风热饮殊。干瘦小⑩头发，其心无定住，多语梦死⑪行，斯人是风性。少年生白发，多汗及多瞋，聪明梦见火，斯人⑫是热性。心定身平整，虑审头津腻，梦见水白物，是饮性应知。总集性俱有，或二或具三，随有一偏增，应知是其性。既知本性已，准病而授药，验其无死相，方名可救人。诸根⑬倒取境，尊医人起慢，亲友生瞋恚，是死相应知。左眼白色变，舌黑鼻梁攲⑭，耳轮与旧殊，下唇垂向下。诃梨勒一种，具足有六味，能除一切病，无忌药中王。又三果三辛，诸药中易得，沙糖酥蜜乳，此能疗众病。自余诸药物，随病可增加，先起慈愍心，莫规⑮于财利。

《南海传》云⑯：夫四大⑰违和，生灵共有，八节⑱交竞，发动无恒，凡是病生，即须将息。故《世尊亲说医方经》曰：四大不调者，一痿噜，二蛮跛，三毕哆，四婆多。初则地大增，令身沉重；二则水大积，涕唾乖常；三则火大盛，头胸壮热；四则风大⑲动，气息击冲。凡候病源，旦朝自察，若觉四候乖舛，即以绝粒为先，纵令大渴，勿进浆水，斯其极禁，或一日二日，或四朝五朝，以瘥为期，义无胶柱⑳。

《太素经》云㉑：病先起于阴者，先治其阴，而后治其阳；先起于阳者，先治其阳，而后治其阴。皆疗其本也㉒。

又云：形乐志苦，病生于脉，治之以灸刺；

---

① 导引：原作"道引"，据《太素》卷十九《知方地》改。又《太素》"引"下有"按矫"二字。按"道"通"导"。
② 按矫：《素问·异法方宜论》作"导引按矫"。王冰注："按，谓抑按皮肉；矫，谓捷举手足。"
③ 杂：原作"离"，繁体字形近致误，今据《太素》卷十九《知方地》改，与《素问·异法方宜论》合。
④ 所宜：《太素》卷十九《知方地》"所"下无"宜"字，《素问·异法方宜论》"宜"上无"所"字。按二者义复，疑有一衍。
⑤ 之：疑当作"乏"。
⑥ 《最胜王经》云：眉注曰："《最胜王经》文，宇治本无之，医师本有之。"
⑦ 痰饮："饮"原作"痫"，音假，今据文义改。下皆仿此。
⑧ 味：《最胜王经》卷九第二十四作"吐"，应据改。
⑨ 要毒及孩重：《最胜王经》卷九第二十四作"恶毒及孩童"，应据改。
⑩ 小："小"有"细"义，又通"少"。《最胜王经》卷九第二十四作"少"。
⑪ 死：《最胜王经》卷九第二十四作"飞"，应据改。
⑫ 斯人：此二字原漫漶，据安政本描正，与《最胜王经》卷九第二十四合。
⑬ 诸根：指佛教中六根。
⑭ 攲（qī，音欺）：斜。
⑮ 规：谋。
⑯ 《南海传》云：旁校曰："宇治本此文无，医家本有之。"
⑰ 四大：地水火风，佛教语。
⑱ 八节：指立春、春分、立秋、秋分、立冬、冬至八个节气。
⑲ 大：原作"太"，据安政本改。按"太"虽有"大"义，但此乃传抄增笔致误，律以下"四大不调"可证。
⑳ 胶柱：成语"胶柱鼓瑟"之省文。
㉑ 《太素经》云：按此文旁校引宇治本作"又云"。宇治本此上既无《最胜王经》与《南海传》文，故"又云"二字亦承《太素经》而言。
㉒ 皆序其本也：此五字乃杨上善注文。

形苦志乐，病生于筋，治之以熨引；形乐志乐，病生于肉，治之以针石；形苦志苦，病生咽喝[①]，治之以药；形数惊恐，筋脉不通，病生于不仁，治之以按摩醪药[②]。

又云：病有生于风寒暑湿、饮食男女，非心病者，可以针石汤药去之。喜怒忧思伤神为病者，须以理清明情性，去喜怒忧思，然后以针药，神裨而助之。但用针药者，不可愈之。

又云：伯高曰：《兵法》曰：无迎逢逢[③]之气，无击堂堂之阵。《刺法》曰：无刺熇熇之热，无刺漉漉[④]之汗，无刺浑浑[⑤]之脉，无刺病与脉相逆者。杨上善曰：熇，呼笃反，热炽盛也。堂堂，兵盛貌，兵之气色盛者未可击[⑥]，待其衰，然后击之。刺法亦尔，邪气盛者，消息按摩，折其大气，然后刺之。

《针灸经》云：十岁小儿，七十老人，不得针，宜灸及甘药。

《医门方》云：大法春夏宜发汗。

凡服汤药发汗，中病便止，不必尽剂。

凡发汗，欲令手足周遍，蛰蛰津液，通身一时润益佳[⑦]，但以不用流离如雨[⑧]，急以粉磨涂身体，勿当风冷。

凡大汗出复后，脉洪大，形如疟，一日再发，汗出便解，更与桂枝麻黄汤：

麻黄四两，去节 桂心二两 甘草一两，炙 杏仁八十枚，去尖

以水七升，先煮麻黄三两，沸，撩去沫，纳诸药，煮取二升半，分三服，服相去七八里，覆令汗，不须歠粥，余如桂枝法。

凡发汗后，汗遂漏不止，其人恶风，小便难，四肢微急，难以屈伸，桂枝加附子汤主之：

桂心三两 芍药三两 甘草二两，炙 生姜三两 大枣十二枚，擘

切，以水七升，微火煮取三小升，去滓，分温三服，服汤已须臾歠[⑨]一升热粥，以助药力。温覆令汗，汗不出又服如前。不汗者，小促[⑩]其间，半日许乃觉瘥。明晨候之，病证故在者，复服此汤。或至有不肯汗出，服三两剂乃解。桂枝加附子汤者，汤中加附子一枚是也。

又云：冬可热药，不可发汗，汗出口中疮生[⑪]，吐痢。

凡衄家不可发其汗，汗出即直视，不得眠睡。

凡淋家不可发汗，汗出即便血。

凡咽中闭塞、咽燥者，不可发其汗。

凡大下后，发汗即胀满。

凡发汗后恶寒者，虚也；不恶寒但热者，实也。当和其胃气。

凡疮家虽身疼痛，不可攻其表，汗出必致痉。

凡新大吐下、衄血、鼻失血、得殴挞[⑫]之后、妇人新伤产，皆不可汗。

凡咳而小便利，若失小便，不可发汗，汗出即呕逆厥冷。

凡发汗后饮水多，其人必喘，以水灌之亦喘。

凡发汗已后，其人脐下悸，欲作奔豚气，茯苓桂心甘草大枣汤主之。

凡发汗已后，腹胀满，厚朴生姜半夏甘草人参汤主之。

又云：大法春宜吐。

凡诸病在胸中者，宜吐之。

---

① 病生咽喝：《太素》卷十九《知形志所宜》、《灵枢·九针论》“生”下并有“于”字，与上下文例一律。《素问·血气形志》作“病生于咽嗌”。

② 醪药：即指药酒。

③ 逢逢：通“蓬蓬”，盛貌。

④ 漉漉：汗大出貌。

⑤ 浑浑：形容脉浊乱而无端绪。

⑥ 未可击：《太素》卷二十三《量顺刺》杨注“击”上有“即”字。

⑦ 蛰蛰津液，通身一时润益佳：《伤寒论》卷七第十六作“时出以漐漐然，一时间许亦佳”。《千金翼》卷十第四作“漐漐一时间益佳”。

⑧ 但以不用流离如雨：《伤寒论》卷七第十六作“不可令如水流漓”，《千金翼》卷十第四作“不欲流离”。按“流离”即“流漓”，犹言“淋漓”，湿貌。

⑨ 歠（chuò，音绰）：喝。

⑩ 促：原作“从”，繁体字草书形近致误，据仁和寺本改。

⑪ 口中疮生：《千金翼》卷十第四作“口中烂，生疮”。

⑫ 挞：原误作“楗”，据仁和寺本改。

凡服汤吐,中病便止,不必尽剂。须吐者,疟及伤寒胸中满,及积痰干呕,又胸膈痰热转嗽,及肺痈吐脓等,并宜吐之。

凡宿食在胃管①,当吐下②之。

又云:诸四逆者,不可吐之。

凡诸虚羸者,不可吐之。

凡新产者,不可吐之。

凡脚气上冲心者,不宜吐之。

凡病者恶寒而不欲近衣,不可吐之。

又云:大法秋宜下。

凡服汤下,中病便止,不可尽剂。

凡病发作③汗多,急④下之。

凡病五日六日⑤,腹满不大便,急下之。

凡大下后,六七日不大便,烦不解,腹痛而满,此有燥屎。所以然者,本有宿食,宜蒸⑥气汤下之。方在下⑦。

凡病者小便不利,大便乍难乍易,时有微热,沸胃⑧不能卧,此有燥屎故也,宜下之。

凡可下者,汤胜丸⑨。胁下偏痛,发热,此寒也,当以温药下其寒。胀须下。

凡诸病大便涩,诸伤寒腹满,疟腹满,鼓胀水胀,大便不通,须利小便者;黄病、水病、淋病发汗后不解,腹满或痛,宜下之。

凡病腹中满痛者为寒⑩,当下之。腹满不减,减不足言,常⑪下之。脉数而滑者,有宿食,下之即愈。

凡可下者,以承气汤方:

大黄四两,别渍一宿 厚朴二两,炙

切,以水五升,煮取一升半⑫,下大黄,更一二沸,去滓,分二服。当痢⑬二三行,愈。

又云:夏月不可下。

凡病喘而胸满,不可下之。

凡病心下坚⑭,颈项强而眩,勿下之。

凡厥逆不可下之,虚亦然。

凡病欲吐者,不可下。

凡病有外证,外证未解,不可下之。

凡病腹满吐食,下之益甚。

凡大瘦人绕脐痛,必有谷气⑮,而反下之,其气必上冲者⑯,心下则痞。

凡发汗多则⑰亡阳诚⑱语者,不可下。

诸病不治证第二

《医门方》云:论曰:夫人有病,皆起于脏腑;生死之候,乃见于容色。犹如影响报应,必不差违,当审察之,万无失一。其中形证,具列后条。

凡人无病及有病,常反⑲眼上皮看,其中有赤脉从上下,欲贯瞳子者,一脉一年死,二脉二年死。若未下者,可疗也。

人急暴肥而愦愦恫恫⑳者,不出数十日死。

人面忽有赤色出,而颊颧上大如指者卒

---

① 胃管:《伤寒论》卷八第十九作"上脘"。按"胃管"即"胃脘",《千金翼》卷十第四作"上管"。

② 吐下:《伤寒论》卷八第十九、《千金翼》卷十第四"吐"下并无"下"字。

③ 病发作:《千金翼》卷十第四作"阳明病发热"。

④ 急:仁和寺本作"恶"。

⑤ 凡病五日六日:仁和寺本"五"下无"日"字,《千金翼》卷十第四作"少阴病五六日"。

⑥ 蒸:疑当作"承",应据《伤寒论》卷五第八改。

⑦ 方在下:旁校曰:"宇治本无此注。"与仁和寺本、《札记》引宇治本合。

⑧ 沸胃:《伤寒论》卷五第八作"喘冒",《千金翼》卷九第八作"怫郁"。按"沸胃",亦不误,"沸胃"、"沸渭"、"怫愲"义并同。《文选·王褒〈洞箫赋〉》"但沸渭以出焉"李善注引《埤苍》:"怫愲,不安貌。"

⑨ 汤胜丸:《千金翼》卷十第四"丸"下有"散"字。

⑩ 寒:《伤寒论》卷九第二十一作"实"。

⑪ 常:《千金翼》卷十第四作"宜",上文"当"字亦作"宜"。律以上文,疑此"常"字乃"当"字之声误。"当"、"宜",异文同义。

⑫ 一升半:《札记》云:"仁和寺本'一'作'二'。"今检仁和寺本作"一升半"。

⑬ 痢:此指泻下。

⑭ 坚:《千金翼》卷十第四"坚"上有"痞"字。

⑮ 必有谷气:《金匮要略》卷上第一作"必有风冷,谷气不行"。

⑯ 其气必上冲者:《金匮要略》卷上第一作"其气必冲,不冲者"。

⑰ 则:《伤寒论》卷八第十七无"则"字。按"则"有"而"义。

⑱ 诚:《伤寒论》卷八第十七作"谵"。

⑲ 反:翻。

⑳ 愦愦恫恫:旁注曰:"愦愦,心乱也;恫恫,不得志也。"

死，至鼻头亦卒死。

有赤色若黑色，忽从额上起，下至鼻头，亦①卒死。

黑色忽出额上，大如指，无病而卒死。

忽有黑色横鼻上，或至眉下，不出月卒死。

面上忽有青色如悬帚者，须臾死。

鼻上至眉额，忽色如马肝，望之如青，近之如黑，不出百日死。

面色忽无润泽，如新病起者，寻死。

面卒虚肥，正白无血理者，方死不久②。

眼中睛上，白色如半米者死。

面忽青而眼黑若赤者死。

面忽白目黑亦死。

面色黑而眼白者死。

面忽赤而眼白若目青者立死。

眼卒视无所见者死。

病人身有臭气异常者死。

病人忽悲泣者死。

病人身忽不知痛痒，精神昏愦而食饮如故者死。

病人直视，瞳子不转，气息高者死。

病人忽洁然汗出者死。

病人面青白，目张失明，及面赤唇骞，及面目鼻或③耳无轮廓，或舌不知五味，此皆五脏气绝，并死④。

病人口张，但出气如不还者，肺绝，三日死。

病人脊痛，腰中重，不可反覆者，胃绝，五日死。

病人泄利，不觉出时者，脾绝，十二日死。

病人手足爪甲青，呼骂不止者，筋绝，九日死。

病人发直如干麻，或白汗出不止，肠绝，六日死。

病人面青，但欲伏，眼⑤视不见人，泣出不止者，肝绝，八日死。

病人齿暴痛，面正黑，人中黄色，腰中如折，白汗出如流水者，肾绝，四日死。

病人两目眦有黄色者，不久方愈。

病人耳目鼻边有黑色起入口者，死，十有三活。

病人面两颊颧赤，五日死。

病人目眶忽陷，不可疗。

病人目回回⑥直视，肩息，不治。

病人口如鱼口，不能复闭，而气多出不入，不治。

病人面失精光，土色，不饮食，四日死。

病人手足爪甲下肉黑，八日死。

病人目无精光，齿黑者，不治。

病人足跗上肿，两膝大如斗，十日死。

病人身臭，不治。

病人面青目黄，百日死。

病人口张者，三日死。

病人阴囊茎肿者，死。

病人妄语错乱及不能语，不治。

病人汗出如沫不流者，死。

《葛氏方》云：凡肿有五不治：面肿苍黑，肝败，不治；掌肿无理满满，心败，不治；脐满肿反者，脾败，不治；腹满无纹理，肺败，不治；阴肿不起，肾败，不治。

《扁鹊传》云：病有六不治：骄恣不论理，一不治也；轻身重财，二不治也；衣食不能适，三不治也；阴阳并，脏气不定，四不治也；形羸不能服药，五不治也；信巫不信医，六不治也。

今按：《千金方》：医适不适⑦三也。

《本草经》云⑧：仓公有言：病不肯服药，一死；信巫不信医，二死。

---

① 亦："亦"字原脱，据旁校补，与仁和寺本合。

② 方死不久：即不久将死。

③ 或：旁校引字治本无"或"字，与仁和寺本合。

④ 并死：原"死"下有"为恶候"三字，已经点删，检仁和寺本无此三字，今从删。

⑤ 眼：原"眼"下有"目"字，已经点删，检仁和寺本无"目"字，今从删。

⑥ 回回：旁校作"曲曲"，与仁和寺本合。按"回回"，目视皆乱不清貌。

⑦ 医适不适：仁和寺本作"医道不适"，真本《千金方》卷一第四作"医适不适"。按宋本《千金方》作"衣食不能适"，与《史记·扁鹊仓公列传》合。

⑧ 《本草经》云：按此文非出《神农本草经》，乃陶弘景《本草经集注》序例之文。

服药节度第三

《千金方》云：扁鹊曰：人之所依者，形也；乱于和气者，病也；理于烦毒者，药也；济命扶厄者，医也。安身之本，必资于食；救疾之要①，必凭于药。不知食宜者，不足以存生也；不明药忌者，不能以除病也。斯之二事，有灵②所要也。若忽而不学，诚可悲哉。

又云：夫为医者，当须洞视③病源，知其所犯，以食治之，食疗不愈，然后命药。药性刚烈，犹为御兵，兵之猛暴，岂容妄发。发用乖仪④，损伤更⑤众，药之投病，夭⑥滥亦然。

又云：仲景曰：欲治诸病，当先以汤，洗除⑦五脏六腑间⑧，开通诸脉，理道⑨阴阳，荡中破邪⑩，润泽枯朽，悦人皮肤，益人气力⑪，水能净万物，故用汤也。若四肢病人⑫，风冷发动，次当用散，散能逐邪，风气湿痹，表里移走，居无常处，散当平之。次用丸，丸药能逐风冷，破积聚，消诸坚痞⑬，进饮食，调荣卫。能参合而行之者，可谓上工。医者，意也。荣卫，《千金方》曰：荣者，络脉之气通；卫者，经脉之气通；荣出中焦，卫出上焦。

《养生要集》云：张仲景曰：人体平和，唯好自将养，勿妄服药。药势偏有所助，则令人脏气不平，易受外患。唯断谷者，可恒将药耳。

又云：《郗悟论服药》曰：夫欲服食，当寻性理所宜，审冷暖之适，不可见彼得力，我便服之。初御⑭药先草，次木、次石，将药之大较⑮，所谓精粗相代⑯，阶粗⑰以至精者也。

《本草经》云：治寒以热药，治热以寒药，饮食不消以吐下药，鬼注⑱蛊毒以毒⑲药，痈肿疮瘤以疮⑳药，风湿以风湿药，各随㉑其所宜。

又云：病在胸膈以上者，先食㉒后服药；病在心腹以下㉓，先服药而后食；病在四肢血脉者，宜空腹而在旦；病在骨髓者，宜饱满而在夜。

《抱朴子》云：按《中黄子服食节度》曰：服治病之药，以食前服之；服养生㉔之药，以食后服之。吾以咨郑君，何以如此也？郑君言：易知耳。欲以药攻病，既宜及未食内虚，令毒势㉕易行，若以食后服之，则药攻㉖谷而力尽矣；若欲养生，而以食前服，药㉗力未行，而谷驱之以下，不得除㉘止作益也。

蒋孝琬云：或病先患冷而卒得热者，治热不愈，不愈寻加进平温之药而调之，不然冷方转增，或冷患热时治之，不可一用热药攻之，反得热蒸。

---

① 要：《千金方》卷二十六第一作"速"。
② 有灵：含灵，指人类。
③ 当须洞视：《千金方》卷二十六第一作"当须先洞晓"。
④ 仪：《千金方》卷二十六第一作"宜"。按"仪"有"宜"义。《释名·释典艺》："仪，宜也，得事宜也。"
⑤ 更：《千金方》卷二十六第一作"处"。
⑥ 夭：《千金方》卷二十六第一作"殃"。
⑦ 洗除：《千金方》卷一第四作"荡涤"。
⑧ 间：《千金方》卷一第四无"间"字，疑衍。
⑨ 理道：《千金方》卷一第四作"治道"。按"理"、"治"文异义同，疑此"理"字避唐高宗李治讳改。
⑩ 荡中破邪：《千金方》卷一第四作"破散邪气"。
⑪ 气力：《千金方》卷一第四作"气血"。
⑫ 人：《千金方》卷一第四作"久"。
⑬ 痞：《千金方》卷一第四作"癖"，真本《千金方》作"痞"。
⑭ 御：用。
⑮ 大较：大略，大概。
⑯ 相代：更替。
⑰ 阶粗：始粗。阶，台阶。指从第一阶开始。
⑱ 注：《千金方》卷一第五作"疰"。按"注"、"疰"义同，今"疰"字通用。
⑲ 毒：《千金方》卷一第五"毒"上有"蛊"字。
⑳ 疮：《千金方》卷一第五"疮"上有"瘤"字。
㉑ 各随：《千金方》卷一第五"各"上有"风劳气冷"四字。
㉒ 先食：《千金方》卷一第八"食"下有"而"字，循例当补。
㉓ 下：《千金方》卷一第八"下"下有"者"字，循例当补。
㉔ 养生：《抱朴子内篇》卷十一《仙药》作"养性"。下仿此。
㉕ 毒势：《抱朴子内篇》卷十一《仙药》作"药力势"。
㉖ 攻：《抱朴子内篇》卷十一《仙药》"攻"上有"但"字。
㉗ 药：《抱朴子内篇》卷十一《仙药》"药"下有"则"字，"药"字属上读。
㉘ 除：疑为"储"之借字。《说文解字定声·豫部》："除，假借为储。"抑或是"徐"字之形误。按"而谷驱之以下，不得除止作益也"十三字，《抱朴子内篇》卷十一《仙药》作"而被谷驱之下去不得止，无益也"。

又云:病力弱者,形肉①多消,欲治之法,先以平和汤一两剂少服,通调血气,令病人力渐渐强生,然可服当病大药耳。

又云:其病或年远,而人仍强;或得病日近,病人已致瘦弱,此二种病,乃是腑脏受纳病别故尔。凡脏病皆年远始成,腑病日近寻剧。五脏为阴,六腑为阳,阴病难治,阳病易治。阴阳二病,用药性不同,阴须君药多,阳须臣药多,卒邪暴病使药多。

又云:须知春秋服散,夏服汤,冬服丸,便是依时之药方。言夏服汤者,夏人气行皮肤荣卫之中,若人夏受得邪,初病者浅不深,故服汤去初邪耳;冬服丸者,冬寒人气深入,行于五脏六腑骨髓之内,若初受邪者,病还②深入,与人气并行,若服汤,汤气散,未至疾所,气已尽矣,故作丸服之,散迟,日服之不废,用者不费而病愈,故冬服丸;春秋服散者,春秋二时昼夜均,寒暑调,人气行于皮肉之间,不深不浅,故用散和酒服之,酒能将药气行入人肉中,以去其邪,故春秋服散。

又云:春夏不可合吃热药,秋冬不可合吃冷药,但看病人冷热也。

又云:病有新旧,疗法不同,邪在毫毛,宜服膏及以摩之。不疗,廿日入于孙脉,宜服药酒。酒是熟液,先走皮肤,故药气逐其酒势入于孙脉,邪气散矣。不疗,四十日入于络脉,宜服汤。不疗,六十日传入经脉,宜服散。不疗,八十日入于脏腑,宜服丸。百日以上,谓之沉痼,宜服煎也。

又云:凡服补汤者,相去远久;服泻汤,相去近。

《小品方》云:凡病剧者,人必弱,人弱则不胜药,处方宜用分两单省者也。

病轻者,人则强,胜于药,处方宜用分两重复者也。

凡久病者,日月已积,必损于食力,食力既弱,亦不胜药,处方亦宜用分两单省者也。

新病者,日月既浅,虽损于食,其谷气未虚,犹胜于药,处方亦宜用分两重复者也。

少壮者,病虽重,其人壮,气血盛,胜于

药,处方宜用分两重复者也。虽是优乐人,其人骤病,数服药则难为药势,处方亦宜如此也。

衰老者,病虽轻,其气血衰,不胜于药,处方亦宜用分两单省者也。虽是辛苦人,其人希病③,不经服药者,则易为药势,处方亦宜如此也。

夫人壮病轻,而用少分两方者,人盛则胜药势,方④分两单省者则不能制病,虽积服之,其势随消,终不⑤制病,是以宜服分两重复者也。

夫衰老虚人,久病病重,而用多分两方者,人虚衰气力弱则不堪药,药未能遣病而人气力先疲,人疲则病胜,便不敢复服,则不得力也,是以宜服分两单省者也。

又云:自有小盛之人,不避风凉,触犯禁忌,暴竭精液,虽得微疾,皆不可轻以利药下之,一利便竭其精液,因滞著床席⑥,动经年岁⑦也,初始皆宜与平药治也,宜利者乃转就下之耳,唯小儿不在此例,大法宜知如此也。

夫长宿人⑧,病宜服利汤药者,未必顿尽一剂也,皆视其利多少,且消息之于一日之宽也。病源未除者,明后更合一剂,不必服尽,但以前后利势相成耳。气力堪尽⑨剂者,则不制也。病源宜服利药⑩治取除者,服汤之后,宜将丸散也,时时服汤,助丸散耳。

夫病是服利汤得瘥者,从此以后,慎不中

---

① 肉:原作"害",据仁和寺本改。按俗写"宫"字与俗写"宾"字形似而易误。

② 病还:此二字原误倒,据校改标记乙正,与仁和寺本合。

③ 希病:指很少患病。《尔雅·释诂下》:"希,罕也。"今作"稀"。

④ 方:原"方"上有"处"字,已经点删,检仁和寺本无"处"字,今从删。

⑤ 不:《福田方》卷十二《服花朵说》"不"下有"能"字。

⑥ 因滞著床席:《千金方》卷一第三此句作"困滞著床"。

⑦ 年岁:《千金方》卷一第三作"年月"。

⑧ 长宿人:《千金方》卷一第三"宿"下无"人"字。按"长宿",指年高而素有声望之人。

⑨ 尽:仁和寺本无"尽"字。

⑩ 药:《千金方》卷一第三作"汤",与《小品方》残卷旁注云"一本作汤"合。

服补汤也,得补病势则还复成①也。重②就利之,其人则重弊也。若初瘥,气力未展③平复者,当消息之。宜服药者,当以平和药逐和之也④。若垂⑤平复,欲将补益丸散者,自可以意料量⑥耳。

夫有常患之人,不妨行走,气力未衰,欲将补益,冷热随宜丸散者,乃可先服利汤下,便⑦除胸腹中瘀积痰实,然后可将补药。复有虚人,积服补药,或中实食为害者,可止服利药除之。复有平实之人,暴虚空竭者,亦宜以微补药止以和之,而不可顿补也。暴虚微补则易平也,过补喜痞结为害也。

夫极虚极劳病,应服补汤者,风病应服治风汤者,此皆非五三剂可知也。自有滞风洞虚,积服数十剂,及至百余剂,乃可瘥者也。然应随宜增损之,以逐其体寒温涩利耳。

《千金方》云:凡人年四十以下,有病可服泻药,不甚须服补药,必⑧有所损,不在此限;四十以上,则不可服泻药,须服补药;五十以上,四时勿缺补药,如此乃可延年,得养生之术耳。

又云:必⑨有脏腑积聚,无问少长,须泻⑩;必有虚损,无问少长,须补⑪,以意商量⑫而用之。

又云:每春秋,皆须与服转泻药之一度,则不中天行时气也。

又云:凡用药皆随土地所宜,江南岭表,其地暑热⑬,肌肤薄脆,腠理开疏,用药轻省;关中河北,土地冈⑭燥,其人皮肤坚硬,腠理闭实,用药重复。

又云:凡服利⑮汤,欲得侵早⑯。

凡服汤,欲得如法,汤热服之⑰,则易消下不吐,若冷则吐呕不下,若大热则破人咽喉,务在用意。汤必须澄清,若浊则令人闷⑱不解。中间相去如步行十里⑲,若太促数,前汤未消,后汤来冲,必当吐逆。仍问病儿⑳,腹中药消散可不㉑,乃可进服。

又云:凡服汤,皆分三升为三服,然承病儿㉒谷气强,前㉓一服最须多,次一服如少㉔,次后㉕一服最须少,如此则其㉖安稳。

又云:凡服补汤,欲得服三升半,昼三夜一,中间鬲㉗食,则汤气溉灌百脉,易得药力,若如此则大大须缓,不得速急也㉘。又须左右仰覆卧各一食顷,即汤势遍行腹中。又于室中行,皆可百步许,一日勿出外,则大大益也。

又云:凡服汤,三日慎酒,汤忌酒故也。

又云:凡服治风汤等㉙,一服厚覆取汗,若得汗即须薄覆,勿令大汗,中间亦须间食,

---

① 成:疑此通"盛"。
② 重:《千金方》卷一第三"重"下有"受"字。
③ 展:《千金方》卷一第三作"甚"。
④ 当以平和药逐和之也:《千金方》卷一第三此句作"当以平药和之"。
⑤ 垂:将近。
⑥ 料量:犹言计量、称量。旁训读ハカリ,即称量之意。
⑦ 便:《千金方》卷一第三作"泻"。
⑧ 必:《千金方》卷一第八"必"下有"若"字。按"必",假设连词,有"若"义。检《孙真人千金方》无"若"字,似不必补。
⑨ 必:《千金方》卷一第八作"凡"。按"必"亦不误,假设之词,相当于"如果"。下"必"字仿此。
⑩ 须泻:《千金方》卷一第八"泻"下有"则泻"二字。
⑪ 须补:《千金方》卷一第八"补"下有"即补"二字。
⑫ 商量:《千金方》卷一第八作"量度",《孙真人千金方》"量"上无"度"字。
⑬ 热:《千金方》卷一第三作"湿"。
⑭ 冈:《千金方》卷一第三作"刚"。
⑮ 利:原作"痢",今据《千金方》卷一第八改。
⑯ 侵早:破晓。
⑰ 欲得如法,汤热服之:《千金方》卷一第八作"欲得稍热服之",文顺。
⑱ 闷:《千金方》卷一第八"闷"上有"心"字。
⑲ 里:《千金方》卷一第八"里"下有"久再服"三字。
⑳ 病儿:《千金方》卷一第八作"病者"。
㉑ 可不:《千金方》卷一第八无"可不"二字。按"可不"疑即"可否"。不,音义同否。《正字通·一部》:"不,与可否之否通。"
㉒ 然承病儿:《千金方》卷一第八作"然后乘病人"。
㉓ 前:《千金方》卷一第八作"进",连上读。
㉔ 如少:《千金方》卷一第八作"渐少"。
㉕ 次后:《千金方》卷一第八"后"上无"次"字。
㉖ 其:《千金方》卷一第八作"甚"。
㉗ 鬲:此字原模糊,形似"鬲",今据安政本描正。仁和寺本作"间",与《千金方》卷一第八合,义胜。
㉘ 若如此则大大须缓,不得速急也:《千金方》卷一第八作"凡服汤不得太缓太急也"。
㉙ 等:《千金方》卷一第八作"第",属下读。

不尔,令人无力,更益虚羸。

又云:凡饵汤药,其粥食肉菜皆须大熟,大熟则易消,与药相宜,若生则难消,又复损药①,仍须少食菜②,于药为佳,亦少进盐醋乃善,亦不得苦用心力,及房室喜怒。

又云:凡服泻汤及诸丸散酒等,至食时须食者,皆先与一口冷醋饭,须臾乃进食佳也。

又云:凡丸药皆如梧子,补者十丸为始,从十渐加,不过四十丸为限,过此虚人,亦一日三度服,欲得引日,多时不缺,药气渐积,熏蒸五脏,积久为佳,不必顿服,早尽为善,徒弃名药,获益甚少。

又云:凡服泻丸③,不过以痢为度,慎勿过多,令人下痢无度,大损人。

又云:凡人忽遇风发,身心顿恶,或不能言,如此者当服大小续命及西州续命、排风越婢等汤,于无风密室之中,日夜四正④五服,勿计剂数多少,亦勿虑虚,常使头面手足腹背汗出不绝为佳。服汤之⑤消即食粥,粥消即服汤,亦得少与羊肉臛将补。若风大重者,相续五日五夜服汤不绝,即经二日停汤,以美臛⑥将自补消息。四体若小瘥,当即停药,渐渐将息,如其不瘥,当更服汤攻之,以瘥为限。

又云:凡患风服汤,非得大汗,其风不去,所以诸风方中皆有麻黄,至如西州续命用八两,越婢六两,大小续命或一两三两四两,故知非汗不瘥,所以治风非密室不得辄漫服药,徒自误耳,唯更加增,未见损减焉。

《葛氏方》云:凡服药不言先食后食者,皆在食前,其应食后者,自各说之。

凡服汤云分三服再服者,要视病源候,或疏或数,足令势力相及。毒利之药,皆须空腹;补汤间中自可进粥。

丸散日三者,当以旦中暮;四五服者,一日之中优量⑦均分之。

凡服丸散不云酒水饮者,本方如此;而别说用酒水,则此可通得以水饮服之。

《删繁论》云:凡禁之法,若汤有触,服竟五日忌之。若丸散酒中有相违触,必须服药竟之后十日,方可饮啖。若药有乳石,复须一

月日⑧外。若不如尔,非唯不得力,翻⑨致祸也。

服药禁忌⑩第四

《本草经》云⑪:服药不可多食生葫蒜⑫、杂生菜。

又云:服药不可食诸滑物果菜⑬。

又云:服药不可多食肥猪犬肉肥羹及鱼脍⑭。

又云:服药通忌见死尸及产妇诸淹秽事。

又云:服药有术勿食桃李及雀肉葫蒜⑮青鱼鲊。

有巴豆勿食芦笋羹及猪肉⑯。今按:《范汪方》云:食之使人缩产,饮不下,病不除⑰。

有黄连桔梗勿食猪肉。今按:《范汪方》云:食之精漏少子⑱。

---

① 药:《千金方》卷一第八"药"下有"力"字。

② 菜:《千金方》卷一第八"菜"下有"及硬物"三字。

③ 丸:《千金方》卷一第八作"药"。

④ 正:仁和寺本无"正"字,与《千金方》卷一第八合。

⑤ 之:《千金方》卷一第八"之"下有"时汤"二字,"时"下句读。

⑥ 美臛:仁和寺本无"美"字,与《千金方》卷一第八合。

⑦ 优量:犹言酌量。

⑧ 一月日:一个月。

⑨ 翻:转折副词,相当于"反而"、"却"。

⑩ 忌:原作"物",据本卷卷首目录改。

⑪ 《本草经》云:按此节非《神农本草经》原文,见《证类本草》卷二《序例下》墨字,疑为《别录》文。又见梁·陶弘景《本草经集注》(敦煌残卷)。

⑫ 葫蒜:《证类本草》卷二《序例下》引作"葫荽及蒜",与《本草经集注》合。

⑬ 果菜:《证类本草》卷二《序例下》引作"果实",《本草经集注》作"果实菜"。

⑭ 肥羹及鱼脍:《证类本草》卷二《序例下》引作"油腻肥羹鱼脍鲑臊等物"。旁校"脍"作"臊",《本草经集注》"脍"上有"臊"字。

⑮ 葫蒜:《证类本草》卷二《序例下》作"葫荽大蒜",《本草经集注》作"葫荽"。

⑯ 猪肉:《证类本草》卷二《序例下》引作"野猪肉"。

⑰ 病不除:此下原有"今按《范汪方》云:食之精漏少子"十二字,与下文重,据校改标记删。

⑱ 食之精漏少子:此下原有"使人缩产,饮不下,病不除"十字,与上文重,据校改标记删。

有半夏菖蒲勿食饴糖及羊肉。今按:《范汪方》云:令人病不除。《膳夫经》云:三日勿食秋。

有细辛勿食生菜。今按:《范汪方》云:食之病增。

有甘草勿食菘①。今按:《范汪方》云:有甘草三日勿食菘,病不除。《膳夫经》云:勿食芜荑及蓼,交令人废其阳道。

有藜芦勿食狸肉。今按:《范汪方》云:食之使人水道逆上成腹胀。

有牡丹勿食生葫荽②。今按:《范汪方》云:一日勿食葫,病增。《膳夫经》云:二日勿食生蒜,病增。

有恒山勿食生葱菜。今按:《范汪方》云:食之增病。

有空青朱砂勿食生血物。今按:《养生要集》云:病不除。

有茯苓勿食诸醋物。今按:《膳夫经》云:勿食诸醋热。《玉箱方》云:茯苓忌鲤鱼。

《养生要集》云:服药不可食诸滑物果实菜油面生冷醋。

又云:服药不可多食生葫蒜、杂生菜、猪肉鱼臊脍。

又云:服药有松脂,勿食五肉鱼菜盐酱,唯得饮水并小酒脯耳。

又云:服药有天门冬,忌鲤鱼。

又云:服药有黄精,忌食梅。

《枕中方》云:凡服药物,不欲食蒜、石榴、猪肝,房室都绝之为上,服神药物勿向北方,大忌。

又云③:凡服食,忌血味,使三尸④不去。

《千金方》云:凡饵药之人不可服⑤鹿肉,服药必不得力。所以然者,鹿恒⑥食解毒之草,是故能制⑦散诸药也。

又云:凡服药,皆断生冷醋滑猪⑧鸡鱼油面蒜⑨,其大补丸散慎陈臭⑩。

又云:服药有柏子,忌食面五肉鱼菜。

《慧日寺药方》云:服桂勿食鲤鱼,害人。今按:《养生要集》云:葱桂不可合⑪食,伤人。

《马琬食经》云:服杏仁忌食猪肉,杀人。

《药像敩》云:服槐实忌猪肉。

服药中毒方第五

《葛氏方》治服药过剂及中毒,多烦闷欲死方:

刮东壁土少少,以水三升⑫饮之。

又方:

捣蓝青,绞取汁,服数升。无蓝者,立浣新青布若绀缥,取汁饮之。

又方:

烧犀角,末之,服方寸匕。

又方:

捣蘘荷根⑬,取汁饮一二升。夏用叶。

又云:服药失度,腹⑭中苦烦者方:

饮生葛根汁,大良。无生者,捣干者⑮,水服五合,亦可煮之。

又方:

釜月下黄土末,服方寸匕。

又云:服药吐不止者方:

取猪膏,大如指,长三寸者,煮令热,

---

① 菘:《证类本草》卷二《序例下》引作“菘菜”,其下掌禹锡注云:“唐本并《伤寒论》、《药对》又云:勿食海藻。”与《千金方》卷一第八合。

② 荽:《本草经集注》、《证类本草》卷二《序例下》、《千金方》卷一第八并作“荽”,旁校引《新修本草》无此字。

③ 云:旁校作“方”,与仁和寺本合。

④ 三尸:道教语,指体内作祟的神。段成式《酉阳杂俎·玉格》:“上尸青姑,伐人眼;中尸白姑,伐人五脏;下尸血姑,伐人胃命。”

⑤ 服:《千金方》卷二十六第五作“食”,义胜。

⑥ 恒:常也。《千金方》卷二十六第五作“常”。

⑦ 制:《千金方》卷二十六第五“制”下有“毒”字,应据补。

⑧ 猪:《千金方》卷一第八“猪”下有“犬”字。

⑨ 蒜:《千金方》卷一第八“蒜”下有“及果实等”四字。

⑩ 慎陈臭:《千金方》卷一第八作“切忌陈臭宿滞之物”。

⑪ 合:原作“今”,形误,据仁和寺本改,与本书卷二十九第十一引《养生要集》合。

⑫ 三升:《肘后方》卷七第六十七、《外台》卷三十一《服药过剂及中毒方一十一首》引《肘后》作“一二升”。

⑬ 蘘荷根:《外台》卷三十一《服药过剂及中毒方一十一首》引《肘后》“荷”下无“根”字,下“夏用叶”作“冬月用根,夏月用茎叶”。

⑭ 腹:《肘后方》卷七第六十七作“心”。

⑮ 捣干者:《肘后方》卷七第六十七作“捣干葛为末”。

尽吞之。

又方：

饮新汲冷水一升，即止。

又云：若药中有巴豆，下利不止者方：

末干姜、黄连，服方寸匕。

又方：

煮豉汁服一升。

又云：诸药各有相解，然难常储，今但取一种而兼解众毒，求之易得者①：

取甘草，㕮咀，浓煮，多饮其汁，无所不主也，纳食蜜少少佳也。

又方：

煮桂，多饮其汁，并多食葱叶中涏也。

又方：

煮大豆，令浓，多饮其汁。无豆者，豉亦可用。

凡煮此诸药，饮其汁以解毒②，虽危急亦不可热饮之，诸毒得热皆更甚，宜扬令小冷也。

《集验方》治服药过剂烦闷方：

研粳米，取汁五升服之。

《医门方》云：若方中有大黄、芒硝、槟榔仁等利不止者，冷粥及冷饮吃半升即止。

又云③：有巴豆、甘遂、牵牛子等，宜煮黄连、大豆、茅苣等汁，冷饮即止。若服此药不利者，以热饮投之即发。

《本草经》云④：服药过剂闷乱者方：

吞鸡子黄，又蓝汁，又水和胡粉，又土浆，又蘘荷汁，又粳米潘汁⑤，又豉汁，又干姜、黄连屑，又饴糖，又水和粉⑥饮之，皆佳。

又云：百药毒：用甘草、茅苣、大小豆汁、蓝汁及实，皆解之。

今按：《马琬食经》云：酱杀百药势力，葱叶杀百药毒。

射罔毒：用蓝汁、大小豆汁、竹沥、大麻子汁⑦、藕芰⑧汁，并解之。

野葛毒：用鸡子汁⑨、葛根汁、甘草汁、鸭头热血、温猪膏，并解之。

斑蝥⑩、芫青毒：用猪膏、大豆汁、戎盐、蓝汁、及盐汤煮猪膏及巴豆，并解之。

狼毒毒：用蓝汁⑪、白蔹及盐汁、木占斯，并解之。

踯躅毒：用栀子汁解之。

巴豆毒：煮黄连汁、大豆汁、生藿汁、菖蒲屑汁、煮寒水石汁，并解之。今按：《拾遗》云：有以名为药者，大豆主巴豆毒。

藜芦毒：用雄黄屑、煮葱汁、温汤，并解之。

雄黄毒：用防己解之。

蜀椒毒：用葵子汁、煮桂汁、豉汁、人尿及冷水及食土⑫、食蒜、鸡毛烧咽⑬，并解之。今按：《葛氏方》云：食毒椒不可饮热，热或杀人之。

半夏毒：用生姜汁及煮干姜汁，并解之。

礜石毒：用大豆汁、白鹅膏⑭，并解之。

芫花毒：用防风、防己、甘草、桂汁，并解之。

乌头、天雄、附子毒：用大豆汁、远志、防

---

① 者：仁和寺本作"方"，《外台》卷三十一《解诸药草中毒方二十九首》引《备急》"者"下有"方"字。

② 毒：《肘后方》卷七第六十八、《外台》卷三十一《解诸药草中毒方二十九首》引"毒"下并有"者"字，文顺。

③ 又云：原"又"下无"云"字，据仁和寺本补。

④ 《本草经》云：此见《证类本草》卷二《序例下》墨字，非《神农本草经》文字，疑为《别录》文。

⑤ 潘汁：《证类本草》卷二《序例下》引作"粉汁"。按"潘汁"，即淘米水。《说文·水部》："潘，淅米汁也。"

⑥ 粉：《证类本草》卷二《序例下》"粉"上有"葛"字。

⑦ 大麻子汁：《本草经集注》、《证类本草》卷二《序例下》"汁"下并有"六畜血、贝齿屑、蓄根屑、蚯蚓屑"十二字。

⑧ 芰：原作"艻"，右旁校作"绞"，与仁和寺本合，左旁校引《本草》作"葵"。按"艻"乃"芰"字之误，检《证类本草》卷二《序例下》引作"芰"，今据改。《千金方》卷二十四第四亦作"芰"。《说文·草部》："芰，菱也。"即菱角。

⑨ 汁：《证类本草》卷二《序例下》作"清"，《本草经集注》"汁"上有"粪"字。

⑩ 斑蝥：蝥原作"苗"，系"猫"字省偏旁致误，《证类本草》卷二《序例下》作"斑猫"，"猫"乃"蝥"字之假，今改作通用字。

⑪ 蓝汁：《证类本草》卷二《序例下》"蓝汁"上有"杏仁"一味。

⑫ 食土：《证类本草》卷二《序例下》作"土浆"。

⑬ 鸡毛烧咽：《证类本草》卷二《序例下》作"鸡毛烧吸烟及水调服"。

⑭ 白鹅膏：《本草经集注》作"白膏"。

风、枣肌①、饴糖，并解之。

大戟毒：用菖蒲汁解之。

桔梗毒：用粥②解之。

杏仁毒：用蓝子汁解之。

诸菌毒：掘地作坎，以水沃中，搅令浊，俄顷饮之，名地浆。

防葵毒：用葵根汁解之。苏敬云：防葵，按《本经》无毒，试用亦无毒，今用葵根汁解，应解狼毒浮者也。

莨菪毒：用荠苨、甘草、升麻、犀角、蟹，并解之。

马刀毒：用清水解之。

野芋毒：用土浆及粪汁，并解之。

鸡子毒：用淳醋解之。

铁毒：用磁石解之。

金毒：服水银数两即出；又鸭血及鸡子汁，又水淋鸡屎汁，并解。今按：《葛氏方》云：取鸡子半升，沥得一升饮之，可再三作。

石药中毒：白鸭屎解之，人参汁亦佳。

合药料理法第六

《千金方》云：凡捣药法，烧香、洒扫洁净，勿得杂语③，当使童子捣之，务令细熟，杵数可至千万过，多为佳。和合已讫，置于佛前案上，启告十方④三宝⑤，药王药上⑥，耆婆菩萨，俞附⑦扁鹊，一心求请咒愿，具述本心，即有神助，八方生气，充溢四体，当以四时王相日⑧造，所求皆得，攘灾灭恶，病者得瘥，死者更生。

凡合肾气、薯蓣及诸大五虫⑨、大麝香丸、金牙散、大酒煎膏等，合时⑩勿令妇女、小儿、产妇、丧孝、痼疾、六根不具之人⑪及鸡犬六畜等见之，凶⑫。其续命、麻黄、大黄⑬等诸小汤不在禁限。比来⑭田野下里家，因市得药，随便市上雇人捣合，非只众见，诸不如法，至于石斛等诸难捣之药，费人功力，作者⑮悉盗弃之。又为尘埃秽气，皆入药中，罗筛粗恶，随风飘扬，众口尝之，众鼻嗅之，药之精气，一切都尽，与朽木不殊。又复服饵，不能

如法，服尽之后，反加虚损，遂谤医者处方不效，夫如此者，非医之咎，宜熟思之。

凡百药皆不欲数数晒曝，多见风日，气力即薄歇无用，宜熟知之。诸药未即用者，候天晴时烈日一日曝之，令大干⑯，以新瓦瓮贮之，泥头密封，须用开取，即急封之，勿令中风⑰，虽经年亦如新也。其丸散以瓷器贮，蜡封之勿泄，则卅年不坏。诸杏仁及子等药，瓦器贮，则鼠不能得之。

凡贮药法，皆去地四尺⑱，则土湿之气不中之。

凡药冶择熬炮讫，然后称之，以依方，不得生称。

凡诸果子仁⑲，皆去尖头赤皮双仁，仍切之。

---

① 肌：原作"肥"，据旁校改，与仁和寺本合。

② 粥：《证类本草》卷二《序例下》引作"白粥"。

③ 杂语：《千金方》卷一第七"语"下有"喧呼"二字。

④ 十方：佛经称东、西、南、北、东南、西南、东北、西北、上下为十方。

⑤ 三宝：佛家术语，指佛宝、法宝、僧宝。

⑥ 药王药上：原"上"作"尚"，据《孙真人千金方》卷一第七改。"药王药上"，二菩萨名，兄弟二人。

⑦ 俞附：古书多记作"俞跗"。

⑧ 王相日：王日和相日。王日：春寅、夏巳、秋申、冬亥。相日：春巳、夏午、秋亥、冬寅。

⑨ 大五虫：《千金方》卷一第七作"大补五石"。

⑩ 合时：《千金方》卷一第七作"合时煎时"，"煎时"下有"并"字。

⑪ 六根不具之人：《千金方》卷一第七"之"作"足"。按"六根"为佛家用语，指眼、耳、鼻、舌、身、意。

⑫ 凶：《千金方》卷一第七作"大忌，切宜慎之"。

⑬ 续命、麻黄、大黄：《千金方》卷一第七"续命"下有"汤"字，"麻黄"下无"大黄"二字。

⑭ 比来：近来。

⑮ 作者：《千金方》卷一第七作"赁作捣者"，"者"下有"隐主"二字，义显。

⑯ 令大干：原误作"令火干"，今据《千金方》卷一第九改。又"大干"下原有二重文号，旁校有删除标记，检仁和寺本不叠"大干"二字，与《千金方》合，今从删。

⑰ 中风：《千金方》卷一第九作"中风湿之气"。

⑱ 四尺：《千金方》卷一第九作"三四尺"。

⑲ 凡诸果子仁：此上原衍"凡药治禅"四字，已经点删，今从删。凡此类下不出校。

凡茯苓、芍药，须白者①，泻药唯赤者。

凡石斛②，皆以硬椎打令碎，乃入臼，不尔捣不可熟。牛膝、石斛等入汤③，擘碎用之。

凡菟丝子，暖汤洮汰去沙土，干漉，暖酒渍经一宿，漉出，晒微白，皆④捣之，不尽者更以酒渍，经三⑤五日乃出，更晒微干捣之，须臾悉尽，极易碎。

凡枳壳、厚朴、甘草、桂、黄柏诸木皮⑥，及诸毛、羽、贝、齿、牙、蹄、甲、龟、鳖、鲮、鲤等甲，皮、肉、骨、角、筋、鹿茸等，皆炙之，蛇蜕皮微炙。

凡诸汤用酒者，皆临熟下。

凡汤中用麝香、犀角、鹿茸、羊角⑦、牛黄、蒲黄、丹砂者⑧，汤熟细末如粉⑨，临服纳汤中，搅令调和，合服之。

凡生麦门冬、生姜入汤，皆切，三捣三绞，取汁，汤成去滓，纳煮五六沸，依如升数，不可共药煮之。一法薄切用。

凡银屑，皆以水银和成泥。

凡用⑩乳等诸石，以玉锤水研三日三夜，漂练，务令极细。

凡用麦蘖⑪、曲米⑫、大豆黄卷、泽兰、芜荑、僵蚕、干漆⑬、蜂房，皆微炒。

《本草》云⑭：凡汤酒膏药，旧方皆云㕮咀者，谓称毕捣之如大豆，又使吹去细末，此于事殊不允。药有易碎难碎，多末少末，秤两则不复均。今按：《新注》云：㕮咀者，粗捣之义。《葛氏方》：㕮咀者，皆应细切。今皆细切之，较略⑮令如㕮咀者，差得⑯无末，而粒片调，于药力同出，无生熟也。今按：《范汪方》云：皆当去末，末则浊，难饮，不除，令人烦。

凡丸散药，亦先细切曝燥，乃捣之，有各捣者，有合捣者，随方所言。其润湿药如门冬、干地黄辈，皆先切曝干；独捣令偏碎，更出细擘曝干；值阴雨，亦以微火烘之，既燥小停，冷仍捣之。

凡湿药燥皆太耗，当先增分两，须得屑乃称为正。今按：《新注》云：夫湿药细切，日干，三分一分耗。其汤酒中不须如此。

凡筛丸药用重密绢令细，于蜜丸易熟。

若筛散，草药用轻疏绢，于酒服则不泥；其石药亦用细绢筛，如丸者。

凡筛丸散药竟，皆更合于臼中，以杵研治之数百过，视色理和同为佳。今按：《范汪方》云：乃著蜜熟捣之。

凡汤酒膏中用诸石药，皆细捣如粟米，亦以葛布筛令调，并新绵别裹纳中；其雄黄、朱砂⑰，细末如粉。

凡煮汤，欲熟⑱，微火令小沸，其水数依方多少，大略廿两药用水一斗，煮取四升，以此为率。然则利汤⑲欲生，少水而多取；补汤

————

① 须白者：《千金方》卷一第七"须"上有"补药"二字，应据补。

② 石斛：《千金方》卷一第七"斛"下有"入丸散者"四字。按循下文当补此四字。

③ 汤：《千金方》卷一第七"汤"下有"酒"字。

④ 皆：仁和寺本无"皆"字，与《千金方》卷一第七合。按"皆"字疑衍，当删。

⑤ 三：原作"二"，据旁校引或本改，与仁和寺本、《千金方》卷一第七合。

⑥ 凡枳壳、厚朴、甘草、桂、黄柏诸木皮：《千金方》卷一第七作"凡用甘草、厚朴、枳实、石南、茵芋、藜芦、皂荚之类，皆炙之"，单独为一条。下"及"字作"凡用"二字，另为一条，疑丹波氏合并为一。

⑦ 羊角：《千金方》卷一第七作"羚羊角"。

⑧ 蒲黄、丹砂者：《千金方》卷一第七作"凡汤中用丹砂雄黄者"，别为一条。

⑨ 汤熟细末如粉：《千金方》卷一第七"凡汤中用麝香"条作"须末如粉"，"凡汤中用丹砂"条作"熟末如粉"。

⑩ 用：《千金方》卷一第七作"钟"。

⑪ 蘖：原作"蘗"，《千金方》卷一第七作"蘖"。按"蘗"通"蘖"，指再生的树芽或枝。此字当作"蘖"，专指麦芽。据文义改。

⑫ 曲米：《千金方》卷一第七作"曲末"。

⑬ 干漆：《千金方》卷一第七"干漆"下有"炒令烟断"四字。

⑭ 《本草》云：仁和寺本"草"下有"经"字。按此节非出《神农本草经》，见《证类本草》卷一《序例上》墨字，疑出自《别录》。又见敦煌《本草经集注》残卷中。

⑮ 较略：大体。

⑯ 差：稍略。

⑰ 朱砂：《证类本草》卷一《序例上》"沙"下有"辈"字。

⑱ 凡煮汤欲熟：《证类本草》卷一《序例上》、《本草经集注》"欲"下并无"熟"字，与下文连读。

⑲ 然则利汤："然"字原脱，据旁校补，"利"原作"和"，据旁校改，并与仁和寺本合。

欲熟，多水而少取。好详视①，所得宁令水少多②。用③新布两人以尺木绞之，澄④去垽⑤浊，纸覆令密，温汤勿令铳⑥器中有水气，于热汤上煮令暖亦好，服汤宁令小⑦热易下，冷则呕涌。云⑧分再服三服者，要令力势足相及，并视人之强赢，病之轻重，以为进退增减之，不必悉依方说也。今按：《新注》云：但看病之轻重、形之赢疲除加⑨，乃至四五服亦好，故曰不依方。

凡渍药酒⑩，随寒暑⑪日数，视其浓烈，便可漉出，不必待至酒尽也⑫。今按：《新注》云：凡渍药酒，冬日七宿，春秋五宿，夏日三宿。辛贞曰：冬日者必须七宿，一时药酒皆盛瓷瓶，以纸盖口，勿令气泄。二月、三月、八月、九月五四宿，四月、五月三宿，六月、七月若廿两药，酒一斗五升渍者，先五升酒，渍药二日宿，初温二合，日再服，但视酒尽，更增一升酒，日别日别添令一升，如此法者，不必酒回醋，春秋冬日如常法用。

凡建中、肾沥诸补汤滓，合两剂加水煮竭饮之，亦敌一剂新药，贫人当依此用，皆应先曝令燥。

凡合膏，初以苦酒渍，取令淹溲⑬，不用多汁，密覆勿泄。今按：《新注》云：淹溲者，醋药得相和，不用多汁。云晬时者，周时，从今旦至明旦，亦有止一宿者。今按：《新注》云：有言半日者，从旦至暮也。又一宿意同半日。三上三下⑭，以泄其焦势⑮，令药味得出，上之使匝匝⑯沸仍下，下之取沸静良久乃上，宁欲小生。其中有薤白者，以两头微焦黄为候。有白芷、附子者，亦令小黄色也。今按：《新注》云：膏药不欲得焦，微生。若过焦者，气力小也。猪肪皆勿令经水，腊月⑰弥佳，绞膏亦以新布。若是可服之膏，膏滓亦堪酒煮，稍饮之；可摩之膏，膏滓则宜以薄病上。

凡膏中有雄黄、朱砂辈，皆别捣细碎⑱如面，须绞膏竟乃投中，以物⑲疾搅，至于凝强，勿使沉聚在下不调也。有水银者，于凝膏中研令消散，胡粉亦尔。

凡汤酒中用大黄，不须细剉，作汤者先水渍令淹溲，密覆一宿，明旦煮汤，临熟乃以纳中。又煮两三沸便绞出，则力势猛，易得快利。丸散中用大黄，旧方皆蒸，今不须尔。

凡汤中用麻黄，皆先别煮两三沸，折⑳去其沫，更益水如本数，乃纳余药，不尔令人烦。麻黄皆折去节，令理通，寸斩之，小草、瞿麦五分斩之，细辛、白前三分斩之。丸散膏中，则细剉也。

凡汤中用完物，皆擘破，干枣、栀子、瓜蒌子之类是也。用细核物亦打碎，山茱萸、五味子、蕤核、决明子之类是也。细茎子物正尔完用之，旋覆花、菊花、地肤子、葵子之类是也。米麦豆辈亦完用之，诸虫先微炙，亦完煮之，唯螵蛸当中破之。生姜、射干，皆薄切。芒硝、饴糖、阿胶，皆须绞汤竟，纳汁中，更上火两三沸，烊㉑尽乃服之。

---

① 视：《千金方》卷一第七"视"下有"之"字，足文。
② 所得宁令水少多：《证类本草》卷一《序例上》作"不得令水多少"，二者文义并通。
③ 用：《千金方》卷一第七"用"上有"汤熟"二字。
④ 澄：仁和寺本"澄"下有"之"字。
⑤ 垽（yìn，音印）：沉淀物。
⑥ 铳（qiāng，音枪）：古时一种类似鼎的吹具。
⑦ 小：《证类本草》卷一《序例下》"小"下有"沸"字，"沸"下句读。
⑧ 云：《证类本草》卷一《序例下》"云"上有"凡"字。
⑨ 除加：与上轻重对文，即减少和增加
⑩ 酒：《证类本草》卷一《序例下》"酒"下有"皆须细切，生绢袋盛之，乃入酒密封"十四字，文义完整，似当据补。
⑪ 暑：原作"署"，据仁和寺本改，与《证类本草》卷一《序例下》合。
⑫ 也：《证类本草》卷一《序例下》"也"下有"滓可暴燥，微捣更渍饮之，亦可散服"十四字，可参。
⑬ 淹溲：即浸泡之义。《本草经集注》、《证类本草》卷一《序例上》引作"淹浃"。按"淹浃"即浸透之义，二者义近。
⑭ 三上三下：《证类本草》卷二《序例上》"三上三下"上有"煮膏当"三字，文义更明。
⑮ 焦势：《证类本草》卷一《序例上》作"热势"。
⑯ 匝匝：原作"迊迊"，乃"迊迊"增笔之误。按"迊迊"同"币币"，亦可写作"匝匝"，即"咂咂"之义，拟声词，谓煮沸泡灭之声，如人之咂嘴。
⑰ 腊月：《千金方》卷一第七"月"下有"者"字。
⑱ 碎：《证类本草》卷一《序例上》、《本草经集注》并作"研"。
⑲ 物：仁和寺本"物"上有"匕"字。
⑳ 折：原作"断"，据旁校改，与仁和寺本合。《证类本草》卷一《序例上》作"掠"。
㉑ 烊：原作"洋"，据《证类本草》卷一《序例上》改。

凡用麦门冬皆微润汤抽去心。今按：《新注》云：于铫微熬抽去心,今时不润抽心也。杏仁、桃仁汤柔挞①去皮。巴豆打破,剥去皮,割去心,不尔令人闷。石韦、辛夷刮去毛,辛夷又去心。今按：《录验方》云：石韦汤渍,刮去外黄毛。鬼箭削取羽及皮。今唯取羽。藜芦剔取根,微炙。枳实去其核,止用皮,亦炙之。椒云实②于铫器中微熬,令汗出,则有势力。矾石于瓦上若铁物中熬令沸汁尽。二③礜石皆黄土泥包使燥,烧之半日,令热④而解散。犀角、羚羊角皆刮截作屑。诸齿骨并炙捣碎之。皂荚去皮子炙之。

凡汤丸散用天雄、附子、乌头、乌喙、侧子,皆煻灰中炮之,令微坼⑤,削去黑皮乃称之。唯姜附子汤及膏酒中生用,亦削去皮乃称之。直理破作七八片,随其大小,并割去冰黑处⑥者。

凡汤酒膏丸散用半夏,皆且完⑦,以热汤洗去上滑,手挼⑧之,皮释随剥去,更复易汤⑨,挼令滑尽,不尔戟人咽。旧方廿许过,今六七过便足。亦可直煮之一两沸易水,如此三过⑩,仍挼洗便毕讫⑪,随大小破为细片,乃称以入汤中。若膏酒丸散皆须曝燥乃称之。今按：《千金方》云：凡半夏热汤洗去上滑,一方⑫十洗四破乃称以入汤。若膏酒丸散,皆煻灰炮之。《录验方》：炮之如三建法,削去焦皮。

凡丸散用胶,皆先炙,使通⑬体沸起,燥乃可捣,有不浃⑭处,更炙之。今按：《千金方》云：断下汤直尔用之,勿炙也。又云：既细碎,不炙,于铫子熬亦得。

凡丸中用蜡,烊⑮,投少蜜中,搅⑯调以和药。若用熟艾,先细擘,合诸药,捣令散,不可筛者,别捣,纳散中和之。

凡用蜜,皆先火上煎,断⑰去沫,令色微黄,则丸经久不坏。克之多少,随蜜精粗。今按：《千金方》：凡丸药,一两草药散用蜜一合。虽然,干地黄、牛膝、天门冬、麦门冬等药小⑱用蜜,苦参、白术多用蜜也。

凡丸散用巴豆、杏仁、桃仁、葶苈、胡麻,诸有膏脂药,皆先熬令黄黑,别捣,令如膏脂,攪视泯泯尔⑲,乃以向成散,稍稍⑳下臼中合研,捣,令消散,乃复都以轻疏绢筛,度之须尽。今按：《新注》云：巴豆熬紫色,余皆熬黄黑。泯泯者,滑利之貌。又纳臼中,依法捣数百杵也。汤膏中用亦有熬之者,虽生并捣破。

凡用桂、厚朴、杜仲、秦皮、木兰辈,皆削去上虚软甲错皮㉑,取里有味者称之。茯苓、猪苓削除黑皮。牡丹、巴戟天、远志、野葛等,皆捶破去心。紫菀洗去土,皆毕乃称之。薤白、葱白除青令尽。莽草、石南草、茵芋、泽兰剔取叶及软茎,去大枝。鬼臼、黄连皆除根毛。蜀椒去闭口者及目。

凡狼毒、枳实、橘皮、半夏、麻黄、吴茱萸皆欲得陈久者。其余唯须精新。

---

① 柔挞：原"挞"作"樾",形误,据仁和寺本改,与《证类本草》卷一《序例上》合。"柔挞"即"揉挞"。

② 椒云实：《证类本草》卷一《序例上》"云"作"去",似是。去实,即去目。疑"去"原缺笔误作"云",手民遂写成繁体云字。

③ 二："二"字疑衍,《证类本草》卷一《序例上》作"即止",属上读,可从。

④ 热：《证类本草》卷一《序例上》作"熟",义胜。

⑤ 坼：裂纹。

⑥ 冰黑处：仁和寺本"冰"作"水",《证类本草》卷一《序例上》作"外黑尖处"。

⑦ 完：《证类本草》卷一《序例上》"完"下有"用"字。

⑧ 挼(ruó)：搓揉。

⑨ 汤：《证类本草》卷一《序例上》"汤"下有"洗"字。

⑩ 三过：《证类本草》卷一《序例上》作"三四过"。

⑪ 便毕讫：《证类本草》卷一《序例上》作"挼洗毕便暴干"。

⑫ 方：《千金方》卷一第七作"云"。

⑬ 使通：原作一"便"字,据旁校改,与仁和寺本合。

⑭ 浃：《证类本草》卷一《序例上》作"沸"。

⑮ 烊：原作"洋",据《证类本草》卷一《序例上》改,又《证类》"烊"上有"皆"字,二字为句。

⑯ 搅：原作"揽",形误,据《证类本草》卷一《序例上》改。

⑰ 断：《证类本草》卷一《序例上》作"掠",下"克"字亦作"掠"。

⑱ 小："小"字原漫漶,据仁和寺本、安政本描正。按"小"即"少"字。

⑲ 攪视泯泯尔：意为用手捻过无有渣滓。

⑳ 稍稍：渐渐,慢慢。

㉑ 皮："皮"字原脱,据旁校补,与仁和寺本合。

《范汪方》云①:术、芍药刮去皮。

《录验方》云:蜜腊膏髓类者,皆成汤纳,烊令和调也。又合汤用血及酒者,皆临熟纳之,然后绞取汤也。

《葛氏方》云:凡直云末者,皆是捣筛。

药斤两升合法第七

《本草经》云②:古秤唯有铢两,而无分名,今则以十黍为一铢,六铢为一分,四分成一两,十六两为一斤。今按:《范汪方》云:六十黍粟为一分。

又云:凡方有云分等③者,非分两之分,谓诸药斤两多少皆同耳。

又云:凡散药有云刀圭者④,十分方寸匕之一,准如梧子大也。方寸匕者,作匕正方一寸。今按:苏敬云:正方一寸者,四方一寸⑤,此作寸者,周时尺八寸,以此为方寸匕。

又云:钱五匕⑥者,今五铢钱边五字者⑦。今按:《葛氏方》云:五铢钱重五铢也。

又云:一撮者,四刀圭也。十撮为一勺,十勺为一合。今按:《千金方》云:以六粟为一刀圭。《范汪方》云:二麻子为一小豆,三小豆为一梧实,廿黍粟为一簪头,三簪头为一刀圭,三刀圭为一撮,三撮为一匕,五撮为一勺,十勺为一合。

又云:药升方作上径一寸,下径六分,深八分。

又云:凡丸药有云如细麻者,即胡麻也⑧。又以十六黍为一大豆也。如大麻者,即大麻子,准三细麻也。如胡豆者,今青斑豆是也,以二大麻准之。如小豆者,今赤小豆也。粒有大小,以三大麻准之。如大豆者,以二小豆准之。如梧子者,以二大豆准之。一方寸匕散,蜜和得如梧子十丸为度。如弹丸及鸡子黄者,以十梧子准之。今按⑨:方寸匕散为丸,如梧子得十六丸,如弹丸一枚,若鸡子黄者准四十九,今以弹丸同鸡子黄,此甚不等也。

又云:巴豆如⑩干枚者,粒有大小,当先去心皮竟称之,以一分准十六枚。

又云:附子、乌头如干枚者,去皮竟,以半两准一枚。今按:《范汪方》云:附子一累或如干者,以大小重八铢为正。《录验方》:附子一枚,以重三分为准之。

又云:枳实如干枚者,去核竟,以一分准二枚。橘皮一分准三枚。枣有大小,以三枚准一两。干姜一累者,以一两为正。今按:《千金方》:干姜一累以半两为正。《录验方》云:干姜、生姜累数者,其一支为累,取肥大者。《范汪方》云:凡无生姜,可用干姜一两当二两。

又云:桂一尺者,削去皮竟,重半两为正。今按:《范汪方》云:桂一尺若五寸者,以广六分,厚三分为正。《录验方》:桂一尺若数寸者,以厚二分、广六分为准。

又云:甘草一尺者,重二两为正。今按:《范汪方》云:甘草一尺若五寸者,大小以径一寸为正。《录验方》云:甘草一尺若数寸者,以径半寸为准,去赤皮炙之,令不吐。《小品方》云:以径头一寸为准。

又方:凡方云半夏一升者,洗竟称五两为正。今按:苏敬云:半夏一升以八两为正。

又云:凡⑪椒一升,三两为正;吴茱萸一升,五两为正;蛇床子一升,三两半;地肤子一

---

① 《范汪方》云:此条原为行间补入文字,检仁和寺本亦有此条,今改为正文。

② 《本草经》云:按此下所引皆见《证类本草》墨字,故非引自《神农本草经》,疑为《别录》之文,又见敦煌《本草经集注》残卷中。

③ 分等:《证类本草》卷一《序例下》作“等分”。按《本草经集注》残卷作“分等”,与《医心方》引合,是作“分等”亦不误,文异义同。

④ 者:“者”字原脱,今据仁和寺本补,与《证类本草》卷一《序例上》、《本草经集注》合。

⑤ 一寸:《证类本草》卷一《序例下》、《本草经集注》“寸”下并有“抄散取不落为度”七字。

⑥ 匕:原作“上”,仁和寺本、安政本同。检《本草经集注》、《千金方》卷一第七、《证类本草》卷一《序例上》并作“匕”,今据改。

⑦ 者:《证类本草》卷一《序例上》、《本草经集注》“者”下并有“以抄之,并令不落为度”九字。

⑧ 也:《证类本草》卷一《序例上》、《本草经集注》“也”下并有“不必扁扁,但令较略大小相称尔,如黍粟亦然”十八字。

⑨ 今按:此“今按”下文字,乃抄录《新修本草》注文。

⑩ 如:《本草经集注》、《证类本草》卷一《序例上》并作“若”。按作“若”文顺义显,但作“如”亦不误,《广雅·释言》:“如,若也。”下皆仿此。

⑪ 凡:《证类本草》卷一《序例上》作“蜀”。

升,四两;菟丝子一升,重有九两;菴蕳子一升,四两。今按:苏敬云:菴蕳子三两为正。《千金方》:九两为正①。

又云:凡方云某草一束者,以重三两为正;云一把者,重二两为正。今按:《范汪方》:麻黄若他草一束者②,以重三两为正。《录验方》:麻黄一把一握者,并以重三两为准。

又云:蜜一斤者,有七合;猪膏一斤者,一升二合。

《范汪方》云:胶一挺,如三指大长三寸者一枚是也。

《僧深方》云:艾及叶物一莒③者,以二升为正。

《拯要方》云:生葛根一挺,长一尺、径三寸是也。

《经心方》云:胡粉十二棋④。博棋者,大小方寸是也。按:棋者,可棋子⑤。

《小品方》云:凡黄柏一片者,以重二两为准;人参一枚者,以重二分为准。

又云:凡厚朴一尺及数寸者,以厚三分、广一寸半为准。

又云:服汤云一杯者,以三合酒杯子为准。

药不入汤酒法第八

《本草经》云:药⑥有宜丸者,宜散者,宜水煮者,宜酒渍者,宜膏煎者,亦有一物兼宜者,亦有不入汤酒者,并随药性,不得违越。

凡药不宜入汤酒者⑦:

朱砂⑧ 雌黄⑨ 云母 阳起石⑩矾石 硫黄 钟乳入酒 孔公孽入酒 礜石 银屑 铜镜鼻 白垩 胡粉 铅丹 卤咸⑪石灰 藜灰

右十七种石类。

野葛 狼毒 鬼臼 毒公 莽草 巴豆 踯躅入酒⑫ 蒴藋入酒 皂荚⑬ 藿菌 藜芦 蔄茹 贯众 芫荑 雷丸 狼牙 鸢尾 蒺藜 女菀 葈耳 紫葳 薇衔 白及 飞廉 蛇衔 占斯 辛夷 石南草 虎掌 练实⑭虎杖入酒⑮ 茅根⑯ 羊桃 麻勃 苦瓠 瓜蒂 陟厘 狼跋子 云实 槐子 地肤子 蛇床子 青葙子 茺蔚子 菥蓂子 王不留行 牡蒙

右四十七种⑰草木类。

蜂子 蜜蜡 白马茎 狗阴 雀卵 鸡子 雄鹊 伏翼 鼠妇 樗鸡 萤火 蠮螉⑱ 僵蚕 蜈蚣 蜥蜴 斑蝥 芫菁 亭长 地胆 虻虫 蜚蠊 蝼蛄 马刀 赭魁 虾蟆 生鼠 诸鸟兽⑲虫鱼膏髓胆血屎尿 蜗牛 生龟

右廿九种虫兽类。

---

① 九两为正:《千金方》卷一第七作"四两为正",真本《千金方》作"九两"。

② 一束者:原"者"上无"束"字,仁和寺本有"束"字无"者"字,今据文义补正。

③ 莒:疑当作"筥",计量单位,满握为秉,四秉为筥。

④ 十二棋:疑当作"博棋",下"博棋者大小方寸是也"九字似应为大字正文。

⑤ 可棋子:即指寻常的棋子。"可"有寻常之义。

⑥ 药:《证类本草》卷一《序例上》"药"下有"性"字。按"药"以下至"不得违越"一节文字,《证类本草》为白文,属《神农本草经》文字。

⑦ 凡药不宜入汤酒者:此八字原缺,下文诸药所指不明,故据《证类本草》卷二《序例下》补入,《本草经集注》略同。按此下诸药《证类本草》皆墨字,非《神农本草经》内容。

⑧ 朱砂:《证类本草》卷二《序例下》"砂"下有"熟入汤"三小字。

⑨ 雌黄:《证类本草》卷二《序例下》作"雄黄"。

⑩ 阳起石:《证类本草》卷二《序例下》"石"下有"入酒"二小字。按下"钟乳"、"孔公孽"、"礜石"、"矾石"、"石硫黄"、"卤咸"、"石灰"七药均仿此。

⑪ 卤咸:《证类本草》卷二《序例下》作"卤盐",义同。

⑫ 入酒:《证类本草》卷二《序例下》无此二字。

⑬ 皂荚:《证类本草》卷二《序例下》"荚"下有"入酒"二字,下"贯众"、"紫葳"、"薇衔"、"石南草"、"羊桃"、"狼牙"、"槐子"、"蛇床子"、"菟丝子"八味药均仿此。

⑭ 练实:《证类本草》卷二《序例下》作"枳实"。

⑮ 入酒:《证类本草》卷二《序例下》"酒"下有"单侵"二字。

⑯ 茅根:"茅"原作"蓄",据旁校改,与仁和寺本合。《证类本草》卷二《序例下》作"芦根"。

⑰ 四十七种:《证类本草》卷二《序例下》作"四十八味",另有"菟丝子"一味,下并有"入酒"二小字注。

⑱ 蠮螉:《证类本草》卷二《序例下》作"蠮螉"。按"蠮螉"即蠮螉,为蜾蠃科昆虫蜾蠃的全虫。

⑲ 兽:《证类本草》卷二《序例下》"兽"下有"入酒"二字,下"生龟"仿此。

药畏恶相反法第九

《本草经》云：药有单行者①，有相须者，有相畏者，有相恶者，有相使者，有相反者，有相杀者，凡此七情，合和视之。

石上：

玉泉　畏款冬花②。

玉屑　恶鹿角。

丹砂　恶磁石，畏咸水。

水银　恶磁石。今按：《范汪方》：杀铜金毒。《药辨决》：畏玄石。

曾青　恶菟丝子。

石胆　水英为之使，畏芫花、辛夷、白薇、牡桂、菌桂。

云母③　泽泻为之使，畏鱣④甲，反⑤流水。今按：《拯要方》：恶徐长卿。

消石　萤火为之使，恶苦参、苦菜，畏女菀⑥。《药辨决》：术为之使。《千金方》：畏牡桂、芫花⑦。

朴消　畏麦句姜。今按：《千金方》：恶麦句姜⑧。

芒硝　石韦为之使，畏麦句姜。今按：《药辨决》云：滑石为之使。《千金方》：恶曾青⑨。

矾石　甘草为之使，恶牡蛎。今按：《范汪方》：铅为之使。

滑石　石韦为之使。恶曾青。今按：《药辨决》：恶空青。

紫石英　长石为之使，畏扁青、附子，不欲鳣甲、黄连、麦句姜。

白石英　恶马目毒公。

赤石脂　恶大黄，畏芫花。今按：《药辨决》：畏黄芩及⑩甘草。

黄石脂　曾青为之使，恶细辛，畏蜚廉⑪。

太一禹余粮　杜仲为之使，畏贝母、菖蒲、铁落。

白石脂　鸡屎⑫为之使，恶松脂，畏黄芩。今按：《药辨决》：恶柏脂。

石中：

钟乳　蛇床子为之使，恶牡丹、玄石、牡蒙，畏紫石、蘘草。《千金方》：菟丝子为之使⑬。

凝水石　畏地榆，解巴豆毒。

石膏　鸡子为之使，恶莽草、毒公。

阳起石　桑螵蛸为之使，恶泽泻、菌桂、雷丸、蛇蜕皮，畏菟丝子。

玄石　恶松脂、柏子⑭、菌桂。

理石　滑石为之使，畏麻黄。

殷孽　恶木防己⑮。

孔公孽　木兰为之使，恶细辛。

磁石　柴胡为之使，畏黄石脂，恶牡丹、莽草，杀铁毒。

石下：

青琅玕　得水银良，畏乌头⑯，杀锡毒。今按：《千金方》：畏鸡骨。

礜石　得火良，棘针为之使，恶虎掌、毒

---

① 药有单行者：按"药有单行者"至"合和视之"一节，见《证类本草》卷一《序例上》白文，属《神农本草经》原文。又《证类》"药"下有"有阴阳配合，子母兄弟，根茎花实，草石骨肉"十七字，此引节略。

② 畏款冬花：原为小字，今据文义文例改为大字，以下各药均仿此。

③ 云母：《本草经集注》"母"下有"恶徐长青"四字。

④ 鱣：同"鼉"，《证类本草》卷二《序例下》作"鮀"。下"紫石英"条仿此。

⑤ 反：《证类本草》卷二《序例下》作"及"，连上读。

⑥ 女菀：《本草经集注》"菀"下有"粥"字。

⑦ 畏牡桂、芫花：《千金方》卷一第六作"畏女菀"，与上文合。

⑧ 恶麦句姜：《千金方》卷一第六作"畏麦句姜"。又"句"，原作"勺"，据《本草经集注》、《千金方》卷一第六、《证类本草》卷二《序例下》改。下仿此。

⑨ 恶曾青：《千金方》卷一第六作"恶麦句姜"。

⑩ 及：疑当作"反"。

⑪ 蜚廉：《证类本草》卷二《序例下》作"蜚蠊"。

⑫ 鸡屎：《证类本草》卷二《序例下》作"燕粪"。

⑬ 菟丝子为之使：《千金方》卷一第六作"蛇床子、菟丝子为之使"。

⑭ 松脂、柏子：原"脂"、"柏"二字误倒，据校改标记乙正，与仁和寺本合。《证类本草》卷二《序例下》作"松脂、柏子仁"。

⑮ 木防己：《证类本草》卷二《序例下》"己"下有"畏术"二字。

⑯ 乌头：《证类本草》卷二《序例下》作"鸡骨"。

公①、细辛,畏水蛭②。今按:《范汪方》:甘草为使。

方解石　恶巴豆。

代赭　畏天雄。

大盐　漏芦为之使。

特生礜石　火炼之良,畏水。

草上:

六芝　薯蓣为之使,得发良,恶恒山,畏扁青、茵陈蒿。

茯苓、茯神　马间③为之使,恶白蔹,畏牡蒙、地榆、雄黄、秦艽、龟甲。

柏子　牡蛎、桂、瓜子为之使,恶菊花、羊蹄、消石。今按:《范汪方》:恶白菊。

天门冬　垣衣、地黄为之使,畏曾青。

麦门冬　地黄、车前为之使,恶款冬、苦瓠、苦参、青襄。《小品方》:垣衣为使。

术　防风、地榆为之使。

女萎　畏卤咸。

干地黄　得麦门冬、清酒良,恶贝母,畏芜荑。

菖蒲　秦艽④、秦皮为之使,恶地胆、麻黄。

远志　得茯苓、冬葵子、龙骨良,杀天雄、附子毒,畏真珠、蜚廉⑤、藜芦、齐蛤。

泽泻　畏海蛤、文蛤。

薯蓣　紫芝为之使,恶甘遂。今按:《拯要方》:紫石为之使,恶远志。

菊花　术、枸杞根、桑根白皮为之使。

甘草　术、干漆、苦参为之使,恶远志,反甘遂、大戟、芫花、海藻。

人参　茯苓为之使,恶溲疏,反藜芦。

石斛　陆英为之使,恶凝水石、巴豆,畏僵蚕、雷丸。《药辨决》不欲菌桂、蛇蜕皮。

石龙芮　大戟为之使,畏蛇蜕、茱萸。

落石　杜仲、牡丹为之使,恶铁落、菖蒲、贝母。

龙胆　贯⑥众为之使,恶防葵、地黄。

牛膝　恶萤火、龟甲,畏白前。

杜仲　畏蛇皮、玄参。

干漆　半夏为之使,畏鸡子。

细辛　曾青、枣根⑦为使,恶狼毒、山茱

萸、黄芪,畏滑石、消石,反藜芦。

独活　蠡实为之使。

柴胡　半夏为之使,恶皂荚、女菀、藜芦。

酸枣　恶防己。

槐子　景天为之使。

菴䕡子　荆子、薏苡为之使。

蛇床子　恶牡丹、巴豆、贝母。

菟丝子　得酒良。薯蓣、松脂为之使,恶䧲菌。今按:《药辨决》:菌桂、雷丸。

蒴藋子　得荆实、细辛良,恶干姜、苦参。今按:《范汪方》云:细辛为使。

蒺藜　乌头为之使。

天名精　垣⑧衣为之使。

茜根　畏鼠姑。

蔓荆实　恶乌头、石膏。

牡荆实　防风为之使,恶石膏。

秦椒　恶瓜蒌、防葵,畏雌黄。

辛夷　芎䓖为之使,恶五石脂,畏菖蒲⑨、黄连、石膏、黄环。

草中:

当归　恶䕡茹,畏菖蒲、海藻、牡蒙。

防风　不欲⑩干姜、藜芦、白蔹、芫花,杀附子毒。

秦艽　菖蒲为之使。

---

① 毒公:《证类本草》卷二《序例下》"公"下有"鹜屎"二字。
② 水蛭:旁校"蛭"作"也",与仁和寺本和。旁注曰:"《本草》无'蛭'字。"检《证类本草》卷二《序例下》亦无"蛭"字。
③ 马间:仁和寺本、安政本、《证类本草》卷二《序例下》并同。"马间"未知何物,检《证类本草》引《蜀本草》作"马蔺"。
④ 秦艽:原作"秦札",并有删点痕迹,仁和寺本不删,《证类本草》卷二《序例下》作"秦艽",今据改。
⑤ 蜚廉:《证类本草》卷二《序例下》作"蜚蠊"。
⑥ 贯:原作"母",据仁和寺本改,与《证类本草》卷二《序例下》合。
⑦ 枣根:《本草经集注》作"桑根白皮"。
⑧ 垣:原作"恒",形误,据《本草经集注》、《证类本草》卷二《序例下》改。下仿此。
⑨ 菖蒲:《证类本草》卷二《序例下》"蒲"下有"蒲黄"二字。
⑩ 不欲:《本草经集注》、《证类本草》卷二《序例下》并作"恶"。

黄芪　恶龟甲。

吴茱萸　蓼实为之使，恶丹参、消石、白垩土，畏紫石英。《药辨决》：不欲诸石。

黄芩　山茱萸①、龙骨为之使。恶葱实，畏丹砂、牡丹、藜②芦。

黄连　黄芩、龙骨为使，恶菊花、芫花、玄参、白鲜③，畏款冬花，胜乌头，解巴豆毒。《药辨决》恶茯苓。

五味④　苁⑤蓉为之使，恶萎蕤，胜乌头。

决明⑥　蓍实为之使，恶大麻子。

芍药　须丸为使，恶石斛、芒硝，畏消石、鳖甲、山蓟⑦，反藜芦，恶葵菜⑧。

桔梗　秦皮为之使，畏白及、龙胆、龙眼。

芎䓖　白芷为之使，得细辛、牡蛎良⑨。《拯要方》云：恶黄连。

藁本　恶䕡茹。

麻黄　厚朴为之使，恶辛夷、石韦。

葛根　杀野葛、巴豆百药毒。

前胡　半夏为之使，恶皂荚，畏藜芦。

贝母　厚朴、白薇为使，恶桃花，畏秦艽、石、莽草，反乌头。

瓜蒌　枸杞为之使，恶干姜，畏牛膝、干漆，反乌头。

丹参　畏咸水，反藜芦。

厚朴　干姜为使，恶泽泻、寒水石、消石。《药辨决》云：恶细辛。

玄参　恶黄芪、干姜、大枣、山茱萸，反藜芦。

沙参　恶防己，反藜芦。《药辨决》云：不欲防己、术，使人眦溃。

苦参　玄参为之使，恶贝母、漏芦、菟丝子，反藜芦。

续断　地黄为之使，恶雷丸。

山茱萸　蓼实为之使，恶桔梗、防风、防己。

桑根白皮　续断、桂心、麻子为之使。

狗脊　草薢为之使，恶败酱。《药辨决》云：不欲大黄、前胡、牡蛎。

草薢　薏苡为之使，畏葵根、大黄、柴胡、牡蛎、前胡。

石韦　杏仁⑩为之使，得菖蒲良。

瞿麦　蘘草、牡丹为之使，恶桑螵蛸。

秦皮　大戟为使，恶茱萸。《药辨决》云：陆英为之使。

白芷　当归为之使，恶旋覆花。

杜若　得辛夷、细辛良，恶柴胡、前胡。

檗木　恶干漆。今按：《药辨决》云：不欲干漆，反伤人腹。

栀子　解踯躅毒。

紫菀　款冬为之使，恶天雄、瞿麦、雷丸、远志，畏茵陈蒿。

白鲜⑪　恶螵蛸、桔梗、茯苓、萆薢。

白薇　恶黄芪⑫、干姜、干漆、大枣、山茱萸。

薇衔　得秦皮良。

海藻　反甘草。

干姜　秦椒为之使，恶黄连、黄芩、天鼠屎，杀半夏、莨菪毒。

草下：

大黄　黄芩为使，无所畏，得芍药、黄芩、牡蛎、细辛、茯苓、消石、紫石、桃仁良。

蜀椒　杏仁为之使，畏橐吾⑬。

---

① 茱萸：《本草经集注》、《证类本草》卷二《序例下》并作"吴茱萸"。

② 藜：原作"药"，据仁和寺本改，与《本草经集注》、《证类本草》卷二《序例下》合。

③ 白鲜：《证类本草》卷二《序例下》作"白鲜皮"。

④ 五味：《证类本草》卷二《序例下》作"五味子"。

⑤ 苁：原作"纵"，音假，据《本草经集注》、《证类本草》卷二《序例下》改。下不出校。

⑥ 决明：《证类本草》卷二《序例下》作"决明子"。

⑦ 山蓟："蓟"原误作"蘄"，疑是"蓟"的误字，"蓟"为"蓟"之异写。"山蓟"即"白术"异名。《证类本草》卷二《序例下》作"小蓟"。

⑧ 恶葵菜：《本草经集注》、《证类本草》卷二《序例下》并无此三字。

⑨ 得细辛、牡蛎良：《本草经集注》、《证类本草》卷二《序例下》作"恶黄连"三字，与下注文同。

⑩ 杏仁：《证类本草》卷二《序例下》"杏仁"上有"滑石"二字。

⑪ 白鲜：《证类本草》卷二《序例下》作"白鲜皮"。

⑫ 黄芪：《证类本草》卷二《序例下》"黄芪"下有"大黄、大戟"二味。

⑬ 畏橐吾：《证类本草》卷二《序例下》作"畏款冬"。

巴豆　芫花为之使，恶蘘草，畏大黄、黄连、藜芦①。《药辨决》云：得火良。

甘遂　瓜蒂为之使，恶远志，反甘草。

葶苈　榆皮为使，得酒良，恶僵蚕、石龙芮。《范汪方》云：畏僵蚕。

大戟　反甘草。

泽漆　小豆为之使，恶薯蓣。

芫花　决明子为之使，反甘草。

钩吻　半夏为之使，恶黄芩。

狼毒　大豆为之使，恶麦句姜。

鬼臼　畏垣衣。

天雄　远志为之使，恶腐婢。

乌头、乌喙　莽草为之使，反半夏、瓜蒌、贝母、白蔹、白及，恶藜芦。

附子　蛇胆为使，恶蜈蚣，畏防风、甘草、黄芪、人参、乌韭、大豆。

皂荚　柏子为之使，恶麦门冬，畏空青、人参、苦参。

恒山　畏玉札。

蜀漆　瓜蒌为之使，恶贯众。

半夏　射干为使，恶皂荚，畏雄黄、生姜②、秦皮、龟甲，反乌头。

款冬③　杏人为使，得紫菀良，恶皂荚、消石④，畏辛夷⑤、麻黄、黄芩、黄连、黄芪、青葙。

牡丹　畏菟丝子。今按：《药辨诀》云：不欲大黄、贝母。

防己　殷孽为之使，恶细辛，畏草薢，杀雄黄毒。

巴戟天　覆盆⑥为之使，恶朝生、雷丸、丹参。

石南草　五加⑦为之使。今按：《范汪方》云：恶山蓟。

女菀　畏卤咸。

地榆　得发良，恶麦门冬。

五加⑧　远志为之使，畏蛇皮、玄参。

泽兰　防己为之使。

黄环　鸢尾为之使，恶茯苓。

紫参　畏辛夷。

藋菌　得酒良，畏鸡子。

贯众　藋菌为之使。

狼牙　芜荑为之使，恶地榆、枣肌。今按：《药辨决》：一说云恶地胆。

藜芦　黄连为之使，反细辛、芍药、五参，恶大黄。

萹茹⑨　甘草为之使，恶麦门冬。

白敛　代赭为之使，反乌头。今按：《范汪方》云：恶乌头。又云：杀火毒。

白及　紫石⑩为之使，恶理石、李核仁、杏仁。

占斯　解狼毒毒。

溲疏⑪　漏芦为之使。

蠤廉⑫　得乌头良，恶麻黄。今按：《药辨决》云：不欲麻黄、酸枣、防己。

栾华⑬　决明为之使。

淫羊藿　薯蓣为之使。

虎掌　蜀漆为之使，恶莽草。

蕈草　矾石为之使。今按：《药辨决》云：得发良。

茵草　畏鼠姑。

夏枯草　土瓜为之使。

---

① 藜芦：《证类本草》卷二《序例下》"藜芦"下有"杀斑蝥毒"四字。

② 生姜：《证类本草》卷二《序例下》"生姜"下有"干姜"一味。

③ 款冬《证类本草》卷二《序例下》作"款冬花"。

④ 消石：《证类本草》卷二《序例下》"消石"下有"玄参"一味。

⑤ 辛夷：《证类本草》卷二《序例下》"辛夷"上有"贝母"一味。

⑥ 覆盆：《证类本草》卷二《序例下》作"覆盆子"。

⑦ 五加：《证类本草》卷二《序例下》作"五加皮"。

⑧ 五加：《证类本草》卷二《序例下》作"五加皮"。

⑨ 茹：原作"茄"，形误，据《证类本草》卷二《序例下》改。

⑩ 紫石：《证类本草》卷二《序例下》作"紫石英"。

⑪ 疏：原作"流"，据仁和寺本改，与《证类本草》卷二《序例下》合。

⑫ 蠤廉：《证类本草》卷二《序例下》作"飞廉"。按"蠤蠊"、"飞廉"为二物，一为虫部药，一为草部药，此在草部，当作"飞廉"是。

⑬ 栾华：此条仁和寺本在下"虎掌"之下。按"淫羊藿"、"虎掌"两条为后补入文字，因随空间而补，故次序改变。又"淫羊藿"原抄在"溲疏"之下，据校改标记移至"虎掌"之上。

弋共　畏玉丸①、蜚廉②。今按:《药辨决》
云:不欲蜚廉。

雷丸　荔实、厚朴为之使,恶葛根。

虫上:

龙骨　得人参、牛黄良,恶石膏。

龙齿角③　畏干漆、蜀椒、理石。

牛黄　人参为之使,恶龙骨、地黄、龙胆、
飞廉④,畏牛膝。

蜂子　畏黄芩、芍药、牡蛎。

蜡蜜　恶芫花、文蛤⑤。

白胶　得火良,畏大黄。

阿胶　得火良,恶⑥大黄。今按:《拯要
方》:恶白胶、大黄。

牡蛎　贝母为使,得甘草⑦、牛膝、远志⑧
良,恶麻黄、茱萸⑨、辛夷。

虫中:

犀角　松脂为之使,恶雚菌、雷丸。

羚羊角、羖羊角　菟丝子为之使。

鹿茸　麻勃为之使。

鹿角　杜仲为之使。

伏翼　苋实、云实为之使。

猬皮　得酒良,畏桔梗、麦门冬。

蜥蜴　恶硫黄、斑蝥、芜荑。

蜂房　恶干姜、丹参、黄芩、芍药、牡蛎。
《药辨决》云:杀蜂毒。

桑螵蛸　得龙骨疗泄精,畏旋覆花。

䗪虫　畏皂荚、菖蒲。

蛴螬　蜚虻⑩为之使,恶附子。

海蛤　蜀漆为之使,畏狗胆、甘遂、芫花。

龟甲　恶沙参、蜚廉⑪。

鳖甲　恶矾石。

鲡甲⑫　蜀漆为之使,畏狗胆、甘遂、
芫花。

乌贼鱼骨　恶白蔹、白及。

蟹　杀莨菪毒⑬。

虫下:

麋脂　畏大黄。今按:《拯要方》:畏大
黄、甘草。

蛇蜕　畏磁石,反⑭酒。

蜣螂　畏羊角、石膏。

蛇胆⑮　恶甘草。

马刀　得水良。

天鼠屎　恶白蔹、白薇。今按:《药辨决》
云:不欲沙参。

斑蝥　马刀为之使,畏巴豆⑯、空青⑰。

果上:

大枣　杀乌头毒。

果下:

杏核　得火良,恶黄芪、黄芩、葛根,解
锡、胡粉⑱,畏蘘草。《范汪方》云:猪膏为使。

菜上:

冬葵子　黄芩为之使。

米上:

麻蕡、麻子　畏牡蛎、白薇,恶茯苓。《药
辨诀》云: 虫为之使。

米中:

大豆及黄卷　恶五参、龙胆,得前胡、乌
喙、杏仁、牡蛎良,杀乌头毒。

---

① 玉丸:《本草经集注》作"玉札"。
② 蜚廉:《本草经集注》作"飞廉"。
③ 龙齿角:《本草经集注》、《证类本草》卷二《序例下》并
　作"龙角"。
④ 飞廉:《本草经集注》、《证类本草》卷二《序例下》并作
　"蜚蠊"。
⑤ 文蛤:仁和寺本作"齐蛤",与《证类本草》卷二《序例
　下》合。
⑥ 恶:《证类本草》卷二《序例下》作"畏"。
⑦ 甘草:原作"其草",据仁和寺本改。
⑧ 远志:《证类本草》卷二《序例下》"远志"下有"蛇床"
　二字。
⑨ 茱萸:《证类本草》卷二《序例下》作"吴茱萸"。
⑩ 蜚虻:《证类本草》卷二《序例下》作"蜚蠊"。
⑪ 蜚廉:《本草经集注》、《证类本草》卷二《序例下》并作
　"蜚蠊"。
⑫ 鲡甲:《证类本草》卷二《序例下》作"鮀鱼甲"。
⑬ 毒:《证类本草》卷二《序例下》"毒"下有"漆毒"二字。
⑭ 反:《证类本草》卷二《序例下》作"及",连上读。
⑮ 蛇胆:仁和寺本作"地胆",与《证类本草》卷二《序例
　下》合。
⑯ 巴豆:《证类本草》卷二《序例下》"巴豆"下有"丹参"
　一味。
⑰ 空青:《证类本草》卷二《序例下》"青"下有"恶肤青"
　三字。
⑱ 解锡胡粉:仁和寺本"锡"下有"毒"字,《证类本草》卷
　二《序例下》下作"解锡、胡粉毒"。

大麦　食蜜为之使。

诸药和名第十①

本草内药八百五十种

第三卷玉石上廿二种：

玉泉　唐②。

玉屑　唐。

丹砂　唐。又出伊势饭高郡，日向③。

空青　唐。又出近江国慈贺郡。

绿青　和名安乎仁，出长门国。

曾青　唐。

白青　唐。

扁青　唐。

石胆　出备中国。

云母　和名歧良良，出近江陆奥国。

石钟乳　和名伊之乃知，出备中④英贺郡。

朴消　出信浓若狭备中国。

消石　出赞歧国。

芒硝　出大⑤宰。

矾石　出飞驒国肥后国阿苏神社。

滑石　出纪伊国。

紫石英　出伯耆国。

白石英　出近江备中大宰⑥。

青石脂　唐。

赤石脂　出备后国大宰⑦。

黄石脂　唐。

白石脂　出伊豆大宰⑧。

黑石脂　唐。

太一余粮　唐。

石中黄子　唐。

禹余粮　出大宰⑨。

第四卷玉石中卅种：

金屑　和名古加祢，出陆奥国。

银屑　和名之吕加祢，出对马长门飞驒国。

水银　和名美都加祢，出伊势国。

雄黄　和名歧尔，出伊势国。

雌黄　出备中国。

殷孽　钟乳根也，出备中⑩英贺郡。

孔公孽　今钟乳床也，出备中国⑪。

石脑　唐。

石硫黄　和名由乃阿和，出大宰。

阳起石　唐。

凝水石　唐。一名寒水石。

石膏　和名之良以之，出大宰备中若狭⑫国。

磁石　唐。吸针石。

玄石　唐。

理石　唐。

长石　唐。

肤青　唐。

铁落　和名久吕加祢乃波太。

铁　和名阿良加祢。

生铁　是不被镩铳釜之类者。

刚铁　和名布介留加祢，是杂练生鍒作刀鍒⑬者。

铁精　和名加奈久曾，又加祢乃佐比。

光明盐　唐。

绿盐　唐。

密陀僧　唐。

紫矿⑭骐骝竭　唐。

桃花石　唐。

---

① 诸药和名第十：旁校云："重基本有此篇之，重忠本无之，或本有之，宇治本有之，仍书加之。"

② 唐：原为小字注文，今据文义文例改为大字。下每药下产地及和名原均为小字，今一律改为大字。

③ 日向：仁和寺本"向"下有"国"字。

④ 备中："中"下疑脱"国"字。

⑤ 大：《本草和名》卷上作"太"。

⑥ 备中大宰：《本草和名》卷上作"太宰备中国"。

⑦ 备后国大宰：《本草和名》卷上作"太宰备浚国"。

⑧ 伊豆大宰：《本草和名》卷上作"大宰伊豆国"。

⑨ 大宰：《本草和名》卷上作"太宰"。

⑩ 备中："中"下疑脱"国"字。

⑪ 备中国：《本草和名》卷上作"备中长门国"。

⑫ 若狭：《本草和名》卷上无"若狭"二字。

⑬ 刀鍒：《札记》曰："仁和寺本作'刀鍒'，《新修本草》作'刀铫'，《证类》作'刀鍒'。按'鍒'即'矛'字，'铫'亦'鍒'之俗讹。其作'镰'者，宋人私改，不足据也。"

⑭ 矿：原作"铧"，"钾"之形误，"钾"同"矿"。下"铜矿石"仿此。

珊瑚　唐。

石花　唐。

石床　出钟乳中。

第五卷玉石下卅一种：

青琅玕　唐。

礜石　唐。又出长门①美牟郡。

特生礜石　出长门国。唐。

握雪礜石　唐。

方解石　唐。

苍石　唐。

土阴孽　出钟乳中。

代赭　和名阿加都知，出大宰②。

卤咸　和名阿和之保。陶云：煎盐釜下凝滓也。

大盐　和名之保。苏云：人常食者。

戎盐　唐。

白垩③　和名之良都知。

铅丹　和名多尔。

粉锡　和名已布尔。

锡铜镜鼻　和名奈末利。

铜弩牙　和名於保由美乃④波须。

金牙　出但马上野国。

石灰　和名以之波比。

冬灰　和名阿加佐乃波比。

煅灶灰　和名加知酒⑤留所乃都知。

伏龙肝　和名加末都知。

东壁土　陶云：屋之东壁土耳。

硇砂　唐。

胡桐泪　唐。敬云：是桐树滋沦入地作之。

姜石　唐。

赤铜屑　和名安加加祢。

铜矿石　唐。

白瓷瓦屑

乌古瓦　屋上年久者。

石燕　唐。

梁上尘

第六卷草上之上四十一种：

青芝　唐。

赤芝　唐。

黄芝　唐。

白芝　唐。

黑芝　唐。

紫芝　唐。

赤箭　和名乎止乎止之，又加美乃也，出和泉。

天门冬　和名须末吕久佐。

麦门冬　和名也末须介。

术　和名乎介良。

女萎、萎蕤　和名惠美久佐，又阿末尔。

黄精　和名於保惠美，又阿末奈，一名也万⑥惠美。

干地黄

菖蒲　和名阿也女久佐。

远志　唐。

泽泻　和名奈末为，又於毛多加⑦。

薯蓣　和名也末都以毛。

菊花　和名加波良於波歧，又歧久。

甘草　和名阿末歧，出陆奥国。

人参　和名加乃尔介久佐，一名尔己太，一名クマノイ⑧。

石斛　和名须久奈比古乃久须祢，又以波久须利。

牛膝　和名为乃久都知，又以⑨奈歧久佐。

卷柏　和名伊波久美，又伊波古介。

细辛　和名美良乃祢久佐，又比歧乃比太比久佐，又美也末好⑩奈波。

独活　和名宇止，又都知多良。

升麻　和名止利乃阿之久佐，又宇多加久佐，又止利乃祢久佐，又於之クヒ⑪。

---

① 门：“门”下疑脱“国”字。

② 大宰：《本草和名》卷上作“太宰”。

③ 白垩：仁和寺本作“白恶”。按“白垩”不误，疑仁和寺本音误。

④ 乃：《本草和名》卷上“乃”上有“也”字。

⑤ 酒：旁校作“须”。

⑥ 万：《本草和名》卷上作“末”。

⑦ 加：仁和寺本此下有“又扬松也及”五字。

⑧ クマノイ：《本草和名》卷上作“久末乃以”。

⑨ 以：《本草和名》卷上作“都”。

⑩ 好：《札记》云：“‘好’当‘奴’之讹。”

⑪ クヒ：仁和寺本作“以佐”，《本草和名》眉校引《医心方》作“久佐”。

柴胡　和名乃世利,又波末阿加奈。

房葵①　和名也末奈须比。

蓍实　和名女止久佐。

菴芦子②　和名比歧与毛歧,一名波波古。

薏苡子　和名都之多③末。

车前子　和名於保夜已④。

蒺藜子　和名都波比良久佐。

茺蔚子　和名女波之歧。

木香　和名佐宇毛久。

龙胆　和名衣也美久佐,一名尔加奈。

菟丝子　和名祢奈之久佐。

巴戟天　和名也末比比良歧。

白莫⑤　和名保吕之,又都久美乃以比祢。

白蒿　和名之吕与毛歧,一名加波良与毛歧。

第七卷草上之下卅八种:

肉苁蓉　唐。

地肤子　和名尔波久佐,又末歧久佐。

忍冬　和名须比⑥都良。

蒴藜子　和名波末比之。

防风　和名波末须加奈⑦,又波末尔加奈。

石龙刍　和名宇之乃比多⑧比,又多⑨都乃比介。

落石　和名都多。

千岁蔂汁　和名阿末都良,一名止止歧。

黄连　和名加久末久佐。

沙参　唐。

丹参　唐。又殖美浓国。

王不留行　和名须须久佐,一名加佐久佐。

蓝实　和名阿为乃美。

景天　和名伊歧久佐。

天名精　和名波末多加奈,一名波末布久良佐⑩。

蒲黄　和名加末乃波奈。

香蒲　和名女加末。

兰草　和名布⑪知波加末。

决明　和名衣比须久佐。

芎䓖　和名於无奈加都良久佐。

蘼芜　芎䓖苗也。

续断　和名於尔乃也加良,又波美久佐⑫。

云实　和名波末佐佐介。

黄芪　和名也波良久佐,又加波良佐佐介。

徐长卿　和名比女加加美,又加加毛。

杜若　唐。

蛇床子　和名比留无之吕,一名波末世利。

茵陈蒿　和名比歧与毛歧。

漏芦　和名久吕久佐,一名阿利久佐。

茜根　和名阿加祢。

飞廉　和名曽曽歧,又之保天⑬。

营实　和名宇波良乃美。

薇衔　唐。

五味　和名佐祢加都良。

旋花　和名波也比止久佐。

白兔藿　唐。

鬼督邮　和名乎止乎止之,又太止太止之乃奈。

白花藤　唐。

第八卷草中之上卅七种:

当归　和名宇末世利,一名也末世利,又于保世利,一名加波佐久。

秦芁　和名都加利久佐,又波加利久佐。

黄芩　和名比比良歧,又波比之波。

---

① 房葵:疑当作"防葵"。

② 菴芦子:"芦"字旁注"音间"二字。按"菴芦子"即"菴䕡子"。

③ 多:《本草和名》卷上作"太"。

④ 已:仁和寺本作"古",与《本草和名》卷上合。

⑤ 白莫:疑当作"白英"。

⑥ 比:《本草和名》卷上"比"下有"加"字。

⑦ 奈:仁和寺本作"令",似非是。

⑧ 多:《本草和名》卷上作"太"。

⑨ 多:《本草和名》卷上作"大"。

⑩ 佐:《本草和名》卷上无"佐"字。

⑪ 布:仁和寺本作"不"。

⑫ 久佐:《本草和名》卷上无"久佐"二字。

⑬ 又之保天:《本草和名》卷上作"一名布保保天久佐"。

芍药　和名衣比须久须利，一名奴美久须利。

干姜　和名久礼乃波之加美。

藁本　和名加佐毛知，又佐波曾良之。

麻黄　和名加都祢久佐①，一名阿末奈，出赞歧国。

葛根　和名久须乃祢。

前胡　和名宇②多奈，又乃世利。

知母　和名也末止已③吕，又也未志。

大青　和名波止久佐，一名久留久佐。

贝母　和名波波久利。

瓜蒌　和名加良须宇利。

玄参　和名於之久佐。

苦参　和名久良良，一名丁止④利久佐。

石龙芮　和名之之乃比太比久佐⑤，又布加都美。

石韦　和名伊波乃加波宇知⑥，又伊波之，一名伊波久佐。

狗脊　和名於尔和良比，一名伊⑦奴和良比，一名久末和良比。

萆薢　和名于尔止已⑧吕。

菝葜　和名宇久比须乃佐留加歧，又佐留止利。

通草　和名阿介比加都良。

瞿麦　和名奈天之古。

败酱　和名於保都知，又ク⑨知女久佐，又加末久佐。

白芷　和名加佐毛知，一名与吕比久佐，又佐波宇止，一名佐波曾良之。

杜蘅　和名不⑩多末加美，又都不祢久佐。

紫草　和名牟⑪良佐歧。

紫菀　和名乃之。

白鲜　和名比都之久佐。

白薇　和名美奈之古久佐，一名阿万⑫奈，又久吕女久佐。

葈耳　和名奈毛美。

茅根　和名知乃祢。

百合　和名由利。

酸浆　和名保保都歧，一名奴加都歧⑬。

紫参　和名知知乃波久佐。

女萎　和名惠美久佐。

淫羊藿　和名宇牟⑭歧奈，又也末止利久佐。

蠡实　和名加歧都波太⑮。

第九卷 草中之下卅九种：

款冬　和名也末布布歧，又於保波。

牡丹　和名布加美久佐，又也末多知波奈。

防己　和名阿乎加都良，又佐祢加都良。

女菀　和名惠美乃祢。

泽兰　和名佐波阿良良歧，一名阿加末久佐。

地榆　和名阿也女多牟，又衣比须祢，又衣比须久佐。

王孙　和名奴波利久佐，又乃波利。

爵床　和名乃加加毛。

白前　和名加⑯加牟。

百部根　和名布止都良。

王瓜　和名比佐久。

茅苽　和名佐歧久佐奈，一名美乃波。

高良姜　和名久礼乃波之加美乃宇止，又加波祢久佐。

马先蒿　和名波波古久佐。

---

① 加都祢久佐：仁和寺本作"久礼乃波之加美"。

② 宇：《本草和名》卷上作"字"。

③ 已：《本草和名》卷上作"古"。

④ 丁止：《本草和名》卷上作"末比"。

⑤ 之之乃比太比久佐：《本草和名》卷上"太"作"多"，仁和寺本作"之乃比多久佐"。

⑥ 宇知：仁和寺本无"宇知"二字，与《本草和名》卷上合。按此二字旁似有删除标记。

⑦ 伊：《本草和名》卷上作"以"。

⑧ 已：《本草和名》卷上作"古"。

⑨ ク：仁和寺本作"久"，《本草和名》卷上无。

⑩ 不：《本草和名》卷上作"布"。下一"不"字仿此。

⑪ 牟：《本草和名》卷上作"无"。

⑫ 万：《本草和名》卷上作"末"。

⑬ 歧：仁和寺本作"波"。

⑭ 牟：《本草和名》卷上作"无"。

⑮ 太：仁和寺本作"奈"。

⑯ 加：《本草和名》卷上"加"上有"乃"字。《本草和名》眉校引《顺抄和名》作"能"。

蜀羊泉　唐。

积雪草　和名都保久佐。

恶实　和名歧多歧①须，又字末布布歧，牛蒡也。

莎草　和名美久利，又佐久。

大小蓟根　和名阿佐美。

垣衣　和名之乃布久佐。

艾叶　和名与毛歧。

水萍　和名宇歧久佐，又以乎女。

海藻　和名之末毛，又尔歧女，又於古。

昆布　和名比吕女，又衣比须女。

荭草②　和名伊③奴多天。

陟厘　和名阿乎乃利。

井中苔及萍　和名为乃④美止利。

薡菜⑤　和名奈歧。

凫葵　和名阿佐佐。

菟葵　和名以倍尔礼。

鳢肠　和名宇末歧多之，莲子草也。

菊酱　和名和⑥多多比。

百脉根　唐。

萝摩子　和名加加美⑦。

白药　唐。

莈香子　和名久礼乃於毛。

郁金　唐。

姜黄　唐。

阿魏　唐。

第十卷草下之上卅五种：

大黄　和名於保之。

桔梗　和名阿利乃比布歧，又乎加止止歧。

甘遂　和名尔波曾，又尔比曾。

葶苈　和名波末多加奈，又波万⑧世利，又阿之奈都奈。

芫花　唐。和名加尔比。

泽漆　和名波也比止久佐乃女。

大戟　和名波也比止久佐。

荛花　和名波末尔礼。

旋覆花　和名加末都保⑨，又加末保。

钩吻　唐。

藜芦　和名也末宇波良，一名之之ク⑩。

久比久佐⑪。

赭魁　和名为乃止止歧。

及己　和名都歧袮久佐，一名於宇。

乌头　和名於宇。

天雄　和名於宇。

附子　和名於宇。

侧子　和名於宇。

羊踯躅　和名以波都都之，又毛知都都之，一名之吕都都之。

茵芋　和名尔都都之。

射干　和名加良须安不歧⑫。

鸢尾　和名古也须久佐。

贯众　和名於尔和良比。

半夏　和名保曾久美。

由跋　和名加支都波奈多⑬。

虎掌　和名於保保曾美。

茛菪子　和名於保美留久佐，又於尔保美久佐。

蜀漆叶　和名久佐歧，也万宇都支乃波⑭，恒山苗也。

恒山　和名久佐支⑮，又宇久比须乃伊⑯比袮。

青葙　和名宇末佐久⑰，一名阿末佐久。

牙子　和名宇末都奈支⑱。

---

① 歧：《本草和名》卷上作"伊"。

② 荭草：原"荭"下无"草"字，据仁和寺本补。

③ 伊：《本草和名》卷上作"以"。

④ 乃：《本草和名》卷上无"乃"字。

⑤ 薡菜：原"薡"下无"菜"字，据仁和寺本补。

⑥ 和：《本草和名》卷上无"和"字。

⑦ 加加美：仁和寺本作"加加毛"。

⑧ 万：《本草和名》卷上作"末"。

⑨ 加末都保：仁和寺本作"末都保"。

⑩ ク：《本草和名》卷上作"乃"。

⑪ 久佐：《本草和名》卷上作"乃歧"。

⑫ 安不歧：《本草和名》卷上作"阿布歧"。

⑬ 加支都波奈多：《本草和名》卷上作"加岐都波奈"。

⑭ 也万宇都支乃波：《本草和名》卷上作"也末宇都岐乃波"，"也"上有"一名"二字。

⑮ 支：《本草和名》卷上作"岐"。

⑯ 伊：《本草和名》卷上作"以"。

⑰ 宇末佐久：仁和寺本作"宇末久佐"。

⑱ 支：《本草和名》卷上作"岐"。

白蔹　和名也末加加美。

白及　和名加加美。

蛇全①　和名宇都末女。

草蒿　和名於波歧。

藋菌　唐。

第十一卷草下之下六十七种：

连翘　和名以多知波世，又以多知久佐。

白头②　和名於歧③奈久佐，又奈加久佐。

蒏茹　和名祢阿佐美，又尔比末④久佐。

苦芺　和名加末奈，又加美於古之奈。

羊桃　和名以良良久佐。

羊蹄　和名之乃祢。

鹿藿　和名久须加都良乃波江⑤。

牛扁　和名太知末知久佐。

陆英　和名曾久止久，蒴藋也。

荩草　和名加歧⑥奈，又阿之乃阿为⑦。

夏枯草　和名宇留比。

乌韭　和名知比佐歧古介⑧。

蚤休　敬云：草甘遂。

虎杖根　和名以多止利。

石长生　敬云：飚筋草。

鼠尾草　和名美曾波歧⑨。

马鞭草　和名久末都都良。

马勃　和名於尔不⑩须倍。

鸡肠草　和名波久倍良。

蛇莓汁　和名倍美乃⑪以知古。

苎根　和名乎乃祢，又加良牟之乃祢。

菰根　和名古毛乃祢。

狼跋子⑫　和名布知乃美。

蒴藋　和名曾久止久。敬云：是陆英。

弓弩弦　和名於保由美乃都留。

舂杵头细糠　和名支⑬祢乃波之乃奴加。

败蒲席　和名布留歧⑭加末古毛。

败船茹　和名布祢乃阿久。

败鼓皮　和名都都美乃也礼加波。

败天公　和名多⑮加佐乃也礼。

半天河　和名歧乃宇都保乃美都。

地浆　和名都知乎保利天⑯都久留美

都，是土浆。

屋游　和名也乃宇倍乃古介。陶云：瓦屋上青苔衣。

赤地利　唐。

赤车使者　唐。

刘寄奴草　唐。

三白草　和名加太⑰之吕久佐。

牵牛子　和名阿佐加保。

猪膏莓

紫葛　和名衣比加都良乃祢⑱。

萆麻子　和名加良加之波乃三⑲。

葎草　和名牟⑳久良。

格注草　唐。

独行根

狗舌草　唐。

乌蔹莓　和名比佐古都良。

豨莶

狼毒　和名也末佐久。

鬼臼　和名奴波乃美。

芦根　和名阿之乃祢。

①　全：疑当作"含"，形近致误。

②　白头：仁和寺本"头"下有"公"字。

③　歧：仁和寺本作"支"。

④　末：《本草和名》卷上作"万"。

⑤　江：《本草和名》卷上作"衣"。

⑥　歧：《本草和名》卷上作"伊"。

⑦　阿之乃阿为：《本草和名》卷上作"阿之为"。

⑧　知比佐歧古介：仁和寺本作"知歧作支古介"。

⑨　歧：仁和寺本作"支"。

⑩　不：《本草和名》卷上作"布"。

⑪　乃：《本草和名》卷上无"乃"字。

⑫　狼跋子：仁和寺本作"狼跋"。

⑬　支：《本草和名》卷上眉校引《医心方》作"岐"。

⑭　歧：仁和寺本作"支"。

⑮　多：《本草和名》卷上眉校引《医心方》"多"下有"介"字。

⑯　天：《本草和名》卷上眉校引《医心方》作"大"。

⑰　太：仁和寺本作"大"，《本草和名》卷上作"多"。

⑱　乃祢：《本草和名》卷上无"乃尔"二字。

⑲　乃三：仁和寺本"三"作"美"，《本草和名》卷上无"乃三"二字。

⑳　牟：《本草和名》卷上作"毛"。

甘蕉根　和名波世乎波乃祢①。

萹蓄　和名多知末知久佐，又宇之久佐。

醋浆草　和名加多波美。

茵实　和名以知比。

蒲公草　和名布知奈，一名多奈。

商陆　和名以乎须歧②。

女青　和名加波祢久佐。

水蓼　和名美都多天。

角蒿

昨叶荷草　和名无。敬云：瓦松。

白附子　唐。

鹤虱　唐。

甑带灰　和名古之支和③良乃波比。

屦屦鼻绳灰　和名阿之太④乃乎乃波比。

故麻鞋底　和名布留歧⑤乎久都乃之歧。

雀麦　和名加良须牟支，又燕麦。

笔头灰　和名不留支不氏⑥乃都加乃波比。

第十二卷木上廿七种：

茯苓　和名末都保止。

琥珀　和名阿加多末。

松脂　和名乎加末都乃也尔。

柏实　和名比乃美。

菌桂　唐。

牡桂　唐。

桂　唐。

杜仲　和名波比末由三⑦。

枫香脂　和名加都良乃安不良⑧。

干漆　和名如字。

蔓荆实　和名波末波比。

牡荆实　殖近江国。

女贞　和名太以乃歧乃三⑨。

桑上寄生　和名久波乃支⑩乃保也。

蕤核　唐。

五茄　和名牟古支⑪。

沉香　唐。诸香同是一树也。

檗木　和名歧波太⑫。

辛夷　和名也末阿良良支⑬，又古不之波之加三⑭。

木兰　和名毛久良尔，出大宰。

榆皮　和名也尔礼，又以倍尔礼。

酸枣　和名须支⑮奈都女，一名佐祢布⑯止，又乎奈以女。

槐实　和名惠须乃支乃三⑰。

柠实　和名加知乃支⑱。

枸杞　和名奴美久须祢。

苏合　和名加波美止利。唐。

橘柚　和名太⑲知波奈，又由。

第十三卷木中廿八种：

龙眼　和名佐加支乃三⑳。

厚朴　和名保保加之波乃支㉑。

猪苓　和名加之波支㉒，又久奴支，一名也未加之波。

竹叶、芹竹叶　和名久礼多介，又加波多介。

枳实　和名加良多知。

山茱萸　和名以多知波之加三㉓，又加

————————

① 乃祢：仁和寺本作"乃美"，《本草和名》卷上无"乃祢"二字。

② 歧：仁和寺本作"支"。

③ 和：《本草和名》卷上眉校引《医心方》作"知"。

④ 太：《本草和名》卷上作"多"。

⑤ 歧：仁和寺本作"支"，下"歧"字亦作"支"。

⑥ 氏：仁和寺本作"天"，与《本草和名》卷上合。

⑦ 三：仁和寺本作"美"，与《本草和名》卷上合。

⑧ 乃安不良：《本草和名》卷上无此四字。

⑨ 太以乃歧乃三：仁和寺本作"多都乃支乃美"，《本草和名》卷上作"美也都古歧"，又一名"多都乃歧"。

⑩ 支：《本草和名》卷上作"歧"。

⑪ 支：《本草和名》卷上作"歧"。

⑫ 太：《本草和名》卷上作"多"。

⑬ 支：《本草和名》卷上作"歧"。

⑭ 又古不之波之加三：仁和寺本无此八字。

⑮ 支：《本草和名》卷上作"歧"。

⑯ 布：仁和寺本作"不"。

⑰ 惠须乃支乃三：仁和寺本作"惠须乃木乃三"，《本草和名》卷上作"惠乃美"，《本草和名》眉校引《医心方》作"惠尔须乃木乃美"。

⑱ 支：《本草和名》卷上作"歧"。

⑲ 太：仁和寺本作"多"。

⑳ 支乃三：仁和寺本作"支乃养"，《本草和名》作"歧乃美"。

㉑ 支：《本草和名》卷上作"歧"。

㉒ 支：《本草和名》卷上作"歧"。

㉓ 三：《本草和名》卷上作"美"，下两"三"字仿此。

利波乃三。

吴茱萸　和名加良波之加三。

秦皮　和名止祢利古乃支①，又太牟木②。

栀子　和名久知奈之。

槟榔　和名阿知末佐。

合欢　和名祢布利乃支③。

秦椒　和名加波波之加三④，又古不之波之加三⑤。

卫茅　和名加波久末都都良。

紫葳　和名乃宇世宇加都良⑥，又末加也支⑦。

芜荑　和名比歧⑧佐久良，又也尔礼乃美。

食茱萸　和名於保多良乃三⑨。

椋子木　和名牟久乃支⑩。

每始王木　唐。

折伤木　和名以多比。

茗、苦荼茗　和名荼。

桑根白皮　和名久波乃祢⑪乃加波。

松萝　和名末都乃古介。

白棘　和名奈都女乃波利。

棘刺花　唐。

安息香　唐。

龙脑香　唐。

菴摩勒　唐。

毗梨勒　唐。

第十四卷木下四十五种：

黄环　和名布知加都良。

石南草　和名止比良乃歧。

巴豆　唐。

蜀椒　和名布佐波之加美。

莽草　和名之支美乃支⑫。

郁核　和名宇倍。

鼠李　和名须毛毛乃支⑬。

栾华　和名牟久礼之乃波奈⑭。

杉材　和名须支乃支⑮。

楠材　和名久须乃歧。

榧实　和名加倍乃美。

蔓椒　和名保曽歧，又以多知波之加美⑯。

钓樟根皮　和名奈美久奴歧。

雷丸　唐。敬云：是竹之苓也。

溲疏　和名宇都歧。

榉树皮　和名之良久奴歧⑰，又奈美久奴支⑱。

白杨树皮　和名也奈歧，又波古歧。

水杨叶　和名由也奈歧，又加波也奈歧。

栾荆

小檗　和名加波宇须歧歧波多。

茭迷　唐。

钓藤　唐。

药实根　唐。

皂荚　和名加波良布知乃支⑲。

楝实　和名阿布知乃美。

柳华　和名之多利也奈支。

桐叶　和名支利乃支。

梓白皮　和名阿都佐乃支。

苏方木　唐。

接骨木　和名美也都古支。

枳椇　唐。

---

① 支：《本草和名》卷上作"歧"。
② 太牟木：《本草和名》卷上作"多牟歧"。
③ 支：《本草和名》卷上作"歧"。
④ 三：《本草和名》卷上作"美"。
⑤ 又古不之波之加三：《札记》曰："《本草和名》无此八字是也，此盖衍。"
⑥ 加都良：《本草和名》卷上无此三字，眉校引《医心方》作"加奈良"。
⑦ 支：《本草和名》卷上作"歧"。
⑧ 歧：仁和寺本作"支"。
⑨ 三：《本草和名》卷上作"美"。
⑩ 支：《本草和名》卷上作"歧"。
⑪ 乃祢：《本草和名》卷上无此二字。
⑫ 之支美乃支：《本草和名》卷下作"之歧美乃木"。
⑬ 支：《本草和名》卷下作"歧"。
⑭ 乃波奈：《本草和名》卷下无此三字。
⑮ 须支乃支：《本草和名》卷下作'须歧乃歧"。
⑯ 美：仁和寺本作"三"。
⑰ 歧：仁和寺本作"支"。
⑱ 奈美久奴支：《本草和名》卷下作"奈久美奴歧"，眉校引《医心方》作"奈美久奴歧"。
⑲ 支：《本草和名》卷下作"歧"。下四"支"字均仿此。

木天蓼　和名和①多多比。

乌桕木　唐。

赤爪草　唐。

诃黎勒　唐。

风柳皮　唐。

卖子木　和名加波知佐乃支②。

大空　唐。

紫真檀木　唐。

椿木叶　和名都波歧。

胡椒　唐。

橡实　和名都留波美乃美。

每食子③　唐。

杨庐木　和名宇都歧。

槲若叶　和名加之波歧，又久奴支④。

第十五卷兽禽五十六种：

龙骨　和名多都乃保祢。

牛黄　唐。

麝香　唐。

人乳汁

发髪⑤　和名人⑥乃加美。

乱发　和名介都利加美⑦。

头垢　和名加之良乃⑧安加。

人屎

马乳

牛乳

羊乳

酪酥

熊脂　和名久末乃阿布良。

白胶　和名加乃都乃乃尔加波。

阿胶　和名尔加波。

醍醐　唐。酥之精液也，百炼者也。好酥一石有三四升。

底野迦　唐。

酪

犀角　唐。

羚羊角　和名加末之之乃以乃⑨。

羖羊角　唐。

牛角䚡　和名宇之乃古以⑩乃。

白马茎　和名安乎支马乃万良。

牡狗阴茎

鹿茸　和名加乃和加都乃。

獐骨　和名乎之加乃保祢。

虎骨　唐。

豹肉　唐。和名奈加以⑪加三。

狸骨　和名多多介。

兔头骨　和名宇佐支⑫。

六畜毛蹄甲

鼺鼠　和名毛美⑬。

麋脂　和名於保之加乃阿布良。

豚卵　和名为乃布久利。

鼹鼠　和名宇古吕毛知。

獭肝　和名乎曽。

狐阴茎　和名支以祢⑭。

貒膏　和名美。

野猪黄　和名久佐为奈支⑮。

驴屎　唐。和名宇佐支⑯宇末。

豺皮　和名於保加美。

丹雄鸡　和名尔波止利。

白鹅膏　唐。

鹜肪　和名加毛。

雁肪　和名加利。

鹧鸪鸟

雉肉　和名歧之。

鹰屎白　和名多加乃久曽。

雀卵　和名须须美。

鹳骨　和名於保止利。

---

① 和：仁和寺本无"和"字。

② 支：《本草和名》卷下作"歧"。

③ 每食子：疑当作"没食子"，仁和寺本作"无食子"。

④ 支：《本草和名》卷下作"歧"。

⑤ 发髪："髪"字原作"发"，繁体形近致误，据文义改。按后一发字旁注有"走孔反"、又"尸润反"。

⑥ 人：《本草和名》卷下眉注引《医心方》无"人"字。

⑦ 美：仁和寺本作"三"。

⑧ 乃：仁和寺本无"乃"字。

⑨ 之乃以乃：《本草和名》卷下作"乃都乃"。

⑩ 以：《本草和名》卷下作"都"。

⑪ 以：《本草和名》卷下作"都"。

⑫ 支：《本草和名》卷下作"歧"。

⑬ 美：《本草和名》卷下作"三"。

⑭ 支以祢：《本草和名》卷下作"歧都祢"。

⑮ 支：《本草和名》卷下作"歧"。

⑯ 支：《本草和名》卷下作"歧"。

雄鹊　和名加佐佐歧。

鸺鹠肉　和名尔波久奈不①利。

燕屎　和名都波久良女。

孔雀屎　唐。

鸱鹠　和名宇。

鸮头　和名止比②。

第十六卷 虫鱼类七十二种：

石蜜　敬云：可除石字。

腊蜜　敬云：可除蜜字。

蜂子　和名波知乃古。

牡蛎　和名乎加歧乃加比。

桑螵蛸　和名於保知加布久利。

海蛤　和名宇牟歧乃加比。

文蛤　和名以多也加比。

魁蛤　表有纹。

石决明　和名阿波比乃加比③。

秦龟　和名以之加女。

龟甲　和名宇三④加女。

鲤鱼　和名古比。

彖鱼⑤　和名波牟。

鲍鱼　唐。和名阿波比。

鳀鱼　和名阿由。

鳝　和名牟奈歧。

鲫鱼　和名布奈。

伏翼　和名加波保利。

猬皮　和名久佐不⑥。

石龙子　和名止加介。

露蜂房　和名於保波知乃须。

樗鸡　和名奴天乃支乃牟之。

蚱蝉　和名奈波世美。

白僵蚕　和名加比古。

木虻　和名於保安不，又キアフ。

蜚虻　和名古阿布。

蜚蠊　和名阿久多牟之，又都乃牟之⑦。

䗪虫　和名於女牟之。

蛴螬　和名须久毛牟之。

蛞蝓　和名奈女久知。

水蛭　和名比留。

鳖甲　和名加波加女。

鲗鱼甲　和名古女，又江比。

乌贼鱼　和名以加。

蟹　和名加尔。

拥剑　和名加佐女。

天鼠屎　和名加波保利乃久曽⑧。

原蚕蛾　和名比比留乃布多古毛利⑨。

鳗鲡鱼　和名波之加美以乎⑩。

鲛鱼　和名佐女。

紫贝　和名牟末乃久保加比。

虾蟆　和名比支。

龟　和名加倍留。

牡鼠　和名乎祢须美。

蚺蛇胆　唐。

蝮蛇胆　和名波美。

鲮鲤甲　唐。

蜘蛛　和名久毛。

蜻蛉　和名加支⑪吕布，又加介吕布，又加太千。

石蚕　唐。

蛇蜕皮　和名倍美乃毛奴介。

蛇黄　蛇腹中得之。

蜈蚣　和名牟加天。

马陆　和名阿末比古。

蠮螉　和名佐曽利。

雀瓮⑫　和名须须美乃都保。

彼子　和名加加乃三。宜在木部。

鼠妇　和名於女牟之。

萤火　和名保多留。

---

①　不：仁和寺本作"布"。

②　止比：《本草和名》卷下作"止比乃加之良"。

③　乃加比：《本草和名》卷下无此三字。

④　三：《本草和名》卷下作"美"。

⑤　彖鱼：《本草和名》卷下作"蠡鱼"《札记》云："《本草和名》作'蠡鱼'，'彖'盖'蠡'之省。"

⑥　不：《本草和名》卷下作"布"。

⑦　之：仁和寺本作"ックシ"。

⑧　乃久曽：《本草和名》卷下无此三字。

⑨　古毛利：仁和寺本无此三字。

⑩　乎：仁和寺本无"乎"字。

⑪　支：《本草和名》卷下作"岐"。

⑫　雀瓮：《札记》云："仁和寺本'瓮'作'瓮'。"按今检仁和寺本"雀"下无"瓮"字。

衣鱼　和名之三①。

白颈蚯蚓　和名美美须②。

蝼蛄　和名介良。

蛶螂　和名久曾牟之。

斑蝥　唐。

芫青　唐。

葛上亭长　和名久须加以良乃③牟之。又云唐。

地胆　唐。

马刀　和名末天乃加比。

贝子　和名牟末乃都保加比。

田中螺汁　和名多都比。

蜗牛　和名加多都布利。

甲香　和名阿支④乃布多。

珂　唐。

第十七卷 果廿五种：

豆蔻　和名加宇礼牟加宇乃美。

葡萄　和名於保衣比加都良。

蓬蔂　和名以知古。

覆盆　和名加宇布利以知古。陶云：根名蓬蔂，实名覆盆。

大枣　和名於保奈以⑤女。

藕实　和名波⑥知须乃美。

鸡头实　和名美以不不支乃美⑦。

芰实　和名比之。

栗　和名久利。

樱桃　和名加尔波久良乃三⑧，又波波加乃三⑨。

梅实　和名牟女。《兼名菀》：一名同心。

枇杷　和名比波。

柿　和名加支⑩。

木瓜　和名毛介。

甘蔗　唐。

石蜜　唐。

沙糖　唐。

芋　和名以ヘッ以モ⑪。

乌芋　和名久吕久和为。

杏核　和名加良毛毛。

桃核　和名毛毛。

李核　和名须毛毛。

梨　和名奈之。《兼名菀》：一名六俗。

奈　和名奈以。

安石⑫榴　和名佐久吕。

第十八卷 菜卅八种：

白瓜子　和名宇利乃佐祢。

白冬瓜　和名加毛宇利。

瓜蒂　和名尔加宇利乃保曾。

冬葵子　和名阿布比乃美。

葵根　和名阿不⑬比乃祢。

苋实　和名比由。

苦菜　和名尔加奈，又都波比良久久佐。

荠　和名奈都奈。

芜青　和名阿乎奈。

莱菔　和名於保祢。

龙葵　和名古奈须比。

菘　和名多加奈。

芥　和名加良之。

苜蓿　和名於保比乃美。

茳子　和名於保衣乃美。

蓼实　和名多天。

葱实　和名歧乃三⑭。

薤　和名於保美良。

韭　和名古美良。

白蘘荷　和名女加。

---

① 三：《本草和名》卷下作"美"。
② 美美须：仁和寺本作"须美之"。
③ 乃："乃"字原难以辨认，今据仁和寺本描正。
④ 支：《本草和名》卷下作"歧"。
⑤ 以：仁和寺本作"都"，与《本草和名》卷下合。
⑥ 波：《本草和名》卷下"波"下有"加"字。
⑦ 美以不不支乃美：旁校引或本无"乃美"二字，《本草和名》卷下作"美都布布歧乃美"。
⑧ 加尔波久良乃三：仁和寺本"久"作"佐"，《本草和名》卷下作"加尔波佐久良乃美"。
⑨ 波波加乃三：仁和寺本"加"作"如"，《本草和名》卷下作"波波加乃美"。
⑩ 加支：《本草和名》卷下作"加歧"。
⑪ 以ヘッ以モ：《本草和名》卷下作"以倍都以毛"。
⑫ 石：原误作"久"，据仁和寺本改，与《本草和名》卷下合。
⑬ 不：《本草和名》卷下作"布"。
⑭ 歧乃三：《本草和名》卷下作一"歧"字，眉校引《医心方》作"歧乃美"。

荍菜　和名布都久佐。

苏　和名以奴衣,又乃良衣。

水苏　和名知比佐支①衣。

假苏　和名乃乃衣,又以奴衣。

香薷　和名以奴衣,又以奴阿良良支②。

薄荷　唐。

秦荻梨　唐。

苦瓠　和名尔加比佐古。

水靳　和名世利。

马芹子　和名宇末③世利。

蓴　和名奴奈波。

落葵　和名加良阿布比。

蘩蒌　和名波久倍良。

蕺　和名之布支④。

葫　和名於保比留。

蒜　和名古比留。

堇　和名须美礼。

芸苔　和名乎知。

第十九卷 米谷廿八种:

胡麻　和名宇古末⑤。

青襄　巨胜苗也。胡麻淳黑者名巨胜。

麻蕡　和名阿佐乃美⑥。

饴糖　和名阿女。

大豆黄卷　和名末女乃毛也之。

赤小豆　和名阿加⑦阿都支⑧。

豉　和名久支。

大麦　和名布止牟支。

矿麦　和名加良须牟支。

小麦　和名古牟支。

青粱米　和名阿波乃与祢。

黄粱米　和名支奈留支美。

白粱米　和名之吕支⑨阿波。

粟米　和名阿波乃宇留之祢。

丹黍米　和名阿加支支美。

穄米　和名毛也之⑩。

秫米　和名阿波乃毛知。

陈廪米　和名布留支与祢。

酒　和名佐介。

腐婢　和名阿都支乃波奈。

扁豆　和名阿知末女。

黍米　和名支美。

粳米　和名宇留之祢。

稻米　和名多多与祢。

稷米　和名支美乃毛知⑪。

醋　和名须。

酱　和名比之保。

盐　和名之保。

第廿卷有名无用药百九十三种:

无和名

本草外药七十种

鬼皂荚⑫　和名久久佐。

江浦草　和名都久毛。

葜弱　和名古毛乃古。

鹿毛菜　和名都之毛。

葜郁　和名古毛布都良。

鸭头草　和名都支⑬久佐。

鸡冠草　和名加良阿为⑭。

蒟蒻　和名古尔也久。

以上八种出《新撰食经》。

砺石　一名磨石,和名止。

温石　今烧火熨人腰脚者。

鼠场土　一名鼠壤土,和名祢须美乃都知。

仰天皮　是停污水干地皮卷起者。

土宾郎　此蟾蜍屎也,和名比支乃久曾。

---

① 支:《本草和名》卷下作“岐”。
② 支:《本草和名》卷下作“岐”。
③ 宇末:仁和寺本“末”作“未”。
④ 支:《本草和名》卷下作“岐”。
⑤ 古末:仁和寺本“末”作“未”。
⑥ 美:《本草和名》作“三”。按“三”乃“ミ”之讹,疑《医心方》中凡和药名“三”字,均当作“ミ”,“ミ”与“美”音近。
⑦ 加:仁和寺本“加”作“知”。
⑧ 支:《本草和名》卷下作“岐”,下四“支”字均仿此。
⑨ 支:《本草和名》卷下作“岐”。下六“支”字均仿此。
⑩ 毛也之:《本草和名》卷下眉注引《医心方》作“以祢乃毛也之”。
⑪ 乃毛知:仁和寺本无此三字。
⑫ 荚:仁和寺本无“荚”字。
⑬ 支:《本草和名》卷下作“岐”。下六“支”字均仿此。
⑭ 为:仁和寺本作“力”。

啄木头　　一名斫①木鸟,和名天良都都支。

百劳　　一名鹀,和名毛须。

蒿雀　　和名加也久支。

百舌鸟　　一名莺。

鸮目　　一名偶②,和名③布久吕④布。

姑获　　一名乳母鸟,一名钩⑤鸟。

乌死蚕　　蚕在簇上乌死者。

蚕布屦　　和名加比古乃以天加良。

鬼齿　　一名鬼针,此腐竹根入地者。

阿勒勃　　一名波罗皂荚。

栟榈⑥木　　一名棕榈,和名须吕乃支。

赤柽　　和名牟吕乃支。

红蓝花　　作胭脂者,和名久礼乃阿为。

零陵香　　一名燕草。

甘松香

艾纳香

兜纳香

零余子　　此薯蓣子,和名奴加古。

灯心草

甜糟⑦　　和名阿末加须。

以上廿五种出《本草拾遗》。

石骨　　出赤白石脂桃花石中,状如骨玉辈,故以以名之。

铁屑　　此环镙铤镔等屑非生者。

蓝子　　有小毒,岭南来。

石荆　　一名生⑧茵芋,花子似芫蔚。

牡蒙　　一名白马茎,出山谷阴处。

木占斯　　形如厚朴,有纵横纹理。

赤赫树　　一名木梨芦,似郁李而少。

藋⑨虱　　似蓬蒿子而细。

蒿蘡⑩　　是蒿茎间毛蘡也,和名与毛支乃和多。

薰草　　一名萱草。

三棱草　　《本草》所谓莎草也,和名美久利。

练石草　　苗细似苗蔓。

刀圭草　　一名无心草,苗叶似小草,根似瞿麦。

漆姑草　　一名狗尿珠。

槎牙草　　一名茨菰。

瓦松　　生尾⑪瓦上,似松。

胡葱

青桴木　　其木大者尺。

续骨木　　缘树木叶如落石。

不灰木　　生萧丘⑫,虽燃而不糜⑬。

朝菌

雉口　　治瘘疮。

鸭头　　治水肿。

牡鼠卵　　治卵肿⑭。

黄白赤獐皮　　治金疮。

猫屎　　治疮,和名祢古末乃久曾。

狼血　　治久疥,和名於保加美乃知⑮。

鰒鱼　　治咳嗽⑯。

陈久蚬壳　　治胃反。

蚕沙　　治胃反,和名加比古乃久曾。

缲茧汁　　治脚气⑰,和名末由比介留之留。

桑蠹　　治⑱金疮肉生不足。

饷　　煮糯米蘖作之。

以上卅三种出《本草稽疑》。

仙沼子　　和名之多都支⑲。

---

① 斫:仁和寺本作"劉"。

② 偶:《本草和名》卷下作"鸧"。

③ 名:"名"字原脱,据仁和寺本补,与《本草和名》卷下合。

④ 吕:仁和寺本作"留"。

⑤ 钩:仁和寺本作"钓"。

⑥ 榈:仁和寺本作"櫚"。

⑦ 甜糟:仁和寺本作"米糵"。

⑧ 生:仁和寺本作"土"。

⑨ 藋:《本草和名》据《证类》校改作"霍"。

⑩ 蘡:疑当作"婴"。

⑪ 尾:仁和寺本作"屋"。

⑫ 丘:仁和寺本作"立"。

⑬ 糜:仁和寺本作"糜",似非是。

⑭ 肿:"肿"字原脱,据《本草和名》卷下补。

⑮ 知:仁和寺本作"血"。

⑯ 嗽:原作"味",据仁和寺本改。《札记》云:"按'味'盖'𠻳'之草体。"

⑰ 气:"气"字原脱,据《本草和名》卷下补。

⑱ 治:原作"和",《札记》云:"仁和寺本作'治'。"按《本草和名》卷下作"治",据改。

⑲ 支:《本草和名》卷下作"岐"。下一"支"字仿此。

续随子　一名百两金。

蓝柒

朴①奈　和名久留倍支奈。

以上四种世用多验，但所出未详。

医心方卷第一

医心方卷第一背记

厥　《病源论》曰：尸厥者，阴气逆也。寒热逆厥候，夫厥者逆也，谓阴阳二气卒有衰绝，逆于常度也。《玉篇》并《宋韵》作厥，气逆也，居月反。

脐下　《八十一难经》曰：脉有三部，上部法天，主胸以上至头之有疾也。中部法人，主膈下至脐之上有疾。下部法地，主脐以下至足之有疾也。

奔豚气　《病源论》曰：贲豚气者，肾之积气，起于惊恐忧思所生云云。神志伤，动气积于肾，而气下上游走，如豚之奔，故曰奔豚。

以上第九叶

疟　《病源论》曰：夏日伤寒，秋必病疟。

伤寒　《病源论》曰：冬时寒毒藏于肌骨中，至春变为温病，夏变为暑病，皆由冬时触冒之所致，非时行之气也。

干呕　《病源论》曰：干呕者，胃气逆故也。但呕而欲吐，吐而无所出，故谓之干呕也。

肺痈吐脓　又云：肺痈者，由风寒伤于肺，其气结聚所成也。又云：肺痈有脓而呕者。

以上第十叶

厥逆　《病源论》曰：厥者，逆也。谓阴气乘于阳气也。

以上第十一叶

---

① 朴：《本草和名》卷下作"扑"。

医心方卷第二

从五位下行针博士兼丹波介丹波宿祢康赖撰

夫《黄帝明堂经》，华、扁针灸法，或繁文奥义，卷轴①各分；或上孔下穴，次第相违。既而去圣绵邈②，后学暗昧。披篇按文之间，急疾难治；取艾作炷之处，要穴易迷。是以头面手足，胸胁腹背，各随其处，尽抄其穴；主治之法，略注穴下；针灸之例，详付③条末。专依轩宫之正经④，兼拾诸家之别说，唯恐轻以愚戆⑤之思，猥乱圣贤之踪，庸误乱圣旨⑥。譬犹夏蛾之自迷灯⑦，秋蝉之不知雪矣。

孔穴主治法第一
诸家取⑧背俞法第二
针禁法第三
灸禁法第四
针例法第五
灸例法第六
针灸服药吉凶日⑨第七
人神所在法第八
天医扁鹊天德⑩所在法第九
月杀厄月衰日法⑪第十
作艾用火法灸治颂⑫第十一
明堂图第十二

孔穴主治法第一

合六百六十穴。《明堂经》穴六百四十九，诸家方穴十一。

头部诸穴六十八
头上五行行五，五五廿五穴
第一行五穴：
囟会一穴　一名天窗⑬，在上星后一寸陷者中。刺入四分，灸五壮。主风眩头痛，烦心，颜清，目泣出，痉，寒热，喘，目不能视，疟，癫疾呕沫，僵仆⑭。督脉⑮。
前顶一穴　在囟会后一寸半骨陷中。刺入四分，灸五壮。主风眩，目瞑痛，恶风寒，面赤肿，小儿惊痫也。督脉。
百会一穴　一名三阳五会，在前顶后一寸半，顶⑯中⑰央旋毛中。刺入三分，灸五壮。主痎疟，顶痛，风头重，目如脱，不可⑱左右顾，癫疾，耳鸣，热病汗出而善呕，痓，小儿痫。

---

① 卷轴：此二字原漫漶，据安政本描正。
② 绵邈：久远。
③ 付：用同副，此处有"附"义。
④ 专依轩宫之正经：孙思邈《千金翼》卷二十六作"轩辕正经"，均指《黄帝明堂经》。
⑤ 愚戆（zhuàng）：同义复词。《玉篇·心部》："戆，愚也。"
⑥ 庸误乱圣旨：此五字原脱，据旁校补。旁注曰："以上五字虽在，又字治本、医本等停之。"
⑦ 灯："灯"字原漫漶，据安政本描正。
⑧ 取："取"字原脱，据旁校补，与正文标题合。
⑨ 吉凶日：原"日"上无"吉凶"二字，据正文标题补。"日"下原衍"法"字，据正文标题删。
⑩ 天德：此二字原脱，据旁校补，与正文标题合。
⑪ 衰日法："衰日"二字原点删，旁补"法"字，检正文标题作"衰日法"，今依正文标题为准。
⑫ 灸治颂：此三字原脱，据旁校补，与正文标题合。
⑬ 一名天窗：《千金要方》卷十、《太平圣惠方》卷五十五均将"囟会"穴称作"天窗"，又考《千金方》及敦煌卷子所载针方中"天窗"绝大多数是指"囟会"穴，而非指小肠经"天窗"。又"一名天窗"下至"僵仆"诸字，原为小字，今改成大字。下至篇末"涌泉穴"均仿此。
⑭ 僵仆：跌倒。《太素》杨上善注："后倒曰僵，前倒曰仆。"
⑮ 督脉：此二字原在"灸五壮"下，间空较大，根据墨迹及校改标记，疑是后人所补，旧抄本可证，今作为注文移置于条文之后，排成小字。下各条凡相类者，皆仿此。又《甲乙经》卷三第二"脉"下有"气所发"三字。按以下诸穴，《甲乙经》均作"某某气所发"，或"某某之会"，《医心方》盖据杨上善《内经明堂》归经出注，故略去"脉气所发"等字，另有不少穴，《甲乙经》未注明脉气所发之经脉，《医心方》也据杨上善归经标注。
⑯ 一寸半顶：此四字原漫漶，今据安政本描正，与旧抄零本合。
⑰ 中：《甲乙经》卷三、《外台》卷三十九"中"下并有"陷可容指"四字。
⑱ 脱不可：此三字原漫漶，今据安政本描正。

足太阳膀胱腑①。

后顶一穴　一名交冲，在百会后一寸半。刺入四分，灸五壮。主风眩，目䀮䀮②，颅上痛，瘛疭，狂走，项直，颈痛，癫疾。督脉。

强间一穴　一名大羽，在后顶后一寸半。刺入三分，灸五壮。主癫疾狂走，瘛疭摇头，口㖞，泪出，颈强也③。

第二行左右十穴：

五处二穴　在督脉旁，去上星一寸五分。刺入三分，留七呼，灸三壮。此以泻诸阳气热，衄，善嚏，风头痛，汗出，寒热，瘛④，脊强反折，头重。足太阳膀胱腑。

承光二穴　在五处后一寸⑤。不可灸，刺⑥入三分。主风眩头痛，欲呕，烦心，青⑦盲，远视不明。足太阳膀胱腑。

通天二穴　一名天臼，在承光后一寸半。刺入三分，留七呼，灸三壮。主头痛项痛⑧，僵仆⑨，鼻窒，衄，喘息不通⑩。

络却⑪二穴：一名强阳，一名脑盖，一名反行，在通天后一寸半。刺入三分，留五呼，灸三壮。主脑风眩，头痛，癫疾，僵仆，目盲⑫，眩惚⑬不乐，狂走，瘛疭。足太阳膀胱腑。

玉枕二穴　在络却后七分半，侠脑户旁一寸三分起肉枕骨上，入发际五寸。刺入二分，留三呼，灸三壮。主汗不出，凄厥恶寒，癫疾后仆，骨痛，头项⑭恶⑮风，呕吐，目内系急痛。足太阳膀胱腑。

第三行左右十穴：

临泣二穴　在当目上眦直目上入发⑯际五分陷者中。刺入三分，留七呼，灸三壮。主颜清⑰，不得视，口沫⑱，小儿惊痫⑲反视，两目眉头痛。足太阳膀胱腑，又入足少阳胆腑。

目窗二穴　一名至荣，在临泣后一寸。注云：目上一寸五分是目之窗牖，故曰之。刺⑳三分，灸五壮㉑。主头痛目瞑、远视䀮䀮，上齿龋痛，龈肿。足少阳胆腑，又阳维脉。

正营二穴　在目窗后一寸。刺入三分，灸五壮。主上齿痛，恶寒。足少阳胆腑，又阳维脉。

承灵二穴　在正营后一寸半。刺入三

分，灸五壮。主脑风头痛，恶见风寒，衄鼽窒鼻㉒，喘息不通。足少阳胆，又阳维脉。

脑空㉓二穴　一名颞颥㉔，在承灵后一寸半，侠玉枕旁，枕骨陷者中。刺入四分，灸五壮。主脑风，目瞑，鼻营㉕疽，发为疬㉖，风眩

---

① 足太阳膀胱腑：《甲乙经》卷三、《外台》卷三十九并作"督脉，足太阳之会"。

② 䀮䀮：旧抄零本作"矇矇"，义同。指视物昏花模糊。

③ 颈强也：循上下文例，并参《甲乙经》卷三、《外台》卷三十九，此下当有"督脉"二字。

④ 瘛：《甲乙经》卷七、《外台》卷三十九并作"痓"，义长。

⑤ 一寸：《甲乙经》卷三、《外台》卷三十九并作"二寸"。按今人取穴以一寸五分为准。

⑥ 灸刺：此二字原漫漶，据安政本描正。

⑦ 青：旧抄零本作"暗"。

⑧ 头痛项痛：《甲乙经》卷三作"头项痛重"，《外台》卷三十九作"头痛重"。

⑨ 僵仆：《甲乙经》卷三作"暂起僵仆"。

⑩ 喘息不通：循上下文例，并参《甲乙经》卷三、《外台》卷三十九此下应有"足太阳膀胱腑"六字。

⑪ 络却：原作"胳却"，据旧抄零本改，与《甲乙经》卷三、《外台》卷三十九合。

⑫ 目盲：《甲乙经》卷十一、《外台》卷三十九并作"目妄见"。

⑬ 眩惚：《外台》卷三十九作"恍惚"，义长。

⑭ 头项：《外台》卷三十九"项"下有"痛"字。

⑮ 恶：原作"谥"，据旧抄零本改。按旧抄零本作"谉"，"恶"之异写。

⑯ 入发：此二字原漫漶，据安政本描正。

⑰ 颜清：《甲乙经》卷七、《外台》卷三十九并作"颊清"。

⑱ 口沫：《甲乙经》卷七、《外台》卷三十九"沫"下并有"泣出"二字。

⑲ 惊痫：此二字原漫漶，据安政本描正。

⑳ 刺：循例"刺"下脱"入"字，应据旧抄零本、《甲乙经》卷三补。

㉑ 灸五壮：《甲乙经》卷三、《外台》卷三十九并作"灸三壮"。

㉒ 窒鼻：旧抄零本、《甲乙经》卷七、《外台》卷三十九并乙作"鼻窒"。

㉓ 空：音义并同"孔"，杨上善《明堂》注文即作"孔"，以下"空"字仿此。

㉔ 颞颥：本指耳前动脉，此处指后顶部，杨上善《明堂》注曰："顶骨相接之处，每鼓颔则颞颥然而动，故以为名"（转引自《医家千字文》）。后医家多未详"颞颥"二义，每有混淆之处。

㉕ 鼻营：《甲乙经》卷十二、《外台》卷三十九并作"鼻管"。

㉖ 为疬："为疬"二字原漫漶，据安政本描正。按"疬"旁有小字注文"癞"字。又《甲乙经》卷十二、《外台》卷三十九作"为疬鼻"，义长。

头痛、目痛，额急。又阳维脉，足小阳胆。

头上五行外四十三穴：

头维二穴　在额角发际本神旁一寸五分。刺入五分，禁不可灸。主寒热，头痛如破，目痛如脱①，喘逆，烦满，呕沫②，流汗，难语言。足少阳胆腑，又足阳明胃腑。

脑户一穴　一名迎风③，一名合颅④。在枕骨上，强间后一寸五分。不可灸，刺入二分，留二呼。主寒热，痉，头重项痛，目不明，风则脑中寒，重衣不热，汗出，口噤，羊鸣，喑。足太阳膀胆腑，又督脉。

颔厌二穴　在曲周颞颥上廉。刺入三分⑤，留七呼，灸三壮。主眩，目无所见，头痛引目外眦而急，耳鸣，善嚏，颈⑥痛，身寒热。足少阳胆、足太阳膀胱腑、足阳明⑦。

天冲二穴　在耳上如前三寸。刺入三分，灸九壮。主头痛，痉，癫疾，互引⑧，善⑨惊。又足少阳胆，足太阳膀胱。

蟀谷二穴　在耳上入发际一寸半，嚼而取之。刺入四分，灸三壮。主醉酒风发而两角眩痛⑩，不能食饮，烦满呕吐。足太阳膀胱腑，又入足少阳胆腑。

曲鬓二穴　在耳上发际曲隅陷者中。刺入四分，灸三壮。主颈额楷满⑪引齿牙，口噤不开，痛不能言。足太阳膀胱，又入足少阳胆腑。

浮白二穴　在耳后入发际一寸。刺入三分，灸三壮。主齿牙痛不能言，足缓不收，痿不能行。或本说：主足缓不收，痿不能行，齿牙龋痛不能言。足太阳膀胱腑，如上又入足少阳胆腑。

完骨二穴　在耳后入发际四分。刺入二分，留七呼，灸三壮⑫。主风头⑬，耳后痛，烦心，癫疾，僵仆，狂，疟，面有气，齿牙龋痛，口㖞僻⑭。足少阳胆腑，又足太阳膀胱腑同之。

窍阴二穴　在完骨上枕骨下，摇动手而取之。刺入四分，灸五壮。主营疽⑮，发疠癫，项痹痛引颈⑯。足少阳胆腑，又足太阳膀胱腑同之。

悬颅二穴　在曲周颞颥中。注云：在曲额⑰骨上。刺入三分，留三呼⑱，灸三壮。主

热病，头痛、身热，甚者偏项痛引目外眦而急，烦满汗不出。足阳明胃腑⑲。

悬厘二穴　在曲周颞颥下廉。刺入三分，留七呼，灸三壮。主发热病，头痛引目外眦。足阳明胃，足少阳胆腑⑳。

上关二穴　一名客主人，在耳前上廉起骨，开口有空。刺入三分，留七呼，灸三壮。主耳痛鸣，上齿龋痛，口僻噤㉑不开㉒，瘛疭，沫出，青盲，恶风寒。足阳明脉胃腑，又手少阳三焦。

耳门二穴　在耳前起肉当耳缺者中㉓。

---

① 目痛如脱：此四字原漫漶，据安政本描正。
② 呕沫：《甲乙经》卷八、《外台》卷三十九并作"呕吐"。
③ 迎风：《甲乙经》卷三、《外台》卷三十九并作"匝风"，《神农本草经》"杜茗"条下也谓"脑户，一名匝风"。
④ 合颅：《外台》卷三十九作"会颅"。
⑤ 三分：《甲乙经》卷三作"七分"。
⑥ 颈：旧抄零本作头。
⑦ 足少阳胆、足太阳膀胱腑、足阳明胃：《外台》卷三十九作"足少阳、阳明之会"。又"胃"，原字漫漶，据文例文义描正。
⑧ 互引：此二字《外台》卷三十九在上"痉"字下，作"痉互引"，义长。
⑨ 引善：此二字原漫漶，据《外台》卷三十九描正。
⑩ 两角眩痛：旧抄零本"角"作"目"，与《甲乙经》旧注、《千金方》卷二十九合；《外台》卷三十九作"两角弦痛"。
⑪ 楷满：原作"楷满"，据《甲乙经》卷三改，《外台》卷三十九作"支满"。《札记》曰："'楷'盖'楷'之俗讹，义与'支'同。"
⑫ 灸三壮：《甲乙经》卷三作"灸七壮"。
⑬ 风头：旧抄零本"头"作"厥"。
⑭ 僻：原作"噼"，安政本作"辟"，通"僻"，今改为通用字。下仿此。又旧抄零本亦作"辟"，"辟"下有"僵"字。
⑮ 营疽：《甲乙经》卷十二、《外台》卷三十九并作"管疽"。
⑯ 引颈：原"颈"下重出"足少阳胆腑"五字，今删。
⑰ 额："额"字蚀缺，据旧抄零本描正。
⑱ 留三呼：《甲乙经》卷三作"留七呼"。
⑲ 足阳明胃腑：《甲乙经》卷三、《外台》卷三十九并作"足少阳脉气所发"。
⑳ 足阳明胃腑，足少阳胆腑：《甲乙经》卷三、《外台》卷三十九并作"手足少阳、阳明之会"。
㉑ 僻噤：此二字原漫漶，据《外台》卷三十九描正，旧抄零本作"噼噤"。
㉒ 不开："开"字原漫漶，据旧抄零本描正。
㉓ 者中：此二字原漫漶，据安政本描正。

刺入二分①,留三呼,灸三壮。主耳鸣聋,上齿龋,颐颔②痛。足阳明脉胃。

听宫二穴 在耳中珠子,大如赤小豆。刺入一分,灸三壮。主聋无闻,若蝉鸣③,瘈疭,眩仆,癫疾,喑不能言,羊鸣沫出。足少阳胆腑,又手少阳三焦④。

听会二穴 在耳前陷者中,张口得之。刺入四分,灸三壮。主聋,齿痛,狂,惊,瘈疭,眩仆,喑不能言,羊鸣吐沫。手太阳小肠,又手少阳三焦⑤。

角孙二穴 在耳廓中间上,开口有空。刺入三分,灸三壮。主齿牙不可嚼,龈肿。足少阳胆腑⑥。

下关二穴 在客主人下,耳前动脉下空下廉,合口有空,张口而闭。刺入三分⑦,灸三壮。主失欠,下齿龋痛,耳聋鸣,下牙痛,痉,口僻,颔⑧痛,恶风寒,不可以嚼。足少阳胆⑨。

和髎⑩二穴 在耳前兑发下动脉。刺入三分,灸三壮。主头重,颔痛,引耳中之耿耿瑽瑽⑪。足少阳胆,又手太阳脉小肠腑,又手少阳三焦。

颅息二穴 在耳后间青脉⑫。刺入一分,出血多杀人,灸三壮。主身热,头胁痛⑬,小儿惊痫,喘不得息,耳中鸣,不闻人言。手少阳三焦⑭。

瘈脉二穴 一名资脉,在耳本鸡足青脉⑮。刺出血如豆。今按:《千金方》不灸。主小儿痫,瘈疭,呕吐,泄注,惊恐失精,视瞻不明,眵矊。足少阳胆腑。

翳风二穴 在耳后陷者中,按之引耳中。刺入四分,灸⑯三壮。主聋,僻不正,失欠,口噤不开,痉,喑不能言。手少阳三焦,又足少阳胆。

风府一穴 一名舌本,在项后入发际一寸大筋内宛⑰中起肉。刺入四分,留三呼,不可灸。主头痛,项急,不得喘息,目眩,舌急难言,喉嗌痛,足不仁,狂走,欲自杀,目反妄见。又阳维脉,督脉。

喑门一穴 一名舌厌,一名舌横⑱,在项中⑲发际宛宛中,入系舌本。刺入四分,不

灸。主项强,舌缓,喑不能言。督脉,又阳维脉。

面部诸穴卅九

面一行从上星直下至承浆七穴:

上星一穴 在颅上,鼻直上中央⑳,入发际一寸。刺入三分,留六呼,灸五壮。主风眩,颜清,烦呕,癫疾,面肤肿㉑,鼻衄,头痛引颔,痎疟,热病不汗出,目痛不能视。督脉。

神庭一穴 在发际直鼻。不可刺,灸三壮㉒。主寒热,头痛,喘鸣目痛㉓,呕沫,风眩,痎疟。督脉,又足阳明胃,又足太阳膀胱。

---

① 二分:《甲乙经》卷三作"三分"。
② 颐颔:旧抄零本作"头颔",与《甲乙经》卷十二、《外台》卷三十九合。
③ 聋无闻,若蝉鸣:《外台》卷三十九作"耳聋填填如无闻,耿耿瑽瑽若蝉鸣"。
④ 足少阳胆腑,又手少阳三焦:《甲乙经》卷三、《外台》卷三十九并作"手足少阳、手太阳之会"。
⑤ 手太阳小肠,又手少阳三焦:《外台》卷三十九作"手少阳脉气所发"。
⑥ 足少阳胆腑:《甲乙经》卷三作"手足少阳、手阳明之会"。
⑦ 三分:《甲乙经》卷三此下有"留七呼"三字。
⑧ 颔:旧抄零本作"头"。
⑨ 足少阳胆:《甲乙经》卷三作"足阳明、少阳之会"。
⑩ 髎:原作"窔",考宋以前文献多作"窌",盖"窌"为"窔"字之俗讹,"窔"当为正字,但今文献及教科书"髎"字通用,故改作"髎"。下同。
⑪ 耿耿瑽瑽:耳中鸣响貌。
⑫ 耳后间青脉:《外台》卷三十九引作"耳后青脉间"。
⑬ 痛:《甲乙经》卷三、《外台》卷三十九"痛"下并有"不可反侧"四字。
⑭ 手少阳三焦:《甲乙经》卷三、《外台》卷三十九并作"足少阳脉气所发"。按颅息穴为手少阳经所属。
⑮ 鸡足青脉:此四字原漫漶,据安政本描正。
⑯ 灸:原作"各",形误,据旧抄零本改。
⑰ 宛:疑"宛"下脱"宛"字,应据《外台》卷三十九补。
⑱ 舌横:《外台》卷三十九乙作"横舌"。
⑲ 项中:"中"字原漫漶,据安政本描正,与旧抄零本合。《甲乙经》卷三"中"作"后",《外台》卷三十九"项"下无"中"字。
⑳ 鼻直上中央:《甲乙经》卷三、《外台》卷三十九并作"直鼻中央"。
㉑ 肤肿:此二字原漫漶,据安政本描正,《甲乙经》卷八作"胕肿"。
㉒ 三壮:此二字原漫漶,据安政本描正。
㉓ 喘鸣目痛:《甲乙经》卷八、《外台》卷三十九并作"喘喝,目不能视"。

素髎一穴　一名面王，在鼻柱端。刺入三分。主鼽衄溃出，中有悬痈宿①肉，窒洞不通，不知香臭。督脉。

水沟②一穴　在鼻柱下人中，低③唇取之。刺入三分，留六呼，灸三壮。主寒热，头痛，癫疾，水肿，人中尽满，唇皮死④，手卷，目不利⑤，口㖞僻，衄不止。督脉，又手阳明大肠。

兑端一穴　在唇上尖锐之端。刺入二分，留六呼，灸三壮。主癫疾呕沫，寒热，痉互引，唇吻强，上齿龋痛⑥。手阳明大肠。

龈交一穴　在唇内齿上龈缝。注云：上齿龈间。刺入三分，灸三壮。主风寒⑦，癫疾，齿间血出，酸齿木落痛⑧，口不可开，鼻中息肉，目⑨不明。足阳明胃腑⑩。

承浆一穴　一名天地⑪，在颐前，下唇之下，开口取之。刺入二分，留六呼，灸三壮。主寒热凄厥鼓颔，癫疾呕沫，痉口噤，小便赤黄，消渴，目瞑，汗出，衄不止。任脉⑫。

面一行外左右卅二穴：

曲差二穴　一名鼻冲，在侠神庭旁一寸五分，在发际。刺入三分，灸五壮。主头痛身热，鼻窒，喘息不利，烦满，汗不出。又足太阳脉膀胱，足阳明胃腑⑬。

本神二穴　在侠曲差旁一寸五分发际。刺入三分，灸五壮。主头痛，目眩痛，颈项强急，胸胁相引不得倾侧，癫疾，小儿惊痫。阳维脉，足少阳胆。

阳白二穴　在眉上一寸直瞳子。刺入三分。主头目瞳子痛，不可以视，侠项强急，不可顾。阳维脉⑭。

攒竹二穴　一名员柱，一名始光，一名夜光，一名明光，在眉头陷者中。刺入二分⑮，灸三壮。主风头痛，鼻衄，眉头痛，目䀮䀮⑯，恶风寒，善嚏泪出，面赤，目欲脱，项强，痔。足太阳膀胱腑。

丝竹空二穴　一名目髎，在眉后陷者中。刺入三分，留三呼，禁不可灸。主头痛，目中赤䀮䀮，风痫⑰，目上插，痉，反眼，憎风寒，狂，烦满⑱。

睛明⑲二穴　一名泪孔，在目内眦。刺入一分，留六呼，灸三壮。主目泪出，憎风寒，头痛，目中䀮䀮，内眦赤痛，目不明，生⑳肤白翳㉑。

瞳子髎二穴　在目外去眦五分。刺入三分，灸三壮。主青盲无所见，远视䀮䀮，目中生肤白翳。足少阳胆，又手太阳小㉒肠，又手少阳三焦㉓。

承泣二穴　一名鼷穴，一名面髎，在目下七分，直瞳子。刺入三分，不灸。主目不明，泪出䀮䀮，瞳子痒，远视䀮䀮，㖞僻。阳跷脉，

---

① 宿：旁注曰："或本作'息'。"
② 水沟：原作"木沟"，据旧抄零本改。
③ 低：《甲乙经》卷三作"直"。
④ 唇皮死：《甲乙经》卷八、《外台》卷三十九并作"唇反者死"，义长。
⑤ 目不利：《甲乙经》卷十二、《外台》卷三十九并作"瞋目"。
⑥ 上齿龋痛：原"上"下脱"齿"字，据《甲乙经》卷十二、《外台》卷三十九补。
⑦ 风寒：《甲乙经》卷八、《外台》卷三十九并作"寒热"。
⑧ 酸齿木落痛："酸"字原漫漶，据旧抄零本描正。《外台》卷三十九作"有伤酸齿尖落痛"。又旧抄零本"木"作"米"。
⑨ 目：《甲乙经》卷十二"目"下有"痛"字。
⑩ 足阳明胃腑：《素问·气府论》王注作"督脉、任脉二经之会"。
⑪ 天地：《甲乙经》卷三、《外台》卷三十九并作"天池"，应据改。
⑫ 任脉：《甲乙经》卷三、《外台》卷三十九并作"足阳明、任脉之会"。
⑬ 足太阳脉膀胱腑，足阳明胃腑：《甲乙经》卷三、《外台》卷三十九并作"足太阳脉气所发"。
⑭ 阳维脉：《甲乙经》卷三作"足少阳、阳维之会"。
⑮ 二分：《甲乙经》作"三分"，"分"下有"留六呼"三字。
⑯ 目䀮䀮：此三字原漫漶，据安政本描正。
⑰ 风痫：《甲乙经》卷二十作"小儿脐风"，《外台》卷三十九作"脐风"。
⑱ 烦满：按循例此下疑脱所出经脉脏腑，《甲乙经》卷三、《外台》卷三十九并云"足少阳脉气所发"。
⑲ 睛明：原作"精明"，据《甲乙经》卷三、《外台》卷三十九改。
⑳ 生：《甲乙经》卷三、《外台》卷三十九并作"淫"。
㉑ 肤白翳：循例此下疑脱所出经脉脏腑，《甲乙经》卷三云："手足太阳、足阳明之会。"《外台》卷三十九作"手足太阳、阳明之会"。
㉒ 小：原误作"不"，据文义改。
㉓ 手少阳三焦："少阳"原误作"厥阴"，据文义并参《甲乙经》卷三、《外台》卷三十九改。

又足阳明胃腑，又任脉。

四白二穴　在目①下一寸。刺入四分②。主目痛，口僻，泪出。目不明。足阳明胃腑。

颧髎二穴　一名兑骨，在面鼽骨下廉陷者中。刺入三分。主口僻，齿痛，面赤目黄，口不能嚼，颊肿痛③。手太阳小肠，又手少阳三焦④。

巨髎二穴　在侠鼻旁八分，直瞳子。刺入三分。主面目恶风⑤，翳膜，口僻，青盲。足阳明胃腑，又任脉⑥。

迎香二穴　一名冲阳，在禾髎上，鼻下孔旁。刺入三分，灸三壮。主鼻不利，窒洞气塞，喝僻，多洟，鼽衄有痈⑦。足阳明胃腑，又手阳明大肠。

禾髎二穴　一名颅⑧，在直鼻孔下侠水沟旁五分。灸三壮⑨。主鼻室，口僻，清涕不止，鼽衄有痈。手阳明大肠。

地仓二穴　一名胃维，侠口旁四分。刺入三分⑩。主口缓不收，不能语，手足痿躄不能行。足阳明胃腑，又阳跷脉，又手阳明大肠腑⑪。

颊车二穴　在耳下曲颊端陷者中，开口有空。刺入三分，灸三壮。主牙车骨痛，齿不可用嚼，颊肿口急。足阳明胃。

大迎二穴　一名髓空，在曲颔前一寸二分陷者中。刺入三分，留七呼，灸三壮。主寒热，颈瘰疬，癫疾，口喝，喘悸，齿痛，寒⑫，痉，口噤，舌不能言⑬。

颐下部穴二

中矩一穴　一名垂矩，在颐下骨里曲骨中。此一穴出《华佗传》⑭也。主中风舌强不能语，及舌干燥。

廉泉一穴　一名本池。在颐下，结喉上舌本。刺入二分，留三呼，灸三壮。主舌本肿，难以语言，舌纵，涎唾自出，咳逆上气，喘⑮，呕沫，齿噤。任脉⑯，又阴维脉。

颈部左右诸穴廿

天牖二穴　在颈筋缺盆上，天容后，天柱前，完骨下，发际上。刺入一寸，留七呼，灸三壮。主肩背痛，寒热，暴聋，目不明，头颔痛，泪出，洞鼻⑰，不知香臭，喉痹。手少阳三焦。

天柱二穴　在侠项后发际大筋外廉陷者中，刺入二分，留六呼，灸三壮。主热病汗不出，目眩眩，赤痛，眩，头痛重，目如脱，项如拔，目瞑，咽肿难言。足太阳膀胱。

风池二穴　在颞颥⑱后发际陷者中。灸三壮⑲。主寒热，癫仆，狂，热病汗不出，眩，头痛，颈项痛，耳目不用，喉咽偻引⑳。足少阳胆，又阳维脉。

天窗二穴　一名窗聋㉑，在曲颊下，扶突后，动脉应手陷者中。刺入六分，灸三壮。主耳聋，颊痛肿，喉痛，暗不能言，肩痛引项，汗

① 目："目"字原漫漶，据旧零本、《甲乙经》卷三描正。

② 刺入四分：《甲乙经》卷三作"刺入三分，灸七壮。"《素问·气府论》王注作"刺可入同身寸之四分，不可灸"。

③ 痈：原作"膚"，疑为"痈"的俗字"　"之讹，今据《甲乙经》卷十一、《外台》卷三十九改。

④ 手太阳小肠，又手少阳三焦：原"又手"下脱"少阳三焦"四字，据《甲乙经》卷三、《外台》卷三十九，并循本书文例补。

⑤ 风：《甲乙经》卷十、《外台》卷三十九"风"下并有"寒"字。

⑥ 又任脉：据《太素》卷十杨注、《外台》卷三十九此下当补"又跷脉"三字。

⑦ 痈：《外台》卷三十九作"鼤"。

⑧ 颅：旧抄零本作"项"，旁注曰："《明堂经》无此字。"

⑨ 灸三壮：《甲乙经》卷三作"刺入三分"。

⑩ 刺入三分：《外台》卷三十九作"灸三壮"。

⑪ 手阳明大肠腑：原误作"手阳明大腹"，据文义改。

⑫ 寒：《甲乙经》卷十二、《外台》卷三十九并作"恶寒"。

⑬ 舌不能言：据上下文例，此下疑脱经脉名，《外台》卷三十九作"足阳明脉气所发"。

⑭ 出《华佗传》：检《后汉书·华佗传》、《三国志·华佗传》均无此节文字，盖出自《华佗别传》。

⑮ 喘：《千金要方》卷三十、《外台》卷三十九"喘"下有"息"字。

⑯ 任脉："任脉"二字原漫漶，据安政本描正。

⑰ 洞鼻：应作"鼻洞"，即鼻渊。《素问·气厥论》曰："胆移热于脑，则辛頞鼻渊。鼻渊者，浊涕下不止也。"唐·孙思邈《千金方》卷六引上文时，将其中"鼻渊"改作"鼻洞"，乃避唐高祖名讳。

⑱ 颞颥：此处指"脑空"穴，而非指耳前动脉。

⑲ 灸三壮：《甲乙经》卷三"灸"上有"刺入三分，留三呼"七字。

⑳ 喉咽偻引：旧抄零本"咽"下有"痛"字，"痛"下为句。又《甲乙经》卷七、《外台》卷三十九"引"下并有"颈"字。按"偻"，疑为"瘘"之借字。

㉑ 窗聋：《甲乙经》卷三作"窗笼"。

出及漏①，耳鸣。手太阳小肠②。

天容二穴　在耳下曲颊后，刺入一寸，灸三壮。主寒热，喉痹，咳逆上气，唾沫，疝积，胸中满，耳聋，颈项肿，咽肿，肩痛。手少阳三焦，又足少阳胆③。

人迎二穴　一名天五会，在颈大脉动应手，侠结喉旁。禁不可灸，刺④四分。主霍乱，阳⑤逆，头痛，胸满，呼吸喘喝。足阳明胃。

水突二穴　一名水门，在颈大筋前，直人迎下，气舍上，刺入四分⑥，灸三壮。主咳逆上气，咽喉痛肿，呼吸断气⑦，喘息不通。足阳明胃。

气舍二穴　在颈，直人迎，侠天突⑧后陷者中。刺入四分⑨，灸三壮。主咳逆上气，肩肿，喉痹，瘤瘿。足阳明胃。

天鼎二穴　在颈缺盆，直扶突，气舍后一寸半。刺入四分，灸三壮。主暴喑气哽，喉痹，咽肿不得息，饮食不下。手阳明大肠。

扶突二穴　一名水穴。在曲颊下一寸，人迎后，仰而取之。刺入四分⑩，灸三壮。主咳唾上气，咽中喝喝喘息喉鸣，暴悟⑪喑，气哽与舌本出血⑫。手阳明大肠。

肩部左右诸穴廿六

秉风二穴　在侠天髎⑬外，肩上髃⑭后，举臂有空，举臂取之。刺入五分，灸五壮。主肩痛不可举。手阳明大肠，又手太阳小肠，又手少阳三焦，又足少阳胆。

肩井二穴　在肩上陷解中，缺盆上，大骨前。刺入五分，灸三壮⑮。注云：大骨，谓胛上廉骨。主肩背痹痛，臂不举，寒热凄索，气上，不得眠卧。手阳明大肠，又阳维，又足少阳胆⑯。

巨骨二穴　在肩端上行两叉骨间陷者中。注云：肩端大骨间。刺入一寸半，灸五壮⑰。主肩背痹痛，臂不举，血瘀肩中，痛不能动摇。手阳明大肠，又足少阳胆⑱。

肩髃二穴　在肩端两骨间。刺入六分，留六呼，灸三壮。主肩中热，指痹，臂痛。手阳明大肠，又阳跷脉。

肩中俞二穴　在肩胛内廉，去脊二寸陷者中。刺入三分，留七呼，灸三壮。主寒热厥，目不明，咳上气，唾血。足太阳膀胱。

肩外俞二穴　在肩胛上廉，去脊三寸陷者中。刺入六分，留六呼，灸三壮。主肩胛中痛，热而寒至肘。手少阳三焦。

缺盆二穴　一名天盖。在肩上横骨陷者中。刺入二分，留七呼，灸三壮。主寒热⑲，胸中热满，肩痛引项背⑳，臂不举，喉痹，咳唾血。足少阳胆。

---

① 漏：《外台》卷三十九作"偏"，属下读，于义为顺。

② 手太阳小肠：原误作"手太阳腹"，据文义文例改。

③ 手少阳三焦，又足少阳胆：《甲乙经》卷三、《外台》卷三十九并作"手少阳脉气所发"。

④ 刺：旧抄零本"刺"下有"入"字，循例当补。

⑤ 阳：原作"肠"，据《甲乙经》卷十一、《外台》卷三十九改。

⑥ 四分：《甲乙经》卷三作"一寸"。

⑦ 断气：《甲乙经》卷九、《外台》卷三十九均作"短气"，义长。

⑧ 天突：原误作"天窗"，据《甲乙经》卷三、《外台》卷三十九改。又《甲乙经》、《外台》"突"下无"后"字。

⑨ 四分：《甲乙经》卷三作"三分"。

⑩ 四分：《甲乙经》卷三作"三分"。

⑪ 暴悟：旧抄零本"悟"作"语"。"悟"，"语"形误，当据改。又《外台》卷三十九"暴"下无"悟"字，义顺。

⑫ 暴悟喑，气哽与舌本出血：此原系《灵枢·寒热病》中一则针方，原方为"暴喑气鞕（哽），取扶突与舌本出血"。其中"舌本"是指风府穴。《明堂经》将此症归于"扶突"穴下，应删去"与舌本出血"五字，或增一"刺"字，作"与刺舌本出血"，方与原方之意相合。

⑬ 天髎：原误作"天鼎"，据《甲乙经》卷三、《外台》卷三十九改。

⑭ 髃：《甲乙经》卷三、《外台》卷三十九"髃"上并有"小"字。《太素》卷八杨上善注曰："髃，音隅，角也。两肩端高骨即肩角也。"

⑮ 灸三壮：《外台》卷三十九、《素问·气穴论》林校引《甲乙经》作"灸五壮"。

⑯ 手阳明大肠，又阳维，又足少阳胆：《外台》卷三十九作"手足少阳、阳维之会"。

⑰ 灸五壮：《外台》卷三十九、《素问·气府论》王注并作"灸三壮"。

⑱ 手阳明大肠，又足少阳胆：原"手阳明"上衍"又"字，据文例删。《甲乙经》卷三、《外台》卷三十九并作"手阳明、跷脉之会"。

⑲ 寒热：《甲乙经》卷八、《外台》卷三十九"热"下并有"病适"二字。

⑳ 背：《外台》卷三十九无"背"字。

天髎二穴　在肩缺盆中上，毖骨之陬①陷者中。刺入八分，灸三壮。主肩痛引项，寒热，缺盆中痛，汗不出，胸中热满。手少阳三焦，又足少阳胆②。

天宗二穴　在秉风后大骨下陷者中。刺入五分，留六呼，灸三壮。主肩重，肘③痛不举。手太阳小肠。

肩贞二穴　在肩曲胛下两骨解间，肩髃后陷者中。刺入八分，灸三壮。主寒热，耳鸣④，项疬适。手阳明大肠⑤。

肩髎二穴　在肩端臑上，斜举臂⑥取之。刺入七分，灸三壮。主肩重不举，臂痛。手阳明大肠。

臑俞二穴　在侠肩髎后大骨下，胛上廉陷者中。刺入八分，灸三壮。主寒热，肩重肿引胛中痛，痹病⑦。手太阳小肠，又阳维，又阳跷脉⑧。

曲垣二穴　在肩中央曲胛陷者中。刺入九分，灸十壮。主肩胛周痹。手太阳小肠。

手部左右诸穴百廿

臑会二穴　一名臑髎⑨，在臂前廉，去肩头三寸⑩。刺入五分，灸五壮。主瘿，气朡⑪。注云⑫：瘿，颈肿疾也。朡，肤理也。手阳明大肠⑬。

极泉二穴　在腋下两筋间动脉。注云：腋下臂极处。刺入四分，灸三壮⑭。主心痹，干呕哕，四肢不举，心痛，渴而欲饮，为臂厥，嗌干。手少阴⑮心。

天泉二穴　一名天湿⑯，在曲腋下臂三寸⑰，举腋取之。有本在腋下前偶⑱二骨间陷者中。刺入六分，灸三壮。主足不收，痛不可以行⑲。

天府二穴　在腋下三寸，臂臑内廉动脉。禁不可灸，刺入四分，留三呼。主咳，上气，不得息⑳，暴瘅内逆，肝肺相搏，鼻口出血，身胀，喘喝㉑，嗜卧不觉。手太阴肺。

臂臑二穴　在肘上七寸　肉㉒端。刺入三分，灸三壮。主寒热，颈疬适，肩痛不㉓可举。手阳明大肠。

侠白二穴　在天府下去肘五寸。刺入四分，灸五壮。主心痛，咳，干呕，烦满。手太阴肺。

消泺二穴　在肩下臂外开腋横㉔斜肘分下行。刺入六分，灸三壮。主寒热，痹，头痛，项背急。手少阳三焦。

五里二穴　在肘上三寸㉕不可刺，灸十壮。主嗜卧，四肢不欲动摇，身体黄，寒热，颈

---

① 陬：《外台》卷三十九作"际"。

② 手少阳三焦，又足少阳胆："胆"原误作"历"，据文义改。《甲乙经》卷三作"手少阳、阳维之会"，《外台》卷三十九作"足少阳、阳维之会"，《素问·气府论》王冰注作"手足少阳、阳维之会"。

③ 肘：《甲乙经》卷十、《外台》卷三十九"肘"下并有"臂"字。

④ 耳鸣：《外台》卷三十九"鸣"下有"无闻"二字。

⑤ 手阳明大肠：《甲乙经》卷三、《素问·气穴论》王注并作"手太阳脉气所发"。《太素·气府论》杨上善注也将此穴注于"手太阳脉气所发者"下，则作"手太阳"者为是。

⑥ 臂：原"臂"下衍"肩"字，据校改标记删。

⑦ 痹病：《甲乙经》卷八作"肩臂酸"，《外台》卷三十九作"臂酸"。

⑧ 手太阳小肠，又阳维，又阳跷脉：《外台》卷三十九作"手足太阳、阳维、跷脉之会"。

⑨ 臑髎："髎"字原旁校改作"肩"，今检《甲乙经》卷三、《外台》卷三十九并作"髎"，故不从改。

⑩ 三寸：旧抄零本作"三寸半"。

⑪ 气朡：《甲乙经》卷十、《外台》卷三十九并作"朡理气"。

⑫ 注云：按此下十一字，似为后补之注文。

⑬ 手阳明大肠：《甲乙经》卷三、《外台》卷三十九并作"手阳明之络"。《素问·气府论》王注作"手阳明、手少阳二络脉之会"。

⑭ 刺入四分，灸三壮：《甲乙经》卷三作"刺入三分，灸五壮"。

⑮ 阴：原误作"阳"，据《甲乙经》卷三、《外台》卷三十九改。

⑯ 天湿：《甲乙经》卷三作"天温"。

⑰ 曲腋下臂三寸：《外台》卷三十九作"曲腋下二寸"。

⑱ 偶：旧抄零本作"隅"。

⑲ 痛不可以行：循例此下疑脱经脉名。

⑳ 不得息：《甲乙经》卷三、《外台》卷三十九"不"上并有"喘"字。

㉑ 喝：旧抄零本作"呕"。

㉒ 胭肉：旁注曰："胭肉，谓分肉块也。"

㉓ 不：原误作"下"，据《外台》卷三十九改。

㉔ 横：旁校曰："或本无。"与《甲乙经》卷三、《外台》卷三十九合。

㉕ 三寸："寸"下原有"半"字，据《太素·本输》杨注引《明堂》删，与《甲乙经》卷三、《外台》卷三十九合。

瘰疬,咳唾①,目眅眅,心下满痛,上气。手阳明大肠。

清冷渊②二穴　在肘上三寸,伸肘举臂取之。刺入三分,留三呼,灸三壮。主肩不举,不能带衣,头痛振寒。手少阳三焦。

天井二穴　在肘外大骨之后,肘后一寸,两节③间陷者中,屈肘得之。刺入一寸,灸三壮。主肘痛引肩,不可屈伸,振寒热,颈项肩背痛,臂痿痹不仁,心痛。手少阳三焦。

肘髎二穴　在肘大骨外廉陷者中。刺入四分,灸三壮。主肘节酸重痹痛,不可屈伸。手阳明大肠。

小海二穴　在肘内大骨外,去肘端五分陷者中,屈肘乃得之。刺入二分④,留七呼,灸五壮。主寒热,齿痛⑤,眩,头痛,狂易,疟,项⑥痛,腰痛,四肢不举。手少阴心,又手太阳小肠。

尺泽二穴　在肘中约上动脉。有本云:在肘屈大横纹中。刺入三分,留三呼,灸三壮。主心痛,肘痛,喉痹,咳逆上气,舌干,胁痛,肩背寒,少气,腹胀,手不伸。手太阴肺。

曲泽二穴　在肘内廉下陷者中,屈肘得之。刺入三分,留七呼,灸三壮。主心痛,卒咳逆,出血则已⑦。心澹澹然⑧,身热,口干,手清,逆气,呕唾。手厥阴心主。

少海二穴　一名曲节,在肘内廉节后陷者中。刺入五分,灸三壮。主身热,痎疟,逆气,呼吸噫,哕,呕吐,手臂挛急⑨。

曲池二穴　在肘外辅,屈肘曲骨之中。刺入五分,留七呼,灸三壮。主肩肘中痛,难屈伸,手不举重,喉痹,目不明,腕急,耳热,臂痿⑩,胸满,癫疾。手阳明⑪大肠。

三里二穴　在曲池下二寸,按之肉起兑肉之端。刺入三分,灸三壮。主腹　,肘寒,腰痛⑫。同前⑬。

上廉二穴　在三里下一寸。刺入五分,灸三壮。主小便黄,腹鸣⑭相追逐。同上。

下廉二穴　在辅骨下去上廉一寸。刺入五分⑮,灸三壮。主眼痛,尿黄。同上。

孔最二穴　在腕上七寸。刺入三分⑯,灸五壮。可以出汗,头痛,振寒,臂厥,热病⑰汗不出。手太阴肺。

四渎二穴　在肘前五寸外廉陷者中。刺入六分,留七呼,灸三壮。主卒气聋,齿痛,战。手少阳三焦。

支正二穴　在腕后五寸。刺入二分,留七呼,灸三壮。主振寒,寒热,颈颔⑱肿,头眩痛,痂疥⑲。手太阳小肠。

温留二穴　一名逆注,一名蛇头,在腕后,大士六寸,小士五寸。刺入三分,灸三壮。主口齿痛,肠鸣⑳,伤寒寒㉑热,头痛,哕,衄,肩不举,喉痹,面赤肿,狂仆。手阳明大肠。

郄门二穴　去腕五寸。刺入三分,灸三

---

① 咳唾:原"唾"下有"上气"二字,旁校已点删。按下文有"上气"二字,此不当重,故从删。
② 清冷渊:《甲乙经》卷二、《千金方》卷二十九、《千金翼》卷二十六"冷"并作"泠",义长,当据改。
③ 两节:《甲乙经》卷三、《外台》卷三十九并作"两筋",义长。
④ 二分:旧抄零本作"三分"。
⑤ 齿痛:《外台》卷三十九作"齿龋痛","痛"下有"风"字,属下读。
⑥ 项:原作"颈",据旁校改。
⑦ 出血则已:意为"刺曲泽,出血则已"。
⑧ 心澹澹然:《甲乙经》卷七、《外台》卷三十九"然"下并有"善惊"二字,义长。
⑨ 手臂挛急:循例疑此下脱"手少阴心"四字,应据《甲乙经》卷三补。
⑩ 耳热,臂痿:《外台》卷三十九作"身热惊狂,躄痿痹重"。
⑪ 明:原作"目",据文义改。
⑫ 腰痛:《外台》卷三十九"痛"下有"不得卧"三字。
⑬ 同前:指同前穴所出经脉,即"手阳明大肠"。下"同上"仿此。
⑭ 腹鸣:《甲乙经》卷九、《外台》卷三十九、《千金方》卷三十均作"肠鸣",义长。"肠""腹"二字,古书多相混。
⑮ 五分:《甲乙经》卷三"分"下有"留五呼"三字。
⑯ 三分:旧抄零本作"二分"。
⑰ 病:"病"字原脱,据《甲乙经》卷七、《外台》卷三十九补。
⑱ 颈颔:《甲乙经》卷七、《外台》卷三十九并作"颈项"。
⑲ 头眩痛,痂疥:《外台》卷三十九作"实则肘挛,头眩痛,狂易,虚则生疣,小者痂疥"。
⑳ 肠鸣:《外台》卷三十九作"肠鸣而痛"。
㉑ 寒:"寒"字原脱,据旁校补。

壮①。主心痛，衄，哕，呕血，惊恐畏人，神气不足。手厥阴心主。

偏历二穴 在腕后三寸。刺入三分，留七呼，灸三壮。主寒热，汗不出，风疟，目䀮䀮，癫疾，耳鸣，口僻，颊肿，喉痹，齿痛，鼻衄②。

三阳络二穴 在臂上大交脉，支沟上一寸。不可刺，灸九壮。主嗜卧，身体不能动摇，大温③，内伤不足。手少阳三焦。

会宗二穴 在腕后三寸空中。刺入三分，灸三壮。注云：空中一寸有上、中、下，总为会宗。上空主皮毛，中空肌肉，下空耳聋、羊痫。手少阳三④焦。

支沟二穴 在腕后三寸两骨间陷者中。刺入二分，留七呼，灸三壮。主热⑤汗不出，颈嗌外肿，肩臂重，胁急⑥，四肢不举，痂疥，项强，目痛。手少阳三焦。

间使二穴 在掌后三寸两筋间陷者中。刺入六分，留七呼，灸七壮⑦。主悬心如饥状，善悲而惊狂，面赤目黄，及热病烦心，善哕，胸痹引背，振寒。手太阳三焦⑧。

外关二穴 在腕后二寸陷者中。刺入三分⑨，灸三壮。主肘中濯濯⑩，耳淳淳⑪，臂内廉痛⑫，口僻喋。手少阳三焦。

内关二穴 在掌后去腕二寸。刺入三分，灸三壮⑬。主面赤皮热，热病汗不出，心悲，心暴痛，中风热，目赤黄，肘挛腋肿⑭。

列缺二穴 在⑮腕上一寸半。刺入三分，留三呼，灸五壮。主疟寒甚热，痫惊，咳唾沫，掌中热，肘、臂、肩、背寒，口沫，四肢肿⑯。手太阴肺。

灵道二穴 在掌后一寸半，或曰一寸。刺入三分，灸三壮，正手取之。主悲恐，心痛相引，瘛疭，臂肘筋挛，暗不能言。手少阴心。

通里二穴 在腕后一寸。刺入三分，灸三壮。主热痛，心痛⑰，苦吐，头痛，少气，遗尿，数欠。手少阴心。

养老二穴 在踝骨上一空，在后一寸⑱。灸三壮。主肩痛欲折，臑如拔，手不上下⑲。手太阳小肠。

阳池二穴 一名别阳，在手表腕上陷者中。刺入二分，留六呼，灸三壮。主寒热，疟，肩不能自举，汗不⑳出，颈痛。手少阳三焦。

阳溪二穴 一名中魁。在腕中上侧两筋陷者中。刺入三分，留七呼，灸三壮。主狂，烦心，目痛，厥逆头痛，胸满，喉痹，耳鸣，齿痛，臑肘痛，肩不举。手阳明大肠。

阳谷二穴 在手外侧，腕中兑骨下陷者中。刺入二分，留二呼，灸三壮。主狂，热病

---

① 灸三壮：《外台》卷三十九作"灸五壮"。
② 鼻衄：循例此下脱经脉名，疑作"手阳明大肠"五字，《甲乙经》卷三、《外台》卷三十九并作"手阳明络"。
③ 大温：《外台》卷三十九作"大湿"。
④ 三：原作"五"，据文义改。
⑤ 热：《甲乙经》卷十一、《外台》卷三十九"热"下并有"病"字。
⑥ 肩臂重，胁急：《甲乙经》卷十一作"肩臂酸重，胁腋争痛"。《外台》卷三十九略同。
⑦ 灸七壮：旧抄零本、《甲乙经》卷三、《外台》卷三十九并作"灸三壮"。
⑧ 手太阳三焦："手太"二字原作"干〇"，据文义改。按"间使"属手厥阴心包经穴，此或"手厥阴心主"之误，《甲乙经》卷三作"手心主脉之所行"，《外台》卷三十九列"心包"目下。
⑨ 三分：《甲乙经》卷三"分"下有"留七呼"三字。
⑩ 濯濯：肥貌。
⑪ 淳淳：耳鸣貌。
⑫ 耳淳淳，臂内廉痛：《外台》卷三十九作"臂内廉痛，不可及头，耳淳淳浑浑，聋无所闻"。按《医心方》用语多节略，凡不影响文义者概不出校。
⑬ 刺入三分，灸三壮：《甲乙经》卷三作"刺入二分，灸五壮"。
⑭ 肘挛腋肿：按循例此下疑脱经脉名，当作"手厥阴心主"，《甲乙经》作"手心主络"。
⑮ 在：旁校作"去"，旧抄零本作"在"。
⑯ 掌中热，肘、臂、肩、背寒，口沫，四肢肿：《外台》卷三十九作"虚则(肘臂)肩背本栗，少气不足以息，寒厥交两手如瞀，为口沫出；实则肩背热痛，汗出，四肢肿"。
⑰ 热痛心痛：《外台》卷三十九"热痛"作"热病"。
⑱ 在后一寸：《甲乙经》卷三"寸"下有"陷者中，刺入三分"七字。
⑲ 手不上下：《甲乙经》卷十、《外台》卷三十九并作"手不能自上下"。
⑳ 不：原作"下"，形误，据《甲乙经》卷十、《外台》卷三十九改。

汗出①，胸胁痛，耳鸣，齿痛，肩痛。同前小肠②。

腕骨二穴　在手外侧，腕前起骨下陷者中。刺入三分③，留三呼，灸三壮。主热病，耳鸣，胁痛，颈颔肿，臂腕发痛，肘屈不得伸，五指不可屈伸。手太阳小肠。

经渠二穴　在寸口陷者中。注云：从关至鱼一寸，故曰寸口。刺入三分，留三呼，不可灸。主寒热，胸背急痛，喉中鸣，咳上气，数欠。手太阴肺。

阴郄二穴　在掌后脉中，去腕半寸。刺入三分，灸三壮。主凄凄寒，咳吐血，气惊心痛。此空手少阴郄也④。手少阴脉心脏穴也。

太渊二穴　在手掌后陷者中。刺入二分，留二呼，灸三壮。主痹，逆气，寒厥急热，烦心，善唾，哕噫，胸满，胀满⑤，转筋，口僻。手太阴肺。

大陵二穴　在掌后两骨⑥之间陷者中。刺入六分，留七呼，灸三壮。主热痛⑦烦心，汗不⑧出，肘挛腋肿，喜笑不倦，心中痛，心痛，身热⑨如火，头痛如破。手太阴肺⑩。

神门二穴　一名兑冲⑪，一名中都，在掌后兑骨之端陷者中。刺入三分，留七呼，灸三壮。主遗尿，手支⑫臂寒，呕血，上气，胸满，胪胀，喉痹，喘逆短气。手少阴心。

劳宫二穴　一名五星⑬，在掌中央，刺入三分，留六呼，灸三壮。主热病烦心，咳，寒热，苦渴，口中烂，大人、小儿口中腥臭，胸胁满，目黄，热痔。手厥阴心主。

合谷二穴　一名虎口，在手大指⑭歧骨之间。刺入三分，留六呼，灸三壮。主寒热，疟，狂易，鼻鼽衄，目痛，头、齿痛，喉痹，臂腕不用，面肿，口噤。手阳明大肠。

鱼际二穴　在手大指本节后内侧散脉。刺入二分，留三呼，灸三壮。主虚热⑮，恶风，舌上黄，身热，头痛，阴湿，肘挛，心痛，阴痿，肩背寒。手太阴明大肠⑯。

少商二穴　在手大指端内侧，去爪甲角如韭叶。刺入一分，留一呼，灸一壮。主疟，寒厥及热，烦心，善哕，心满，手臂不仁，唾沫

唇干，食饮不下。手太阴肺。

三间二穴　一名少谷，在手大指次指本节后内侧陷者中。刺入三分⑰，灸三壮。主喉痹，咽肿，齿痛，胸满，肠鸣，肩痛，唇口干，身热，喘息⑱。手阴明大肠。

二间二穴　一名间谷，在手大指次指本节前内侧陷者中。刺入三分，留六呼，灸三壮。主喉痹肿，多卧，肩髃痛，鼻鼽赤多血，浸淫起面，身热，喉咽如哽。目伤⑲，口㖞。同上。

商阳二穴　一名而明⑳，一名绝阳，在手大指次指内侧去爪甲角如韭叶。刺入一分，留一呼㉑，灸三壮。主耳中生风、耳鸣、耳聋，臂瘫引口中，下齿痛，恶寒，肩背痛，喘息。手

---

① 汗出：《甲乙经》卷七、《外台》卷三十九并作"汗不出"，似是。

② 同前小肠：疑当作"手太阳小肠"。

③ 三分：《甲乙经》卷三作"二分"。

④ 郄也：原作"雄已"，形误，据《千金方》卷二十九改。

⑤ 胀满：此二字旁有点删标记，然循文义有"胀满"不误，故不从删。

⑥ 两骨：《甲乙经》卷三、《外台》卷三十九并作"两筋"。

⑦ 热痛：《甲乙经》卷七、《外台》卷三十九"痛"并作"病"。

⑧ 不：原作"下"，形近致误，据旧抄零本、《甲乙经》卷三、《外台》卷三十九改。

⑨ 心中痛，心痛，身热：旧抄零本此作"心痛，身中热"。

⑩ 手太阴肺：此当作"手厥阴心主"，"大陵"穴属心包经。《甲乙经》卷三作"手心主脉"，《外台》卷三十九列"心包"目下。

⑪ 冲：原作"衡"，繁体形近致误，据旧抄零本、《甲乙经》卷三、《外台》卷三十九改。

⑫ 支：《甲乙经》卷十、《外台》卷三十九并作"及"。按"支"通"肢"。

⑬ 五星：旧抄零本、《甲乙经》卷三、《外台》卷三十九并作"五里"。

⑭ 大指：旧抄零本"大指"下有"次指"二字。

⑮ 虚热：旧抄零本作"寒热"。

⑯ 手太阴明大肠：疑当作"手太阴肺"，"鱼际"属肺经。《甲乙经》卷三作"手太阴肺"。

⑰ 三分：旧抄零本"分"下有"留三呼"三字。

⑱ 喘息：旧抄零本作"喘急"。

⑲ 目伤：《甲乙经》卷七作"目眦伤"，《外台》卷三十九作"眦伤"。

⑳ 一名而明：《太素》卷十一《本输》杨注引《明堂》同。《甲乙经》卷三、《外台》卷三十九并无。

㉑ 刺入一分，留一呼：旧抄零本作"刺入一分，留三呼"、《甲乙经》卷三作"刺入二分，留二呼"。

阳明大肠。

后溪二穴　在手小指外侧本节后陷者中。刺入一分①，留一呼，灸一壮。主疟，寒热，耳鸣，振寒，肩臑、肘、臂痛，眩头②痛，烦满，眦烂。手太阳小肠腑穴也。

前谷二穴　在手小指外侧本节前③陷者中。刺入一分，留三呼，灸三壮。主热④汗不出，癫疾，耳鸣，寒热，疟，颈肿，头颈⑤急痛，鼻不利。同前小肠。

少⑥泽二穴　在手小指之端，去爪甲下一分陷者中。刺入一分，留二呼，灸一壮。主振寒，小指不用，疟，寒热，汗不出，头痛，喉痹，舌急卷，心痛，口干。同前小肠，井九金⑦。

中渚二穴　在手小指次指本节⑧间陷者中。刺入二分，留三呼，灸三壮。主头痛，耳鸣，目痛，疟，嗌外肿，肘臂痛，五指瘈不可屈⑨。手少阳三焦。

腋门二穴　在手小指次指间陷者中。刺入二分⑩，留三呼，灸三壮。主热病汗不出，风寒热，狂，疟，头痛，目涩，耳鸣，眩，寒厥，手臂痛，面赤，齿痛。手少阳三焦腑。

关冲二穴　在手小指次指之端，去爪甲如韭叶。刺入一分，留二呼，灸三壮。主喉痛，舌卷，口干，烦心，臂表痛，耳鸣，肘痛，不能自带衣，头眩，颔痛。手少阳三焦腑。

中冲⑪二穴　在手中指端，去爪甲如韭叶陷者中。刺入一分，留三呼，灸一壮。主热病烦心，心闷而汗不出，掌中热，心痛，身热如火，侵淫，烦满，舌本痛。手厥阴心主。

少府二穴　在手小指本节后陷者中。刺入三分，灸五壮⑫。主阴痛、挺长，遗满⑬，小便不利，不可俯仰。手少阴心脏。

少冲二穴　一名经始，在手小指内廉之端，去爪甲如韭叶。刺入一分，留一呼，灸一壮。主热病烦心，上气，心痛而寒，善太息，口中热，胸中痛，手卷不伸，掌痛。手少阴心。

背部诸穴七十九

一行从大椎直下至骶骨端十一穴：

大椎一穴　在第一椎上陷者中。刺入五分，灸九壮。主伤寒热盛，烦呕也。督脉，又手

太阳⑭小肠，又足太阳膀胱，又手少阳三焦腑。

陶道一穴　在项大椎节下间，俯而取之。刺入五分，留五呼，灸五壮。主头重，目瞑，凄厥寒热，项强难以顾，汗不出。督脉，又足太阳膀胱。

身柱一穴　在第三椎节下间。刺入五分⑮，灸五壮。主身热⑯狂走，谵⑰言见鬼，瘈疭，癫疾，怒欲杀人。督脉。

神道一穴　在第五椎节下间，俯⑱而取之。刺入五分⑲，灸三壮。主身热痛，进退往来疾，痎⑳，悲愁恍惚，肩痛，腹满，背急强。督脉。

至阳一穴　在第七椎节下间，俯而取之。刺入五分，灸三壮。主寒热解烂，淫泺胫酸，

---

① 一分：旧抄零本作"三分"。

② 眩头：《外台》卷三十九乙作"头眩"。

③ 前：原作"后"，蒙上致误，据《甲乙经》卷七、《外台》卷三十九改。

④ 热：《甲乙经》卷十一、《外台》卷三十九"热"下并有"病"字。

⑤ 颈：《甲乙经》卷十、《外台》卷三十九并作"项"，义长。

⑥ 少：旁校改作"小"。按诸书均作"少"，今不从改。

⑦ 井九金：应作"井金九"。《灵枢·本输》曰："和泽，小指之端也，为井金"。金之数为九。《明堂》残卷"孔最"穴下杨注曰："西方金位，数当九。"

⑧ 节：《甲乙经》卷三、《外台》卷三十九"节"下并有"后"字。

⑨ 屈：《甲乙经》卷十、《外台》卷三十九并作"屈伸"，义长。

⑩ 二分：《甲乙经》卷三作"三分"。

⑪ 中冲：原作"中衡"，据旧抄零本改。

⑫ 灸五壮：《外台》卷三十九作"灸三壮"。

⑬ 遗满：旧抄零本"满"作"尿"，与《千金方》卷三十、《外台》卷三十九"蠡沟"合。按此"少府"穴所主病证，多与下"蠡沟"穴所主病证重，《外台》卷三十九"少府"穴所主病证作"烦满少气，悲恐畏人，臂酸，掌中热，手卷不伸"。

⑭ 手太阳：原"手"下脱"太"字，据文义补。

⑮ 五分：《甲乙经》卷三"分"下有"留五呼"三字。

⑯ 身热：旧抄零本作"寒热"。

⑰ 谵：原作"阎"，据《外台》卷三十九改，《甲乙经》卷七作"谵"。

⑱ 俯：原作"仰"，据《甲乙经》卷三、《外台》卷三十九改。

⑲ 五分：《甲乙经》卷三"分"下有"留五呼"三字。

⑳ 痎：《外台》卷三十九"痎"下有"疟"字。按"痎"即"痎疟"，不必补"疟"字。

四肢重痛，少气。注云：风成为寒热，为疮解烂。督脉。

筋缩一穴 在第九椎节下间，俯而取之。刺入五分，灸三壮。主惊痫，瘈疭狂走，脊急强，目转上插。注曰：插，目上掩也。督脉。

脊中一穴 在第十一椎节下间。刺入五分，不可灸，令人偻也。主腰脊强，不①得俯仰，黄疸，腹满不能食②。督脉。

悬枢一穴 在第十三椎节下间。刺入三分，灸三壮。主腹中积气上下行，不仁。督脉。

命门一穴 一名属累，在第十四椎节下间，伏而取之。刺入五分，灸三壮。主头痛如破，身热如火，汗不出，瘈疭里急，腰腹相引③。督脉。

腰俞一穴 一名背解，一名髓孔，一名腰柱，一名腰户，在第廿一椎节下间。刺入三寸，灸三壮。主腰痛引小腹控䏚④，脊强，汗不出⑤。

长强一穴 一名气之阴郄，在脊骶端。刺入二寸⑥，留七呼，灸三壮。主腰痛上寒，实则脊强，癫疾，头重，洞泄⑦，瘈痔，大小便难，心痛，短气，尻 清，痓。督脉。

二行左右四十二穴：

大抒二穴 在项第一椎下两⑧旁各一寸半陷者中。刺入三分，留七呼，灸三壮⑨。主项痛，头痛，胁满，腰脊痛，气满喘息，胸中郁郁，身不安席。足太阳膀胱，又手少阳三焦。

风门二穴 一名热府⑩，在第二椎下两旁各一寸半。刺入五分⑪，灸五壮⑫。主风眩头痛，鼻衄不利，时嚏，清涕自出。足太阳膀胱，又督脉。

肺俞二穴 在第三椎下两旁各一寸半。刺入三分，留七呼，灸三壮。主肺寒热，呼吸不得卧，咳上气，呕沫，喘气，胸满，背急，不嗜食，脊强，目反妄见⑬，瘈疭，泣出，死不知人。足太阳膀胱。

心俞二穴 在第五椎下两旁各一寸半。刺入三分，留七呼，灸三壮。主寒热，心痛，背⑭相引而痛，胸痛⑮咳唾血，多涎，呕逆，目痛泪出。足太阳膀胱。

膏肓俞二穴 《千金方》云：无所不治。主⑯羸瘦虚损，梦中失精，上气咳逆，狂惑妄误。求穴大较⑰以右手后⑱右⑲肩上往⑳指头表所不及者也㉑。左手亦然也。灸六百壮，多至千壮云云㉒。

膈俞二穴 在第七椎下两旁各一寸半。刺入三分㉓，灸三壮。主咳，膈寒，食饮不下，胸痛，气少，胁腹痛，振寒，欠伸，周痹。足太

------

① 不：原作"下"，形误，据旧抄零本改，与《甲乙经》卷十、《外台》卷三十九合。

② 食：原"食"下有"也"字，有删除标记，今从删。

③ 引：《甲乙经》卷七、《外台》卷三十九"引"下有"痛"字。

④ 䏚：原作"眇"，形近致误，据程本《外台》《素问·缪刺论》改。

⑤ 汗不出：循例此下疑脱"督脉"二字。《甲乙经》卷三作"督脉气所发"。

⑥ 二寸：旧抄零本作"一分"。

⑦ 洞泄：原"泄"字蚀缺，据旧抄零本、安政本描正，与《甲乙经》卷十一、《外台》卷三十九合。

⑧ 两："两"字原脱，循下文例补，与《甲乙经》卷三、《外台》卷三十九合。

⑨ 灸三壮：旁校引宇治本作"灸七壮"，与《甲乙经》卷三、《外台》卷三十九合。

⑩ 一名热府：原作"热府"二字，在上"风门"下，今据《外台》卷三十九改正。

⑪ 五分：旧抄零本作"三分"。

⑫ 灸五壮：《甲乙经》卷三作"灸三壮"，"灸"上有"留五呼"三字。

⑬ 妄见：原作"盲见"，形误，据《甲乙经》卷十一、《外台》卷三十九改。

⑭ 背：《甲乙经》卷八、《外台》卷三十九"背"上并有"与"字。

⑮ 胸痛：旁校曰："或本无之。"检旧抄零本亦无此二字，似当删。《甲乙经》卷八作"胸中悒悒不得息"。

⑯ 主："主"字原误窜在上文"无所不治"上，据旧抄零本移正，与《千金方》卷三十合。

⑰ 大较：意即"大法"、"大体"。

⑱ 后：旧抄零本、《千金方》卷三十、《外台》卷三十九并作"从"。

⑲ 右：旧抄零本、《外台》卷三十九"右"并作"左"。

⑳ 往：旧抄零本、《千金方》卷三十、《外台》卷三十九并作"住"。

㉑ 表所不及者也：《千金方》卷三十、《外台》卷三十九并作"所不及者是也"。

㉒ 云云：此二字旁有点删痕迹。

㉓ 三分：《甲乙经》卷三"分"下有"留七呼"三字。

阳膀胱。

肝俞二穴　在第九椎下两旁各一寸半。刺入三分，留六呼，灸三壮。主两胁满急，与脐相引而反折，目眩，头痛，少腹满，胸痛，唾血。足太阳膀胱。

胆俞二穴　在第十椎下两旁各一寸半，正坐取之。刺入五分，灸三壮。主胸满，呕无所出，口苦舌干，饮食不下。同前膀胱①。

脾俞二穴　在第十一椎下两旁各一寸半。刺入三分，留七呼，灸三壮。主腹中气胀，引脊痛，食饮多，身瘦，善欠②，食不下，胁下满欲吐，大肠转气，按之如覆杯③，四肢急烦。同前。

胃俞二穴　在第十二椎下两旁各一寸半。刺入三分，留七呼，灸三壮。主胃中寒，食多身瘦，肠中满而鸣，腹④䐜，风厥，胸满，呕吐，脊急，不能食。同上。

三焦俞二穴　在第十三椎下两旁各一寸半，正坐取之。刺入五分，灸三壮。主头痛，食饮不下，肠鸣胪胀，欲呕，时泄注矣。同上。

肾俞二穴　在第十四椎下两旁各一寸半。刺入三分，留七呼，灸三壮。主腰痛，热痓，食多身瘦，两胁难⑤，心下䐜痛，喘咳，尿⑥，苦头痛，足寒，洞泄食不化。同上。

大肠俞二穴　在第十六椎下两旁各一寸半。刺入三分⑦，灸三壮。主大肠转气，按如覆杯，食不下，肠鸣腹胀，面肿，腰痛。同上。

小肠俞二穴　在第十八椎下两旁各一寸半。刺入三分⑧，灸三壮。主少腹⑨痛热控睾注云：睾，阴囊也。引腰脊，疝痛，上冲心，口干，尿难。同上。

膀胱俞二穴　在第十九椎下两旁各一寸半。刺入三分，灸三壮。主脊痛强引背少腹，俯仰难，尿赤，腰以下至足清不仁。同上。

中膂俞⑩二穴　在第廿椎下两旁各一寸半。刺入三分，留十呼⑪，灸三壮。主腰痛，寒热，痓，腹胀，腋挛，背痛内引心。同上。

白环俞二穴　在第廿一椎下两旁各一寸半，伏而取之。刺入五分⑫，灸三壮。主腰脊痛，不得俯仰，小便赤黄，尻重不能举也。

同上。

上髎二穴　在第一空腰髁⑬下一寸，侠脊陷者中。谓腰髋骨两旁高处也。髋骨上有八空，此空在⑭上，故云上髎之⑮。髁，髋骨也⑯。灸三壮⑰。主腰痛而清，苦伛，阴睾跳蹇，女子绝孕⑱，阴挺出不禁⑲。同上，又足少阳胆。

次髎二穴　在第二空侠脊陷者中。刺入三寸⑳，灸三壮。主腰痛怏怏不可俯仰，腰以

---

① 胱："胱"字原因熟语而省，据文义补足。下仿此。
② 欠：原作"吹"，增偏旁致误，据《甲乙经》卷十一、《外台》卷三十九改。
③ 杯：原作"坏"，形误，据《甲乙经》卷十、《外台》卷三十九改。下"大肠俞"穴同。
④ 腹：旁校作"肠"。按《甲乙经》卷十、《外台》卷三十九并作"腹"。
⑤ 两胁难：《甲乙经》卷八、《外台》卷三十九并作"两胁引痛"。
⑥ 尿：《外台》卷三十九"尿"下有"滑赤"二字，《甲乙经》卷八作"尿浊赤"。
⑦ 三分：《甲乙经》卷三"分"下有"留三呼"三字。
⑧ 三分：《甲乙经》卷三"分"下有"留六呼"三字。下"膀胱俞"仿此。
⑨ 腹：原作"肠"，据旧抄零本改，与《甲乙经》卷九、《外台》卷三十九合。
⑩ 中膂俞：原作"中膂内俞"，据文义改。《札记》曰："《外台》'内'作'肉'。按《千金》卷三十作'中胆俞'，《翼方》注作'中膂肉俞'，《甲乙·腰痛篇》作'中膂内俞'，岂原作'中膂俞'，'膂'字误分为'旅、肉'二字，'肉'字又误作'内'欤？"按《札记》之说甚是，今通作"中膂俞"。
⑪ 留十呼：《甲乙经》卷三作"留六呼"。
⑫ 刺入五分，灸三壮：《甲乙经》卷三作"刺入八分，不宜灸"。
⑬ 髁：原作"踝"，据《甲乙经》卷三、《外台》卷三十九改。
⑭ 在：原误作"有"。《札记》曰："'有'疑'在'。"今据改。按《医心方》"在"、"有"二字往往互误，此作"有"不可解。
⑮ 上髎之：此三字原脱，据旁校补。
⑯ 髁，髋骨也：此四字旁似有删除标记。
⑰ 灸三壮：《千金方》卷三第八"灸"上有"刺入二寸，留七呼"七字。
⑱ 孕：旁校作"子"，旧抄零本作"孕"，义同。
⑲ 不禁：《甲乙经》卷十二、《千金方》卷三十、《外台》卷三十九"禁"下并有"白沥"二字，四字为句。
⑳ 三寸：《甲乙经》卷三"寸"下有"留七呼"三字。

下至足不仁,心下积胀,白淋①。

中髎二穴　在第三空侠脊陷者中。刺入二寸②,灸三壮。主腰痛,大便难,飧泄,少腹胀,女子赤淫,气癃,月事逋③少,男子癃。同上。

下髎二穴　在第四空侠脊陷者中。刺入二寸,灸三壮。主腰痛不可反侧,尻脬中痛,女子阴中痒痛,肠鸣泄注。同上。

三行左右廿六穴:

附分二穴　在第二椎下,附项内廉两旁各三寸。刺入八分,灸三壮④。主背痛引头⑤也。手太阳小肠,又足太阳膀胱。

魄户二穴　在第三椎下两旁各三寸,正坐取之。刺入五分⑥,灸五壮。主肩膊间急,凄厥恶寒,咳逆上气,呕吐,烦满,项背痛引颈。足太阳膀胱。

神堂二穴　在第五椎下两旁各三寸陷者中,正坐取之。刺入三分,灸五壮。主肩痛,胸腹满,洒淅⑦,脊背强急也。同前膀胱。

噫嘻二穴　在肩膊内廉,侠第六椎下两旁各三寸。刺入六分,灸五壮。主腋拘⑧挛,暴脉急,引胁而痛,内引心肺,咳喘息⑨,衄衄,肩痛。同前膀胱。

膈关二穴　在第七椎下两旁各三寸陷者中,阔肩取之。刺入五分,灸三壮⑩。主背痛恶寒,脊强俯仰难,食不下,呕呃⑪,多涎。注云:呃,逆气也。乌革反。同前膀胱。

魂门二穴　在第九椎下两旁各三寸陷者中,正坐取之。灸三壮⑫。主胸胁满,背痛,恶风寒,食饮不下,呕吐不留注。同前膀胱。

阳纲二穴　在第十椎下两旁各三寸陷者中,正坐取之。刺入五分,灸三壮。主食饮不下,腹中雷鸣,大便不节,小便赤黄。同前膀胱。

意舍二穴　在第十一椎下两旁各三寸陷者中,正坐取之。刺入五分,灸三壮。主腹中满,胪胀,大便泄,消渴,身热,面目黄⑬。

胃仓二穴　在第十二椎下两旁各三寸。刺入五分,灸三壮。主胪胀,水肿,食饮不下,恶寒,不能俯仰也。同前膀胱。

肓门二穴　在第十三椎下两旁各三寸叉肋间。刺入五分,灸卅壮。主心下大坚,妇人乳余疾。同前膀胱。

志室二穴　在第十四椎下两旁各三寸陷者中,正坐取之。刺入五分,灸三壮。主腰痛,脊急,肋下满,少腹中坚也。同前膀胱。

胞肓二穴　在第十九椎下两旁各三寸陷者中,伏而取之。刺入五分,灸三壮。主腰脊痛,恶寒,少腹满坚,癃闭,下重不得小便。同前膀胱。

秩边二穴　在第廿一椎下两旁各三寸陷者中,伏而取之。刺入五分,灸三壮。主腰痛骶寒,俯仰急难,阴痛下重,不得小便⑭。

胸部诸穴四十三

一行从天突直下至中庭七穴:

天突一穴　一名五户⑮。在颈结喉下五寸⑯中央宛宛中。刺入一寸,留七呼,灸三

---

① 白淋:《甲乙经》卷十二、《千金方》卷三十、《外台》卷三十九并作"白沥"。按"淋"原作"痳",乃"淋"之异写,旧抄零本正作"淋",《甲乙》诸书亦可旁证,非"痳"的异体字。

② 二寸:《甲乙经》卷三"寸"下有"留十呼"三字。下"下髎"仿此。

③ 逋(bū):拖延。此指月经延期。

④ 灸三壮:旧抄零本、《甲乙经》卷三、《外台》卷三十九并作"灸五壮"。

⑤ 头:《外台》卷三十九作"颈"。

⑥ 五分:《甲乙经》卷三作"三分"。

⑦ 洒淅:原作"洒沂",疑"沂"为"淅"讹,据旧抄零本改。按《甲乙经》卷七、《外台》卷三十九并作"凄厥"。

⑧ 拘:原作"疴",疑是"拘"之俗讹,据《甲乙经》卷十、程本《外台》卷三十九改。

⑨ 喘息:《外台》卷三十九、《甲乙经》卷七并作"喘逆",义长。

⑩ 灸三壮:《外台》卷三十九作"灸五壮"。

⑪ 呃:《外台》卷三十九作"吐"。

⑫ 灸三壮:《甲乙经》卷三作"灸五壮","灸"上有"刺入五分"四字。

⑬ 面目黄:循例此下疑脱"同前膀胱"四字。《甲乙经》卷三作"足太阳脉气所发"。

⑭ 不得小便:循例此下疑脱"同前膀胱"四字,《甲乙经》卷三、《外台》卷三十九并作"足太阳脉气所发"。

⑮ 五户:《甲乙经》卷三、程本《外台》卷三十九并作"玉户"。

⑯ 五寸:《素问·气府论》王注作"四寸"。

壮。主咳逆上气,喘,暴喑不能言,喉痹,咽中急干①,颈肿②肩痛,胸满,腹皮热,心痛,头痛。任脉,又阴维脉。

璇玑③一穴　在天突下一寸,仰头取之。刺入三分,灸五壮。主胸满痛,喉痹咽痛④,水浆不下矣。任脉。

华盖一穴　在璇玑下一寸陷者中,仰而取之。刺入三分,灸五壮。主胸胁榰⑤满,骨痛引胸中,咳逆上气,喘不能言矣⑥。

紫宫一穴　在华盖下一寸六分陷者中,仰而取之。灸五壮⑦。主胸中⑧榰满,痹痛骨疼,饮食不下,咳逆上气,烦心也。任脉。

玉堂一穴　一名玉英,在紫宫下一寸六分陷者中。灸五壮。主胸满不得喘⑨息,胁痛骨疼,喘逆上气,呕吐,烦心。任脉。

膻中一穴　一名元儿,在玉堂下一寸六分,直两乳间陷者中,仰而取之。灸五壮。主胸痹心痛满⑩,短气,咳喘不得息,口不能言。任脉。

中庭一穴　在膻中下一寸六分陷者中。刺入三分,灸五壮。主胸胁榰满,膈塞,心下响响然,食饮不下,呕吐,食入腹还出。任脉。

二行左右十二穴:

俞府二穴　在巨骨下,璇玑旁各二寸陷者中,仰卧而取之。刺入四分,灸五壮。主咳逆上气,喘不得息,呕吐,胸满,不得饮食矣⑪。足少阴肾。

或中⑫二穴　在俞府下一寸六分陷者中,仰卧而取之。刺入四分,灸五壮。主咳逆上气,涎出多唾,呼吸喘悸,坐不得安。足少阴肾⑬。

神藏二穴　在或中下一寸六分陷者中,仰而取之。刺入四分,灸五壮。主胸胁满,咳逆上气,喘不得息,呕吐,烦满,不能饮食。足少阴肾。

灵墟⑭二穴　在神藏下一寸六分陷者中,仰而取之。刺入四分,灸五壮⑮。主胸胁榰满引膺不得息,闷乱,呕吐,烦满不得食饮。足少阴肾。

神封二穴　在灵墟下一寸六分。刺入四分,灸五壮。主胸满不得息,咳逆,乳痈,洒淅⑯恶寒。足少阴肾。

步廊⑰二穴　在神封下一寸六分陷者中,仰而取之。刺入四分,灸五壮。主胸胁榰满,膈逆不通,呼吸少气,喘息,不得举臂⑱。

三行左右十二穴:

气户二穴　在巨骨下,俞府旁⑲各二寸陷者中,仰而取之。刺入四分,灸五壮。主胸胁榰满,喘逆上气,呼吸肩息,不知食味也。足阳明胃。

库房二穴　在气户下一寸六分陷者中,仰而取之。刺入四分,灸五壮。主胸胁榰满,

---

① 咽中急干:《甲乙经》卷八、《外台》卷三十九并作"咽中干,急不得息",义长。

② 颈肿:旧抄零本"颈"下无"肿"字。

③ 璇玑:原作"旋机",据《甲乙经》卷三、《外台》卷三十九改。下同。

④ 痛:旧抄零本作"疾",《甲乙经》卷十二作"肿"。

⑤ 榰:原作"楮","楮"之俗讹,据文义改。下皆仿此。

⑥ 喘不能言矣:循上下文例,此下疑脱"任脉"二字,《甲乙经》卷三、《外台》卷三十九并作"任脉气所发"。

⑦ 灸五壮:《甲乙经》卷三此上有"刺入三分"四字。下"玉堂"、"膻中"均仿此。

⑧ 中:《甲乙经》卷九、《外台》卷三十九并作"胁"。

⑨ 喘:《甲乙经》卷九、《外台》卷三十九并无"喘"字。

⑩ 满:《外台》卷三十九"满"上有"烦"字。

⑪ 矣:"矣"字旁有删除标记。

⑫ 或中:原作"或中",据《甲乙经》卷三改。

⑬ 肾:原作"贤",增笔致误,据文义改。

⑭ 灵墟:"墟"原作"墙",据《甲乙经》卷三、《外台》卷三十九改。《千金方》卷二十九注:"墟,或作墙。"

⑮ 灸五壮:原"五"下无"壮"字,盖因熟语而省,据文例文义补。下皆仿此。

⑯ 洒淅:原"淅"作"泝",据《甲乙经》卷九、《外台》卷三十九改。

⑰ 步廊:原作"步郎",据《甲乙经》卷三改。

⑱ 不得举臂:循例此下疑脱"足少阴肾"四字,《甲乙经》卷三、《外台》卷三十九并云"足少阴脉气之发"。

⑲ 旁:《甲乙经》卷三、《外台》卷三十九"旁"上有"两"字。

咳逆上气,呼吸多唾满①沫也②。

屋翳二穴　　在库房下一寸六分陷者中,仰而取之。刺入四分,灸五壮。主身肿皮痛,不可近衣,淫泺苛获则久③不仁也。同上胃。

膺窗二穴　　在屋翳下一寸六分陷者中。刺入四分,灸五壮。主胸胁肿痛,乳痈,寒热短气,卧不得安也。同上胃。

乳中二穴　　此穴居处当乳中央,故曰之。禁不可灸,灸之不幸,生蚀疮,疮中有脓血清汁者可治,疮中有息肉若蚀疮者死。同前胃。

乳根二穴　　在乳下一寸六分陷者中,仰而取之。刺入四分,灸五壮。主胸下满痛,痈肿,乳痈,凄索寒热,痛不可按搔。同前胃。

四行左右十二穴:

云门二穴　　在巨骨下气户两旁各二寸陷者中,举臂取之。注云:巨骨谓是缺盆下畔横大骨也。刺入七分,灸五壮。主喉痹,胸中暴逆,咳逆喘,胸中热,心腹痛。足太阴脾④。

中府二穴　　肺募也,一名膺中输,在云门下一寸,乳上三肋间动脉应手陷者中。刺入三分⑤,留五呼,灸五壮。主咳,胸中痛,恶清⑥,多唾,肩背风,汗出,面腹肿,喉痹,肩息肺胀,皮肤骨痛。同上,又手太阴肺。

周荣二穴　　在中府下一寸六分陷者中,仰而取之。刺入四分,灸五壮。主胸胁榰满,不得俯仰,饮食不下,咳唾冻脓⑦秽浊也。同上⑧。

胸乡⑨二穴　　在周荣下一寸六分陷者中,仰而取之。刺入四分,灸五壮。主胸胁榰满,却引背痛,卧不得转侧⑩。足太阴脾。

天溪二穴　　在胸乡下一寸六分陷者中,仰而取之。刺入四分,灸五壮。主胸中满痛,乳肿,贲痛⑪,咳逆上气,喉鸣。同上。

食窦二穴　　在天溪下一寸六分陷者中,举臂取之。刺入四分,灸五壮。主胸胁支满,膈间雷鸣,常有水声。足太阴脾。

腹部诸穴七十四

一行从鸠尾直下至曲骨十四穴:

鸠尾一穴　　一名尾翳,一名𩩲骭,在臆前蔽骨下五分。人有无鸠尾者⑫,当从臆前骨歧下一寸为鸠尾骨,骨下更取五分为鸠尾穴。禁灸刺⑬。主心中寒,胀满不得息,唾血,血瘕⑭,胸中痛,心腹痛,心背相引而痛,食不下。任脉。

巨阙一穴　　心募也,在鸠尾穴下五分,去鸠尾骨端一寸。灸五壮,刺入六分,留七呼。主心痛烦心,热病,胸痛,腹满,瘈疭,唾血,霍乱,妄言,狐疝,惊悸,少气,呕吐。任脉。

上管⑮一穴　　在巨阙下一寸⑯。刺入八

---

① 满:旁校曰:"字治本作'浊',医本作'满'。"按《甲乙经》卷九、《外台》卷三十九并作"浊"。

② 沫也:"也"字旁有删除标记。下三穴最后一"也"字均仿此。又循例此下疑脱"足阳明胃"或"同上胃"等语,《甲乙经》卷三、《外台》卷三十九并云"足阳明脉气所发"。

③ 则久:"则久"二字误倒,应据《外台》卷三十九乙正。

④ 足太阴脾:"脾"原误作"脭",据文义改。按"脭"为"疼"字异写,于此无涉。

⑤ 三分:旧抄零本作"八分"。

⑥ 清:《甲乙经》卷八作"寒",义同。

⑦ 冻脓:《外台》卷三十九作"陈脓"。

⑧ 同上:按此"同上"疑指"足太阴脾"言,不包括"手太阴肺"。《甲乙经》卷三、《外台》卷三十九并云"足太阴脉气所发"。

⑨ 乡:原作"卿",繁体形似致误,据《甲乙经》卷三、程本《外台》卷三十九改。下同。

⑩ 转侧:"转"原抄作"输",旁有删除符号,疑是所据本作"输",文义不顺,故而删去。今检《甲乙经》卷九、《外台》卷三十九并作"转","输"、"转"繁体形近致误,今从《甲乙》、《外台》改作"转"。

⑪ 贲痛:贲,膈也。贲痛,即膈痛。《千金方》卷三十作"痛溃"。《外台》卷三十九"太溪穴"引作"溃痛"。

⑫ 人有无鸠尾者:按此下二十九字,疑非引自《明堂经》,盖为注文。又"者"上疑脱"骨"字。

⑬ 禁灸刺:旧抄零本"刺"上无"灸"字,当据删。按此穴《甲乙》、《千金方》、《外台》诸书均云"不可灸刺",并误,既言"不可灸刺",为何出现主治病证? 是此穴禁刺不禁灸。《外台》注引"一云灸五壮"可参。

⑭ 瘕:脚注曰:"瘕,案瘕字也。"《外台》卷三十九作"瘕",似是。

⑮ 上管:即"上脘"。《甲乙经》卷三作"上脘"。下同。

⑯ 一寸:《甲乙经》卷三、《外台》卷三十九并作"一寸五分",义长。

分,灸五壮。主胃管中伤饱,食不化,五脏肠[1]胀,心腹满,胸胁楂盛[2],呕血,头眩痛,身热,汗不出,心痛,有三虫,多涎,不得反侧[3]。

中管一穴 一名太仓,胃募也,在上管下一寸,居蔽骨脐中[4]。刺入一寸二分,灸七壮。主胀[5]不通,痉,大坚[6],霍乱,出泄不能自知,胁下痛,食不化,头热,衄,目黄,振寒,噫,烦满,积聚,腹胀,心痛,冲疝冒[7],死不知人,心肠[8]痛,上下行痛,大便难,尿黄赤病[9]。足阳明胃,又手太阳小肠腑穴,又手少阳三焦。

建里一穴 在中管下一寸。刺入五分,留十呼,灸五壮。主心痛上抢心,不欲食,支痛斥膈也。注云:斥,齿亦反,推也[10]。

下管一穴 在建里下一寸。刺入五分[11],灸五壮。主食饮不化,入腹还出。注云:六腑水气使谷不化,故令食还出。任脉[12]。

水分一穴 在下管下[13],脐上一寸。刺入一寸,灸五壮[14]。主痉,脊强里急,腹中拘痛[15]。任脉。

脐中一穴 禁不可刺,刺之使人脐中恶疡溃,屎出者死。灸三壮。主疝,绕脐痛,冲胸不得息。水腹大满,腹中常鸣,时上冲心。任脉。

阴交一穴 一名少因,一名横户,在脐下一寸。刺入五分[16],灸五壮。主惊不得眠,善龂,水气上下,五脏游气,手足拘挛,阴疝,女子月水不下,上气,腹 坚痛,男子两丸骞[17],水胀,水气行皮中矣。任脉,又冲脉。

气海一穴 一名脖 ,注云:胦,脐也。一名下肓,在脐下一寸半。刺入一寸二分,灸五壮。主小腹疝气,游行五脏,腹中切痛,卧善惊。仰腹取之[18]。任脉。

石门一穴 三焦募也,一名利机,一名精露,一名丹田,一名命门,在脐下二寸。刺入五分[19],灸三壮。主脐疝,绕脐腹中切痛,水腹胀,气癃,小便黄,气满。女子禁不灸刺。足少阴肾[20]。

关元一穴 小肠[21]募也,一名汋门[22],在脐下三寸。刺入二寸,留七呼,灸七壮。主气癃,尿黄,女子绝孕,衃血在内不下,转胞不得

尿,少腹满,石水,痛引胁下胀,头眩痛,身背[23]热,奔豚,寒气入少腹,时欲呕,尿血,小便数,腰背痛,暴疝痛。又任脉,足太阴脾[24]。

中极一穴 膀胱募也,一名气原[25],一名

---

[1] 肠:《外台》卷三十九、《千金方》卷三十并作"膜",似当据改。

[2] 盛:《甲乙经》卷九、《外台》卷三十九并作"满"。

[3] 不得反侧:循例此下疑脱经脉名,《甲乙经》卷三、《外台》卷三十九并云"任脉、足阳明、手太阳之会"。

[4] 居蔽骨脐中:蔽骨至脐长八寸,二者中点为四寸,而依"上管下一寸"折算,实为三寸半,则"上管"穴部位应据《外台》等改作"巨阙下一寸半"。

[5] 胀:《外台》卷三十九"胀"上有"腹"字。

[6] 大坚:《甲乙经》卷八"大"上有"心下"二字,《外台》卷三十九"大"上有"心"字。

[7] 冒:原被点删,检旧抄零本、《外台》卷三十九、《千金方》卷三十并有"冒"字,今不从删。

[8] 肠:旧抄零本、《外台》卷三十九并作"腹",义长。

[9] 病:旧抄零本"病"作"痛",《外台》卷三十九"病"下有"温"字。按循上下文例,并据《甲乙经》卷三、《外台》卷三十九,此下当有"任脉"二字。

[10] 推也:循例此下脱经脉名,《甲乙经》卷三、《外台》卷三十九并缺。按此穴属任脉,疑有"任脉"二字。

[11] 五分:《甲乙经》卷三作"一寸"。

[12] 任脉:《甲乙经》卷三、《外台》卷三十九并云"足太阴、任脉之会"。

[13] 下:《甲乙经》卷三、《外台》卷三十九"下"下并有"一寸"二字。

[14] 灸五壮:《外台》卷三十九作"灸二壮"。

[15] 拘痛:旧抄零本作"拘急",《外台》卷三十九作"拘急痛"。

[16] 五分:《甲乙经》卷三作"八分"。

[17] 骞:旧抄零本作"寒"。

[18] 仰腹取之:循例此四字似应移至上"在脐下一寸半"下。

[19] 五分:《甲乙经》卷三"分"下有"留十呼"三字。

[20] 足少阴肾:按"石门"属任脉,《甲乙经》卷三、《外台》卷三十九并云"任脉气所发",则"足少阴肾"下似应补"又任脉"三字。

[21] 肠:原作"腹",形误,据《甲乙经》卷三、《外台》卷三十九改。

[22] 汋门:旧抄零本作"约门",《甲乙经》卷三、《外台》卷三十九并作"次门"。

[23] 背:《札记》引旧抄零本作"皆",《外台》卷三十九作"尽"。

[24] 又任脉,足太阴脾:《甲乙经》卷三、《外台》卷三十九并作"任脉、足三阴之会"。

[25] 气原:旧抄零本作"气源"。

玉泉,在脐下四寸。刺入三寸①,留七呼,灸三壮。主女子禁中。注云:禁中,谓不得合阴阳也。腹热痛,丈夫失精,妇人子门不端,小腹苦寒,阴痒痛,奔豚上抢心,饥不能食,腹胀,经闭不通,绝子,内不足②。

曲骨一穴　在横骨上,中极下一寸,阴毛际陷者中。刺入一寸半,灸三壮③。主小腹胀而癃,小便难,水胀,尿出少,妇人下赤白淫,绝嗣,阴中干痛,恶合阴阳。足厥阴肝,又任脉。

二行左右廿二穴:

幽门二穴　一名上门,在巨阙旁半寸④陷者中。刺入五分,灸五壮。主胸背相引痛,心下溷溷⑤,善哕,支满,好唾,女子心疝,逆气,吐⑥,食不下。又冲脉⑦。

通谷二穴　在幽门下一寸陷者中。刺入五分,灸五壮。主失欠,口僻咽戾不端,食饮喜呕,不能言。足少阴肾,又冲脉。

阴都二穴　一名食宫,在通谷下一寸。刺入五分⑧,灸五壮。主身寒热,疟,心满气逆。足少阴肾,又冲脉。

石关⑨二穴　在阴都下一寸。刺入一寸,灸五壮。主痉,脊强,口不可开,多唾,大便难。妇人子脏中有恶血,内逆满痛⑩。

商曲⑪二穴　在石关下一寸,刺入一寸,灸五壮。主腹中积聚,时切痛也。足小阴肾,又冲脉。

肓俞二穴　在商曲下一寸,直脐旁五分。刺入一寸,灸五壮。主大腹寒中,大便干,肠中⑫切痛。足小阴肾,又冲脉。

中注二穴　在肓俞下五分。刺入一分,灸五壮。主少腹有热,大小便难。冲脉,又足少阴肾。

四满二穴　一名髓府,在中注下一寸。刺入一寸,灸五壮。主脐下积,疝瘕,胞中有血,肠⑬澼切痛⑭,振寒,大腹⑮石水也⑯。足少阴肾,又冲脉。

气穴二穴　一名胞门,一名子户,在四满下一寸。刺入一寸,灸五壮。主腹中痛,月水不通,奔泄,气上下引腰脊痛也。足少阴肾,又冲脉。

大赫二穴　一名阴关,一名阴维,在气穴下一寸。刺入一寸,灸五壮。主男子精溢,阴上缩。女子赤淫。足少阴肾,又冲脉。

横骨二穴　一名下极,在大赫下一寸。刺入一寸,灸五壮。主少腹满,尿难,阴下疚⑰。足少阴肾,又冲脉。

三行左右廿四穴:

不容二穴　在幽门旁各一寸五分。刺入五分,灸五壮。主呕血,肩息,胁下痛,口干,心痛与背相引,不可咳⑱,咳则引肾痛矣⑲。足阳明胃。

承满二穴　在不容下一寸,去上管各二寸。刺入八分,灸五壮。主胁⑳下痛,腹鸣㉑相追,不可倾侧,肩息,唾血。同前胃。

---

① 三寸:旁校改作"二寸",与《甲乙经》卷三合。按旁校曰:"宇治本作二,医本作三。"旧抄零本作"三分"。

② 内不足:循例此下疑脱经脉名,《甲乙经》卷三、《外台》卷三十九并作"任脉、足三阴之会"。

③ 灸三壮:《甲乙经》卷三"灸"上有"留七呼"三字。

④ 旁半寸:《甲乙经》卷三作"两旁各半寸"。

⑤ 溷溷:心下纷乱貌。

⑥ 吐:《外台》卷三十九作"善吐"。义顺。

⑦ 冲脉:循例"又"上疑脱"足少阴肾"四字。《甲乙经》卷三、《外台》卷三十九并云"冲脉、足少阴之会"。

⑧ 五分:《甲乙经》卷三作"一寸"。

⑨ 石关:旧抄零本作"石门"。下"石关"仿此。

⑩ 内逆满痛:循例此下疑脱"足少阴肾,又冲脉"七字。《甲乙经》卷三、《外台》卷三十九并云"冲脉,足少阴之会"。

⑪ 商曲:原作"高曲",据旧抄零本改,与《甲乙经》卷三、《外台》卷三十九合。下曲曲仿此。

⑫ 肠中:《甲乙经》卷七、《千金方》卷三十、《外台》卷三十九并作"腹中",义长。

⑬ 肠:旁校改作"腹",非是,《甲乙经》卷十一、《外台》卷三十九并作"肠",今不从改。

⑭ 痛:原无,据《甲乙经》卷十一、《外台》卷三十九补。

⑮ 腹:原作"肠",据旁校改。

⑯ 也:"也"字旁似有删除标记,下"气穴"、"梁门"最后"也"字仿此。

⑰ 疚:《甲乙经》卷九、《外台》卷三十九并作"纵"。

⑱ 咳:旧抄零本作"倾侧"。

⑲ 矣:此字旁似有删除标记。

⑳ 胁:旧抄零本作"胸"。

㉑ 腹鸣:《甲乙经》卷七、《外台》卷三十九并作"肠鸣",义长。

梁门二穴　在承满下一寸,去中管各二寸。刺入八分,灸五壮。主胸下①积气结痛也。同前胃。

关明②二穴　在梁门下,太一上,去建里各二寸。刺入八分,灸五壮。主身肿重,遗尿,善满,积气,腹鸣卒痛,泄,不欲食。同前胃。

太一二穴　在梁门③下一寸。刺入八分,灸五壮。主狂,癫疾,吐舌。同前胃腑。

滑肉门二穴　在太一下一寸,去水分二寸。刺入八分,灸五壮。主狂,痫,癫疾,吐舌。同前胃。

天枢二穴　大肠募也,一名长溪,一名谷门。去肓俞一寸五分,侠脐两旁各二寸陷者中。刺入五分,留七呼,灸三壮。主疝,绕脐而痛,时上冲心,女子胞络中痛,恶血、月水不休止,腹胀肠鸣,气上,食不化,不嗜食,身重。足阳明胃。

外陵二穴　在天枢下④,大巨上。刺入八分,灸五壮。主肠⑤中尽痛也。同上胃。

大巨二穴　一名液门⑥,在长溪下二寸。刺入八分,灸五壮。主腹满痛,善烦,小便难,颓疝,偏枯,四肢不用,善惊。同上胃。

水道二穴　在大巨下三寸。刺入二寸半,灸五壮。主少腹胀满,痛引阴中,月水至⑦腰背中痛,三焦约,大小便不通。同上胃。

归来二穴　一名溪穴,在水道下二寸⑧。注云:有本侠曲骨相去五寸。刺入八分,灸五壮。主少腹痛,奔豚,卵上入,引茎中痛,女子阴寒。同上胃。

气冲⑨二穴　在归来下⑩,鼠鼷上一⑪寸。刺入三分,留七呼,灸三壮。主腹中有大气私使⑫,女子月水不利,腹胀,阴肿,乳难,腰痛,阴痿,两丸骞痛,妇人无子⑬。

四行左右十四穴:

期门二穴　肝募也,在第二肋端,不容旁各一寸五分,上直两乳,去巨阙各三寸五分,举臂取之。刺入四分,灸五壮。主息奔,胁下气上下,胸中有热,喑不能言,妇人产余疾,食⑭不下,眩目,足寒,心切痛。足太阴脾,又足厥阴肝⑮。

日月二穴　胆募也,在期门下五分。刺入七分,灸五壮。主太息善悲,小腹⑯热,欲走,多唾,言语不正,四肢不收。足少阳⑰胆,足太阴脾。

腹哀⑱二穴　在日月下一寸五分,去中管各三寸五分。刺入七分,灸五壮。主便脓血,寒中,食不化,肠中痛⑲。

大横二穴　在肠哀下三寸,直脐旁。刺入七分,灸五壮。主大风,逆⑳,多寒,善悲

① 胸下:《甲乙经》卷九作"腹中",《外台》卷三十九作"胁下"。
② 关明:旁校作"开明",与旧抄零本合。按《甲乙经》卷三、《外台》卷三十九并作"关门",今多依《甲乙》。
③ 梁门:《甲乙经》卷三、《外台》卷三十九并作"关门"。
④ 下:《千金方》卷二十九、《外台》卷三十九"下"下并有"五分"二字,《素问·气府论》王注有"一寸"二字,今以"一寸"为准。
⑤ 肠:《甲乙经》卷九、《外台》卷三十九并作"腹"。
⑥ 液门:《甲乙经》卷三作"腋门",《外台》卷三十九作"掖门"。
⑦ 至:"至"字原脱,据旁校补,《甲乙经》卷十二、《外台》卷三十九"至"下并有"则"字。
⑧ 二寸:《外台》卷三十九作"三寸"。按今取穴以一寸为准。
⑨ 气冲:原作"气街",据《甲乙经》卷三、《外台》卷三十九改。
⑩ 归来下:《千金方》卷二十九、《外台》卷三十九"下"下并有"一寸"二字。
⑪ 一:旁校作"二",注曰:"宇治本作'二'字,医本作'一'。"
⑫ 私使:《千金方》卷三十、《外台》卷三十九并无此二字。
⑬ 妇人无子:循例此下疑脱"同上胃"三字,《甲乙经》卷三、《外台》卷三十九并云"足阳明脉气所发"。
⑭ 食:《甲乙经》卷十二、《外台》卷三十九"食"下并有"饮"字。
⑮ 足太阴脾,又足厥阴肝:《甲乙经》卷三、《外台》卷三十九并作"足太阳、厥阴、阴维之会"。
⑯ 腹:旁校作"肠",检《甲乙经》卷十一、《外台》卷三十九并作"腹",是作"腹"不误。
⑰ 足少阳:原误作"足小肠",据文义改。
⑱ 腹哀:原作"肠哀",据旧抄零本、《甲乙经》卷三、《外台》卷三十九改。下"腹哀"仿此。
⑲ 肠中痛:《甲乙经》卷十二、《外台》卷三十九"肠"并作"腹"。按循例此下疑脱经脉名,《甲乙经》卷三、《外台》卷三十九并作"足太阴、阴维之会"。
⑳ 逆:《甲乙经》卷十、《外台》卷三十九"逆"下并有"气"字。

也。足太阴脾①。

腹结②二穴 一名肠屈③，在大横下一寸三分。刺入七分，灸五壮。主绕脐痛，抢心，膝寒，注利。足太阴脾，又足厥阴肝。

府舍二穴 在腹结下三寸。刺入七分，灸五壮。主疝瘕，髀中痛，循胁上下，抢心，腹满积聚，厥逆，霍乱。足太阴脾④。

冲门⑤二穴 一名慈宫，去大横五寸，在府舍下，横骨两端约中。刺入七分，灸五壮。主寒气腹满，癃，淫泺身热，腹中积痛，产腹⑥乳难，子上冲心，阴疝。足太阴脾⑦。

侧胁部左右廿穴

大包二穴 脉出腋⑧下三寸。刺入三分，留五呼，灸三壮。主胸胁痛，身寒⑨，虚则百节皆疭⑩。足太阴脾。

辄筋二穴 在腋下三寸，复⑪前行一寸，著胁。刺入六分，灸三壮。主胸中暴满，不得卧，喘息。足少阳胆，手厥阴心主。

天池⑫二穴 一名天会，在乳后⑬一寸，胁下⑭三寸，著胁直胁⑮撅肋间。刺入七分，灸三壮。主寒热，膺满，瘰颈⑯，四肢不举，腋下肿，上气，胸中有音，喉中鸣。手厥阴心主，又足少阳胆。

渊腋二穴 一名泉腋，在腋下三寸宛宛中，举臂得之。刺入三分，不灸。主胸满，马刀，臂不举。足少阳胆，又足厥阴肝。

章门二穴 脾募也，一名长平，一名胁髎，在大横外，直脐，季肋端，侧卧伸下足，屈上足，举臂取之。刺入八分⑰，灸三壮。主腹中肠鸣，食不化，胁痛，口干，胸满喘息，心痛腰痛，身黄，四肢懈惰，石水，马刀肿。足少阳胆府。

京门二穴 肾募也，一名气府，一名气输，在监骨腰中季肋本侠脊。注云：穴当十一椎。刺入三分，留七呼，灸三壮。主腰痛，寒热，腹膜胀，引背⑱脊反折，水道不通，尿黄，洞泄⑲。

带脉二穴 在季⑳肋端下一寸八分。刺入六分，灸五壮。主妇人少腹坚痛，月水不通㉑。

维道二穴 一名外枢，在章门下五寸三分。刺入八分，灸三壮。主呕，咳逆不止，三焦有水气，不能食。带脉并足少阳脉胆。

五枢二穴 在带脉下三寸。刺入一寸，灸五壮。主男子阴疝，两丸上入少腹，妇人下赤白，里急，瘛疭。带脉㉒。

居髎二穴 在长平下八寸三分，监骨㉓上陷者中。注云：章门，一名长平。刺入八

———————

① 足太阴脾：《甲乙经》卷三、《外台》卷三十九并作"足太阴、阴维之会"。
② 腹结：原作"肠结"，据旧抄零本、《甲乙经》卷三、《外台》卷三十九改。下"腹结"仿此。
③ 肠屈：《甲乙经》卷三作"腹屈"，《外台》卷三十九作"肠窟"。
④ 足太阴脾：《甲乙经》卷三作"足太阴、阴维、厥阴之会"，《外台》卷三十九作"足太阴、阴维之会"。
⑤ 冲门：原作"衡门"，据旧抄零本、《甲乙经》卷三、程本《外台》卷三十九改。
⑥ 产腹：按"腹"字疑衍，《外台》卷三十九无此二字。
⑦ 足太阴脾：《甲乙经》卷三作"足太阴、厥阴之会"，《外台》卷三十九作"足太阴、阴维之会"。
⑧ 腋：《甲乙经》卷三、《外台》卷三十九"腋"上有"渊"字。
⑨ 寒：《灵枢·经脉》作"痛"。
⑩ 疭：《甲乙经》卷九、《外台》卷三十九并作"纵"。
⑪ 复：原抄作"腹"，旁校作"复"，与《甲乙经》卷三、《外台》卷三十九合，今从改。
⑫ 天池："池"字旁校作"地"，注云："宇治本作'天地'，医本等作'池'。"检《甲乙经》卷三、《外台》卷三十九并作"池"，今不改。
⑬ 后：原作"复"，据旧抄零本改，与《甲乙经》卷三、《外台》卷三十九合。
⑭ 胁下：《甲乙经》卷三、《外台》卷三十九并作"腋下"。
⑮ 直胁：旧抄零本作"直腋"，与《甲乙经》卷三、《外台》卷三十九合。
⑯ 瘰颈：《外台》卷三十九作"颈痛"。
⑰ 八分：《甲乙经》"分"下有"留六呼"三字。
⑱ 引背：《外台》卷三十九作"髀痛引背"，义长。
⑲ 洞泄：循例此下疑脱经脉名，检《甲乙经》卷三、《外台》卷三十九并缺。按"京门"属足少阳经，似应补"足少阳胆"四字。
⑳ 季：旁注曰："季者，小也。"
㉑ 月水不通：循例此下疑脱经脉名，检《甲乙经》卷三、《外台》卷三十九并缺。按"带脉"属足少阳胆经，《素问·气府论》王冰注曰"足少阳、带脉二经之会"。
㉒ 带脉：《素问·气府论》王冰注作"足少阳、带脉之会"。
㉓ 监骨：《素问·气府论》王冰注作"髂骨"。

分,灸三壮。主腰痛,引少腹①。

足部左右诸穴百六十九

阴廉二穴 在羊矢下,去气街二寸。刺入八分②。注云:羊矢亦曰鼠鼷,阴之两廉,腹与股相接之处。主妇人绝产,若未曾产。足太阴脾③。

会阴一穴 一名屏翳,在大便前,小便后,两阴之间。刺入二寸,留七呼④,灸三壮。主痹,小便难,阴中诸病,前后相引痛,不得大小便,女子血不通,男子阴寒。任脉⑤,又冲脉。

会阳二穴 一名利夷⑥,在阴尾骨两旁。刺入八分,灸五壮。主五肠有寒⑦,泄注,肠澼⑧,便血⑨。

扶承二穴 一名肉郄,一名阴闹⑩一名皮部,在尻臀下股阴下⑪衡纹中。注云:扶承其身,故曰之。刺入二寸⑫,灸三壮。主腰脊尻臀股阴寒痛,大便膿出,小便不利。足太阳膀胱。

五里二穴 在下⑬去气街三寸,阴股中动脉也。注云:去腹五寸,故曰之。刺入六分,灸五壮。主腹⑭中满,热闭不得尿。足太阴脾⑮。

环跳⑯二穴 在髀枢中。刺入一寸,留廿呼,灸十壮⑰。主髀枢中痛,腰胁相引急痛,髀筋瘈,胫痛不可屈伸,不仁。足少阳胆。

殷门二穴 在肉郄下六寸。扶承,一名肉郄⑱。刺入五分⑲,灸三壮。主腰痛得俯不得仰,仰则仆痛。足太阳膀胱。

风市二穴 《千金方》云⑳:令病人起,正身平立,垂两臂直下,舒十指,掩著两髀上,便当手中央指头髀大筋上是也。灸之百壮,亦任人,轻者不可减百壮,重者乃至五六百壮,勿顿灸,三报之佳。此则脚气之要穴也。

伏兔㉑二穴 在膝上六寸起肉。禁不可灸刺。无主治。足阳明胃。

髀关二穴 在膝上伏兔后交分中。刺入六分,灸三壮。主膝寒痹不仁,痿㉒不得屈伸。同上胃。

中渎二穴 在髀外,膝上五寸分肉间陷者中。刺入五分㉓,灸五壮。主寒气在分肉间,痛上下者,若㉔痹不仁。足少阳胆。

阴包二穴 在膝上四寸,股内廉两筋间。刺入六分,灸三壮。主腰、少腹痛。足厥阴肝。

阴市二穴 一名阴鼎,在膝上三寸,伏兔下。刺入三分,留七呼,灸三壮。主寒疝,下至膝腰痛,腹中胀满,痿厥少气。足阳明胃。

---

① 引少腹:循例此下疑脱经脉名,《甲乙经》卷三、《外台》卷三十九并作"阳跷,足少阳之会"。

② 八分:《甲乙经》卷三、《外台》卷三十九"分"下并有"灸三壮"三字。

③ 足太阴脾:按《甲乙经》卷三缺经脉所出,《千金方》卷二十九、《外台》卷三十九并列"肝经"目下。

④ 留七呼:《甲乙经》卷三作"留三呼"。

⑤ 任脉,又冲脉:《甲乙经》卷三、《外台》卷三十九并作"任脉别络,侠督脉,冲脉之会"。

⑥ 利夷:《甲乙经》卷三、《外台》卷三十九并作"利机"。

⑦ 五肠有寒:《外台》卷三十九作"五脏腹中有寒"。

⑧ 澼:原作"辟",据《甲乙经》卷十一、《外台》卷三十九改。

⑨ 便血:循例此下疑脱经脉名,《甲乙经》卷三、《外台》卷三十九并作"督脉气所发",而此穴实属足太阳膀胱经。

⑩ 闹:此字原作"閙",乃"閙"之俗写,"閙"同"闹",旧抄零本作"开",《甲乙经》卷三作"关",皆因繁体形近所致,孰者为是?待考。

⑪ 下:《甲乙经》卷三、《外台》卷三十九并作"上"。

⑫ 二寸:《甲乙经》卷三"寸"下有"留七呼"三字。

⑬ 在下:《甲乙经》卷三、《外台》卷三十九并作"在阴廉下"。

⑭ 腹:《甲乙经》卷九、《外台》卷三十九并作"少腹"。

⑮ 足太阴脾:《甲乙经》卷三、《外台》卷三十九并列"肝经"目下。

⑯ 环跳:原作"环铫",据《甲乙经》卷三、《外台》卷三十九改。

⑰ 灸十壮:《甲乙经》卷三、《外台》卷三十九并作"灸五十壮"。

⑱ 扶承,一名肉郄:此六字原在下"灸三壮"之下,似为后补文字,今循文义文例移置于此。

⑲ 五分:《甲乙经》卷三"分"下有"留七呼"三字。

⑳ 《千金方》云:按此下内容见《千金方》卷七,卷三十载有此穴主治症:主两膝挛痛,引胁拘急,痹躄,或青,或焦,或枯,或黳如腐木。主缓纵痿痹,腨肠痛,冷不仁。

㉑ 伏兔:原作"伏菟",据《甲乙经》卷三、《外台》卷三十九改。按"菟"通"兔"。下仿此。

㉒ 痿:原作"委",据旧抄零本、《外台》卷三十九改。按"委"通"萎"。

㉓ 五分:《甲乙经》卷三"分"下有"留七呼"三字。

㉔ 若:旧抄零本作"著",《千金方》卷三十作"苦"。按作"苦"似"是"。

梁丘二穴　在膝上二寸两筋间。刺入三分，灸三壮。主大惊，乳痛，胫苔苔痹[1]，膝不能屈伸。同上胃[2]。

箕门二穴　在鱼股上越筋间[3]动应手，阴市内。刺入三分[4]，灸三壮。主癃，遗尿，鼠鼷痛，小便难而白。足太阴脾。

血海二穴　在膝膑上内廉白肉际二寸中。刺入五分，灸五壮。主妇人漏[5]下，若血闭不通，逆气胀。足太阴脾。

犊鼻二穴　在膝膑下骭上侠解大筋中。刺入六分，灸三壮。主犊鼻肿，可灸不可刺，其上坚勿攻[6]，膝中[7]痛不仁。足阳明胃。

膝目四穴　**华佗**云：在膝盖下两边宛宛中。主膝弱[8]，疼冷，胫痛矣。《小品方》云：膝内外目，一膝有二穴，各有[9]犊鼻两旁陷者中，如猴孙眼者是也。

阳关二穴　在阳陵泉上三寸，犊鼻外廉[10]。刺入七分[11]，灸三壮。主膝外廉痛，不可屈伸，胫痹不仁。足厥阴肝[12]。

委中二穴　在腘中央约文中动脉。刺入五分[13]，灸三壮。主腰痛侠脊至头，目晾晾，风痉，痔，小便难，腹坚肿，衄不止。足太阳膀胱。

曲泉二穴　在膝内辅骨下，大筋上，小筋下陷者中，屈膝而得之。刺入六分[14]，灸三壮。主女子疝，按之如汤沃两股中，少腹肿，膝不可屈伸，阴挺痛，四肢不举。足厥阴肝。

阴谷二穴　在膝内辅骨之后，大筋之下，小筋之上，按之应手，屈膝而得之。刺入四分，灸三壮。主舌纵涎下，烦闷，狂，痓[15]，脊内廉痛，尿难，阴痿，少腹痛，如蛊如阻[16]。足少阴肾脉。

阳陵泉二穴　在膝下一寸，外廉陷者中。刺入六分，灸三壮。主太息口苦，嗌中吩吩，数唾，胁下楷满，呕吐，膝股不仁。足少阳胆。

阴陵泉二穴　在膝下内侧辅骨下陷者中，伸足乃得之。刺入五分[17]，灸三壮[18]。主女子疝瘕，腹中盛[19]，水胀逆，腰痛，癃，尿黄，不嗜食，心下满，足痹痛。足太阴脾脉。

膝关二穴　在犊鼻下二寸陷者中。刺入四分，灸五壮。主膝内廉痛引髌，不可屈[20]，连腹引喉咽痛。足厥阴肝脏。

浮郄二穴　在委阳上一寸，展膝得之。刺入五分[21]。主不得卧，出汗不得，大便坚不出。足太阳膀胱。

委阳二穴　在足太阳之前，少阳之后，出于腘中外廉两筋间，扶承下六寸。刺入七分[22]，灸三壮。主胸满，闭癃，痔，腋下肿，筋急，腰痛。足太阳膀胱。

合阳二穴　在膝约中央下二寸。刺入六分，灸五壮。主踝厥，癫疾，瘛疭，膝急，腰脊痛。同前膀胱。

地机二穴　一名脾舍，在别走上一寸一空，在膝下五寸。刺入三分，灸五壮。主颓

---

[1] 苔苔痹：旧抄零本作"节节痹"，《外台》卷三十九作"苦痹"。按"苔苔"，软弱无力貌。

[2] 同上胃：原"胃"下衍"上"字，据文义删。

[3] 在鱼股上越筋间：《甲乙经》卷三、《外台》卷三十九"股"并作"腹"。《外台》注云："一云在股上起筋间"。

[4] 三分：《甲乙经》卷三"分"下有"留六呼"三字。

[5] 漏：旁校作"满"，检旧抄零本、《甲乙经》卷十二、《外台》卷三十九并作"漏"。

[6] 攻：旧抄零本作"灸"。

[7] 膝中：旧抄零本"中"下有"肿"字。

[8] 弱：原"弱"下衍"癫"字，中有点删痕迹，检仁和寺本无"癫"字，今从删。

[9] 有：疑当作"在"。

[10] 廉：《甲乙经》卷三、《外台》卷三十九并作"陷者中"。

[11] 七分：《甲乙经》卷三作"五分"。

[12] 足厥阴肝：按"阳关"属足少阳胆经穴，《甲乙经》卷三、《外台》卷三十九并列"阳关"于胆经目下。

[13] 五分：《甲乙经》卷三"分"下有"留七呼"三字。

[14] 六分：《甲乙经》卷三"分"下有"留十呼"三字。下"阳陵泉"仿此。

[15] 痓：《甲乙经》卷十一作"癫"，旧抄零本、《外台》卷三十九并作"痹"。

[16] 如蛊如阻："阻"原作"姐"，形近致误，据文义改。按《医心方》中"阻"字时误成"姐"，《甲乙经》卷八、《外台》卷三十九并云"男子如蛊，女子如阻"，是作"阻"不误。

[17] 五分：《甲乙经》卷三"分"下有"留七呼"三字。

[18] 三壮：旧抄零本作"一壮"。

[19] 盛：《外台》卷三十九"盛"上有"气"字。

[20] 屈：《甲乙经》卷十、《外台》卷三十九"屈"下并有"伸"字。

[21] 刺入五分：《甲乙经》卷三、《外台》卷三十九"分"下并有"灸三壮"三字。

[22] 七分：《甲乙经》卷三"分"下有"留五呼"三字。

疝。溏瘕①，腹中痛，脏瘅②。足太阴脾脉。

三里二穴　在膝下三寸，胻外廉。刺入一寸，留七呼，灸三壮。主腹中寒，胀满，热病③汗不出，善呕，苦痉，身反折，口噤，不能久立。足阳明胃。

巨虚上廉二穴　在三里下三寸。刺入八分，灸三壮。主飧泄，大肠痛④，胸胁榰满，狂，妄走，善欠，风水，膝肿⑤，不能久立。同前胃。

条口二穴　在下廉上一寸。刺入八分，灸三壮⑥。主寒胫疼，足缓失履，湿痹，足下热，不能久立。同前胃。

巨虚下廉二穴　在上廉下三寸。刺入三分，灸三壮。主少腹痛，飧泄，次指间热，若脉陷，寒热身痛，唇干，毛发焦。足阳明胃。

阳辅二穴　在足外踝上辅骨前绝骨端，如⑦前三分，去丘虚上七寸。刺入五分⑧，灸三壮。主腰痛，如小锤居其中，肿痛，诸节痛，四肢不举，膝胫痹不仁。足少阳胆。

丰隆二穴　在踝⑨上八寸，下廉下，胻外廉陷者中。刺入三分，灸三壮。主厥逆，足暴清，胸痛如刺，肠若刀切之⑩，闷不能食，大小便涩，四肢肿。足阳明胃。

中郄二穴　一名中都，在内踝上七寸胫骨中。刺入三分，灸三壮⑪。主㿉疝，崩中，腹上下痛，肠澼不止，泄精。足厥阴脉。

承筋二穴　一名腨肠，一名直肠，在腨肠中央陷者中。不刺，灸三壮。主大腹、腰、脊、背寒，痹，转筋，头眩痛，衄⑫，汗出，脚踹酸重，不能久立，痔，胫不仁。足太阳膀胱。

承山二穴　一名鱼肠⑬，一名肠山，一名肉柱⑭。在兑腨肠下分肉间陷者中。刺入七分，灸五壮⑮。主寒热篡反出，癫疾，瘈疭，衄衄，腰背痛，大便难，痔，胫不仁⑯。

三阴交二穴　在内踝上八寸⑰，胻骨下陷者中。刺入三分，留七呼，灸三壮。主足下热，胫疼不能久立，湿痹不能行。足太阴脾脉，又足厥阴肝⑱。

飞扬二穴　一名厥阳，在外踝上七寸。刺入三分⑲，留十呼，灸三壮。主下部寒，热⑳

汗不出，体重，逆气，头眩痛，衄，腹不仁。足太阳膀胱。

阳交二穴　一名别阳，一名足髎，在踝上七寸，斜属三阳分肉间。刺入六分，灸三壮㉑。主寒厥，癫疾，　，瘈疭，惊狂，喉痹，胸满，面肿，寒热，髀胫不仁㉒。

筑宾二穴　在内踝上端分中。刺入三分，灸五壮㉓。主大疝，绝子，狂，癫疾㉔。

外丘二穴　在外踝上七寸。刺入三分，灸三壮。主肤痛，痿痹，胁、头痛，顶上囟㉕，

---

① 瘕：原作"痴"，据旧抄零本改，与《甲乙经》卷十二、《外台》卷三十九合。

② 瘅：《甲乙经》卷十二、《外台》卷三十九并作"痹"。

③ 病："病"字原脱，据《甲乙经》卷七、《外台》卷三十九补。

④ 飧泄，大肠痛：旧抄零本作"冷泄，大腹痛"。

⑤ 膝肿：《外台》卷三十九作"面肿"。

⑥ 灸三壮：《外台》卷三十九作"灸五壮"。

⑦ 如：《尔雅·释诂上》："如，往也。"

⑧ 五分：《甲乙经》卷三"分"下有"留七呼"三字。

⑨ 踝：《甲乙经》卷三、《外台》卷三十九"踝"上并有"外"字。

⑩ 肠若刀切之：《外台》卷三十九作"腹中切痛"。

⑪ 灸三壮：《甲乙经》卷三、《外台》卷三十九并作"灸五壮"。

⑫ 衄：旧抄零本作"呕"。

⑬ 鱼肠：《甲乙经》卷三、《外台》卷三十九并作"鱼腹"。

⑭ 肉柱：旧抄零本作"内柱"。

⑮ 灸五壮：《甲乙经》卷三作"灸三壮"。

⑯ 痔胫不仁：《札记》曰："'痔胫不仁'四字见前条，此疑误衍，《外台》亦无此四字。"按今检《甲乙经》亦无此四字。又循此例下疑脱"足太阳膀胱"五字。

⑰ 八寸：《甲乙经》卷三、《外台》卷三十九并作"三寸"。

⑱ 足太阴脾脉，又足厥阴肝："足太阴"原作"足太阳"，今据文义改。《甲乙经》卷三、《外台》卷三十九并作"足太阴、厥阴、少阴之会"。

⑲ 三分：原作"三寸"，今据旁校改。旁注曰："字治本作'分'，医本等作'寸'。"今检《甲乙经》卷三作"三分"，与旁校合。

⑳ 热：《甲乙经》卷七、《外台》卷三十九"热"下并有"病"字。

㉑ 灸三壮：《甲乙经》卷三"灸三壮"上有"留七呼"三字。

㉒ 髀胫不仁：循此例下疑脱经脉名，《甲乙经》卷三、《外台》卷三十九此穴并归足少阳胆经。

㉓ 灸五壮：旧抄零本作"灸三壮"。

㉔ 癫疾：循此例下疑脱经脉名，《甲乙经》卷三、《外台》卷三十九此穴并归足少阴肾经。

㉕ 顶上囟：《甲乙经》卷九、《外台》卷三十九并作"项内"。

寒热，癫疾。足少阳胆。

漏谷二穴　在内踝上六寸骨下陷者中。刺入三分[1]，灸三壮。主腹中热若寒，肠善鸣，膝内痛，肘、胁下，少腹膜急[2]，小便不利。足太阴脾脉。

蠡沟二穴　在内踝上五寸。刺入二分，留三呼，灸三壮。主女子疝，少腹肿，赤白淫，阴跳，腰痛，挺长，遗尿，癃，小便不利。足厥阴肝。

光明二穴　在外踝上五寸。刺入六分，留十呼[3]，灸五壮。主身懈体，寒少热甚，淋泺[4]胫酸不能起，膝痛，身体不仁。足小阳胆。

交信二穴　在内踝上二寸[5]。刺入四分，灸三壮。主气癃，颓疝，阴急，股枢腨内廉痛。又阴维脉也[6]。

悬钟二穴　在外踝上三寸动者[7]。刺入六分[8]，灸五壮。主腹满，胃中有热，不嗜食，小儿腹满，不能食饮也。足阳明胃，又足太阳膀胱，又足少阳胆。

付阳二穴　在外踝上三寸。刺入六分，灸三壮。主痿[9]厥，风头重，颈[10]痛，四肢不举不仁。阳跷脉[11]。

复留二穴一名昌阳，一名伏白，在内踝上二寸陷者中。刺入三分，留三呼，灸五壮。主腰痛引脊内廉，腹厥[12]痛，嗌干，尿青赤白，目脘脘，涟出。足少阴[13]肾脉。

中封二穴　在足内踝前一寸，仰足而取之陷者中。刺入四分，留七呼，灸三壮。主振寒，溲白尿[14]难，女子少腹大，嗌干，嗜饮。丈[15]夫颓疝，癃，身体不仁。足厥阴肝。

昆仑二穴　在足外踝后跟[16]骨上陷者中。刺入五分，留十呼，灸三壮。主寒热，癫疾，目脘脘，鼽衄，疟，多汗，腰痛不可俯仰，项如拔，痓，脊强，脚如结。足太阳膀胱脉。

金门二穴　在足外踝下，名曰关梁[17]。刺入三分，灸三壮。主尸厥暴死，霍乱转筋，马痫。足太阳膀胱脉。

照海二穴　在足内踝下。刺入四分，留六呼，灸三壮。主卒疝，少腹痛，四肢淫泺身闷，目痛，尿黄。左取右，右取左，立已[18]。阴跷脉[19]。

曲尺[20]二穴　《小品方》云：在一脚跗上，胫之下，接腕曲屈处，对大指歧，当踝前两筋中央陷中是也。

申脉二穴　在外踝下陷[21]中容爪甲。刺入三分，留六呼，灸三壮。主腰痛不能举足，寒热，颈腋下肿，癫疾后仆。阳跷脉[22]。

商丘二穴　在足内踝下微前陷者中。刺入三分，留七呼，灸三壮。主疟寒，腹中痛，孩

---

[1] 三分：《甲乙经》卷三"分"下有"留七呼"三字。

[2] 肘胁下少腹膜急：旧抄零本作"肘胁下，少腹股急"。《外台》卷三十九作"腹胀而气怏然引肘胁下，少腹胀急"，义长。《医心方》节录不当，而使文义不顺。

[3] 留十呼：《甲乙经》卷三作"留七呼"。

[4] 淋泺：《甲乙经》卷七作"淫泺"，《外台》卷三十九作"淋沥"。

[5] 二寸：旧抄零本作"一寸"。

[6] 又阴维脉也："维"原作"为"，音误，据文义改。按"交信"穴《甲乙经》卷三、《外台》卷三十九并归足少阴肾经，又云"阴跷之郄"。疑此五字有误。

[7] 者：《外台》卷三十九"者"下有"中"字。

[8] 六分：《甲乙经》卷三"分"下有"留七呼"三字。下"付阳"仿此。

[9] 痿：原作"委"，据《甲乙经》卷十、《外台》卷三十九改。按"委"通"痿"。

[10] 颈：旧抄零本作"项"，《外台》卷三十九作"顷"。

[11] 阳跷脉：按"付阳"属足太阳膀胱经，循例此处疑脱"足太阳膀胱"五字。

[12] 厥：《甲乙经》卷九、《外台》卷三十九并作"瘦"。

[13] 少阴："阴"原作"阳"，"复留"穴出足少阴肾经，不当作"少阳"，今正。《甲乙经》卷三作"足少阴脉之所行也"。

[14] 尿：《甲乙经》卷九、《外台》卷三十九并作"便"。

[15] 丈：原作"大"，形误，据文义改。

[16] 跟：原作"踝"，据旁校改。

[17] 关梁：旧抄零本作"开梁"。

[18] 左取右，右取左，立已：原误作"左取，一日取左立也"，今据《外台》卷三十九改正。又《外台》此八字在上"少腹痛"之下。按此为后补文字，旁注曰："宇治本无之。"今检旧抄零本亦无。

[19] 阴跷脉：按"照海"为阴跷脉所主，属足少阴肾经。

[20] 曲尺：此穴见于本书卷二十二第一"足阳明脉图"中，位于"解溪"与"冲阳"穴之间。

[21] 陷：旧抄零本、《甲乙经》卷三、《外台》卷三十九"陷"下并有"者"字。

[22] 阳跷脉：按"申脉"穴属足太阳膀胱经，为阳跷脉所生。

儿泄①,不欲食,不可俯仰,手足烦扰,目昏②口噤,善梦。足太阴脾脉。

然谷二穴　一名龙渊,在足内踝前起大骨下陷者中。刺入三分,留三呼,灸三壮。主不嗜食,热病烦心,足寒清,嗌内肿,上重下轻,女子不字③,男子精溢,黄疸。足少阴肾脉。

太溪二穴　在足内踝后跟骨上动脉陷者中。刺入三分④灸三壮。主闷、呕⑤,寒厥足热,嗜卧,尿黄,嗌中痛,腹胀,手足寒,大便难。足少阴肾脉。

水泉⑥二穴　去太溪下一寸,在内踝下。刺入四分,灸五壮。主月经不来,来而多少⑦闭,心下痛,目䀮䀮,不可以远视。足少阴肾脉。

仆参二穴　一名安邪,在跟骨下陷者中,巩⑧足得之。刺入三分,留六呼,灸三壮。主腰痛,足跟中、踝后痛,脚痿,尸厥,霍乱,马痫。阳跷脉⑨。

丘墟⑩二穴　在足外踝下如前陷者中,去临泣三寸。刺入五分,留七呼,灸三壮。主胸胁痛,善太息,胸满,振寒,髀枢脚痛,目翳,两胁痛。足少阳胆。

解溪二穴　在足冲⑪阳后一寸半,腕上陷者中,刺入五分,留五呼,灸三壮。主面胕肿,颜黑,厥气上,楷腹,调言,瘈疭,股膝重,头眩,面目赤。足阳明胃。

大钟二穴　在足跟后街⑫中。有本作踵中。刺入二分⑬,灸三壮。主腰脊痛,大便难,口中热,喉中鸣,咳唾血。足少阴肾脉。

冲阳二穴　一名会原,在足跗上五寸骨间动脉上,去陷谷三寸。刺入三分⑭,灸三壮。主疟,令人寒,齿龋痛,腹大,不嗜食,振寒。足阳明胃。

太冲二穴　在足大指本⑮节后二寸或一寸半陷者中。刺入三分,留十呼,灸三壮。主腰痛,少腹满,小⑯便不利,肠中邑邑⑰,丈夫颓疝,女子少腹肿,溏泄,黄瘅,癃,遗尿。足厥阴肝。

公孙二穴　在足大指本节之后一寸。刺入四分,留廿呼,灸三壮。主寒热汗出,不嗜食,多寒,腹中切痛,头面肿起,不嗜卧⑱。

太白二穴　在足内侧核骨下陷者中。刺入三分,留七呼,灸三壮。主热病先头重,颊痛⑲烦闷,腰痛腹满,两颔痛,逆气,大便难。足太阴脾脉。

隐白二穴　在足大指端内侧,去爪甲角如韭叶。刺入一分,留三呼,灸三壮。主腹中有寒热⑳,气喘,热病,衄血不止,烦心,善悲,腹胀,足胫寒。同上,井木。

大都二穴　在足大指本节后陷者中。刺入三分,留七呼,灸三壮。主热病汗出且厥㉑,

---

① 孩儿泄:《甲乙经》卷十二作"小儿咳而泄",《外台》卷三十九作"咳而泄"。

② 昏:旁校曰:"字治本作'昏',医本作'眠'字。"今检旧抄零本作"眠"。

③ 女子不字:即女子不孕。"字",怀孕、生育。

④ 三分:《甲乙经》卷三"分"下有"留七呼"三字。

⑤ 闷、呕:《外台》卷三十九作"咳逆心闷,不得卧,呕甚"。丹波氏抄录过于简略而使文义不明。

⑥ 水泉:原作"水原",据旁校改,与《札记》引旧抄零本、《甲乙经》卷三、《千金方》卷二十九合。

⑦ 少:《甲乙经》卷十二、《外台》卷三十九并无"少"字。

⑧ 巩:旁校作"供",《甲乙经》卷三、《外台》卷三十九并作"拱"。《札记》曰:"巩、供、拱三字同音,《说文》:巩,以韦束也。巩足、供足盖皆两足并立之义。旧抄零本作'如葺足',疑巩(鞏)字误坏为二字也。"按"巩"疑当作"鞏",繁体形近致误。《广雅·释诂一》:"鞏,举也。"

⑨ 阳跷脉:《外台》卷三十九作"足太阳、阳跷脉所会"。

⑩ 丘墟:原作"丘虚",据《甲乙经》卷三、《外台》卷三十九改。

⑪ 冲:原作"衡",繁体形似而误,据旧抄零本改。

⑫ 街:《甲乙经》卷三、《外台》卷三十九并作"冲"。

⑬ 二分:《甲乙经》卷三"分"下有"留七呼"三字。

⑭ 三分:《甲乙经》卷三"分"下有"留十呼"三字。

⑮ 本:旁校作"大"。按"大节"即"本节",《甲乙经》卷三、《外台》卷三十九并作"本节"。

⑯ 小:原作"少",增笔改误,据《甲乙经》卷九、《外台》卷三十九改。

⑰ 邑邑:腹中郁结貌。

⑱ 不嗜卧:循例此下疑脱"足太阴脾"四字,《甲乙经》卷三作"太阴络也"。

⑲ 痛:"痛"字原脱,据《甲乙经》卷七、《千金方》卷三十、《外台》卷三十九补。

⑳ 热:《甲乙经》卷九、《外台》卷三十九并作"气"。

㉑ 汗出且厥:原作"汗出且出厥",据《千金方》卷三十改。《甲乙经》卷七作"汗不出且厥",《外台》卷三十九作"汗不出厥"。

足清暴泄,心痛肠胀,心尤痛,烦心。同上。

大敦二穴　在足大指端,去爪甲如韭叶及三毛中。刺入三分,留十呼,灸三壮。主卒疝暴痛,男子立已①。心痛,遗尿,小便难,阴挺出,厥死,腹脐痛。足厥阴肝脏井。

行间二穴　在足大指间动应手陷者中。刺入六分,留十呼,灸三壮。主尿难、痛、白浊,卒疝,腰腹痛,咳逆,面热,口喝,咽痛,短气,足下热,胸背痛。足厥阴肝。

陷谷二穴　在足大指次指外间,本节后陷者中,去内庭二寸。刺入五分②,灸三壮。主热病,面肿水肿,胸满,善啮唇,肠鸣,时寒热。足阳明胃。

内庭二穴　在足大指次指外间陷者中。刺入三分,留廿呼,灸三壮。主四厥③,手足闷者,久④持之,厥热,胫痛,腹胀皮痛者,口噤。同前胃。

厉兑二穴　在足大指次指之端,去爪甲角如韭叶。刺入一分,留一呼,灸一壮⑤。主暴厥欲死,口息⑥,脉动如故,其形无知,不嗜食,衄衄,足胫寒。同前胃。

临泣二穴　在足小指次指本节后间陷者中,去侠溪一寸半。刺入二分,留五呼,灸三壮。主胸满,腋下肿,马刀,头眩,目涩,身痹,振寒,膝痛,胫酸,月水不利。足少阳胆。

地五会二穴　在足小指次指本节后陷者中。刺入三分,不可灸。主内伤唾血,不足,外无膏泽。足少阳胆。

侠溪二穴　在足小指次指歧骨间,本节前陷者中。刺入三分,留三呼,灸三壮。主胸中楷满,寒如风吹之状。狂,疟,膝痛,目眦赤痛,头眩颔痛。足少阳胆。

窍阴二穴　在足小指次指之端,去爪甲如韭叶。刺入一分⑦,留三呼,灸三壮。主胁痛,咳逆汗出⑧,腹⑨足清,头痛,舌卷,口干,耳鸣。足少阳胆。

京骨二穴　在足外侧大骨下,赤白肉际陷者中。刺入三分,留七呼,灸三壮。主喘,头重,足寒,不欲食,脚挛,衄,目白翳,鼻不利⑩。

束骨二穴　在足小指外侧本节后陷者中。刺入三分,留三呼,灸三壮。主身痛,狂,善行,癫疾,腰痛如折,脚如结,耳聋,恶风,目眦烂。足太阳膀胱脉。

通谷二穴　在足小指外侧本节前陷者中。刺入二分,留五呼,灸三壮。主身疼痛,善惊,互⑪引,鼻衄衄,寒热,善嚏⑫,项痛⑬,振寒。同上。

至阴二穴　在足小指外侧去爪甲角如韭叶。刺入一分,灸三壮⑭。主疟,头重,鼻衄,寒疝,足下热,不欲近衣,项痛,目翳,胸胁痛。同上。

涌泉二穴　一名地冲,在足心陷者中,屈足卷指宛宛中。刺入三分,留三呼,灸三壮。主热病者,先腰胫酸,善渴数饮,身清⑮,清则项痛,足下热,头痛,不嗜食,腹胀,大便难,男子如蛊,女子如姐⑯,不欲食,足厥,喘逆。足少阴肾。

诸家取背俞法第二

杨玄操曰:黄帝正经椎有廿一节,华佗、

---

① 主卒疝暴痛,男子立已:此针方见于《素问·缪刺论》。原方作"卒疝暴痛,刺足大指爪甲上与肉交者各一痏,男子立已,女子有顷已,左取右,右取左"。
② 五分:《甲乙经》卷三"分"下有"留七呼"三字。
③ 四厥:旧抄零本作"心厥"。
④ 久:《千金方》卷三十、《外台》卷三十九"久"上并有"使人"二字,于义为顺。
⑤ 灸一壮:《甲乙经》卷三作"灸三壮"。
⑥ 口息:《外台》卷三十九作"口噤气绝"。
⑦ 一分:《甲乙经》卷三作"三分"。
⑧ 汗出:《甲乙经》卷七、《外台》卷三十九并作"汗不出"。
⑨ 腹:《甲乙经》卷七、《外台》卷三十九并作"手"。
⑩ 鼻不利:循例此下疑脱"足太阳膀胱"诸字。《甲乙经》卷三作"足太阳脉之所注"。
⑪ 互:原作"氐",据《甲乙经》卷七改。
⑫ 嚏:旧抄零本作"呕",《外台》卷三十九作"唏"。
⑬ 项痛:旧抄零本作"头痛"。
⑭ 刺入一分,灸三壮:《甲乙经》卷三作"刺入三分,留五呼,灸五壮"。
⑮ 清:《素问·刺热》作"热"。下"清"字仿此。
⑯ 姐:《外台》卷三十九作"阻",似当据改。

扁鹊、曹翕①、高济之徒，或云廿四椎，或云廿二，或云长人廿四椎，短人廿一椎。此并两失其衷②，大致或疑③。夫人感天地之精，受五行之性，骨节孔窍，一禀无亏，长短粗细，乃因成育，是以人长则骨节亦长，人短则骨节亦短，其分段机关无盈缩也。今云长人廿四椎者，其支节宁④即多矣？短人廿一椎者，其支节便少乎？是知骨法常定，支节无差，时人穿凿，互生异见，宜取轩后⑤正经，勿视杂术之浅法也。然华佗、扁鹊并往代名医，遗文旧迹岂应如此？当是后人传录失其本意也。

又云：诸俞皆两穴，侠脊相去三寸，诸家杂说多有不同。或云肺俞第五椎，心俞第七椎；或云相去二寸半，或云二寸，或云三寸三分；或云诸俞皆有三穴，此又谬矣。《明堂》者，黄帝之正经，圣人之遗教，所注孔穴，靡不指的。又皇甫士安，晋朝高秀⑥，洞明医术，撰次《甲乙》，并取三部⑦为定。如此则《明堂》、《甲乙》是圣人之秘宝，后世学者，宜遵用之，不可苟从异说，致乖正理也。

杨上善曰：取背俞法，诸家不同者，但人七尺五寸之躯虽小，法于天地无一经不尽也。故天地造化数乃无穷，人之俞穴之分何可同哉？昔神农氏录天地间金石草木三百六十五种⑧，法三百六十五日，济时所用。其不录者，或有人识用，或无人识者，盖亦多矣。次黄帝取人身体三百六十五穴，亦法三百六十五日，身体之上移于分寸，左右差异，取病之俞实亦不少。至如《扁鹊灸经》，取穴及名字即大有不同。近代秦承祖《明堂》、曹氏《灸经》等，所承别本，处所及名亦皆有异，而除疴遣疾又复不少，正可以智量之，适病⑨为用，不可全言非也。而并为非者，不知大方之论，所以此之量法，圣人设教有异，未足怪也。

《黄帝明堂经》俞椎法曰：

大抒在第一椎下旁。风门在第二椎下旁。肺俞在第三椎下。心俞在第五椎下。膈俞在第七椎下。肝俞在第九椎下。胆俞在第十椎下。脾俞在第十一椎下。胃俞在第十二椎下。三焦俞在第十三椎下。肾俞在第十四椎下。大肠俞在第十六椎下。小肠俞在第十八椎下。膀胱俞在第十九椎下。中膂俞⑩在第廿椎下。白环俞在第廿一椎下。

凡侠脊椎下间旁相去三寸也。

《扁鹊针灸经》曰：第二椎名大抒。各一寸半，又名风府。第四椎名关俞⑪。第五椎名督脉俞。第六椎名心俞。与《佗》同。第八椎名肺俞。第十椎名脾俞。与《佗》同。第十三椎名悬极俞。不可灸，杀人。第十五椎名下极俞。第十七椎名小肠俞。与《佗》同⑫。第十八椎名三焦俞。或名小童肠俞。第十九椎名腰俞。第廿椎，主重下⑬。第廿一椎，不治。第廿二椎，主腰背筋挛痹。

凡十九椎⑭，应治其病灸之，诸俞侠脊左右各一寸半或一寸二分，但肝俞一椎灸其节。其第十三椎并廿一椎，此二椎不治，杀人。

《华佗针灸经法》：第一椎名大椎。第三椎名云门俞。第四椎名神俞⑮。第五椎名脉俞。又云厥阴俞⑯，又名少商。第六椎名心俞。又云督脉俞，又名膏肓。第八椎名肝俞。又云胃俞。第九椎名胆俞。第十椎名脾俞。与《鹊》

---

① 曹翕：三国时医生，著有《曹氏灸经》，今佚。
② 衷：通"中"，适中，恰当。
③ 或疑：即"疑惑"。
④ 宁：岂。
⑤ 轩后：指轩辕黄帝。后，指君主。《尔雅·释诂上》："后，君也。"
⑥ 高秀：优异突出的人材。
⑦ 三部：指《素问》、《灵枢》、《明堂孔穴》三部医书。
⑧ 种：原"种"上衍日字，据校改标记删。
⑨ 适病："适"旁校作"遍"，"病"字原脱，据旁校补。
⑩ 中膂俞：原作"中膂内俞"，据文义文例改。
⑪ 关俞：《千金方》卷十七第五云"扁鹊云第四椎下两旁各一寸半名阙俞"，《千金翼》卷二十七引作"巨阙俞"，《千金方》卷二十所载灸方又名此穴曰"厥阴俞"，宋以后文献均从之，疑《医心方》"关"系"阙"字形误。
⑫ 与佗同：下文华氏《针灸经》载十七椎下名"大小肠俞"，有所不同。
⑬ 主重下：原为小字注文，据文义改为大字，下"廿椎"、"廿二椎"下文字均仿此。
⑭ 凡十九椎：检上述内容，共十四椎。
⑮ 俞：原作"窬"。《说文·穴部》："窬，空中也。"按"窬"义通"俞"，今循例改作"俞"。下文至本段末同。
⑯ 厥阴俞：《千金方》卷二十载"厥阴俞"穴，在第四椎下。

同。第十一椎名胃俞。第十二椎名肠俞。第十三椎名太仓俞。第十五椎名阳结俞。又云气海俞①，又云不可灸。第十六椎名裂结俞。第十七椎名大小肠俞②。与《鹊》同。第十八椎名三焦俞。又云八辽俞。第廿椎名手少阴俞。又云重下俞。第廿一椎名胃俞。又云解脊俞。第廿二椎名尽肠俞。又云八辽俞。第廿三椎名下极俞。

凡诸椎侠脊相去一寸也。

《龙衔素针经》曰：热府，大椎上去发一寸，横三间寸③。心俞，第三椎横相去三寸，一名身枢。风门，第四椎相去三寸。肺俞，第五椎相去三寸。与《佗》、《鹊》同之。肝俞，第七椎相去三寸。与匡家④同。胃管下俞⑤，第八椎相去三寸。小肠俞，第十七椎相去三寸。与《鹊》同。大肠俞，正当脐。又云第十五椎。督脉⑥名中脊。

凡人身长短肥瘦，骨节各有大小，故不可以一法取，宜各以其自夫尺寸为度。横度手四指为一夫，亦云部。

僧匡及彻公二家与上件四经不同者别出：

风门，第三节。心俞，第七节。膈俞，第八节。脾俞，第十二节。又云十六节。胃俞，第十一节。小肠俞，第十二节。大肠俞，第十三节。结肠俞，第十五节。大⑦阳俞，第十七节。少⑧阳俞，第廿节。督脉俞，第廿二节。

凡侠脊相去二寸半，瘦人相去二寸二分。

右上件五家，背俞椎法与《明堂经》不合者别出如上，与其经不异者不在上例。

《背俞度量法》⑨曰：凡人有长短肥瘦，随形量之，不得同量。脏腑十二俞欲令详审者，宜以绳度之。夫数节俞者，从大椎俞始⑩数为数也。今呼俞者，是孔穴也。

《黄帝素问》曰：欲知背俞，先度其两乳间，中折之，更以他草度去其半已，即以两禺⑪相柱也，乃举臂以度其背，令其一禺居上，齐脊大椎，两禺在下。当其下禺者，肺之俞；复下一度，心之俞；复下一度，右⑫角肝俞，左⑬角脾俞也；复下一度，肾俞也。是谓五脏之俞，灸刺之度也。

《黄帝九卷》曰：若取人节解者，可从大椎骨头直下至尻尾骨端度取，分为廿二分，还约背，当分分上，即其穴也。但肝一俞，当上灸之，余穴无不侠两边各一寸三分也。

《金腾灸经》曰：脏腑十二俞经法⑭：从大椎直穷骨中折度，去其半，乃取余半四折之，皆令平等，点所折处，同⑮伸所点度，上从大椎下至中脊，第一点名为膈俞，第二点名为肺俞，第三点名为心俞，下头正中央名为肝俞；又从肝俞下至穷骨仍⑯为八折，皆令平等⑰，因伸⑱，从肝俞至穷骨之第一点为胆俞，第二点名为脾俞，第三点名为胃俞，第四点名为肾俞，第五点名为大小肠俞，第六点名为三焦俞，第七点名为膀胱俞，下头住穷骨。

凡脏腑俞，皆侠脊相去二寸半，唯肝俞正脊中央也。

---

① 气海俞：《太平圣惠方》卷九十九载"气海俞"穴，在第十五椎下两旁一寸半，通灸。
② 大小肠俞：敦煌卷子《灸法图》载此穴，在第十七椎两旁，相去二寸三分。
③ 横三间寸：是一种古代灸法，常用于灸背俞穴，其法：当椎下置一艾炷，两旁各置一艾炷，每炷宽三分，三炷间为一寸。此即上文杨玄操所谓"或云诸俞皆有三穴"，实则为一穴。
④ 匡家：疑指下文之"僧匡"。
⑤ 胃管下俞：《千金方》卷二十一、《千金翼》卷二十七均载有此穴，部位相同，只是《医心方》将"横三间寸"误作"相去三寸"。
⑥ 督脉：似应作"督脉俞"。
⑦ 大：古时"大"、"太"往往混用，此疑当作"太"。
⑧ 少：旁校作"小"，似非是。
⑨ 《背俞度量法》：眉校曰："宇治本无之，医本等同前。"
⑩ 始：旁校作"如"。
⑪ 禺：《素问·血气形志篇》作"隅"。隅，方角。下同。
⑫ 右：《素问·血气形志篇》作"左"。
⑬ 左：《素问·血气形志篇》作"右"。
⑭ 经法：原作"经连经法"，中"连经"二字旁有删除标记，据文义此二字疑衍，今从旁校删。
⑮ 同：疑当作"因"，形近致误。
⑯ 仍：再。
⑰ 皆令平等：此下疑脱或省"点所折处"四字。
⑱ 因伸：此下疑脱或省"所点度"三字。

针禁法第三

孙思邈云:经云:云门刺不可深,今则都忌不刺,学者宜详悉之。

大寒无①刺;月生无泻,月满无补,月廓空无治;新内②无刺,已刺无内;大怒无刺,已刺无怒;大劳无刺,已刺无劳;大醉无刺,已刺无醉;大饱无刺,已刺无饱;大饥无刺,已刺无饥;大渴无刺,已刺无渴。

乘车来者,卧而休之,如食顷乃刺之;步行来者,坐而休之,如行十里顷乃刺之;大惊大怒,必定其气乃刺之。

刺中心,一日死,其动为噫。刺中肺,三日死,其动为咳。刺中肝,五日死,其动为欠。刺中脾,十五日死,其动为吞。刺中肾,三日死,其动为嚏。刺中胆,一日半死,其动为呕。刺中膈为伤中,不过③一岁必死。刺中跗大脉④,血出不止死。跗上大脉,动脉也⑤。刺阴股中大脉,血出不止死。刺面中溜脉,不辛为盲。刺客主人内陷中脉,为内漏为聋。刺项中脑户,入脑立死。刺膝膑出液为跛。刺舌下中脉大过,血⑥不止为喑。刺臂太阴脉,出血多立死。手太阴经渠不可出血,出血立死。按此臂之太阴脉总不得出血也⑦。刺足下布络中脉,血不出为肿。布络是足少阴脉皮部络也⑧。刺足少阴脉重虚出血,为舌难以言。足少阴至舌本,若其脉先虚,又刺出血,即为重虚,故为语难也⑨。刺郄中大脉,令人仆、脱色。刺诸郄当空刺之,不可中于大络也⑩。刺膺中陷中肺,为喘逆仰息。一名中府,肺募也⑪。刺气街⑫中脉,血不出为肿鼠鼷⑬。刺肘中内陷气归之,为不屈伸。刺脊间中髓,为伛。刺阴股下阴三寸内陷,令人遗尿。阴股下三寸当足太阴五里穴也⑭。刺乳上中乳房,为肿根蚀。刺腋下胁间内陷,令人咳。当渊腋穴也⑮。刺缺盆中,内⑯陷气泄,令人喘逆。刺少腹中膀胱尿出,令人少腹满。刺手鱼腹⑰内陷,为肿。刺腨肠内陷,为肿。刺目眶上陷骨中脉,中漏喑⑱。

神庭禁不可刺。上关刺不可深。缺盆刺不可深。颅息刺不可多出血。左角刺不可久留。云门刺不可深。五里禁不可刺。脐中禁不可刺。伏兔禁不可刺。三阳络不可刺⑲。复留刺无多见血。承筋禁不可刺。然谷刺无多见血。

灸禁法第四

陈延之云:《黄帝经》⑳曰㉑:禁不可灸者

---

① 无:通"毋",不要。《说文通训定声·豫部》:"无,假借为毋。"下仿此。
② 新内:指刚刚房室不久。"内",指房室。
③ 过:原作"逾",据《千金方》卷二十九第三改。
④ 刺中跗大脉:《千金方》卷二十九第三作"刺跗上中大脉"。
⑤ 跗上大脉,动脉也:《千金方》卷二十九第三无此七字,疑是注文。
⑥ 血:《千金方》卷二十九第三'血'下有"出"字。
⑦ 手太阴经渠……不得出血也:《千金方》卷二十九第三无此二十六字,疑是注文。
⑧ 布络是足少阴脉皮部络也:《千金方》卷二十九第三无此十一字,疑为注文。
⑨ 足少阴至舌本……故为语难也:《千金方》卷二十九第三无此二十四字,疑为注文。
⑩ 刺诸郄当空刺之,不可中于大络也:《千金方》卷二十九第三无此十四字,疑为注文。
⑪ 一名中府,肺募也:《千金方》卷二十九第三无此七字,疑为注文。
⑫ 气街:"街"上原脱"气"字,据《新雕孙真人千金方》卷二十九补。
⑬ 鼷:《千金方》卷二十九第三作"䐃"。
⑭ 阴股下三寸当足太阴五里穴也:《千金方》卷二十九第三无此十三字,疑为注文。
⑮ 当渊腋穴也:《千金方》卷二十九第三无此五字,疑为注文。
⑯ 内:原作"肉",旁校作"内",据改,与《千金方》卷二十九第三合。
⑰ 腹:原作"肠",据《千金方》卷二十九第三改。
⑱ 中漏喑:《千金方》卷二十九第三作"为漏为盲"。
⑲ 不可刺:《千金方》卷二十九第三"不"上有"禁"字。
⑳ 《黄帝经》:指《黄帝三部针灸经》,即《甲乙经》。
㉑ 曰:"曰"字原为旁校所补,而误补在下"禁"字下,今据文义乙正。

有十八处,而《明堂》①说便不禁之,今别记之如左:

头维禁不可灸;承光禁不可灸;脑户禁不可灸;风府禁不可灸;喑门禁不可灸;耳门耳中有脓及适抵②无灸;人迎禁不可灸;丝竹空灸之不幸,使人目小及盲;承泣禁不可灸;脊中禁不可灸;乳中禁不可灸;石门,女子禁不可灸;气街灸之不幸,不得息;渊腋灸之不幸,生肿蚀;天府禁不可灸;经渠禁不可灸;地五会禁不可灸;伏兔禁不可灸。

又云:曹氏③说不可灸者如左:陈延之同。

玉枕者,人音声之所经从,无病不可灸,灸则声不能语;若有疾,可灸五十壮。

维角者,在眼后发际上至角脉上是也,人眼精之所,心通神为明者也,不可妄灸,灸则令失明,此则头维也。

睛明者,名为郎井,在眼本眦陷中可容豆者,人眼神光之所归息也,无病不可灸,灸则失明反赤;有病可灸七壮至十四壮。

舌根,在颐下廉泉之后,当④结喉上仰著下颐,当舌根下去结喉一寸,长人可一寸半,咽吞口味时,按之有怒肉起是也,人声息之亭候,无病不可灸,灸则令气涩语不转;有病可灸七壮至十四壮。

结喉,在颈下阴喉头突起腺腺⑤者也,人五脏营卫之所统也,无病不可灸,灸则妖鸣语不成音;有疾可灸七壮。

胡脉⑥,在颈本边主乳中脉上是也,一名荣听,人五脏血气之注处也,无病不可多灸,熟则血气决泄不可止;有疾可灸五十壮。

天突者,名为天瞿,复名身道,是体精之衢路也,无病不可灸,灸则伤声反喑;有疾可灸五十壮。

神府者,人神之明堂也,无病不可灸,灸则少气之⑦短,使人无精守;有疾⑧可灸百壮。此则鸠尾,一名龙头是也。

臣揽⑨者,名为神精,人筋脉之所交也,不可妄灸,灸则令人不能举臂;有疾可灸百壮。

关元者,下焦阴阳宗气之奥室也,妇人无疾不可妄灸,灸则断儿息⑩;有疾可灸百壮。

血海者,名为冲使,在膝内骨上一夫陷中,人阴阳气之所由从也,无病不可灸,灸男则阳气衰,女则绝产,不欲动摇肢节也;有疾可灸五十壮。

足太阴者,人阳精之房冲也,无病不可灸,灸男则阳气衰,女则令绝产;有疾可灸五十壮。

丘墟者,名为蹄溪,在外踝下少⑪斜近前是也,人声室之房源,无病不可灸,灸则气下不能上通,令喑不能言;有疾可灸十四壮。

右廿穴,曹氏说云:无病不可灸,灸则为害也。寻不病者则不应徒然而灸,以痛苦为玩者也,皆病至不获已乃灸耳,便是未详曹氏此说也。

又云:师述曰:孔穴去病有近远也,头病即灸头穴,四肢病即灸四肢穴,心腹背胁亦然,是以病其处即灸其穴,故言有病者可灸,此为近道法也。远道针灸法:头病⑫皆灸手臂穴,心腹病皆灸胫足穴,左病乃灸右,右病皆灸左,非其处病而灸其穴,故言无病不可灸也,非其身都无病而徒灸者也。故⑬言其穴所在之处无病,不横⑭为远道灸穴,苟犯其禁耳。意谓如此,幸可更详也。

---

① 《明堂》:此非指黄帝《明堂经》,而是别家《明堂》。《太平圣惠方》卷九十九"天府"穴下所引《明堂经》之文与此说相同。

② 适抵:原作"通抵",据《千金要方》卷二十九第三改。适抵,也写作"擿抵",即耳耵聍,又称"聤耳"。

③ 曹氏:疑即上文所云"曹翕"。

④ 当:旁注曰:"字治本无'当'字,医本等有之。"

⑤ 腺腺(lěi lěi):突起貌。《玉篇·肉部》:"腺,皮起也。"

⑥ 胡脉:胡,颔下垂肉。胡脉即颈脉,相当于人迎脉。

⑦ 之:"之"字旁似有删除标记。

⑧ 疾:原作"病",据旁校改,与上下文例一律。

⑨ 臣揽:按此穴名古书记载不一,又作"巨揽"、"臣觉"、"巨揽"、"巨觉"等,《医心方》卷三第二十三引《小品方》云:"背胛间名臣揽。"

⑩ 儿息:犹言子嗣。

⑪ 少:通"稍"。

⑫ 病:原作"痛",形近改误,据旁校改。

⑬ 故:特意。

⑭ 横:肆妄。

针例法第五

《素问》曰①：夫九针者，天地之大数，始于一而终于九。故曰：一以法天，二以法地，三以法人，四以法四时②，五以法五音，六以法六律，七以法七星，八以法八风，九以法九野。

又曰：夫圣人之起③天地之数也，一而九之，故以立九野，九而九之，九九八十一，以起黄钟数也，以针应数也。

一曰④镵针者⑤，取法布针⑥，去末半寸⑦卒锐之，长一寸六分，主热在头身也。二曰员针，取法于絮针，筒其身而卵其锋，长一寸六分，主治分⑧间气。三曰锃针，取法于黍粟之锐，长三寸半，主按脉取气，令邪出。四曰锋针，取法于絮针，筒其身，锋其末，长一寸六分，主痈热出血。五曰铍针⑨，取法于剑锋，广二分半，长四寸，主大痈脓，两热争也。六曰员利针，取法于氂，微大其末，及⑩小其本，令可深纳也，长一寸六分，主取痈暴痹者。七曰毫⑪针，取法于毫毛，长一寸六分，主寒痛痹在络者也。八曰长针，取法綦针，长七寸，主取深邪远痹者。九曰大针，取法于锋针，其锋微圆，长四寸，主取大气不出关节者。针形毕⑫，此九针小大长短之法也。

德贞常曰：凡刺竟不得即灸，若拔针即灸者，内外热气相击，必变为异病也。若针处有肿核气起者，至七日外不消，然后灸之。

燔针法

董暹曰：凡烧针之法，不可直用炭火烧，针涩伤人也。蜡烧为上，不作黑色瘢也。乌麻、麻子脂为次，蔓青、荏子为下。自外六畜脂并不可用也，皆伤人也。燔大癥积用三隅针⑬。破痈肿皆用铍针，量肿大小之宜也。小积及寒疝诸痹及风，皆用大员利针如筵也，亦量肥瘦大小之宜。皆烧针过热紫色为佳，深浅量病大小至病为度。针讫以烧钉赤，灸上七过佳也，毋⑭钉灸上七壮，而以引之佳也，不则火气伏留以为肉痈也。若肉薄之处

不灸，亦得大禁水入也。禁冷饮食。疮不发者，欲不作瘢者，脓时担⑮去之。乍寒乍热者，疮发也。

孙思邈曰：火针用锋针，以油火烧之，务在猛热，不热即于人有损也。隔日一报，三报之后，当脓水大出为佳。巨阙、太仓、上下管，此之一行有六穴，忌火针也。

灸例法第六

陈延之曰：经说：夫病以汤药救其内，针灸营⑯其外。夫针术须师乃行，其灸则凡人便施。为师解经者，针灸随手而行；非师所解文者，但依图详文则可灸；野间无图不解文者，但逐病所在便灸之，皆良法。但避其面目四肢显露处，以疮瘢为害耳。

张仲景述：夫病其脉大者不宜灸也。

凡欲灸者，当详所宜，审应灸处，疏孔穴名、应灸壮数出之，以疏临图像，依注诸寸数

① 《素问》曰：按此下所引不见于今本《素问》，而见于今本《灵枢·九针论》。

② 四时：《甲乙经》卷五第二、《太素》卷二十一《九针所象》同。《灵枢·九针论》"时"上无"四"字。下"五音"、"六律"、"七星"、"八风"、"九野"仿此。

③ 起：《广雅·释诂一》："起，立也。"

④ 一曰：此二字原误窜在上"以针应数也"之上，今据《灵枢·九针论》移正。

⑤ 者：律以下"员针"各句，"者"字疑衍。

⑥ 布针：《甲乙经》卷五第二、《太素》卷二十一《九针所象》同。《灵枢·九针论》作"巾针"。史崧《音释》："巾针，一本作布针。"

⑦ 半寸：《甲乙经》卷五第二同。《灵枢·九针论》乙作"寸半"。丹波元简曰："此针通计长一寸六分，其寸半而卒锐之，则其余有一分，岂有此理，当从《甲乙》作半寸。"

⑧ 分：疑"分"下脱"肉"字。

⑨ 铍(pī)针：原作"铈针"，据《灵枢·九针论》改。下同。

⑩ 及：《灵枢·九针论》作"反"。

⑪ 毫：原作"豪"，据《灵枢·九针论》改。按"豪"通"毫"。

⑫ 毕：《灵枢·九针论》"毕"下有"矣"字，足文。

⑬ 三隅针：即"锋针"。

⑭ 毋：同"无"字。

⑮ 担：揩拭。《玉篇·手部》："担，拂也。"

⑯ 营：《万安方》卷五十八引作"管"。

量度点灸之,疏如经所记①壮数也。

凡灸之腥②熟,宜视其人盛衰所在,大熟则伤衰,腥少则不能愈疾。是以宜节度随盛衰也。

凡男女之体,同以腰上为阳,以腰下为阴也。男以背为阴,腹为阳。女以腹为阴,背为阳。

凡灸法,当先发于上,然后灸下,先发于阳,然后灸阴,则为顺也。

凡灸诸俞,皆令③如经也。不如经者,徒病④无益。灸得脓坏,风寒乃出,不坏病则不除也。

凡肾气有风冷,令人如邪鬼状,但数报灸令熟,风寒除自愈。

凡头者,人神所治,气之精也,病则气虚精散。夫灸头必令当病,使火气足,却邪则止火也。足而不止,则神出不得入,伤精明,营卫衰损也;未足而止,则邪微有余,喜因天阴阳而发也。四肢者,身之枝干⑤也,其气系于五脏⑥,随血脉出入养四肢也,其分度浅易达也。是以灸头及四肢不欲顿熟,宜稍与而数报之,积灸计壮数足愈疾断邪而已矣。腹者,水谷之所藏,风寒之所结,灸务欲令熟为欲多也。脊者,身之梁栋,脏腑之所系,太阳之合,阴阳动发,冷气⑦成病,精神气微,得火则冷气散,且背膂重厚,灸宜熟务多善也。

《太素经》云:手中指本节至其末长四寸半。注云⑧:从本节端至中指末合四寸半,今人取手大指次指⑨第一节为寸,以定针灸分寸者,不相当也。

孙思邈曰:凡孔穴在身,此皆脏腑营卫血脉流通,表里往来各有所主⑩,临时救难,必在审详,人有老少,体有长短,肤有肥瘦,皆须妙思,量⑪准而断⑫之,无得一概⑬,致有差失。其尺寸之法,依古者八寸尺⑭,仍取病者男左女右,手中指上第一节为一寸,亦有长短不定者,即取手大拇指第一节横度为一寸,以意消息,工⑮拙在人,其⑯一夫者,以四指为一手夫。又以肌肉纹理节解缝会宛曰⑰之中,又以手按之,病者快然,如此仔细安详用心者,

乃能得之耳。

凡经言横三间寸者,则是三灸两⑱间,间一寸有三灸,灸有三分,三壮之处即为一寸。

凡言壮数者⑲,若丁⑳壮遇病,病根深笃者,倍㉑多于方数;其人老少羸弱者,复减半。依《扁鹊灸法》有至千壮,有至五百壮,皆临时消息之。《明堂本经》多㉒针入六分,灸三壮,更无余论。曹氏㉓有百壮者,五十㉔壮者。《小品》诸方亦皆有此。须准病轻重以行,不可胶柱。

凡点灸法,皆须平直,四体无使倾侧,灸时孔穴不正,无益于事,徒破好肉耳。若坐点则坐灸之,卧点则卧灸之,立点则立灸之,反

---

① 记:旁校作"说"。

② 腥:与下"熟"对文,有"生"义。指灸处肉生。《洪武正韵·庚韵》:"生肉曰腥。"

③ 令:原作"今",缺笔致误,据文义改。

④ 病:疑当作"痛"。按"张仲景述"最后误衍此节与下"凡肾气有风冷"一节,原校均已删去,彼处"病"即作"痛"可证。

⑤ 干:"干"原作"转",疑是"幹"字俗讹,今据文义改,《金匮玉函经》卷一、《千金方》卷二十九第六云:"臂脚手足者,人之支干。"是可证。

⑥ 五脏:《金匮玉函经》卷一、《千金方》卷二十九第六"脏"下有"六腑"二字。

⑦ 气:《金匮玉函经》卷一、《千金方》卷二十九第六并作"热"。

⑧ 注云:按此下文字乃杨上善注文。

⑨ 次指:《太素》卷十三《骨度》杨注无"次指"二字。

⑩ 主:原作"生",据《千金方》卷二十九第六改。

⑪ 量:《千金方》卷二十九第六"量"上有"商"字,"商量"二字属上读。

⑫ 断:《千金方》卷二十九第六作"折",义长。

⑬ 概:原误作"蒇",据《千金方》卷二十九第六改。

⑭ 尺:《千金方》卷二十九第六"尺"上有"为"字,义长。

⑮ 工:《千金方》卷二十九第六作"巧"。

⑯ 其:《千金方》卷二十九第六"其"下有"言"字。

⑰ 曰:《新雕孙真人千金方》卷二十九作"穴"。

⑱ 两:原作"而",据《新雕孙真人千金方》卷二十九改。

⑲ 凡言壮数者:原作"凡言数",文义不明,据《千金方》卷二十九第六补"壮"、"者"二字。

⑳ 丁:原误作"干",据《千金方》卷二十九第六改。

㉑ 倍:《千金方》卷二十九第六"倍"上有"可"字,文顺。下"复"字上亦有"可"字。

㉒ 多:《千金方》卷二十九第六"多"下有"云"字。

㉓ 曹氏:《千金方》卷二十九第六"氏"下有"灸法"二字。

㉔ 五十:《千金方》卷二十九第六"五"上有"有"字,足文。

此亦不得其穴矣。

凡灸当先阳后阴，先上后下，皆以日正午后，乃可下火[1]。午前、平旦谷气虚[2]，令人癫眩，不可针灸也，慎之。其大法如此[3]。卒急者不[4]用此例。

杨玄操曰：灸疮得脓坏，其病乃出；不坏则病不除。

《**甲乙**》丙卷云：灸不发者，灸䈼[5]熨之，三日即发也。䈼，步典反，履底也[6]。

《**苏敬脚气论**》云：灸疮瘥后，瘢[7]色赤者风毒尽；青黑者犹有毒气，仍灸勿止，待身体轻利，然后可休矣。

《**扁鹊针灸经**》云：凡灸，因火生疮长润，久久不瘥，变成火疽，取榖树东边皮一寸以上，煮熟去滓，煎令如糖，和散敷，验。

又：牛屎烧作灰，敷灸疮经久不瘥者。兔毛烧灰，主灸疮不瘥。

针灸服药吉凶日第七

合服药吉日

《**大清经**》云：凡欲合服神仙药者，以天清无风雨，欲得王相日，上下相生日合之，神良。

王相日者：春甲乙寅卯王，丙丁巳午相；夏丙丁巳午王，戊己辰戌丑未相；四季戊己辰戌丑未王，庚辛申酉相；秋庚辛申酉王，壬癸子亥相；冬壬癸子亥王，甲乙寅卯相。

相生日者：春甲午、乙巳、丙寅、丁卯；夏丙辰、丁丑、丙戌、丁未；四季戊辰、己丑、戊申、己酉；秋庚子、辛亥、庚申、辛酉；冬壬子、癸亥、壬寅、癸卯。

又云：凡作药，始以甲子开、除之日为之，甲申己卯次之。

又云：服药良日，常以建、开日晨服为阳，暮服为阴，多其阳少其阴。

《**虾蟆经**》云：凡服药吉日：

甲辰、乙巳、丙辰、丁巳。今按：丙辰五不生也。甲辰此天地四时阴阳凶离日也。

又云：服药吉时：

甲乙日：鸡鸣[8]，日入维时[9]、晡时。

丙丁日：晡时，日入、人定、夜半。

戊己日：人定、夜半、禺中、平旦、日出。

庚辛日：晡时、日入、人定、夜半。

壬癸日：鸡鸣、维时。

今按：凡甲子、丙子、戊子、壬子、甲午、丙午、庚午、壬午、甲戌、丙戌、壬戌、乙巳、丁巳、乙亥、辛亥、丁丑、己丑、辛丑、癸丑、癸卯。

今检件日避诸禁，合药服药针灸治病皆吉，但可避节气月忌并生年衰日等。

合服药忌日

《**大清经**》云：正月亥、二月寅、三月巳、四月亥一日申、五月亥、六月寅、七月巳、八月申、九月亥、十月寅、十一月巳一日申、十二月申。

右日，常不可和长生药。

又云：六绝日：

正月辰、二月卯、三月寅、四月丑、五月子、六月亥、七月戌、八月酉、九月申、十月未、十一月午、十二月巳。

右日，不可服药治病。

又云：月建、月杀、反支、天季、上朔、自刑日，此不可用。自刑日者，如寅生人不得用寅和药、服药。他准此。

《**湛余经**》云：天季日：

正月子、二月卯、三月午、四月酉、五月子、六月卯、七月午、八月酉、九月子、十月卯、十一月午、十二月酉。

右日，不可用。今按[10]：《耆婆方》云：天狱日

---

[1] 火：《千金方》卷二十九第六"火"下有"灸之"二字。

[2] 虚："虚"字原脱，据《千金方》卷二十九第六补。

[3] 其大法如此：原作"其法"二字，据《千金方》卷二十九第六补。

[4] 不：《千金方》卷二十九第六"不"下有"可"字。

[5] 䈼（biàn，音变）：用针线缝制的布鞋底。

[6] 䈼，步典反，履底也：此七字疑为注文。《札记》曰："延庆本无此七字。"

[7] 瘢：疑为"瘂"之俗写或误字。瘂（yǎn），音演，疮痂。

[8] 鸡鸣：按此下诸古时名称，原均抄作小字，今玩味上下文义，非是注文，故一律改成大字。以下皆仿此。

[9] 维时：眉注曰："维时，戊亥丑寅。"

[10] 今按：此原为大字，今循例改为小字。

也。《大清经》云：不得和药、服药。

又云：凡除日可服药治病，满日不可服药，病人难起。

《张仲景药辨决》云：凡春戊辰、己巳、戊午，夏丁亥、戊甲、乙酉，今按：《虾蟆经》作己酉、己丑、己未，秋戊子、戊辰、庚辛[①]，今按：《虾蟆经》作辛亥。冬乙卯、辛酉、己未、己亥。

右日，《虾蟆经》云皇帝禁合药日四时忌，今古传讳，不合药、服药也。

又云：天有五不生日，不可合药、服药：

乙丑、丁卯、己巳、癸未、乙酉、庚戌、戊申、丁亥、庚寅、丙辰、戊午、庚子。

右十二日，扁鹊不治病，大凶。今按：《虾蟆经》同之。但《大清经》加甲寅、甲午，并十四日，为五不生日，不可治病，有所为作皆死，不可用云云。

《虾蟆经》云：四激日：

春戌、夏丑、秋辰、冬卯。

右四时忌日，今古传讳，不合药、服药也[②]。今按：《开元天[③]一循甲经》曰：此为四极所破，故曰四激。激，急也。

又云：凡夏至、冬至日，天地阴阳，前后各七日，皆不可服药、灸刺。

又云：凡五月辛、己日，不可针灸服药，出血致死。

又云：凡反支日：

子丑在朔六日反支，寅卯在朔五日反支，辰巳在朔四日反支，午未在朔三日反支，申酉在朔二日反支，戌亥在朔一日反支。

右日，不可灸刺、服药，大凶。

又云：凡天医以辛巳日死，扁鹊以癸未日死，一本作辛未。师旷以辛卯日死，一本作癸[④]未。巫医以辛巳日死。

右日，不可服药、治病，凶。

又云：凡大圣服药、治病、避五未、寅、申，此三日大凶。

又云：凡五寅、六戊[⑤]、辛未。

右三日，不可合药、服药。

又云：凡甲寅、乙卯、庚辰、丙寅、辛巳。

右五日，不可灸刺、服药，凶，三年死[⑥]。

又云：凡己巳、丁亥、壬辰、庚戌。

右五日，不可灸刺、服药，凶[⑦]。

又云：凡日出、日中时。一云日入。

右二时，不可服药、治病，大凶。

《养生要集》云：四[⑧]激、破、除、未日时，不中合药、服药。今按：《大清经》同之。

《真人集辨方》：春忌戊辰、己巳；夏忌戊申、己未；秋忌戊戌、己亥；冬忌戊寅、己卯。

右日，不可服药，甚大忌。

又云：和合神仙药法，常避四孟：

正月寅，二月巳，三月申，四月未[⑨]，五月寅。

以左[⑩]行不可和合长生药也，当以其时王相作之。

服药用意

《服石论》云：凡服药之本，必须命其病者正意深信，不得于中持疑，更怀他念。但想其药入口[⑪]消病，状如沸汤之沃冰雪，若此信者，无不立愈。

又云：凡服药，先首于吉日清旦，具服严饰，净漱[⑫]其口，面向东立再拜，一心发愿，愿服神药以后，千殃散灭，百病消除，志求长生，无违其愿，愿一切大圣如[⑬]护，去老还年，发此愿已，又以净水漱口，即服之。

服药颂

《新罗法师方》云：凡服药咒曰：

---

① 庚辛：旁校疑作"戊申、辛亥"。

② 古今传讳，不合药服药也：《虾蟆经》第六作"不可灸刺"。

③ 天：旁校疑作"太"。

④ 癸：此字原漫漶，从所剩部分字形看，似"癸"字，今据描正。《札记》引延庆本作"辛"。

⑤ 六戊："六"原字漫漶，据《札记》引延庆本描正，与《黄帝虾蟆经》第八合。"戊"，《虾蟆经》作"戌"。

⑥ 三年死："三"字原漫漶，据《札记》引延庆本描正。今本《虾蟆经》第八无"三年死"三字。

⑦ 右五日不可灸刺、服药，凶：详上仅有四日，疑有脱误。今本《虾蟆经》第八作"是天有五不生日，不可服药合药"。

⑧ 四：此字原漫漶，据本卷上文引《虾蟆经》文例描正。

⑨ 未：旁校疑作"亥"。

⑩ 左：疑当作"右"。

⑪ 口：原作"日"，据安政本改。

⑫ 漱：原作"嗽"，形误，据文义改。下"漱"字仿此。

⑬ 如：《札记》引延庆本作"加"。

南无东方药师瑠琉①光佛，药王、药上菩萨，耆婆医王、雪山童子、惠施阿竭②，以疗病者，邪气消除，善神扶助③，五脏平和，六腑调顺，七十万脉，自然通张，四体强健，寿命延长，行住坐卧，诸天卫护，莎诃。向东诵一遍，乃服药④。

针灸忌日

《华佗法》云：凡诸月朔晦、节气、上下弦望日、血忌、反支日，皆不可针灸，治久病滞疾，记在历日。

又云：冬至、夏至、岁旦，此前三日、后二日，皆不可针灸及房室，杀人，大忌。

又云：立春、春分、立夏、夏至、立秋、秋分、立冬、冬至。

右日，忌⑤不可针灸治病也。

又云：男忌壬申、戊戌、丁未；女忌甲申、乙酉。又甲辰、壬辰，忌服药灸刺，此天地⑥四时阴阳凶离日，讳避之。

《虾蟆经》云：凡天阴雾、疾风、暴雨、雷鸣、地动、四时月节前后三日、晦朔日、月薄蚀无光明日、大寒、大热、血忌、反支、天季、五辰、五未、自生年本命日，人气大乱，阴阳分争，如此之日，皆不可犯，犯之杀人。

又云：凡天下大风、大阴、大雨、大雷电霹雳，则日月无光，人气大乱，阴阳不通，血气不行，当是之时，不可灸刺，伤之⑦。

又云：凡春不治左胁，夏不治脐，秋不治右胁，冬不治腰。

又云：凡春肝旺甲乙日，无治肝募、俞及足厥阴。夏心旺丙丁日，无治心募、俞及心主、手少阴。四季脾旺戊己日，无治脾募、俞及足太阴。秋肺旺庚辛日，无治肺募、俞及手太阴。冬肾旺壬癸日，无治肾募、俞及足少阴。

右四时五脏王日，禁之无治。

又云：建日不治两足，禁晡时⑧。除日不治阴孔⑨—本尻，禁日入时。满日不治腹，禁黄昏⑩时。平日不治肩⑪—本背，禁人定⑫时。定日不治心，禁夜半⑬时。执日不治手，禁鸡鸣时。破日不治口齿，禁平旦时。危日不治

鼻，禁日出时。成日不治眉咽喉颈—本肩，禁食⑭时。收日不治发，禁禺中⑮时。开日不治耳，禁夜中时⑯。闭日不治目，禁日昳时⑰。

又云⑱：凡除日可以服药治病，满日不可服药，病人难起。

又云：凡甲子旬，乙丑、丁卯、己巳。

右三日，不用治病，凶。

甲戌旬，癸未。

右一日，不用治病，凶。

甲申旬，乙酉、丁亥、庚辰。

右三日，不用治病，凶。

甲午旬，甲午、庚子。

右二日，不用治病，凶。

甲辰旬，戊申、庚戌。

右二日，不用治病，凶。

甲寅旬，甲寅、丙辰、戊午。

右三日，不用治病，凶。

又云：凡甲不治头，乙不治眉—云颈⑲，丙不治心—云肩，丁不治胸，戊不治胁，己不治

---

① 瑠琉：疑当作"瑠璃"。按"东方药师瑠璃光佛"以下诸菩萨，均为治病佛。

② 阿竭：疑指阿竭多星咒。

③ 扶助：旁校作"补处"。

④ 向东诵一遍，乃服药：此八字原为小字注文，今循文义文例改为大字正文。

⑤ 忌：此字旁似有删除标记。

⑥ 此天地：《札记》引延庆本无此三字。

⑦ 之：《札记》引延庆本作"人"。

⑧ 禁晡时："晡"原作"脯"，形误，据文义改。按此三字原为小字注文，今据文义文例改为大字正文。下皆仿此。《虾蟆经》第六作"禁黄昏"。

⑨ 阴孔：《虾蟆经》第六作"尻"，与"一本"合。

⑩ 黄昏：《虾蟆经》第六作"人定"。

⑪ 肩：《虾蟆经》第六作"背"，与"一本"合。

⑫ 人定：《虾蟆经》第六作"夜半"。

⑬ 夜半：《虾蟆经》第六作"夜半过"。

⑭ 食：《虾蟆经》第六作"辰"。

⑮ 禺中：《虾蟆经》第六作"日中"。

⑯ 夜中时：《札记》引延庆本作"日中时"。

⑰ 日昳时：此条旁似有点删标记，《虾蟆经》第六作"晡时"。

⑱ 又云：此条旁似有点删标记，眉校曰："字治本无之，医本等有之。"

⑲ 颈：旁校作"头"。

腹,庚不治肾俞—云腰膝,辛不治肺俞—云肠[1]膝,壬不治手—云胫,癸不治足。

又云:凡月一日、五日、六日、七日、八日、十五日、十六日、十八日、廿三日、廿四日、廿七日、廿九日。

右日,不治长病,皆不可灸刺出血,及月尽三日亦凶。

又云:凡血忌日:

正月丑,二月未,三月寅,四月申,五月卯,六月酉,七月辰,八月戌,九月巳,十月亥,十一月午,十二月子。

右十二日,是血忌也,一名杀忌,一名禁忌,其日不可灸刺见血,凶。

又云:凡四绝日:

戊申、戊寅、癸亥、癸巳。

右日,不可针灸。

又云:凡五离日:

戊申、巳酉,天地离[2];壬申、癸酉,鬼神离;甲申、乙酉,人民离;丙申、丁酉,江河离;庚申、辛酉,禽兽离。

右日忌不可针灸。

今按[3]:针灸服药,通忌五不生日等,在服药禁忌条中。

针灸吉日

《虾蟆经》曰:凡阳日可治男,阴日可治女。甲、丙、戊、庚、壬,皆阳日也;乙、丁、己、辛、癸,皆阴日也。

又云:六甲日可治男病,六乙日可治女病。

人神所在法第八

年神

《虾蟆经》云:黄帝问于歧伯曰:人有九部,何谓也?歧伯曰:九部者,神所藏行,有神宫部、大敦部、巨部、领[4]部、下承部、天部、阙庭部、胫部、地部,神上法天,而下行无已,终而复始,故必慎[5]神之所在,前后不可灸刺,当其年神而发伤及兵创病者,致死也。

年一、十、十九、廿八、卅七、四十六、五十

五、六十四、七十三、八十二、九十一、百。

右年神在神宫部,一名气鱼,在脐下四寸,当于中极。

年二、十一、廿、廿九、卅八、四十七、五十六、六十五、七十四、八十三、九十二、百一。

右年神在大敦部,一名五户,当于[6]天突,在颈结喉下五寸中央宛宛中。

年三、十二、廿一、卅、卅九、四十八、五十七、六十六、七十五、八十四、九十三、百二。

右神[7]在巨部,当于巨骨,在肩隅上两骨陷中。

年四、十三、廿二、卅一、四十、四十九、五十八、六十七、七十六、八十五、九十四、百三。

右神在领[8]部,一名本地[9],当于廉泉,在领[10]下结喉上。

年五、十四、廿三、卅二、四十一、五十、五十九、六十八、七十七、八十六、九十五、百四。

右神在下承部,一名承浆[11],在唇下交脉中。

年六、十五、廿四、卅三、四十二、五十一、六十、六十九、七十八、八十七、九十六、百五。

右神在天部,当于额上下行,在神庭。

年七、十六、廿五、卅四、四十三、五十二、六十一、七十、七十九、八十八、九十七、百六。

右神在阙庭部,当于伏兔上。

年八、十七、廿六、卅五、四十四、五十三、六十二、七十一、八十、八十九、九十八、百七。

右神在胫部,当于膝下三里。

年九、十八、廿七、卅六、四十五、五十四、

---

① 肠:《札记》引延庆本作"腹"。
② 天地离:此三字原为小字,循义义文例改为大字。
③ 今按:按此下二十字,文旁似有删除标记,眉校曰:"字治本无之,医本等同之。"
④ 领:《虾蟆经》第二作"颈"。
⑤ 慎:《虾蟆经》第二"慎"下有"之"字,"之"下句读。
⑥ 于:"于"字原脱,据《虾蟆经》第二补,与上下文例合。
⑦ 神:循上文例,"神"上疑脱或省"年"字。下仿此。
⑧ 领:《虾蟆经》第二作"颈"。
⑨ 地:《虾蟆经》第二作"池"。
⑩ 领:《虾蟆经》第二作"颔"。
⑪ 承浆:《虾蟆经》第二此下有"当于承浆"四字。按据上下文例,当补。

六十三、七十二、八十一、九十、九十九、百八。

右神在地部，当于太冲。

日神

《范汪方》云：凡月生一日，虾蟆生喙，人气在足少阴①。《虾蟆经》云：虾蟆生头喙，人气在足心②。

二日，虾蟆生左股，人气在股里。《虾蟆经》③云：虾蟆生左肩，人气在内踝后④。

三日，虾蟆生右股，人气在足踝后。《虾蟆经》：虾蟆⑤生右肩，人气在股里。

四日，虾蟆生左胁，人气在肾中。《虾蟆经》云：虾蟆生左胁，人气在肾俞⑥。

五日，虾蟆生右胁，人气在舌本。《虾蟆经》云：虾蟆生右胁，人气在承浆。舌本⑦。

六日，虾蟆生后左股，人气在足太阴⑧。《虾蟆经》云：虾蟆生左股⑨，人气在太冲⑩。

七日，虾蟆生后右股，人气在口中。《虾蟆经》云：虾蟆生右股，人气在足内踝厥阴交⑪。

八日，虾蟆生大形，人气在腰中。《虾蟆经》云：虾蟆生尻身⑫，人气在鱼际⑬。

九日，兔生头，人气在尻上。《虾蟆经》云：兔生头，人气在⑭足跗交脉。

十日，兔生左股，人气在肩中。《虾蟆经》云：兔生左肩，人气在⑮跗上五寸，腰目。

十一日，兔生右股，人气在鼻上。《虾蟆经》云：兔生右肩，人气在鼻柱⑯。

十二日，兔生左胁，人气在发际。《虾蟆经》云：兔生左胁，人气在人迎⑰。

十三日，兔生右胁，人气在股本。《虾蟆经》云：兔生右胁，人气在颈⑱，当两乳间。

十四日，兔生后左股，人气在人迎。《虾蟆经》云：兔生左股，人气在阳陵泉、胃管⑲。

十五日，兔生身，人气在胃管。《虾蟆经》云：兔生尻身⑳，人气在巨虚上下廉。

月毁十六日，虾蟆始省头，人气在胸中。《虾蟆经》云：虾蟆始省头，人气在目眦㉑。

十七日，虾蟆省左股，人气在大冲。《虾蟆经》云：虾蟆省左㉒肩，人气在脊膂。

十八日，虾蟆省右股，人气在右胁里。《虾蟆经》云：虾蟆省右肩，人气在肾募，下至股㉓。

十九日，虾蟆省后左股，人气在四肢脉。

《虾蟆经》云：虾蟆省左胁，人气在委阳。

廿日，虾蟆省后右股，人气在巨阙下。《虾蟆经》云：虾蟆省右胁，人气在外踝后、京骨。

廿一日，虾蟆省左胁，人气在足小指次指。《虾蟆经》云：虾蟆省左股，人气在㉔目外眦及耳后。

廿二日，虾蟆省右胁，人气在足外㉕踝上。《虾蟆经》云：虾蟆省右股，人气在缺盆、腋下。

廿三日，虾蟆省身成，人气在足外踝。《虾蟆经》云：虾蟆省尻身㉖，人气在髀厌。

廿四日，兔省左股，人气在腰胁。《虾蟆

---

① 足少阴：指足部"太溪脉"处，非指经脉名。

② 足心：今本《虾蟆经》第一作"足少阴"，与《医心方》引《范汪方》合。

③ 《虾蟆经》：原"蟆"字因熟语而省，据文义补。下或省"蟆"字，或省"蟆经"二字，或省"虾蟆经"三字，而代之以竖线省略标记，均据文义补。下凡此均不出校。

④ 内踝后：《虾蟆经》第一"后"下有"足少阴"三字。

⑤ 虾蟆：原"蟆"字因熟语而省，据文义补。下或省"蟆"字，或省"虾蟆"二字，均据文义补。下仿此，均不出校。

⑥ 肾俞：《虾蟆经》第一作"腰中俞"。

⑦ 舌本：《虾蟆经》第一作"又悬痈，又舌本"。

⑧ 足太阴：《玉匮针经》曰："足太阴穴在内踝后白肉际陷骨宛中"（转引自《医心方》卷二十五）。按此穴部位，六朝以后有变化。

⑨ 股：旁校云："或本作'肘'。"

⑩ 太冲：《虾蟆经》第一作"足太阴大指白肉节上太冲脉"。

⑪ 足内踝厥阴交：《虾蟆经》第一作"足内踝上与足厥阴交"。

⑫ 身：《虾蟆经》第一"身"下有"形尽具"三字，"身形尽具"四字为句。

⑬ 鱼际：《虾蟆经》第一"际"下有"股内廉"三字。

⑭ 在：《虾蟆经》第一"在"下有"阳明"二字。

⑮ 在：《虾蟆经》第一"在"下有"足阳明"三字。

⑯ 鼻柱：《虾蟆经》第一作"口齿鼻柱"。

⑰ 人迎：《虾蟆经》第一"迎"下有"发际"二字。

⑱ 颈：《虾蟆经》第一作"头"。

⑲ 胃管：《虾蟆经》第一"胃管"下有"又手阳明"四字。

⑳ 尻身：《虾蟆经》第一作"右股尻，身形尽具"。

㉑ 目眦：《虾蟆经》第一作"足太阳目眦风府"。

㉒ 左：原无"左"字，循上下文例义当有，据《虾蟆经》第一补。

㉓ 股：《虾蟆经》第一"股"上有"髀"字。

㉔ 在：《虾蟆经》第一"在"下有"足少阳"三字。

㉕ 外：旁校曰："宇治本无'外'字，医本等有之。"

㉖ 身：《虾蟆经》第一"身"下有"形尽"二字，三字为句。

经》云:兔省①头。人气在脚外踝②。

廿五日,兔省③右股,人气在完骨。《虾蟆经》云:兔省左肩,人气在太阴、绝骨④。

廿六日,兔省左胁,人气在胸中。《虾蟆经》云:兔省右肩,人气在⑤大敦丛毛。

廿七日,兔省右胁,人气在膈中。《虾蟆经》云:兔省左胁,人气在内踝上⑥。

廿八日,兔省后左股,人气在阴中。《虾蟆经》云:兔省右胁,人气在脚内廉。

廿九日,兔省后右股,人气在内荣。《虾蟆经》云:兔省左股,人气在鼠仆⑦、环阴、气街。

卅日,兔省身尽,人气在踝上⑧。《虾蟆经》云:兔省右股身形⑨,人气在关元⑩。

右卅日,人气所在不可灸刺。《虾蟆经》同之⑪。

《华佗法》云:凡人月一日神在足。《虾蟆经》云在两足下。

二日神在踝。《虾蟆经》云在外踝后。

三日神在股。《虾蟆经》云在腹里。

四日神在腰中。《虾蟆经》云同之。

五日神在口齿、䚗⑫、舌本。《虾蟆经》云同之。

六日神在两足小指少阳。《虾蟆经》云同之。

七日神在踝上。《虾蟆经》云在足内踝。

八日神在手腕中。《虾蟆经》云同之。

九日神在尻尾。《虾蟆经》云同之。

十日神在腰目。《虾蟆经》云同之。

十一日神在鼻柱。《虾蟆经》云同之。

十二日神在发际。《虾蟆经》云同之。八素注云⑬:发际在上星下一寸毛内之⑭。

十三日神在齿。《虾蟆经》云同之。

十四日神在胃管。《虾蟆经》云在手阳明⑮。

十五日神在举身周匝。《虾蟆经》云在遍身。

十六日神在肚胃。《虾蟆经》云在胸。

十七日神在气街。《虾蟆经》云同之。

十八日神在腹里。《虾蟆经》云在股里。

十九日神在足跗。《虾蟆经》云同之。

廿日神在内踝。《虾蟆经》云在外踝。

廿一日神在脚小指。《虾蟆经》云在两足小指。

廿二日⑯神在足外踝及目下。《虾蟆经》云有⑰足。

廿三日神在足及肝。《虾蟆经》云在肝。

廿四日神在腹。《虾蟆经》云在两脚。

廿五日神在手足阳明。⑱《虾蟆经》云同之。

廿六日神在胸中。《虾蟆经》云同之。

廿七日神在阴中。《虾蟆经》云在内踝。

廿八日神在阴中。《虾蟆经》云同之。

廿九日神在膝胫。《虾蟆经》云同之。

卅日神在足上。《虾蟆经》云在两足。

右卅日,神所在不可灸刺。

《虾蟆经》云:六甲日⑲神游舍避灸刺法:

甲子:头上正中。乙丑:头上左太阳。丙寅:头上左角。丁卯:左耳。戊辰:左曲颊。己巳:左颊。庚午:左肩。辛未:左肩下三寸。壬申:左肘下三寸。癸酉:左手合谷。

甲戌:头上右太阳。乙亥:头上右⑳角。丙子:右耳。丁丑:右曲颊。戊寅:右颊。己

---

① 省:《虾蟆经》第一"省"上有"始"字。

② 踝:《虾蟆经》第一"踝"下有"陷者中"三字。

③ 省:原作"有",形近致误,据上下文例改。

④ 绝骨:《虾蟆经》第一"绝"上有"至"字,"骨"下有"又太陵"三字。

⑤ 在:《虾蟆经》第一"在"下有"足厥阴"三字。

⑥ 内踝上:《虾蟆经》第一"上"下有"交太阴"三字。

⑦ 鼠仆:即鼠鼷部。

⑧ 上:旁校曰:"字治本无'上'字,医本等有之。"

⑨ 身形:《虾蟆经》第一"形"下有"都尽"二字,四字为句。

⑩ 人气在关元:《虾蟆经》第一作"人气阴阳气促,关元至阴孔"。

⑪ 《虾蟆经》同之:旁校曰:"此注字治本无之。"

⑫ 䚗:旁注曰:"悬䚗。"即"悬雍垂"。

⑬ 八素注云:旁校曰:"此注字治本无之,医本等有之。"

⑭ 之:《札记》曰:"延庆本'之'下有'分'字。"

⑮ 手阳明:在合谷、阳溪穴间脉动处。《虾蟆经》图中所标部位约当于"阳溪"穴处。

⑯ 日:"日"字原脱,据《札记》引延庆本补。

⑰ 有:疑当作"在"。

⑱ 足阳明:在足背部冲阳脉处。

⑲ 六甲日:原脱"六"字,据《札记》引延庆本补,与今本《虾蟆经》合。

⑳ 右:原作"左",循上下文例文义改,与今本《虾蟆经》合。

卯:右肩。庚辰:右肩下三寸。辛巳:右肘下三寸。壬午:右肘下五寸。癸未:右手合谷。

甲申:右乳。乙酉:右肘里。丙戌:右季肋。丁亥:右髀①上。戊子:右髀。己丑:右膝。庚寅:右膝下五寸。辛卯:右踝上三寸。壬辰:右足中指本节。癸巳:右足心。

甲午:左乳。乙未:左肘里。丙申:左季肋。丁酉:左髀上。戊戌:左髀。己亥:左膝。庚子:左膝下五寸。辛丑:左②踝上三寸。壬寅:左足中指本节。癸卯:左足心。

甲辰:踝上③。乙巳:左腨下三寸。丙午:左脚中。丁未:左股阴中。戊申:阴中。己酉:右股阴中。庚戌:右脚中。辛亥:右腨肠。壬子:右腨下五寸。癸丑:右足踵上④。

甲寅:膺中⑤。乙卯:直两乳间。丙辰:心鸠尾下。丁巳:胃管。戊午:胃管左。己未:胃管右。庚申:右气街。辛酉:左气街。壬戌:左股阴中太阴。癸亥:右股阴中太阴。

右六十日,神所在之处,宜避针灸,不避致害。

又云:凡子日神在目,丑日在耳,寅日在口,卯日在鼻,辰日在腰,巳日在舌,午日在心,未日在足,申日在眉,酉日在背,戌日在颈,亥日在头。

右十二日,神所在,不可灸刺。

时神

《虾蟆经》云:凡鸡鸣神舍头。丑。平旦舍目。寅。日出舍耳面。卯。食时舍口。辰。禺中舍肩。巳。日中舍胁。午。日昳舍五脏。未。晡时舍小肠。申。日入舍背⑥。酉。黄昏舍阴。戌。人定舍腨。亥。夜半舍足。子。

右十二时,神所舍处,慎⑦禁之。

又云:凡平旦至食时:魂在中府⑧,魄在目眦,神在膀胱,志在天窗⑨,意在人中⑩。

禺中⑪:魂在人中交,一云在太阴。魄⑫在口左右,神⑬在中廉⑭,志在天窗,意在人中⑮。

日中⑯:魂在气阴迎⑰,魄在厥阴,神在目眦、曲泽,志在阴谷,意在太阴。

日昳至晡时:魂在期门,魄在尺泽,神在目,志在脐,意在精明⑱。

右五神所处⑲,不可刺灸,禁之。

天医扁鹊天德所在法第九

天医扁鹊法⑳

《虾蟆经》云:正月:天医在卯,扁鹊在酉㉑。

二月:天医在戌,扁鹊在辰。

三月:天医㉒在巳,扁鹊㉓在亥。

四月:天医在子,扁鹊在午。

五月:天医在未,扁鹊在丑。

六月:天医在寅,扁鹊在申。

七月:天医在酉,扁鹊在卯。

---

① 髀:循上下文例文义疑当作"髀",与下"丁酉左髀上"对文。今检《虾蟆经》第三作"髀"。
② 左:"左"字原脱,据文义文例补,与《虾蟆经》第三合。
③ 踝上:《虾蟆经》第三作"左踝上踵下"。
④ 踵上:《虾蟆经》第三"上"下有"下"字。《札记》引延庆本作"踝上"。
⑤ 膺中:《虾蟆经》第三"中"下有"之脉"二字。
⑥ 背:《虾蟆经》第四作"胫"。
⑦ 慎:《虾蟆经》第四"慎"下有"能"字。
⑧ 魂在中府:"魂"下二十字原为小字,今循文例义改为大字,与《虾蟆经》第四合。下"魂"、"魄"、"神"、"志"、"意"均仿此。
⑨ 天窗:《虾蟆经》第四作"太仓"。
⑩ 人中:《虾蟆经》第四作"阴交"。
⑪ 禺中:眉校曰:"'禺中'并同注,字治本无之,医本有之。"《虾蟆经》第四作"食时至禺中"。
⑫ 魄:原作"魂",据文例文义改,与《虾蟆经》第四合。
⑬ 神:原作"裸",据文例文义改。与《虾蟆经》第四合。
⑭ 中廉:《虾蟆经》第四作"中府"。
⑮ 人中:《虾蟆经》第四作"人迎"。
⑯ 日中:《虾蟆经》第四作"禺中至日中"。
⑰ 气阴迎:《虾蟆经》第四作"气冲"。
⑱ 精明:《虾蟆经》第四作"精门"。
⑲ 所处:《虾蟆经》第四作"所在处"。
⑳ 天医扁鹊法:眉校曰:"字治本无之,医本等有之。"按检下文内容,此题应作"推天医扁鹊生气法"。
㉑ 天医在卯,扁鹊在酉:此八字原为小字,据文义文例改为大字。下皆仿此。
㉒ 天医:原"天"下省"医"字,盖因熟语而省,据文义文例补。下"天医"均仿此。
㉓ 扁鹊:原"扁"下省"鹊"字,盖因熟语而省,据文义文例补。下"扁鹊"均仿此。

八月：天医在辰，扁鹊在戌。

九月：天医在亥，扁鹊在巳。

十月：天医在午，扁鹊在子。

十一月：天医在丑，扁鹊在未。

十二月：天医在申，扁鹊在寅。

又云：凡推日天医法：

甲己在卯，乙庚在亥，丙辛在酉，壬丁在未，戊癸在巳。

又云：推月天医法①：

正月在酉，二月在亥，三月在午，四月在未，五月在申，六月在卯，七月在戌，八月在丑，九月在子，十月在未，十一月在寅，十二月在酉。

又云：推行年天医法：

行年在子，天医在卯②；行年在丑，天医在辰③；行年在寅，天医在巳；行年在卯，天医在子；行年在辰，天医在未；行年在巳，天医在丑④；行年在午，天医在酉；行年在未，天医在辰⑤；行年在申，天医在亥；行年在酉，天医在午；行年在戌，天医在丑；行年在亥，天医在申。

又云：凡天医阳月以大吉加月建，功曹下为天医，传送下为扁鹊；阴月以小吉加月建，功曹下为天医，传送下为扁鹊。

又云：天医常以神后加今日时，功曹下为天医，传送下为天巫，从魁下为天师；以神后加太岁，功曹下为天医；传送下为地巫。凡疾⑥病当从天医下来愈，吉。

又云：凡病人不瘥，当从天医治之，不避众忌，所治之处，百鬼不敢当。天医所在，虽有凶神，不能为害也。

又云：凡病者向生气坐，治其人背天医坐而治也。火⑦置扁鹊上，作艾人背天医坐也。治其人举手先呼天医天师，下手治也。

又云：推月生气法⑧：

正月⑨在子，死气在午⑩；二月在丑，死气未⑪；三月在寅，死气申；四月在卯，死气酉⑫；五月在辰，死气戌；六月在巳，死气亥；七月在午，死气子；八月在未，死气丑；九月在申，死气寅；十月在酉，死气卯；十一月在戌，死气辰；十二月在亥，死气巳。

右，向生气所在可服药，莫向死气。

推天德法⑬

《虾蟆经》云：正月在丁⑭，二月在西南角，三月在壬，四月在甲⑮，五月在西北角，六月在甲乙，七月在癸，八月在东北角，九月在丙，十月在乙，十一月在东南角，十二月在东。

右，疾病向天德吉，疾病向天德卧即愈。

月杀厄月衰日法第十

月杀所在法

《耆婆方》云：正月杀鬼在丑不向东，治病者死。二月杀鬼在戌不向北。三月杀鬼在戌不向北。四月杀鬼在辰不向南。五月杀鬼在丑不向东。六月杀鬼在戌不向北。七月杀鬼在未不向西。八月杀鬼在辰不向南。九月杀

---

① 推月天医法：按今本《虾蟆经》第七"推月天医法"与此引不同，作"正月、九月在丙，二月、四月在庚，三月、五月、七月在壬，六月、十月在申，十一月、八月在卯，十二月在午。又法云：正、五、九月在子，二、六、十月在卯，三、七、十一月在午、四、八、十二月在酉。"

② 天医在卯：此四字原为小字，据文义文例改为大字。下均仿此。

③ 辰：《虾蟆经》第七作"戌"。

④ 行年在辰，天医在未；行年在巳，天医在丑：此十六字原脱，据《札记》引延庆本补。按《虾蟆经》第七"天医在丑"作"天医在寅"，余与延庆本合。

⑤ 天医在辰：此下原衍"行年在辰，天医在辰"八字，据《札记》引延庆本删。

⑥ 疾：《札记》引延庆本作"疫"。

⑦ 火：《虾蟆经》第九"火"上有"灸"字。

⑧ 生气法：《虾蟆经》第八作"生气死气法"。

⑨ 正月：《虾蟆经》第八"月"下有"生气"二字。下皆仿此。

⑩ 死气在午：此四字原为小字，今循文义文例改为大字。下"死气"各句均仿此。

⑪ 死气未：《虾蟆经》第八"气"下有"在"字。下皆仿此。按有"在"字是，《医心方》省略。

⑫ 死气西：原"死"下省"气"字，盖因熟语而省，今据文义文例补。下均仿此。

⑬ 推天德法：原"推"上有"又云"二字，据文例文义删。

⑭ 在丁：此二字原为小字，今据文义文例改为大字。下"在西南角"各句均仿此。

⑮ 甲：原作"申"，形误，据文义改。

鬼在丑不向东。十月杀鬼在戌不向北。十一月杀鬼在未不向西。十二月杀鬼在辰不向南。

右月杀所在之处，勿向治病，病人死。

《虾蟆经》云①：正、五、九月东北向治病，病者死。二、六、十月西北向治病，病者死。三、七、十一月西南向治病，病者死。四、八、十二月东南向治病，病者死。

厄月法

《虾蟆经》云：凡子年生人，大厄在未，小厄在丑，衰六月、十二月。

丑年生人，大厄在午，小厄在子，衰五月、十一月。

寅年生人，大厄在巳，小厄在亥，衰四月、十月。

卯年生人，大厄在辰，小厄在戌，衰三月、九月。

辰年生人，大厄在卯，小厄在酉，衰二月、八月。

巳年生人，大厄在寅，小厄在申，衰正月、七月。

午年生人，大厄在丑，小厄在未，衰六月、十二月。

未年生人，大厄在子，小厄在午，衰五月、十一月。

申年生人，大厄在巳，小厄在亥，衰四月、十月。

酉年生人，大厄在辰，小厄在戌，衰三月、九月。

戌年生人，大厄在酉，小厄在卯，衰二月、八月。

亥年生人，大厄在申，小厄在寅，衰正月、七月。

右，黄帝曰：以此大小厄日月及大小厄方地向，以厄日不可灸刺，灸刺则死。又以此日服药大凶。

八卦法②出《发命书》

☲ 离：年一、八、十六、廿四、卅二、四十③、四十一、四十八、五十六、六十四、七十二、八十一、八十八、九十六、百四、百十二、百廿。

游年立离，祸害艮，绝命乾，鬼吏坎，墓在亥，生气震，养者坤，天医④兑，绝体坎，游魂在⑤坤，祸德巽，五鬼艮。

小衰正月、五月、十二月，忌五日、十二、廿八日⑥。大厄十月，忌二日、九日、十七日、廿五日，不可北行。一说厄正月、三月、十月⑦、十二月，忌二日、十二日，不可南行。衰日时：寅、申。

☷ 坤：年二、九、十七、廿五、卅三、四十二、四十九、五十七、六十五、七十三、八十二、八十九、九十七、百五、百十三。

游年坤，祸害震，绝命在⑧坎，鬼吏震，墓在辰，生气艮，养者离，五鬼震，绝体乾，游魂离，天医巽，祸德兑。

小衰六月、十二月，忌十三日、廿九日。大厄二月⑨、七月，忌三日、八日、十日，不可北行。一说月厄二月、八月，忌十五日、廿四日，不可北行。衰日时：卯、酉。

☱ 兑：年三、十、十八、廿六、卅四、四十三、五十、五十八、六十六、七十四、八十三、九十、九十八、百六、百十四。

游年兑，祸害坎，绝命震，鬼吏离，墓在丑，生气乾，养者艮，五鬼坎，天医午，绝体艮，游魂巽，福德坤。

---

① 《虾蟆经》云：按此节文字与今本《虾蟆经》第六略有不同，今本《虾蟆经》作"正月五月九月，右三月无东向治病，凶；二月六月十月，右三月无北向治病，凶；三月七月十一月，右三月无西向治病，凶；四月八月十二月，右三月无南向治病，凶"。

② 八卦法：眉校曰："字治本无之，医本等有之。"

③ 四十：循上下文例，此二字疑衍。

④ 医：此字有删除痕迹，旁校曰："医本无之。"按"八卦法"中属此文例的"医、体、魂、德、鬼"五字，并有删除痕迹，旁校均有"医本无之"字样。下不出校。

⑤ 在：循下文例，"在"字疑衍。

⑥ 忌五日、十二、廿八日：此八字原为小字，循义义文例改为大字。按此节大小字极不统一，且无严格的规律，今一律按文义文例改。

⑦ 三月、十月：两"月"字有删除痕迹，旁校曰："医本无之。"

⑧ 在："在"字旁似有删除标记，循例无"在"字是。

⑨ 月："月"有删除痕迹，然检下各节均有"月"字，故不从删。

小衰七月,忌十日,十四日、廿三日。大厄正月、五月、十一月,忌一日、五日,不可东行。一说危月、十一月、五月,忌十六日,廿六日,不可东行。衰日时:子、午。

☰ 乾:年四、十一、十九、廿七、卅五、四十四、五十一、五十九、六十七、七十五、八十四、九十一、九十九、百七、百十五。

游年乾,祸害巽,绝命离,鬼吏离,墓在丑,生气兑①,祸德艮,养者坎,五鬼巽,绝体坤,游魂坎,天医震。

小衰五月,忌十五日、廿二日。大厄二月、三月、四月、九月,忌六日、十二日、十四日、十九日,不可南行。一说月厄正月、三月,忌二日、十二日,不可南行。衰日时:辰、戌。

☵ 坎:年五、十二、廿、廿八、卅六、四十五、五十二、六十、六十八、七十六、八十五、九十二、百、百八、百十六②。

游年坎,祸害兑,绝命坤,鬼吏坤,墓在辰,生气巽,养者乾,五鬼兑,绝体离,游魂乾,福德震,天医艮。

小衰正月、六月、七月,忌十六日、廿日。大厄三月、十月、十二月,忌七日、十日、廿日,不可南行及起土。或本云:不可西行起土云云。一说月危八月、二月,忌七日、廿四日,不可北行。衰日时:丑、未。

☶ 艮:年③六、十三、廿一、廿九、卅七、四十六、五十三、六十一、六十九、七十七、八十六、九十三、百一、百九、百十七。

游年艮,祸害午,绝命巽,鬼吏午,墓在辰,生气坤,养者兑,五鬼午,绝体兑,游魂震,天医④,福德乾。

小衰三月、四月、九月、十月忌二日、九日、廿五日。大厄四月、十二月,忌五日、廿三日,不可南行。一说月厄五月、十一月,忌十五日、廿三日,不可南行。衰日时:丑、未。

☳ 震:年七、十四、廿二、卅、卅八、四十七、五十四、六十二、七十、七十八、八十七、九十四、百二、百十、百十八。

游年震,祸害坤,绝命兑,鬼吏乾,墓在

未,生气午,养者坎,五鬼坤,天医乾,绝体巽,游魂艮,福德坎。

小衰三月、十月,忌二日、十八日、廿六日。大厄二月、五月、八月、十一月,忌八日、十六日、廿日,不可西南行。一说月厄六月、七月,忌八日、十六日、廿四日,不可西行。衰日时:卯、酉。

☴ 巽:年八⑤、十五、廿三、卅一、卅九、四十八⑥、五十五、六十三、七十一、七十九、八十八⑦、九十五、百三、百十一、百十九。

游年巽,祸害乾,绝命艮,鬼吏兑,墓在丑,生气坎,养者离,五鬼乾,天医坤,绝体震,游魂兑,祸德离。

小衰四月、十一月,忌四日、十一日、十七日,不可东北行⑧。大厄三月、六月、九月,忌十日、廿五日,不可东北行。一说月厄十月、十二月,忌六日、十七日、廿五日,不可东行。衰日时:辰、戌。

作艾用火法灸治颂第十一

作艾法

《小品方》云:黄帝曰:灸不三分,是谓徒哑⑨。解曰:此为作炷⑩欲令根下广三分为适也,减此为不覆孔穴上,不中经脉,火气则不能远达⑪。今江东及岭南地气湿⑫风寒少,当

---

① 兑:旁校作"酉",未知孰是。

② 百十六:旁校改作"百十八"。按作"百十六"似是,与上下文例相协。

③ 年:"年"字原脱,循上文例补。下"年七"仿此。

④ 天医:此下有夺字,疑脱"离"或"坎"字。

⑤ 年八:原"年"下脱"八"字,循上文例补。

⑥ 四十八:原脱,据上文例补。

⑦ 八十八:原脱,循上文例补。

⑧ 不可东北行:循上各节文例,此五字疑为衍文,当删。

⑨ 哑:旁校作"寃",与《千金要方》卷二十九第六合义长。"徒",谓白灸无益。

⑩ 炷:《外台》卷十九《灸用善恶补泻法一首》引"炷"上有"艾"字。

⑪ 火气则不能远达:《外台》卷十九《灸用善恶补泻法一首》作"火气不行,不能除病也"。

⑫ 湿:旁校作"温"。

以二分以还，极一分半也，逐人形阔狭耳。婴儿以意作炷也。

《千金方》云：凡新生儿七月[1]以上，周年以还，不过七壮，炷[2]雀屎大。

用火法

《虾蟆经》云：松木之火以灸，即根难愈。柏木之火以灸，即多汁[3]。竹木之火以灸，即伤筋，多壮筋绝[4]。《小品方》云肉伤。橘木之火以灸，即伤皮肌。榆木之火以灸，即伤骨，多壮即骨枯。枳木之火以灸，即陷脉，多壮即脉溃。《小品方》云脉淳。桑木之火以灸，即伤肉[5]。枣木之火以灸，即伤髓，多壮即髓消。

右八木之火以灸人，皆伤血脉肌肉骨髓。大上阳燧[6]之火以为灸，上次以礛石[7]之火，大常槐木之火，灸为疮易瘥；无者，膏油之火益[8]佳。

《小品方》云：凡八木之火，皆害人肌、血、筋、脉、骨、髓，不可以灸也。大上用阳燧之火，其次礛石之火，天阴以槐木之火为良也。阳燧，是火珠耀日取火也。天阴无日时，则钻槐木取火也。今世但令避此八木之火耳，当用人间相传之火也，以摩膏布缠延之，以艾茎延之皆良也。相传之火者，皆非临时钻截所得也，皆众薪杂木延之，已变以木势厉，不复为害，是可用也。

灸治颂

《虾蟆经》云：灸时咒曰：天师天医，愿我守来，疗治百病[9]，我当针灸，疾病不治，神明恶毒、鬼神精毒、风冷克毒、饮食菜毒、百气万毒，速自消灭。急急如律令。

又咒云[10]：天地开张，禁之越王，俱摄金刚[11]，针不当神，利[12]不伤损，疾病速去。急急如律令。

明堂图第十二

《千金方》云：夫病源所起，本于脏腑，脏腑之脉，并出[13]手足，循环腹背，无所不至，往来出没，难以测量，欲[14]指取其穴，非图莫可，备预之要，非灸不精。故《经》曰：汤药攻其内，针灸攻其外，则病无所起[15]。方知针艾[16]之功，过[17]内于汤药矣。然去圣久远，学徒昧近[18]，孔穴出入，莫测其[19]源，济弱扶危，临事多惑，慨[20]其不达[21]，聊因暇隙鸠[22]今古名医《明堂》，以述灸[23]经一篇，用补私阙，庶依图知穴，按经识分，则孔穴亲疏，冷[24]然可见矣。旧《明堂图》年代久远，转[25]写错误，不足指南，今一依甄权等新撰为定云尔。若依《明堂》正经，人是七尺六寸四分之身，今半之为图，人身长三尺八寸二[26]分，其孔穴相去亦皆半之，以五分为寸，其尺用古尺[27]，其十二经

---

① 月：旁校作"日"，与《千金方》卷二十九第六合。
② 炷：《千金方》卷二十九第六"炷"下有"如"字。
③ 多汁：《外台》卷十九《灸用火善恶补泻法一首》"多"上有"疮"字。
④ 多壮筋绝：《外台》卷十九《灸用火善恶补泻法一首》作"多壮则筋纵"。
⑤ 伤肉：《外台》卷十九《灸用火善恶补泻法一首》作"肉枯"。按循上下文例，疑"伤肉"下有"多壮则肉枯"五字，二者互有脱文。
⑥ 大上阳燧：《虾蟆经》第九"大"作"太"。按"阳燧"，又名"夫燧"，古人日下取火的一种工具。
⑦ 礛石：取火石，亦古人取火的一种工具。
⑧ 益：用同"亦"。
⑨ 愿我守来疗治百病：旁校曰："字治本无'愿'、'疗'二字。医本等有之。"按《虾蟆经》第九无"愿"字。
⑩ 又咒曰：旁校曰："字治本无之，医本同上。"
⑪ 刚：《虾蟆经》第九作"罡"。
⑫ 利：疑当作"刺"。《虾蟆经》第九作"判"，亦误。
⑬ 出：原脱，据《千金方》卷二十九第一补。
⑭ 欲：《千金方》卷二十九第一"欲"上有"将"字。
⑮ 起：《千金方》卷二十九第一作"逃"，"逃"下有"矣"字。
⑯ 艾：《千金方》卷二十九第一作"灸"。
⑰ 过：《千金方》卷二十九第一"过"下有"半"字。
⑱ 昧近：《千金方》卷二十九第一作"蒙昧"。
⑲ 其：《千金方》卷二十九第一作"经"。
⑳ 慨：《千金方》卷二十九第一"慨"上有"余"字。
㉑ 达：《千金方》卷二十九第一作"逮"。
㉒ 鸠：《千金方》卷二十九第一"鸠"下有"集"字。
㉓ 灸：《千金方》卷二十九第一"灸"上有"针"字。
㉔ 冷：《千金方》卷二十九第一作"居"。
㉕ 转：《千金方》卷二十九第一作"传"。
㉖ 二：原误作"三"，据《千金方》卷二十九第一改。
㉗ 古尺：《千金方》卷二十九第一"古尺"上有"夏家"二字。

脉,五色作之,奇经八脉,以绿色之①。

又②咒云:赫同赫同,日出于东,左王后、西王母、前朱雀、后玄武,厝③鼓织女,使我灸汝,卢医扁鹊,即令有之,疾病速去④。急急如律令。

凡治病之时,诵咒三遍,然后灸针之。

《耆婆脉诀经》云:壬午、辛卯、庚戌、辛酉、壬寅、乙卯。

右六日,允病人代死,善善忌之。

凡不问见病者日:

正月巳、午,二月午、未,三月戌、亥,四月戌、亥,五月亥、子,六月丑、寅,七月丑、寅,八月寅、卯,九月卯、辰,十月辰、巳,十一月巳、午,十二月酉、未。

凡戌⑤日不见病人,巳日不问病者。

天狗下食日:

子岁丁、丑,丑岁庚、寅,寅岁丁、卯,卯岁壬、辰,辰岁丁、巳,巳岁丙、申,午岁丁、未,未岁庚、申,申岁辛、酉,酉岁丙、戌,戌岁辛、巳,亥岁庚、子。

右日不可看病及合药作服也。

凡甲乙日平旦,丙丁日食禺中,戊己日日中、日昳,庚辛日晡时,壬癸日黄昏、人⑥定。

右日时不可诣看病者。

医心方卷第二

医心方卷第二背记

诏　《玉篇》云:名聘反,诏诮也。

诮　丁浪也,言中也。

诏　《宋韵》云:诏,因或单作名,弥正反。

诮　《宋韵》如《玉篇》。

以上第五十一叶。

宇治本在里,而此脚本书面仍留之。

今按:甲子　丙子　戊子　壬子　丙午　庚午壬午　甲戌　丙戌　壬戌　乙巳　丁巳　乙亥　辛亥丁壬　己壬　辛壬　癸壬　癸卯

今捡件日避诸禁,合药服药针灸治病皆吉,但可避节气月忌并生年衰日等。

以上第五十五叶。

---

① 之:《千金方》卷二十九第一"之"上有"为"字。
② 又:眉注曰:"此以下宇治本无之,医本等同之。"按此以下至卷末内容,与《明堂图》第十二篇名不协,疑为后人所补入。"又咒云"至"然后灸针之"一节,出自"虾蟆经"第九,当归入《作艾用火法灸治颂》第十一,在"天地开张"一节之上;《耆婆脉诀经》以下至卷尾,当归入《针灸服药吉凶日》第七。
③ 厝:《虾蟆经》第九作"广"。
④ 去:原作"志",形误,据《虾蟆经》第九改。
⑤ 戌:原作"戊",形误,据文义改。
⑥ 人:原作"不",据文义改。

医心方卷第三

从五位下行针博士兼丹波介丹波宿祢康赖撰

风病证候第一
治一切风病方第二
治偏风方第三
治半风方第四
治风痉方第五
治柔风方第六
治头风方第七
治中风口噤方第八
治中风口㖞方第九
治中风舌强方第十
治中风失音方第十一
治中风声嘶方第十二
治声嘶不出①方第十三
治中风惊悸方第十四
治中风四肢不屈伸方第十五②
治中风身体③不仁方第十六
治中风身体如虫行方第十七
治中风隐疹方第十八
治中风隐疹生疮方第十九
治中风癫病方第廿
治中风言语错乱方第廿一
治中风癫病方第廿二
治中风狂病方第廿三
治虚热方第廿四
治客热方第廿五

风病证候第一

《黄帝太素经》云:风者,百病之长也,至其变化,为他病也,无常方。杨上善云:百病因风而生,变为万病④。又云:人之生也,感风气以生;其为病也,因风气为病。又云:《九官经》曰:冬至之日,太一至坎宫,天必⑤应之以风雨,其风⑥从太一所居乡来向中官,名为实风,长养万物⑦,若风从南方来向中

官,为冲后来⑧虚风,贼伤人者也。

《素问经》⑨云:千病万病,无病非风。

《医门方》云:凡人性禀五行,因风气而生长。风气虽能长物,还能为害伤人。如水浮舟,亦能覆舟。

《病源论》云:中风者,风气⑩中于人也。风是四时之气,分布八方,主长养万物。从其乡来者,而人⑪少死病;不从其乡来者,人多死病。其为病也,藏于皮肤之间,内不得通,外不得泄。其入经脉,行于五脏者,各随脏腑而生病焉。

心中风,但得偃卧,不得倾侧,汗出⑫,若唇赤汗流⑬者可治,急灸心俞百壮。若唇⑭或

---

① 声嘶不出:原作"卒声嘶",据正文标题改。
② 治中风四肢不屈伸方第十五:按此目原与下"治中风身体不仁方第十六"误倒,今据正文标题乙转,并互改序数字。
③ 身体:原"身"下无"体"字,据正文标题补。按旁校"身"下补"体"字,注云:"奥篇目有'体'字。"下"治中风身体如虫行方第十七"仿此。
④ 百病因风而生,变为万病:按此文见《太素》卷二十八《诸风数类》杨注,原文较此内容多,此为节引。凡此类情况下不出校。
⑤ 必:原作"心",形误,据《太素》卷二十八《八正风候》杨注改。
⑥ 风:《太素》卷二十八《八正风候》杨注作"感"。
⑦ 长养万物:《太素》卷二十八《八正风候》杨注作"主生长,养万物"。
⑧ 为冲后来:《札记》云:"审墨色'为'字似后人所加,按文义恐当在'来'字下。"
⑨ 《素问经》:今本《素问》无此文。
⑩ 风气:《病源》卷三十七《妇人杂病中风候》作"虚风"。
⑪ 而人:《病源》卷一《中风候》作"人中"。下"人"字下亦有"中"字。
⑫ 汗出:《千金方》卷八第一"汗出"上有"闷乱冒绝"四字。
⑬ 唇赤汗流:《千金方》卷八第一"唇赤"作"唇正赤","赤"下无"汗流"二字。
⑭ 唇:《中藏经》卷上第十七"唇"下有"面"字。

青或白,或黄或黑,此是心坏为水。面目亭亭①,时悚动者,皆不可复治,五六日而死。

肝中风,但踞坐,不得低头,若绕两目连额上色微有青,唇色青面黄可治,急灸肝俞百壮。若大青黑,面一黄一白者,是肝已伤,不可复治,数日而死。

脾中风,踞而腹满,身通黄,吐咸,汗出②者可治,急灸脾俞百壮。若③手足青者,不可复治也。

肾中风,踞而腰痛,视胁左右,未有黄色如饼粢大者可治,急灸肾俞百壮。若齿黄赤,鬓发直,面土色者,不可复治也。

肺中风,偃卧而胸满短气,冒④闷汗出,视目下鼻上下两边下行至口,色白可治,急灸肺俞百壮。若色黄,为肺已伤,化为血,不可复治。其人当妄⑤,掇空指地⑥,或自拈衣⑦,如此数日而死。

《小品方》云:说曰:风者,四时五行之气也,分布八方,顺十二月,终三百六十日⑧。各以时从其乡来为正风,在天地为五行,在人为五脏之气也。万物生成之所顺,非毒厉之气也。人当触之过,不胜其气,乃病之耳。虽病,然有自瘥者也,加治则易愈。其风非时至者,则为毒风也。不治则不能自瘥焉。今则列其证如左:

春甲乙木,东方清风。伤之者为肝风,入头颈肝俞⑨中。为病多汗,恶风,喜怒,两胁痛,恶血在内,饮食不下,肢节时肿,颜色苍,泄⑩,嗌干,鼽⑪衄。

夏丙丁火,南方汤风。伤之者为心,风,入胸胁腑脏心俞中。为病多汗恶风,憔悴,喜悲,颜色赤,洞泄清谷。

仲夏戊己土,同南方阳风⑫。伤之者为脾风,入背脊脾俞中。为病多汗恶风,肌肉痛,身体怠惰,四肢不欲动,不嗜食,颜色黄,喜因人虚实之变,阳气有余阴气不足者,则内外生热;在中者,令人喜饥;若阳气不足阴气有余者,则内如有寒从中出,肠鸣而痛。

秋庚辛金,西方凉风。伤之者为肺风,入肩背肺俞中。为病多汗恶风,寒热,咳动肩背,颜色白,需然⑬病疟,昼瘥夕甚。

冬壬癸水,北方寒风。伤之者为肾风,入腰股四肢肾俞中。为病多汗恶风,腰脊骨肩背颈项痛,不能久立,便出曲难不利,阴痹,按之不得,小便腹胀,面疣⑭然有泽,肿,时眩,颜色黑,令人厥。

右四时正气之风,平人当⑮触之过,得病证候如此。

又云:四时风总名:春九十日清风,夏九十日汤风,秋九十日凉风,冬九十日寒风。其气分布八方,亦各异名也。太一之神随节居其乡各四十五日⑯,风云皆应之。今列其风名如左:

东北方艮之气,立春旺,为条风,一名凶风,旺四十五日。

东方震之气,春分旺,为明庶风,一名婴儿风,旺四十五日。

---

① 亭亭:疑当作"渟渟",水聚不流动貌。此形容面部水肿而表情呆滞。

② 吐咸,汗出:《病源》卷一《中风候》"汗"作"汁",连上读。《病源》卷三十七《妇人杂病中风候》作"吐咸水,汗出"。按"咸"原作"醎","醎"字异写,指咸味,与"咸"义同。今据《病源》改。

③ 若:《千金方》卷八第一"若"下有"目下青"三字。

④ 冒:原作"胃",旁校改作"冒",今从。

⑤ 妄:《千金方》卷八第一"妄"下有"言"字。

⑥ 指地:按"指地"二字原脱,据旁校补。

⑦ 拈衣:《病源》卷一《中风候》"衣"下有"寻缝"二字。

⑧ 三百六十日:此乃约略之词,实为三百六十五日,或曰三百六十六日。

⑨ 俞:原作"愈",与"俞"形近致误,据文义及下文例改。

⑩ 泄:旁校作"茫"。按作"泄"不误,肝风克脾土,可致泄下。又循下"颜色赤"、"颜色黄"、"颜色白"、"颜色黑"文例,此不当作"颜色苍茫"。

⑪ 鼽:原作"仇",同音而假,今改作通行字。

⑫ 阳风:疑当作"汤风","阳"、"汤"繁体字形近致误,应据上文"南风汤风"改。

⑬ 需然:急貌。指发病快。

⑭ 疣:疑当作"痝"。"痝然",肿大貌。《素问·风论》:"肾风之状,多汗,恶风,面痝然浮肿。"眉注曰:"作'痝',莫江反,病困也。"旁注曰:"普江反,面皮起貌。"

⑮ 当:假设连词。如果,假若。

⑯ 各四十五日:此乃约略之数,据《灵枢·九宫八风》计,唯阴洛、新洛两宫,即东南方巽之气、西北方乾之气四十五日,余各四十六日。下不出校。

东南方巽之气,立夏旺,为清明风,一名弱风,旺四十五日。

南方离之气,夏至旺,为景风,一名大弱风,旺廿七日,合仲夏也。

仲夏中央之气,主立八方之气,戊己旺十八日,合夏至合①四十五日,风名同。

西南方坤②之气,立秋旺,为凉风,一名谋风,旺四十五日。

西方兑之气,秋分旺,为间阖风,一名刚风,旺四十五日。

西北方乾之气,立冬旺,为不周之风,一名折风,旺四十五日。

北方坎之气,冬至旺,为广莫风,一名大刚风,旺四十五日。

右八方之风,各从其乡来,主长养万物,人民少死病也。

又云:八方风不从其乡来,而从冲后来者,为虚邪,贼害万物,则人民多死病也。故圣人说,避邪如避矢也。邪者,风也。今人寿夭多病,是不知避邪也。为病证候如左:

凶风之气,内舍大肠中,外在胁膁骨下、四肢节解中③。书本遗其病证,今无也。

婴儿风为病,令人筋纽湿④。其气内舍肝中,外在筋中。

弱风为病,令人体重。其气内舍胃中,外在肉中。

大弱风为病,令人发热。其气内舍心中,外在脉中。

谋风为病,令人弱,四肢缓弱也。其气内舍脾中,外在肌中。

刚风为病,令人燥,燥者枯燥瘦瘠也。其气内舍肺中,外在皮中。

折风为病,则因人脉绝时而泄利⑤,脉闭时则结不通,喜暴死也。其气内舍小肠中,外在右手太阳中⑥。

大刚风为病,令人寒,寒者患冷不能自温也。其气内舍肾中,外在骨中脊膂筋中也。

右八风从其冲后来者,为病如此。

又云:新食竟取风为胃风,其状恶风,颈多汗,膈下塞不通,食饮不下,胀满,形瘦腹大,失衣则瞋满⑦,食寒则洞泄⑧。

因醉取风为漏风,其状恶风多汗,少气,口干渴,近衣则身热如火烧,临食则汗流如雨,骨节懈惰,不欲自营⑨。

新沐浴竟取风为首风,其状恶风,面多汗⑩,头痛。

新房室竟取风为泄风⑪,其状恶风,汗流沾衣。

劳风之为病,喜在肺⑫,使人强上,恶风寒战,目脱,涕唾出⑬,候之三日中及五日中,不精明⑭者是也;七八日则微有清黄脓涕如弹丸大,从口鼻中出,为善也。若不出则伤肺。今按:《太素经》:强上,好仰也。

又云:风者,其气喜行而数变,在人肌肤中,内不得泄,外不得散,因人动静乃变其性,其证如左:

有风遇寒则食不下,遇热则肌肉消,寒热。

有风遇阳盛则不得汗,遇阴盛则汗自出。

肥人有风,肌肉厚则难泄,喜为热中,目黄。

---

① 合:疑当作"旺"。

② 坤:原作"川",旁校删改作"坤",今从。按"川"当作"巛",乃"坤"之古字。

③ 外在胁膁骨下四肢节解中:《灵枢·九宫八风》作"外在于两胁腋骨下及肢节"。

④ 筋纽湿:"纽"原作"刟",旁注女久反,是作"纽"字,今据改,与《灵枢·九宫八风》合。《太素》卷二十八《九宫八风》作"刟"。亦通。又《灵枢·九宫八风》云"外在于筋纽,其气主为身湿",似"湿"上脱"身"字。

⑤ 泄利:《灵枢·九宫八风》作"溢"。

⑥ 外在右手太阳中:《灵枢·九宫八风》作"外在于手太阳脉"。按"太"原作"大",同"太",据文义改。

⑦ 失衣则瞋满:"失衣",指衣服穿的不够。"瞋满",《素问·风论》作"膜满"。

⑧ 洞泄:《千金方》卷八第一此下有"新热食竟入水自渍及浴者令人大腹为水病"十八字。

⑨ 营:《千金方》卷八第一作"劳"。

⑩ 面多汗:"汗"字原脱,据旁校补。《千金方》卷八第一作"而汗多","多"字属下读。

⑪ 泄风:《千金方》卷八第一作"内风"。

⑫ 喜在肺:《千金方》卷八第一作"法在肺下"。

⑬ 强上,恶风寒战,目脱,涕唾出:《千金方》卷八第一作"强上而目脱,唾出如涕,恶风而振寒"。

⑭ 不精明:指无神采,目中无光。

瘦人有风，肌肉薄则恒外行①，身中寒，目泪出。

有风遇实则腠理闭，则内伏，令人热闷；若因热食，汗欲通，腠理得开，其风自出，则觉肉中如针刺，步行运力欲汗亦如此。

有风遇虚腠理开，则外出，凄然如寒状，觉身中有如水淋，时如竹管吹处。

《录验方》云：风者，天地山川之气也。所发近远有二焉：其一是天地八方四时五行之气，为远风也；其风飔飔飙飙②鼓振者，此则山川间气，为近风耳。譬由③鼓扇④，动于手握之间，便能致风，亦能动物，亦能病人，而非天地之气也。

又云：经言诸取风者，非是时行永⑤节之风，亦非山川鼓振之风也，此人间庭巷门户窗牖之径气⑥耳。天无风之日，其恒有径风，人长居其间，积日月，此能虚人肌理，入人百脉，攻人五脏六腑，则致病焉。复有野间、广泽、都亭成径风，亦不可居卧也。复有眠坐，恒使人扇之，亦能生病。但小轻于径穴中⑦耳。古今有身验其事者甚众，今略记其三条于后章。

古雒阳⑧市有一上贴⑨家最要，货卖倍集，但货主周年中必得病致死，遂成空废，无复坐者。有一乞儿常出市乞，每岁辄见货主非复旧人，乞儿问知多死，疾源一品。便看贴中，唯见货主坐处，背约一柱，有一虫食穴，故最有风贯过，如针头大，正射坐人项，即是风府处。乞儿计疾源一品，人坐所当，皆是其项所对，死当由此。便诣市官求贴坐之，钉塞此孔，遂无复病，安全永保其富。此其验也。

今有一人家，作北向听事，阁在南架下。主人四月中温病，逐凉开辟正首阁卧，乃诊脉，脉作五六过来去，后其作一过，来至关上住⑩，不进寸口而去，或作五六过来后，而作一过停，住寸口不即去。脉既如此，意欲久诊，看其变通，其家内人应从阁内经过，便暂闭阁。阁闭之后，脉便不复住关上及停寸口中。于是仍令其且闭阁，久诊脉者则不觉复停住关上寸口也。试复开阁，少时风来甚径⑪，脉还复停住关上寸口中，仍复还闭阁，

脉⑫即复调。病人唤烦，永不肯还斋中避风而脉，冷汤以除温，遂暗绝而死矣。是以明知径气之风不可久当也。

有一家作三间屋，开中央一间，南北对作，都户⑬安一床当中央，夫妇便坐其中监看事。经一年许，夫妇皆中风口噤死也。

治一切风病方第二

《耆婆方》治一切风病，日月散方：

秦艽八分 独活八分

二味，切，捣筛为散，以酒服一方寸匕，日二。还遂四时之，四季作服之，春散、夏汤、秋丸、冬酒，四季煎膏。

又云：治男女老小一切风病。病风之状，头重痛，眼暗⑭，四肢沉重，不举不随，头闷心闷烦躁，手足疼痛，肿气，不能多食，嗔怒忧思，健忘多梦悟⑮，昏昏只欲睡卧，懒起，面目失色，房事转弱，渐自瘦，不能劳动，劳动万病即发，万病并主之方：

人参 白鲜 防风 防己 芎䓖 秦艽 独活

老小各一两，小壮二两。

右七味，切，以水一斗二升，煮取二升，分

---

① 行：《千金方》卷八第一作"汗"。
② 飔飔飙飙：皆风名。按"飙"原作"飊"，脚注"飊，俾遥反"；"飙"原作"飊"，脚注"飙，馀招反"，今据改。
③ 譬由：《玉篇·用部》："由，若也。"按"由"通"犹"。譬由，犹言"比如"。
④ 扇：原作"肩"，旁校删改作"扇"，今从。
⑤ 永：《札记》云："'永'字不可读，或是'非'讹。"按"永"疑当作"不"。"时行不节之风"，即四时不正常的风。
⑥ 径气：指路过之风，俗称"穿堂风"。
⑦ 中：读四声。
⑧ 雒阳：疑即洛阳。"雒"通"洛"。
⑨ 贴：典押。《说文·贝部》："贴，以物为质也。"《玉篇·贝部》："贴，以物质钱。"此指当铺。
⑩ 住：原作"注"，旁校删改作"住"，今从。
⑪ 径：急。
⑫ 脉："脉"字原脱，据旁校补。
⑬ 都户：犹言居门，处于门口处。都，居；户，旧指单扇的门。
⑭ 暗：原作"闇"，今改为通用字。
⑮ 悟：通"寤"，睡醒。此指梦中惊醒。

为六服。一方以水六升，煮取一升半，分为三服，服之相去十里。分六服者，相去卅里，令了。勘无相恶，宜久服之，延年益智聪慧。汤服讫，散服方寸匕。酒服：酒三斗，渍之一宿，少少①饮之。煎服：少少服之。丸服：蜜和为丸，丸如大豆，一服十四丸，并用酒服之，其分两一依前法，恒遂②四时，常合服，使人不生万病。

《范汪方》治风有十品：一日③入头，头重耳塞，鼻齆，目视䀮䀮；二日入肌肤，皮隐疹，发痒，生疮；三日入筋，筋急缩痛；四日入脉，脉动上下无常；五日入骨，齿摇，胫疼酸，不能久立；六日入心，憔悴喜怒，自悲自喜；七日入肺，令人咳逆短气，昼瘥夜剧；八日入肝，头眩，目视不明；九日入脾，令人肠鸣，舌上疮④，两胁下心满，坚闭不利；十日入肾，令人耳中雷鸣，甚则脓出，治之防风丸方：

芎䓖四分 蜀椒三分，一方无 贝母三分 防风二分，一方九分 当归二分，一方三分 白芷二分，一方三分 皂荚一分，一方三分 术二分，一方三分

凡八物，治下筛，丸以蜜，如弹丸，顿服一丸，先食⑤，禁食生鱼、猪肉、生菜。服药十三日，风当出去，当有热处，随以水洗之，大良。今按：《录验方》云：如梧子，以好酒服三丸，日二，不知稍增，可至十九。

《小品方》小续命汤，治卒中风欲死，身体缓急，口目不正，舌强不能语，奄奄惚惚⑥，精神闷乱，诸风服之皆验，不令人虚方：

甘草一两 麻黄一两 防风一两半 防己⑦一两 人参一两 黄芩一两 桂心一两 附子一枚，大者炮 芎䓖一两 芍药一两 生姜五两

右十一物⑧，以水九升⑨，煮取三升，分三服。甚良。不瘥，更合三四剂，必佳。取汗，随人风轻重虚实也。有人脚弱，服此方至六七剂得瘥。有风疹家，天阴节变辄合之，可以防暗瘰也⑩。

《拯要方》云：疗风病多途，有失音不得语，精神如醉，人手足俱不得运用者；有能言语，手足不废，精神昏恍，不能对人者；有不能言语，手足⑪精神昏乱者；有言语、手足、精神俱不异平常，而发作有时，每发即狂言语，高声大叫，得定之后，都不自醒者；有诸事不异寻常，发作有时，每发则狂走、叫唤者；有诸事不异寻常，发作有时，每发即作牛羊禽兽声，醒后都不自觉者；有诸事不异寻常，发作有时，每发即头旋目眩，头痛眼花，心闷辄吐，经久方定者；有诸事不异寻常，发作有时，每发辄发热，头痛，流汗，不自胜举者。此等⑫诸风，形候虽别，寻其源也，俱失于养。本气既羸，偏有所损，或以男女，或以饮食，或以思虑，或以劳役，既极于事，能不败乎？常量己所归而舍割之，静思息事，兼助以药物，亦有可复之理。风有缘饮酒过节，不能言语，手足不遂⑬，精神昏恍，得病经一两日，且依后生葛根等汤服之。

生葛根一挺，长一尺，径三寸 生姜汁二大合 竹沥二大升，如不可得，宜笪竹⑭根大一斤，切，以水一大斗，缓火煎取二大升，以代竹沥。如竹根⑮不可得，以笪竹叶细切一大升，以水二大升，如上法煎

----

① 少少：即"稍稍"。下仿此。

② 遂：原作"逐"，形近致误，据上文改。

③ 日：疑当作"曰"，下"二日"至"十日"均仿此。

④ 疮：原作"创"。《正字通·刀部》："创，通作'疮'。"今改为通用字。

⑤ 先食：先于食，即饭前服。

⑥ 奄奄惚惚：气息衰弱，精神恍惚貌。

⑦ 防己：《外台》卷十四《卒中风方七首》无"防己"有"杏仁"。

⑧ 右十一物：《千金方》卷八第二作"右十二味"，方中另有"杏仁一两"。

⑨ 以水九升：《千金方》卷八第二作"以水一斗二升"，"升"下有"先煮麻黄三沸去沫，纳诸药"十一字。

⑩ 可以防暗瘰也：《千金方》卷八第二此下有"一本云：恍惚者加茯神、远志，如骨节烦疼，本有热者，去附子倍芍药"二十六字。

⑪ 手足："足"下疑有脱文，循下"风有缘饮酒过节"诸句文义，似"足"下脱"不遂"二字。

⑫ 等："等"下原旁补"此"字，旁校曰："或本无之。"按"此"字蒙上文误补，循文义无"此"字是，今不从补。

⑬ 遂：原作"逐"，形近致误，据文义改。

⑭ 笪竹：疑"笪"当作"篁"，音误。"篁竹"，根叶可以入药，且性味主治与方证不悖。

⑮ 竹根：原"竹"下有"沥"字，蒙上而衍，今据下"如无竹叶"文例删。

取二大升，以代竹沥。如无竹叶，宜细切桑条一大斗，以水一大斗，煎取二大升代之。

右，先取生葛根，净洗刷，便捣碎，且空迮①取汁令尽，尽讫又捣，即竹沥洒，极迮取汁，汁尽为度，用和生姜汁，绵滤之，细细暖②服之，不限回数及食前食后。如觉腹内转作声，又似痛，即以食后温服之。如经七日以后，服附子等汤之。

《杂酒方》治一切风病，独活酒方：

独活五两　黑大豆三升，熬令无音

凡二物，以酒一斗渍之，五日始服，日三，多少任意。但大豆者渍之二日出去。

《录验方》云：帝释六时服呵梨勒丸方：

右呵梨勒者，具五种味，辛酸苦咸甘，服无忌。治一切病，大消食，益寿补益，令人有威德，延年。是名最上仙药，疗廿八种风，癖块，大便不通，体枯干燥，面及遍身黄者，痔，赤白利，下部疼痛，久壮热，一切心痛，头旋闷，耳痛重听，有③身体痛疽，积年不瘳，痢，不思食，痰冷有④胸中，咳嗽，唇色白，干燥，澼，小便稠数，肠⑤胀，疝气，初患水病者；疗声破，无颜色，色黄，肠内虫，脚肿，气上，吐无力，肢节疼痛，血脉不通，心上似有物勇⑥，健忘，心迷，如是等皆悉瘥除也。

呵梨勒皮八分　槟榔仁八分　人参三分　橘皮六分　茯苓四分　芒硝四分　狗脊三分　豉四分　大黄八分　干姜十二分　桃仁八分　牵牛子十三两　桂心八分

凡十三味，㕮咀，下筛，以蜜丸如梧子，服廿丸，食前以温酒若薄粥汁服，平旦得下利良。

治偏风方第三

《病源论》云：偏风者，风邪偏客于身一边也。人体有偏虚者，风邪乘虚而伤之，故为偏风也。其状或不知痛痒，或缓或纵⑦，或痹痛是也。

《千手经》⑧曰：一边偏风，耳鼻不通，手脚不随者：

取胡麻油煎青木香，咒三七遍，摩拭身上，永瘥。

《龙门方》治卒偏风方：

以草火灸，令遍身汗流，立瘥。

又方：

大麻子捣，以酒和，绞取汁，温服。熬蒸亦佳。

又方：

黑胡麻捣末，酒渍服，七日后瘥，验。

《拯要方》疗偏风，服之三日内能起方：

羌活三两　桂心二两　干姜二两　附子二颗，炮

右，以水一升半，煮取半大升，分二服。

治半风方第四

《病源论》云：风半身不随者，脾胃气弱，血气偏虚，为风邪所乘故也。

《千金方》治大风，半身不随方：

蒸鼠壤土，袋盛，熨之，瘥。

又方：

蚕沙⑨熟蒸，作练袋⑩三枚，各受七升⑪，热⑫盛一袋著患处。如冷，即取余袋，一依前法，数数换之⑬。

又方：

---

① 迮：压榨。《通雅·释诂·谜语》："迮，压也。"
② 暖：原作"暖"，增笔致误，据安政本、活字本改。
③ 有：通"又"。《说文通训定声·颐部》："有，假借为又。"
④ 有：《札记》云："'有'恐'在'。"
⑤ 肠：旁校作"腹"。
⑥ 勇：疑当作"涌"，繁体字脱偏旁致误。《札记》云："'勇'恐'涌'。"
⑦ 或纵：《病源》卷一《偏风候》"纵"上无"或"字。
⑧ 《千手经》：旁校曰："宇治本无，医本有之。"
⑨ 蚕沙：《千金方》卷八第四"蚕沙"用"两石"。
⑩ 练袋：《千金方》卷八第四"练"作"直"。"直袋"，犹言等袋。
⑪ 七升：《千金方》卷八第四作"七斗"。
⑫ 热：《外台》卷十四《风半身不随八首》引"热"上有"即"字。
⑬ 之：按《千金方》卷八第四此下有"须羊肚酿粳米葱白姜椒豉等混煮热吃，日食一枚，十日止"云云诸字。

灸风池、肩髃、曲池、阳陵泉、巨虚下廉等穴①。

治风痓方第五

《病源论》云：风痓②者，口噤不开，背强而直，如发痫之状。其重者，耳中策策痛③；卒然身体痓直者，死也。由风邪伤于太阳经，复遇寒湿，则发痓也。

《效验方》治风痓身强方：

蒸大豆，熨④之。《千金方》同之。

又方：

蒸鼠壤土，熨之取汗。

《新录方》治风痓身强方：

薄荷三枚，以水六升，煮取二升，分二服。

《葛氏方》若身直不得屈伸反覆者方：

取槐皮黄白者，切，以酒若⑤水六升，煮得二升，去滓，稍服⑥。

《苏敬本草注》治风痓方：

铜屑熬令极热，投酒中，服五合，日三。

又方：

铁屑炒使极热，投酒中，饮酒，良。

《本草稽疑》治风痓方：

蒸蚕沙熨之。

治柔风方第六

《病源论》云：柔风者，血气俱虚，风邪并入，在于阳则皮肤缓，在于阴则腹里急。柔风之状⑦，四肢不能自收，里急不得仰息⑧也。

《小品方》治⑨中柔风，身体疼痛，四肢缓弱，欲作不随⑩方：

羌活三两 桂肉三两 生姜六两 干地黄三两 葛根三两 芍药三两 麻黄二两，去节 甘草⑪二两

凡八物，以清酒三升，水五升，煮取三升，温服五合，日三。今按：《千金方》云：酒二升，水八升⑫，大验。

《葛氏方》治中缓风，四肢不收者方：

豉三升，水九升，煮取三升，分三服，日二作。亦可酒渍煮饮⑬。

治头风方第七

《病源论》云：风头眩者，由血气虚，风邪入于脑，而引目系故也。

《养生方》⑭云：饱食仰卧，久成气病、头风。

又云：饱食沐浴⑮，作头风。

《耆婆方》治人一切风气，风眩病，三光散方：

秦艽十二分 茯神十二分 独活八分

三味，切，捣筛为散，以酒服方寸匕，日

---

① 等穴：按此条见《千金方》卷八第四，原文为"针风池一穴，肩髃一穴，曲池一穴，支沟一穴，玉枕一穴，阳陵泉一穴，巨虚下廉一穴，凡针七穴即瘥"。

② 痓：此字原文旁注"充至反"，是从"至"声。《集韵·至韵》："痓，风病。"古医书往往"痓"、"痉"互用，其义概同，今从《病源》本文一律改作"痓"。按唐以前无"痉"字，乃"痓"字之误写，后入字书。《医心方》所录文献均唐以前旧物，故凡"痉"字均改为"痓"。

③ 策策痛：观其文义盖有二：一是小刺痛貌。"策"为"㓨"之省字，《方言》卷二："㓨，刺痛也。"《玉篇·心部》："㓨，小痛也。"二是耳鸣而痛。"策策"，象声词。《正字通·竹部》："策策，落叶声。"唐·韩愈《秋怀诗》之一："秋风一披拂，策策鸣不已。"

④ 熨：原作"慰"，形近致误，据文义改。

⑤ 若：《肘后方》卷三第十九作"共"。

⑥ 稍服：《肘后方》卷三第十九"稍"上有"适寒温"三字。

⑦ 柔风之状：此四字原脱，据旁校补，与《病源》卷一《柔风候》合。

⑧ 仰息：《病源》卷一《柔风候》"仰"下无"息"字。

⑨ 治：《千金方》卷八第三"治"上有"羌活汤"三字。

⑩ 欲作不随：《千金方》卷八第三无"欲作"二字，"不随"连上读，"随"下有"及产后中风"五字。

⑪ 甘草：按"甘草"以上八味，《千金方》卷八第三"生姜"用"五两"、"麻黄"用"三两"。

⑫ 酒二升，水八升：检今本《千金方》卷八第三"酒、水"用量与前载同，未知"今案"何据？

⑬ 亦可酒渍煮饮：《肘后方》卷三第十九"酒渍煮饮法"云："取豉一升，微熬，囊贮，渍三升酒中，三宿，温服，微令醉为佳。"

⑭ 《养生方》：疑此转引自《病源》一书，非直接引自《养生方》者。下皆仿此。

⑮ 浴：《病源》卷二《头面风候》作"发"。

三。依日月法①。

又云：治人风气，风眩，头面病，四时散方：

秦艽　独活　茯神　薯蓣

四味，切，捣筛为散，以酒服一方寸匕，日二。依日月②法。春各四分，夏各二分，秋各八分，冬各十二分。

又云：治人风气，风眩，头面风病，五脏散方：

秦艽　独活　茯神　薯蓣　山茱萸分两依四时散

五味，切，捣筛为散，以③酒服一方寸匕，日二。依日月散法。

又云：治人风气，风眩，头面风，头中风病，六时散方：

秦艽　独活　茯神　薯蓣　山茱萸　藁本依四时散分两

六味，切，捣筛为散，以酒服一方寸匕，日二。依日月散法。

又云：治人风气，风眩，头中风病，中风脚弱，风湿痹病，七星散方：

秦艽　独活　茯神　薯蓣　天雄　山茱萸　藁本

七味，切，捣筛为散，以酒服方寸匕，日二。依四时散法④。

又云：治人风气，风眩，头面风，中风湿痹，脚弱⑤，弱房⑥少精，八风散方：

秦艽　独活　茯神　薯蓣　山茱萸　藁本　天雄　钟乳研七日

八味，切，捣筛为散，以酒服方寸匕，日二。依四时散分两，依日月散法。

又云：治人风气，风眩，头面风，中风脚弱，风湿痹，弱房少精，伤寒，心⑦痛中恶，冷病，十善散⑧方一名十方散：

秦艽　独活　茯神　薯蓣　山茱萸　藁本　天雄　钟乳研七日　芍药　干姜

十味，切，捣筛为散，以酒服一方寸匕，日二。依四时散分两⑨。

《千金方》治风头眩，口喝，目痛⑩，耳聋，大三五七散方：

天雄三两　细辛三两　山茱萸五两　干姜五两　薯蓣七两　防风七两

六味，下⑪筛为散，清酒⑫服五分匕，日再，不知稍加。

又云：小三五七散，主头风目眩⑬方：

天雄三两　山茱萸五两　薯蓣七两

三味，下筛，清酒服五分匕，日再，不知稍增，以知为度。

又云：治头风方：

常以九月九日，取菊花作枕袋，枕头。

又方：

芥子末，醋和，敷⑭头一周，时覆之。

又方：

葶苈子煮、沐，不过三四度，愈。

又方：

---

① 依日月法：循下“五脏散方”、“六时散方”文例，“月”下当有“散”字。“日月散法”即前《治一切风病方第二》引《耆婆方》“日月散方”所云：“随时之四季作服之，春散、夏汤、秋丸、冬酒，四季煎膏。”按《耆婆方》所述以下诸方均循一定规律，即病证累加、药味累加，方名以药味数量冠以序数。据此“三光散”前则当是“日月散”，方见前述“日月散”。前是否还有以“一”为序数的方子，从病证来推，似乎原无。

② 日月：“月”下疑脱“散”字。

③ 以：“以”字原脱，据旁校补。

④ 依四时散法：循上下文例，疑此当作“依四时散分两，依日月散法”。

⑤ 中风湿痹，脚弱：循上下文例义，疑当作“中风脚弱，风湿痹”。

⑥ 弱房：原“房”上脱“弱”字，据旁校补。

⑦ 心：原作“止”，据旁校改。

⑧ 十善散：《札记》曰：“据前数方例，此上当有九味一方。”按《札记》所言甚是，且所佚九味方当名“九×散”，主治较“十善散”少“心痛中恶冷病”，药味较“十善散”少“干姜”，炮制法则与“八风散”、“十善散”略同。

⑨ 依四时散分两：循上文例，此下当有“依四时散法”。

⑩ 目痛：《千金方》卷十三第八作“目斜”。

⑪ 下：《千金方》卷十三第八“下”上有“治”字。下“小三五七散方”仿此。

⑫ 清酒：原“清”作“渍”，繁体增笔致误，据《千金方》卷十三第八改。下“小三五七散方”仿此。

⑬ 目眩：《千金方》卷十三第八“眩”下有“耳聋”二字。

⑭ 敷：原作“付”，此用同“敷”，今改作通用字。

菊花　独活　茵草①　防风　细辛　蜀椒　皂荚　桂心　杜蘅②

可作汤③沐及熨④之。《集验方》同之。

《录验方》桃花散，治风头眩倒，及身体风痹，走在皮肤中方：

石南五两　薯蓣四两　黄芪三两　山茱萸三两　桃花半升　菊花半升　真朱半两　天雄一两，炮

凡八物，合治下筛，食竟酒服半钱匕⑤，日三，稍增之。

《集验方》治风头眩欲倒，眼旋屋转，头脑痛，防风枳实汤⑥方：

防风三两　枳实三两，炙　茯神四两　麻黄四两，去节　细辛二两　芎䓖⑦三两　前胡四两　生姜四两　半夏四两，洗　杏仁三两　竹沥三升

十一物，切，以水六升，合竹沥煮取二升七合，分三服，频服两三剂尤良。

《葛氏方》治患风头，每天阴辄发眩冒⑧者方：

取盐一升，以水半升和，涂头，絮巾裹一宿，当黄汁出，愈。附子屑一合，纳盐中，尤良。

又方：

以桂屑和苦酒，涂顶上。

《范汪方》治鼻孔偏塞，中有脓⑨血，此乃是头风所作，兼由肺疾，宜服此散方：

天雄八分，炮　干姜五分　薯蓣四分　通草六分　山茱萸六分　天门冬八分

凡六物，治下筛为散，酒服方寸匕，日再，稍加至二匕。

《拯要方》疗风头痛，眼眩心闷，阴雨弥甚方：

防风二两　当归一两　山茱萸一两　柴胡二两　薯蓣二两　鸡子二两⑩，去白，打黄碎

右为散，用鸡子黄和散，令调，酒服方寸匕，日三。

《僧深方》治头风方：

吴茱萸三升，以水五升，煮取三升，以绵染汁，以拭发根，数用。

灸头风方

《千金方》云：

灸天窗⑪穴，在上星后一寸。

灸后顶穴，在百会后一寸半⑫。

《百病针灸》云：

灸百会穴，在顶上旋毛中。

又灸前顶穴，在囟会后一寸五分。

又灸五处穴，在当两眼入发际一寸。

治中风口噤方第八

《病源论》云：诸阳经筋，皆在于头。手⑬三阳之筋，并结⑭入于颔颊，足阳明之筋，上夹于口⑮，诸阳为风寒所客则筋急，故口噤不开也。

《葛氏方》治口噤不开者方：

取大豆五升，熬令黄黑，以五升酒渍取

① 茵草：疑是"茵草"之误写，"茵草"即"莽草"，《千金方》卷十三第八即作"莽草"。或为"茵"之增笔致误，"茵"同"茵"，"茵草"亦指"莽草"言。

② 杜蘅：以上九味，《千金方》卷十三第八另有"茵芋"一味，共凡十味。又"杜蘅"下有"各等分"三字。

③ 可作汤："作"下原脱"汤"字，据《千金方》卷十三第八补。又"可"上《千金方》有"右十味"三字。

④ 熨：原作"慰"，形近致误，据《千金方》卷十三第八改。

⑤ 匕：原误作"止"，据文义改。

⑥ 防风枳实汤：《千金方》卷十三第八作"防风汤"。

⑦ 芎䓖：原作"芎艻"，盖因熟语而以省略标记代替"䓖"字，今补正。

⑧ 冒：原作"胃"，形误，据文义改。

⑨ 脓：原作"浓"，通假，今改作通用字。

⑩ 二两：《外台》卷十五《风头旋方九首》引《崔氏》作"二枚"，似是。

⑪ 天窗：疑当作"囟会"。《千金方》卷二十九第一云："囟会，在上星后一寸陷者中。"又卷三十第一云："囟会，主风头眩，头痛颜青。"又眉注曰："天窗，囟会之一名也。"

⑫ 一寸半：原作"一寸"，据《千金方》卷二十九第一改。

⑬ 手："手"字原脱，据《病源》卷三十七、卷四十三、卷四十八《中风口噤候》补。

⑭ 结：旁校作"络"。按作"结"不误，《病源》卷三十七、卷四十三、卷四十八《中风口噤候》并作"结"。"结"为筋行回曲之处。

⑮ 足阳明之筋，上夹于口：原"夹"上脱"足阳明之筋上"六字，据《病源》卷三十七、卷四十八《中风口噤候》补。

汁,奏①强发口以灌之②。

又方:

独活四两　桂二两

以酒水各③二升,合煮取一升半,分二服④,温卧⑤。

《千金方》治中风口噤⑥方:

术⑦四两　酒三升

煮取一升,顿服之。

又方:

服淡竹沥一升。

《拯要方》疗中风口噤不知人方:

豉五升　茱萸⑧一升

以水七升,煮三沸⑨,饮之⑩。《千金方》同之。

《广利方》理⑪中风口噤不开方:

独活一大两,切,以清酒二大升,煮取一升半,即大豆五大合,熬取前⑫酒热,投豆中,密盖,经一食⑬久,无过,服二大合,口噤即捣口灌之,日三四度。

《效验方》治人卒中风欲死,口不开,身不得着席,大豆散方:

大豆二两,熬令焦　姜二两　蜀椒二两,去目、汗

凡三物,捣下筛,酒服一钱匕⑭,日一,愈。

《新录方》治口噤方:

灸承浆穴,在颐前下唇之下。

又方:

灸颐尖七壮。

治中风口㖞方第九

《病源论》云:风邪入于足阳明、手太阳之经,遇寒则筋急引颊,故使口㖞僻⑮,言语不正,而目不能平⑯视。

《养生方》云:夜卧,当耳勿令有孔,风入耳,口喜㖞。

《太素经》云:颊筋有寒,则急引颊移口;有热,则筋弛纵缓不胜⑰,故僻。治之以马膏,膏其急者;以白酒和桂,以涂其缓者。以桑钩钩之,即以生桑炭⑱置之坎中,高下与坐等,以膏熨急颊,且饮美酒、啖美炙⑲,不饮酒

者自强也,为之三拊⑳而已。音抚,摩拊也㉑

《录验方》治口眼相引㖞僻者方:

以生鳖血涂之,以桑钩㉒钩吻边,挂著耳也。血干复涂之,用白酒胜血。《小品方》同之。

《拯要方》疗风口面㖞,兼暴风半身不遂,语不转方:

以酒煮桂心,取汁,湿㉓故布,揾病上则止。左㖞揾右,右㖞揾左。秘不传,常用大效。

---

① 奏:《肘后方》卷三第十九作“以物”。按“奏”下疑脱“物”字。“奏”指进刀或进物。《庄子·养生主》:“奏刀騞然。”又旁注作“桊”,《札记》曰:“旁注作‘桊’似是。《说文》:‘桊牛鼻中环也。’”孰是待考。

② 以灌之:《肘后方》卷三第十九“之”下有“毕取汗”三字。

③ 各:《肘后方》卷三第十九无“各”字。下“合”字亦无。

④ 分二服:《肘后方》卷三第十九作“分三服”。

⑤ 温卧:《肘后方》卷三第十九“温”上有“开口与之”四字,“卧”下有“火炙令取汗”五字。

⑥ 噤:《千金方》卷八第六“噤”下有“不知人”三字。

⑦ 术:《千金方》卷八第六作“白术”。

⑧ 茱萸:按“茱萸”以上二味,《肘后方》卷三第十九“豉”用“一升”,《千金方》卷八第六“茱萸”作“吴茱萸”。

⑨ 以水七升,煮三沸:《肘后方》卷三第十九作“以水五升,煮取二升”。《千金方》卷八第六“煮三沸”作“煮取三升”。

⑩ 饮之:《肘后方》卷三第十九“饮”上有“稍稍”二字,《千金方》卷八第六“饮”上有“渐渐”二字。按《肘后方》此方治“不能语者”。

⑪ 理:即“治”,唐代避高宗李治名讳,改“治”为“理”。

⑫ 前:旁校改作“煎”,疑非是,今不从改。

⑬ 食:旁校“食”上补“宿”字,疑非是,今不从补。

⑭ 匕:原作“上”,形误,据文义改。下皆仿此。

⑮ 僻:原作“噼”,据《病源》卷一《风口㖞候》改。按下“僻”、“噼”混用,今一律改作“僻”。

⑯ 平:原误作“卒”,据《病源》卷一《风口㖞候》改。

⑰ 不胜:《灵枢·经筋》“胜”下有“收”字。

⑱ 炭:《灵枢·经筋》作“灰”。

⑲ 美炙:《灵枢·经筋》“炙”下有“肉”字。按业师郭霭春先生认为“美”当作“羔”,形近致误,“羔炙”即烤羊肉。“炙”下不必补“肉”字。

⑳ 拊:《集韵·遇韵》:“拊,以手著物也。”按“拊”当作“付”,音义同“敷”。

㉑ 音抚,摩拊也:此五字原为大字,今循文义改为小字注文。

㉒ 钩:原作“拘”,与“钩”音同而借用,今循上例改。

㉓ 湿:旁校改作“温”,似非是,今不从。

《僧深方》治风著人面,引口偏著,牙车急,舌不得转方:

竹沥一升 独活三两 生地黄汁一升

凡三物,合煮取一升,顿服之。

又方:

翳风穴灸三壮,主耳聋,口眼为僻不正,牙车引①,口噤不开,喑不能言。甚神良。穴在耳后陷者中,按之引耳。

《小品方》云:眼睛动,口唇动,偏喎,皆风入脉故也。

急服小续命汤②,摩神明膏③。

又方:

灸吻边横纹赤白际,逐左右风乘不收处,灸随年壮。日日报之④,三报且息,三日不效,复三报之。

《千金方》治中风口喎方:

炒大豆三升令焦,酒⑤三升淋取汁,顿服之,日一。《令李方》同之。

又方:

皂荚大者一枚,去皮子炙,一方一两⑥,下筛⑦,三年苦酒和涂之,左喎涂右,右喎涂左⑧。

《集验方》治中风口喎僻不正方:

取空青如枣者,著口中含咽之,即愈。《千金方》云:如豆一枚,含之。

《葛氏方》治口喎僻者方:

衔奏⑨灸口吻中横纹间,觉大热便去艾,即愈。勿⑩尽艾,尽艾则大过。左喎灸右,右喎灸左。

又方:

鳖血和乌头涂之,欲正⑪即拭去。

《范汪方》治中风口僻噤方⑫:

豉五升 茱萸一升

合煮三沸,去滓,饮汁。神验。

又方:

两手叉于头上,随僻左右,灸肘头三四壮。

《经心方》治口喎方:

青松叶一斤,捣令出汁,清酒一升⑬,渍二宿,近火一宿。初服半升,渐至一升,头面汗即止。《千金方》同之。

又方:

取衣鱼摩戾⑭边,即正⑮。

治中风舌强方第十

《病源论》云:脾脉络胃,夹咽,连舌本,散舌下;心之别脉系舌本。今⑯心脾二脏受风邪,故舌强不得语也。

《范汪方》治风舌强不语方:

豉煮汁,渐服,一日可数十过,不顿多。

又方:

新好桂削⑰去皮,捣下筛,以三指撮著舌下,咽之。

又方:

灸廉泉穴,在颊⑱下结喉上舌本。今按:

---

① 引:收缩,牵引。

② 小续命汤:见本卷第二引《小品方》。

③ 神明膏:今无考。《外台》卷十九《杂疗脚气方》一十五首中引有"苏恭疗风痹神明膏方"及卷三十一《古今诸家膏方四首》中引有"《广济》疗诸风顽痹神明膏方",未知此二方与《小品》"神明膏"是否有关。

④ 日日报之:《千金翼》卷二十六第七此下十六字作"三报之,不瘥更报"七字。

⑤ 酒:《千金方》卷八第六"酒"上有"以"字,足文。

⑥ 一方一两:循义文文例,此四字似应改为小字注文。

⑦ 下筛:此上十六字,《千金方》卷八第六作"大皂荚一两去皮子下筛","筛"下有"以"字,属下读。

⑧ 右喎涂左:《千金方》卷八第六"左"下有"干更涂之"四字。

⑨ 奏:《肘后方》卷三第十九同。眉注作"桊",与《札记》合。"桊"指穿在牛鼻中隔上的小铁环。

⑩ 勿:"勿"上原有"忽"字,据《肘后方》卷三第十九删。《札记》云:"'忽'字衍。"

⑪ 正:原作"止",形近致误,据《肘后方》卷三第十九改。

⑫ 治中风口僻噤方:按此方与本卷第八引《拯要方》"疗中风口噤不知人方"内容近似。

⑬ 一升:《千金方》卷八第六作"一斗",似是。

⑭ 戾:《说文·犬部》:"戾,曲也。"又通"捩",有扭转之义。此指喎僻紧急之侧。

⑮ 正:原作"止",形误,据义文改。

⑯ 今:原作"令",增笔致误,据《病源》卷一《风舌强不得语候》改。

⑰ 削:原作"前",据旁校改。

⑱ 颊:旁校改作"颐",《甲乙经》卷三第十二、《千金方》卷二十九第一并作"颔"。

《华佗传》①云：中矩穴主中风舌强不语，在颐下骨里曲骨中。

《集验方》治卒不得语方：

煮大豆取汁，稍含，咽之。

又方：

取桂一尺，水三升，煮取一升，顿服之。

《葛氏方》治中风不语方：

豉、茱萸各一升，水五升，煮取二升，稍服之。

又方：

灸第二、第三②椎③上百五十壮④。

《录验方》治舌强不能语言，舌下药，矾石散方：

矾石二两　桂心二两

凡二物，下筛，置舌下，便能言。

治中风失音方第十一

《病源论》云：喉咙者，气之所以上下也；会⑤厌者，声⑥之门户也；舌者，声之机也；口⑦者，声之扉也。风寒客于会厌之间，故卒然无音⑧，故谓风失音不语。

《范汪方》治失音，大豆紫汤方：

大豆一升，熬令焦，好酒二升，合煮令沸，随人多少，服取令醉。

《效验方》治卒风失音，大豆散方：

大豆熬令焦　蜀椒去目、汗　干姜各三两

凡三物，合下筛，酒服一钱匕，日一，汗出即愈。

《千金方》治卒失音方⑨：

浓煮桂汁，服一升，覆取汗。亦可末桂，著舌下，渐咽汁。

又方：

浓煮大豆汁含之，豉亦良。

又方：

灸天窗、百会穴。《新录方》同之。

《孟诜食经》治失音方：

杏仁三分，去皮⑩，熬，捣⑪作脂　桂心末，一分

和如泥，取李核许，绵裹⑫，少咽之⑬，日五夜一⑭。

又方：

捣梨汁一合，顿服之⑮。

治中风声嘶方第十二

《病源论》云：声嘶者，风冷伤于肺之所为也。

《葛氏方》治卒中冷声嘶哑方：

甘草一两　桂心二两　五味子⑯二两　杏仁卅枚　生姜八两

切，以水七升，煮取二升，分三服⑰。

《耆婆方》治人声嘶，喉中不利方：

桂心　杏仁　干姜　芎䓖　甘草各一分

---

① 《华佗传》：原"佗"作"他"，音假，下径改不出注。检今本《三国志·华佗传》及《后汉书·华佗传》并无此文。

② 三：《肘后方》卷三第十九作"五"。

③ 椎：原作"推"，形误，据《肘后方》卷三第十九改。按《医心方》往往"木"字旁和"扌"提手旁混用。下不出校。

④ 百五十壮：《肘后方》卷三第十九作"五十壮"。

⑤ 会：原文作"喉"，旁校改作"会"，今从。检《病源》卷一《风失音不语候》、《灵枢·忧恚无言》并作"会"。下同。

⑥ 声：《病源》卷一《风失音不语候》、《灵枢·忧恚无言》"声"上并有"音"字。下二"声"字上《灵枢》亦有"音"字。

⑦ 口：《病源》卷一《风失音不语候》作"唇"，《灵枢·忧恚无言》作"口唇"。

⑧ 音：《病源》卷一《风失音不语候》"音"下有"皆由风邪所伤"六字，足文。

⑨ 治卒失音方：《千金方》卷八第六"治"上有"桂汤"二字。又"音"原作"喑"，据《千金方》改。

⑩ 皮：《证类本草》卷二十三《果部下品》引"皮"下有"尖"字。

⑪ 捣：旁校"捣"上补"别"字。

⑫ 裹：《证类本草》卷二十三《果部下品》引"裹"下有"含"字，应据补。

⑬ 少咽之：即稍稍咽汁之意。《证类本草》卷二十三《果部下品》引作"细细咽之"。

⑭ 日五夜一：《证类本草》卷二十三《果部下品》引作"日五夜三"。

⑮ 顿服之：《证类本草》卷二十三《果部下品》"之"下有"日再服止"四字。

⑯ 五味子：原作"五味"，据《肘后方》卷三第二十补"子"字。

⑰ 分三服：《肘后方》卷三第二十作"为二服"。

右五味，捣筛，以蜜和为丸，如梧子，口中餐①，咽汁。

治声嗄不出方第十三

《葛氏方》治卒失声，声嗄②不出方：今按：《病源论》惟有五嗄，而无声嗄、风嗄候。

橘皮五具③，水三升，煮取一升，顿服。

又方：

针大椎旁一寸五分。

又方：

浓煮苦竹叶服之。

又方：

捣蘘荷根，酒和，绞饮其汁。

又方④：

矾石、桂末，绵裹如枣，纳舌下，有唾吐出之。

《耆婆方》治人风嗄方：

羚羊角五两，炙　通草二两半　防风二两　升麻二两　甘草四两，炙。

五味，捣筛为散，以白饮服一方寸匕，日二。

治中风惊悸方第十四

《病源论》云：风惊悸者，由⑤体虚，心气不足，心之经⑥为风邪所乘也。或恐惧忧恚⑦，迫令心气虚，亦受风邪。风邪搏于心，则惊不自安。惊不已，则悸动不定。其状目睛⑧不转，而不能呼。

《拯要方》四神⑨镇心丸，疗男子读诵健忘，心神不定，心风⑩虚弱，补骨髓方：

茯神十二分　天门冬十二分　干地黄十二分　人参八分　远志皮八分

以⑪上蜜丸，饮服十五丸，日再，加至四十丸。

《博济安众方》⑫云：治因重病虚损后，或因忧虑失心，惊悸心忪；或夜间狂言，恒常忧怕；或如神不足人，小儿诸惊痫等，并时疾心热等。并宜服七宝镇心丸：

虎睛一双，炙　金薄五十片⑬　银薄五十片　光明珠二分　雄黄二分　牛黄二分　虎珀二分　真珠二分　龙脑二分　麝香二分

右，如法研如面，以枣肉为丸，如绿豆大，每日空心⑭以井花水下三丸，或五丸，或七丸，量而服之。

《小品方》远志汤，治中风心气不定⑮，惊悸，言语谬误，恍恍惚惚，心中烦闷，耳鸣方：

远志三两，去心　茯苓二两　独活四两　甘草二两　芍药三两　当归二两　桂肉三两　麦门冬三两半，去心　生姜五两　人参二两　附子一两，炮　黄芪⑯三两

凡十二物，以水一斗二升，煮取四升，服八合，人羸可服五合，日三夜一⑰。

《葛氏方》治人心下虚悸方：

麻黄、半夏分等，捣⑱，蜜丸，服如大豆三丸，日三⑲。

---

① 餐：疑当作"含"。
② 声嗄：疑当作"声嗄"，即声音嘶哑。《集韵》："嗄，气逆也，或作嗄。"
③ 五具：《肘后方》卷三第二十作"五两"。
④ 又方："又方"二字原脱，今据《肘后方》卷二第二十补。
⑤ 由："由"字原脱，据旁校补，与《病源》卷一《风惊悸候》合。
⑥ 经：《病源》卷一《风惊悸候》作"腑"。
⑦ 恚：《病源》卷一《风惊悸候》无此字。
⑧ 睛：原作"精"，《外台》卷十五《风惊悸方九首》引作"睛"。按"精"、"睛"义通。《正字通·米部》："目中黑粒有光者亦曰精，今通作睛。"今改为通用字。
⑨ 四神：疑当作"茯神"。
⑩ 心风：疑当作"心气"。
⑪ 以：原作"已"，今改为通用字。
⑫ 《博济安众方》：旁校曰："宇治本无之，医本有之。"
⑬ 片：原作"斤"，形误，据文义改。下"银薄"仿此。按《札记》云："'片'讹'斤'，下文同。"
⑭ 心：原"心"下衍"心"字，据文义删。《札记》云："衍一'心'字。"
⑮ 定：《千金方》卷十四第六作"足"。
⑯ 黄芪：按"黄芪"以上十二味，《千金方》卷十四第六"远志、芍药、桂肉、麦门冬、黄芪"并作"二两"。
⑰ 日三夜一：《千金方》卷十四第六此下有"一方无桂"四字。
⑱ 捣：原误作"祷"，据《肘后方》卷三第十八改。
⑲ 日三：《肘后方》卷三第十八"三"下有"稍增之，半夏汤洗去滑，干"十字。

《千金方》云:补心汤,主心气不足,多汗,心烦,喜独语,多梦不自觉,喉咽痛,时吐血,舌本强,水浆不通方:

紫石英二两 麦门冬三两 茯苓二两 人参二分 紫菀一两 桂心二两 赤小豆廿四枚 甘草一两 干枣①廿枚

九味②,水八升,煮取二升半,分三服,宜春夏服。

又云:定志汤③,主心气不足,心痛惊恐方:

远志四两 菖蒲④四两 人参四两 茯苓四两

四味,水一斗,煮取三升⑤,分三服。

《僧深方》云:定志丸,治恍惚喜忘,胸中恐悸,志不定,风气干脏方:

人参二两 茯苓二两 菖蒲二两 远志二两 防风二两 独活二两

凡六物,冶下筛,以蜜丸,丸如梧子,服五丸,日再。今按:《范汪方》加铁精一合,细辛四分。

治中风四肢不屈伸方第十五

《病源论》云:四肢拘挛,不得屈伸者,由体虚腠⑥理开,风邪在于筋故也。

《小品方》云:张仲景三黄汤,治中风手足拘挛,百节疼烦,发作心乱⑦,恶寒引日,不欲饮食,秘方:

麻黄五分,去节 独活五分 细辛一分 黄芪二分 黄芩⑧三分

凡五物,以水五升,煮取二升,分再服。一服即小汗出,两服大汗出⑨,即愈。

《葛氏方》云:若骨节疼痛⑩,不得屈伸,近⑪之则痛,短气自汗出,或欲肿者方:

附子二两 桂四两 术三两 甘草二两

水六升,煮取三升,分三服,汗出愈。

又云:若手足不随者方:

取青布烧作烟,于小口器中熏痛处,佳。

又方:

豉三升,水九升,煮取三升,分三服。

治中风身体不仁方第十六

《病源论》云:风不仁者,由营气虚,卫气实,风寒入于肌肉,使血气行不宣流。其状,搔之⑫如隔衣是也。

《葛氏方》云:若身中有掣痛不仁不随处者方:

取干艾叶一斛许,丸之,纳瓦甑下,塞余目,唯留⑬一目,以痛处着甑目上,烧艾以熏之,一时间⑭愈。

又方:

好术削之,以水煮令浓,热的的⑮尔,以渍痛处,良。

---

① 干枣:按"干枣"以上九味,《千金方》卷十四第六"人参"用"二两"、"大枣"用"七枚"。

② 味:《千金方》卷十四第六"味"下有"㕮咀以"三字,"以"字属下读。下"定志汤"仿此。

③ 定志汤:《千金方》卷十四第六作"补心汤"。

④ 菖蒲:《千金方》卷十四第六作"蒲黄",注云:"一方用菖蒲"。

⑤ 三升:《千金方》卷十四第六作"三升半"。

⑥ 腠:原作"凑",据《病源》卷一《风四肢拘挛不得屈伸候》改。按"凑"通"腠"。下径改。

⑦ 百节疼烦,发作心乱:《千金方》卷八第四作"百节疼痛,烦热心乱"。

⑧ 黄芩:按"黄芩"以上五味,《千金方》卷八第四"独活"用"一两"、"细辛"用"十二铢"。

⑨ 大汗出:按《千金方》卷八第四此下有"心中热加大黄半两,胀满加枳实六铢,气逆加人参十八铢,心悸加牡蛎十八铢,渴加瓜蒌十八铢,先有寒加八角附子一枚"四十八字。

⑩ 痛:《肘后方》卷三第十九作"烦"。

⑪ 近:旁校作"延"。按作"近"不误,《肘后方》卷三第十九亦作"近"。

⑫ 搔之:《病源》卷一《风不仁候》"之"下有"皮肤"二字,似当据补。

⑬ 唯留:原"唯"下脱"留"字,今据《肘后方》卷三第十九补。

⑭ 一时间:古二十时制,以地支计,一时等于今两个小时。"一时间"即两个小时左右。

⑮ 的的:热貌。《肘后方》卷三第十九作"灼灼"。义同。

治中风身体如虫行方第十七

《病源论》云：大风虚邪①中于营卫，溢于皮肤之间，与虚热并，故游弈②遍体，状若虫行。

《千金方》治风身体如虫行方：

盐一升③，水一石，煎减半，澄清，温洗三四遍。亦治一切风。

又方：

以大豆渍饭浆中④，旦旦温洗面、头发，不净，加少面，勿以水濯之。

又方：

成练雄黄、松脂，分等，蜜和，饮服十丸如梧子，日三。慎酒、肉、盐、豉。神秘不传。

治中风隐疹方第十八

《病源论》云：邪气客于皮肤，复逢风寒相折，则起风瘙⑤隐疹。

若⑥赤疹者，由凉湿折⑦于肌中之热，热结成赤疹也。得天热则剧，取冷则灭也。

白疹者，由风气折于肌中热⑧，热与风相搏所⑨为，白疹也，得天阴雨冷则剧，出风中亦剧，得晴温⑩则灭，著⑪衣身温亦瘥。

《素问》云⑫：赤疹忽起如蚊蛔啄⑬，烦痒重沓⑭垒起，搔之逐手起也。有白疹亦如此也。

《小品方》白疹方：

宜煮蒴藋汤，与少酒以浴，佳。

又方：

以酒煮石南草拭之。

又方：

水煮矾石汁拭之。

又云：赤疹方：

宜生蛇衔草涂之⑮，最验。大法如治丹诸方。

《千金方》治隐疹百治不瘥方：

景天一斤，一名慎火⑯，捣绞取汁涂上，热灸手摸⑰之，再三度即瘥。

又方⑱：

矾石二两，末，酒三升渍令烊⑲，拭上，立瘥。

又方⑳：

白芷叶㉑煮汤洗之。

又方：

芒硝八两，水一斗，煮取四升，湿㉒绵拭。

又方㉓：

淋石灰汁洗。

又方：

大豆三升，酒六升，煮四五沸，服一杯，

---

① 大风虚邪：原"虚"下旁校补"风"字，注云"或无之"。今不从补。《病源》卷二《风身体如虫行候》作"夫人虚，风邪"。
② 游弈：皮下游走感。
③ 一升：《千金方》卷二十三第五作"一斗"。
④ 中：《千金方》卷二十三第五作"水"。
⑤ 瘙：原作"搔"，旁校改作"瘙"，今从改。
⑥ 若："若"字原脱，据旁校补，与《病源》卷二《风瘙身隐疹候》合。
⑦ 折：《外台》卷十五《风瘙身体瘾疹方五首》作"搏"。
⑧ 热：《外台》卷十五《风搔身体瘾疹方五首》"热"上有"之"字。
⑨ 所："所"字原脱，据旁校补，与《病源》卷二《风瘙身隐疹候》合。
⑩ 温：《病源》卷二《风搔身体隐疹候》、《外台》卷十五《风搔身体瘾疹方五首》并作"暖"。
⑪ 著：《外台》卷十五《风搔身体瘾疹方五首》作"厚"。
⑫ 《素问》云：此条文字不见于今本《素问》。
⑬ 蚊蛔啄："蛔"，《千金方》卷二十二第五、《外台》卷十五《瘾疹风疹方一十三首》并作"蚋"。按"蛔"原作"蜗"，据眉校改。"啄"，原作"喙"，据《千金方》、《外台》改。
⑭ 重沓：同义复词，"沓"亦"重复"。
⑮ 涂之：《外台》卷三十《恶肿一切毒疮肿方一十七首》作"捣极烂以涂之"。
⑯ 慎火：《千金方》卷二十二第五作"慎火草"。
⑰ 摸：《千金方》卷二十二第五作"摩"，当据改。
⑱ 又方：《千金方》卷二十二第五作"治风搔隐疹，心迷闷乱方"。
⑲ 烊：《千金方》卷二十二第五作"消"。按"烊"原作"洋"，通"烊"，今改为通用字。下皆仿此。
⑳ 又方：《千金方》卷二十二第五作"治风搔隐疹方"。
㉑ 叶：《千金方》卷二十二第五"叶"上有"根"字。
㉒ 湿：《千金方》卷二十二第五作"适寒温"。
㉓ 又方：原"又"下脱"方"字，据文例义文补。《千金方》卷二十二第五此作"治风搔隐疹方"。

日三。

《如意方》治隐疹术：

漏芦作汤，以洗浴。

《效验方》治风搔，茱萸汤方：

茱萸一升　酒清①五升

凡二物，合煮得一升五合，绞去滓，适寒温洗，日三。

《录验方》黄连汤，治风搔隐疹方：

芒硝五两　黄连五两

凡二物，以水八升，煮取四升，去滓，洗风痒处，日二。良。

《本草稽疑》风搔隐疹方：

煮蚕沙汁渍之。

又方：

柠茎单煮洗之。

又方：

莞蔚叶可作浴汤。

《孟诜食经》风搔隐疹方：

煮赤小豆取汁，停冷洗之。

治中风隐疹生②疮方第十九

《病源论》云：人皮肤虚，为风寒③所折，则起隐疹。寒④多则色赤，风多则色白，甚者痒痛，搔之则成疮。

《葛氏方》卒得风搔隐疹，搔之生疮汁出，初痒后痛，烦闷不可堪方：

烧石令赤，以少水中纳盐数合，及热的的以洗渍之。

又方：

剉桑皮二斗许，煮令浓，及热以自洗浴。

又方：

以盐汤洗之，捼恭菜⑤涂之。

又方：

以慎火合豉，捣以敷之。

《医门方》云：

煮蒴藋汤和少酒以浴之，极佳。

《刘涓子方》治身体⑥隐疹发疮方：

地榆根三两　黄连二两　大黄四两　黄芩四两　苦参八两　甘草六两　芎䓖四两

右七物，以水六升，煮取三升半，浴洗。

《孟诜食经》云⑦：

柠茎单煮，洗浴之。

又方：

莞蔚可作浴汤。

又方：

煮赤小豆取汁，停冷洗，不过三四。

又方：

捣繁蒌，封上。

治中风癞病方第廿

《病源论》云：凡癞病，皆是恶风及犯触忌害得之。初觉皮肤不仁，或淫淫⑧苦痒如虫行，或眼前见物如垂丝，或隐疹辄⑨赤黑。此皆为疾始起，便急⑩治之，断米谷肴鲑，专食胡麻松术⑪最善。

然癞名不一，木癞⑫、火癞、金癞、土癞、水癞、蟋蟀癞、雨癞⑬、疥癞⑭、蚼癞、酒癞也。

---

① 酒清：疑"酒清"二字误倒，当作"清酒"。

② 生："生"字原脱，据卷目补。

③ 风寒：《病源》卷二《风瘙隐疹生疮候》作"风邪"。

④ 寒：《病源》卷二《风瘙隐疹生疮候》同。检《病源》卷二《风瘙身体隐疹候》曰："热结成赤疹也。"则"寒"作"热"似是。

⑤ 恭菜：即"甜菜"。

⑥ 身体：原"身"作"耳"，据文义改。《札记》云："'身'讹'耳'。"

⑦ 《孟诜食经》云：此下疑省"治中风隐疹生疮方"诸字。又旁校曰："字治本无之，医本有之（指以下四方）。"按以下四方除最后一方外，均见前《治中风隐疹方第十八》引《本草稽疑》、《孟诜食经》中，此重出。

⑧ 淫淫：皮下游走样感觉。

⑨ 辄："辄"字原脱，据旁校补，与《病源》卷二《诸癞候》合。

⑩ 此皆为疾始起，便急：此八字原脱，据旁校补，与《病源》卷二《诸癞候》合。

⑪ 术：《病源》卷二《诸癞候》"术"下有"辈"字。

⑫ 木癞：按此下各癞，《病源》卷二《诸癞候》述有病证形状，丹波康赖氏"依繁不载"，故此校亦不罗列，详见《病源》。下诸癞仿此。

⑬ 雨癞：《外台》卷三十《诸癞方九首》作"白癞"。《病源》卷二《诸癞候》"雨癞"上有"面癞"。

⑭ 疥癞：《病源》卷二《诸癞候》作"麻癞"。《外台》卷三十《诸癞方九首》"疥癞"下有"风癞"。

又有乌癫、白癫①。诸癫形状在本书,依繁不载。

又云②:酒醉露卧,不幸生癫。

《录验方》云:人有③五癫八风之法:一木癫、二石癫、三风癫、四水癫、五沸④癫。

《葛氏方》云:癫病乃有八种云云。治白癫乌癫方:

苦参根皮⑤干之粗捣,以好酒三斗,渍廿一日,去滓,服三合⑥,日三。

又方:

干艾叶随多少,浓煮以渍面⑦及饭,酿如常法,酒熟随意饮,恒使熏⑧。

又方:

取马薪蒿,一名马矢蒿,一名烂石草,捣末,服方寸匕,日三,百日更⑨赤起,一年都瘥,复色。

又方:

捣好雌黄末,苦酒和,鸡羽染⑩以涂疮上,干复涂之。

《僧深方》治癫方:

水中荷浓煮⑪,以自渍半日,用此方多愈。

又方:

水中浮青萍⑫浓煮,自渍之。

《范汪方》治大风癫疮方:

取葎草一担,二石水,煮取一石汁,以渍疮,不过三渍愈。

《集要方》治癫方:

硫黄、苦酒和涂之。

治中风言语错乱方第廿一

《病源论》云:风邪者,谓风气伤于人也。人以身内血气为正,外风气为邪。若其居处失宜,饮食不节,致腑脏内损,血气外虚,则为风邪所伤。故病有五邪:一曰中风,二曰伤暑,三曰饮食劳倦,四曰中寒,五曰中湿。其为病不同。

中邪者⑬,发时则不自觉知,狂惑妄言,悲喜无度是也。

《僧深方》五邪汤,治风邪⑭入人体中,鬼语妄有所说,闷乱恍惚不足,意志不定,发⑮来往有时方:

人参三两 茯苓三两 茯神三两 白术三两 菖蒲三两

凡五物,水一斗,煮取二升半⑯,去滓,先食服八合,日三。

《范汪方》茯神汤,五邪气入体中,鬼语妄言,有所见闻说⑰,心悸惕⑱,恍惚不定,发作有时方:

茯神三两 菖蒲三两 赤小豆卅枚 人参三两 茯苓⑲三两

---

① 又有乌癫、白癫:《病源》卷二专有"乌癫"、"白癫"二候,并详述其病证。按此节文字乃丹波康赖氏总结性语言,非《病源》原文。

② 又云:《病源》卷二《诸癫候》作"养生禁忌云"。

③ 人有:原"人有"二字误倒,据义乙正。

④ 沸:旁校云:"或本'佛'。"

⑤ 苦参根皮:《外台》卷三十《诸癫方九首》引"皮"下有"三斤"二字。

⑥ 三合:《外台》卷三十《诸癫方九首》引作"一合"。

⑦ 面:按此字旁训读作"曲",与《肘后方》卷五第四十合,当据改。

⑧ 熏:《肘后方》卷五第四十作"醺醺",应据改。"醺醺",酒醉貌。

⑨ 更:《外台》卷三十《诸癫方九首》"更"上有"如"字。

⑩ 染:沾。

⑪ 水中荷浓煮:《外台》卷三十《诸癫方九首》引《深师》作"莲荷二十枚,石灰一斗淋取汁,合煮令浓"。

⑫ 水中浮青萍:《外台》卷三十《诸癫方九首》引《深师》作"水中浮萍青者一秤"。

⑬ 中邪者:旁校引或本"中"作"风",与《病源》卷二《风邪候》合。

⑭ 风邪:《外台》卷十五《五邪方五首》引《范汪》作"五邪"。

⑮ 发:《外台》卷十五《五邪方五首》"发"下有"作"字。

⑯ 二升半:《外台》卷十五《五邪方五首》作"三升"。

⑰ 说:《千金方》卷十四第五、《千金翼》卷十六第五、《外台》卷十五《五邪方五首》引《古今录验》并无"说"字。

⑱ 惕:《千金方》卷十四第五、《千金翼》卷十六第五并作"跳动"。《外台》卷十五《五邪方五首》引《古今录验》作"动摇"。

⑲ 茯苓:按"茯苓"以上五味,《千金方》卷十四第五"赤小豆"用"四十枚"。《千金翼》卷十六第五"赤小豆"用"三十枚",余四味用"二两"。《外台》卷十五《五邪方五首》"茯神"用"二两"、"赤小豆"用"四十枚"。

凡五物①，水一斗，煮取二升半，分三服。

《经心方》葱利②汤，治邪发无常，骂詈与鬼语方：

乌头一分，炮　恒山一分　甘草一分　葱利一分　桃花一分

五味，好酒四升，煎取一升，顿服，大吐。

治中风癫病方第廿二

《病源论》云：五癫者，一阳癫③，二阴癫，三风癫，四湿癫，五马癫④也。

人有血气少⑤，则心虚而精神离散，魂魄妄行，因为风邪所伤，邪⑥入于阴，则为癫疾。又人在胎时，其母卒大惊，精气并居，令子发癫。其发则仆地，吐涎沫，无所觉是也。

《千金方》云：治癫疾者，视之⑦有过者即泻之，置其血于瓠壶之中，至其发时，血独动矣。

《范汪方》治⑧五癫方：

铁精一合　芎藭一两　蛇床子五合　防风一两

凡四物，合和，捣下筛，日三服，日用一钱⑨，有验即愈。

又方：

灸尺泽穴，在肘⑩中动脉。

《效验方》高风散，治癫劳方：

蜀天雄一分，炮　山茱萸一分　薯蓣十四分　独活八两，一方八分　石南草十二分，一方六分　人参十分　蜀附子二分，一方六分　术一分　桂心十二分　干姜八分，一方六分　乌头六分，炮　细辛一分

凡十二物，治下筛，酒服方寸匕，日三。不知稍增，以知为度。

《小品方》治癫疾发作，僵仆不知人，言语妄见鬼方：

莨菪子三升，清酒五升渍，出曝干，复纳，汁尽曝干，捣冶末，空腹服四分匕⑪，日三⑫。

《葛氏方》云癫病方⑬：

灸阴茎上宛宛中三壮，得小⑭便通便愈。

又方：

灸足大指丛毛中七壮。

又方⑮：

断鸡冠血，沥口中。

《千金方》云：风癫：灸天窗、百会，各⑯三百壮⑰

狂癫⑱吐舌：灸胃管百壮。

狂走癫疾：灸大幽百壮。

狂走癫痫：灸季肋⑲卅壮。

狂言妄语：灸间使卅壮。

狂走喜怒悲泣：灸巨揽⑳随年壮。

治中风狂病方第廿三

《病源论》云：狂病者，由风邪入并于阳所为也。风邪入人血脉㉑，使人阴阳二气虚实不调，若一实一虚，则令血气相并。气并于阳则为狂，发则欲走㉒，或自高贤、称神圣

---

① 物：《千金方》卷十四第五、《千金翼》卷十六第五"物"下并有"哎咀"二字。

② 葱利：此二字可疑，《札记》认为"或是梨芦之俗呼"。

③ 阳癫：《病源》卷二《五癫病候》"阳癫"下有"病证形状"等描述，此引从略。下四癫均仿此。

④ 马癫：《病源》卷三十七《癫狂候》作"劳癫"。

⑤ 人有血气少：按此下六十二字，见《病源》卷二《风癫候》，丹波康赖氏移置于此，用来说明"五癫"病因。

⑥ 邪：《病源》卷二《风癫候》"邪"上有"故"字。

⑦ 视之：《千金方》卷十四第五"视之"上有"常与之居，察其所当取之处，病至"十三字，"病至"连下读。

⑧ 治：《外台》卷十五《五癫方三首》引《古今录验》"治"上有"铁精散"三字。

⑨ 日三服，日用一钱：《外台》卷十五《五癫方三首》作"酒服一钱匕，日三"。

⑩ 肘：原作"时"，形误，据安政本改。

⑪ 四分匕：《肘后方》卷三第十七作"一钱匕"。

⑫ 日三：《肘后方》卷三第十七此下有"勿多，益狂"四字。

⑬ 癫病方：《肘后方》卷三第十七作"治卒癫疾方"。

⑭ 小：原作"少"，增笔致误，据《肘后方》卷三第十七改。

⑮ 又方：原"又"下脱"方"字，据本书文例补。

⑯ 各：《千金方》卷十四第五"各"下有"渐灸"二字。

⑰ 壮：《千金方》卷十四第五"壮"下有"炷唯小作"四字。

⑱ 狂癫：《千金方》卷十四第五"癫"下有"风痫"二字。

⑲ 肋：《千金方》卷十四第五"肋"下有"端"字。

⑳ 巨揽：《千金方》卷十四第五作"臣觉"，注云："一作巨揽"。

㉑ 入人血脉：《病源》卷二《风狂病候》作"入血"。

㉒ 发则欲走：《病源》卷二《风狂病候》作"发或欲走"，"发"字属上读。

是也。

《千金方》云：狂发少卧，不饥，自高贤，自辨知，自贵大，善骂詈，日夜不休。

《小品方》治卒发狂方：

用其人著地，以冷水淋其面，终日淋之。

又云：卒狂言鬼语方：

以甑带急合缚两手父指①，便灸左右胁下对屈肘头②，两③火俱起，灸④七壮。须臾鬼语，自云姓名，乞得去徐徐诘问，乃解其手也。

又云：狂骂詈擿打⑤人方：

灸口两吻边燕丸⑥处赤白际各一壮，并灸背胛间名臣揽三壮⑦，三日一报之。

又方：

灸阴囊下缝卅壮，女人者灸阴会也。

《葛氏方》治卒发狂方：

烧虾蟆捣末，服方寸匕，日三⑧。

又方：

煮三年陈蒲，去滓，服之。

又云：狂言鬼语方：

针其足大拇指爪甲下，入小⑨许，即止。

治虚热方第廿四

《病源论》云：虚劳而生⑩热者，是阴气不足，阳气有余，故内外⑪生于热，非邪气从外来乘也。

《拯要方》疗一切虚热气壅，滞结不通，三黄丸方：

黄连二两　大黄二两　黄芩三两

上件三物，捣，蜜和丸如梧子，食后服三丸，日三。

又云：疗心膈间虚热气上迫咽喉，口干方：

茯苓五两　麦门冬三升二合，去心　乌梅肉二两

右，蜜丸如酸枣大，含消咽之。日夜含六七枚。若因食即口苦者，加升麻三两。

《广济方》疗虚热呕逆，不下食，即烦闷，地黄饮方：

生地黄汁六合　芦根一握⑫　生麦门冬一升

人参八分　橘皮六分　生姜八分　白蜜三合

切，以水六升，煮取二升，去滓，下地黄汁、蜜，分温三服，如人行四五里进一服，不痢。慎生菜、热面、炙肉、荞麦、猪、蒜、粘食。

《经心方》大黄丸，治虚热，食饮不消化，头眩，引胸胁，喉中介介⑬，口中烂伤，不嗜食方：

大黄一两　黄芩一两　黄连三两　苦参二两　龙胆二两

五味，蜜丸如梧子，服五丸，日三。

又云：生地黄煎，治虚热及血痢方：

生地黄汁三升

右，纳汁铜器中，于微火上煎令如饴，服二合。

《效验方》龙胆丸，治朝寒暮热，手足烦，鼻张血⑭青，不能饮食方：

龙胆二分　黄连二分　黄芩二分　人参二分　芒硝二两　大黄二分

凡六物，冶下筛，蜜丸如梧子，服五丸，日三。不知可至七丸。

---

① 父指：即大指。《千金方》卷十四第五、《千金翼》卷二十七第四并作"大指"。

② 对屈肘头：《千金方》卷十四第五作"对屈肋头"，《外台》卷十五《风狂方九首》引《肘后》作"对掘肋头骨尽处"。按《外台》似是。"掘"，或作"撅"。"撅"、"橛"形近致误。沈彤《释骨》曰："胁骨之短而在下者曰'橛肋'。"

③ 两：《千金方》卷十四第五、《千金翼》卷二十七第四"两"下并有"处"字。

④ 灸：《千金方》卷十四第五、《外台》卷十五《风狂方九首》并作"各"，义胜。

⑤ 擿打：《千金方》卷十四第五作"挝斫"，义同，并打击义。

⑥ 燕丸：即燕口。《千金方》卷十四第五、《千金翼》卷二十七第四并作"燕口"。

⑦ 三壮：此二字原脱，据旁校补。

⑧ 日三：《肘后方》卷三第十七此下有"酒服"二字。

⑨ 小：《肘后方》卷三第十七作"少"，义顺。

⑩ 生：《病源》卷三《虚劳热候》无"生"字。

⑪ 内外：疑"内"下衍"外"字，"虚热"乃从内生，与外无涉。

⑫ 握：原作"掘"，形近致误，据文义改。

⑬ 介介：又作"芥芥"，有"芥蒂"之义。旁注云："物塞喉中也。"即喉中如有物阻塞感。

⑭ 血：疑误，或当作"面"，或当作"而"，待考。

《葛氏方》云:若胸中热结,烦满闷乱,狂言起走者方:

以芫花一升,水三升,煮取升半,以布渍汤中,搨胸中上①,燥复易。

治客热方第廿五

《病源论》云:客热者,由人腑脏不调,生于虚热。热客于上焦,则胸膈生痰实,口苦舌干;客于中焦,则烦心闷满,不能下食;客于下焦,则大便难,小便亦②涩。

《耆婆方》治人客热方:

生地黄根一握,净洗,捣绞取汁,纳少许蜜,少少服之。

又方:

以竹沥待冷,少少饮之。

又云:治季夏月客热方:

升麻一两　甘草一分,炙　蓝二分　人参一分　粟米一升,一方一合

以水五升,煮取半升,去滓,夜露之,平旦一服之。

又云③:治人舌涩不能食方:

茅苢十二分　人参二分　防己二分

切,捣筛为散,以饮服一方寸匕,日二服。此方至夏月恒须早服之,无此病之④。

《录验方》竹茹汤,治胸中客热,口生疮烂,不得食方:

生竹茹⑤四两,去上青　生姜四两　甘草二两　前胡二两　茯苓二两　橘皮一两

凡六物,水六升,煮取二升,分服,半日尽。

《范汪方》⑥阳逆汤,治胸中有热,喘⑦逆肩息方:

半夏半升　人参一两　石膏如鸡子者一枚　生姜四两　饴四两

凡五物,以水一斗五升,煮得七升,服一升,日三夜二。

医心方卷第三

《医心方》卷第三背记

忘多　《病源论》曰:多忘者,心虚也。心神虚损而多忘。《养生方》云:丈夫头勿北首卧,神魂不安,多愁忘。

以上第十叶

癔　《病源论》云:风癔喉者,风邪之气先中于阴。病发于五脏者,其状奄忽不知人,喉里噫噫然有声,舌强,不能言。

以上第十一叶

《病源论》曰:五脏六腑之精气皆上注于目,血气与脉并上,系上属于脑后,出于项中。

以上第十七叶上八行

桊　居媛切,牛鼻环也。一曰牛拘。

以上第廿五叶

----

① 胸中上:疑“中”字衍,当作“胸上”。
② 亦:《病源》卷十二《客热候》作“赤”。
③ 又云:旁校曰:“字治本无之,医本有之。”
④ 之:据文义当作“也”。
⑤ 生竹茹:眉注曰:“茹,《本草》如猪反,竹青皮也。”《玉篇》:“汝余反,竹茹以塞舟。”
⑥ 《范汪方》:原“汪”作“任”,形误,据文义改。
⑦ 喘:原作“端”,形误,据文义改。《札记》曰:“‘喘’讹‘端’。”

医心方卷第四

从五位下行针博士兼丹波介丹波宿祢康赖撰

治发令生长方第一
治发令光软方第二
治发令坚方第三
治白发令黑方第四
治鬒发黄方第五
治鬒发秃落方第六
治头白秃方第七
治头赤秃方第八
治鬼舐头方第九
治头烧处①发不生方第十
治眉脱令生方第十一
治毛发妄生方第十二
治头面疮方第十三
治面疱疮②方第十四
治面皯䵟③方第十五
治面鼻齇方第十六
治饲面方第十七
治病痬方第十八
治白癜方第十九
治赤疵方第廿
治黑子方第廿一
治疣目方第廿二
治疮瘢④方第廿三
治狐⑤臭方第廿四

治发令生长方第一

《病源论》云：发是足少阴之经血所荣也，血气盛，则发长美；若血虚少，则发不长，故须以药治之令长也。

《僧深方》生发，泽兰膏方：

细辛二两 蜀椒三升 续断二两 杏仁三升 乌头二两 皂荚二两 泽兰二两 石南二两 厚朴二两 茵草二两 白术二两

凡十一物，㕮咀，以淳苦酒三升，渍铜器中一宿，以不中水猪肪成煎四斤，铜器中东向灶，炊以苇薪，三沸三下，膏成，以布绞去滓，拔白涂之。

生发膏⑥，生长发，白黄者令黑，魏文帝秘方：

黄芪二两 当归二两 独活 芎䓖⑦ 白芷 芍药 茵草 辛夷 防风 生地黄 大黄 藁本 蛇衔各一两 生薤白半斤 麻油四升 马鬐膏二升

凡十六物，切，微火煎三上三下，白芷黄膏成，去滓，敷头。一方加麝香二分。

《千金方》治发令长方：

麻子一升，熬令黑，压⑧取脂，敷⑨头。

又方：

麻叶、桑叶，泔煮去滓，沐发七遍，长六尺。

又方：

多取乌麻花，瓷瓮盛，密盖，埋⑩之，百八十日⑪出，用涂发，长而黑。

《葛氏方》治发令长方：

术一升，剉之，水五升，煮以沐，不过三即长。

---

① 处："外"字原脱，据旧抄零本补，与正文标题合。
② 疮："疮"字原脱，据正文标题补。
③ 䵟：原作"䵟"，形误，据正文标题改。
④ 瘢：原作"癋"，形声近似致误，据文义改。下仿此。
⑤ 狐：原作"胡"，今改为通用字，下仿此。
⑥ 生发膏：循本书引用文献之例，"生"上似脱"又云"二字。
⑦ 芎䓖：原"芎"下为重文号，盖因熟语而省"䓖"字，今据文义补。旧抄零本作"川芎"。
⑧ 压：原作"押"，据《千金方》卷十三第八改。按"押"通"压"。
⑨ 敷：原作"付"，据《千金方》卷十三第八改。按"付"用亦通"敷"。
⑩ 埋：《千金方》卷十三第八"埋"上有"深"字。
⑪ 百八十日：《千金方》卷十三第八作"百日"。

《新录方》治发令长方：

乌麻花末之，以生油和泥，涂之。

又方：

每暮好蜜涂如上，七日亦生①。

《本草经》云②：

鳢肠汁涂发眉，生速而繁。注云：一名
莲子草③。

《如意方》云：长发术：

东行枣根④，直者长三尺，以中央当甑饭
蒸之，承两头汁，以涂头，发长七尺。

又方：

白芷四两，煮沐头，长发。

又方：

麻子仁三升，白桐叶一把，米汁⑤煮，去
滓，适寒温以沐，廿日发长。

又方：

麻子仁三升，秦椒二升，合研，渍之一宿，
以沐头，日一，长发二尺。

又方：

乙卯丙辰日沐浴，令人发长。

治发令光软方第二

《如意方》软发术：

沐头竟，以酒更濯，亦⑥发即软。

又方：

新生乌鸡子三枚，先作五升麻沸汤，出，
扬⑦之令温，破鸡子悉纳汤中，搅令和，复煮
令热，分⑧为三沐三灌⑨之，三日一沐，令
发软。

又云：光⑩发术：

捣大麻子蒸令熟，以汁润发，令发⑪不
断，生光泽，大良。

治发令坚方第三

《延寿赤书》云：《太极经》曰：理发宜向
壬⑫地。当⑬数易栉，栉处⑭多而不使痛，亦可
令侍者栉之，取多佳也。于是血脉不滞，发根
当坚⑮。

《如意方》云：坚发术：

马蔺灰一升　紫宁灰五升　胡麻灰七升

凡三灰，各各淋之，先用马蔺灰汁，次用
紫宁灰汁，后用胡麻灰汁。

治白发令黑方第四

《病源论》云：血气虚则肾气弱，肾气弱
则骨髓枯竭，故发变白也。

又云：千过⑯梳发发不白。

又云：正月一日，取五香煮作汤，沐
头不白。

《隋炀帝后宫香药方》染白发大豆煎：

醋浆　大豆

右二物，以浆煮大豆以染之，黑
便⑰如染⑱。

《葛氏方》治白发方：

先沐头发令净，取白灰、胡粉分等，浆和
温之，夕卧涂敷讫，油衣包⑲裹，明旦洗去，便
黑。《录验方》同之。

又方：

拔白毛，仍以好蜜敷孔处，即生黑。

---

① 七日亦生：旧抄零本作“三七日然生”。
② 《本草经》云：此下疑省“治发令生长方”诸字。
③ 注云一名莲子草：按旧抄零本“一名莲子草”为“鳢肠”
旁注。
④ 枣根：旧抄零本作“桑根”。
⑤ 米汁：旧抄零本“米”上有“以”字。
⑥ 亦：《札记》曰：“盖‘日一’二字之讹，后又再讹作
‘亦’耳。”
⑦ 扬：原作“杨”，据旧抄零本改。
⑧ 分：原作“方”，据旧抄零本改。
⑨ 灌：旧抄零本同。今疑为“濯”字之误。
⑩ 光：旧抄零本“光”下有“软”字。
⑪ 发：旧抄零本作“热”。
⑫ 壬：旧抄零本作“王”，与《延寿赤书》合，当据改。
⑬ 当：《延寿赤书》作“常”。按“当”通常。
⑭ 栉处：《延寿赤书》作“处栉”。
⑮ 坚：坚牢，牢固。
⑯ 过：旧抄零本作“度”，义同。
⑰ 便：旧抄零本作“使”。
⑱ 染：旧抄零本作“漆”，当据改。
⑲ 包：原作“抱”，据《肘后方》卷六第五十二改。

《千金方》治发白方①：

正月四日，二月八日，三月十三日②，四月廿日③，五月廿日，六月廿四日，七月廿八日，八月十九日，九月廿五日，十月十日，十一月十日，十二月十日。

右日拔之，不复白④。

又方⑤：

乌麻九蒸九曝，末⑥，枣膏久服之⑦。

又方：

生油渍乌梅，当⑧用敷头良。

《灵奇方》令白发还黑术方：

陇西白芷一升　旋覆花⑨一升　秦椒一升　好桂心一尺

合捣筛，井花水服方寸匕，日三，卅日白发悉黑，禁房内。以此药饲⑩白犬子，廿日皆变为黑。《千金方》同之。

《僧深方》欲令发黑方：

八角附子一枚，淳苦酒半升，于铜器中煎令再沸，纳好矾石大如博棋⑪一枚，矾石消尽，纳好香脂三两，和合相得，下置⑫地，勤洗，脂凝，取置筒中，拔白发以脂涂其处，日三。

《拯要方》染鬓发白方⑬：

数用大麻子泔浴之，极佳。

《龙门方》治发白方：

用皂荚汤净洗、干拭，以陈久油滓涂之，日三。《千金方》同之。

《孟诜食经》治白发方：

胡桃烧令烟尽，研为泥，和胡粉，拔白发毛敷之，即生毛。今按：《本草拾遗》为泥，拔白发以纳孔中，其毛皆黑⑭。

《如意方》染发白术：

取榖实捣取汁，和水银以拭发，皆黑。

又方：

熟桑椹以水渍，服之，令发黑。

又云：反白发术：

以五八午日烧白发。

又方：

癸亥日除白发，甲子日烧之，自断。

治鬓发黄方第五

《病源论》云：足太阳⑮之经血外荣于发⑯，血气盛，则发⑰美而长。若虚少不足，不能荣润于外，故令鬓⑱黄也。

《葛氏方》治鬓发⑲黄方：

烧梧桐作灰，乳汁和，以涂其肤及鬓发，即黑。

《如意方》治鬓黄术⑳：

胡粉、白灰分等，以水和，涂鬓。一方浆和，夕涂，明日洗去，便黑。

《录验方》染鬓发神验如漆方：

---

① 治发白方：《千金方》卷十三第八作"拔白发良日"。

② 十三日：《千金方》卷十三第八作"十二日"。

③ 廿日：《千金方》卷十三第八作"十六日"。

④ 右日拔之，不复白：《千金方》卷十三第八作"右并以日正午拔之，当日不饮酒、食肉五辛，经一拔黑者，更不变"。

⑤ 又方：《千金方》卷十三第八作"令白发还黑方"。

⑥ 末：旁校引或本"末"下有"和"字，仁和寺本无"末"字。按有"末"字是，"末"即捣筛之意。《千金方》卷十三第八作"末和"，"和"字属下读。

⑦ 枣膏久服之：原"久"作"九"，音误，据旁校引或本、《千金方》卷十三第八改。按《千金方》"枣"上有"以"字，"膏"下有"丸"字。

⑧ 当：疑当作"常"。

⑨ 旋覆花：原"覆"下脱"花"字，据《千金方》卷十三第八补。

⑩ 饲：原作"食"，"饲"之古字，据文义改。

⑪ 棋：原作"其石"，据旧抄零本改。按"其石"本为一"碁"字，误抄成两字，旧抄零本正作"碁"，"碁"同"棋"。

⑫ 置：原作"景"，形近致误，据旧抄零本改。

⑬ 方："方"字原脱，据旧抄零本补。

⑭ 黑：旧抄零本"黑"下有"一枚定粉一钱重"七字。

⑮ 足太阳：《病源》卷二十七《须黄候》作"足少阳"。

⑯ 发：旧抄零本作"鬓"，《病源》卷二十七《须黄候》作"须"。按此字旁校作"须"，与《病源》合。

⑰ 发：《病源》卷二十七《须黄候》作"须"。按此字旁校作"须"，与《病源》合。

⑱ 鬓：《病源》卷二十七《须黄候》作"须"。按此字旁校作"须"，与《病源》合。

⑲ 鬓发：《肘后方》卷六第五十二作"须鬓"。下"鬓发"仿此。

⑳ 术：旧抄零本作"方"。

胡粉三两　石灰三升

以泔和粉灰等煮一两沸①，及暖揩洗发令遍，急痛水以濯之，经宿，且还直②暖涂泔③洗濯。又以冷水灌涂油，即黑如漆。今按《范汪④方》先洗头去垢。

治鬚发秃落方第六

《病源论》云：血盛则荣于头发，故鬚⑤发美；若血气衰弱⑥，不能荣润，故鬚发秃落也。

《经心方》治中风发落不生方：

铁生衣下筛，腊月猪脂合，煎三沸，涂，日三良。亦治眉落。

《葛氏方》治鬚发⑦秃落不生长方：

麻子三升　秦椒二升⑧

合研置潘汁⑨中一宿，去滓，日一沐，一月长二尺。

又方：

生柏叶一斗，附子四枚，捣末，以猪肪三斤合和为卅丸，布裹一丸，著沐汁中，间日一沐，发长不落。

《医门方》治发落方：

油磨铁衣，涂之即生。

又方：

桑根白皮二升　大麻子二升　白桐叶切，一升半

右，泔⑩九升，浸经一宿，煮五六沸，去滓，以沐浴发。

《千金方》治鬚发堕⑪落方：

麻子三升，碎⑫　白桐叶切，一把

二味，米⑬泔汁二升⑭，煮五、六沸，去滓，以洗沐头，鬚发不落⑮，廿日验⑯。《葛氏方》同之。

《如意方》治鬚发秃落术：

桑树皮，削去黄黑取白，剉二、三升，以水淹煮五沸，去滓，以洗沐鬚发，数为不落。

又方：

甘草二两，㕮咀，渍一升汤中，沐头，不过再三，则不落。

治头白秃方第七

《病源论》云：凡人有九虫在腹内，值血气虚则侵食。而蛲虫发动，最能生疮。仍成痀、癣、痈、疥之属，无所不为。言白秃者，皆⑰此虫所作，谓在头上生疮，有白痂，甚痒，其上发并秃落不生，故谓之白秃也。

《千金方》治秃头⑱方：

芜菁子，末，醋和，敷之，日一⑲。

又方：

油磨铁衣，涂之，即生。

又方：

麻子三升⑳，末，研，纳泔中一宿，去滓，日一沐，一月长二尺。

又云：白秃方：

煮桃皮汁饮之，并洗上。

又方：

曲、豉两种下筛，醋和，薄上。

又方：

---

① 煮一两沸：原作“一两煮沸”，据旧抄零本改。

② 直：同“值”，“值”有“当”义。

③ 涂泔：旧抄零本乙作“泔涂”。

④ 汪：原误作“任”，据旧抄零本改。

⑤ 鬚：《病源》卷二十七《须发秃落候》作“须”。下“鬚”字仿此。

⑥ 衰弱：《病源》卷二十七《须发秃落候》“弱”下有“经脉虚竭”四字。

⑦ 鬚发：《肘后方》卷六第五十二作“须鬚”。

⑧ 二升：《肘后方》卷六第五十二作“二合”。

⑨ 潘汁：《肘后方》卷六第五十二“潘”作“泔”。按二者义同，即淘米水。《说文》：“潘，淅米汁也。”

⑩ 泔：旁校引或本“泔”上有“以米”二字。

⑪ 堕：原作“随”，据旁校改，与《千金方》卷十三第八合。

⑫ 碎：旧抄零本作“研”。

⑬ 米：《千金方》卷十三第八“米”上有“以”字。

⑭ 二升：《千金方》卷十三第八作“二斗”。

⑮ 鬚发不落：《千金方》卷十三第八作“则鬚不落而长”。

⑯ 廿日验：《千金方》卷十三第八作“甚有验”。

⑰ 皆：旧抄零本“皆”下有“由”字，与《病源》卷二十七《白秃候》合。

⑱ 秃头：《千金方》卷十三第八作“秃顶”。

⑲ 日一：《千金方》卷十三第八作“日三”。

⑳ 麻子三升：《千金方》卷十三第八此下二十一字作“麻子三升，熬焦末之，以猪脂和涂之，发生为度”。

炒大豆黑，末①，和猪脂②，热暖匙抄封上，即裹，勿见风。

又方：

桃花③和猪脂封上。

《拯要方》疗头风痒多白屑方：

大麻子仁三升，研　秦椒二升　柏叶切，三升

右，并置于泔汁中一宿，明旦温之，去④滓，用以⑤沐发。今按：《集验方》无柏叶。

治头赤秃方第八

《病源论》云：赤秃者，此由头疮，虫食发秃落⑥，无白痂，有汁，皮赤而痒，故谓之赤秃。

《千金方》治赤秃方：

桑灰汁洗，捣椹封，日中曝头。

又方：

马蹄灰，末，猪脂⑦和，敷之。

又方：

烧牛羊⑧角灰，和猪脂，敷之。

治鬼舐头方第九

《病源论》云：人有风邪在于头，有偏虚处，则发秃⑨落，肌肉枯死。或如钱大，或如指大，发不生，亦不痒，故谓之鬼舐头也。

《千金方》治鬼舐头方：

烧猫儿屎，腊月猪脂和，敷之。

又方：

烧麝香，研，敷之。

又方：

赤砖末，和蒜捣，敷之。

治头烧处发不生方第十

《病源论》云：夫发之生，血气所润养也。火烧之处，疮痕致密，则气血下沉，不能荣宣⑩腠理，故发不生也。

《如意方》生毛发术⑪：

取鸟纳器中埋于丙丁土⑫入三尺，百日

以涂人肉，即生毛。

又方：

涂好蜜。

《千金方》治火烧疮，发毛不生方：

蒲灰，正月狗脑⑬和，敷，毛生。

又方：

芜菁子，末，醋和，涂，毛生。

治眉脱令生方第十一

《病源论》云：血气盛则美眉有毫⑭，血少则眉恶⑮。又为风邪所伤眉脱，皆是血气损伤，则⑯不能荣养也，故须以药生之。

《千金方》生眉毛方：

墙上青衣⑰、铁精⑱分等⑲，和水涂之。

又方：

① 黑末：《千金方》卷十三第八作"令焦末之"。
② 猪脂：《千金方》卷十三第八作"腊月猪脂"。
③ 桃花：《千金方》卷十三第八"花"下有"末之"二字。
④ 去：原作"法"，据旁校引或本改，与旧抄零本合。
⑤ 以：原作"已"，今改为通用字。
⑥ 此由头疮，虫食发秃落：此九字原旁校补在"赤秃者"上，文义割裂，今循例移正，与《病源》卷二十七《赤秃候》合。
⑦ 猪脂：《千金方》卷十三第八"猪脂"上有"腊月"二字。
⑧ 牛羊：《千金方》卷十三第八"牛"下无"羊"字。
⑨ 秃："秃"字原脱，据旁校引或本补，与《病源》卷二十七《鬼舐头候》合。
⑩ 宣："宣"字原脱，据旁校补，与《病源》卷二十七《火烧处发不生候》合。按旧抄零无"宣"字。
⑪ 术："术"下原衍"云"字，据旧抄零本删。
⑫ 土：原作"上"，据旧抄零本改。
⑬ 狗脑：旧抄零本作"狗胎"。按"狗"原作"苟"，据《千金方》卷十三第八改。
⑭ 美眉有毫：旧抄零本作"美眉有卷"，《病源》卷二十《令生眉毛候》作"眉美有毫"。"毫"指眉中长毛。《集韵·豪韵》："毫，长锐毛也。"按"毫"原作"豪"，据旁校改。"豪"通"毫"。
⑮ 恶：丑、坏。
⑯ 则："则"字原脱，据旧抄零本补，与《病源》卷二十七《令生眉毛候》合。
⑰ 衣：旧抄零本作"苔"，义同。
⑱ 铁精：《千金方》卷十三第八作"铁生衣"。
⑲ 分等：《千金方》卷十三第八乙作"等分"，"分"下有"末之"二字。

七月乌麻花,阴干①,生乌麻油和,三日②
一涂眉发。

《如意方》眉③中无毛方:

以针挑伤,敷蜜,生毛。

《新录单方》生眉毛方:

油和铁精研,涂眉。

又方:

每暮好蜜涂④,七日亦生。

又方:

铁汁数洗之。

治毛发妄生方第十二

《病源论》云:若风邪乘经络,血气改变,
则异毛恶发⑤妄,则须以药敷⑥令不生之。

《新录方》⑦:

拔去毛,以蚌灰和鳖脂涂之,永不生。
《千金方》同之。

又方:

去毛,用狗⑧、猪等胆涂,即永不生。《千
金方》同之。

又方:

拔去毛,以伏翼血涂之,不生。

《千金方》⑨:

除日拔毛,鳖脂涂之。

又方:

狗乳涂之。

又方:

东行枣根灰,水和涂之。

治头面疮方第十三

《病源论》云:内热外虚,为风湿所乘,湿
热相搏,故头面身体皆生疮。

《如意方》治面上恶疮术:

胡粉五两,熬 黄柏五两⑩ 黄连五两

三物,治下筛,粉面疮上,日三。《小品
方》同之。

《拯要方》疗面上疮,极痒,搔即生疮,黄
脂出,名曰肥疮方:

右,煮苦参汁,洗去痂,故烂帛淹,即涂白
蜜,自当汁出如胶,即敷雄黄末,不过一两
度,瘥。

又云:治头面恶疮,胡粉膏方:

胡粉三两 松脂二两 水银三两 猪脂六合

凡四物,松脂、猪脂合煎去滓,以水银、胡
粉著中,搅使和,涂疮上,日三。

《膏药方》治头面生疮,痒,黄连膏方:

黄连四两 白蔹二两 大黄三两 黄柏⑪二
两 胡粉二两

右五物,下筛,以猪膏和涂之,时以盐汤
洗之。今按:藜芦膏可敷之。在第廿五卷小儿
头疮条。

治面疱疮方第十四

《病源论》云:面疱者,谓面上有风热气
生疱,或⑫如米大,亦如谷大,白色者是也。

又云:《养生方》云:醉不可露卧,令人面
发疮疱。和名尔支美。

《养生要集》云:酒醉⑬热未解,勿以冷水
洗面,发疮⑭,轻者疱⑮。

《如意方》治疱术:

荠苨二分 桂肉一分

─────────

① 阴干:《千金方》卷十三第八"干"下有"末之"二字。

② 三日:《千金方》卷十三第八作"二日"。

③ 眉:旧抄零本"眉"上有"治"字。

④ 蜜涂:旧抄零本"涂"下有"之"字。

⑤ 发:旧抄零本作"毛"。

⑥ 敷:"敷"字原脱,据旧抄零本补,与《病源》卷二十七
《令毛发不生候》合。

⑦ 《新录方》:按此下疑省主治,检《千金方》卷十三第八
作"令发不生方"。

⑧ 狗:原作"鞴",据《千金方》卷十三第八改。

⑨ 《千金方》:按此下疑省主治,检《千金方》卷十三第八
作"令发不生方"。

⑩ 五两:此二字原脱,据旧抄零本补。

⑪ 黄柏:此二字原误倒,据旧抄零本乙正。

⑫ 或:《病源》卷二十七《面疱候》作"头"。

⑬ 酒醉:旧抄零本乙作"醉酒",义同。

⑭ 发疮:旧抄零本"发"上有"令人面"三字。

⑮ 疱:眉注"疱"上补"齇"字。

下筛,以醋浆服方寸匕,日三①,晚即服栀子散,相参②也。

栀子散方:

栀子仁一斤 捣下筛,先食,以醋浆服方寸匕,日三。先服莽苣桂散,次后服栀子散,即以同日服之。

《录验方》治男女疱面生疮,黄连粉方:

黄连二两 牡蛎二两③

凡二物,下筛,有脓汁以散粉之。

《葛氏方》治年少气盛,面生疱疮方:

鹰屎白二分 胡粉一分

蜜和,涂上,日二。

又方:

以三岁苦酒,渍鸡子三宿,当软,破取以涂,良。

《拯要方》面④疱痒肿方:

白附子二两 青木香二两 麝香二两 菝葜二两

并为散,以水和,涂面,日三。

《小品方》治面疱方:

土瓜,冶,以水银、胡粉、青羊脂分等,和,敷面上,日二。有效。

又方:

胡粉二分,水银四分⑤,以猪膏和研,敷面,天晓以布拭去,勿洗水。

《千金方》治面疱甚者方:

冬葵子 柏子仁 茯苓 瓜子⑥

凡四味,分等,服方寸匕⑦,日三。今按:《拯要方》云:廿日面目光泽,疱气尽去。

《刘涓子方》治齄疱方:

鸬鹚屎一升,下筛,以腊月猪膏和,敷之。《千金方》同。

《新录方》治面疱方:

捣杏仁为泥,和浆若酪,涂之。

又方:

取菟丝子⑧,秋露洗之,最佳。

又方:

大麻子研,和猪脂,涂。

又方:

鹿脂涂拭面上,自瘥。

治面皯𪒟方第十五

《病源论》云:面皯𪒟⑨者,谓面皮上或有如乌麻,或如雀卵上之色是也。此由风邪客于皮肤,痰饮积⑩于腑脏,故变⑪生皯𪒟也。和名于毛加尔。

《养生要集》云:凡远行途中逢河水,勿洗面,生乌皯,状如乌卵之色斑也。

《葛氏方》治面多皯𪒟,或如雀卵色方:

苦酒渍术,恒以拭面,稍稍自去。

又方:

桃花、瓜子分等,捣以敷面。

《千金方》治面皯𪒟⑫方:

捣生菟丝草⑬汁,涂,不过三。

又方⑭:

李子仁,末,和鸡子白,敷一宿,即落。

又方⑮:

杏仁,酒渍皮脱,捣,绢囊盛,夜拭面。

《小品方》治面皯⑯方:

白蜜和茯苓,涂满之,七日便瘥。

又方:

---

① 日三:原作"日一止",据旧抄零本改。
② 相参:相配合。
③ 二两:《外台》卷三十二《面皰疱方一十三首》引《古今录验》作"三两"。
④ 面:旧抄零本"面"上有"治"字。
⑤ 四分:旧抄零本作"二分"。
⑥ 瓜子:《千金方》卷六第九作"冬瓜子"。
⑦ 分等,服方寸匕:《千金方》卷六第九作"各等分末之,酒服方寸匕,食后服"。
⑧ 菟丝子:原作"菟糸上",费解,按"糸"同"丝","上"疑是"子"之误,今据文义改。
⑨ 皯𪒟(gǎnyùn):面上黑色斑点,俗称雀斑。
⑩ 积:旁校作"渍"字,非是,今不从改。
⑪ 变:旁校引或本无"变"字。
⑫ 治面皯𪒟方:按皯𪒟二字原作一"𪒟"字,于此无义,疑是"皯𪒟"二字误为一字,今据文义改。又《千金方》卷六第九此五字作"治面粉滓方"。
⑬ 草:《千金方》卷六第九作"苗"。
⑭ 又方:《千金方》卷六第九作"治面皯方"。
⑮ 又方:《千金方》卷六第九作"治人面皯𪒟,肤色粗陋皮厚状丑方"。
⑯ 皯:原作"𤸪",疑为"皯"字俗写,今据文义改。

杏仁去皮，冶令①细，鸡子白和之，敷经宿，拭去②。

《拯要方》治面上䵟黑粉泽③等方：

白蔹二分　生礜石④一分　白石脂一分　杏仁半分，去皮

右为散，以鸡子白和，夜卧涂之，明晓以井花水洗之，老者⑤更少，黑者白润。

《如意方》治䵟黯术：

以鸬鹚白屎敷之。

又方：

以树穴中水洗之。

又方：

茯苓⑥、白石脂分等，末，蜜和涂之，日三。

《新录方》⑦

取蒺藜末，蜜和涂之。

又方：

蛴螬汁涂面⑧。

《僧深方》：

桃仁冶下筛，鸡子白和，以涂面，日四五。

《苏敬本草注》：

以桑薪灰洗之。

《陶景本草注》：

取蜂子未⑨成头足时，以酒渍，敷面，令⑩悦白。

治面鼻齄方第十六

《病源论》云：此由饮酒，热势冲面，而遇风冷之气相搏所生也，故令鼻面间生齄，赤疱匝匝然⑪者是也。和名安加波奈。

《葛氏方》治⑫面及鼻宿酒齄方：

鸬鹚屎末，以腊月猪膏和，涂之，鹤屎亦佳。

《僧深方》治瘥⑬䵟黯⑭，蒺藜散方：

蒺藜子　栀子仁　香豉各一升　木兰皮半斤

凡四物，下筛，醋浆和如泥，暮卧涂病上，明旦汤洗去。

《千金方》治瘥⑮鼻疱，栀子丸方：

芎劳四两　大黄六两　栀子仁三升　好豉三

升，熬　木兰半斤⑯　甘草四两

右六味⑰，蜜和，服十丸如梧子，日稍稍加至廿五丸⑱。《僧深方》云⑲：栀子仁二升，香豉二升，服十九，日三，不知增之。

《小品方》治面瘥，木兰散方：

木兰皮一斤，渍以著三年醋⑳中，趣㉑令没之，百日出木兰皮，曝燥，捣为散，服㉒方寸匕，日三。《千金方》同之。

《新录方》治鼻齄方：

木兰皮　栀子仁　豉等分

为散㉓，醋和如泥，涂上，日一。

《刘涓子方》木兰膏，治鼻齄方：

木兰二两　栀子三两

凡二物，细切，渍苦酒一宿，明旦以猪膏一升，煎去滓，稍以摩之。

《如意方》治面瘥术云㉔：

————————

① 令：原作"今"，形误，据旧抄零本改。
② 拭去：《千金方》卷六第九作"以米泔洗之"。
③ 泽：疑当作"滓"。
④ 礜石：旧抄零本作"矾石"。
⑤ 老者："者"上原脱"老"字，据旧抄零本补。按旧抄零本"者"作"若"，疑误。
⑥ 苓：原作"芩"，形误，据旁校改。
⑦ 《新录方》：此下疑省"治面䵟黯方"诸字，下"《僧深方》"、"《苏敬本草注》"、"《陶景本草注》"均仿此。
⑧ 又方，蛴螬汁涂面：旧抄零本无此七字。
⑨ 未：原作"末"，形误，据旧抄零本改。
⑩ 令：原作"今"，形误，据旁校引或本改。
⑪ 赤疱匝匝然：谓面部布满红色小疱。
⑫ 治："治"字原脱，据旧抄零本补，与《肘后方》卷四第五十二合。
⑬ 瘥：旧抄零本"瘥"下有"疱"字。按"瘥"原作"查"，俗讹，据文义改。
⑭ 黯：原误作"䵟"，据文义改。
⑮ 瘥：《千金方》卷六第九"瘥"上有"酒"字。
⑯ 木兰半斤：《千金方》卷六第九作"木兰皮半两"。
⑰ 味：《千金方》卷六第九"味"下有"末之"二字。
⑱ 日稍稍加至廿五丸：《千金方》卷六第九作"日三，稍加至十五丸"。
⑲ 《僧深方》云：旧抄零本"僧"上有"今案"二字，"方"下无"云"字。
⑳ 醋：旧抄零本"醋"下有"浆"字。
㉑ 趣：通"取"。
㉒ 服：《千金方》卷六第九"服"上有"温酒"二字。
㉓ 散："散"字原脱，据旧抄零本补。
㉔ 云：旧抄零本无"云"字。

前治疱荠苣桂肉方亦治之,在①面疱方。

治饲面方第十七

《病源论》云:饲②面者,面皮上有滓如米粒者也。此由肤腠受于风邪,搏于津液,津液之气,因虚作之也。亦言因敷胡粉而皮肤虚者③,粉气入腠理化生之也。和名以吕古于毛天。

《葛氏方》治卒病饲面,如米料④敷者方:

十月霜初下,取以洗拭面,乃敷诸药为佳。

又方:

白菝二分 生礜石⑤一分 白石脂一分 杏仁半分

捣末。鸡子白和,暮卧涂面,明旦井花水洗之。一方无礜石、白脂,有鸡子白,蜜和新水以拭之。

《范汪方》治饲面方:

熬矾石,以酒和,涂之⑥。

又方:

捣生菟丝取汁,涂之,不过三,皆尽。

治疬疡方第十八

《病源论》云:人颈边及胸前、腋下自然斑剥,点⑦相连,色微白而⑧圆;亦有乌色⑨者。无痛痒,谓之疬疡风⑩。此亦是风邪搏于皮肤,血气不和所生也。和名奈未都波太。

《葛氏方》云:面⑪颈忽生白驳,状如癣,世名为疬疡方:

以新布揩令赤,苦酒摩巴豆涂之,勿广。

又方:

取生树木孔中⑫汁拭之,末桂且唾⑬和,敷之,日二三。

《千金方》治疬疡方:

醋摩⑭硫黄涂之,最上。

又方:

以三年醋摩乌贼骨,先布摩肉赤,敷之。

又方:

取途⑮中自死蜣螂,捣烂,涂之。当揩令热,封一宿,瘥。

《如意方》治疬疡术:

半天河水洗之。

又方:

荷叶上水洗之。

《拯要方》疗面上生白驳,名疬疡风方:

雄黄 硫黄 矾石

以上等分为末,以猪膏和涂之。

又方:

取蛇脱皮磨之数⑯过令热,乃弃之于草中,勿反顾。

《僧深方》治疬疡方:

硫黄一分 矾石一分 水银⑰一分 灶墨⑱一分

右四物,治末,以葱涕⑲和研,临卧以敷上。

---

① 在:旧抄零本"在"下有"上"字。
② 饲:《病源》卷二十七《嗣面候》作"嗣"。
③ 虚者:原作一"著"字,据旁校改,与《病源》卷二七七《嗣面候》合。
④ 米料:《肘后方》卷六第五十二作"米粉"。
⑤ 生礜石:旧抄零本作"生矾石"。
⑥ 涂之:旁校引或本"之"下有"不过三"三字。
⑦ 点:《太平圣惠方》卷二十四《治疬疡风诸方》"点"下叠"点"字。
⑧ 而:"而"字原脱,据旁校补,与《病源》卷三十一《疬疡候》合。
⑨ 乌色:《太平圣惠方》卷二十四《治疬疡风诸方》作"紫色"。
⑩ 疬疡风:"风"原作"也",据旁校改,与《病源》卷三十一《疬疡候》合。
⑪ 面:旧抄零本"面"上有"治"字。
⑫ 中:《肘后方》卷六第五十二"中"下有"虫"字。
⑬ 且唾:《肘后方》卷六第五十二无"且唾"二字。
⑭ 摩:《千金方》卷二十三第四作"磨"。按"摩""磨"于此义同。
⑮ 途:原作"涂",据旧抄零本改,与《千金方》卷二十三第四合。按"涂""途"古今字。以下径改。
⑯ 数:安政本旁校引《葛氏方》"数"下补"百"字,与《肘后方》卷六第五十二合。
⑰ 银:原误作"銀",据旧抄零本改。
⑱ 墨:原作"黑",据旧抄零本改。
⑲ 葱涕:"涕"原误作"沸",据文义改。《千金方》卷二十三第四作"葱叶中涕"。

又方：

麋脂①数摩上。

又云：疗身体疬②斑剥方：

女萎一分 附子一枚,炮 鸡舌香二分③ 青木香二分④ 麝香二分 白芷一分

以上以腊月猪膏七合,煎五味令小沸,急⑤下去滓,纳麝香绞⑥调,复煎三上三下,膏成,磨令小伤,以敷之。

又方：

三淋⑦蘆⑧灰取汁,重淋之,洗疬疬⑨讫,醋研木防已涂之,即愈。

又方：

茵陈蒿两握

右,以水一斗,煮取七升,先以皂荚汤洗疬疬令伤,然以汤洗之。

《广济方》疗疬疬风方：

雄黄一两 硇砂二两 附子⑩三两,生

右为散,苦酒和如泥,涂上。

《经心方》治疬疬方：

取屋瓦上藓⑪,先拭令赤,敷之。

《龙门方》疗疬疬风方：

取皂荚子半升,细研,和生麻油,先用生布揩患处后敷之。良。

治白癜方第十九

《病源论》云：面及颈项身体皮肉色变白,与肉色不同,亦不痛痒,谓之白癜。此亦风邪搏于皮肤,血气不和所生也。和名之良波太。

《千金方》治⑫白癜方：

矾石 硫黄分等,末,醋和,敷之。

又方：

酒服生胡麻油一合,日三,稍加至五合。慎生冷、猪、鸡、鱼、蒜百日,服五升⑬瘥。

又方：

揩上令破,摘⑭萝摩白汁涂之,日日涂之,取瘥。又煮以拭之。

《新录方》治⑮白癜方：

捣常思草汁涂,日三。

又方：

捣杏仁如泥,和鸡子白,涂上,日二。

《葛氏方》云：白癜风,一名白癞,或谓龙舐。此大难疗。

取苦瓠经冬干者,穿头圆如钱许,以物刺穰使遍,灌好醋满中,面封七日。先以皂荚葛揩,使微伤,以瓠中汁涂之。

《录验方》治白癜方：

荷裹鲊⑯令叶相和,更裹臭烂,先拭令热,敷即瘥。

《拯要方》疗白癜膏方：

附子三两⑰ 天雄三两 防风二两 乌头三两

右,以猪膏三升⑱煎之,敷上⑲。

《刘涓子方》治白癜⑳方：

树穴中水汁向东者,熟刮洗白癜二三过,即愈。枫树胜也。

又方㉑：

生鸡卵一枚,纳苦酒中淹渍,令没鸡卵

---

① 麋脂：旧抄零本作"獐脂"。

② 疬：原作"易",据旧抄零本改。下仿此。按"易"疑为"疬"之省文。

③ 二分：旧抄零本作"一分"。

④ 二分：旧抄零本作"一分"。

⑤ 急：旧抄零本"急"下有"沸"字。

⑥ 绞：用同"搅"。

⑦ 三淋：旧抄零本作一"麻"字,疑非是。

⑧ 蘆：疑当作"蘆"。

⑨ 疬疬：原省作"历易",据旧抄零本改。下仿此。

⑩ 附子：按以上三味,《外台》卷十五《疬疬风方一十五首》引《广济方》"附子"用"二两",另有"石硫黄三两"。

⑪ 藓：原作"癣",音误,据文义改。

⑫ 治："治"字原脱,据旧抄零本补,与《千金方》卷二十三第四合。

⑬ 五升：《千金方》卷二十三第四作"五斗"。

⑭ 摘：旧抄零本作"摘"。按"摘"同"摘"。《集韵·麦韵》："摘,取也。"

⑮ 治："治"字原脱,据旧抄零本补。

⑯ 鲊：海蜇。

⑰ 三两：旧抄零本作"二两"。

⑱ 三升：旧抄零本作"一升"。

⑲ 敷上：旧抄零本作"敷癜上"。

⑳ 癜：原作"定",声误,据文义改。下同。

㉑ 又方：旧抄零本无此方。

壳,壳欲消破之。先以白敷,次以黄敷,燥便愈。极良。

又云:疗颈及面上白驳,浸淫渐长,有似癣但无疮方:

右,取燥鳗鲡鱼,炙脂出,以涂之。先拭驳上,外把刮①之,令小燥痛,然以鱼脂涂,便愈。难者不过三涂之。

治赤疵方第廿

《病源论》云:面及身体皮肉变赤,与肉色不同,或如手大,或如钱大,亦不痒痛,谓之赤疵②。

《千金方》治赤疵方:
用墨③、大蒜、鳝血合和,敷之。

又方④:
以银⑤拭之令热,即消。不瘥,数数拭之,瘥乃止⑥。

《如意方》治白癜赤疵术⑦:
用竹中水如马尿者洗之。

《徐伯方》3治疵痧方:
独秃根⑧
凡一物,以苦酒研之,涂痧上,立即瘥。

治黑子方第廿一

《病源论》云:黑痣⑨者,风邪搏血气,变化所生也。夫人血气充盛,则皮肤润悦,不生疵瑕。若虚损,则点⑩痣变生。若生而有之者,非药可治也。面及身体生黑点谓之黑痣,亦名黑子。

《录验方》五灰煎方⑪:
石灰 藋灰 桑灰 炭灰各一升 蒫灰五升⑫
以水溲,蒸令气匝,仍取釜汤淋之,取清汁五升许,于铜器内东向灶煎之,不用鸡狗、小儿、妇女⑬见之。膏成好者如凝强如细沙糖⑭,即堪用之。

《集验方》去黑子及赘方:
生梨⑮灰五升 石灰二升半 生姜灰五升
凡三物,合令调和,蒸令气溜下甑,取下

汤一升⑯从上淋之,尽其汁于铁器中,煎减半,更闲火⑰煎,以鸡羽插中即焦⑱断药成。欲去黑子若疣赘,先小伤其上皮,涂之。

《如意方》治黶痣术:
鸬鹚白屎⑲敷之。

又方:
藋灰、石灰,醇苦酒煎,以簪涂黑,须臾灭去。

《葛氏方》去黶痣方:
桑灰 艾灰各三斗,水三石,淋取汁,重复淋,三过止。以五色帛纳中,合煎令可丸,以敷上则烂脱,乃以猪膏涂之。

《千金方》治⑳疣赘疵痣方:

---

① 刮:原误作"乱",据旧抄零本改。
② 疵:"疵"下原衍"之"字,据《病源》卷三十一《赤疵候》删。
③ 墨:原作"黑土",是一字误分为二字,据旧抄零本改,与《千金方》卷二十三第四合。
④ 又方:《千金方》卷二十三第四作"治白癜方"。
⑤ 银:《千金方》卷二十三第四作"水银"。
⑥ 瘥乃止:原"乃"上脱"瘥"字,据《千金方》卷二十三第四补。
⑦ 术:旧抄零本作"方"。
⑧ 独秃根:《札记》曰:"案'独秃'即蓄羊蹄也。独秃,秃之缓呼。秃,菜名,出《本草陶注》。《毛诗》言采其蓫,《释文》云蓫本又作蓄,《玉篇》作䔞,并一音之转也。"
⑨ 痣:原作"志",与"痣"字文异义同,今改作通用字。宋本《病源》作"志",周学海本作"痣"。下仿此。
⑩ 点:《病源》卷三十一《黑痣候》作"黑"。
⑪ 五灰煎:《外台》卷二十九《疣赘疵黑子杂疗方六首》引《古今录验》此上有"疗黑子,去疣等"六字。
⑫ 五升:《外台》卷二十九《疣赘疵黑子杂疗方六首》引作"一升"。
⑬ 女:旧抄零本作"人",与《外台》卷二十九《疣赘疵黑子杂疗方六首》引合,似是。
⑭ 强如细沙糖:原作"强细沙",今据旧抄零本补"如"字,又据《外台》卷二十九《疣赘疵黑子杂疗方六首》引补"糖"字,足文。强,硬也。
⑮ 生梨:《外台》卷二十九《去黑子方二首》引《集验》作"生藜芦",似是。
⑯ 一升:《外台》卷二十九《去黑子方二首》引作"一斗"。
⑰ 闲火:《外台》卷二十九《去黑子方二首》引作"闹火"。
⑱ 焦:原误作"集",据旧抄零本改。
⑲ 屎:原作"尿",形误,据旧抄零本改。
⑳ 治:"治"字原脱,据旧抄零本补,与《千金方》第二十三第四合。

雄黄 硫黄 真珠 矾石 芦茹① 巴豆 藜芦各一两

七味为散，和合如泥②，涂上，贴病上③，须成疮，及去面点④、皮中紫赤疵痣黡秽⑤。

治疣目方第廿二

《病源论》云：人手足边忽生如豆，或如结筋，或五个，或十个，相连肌里，粗强于肉，谓之疣目也。此是风邪搏于肌肉而变生也。

《葛氏方》⑥：

以盐涂疣上，令牛舐之，不过三。

又方：

作艾炷如疣大，灸上三壮。

又方：

以硫黄揩其上二七过，佳。

又方：

蒴藋赤子捼坏，刮目⑦上令赤，以涂之，即去。

《千金方》⑧：

每月⑨十五日，月正中时，望月，以秃条帚扫二七⑩遍。

又方：

松、柏脂合和，涂之，一宿失矣。

又方：

取牛涎⑪数涂，自落⑫。

《经心方》⑬：

苦酒渍⑭石灰六七日，滴取汁沾⑮疣上，小作疮即落。良验。

《范汪方》⑯：

月晦夜于厕前取故草二七枚，枚二七过砭目上讫，祝⑰曰：今日月晦，疣⑱惊。或明日月朔了⑲取亡人枕若席，二七拭之，愈。

又方：

杏仁烧令黑，研，涂，良。

《苏敬本草注》⑳：

捣马苋揩之。今按：俗用赤苋，良。

又方：

以桑薪灰洗之。

又方：

缠蜘蛛网㉑七日，消烂，甚效。

《如意方》：

取故拂床帚向青虹咒曰：某甲患疣子，就青虹乞瘥，青虹没，疣子脱。竟㉒，仍㉓送帚置都路口而还，勿反顾。如此疣目渐渐消灭。

又方：

雷时以手摘㉔疣，掷与雷二七过，即脱。

---

① 芦茹：旧抄零本作"蘆茹"，《千金方》卷二十三第四作"蔺茹"。

② 和合如泥：《千金方》卷二十三第四作"以真漆合和如泥"。

③ 涂上，贴病上：《千金方》卷二十三第四作"以涂点病上"。

④ 点：《千金方》卷二十三第四作"肝"。

⑤ 赤疵痣黡秽：《千金方》卷二十三第四无此五字，作"不耐漆人不得用，以鸡子白和之"。

⑥ 《葛氏方》：此下疑省主治，检《证类本草》卷四"食盐"条引《肘后方》作"治手足生疣目"。

⑦ 目：指"疣目"。

⑧ 《千金方》：此下疑省主治，检《千金方》卷二十三第四作"去疣目方"。

⑨ 每月：原"月"上脱"每"字，据《千金方》卷二十三第四补。

⑩ 二七：《千金方》卷二十三第四作"三七"。

⑪ 涎：原作"延"，旁校疑作"涎"，是，据改，与《千金方》卷二十三第四合。

⑫ 自落：旧抄零本作"一日落"。

⑬ 《经心方》：据《千金方》卷二十三第四，此下省"去疣目方"四字。

⑭ 渍：原作"须"，据旧抄零本改，与《千金方》卷二十三第四合。

⑮ 沾：原作"活"，旧抄零本作"治"，并误，据文义改。《千金方》卷二十三第四作"点"，义同。

⑯ 《范汪方》：据《外台》卷二十九《疣目方一十九首》引《肘后》，此下省"治疣目方"诸字。

⑰ 祝：同"咒"，即祝由。

⑱ 疣：原作"尤"，"疣"之省字，据《外台》卷二十九《疣目方一十九首》改。

⑲ 月朔了：旁校疑"了"作"朝"，旧抄零本作"月朔朔"，《外台》卷二十九《疣目方一十九首》作"朝乃弃"，下"取亡人枕"云云，别为一方。

⑳ 《苏敬本草注》：此下疑省"治疣目方"诸字。下《如意方》仿此。

㉑ 网：旧抄零本"网"上有"细"字。

㉒ 竟：原作"意"，形误，据旧抄零本改。

㉓ 仍：再。

㉔ 摘：原作"摛"，据旧抄零本改。按"摘"同"摘"。

《集验方》①：

七月七日，以大豆一合，拭疣目上，三过讫，使病疣目人种豆，著南向屋东头第三流②中。豆生四叶，以热汤洗杀疣目，便去矣。

治疮瘢方第廿三

《刘涓子方》治诸伤③，灭瘢④膏方：

衣中白鱼　鸡屎⑤　白蔹　芍药　白蜂　白鹰屎⑥

右六物，分等，合乳汁，和以涂伤上，日三，良。

《拯要方》⑦：

鹰屎白下筛，白蜜和，涂瘢上，日三。良。

《本草》：

白瓷瓦水⑧摩涂之。

《新录方》：

衣鱼摩上，日一。

又方：

胡粉敷，日一。

又方：

白僵蚕末，敷。

又方：

单用蜜涂之。

又方：

桑白汁和鸡子白，涂之。

又方：

榆白皮灰敷之。

又方：

涂鼠脂之。

《耆婆方》：

胡粉和白蜜，敷之。

《范汪方》：

以人精和鹰屎白敷之。《医门方》⑨云：瘥后不知疮处，神验。

治狐臭方第廿四

《病源论》云：人腋下臭，如葱豉之气者，亦言如狐狸之气者，故⑩谓之狐臭也。此皆血气不和，蕴积故也。

《葛氏方》云：人身体及腋下状如狐讯气，世谓之狐臭，治之方：

正旦⑪以小便洗腋下。

又方：

炊甑饭及热丸之，以拭腋下，仍与犬食之，七旦如此，即愈。

又方：

青木香一斤、石灰半斤，合，末，恒以粉身。

《千金方》云：有天生臭难治，有为人所染者易治也。凡狐臭人通忌食芸薹五辛，治之终身不瘥。治之方：

水银、胡粉⑫，和⑬，涂之，大良验。

又方：

牛脂、胡粉合煎，和⑭，涂腋下。一宿即愈，不过两三。

《小品方》云：治漏腋，腋⑮下及足心、手掌、阴下、股里恒如汗湿致臭者，六物胡粉膏方：

---

① 《集验方》：此下省主治，《外台》卷二十九《疣目方一十九首》引《集验》作"疗去疣目方"。

② 第三流：《外台》卷二十九《疣目方一十九首》作"第二霤"。按"霤"，指屋檐下接水的长槽。

③ 伤：《札记》引旧抄零本作"疮"。

④ 瘢：原误作"盤"，据文义改。

⑤ 鸡屎：原作"鸡尿"，据旧抄零本改。《外台》卷二十九《灭瘢痕方一十七首》作"鸡屎白"。

⑥ 白鹰屎：《外台》卷二十九《灭瘢痕方一十七首》作"鹰粪白"。

⑦ 《拯要方》：疑此下省"治疮瘢方"诸字。下《本草》、《新录方》、《耆婆方》、《范汪方》均仿此。

⑧ 水：旧抄零本作"灰"。

⑨ 《医门方》：旧抄零本此上有"今按"二字。

⑩ 故：原作"胡"，据旁校改，与《病源》卷三十一《狐臭候》合。

⑪ 正旦：正月初一。

⑫ 胡粉：《千金方》卷二十四第五"粉"下有"各等分"三字。

⑬ 和：《千金方》卷二十四第五"和"上有"以面脂研"四字。

⑭ 和：《千金方》卷二十四第五作"令可丸"。

⑮ 腋："腋"字原脱，据旧抄零本补。

干商陆一两　干枸杞白皮半两　干姜①半两滑石一两　甘草半两　胡粉一两

右六物，冶末，以苦酒和，涂腋下，微汗出易衣，复更著之，不过三便愈。或一岁复发，发复涂之，不可多涂与，伤人腋也。《范汪方》同之。

《灵奇方》②：

常以矾石熬末，敷两腋下。

《新录方》：

取白马尿③洗之。

又方：

醋和胡粉涂腋下，日一。

《枕中方》治人气臭方：

丑时取井华水，口含吐著厕中，良。

《经心方》④：

取白马蹄煮取汁，拭腋下，日二。

又方：

苦酒和白灰涂，燥复易。

《本草》云：

裹铁精以熨之。

又方：

铁屑和醋封腋，铜屑又佳。

《效验方》治腋臭鸡舌散：

鸡舌香二两　藿香二两　青木香二两　胡粉二两

凡四物，冶下筛，绵裹纳腋下，押之拊，须著乃止⑤。

《范汪方》治腋下臭方：

干姜　白芷　胡粉　白灰

凡四物，分等，合，粉腋下。

又方⑥：青木香散：

青木香二两　附子一两　白灰一两　矾石半两

凡四物，合捣，著粉中汁出⑦，粉粉之，愈。

《删繁论》治狐臭方：

杜衡　藁本　辛夷　芎䓖⑧　细辛各二分　胡粉十分，一方无

凡六物，㕮咀，以苦酒二升渍，煎取三合，去滓，和胡粉，临卧⑨涂腋下。

《集验方》治狐臭方：

辛夷　细辛　芎䓖　青木香

四物分等，捣筛为散，粉之。

《隋炀帝后宫诸香药方》治腋下臭方：

雄黄五分　麝香五分　石硫黄六分⑩　熏陆⑪香五分　青矾石五分　马齿草一握

右件药总和，捣熟出，甑⑫上曝令干，更捣，下筛为散。以醋浆洗臭处，以生布揩令破，以粉之。

医心方卷第四

医心方卷第四背记

治白发令黑方：

胡粉三两　石灰六两，绢下之，熬令黄。

二味，以榆皮作汤，和之如粉粥，先以皂荚汤净洗发，令极净必好干，夜卧以药涂发上，令均讫，取桑叶⑬缀著头巾上，遍以裹发，一夜至旦，取醋浆水⑭热暖，三净洗发。秘方也。

以上第五页

---

① 干姜：《肘后方》卷六第五作"干畜根"，《千金方》卷二十四第五、《外台》卷二十三《漏腋方三首》并作"干蔷薇根"。
② 《灵奇方》：此下疑省"治胡臭方"诸字。下《新录方》仿此。
③ 尿：旧抄零本作"屎"。
④ 《经心方》：此下疑省"治胡臭方"诸字。下《本草》仿此。
⑤ 押之拊须著乃止：《外台》卷二十三《腋臭方三十七首》引《隐居效验》作"常敷即瘥"。按"拊"，疑当作"傅"即今"敷"字。
⑥ 方：旧抄零本作"曰"。按"方"疑是"云"字之误。
⑦ 著粉中汁出：按"粉"字当作"腋"，"汁出"属下读。
⑧ 䓖："䓖"字原为重文号，盖因熟语而省，今补。下仿此。
⑨ 卧：旧抄零本"卧"下有"眠"字。
⑩ 六分：旧抄零本作"三分"。
⑪ 陆：原作"六"，音假，据旧抄零本改。
⑫ 甑：旧抄零本作"泔瓦"。
⑬ 桑叶：旁注有"或用荷叶"四字。
⑭ 醋浆水：旁注曰："白水，醋少分入具也。"

医心方卷第五

从五位下行针博士兼丹波介丹波宿祢康赖撰

治耳聋方第一
治耳鸣方第二
治耳卒痛方第三
治聤耳方第四
治耳耵①聍方第五
治百虫入耳方第六
治蜈蚣②入耳方第七
治蚰蜒入耳方第八
治蚁入耳方第九
治飞蛾入耳方第十
治水入耳方第十一
治耳中有物不出方③第十二
治目不明方第十三
治目青④盲方第十四
治雀盲方第十五
治目肤翳方第十六
治目赤白膜方第十七
治目息肉方第十八
治目珠管方第十九
治目珠子脱出方第廿
治目肿痛方第廿一
治目赤痛方第廿二
治目胎赤方第廿三
治目痒痛方第廿四
治目赤烂眦方第廿五
治目泪出方第廿六
治目为物所中方第廿七
治竹木刺目方第廿八
治稻麦芒入目方第廿九
治芒草沙石入目方第卅
治鼻塞涕出方第卅一
治鼻中息肉方第卅二
治鼻中生疮方第卅三
治鼻痛方第卅四
治鼻中燥方第卅五

治鼻衄方第卅六
治鼻中物入方第卅七
治紧⑤唇生⑥疮方第卅八
治唇生核方第卅九
治唇黑肿坚⑦硬方第四十
治唇坼⑧破方第四十一
治唇面胗方第四十二
治口舌生疮方第四十三
治口舌出血⑨方第四十四
治九窍四肢出血方第四十五
治呕血方第四十六
治吐血方第四十七
治唾血方第四十八
治口中烂痛方第四十九
治口吻疮方第五十
治口舌干焦方第五十一
治口臭方第五十二
治张口不合方第五十三
治舌肿强方第五十四
治重舌方第五十五
治悬雍⑩卒⑪长方第五十六
治风齿痛方第五十七
治龋齿痛方第五十八

---

① 耵：原作"肛"，疑是"耵"字俗讹，据文义改。下皆
仿此。
② 蜈蚣：原作"吴公"，今改为通用字。下皆仿此。
③ 方：按"方"字原脱，据安政本补。
④ 青：原作"清"，今改为通用字。下仿此。
⑤ 紧：原作"坚"，据仁和寺本改。
⑥ 生："生"字原脱，据正文标题补。
⑦ 坚："坚"字原脱，据正文标题补。
⑧ 坼：原作"炘"，旁校疑作"坼"，似是，今据改。正文标
题仿此。
⑨ 出血：原作"血出"，据正文标题乙正。下"四肢出血"
仿此。
⑩ 雍：原作"痈"，据正文标题改。
⑪ 卒："卒"字原脱，据正文标题补。

治齿碎坏①方第五十九

治齿令坚方第六十

治齿动欲脱方第六十一

治齿黄黑方第六十二

治齿败臭方第六十三

治齿龈肿方第六十四

治齿龈间血出方第六十五

治牙齿痛方第六十六

治牙齿后涌血方第六十七

治齿齼方第六十八

治龂齿方第六十九

治喉痹方第七十

治马痹方第七十一

治喉咽②肿痛方第七十二

治尸咽方第七十三

治咽中如③肉脔方第七十四

治耳聋方第一

《病源论》云:耳聋者,肾为足少阴之经而藏精,其气通耳。耳,宗脉之所聚也。若精气调和,则肾脏强盛,耳闻五音。若劳伤血气,兼受风邪,损于肾气而精脱,精脱者则耳聋。今按:《太素经》云:人有手足少阳、太阳及手阳明等五络脉,皆入耳中,故曰宗脉所聚也。

《养生方》云:勿塞故井及水渎④,令人耳聋目盲。

《葛氏方》云:聋有五种:风聋者,掣痛;劳聋者,黄汁出;干聋者,耵聍生;虚聋者,萧萧⑤作声;聤⑥聋者,脓汁出,治之方:

鲤鱼脑,以竹筒盛蒸之,炊下熟⑦,热气以灌耳,绵塞莫动,半日乃拔塞。用胆亦良,蒸毕塞耳。今按:《范汪方》鲤脑竹筒盛,塞头蒸令烊,冷以灌耳。《小品方》如小豆,绵裹塞良。

又方:

灸手掌后第二横纹中央,随聋左⑧右,依年壮。

又方:

伏翼血纳耳中甚良,脑中血尤妙。

又方:

鼠脑⑨绵裹纳中良。今按:《博济安众方》云:取猫伤了⑩鼠胆一枚,侧卧沥耳中,一两度即瘥。

《千金方》治耳聋方:

绵裹蛇膏,塞耳,神良。

又方:

雄黄、硫黄分等⑪,绵裹,塞数日,闻⑫。

又方:

作泥饼,厚薄如馄饨皮⑬,覆耳上四边,勿令泄气。当耳孔上,以草刺泥饼,穿作一小孔,灸孔上一二百壮,惟⑭耳痛不可忍,即止。侧耳泻却,黄汁出尽,即瘥。当灸时,若泥干,数易之。

《小品方》治耳聋方:

巴豆十四枚,去心皮 松脂半两,练去滓

凡二物,合捣,取如黍米粒大,著簪头,著耳中,风聋即愈。劳聋当汁出,痒后乃愈,数用有验。今按:《医门方》绵裹塞耳,日一易,治数年聋⑮。

又方:

灸听会穴,在耳前陷中。

《范汪方》治耳聋方:

鸡子一枚,渍苦酒七日,塞耳。当取其黄汁用注中。神良。

又方:

以淳苦酒微煎附子五六宿,削令可入耳

---

① 坏:原作"怀",据仁和寺本改。

② 咽:"咽"字原脱,据正文标题补。

③ 如:"如"字原脱,据正文标题补。

④ 渎:沟。

⑤ 萧萧:耳鸣声。

⑥ 聤:原作"亭",疑是"聤"字省,据文义改。

⑦ 熟:仁和寺本"熟"下有"歇"字。

⑧ 左:原误作"在",据仁和寺本改。

⑨ 脑:旁校曰:"或作胆。"

⑩ 了:仁和寺本作"亡"。

⑪ 分等:《千金方》卷六第八作"等分为末"。

⑫ 闻:《千金方》卷六第八"闻"下有"人语声"三字。

⑬ 皮:"皮"字原脱,据《千金方》卷六第八补。

⑭ 惟:原作"推",形误,据旁校改,与仁和寺本合。《千金方》卷六第八作"候"。

⑮ 聋:"聋"下原有两重文号,疑是"云云"之省写,仁和寺本无之。

中,裹以絮,塞耳。

《新录方》云①:治耳聋方:

雀脑绵裹如杏仁,塞耳中,日一易。

又方:

生地黄燠②软,绵裹塞耳。

又方:

燠石上菖蒲,塞耳。

《录验方》云:菖蒲散,治耳聋方:

菖蒲 附子分等

下筛,以酒和如枣核,绵裹,卧时塞耳,夜易之,十日愈。今按:《博济安众方》:菖蒲二两,附子一两。

《效验方》云:杏仁丸,治耳聋方:

杏仁十分 桂③二分

和丸如鼠屎,绵裹塞耳中,日三。

又云:菖蒲丸方:

菖蒲根一寸 巴豆一枚,去心皮

凡二物,捣合,分作七丸,绵裹如大豆,塞耳中,朝一夕一,良。

《拯要方》疗卅年聋方:

杏仁、葶苈、盐等分,以猪脂煎,绵裹塞耳,良验。

《救急单验方》疗耳聋方:

捣鹅膏,沥耳中,数数著,瘥。

治耳鸣方第二

《病源论》云:耳者,宗脉之所聚。宗脉虚,则风邪乘虚随脉入耳,与气相击,故为耳鸣。

《千金方》治耳鸣如流水声,不治久成聋方:

生乌头,蒸,削④如枣核大,塞耳,日一夜一⑤易,不过三日,愈。亦治痒及风聋⑥。

《小品方》治风聋耳中鸣方:

但用鲤鱼脑竹筒盛,塞头,蒸令烊,冷以灌耳,即愈。

又方:

附子、菖蒲分等,捣,以绵裹,塞两耳,甚良。

《葛氏方》云⑦:耳中恒鸣方:

生地黄切断,仍以塞之,日夜数十易⑧。亦治聋。

又云:卒得风,耳中吼吼⑨者方:

急取盐七升,甑中蒸使热,以耳枕盐上,冷易之。

治耳卒痛方第三

《病源论》云:凡患耳中策策痛者,皆是风入于肾之经也。

《葛氏方》治耳疼痛方:

蒸盐熨之⑩。

又云:痛有汁出者方:

熬杏仁令赤黑,熟捣如膏,赤縠⑪裹塞耳,日二三易。今按:《拯要方》:杏仁三两,三日愈。

又云:耳卒肿出脓者方:

末矾石⑫,著管中吹入耳,三四过当愈。

《医门方》治耳痛方:

菖蒲、附子分等,末,以乌麻油和如泥,取如豆灌耳中,立愈。今按:《龙门方》绵裹塞。

治聤耳方第四

《病源论》云:耳者,宗脉之所聚,肾气之所通。足少阴,肾之经也。劳伤血气,风热乘

---

① 云:循例"云"字疑衍,仁和寺本无"云"字。下仿此。
② 燠:用同"熬"。
③ 桂:仁和寺本"桂"下有"心"字。
④ 蒸削:《千金方》卷六第八作"掘得乘湿削"。
⑤ 日一夜一:《千金方》卷六第八"日一"下无"夜一"二字。
⑥ 风聋:《千金方》卷六第八"风"上有"卒"字。
⑦ 云:仁和寺本"云"作"治",属下读。
⑧ 数十易:《肘后方》卷六第四十七作"十数易"。
⑨ 吼吼:旁注云:"呼后反,鸣也。"《肘后方》卷六第四十七作"㤹㤹"。
⑩ 蒸盐熨之:此四字原为小字,据文义文例改为大字。
⑪ 縠:原作"谷",繁体字形近致误,据仁和寺本改。縠,轻纱。
⑫ 末矾石:"末"字以下十四字原为小字,据文义、文例改为大字。

虚入经，邪随①其血气至耳，热气聚则生脓汁，谓之聤耳也。

《葛氏方》聤耳，耳中②痛，脓血出方：

釜月下灰吹满耳，令深入，无苦即自丸出③。

又方：

捣桂，以鱼膏和，塞耳，不过三四。

又方：

桃仁熟捣，以赤縠④裹塞耳中⑤。今按⑥：《博济安众方》：杏仁炒如膏塞之。

《小品方》治聤耳出脓汁散方：

矾石三两，烧令汁尽 黄连一两 乌贼骨一两

右三物，捣，治下筛，如枣核大，绵裹塞耳，日二。

又云：耳中脓血出，作聤耳，治之不愈，是有虫也，治之方：

鲤鱼肠一具，细剉之，以鲊三升⑦，合捣，布裹以塞两耳。食顷⑧当闻痛，痛则看⑨，应有白虫出著⑩药，仍去故药，更著新者。须虫尽乃止。《千金方》同之。

《博济安众方》⑪疗聤耳出脓：

杏仁炒令赤，捣如膏，绵裹塞耳中。

又方：

细辛末、附子末，以葱涕和，灌耳中。

又方：

松脂为末，挑安耳⑫中，再安极妙。

又方：

石首鱼脑中枕子为末，安耳中⑬。

《华佗方》治聤耳方：

雄黄、矾石分等，末，以绵缠箸头拭脓，如大豆著耳中，湿者以药敷之。

《广济方》疗聤耳脓血出方：

取车辖脂塞⑭耳中，出脓血愈。

《拯要方》疗聤耳出脓水方：

白矾一分，烧令沸 白龙骨一分 乌贼鱼骨一分 蒲黄二分

右为散，绵裹纳耳中，日夜三五遍于耳中著，十日内必瘥。

《救急单验方》疗胅⑮耳脓血出方：

取成练白矾石如小豆纳耳中，不过三，瘥。

《录验方》治耳中痛，脓血出，菖蒲散方：

椒二两 当归二两 姜二两 菖蒲二两 附子二两

凡五物，冶令⑯下筛，绵裹塞耳孔，时时易之。

治耳耵聍方第五

《病源论》云：耳耵聍者，是耳里津液结聚所成。人耳皆有之，轻者不能为患⑰，若加以风热乘之，则结硬成丸核塞耳，亦令⑱耳暴聋。

《葛氏方》治耵聍塞耳，而强坚不可得挑出方：

捣曲蚯蚓，取汁以灌耳中，不过数灌，摘

---

① 邪随："邪随"二字原脱，据《病源》卷二十九《聤耳候》补。

② 耳中："耳中"二字原脱，据旁校补。

③ 无苦即自丸出：《外台》卷二十二《聤耳方一十首》引《肘后》作"日三易之，每换即以笢子去之，然著药，取瘥为度。"

④ 赤縠：《外台》卷二十二《聤耳方一十首》引《肘后》作"绯绢"。

⑤ 中：《外台》卷二十二《聤耳方一十首》引"中"下有"日三易之"四字。

⑥ 今按：旁校曰："字治本无此注，在医家本。"

⑦ 鲊三升：仁和寺本作"鲊二升"，《千金方》卷六第八作"醋三合"。

⑧ 食顷：《千金方》卷六第八作"两食顷"。

⑨ 痛则看：《千金方》卷六第八无此三字。

⑩ 著：原作"看"，形误，据《千金方》卷六第八改。

⑪ 《博济安众方》：旁校曰："此方(指此下凡四方)字治本无，重基本有之，重忠本无之。"

⑫ 耳：原作"身"，形误，据文义改。

⑬ 安耳中：按以上引《博济安众方》四首，仁和寺本无，与旁校引字治本、重忠本合。

⑭ 塞：《外台》卷二十二《聤耳方一十首》引《广济》"塞"上有"绵裹"三字。

⑮ 胅："胅"原作"痕"，"胅"之异写，今改作通用字。《千金方》卷六第八作"底"。

⑯ 令：仁和寺本作"合"。

⑰ 患：原作"心"，乃"患"之坏字，据仁和寺本改，与《病源》卷二十九《耳耵聍候》合。

⑱ 令：原作"听"，据《病源》卷二十九《耳耵聍候》改。

之皆出。《千金方》同之。

治百虫入耳方第六

《葛氏方》治百①虫入耳方：

以好苦酒渍椒灌之，以起行便出。

又方：

绵裹猪肪塞耳，须臾虫死，出著绵。

又方：

闭气，令人以芦管吹耳。

又方②：

温汤令的的尔，以灌之。

又方：

捣生姜汁灌之，韭汁亦佳。

又方：

以两刀于耳前相敲作声，虫即出。

又方：

烧干鳝头屑，绵裹塞耳，立出。

又方：

以草③带钩向耳孔，即诸虫皆出。勿令钩④罗耳孔中，内虫即死耳中。

《小品方》治⑤虫入耳者方：

取椒⑥一撮，末之，以半升醋浆渍取汁，温灌耳中，行十四步，虫则出。

又方：

绵裹白膏塞耳，虫则死，著绵出。

又方：

用车毂脂涂耳孔，虫则出。

又方⑦：

酱⑧、苦酒、浆汁灌之。

《拯要方》百虫入耳方：

以苦酒灌之。

又方：

生姜汁灌之。

又方：

韭汁亦佳。

《千金方》虫⑨入耳方：

桃叶，塞耳⑩，立出。

又方：

以葱涕灌耳，即出，大验⑪。

又方⑫：

车钉脂涂耳孔，虫自出。

《范汪方》虫入耳方：

水银⑬如大豆置耳中，须臾令耳向下，以铜物击齿数十，即出。

又方：

捣蔨菜⑭，以汁灌之。

《新录方》治虫入耳方：

干姜末吹耳中，出。

又方：

绵裹铜屑塞耳。

《龙门方》疗百虫入耳方：

熬胡麻，以疏布裹作枕，枕头，即出。

又方：

铜器近耳边打作声，即出。

治蜈蚣入耳方第七

《葛氏方》蜈蚣入耳方：

取新熟⑮豚肉，若炙猪肉，以当耳孔中安之，即出。

《医门方》治蜈蚣入耳方：

炙猪肉令香，掩耳，立出。《千金方》同之。

---

① 治百：此二字原脱，据旁校补。
② 又方：此条原在下"以两刀于耳前相敲作声，虫即出"之后，据校改标记移至于此，与仁和寺本合。
③ 草：仁和寺本作"革"。
④ 钩：仁和寺本作"钩"。
⑤ 治："治"字原脱，据仁和寺本补。
⑥ 椒：原文作"矾"，后涂改作"椒"，检仁和寺本作"椒"，今从。
⑦ 又方：此条原在上引《小品方》第一条"行十四步，虫则出"之后，据校改标记移至于此，与仁和寺本合。
⑧ 酱：仁和寺本无"酱"字。
⑨ 虫：《千金方》卷六第八"虫"上有"治百"二字。
⑩ 桃叶，塞耳：《千金方》卷六第八作"取桃叶火熨，卷之以塞耳"。
⑪ 大验：《千金方》卷六第八"验"下有"亦治耳聋"四字。
⑫ 又方：此方仁和寺本无，与旁校引字治本合。
⑬ 银：原误作"根"，据仁和寺本改，与《札记》引延庆本合。
⑭ 蔨菜：即苦参，又名苦蔨，见《神农本草经·中品》。
⑮ 熟：旁校作"热"，与仁和寺本合。

《拯要方》治蜈蚣入耳方：

以椒叶裹盐，炙令热，以掩耳，冷即易，立验。

治蚰蜒入耳方第八

《葛氏方》云：蚰蜒者，世呼为土蚕①，似蜈蚣，黄色而细长，治入耳方：

以水银如大豆一枚，泻耳中②。

又方：

熬胡麻，以葛囊盛，枕之，虫闻香觉出，即瘥。今按：《医门方》捣碎用之。

《小品方》治蚰蜒入耳方：

炒麻子，葛囊盛之，倾耳枕之，虫闻香则出。

《拯要方》治蚰蜒入耳方：

灌油即出。

又方：

桃叶汁灌之。

又方：

铜器近耳边，即出。今按：《医门方》打作声。

《千金方》治蚰蜒入耳方：

牛乳灌之③。

治蚁入耳方第九

《葛氏方》治蚁入耳方：

炙脂膏④香物，安耳孔边，则自出。

又方⑤：

烧陵鲤甲末，水和灌耳中。

《龙门方》云⑥：

耳边炙肉，即出。

《医门方》云：

以猪头炙令香，安孔边，立出。

治飞蛾入耳⑦方第十

《葛氏方》治飞蛾入耳中方：

以⑧苇管吹之，立走出。

治水入耳方第十一

《新录方》治水入耳方：

取鱼目为灰，纳水⑨中便出。

《龙门方》治水入耳方：

取水银豆许，安耳边，水出。

治耳中有物不出方第十二

《千金方》云：耳中有物不可出方：

以麻线⑩，一头令散，涂好胶柱，著耳中物⑪上停之，令相著，徐徐引之令出。

治目不明方第十三

《病源论》云：夫目者，五脏六腑阴阳精气，皆上注于目。若为风邪所侵，则令目暗不明也。

《养生方》云：恣乐伤魂，魂通于目，损⑫肝则目暗。

《靳邵服石论》云：凡洗头勿使头垢汁入目中，令人目痛。

《养生要集》云：以冷水洗目，引热气令

---

① 蚕：仁和寺本作"蠚"，《外台》卷二十二《蚰蜒入耳方三首》引《肘后》作"蛄"。按循文义作"蚕"不误。

② 泻耳中：《外台》卷二十二《蚰蜒入耳方三首》引"中"下有"攲卧空耳向下击铜器，叩齿十下，即出"十五字。

③ 牛乳灌之：《千金方》卷六第八作"以牛酪灌之，满耳即出"。

④ 脂膏：《肘后方》卷六第四十八作"猪脂"。

⑤ 又方：此条原脱，据旁校补，与仁和寺本合。

⑥ 《龙门方》云：疑此下省"治蚁入耳方"诸字。下《医门方》云"仿此。

⑦ 耳："耳"下原有"中"字，据卷端目录删，与上下文例一律。

⑧ 以：《外台》卷二十二《飞蛾入耳方二首》引《肘后》"以"上有"闭气"二字。

⑨ 水：疑当作"耳"，或"水"与下"中"字误倒。

⑩ 麻线：《千金方》卷六第八作"弓弦"。

⑪ 物：原"物"下衍"令"字，据《千金方》卷六第八删。

⑫ 损：原作"极"，据旁校改，与《病源》卷二十八《目暗不明候》合。

人目早瞑①。

《治眼方》云：治眼七病：一伤于房，精气虚竭；二伤大风；三伤于大寒；四伤于大热；五伤于毒病；六伤于热病，时热盛，损于肝气；七伤大劳，肝气衰微，皆令眼不明。或生肤翳，或时苦疼痛，或但冥②无所见，治之方：

决明子四分 车前子六分 白术六分 地肤子六分 细辛四分 柏子仁六分 防风六分 蜀椒六分，一方四分，汗

凡八物，下筛，服方寸匕，日三。百日后眼疾除，远视③明。

又云：治眼失精，一岁二岁至三四岁，或目中无他病，但无所见，如绢中视。决明散方：

马蹄决明二斗④

凡一物，治下筛，以粥清⑤服方寸匕，日三。禁食生鱼、猪肉、辛菜。

《葛氏方》治目失明卅年不识人，钟乳云母散方：

钟乳四分 茯苓四分 远志四分 细辛四分 云母四分

右五物，捣下筛为散，服半钱匕⑥，稍⑦增至一钱。

又云：治目漠漠⑧不明方：

决明子一分 蕤核仁一分 黄连二分⑨ 秦皮二分

右四物，切，以水八合，煎取三合，沾绵洗目中。

又方：

三岁雄鸡冠血，数数敷之，自瘥。

《大唐延年方》⑩治目茫茫无所见，芜菁散方：

芜菁子小二升，以水一大斗，煮取令尽，汁出日干，熬散 练胡麻小三升，熬为散

二味冶合，以饮若酒服之。

《小品方》治目卒不所见方：

剉梓木，煮以洗目，日三。《葛氏方》同之。

《千金方》神曲丸，主明目，百岁可读细书方：

神曲四两 磁石二两 光明沙一两

三味，饮服如梧子三丸⑪，不禁，常服益眼力，众方不及，学者宜知，方神验不可言。

又方⑫：

芜菁子三升，醋味⑬清酒三升煮令熟，曝干，末，下筛，以井花水和服方寸匕，日三，稍加至三匕。今按：《集验方》芜菁一升，水煮。

又方：

三月⑭采蔓菁花，阴干，末之，空腹井花水服方寸匕。久服长生目明，可夜书⑮。

又方：

胡麻一石⑯，蒸卅遍，末之，日服一升⑰。

又云：治目茫茫不明，如年老方：

鲤鱼胆一枚⑱，取汁染绵，拭目。

又云：治眼暗，灸方：

灸大椎下数取第十节，正当脊中央二百壮，唯多为佳，至验，不须方药。

《录验方》黄连太一丸，治肝气热冲目，

---

① 瞑：目不明。
② 冥：同“瞑”。
③ 视：原作“亲”，繁体形近致误，据旁校改。
④ 二斗：仁和寺本“斗”作“年”。《札记》曰：“按原本模糊，盖旧作‘年’，后人削正作‘斗’。疑‘年’即‘升’误，古人书‘年’字与‘斗’、‘升’相涉。”
⑤ 清：此字原被点删，仁和寺本亦无“清”字。按有“清”字似是，“粥清”似是粥米汤，今保留待考。
⑥ 匕：原作“上”，形误，据文义改。
⑦ 稍：渐渐。
⑧ 漠漠：视物不明。按“漠漠”原作“膜膜”，按常例改。
⑨ 二分：仁和寺本作“三分”。
⑩ 《大唐延年方》：仁和寺本无此方，与旁校引字治本、重忠本合。
⑪ 饮服如梧子三丸：《千金方》卷六第一作“末之，炼蜜为丸如梧子，饮服三丸”。
⑫ 又方：《千金方》卷六第一作“补肝芜菁子散，常服明目方”。
⑬ 醋味：《千金方》卷六第一作“净淘”，属上读。
⑭ 三月：《千金方》卷六第一“三月”下有“三日”二字。
⑮ 可夜书：《千金方》卷六第一作“可夜读细书”。
⑯ 一石：《千金方》卷六第一作“一斗”。
⑰ 日服一升：《千金方》卷六第一作“每日酒服一升”。
⑱ 一枚：“枚”下原有“坏之”二字，经点删去之，检仁和寺本有此二字。

令视瞻膜膜方：

黄连二斤

凡一物，以好清酒一升，淹一宿，出曝之，干复纳酒中，如是十过，酒尽为度。干捣筛，蜜和丸如梧子，一服七丸，日再。禁猪、鱼、犬、马、鸡肉、五辛、生冷，余依药治①。

《苏敬本草注》云②：

捣绞地肤汁洗之。今按：《录验方》捣筛，酒服方寸匕，日三。

《范汪方》治目冥茫茫方：

蕤核三分 黄连二分 干姜 细辛各一分

凡四物，㕮咀，蜜三合、水三合，渍之一宿，煎得二合③，如米注目眦中，日三四。

《集验方》治目不明，苦泪出方：

用乌鸡胆，临眠敷之，良。

又方：

摘小酸模茎，以汁注四眦，数为之④。

《僧深方》治目盲十岁，百医不能治，郁金散方：

郁金二两 黄连二两 矾石二两

凡三物，冶令⑤筛，卧时著目中，如黍米，日一。

治目青盲方第十四

《病源论》云：清盲者，谓眼本无异，瞳子黑白分明，直不见物耳。若脏虚，有风邪痰饮乘之，有热则赤痛，无热但内生障，是腑脏血气不荣于睛⑥，故外状不异，只不见物而已⑦，即谓之清盲。

《眼论》云：夫人苦眼无所因起，忽然幕幕⑧，不痛不痒，渐渐不明，经历年岁，遂致失明。今观容状，眼形不异，唯正当眼中央小瞳子里，乃有障障暖暖⑨，作青白色，虽不别人物，要犹见三光⑩，知昼知夜。如此者，名曰青盲。此宜用金镌决之，一针便豁然若云开见日也。针竟便服大黄丸，不宜大泄。此疾皆从虚热兼风所作也。

又云：夫青盲之为病，发在于内，有障状

似凝膏，大如楮子，浮在眼内，游泊水中，正障瞳子。既在眼里，散药膏煎所不能及，愚医无知，谓呼在外。或敷煎散，或复扫刮，假道虚谈，托辞妄⑪说，徒⑫施千方，竟不收一，虽复卢医起骨⑬，华佗解脑⑭，此皆偏学一边，各善一术。至于青盲内障，则自拱手。

《治眼方》治眼青⑮盲无所见，斑浮鸠散方：

斑浮鸠一头，冶如食法，炙令熟 决明子半升 细辛二两 防风二两

凡四物，㕮咀，合封十五日，干之，冶下筛，酒服方寸匕，日三夜二。

又云：治青盲无所见，卅年方：

细辛一分 萤火十二枚 芜菁子一升 鲤鱼胆三枚

凡四物，冶芜菁子、细辛、萤火下筛，以鱼胆和之，不足，人乳汁益⑯之，服如梧子三丸，七日知，十五日愈。

又方：

猪胆一枚

---

① 治：仁和寺本作"法"。

② 《苏敬本草注》云：按循例此下疑省"治目不明方"诸字。

③ 二合：仁和寺本作"一合"。

④ 数为之：旁校云："三字本无。"今检仁和寺本亦无此三字。

⑤ 令：仁和寺本作"合"。

⑥ 睛：原作"精"，据《病源》卷二十八《目青盲候》改。按仁和寺本正文作"精"，旁校作"睛"。"精"、"睛"古今字，下不出注。

⑦ 而已："已"字原点删，检仁和寺本、《病源》卷二十八《目青盲候》并有"已"字，今不从删。

⑧ 幕幕：用同"漠漠"，视物不清。

⑨ 障障暖暖：指翳障物之阻碍视力。

⑩ 三光：指日、月、星。

⑪ 妄：原作"忘"，旁校作"妄"，与仁和寺本合，今从改。

⑫ 徒：原作"从"，据旁校改，与仁和寺本合。华佗解脑，即"华佗开颅"之意。

⑬ 卢医起骨：指扁鹊起死回生。

⑭ 华佗解脑：脑原作"腮"，据仁和寺本改。

⑮ 青：原作"清"，今改作通用字。下仿此。

⑯ 益：补充。

凡一物,微火上煎之,令可丸以①如黍米,纳眼中,食顷有验。此方治始生翳,宜少敷,不可过多。

《耆婆方》治人目青盲,昼夜不见物方:

秦皮、升麻、黄芩分等,以水三升,煮取一升半,沾绵,敷目中。

《小品方》目青盲无所见方:

以鲤鱼胆并脑,杂真朱合和,绵取注眦中。

治雀盲方第十五

《病源论》云:人有昼而睛②明,至暮③则不见物,世谓之为④雀目。言如鸟雀,无⑤所见也。

《千金方》治雀目术:

至黄昏时⑥,看雀宿处,打惊之,雀起飞,乃咒曰:紫公紫公⑦,我还汝盲,汝还我明。如此三日暝⑧三过⑨为之,眼明也。

《葛氏方》治雀盲方:

以生雀头血敷目,可比夕⑩作之。

又方:

鼠胆敷之,最良。

《新录单方》治雀盲方:

鲤鱼、鲋鱼胆敷如粟,并良。今按:《葛氏方》:鲤胆若脑敷⑪。

《耆婆方》治雀盲方:

取猪肝去上白幕⑫,切作脍,以淡姜齑,三朝空腹食之,瘥。

《录验方》⑬治雀盲方:

小蒜一升,咬咀,以水四升,煮令蒜熟,著小口器中,以目临上,当小辛,无可⑭苦。

治目肤翳方第十六

《病源论》云:阴阳之气,皆注于目。若风邪痰气乘于腑脏,腑脏之气虚实不调,故气冲于目,久不散,变生肤翳。肤翳者,明⑮眼睛上有物如蝇翅者是也。

《眼论》云:若因时病后眼痛生白障,此

为翳也;若因病后生赤肉者,此为肤障也。

又云:若已生翳者,当镰之。其中有赤脉处,当以钩钩,甘刀割断也。日日针镰、敷散,若钩⑯割必当就白中,勿就黑中也。黑处轻薄,动致伤破水出也。若黑上有翳,积经年月过厚者,多少微微钩之,亦非嫌也。若始患翳五三日者,虽复极厚,状似聚膏,亦不劳钩之,则更甚。若赤肉肤障,始起眦头,当钩割去之。若赤肉生上乌珠者,亦当就白中钩之,逼近黑边割断,向白去之也,勿侵乌上,恐脱⑰伤损。若患赤肉,积经多年,钩之当以芦刀割之,勿用甘刀,甘刀随生不住。割竟当敷地骨珠沙散,亦时敷石胆,割竟仍以小尖针子柱之⑱,令断其生势也。若眼中无过,障翳而漠漠,远视不明,当钩眼本⑲眦头赤肉割去之,良。

《治眼方》治眼急生肤翳及赤肉上黑睛上,服此泻肝汤方:

---

① 以:疑此通作"似"。
② 睛:原作"精",据《病源》卷二十八《雀目候》改。
③ 暮:《病源》卷二十八《雀目候》作"瞑",文异义同。
④ 为:仁和寺本无"为"字,与《病源》卷二十八《雀目候》合,疑衍。
⑤ 无:《病源》卷二十八《雀目候》"无"上有"瞑便"二字。
⑥ 至黄昏时:《千金方》卷六第一"至"上有"令雀目人"四字,足证。
⑦ 紫公紫公:原作"柴公",且不重文,今据《千金方》卷六第一改。
⑧ 暝:指黄昏。
⑨ 过三次。
⑩ 比夕:每晚。
⑪ 脑敷:此二字原作"敷脑"。《札记》曰:"按'敷脑'二字恐误倒。"今乙正。
⑫ 幕:膜。
⑬ 《录验方》:此条文字笔迹与前后不同,似为后补者,检仁和寺本有之,旁注云:"或本无之。"
⑭ 可:《札记》曰:"'可'恐'所'误。"
⑮ 明:视察。
⑯ 钩:原作"钓",形误,据仁和寺本改。
⑰ 脱:或。
⑱ 以小尖针子柱之:"小尖"原作"小火",旁校作"小大",并误,今据仁和寺本改。《札记》曰:"当作'尖'一字,或坏为二字,或衍'小'字耳。"又"柱"字旁校作"挂",与仁和寺本合。
⑲ 眼本:指眼角。

黄芩二两 芍药二两 芒硝一两 甘草一两半 大黄二两 大枣十二枚

凡六物，以水六升，煮取二升五合，分①三服。

又方：

卧时以胡粉注翳上，治卅年翳，甚良。

又云：眼中卒生肤覆瞳②子赤白者，盐散敷方：

盐一铢 头垢一铢 干姜一铢

凡三物，盐烧，合冶，取如小豆大著眼中，不过二。

又云：胡粉散，治眼卒冥及生翳方：

胡粉一铢 干姜一铢

凡二物，末之，以筒吹，少少著眼中，大良。

又云：治眼中生息肉并白赤障翳散方：

贝齿一分 真朱一分

凡二物，冶下筛，爪取如小豆著翳上。病人正仰眼，他人与之，可再三。经一食久拭之，神良。今按：《小品方》贝子十枚，烧。

又云：治眼生淫肤③，覆瞳子上方：

随眼痛左右，灸眉当④中瞳子七壮，便愈。

《葛氏方》治卒生翳方：

灸手大指节上横理三壮，左目灸右，右目灸左。

又方：

烧贝齿，细筛，仰卧令人以著翳上，日二三，一时拭去。

《千金方》治目翳方⑤：

雄雀屎⑥，人乳汁熟和⑦，敷肤上，自消烂坏尽⑧。

《僧深方》治目白翳方：

牡蛎、乌贼鱼骨分等，下筛，以粉目，日三。亦可治马翳。

又方：

煮露蜂房，以汁洗之，数数洗良。

《范汪方》治目有热，卒生翳方：

取书中白鱼，曝令干，末，少少注翳上，一注便愈。

又方：

捣枸杞汁，洗翳上，日五六良。

《录验方》治目翳，干姜散方：

干姜 、雄黄分等，下筛，取如米，著⑨翳上，日二⑩。

《集验方》治白翳覆瞳子黑睛，龙骨散方：

龙骨一分 贝齿三枚，烧 矾石一分，烧

凡三物，冶下筛，著眦头，日二。

《崔禹锡食经》云⑪：纳鸳鸯肪良。

《拯要方⑫》云：记曰：有三人眼后肤肉生，前覆黑瞳子上，使人割之，三日辄复生，不可止，直⑬取小钉烧令赤，烁肤上，不过三烁肤缩，愈。前后治廿一人，皆愈。

治目赤白膜方第十七

《治眼方》治眼卒生肤翳赤白膜⑭方：

取薤白，弱刀截，以注肤上，注之其使⑮周遍，膜皆著薤头去，眼不耐辛，不过得再三注也。

又云：治目白膜覆瞳子，无所见方：

以鲤鱼胆涂铁镜面，一宿令干，刮取之，曝干，末，涂目翳上，日再，神验。

《葛氏方》治目热生淫肤赤白膜方：

---

① 分：仁和寺本"分"下有"为"字。
② 瞳：原作"童"，借字，今改为通用字。
③ 淫肤：即"肤翳"。
④ 当：正对。
⑤ 治目翳方：《千金方》卷六第一作"治目热生肤赤白膜方"。
⑥ 屎：《千金方》卷六第一"屎"下有"细直者"三字。
⑦ 熟和：《千金方》卷六第一作"和熟研"。
⑧ 自消烂坏尽：《千金方》卷六第一作"当渐消烂"。
⑨ 著：原"著"下有重文号，据仁和寺本删。
⑩ 日二：仁和寺本作"日三"。
⑪ 《崔禹锡食经》云：此下疑省"治目肤翳方"诸字。
⑫ 方："方"字原点删，非是，检仁和寺本有"方"字，今不从删。
⑬ 直：原作"有"，据旁校改，与仁和寺本合。
⑭ 膜：原作"幕"，今改为通用字，与上下文用字一律。
⑮ 其使：原"使"作"便"，形误，据仁和寺本改。按"其使"疑倒，似当乙作"使其"。

取生瓜牛①一枚，去其厌②，纳朱于中，著火上，令沸，绵注取，以敷眦中。

又方：

取雀屎细直者，以人乳和，敷膜上，自消烂尽也。

又方：

捣枸杞汁洗之，日五六。《集验方》同之。

治目息肉方第十八

《病源论》云：息肉淫肤者，此由邪热在脏，熏③于目，热气加④于血脉，蕴积不散，结而成息肉。

《葛氏方》治目中生肉，稍长欲满目，及生珠管⑤方：

捣贝齿，绢筛，真丹分等，搅令和，以注肉上，日三四。

《广利方》理⑥目久风赤，生息肉，痛，开不得方：

黄连八分，碎　大枣肉四分　竹叶两握，切　蜜半合

切，以水二大升，先煎竹叶，取一大升。去竹叶，下枣肉、黄连、蜜半合，煎取四合，去滓，更滤⑦去泥，重煎如稀饧⑧，夜即点眼中三五滴，眨⑨眼中令药入。今按：《删繁论》无蜜。

《苏敬本草注》云⑩：

雀屎和首生男乳如泥，点目中，怒⑪肉赤脉贯上瞳子者即消，神效。

治目珠管方第十九

《病源论》云：目珠管者，风热痰饮积⑫于脏腑，使肝脏血气蕴积，冲发于眼，津液变生结聚，状如珠管也。

《范汪方》治目卒生珠管方：

以蜜涂目中，仰卧，须臾当汁出，随拭去之，半日乃可渗之，生蜜尤良。

又方：

鲤鱼若鲫鱼⑬胆注眦中，以少真丹和胆缚尤佳。

《千金方》治目生珠管方：

冷石　手爪甲　龙骨⑭

三味⑮，分等，末为散⑯，以新笔著上，日三。

《葛氏方》治目卒生珠管方：

捣牛膝根叶，取汁以洗目，亦入目中，佳。

治目珠子脱出方第廿

《病源论》云：风热痰饮积腑脏，则阴阳不和，肝气蕴积生热，热冲于目，使目睛疼痛，热气冲击其珠子，故令脱出也。

《治眼方》目卒珠子脱出，及青翳方：

越燕屎一分　真丹一分　干姜一分

凡三物，捣细末，以管吹痛上，即愈。今按：《本草》越燕紫胸轻小也；胡燕胸斑黑，声大也。

《医门方》眼睛无故突出一二寸者方：

急以冷水灌渍眼中，数数易水，须臾睛当自入，平复如故也。

治目⑰肿痛方第廿一

《眼论》云：若初患眼肿痛者，不可以物

① 瓜牛：即蜗牛。
② 厌：疑当作"厣"，螺类的上盖。
③ 熏：《病源》卷二十八《目息肉淫肤候》作"气冲"二字。
④ 加：《病源》卷二十八《目息肉淫肤候》作"切"。
⑤ 珠管：即"烛睆"，目内白翳病。
⑥ 理："治"之避讳字。
⑦ 滤：原作"泸"，繁体字形似致误，据眉校改，与仁和寺本合。
⑧ 饧：原作"锡"，形误，据仁和寺本改。
⑨ 眨：原误作"贬"，据仁和寺本改。
⑩ 《苏敬本草注》云：此下疑省"治目息肉方"诸字。
⑪ 怒：通"胬"。
⑫ 积：《病源》卷二十八《目珠管候》作"渍"。
⑬ 鲫鱼："鲫"原作"鰶"，今改为通用字。仁和寺本作"鲭"，疑误。
⑭ 龙骨：按"龙骨"以上三味，《千金方》卷六第一"冷石"作"消石"，另有"贝齿、丹砂"二味，"手爪甲"下有"烧"字。又"滑石"下宋臣注曰："一本作冷石。"
⑮ 三味：《千金方》卷六第一作"五味"。
⑯ 为散：此二字原点删，检仁和寺本有此二字，今不从删。
⑰ 目：原作"眼"，据卷首目录改，以求目录标题一律。

薄熨之。恐热势①归里,当时虽好,久久不佳。深可慎之。

《治眼方》治眼肿痛方:

大黄八两,以水五升,渍之一宿,明旦绞取汁,分二服。

又方:

以醋浆作盐汤洗之,日可十反。

又方:

秦皮二两 黄连一两 苦竹叶切,一升

以水二升,煮取七合,洗眼也。

又云:治眼暴天行风肿痒痛方:

地骨白皮三斤,水三斗,煮取三升,绞去滓,更纳盐二合,煎取一升,敷目也。或加干姜一两。

又云:治眼风肿痒痛方:

防风二两 地骨白皮二两 细辛一两 干姜一两

以水煮取七合,洗眼。

又云:治酒后热毒肿痛方:

栀子仁一升 柴胡三两 石膏三两 芒硝二两 大黄二两 黄芩一两 甘草一两

以水五升,煮取一升半,洗眼。

治目赤痛方第廿二

《病源论》云:目赤痛候,肝气通于目,言肝气有热,热冲于目,故令赤痛②也。

《眼论》云:治眼赤痛涩不得开方:

鲤鱼胆一枚 黄连二七枚

凡二物,合和,淹于二斗米下蒸之,饭熟去滓,涂目眦,立愈。

又云:治眼卒掣痛方:

灸当瞳子上行入发际一寸七壮,痛即止。两眼痛,灸两眼处。甚良。

又云:治目中白睛赤如血,栀子煎方:

黄连一两,下筛 肥栀子中仁二分③,研

二物,研如上法,和以鸡子黄如泥,更熟研,以绢绞去滓,用注目,日七八。鸡子易臭,唯临时著目,和少少用而已,勿逆④和之。

《博济安众方》治赤眼肿痛,热泪下,立⑤验方:

黄连为末,绵裹,以甘⑥蔗汁浸良久,点之。

又云⑦:热毒风攻两眼并睑,忽浮肿眼赤,复欲上胬⑧肉等方:

黑豆一升,择

右,分作十份⑨,将软绵帛子逐份裹,于沸汤内蘸过,承⑩热慢慢熨⑪之,每分三度入汤,尽其十份,即消愈。

又云:治积年风赤眼方:

右,取长明灯油盏内油少许,以一铜钱于霜⑫钵内细细磨之,令油凝钵底,覆,却以艾烟微微熏之一夜,以铜箸点,极验。

《葛氏方》治目卒赤痛方:

捣荠菜根,以汁洗之。

又方:

当灸耳轮上七壮。

又方:

鸡舌二七枚 黄连一两 大枣一枚

右三物,切,以水一升,煮取三合,先以冷水洗,染绵拭目,日三,大良。

《千金方》治⑬目赤痛方:

甘竹叶二七枚 乌梅三枚 古钱三文⑭

凡三味,水二升,先渍药半日,东向灶⑮

---

① 势:"势"字原脱,据旁校补。

② 赤痛:"痛"字原脱,据《病源》卷二十八《目赤痛候》补。

③ 二分:仁和寺本作"一分"。

④ 逆:预先。

⑤ 立:"立"字原脱,据旁校补。

⑥ 甘:原作"耳",形误,据仁和本改。

⑦ 又云:旁校曰:"宇治本无此方,医本有之。"按此以下十行,仁和寺本无,与旁校引宇治本合。

⑧ 胬:原作"怒",形声并近似而致误,据文义改。

⑨ 份(fèn 音奋):原作"分","份"之古字,今改作通用字。下仿此。

⑩ 承:乘。

⑪ 熨:原作"慰",形误,据文义改。

⑫ 霜:旁注作"覆"。

⑬ 治:《千金方》卷六第一"治"上有"洗眼汤"三字。

⑭ 文:仁和寺本作"枚",与《千金方》卷六第一合。

⑮ 灶:"灶"字原脱,据《千金方》卷六第一补。

煮三沸①,三上三下,得二合,注目眦②。

《范汪方》治目赤痛方:

干姜二分 黄连四分

凡二物,冶合已,乳汁和,如黍米注四眦,昼夜无所在③。

又方:

黄连一两 丁香廿枚

以水八合,渍之三日,去滓,洗眼。

《小品方》治目痛方:

以盐汤洗之,良。

又方:

以蘘荷根取汁,著竹筒中,著目中,即愈。

《录验方》治目赤痛,黄连汤方:

黄连二分 大枣十枚

凡二物,切,以水五合,煮取一合半,注目中,日十夜二。

《耆婆方》治人眼赤痛方:

秦皮二两 升麻三两 黄连二两

三味,以水三升,煮取二升,去滓,少少纳目中,洗之。

《集验方》治目痛卅年方:

取虫④螺一枚,以水洗之,纳燥杯中,使螺口开,以黄连一枚,纳螺口中,螺饮黄连,黄连苦,螺吐汁,以绵注眦中。

治目胎赤方第廿三

《龙门方》疗大赤眼胎赤方:

以绳从顶旋,量至前发际中,屈绳头,灸三百炷,验。

又方:

青荆烧令出汁,点眼眦,验。

《广济方》疗目赤痛及胎赤方:

以蚌蛤裹置蜜二分,绿盐一分,和,夜卧时火灸暖,著目眦,三四日愈。

又方:

猪胆和绿盐敷,亦效。

治目痒痛方第廿四

《疗眼方》治目茫茫,痛痒泪出方:

用新熟米酒,正仰面卧,以酒灌目令满,便急闭目,须臾开之。别使年少明目人看视,虫当出,似细绳如毛。刮出浮盐水中,重者七八十枚,轻者或二三十枚出。能数作,虫尽自愈。

《治眼方》治目痒痛方:

黄连半两 大枣一枚

凡二物,以水五合,煎取一合,绵缠簪⑤纳煎中,敷目,日十过。

《集验方》治目中卒痒痛方:

削干姜令圆滑,纳目眦中,有顷复纳之,辛竭者更易。

《葛氏方》治风目,常苦痒泪出方:

以盐注眦中。

治目赤烂眦方第廿五

《病源论》云:目赤烂眦候。风热⑥伤于目,眦⑦则赤烂。其风热不去,故眦常烂赤⑧,积年不瘥。

《葛氏方》治数十岁铁⑨眼烂眦方:

摘胡菜中心一把,著铛中,以五升水煮

---

① 三沸:《千金方》卷六第一作"二沸"。
② 注目眦:《千金方》卷六第一"注"上有"临卧欲眠"四字。
③ 昼夜无所在:仁和寺本无此五字。按"无所在"即"无在",昼夜都可以。
④ 虫:仁和寺本作"生"。
⑤ 簪:旁校疑作"箸"。
⑥ 风热:《病源》卷二十八《目赤烂眦候》"热"下有"之气"二字。
⑦ 眦:《病源》卷二十八《目赤烂眦候》"眦"下有"睑"字。
⑧ 烂赤:《病源》卷二十八《目数十年赤候》乙作"赤烂"。
⑨ 铁:"铁"字原脱,据旁校补。《外台》卷二十一《眼杂疗方二十首》引《文仲》作"矘"。按作"矘"似是。《释名·释疾病》:"矘,目眦伤赤曰矘。矘,末也,创在目两末也。"

之,小盘①覆上,穿盘作孔,目临孔上,痒痛,当饭顷泪出一二升,便瘥。

《千金方》治风眼烂眦方:

竹叶四分 柏树白皮六分 黄连四分

右,并切,以水二升,煎取五六合,稍用滴眼眦,日三四良。

又方:

三指撮盐置钱上,炭烧赤,投少醋中足淹钱,以绵沾汁注眦中。

《录验方》治烂眦神验方:

黄连 干姜 雄黄

凡三物,分等,为散,著眦,日二。

《治眼方》眼②铁③烂赤方:

淳苦酒一升 大钱二七枚

凡二物,烧钱令赤,投苦酒中,以著铜器中,覆头。著屋北阴地埋廿一日,出爆干,可丸。卧,药如黍米,著眦中各一丸,不过十敷都瘥。

又云:治目风烂赤眵眦恒湿,神明膏方:

蜀椒一升半 吴茱萸半升 术五合 芎䓖五合 当归五合 附子十五枚,去皮 白芷五合 桂一两 苦酒二升半 猪肪五升

十物,㕮咀,渍著苦酒中一宿,明旦纳药膏中,微火上煎之,三上三下,下留定之,冷乃上也,为候色黄膏成,以绵合布绞,去滓,密封。若腹痛温酒服如半枣一枚,日三。皮肤肿痛,向火摩数百过,日三。稍即止④,亦治风冻疮,治目烂赤泡,神良验也。

《医门方》疗目赤眦痛如刺,不得开,肝实热所致,或障翳方:

苦竹沥五合 黄连二分

捣碎,薄绵裹,纳竹沥中一宿许,卧以沥点眼中,日数度,泪下即瘥。涩痛加大枣五颗。忌热面、酒、蒜。

治目泪出方第廿六

《病源论》云:目为肝之外候,若风邪伤肝,肝气不足,故令目泪出。

《眼论》云⑤:若眼赤痒泪出,名为风眼也。

《治眼方》治眼中风寒,眦赤痛⑥泪出,乳汁煎方:

乳汁一升 黄连三分 干姜一分 蕤核二分

凡四物,以乳汁渍药一宿,明旦于微火上煎取三合,如黍米注眼四眦。

又云:治眼风泪出痒痛散方:

决明子一分 黄连一分 细辛一分 干姜一分

凡四物,冶下筛,以爪取如麻子,注眦中,日可再三。

又云:治目中风泪出方:

乌雄鸡三岁者,刀割冠取血,旦一敷,暮卧又一敷,良验。

《葛氏方》治目泪出不止方:

黄连四两,以水二升,煮取一升,绵半两纳中,曝复纳,尽汁,恒以拭目。

又云:风目常苦痒泪出方:

以盐注眦中。

又方:

末黄连和乳汁敷眦中。

又方:

虎杖根煮汁,以洗目。

《范汪方》治目泪出不止方:

烧马屎,细末,绢筛,以少少敷眦中。

《食经》云:目涕出不止方:

蒸煮百合食,止涕泣也。

治目为物所中方第廿七

《疗眼方》治眼为物所触中,疼痛肿赤结热,甘草汤方:

甘草一分 黄柏一分 苦参一分 当归一分

---

① 盘:"盘"原作"柈",异写,今改为通用字。《外台》卷二十一《眼杂疗方二十首》引作"板"。
② 眼:仁和寺本"眼"上有"治"字。
③ 铁:疑当作"暖"。
④ 止:仁和寺本"止"下有"之"字。
⑤ 《眼论》云:按此条文字据旁校补入。
⑥ 痛:仁和寺本作"烂"。

水一升二合,煎取七合,待冷洗眼,日五六夜一。

《千金方》治目为物所撞①青黑方:

炙羊肉②熨之,勿令甚热,无羊肉用猪肝。

《葛氏方》治目为物所中伤,有热痛而暗方:

断生地肤草汁③注之,冬日煮干取汁注也④。《小品方》同之。

又方:

以水和雀屎,以笔注之。

又方:

乳汁和胡粉注,日五。以上《范汪方》同之。

《小品方》治目为物所中方:

羊胆、鸡胆、鱼胆,皆可用注之。《葛氏方》同之。

《广利方》疗眼目筑⑤损,胬⑥肉出方:

生杏仁七枚,去皮尖⑦,细嚼吐于掌中,及暖以绵缠箸头,点胬肉上,不过三四度,即瘥。

治竹木刺目方第廿八

《葛氏方》治竹木刺目不出方:

取鲍鱼头二枚,合绳贯,以人尿煮令烂,取汁灌目中,即出。

《龙门方》疗眼刺不出方:

烧甑带灰,少少服,立出。

又方:

磨⑧好书墨,以笔注目瞳子上,出。

治稻麦芒入目方第廿九

《广济方》疗麦芒入目不出方:

煮取大麦汁,注目中,即出。

《治眼方》治稻麦芒入目中方:

取生蛴螬,以新布覆目上,以蛴螬从布上摩之,芒出著布已,效。

又云:麦芒入目方:

破蟟蛄⑨背,著眯⑩上半日,则出。

《龙门方》麦⑪芒入眼方:

以甑带汁洗出。

《范汪方》稻麦芒入目方:

取麦汁注目中。

《苏敬本草注》云:稻麦芒入目中不出者:

取蘘荷根汁注目中,即出。

治芒草沙石入目方第卅

《葛氏方》目⑫卒芒草沙石辈眯不出方:

磨好书墨,以新笔染⑬注瞳子上。

又方:

盐、豉各少少著水中,临⑭视之,即出。

《广济方》疗眯目⑮方:

取少许甑带,烧作灰,水服方寸匕,立出。

《治眼方》治目中眯方:

旦起对户门再拜⑯已言:户门狭小,不足宿客。便愈。《集验方》同之。

又云:治芒物草沙辈落目中,眯不出方:

以鸡肝注之。

又方:

吞蚕屎一枚,良。

又方⑰:

---

① 撞:《千金方》卷六第一作“伤触”。

② 炙羊肉:《千金方》卷六第一作“煮羊肉令热”。

③ 草汁:此二字原脱,据旁校补。

④ 也:仁和寺本作“之”。

⑤ 筑:捅刺。《广雅·释诂一》:“筑,刺也。”

⑥ 胬:原作“努”,借字,今改为通用字。

⑦ 去皮尖:旁校曰:“重忠本同之,重基本云‘去心尖’。”

⑧ 磨:原作“摩”,今改为通用字。

⑨ 蟟蛄:即“蝼蛄”。

⑩ 眯:栏下脚注曰:“眯,物入目中也。”

⑪ 麦:仁和寺本“麦”上有“治”字。

⑫ 目:仁和寺本“目”上有“治”字。

⑬ 染:《外台》卷二十一《眯目方八首》引《肘后》作“点”。

⑭ 临:《外台》卷二十一《眯目方八首》引《肘后》“临”下有“目”字。

⑮ 眯目:《外台》卷二十一《眯目方八首》引《广济》“目”下有“甑带灰”三字。

⑯ 拜:仁和寺本“拜”下有“跪”字。

⑰ 方:“方”字原脱,据仁和寺本补。

灸足中指节上，随目左右。以上《千金方》同之。

《千金方》治目中眯方：

书中白鱼，以乳汁和，注之。

《医门方》疗眯目不出，视不见方：

以酥①纳鼻孔中，随左右，垂头淋前，令流入眼，眼中泪出，眯逐出，无酥，猪脂亦佳。

《范汪方》治目眯不去，生淫肤方：

瞿麦　干姜

凡二物，分等，为散，以井花水服一刀圭，日三。

治鼻塞涕出方第卅一

《病源论》云：夫津液涕唾，得热则干燥，得冷则流溢②，不能自收。肺气通于鼻，其脏有冷，冷随气乘③于鼻，故津液④涕不能息⑤收之。

《拯要方》疗齆鼻⑥不闻香臭方：

细辛、瓜蒂分等为末，以吹鼻中，须臾大涕出，恒能久自通。今按：《经心方》瓜蒂二分，细辛一分，作散，絮裹如豆，塞鼻，须臾通⑦。

《效验方》治鼻中不利，干姜散方：

干姜二分　桂心一分

凡二物，合下筛，取如大豆许，以绵裹塞鼻中，药行热物便去之。

《录验方》治鼻塞不得喘息，皂荚散方：

皂荚⑧五分　菖蒲根五分

凡二物，下筛，以绵裹，塞鼻孔中，暮卧时著，良。

又云：治鼻孔偏塞，中有脓血，此乃是头风所作，兼由肺疾，宜服此散方：

天雄八分，炮　干姜五分　薯蓣六分　通草六分　山茱萸六分　天门冬八分

凡六物，治下筛为散，酒服方寸匕，日再。

又云：治齆⑨有息肉，及⑩中风有浊浓汁出，细辛散方：

姜四分　细辛五分　皂荚二分　椒四分　附子二分

凡五物，下筛，以绵裹，如杏仁大，著鼻孔

中，日一，五日浊脓尽。

《千金方》治鼻窒气息不通方：

水三升，煮小蓟一把，取一升，服之⑪。

又方：

绵裹瓜丁⑫末，塞鼻。

《范汪方》治鼻中多清涕方：

细辛二分　椒二分　干姜二分　皂荚一分　桂心二分

凡五物，冶筛，和以青羊脂，裹以帛，塞鼻中，良。

《医门方》疗久鼻塞，清涕出不止方：

附子六分　细辛　蜀椒各八分　杏仁四分

细切，以苦酒淹一宿，以成练猪脂一升，微微煎之，三上三下，附子色黄，去滓，以绵裹纳鼻中，亦摩鼻上，即瘥。

治鼻中息肉方第卅二

《病源论》云：肺气通于鼻。肺藏为风冷所乘，则鼻气不和，津液壅塞，而为鼻齆。冷搏于血气，停结鼻内，故变生息肉⑬。

---

① 酥：原作"苏"，用同"酥"，今改作通用字。下仿此。

② 溢：原作"逸"，据仁和寺本改，与《病源》卷二十九《鼻涕候》合。按"溢"、"逸"一音之转。

③ 乘：仁和寺本"乘"上有"入"字，与《病源》卷二十九《鼻涕候》合。

④ 液：仁和寺本无"液"字，与《病源》卷二十九《鼻涕候》合。

⑤ 息：《病源》卷二十九《鼻涕候》作"自"，与《札记》引延庆本合，当据改。

⑥ 齆鼻：即鼻齆，鼻道阻塞不利。《龙龛手鉴·鼻部》："齆，鼻塞病也。"

⑦ 通：原"通"下有两重文号，疑是"云云"之省写，仁和寺本无。

⑧ 皂荚：《外台》卷二十二《鼻窒塞不通利方七首》引《古今录验》"荚"下有"去皮子，炙"四字。按"皂荚"下二味，《外台》引作"各等分"。

⑨ 齆：原作"齈"，疑为"齆"之俗讹。旁注曰："乌贡反。"今据以改正。循文义当作"鼻"。

⑩ 及：仁和寺本作"又"。

⑪ 服之：《千金方》卷六第二作"分二服"。

⑫ 瓜丁：即"瓜蒂"，《千金方》卷六第二作"瓜蒂"。

⑬ 息肉：原作"瘜肉"，据《病源》卷二十九《鼻息肉候》改。按"瘜肉"即"息肉"。下凡"瘜肉"均改作"息肉"。

《范汪方》治鼻中息肉,通草散方:

通草半两 矾石一两,熬 真朱一铢

凡三物,合冶下筛,展绵如枣核,取药如小豆,著绵头,纳鼻中,日再。今按:《集验方》加细辛三分;《录验方》通草一两,真朱六铢;《葛氏方》真朱一两。

《千金方》治鼻息肉方:

矾石末,以面脂和,绵缠著鼻中,数日息肉随药出。

又方:

灸上星穴二百壮①。又上星②相去三寸,各百壮。

《葛氏方》治鼻中生息肉不通利方:

矾石、胡粉分等,末,以青羊脂和涂肉上,数佳。

又方:

末陈瓜蒂,注息肉。

《博济安众方》③疗鼻塞息肉不通方:

右,以细辛末少许,吹入鼻中,自通。

《效验方》治鼻内肉方:

胡麻、成炼矾石等分,末,以针刺息肉令破,以末敷之,日二,以瘥为限。

治鼻中生疮方第卅三

《病源论》云:鼻是肺之候也,肺气通于鼻,其脏有热,气冲于鼻,故生疮也。

《千金方》治鼻中生疮方:

烧祀灶饭,末,涂鼻中。

又方:

烧故马鞍④,末,敷之。

又方:

捣杏仁,和乳,敷之。

又方:

马牛⑤耳垢,敷之。

又云:治疳虫蚀鼻⑥方:

烧铜箸,纳醋中,涂之。

治鼻痛方第卅四

《千金方》治鼻痛方:

恒以油涂鼻内外。

又方:

涂酥亦佳。

治鼻中燥方第卅五

《耆婆方》治人热风,鼻中燥,脑中㿏方:

杏仁一小升,去皮炙,苏二升,纳杏仁于酥中煎之,杏仁黄沥出之,纳臼中捣作末,还纳酥中搅令调,少少服之。

治鼻衄方第卅六

《病源论》云:肺开窍于鼻,热乘于肺,则气亦热也。血气俱热,血随气发出于鼻,为鼻衄。

《医门方》云:上实下虚,其人必衄,衄发从春至夏,为太阳衄;从秋至冬,为阳明衄。

《小品方》治鼻衄,血出数斗,眩冒,剧者不知人方:

干姜屑、龙骨末,吹之即止。

又方:

取乱发五两烧之,治末,取如枣核,著筒头,吹著鼻孔中。不止,益末吹之。并服方寸匕,日三,甚者夜二⑦。

又云:治鼻衄积年,夜卧起而肩头有凝血数升,众治不瘥方:

春穀叶绞取汁,日饮三升,不过四五饮愈,神良。

《千金方》治鼻血出不止方:

---

① 二百壮:《千金方》卷六第二作"三百壮"。
② 又上星:《千金方》卷六第二作"又灸侠上星两旁"。
③ 《博济安众方》:仁和寺本无此方。
④ 鞍:《千金方》卷六第二作"绊"。
⑤ 马牛:《千金方》卷六第二作"乌牛"。
⑥ 疳虫蚀鼻:原"疳"作"蚶"、"蚀"作"食",今据《千金方》卷六第二改作通用字。又《千金方》"鼻"下有"生疮"二字。
⑦ 甚者夜二:《札记》曰:"延庆本此下有'又方:末龙骨为散,著苇筒中,吹鼻孔中,即断。若从耳出,亦可吹之'二十五字,加朱抹之。"

冷水净漱口,含水,以苇管中①吹二孔中,即止。

又方:

葱白一把,切,捣绞取汁,沥鼻中三两滴,入即止。

又方:

地黄汁五合,酒一合②,煮取四合,空腹服之。禁酒、炙肉,旦旦③服粳米饮。

又方:

湿布薄④胸上。

又方:

灸上星穴五十壮,在当鼻入发际一寸。

又方:

灸涌泉二穴百壮⑤,在足心陷者中。

《葛氏方》治鼻卒衄方:

苦酒渍绵,塞鼻孔。

又方:

釜底墨,末,以吹纳鼻中。

又方:

水和粉如粥状,以书墨和服之,多少在意,立愈。

又方:

以绵裹白马屎塞鼻。杂纹⑥马屎悉可用。若大甚者,绞马屎汁,饮一二升⑦。无新屎可以水渍干者⑧,绞取汁,用之。

又云:大衄,口耳皆血出不止方:

蒲黄五合,以水一升和,一顿服。

又方:

铧⑨铧以柱鼻下。

又方:

熬盐三指撮,以酒服之,不止,更服也。

《拯要方》疗鼻衄,血出数升,令人眩冒,剧者不知人方:

桂心三两 干姜一两 乱发灰一两

右,为散,先食,浆水⑩粥服方寸匕,日二。

《博济安众方》疗鼻衄不止方:

右,以糯米二合细研,以冷水顿服。

《广济方》治鼻衄出血不止方:

新汲水淋头顶上六七斗,并将浸脚,立效。

又方:

童子小便三四⑪灌入鼻中,立效。

又方:

干姜削令头尖,微煨,塞鼻中,立效。

《范汪方》卒衄出不止方:

书额上作“由”字。

又方:

浓融胶胶额,胶燥血断,已用良。

又云:热病衄鼻⑫,多者出血一二斛方:

蒲黄五合,水五升,和,饮一顿尽,即愈。

《医门方》治鼻衄,血出不止方:

生地黄汁服一升,须臾二三服,兼以冷水淋顶上,立愈。

《如意方》治鼻衄术:

取衄血以书其人额,云:今某日,血忌字。即止。当随今日甲乙也。

《广利方》疗鼻衄,出血不止方:

浓研经墨⑬,点鼻中,立效。

《龙门方》疗鼻出血不止方:

捣刺蓟汁饮一升,验。

又方:

灸头顶上二⑭七壮。

---

① 苇管中:《千金方》卷六第二“苇管”作“芦管”,“管”下无“中”字。

② 酒一合:《千金方》卷六第二无此三字。按下文既云“禁酒”,此不当有此三字,当删。

③ 旦旦:《千金方》卷六第二作一“且”字。

④ 薄:敷。

⑤ 百壮:《千金方》卷六第二“百”上有“各”字。

⑥ 杂纹:仁和寺本作“新又”,与该文旁校合。按“杂纹”疑是白马有杂纹者。“新又”二字费解,今不从。“纹”原作“文”,今改作通用字。

⑦ 一二升:仁和寺本作“二升”。

⑧ 无新屎可以水渍干者:原作“可用干者”,旁校“可”上补“无新屎可以水渍”七字,则全文作“无新屎可以水渍可用干者”,文义不通,今据仁和寺本改。

⑨ 铧:仁和寺本“铧”上有“古”字。

⑩ 水:“水”字原脱,据旁校补,与仁和寺本合。

⑪ 三四:循文义文例,“三四”下疑有脱文,或脱“升”字。

⑫ 衄鼻:疑此二字误倒,当乙作“鼻衄”。

⑬ 经墨:眉注曰:“经墨,久墨也。”

⑭ 二:“二”字原脱,据旁校补,与仁和寺本和。

治鼻中物入方第卅七

《千金方》治卒食物从鼻中落入头中[1]，介介[2]痛不出方：

牛脂若羊脂，如大豆[3]，纳鼻孔中，以手[4]取脂，须臾脂消，则物逐脂俱出。今按：无牛羊脂用猪脂。

治紧唇生疮方第卅八

《病源论》云：脾胃有热，气发于唇，则唇生疮。而重被风邪寒湿之气搏于疮，则微肿湿烂，或冷或热，乍瘥乍发，积月累年，谓之紧唇，亦名沈唇也。

《集验方》治沈唇方：

烧矾石令沸，杂胡粉以敷之。

《千金方》治紧唇方：

腊贴一宿[5]，瘥。

又方：

炙松脂贴上。

又方：

炙虎口，男左女右，七壮。

又方[6]：

烧乱发、蜂房、六畜毛作灰，猪脂和，敷之。

又方：

先炙疮后[7]，取蛇灰敷之，大验。

又云：治唇边生疮连[8]年不瘥方：

取[9]八月蓝叶[10]，绞取汁，洗之，日三[11]。

《葛氏方》治沈[12]唇，常疮烂方：

烧葵根敷之。

又方[13]：

头垢敷之[14]。

又方：

东壁土敷之。

《新录方》治沈唇方：

襄荷汁和酒洗，日二三。

又方：

马苋捣汁洗之，日三。

又方：

槟榔煨[15]灰敷上。

又方：

榆根白皮贴[16]上。

《龙门方》疗紧唇方：

取地黄叶于坏瓦器中捣之使烂，待干，刮取末，涂，验。

《小品方》治紧唇方：

俗谚言：良方善技，出于阿氏[17]。是余少时，触风乘马行猎，数苦紧唇。人教缠白布作大灯炷，著空斧中[18]，烧布，斧刃有汗出，以指沥取涂唇，即瘥。今按：《千金方》烧青布云云。

治唇生核方第卅九

《病源论》云：有风热邪气乘之，而冲发于唇，与血气相搏，则肿结；外为风冷乘，其结

---

[1] 落入头中：《千金方》卷六第二作“缩入脑中”。

[2] 介介：阻隔感。旁注曰：“喉中气如哽之。”

[3] 如大豆：《千金方》卷六第二作“如指头大”。

[4] 以手：《千金方》卷六第二作“以鼻吸”。

[5] 腊贴一宿：《千金方》卷六第五作“以火炙腊帖（贴）唇上”。按“贴”原作“怙”，音误，今据《千金方》改为通用字。下仿此。

[6] 又方：此条原在下条之上，据校改标记移转，与仁和寺本合。又此方《千金方》卷六第五作“治唇黑肿痛痒不可忍方”。

[7] 先炙疮后：按此条《千金方》卷六第五作“以蛇皮拭之，烧为灰敷之”。

[8] 连：原作“过”，形近致误，据《千金方》卷六第五改。

[9] 取：原“取”上旁补“又方”二字，据《千金方》卷六第五删，与《札记》引延庆本合。

[10] 蓝叶：《千金方》卷六第五“叶”下有“十斤”二字。

[11] 日三：《千金方》卷六第五作“不过三日瘥”。

[12] 沈：原作“审”，疑繁体字误省，今据《外台》卷二十二《沈唇疮烂方五首》引《肘后》改。下仿此。

[13] 又方：《外台》卷二十二《唇疮方三首》引《肘后》作“疗唇疮方”。

[14] 敷之：《外台》卷二十二《唇疮方三首》引“之”下有“日三”二字。

[15] 煨：原作“愄”，于此无义，今据文义改。“煨”、“愄”音形近似易致误。

[16] 贴：原作“怙”，音误，据文义改。

[17] 阿氏：犹言“某氏”。“阿”在氏前。表示不定之人。

[18] 著空斧中：《千金方》卷六第五作“安斧刃上”。

肿不消,则成核。

《葛氏方》治唇里忽生丸核稍大方:

以刀锋决去其脓血,即愈。

《千金方》治唇生核方:

取猪屎平量一升,以水绞取汁,温[1]服。

又云:唇舌忽生臼[2]方:

烧鸡屎白作屑,以布裹,著病上,含,日三。

治唇黑肿坚硬方第四十

《千金方》治唇黑肿痛痒不可忍方:

取四文大钱,于磨石上,以腊月猪脂磨,取汁涂之。

又方:

以竹弓弹之,出其恶血,亦瘥。

《医门方》疗人口唇皮黑[3],坚硬作痂,皮裂时血出,恒痛,唇皮起落复生,历年[4]不瘥方:

右,以山中黄泥和水,研令细熟,以涂唇上,当有毛出,抽取烧之,又涂,毛尽瘥。其毛千得。

治唇坼破方第四十一

《葛氏方》冬月唇干坼[5]血出者方:

熬[6]桃仁,捣,猪脂和涂之。《千金方》同之[7]。

又云:唇卒有伤缺破败处者方:

刀锋细割开,取新杀獐鹿肉,剉[8]以补之。患兔缺又[9]然,禁大语笑百日。

治唇面皲方第四十二

《千金方》治远行唇面皲[10]方:

熟煎猪脂,将行,夜常涂面卧,万[11]里野宿不损。

《本草》云[12]:

涂酥良。

治口舌生疮方第四十三

《病源论》云:手少阴,心之经也,心气通于舌。足太阴,脾之经也,脾气通于口。腑脏热盛,热乘心脾,气冲于口与舌,故令口舌生疮。

《葛氏方》治喉口中及舌生疮烂方:

含好淳苦酒即愈。

又方:

剉黄柏,恒含之。

又云:若口表里皆有疮者方:

捣白蘘荷根,酒渍含汁[13]。

《录验方》治口中十二病,或肿,或有脓血,或如饭粒青白黑起,或如鼠乳,或有根下龈上饮食则痛方:

甘草 桂心 生姜 细辛各一两

凡四物,淳苦酒三升,煮取一升,适寒温含之。

《千金方》治口热生疮方:

升麻六分 黄连[14]二分

右二味,筛,绵裹含,咽汁,亦可唾去之。

又云:口中疮久不瘥,入胸中并生疮,三年以上不瘥方:

---

① 温:原作“煴”,形误,据《千金方》卷六第五改。
② 臼:《千金方》卷六第五作“疮”。
③ 黑:此字原脱,据旁校补。
④ 年:原作“羊”,形误,据旁校改。
⑤ 坼:原作“炘”,形误,据《千金方》卷六第五改。
⑥ 熬:《千金方》卷六第五无“熬”字。
⑦ 《千金方》同之:此五字为栏外脚注所补,与仁和寺本合。
⑧ 剉:“剉”字原在下“以”字后,疑二者误倒,今据仁和寺本乙正,与《札记》引延庆本合。
⑨ 又:亦。
⑩ 唇面皲:《千金方》卷六第五作“唇口面多皴裂”。
⑪ 万:《千金方》卷六第五“万”上有“行”字。
⑫ 《本草》云:此下疑省“治唇面皲方”诸字。
⑬ 捣白蘘荷根,酒渍含汁:《外台》卷二十三《喉舌生疮烂方八首》引《肘后》作“酒渍蘘荷根半日,含漱其汁”。
⑭ 黄连:按“黄连”以上二味,《千金方》卷六第三“升麻”用“三十铢”、“黄连”用“十八铢”。

浓①煮蔷薇根汁,冷②,稍稍咽之③。冬用根,夏用茎④。

论云⑤:凡患口齿有疮,禁油、面、酒、酱、咸、酸、腻、干枣。瘥后七日慎弥佳⑥。蔷薇根⑦为口疮之神药,人皆不知。今按⑧:《博济安众方》云:根一握,剉,以水一升,煎取五合,入生蜜二合,旋旋含之吐之。

又云:舌上疮方⑨:

猪膏一斤 蜜二升 甘草如指三寸

右三味,㕮咀,合煎相得,含枣大,稍稍咽之,日三。

《经心方》治口疮久不瘥方:

枣膏三斤⑩,以水三斗,煮取一斗五升,数洗愈。

《随时应验方》口疮方:

干姜火炙,口中含,吐热水尽,即瘥。

《龙花妙方》口疮方:

含矾石,吐去水,良。今按:《博济安众方》:以白矾石灰涂之。

又方:

以井水,日三漱⑪,弥好。

《崔禹锡食经》口疮方:

食石莼良。

《博济安众方》疗口疮舌硬语不得方:

白矾石一分 桂心一分

右,为末,安舌上,即语。

《范汪方》治人口生疮方:

杏子一枚 黄连一节 甘草一寸。今按:《本草》:甘草一尺者,重二两为正,仍一寸者可五铢。

凡三物,治下筛,绵絮裹之,纳著口中含之,含汁稍咽之,已用验。

《集验方》治口中生疮方:

取黄柏削去皮,作如鸭舌含之,咽汁,弥好。蜜渍含亦佳。

《效验方》治口烂疮,无复皮方:

黄连三分 附子一分 榆皮⑫三分

凡三物,治筛,和蜜,绵裹如杏子,含之,药味尽吐出,更含。

治口舌出血方第四十四

《病源论》云:心主血脉,而候于舌,若心脏有热,则舌上血出如涌泉。

《葛氏方》治口中忽出血不止者方:

灸额上入发际一寸五十壮,便愈。

又云:舌上出血如簪⑬孔者方:

以戎盐敷之。

《千金方》治舌上出血⑭,有四五⑮孔,大如簪⑯者,血出如涌泉,此心病也。治之方:

戎盐五分 黄柏五分 葵子五分 人参三分 桂肉二分, 大黄二分 甘草⑰二分,炙

右七味⑱,丸如小豆,饮服三丸,日二,不知增至十丸。

《经心方》治舌上孔,血出如泉,此心病也。

---

① 浓:原作"脓",据仁和寺本改,与《札记》引延庆本、《千金方》卷六第三合。

② 冷:《千金方》卷六第三作"含之"。

③ 咽之:《千金方》卷六第三"之"下有"日三夜一"四字。

④ 茎:《千金方》卷六第三"茎"下有"叶"字。

⑤ 论云:循《医心方》引书例"论"上疑脱"又"字。"论云"《千金方》卷六第三作"论曰"。

⑥ 瘥后七日慎弥佳:《千金方》卷六第三作"瘥后仍慎之","之"下有"若不久慎,寻手再发,发即难瘥"十二字。

⑦ 蔷薇根:《千金方》卷六第三"根"下有"角蒿"二字。

⑧ 今按:仁和寺本无"今按"以下注文。

⑨ 舌上疮方:《千金方》卷五第九作"治小儿口疮不得吮乳方"。

⑩ 三斤:仁和寺本作"二斤"。

⑪ 漱:原作"嗽",形误,据文义改。

⑫ 榆皮:仁和寺本作"橘皮"。按"榆"字模糊,似原作"橘",经涂改作"榆"。安政本作"榆"。

⑬ 簪:原作"替",形误,据仁和寺本改。

⑭ 出血:《千金方》卷六第四作"黑"。

⑮ 四五:《千金方》卷六第四作"数"。

⑯ 簪:《千金方》卷六第四作"箸"。

⑰ 甘草:按"甘草"以上七味,《千金方》卷六第四"戎盐、黄柏、大黄各五两,人参、桂心、甘草各二两","葵子五分"作"黄芩五两",宋臣注曰:"一作葵子。"

⑱ 右七味:"右七味"以下十九字,《千金方》卷六第四作"右七味末之,蜜和,以饮服十丸如梧子,日三,亦烧铁烙之"。

烧铁熟烁孔中,良。

治九窍四肢出血方第四十五

《病源论》云:九窍四肢下血者,营卫大虚,腑脏伤损,血脉空竭,因而喜①怒失节,惊忿过度,暴气迸②溢,致令腠理开张,血脉流散也,言九窍出血,喘咳而上气,其脉数有热,不得卧者,死也。

《葛氏方》云:人九窍四肢指歧间皆血出,此暴惊所致也。

以井花水潠③其面,当令卒④至,勿令病人先知。

又方:

粉一升,水和如粥,饮之。

《千金方》九窍出血方:

龙骨末,吹鼻孔中,血断为度。

又方:

捣荆叶取汁,酒服二合。

又方:

灸上星穴五十壮。

《范汪方》卒惊动,七孔皆血出方:

盗以井花水洒其面,勿使知也。

治⑤呕血方第四十六

《病源论》云:呕血者,夫心者⑥主血,肝者藏血。愁忧思虑则伤心,恚怒气逆、上而不下则伤肝。肝心二脏伤,故血流散不止,气逆则呕血出也。

《千金方》治呕血方:

柏叶一斤,水六升,煮取三升,分三服。

《葛氏方》治卒呕血,腹内绞急,胸中隐然而痛,血⑦色紫黑,或从尿出方:

灸脐左右各五分,四壮。《集验方》同之。

又方:

末桂一尺 羊角一枚,炙焦

捣末,分等,合服方寸匕,日三四。

治吐血方第四十七

《病源论》云:夫吐血者,皆由大虚损及饮酒、劳伤所致也。

《医门方》经曰:凡诸吐血呕血人,若兼上气喘咳不得卧者,多死,难疗。

《葛氏方》治卒吐血方:

服蒲黄一升。

又方:

浓煮鸡苏饮汁。亦治下血漏血,良。

《千金方》治吐血方:

服桂心末方寸匕,日夜可廿服。

又方:

乱发灰,水服方寸匕,日三。

又方:

熟艾三鸡子许,水五升,煮取二升,顿服。

又方:

灸胃管穴三百壮⑧。

又方:

灸胸堂穴五壮⑨。

《小品方》治吐血方:

用东向蘘荷根,捣绞取汁一二升,顿服,立愈。亦治蛊毒痔血,妇人腰腹痛,大起后⑩出清血也。

《录验方》治吐血,生姜汤方:

生姜五两 人参二两⑪ 甘草三两 大枣十枚

凡四物,㕮咀,以水三升,煮取一升半,

---

① 喜:《病源》卷二十七《九窍四肢出血候》作"恚"。

② 迸:仁和寺本作"逆",与《病源》卷二十七《九窍四肢出血候》合。

③ 潠:仁和寺本作"洒"。

④ 卒:通"猝",突然。

⑤ 治:"治"字原脱,据卷端目录补,与仁和寺本合。

⑥ 者:"者"字原脱,据仁和寺本补,与《病源》卷二十七《呕血候》合。

⑦ 血:原作"面",据旁校改,与仁和寺本合。

⑧ 三百壮:《千金方》卷十二第六作"二百壮"。

⑨ 五壮:《千金方》卷十二第六作"百壮"。

⑩ 大起后:即大便后。

⑪ 二两:仁和寺本作"一两"。

分再服。

《范汪方》治吐血下血不止方：

生地黄①一升，咬咀，清酒五升，微火上合煎，得二升半，去滓，强人顿服，老少分再服。

《令李方》治吐血便血方：

干地黄 黄芩各二两

凡二物，治下筛，酒服方寸匕，日三。

《僧深方》治吐血方：

龙骨多少②，治，温酒服方寸匕，日五六，可至二三匕。亦治小便血。

《医门方》疗吐血，单神③方：

生地黄汁一升二合，白胶一两，以铜器盛，蒸之令消，顿服之，三服必瘥，神效。

《龙门方》疗卒吐血不止方：

取灶底黄土一斤，以水一大升三合，研，澄饮之。

《广利方》疗吐血不止方：

刺蓟④叶及根，捣汁半升，顿服之。

又方：

生葛根捣汁⑤半大升，顿服之。《僧深方》云：治吐血欲死。

治唾血方第四十八

《病源论》云：唾血者，伤损肺所为。肺为五脏盖⑥，易为伤损，若为热气所加则唾血，如红缕络⑦者，此伤肺也。

《耆⑧婆》治人唾血及水涎不能食方：

干地黄 人参 蒲黄

等分，为散，以饮服一钱匕⑨，日二。腹痛者加芍药八分。

又方：

生大豆五小⑩升，以水二小斗，煎取二升豆汁，纳一小升酒，煎取一升半，分为二服，三服亦佳，即瘥。

《僧深方》治唾血方：

干地黄五两 桂心一分 细辛一分 干姜一分

凡四物，散，酒服方寸匕，日三夜再。

《录验方》治唾中有脓血，牵胸胁痛方：

干地黄五两⑪ 桔梗三两⑫ 紫菀三两 竹茹三两 五味⑬三两 赤小豆一升 续断三两 桑根白皮五两⑭ 甘草二两，炙

凡九物，切，以水九升，煮取二升七合，分三服。

《葛氏方》治卒唾血方：

取茅根，捣，服方寸匕。亦可绞取其汁，稍稍饮之，勿使顿多。《拯要方》同之⑮。

又方：

服桂屑方寸匕，日夜令廿许服。亦治下血。神方。

《千金方》治唾血方：

灸胃管穴三百壮⑯。

又方：

灸胸堂穴、肺俞。

治口中烂痛方第四十九

《千金方》治口中⑰烂痛，不得食方：

杏仁廿枚 甘草一寸 黄连一分

右三味，下筛，合和，绵裹杏仁许大，含勿咽，日三夜一。

《范汪方》治口中烂伤，喉咽不利方：

---

① 生地黄：仁和寺本作"生姜、地黄"。按循文义文例仁和寺本"姜"字疑衍。

② 多少：犹言若干。

③ 单神：犹言简便神效。

④ 蓟：原作"荕"，"筋"之异写，于此无义，当是"蓟"字之形误，今据文义改。

⑤ 捣汁：此二字原误倒，据仁和寺本乙正。

⑥ 盖：仁和寺本"盖"上有"上"字，与《病源》卷二十七《唾血候》合。

⑦ 缕络：《病源》卷二十七《唾血候》"缕"下无"络"字。

⑧ 耆：原作"煮"，形近致误，据仁和寺本改。

⑨ 匕：原作"上"，形误，据文义改。

⑩ 小："小"字原脱，据旁校补。

⑪ 五两：仁和寺本作"五分"。

⑫ 三两：仁和寺本作"二两"。

⑬ 五味："味"下疑脱"子"字。

⑭ 五两：仁和寺本作"三两"。

⑮ 《拯要方》同之：仁和寺本无此五字。

⑯ 三百壮：《千金方》卷十二第六作"二百壮"。

⑰ 中：《千金方》卷六第三"中"下有"疮"字。

矾石二两 黄连一分

冶①筛,如大豆二枚,置口中,含疮上。
小儿矾石如小豆,日三。

治口吻疮方第五十

《葛氏方》治吻疮方:
烧栗扶②敷之。
《千金方》治口吻疮方:
楸白皮及③湿贴上,三四度。
又方:
掘④经年葵根欲腐者,作灰,及热著之。
又方:
取新炊甑下饭及热驻之⑤,二七下。
又云:治⑥口肥疮方:
熬灶上饭⑦,末,敷之。
《拯要方》治口吻白疮方:
烧槟榔煨⑧为灰,敷上,良。

治口舌干焦方第五十一

《病源论》云:腑脏虚热,气乘心脾,津液
竭燥,故令口舌干焦也。
《葛氏方》治口中热,干燥方:
乌梅、枣膏分等,以蜜和丸如枣,含之。
又方:
生姜汁一合 甘草二分 杏仁末二分 枣卅
枚 蜜五合
微火上煎,丸如李核,含一枚,日四。
《千金方》治口中热干方:
甘草四分 人参四分 半夏三分 乌梅肉四
分 枣膏四分
右五味⑨,蜜和丸如弹丸,含咽汁,日三。
又云:治虚劳口干方:
麦门冬二两 干枣卅枚
蜜⑩和,蒸之三升米下⑪,服之⑫。
《经心方》治口干方:
以水三升,煮石膏末五合,取二升,纳蜜
二升,煎取二升,去滓,含枣核大,咽汁,尽复
含。大良。

又方:
生葛根汁服二升,亦瘥。
《苏敬本草注》口干,食软熟柿也。

治口臭方第五十二

《病源论》云:口臭者,由五脏六腑不调,
气上胸膈,然腑脏之气臊腐不同⑬,因蕴积胸
膈之间,而生于热,冲发于口,故令⑭口臭也。
《养生方》云:空腹不用见臭尸⑮,气入
脾,舌上白黑⑯起,口常臭也。
《隋⑰炀帝后宫诸香药方》疗口臭方:
桂心 甘草 细辛
右三物,分等,捣筛,服三指撮,酒服之,
廿日便⑱瘥。
《录验方》治口中臭,令还香方:
细辛三分 当归三分 桂心一两 甘草二两
凡四物,切,以水一升,煎取四合,含之,
吐去之。

──────────

① 冶:原作“治”,形误,据文义文例改,下皆仿此。
② 栗扶:即栗皮壳。
③ 及:趁着。
④ 掘:原作“堀”,通“掘”,今改为通行字。《千金方》卷六
　第三作“取”。
⑤ 取新炊甑下饭及热驻之:“驻”仁和寺本作“注”,与《札
　记》引延庆本合,应据改。按此十字《千金方》卷六第
　三作“以新炊饭了甑,及热以唇口向甑,唇上熨之”。
⑥ 治:“治”字原脱,据仁和寺本补。
⑦ 饭:《千金方》卷六第三“饭”下有“令焦”二字。
⑧ 煨:原作“胃”,于此无义,疑音误,据文义改。
⑨ 右五味:《千金方》卷六第三作“右六味”,方中另有“生
　姜”一味,六味各用“二两半”,“味”下有“末之”二字。
⑩ 蜜:《千金方》卷六第三“蜜”下有“一升”二字。
⑪ 蒸之三升米下:《千金方》卷六第三作“令熟五升米下
　蒸之”。
⑫ 服之:《千金方》卷六第三作“任性服”。
⑬ 不同:此二字原脱,据仁和寺本补,与《病源》卷三十
　《口臭候》合。
⑭ 令:原作“含”,形误,据仁和寺本改,与《病源》卷三十
　《口臭候》合。
⑮ 不用见臭尸:《千金方》卷二十七第七作“不用见尸
　臭”,“臭”字属下读,义胜。“不用”,即“不使”。
⑯ 白黑:《千金方》卷二十七第七“白”下无“黑”字。
⑰ 隋:原作“随”,形误,据仁和寺本改。
⑱ 便:仁和寺本无“便”字,与旁校引一本合。

《千金方》治口臭方：

橘皮五分① 桂心三分 木兰四分 枣卅枚②

右四味③，酒服方寸匕，日三。久服身香，亦可丸④，含之，日三。

又方：

熬大豆令焦，及热沃醋，取汁含之。

又方：

香薷⑤一把，以水一斗⑥，煎取二升⑦，稍含之。

《经心方》治口臭方：

水浓煮细辛汁，含久吐去。

又方：

以破除日井花水三升漱口，吐厕中，良。又平旦如此。

《拯要方》治⑧口臭方：

常宜含豆蔻⑨，即愈。

又方：

常含细辛，即愈。

《葛氏方》治口臭方：

蜀椒一升 桂心一尺

末，三指撮，以酒服之。

又方：

煎柏子，含之。

《崔禹锡食经》云：口臭方：

取熏蕖⑩根汁，暴煎如膏，常食之。

又方：

永可食茠香⑪。

又方：

末槟榔子，含之。

《集验方》治口中臭，散方：

甘草五两 芎䓖四两 白芷三两

凡三物，冶下筛，酒服方寸匕，日三。

治张口不合方第五十三

《葛氏方》治卒失欠，颔车蹉⑫，张口不得还方：

令人两手牵其颐已，暂⑬推之，急出大指，或⑭咋⑮伤也。

《千金方》治张口不合方⑯：

消蜡⑰和水，敷之。

《德贞常方》治张口不合方：

灸通谷穴，在上管旁半寸。

又方：

灸翳风穴，在耳后陷中，按之引耳中也。

治舌肿强方第五十四

《病源论》云：心脾虚，为风热所乘，邪⑱随脉至舌，热气留止，血气壅涩，故舌肿。

《千金方》治舌肿满口方：

半夏十二枚，洗，醋一升，煮取八合，含久吐良⑲。

又云：治舌卒肿起⑳，如吹猪胞状，满口

---

① 五分：《千金方》卷六第三作"二十铢"。

② 卅枚：《札记》引延庆本作"四十枚"，与旁校引或本合。《千金方》卷六第三作"二十枚"。

③ 右四味：《千金方》卷六第三"味"下有"冶下筛"三字。

④ 亦可丸：《千金方》卷六第三"亦"下七字作"亦可以枣肉丸之，服二十丸，如梧子大，稍加之三十丸。一方有芎䓖十八铢"二十九字。

⑤ 薷：原作"蒿"，疑为"薷"字俗讹，据《千金方》卷六第三改。

⑥ 一斗：原作"一升"，与下文义不协，据《千金方》卷六第三改。

⑦ 二升：《千金方》卷六第三作"三升"。

⑧ 治："治"字原脱，据仁和寺本补。

⑨ 蔻：原作"菽"，仁和寺本作"葭"，并误，似当作"蔲"，"蔻"之俗写，今据文义改。"豆蔻"有辟口臭之功。

⑩ 熏蕖：又作"熏渠"，阿魏别名。

⑪ 茠香：即"茴香"。按"茠"原作"怀"，据眉校改。

⑫ 颔车蹉：《千金方》卷六第三作"颊车蹉"，指下颔关节错位。

⑬ 暂：突然。

⑭ 或：仁和寺本"或"下有"能"字。

⑮ 咋：啮咬。

⑯ 治张口不合方：《千金方》卷六第三作"治失欠颊车蹉方"。

⑰ 蜡：旁注曰："蜡蜜，又蜜渟也。"

⑱ 邪："邪"字原脱，据仁和寺本补，与《病源》卷三十《舌肿强候》合。

⑲ 含久吐良：《千金方》卷六第四作"稍稍含漱之，吐出。加生姜一两佳"。

⑳ 肿起：《千金方》卷六第四"肿"下无"起"字，有"满口溢出"四字。

塞喉①方：

以刀锋决两边第一大脉②，出血数升，以烧铤③令赤，熨疮数过，以绝血。

又方：

以指撞溃④去汁，亦可以刀破⑤，以疮膏涂之。

又方⑥：

釜底黑⑦末，和醋，厚涂舌上下，脱去更涂，须臾即消。若先决出汁⑧竟与弥佳。

又方：

此患人皆不识，或错治益困，杀人甚急。但看其舌下，自有噤虫，形状或似卧蚕⑨，仔细审看有头尾，其头少白，烧铁钉烙头上使熟，即自销。

《葛氏方》治舌卒肿起，如吹猪胞状，满口塞喉，气息欲不复通，须臾不治则杀人方：

直以指撞决舌皮。若不尔，亦可以小铍刀决之，当近舌两边，又莫深伤之，令才⑩足以开其皮，出血而已，不可当舌下中央。舌下中央有大脉，中此脉则血出不可止，杀人也。若决皮而不愈者，视舌下两边脉，复刺⑪破此脉，血出数升，乃烧铁令小赤，以灼疮数过，绝其血。

又方：

浓煮甘草汤，含少时⑫，取釜底墨，苦酒和，厚涂舌上下，脱去更涂，须臾便消。若先决出汁竟与弥佳。

《枕中方》治人肿舌⑬方：

取水底石三七枚，熨之⑭。

治重舌方第五十五

《病源论》云：舌者，心之候也。脾之脉，起于足大指，入连于舌本。心脾有热，热气随脉冲于舌本，血脉胀起，变生如舌之状，在舌本之下，谓之重舌。

《葛氏方》治卒重舌方：

末赤小豆，以苦酒和，涂⑮舌上。

又方：

乌贼鱼骨、蒲黄分等，末，敷舌上。

又方：

灸两足外踝各三壮。

《千金方》治重舌方：

取蒲黄敷舌下，日三四。

又方：

灶中黄土，酒和，敷上。

《僧深方》治重舌方：

烧露蜂房，淳酒和，薄喉下，立愈，有验。

《集验方》治重舌方：

以铍针刺舌下肿者，令血出，愈。勿刺大脉也。

治悬雍卒长方第五十六

《病源论》云：五脏六腑有伏热，上冲喉咽，热气乘于悬雍⑯，或长或肿。

《葛氏方》治悬雍⑰卒长数寸⑱，随喉出

---

① 满口塞喉：《千金方》卷六第四作"气息不得通，须臾不治杀人"。
② 以刀锋决两边第一大脉：《千金方》卷六第四作"刺舌下两边大脉血出，勿使刺著舌下中央脉，血出不止杀人，不愈"。
③ 铤：旁注曰："铤鼓，似铃。"《千金方》卷六第四作"铁篦"。
④ 以指撞溃：《千金方》卷六第四作"急以指刮破舌两边"。
⑤ 刀破：《千金方》卷六第四作"铍刀决两边破之"。
⑥ 又方：《千金方》卷六第四作"治舌肿起如猪胞方"。
⑦ 黑：《千金方》卷六第四作"墨"。
⑧ 汁：《千金方》卷六第四作"血汁"。
⑨ 或似卧蚕：《千金方》卷六第四此句上有"或如蝼蛄"四字。
⑩ 才：原作"裁"，"裁"字之形误，仁和寺本即作"裁"，"裁"通"才"，今改作通用字。
⑪ 刺：原作"判"，俗写之形误，据仁和寺本改。
⑫ 含少时：《札记》引延庆本作"令服少时"。
⑬ 肿舌：《札记》引延庆本乙作"舌肿"。
⑭ 熨之：《札记》云："延庆本此下有'《录验方》治舌强不能语言，下药矾石散方：矾石二两、桂心二两。凡二物，下筛，置舌下，便能言'三十五字，加朱抹之。"
⑮ 和涂：此二字原误倒，据校改标记乙正。
⑯ 雍：原作"痈"，乃"雍"之借字，今改为通用字。
⑰ 雍：原作"癕"，"雍"之俗讹，今改为通用字。
⑱ 数寸：《札记》引延庆本"寸"下有"如指"二字，与《外台》卷二十三《悬雍肿方三首》引《肘后》合。

人,不得食方:

捣盐,绵缠箸头注盐,就①以揩之,日六七。

又方:

开口②以箸抑③舌,乃烧小铁,于管中灼之④,若不顿为者,可三为之,毕,以盐涂灼处。

《千金方》治悬雍⑤,咽中生堌⑥肉,舌肿方:

羊蹄草,煮取汁,口含。

又方:

以盐豉和涂之。

《范汪方》治⑦悬雍卒长方:

釜底墨,以酒和,涂舌上下,即愈。

又方:

以盐注其头,即自缩。

治风齿痛方第五十七

《病源论》云:手阳明之支脉⑧入于齿,齿是骨之所终,髓之所养。若风冷客于经络,伤于骨髓,冷气入齿根,则齿痛。

《葛氏方》治风齿疼痛颊肿方:

酒煮独活令浓,及热含之。

《范汪方》治风齿痛,根空,肿痛引耳颊,昼呼夜啼,无聊赖⑨方:

独活四两,切,以清酒三升,器中热灰炮之,令稍稍沸,令得一升半,热含之,辄吐,神良。

《医门方》疗齿楚⑩痛,嚼食不得者方:

以生地黄、桂二味相和合,嚼之咽汁,瘥。

《录验方》治风齿痛方:

当归三两 独活三两

右二物,细切,绢囊盛,清酒五升渍三日,稍含渍齿,久久吐去,更含,日四五过。

《耆婆方》治风齿,疼痛不可忍,验方:

独活一两 细辛二分 椒一勺 当归一分

四味,以好酒大升半,微火煮令减半,稍稍含之吐出,更含,以瘥为度⑪。

治龋齿痛方第五十八

《病源论》云:手阳明之支脉⑫,入于齿。足太阳脉⑬,有入于颊,遍于齿者。其经虚,风气客之,结⑭搏齿间,与血气相蒸⑮,则龈肿。热气加之,脓汁出而臭,侵食齿龈,谓之龋齿也,亦曰风龋。

《养生方》云:朝夕琢齿,齿不龋。

又云:食必当漱⑯口数过,不尔,使人病齿龋之。

《删繁论》云:治齿龋方:

蜀椒一两 矾石半两 桂心一两,一方分等

凡三物,以水三升,煮取一升五合,细细漱口吐之。今按:《范汪方》以细辛代蜀椒云⑰。

《葛氏方》治龋齿方:

灸足外踝上三寸,随齿痛左右七壮。

---

① 就:《外台》卷二十三《悬雍肿方三首》引作"敷",义胜。

② 开口:《外台》卷二十三《悬雍肿方三首》引"口"下有"捧头"二字。

③ 抑:原作"仰",据《外台》卷二十三《悬雍肿方三首》改。

④ 灼之:《外台》卷二十三《悬雍肿方三首》引"之"下有"令破止"三字。

⑤ 治悬雍:"治"字原脱,据仁和寺本补,与《千金方》卷六第七合。"雍"原作"膺",音假,今改为通用字。

⑥ 堌:《千金方》卷六第七作"息"。

⑦ 治:"治"字原脱,据仁和寺本补。

⑧ 脉:"脉"字原脱,据仁和寺本补,与《病源》卷二十九《齿痛候》合。

⑨ 无聊赖:不可忍耐。

⑩ 楚:疑当作"麤"。

⑪ 以瘥为度:《札记》曰:"延庆本此下有'《葛氏方》治风齿痛方:烧牛膝根,末,齿间著,愈。又方:菖蒲根嚼汁含渍齿,即愈。《陶弘景本草》风齿方:李皮水煎含之,牛蒡嚼汁含渍齿。灸穴翳风,在耳后陷者中;曲池,在肘外曲骨中',六十八字,加朱抹之。"

⑫ 支脉:原"脉"上无"支"字,据仁和寺本补,与《病源》卷二十九《齿龋注候》合。

⑬ 足太阳脉:循文义疑当作"足阳明脉"。

⑭ 结:仁和寺本作"终"。

⑮ 蒸:仁和寺本作"乘",与《病源》卷二十九《齿龋注候》合。

⑯ 漱:原作"嗽",据《病源》卷二十九《齿龋注候》改。

⑰ 云:"云"字原为重文号,疑是"云"字之省略标记,今循文例补。仁和寺本无"云"字。

又方：

鸡舌香置虫齿上,咋之。

又方：

取李枝,削取里白皮一把,以少水煮令十沸,小冷含之,不过三,当吐虫,长六七分,皆黑头。

又方：

作竹针一枚,东向以钉①柱,先咒曰:冬多风寒,夏多暖暑,某甲病龋,七星北斗光鼓,织女教我断汝。便琢针,琢针时并咒曰:琢之虫下,不得动作。三咒琢毕,去勿反顾,可千里遥治人,但得姓名耳,至秘至秘。

《千金方》治龋齿方：

大醋一升,煮枸杞白皮一升,取半升,含,虫出。

又方：

白杨叶,切一升,以水三升,煮取一升,含。

又云:齿②痛有孔,得食面肿方：

莽草七叶③　猪椒根皮长四寸者,七枚

凡二味,以浆二升,煮得一升,适寒温,含满口,吐去即瘥④。

《范汪方》治龋齿方：

有孔取细铁大小如孔中也,曲铁头,火烧令热,以纳孔中,不过四五便痛止。

《录验方》治龋齿方：

取绿⑤杨柳细枝,除上皮取青皮,卷如梅李大,含嚼之,含汁渍齿根。

《医门方》治龋齿方：

以松脂捻令头尖,注孔中,虫当出也。

又方：

嚼熏陆香咽汁,立瘥。

《小品方》治甘虫⑥食齿根方：

伏龙肝⑦置石上,著一撮盐,须臾化为水,以豺⑧展取,待凝厚,取纳病上。

又方：

皂荚去皮,涂上,虫出。

又云:治龋齿方⑨：

腐棘针二百枚,是枣树刺自朽落地者

凡一物,㕮咀,以水二升,煎得一升,含

漱出,即愈。

治齿碎坏方第五十九

《葛氏方》治人病历⑩齿稍⑪碎坏欲尽方：

恒能以绵裹矾石衔咋之,咽吐⑫其汁。

治齿令坚方第六十

《录验方》云:欲令齿坚方：

可用矾石、细辛分等合煮,以漱⑬口中。

又方：

煮枸杞根漱,良。

治齿动欲脱方第六十一

《病源论》云:经脉虚,风邪乘之,血气不能荣润,故令动摇。

《千金方》治齿根动,欲脱⑭方：

生地黄二两⑮　独活三两

酒⑯一升,渍一宿,含之。

《葛氏方》治齿根动欲脱方：

---

① 钉:仁和寺本作"针"。按循上下文义作"针"是。

② 齿:《千金方》卷六第六"齿"上有"治"字。

③ 七叶:《千金方》卷六第六作"十叶"。

④ 吐去即瘥:《千金方》卷六第六作"倦即吐却,日二三度"。

⑤ 绿:原作"丝",形误,据仁和寺本改。

⑥ 甘虫:即"疳虫"。

⑦ 伏龙肝:《千金方》卷六第六作"地龙"。

⑧ 豺:麦屑。《千金方》卷六第六作"面"。

⑨ 方:《外台》卷二十二《齿虫方五首》引《小品》作"腐棘刺漱汤方"。

⑩ 历:原作"疠",今据《证类本草》卷三"矾石"条引《肘后方》改。按《札记》曰:"'疠'即'历'字从病者,冒上病字。"

⑪ 稍:《证类本草》卷三"矾石"条引作"积久"。

⑫ 咽吐:原"咽"下脱"吐"字,据仁和寺本补。又《证类本草》卷三引"吐"上无"咽"字。

⑬ 漱:原作"嗽",今改为通用字。下仿此。

⑭ 欲脱:《千金方》卷六第六作一"痛"字。

⑮ 二两:《千金方》卷六第六作"三两"。

⑯ 酒:《千金方》卷六第六"酒"上有"右二味,㕮咀"五字。

生地黄根，绵裹著齿上，咋咀①，以汁渍齿根，日四五为之。能十日为之，长不复动。

今按：《范汪方》取生地黄根肥大者一节，咽其汁，日三，其日即愈。可数十年不复发。

治齿黄黑方第六十二

《病源论》云：齿是骨之所终，髓之所养也。手阳明、足太阳②之脉，皆入于齿。风邪冷气，客于经脉，髓虚血弱，不③荣养于骨，枯燥无润，故令齿黄黑。

《新录方》④治齿黄黑方：

取桑黄皮，醋渍一宿，洗七遍。一云⑤黄白皮，此方正月亦及五月五日用。

治齿败臭方第六十三

《葛氏方》治风齿，齿败口气臭方：

蔄草⑥　细辛　白芷　当归　独活⑦分等

水浓煮含之，吐去汁。今按：《广济方》芎䓖⑧二两、当归二两⑨、独活四两、细辛四两、白芷四两，以水五升，煮取二升，去滓含之。《录验方》无芎䓖、蔄草。

治齿龈肿方第六十四

《病源论》云：头面有风，风气流入于阳明之脉，与龈间血气相搏，故成肿也。

《养生方》云：水银不得近牙齿，发龈肿，喜落齿。

《经心方》⑩治齿根肿方：

松叶一虎口⑪，盐一合，以好酒三升，煎取四五合，含之。

《食经》云：齿根肿方：

郁根煮含之。

《拯要方》疗牙齿动落，齿根宣露，或齿龈下血出，或龈肿，吃冷热物疼痛，或齿根下黑，更坚密、口香，终身不患风虫疼痛，齿根下有黑物自出方：

右，每入五更即叩齿三百下，至明欲梳

洗时，取印戎⑫盐一颗，咀嚼令碎，熟漱成浆，每服取口中浆如枣核大，内之口余浆平坐细细咽却，咽讫即取柳枝，内外熟揩令净。其柳枝须腊日采，其盐须蒲州露滴者最佳。日别须作，不得断绝。若著竹沥，石盐不须口中浆。

治齿龈间血出方第六十五

《病源论》云：手阳明之支脉入于齿，头面有⑬风，而阳明脉虚，风挟热乘虚入齿龈，搏于血，故血出。

《葛氏方》治齿间津液血出不止方：

矾石一两，以水三升，煮取一升，先拭血，乃含之漱吐。

《千金方》治齿龈间血出不止方：

生竹茹四两⑭，醋渍一宿⑮，含之。

又方：

细辛二两　甘草一两

醋⑯二升，煮取一升，含之⑰。

---

① 咋咀：咬嚼。
② 足太阳：《病源》卷二十九《齿黄黑候》作"足阳明"，应据改。
③ 不：《病源》卷二十九《齿黄黑候》"不"下有"能"字。
④ 《新录方》：《札记》曰："延庆本'《新录方》'作'《录验方》'。"
⑤ 一云：《札记》曰："延庆本以下十六字为注文，'一'下有'方'字。"
⑥ 蔄草：原作"茵草"，仁和寺本作"茵草"，"茵"同"蔄"，今据仁和寺本改。"蔄草"即"莽草"。
⑦ 独活：仁和寺本无"独活"。按循下注文之义，有"独活"是，疑是仁和寺本抄脱。
⑧ 芎䓖：原"芎"下为重文号，疑因熟语而省"䓖"字，今补。下同。
⑨ 二两：仁和寺本作"三两"。
⑩ 《经心方》：原"方"下衍"云"字，据仁和寺本删。
⑪ 一虎口：眉注曰："一虎口者，一握也。"
⑫ 戎：疑"成"字之误。
⑬ 有："有"字原脱，据《病源》卷二十九《齿间血出候》补。
⑭ 四两：《千金方》卷六第六作"二两"。
⑮ 醋渍一宿：《千金方》卷六第六作"醋煮"。
⑯ 醋：《千金方》卷六第六"醋"上有"右二味，㕮咀，以"六字。
⑰ 含之：《千金方》卷六第六作"日夜旋含之"。

《经心方》治[1]齿龈间血出方：

取茗草浓煮汁，勿与盐，适寒[2]温含漱，竟日为之，验。

治牙齿痛方第六十六

《病源论》云：齿牙[3]痛者，是牙齿相引痛。牙齿是骨之所终，髓之所养[4]。若髓气不足，阳明脉虚，不能荣于牙齿，为风冷所伤，故疼痛也。

《拯要方》疗牙疼方：

舌香三分　茵草[5]三分　细辛三分　附子三分,炮　椒二分,汗　独活三分

右，捣五百杵，勿筛，以绢袋盛如枣核大，安牙疼处，涎满口吐之。含二袋终身不发，神验。

又方：

皂荚一梃,肥厚者,剥去皮

右，以验[6]醋半升，煎令极调，以桃枝[7]如箸一枚，以绵裹头，承药沾之。当牙疼痛处灼之，冷更沾热药。日六七度，验方。

《医门方》治[8]牙疼痛方：

取杨白皮，切，以醋煎，含之即瘥。

又方：

取莨菪子[9]，烧，以碗覆碗，上令碗底作孔，安竹筒，当牙熏，良。

《广济方》治牙痛方：

取槐白皮，切一握，醋三升，煎取二升，去滓，纳盐，适寒温含之，三五日即定也。

《集验方》治牙痛方：

取枯竹烧一头[10]，以挂铁上[11]，得汁，以著齿上，即瘥。

《德贞常方》牙疼方：

灸浮白穴，在耳后入发际一寸。

《博济安众方》[12]疗热毒风攻，牙齿疼痛方：

附子一个,烧灰,白矾石灰一分

右二味，为散，揩齿[13]立瘥，极妙。

又云：蚛牙[14]有孔疼痛方：

附子一个为末，以蜡为丸，纳孔中。

《龙门方》疗牙疼方：

湿柳枝每旦揩齿，不过三日，疼及口臭者亦瘥。

治牙齿后涌血方第六十七

《小品方》治有饮酒醉吐，牙[15]后涌血，射出不能禁者方：

取小钉烧令赤，正[16]注血孔上，一注即断。钉当令赤，不赤能不[17]断也。

治齿齼方第六十八

《病源论》云：齿者，骨之所终，髓之所养。髓弱骨虚，风气客之，则齿齼[18]。

《养生要集》云：治食酸果齿齼方：

含白蜜嚼之，立愈。

《千金方》治齿楚[19]痛，不可食生果方：

生地黄　桂心

右二味，合[20]嚼，令味相得，咽之。

---

① 治："治"字原脱，据仁和寺本补。

② 寒：原作"塞"，形近致误，据仁和寺本改。

③ 齿牙：仁和寺本乙作"牙齿"，与《病源》卷二十九《牙齿痛候》合。

④ 所养：《病源》卷二十九《牙齿痛候》"养"下有"手阳明之支脉入于齿"九字。

⑤ 茵草：疑当作"蔄草"，或作"茵草"，即"莽草"。

⑥ 验：疑当作"酽"。

⑦ 枝：原作"披"，据仁和寺本改。

⑧ 治："治"字原脱，据仁和寺本补。

⑨ 莨菪子：原作"浪宕子"，今据文义改为通用字。"莨菪子"即"天仙子"。

⑩ 一头：《札记》引延庆本作"一棵"。

⑪ 以挂铁上：原"挂"作"桂"，据仁和寺本改。

⑫ 《博济安众方》：仁和寺本无此下两方。

⑬ 齿：《札记》曰："延庆本'齿'下有'上'字。"

⑭ 蚛牙：即"蛀牙"。

⑮ 牙：仁和寺本"牙"上有"齿"字。

⑯ 正：原作"止"，旁校作"正"，与仁和寺本合，今据改。

⑰ 能不：此二字疑当互乙。

⑱ 齼（chǔ，音楚）：牙齿发酸。《玉篇·齿部》："齼，齿伤醋也。"

⑲ 楚：《千金方》卷六第六作"齭"。按"楚"疑是"齼"字误省，"齭"疑是"齭"字之误。"齭"同"齼"。

⑳ 合：《札记》引仁和寺本作"含"，今检仁和寺本作"合"。

治齘齿方第六十九

《病源论》云：齘齿者，是睡眠而相切①也。此由血气虚，风邪客于牙车筋脉之间，故因眠②气息喘而邪③动，引其筋脉④，故上下⑤齿相磨切有声，谓之齘齿。

《录验方》治齘齿方：

是睡眠而齿相切有声也。令人取其卧席下土，纳其口中，勿知之。

治喉痹方第七十

《病源论》云：喉痹者，喉里肿塞痹痛，水浆不得入也。风毒客于喉间，气结蕴积而生热，故喉肿塞而痹痛。亦令人壮热而寒⑥，七八日不治则死。

《葛氏方》喉痹水浆不得入，七八日则杀人，治之方：

随病所近左右，以刀锋裁⑦刺手父指⑧爪甲后半分中，令血出即愈。今按：《龙门方》云，以绳经⑨手大指令淤黑，以针刺蠹文。

又方：

随病左右，刺手小指爪甲下，令出血，立愈。当先将缚，令向聚血，乃刺之。

又方：

熬杏仁，蜜丸如弹丸，含咽汁。

又方：

射干三两　当归三两

水三升，煮取一升，稍稍⑩含之，吐去，更含之。

又方：

菘子若芥子，捣，苦酒和以薄⑪。

《小品方》治喉痹，卒不得语方：

浓煮桂汁服一升，覆取汗。亦可末桂，著舌下，大良。

又方⑫：

浓煮大豆汁，含之。无豆煮豉亦良。

又方：

取炊甑箅⑬烧作屑，三指撮⑭，少水服之，即效。

《经心方》治喉痹方：

生姜二斤，舂取汁，蜜五合，微火煎相得，服一合，日五服。

又方：

剥蒜塞耳鼻，日二易，有验。

《集验方》治喉痹方：

㕮咀常陆⑮根，苦酒熬令热，以薄喉上，冷复易。

《龙门方》治⑯喉痹方：

取胡燕巢⑰，末，水和服，验。

《录验方》治喉痹方：

取芥子一升，舂碎，水和，以薄喉下，干复易。

《千金方》治喉痹方：

末桂心枣核大，绵裹著舌下，须臾定⑱。

又方：

煮⑲大豆汁含之⑳。今按：《小品方》：无豆煮豉亦良之。

---

① 切：仁和寺本"切"上有"磨"字，与《病源》卷二十九《齘齿候》合。
② 眠：《病源》卷二十九《齘齿候》"眠"上有"睡"字。
③ 邪："邪"字原脱，据《病源》卷二十九《齘齿候》补。
④ 筋脉："脉"上原脱"筋"字，据仁和寺本补，与《病源》卷二十九《齘齿候》合。
⑤ 上下：此二字原误倒，今据《病源》卷二十九《齘齿候》乙正。
⑥ 而寒：仁和寺本"而"下有"恶"字，与《病源》卷三十《喉痹候》合。又《札记》引延庆本"而"作"恶"。
⑦ 裁：原作"栽"，"栽"之异写，于此无义，今据仁和寺本改。
⑧ 父指：即大指，仁和寺本作"大指"。
⑨ 经：仁和寺本作"缠"。
⑩ 稍稍：仁和寺本"稍"下不叠"稍"字。
⑪ 薄：敷贴。下同。
⑫ 又方：此条为旁校所补，检仁和寺本有此条，今从之。
⑬ 甑箅："甑"，蒸食炊器；"箅"为甑底中的屉。
⑭ 撮："撮"字原脱，据《札记》引延庆本补。
⑮ 常陆：即"商陆"。"常"、"商"一声之转。
⑯ 治："治"字原脱，据仁和寺本补。下《录验方》仿此。
⑰ 巢：原作"窠"，旁校作"巢"，与仁和寺本合，今据改。
⑱ 定：《千金方》卷六第七作"破"。
⑲ 煮：仁和寺本"煮"下有"取"字。
⑳ 含之：《千金方》卷六第七"之"下有"无豆用豉亦佳"六字。按此条与上引《小品方》文重。

《拯要方》疗喉痹方：

马蔺子四十九枚，捣作末，和水服之，立愈。无子取根一大握，捣绞取汁，细细咽。今按：《广利方》取根汁二大合，和蜜一①匙，含之。

《医门方》治喉痹方：

生艾叶，熟捣，以薄肿处，随手即消，神验无比。冬月以干艾水捣薄之。

《新录方》治喉痹方：

煮射干，含其汁，吐出。

《僧深方》治卒喉痹咳痛，不得咽唾方：

捣茱萸薄之，良。

《范汪方》治喉痹方：

烧秤锤令赤，著一杯②酒，沸止③出锤，适寒温尽饮之。

又方：

杏仁三分，熬，桂④二分，合末，著谷⑤囊中，含之，稍咽其汁。今按⑥：《拯要方》：蜜丸如桃核，含之。

《博济安众方》⑦疗喉痹方：

生牛蒡研，涂喉上。

又方：

生研糯米，入蜜服。又炒为末，贴喉上。

《崔禹锡食经》云：喉痹方：

食灵蠃子肠，殊效。

又方：

食骨蓬，甚良。

治马痹方第七十一

《病源论》云：马喉痹者，谓热毒之气结于喉间，肿连颊而微壮热，烦满而数吐气，呼之为马喉痹。

《千金方》曰：喉痹深肿连颊，吐气数者，名马喉⑧痹。治之方：

马衔⑨一具，以水三升，煮取一升，分三服。

又方：

马鞭草根一握，勿中风，截去两头，捣取汁服。

《龙门方》治马痹方：

取马蔺草根，净洗，烧作灰一匙⑩，烧枣⑪枝取沥汁，和灰搅饮，立瘥。

治喉咽肿痛方第七十二

《病源论》云：脾胃有热，气⑫上冲，则喉咽肿痛。

《葛氏方》治喉卒痛肿，食饮不通方：

用韭⑬一把，捣熬以薄肿上，冷复换之。苦酒和之亦佳。

又方：

吞薏苡子二枚。

又方：

烧荆木，取其汁，稍咽含之。

又方：

烧秤锤令赤，纳二升苦酒中，沸止，取饮之。

《僧深方》治喉咽卒肿痛，咽唾不得，消热下气，升麻含丸方：

生夜干汁六合　当归一两　升麻一两　甘草三分

凡四物，下筛，以夜干汁丸之。绵裹如弹丸，含稍⑭咽其汁，日三夜一。

《千金方》治喉肿，食饮不通方：

含上好醋，口舌疮亦佳。

---

① 和蜜一：此三字原漫漶，据仁和寺本描正，与《札记》引延庆本合。

② 杯：原误作"坏"，据文义改。

③ 止：原误作"上"，据仁和寺本改。

④ 桂：仁和寺本"桂"下有"心"字。

⑤ 谷：仁和寺本作"穀"，繁体字形似致误，当据改。

⑥ 今按：仁和寺本无此注。

⑦ 《博济安众方》：仁和寺本无此下二方凡三十二字。

⑧ 喉："喉"字原脱，据《千金方》卷六第七补。

⑨ 衔：原作"街"，形误，据仁和寺本改，与《千金方》卷六第七合。

⑩ 匙：原作"匙"，据仁和寺本改。

⑪ 枣：仁和寺本作"叶"。

⑫ 气：《病源》卷三十《喉咽肿痛候》"气"上有"热"字。

⑬ 韭：《外台》卷二十三《咽喉肿方五首》引《肘后》作"薤"。

⑭ 含稍：原作"合和"，据仁和寺本改。

又方①：

熬杏仁令黑，末服②。

《录验方》五香汤，治诸恶气，喉肿结核方：

沉香一两③　熏陆香一两　麝香二分　青木香二两　鸡舌香三两④

凡以水五升，煮取一升半，分三服。

治尸咽方第七十三

《病源论》云：尸咽者，谓腹内尸虫，上食人喉咽生疮。其状，或痒⑤或痛，如甘⑥蜃之候也。

《救急单验方》疗尸咽方：

捣干姜和盐末，注，立瘥。

《龙门方》疗尸咽方：

灸两乳中间，随年壮，验。

又方：

张口吸咽，唾盆中水，见虫瘥。

治咽中如肉脔方第七十四

《医门方》疗咽中如肉脔，咽不入吐不出方：

半夏　生姜　茯苓各四两　厚朴三两，炙　橘皮二两

水七升，煮取二升半，去滓，分温三服，服相去八九里，不过两剂必瘥。

医心方卷第五

---

① 又方：《千金方》卷六第七作"治喉痹方"。
② 末服：《千金方》卷六第七作"含或末服之"。
③ 一两：《外台》卷二十三《咽喉肿方五首》引《古今录验》作"二两"。
④ 三两：《外台》卷二十三《咽喉肿方五首》引《古今录验》作"二两"。
⑤ 或痒：此二字原脱，据仁和寺本补，与《病源》卷三十《尸咽喉》合。
⑥ 甘：疑当作"疳"，字之假也。

医心方卷第六

从五位下行针博士兼丹波介丹波宿祢康赖撰

治胸痛方第一
治胁痛方第二
治心痛方第三
治腹痛方第四
治心腹痛方第五
治心腹胀满方第六
治卒腰痛方第七
治臀①腰痛方第八
治肾著腰痛方第九
治肝病方第十
治心病方第十一
治脾病方第十二
治肺病方第十三
治肾病方第十四
治大肠病方第十五
治小肠病方第十六
治胆病方第十七
治胃病方第十八
治膀胱病方第十九
治三焦病方第廿
治气病方第廿一
治脉病方第廿二
治筋病方第廿三
治骨病方第廿四
治髓病方第廿五
治皮病方第廿六
治肉病方第廿七

治胸痛方第一

《病源论》云：胸胁痛者，由胆与肝及肾之支脉虚，为寒气所乘故也。此三经之支脉，并循行胸胁，邪气乘于胸胁，故伤其经脉。邪气之与正气交击，故令胸胁相引而急痛也。

《葛氏方》治胸痹之病，令人心中坚痞②急痛，肌中苦痹，绞急如刺，不得俯仰，其胸前皮皆痛，手不得犯，胸满短气，咳唾引痛，烦闷，白汗出，或彻引背膂，不知治之，数日杀人方：

　橘皮一升　枳实四枚　生姜半斤

　水四升，煮取二升，分为再服。今按：《小品方》枳实三两，水五升。

又云：若已瘥复更发者：

　取韭根五斤，捣绞取汁饮之，立愈。

《千金方》云：胸痹之病，令人心中坚痞急痛，肌中苦痹，绞急如刺，不得俯仰，其胸中愊愊如满③，咽塞④，习习痒⑤，喉中干燥，时欲呕吐，胸及背引痛，手不得犯，胸满短气，咳唾引痛，烦闷，白汗出，或彻背引痛，忽不知治杀人⑥方⑦：

　枳实四枚⑧　厚朴三两　薤白一斤　瓜蒌子一枚　桂心⑨一两

　五味，水七升，煮取二升半，分再服。

《录验方》治胸痛达背，不得卧方：

　大瓜蒌实一枚，捣　薤白三斤，切　半夏半升，洗　生姜六两，切

　凡四物，切，以清白浆一斗，煮取四升，一服一升。

---

① 臀(guì，音桂)：原作"骙"，形近致误，据文义改。下正文标题仿此。

② 痞：《千金方》卷十三第七"痞"上有"满"字。

③ 愊愊如满："愊愊"，郁结貌；"满"通"懑"，烦闷。

④ 咽塞：《千金方》卷十三第七"塞"下有"不利"二字。

⑤ 习习痒："习习"，游走貌。按《千金方》卷十三第七"痒"上有"如"字。

⑥ 忽不知治杀人：《千金方》卷十三第七作"不治之数日杀人"。

⑦ 方：《千金方》卷十三第七此下另为一条，作"治胸痹心中痞，气结在胸，胸满胁下逆抢心，枳实薤白桂枝汤方"。

⑧ 四枚：《千金方》卷十三第七作"四两"。

⑨ 桂心：《千金方》卷十三第七作"桂枝"。

《拯要方》疗胸满,气筑心,腹中冷方:

半夏—升,洗 桂心八两 生姜—斤

右,以水七升,煮取二升七合,日三服。

《医门方》疗冷气,胸中妨满①,或痛方:

半夏四两 生姜五两 厚朴四两,炙

水六升,煮取二升,去滓。分温二服,服相去八九里②,顿服二三剂。

治胁痛方第二

《病源论》云:邪气客于足少阳之络,令人胁痛。

《葛氏方》治胁卒痛,如得打方:

以绳横度两乳中间,屈绳,从乳横度,以起③痛胁下,灸绳下屈处卅壮。

《小品方》治胁下偏痛,发热,其脉弦④,此寒也,当以温药下其寒,大黄附子汤方:

大黄三两 附子三枚 细辛二两

凡三物,以水三升⑤,煮取二升,分二服。

《千金方》治冷气胁下往来,膈痛引胁背⑥,当归汤方:

当归二两 吴茱萸二两 茯苓—两 桂心二两 干姜三两 枳实—两 人参二两 芍药二两 大黄二两 甘草二两

十味,以水八升,煮取二升半,一服八合⑦,日三。治尸注亦佳。今按:《拯要方》有干地黄,无干姜、芍药。

又云:治两胁下痛方:

热汤渍两足,冷则易。

治心痛方第三

《病源论》云:心痛者,风冷邪气乘于心也。其痛⑧发有死者,有不死成疢者⑨。心为诸脏主而藏神,其正经不可伤。伤之而痛,为真心痛,朝发夕死,夕发朝死。心有支别之络脉,其为风冷所乘,不伤于正经者,亦令心痛,则乍间乍甚,故成疢不死。

《葛氏方》治卒心痛方:

当力⑩以自坐,若男子病者,令妇人以一杯⑪水与饮之;若妇人病者,令男子以一杯水与饮之,得新汲井水尤佳。

又方:

吴茱萸五合,桂一两,酒二升,煮取一升,分二服。

又方:

吴茱萸二升,生姜四两,豉一升,酒六升,煮取二升半,分三服⑫。

又方:

切生姜⑬,若干姜⑭半升,以水二升,煮得一升,去滓,顿服之。

又方:

取灶中热灰,筛去炭芥,燔熨心上⑮,冷复易。

《录验方》治卒心痛方:

---

① 妨满:烦闷。

② 相去八九里:"八九里"上省去"如人行"三字。

③ 起:《肘后方》卷四第三十二作"趋"。

④ 弦:《外台》卷七《胁肋痛方二首》引《小品方》"弦"上有"紧"字。按《小品方》残卷无"紧"字。

⑤ 三升:《外台》卷七《胁肋痛方二首》引作"五升"。按《小品方》残卷作"三升"。

⑥ 膈痛引胁背:《千金方》卷十三第六作"冲胸膈痛,引胁背闷"。

⑦ 一服八合:《千金方》卷十三第六作"分三服"。

⑧ 痛:原作"病",形误,据仁和寺本改,与《病源》卷十六《心痛候》合。

⑨ 有不死成疢者:《病源》卷十六《心痛候》作"有不死者,有久成疹者"。《广雅·释诂一》:"疢,病也。"《孟子·尽心上》"恒存乎疢疾"孙奭疏:"疢疾,人之有小疾,常沾在身不去者。"按"疹"通"疢"。

⑩ 力:《肘后方》卷一第八作"户",似是。

⑪ 杯:原作"坏",形误,据《肘后方》卷一第八改。下"杯"字仿此。

⑫ 分三服:仁和寺本此下有"又方:三沸汤一斗,以盐一升,合搅饮之,若无火以作汤,仍可用水之"二十六字。检《肘后方》卷一第八"三沸汤一斗"作"三沸汤一升"、"盐一升"作"盐一合"。

⑬ 又方切生姜:此五字原点删,检仁和寺本不删,当不删为是。《肘后方》卷一第八亦有此五字。今不从删。

⑭ 干姜:原"姜"下旁校补"切"字,检仁和寺本、《肘后方》卷一卷八并无,今不从补。

⑮ 燔熨心上:《肘后方》卷一第八作"以布囊贮令灼灼尔,便更番以熨痛上"。

蒸大豆,若煮之,以囊盛,更燔①,以熨心上,冷复易之。已熨之豆不可令畜生犬等食之,即死。

又云:治人心痛,懊恼悁闷②,筑筑③引两乳立,亦④或如刺,困极,桂汤方:

桂心半两 茱萸二升 芍药三两 当归二两 生姜半斤

凡五物,切,以水一斗二升,煮取四升,服一升,日三夜一,有验。无生姜用干姜五两代。

《备急方》治心痛方:

极咸作盐汤,饮三升⑤,吐则即瘥。

《耆婆方》治卒心痛欲死方:

吴茱萸三两 芍药三两 桂心三两

右,以淳酒大一升生煮之,令有半升在,顿服。

《僧深方》治卒心痛方:

当归二两 芍药一两 桂心一两 人参一两 栀子廿一枚

五物,㕮咀,以水七升,煮取二升半,分服⑥五服。

又云:治卅年心痛,附子丸方:

人参二两 桂心二两 干姜二两 蜀附子二两 巴豆二两

凡五物,下筛,蜜丸如大豆,先食服三丸,日一,神良。

《新录方》治心痛方:

饮井花水二升。

又方:

以热汤渍手足,以瘥为度。

又方:

烧秤锤令赤,投二升酒中,分二服。

又方:

水服米粉一匙。

《集验方》治卒心痛方⑦:

桂心八两

以水四升,煮取一升半,分再服。

《鉴真方》治心痛方:

大验⑧醋半升,切,葱白一茎,和煎顿服,立愈。

《范汪方》治卒心痛,一物桂心散方:

桂心一两

为散,温酒服方寸匕,日三,不饮酒,以米饮服之。

又云:备急丸方:

巴豆一分 大黄二分 干姜二分

捣筛,异冶巴豆,合丸如大豆,有急取二三丸,以水服之。

《如意方》治卒心痛术:

书⑨地作五字,撮中央,以水一升,搅饮之。

《小品方》解急蜀椒汤,主寒疝心痛如刺,绕脐绞痛,腹中尽痛,白汗⑩自出,欲绝方:

蜀椒三百枚,一方二百枚 附子一枚 粳米半升 干姜半两 大枣卅枚⑪ 半夏十二枚 甘草一两

凡七物,以水七升,煮取三升,汤成热服一升,不瘥,复服一升。数用治心痛最良。

《千金方》云:九痛丸,主九种心痛:一虫心痛,二注心痛,三风心痛,四悸心痛,五食心痛,六饮心痛,七冷心痛,八热心痛,九生⑫来心痛,此⑬方悉主之,并治冷肿⑭上气,落马堕

---

① 更燔:按"燔"有炙烤之义,然"蒸"、"煮"以后似不必再行炙烤,疑此"燔"字当作"番","更番"二字属下读。

② 懊恼悁闷:烦闷、烦恼。

③ 筑筑:心下悸动貌。

④ 亦:原作"立",形误,据文义改。

⑤ 三升:仁和寺本作"二升"。

⑥ 服:"服"字疑为衍文。《札记》曰:"或本无。"

⑦ 方:《外台》卷七《卒心痛方一十四首》作"桂心汤方"。

⑧ 验:疑当作"酽"。

⑨ 书:旁校作"画",似是。

⑩ 白汗:因紧张、恐惧、疼痛等精神因素或体内阴阳失调而引起的汗出,称之为"白汗",亦称为"魄汗"。《战国策·楚策四》:"白汗交流。"鲍彪注:"白汗,不缘暑而汗也。"

⑪ 卅枚:《外台》卷七《寒疝心痛方三首》引《小品》作"二十枚"。

⑫ 生:《千金方》卷十三第六作"去"。

⑬ 此:"此"字原脱,据《千金方》卷十三第六补。

⑭ 肿:《千金方》卷十三第六作"冲"。

车方①：

附子二两 巴豆仁一两 生狼毒一两②，炙令极香，秤 人参一两 干姜一两③ 食茱萸④一两

六味⑤，蜜和，空腹服如梧子三丸⑥。卒中恶腹痛，口不言⑦，二日一服⑧。连年积冷，流注心胸者，亦服之，好好将息，神验。

又方⑨：

桃白皮煮汁⑩，空腹服之⑪。

又云：凡暴心痛，面无色，欲死方：

以布裹盐如弹丸，烧令赤，置酒中消，服之。

又云：灸心痛方：

心懊㦬彻痛⑫，烦逆，灸心俞百壮⑬；

心痛如刀⑭刺，气结，灸膈俞七壮；

心痛胸痹，灸膻中百壮；

心痛冷气上，灸龙头⑮百壮，在心鸠尾头上行一寸半；

心痛恶气上，胁急痛，灸通谷五十壮，在乳⑯下二寸；

心痛暴绞急绝欲死，灸神府百壮，附⑰心鸠尾正心，有忌；

心痛暴恶风，灸巨阙百壮；

心痛胸胁满，灸期门有年壮；

心痛坚烦气结，灸太仓百壮。以上《小品方》同之⑱。

《救急单验方》冷心痛方：

吴茱萸一升 桂心三两 当归三两

捣末，蜜丸如梧子，酒服廿丸，日再，渐加卅丸，以知为度。

又云：蛔心痛方：

取蛐蟮粪，烧令赤，末之，酒服验。

又云：一切心痛方：

生油半合，温服，立愈。

又方：

服当归末方寸匕，和酒服，瘥。

《孟诜食经》治心痛方：

醋研青木香服之。

治腹痛方第四

《病源论》云：腹痛者，由腑脏虚，冷热⑲

之气客于肠胃募原之间，结聚不散，正气与邪气交争相击，故痛。其有冷⑳气搏于阴经者，则腹痛而肠鸣，谓之寒中。

《葛氏方》治卒腹痛方：

书舌上作风字。

又方：

捣桂下筛，服三方寸匕。苦参亦佳，干姜亦佳㉑。

又方㉒：

食盐一大握，多饮水送之，当吐，即瘥。

又方：

掘土作小坎，以水满坎中，熟搅取汁饮之。

又方：

令人骑其腹，尿脐中之㉓。

---

① 方：《千金方》卷十三第六"方"上有"血疾等"三字。

② 一两：《千金方》卷十三第六作"四两"。

③ 一两：《千金方》卷十三第六作"二两"。

④ 食茱萸：《千金方》卷十三第六作"吴茱萸"。

⑤ 六味：《千金方》卷十三第六"味"下有"末之"二字。

⑥ 三丸：《千金方》卷十三第六作"一丸"。

⑦ 口不言：《千金方》卷十三第六作"口不能言者"。

⑧ 二日一服：《千金方》卷十三第六作"二丸，日一服"。

⑨ 又方：《千金方》卷十三第六作"治心痛方"。

⑩ 煮汁：此二字原误倒作"汁煮"，据《千金方》卷十三第六乙正。

⑪ 空腹服之：《千金方》卷十三第六"服"上有"以意"二字。

⑫ 彻痛：《千金方》卷十三第六作"微痛"。

⑬ 灸心俞百壮：此五字原为小字，循文义文例当为大字正文，据《千金方》卷十三第六改。下"灸诸穴"均仿此。

⑭ 刀：《千金方》卷十三第六"刀"上有"锥"字。

⑮ 龙头：《千金方》卷十三第六作"龙颔"。按"龙头"为"龙颔"别名。

⑯ 在乳：原"乳"上脱"在"字，据《千金方》卷十三第六补。

⑰ 附：《千金方》卷十三第六"附"作"在"。

⑱ 以上《小品方》同之：此原为大字，据文义文例改为小字注文。

⑲ 冷热：《病源》卷十六《腹痛候》作"寒冷"。

⑳ 冷：《病源》卷十六《腹痛候》作"阴"。

㉑ 苦参亦佳，干姜亦佳：《肘后方》卷一第九作"苦酒、人参、上好干姜亦佳"，《外台》卷七《卒腹痛方七首》作"酒服。人参、上好干姜亦佳"，"酒服"二字属上读。

㉒ 又方：据校改标记，此条当移至在上"书舌上作风字"之下。

㉓ 之：《肘后方》卷一第九无"之"字。

又方：

米粉一升，水二升，和饮之。

《如意方》治卒腹痛术：

书纸①作两蜈蚣相交，吞之。今按：《葛氏方》同之。

《医门方》治腹痛方：

桂心三两，切，以水一升八合，煮得八合，去滓，顿服。无桂心，煮干姜亦佳。

《范汪方》云：当归汤，主寒腹痛方：

当归三两 桂心三两 甘草二两 干姜三两

凡四物，水八升，煮得三升，服一升，日三。

又云：当归丸，治寒腹痛，如刀刺方：

当归三分 芍药三分 黄芩四分 桂心一分

凡四物，治筛，和蜜丸如梧子，服十丸，先食，日三。

《千金方》温脾汤，治腹痛，脐下绞②结绕脐不止方：

当归五两 干姜五两 附子三两 甘草二两 大黄五两 人参三两 芒硝③三两

七味，以水七升，煮取三升，分三服，日三。

又云：灸腹痛方：

灸巨阙穴，在鸠尾下一寸。

又方：

灸水分穴，在脐上一寸。

又方：

灸中极穴，在脐下四寸。

治心腹痛方第五

《病源论》云：心腹痛者，由腑脏虚弱，风寒客于其间故也。邪气发作，与正气相击，上冲于心则心痛，下攻于腹则腹痛，上下相攻，故心腹绞痛，气不得息。

《葛氏方》云：凡心腹痛，若非中恶、霍乱，则皆是宿结冷热所为也。治心腹俱胀痛，短气欲死，或已绝方：

桂三两④，切，以水一升八合⑤，煮得八合，去滓，顿服。无桂煮干姜亦佳。

又云⑥：若心腹痛，急似中恶者方：

捣生菖蒲根汁服，少少令下咽，即瘥。

《千金方》治心腹卒绞痛如刺，两胁支满，烦闷不可堪忍方⑦：

高良姜五两 厚⑧朴二两，炙 当归三两 桂心二两⑨

四味，切，以水八升八合，煮取一升八合，分为三服，一服六合，日二。若一服痛止，便停，不须更⑩服。若人强者，一服一升，为再服，日二。

《小品方》治寒疝心腹痛方。夫寒疝腹中痛，逆冷，手足不仁，若一身疼痛，灸刺诸药所不治者，桂枝汤加乌头汤主之：

桂肉三两 生姜三两 甘草二两 芍药三两 大枣十二枚 乌头五枚，破之，以蜜一升，煎取五合，汤成纳之

凡五物，以水七升，煮取二升半，纳蜜煎，分服五合，日三。

《拯要方》疗心腹久寒，卒发，绞如鬼刺，欲死，汤方：

吴茱萸二升 香豉三合 生姜四两

右，以好酒五升，煮取二升，分服。服下喉，杯未去口，病便止。勿令咽水。

又云：疗在心腹病，不可忍方：

右，取桃东引枝，削去苍皮，取白皮一握，以水二升，煮取半升服之。

《医门方》疗卒心腹痛方：

厚朴三两 桂心二两

---

① 书纸：《肘后方》卷一第九作"画纸上"。

② 绞：原作"绕"，形误，据《千金方》卷十三第六改。

③ 芒硝：按"芒硝"以上七味，《千金方》卷十三第六"当归、干姜"各用"三两"、"附子、人参、芒硝"各用"二两"。

④ 三两：《肘后方》卷一第十作"二两"。

⑤ 一升八合：《肘后方》卷一第十作"一升二合"。

⑥ 又云：按此条原为行间补入文字，今循例改为大字正文。

⑦ 方：《千金方》卷十三第六"方"上有"高良姜汤"四字。

⑧ 厚：原作"原"，形误，据《千金方》卷十三第六改。

⑨ 二两：《千金方》卷十三第六作"三两"。

⑩ 更：原作"叟"，形近致误，据《千金方》卷十三第六改。

以水三升,煮取一升①服之。若卒痛如刺者,但煮桂汁饮之佳。

《僧深方》治恶气,心腹痛欲死方:

芍药一两 甘草二两 桂心一两 当归二两

凡四物,水五升,煮取二升,分再服。

《耆婆方》治人心腹绞痛不止方:

生姜十两 桂心三两 甘草三两 人参二两

四味,切,以水一斗,煮取二升,分三服。

治心腹胀满方第六

《病源论》云:心腹胀者,脾②虚而邪气客之,乘于心脾故也。

《葛氏方》治卒苦心腹烦满,又胸胁痛,欲死方:

以热汤令的的尔③,渍手足,冷复易,秘方。

又方:

灸乳下一寸七壮。

又方:

捣香薷汁,服一二升。

又方:

剉薏苡根,煮取汁,服三升。

《拯要方》备急丸,疗忽然心腹胀满,急痛,气绝,大小便不通方:

大黄五两 干姜二两 巴豆三两,去心,熬 芒硝三两

右,蜜丸,平晓饮服四丸,不利更加一二丸,取得四五度利,利如不止,取醋饭止之。

《新录方》治心腹烦满方:

桃仁去皮,捣如泥,热酒服如枣二枚,日三。

又云:烦满吐逆方:

生姜一斤,合皮切,捣取汁,温服之。

又方:

生蓼捣取汁,服一合、二合。

《医门方》云:凡患胀满,频以利药下之,心腹中痛妨④不去,气又筑心者,缘胃中虚,虚气上冲心故也。

人参三两 甘草三两,炙 橘皮二两 枣卅颗

水七升,煮取二升半,去滓,分温三服。若心忪⑤,加茯苓三两。

又云:腹胀满,不能服药,导之方:

取独头蒜,烧令熟,去皮,及热以薄绵裹,纳下部,佳。冷易之。

又方:

暖生姜,削,绵裹,纳下部中,冷易之,佳。

《耆婆方》治人腹胀痛方:

厚朴三两 高良⑥姜三两

切,以水三升煮,分取一升半,少少热饮之,乃止。

《僧深方》云:厚朴汤,治腹满发数十日,脉浮数,食饮如故方:

厚朴半斤 枳实五枚 大黄四两

凡三物,以水一斗二升,煮取五升,纳大黄,微火煎,令得三升,先食服一升,日三。

《本草》云⑦:

诃黎勒⑧水摩,或散,水服之。

《苏敬本草注》云:

槟榔子捣末,服之。

《孟诜食经》云:

薤可作宿菹,空腹食之。

治卒腰痛方第七

《病源论》云:肾主腰⑨,肾经虚损,风冷乘之,故腰痛也。又,邪客于足太阴⑩之络,令人腰痛引小腹,不可以仰息。

---

① 升:旁校"升"下补"一"字,似非是,今不从。

② 脾:《病源》卷十六《心腹胀候》作"脏"。

③ 的的尔:《肘后方》卷一第十一作"灼灼尔"。

④ 妨:烦。

⑤ 心忪:心悸动。

⑥ 良:原作"梁",今改为通用字,下仿此。

⑦ 《本草》云:按此下疑脱"治心腹胀满方"诸字。下"《苏敬本草注》云"、"《孟诜食经》云"均仿此。

⑧ 诃黎勒:原作"呵梨勒",今改为通用字,下仿此。

⑨ 腰:《病源》卷五《腰痛候》"腰"下有"脚"字。

⑩ 太阴:《病源》卷五《腰痛候》作"少阴",《素问·缪刺论》、《甲乙经》卷五第三、《太素》卷二十三《量缪刺》并作"太阴","太阴"似不误。

凡腰痛有五：一曰少阴，少阴肾①也，十②月万物阳气皆伤，是以腰痛；二曰风痹，风寒著腰，是以腰痛；三曰肾虚，役用伤肾，是以腰痛；四曰臀③腰，堕坠伤腰，是以腰痛；五曰寝卧湿地，是以腰痛。

《养生方》云：饮食④勿即卧，久作气病，令腰痛疼。

又云：笑多则肾转腰痛⑤。

《千金方》杜仲酒⑥，治五种腰痛方：

桑寄生　杜仲　鹿茸　桂心

四味，分等，末，服方寸匕，日三。

又方：治腰脊疼不随方：

鹿角去上皮取白者，熬黄，末，酒服方寸匕，日三。特禁生鱼，余不禁。新者良，陈者不⑦服，角⑧中黄处亦不中服，大大神良。今按：《葛氏方》鹿茸尤佳。

《录验方》治腰脚疼，不可忍，不能立，胡麻散方：

取胡麻熬令香，于臼内捣碎，即以纱罗筛之，数筛之，若不数筛，即脂出不可筛，合皮日一服，每服小升，服尽药斗三升，永无腰脚之疼。此药辟谷不饥，多服即减食，任以酒及饮、蜜汤、羹汁等并得服，亦无禁。

《小品方》云：灸腰痛法：

令病人正踦立⑨，以竹杖注⑩地度至脐，以度注地度⑪背，正灸脊骨上⑫，随年壮。灸竟藏竹，勿令人得之。灸丈夫痔下血及脱肛不入，及息下⑬长泄利，妇人女子月崩去血，乍止乍发，及滞下⑭淋沥，长去赤白杂汁，皆灸此。

又，侠两旁各一寸，复灸之，为横三穴间一寸也。

又，灸腰目⑮，小耶⑯在尻上左右陷处是也。

《葛氏方》治卒腰痛，不得俯仰方：

正倚立，竹以度其人足下至脐，断竹，及以度背后当脊中，灸竹上头处，追⑰年壮，毕，藏竹，勿令人得之。

又方：

去穷骨上一寸，灸七壮。其左右各一寸，灸⑱七壮。

《范汪方》治腰卒痛，拘急不得喘息，若醉饱，得之欲死，大豆紫汤方：

大豆一斗，熬令焦　好酒二斗

二物，合，煮令热沸，随人多少，服令醉⑲。

《医门方》疗卒腰痛，不得转侧方：

鹿角一枚，长五六寸，截之，烧鹿角令赤，纳酒中浸之，须臾又燥，还纳酒中，如此数度，破碎，便即浸之一宿，平晨空腹饮令醉也，必愈。

---

① 肾：《太素》卷八《经脉病解》作"申"。
② 十：《太素》卷八《经脉病解》作"七"。
③ 臀：原误作"概"，据《病源》卷五《腰痛候》改。
④ 饮食：《外台》卷十七《腰痛方六首》引《养生方》"食"下有"了"字。《病源》卷五《腰痛候》作"饭了"。
⑤ 笑多则肾转腰痛：《外台》卷十七《腰痛方六首》引作"笑过多，即肾转动，令人腰痛"。
⑥ 杜仲酒：按此方有误，既方名"杜仲酒"，下煎服法不当云"末服方寸匕"。检《千金方》卷十九第七云："治肾脉逆小于寸口，膀胱虚寒，腰痛胸中动，通四时用之，杜仲酒方：杜仲、干姜各四两（一云干地黄），草薢、羌活、天雄、蜀椒、桂心、芎䓖、防风、秦艽、乌头、细辛各三两，五加皮、石斛各五两，续断、瓜蒌根、地骨皮、桔梗、甘草各一两，右十九味，㕮咀，以酒四斗渍四宿，初服五合，加至七八合下，日再，通治五种腰痛。又方：桑寄生、牡丹皮、鹿茸、桂心，右四味，等分，治下筛，酒服方寸匕，日三。"疑《医心方》所引误把两方合成一方。
⑦ 不：《千金方》卷十九第七"不"下有"任"字。
⑧ 角：《千金方》卷十九第七"角"下有"心"字。
⑨ 踦（yǐ）立：站立。
⑩ 注：通"柱"。
⑪ 度："度"字原脱，据文义补。
⑫ 以竹杖……灸脊骨上：此十八字，《千金翼》卷二十七第九作"以竹杖拄地度至脐，取杖度背脊，灸杖头处"。
⑬ 息下：即休息利。
⑭ 滞下：疑即"带下"。
⑮ 腰目：《千金翼》卷二十七第九作"腰目髎"。
⑯ 小耶：疑当作"稍斜"。"小"有"稍"义，"耶"即"邪"，通"斜"。
⑰ 追：《肘后方》卷四第三十二作"随"。按"追"有"随"义，《方言》："追，随也。"
⑱ 灸：《肘后方》卷四第三十二"灸"上有"又"字。
⑲ 煮令热沸，随人多少，服令醉：按《外台》卷十七《卒腰痛方七首》引《延年》"大豆紫汤"与此方略同，作"煮豆令熟，随从少饮，勿至醉"。

治臂腰痛方第八

《病源论》云：臂①腰者，谓卒然损伤于腰而致病也。此由损血搏于腰脊所为，久不已，令人气息少②，而无颜色，损肾之故也。

《葛氏方》云：臂腰者，是反腰忽动转而挽③之。治臂腰痛欲死方：

生葛根削之，嚼咽其汁，多多益佳。

又方：

生地黄捣绞取汁④三升，煎得二升，纳白蜜一升⑤，日三服，不瘥更作。

又云：治反腰有血痛方：

捣桂，下筛，三升许，以苦酒和，以涂痛上，干复涂。

又方：

灸足踵白肉际三壮。

《范汪方》治臂腰方：

寄生桑上者、鹿茸、桂心、牡丹，分等为散，服⑥方寸匕，日三。

又方：

灸足跟白肉际三丸。

又方：

灸腰目十丸。

治肾著腰痛方第九

《病源论》云：肾经虚则受风冷，内有积水，风水⑦相搏，渍⑧于肾，肾气内著，不能宣通，故腰痛。其病之状，身体冷⑨，腰腹⑩重如带五千钱，状如坐于水，形状⑪如水，不渴，小便自利，食如故，久⑫变为水病。

《千金方》云：肾著之为病，其人身体重，腰中冷，所以⑬如水洗状，又不渴，小便自利，食饮如故，是其证也。作劳汗出，衣里冷湿，久之故得也，腰以下冷痛，腹重如带五千钱，肾著汤主之。

甘草一两⑭ 干姜二两⑮ 茯苓四两 术四两

四味⑯，水五升，煮取三升，分三服，腰中即温。今按：《集验方》无术。

《僧深方》茯苓汤，治肾著之为病，从腰以下冷痛，而重如五千钱，腹肿方：

饴胶八两 白术四两 茯苓四两 干姜二两 甘草二两

凡五物，以水一斗，煮取三升，去滓，纳饴令烊，分四服。

治肝病方第十

《病源论》云：肝气盛，为血有余，则病目赤，两胁下痛引小腹，善怒。气逆则头眩⑰，耳聋不聪，颊肿，是为肝之实也，则宜泻之。肝气不足，则病目不明，两胁拘急，筋挛，不得太息，爪甲枯，面青，善悲⑱恐，如人将捕之，是为肝气之虚也，则宜补之。

《千金方》治肝虚寒，胁下痛，胀满气急，眼昏浊，视⑲不明，槟榔汤方：

① 臂：原作"概"，异体字形近致误，据《病源》卷五《臂腰候》改。下引《葛氏方》、《范汪方》均仿此。
② 少：《病源》卷五《臂腰候》作"乏少"。
③ 挽：牵引、拉伤。
④ 汁："汁"字原脱，据《肘后方》卷四第三十二补。
⑤ 升：《肘后方》卷四第三十二"升"下有"和一升"三字，义不明了。检《外台》卷十七《臂腰痛方三首》引《范汪》作"和煎之三沸，日服一升，亦可一日尽三升"。
⑥ 服：《外台》卷十七《臂腰痛方三首》引《经心录》"服"上有"酒"字。按《外台》引《经心录》尾注《范汪》同。
⑦ 风水：原"风"下脱"水"字，据《病源》卷五《肾著腰痛候》补。
⑧ 渍：《病源》卷五《肾著腰痛候》"渍"上有"浸"字。
⑨ 身体冷：《病源》卷五《肾著腰痛候》作"身重腰冷"，《外台》卷十七《肾著腰痛方二首》引《病源》作"身重腰冷痛"。
⑩ 腰腹：《病源》卷五《肾著腰痛候》"腹"上无"腰"字，《脉经》卷六第九"腰"下无"腹"字。
⑪ 形状：《病源》卷五《肾著腰痛候》"形"下无"状"字。
⑫ 久：《病源》卷五《肾著腰痛候》"久"下叠"久"字。
⑬ 所以：《千金方》卷十九第七无"所以"二字。
⑭ 一两：《千金方》卷十九第七作"二两"。
⑮ 二两：《千金方》卷十九第七作"三两"。
⑯ 四味：《千金方》卷十九第七"味"下有"㕮咀以"三字，"以"字属下读。
⑰ 眩：旁校引或本作"痛"，与《素问·脏气法时论》合。
⑱ 悲：《素问·脏气法时论》无"悲"字。
⑲ 视：《千金方》卷十一第三"视"下有"物"字。

母姜七两 附子七两① 槟榔廿口② 茯苓三两 桔梗四两 橘皮三两 白术四两 吴茱萸五合③ 桂心三两

九味④,以水九升,煮取三升,去滓,分⑤三服。

又云：治肝实热,目痛,胸满急塞⑥,泻肝前胡汤方：

前胡三两 秦皮三两 细辛三两 栀子仁三两 黄芩三两 蜀升麻三两 蘡核三两,碎 决明子三两 苦竹叶一升,切 车前叶⑦切,一升 芒硝三两

十一味⑧,以水九升,煮取三升,去滓,下芒硝,分三服。

《录验方》补肝汤,治肝气不足,胁下满,筋急,不得太息,厥疝抢心,脚中痛,两目不明,面青方：

牛黄一两 乌头四两 柏子四两 大枣廿枚 龙胆四两

凡五物,切,以水五升,煮取一升,去滓,一服令尽。

《僧深方》泻肝汤,治肝气实,目赤若黄,胁下急,小便难方：

人参三两 生姜五两 黄芩二两 半夏一升,洗 甘草二两⑨ 大枣十四枚

凡六物,切,水五升,煮半夏令三四沸,纳药,后纳姜,煎取二升,去滓,分二服,羸人三服。

治心病方第十一

《病源论》云：心气盛,为神有余,则病胸内痛,胁支满⑩,膺背膊胛⑪间痛,两臂内痛,善⑫笑不休,是为心气之实也,则宜泻之。心气不足,则胸腹相引痛⑬,惊悸,恍惚,少颜色,舌本强,善忧悲,是为心气之虚也,则宜补之。

《千金方》治心虚寒,心中满胀,悲忧,或梦山丘平泽,半夏补心汤方：

半夏六两,洗 宿姜三两⑭ 茯苓三两 白术

四两 防风二两 桂心三两 远志二两 橘皮三两 枳实三两⑮

九味,切,以水一斗,煮取三升,分三服。

《录验方》治心上虚热,胸中时痛,口生疮,四大⑯羸乏少气方：

柴胡四两 升麻三两 黄芩三两 生地黄八两 芍药四两 地骨白皮五两 枳实三两,炙 生姜三两 竹叶二两

凡九物,切,以水八升,煮取二升七合,分三服。

《耆婆方》治人心中热风,见鬼来亲合阴阳⑰,旦便力乏,黄瘦不能食,日日转羸方：

龙胆三分 苦参三分

右二味,为散,以白米饮一服一钱,日二服,忌猪肉、酒、面。

治脾病方第十二

《病源论》云：脾气盛,为形有余,则病腹

---

① 七两：《千金方》卷十一第三作“七枚”。
② 廿口：《千金方》卷十一第三作“二十四枚”。
③ 五合：《千金方》卷十一第三作“五两”。
④ 九味：《千金方》卷十一第三“味”下有“㕮咀”二字。
⑤ 分：《千金方》卷十一第三“分”下有“温”字。
⑥ 急塞：《千金方》卷十一第三“急”上有“气”字。
⑦ 车前叶：原作“车前子”,据《千金方》卷十一第三改。按循下文“切一升”之义,不当作“子”。
⑧ 味：《千金方》卷十一第三“味”下有“㕮咀”二字。
⑨ 二两：《外台》卷十六《肝劳实热方二首》引《深师》作“三两”。
⑩ 胁支满：《病源》卷十五《心病候》“满”下有“胁下痛”三字。
⑪ 胛：原作“髀”,文义不协,《病源》卷十五《心病候》作“胛”,疑是“胛”字之误,今据文义改。又检周学海氏刻本《病源》作“腋”。
⑫ 善：《病源》卷十五《心病候》作“喜”,义同。
⑬ 则胸腹相引痛：《病源》卷十五《心病候》作“则胸腹大,胁下与腰背相引痛”。
⑭ 三两：《千金方》卷十三第二作“五两”。
⑮ 枳实三两：此四字原脱,据《千金方》卷十三第二补。
⑯ 四大：疑指四肢。
⑰ 见鬼来亲合阴阳：指梦交。

胀,溲不利,身重口苦饥①,足痿不收②,行善瘛③,脚下痛,是为脾气之实也,则宜泻之。脾气不足,则四肢不用,后泄,食不化,呕逆,肠鸣④,是为脾气之虚也,则宜补之。

《删繁方》疗脾虚寒劳损,气胀噫满,食不下,通噫消食方⑤:

猪膏三升⑥ 宿姜汁五升 吴茱萸一升 白术一升

捣茱萸等二物为散,纳姜汁、膏中,煎取六升,温酒⑦进方寸匕,日再服。

《千金方》治脾实热,舌本强直,或梦歌乐,而体重不能行,泻热汤方:

柴胡三分 茯苓三分 玄参二分 大青二分 龙胆三两 细辛三分 杏仁四两 芒硝三分 苦竹叶⑧切,一升

九味⑨,水九升,煮取三升,分三服⑩。

《拯要方》疗脾热,内热唇燥渴,多肿身重方:

以生地黄五两捣之,以水绞取汁,渍梅,蜜和服之。

又方:

取芹菜汁一升,一服。

又方:

麦门冬汁服之。

《广济方》主脾胃中热,渴欲得饮冷水,不下食方:

茯苓四两 甘草二两 石膏五两 地骨白皮三两 茅根切,一升

切,以水八升,煮取二升五合,绞去滓,分温三服,忌热面、热肉、海藻、猪、蒜。

《僧深方》温脾汤,治脾气不足,虚弱下利,上入下出方:

干姜三两 人参二两 附子二两 甘草三两 大黄三两

凡五物,切⑪,以水八升,煮取二升半,分三服,应得下去毒实,甚良。

治肺病方第十三

《病源论》云:肺气盛,为气有余,则病喘咳上气,膊⑫背痛,汗出,尻、阴、股、膝、踹、胫、足皆痛,是为肺气之实也,则宜泻之。肺气不足,则少气不能报息,耳聋,嗌干,是为肺气之虚也,则宜补之。

《千金方》治肺⑬虚寒乏气,小腹⑭拘急,腰痛,羸瘠百病,大建中汤⑮方:

大枣廿枚 干姜三两 芍药二两 甘草三两 桂心⑯三两

五味⑰,水八升,煮取三升,去滓,纳饴八两,煮三沸,分三服。

又云:治肺实则⑱胸凭⑲仰息,泄气除

① 口苦饥:《病源》卷十五《脾病候》"苦"上无"口"字。按该文旁注引或本"饥"上有"喜"字,《素问·脏气法时论》"口苦饥"作"善肌",《甲乙经》卷六第九作"善饥"。

② 足痿不收:《素问·脏气法时论》作"肉痿,足不收",与上"善肌"二字连读;《甲乙经》卷六第九作"肌肉痿,足不收"。

③ 瘛:原作"挈",据《病源》卷十五《脾病候》改。

④ 肠鸣:《病源》卷十五《脾病候》"肠鸣"上有"腹胀"二字。

⑤ 通噫消食方:《千金方》卷十五第三、《外台》卷十六《脾劳虚寒方三首》引《千金》并作"通噫消食膏酒方"。按《外台》引《千金》尾注曰:"《删繁》同。"

⑥ 三升:《外台》卷十六《脾劳虚寒方三首》引作"二升"。

⑦ 温酒:"温"原作"熅",形误,据文义改。《千金方》卷十五第三、《外台》卷十六《脾劳虚寒方三首》引并作"温清酒一升"。

⑧ 苦竹叶:按"苦竹叶"以上九味,《千金方》卷十五第二"柴胡"作"前胡","前胡、茯苓、细辛、芒硝"各用"三两"、"玄参、大青"各用"二两"。

⑨ 九味:《千金方》卷十五第二"味"下有"㕮咀"二字。

⑩ 分三服:《千金方》卷十五第二"服"下有"食后服"三字。

⑪ 切:"切"字原脱,据旁校补。

⑫ 膊:《病源》卷十五《肺病候》作"肩",《千金方》卷十七第一"肩"下有"息"字。

⑬ 肺:《千金方》卷十七第二"肺"下有"与大肠俱不足"六字。

⑭ 腹:原作"肠",形误,据《千金方》卷十七第二改。

⑮ 大建中汤:《千金方》卷十七第二作"小建中汤",似是。

⑯ 桂心:按"桂心"以上七味,《千金方》卷十七第二"大枣"用"十二枚"、"干姜"作"生姜"、"芍药"用"六两"。

⑰ 五味:《千金方》卷十七第二"味"下有"㕮咀"二字。

⑱ 实则:《千金方》卷十七第二"实"下有"热"字,无"则"字。

⑲ 凭:满。《广雅·释诂一》:"凭,满也。"

热方：

　　枸杞根皮二升　白前三两　石膏八两　杏仁三两　橘皮五两　白术五两　赤蜜七合

　　六味①，水七升，煮取二升，去滓，下蜜，煎两三沸，分三服。

治肾病方第十四

　　《病源论》云：肾气盛，为志有余，则病腹胀、飧泄、体肿、喘咳、汗出②、面目黑，小便黄，是为肾气之实也，则宜泻之。肾气不足，则厥，腰背冷，胸内痛，耳鸣苦聋，是为肾气之虚也，则宜补之。

　　《千金方》治肾虚寒，阴萎，脊腰痛，身重缓弱，言音混浊，阳气顿绝方：

　　生地黄五斤，干　苁蓉③八两　白术八两　巴戟天八两　麦门冬八两　茯苓八两　甘草八两　牛膝八两　五味子八两　车前子五两　杜仲八两　干姜五两

　　十二味，为散，食后酒服方寸匕，日三。

　　又云：治肾实热，胀满④，四肢正黑，耳聋，梦腰脊离解、梦⑤伏水等，气急，泻肾汤方：

　　大黄三两，以水一升，密⑥器中宿渍，碎如雀头大　生地黄汁⑦五两　甘草二两　茯苓三两　葱白八两⑧　菖蒲五两　黄芩三两　玄参四两　细辛二两⑨　芒硝三两

　　十味⑩，以水九升，煮七⑪味，取二升五合，去滓；别渍大黄，纳药中，更煮取二升三合⑫，去大黄滓，下地黄汁，微火煎一两沸，下芒硝，分三服。

　　《耆婆方》治肾气虚，则梦使人见舟船溺人，冬时梦见伏水中，及在水行，若有恐畏，恶人见。肾气盛，则梦见腰脊两解，不属不连，厥气客于小腹，则梦聚邑街衢方：

　　秦艽　石斛　泽泻　防风　人参各一分　茯苓　黄芩　干地黄　远志各八分

　　十味，切，捣筛为散，以酒服方寸匕，日二。

治大肠病方第十五

　　《病源论》云：大肠气盛，则为有余，则病肠内切痛，如锥刀刺，无休息，腰背寒痹，挛急，是为大肠之气实也，则宜泻之。大肠气不足，则寒气客之，善泄，是为大肠之气虚也，则宜补之。

　　《千金方》治大肠虚寒，利下青白，肠虚鸣⑬相逐，黄连补汤方：

　　黄连四两　茯苓三两　芎䓖三两　酸石榴皮五具⑭　地榆五两　伏龙肝鸡子大，一枚

　　六味，切，水七升，煮取二升五合，去滓，下伏龙肝屑，搅挠⑮调，分三服。

　　又云：治大肠实热，肠⑯胀不通，口生疮，生姜泄肠汤方：

　　宿姜⑰三两　橘皮三两　大枣十四枚　青竹茹三两　生地黄十两　桂心一两　黄芩三两　栀子

---

① 六味：《千金方》卷十七第二作"七味"，"味"下有"㕮咀"二字。
② 汗出：《病源》卷十五《肾病候》"出"下有"憎风"二字。
③ 苁蓉：原作"纵容"，据《千金方》卷十九第二改。按"纵容"通"苁蓉"，凡此音假字，均改为通用字。
④ 胀满：《千金方》卷十九第二"胀"上有"小腹"二字。
⑤ 梦：《千金方》卷十九第二作"及"，连上读。
⑥ 密：原作"蜜"，据《千金方》卷十九第二改。按"蜜"用通"密"。
⑦ 汁："汁"字原脱，据《千金方》卷十九第二补。
⑧ 葱白八两：《千金方》卷十九第二无"葱白"，有"磁石八两，碎如雀头"八字。
⑨ 二两：《千金方》卷十九第二作"四两"。
⑩ 十味：《千金方》卷十九第二"味"下有"㕮咀"二字。
⑪ 七：原作"八"，据《千金方》卷十九第二改，与下文义协。
⑫ 更煮取二升三合：旁校引一本"二升三合"作"三升三合"，《千金方》卷十九第二作"更煮减二三合"。按前"二升五合"，加"大黄一升"，即"三升五合"，"更煮减二合"，即"三升三合"。
⑬ 肠虚鸣：《千金方》卷十八第二作"肠中雷鸣"。
⑭ 五具：《千金方》卷十八第二作"五片"。
⑮ 搅挠：同义复词，搅拌。
⑯ 肠：《千金方》卷十八第二作"腹"。
⑰ 宿姜：《千金方》卷十八第二作"生姜"，与上方名合。按"宿姜"指生姜宿根，又谓母姜。

仁三两 茯苓二两① 白术三两 芒硝二两②

十一味，切，水七升，煮取三升，去滓，下芒硝，分三服③。

治小肠病方第十六

《病源论》云：小肠气盛为有余，则病小肠热，焦竭干涩，小肠　　胀，是为小肠之气实也，则宜泻之。小肠不足，则寒气客之，而肠病，惊跳不言，乍来乍去，是为小肠气之⑤虚也，则宜补之。

《千金方》治小肠虚寒，痛下赤白，肠滑，腹中懊忱，补汤方：

干姜三两 当归四两 黄柏四两 地榆皮四两 黄连三两 阿胶三两 石榴皮⑥三两

七味⑦，水七升，煮取二升五合，去滓，下胶煮烊，分三服。

又云：治小肠实，热胀口疮，柴⑧胡泻汤方：

柴胡三两 橘皮三两 黄芩三两 泽泻三两 枳实三两 旋覆花三两 升麻三两 生地黄切，一升 芒硝⑨三两

九味，切，以水一斗，煮取三升，去滓，下芒硝，分三服。

治胆病方第十七

《病源论》云：胆气盛为有余，则病腹内冒冒⑩不安，身躯习习⑪，是为胆气之实也，则宜泻之。胆气不足，其气上溢而口苦，善太息，呕宿汁，心澹澹⑫，如人将捕之。嗌中介介⑬，数唾，是为胆气之虚也，则宜补之。

《千金方》治胆腑实热，精神不守，泻热，半夏千里流⑭水汤方：

半夏三两 酸枣⑮五合 黄芩一两 远志二两 茯苓二两 宿姜三两 秫米一升 生地黄五两

凡八物，细切，取长流水五斗，先煮秫米，令蟹目沸，扬之三千过，澄清，取六升⑯煮药，取二升半⑰，分三服。

治胃病方第十八

《病源论》云：胃气盛为有余，则病腹䐜⑱胀，气满，是为胃气之实也，则宜泻之。胃气不足，则饥而不受谷，飧泄呕逆，是为胃气之虚也，则宜补之。

《千金方》治胃虚冷少气，口苦，身体无泽，补胃汤方：

防风二两 柏子仁二两 吴茱萸三两 细辛二两 甘草一两 桂心二两 橘皮二两 芎劳二两⑲ 人参三两

凡九味，切，以水一斗，煮取三升，分三服。

又云：治胃实，泻胃热汤方：

栀子仁三两 芍药四两 白术五两 茯苓二两 生地黄汁一升 射干三两 升麻三两 赤蜜⑳一升

八味，切，以水七升，煮取一升五合，去

① 二两：《千金方》卷十八第二作"三两"。
② 二两：《千金方》卷十八第二作"三两"。
③ 分三服：《千金方》卷十八第二作"分二服"。
④ 小肠：原作一"少"字，据《病源》卷十五《小肠病候》改。
⑤ 气之：循上文例，疑此二字误例，当乙作"之气"。
⑥ 石榴皮：按"石榴皮"以上七味，《千金方》卷十四第二"黄连、阿胶各二两"、"石榴皮三枚"。
⑦ 七味：《千金方》卷十四第二"味"下有"㕮咀"二字。
⑧ 柴：原作"紫"，据《千金方》卷十四第二改。下仿此。
⑨ 芒硝：按"芒硝"以上九味，《千金方》卷十四第二除"生地黄"用"一升"外，其余并用"二两"。
⑩ 冒冒：郁闷不舒貌。《说文通训定声》："冒，假借为瞀。"
⑪ 习习：指皮肉中有虫行之感。
⑫ 澹澹：不定貌。《素问·刺热篇》王冰注："澹澹，谓似欲不定也。"
⑬ 介介：咽喉中如有物梗阻貌。
⑭ 流："流"字原脱，据《千金方》卷十二第二补。
⑮ 酸枣：《千金方》卷十二第二作"酸枣仁"。
⑯ 六升：《千金方》卷十二第二作"九升"。
⑰ 二升半：《千金方》卷十二第二作"三升半"。
⑱ 䐜：原作"瞋"，据《病源》卷十五《胃病候》改。
⑲ 二两：《千金方》卷十六第二作"三两"。
⑳ 赤蜜：按"赤蜜"以上八味，《千金方》卷十六第二"栀子仁、射干、升麻"各用"二两"。

滓,下地黄汁①,煮两沸;次下蜜,煎取三升,分三服。老小以意②。

治膀胱病方第十九

《病源论》云:五谷五味之津液,悉归于膀胱,气化分入血脉,以成骨髓也;而津液之余者,入胞,则为小便。其气盛为有余,则病热,胞涩,小便③不通,小腹偏肿痛,是为膀胱气之实也,则宜泻之。膀胱气不足,则寒④客之,胞滑,小便数而多也,面黑,是膀胱气之虚也,则宜补之。

《千金方》云:膀胱⑤病者,少腹满⑥肿而痛,以手按则欲小便而不得。

又云:治膀胱肾⑦冷,饥不欲食,面黑如炭⑧方:

磁石六两　黄芪三两　杜仲四两　白石英五两　五味⑨四两　茯苓三两　术五两

七味,水九升,煮取三升,分三服。

又云:治膀胱实热方:

栀子仁三两　石膏八两　茯苓三两　淡竹叶切,一升　生地黄切,一升　蜜一升⑩　知母三两

七味⑪,水七升,煮取二升,去滓,下蜜,煮两沸,分三服。须痢加芒硝三两。

治三焦病方第廿

《病源论》云:三焦盛⑫为有余,则胀,气满于皮肤内,轻轻然⑬而不牢,或小便涩,或大便难,是为三焦之实也,则宜泻之。三焦气不足,则寒气客之,病遗尿,或泄利,或胸满,或食不消,是三焦之气虚也,宜⑭补之。

《千金方》云:三焦病者,腹⑮胀气满,小腹尤坚,不得小便,窘急,溢则为水,留则为腹胀⑯。

又云:治上焦虚寒,短气⑰,语声不出,黄芪理中汤方:

黄芪二两　桂心二两　丹参四两　桔梗三两　干姜三两　五味子三两　茯苓三两　甘草三两　杏仁四两　芎劳三两

十味,切,以水九升,煮取三升,分三服。

又云:治上焦实热,腹满而不欲食,或食先吐而后下,肘后胁⑱挛痛,麦门冬理中汤方:

生麦门冬一升　生姜四两　甘草二两　人参三两　茯苓二两　橘皮三两　竹茹一升　生芦根切,一升　蓴⑲心五合　稟米一升　白术五两　萎蕤三两

十二味,切,水一斗五升,煮取三升,分三服。

又云:治中焦实热闭塞,上下不通,隔绝关格,不吐不下,腹彭彭⑳喘急,大黄泻热开关格通隔绝九味汤㉑方:

蜀大黄三两,切,水一升五合㉒,别渍　黄芩三两　泽泻三两　升麻三两　羚羊角四两　栀子仁四两　生地黄汁一升　生玄参八两　芒消三两

九味㉓,以水七升,煮八物㉔,取二升三

① 汁:"汁"字原脱,据《千金方》卷十六第二补。
② 以意:《千金方》卷十六第二"意"下有"加减"二字。
③ 其气盛为有余,则病热,胞涩,小便:按此十三字原脱,据《病源》卷十五《膀胱病候》补。
④ 寒:《病源》卷十五《膀胱病候》"寒"下有"气"字。
⑤ 膀胱:原作"旁光",今据《千金方》卷二十第一改。下仿此。
⑥ 满:《千金方》卷二十第一作"偏"。
⑦ 肾:《千金方》卷二十第二作"虚"。
⑧ 炭:《千金方》卷二十第二"炭"下有"腰胁疼痛"四字。
⑨ 五味:《千金方》卷二十第二作"五味子",应据改。
⑩ 一升:《千金方》卷二十第二作"五合"。
⑪ 七味:《千金方》卷二十第二"味"下有"㕮咀"二字。
⑫ 盛:《病源》卷十五《三焦病候》"盛"上有"气"字。
⑬ 轻轻然:疑当作"彭彭然",腹满貌。
⑭ 宜:《病源》卷十五《三焦病候》"宜"上有"则"字。
⑮ 腹:"腹"字原脱,据《千金方》卷二十第四补。
⑯ 腹胀:《千金方》卷二十第四"胀"上无"腹"字。
⑰ 短气:《千金方》卷二十第五"气"下有"不续"二字。
⑱ 肘后胁:《千金方》卷二十第五"肘"下无"后胁"二字。
⑲ 蓴:《千金方》卷二十第五作"　"。
⑳ 彭彭:《千金方》卷二十第五作"膨膨","膨膨"上有"满"字。
㉑ 大黄泻热开关格通隔绝九味汤:《千金方》卷二十第五作"开关格通隔绝大黄泻热汤"。
㉒ 一升五合:《千金方》卷二十第五作"一升"。
㉓ 九味:《千金方》卷二十第五"味"下有"㕮咀"二字。
㉔ 煮八物:循下文义疑当作"煮七物",据《千金方》卷二十第五无此三字。

合,下大黄,更煎数①沸,绞去黄滓,下芒硝,分三服。

又云:治中焦虚寒,洞泄下利,或因霍乱后泻黄白无度,腹中虚痛,黄连煎方:

金色黄连四两 黄柏三两 当归三两 厚朴三两 干姜三两 酸石榴皮四两② 地榆四两 阿胶四两

八味③,以水九升,煮七物,取一升④,去滓,下阿胶更煎,取烊,分三服。

又云:治下焦虚寒损,或先⑤便,转后见血,此为近⑥血,或利下,或不利,好因劳冷而发,续断止血汤方:

续断三两 当归三两 干姜四两 甘草一两 干地黄四两 桂心三两 蒲黄一两 阿胶⑦一两

八味,切,以水九升,煮六物⑧,取三升五合,去滓,下阿胶,更烊,取胶烊尽,下蒲黄,分三服。

又云:治下焦热,大小便不通⑨,柴胡⑩通塞汤方:

柴胡三两 黄芩三两 橘皮三两 泽泻三两 栀子仁四两 石膏六两,碎 羚羊角三两,炙 生地黄切,一升 香豉一升,熬 芒硝三两⑪

十味⑫,以水一斗,煮九物,取三升,去滓,下芒硝,分三服。

治气病方第廿一

《千金方》治气极虚寒,皮毛焦,津液不通,虚劳百病,气损⑬,黄芪汤方:

黄芪四两 人参二两 干枣⑭十枚,去核 生姜八分 白术二两 桂心二两

七味⑮,切,以水八升,煮取三升,分四服。

又云:理气丸,治气不足方:

杏仁一两 益智子二两 廉姜⑯二两 桂心一两

四味⑰,丸如梧子,未食服三丸,以知为度。

治脉病方第廿二

《千金方》治脉虚,惊跳不定,乍来乍去,主小肠腑寒,补虚⑱调中防风丸方:

防风十二分 桂心十二分 通草十二分 茯神十二分 远志十二分 甘草十二分 人参十二分 麦门冬十二分 白石英十六分

九味,捣筛为散,白蜜和丸如梧子,酒服十丸⑲,日再,加至廿为剂⑳。

又云:治脉实洪满,主心热病,升麻汤方:

蜀升麻三两 栀子仁三两 生地黄切,一升 子芩三两 泽泻三两 淡竹叶三两 芒硝三两

七味㉑,以水九升,煮取三升,去滓,下芒硝,分三服㉒。

---

① 数:《千金方》卷二十第五作"两"。
② 四两:原作"四贝",据《千金方》卷二十第五改。
③ 八味:《千金方》卷二十第五"味"下有"㕮咀"二字。
④ 取一升:《千金方》卷二十第五作"取三升"。
⑤ 先:"先"字原脱,据《千金方》卷二十第五补。
⑥ 近:《千金方》卷二十第五作"远"。
⑦ 阿胶:按"阿胶"以上八味,《千金方》卷二十第五"续断、当归、桂心"各用"一两","甘草"用"二两",又"蒲黄、阿胶"二味原脱,据《千金方》补入。
⑧ 八味,切,以水九升,煮六物:按原"八"与"六"二字误窜,今据文义移正,《千金方》卷二十第五"八味"下有"㕮咀"二字,无"煮六物"三字。
⑨ 大小便不通:原"小"作"少",据《千金方》卷二十第五改;又原"便"下衍"利"字,据《千金方》删。
⑩ 柴胡:原作"紫胡","胡"下衍"泄"字,据《千金方》卷二十第五删改。
⑪ 三两:《千金方》卷二十第五作"二两"。
⑫ 十味:《千金方》卷二十第五"味"下有"㕮咀"二字。
⑬ 气损:《千金方》卷十七第四作"气力损乏"。
⑭ 干枣:《千金方》卷十七第四作"大枣"。
⑮ 七味:原作"六味",与上药味不协,据《千金方》卷十七第四改。
⑯ 廉姜:《千金方》卷十七第五作"干姜"。
⑰ 四味:《千金方》卷十七第五"味"下有"末之蜜"三字,"蜜"字属下读。
⑱ 虚:"虚"字原脱,据《千金方》卷十三第五补。
⑲ 十丸:《千金方》卷十三第五作"三十丸"。
⑳ 廿为剂:"剂"字旁注曰:"限也。"《千金方》卷十三第五作"四十丸"。
㉑ 七味:《千金方》卷十三第五"味"下有"㕮咀"二字。
㉒ 分三服:《千金方》卷十三第五作"分二服"。

治筋病方第廿三

《删繁方》治筋虚实，暴损绝极，或因霍乱转动腹满并转痛，或因服药吐利过差①，脚手虚转，腹②转痛，人参汤方：

人参二两　厚朴二两，炙　葱白一虎口，切　白术四两　蓼一把，长三寸

五物，切，以水五升，煮取二升，去滓，分再服。

又云：治转筋霍乱后，因而筋转方：

取絮巾若绵，炙暖以缚筋上。

又云：胞转筋急方：

白术四两　香豉一升，熬　栀子仁二两　榆白皮三两　子芩三两③　通草二两④　茯苓二两

七物，切，以水七升，煮取三升，去滓，分三服。

又云：治转筋，阴囊卵缩入腹，腹中绞痛，从交接极损所为方：

取豚子一头，杖撞卅六下，放于户中逐之，使喘极，刺胁下，取血一升，以酒一升，共和饮之，若无酒，单血亦好，勿令冷凝也。

又云：治交接损，缩卵⑤筋挛方：

烧妇人月经衣⑥，服方寸匕。以上《千金方》同之。

又云：治转筋，十指筋挛急，不得屈伸，灸⑦法：

灸手踝⑧上七炷，大良。

又云：治转筋，胫骨痛，不可忍方：

灸屈膝下廉横筋上，三炷。

又云：转⑨筋方：

灸涌泉，涌泉在脚心下，当拇指大筋是，灸七壮。

又方：

灸大都，大都在足拇指大节内侧白肉际，七壮。

又云：腹肠⑩转筋方：

灸脐上一寸，十四壮。

又云：治筋绝方：

蟹脑足髓熬，纳疮中，筋即续矣。

《千金方》治筋实极，手足爪甲或青，或黄，或黑⑪，四肢筋急，烦满，地黄煎方：

地黄汁三升　生葛汁一升　生玄参汁一升　大黄二两　栀子三两　升麻三两⑫　石膏五两　芍药四两　麻黄三两　犀角三两

十味⑬，水七升，煮七物，取二升，去滓，下地黄汁，煎一⑭两沸，次下葛汁等，煎取三升，分三服。

治骨病方第廿四

《删繁方》云：凡骨虚实之应，主干肾膀胱。若其腑脏有病，从骨生，热则应脏，寒则应腑。凡骨虚者，痟疼，不安，好倦；骨实者，苦烦热。

又云：治骨实，苦烦热，鸡子白煎方：通四时用。

鸡子七枚，扣开取白　生地黄汁一升　麦门冬汁三合　赤蜜一升

凡四汁相和，搅调，微火上煎之三沸，分三服。

《拯要方》疗骨虚劳冷，骨节疼痛无力方：

豉二升　地黄八两⑮

---

① 过差：《外台》卷十六《筋虚胞转方二首》引《删繁》作“过度”。
② 腹：《外台》卷十六《筋虚胞转方二首》引作“肠胞”。
③ 三两：《外台》卷十六《筋虚胞转方二首》引作“二两”。
④ 二两：《外台》卷十六《筋虚胞转方二首》引作“四两”。
⑤ 缩卵：《千金方》卷十一第四作乙“卵缩”，似是。
⑥ 衣：《千金方》卷十一第四“衣”下有“灰”字。
⑦ 灸：原误作“别”，据《外台》卷十六《转筋方七首》引《删繁》改。
⑧ 踝：《外台》卷十六《转筋方七首》引“踝”下有“骨”字。
⑨ 转：《外台》卷十六《转筋方七首》引“转”上有“治”字。
⑩ 肠：《札记》曰：“‘肠’字恐衍。”
⑪ 黑：《千金方》卷十一第四“黑”下有“乌黯”二字。
⑫ 三两：《千金方》卷十一第四作“二两”。
⑬ 十味：《千金方》卷十一第四“味”下有“㕮咀”二字。
⑭ 煎一：此二字原脱，据《千金方》卷十一第四补。
⑮ 八两：《千金方》卷十九第六作“八斤”。

再遍蒸,曝干①,从食后以酒一升服之②。并③治虚热。

治髓病方第廿五

《删繁方》云:凡髓虚实之应,主干肝胆。若其腑脏有病,从髓生,热则应脏,寒则应腑。凡髓虚者,疴惚④不定;髓实者,勇鷙⑤。

又云:治髓实,勇鷙⑥惊热,主肝热,柴⑦胡发泄汤方:

柴胡三两　升麻三两　黄芩三两　泽泻四两　细辛三两　枳实三两　淡竹叶切,一升　栀子仁三两　生地黄切,一升　芒硝三两⑧

凡十物⑨,以水九升,煮取三升,去滓,下芒硝,分三服。

《千金方》治髓虚,疴惚⑩不安,胆腑中寒,羌活补髓丸方:

羌活三两　桂心三两⑪　芎䓖三两　当归三两　人参四两　枣肉一升,研为⑫脂　大麻子仁二升,熬,研为脂　羊髓一升　酥⑬一升　牛髓一升⑭

十味,先⑮捣五种干药为散,下枣膏、麻仁更捣,相濡为一家,下二髓⑯纳铜钵中,汤中⑰煎之,取好为丸,丸如梧子,酒服卅丸,日再,加至四十丸。

治皮病方第廿六

《删繁方》云:凡皮虚实之应,主于肺、大肠。其病发于皮毛,热则应脏,寒则应腑,凡皮虚者寒,皮实者热。

又云:治皮虚,主大肠病寒气关格,葫蘸蒸汤方:

葫蘸根茎切,三升　桃枝叶剉,三升　细糠一斗　秫米五升　菖蒲根叶⑱剉,二升

凡五物,水一石五斗,煮取米熟为度,大盆器贮。盆上作小⑲竹床子置⑳盆,人身坐床中,四面周回将荐席围,身上以衣被盖覆,若气急时开孔对中泄气,取通身接汗,可作两食久许,如此三日,蒸还煴药足汁㉑用之。若盆里不过热,盆下置炭火也。非但治寒法,是皮

肤一切劳冷,并皆治之。

又云:治皮实,主肺病热气所加,栀子煎方:

栀子仁三两　生地黄切,一升　枳实三两　石膏八两　大青三两　杏仁三两　淡竹叶切,一升　柴胡三两　生玄参五两　芒硝㉒三两

凡十物,切,以水九升,煮取三升,去滓,下芒硝,平旦分三服。以上《千金方》同之。

治肉病方第廿七

《删繁方》云:凡肉虚实之应,主脾胃。若其腑脏有病,从内生,热则应脏,寒则应腑。凡肉虚者,坐不平㉓席,身冘动㉔;肉实者,坐

---

① 曝干:《千金方》卷十九第六"干"下有"为散"二字。
② 服之:《千金方》卷十九第六作"进二方寸匕,日再服之"。
③ 并:原作"再",据旁校改作"并",《千金方》卷十九第六作"亦"。
④ 疴惚:《外台》卷十六《髓虚实方二首》引《删繁》作"脑痛",与《千金方》卷十二第四合。
⑤ 勇鷙:《外台》卷十六《髓虚实方二首》引《删繁》作"勇悍",与《千金方》卷十二第四合。
⑥ 勇鷙:《千金方》卷十二第四作"勇悍"。
⑦ 柴:原误作"紫",据《千金方》卷十二第四改。下同。
⑧ 三两:此二字原脱,据《千金方》卷十二第四补。
⑨ 凡十物:《千金方》卷十二第四此下有"哎咀"二字。
⑩ 疴惚:"疴"字旁注云:"骨节痛也。""惚"字旁校作"脑"。《千金方》卷十二第四作"脑痛"。
⑪ 三两:《千金方》卷十二第四作"二两"。
⑫ 为:《千金方》卷十二第四作"如",下"为"字仿此。
⑬ 酥:原误作"蒜",据《千金方》卷十二第四改。
⑭ 一升:《千金方》卷十二第四作"二升"。
⑮ 先:原作"前",据《千金方》卷十二第四改,文顺。
⑯ 二髓:《千金方》卷十二第四"髓"下有"并酥"二字。
⑰ 汤中:《千金方》卷十二第四作"重汤"。
⑱ 菖蒲根叶:按以上五味,《千金方》卷十八第四"葫蘸根茎"作"葫蘸根叶","桃枝叶"作"桃叶皮枝","秫米"用"三升","菖蒲根叶"作"菖蒲叶"。
⑲ 小:原作"少",据《千金方》卷十八第四改。
⑳ 置:《千金方》卷十八第四作"罩",义胜。
㉑ 汁:原作"汗",形误,据《千金方》卷十八第四改。
㉒ 芒硝:按"芒硝"以上十味,《千金方》卷十八第四"栀子仁、枳实、大青、杏仁、柴胡、芒硝"各用"三两"。
㉓ 平:《千金方》卷十五第五作"安"。下仿此。
㉔ 身冘动:《千金方》卷十五第五作"身危变动"。

平不动,喘气。

又云:治肉虚坐不平席,好动,主胃病寒气所加①,五茄酒方:通四时用。

五茄皮二升 枸杞皮二升 干地黄八两 丹参八两 杜仲一斤 干姜四两 附子三两,炮 钟乳床②一斤,研,别囊贮

凡八物,㕮咀,橙子贮之③,清酒二斗,渍之三宿,一服七合,日再服。

又云:治肉实,坐平席不动④,喘气,主脾病热气格⑤,半夏汤除喘方:通四时用。

半夏八两,洗 宿姜八两 细辛三两⑥ 杏仁五两 橘皮四两 麻黄三两⑦ 石膏七两,碎 射干二两

凡八物,切,水九升,煮取三升,去滓,分三服。须利下,加芒硝三两。

医心方卷第六

---

① 主胃病寒气所加:《千金方》卷十五第五作"主脾病寒气所伤"。
② 钟乳床:《千金方》卷十五第五作"石膏"。
③ 橙子贮之:《千金方》卷十五第五无此四字。
④ 不动:《千金方》卷十五第五作"不能动作"。
⑤ 热气格:《千金方》卷十五第五作"热气所加,关格"。
⑥ 三两:《千金方》卷十五第五作"四两"。
⑦ 三两:《千金方》卷十五第五作"一两"。

医心方卷第七

从五位下行针博士兼丹波介丹波宿祢康赖撰

治阴疮方第一
治阴蚀疮欲尽方第二
治阴痒方第三
治阴茎①肿痛方第四
治阴囊肿痛方第五
治阴卵入腹急痛方第六
治阴囊湿痒方第七
治阴㿗方第八
治脱肛方第九
治谷道痒痛②方第十
治谷道赤痛方第十一
治谷道生疮③方第十二
治湿䘌方第十三
治痔䘌方第十四
治诸痔方第十五
治九虫方第十六
治三虫方第十七
治寸白方第十八
治蛔虫方第十九
治蛲④虫方第廿

治阴疮方第一

《病源论》云：肾营⑤于阴，肾气虚，不能制津液，则汗湿；虚则为风邪所乘，邪客腠理，而正气不泄，邪正相干，在⑥皮肤，故痒，搔之则生疮。

《葛氏方》治男子阴疮烂⑦方：
削黄柏，煮以洗之，日十过⑧。

又方：
狼牙草根，煮，以洗渍之，日五六过。今按：《拯要方》狼牙二把，水四升。

又方：
黄连、黄柏分等，捣，以肥猪肉汁煮之，去滓，以渍之。复捣此二物，绢筛下，以粉疮，日

五六。又治阴蚀疮。

又方：
煮地榆以洗渍之，合甘草尤佳。

《范汪方》治人阴头断生疮方：
芜菁一把，切，水煮令熟，食之。

《拯要方》疗阴疮方：
黄连三分 胡粉一分⑨ 黄柏⑩三分
为散，敷疮上⑪。

《集验方》云⑫：阴恶疮方：
以蜜煎甘草末，涂之，良。

又云：阴头生疮如安石榴花，大者如拳⑬方：
虎牙、犀角，刀刮末，以猪膏煎令变色，去滓，日三涂。

又方：
以乌贼鱼骨末粉之，良。

又方：
鳖甲烧末，以鸡子白和敷之。

《随时方》治阴恶疮方：
取薤白和苏⑭敷之，当日即瘥。

---

① 茎：仁和寺本无"茎"字。下正文标题仿此。
② 痛："痛"字原脱，据仁和寺本补，与正文标题合。
③ 疮：原作"痒"，据旁校改，与正文标题合。
④ 蛲：原作"绕"，据旁校改，与正文标题合。
⑤ 营：《病源》卷四《虚劳阴疮候》作"荣"。
⑥ 在：《病源》卷四《虚劳阴疮候》作"于"，连上读。
⑦ 烂：《肘后方》卷五第四十二"烂"上有"损"字。
⑧ 日十过：《肘后方》卷五第四十二作"又白蜜涂之"。
⑨ 一分：《外台》卷二十六《阴疮方七首》引作"一合"。
⑩ 黄柏：此二字原误倒，据《外台》卷二十六《阴疮方七首》引《古今录验》乙正。
⑪ 敷疮上：《札记》曰："延庆本此下有'今按：《医门方》日二三度，忌猪肉'十二字注文。"
⑫ 云：疑当作"治"，仁和寺本无"云"字。
⑬ 拳：原作"卷"，据《札记》引延庆本改。按"卷"通"拳"。
⑭ 苏：疑是"酥"之借字。

《千金方》治阴生疮方①：

地榆八两　黄柏八两

二味②，以水一斗五升，煮取六升，去滓，适冷暖，用洗疮，日再。

又云：妬精疮者，男子在阴头节下，妇人在玉门内，并似疳③疮，大痛方：

用银钗绵缠④腊月猪脂，熏⑤火上暖，以钗烙疮上，令熟，取干槐枝叶⑥涂之。

又方⑦：

以麝香、黄矾、青矾末敷上⑧，小便后即敷之，不过三。

《录验方》治阴头疮肿，转困笃方：

黄连汁　黄柏汁　龙胆汁

凡三物，合，得半升，别煮猪蹄汁二升，合和，著筒中热灰上温之，渍阴，日三。

《医门方》疗男子阴疮烂方：

黄柏　狼牙各三两⑨

水四升，煮取一升半，去滓，以浸疮，数洗了，末蛇床子、黄连，以敷疮中。

《令李方》治阴劳疮，生息肉，烂破痛，医所不能治，矾石散方：

矾石一分，烧　细辛一分　白芷一分

凡三物，冶筛，以温水洗疮，乃粉。

治阴蚀疮欲尽方第二

《葛氏方》治阴蚀疮欲尽方：

取虾蟆⑩、兔屎分等，捣勃疮上⑪。

《范汪方》治阴肿生疮至尽方：

释胡粉涂，良。

又方：

荻叶作灰，敷之。

又云：男子阴头生疮，精食啮欲尽方：

当归、芍药、黄芩、术、麝香、白粉为汤一洗之。

《令李方》治阴蚀，蒲黄散方：

蒲黄二两　桐皮二两　甘草二两

凡三物，捣筛粉疮上，不过三，愈。

《千金方》治阴蚀疮方：

以肥猪肉五斤⑫，水三升，煮肉令极烂。

去肉，以汤令极热，便以灌⑬疮中，冷⑭即愈。

又方⑮：

雄黄二分　矾石二分，烧　麝香半分

三味，筛⑯，以粉疮上。

治⑰虫食人阴茎并囊，欲尽方：

烧鲤骨为灰，和黄柏汁涂之。

又方：

烧鲋鱼，和酱汁涂之。

治阴痒方第三

《病源论》云：夫⑱虚劳损，肾气不足，故阴冷，汗液自泄。风邪乘之，则瘙⑲痒。

《录验方》治阴痒，疮多少有汁者方：

煮黄柏汁，冷洗渍，敷蛇床子、黄连末。

《新录要⑳方》治阴痒，水出不能瘥者方：

干姜末粉之。

---

① 治阴生疮方：《千金方》卷二十四第八作"治阴下生疮洗汤方"。

② 二味：《千金方》卷二十四第八"味"下有"㕮咀"二字。

③ 疳：原作"甘"，今改为通用字。

④ 缠：《千金方》卷二十四第八作"裹"，"裹"下有"以"字。

⑤ 熏：《千金方》卷二十四第八"熏"下有"黄"字。

⑥ 叶：《千金方》卷二十四第八作"烧淄"。

⑦ 又方：此二字原脱，据《千金方》卷二十四第八补。

⑧ 以麝香、黄矾、青矾末敷上：《千金方》卷二十四第八"麝香"上无"以"字，"末敷上"作"右三味，等分为末"。

⑨ 三两：旁校引或本作"二两"。

⑩ 虾蟆：《札记》引延庆本"蟆"下有"屎"字。

⑪ 捣勃疮上：《肘后方》卷五第四十二作"末勃疮上"，《外台》卷三十四《阴蚀疮八首》引《文仲方》作"末敷之疮上"。义并同。"勃"通"傅"，即敷。

⑫ 五斤：此二字原缺，据《千金方》卷二十四第八补。

⑬ 灌：《千金方》卷二十四第八作"渍"。

⑭ 冷："冷"字原脱，据《千金方》卷二十四第八补。

⑮ 又方：《千金方》卷二十四第八作"治阴蚀生疮或痒方"。

⑯ 筛：《千金方》卷二十四第八作"冶下筛为粉"。

⑰ 治："治"字上疑脱所引书名。

⑱ 夫：《病源》卷四《虚劳阴下痒湿候》作"大"。

⑲ 瘙：原作"搔"，借字，今据《病源》卷四《虚劳阴下痒湿候》改。

⑳ 要：《札记》曰："延庆本无'要'字。"

又方：

水煮芜菁子，洗，并末，粉上。

又方：

杏仁烧取油，涂之。

又方：

水煮棘针，洗之。

又方：

水煮桃皮叶，洗之。

又方：

取薤白捣汁，涂之。

又方：

灸脊穷骨，名龟尾，依年壮，或七壮。又灸足大指丛毛中，多至七壮，并良。

《拯要方》治阴痒湿生疮，历年不瘥方：

桃核中仁，烧末服七枚，日三服廿一枚，三日愈。

又方：

嚼胡麻，敷疮，不过四五度，愈。

《龙华方》治男子阴下疮痒湿方：

白粉一分　干姜三分　牡蛎三分

三物，下筛，欲卧时粉，夜三四粉之。

《效验方》牡蛎散，治男子阴下痒湿方：

牡蛎三分　干姜三分

凡二物，下筛，以粉，日二。

《僧深方》治阴下湿痒生疮方：

吴茱萸一升

凡一物，以水三升，煮三沸，以去滓，洗疮，愈。

又方：

蒲黄粉疮上，日三过，即愈。

又方：

甘草一尺

凡一物，水五升，煮取三升，洗渍之，日三，便愈，神良。

《耆婆方》治人阴下痒湿方：

蛇床子作末，和米粉，少少粉之。

《删繁论》治阴生湿疮包用：

石硫黄，末，敷之。

《集验方》治大人小儿阴茎痒，汁出方：

取生大豆刮去皮，熟嚼涂之。

《本草拾遗》云：

牡蛎壳和麻黄根、蛇床子、干姜为粉，去阴汗。

治阴茎肿痛方第四

《病源论》云：阴肿候。此由风热客于肾经，流[1]于阴器[2]，肾虚不能宣散，故致肿。

《范汪方》治卒阴肿欲死方：

急服下药使大下，即佳。

又方：

末乌贼鱼骨，粉。

又方：

末蛇床子，和鸡子黄，敷之。

《葛氏方》治阴茎头急肿，生疮，汁出方：

浓煮黄柏汁，管中渍之。

又方：

浓煮水杨叶，管中温渍之。

又方：

当归三分　黄连三分　小豆一分

凡三物，捣筛，以粉上。

又方：

杏仁、鸡子白和，涂之。

又方：

烧豉三粒，末，敷之。

又方：

以白蜜涂之。

又方：

烧牛屎，末，和苦酒涂之。

又云：阴茎忽肿痛不可忍方：

雄黄　矾石各二两　甘草三尺

水二斗，煮取二升，以渍之。

又云：治卒阴痛如刺，汗出如雨方：

小蒜一升　韭[3]根一斤　杨柳根一斤

右三物，合烧，以酒灌之，及热以气蒸阴。《千金方》同之。

---

① 流：仁和寺本"流"上有"肾经"二字，与《病源》卷四《虚劳阴肿候》合。

② 器：仁和寺本无"器"字。

③ 韭：《礼记》引延庆本作"薤"。

《千金方》治阴肿痛方①：

捣苋菜根，敷之。

又方②：

酒服桃仁，末，弹丸大，三服。

又云：玉茎痛方③：

甘草、石蜜，末④，和乳洗⑤之。

《龙华方》治阴头肿溃败坏方：

甘草一分　乌头一分　芍药一分　败酱二分

四物，切，以水四升，煮取三升，洗之，日三。

治⑥阴茎头肿，生疮，黄汁出方：

干姜末，捣敷上。不过再三，即愈。

《新录单方》阴肿痛方：

捣桃仁为泥，和水若酒，涂之，数易，瘥止。

又方：

末蔓菁子并根，封之。

《枕中方》治男子阴肿方：

以灶中黄土，以酒和之，涂其上，立愈，有验。

治阴囊肿痛方第五

《千金方》治阴囊肿痛方⑦：

醋和面，涂之。

又方：

醋和热灰，熨之。

又方：

釜月下土，鸡子白和，敷之。

《葛氏方》治男子阴卵卒肿痛方：

烧牛屎，末，以苦酒和，敷之。

又方：

蛇床子末，鸡子黄和，敷之。

又方：

捣芜菁⑧，涂之。

又方：

灸足大指第二节⑨横纹理正中央五壮，佳。

《医门方》治阴卵肿方：

以桂心末涂之，佳。

又方：

末大黄，和醋涂之，并佳。

又方：

取皂荚，炙，去皮子，末，和水涂之，立消⑩。

又云：疗卒阴卵肿，疼痛不可忍方：

灸足大拇指头，去爪甲如韭叶，随年壮，右核肿灸右，左肿⑪灸左，两核俱肿，俱灸之，一宿愈。

又方：

以玉茎头向下正囊缝，点茎头，当缝上灸三壮或七壮⑫，即消。

《博济安众方》治久坐立卑湿冷处，忽阴囊虚肿⑬，气上筑人方：

右，以米醋炒黑豆，青布裹，熨心腹。

《集验方》治卒卵肿方：

熟捣桃仁，敷之，燥则易，亦治妇人阴肿。

《玄女经》云：疗男子阴卵肿方：

取捣桃仁去皮尖，并简⑭除双仁，熬令色变，作末，丸如弹丸，酒服之。

---

① 治阴肿痛方：《千金方》卷二十四第八作"有人阴冷，渐渐冷气入阴囊，肿满恐死，日夜疼闷，不得眠方"。

② 又方：按此方《千金方》卷二十四第八作"治阴肿皮痒方：熬桃仁令香，为末，酒服方寸匕，日三"。

③ 玉茎痛方：《千金方》卷二十四第八作"治阴痛方"。

④ 末：《千金方》卷二十四第八作"等分为末"。

⑤ 洗：《千金方》卷二十四第八作"涂"。

⑥ 治：循文例"治"上疑有脱文，或是书名，或是"又方"二字。

⑦ 治阴囊肿痛方：《千金方》卷二十四第八作"有人阴冷，渐渐冷气入阴囊，肿满恐死，日夜疼闷，不得眠方"。

⑧ 芜菁：《肘后方》卷五第四十二作"芜菁根"。

⑨ 节：《肘后方》卷五第四十二"节"下有"下"字。

⑩ 立消：按此下仁和寺本有"又方：烧牛屎末，苦酒和，涂之"十一字。

⑪ 左肿：《札记》曰："延庆本'左'、'肿'间旁书有'核'字。"

⑫ 或七壮：此三字原为小字，据仁和寺本改为大字正文。

⑬ 肿："肿"字原脱，据旁校补。

⑭ 简：通"捡"。

治阴卵入腹急痛方第六

《葛氏方》治阴丸卒缩入腹,急痛欲死,名曰阴疝方:

狼毒四两 防葵一两① 附子二两②

右三物,蜜丸,服如梧子三丸,日夜三过。

《玄女经》疗房劳卵肿,或缩入腹,腹中绞痛,或便气绝死方:

取妇人经月布衣③有血者,汤洗取汁服之。今按:《医门方》为灰,酒服方寸匕。

又方:

取妇人阴上毛二七茎,烧作灰,以井华水服之。

治阴囊湿痒方第七

《葛氏方》治阴囊下湿痒皮剥方:

酸浆煮地榆根及黄柏汁,洗,皆良。

又方:

柏叶、盐各一升,合煎,以洗之,毕,取蒲黄敷之。

又方:

煮槐枝以洗之。

又方:

嚼大麻子敷之。

又方:

浓煮香菜洗之。

《医门方》疗阴囊下湿痒,搔破水出,干即皮剥起方:

地榆 黄柏 蛇床子各三两 槐白皮切,一升

水七升,煮取三升,暖以洗疮,日三四度,勿食鱼鲊。

《玉房秘诀》云:治阴囊下湿散方:

麻黄三两 蛇床子二两 芍药三两 黄连三两 粱米一升

捣末,粉之。

又方:

干姜 黄连 牡蛎各五分 粱米八分

捣筛,以粉之。

又方:

末菴䕡子,敷之。

治阴㿗方第八

《病源论》云:㿗④病之状,阴核肿大,有时小歇,歇时终大于常。劳冷阴雨便发,发则胀大,使人腰脊挛急,身体恶寒,骨节沉重。此病由于损肾也。足少阴之经,肾之脉也,其气下通于阴。阴,宗脉之所聚,积阴之气也。劳伤举重,伤于少阴之经,其气下冲于阴,气胀不通,故成㿗也。

《小品方》牡丹五等⑤散,治㿗疝,阴卵偏大,有气上下胀大,行走肿大为妨,服此方良验。

牡丹去心 防风 桂心 豉熬 黄柏各一分

凡五物,治下筛,酒服一刀圭匕⑥,廿日愈。治少小㿗疝最良,婴儿以乳汁和如大豆与之,长宿人⑦服方寸匕。

又云:男㿗有肠㿗、卵胀⑧,有⑨水㿗、气㿗四种,肠㿗,卵胀难瘥;气㿗、水㿗针灸则易瘥也。

又云:男阴卵偏大㿗方:

灸肩井⑩,并灸关元百壮。

又方:

灸玉泉百壮,在关元下一寸。

又方:

---

① 防葵一两:《肘后方》卷五第四十二作“防风二两”。
② 二两:《肘后方》卷五第四十二作“三两”。
③ 布衣:仁和寺本“衣”上无“布”字。
④ 㿗(tuí):与“癞”、“㿗”、“㿔”并同,古书四者均有用之,今多以“癞”为正字。下均仿此。
⑤ 等:旁校作“痔”,与仁和寺本、《札记》引延庆本合。按“等”字似为“痔”字之形误,检《外台》卷二十六《癞卵偏大方三首》引《古今录验》亦作“等”,抑或五味药量相等之义? 待考。
⑥ 匕:原作“上”,形误,据文义改。
⑦ 长宿人:年老而尊贵之人。
⑧ 卵胀:《千金翼》卷二十八第七作“卵㿗”。下同。
⑨ 有:仁和寺本无“有”字。
⑩ 灸肩井:《千金翼》卷二十八第七作“肩井,肩臂接处,灸随年壮”。

灸足太阳五十壮,并灸足太阴五十壮,有验。

又云:㿉病,阴卒肿者方:

合并足,缚两大指令爪相并,以艾丸灸两爪端方角处一丸,令顿在两爪角上也。令丸半上爪上佳。灸七壮,愈。以上《千金方》同之。

《千金方》云:卵偏大上入肠①方:

灸三阴交,在内踝上八寸,随年壮。

又云:治㿉方:

取杨柳枝如脚大指大,长三尺,廿枚,水煮令热②,以故布及毡掩肿处,取热枝更互③柱之,如此取瘥。

又云:㿉疝,卵偏大,气上下胀方④:

牡丹一分 防风⑤一分

二味⑥,酒服方寸匕,日二⑦。

《葛氏方》治人超跃⑧举重,卒得阴㿉方:

灸两足大指外白肉际陷中,令艾丸半在爪上,半在肉上,七壮。《范汪方》同之。

又方:

以蒲度口广,倍之,伸度以约小腹中大横理,令中央正对脐,乃灸两头及中央三处,随年壮,善自养,勿言笑、劳动。《千金方》同之⑨。

又方:

白术五分 地肤子十分 桂心三分⑩

右三物,捣末,服⑪一刀圭,日三。

治脱肛方第九

《病源论》云:脱肛者,肛门脱出也,多由久利大肠虚冷所为。大肠虚而伤于寒,利而用气哹⑫,其气下冲,则肛脱出,因谓脱肛也。

《千金方》云:脱肛禁⑬举重、急带⑭,断房室周年,乃佳。

《梅略方》云:脱肛慎举重、食滑物、急衣带。

《小品方》治脱肛验方:

蒲黄二两 猪膏三合

凡二物,捣合和,敷肛上,当迫纳之,不过再三,便愈。

又方:

取女葼一升,火烧以烟熏肛,即愈。

《葛氏方》治卒大便脱肛方:

灸顶上回发⑮中,百壮。

又方:

猪膏和蒲黄,抑纳,但以粉之,亦佳。

又方:

熬石灰令热,故绵⑯裹之,坐其上,冷又易之,并豆酱渍,合酒涂之。

又云:若肠随肛出,转广不可入者⑰:

捣生瓜蒌,取汁,温,以猪膏纳中,手洗,随按抑,自得缩入也。

又方:

熬石灰令热,布裹以熨之,随按令入。

又方:

以铁精粉之。

《千金方》治肛滞⑱出,壁土散方:

---

① 肠:《千金方》卷二十四第八作“腹”。

② 热:《千金方》卷二十四第八“热”上有“极”字。

③ 互:原作“牙”,据《千金方》卷二十四第八改。按“牙”用同“互”。

④ 气上下胀方:《千金方》卷二十四第八作“气上不能动方”,“上”下宋臣注曰:“‘上’一作‘胀’。”

⑤ 防风:按“防风”以上二味,《千金方》卷二十四第八并用“二两”。

⑥ 二味:《千金方》卷二十四第八“味”下有“治下筛”三字。

⑦ 日二:《千金方》卷二十四第八作“日三”。

⑧ 超跃:跳跃。

⑨ 《千金方》同之:检《千金方》卷二十四第八引有此方,文异义同。

⑩ 三分:《外台》卷二十六《卒病癫方五首》引《肘后》作“一分”。

⑪ 服:《外台》卷二十六《卒病癫方五首》引“服”上有“以饮”二字。

⑫ 哹:《病源》卷十七《脱肛候》作“噎”。

⑬ 禁:《千金方》卷二十四第六作“慎”。

⑭ 急带:《千金方》卷二十四第六“急”上有“及”字,“带”下有“衣”字。

⑮ 回发:即头顶上旋转之发,俗称头旋。

⑯ 绵:旁校作“帛”,义胜。

⑰ 者:《外台》卷二十六《肠肛俱出方二首》引《肘后》“者”下有“方”字。

⑱ 滞:原作“墆”,据《千金方》卷二十四第六改。按“墆”亦作“滞”,文异义同,今“滞”字通用。下仿此。

故屋东壁土一升,碎 皂荚三梃,各①长一尺二寸

二味,捣土为散,挹②粉肛头出处,取皂荚炙暖,更递熨之③。

又云:炙麻履底按入方④:

故败麻履底一枚 鳖头一枚

二味,烧鳖头捣为散,敷肛门滞出头,将履底按入,即不出矣。

又云:治脱肛,历年不愈方:

死鳖头一枚,烧令烟绝,治作屑,以敷肛上,进以手按之。今按:检《本草拾遗》云有以似为药者,蜗牛、鳖头,脱肛皆烧末敷之,自缩。此即以类为药也。

又方:

炙龟尾⑤,立愈,即后穷骨也。

又云:治积冷利,脱肛方:

枳实一枚,石上磨⑥令滑泽,钻安把⑦,蜜涂,炙令微暖,熨之。冷更易之⑧。

又方:

铁精粉上,纳令入⑨,即愈。

又云:病寒冷,脱肛方:

炙脐中,随年壮。

又云:治脱肛出方:

磁石四两 桂一尺 猬皮一枚,炙令黄

合捣,下筛,服方寸匕,日一,十服即缩。

《范汪方》治脱肛方:

生铁三斤,以水一斗,煮取五升,出铁,以汁洗上,日三。

《医门方》疗大肠寒,则肛门洞泻凹⑩出方:

鳖头一枚,烧令烟绝 铁精一两

捣筛为散,粉上令遍。

又方:

取破麻履底一枚,炙令微热,以履底按肛入,即更不出。

治谷道痒痛方第十

《病源论》云:谷道痒者,由胃弱肠虚,则蛲虫下侵谷道。重者食于肛门,轻者但痒也。

《葛氏方》治下部痒痛,如虫啮者:

胡粉、水银,以枣膏和调,绵裹导之。

又方:

杏仁熬令黑,捣取膏涂之。

又方:

高鼻蜣螂,烧末,绵裹纳孔中,当大痒,虫出。

又方:

桃叶捣一斛,蒸之,纳小口器中⑪,大孔布上坐,虫死。

《录验方》若下部痒痛,如虫啮者:

小豆一升,好苦酒五升,煮豆熟出干,干复纳酒,酒尽止,末,酒服方寸匕,日三。

《徐伯方》治谷道忽痒痛,肿起,欲生肉突出方:

槐白皮六两 甘草三两

凡二物,以豆汁煮,渍故帛薄之,热即易。

《新录单方》治谷道中有虫痒者:

艾三升,水五升,煮取二升,二服。

又方:

诸⑫肉炙令香,匝熨,虫皆出。

《拯要方》卒暴冷⑬,下部疼闷方:

---

① 各:"各"字原脱,据《千金方》卷二十四第六补。

② 挹:通"抑",按抑也。

③ 熨之:《千金方》卷二十四第六"之"下有"取入则止"四字。

④ 又云,炙麻履底按入方:检《千金方》卷二十四第六,此作"又方:炙麻履底按令入,频按令入,永瘥",下有"又方"二字,疑此误将两方抄为一方。

⑤ 炙龟尾:《千金方》卷二十四第六"尾"下有"七壮"二字。

⑥ 磨:原作"摩",据《千金方》卷二十四第六改。按"摩"、"磨"于此文异义同,今"磨"字通用。下仿此。

⑦ 把:《千金方》卷二十四第六作"柄",文义异同。

⑧ 易之:《千金方》卷二十四第六"之"下有"取缩入止"四字。

⑨ 粉上,纳令入:《千金方》卷二十四第六作"粉纳上,按令入"。

⑩ 凹:疑当作"凸"。

⑪ 中:《外台》卷二十六《痔下部如虫啮方九首》"中"下有"以布盖上"四字,当据补。

⑫ 诸:旁校引或本作"猪",与《札记》引延庆本合。

⑬ 冷:《千金方》卷十五第八"冷"下有"下"字。

烧砖①令热,大醋沃之,三重布覆,坐上,取瘥止。《千金方》同之。

《集验方》治虫食下部方:

胡粉、雄黄分等,末,著谷道中。

治谷道赤痛方第十一

《集验方》治谷道赤痛方:

菟丝子熬令黄黑,和以鸡子黄,以涂之,日三。

又方:

取杏仁熬令黄,捣作脂涂之。

治谷道生疮方第十二

《病源论》云:谷道肛门,大肠之候。大肠虚热,其气冲②热结肛门,故令生疮。

《葛氏方》治下部卒有疮方:

捣蚵蟱涂之。

又方:

煮豉以渍之。

又方:

豆汁以磨墨导之。

《范汪方》治下部卒有疮,若转深者:

乌梅五十枚　盐五合

水七升,煮取三升,分三服。

又方:

常煮榉皮③饮之。以上《葛氏方④》同之。

治湿䘌方第十三

《病源论》云:湿䘌病,由脾胃虚弱,为水湿所乘,腹内虫动,侵食成䘌也。

《录验方》治湿䘌,下部生疮方:

胡粉　水银　黄柏

凡三物,治末粉,等分,合研,水银散尽,以敷疮上。

又方:

常炙猪胴肠⑤食之,佳。

又方:

温尿令热,纳小⑥矾石以洗之。

《集验方》治䘌虫,杏仁汤方

杏仁五十枚　苦酒三升　盐一合

煮⑦取五合,顿服之。

《令李方》治䘌虫及蛲虫侵食下部,瓜蒌散方:

瓜蒌根四两　葶苈子四分

凡二物,冶合下筛,以艾汁浸,绵裹纳下部中,日三易。

《葛氏方》治谷道䘌疮,赤痛又痒方:

杏仁熬令黑,捣,以绵裹导之。

又方:

槐皮、桃皮、楝⑧子合末,猪膏和导。

又方:

菟丝子熬令黄黑,鸡子黄和涂,导之。

又方:

以枣膏和水银令相得,长三寸⑨,绵裹,宿导下部。

又方:

胡粉、雄黄分等,末,导下部内。

《范汪方》治谷道䘌疮,赤痛又痒方:

捣鳝肠,涂绵如指以导之,虫出。

治痔䘌⑩方第十四

《病源论》云:人有嗜甘味多,而动肠胃间诸虫,致令侵食腑脏,此犹是䘌也。但虫因

---

① 砖:原作"塼",乃"塼"字之误,据《千金方》卷十五第八改。"塼"同"砖"。

② 冲:《病源》卷十七《谷道生疮方》无"冲"字。

③ 榉皮:"榉"原作"举",误省,今据文义改。"榉皮"即"榉树皮"。

④ 方:"方"字原脱,据本书文例补。

⑤ 胴肠:大肠。

⑥ 小:通"少",此指量少。

⑦ 煮:仁和寺本"煮"上有"合"字。

⑧ 楝:原作"练",据仁和寺本改。

⑨ 长三寸:仁和寺本作"长二寸"。

⑩ 䘌:原作"湿",据卷首目录改。《札记》曰:"延庆本'湿'作'䘌'。"今检仁和寺本作"湿",是"湿""䘌"并不误,今以求目录与标题统一。

甘而动,故名之为疳①也。其初患之状,手足烦②疼,腰脊无力,夜卧烦躁,昏昏喜忘③,嘿嘿④眼涩,夜梦颠倒,饮食无味,而⑤失颜色,喜睡,起则头眩,体重,髀胫酸疼。其上食五脏,则心内懊恼;出食咽喉及齿龈,皆生疮,出黑血,齿色紫黑;下食肠胃,下利黑血;出食肛门,生疮烂开。胃气虚逆,则变呕哕,急者数日便死;亦有缓者,止⑥沉沉嘿嘿,肢节疼重,食饮减少,面无颜色。

又云:五疳,一是白疳,令人皮肤枯燥,面失颜色。二是赤疳,内食五脏,令人头发焦枯。三是蛲疳,食人脊膂,游行五脏,体重浮肿。四是疳䘌,令⑦人下部疼痒,腰脊挛急。五是黑疳,食人五脏,多下黑血,数日即死。

又云:面青颜⑧赤,眼无精光,唇口焦燥,腹胀有块,日日瘦损者是疳。食人五脏,至死不觉。

又云:五疳缓者,则变成五蒸。

《千金方》云:论曰:凡疳湿之为病,皆由暑月多食肥浓油腻,取冷睡眠所得之。《礼》曰:君子盛暑之月,薄滋味,无食肥浓煮饼,此所以不利人也,养生者宜深戒之。

又云:治疳湿下黑,医不能治,垂死方:

麝香三分 丁子香三分 甘草三分 犀角三分

四味,并细末之,合和,别以盐三合、椒三合、豉二合,以水二升,煮取一升,去滓,纳末散和合,分作二服⑨,灌大孔,旦一灌,酉时一灌。

又云:忌生冷醋滑,但是油腻酱乳酪卅日。慎之!大大⑩佳。

又云:凡疳,一切皆忌。唯白饭、盐⑪、豉、苜蓿、苦苣⑫、芜菁,不在禁限。

《录验方》治疳湿⑬方:

青葙二两 苦参二两⑭ 雄黄二两 石硫黄二两 狼牙三两 芜荑二两 雷丸二两 黎芦一两

凡八物,捣筛,取如杏仁大,纳下部中也。

《医门方》疗疳䘌无问所在方:

取死虾蟆烧作灰,以好醋和涂疮上,即愈。

《救急单验方》疗急疳⑮方:

无食子末,腹内患者吹下部,立验。

又方:

灌白马尿一升,虫总出,验。

又方:

取文蛤烧灰,和腊月猪脂,涂。

又方:

练矾石、桂心、徐长卿各等分,末,涂,验。

治诸痔方第十五

《病源论》云:诸痔者,谓牡痔、牝痔、脉痔、肠痔、血痔也。牡痔:肛边生肉如鼠乳⑯,时时出脓血。牝痔:肛边肿,生疮而血出。脉痔:肛边生疮,痒痛⑰。肠痔:肛边肿核痛,发寒热血出。血痔:因便而清血随出。又有酒痔,肛边生疮,有血出。又气痔,大便难而血出,肛亦出外,良久不肯入。诸痔皆由伤风,房室不慎,醉饱合阴阳,致劳扰血气,而经脉流溢,渗漏肠间,冲发下部。痔久不瘥,变为

---

① 疳:原作"甘",据《病源》卷十八《疳䘌候》改。下仿此。
② 烦:原作"烧",据仁和寺本改,与《病源》卷十八《疳䘌候》合。
③ 忘:原作"忌",形误,据文义改。《病源》卷十八《疳䘌候》作"妄",通"忘"。
④ 嘿嘿:旁注曰:"烦心不欲言也。"
⑤ 而:疑当作"面",形近致误。
⑥ 止:通"只"。
⑦ 令:《病源》卷十八《疳䘌候》作"食"。
⑧ 颜:仁和寺本作"颊",与《病源》卷十八《疳䘌候》合。
⑨ 服:《千金方》卷十五第九作"分"。"分"即"份"。
⑩ 大大:《千金方》卷十五第九"大"下不叠"大"字。
⑪ 盐:《千金方》卷十五第九无"盐"字。检《千金方》此上有"凡疳在,慎盐酱醋酥油枣等一切皆忌"云云,故此不当有"盐"字。
⑫ 苦苣:原作"苦豆",据《千金方》卷十五第九改。
⑬ 湿:《外台》卷二十五《疳痢方六首》引《古今录验》"湿"下有"痢"字。
⑭ 苦参二两:"苦"字为旁校所补,与《外台》卷二十五《疳痢方六首》引《古今录验》合。又"二两"《外台》引作"三两"。
⑮ 疳:原作"蚶",音误,据文义文例改。
⑯ 鼠乳:仁和寺本"乳"下有"出在外者"四字,与《病源》卷三十四《牡痔候》合。
⑰ 痒痛:仁和寺本"痛"下有"而复痛出血"五字,《病源》卷三十四《脉痔候》"痒痛"作"痒而复痛出血者"。

瘘也。

《养生方》云：忍大便不出，久作气痔。

《龙门方》云：一曰肿生息肉，状如枣核，孔有脓血，名曰雄痔；二曰孔傍有疮，内引孔痛，出脓血如虫行，名曰雌痔；三曰孔脓，如虫行，名曰脉痔；四曰大行肛出数寸，名曰肠痔；五曰大行后血，令人少色，懈堕，不欲食，名曰气痔。皆犹①食肉欲酒，伤寒饮水过多所得也。

　　痔病禁忌

《千金方》云：禁寒②食、猪肉、生鱼、菜、房内。病瘥之后，百日令③通房内。

又云：通忌蕈菜。

《拯要方》云：禁肥肉、生鱼。

　　可食物

《千金方》云：得食干白肉。

《葛氏方》云：作鲭鱼脍姜齑，食之多少任人。

《食经》云：梽实主五痔④；鲷主去痔虫；蠡鱼主五痔；海鼠疗痔为验；竹笋主五痔。

《本草》云：羊蹄主痔。

《拾遗》云：鲫脍主赤白利及五痔。

《疗痔病经》云：佛告阿难陀，汝可谛听此疗痔病经，读诵受持，系心勿忘，亦于他人广为宣说，此诸痔病，悉得除殄⑤。所谓风痔、热痔、阴痔、三合痔、血痔、肠中痔、鼻内痔、齿痔、舌痔、眼痔、耳痔、顶痔、手足痔、背脊痔、粪门痔、遍身肢节所生诸痔，如是痔病，悉⑥皆干燥堕落销⑦灭，必瘥无疑。皆应习持如是神咒。即说咒曰：怛侄他，阿烂帝，阿兰逮，室利鞞，室里继⑧，室里继，磨羯失质三婆，跛都婆诃。

《小品方》五痔散，治酒客及劳损伤冷，下部中有旁孔，起居血纵横出者，及有肉者，方悉主之。

赤小豆四分，熬　蜀黄芪二分⑨　蜀附子一分，炮　芍药二分　白蔹一分　黄芩二分　桂心一分

七物，捣末下筛，以酒服方寸匕，日三，止血有验。

又云：治谷道痒痛痔疮，槐皮膏方：

槐皮五两　楝子⑩五十枚　桃仁五十枚　甘草二两　当归二两　赤小豆二合　白芷二两

七物，㕮咀，以猪膏二升，煎令白芷黄，药成，绞去滓，敷之，日再三，良。今按：《拯要方》云：疗痔如火烧刀割，行坐不可忍，下床著药，上床即痛定，神效。

《千金方》云：五痔有：气痔，温、寒、湿、劳即发，蛇蜕⑪主之；牡痔，生肉如鼠乳，在孔中颇见，外妨于更衣⑫，鳖甲主之；牝痔，从孔中起，外肿，五六日自溃，出脓血，猬皮主之；肠痔，更衣挺出，久乃缩，牡猪左足悬蹄甲主之；脉痔，更衣出清血，蜂房主之。药⑬皆下筛，分等，随其病倍其主。药为三分，且以井花水服半方寸匕，病甚者旦暮服之，亦可至四五服。

又云：治痔，下部出脓血，有虫，旁生孔窍方：

槐白皮一担，剉，纳釜中煮，令味极出，置木⑭盆中，适寒温，坐其中，欲大便状⑮，虫悉出，冷又易之。

又云：五痔方⑯：

---

① 犹：通"由"。

② 寒：《千金方》卷七第十五"寒"下有"冷"字。

③ 令：原作"今"，缺笔致误，据仁和寺本改。《千金方》卷二十三第三作"乃"。

④ 主五痔：此三字原为小字，今据文义文例改为大字。下仿此。

⑤ 殄：《尔雅·释诂上》："殄，尽也。"旁校引一本作"愈"。

⑥ 悉："悉"上原有"受"字，已经点删。《札记》曰："延庆本无此二字。"

⑦ 销：通"消"。

⑧ 继：仁和寺本作"谜"。下同。

⑨ 二分：《外台》卷二十六《五痔方一十二首》引《小品》作"三分"。

⑩ 楝子：《外台》卷二十六《杂疗痔方五首》引《小品》作"陈豉"。

⑪ 蜕：原作"脱"，据《千金方》卷二十三第三改。按"脱"与"蜕"于此音义同，今"蜕"字通用。

⑫ 更衣：如厕，大便。

⑬ 药：《千金方》卷二十三第三"药"上有"五"字。

⑭ 木：《千金方》卷二十三第三作"大"。

⑮ 欲大便状：《千金方》卷二十三第三作"如浴状"。

⑯ 五痔方：《千金方》卷二十三第三"痔"下有"十年不瘥"四字。

涂熊胆,取瘥乃止,神良。一切方皆不及此方。

又方:

煮桃根,洗之。

《僧深方》治痔神方:

槐耳为散,服方寸匕,亦粉谷道中,甚良。

《录验方》治痔方:

白蜜涂之,有孔,以纳孔中。张温表上使蜀所得也。

又方:

煮槐根,洗之。

《耆婆方》治人下部热,风虚结成痔,久不瘥,令人血下,面黄瘦无力方:

白饧①糖,但少少空腹食,瘥乃止。若是秋月弥宜。

《集验方》治痔方:

生槐皮十两,削去上皮

一物熟捣,丸如弹丸,绵裹之,纳谷道中。

《拯要方》云:疗痔神方:

鳢鱼三头,破腹取肠,炙少许令香,以绵絮裹之,纳谷道中,一饭顷,虫当出食鱼肠,更易著新者,尽三枚即瘥。

《葛氏方》治患肠痔,每大便恒去血方:

常服蒲黄方寸匕,日三,须瘥止。

《医门方》疗五痔,下血不止,无问冷热者方:

黄芪十二分 猪后悬蹄十四枚,炙 发灰 青布灰 绯布灰各二分 藁本五分 大黄十二分 猬皮八分,炙 露蜂房八分,炙

蜜丸,空腹饮送卅丸,日二,加至知为度,甚效。

《救急单验方》疗五痔方:

五月五日,取苍耳茎叶阴干,末,水服二方寸匕,日三。

又方:

牛角鰓烧末,和酒服方寸匕,日三,秘验。

《传信方》疗野鸡②方:

右,以槐枝汤洗痔上,便以③艾灸上七壮,以知为度。王及充迁安抚到官④,乘骡马入骆谷数日,而宿有痔疾,其状如胡爪⑤,贯于肠⑥,热如火⑦,到一驿,偃卧无计⑧。有主邮者⑨云:郎中此病,某曾患来。须灸即瘥。命所使为槐汤洗痔上,便灸之,到三四壮,忽觉一道热气戎然⑩入腹中,因大转⑪,先出血,后乃有秽,一时出,楚痛,泻后遂失胡爪所在,登骡马而驰。

治九虫方第十六

《病源论》云:九虫者,一曰伏虫,状长四分;二曰蛔虫,长一尺;三曰白虫,长一寸;四曰肉虫,状如烂李⑫;五曰肺虫,状如蚕;六曰胃虫,状如虾蟆;七曰弱虫,状如瓜瓣;八曰赤虫,状如生肉;九曰蛲虫,至细微,形如菜虫。此诸虫依肠胃之间,若腑脏气实,则不为害,若虚则能侵蚀⑬,随其虫之动而变成诸病。

《承祖方》云:九虫丸,治百虫方:

牙子 贯众 蜀漆 芜荑 雷丸 橘皮

凡六物,分等,捣筛,蜜丸如大豆,浆服卅丸,日二,令虫下。

又云:九虫散:

藋芦二两,炙 贯众一两 干漆二两,炙 狼牙一两

凡四物,下筛,以羊肉羹汁服一合,日三匕。

----

① 饧:原作"锡",形误,据仁和寺本改。

② 野鸡:即"痔"别名。

③ 以:原作"已",据《证类本草》卷十二《木部上品》改。按"已"通"以"。

④ 安抚到官:《证类本草》卷十二《木部上品》引刘禹锡《传信方》作"西川安抚使判官",疑"到"为"判"之形误。

⑤ 胡爪:《证类本草》卷十二《本部上品》引《传信方》作"胡瓜","胡瓜"即"黄瓜"。下仿此。

⑥ 肠:《证类本草》卷十二《木部上品》引"肠"下有"头"字,应据补。

⑦ 如火:《证类本草》卷十二《木部上品》引作"如爝灰火"。

⑧ 无计:即"无计奈"、"无计奈何"、"无计可奈"的省略,谓无法可施。

⑨ 者:《证类本草》卷十二《木部上品》引作"吏"。

⑩ 戎然:征伐貌,谓热气突然冲入腹中。

⑪ 转:《证类本草》卷十二《木部上品》"转"下有"泻"字。

⑫ 李:仁和寺本作"杏",与《病源》卷十八《九虫候》合。

⑬ 蚀:原作"食",据《病源》卷十八《九虫候》改。按"食"读为"蚀",于此文异义同。

治三虫方第十七

《病源论》云：三虫者，长虫、赤虫、蛲虫也。犹是九虫之数也。长虫，蛔虫也，长一尺，动则吐清水，出①心痛，贯之②则死。赤虫，状如生肉，动则肠鸣。蛲虫至细微，形如菜虫也，居胴肠间，多则为痔，剧则为癞，因人疮处，以生诸痈、疽、癣、瘘、病、疥、龋虫，无所不为。

《拯要方》治三虫方：

取茱萸东行根大者，长一尺，麻子八升，捣之，细削茱萸，以八升酒合渍一宿，布绞去滓，宿勿食，旦起尽饮之，便下虫。虫或完③出，或半烂，或黄汁者，是虫烂也。作药时莫导之，虫不下。

《葛氏方》治三虫方：

捣桃叶，绞取汁，饮一升。

治寸白方第十八

《病源论》云：寸白者，九虫内之一虫是也。长一寸而色白，形小褊④。因腑脏虚弱而能发动。或云饮白酒，以⑤桑树枝贯牛肉炙食，并食⑥生栗所成。

又云：食生鱼后，即饮乳酪，亦令生之⑦。

又云：此虫生⑧长一尺，则令人死之。

《葛氏方》治寸白方：

多食榧子亦佳。

又方：

煮猪血⑨，宿不食，明旦饱食之。

又方⑩：

浓煮猪槟榔⑪，饮三升，虫则出尽。

又云：治蛔虫方：

用龙胆根，多少任意，煮令浓，去滓，宿不食，清朝服一二升⑫，不过二。

又方：

捣生艾绞取汁，宿不食，朝饮一升，常⑬下蛔。

《集验方》治寸白方：

取茱萸根，洗去土，切一升，渍一宿⑭，平

旦分再服。取树北阴地根。

又方：

桑根白皮，切三升，以水七升，煮取二升，宿无食，一顿服之。

《耆婆方》云：狼牙丸，治寸白方：

狼牙四分　芜荑四分　白蔹四分　狗脊四分　干漆四分

右五味，捣筛，丸如完豆，服十丸。

《医门方》疗寸白方：

橘皮　狼牙　雷丸

分等，末，可以汤服方寸匕，日一，虫当尽出。

《录验方》治寸白方：

大槟榔廿枚，碎　葱白切，一升　豉一合

凡三物，以水五升，煮取二升半，顿服，即下。

今按⑮：醋研雄黄，敷之。

又方：

醋研槟榔子，敷之。

又方：

研胡桃子，敷之，并食之。

---

① 出：仁和寺本"出"下有"则"字，与《病源》卷十八《三虫候》合。

② 之：仁和寺本作"心"，与《病源》卷十八《三虫候》合。

③ 完：原作"兒"，草书形误，据文义改。

④ 褊：义为狭小，疑此为"扁"字之异写。

⑤ 以：《病源》卷十八《寸白虫候》"以"上有"一云"二字。

⑥ 食："食"字原脱，据《病源》卷五十《寸白虫候》补。

⑦ 亦令生之：仁和寺本"之"下有"其发动则损人精气，腰脚疼弱"十二字，与《病源》卷十八《寸白虫候》合。

⑧ 生：原作"长"，据《病源》卷十八《寸白虫候》改。仁和寺本无此字。

⑨ 煮猪血：《外台》卷二十六《寸白虫方一十九首》引《肘后》作"熟煮猪脂血"。

⑩ 方：原作"云"，据仁和寺本改。

⑪ 浓煮猪槟榔：《外台》卷二十六《寸白虫方一十九首》引《肘后》作"浓煮猪肉汁，煎槟榔三十枚"。

⑫ 一二升：仁和寺本作"三升"。

⑬ 常：通"当"。

⑭ 渍一宿：《札记》曰："延庆本'渍'下旁书有'酒一升'三字。"按《千金方》卷十八第七作"以酒一升，渍一宿"。

⑮ 今按：玩上下文义，此"今按"二字，非上方脚注，疑是作者所补之方，或为"又方"之误，故仍原样保留大字书写。下三方盖亦为"今按"内容。

又方：

芥子如上。

治蛔虫方第十九

《病源论》曰：蛔虫者，是九虫之内一①虫也。长一尺，亦有长五六寸。或因腑脏虚弱而动，或因食甘肥②而动，其发动则腹痛，发作肿聚，行来上下，痛有休止，亦攻心痛。口喜吐涎及吐清水，贯伤③心者则死。

《新录方》治蛔心痛发吐水方：

取楝树东南下根不露者，切一升，以水二升，煮取一升，去滓，服七合，十里久④更温余者服之，当利蛔三百枚，瘥。其楝取著子者，名雌楝，毒微；无子名雄楝，毒烈，或至杀人者。诸虫病，欲月上旬疗之，中旬以后虫下，药不中之。

《广济方》云⑤：治蛔虫、寸白⑥方：

取酸石榴根，切二升，入土七寸⑦东引者；槟榔十枚，碎，切⑧，水七升，煮取二升六合⑨，绞去滓，著少米煮作稀粥⑩，平晨空腹顿食之，少间虫死，快利瘥。

《录验方》治蛔，薏苡汤方：

薏苡根二斤，洗，细切。以水七升，煮得三升，先食尽饮之，人⑪弱老分二服之，一宿蛔悉烂下；人强者尽服之⑫。

治蛲虫方第廿

《病源论》云：蛲虫者，犹是九虫内一⑬虫也，形甚小，如今之蜗虫状。因腑脏虚弱而致发动，甚者则能成痔、瘘、疥、癞、癣、痈、疽⑭诸疮。此是人体虚极重者，故蛲虫因动作，无不为之。

《拯要方》云：疗长虫、赤虫、蛲虫、寸白方：

以薏苡根，以水七升，煮取二升，分二服。今按：《新录方》薏苡根⑮二斤。

《范汪方》治蛲虫方：

楝实，淳苦酒中⑯再宿，以绵裹之，塞谷道中，令入二寸⑰，日易。

《录验方》治蛲虫在谷道中，痒或痛方：

附子　干姜　芦⑱茹　蜀椒各一两

捣筛，绵裹，纳谷道中，不过再敷，良。

《新录方》治病蛔虫，或攻心痛如刺，口吐清汁方：

捣生艾，绞取汁，宿勿食，清朝饮一升，当下蛔。

又方：

取楝木根，剉之，以水煮令浓，赤黑色，以汁合米，煮作强糜，宿勿食，清朝食之，稍从一匕为始，小⑲息复食一匕，食半升糜，便下蛔，秘方。

又方：

薏苡根二斤，细剉，水七升，煮取三升⑳，分再服。亦可以作糜。

医心方卷第七

————

① 一：仁和寺本"一"上有"之"字，与《病源》卷十八《蛔虫候》合。
② 肥：原误作"化"，据仁和寺本改，与《病源》卷十八《蛔虫候》合。
③ 伤：原误作"肠"，据仁和寺本改，与《病源》卷十八《蛔虫候》合。
④ 十里久："如人行十里久"之省文。
⑤ 云：循例"云"字疑衍。
⑥ 寸白：《外台》卷二十六《蛔虫方九首》无"寸白"二字。
⑦ 七寸：《外台》卷二十六《蛔虫方九首》作"五寸"。
⑧ 切："切"字疑衍，上二味分别已云"切"、"碎"，故不当重出"切"字，应据《外台》卷二十六《蛔虫方九首》删。
⑨ 二升六合：《外台》卷二十六《蛔虫方九首》作"二升半"。
⑩ 粥：原作"糜"，据《外台》卷二十六《蛔虫方九首》改。
⑪ 人："人"字原脱，据旁校补。
⑫ 之：《札记》曰："延庆本此下有'一方切一升'五字。"
⑬ 一：仁和寺本"一"上有"之"字，与《病源》卷十八《蛲虫候》合。
⑭ 疽：仁和寺本"疽"下有"瘑"字，与《病源》卷十八《蛲虫候》合。
⑮ 根：《札记》曰："延庆本无'根'字。"
⑯ 中：《外台》卷二十六《长虫方二首》"中"下有"渍"字。
⑰ 二寸：《外台》卷二十六《长虫方二首》作"三寸许"。
⑱ 芦：旁校曰："又作'茴'。"
⑲ 小：仁和寺本作"少"。
⑳ 三升：仁和寺本作"一升"。

医心方卷第八

从五位下行针博士兼丹波介丹波宿祢康赖撰

脚气所由第一
脚气形状第二
脚气轻重第三
脚气姑息法第四
脚气疗体第五
脚气肿痛方第六
脚气屈弱方第七
脚气入腹方第八
脚气胀满方第九
脚气冷热方第十
脚气转筋方第十一
脚气灸法第十二
脚气禁忌第十三
脚气禁食第十四
脚气宜食第十五
治足𬱖①方第十六
治尸脚方第十七
治肉刺方第十八
治手足冻肿②疮方第十九
治手足皲裂方第廿
治手足发胝方第廿一
治手足逆胪方第廿二
治代指方第廿三
治指掣痛方第廿四

脚气所由第一

《病源论》云:凡脚气病,皆由感风毒所致也。初得此病,多不即觉,或先无他疾,而忽得之;或因众病后得之。

苏敬论云:夫脚气为病,本因肾虚,多中肥溢肌肤虚者。无问男女,若瘦而劳苦,肌肤薄实,皮胪③厚紧者,纵患亦无死忧。一瘥已后,又恶久立冷④湿地,多饮酒食面,心情忧愤⑤,亦使发动。晋宋以前,名为缓风。古来

无脚气名,后人以病从脚起,初因肿满,故名脚气耳。

唐侍中论云:凡脚气病者,盖由暑湿之气郁积于内,毒厉⑥之风吹薄其外之所致也。

徐思恭论云:此病多中闲乐人,亦因久立冷湿地。此病多或踏热来,即冷水浸脚;或房室过度,卧不覆脚;或心情忧⑦苦,居热蒸地。此皆实脚气之滥觞也。

又云:清湿⑧袭虚,则病起于下;风雨袭虚,则病起于上。又身半以上者风中之,身半以下者湿中之。此盖风湿之病也。

《千金方》云:凡四时之中,皆不得久立久⑨坐湿冷之地,亦不得因酒醉汗出,脱衣靴帽⑩,当风取凉,皆成脚气。

又云:夫风毒之气,皆起于地。地之寒暑风湿,皆作蒸气。足常履之,所以风毒之中人也,必先中脚也。久而不瘥,遍及四肢腹背头项也。

《拯要方》云:此病有数种,有饮气下流以成脚气,饮气即水气之冲;亦有肾气先虚,暑月承以冷水洗脚,湿气不散;亦有肾气既虚,诸事不节,因居卑湿,湿气上冲,亦成脚气。

---

① 足𬱖:原作"脚肿",据正文标题改。
② 肿:"肿"字原脱,据正文标题补。按延庆本无"肿"字。
③ 胪:《外台》卷十八《脚气论二十三首》引《苏长史》作"肤"。
④ 冷:《外台》卷十八《脚气论二十三首》引作"蒸"。
⑤ 愤:《外台》卷十八《脚气论二十三首》引作"愤"。
⑥ 厉:疑当作"疠",古今字。
⑦ 忧:原作"夏",繁体形似致误,据文义改。
⑧ 清湿:旁校引或本作"清温"。按循文义作"清湿"不误。清,寒冷,冷湿之气侵于下。
⑨ 久:"久"字原脱,据《千金方》卷七第一补。
⑩ 帽:原作"帽",疑为"帽"之形误,据上下文义改。《千金方》卷七第一作"袜",义胜。

脚气形状第二

《病源论》云：凡脚气，此病之初甚微，饮食嬉戏，气力如故，当熟察之。其状，自膝至脚有不仁，或若痹，或淫淫①如虫行所缘，或脚指及膝胫洒洒尔，脚或屈弱不能行，或微肿，或酷冷，或疼痛，或缓纵不随，或有挛急，或有至困能饮食者，或有不能食者，或见饮食而呕吐，恶闻食臭者；或有物如指，发于腨肠②，径上撞心，气上者；或有举体转筋者；或壮热头痛者；或心胸冲悸，寝处不欲见明者；或腹内苦痛而兼下者；或语言错乱，喜忘误者；或眼浊，精神昏愦者。此皆病证也。

唐临论云：此病形候，大同小异，或脚冷疼痹，或行急③屈弱，或两胫肿满，或脚渐枯细，或心中懂愦，或少腹不仁，或举体转筋，或见食呕逆，或胸满气急，或偏身酸痛，皆脚气候也。

苏敬论云：脚气复发，或似石发，恶寒壮热，头痛，手足逆冷；或似疟发，发作有时；又似伤寒，脉甚洪急。七日以后，壮热既定，脚气状见也。

徐思恭论云：此病甚微，饮食、嬉戏、语笑、气力如故，卒不令人觉，当熟之察。其状，自膝至脚，其间有蒴蒴④不仁之处；或脚指及膝胫邑邑⑤尔；或起行脚无故屈弱不能行；或微肿酷冷而悁疼⑥；或缓纵不随；或患挛急；或偏有冷处。此皆脚气之微。

又云：初得之时，即或脚跗肿，或脚胫肿，渐渐向上；或由来不肿，唯缓弱顽痹，行卒屈倒，毒气阴上攻心，皆死。此则形证不同，皆名脚气。不肿冷多，肿则兼热毒矣。

《小品方》云：风毒中人，多不即觉，或因众病乃觉也。其状，或有见食呕吐，憎闻食臭；或有腹内痛兼下；或⑦胸中冲悸，不欲见光明；或精神昏愦；或喜妄语错乱；或壮热头痛；或身酷冷悁疼；或喜举体转筋；或两脚微肿；或直痹；或膝至脚不仁，时缓纵不随。此皆脚病之证也。

《千金方》云：风毒之中人也，或见食呕吐，憎闻食臭；或有腹痛下利；或大小便秘涩不通；或胸中冲悸，不欲见光明；或精神昏愦；或喜迷⑧妄语，诸⑨言错乱；或壮热头痛；或身体酷冷疼烦；或觉转筋；或脚不肿；或髀脚⑩顽痹不仁⑪；或时缓纵不随；或复百体挛急；或小腹不仁。此皆脚气状貌也。

又云：其人本黑瘦者易治，本肥大肉厚赤白者难愈。

《拯要方》云：脚气皆令人脚胫大肿，跗肿重闷，甚者上冲心，肿满闷，气短。中间有干湿者二脚气：湿者脚肿；干者脚不肿，渐觉枯燥，皮肤甲错。须细察之。

脚气轻重第三

苏敬论云：凡脚气病，多以春末夏初发动。春发如⑫轻，夏发更重，入秋少轻，至冬自歇。大略如此，亦时有异于此候者。

又云：凡脚气脉有三种：以缓脉为轻，沉紧为次，洪数为下。沉紧者多死，洪数者并生，缓者不治自瘥。

又云：又有不肿而缓弱，行卒屈倒，渐至不仁，毒气阴上⑬，攻心便死，急不旋踵，宽延

---

① 淫淫：皮下游走貌。
② 腨肠：原作"踹腹"，二字皆形近致误，据《病源》卷四十《脚气缓弱候》改。
③ 急：旁校作"忽"，义胜。然检延庆本亦作"急"，未知孰是，待考。
④ 蒴蒴：旁注曰："苦怪反，痛痒名也。"按"蒴蒴"，皮肤粗糙状。
⑤ 邑邑：微弱貌。
⑥ 悁疼：即"烦疼"。
⑦ 或：旁校"或"下补"有"字。
⑧ 迷：旁校引或本无"迷"字。
⑨ 诸：《千金方》卷七第一无"诸"字。按无"诸"字是，上"语"字属下读。此二句当作"喜迷妄，语言错乱"。
⑩ 髀脚："髀"原作"庄"，乃"髀"之异写，今改为通用字。"脚"，《千金方》卷七第一作"腿"。
⑪ 不仁：《千金方》卷七第一无"不仁"二字。
⑫ 如：相当于"则"。
⑬ 阴上：《外台》卷十八《脚气论二十二首》引《苏长史》乙作"上阴"。

岁月耳。

唐临论云：此病胁满气上便杀人，急者不全日，缓者或一二月。初得此病，便宜速治之，不同常病也。

徐思恭论云：凡[1]脚气，皆有阴阳，若两脚及髀以来肿满，按之应骨，骨疼又痛者，此名阴阳脚气。阴阳俱患，不宜攻心，攻心则死者，十有七八；若两脚唯缓弱，行起不得，不肿，按之应骨，骨疼亦痛者，此名阴脚气，阴上则死者，十有四五；若直[2]皮肤上肿，不废行，按之不疼痛者，此名阳脚气，纵上至面及手指，亦无死忧。

《千金方》云：凡小觉病候有异，即须大怖畏，决意治，治之缓，气上入腹，或肿或不肿，胸胁逆满，气上肩息。急者死不旋踵，宽者数日必死，不可不急治也。但缓心急[3]，气喘不停，或白汗数出，或乍寒乍热，其脉促短而数，呕吐不止者，皆死相也。

《小品方》云：脉浮大者，病在表；沉细者，病在里；其脉浮大紧快者，三品[4]之中最恶脉也。

《葛氏方》云：脚弱，满而痹，至少腹，而小便不利，气上者死。

脚气姑息法第四

唐临论云[5]：姑息[6]脚气法，依此消息，必得气愈。第一忌嗔，嗔即心腹烦，心腹烦即脚气发动；第二忌大语，大语即损肝肺[7]，肝肺损亦发动。又不得露脚当风入水、以冷水洗脚，脚胫尤不宜冷，虽暑月常恒[8]须着绵袴[9]，至冬寒倍令两脚胫温暖，微有汗，是大佳之法。依此将息，气渐得薄损。每至丑寅日，割手足甲，丑日手甲，寅日足甲，亦宜十二日一度割，割少侵犀，大去气[10]。又数须用梳拢头，每梳发欲得一百余梳，亦大去气。每旦长展脚坐，手攀脚七度[11]，令手著脚指，渐至脚心，极踏，手用力极举脚[12]。每日如此，脚气亦不伤人。

若头面及项[13]少似热气上，即露背膊取冷，使[14]腰脊冷，其背膊令极冷，然后著衣[15]，

必须如此姑息，必渐瘥。若不姑息[16]，立见危殆困笃，转加易发动，便致[17]性命焉。洗面及脚，皆须热汤，小添冷水洗之。

苏敬[18]论云：凡脚气病人，不能永瘥，要至春夏，还复发动。夏时腠理开，不宜卧睡，睡觉令人捼按，勿使邪气稽留。数劳动关节，常令通畅，此并养生之要，提[19]拒风邪法也。寻常有身力，每食后行五六十步[20]，觉背有汗微出，力少疲倦便止。如此，脚中恶气随即下散，虽加浮肿，气不能上也。

———————————

① 凡：原作"几"，缺笔致误，据文义改。

② 直：只。

③ 但缓心急：此句于此文义不顺，《千金方》卷七第一作"但看心下急"，似是。

④ 三品：指三种脉象。《外台》卷十八引《小品》云："脚气脉三种，以缓脉为轻，沉紧次之，洪数者为下。"

⑤ 唐临论云：按此下至"每日如此，脚气亦不伤人"一节，《外台》卷十八《脚气论二十三首》引自"苏敬"。

⑥ 姑息：《外台》卷十八《脚气论二十三首》引《苏》作"消息"。按"姑息"，姑且将息，与"消息"义同。

⑦ 肝肺：《外台》卷十八《脚气论二十三首》引"肺"上无"肝"字。下仿此。

⑧ 常恒：《外台》卷十八《脚气论二十三首》"常"下无"恒"字。按"常"、"恒"文异义同，似不当重出，疑衍其中一字。

⑨ 袴：套裤。

⑩ 割少侵犀大去气：《外台》卷十八《脚气论二十三首》引作"割少侵肉去气"。

⑪ 七度：《外台》卷十八《脚气论二十三首》引此下有"虚攀一度"四字。

⑫ 极踏，手用力极举脚：旁校引或本"力"下无"极"字。又"举"字旁校作"攀"。《外台》卷十八《脚气论二十三首》引此句作"脚极踏，手极攀"，义胜。

⑬ 项：旁校作"顶"，检延庆本《外台》卷十八《脚气论二十三首》引《唐》并作"项"，故不从改。

⑭ 使：《外台》卷十八《脚气论二十三首》引"使"上有"勿"字。

⑮ 然后著衣：《外台》卷十八《脚气论二十三首》引作"厚著衣"。

⑯ 姑息：《外台》卷十八《脚气论二十三首》引作"将息"。按"姑息"、"将息"、"消息"义并同。

⑰ 致：程本《外台》卷十八《脚气论二十三首》引"致"下有"损"字。

⑱ 苏敬：按此下一节，《外台》卷十八《脚气论二十三首》引自"唐临"。

⑲ 提：《外台》卷十八《脚气论二十三首》引无"提"字。

⑳ 五六十步：《外台》卷十八《脚气论二十三首》引作"五百步"。

脚气疗体第五

徐思恭论云：脚气之病，疗乃百途，故须原始要终，察其形证，作①穴针灸，当病用药，如得其由，略无不瘥。

又云：脚气之病，不同余病，一患以后，难瘥易发，诊候不同，诊病进药，随其冷热，旬月有变，补泻观其虚实，皆临时之宜，固不可纯依古方也。

苏敬论云：夫疗脚气者，须顺四时，春秋二时，宜兼补泻；夏则疾盛，专须汗利；或十月以后，乃用补药。虽小小变通，终不越此法。有凡人曾以夏时见患，汗利得瘥，冬时遇病，还令汗利；或冬见用补药得除，至夏时遭患遂令用补。此并下愚，专固闭之，穿凿者也。虽怀济物之心，既未深达，亦何异以野葛救饥人乎？

又云：今略述病有数种，形证不同，每发差异，为疗亦殊。前用经效，后用便增剧，一旬之内，变候不等，不可以先方救后发也。

又云：且脚气为病，不同余病。风毒不退，未宜停药。比见病者，皆以轻疾致毙。或以病小瘥，则言疾愈，废药不服；或已服药而患未退，谓药病相违，乃改为他疗，皆自取危殆。

又云：凡脚气病，虽苦虚羸，要不可补，补药唯宜冬月，酒中用之。丸散不可用补，服必胪胀，非泻不瘥。庸医多不晓如此，谓为肾虚，多将补药，有不终剂而毙也。若②以疗脚气法用疗风病，则十愈八九矣。如当病用药，终无不瘥。脚气非死病，若不肯疗，自取死耳，非病能杀人也。

又云：夫有脚气病，不可常服补药，多③令鼓胀坚实，则难救也。每月之中，须三五行利④为佳。纵常服药，时时取利，亦宜时时取汗，当候冷热消息⑤，不可专一法也。觉热烦口干，头面热闷，即须取冷；觉顽痹不仁，身体强屈冷疼者，便暖将息。此并可解。寻常饮酒，作葱豉酒服之，大避风湿，兼利腰脚。

又云：冷毒盛胀，即服金牙⑥；热毒盛胀，须服紫雪⑦；平平胀者，单用槟榔饮⑧亦善；患脚气人，或远行，或在家，恒须有金牙、紫雪。

又云：诸毒气所攻，攻内则心急闷，不疗至死。若攻外毒出皮肤，出皮肤则不仁，不仁者，膏摩之瘥。若未出皮肤，在营卫刺痛者，随痛处急宜灸之三五炷，即瘥，不必要在孔穴也。远方无药物处，急宜灸之。纵《明堂》无正文，但随所苦，火艾彻处，痛便消散。

《医门方》云：夫疗脚气，或兼诸病者，则依证以当药对之。若乳石动发，则以理石药疗之；若大小便秘涩，则以利大小便药疗之；若皮肤虚肿成水病者，以水药疗之。余皆仿此。

又云：脚气毒盛，非热药不解。如热甚毒发惾悸，头面热闷者，荆根汁或竹沥夜卧服之，不过数日，风热并瘥。

脚气肿痛方第六

徐⑨豉酒方：若能常饮此酒，极利腰脚。岭南常服此酒必佳。及卑湿处亦服弥好。又恐有脚气即宜服之。

好豉三升，以美酒一斗渍。先取豉，三蒸三曝干，纳酒中渍三宿，便可饮，随人多少。用滓敷脚，良。《葛氏方》同之。

苏疗脚气初发，从足起至膝胫肿，骨疼

① 作：旁校引或本作"依"，义胜。
② 若：《外台》卷十八《脚气论二十三首》引《苏》"若"下有"气毒少而风多者"七字，足文。
③ 多：旁校引或本"多"下有"服"字。
④ 三五行利：《外台》卷十八《脚气论二十三首》引作"五六度行利"。
⑤ 消息：《外台》卷十八《脚气论二十三首》引"消息"上有"随时"二字。
⑥ 金牙：《外台》卷十八《脚气论二十三首》引作"金牙酒"。
⑦ 紫雪：即"紫雪散"。
⑧ 槟榔饮：《外台》卷十八《脚气论二十三首》引作"槟榔饮子"。
⑨ 徐：《外台》卷十八《岭南瘴气脚气酒汤散方一十三首》引此条作"苏、唐"。

者方：

蓖麻切，捣，一斗许。

右，蒸①热，铺②脚肿处，厚裹。日一二度易，二三日即消。《医门方》同之。

又方：

秋月以前有蓖麻，冬月则无。宜取蒴藋根，切，捣碎，酒糟和，蒸令热，三分根，一分糟，合蒸令熟，铺裹如前法，二日即消。立效。亦疗顽痹不仁者。《千金方》同之。

唐方：

以酒糟一斗，和盐分作二分，炒令热，将故袜乳③裹铺之，冷便易，以肿消为度。

唐疗脚气，挛不能行，及干疼不肿，自渐枯消，或复肿满缓弱方：

取桃、柳、槐、桑、穀五木枝叶，各切一斗，以水一斛，盐五升，煮取五斗，浸掎膝以下，一掎得，七日瘥。发即浸掎亦良。

唐浸脚肿满，及缓弱不仁、疼痹等方：

柳树白皮，细剉如棋子三大升④，以水一大石，煎取六大斗。取一小瓮可受一石者，纳汤瓮中，以两木横横⑤著瓮底，脚踏其木上，汤不得过三里穴，一日一度易，不过三度即消。如浸时恒使汤热，佳。

唐又方，如大肿不能行动者方：

取杉木，剉三石，赤小豆二斗，以水六石，煮取一石七斗，取小瓮子依前柳树皮浸法。若患热烦不能久浸，煮紫苏押之即定之。其汤不须易之，以糠火温用。

唐又方，如脚气闷者方：

以水煮梓枝叶为汤，添冷水、盐等，和渍脚，气散少快，使脚遂不闷，大验。

徐疗气肿方：

赤小豆一大升

右，生研大麻子汁，煮前件小豆令烂，每服令尽此一升，甚疗肿，不限服数，多少以消为度。

唐熏脚气法：

右，以笼两具，以石灰摩捣，泥裹，安二寸灰，灰上著炭火，火上著二寸灰，灰上著好盐，以脚踏上。

苏疗大肿，不能行动者方：

以水煮杉木作汤，渍掎⑥，大神。

又方：

捣乌麻碎，水煮渍掎脚，亦大验。

唐疗手足肿满洪直者，大豆煎方：

大豆一升，净择　穀树皮一握　橘皮三两　桑根白皮二两　紫苏茎一握

先以水四斗煮大豆，取二斗汁，去滓，待清，别以清酒七升，共豆汁合煮前件药，取七升，分为三服。如气力强者，日别两三服；力弱者，日一服，极验。肿消后，忌食大醋。

唐疗气肿上至腰，小便涩，诸药不效，宜服方：

葶苈子二两，碎　大枣十四枚，去核

右，以水三升，煮取二升，分三服。

《经心方》治脚肿满，步行不能，众恶毒水肿，牵牛子丸方：

大黄二两　朴消三两，炼　牵牛子七两，熬　桃仁二两，去心，熬　干姜二两半　人参二两　橘皮一两半

右七物，捣下筛，以蜜和，杵春万杵，服如梧子廿丸，以微利为度，愈肿即止，不瘥尽剂。尽剂者，万毒、万病、廿八种风邪悉愈，用甚验。禁冷水、猪肉等。

《拯要方》疗脚气，遍身肿方：

大豆三大升，以水二斗，煮取五升汁，去滓　桑根白皮一握，切　槟榔三七颗，擘　茯苓二两

右，以前豆汁，浸经一宿，煮取二升，去滓，添酒二合，纳药中，随多少服之。利多量减服。

---

① 蒸：原作"并"，据旁校改。

② 铺：通"傅"，今通用作"敷"。

③ 袜乳：《札记》曰："按'袜'恐即'帓'，'帓'与'帗'同。《玉篇》：'帗，巾也。'乳字不可读，盖裹之状，与上文厚裹语言一例。"

④ 升：旁校引或本作"斗"。

⑤ 横横：疑"横"下衍一"横"字。

⑥ 掎："掎"原作"将"，形误，据旁校改。"掎"，摩掎。《尔雅·释虫》："强丑掎。"郭璞注："掎，以脚自摩掎。"下一"掎"字仿此。

《葛氏方》云：若胫已满，捻①之没指者方：

酒若水煮大豆饮汁，又恒食小豆。

又云：若步行足痛，不能复动方：

蒸大豆，两囊盛，更燔②，以熨之。

《本草》云：

鲤鱼生煮食之，主水肿脚满。

《陶景本草注》疗脚气满：

急服牵牛子，得小便利，无不瘥。

《崔禹锡食经》治脚肿方：

煮蔓菁根，蒸敷之，即消。

又方：

煮茄苗叶，涛③脚，尤验。

脚气屈弱方第七

唐云：若脚气屈弱，或不能语者，宜服此金牙酒，此酒最为脚气之要。

金牙碎,绵裹 细辛 茵草炙 干地黄 干姜 防风 附子炮 蛇床子 蒴藋 升麻各四两 人参三两 独活一斤 牛膝 石斛各五两

右十四味，以酒四斗，渍之七日，饮二三合，稍加之，以知为度。此酒最为脚气之要，忌如药法。

苏白杨树皮渍酒，疗脚气肿，心胸满闷，手足缓弱不能起止方：

白杨树白皮切,一大升,熬黄,绢袋盛

右，以酒一斗五升，渍三日，宿温服三四合，日二三服，加至八合。能者加之，不能者减之，无忌。若得干者一升，以酒一斗七升，服之，皆大效。

《千金方》八风散，治风虚，面青黑土色，日月光不见④、脚气痹弱方：

苁蓉⑤八分 乌头二分 钟乳四分 薯蓣四分 续断四分, 黄芪四分 麦门冬四分 五味⑥二分 泽泻四分 远志皮⑦四分 菟丝子四分 细辛四分 龙胆四分 秦艽四分 石韦四分 柏子仁四分 牛膝四分 菖蒲四分 杜仲四分 茯苓四分 附子五分 甘草五分 石斛六分 天雄六分 干地黄四分 蛇床子四分 山茱萸四分 防风四分 术

四分 干姜四分 草薢四分 人参五分 菊花十三分⑧

卅三味，下筛，酒服方寸匕，日三，不知加至二匕。

《葛氏方》治脚气疼痹，屈弱不仁，时冷时热方：

先取好豉一升，三蒸三曝干，以好酒三升⑨，渍之三宿，便可饮，随人多少，以淬薄⑩脚，其热得小退也。

又方：

以酒煮豉服之。

《本草》云：

豺皮熟⑪之，以缠病上，瘥止。主冷痹，脚气⑫。

脚气入腹方第八

苏方：

水研紫雪，服之立下。今按：紫雪方，鉴真云：若脚气冲心，取一小两，和水饮之。又可服红雪五六两。又诃黎勒丸良。

唐气上急闷欲绝者，服生姜汁方：

右，生母姜合皮，捣取二升许汁，平旦温顿服之，立瘥。

《广利方》治卒脚气冲心，烦闷乱不识人方：

---

① 捻：《肘后方》卷三第二十一作"捏"。按"捻"有"按"义。
② 更燔：按"燔"疑当作"番"，"更番"即交替之义，连下读。上即云"蒸"，当不应更燔。
③ 涛：疑即淘洗之义。"涛"同"淘"。
④ 日月光不见：《千金方》卷七第三作"不见日月光"。
⑤ 苁蓉：原作"纵容"，据《千金方》卷七第三改。按"纵容"即"苁蓉"，今一律改为通用字。
⑥ 五味：即"五味子"，《千金方》卷七第三作"五味子"。
⑦ 远志皮：《千金方》卷七第三作"远志"。
⑧ 十三分：《千金方》卷七第三作"三两"，即"十二分"。
⑨ 三升：《肘后方》卷三第二十一作"三斗"。
⑩ 薄：通"傅"，今"敷"字通用。
⑪ 熟：《札记》曰："'熟'恐'热'之讹。"
⑫ 主冷痹，脚气：此五条原为小字注文，据《证类本草》卷十八《兽部下品》改为大字。

取大豆一大升，拭去土①，以水三大升，浓煮取汁，顿服半升，不定，良久更服半升，即定。

苏、徐木瓜汤，若毒气攻心，手足脉皆绝，此亦难济，不得已作此汤，疗十四五愈②方：

吴茱萸六升　木瓜二颗

右，以水一斗二升，煮取三升，去滓，分三服，相去十五里许，或利，或汗，便活。曾苦毒气殆死，仍③此方服得瘥。此药甚足起死。

又方④：

无茱萸、木瓜处，可取茱萸叶一把，煮服之。

苏治气入人腹攻心，诸脉并绝，不识人面，服牛尿方：

乌特沙尿一大升

右，取新尿温者，服令尽，即得利，因便眼明识人，虽不能大大疗气，然一时救死，余无加也。

徐治肿从脚始，转上入腹则杀人，猪肝啖方：

生猪肝一具，细切

右，以淡蒜齑，食令尽，大肝不尽，分脍二服，即消。

又方：

以水煮，单食之。

又方：

苏云，猪肉细切作脍，捣蒜齑食，日三，数日即气毒止，风除能行。

唐犀角汤，疗肿已消，犹遍身顽痹，毒气已入冲心，闷，吐逆，不下食，或肿未消，仍有此候者，先服此方，大验：

犀角二两　大枣七升⑤枚，碎　香豉一升，绵裹　紫苏茎一握　生姜二两

右，以水八升，煮取二升八合，分三服，相去十里，频服三剂，以气下为度。

唐若气攻心，此方甚散气，极验：

大槟榔七枚　生姜二两　橘皮　吴茱萸　紫苏　木瓜各一两

右，以水三升，煮取一升三合，分再服。

《拯要方》疗脚气攻，心闷腹胀，气急欲死方：

吴茱萸三升　木瓜切，三合　槟榔廿颗，碎　竹叶切，二升

以水一斗二升，煮取三升，分温三服，得快痢即瘥，慎生菜、热面、荞麦、蒜。

脚气胀满方第九

苏、徐疗身体浮肿，心下胀满，短气，小便涩，害饮食方：

大豆一斗，以水三斗，煮取一斗七升，去豆，纳清酒一斗和煎之，令得一斗七升许，调适寒温，一服一升，日三服，甚佳。今按：《耆婆方》：大豆三升，酒一升，水无升数。

苏桑根汤，主通身体满，小便涩，上气，心下痰水，不能食，食则胀满者方：

桑根白皮五升　大豆五升

右，以水三斗，煮取一⑥升，去滓，分三服之⑦。

苏、徐疗肿已入髀股至腹，胀，小便涩少者方：

大麻子一斗，熬，细研　赤小豆五升

右，以水三斗，煮豆烂，饮汁食豆，日三，不食余食。不瘥，更为之。

又方：

榖树白皮切，一大斗　桑根白皮切，一大斗，入土深者

右，以水五大斗，煮取二大斗，去滓，纳大豆二升，小豆二升，紫苏茎叶切一大升，绵裹⑧生姜切五两，总煮取豆烂止，渴饮汁，饥食豆，即小便利，肿消。又能疗面目浮肿，救急。

---

① 拭去土：此三字旁校改为小字，似非是，今不从。

② 疗十四五愈：意即治疗十人有四五人病愈。

③ 仍：《尔雅·释诂》："仍，乃也。"

④ 又方：原为小字注文，今据校改标记改为大字正文。

⑤ 七升：循例"大枣"不当用"升"量，"升"字疑衍。抑或"二七"之讹。

⑥ 一：旁校作"三"。

⑦ 之："之"字有删除痕迹，似当删。

⑧ 绵裹：原为小字注文，今循例改为大字正文。

徐、唐葶苈丸,疗小便涩少,腹胀满,不下食饮方:

葶苈子五两,缓火熬令紫色 杏仁二两半,去皮尖①,熬令紫色 大枣卅枚,去皮核取肉

先捣葶苈子一万杵,别取杏仁、枣肉,和捣一千杵,然后取葶苈子总和捣一万杵,和为丸。平旦空腹服八九丸,晚间服五丸。二日后小便当利,三四日后,平旦服五丸,晚间服五丸,丸如梧子,以白饮送,禁食咸腻之物。

脚②气冷热方第十

唐治脚气热烦,口干,头面热闷方:

好香豉一升,以水四升,煮取二升,停③冷去滓,顿服之。《拯要方》同之。

苏治若觉冷④气攻喉方:

当食生茱萸五十粒,即散。

徐疗冷气,非冷热亦兼治方:

大蒜一升,去皮心,以酒三升,缓火煎汁一升许,去滓,每服一盏子,日三。大大去气,但多服即觉眼中煴煴⑤生热。

唐云:已觉著脚气,宜服此方:

蒜三升,去心,切,熬令黄色 豉一大升,熬令香 桃仁小一升,去皮,熬令紫色

右三味,合和,生绢袋盛,以酒一斗渍之,夏三日,冬七日,初服半升,渐加至二升,量增减。若尽,更著五升,酒渍饮之。加椒一二合亦好。

脚气转筋方第十一

论云⑥:凡脚气初⑦转筋者,灸承筋、承山二穴。

《龙门方》疗脚转筋及入腹方:

取木瓜子根茎煮汤服,并验。

又云:疗转脚⑧筋及入腹方:

手拘随所患脚大拇指,灸当脚心急筋上,灸⑨七壮。

又云:筋已入腹者:

令患人伏地,以绳绊两脚跗上踝下,两脚

中间出绳系柱,去地稍高,患者身去柱可五尺,即以棒极折绳,令掣患者,验。

《华佗方》治转筋方:

以白截⑩煮粉令一沸,因以洗足腓,至足立愈。《小品方》同之⑪。

脚气灸法第十二

苏、唐⑫云:凡脚气发有阴阳表里,当随状疗之,不可要⑬依古方也。患阳疗阴,病表救里,皆为重虚重实,危殆甚也。若病从阴发,起两足大指侧⑭,向上回胫内及股里⑮,顽痹不仁,或肿先发于此者,皆须随病灸疗,须灸复留、中都、阴陵泉、曲泉等诸穴。灸先从上始,以次向下,引其气使下,各灸廿壮,自后隔日⑯灸七壮,取瘥止。余穴皆依此。若病从阳发,起两足小指傍外侧,向上循⑰胫外,从绝骨至风市,顽痹不仁,或肿起于此者,须

---

① 尖:旁校作"火",非是。

② 脚:原"脚"上有"治"字,据卷端目录删。

③ 停:旁校作"渟",非是,今不从改。

④ 冷:原作"飡",据旁校改。

⑤ 煴煴:微热貌。

⑥ 论云:按此上脱出处,检《外台》卷十九《论阴阳表里灸法三十七首》作"苏恭云"。

⑦ 初:《外台》卷十九《论阴阳表里灸法三十七首》引"初"下有"发"字。

⑧ 转脚:此二字疑误倒,似应乙作"脚转"。

⑨ 灸:"灸"字原脱,据旁校补。

⑩ 白截:即白醋。《说文·酉部》:"截,酢浆也。"《广韵·代韵》:"截,醋也。"

⑪ 《小品方》同之:此五字原为大字,今据校改标记改为小字注。

⑫ 苏唐:《外台》卷十九《论阴阳表里灸法三十七首》引作"苏恭"。

⑬ 要:程本《外台》卷十九《论阴阳表里灸法三十七首》引作"妄"。

⑭ 侧:《外台》卷十九《论阴阳表里灸法三十七首》"侧"上有"内"字。

⑮ 向上回胫内及股里:《外台》卷十九《论阴阳表里灸法三十七首》引作"上循胫内及膝里"。

⑯ 隔日:《外台》卷十九《论阴阳表里灸法三十七首》引作"隔七日"。

⑰ 循:原作"巡",据《外台》卷十九《论阴阳表里灸法三十七首》改。

灸阳辅、绝骨、阳陵泉、风市等诸穴。灸数及从上向下，皆依前法。若气毒兼行表里者，乃可量其轻重，随灸膏摩之。若上下遍发，不知的处者，宜灸上廉、下廉、条口、三里，各灸一二处，以通泄之。其用药内攻，各量病投药也。逐偏苦处，恒使灸疮不瘥为佳。风气都除，乃随疮瘥。瘥后瘢色赤者风毒尽，青黑者犹有毒气，仍灸勿止。待身体轻利，然后可休矣。又一本云：常须灸三里、绝骨，勿令疮瘥佳。

灸脚气穴名[1]：

阳陵泉二穴：在膝外侧骨下宛宛陷中是。苏、徐。

绝骨二穴：在外踝正上寻小骨绝头陷中是。同前。

风市二穴：平立垂手，当中指头，髀中两筋间是。同前。

昆仑二穴：在外踝后、跟骨上陷中是。同前。

阳辅二穴：在绝骨前半寸少[2]下是。苏、徐云：《明堂》无绝骨名，有阳辅。

上廉二穴：在三里下三寸是。苏、徐。

下廉二穴：在条口下一寸是。苏、徐。

条口二穴：在上廉下二寸是。苏、徐。

太冲二穴：在足大指本节后二寸是，或云一寸半。徐。

犊鼻二穴：在膝盖上外角宛宛中是。苏、徐。

膝目二穴：在膝盖下两边宛宛中是。徐。

三里二穴：在膝盖骨头侧下骨外三寸下宛宛[3]。

曲泉二穴：在膝内屈纹头是。

阴陵泉二穴：在伸脚膝内侧骨[4]下宛宛中是。苏、徐。

中都二穴：在阴陵泉、三交[5]中间是。苏。

三交二穴：在内踝上三寸[6]是。苏、徐云：名太阴。

复留二穴：在内踝上二寸是。苏、徐云：名承命。

少阳[7]二穴：在内踝后一寸动筋中是。徐。

三阴[8]二穴：在内踝上八寸，骨下陷中是。徐。

阴跷[9]二穴：在内踝下向前宛宛中是。徐。

委中二穴：在膝后屈中央是。苏、徐。

承筋二穴：在腨当中心陷[10]中是。苏、徐。

承山二穴：在腨肠下际分肉间陷中是。苏、徐。

涌泉二穴：在脚心是。苏、徐。

右件穴并要，不总能灸，其最要有三里、绝骨、承筋、太冲、昆仑、涌泉，患者不可不灸。

凡患脚气，法皆春发、夏甚、秋轻、冬歇，大法春秋宜灸，冬瘥可行，夏都不可。夏既疮败，又不得着衣，风冷因入，反更增病。冬时血涩，又逆天理，急不得已，无药物处，可灸一二穴，不可遍体多灸也。

凡脚气病，大论毒从下上，亦[11]从上向下者，或云灸上毒便止[12]，误矣。比见毒气攻处，疼痛如刺，随病即灸，火彻便瘥，不拘上下。

---

① 灸脚气穴名：此五字原脱，据《外台》卷十九《论阴阳表里灸法三十七首》补。

② 少：稍。

③ 宛宛：循上下文例，疑"宛宛"下脱"中是"二字。

④ 骨：《外台》卷十九《论阴阳表里灸法三十七首》引"骨"上有"辅"字。

⑤ 三交：《外台》卷十九《论阴阳表里灸法三十七首》作"三阴交"。按"三交穴"未见其他书籍记载，《外台》似是。下"三交"仿此。

⑥ 三寸：《外台》卷十九《论明阳表里灸法三十七首》引作"二寸"。

⑦ 少阳：《外台》卷十九《论阴阳表里灸法三十七首》引作"少阳维"。

⑧ 三阴：《外台》卷十九《论阴阳表里灸法三十七首》引作"太阴"。

⑨ 阴跷：《外台》卷十九《论阴阳表里灸法三十七首》引作"太阴跷"。

⑩ 陷：原作"满"，据《外台》卷十九《论阴阳表里灸法三十七首》改。据《素问·刺腰痛论》王注此穴在"腨中央如外陷者中"。

⑪ 亦：《外台》卷十九《论阴阳表里灸法三十七首》"亦"下有"有"字。

⑫ 毒便止：《外台》卷十九《论阴阳表里灸法三十七首》作"毒气便上"，当据改。

凡①所冲如贼欲出，得穴即出，岂在大门也。风气②所攻，亦复如是，皆此经试，万不失一，必不为忤耳。

《葛氏方》云：其灸法，孔穴亦甚多，恐人不能悉知处。今只疏要者③，必先从上始，若直灸脚，气上不泄，则危矣。

大椎④一穴，灸百壮⑤；肩井二穴，各灸⑥百壮；膻中一穴，灸五十壮；巨⑦阙一穴，灸百壮。

凡灸此上部五穴，亦足以泄其气。若能灸百会、风府、胃管及五脏腧亦⑧佳。视病之宽急耳。

次⑨风市二穴，灸百壮；三里二穴，灸二百壮；上廉二穴，灸百壮；下廉二穴，灸百壮；绝骨二穴，灸二百壮。

凡此下部十穴并至要，犹余伏兔、犊鼻耳。凡灸此壮数，不必顿毕，三日中报⑩之令竟。

《千金方》云：凡病一脚，则灸一脚；病两脚，便灸两脚也。

又云：初得脚弱，便速灸之，并服竹沥汤，灸讫可服八风散，无不瘥者，唯⑪速治之。若人但灸而不服散，服散而不灸，如此者，有半瘥半死。虽得瘥者，或至一二年复更发动。觉得便依此治⑫速灸之，及⑬服散者，治十十愈。竹沥汤、八风散在上⑭。

脚气禁忌第十三

苏、唐论云：醉酒房室，久立冷湿地，船行水气，夏月屋中湿⑮气，热蒸气，劳剧，哭泣忧愤，如此等类，好使气发也。

又云：不用乘马，若能步行劳动，其脚气自然渐瘥。

又云：昼日莫多卧，须力起遨游，舒畅情性，勿恣睡也。

《千金方》云：凡脚气之病，极须慎房室，又忌大怒。

《拯要方》云：凡患脚气，尤不宜眠睡，宜数数行，散浮肿气，不宜服补药，每月须宜泻佳。

脚气禁食第十四

苏、唐论云：不宜食面、羊肉、萝卜、葵、蔓菁、韭。

又云：不得食醋饼。

《千金方》云：羊肉、牛肉、鱼⑯、蕺菜、菘菜、蔓菁、瓠子、酒、面、酥、油、乳糜、猪、鸡、鹅、鸭，并切禁。

又云：不得食诸生果子、酸醋之食，犯之者，皆不可瘥。

脚气宜食第十五

苏、唐云：常宜食犊肉、犊蹄、鲤鱼⑰、鳢鱼、猪肉、菟肉、葱、芥、薤、韭⑱等，及猪肝、

---

① 凡：《外台》卷十九《论阴阳表里灸法三十七首》"凡"下有"毒气"二字。

② 气：《外台》卷十九《论阴阳表里灸法三十七首》作"毒"。

③ 今只疏要者："只"原作"止"，今改为通用字。又眉注曰："字治本'疏'字无，医本有之。"

④ 大椎：《肘后方》卷三第二十一"大椎"上有"先灸"二字。

⑤ 灸百壮：此三字原为小字注，今循文义文例改为大字正文。下各穴之下所灸壮数均仿此。

⑥ 各灸：按"各"字旁原有点删标记，似当删，与下各穴文例一律。

⑦ 巨：原作"臣"，据旁校改，与《肘后方》卷三第二十一合。

⑧ 亦：《肘后方》卷三第二十一作"益"。

⑨ 次《肘后方》卷三第二十一"次"下有"乃灸"二字。

⑩ 报：复。

⑪ 唯：《千金方》卷七第一"唯"下有"急"字。

⑫ 治：《千金方》卷七第一作"法"。

⑬ 及："及"字原脱，据《千金方》卷七第一补。

⑭ 竹沥汤八风散在上：此八字原为小字，据校改标记改为大字。

⑮ 湿：旁校引或本作"温"。

⑯ 鱼：《千金方》卷七第一"鱼"下有"蒜"字。

⑰ 鲤鱼：《外台》卷十八《论脚气二十三首》引《苏》作"鲫鱼"。

⑱ 韭：《外台》卷十八《论脚气二十三首》作"蓴"。

肺。食法：先汤中燖①使才熟，切作鬴，以酱汁和水，并著一抄半葱、姜、椒，煮令极熟，每食下饭，大大补益，得消脚气。生姜、葱、豉、蒜，常食大佳。

《千金方》云：唯得食粳、粱、粟米、酱、豉、葱②、薤、椒、姜、橘皮。

《医门方》云：食生牛乳、生栗子，诸下气之物为佳。

《陶景本草注》云：昔脚弱人往栗树下，生食数升，便能起行。

《食经》云：昆布、<small>崔禹云：治手脚疼痹。</small>鹿肉、<small>苏注云：主四支不随。</small>鲤、<small>崔禹云：主脚气。</small>石决明。<small>崔禹云：治脚诸病。</small>

治足尰方第十六

《病源论》云：尰③病者，自膝以下至踝及指④，俱肿直是也，皆由血气虚弱，而⑤邪伤之，经络否涩而成。亦言江东诸山县人多病尰，云彼土有草名尰草，人行误践触之，则令病尰之⑥。

《录验方》治脚尰方：

掘坚实地作坎，可容脚，深没脚，烧硗⑦坎令赤，以尿投坎中。以绳缠膝下，仍以甘刀遍披肿上，沥血令悉伤，血出仍纳热坎尿中，至脚渍尰，塞坎上令密，勿令气出，地冷方出脚。

《葛氏方》治足忽得瘇⑧病，腓胫暴大如吹，头痛寒热，筋急，不即治之，至老不愈方：

随病痛所在左右足，对内踝直下白肉际，灸三壮即愈。后发更灸故处。

又陶氏：初觉此病之始，股内间微有肿处，或大脉胀起，或胫中拘急，煎寒不决者，当检按其病处有赤脉血络，仍灸绝其经两三处，处廿一壮，末巴豆、蛀虫，少少杂艾为灸炷。

若已下至踝间，可依葛氏法，加其壮至五十，亦用药艾丸也。如此应瘥。

若数日不止，便以甘刀破足第四第五指间脉处，并踝下骨解，泄其恶血，血皆作赤色，去一斗五升，亦无苦。若在余处亦破之，而角

嗽⑨去恶血，都毕，敷此大黄膏，勿令得风水，乃令服白头公酒。其经易治且如此，若良久不瘥，更看大方。

大黄膏方：

大黄 附子 细辛 连翘 巴豆 水蛭<small>炙</small>一两⑩

苦酒淹一宿，以腊月猪膏煎，三上三下，去滓，以敷之。亦可酒服如杏核。

白头公酒方：

白头公<small>二两</small> 甘草<small>一两</small> 牛膝<small>二两</small> 海藻<small>二两</small> 石斛<small>一两</small> 干地黄<small>一两</small> 土瓜根<small>一两</small> 附子<small>三两</small> 葛根<small>一两</small> 麻黄<small>二两</small>

十物，以酒二斗，渍五日，服一合，稍至三四合。又摩野葛膏亦佳。

《耆婆方》⑪：

刺内踝上大脉，血出即瘥。

又方：

灸外踝尖。

治尸脚方第十七

《病源论》云：尸脚者，脚跟坼⑫破也。亦是冬时触犯寒气，所以如然⑬。又言脚踏死尸所卧地，令脚坼破也。

《葛氏方》治脚无冬夏恒坼裂者名尸脚，

---

① 燖：《外台》卷十八《论脚气二十三首》作"浸"。按"燖"有"煮"义。《玉篇·水部》："燖，煮也，内菜汤中而出也。"

② 葱：《千金方》卷七第一"葱"下有"韭"字。

③ 尰："尰"下原有"《玉》：时种反，肿足也。《切》：时究反，足肿病也"十五字，疑是注文误入正文，检安政本已点删，今亦从删。

④ 指：脚趾。《病源》卷三十《足尰候》作"趾"。

⑤ 而：《病源》卷三十《足尰候》作"风"。

⑥ 之：《病源》卷三十《足尰候》无"之"字。

⑦ 硗（qiāo）：土壤坚硬贫瘠。

⑧ 瘇：足肿。

⑨ 嗽：今"嗽"字通用。

⑩ 一两：疑"一"上脱"各"字。

⑪ 《耆婆方》：此下疑省"治足尰方"诸字。

⑫ 坼：裂。

⑬ 所以如然：《病源》卷三十《尸脚候》"以"下无"如"字，"所以然"三字连上读。

踏死尸所致方：

取鸡屎一升，水二升，煮数沸，渍洗之半日乃出，数作瘥。《千金方》同之。

《新录方》治尸脚方：

大麻子煮汤①渍之。

又方：

捣马苋汁洗，或煮渍之。

又方：

煮蔓菁根，渍之。

又方：

车脂涂之。

治肉刺方第十八

《病源论》云：肉刺者，脚指②间生肉如刺，谓之肉刺。由着靴急③小，指相揩④而生。

《新录方》治肉刺方：

数数涂酥也。

又方：

封糖稍刮也。

又方：

盐汤⑤渍之。

又方：

醋摩之⑥，至消。

又方：

浆汁涂刮去。

又方：

烧金银钗烁之。

又方：

熏陆香、硫黄等分，合研，量大小，可刺著烙之。

《救急单验方》疗脚下肉刺方：

削令头破血出，取丹如米许，拊⑦讫裹，瘥。

又方：

以刀子割去刺，即以书墨研之，数十回，永大瘥，验。

治手足冻肿疮方第十九

《病源论》云：冻烂肿疮，严冬之月，触冒风雪寒毒之气，伤于肌肤，血气壅涩，因即瘃⑧冻，焮赤疼肿，便成冻疮，乃至皮肉烂溃，重者肢节堕落。

《葛氏方》治手足中寒雪冻肿疮烂方：

车膏，温令热，以灌之，烊⑨腊杂蜜亦佳。

又方：

温咸菹⑩汁渍之。

又方：

热煮小便以渍之。

又方：

烧黍、粟若麦藁作灰，以水和煮令热，穿器盛于筒中，滴疮上，半日中为之。

《千金方》云：若冬月冒涉冻冰，面目手足缘坏⑪，及⑫始热痛欲瘃者：

取麦叶⑬煮令浓汁，热洗之。

又云：冻指⑭欲堕方：

马屎三升，水三升，煮令沸，渍半日，愈。《经心方》同之⑮。

《新录方》⑯：

熬曲散粉上。

---

① 汤：原作"傷"，据安政本改。

② 脚指：即"足趾"。"指"用同"趾"。

③ 急：原作"忽"，形近致误，据《病源》卷三《肉刺候》改。《字汇》："急，紧也。"

④ 揩：磨。

⑤ 汤：旁校作"温"。

⑥ 之："之"字原有点删痕迹。

⑦ 拊：旁校作"附"。按"拊"通"傅"，今"敷"字。

⑧ 瘃：冻疮。

⑨ 烊：原作"洋"，据文义改。下仿此。

⑩ 菹：腌菜。

⑪ 缘坏：《千金方》卷二十二第六作"皴瘃"。

⑫ 及：原作"乃"，形近改误，据《千金方》卷二十二第六改。

⑬ 叶：《千金方》卷二十二第六作"寔"。

⑭ 指：《千金方》卷二十二第六"指"下有"瘃"字。

⑮ 《经心方》同之：此五字原为大字，今据文义及校改标记改为小字注文。

⑯ 《新录方》：此下疑省"治手足冻肿疮方"诸字。

又方：

煮松叶洗之。

《集验方》治冻疮方：

以腊烊，灌之。

治手足皲裂方第廿

《病源论》云：皲裂者，肌肉破也。言冬时触冒风寒，手足破，故谓之皲裂也。

《葛氏方》治冬天手足皲裂，血出及瘃冻方：

取麦苗煮令浓，热的的尔，以洗渍之。

《千金方》治手足①破裂，血出疼痛方：

猪脂②著热酒中，以洗之，即瘥。

《集验方》手足瘃坏方：

蜀椒四合，以水一斗，煮三沸，去滓，以洗渍之。

《苏敬本草注》③：

嚼白及以填之，效。

《范汪方》：

取葱叶萎黄叶④煮，以渍洗之，良。

《新录方》：

咋蒜封之。

又方：

车钉⑤脂涂之。

治手足发胝方第廿一

《病源论》云：人手足忽然皮厚涩而圆强⑥如茧者，谓之胼胝。此由血气沉行，不荣其表，故皮涩厚而成胝也。

《葛氏方》手足忽发胝方：

取粢米粉，铁铣熬令赤，以众人唾和之，以涂上，厚一寸，即消。《范汪方》同之。

《玉葙方》⑦：

以盐涂胝上，令牛舐之，不过三。

又方：

作艾炷灸其上，三壮。

《新录方》：

以温尿渍，瘥。

治手足逆胪方第廿二

《病源论》云：逆胪者，手足爪甲际皮剥起，谓之逆胪。风邪入于腠理，血气不和故也。

《千金方》手足⑧逆胪方：

青珠一分 干姜二分

捣，以粉疮上，日三。今按⑨：《葛氏方》是名琅玕者，非真珠⑩，亦以猪脂和涂之。

《枕中方》治人手足粗理方：

取榆树孔中水洗，即细如脂⑪。

治代指方第廿三

《病源论》云：代指者，其指先肿，焮焮⑫热痛，其色不黯，然后方缘爪甲边结脓，剧者爪甲脱也。亦名代甲，亦名糟指，亦名土灶。夫爪者，筋之余也。由筋骨热盛，气⑬涩不通，故肿结生脓，而爪甲脱去。

《小品方》治代指法：

---

① 手足：《千金方》卷二十二第六"足"下有"皱劈"二字。
② 脂：原误作"腉"，据《千金方》卷二十二第六改。按"腉"疑是"胝"之形误，《外台》卷二十九《手足皲裂方五首》引《千金》作"胝"。"胝"、"腴"，古今字。
③ 《苏敬本草注》：此下疑省"治手足皲裂方"诸字。下"《范汪方》"、"《新录方》"仿此。
④ 叶：旁校引或本作"茎"，《外台》卷二十九《手足皲裂方五首》引《集验》作"箨"。按"箨"疑当作"蓇"，"蓇"为草木脱落的皮叶，此指葱皮。
⑤ 钉：原作"工"，疑是脱偏旁致误，据文义改。
⑥ 强：《病源》卷三十《手足发胝候》作"短"。
⑦ 《玉葙方》：此下疑省"治手足发胝方"诸字。下"《新录方》"仿此。
⑧ 手足：《千金方》卷二十二第六"手"上有"治"字，"足"下有"指"字。
⑨ 今按：旁校曰"本无。"
⑩ 非真珠：此三字原脱，据旁校补。
⑪ 脂：原作"指"，形声并似而误，据旁校改。
⑫ 焮焮：原作"欣欣"，疑是"焮焮"省字，据《病源》卷三十《代指候》改。"焮焮"，炙热感。
⑬ 气："气"字原脱，据《病源》卷三十《代指候》补。

单煮甘草渍之①,若无甘草,纳芒硝汁渍之,但绖②得一种冷药药草菜汁渍渍之。今按③:《千金方》甘草二两,水五升,煮取一升云云。

《葛氏方》代指方:

煮地榆根作汤,渍之半日,甚良。

又方:

以指刺炊饭中二七遍④,良。以上《千金方》同之。

又方:

以泥泥指,令通币⑤厚一寸许,以纳热灰中炮之,泥燥候视指皮绖者即愈也。不绖者,更为之。

《千金方》代指方:

麻沸汤渍之,即愈。

又方:

先刺去脓⑥,灸鲊皮令温,以缠裹周币⑦,痛止便愈。

又方:

取姜黄葱叶煮⑧,渍之。

又云:割甲侵肉,成漏不瘥方:

敷矾石⑨末,裹之,以瘥为限。

又方:

捣鼠粘草根⑩,和猪脂⑪敷,取瘥止。

《新录方》代指方:

醋和热气灰封,日二三。

又方:

盐汤渍之,良。

《集验方》代指方:

单煮甘草,渍之。

又方:

用芒硝汁渍之。

《僧深方》代指方:

作艾炷正灸痛上七壮。

治指擘痛方第廿四

《葛氏方》指忽擘痛不可堪,转上入方:

灸病指头⑫七壮,立瘥。《千金方》同之。

又云:指端忽发疮方:

烧针⑬令赤,以灼之。

又云:卒五指筋挛急,不得屈伸方:

灸手踝骨上数壮。

《千金方》指擘痛方:

酱清⑭和蜜,温涂之,愈。《经心方》同之。

又云:指疼欲脱方:

猪脂和盐,煮令消之,热纳指爪中,食久瘥。

医心方卷第八

医心方卷第八背记⑮

秒　禾穗芒也,分秒定禾数,十二秒而当一粟,十二粟而当一寸。《淮南子》作穟。

　　以上第廿六叶

---

① 渍之:《外台》卷二十九《代指方一十一首》作“汁渍之”。按“渍”原作“濆”,于此无义,《外台》引作“揰”,疑均为“渍”之俗写,今改。下皆仿此。

② 绖:《广雅·释诂》:“绖,独也。”《外台》卷二十九《代指方一十一首》引《小品》无“绖”字。

③ 今按:旁校曰:“本无。”

④ 遍:旁校引一本作“过”。

⑤ 币:《广韵·合韵》:“币,遍也,周也。”

⑥ 脓:《千金方》卷二十二第六“脓”下有“血”字。

⑦ 币:《千金方》卷二十二第六作“匝”,义同。

⑧ 煮:《千金方》卷二十二第六“煮”下有“沸”字。

⑨ 矾石:《千金方》卷二十二第六“矾石”上有“硇砂”二字。

⑩ 鼠粘草根:《千金方》卷二十二第六此上有“鬼针草苗汁”五字。

⑪ 猪脂:《千金方》卷二十二第六作“腊月猪脂”。

⑫ 头:端。

⑬ 针:旁校作“铁”。

⑭ 清:原作“渍”,形误,据《千金方》卷二十二第六改。

⑮ 医心方卷第八背记:安政本此下有“天养二年二月以宇治入道太相国本移点。移点:少内记藤原中光。比校:助教清原定安。移点比校之间所见及之不审,直讲中原师长、医博士丹波知康、重成等相共合医家本毕,文殿所加之勘物,师长以墨书之令合点。宇治本,初下点:行盛朝臣,朱星点、墨假字;重加点:重基朝臣,朱星点、假字勘物,又以朱点句于儒点。御本不改彼样,令移点之。以上第一叶”一百三十八字。

医心方卷第九

从五位下行针博士兼丹波介丹波宿祢康赖撰

治咳嗽方第一
治喘息方第二
治短气方第三
治少气方第四
治气噎方第五
治奔豚方第六
治痰饮方第七
治癖食方第八
治胃反吐食方第九
治宿食不消方第十
治寒冷不食方第十一
治上热下冷不食方第十二
治谷劳欲卧方第十三
治恶心方第十四
治噫醋方第十五
治呕吐方第十六
治干呕方第十七
治哕方第十八

治咳嗽方第一

《病源论》云：咳嗽者，肺感于寒，微者则成咳嗽也。肺主气，合于皮毛。邪之初伤，先客皮毛，故肺先受之。五脏与六腑为表里，皆禀气于肺，以四时更旺，五脏六腑皆有咳嗽，各以其时，感于寒而受病，故咳嗽形证不同。

五脏之咳者，乘秋则肺先受之，肺咳之状，咳而喘息有音①，甚则唾血；乘夏则心受之，心咳之状，咳则心②痛，喉中介介如哽③，甚则咽肿喉痹；乘春则肝受之，肝咳之状，则④两胁下痛，甚则不可以转⑤，两脚⑥下满；乘至阴⑦则脾受之，脾咳之状，咳则右胁下痛，喑喑⑧引于膊⑨背，甚则不可动，动则咳⑩；乘冬则肾受之，肾咳之状，咳则腰背相引而痛，甚则咳涎。此五脏之咳也。

五脏咳久不已，传与六腑。脾咳不已，则胃受之，胃咳之状，咳而呕，呕甚则长虫出；肝咳不已，则胆受之，胆咳之状，呕胆汁⑪；肺咳不已，大肠⑫受之，大肠咳之状，咳而遗屎；心咳不已，则小肠受之，小肠咳之状，咳而失气，气者与咳俱⑬；肾咳不已，膀胱受之，膀胱咳之状，咳而遗尿；久咳不已，三焦受之，三焦咳

---

① 音：《病源》卷十四《咳嗽候》"音"下有"声"字。
② 心：《素问·咳论》、《甲乙经》卷九第三、《外台》卷九《咳嗽方三首》"心"下并有"先"字。按循上"肺"亦有"先"字，当据补以足文。下三脏仿此。
③ 介介如哽：谓喉中不畅，似有物哽。《太素》卷二十九《咳论》杨注："介介，喉中气如哽也。"
④ 则：《病源》卷十四《咳嗽候》"则"上有"咳"字。按循上下文例，有"咳"字是，应据补。
⑤ 转：《素问·咳论》"转"下有"侧"字，足文，应据补。
⑥ 脚：《病源》卷十四《咳嗽候》亦作"脚"，文义不顺。检《素问·咳论》、《太素》卷二十九《咳论》、《外台》卷九《咳嗽方三首》并作"胠"，似是。"脚"与"胠"形近，疑增笔致误，应据改。
⑦ 至阴：《病源》卷十四《咳嗽候》作"季夏"，与《外台》卷九《咳嗽方三首》合。
⑧ 喑喑：《素问·咳论》、《甲乙经》卷九第三、《太素》卷二十九《咳论》、《千金方》卷十八第五、《外台》卷九《咳嗽方三首》并作"阴阴"。按"阴阴"、"喑喑"皆取其声，义不同，指疼痛深而缓慢，文义与"隐隐"相似。
⑨ 膊：《素问·咳论》、《千金方》卷十八第五、《外台》卷九《咳嗽方三首》并作"肩"。
⑩ 咳：《素问·咳论》、《千金方》卷十八第五"咳"下并有"剧"字，文义较为完整，应据补。
⑪ 呕胆汁：《素问·咳论》、《病源》卷十四《咳嗽候》"呕"上并有"咳"字，应据补。"胆汁"，《千金方》卷十八第五作"清苦汁"。
⑫ 大肠：《素问·咳论》、《外台》卷九《咳嗽方三首》"大"上并有"则"字，应据补。下"膀胱"、"三焦"仿此。
⑬ 气者与咳俱："者"字疑衍，应据《素问·咳论》删。仁和寺本、《病源》卷十四《咳嗽候》、《外台》卷九《咳嗽方三首》"俱"下并有"出"字，应据补。

者①，咳而肠②满，不欲食饮，此皆聚于胃，关于肺，使人多涕唾而面浮肿，气逆也。

《千金方》云：问曰③：咳病有十，何谓？师曰：有风咳，有寒咳，有支咳，有肝咳，有心咳，有脾咳，有肺咳，有肾咳，有胆咳，有厥阴咳。问曰：十咳之证，以何为异？师曰：欲语因咳，言不得竟，谓之风咳；饮冷食寒，因之而咳，谓之寒咳；心下坚满，咳则引④痛，其脉反迟，谓之支咳；咳引胁下痛，谓之肝咳；咳而吐血，引手少阴，谓之心咳；咳如涎出淡沫⑤下，引少腹，谓之脾咳；咳引颈项而唾涎沫，谓之肺咳；咳而⑥耳无所闻，引腰脐⑦，谓之肾咳；咳而引口中⑧，头痛口苦，谓之胆咳；咳而引舌本，谓之厥阴咳。

《僧深方》云：热咳，唾粘而如饴；冷咳，唾清澄如水。

《医门方》云：夫酒客咳者，其人必吐血，此为坐⑨极饮过度所致，难疗。

《拯要方》云：此病有数种，有冷热咳嗽，有肺萎嗽，有肺痈嗽，有水气嗽。若有本性非热，遇诸冷缘而得嗽，触冷便发，遇热即可⑩，此是冷嗽也；若有本性非冷，遇诸热缘而得嗽，触热便发，遇冷即可，此是热嗽也；若本性多热⑪嗽，又久热将息更剧，冷将息无效，每唾无多浓涎，但唾白而稠，总是细小泡沫，此是肺萎嗽也；若本性冷，热将息无效，每嗽所出皆是浓涎，如痈疮中脓，或寒或热，此是肺痈嗽也；若有非冷非热，经久患嗽，上气喘息，腹满闷，甚者头面有气⑫，过久重者，身体皆肿，此是水气嗽也。

《葛氏方》云：上气喘嗽，肩息⑬不得卧，手足逆冷，及面浮肿者，死。

《僧深方》紫菀丸，治咳嗽上气，喘息多唾方：

　　紫菀 款冬花 细辛 甘皮⑭ 干姜各二两

　　右五物，丸如梧子三丸，先食服，日三。

又方：

如樱桃大，含一丸，稍咽其汁，日三。新久嗽，昼夜不得卧，咽中水鸡声，欲死者，治之甚良。今按《耆婆方》为散，以白饮服一方寸匕。

《录验方》小紫菀丸，治上气，夜咳逆多浊唾方：

　　干姜二两 甘皮二两 细辛二两 紫菀三分 款冬花二两 附子⑮二两

　　凡六物，下筛，蜜和丸如梧子，先食服五丸⑯，日二。

大紫菀丸，治上气咳逆方：

　　紫菀二两 五味子二两 橘皮二两 香豉二两 干姜二两 桂心二两 杏仁二两 细辛二两 甘草二两 款冬花二两 食茱萸二两

　　凡十一物，捣筛，蜜和丸如梧子，一服五丸，日二，夜含一丸如杏核大，咽汁，尽更含。

《承祖方》治上气咳嗽，杏仁丸方：

　　杏仁一升，熬 干姜二两 细辛二两 紫菀二两 桂心二两

　　捣下筛，杏仁别捣⑰如脂，合和以蜜丸，服如枣核一枚，日三。

《广济方》疗咽喉干燥，咳嗽，语无声，桂心散方：

　　桂心六两 杏仁三两

----

① 咳者：《病源》卷十四《咳嗽候》作"咳之状"。按循上文例作"咳之状"是，与《素问·咳论》、《外台》卷九《咳嗽方三首》合。

② 肠：《素问·咳论》、《病源》卷十四《咳嗽候》、《外台》卷九《咳嗽方三首》并作"腹"。

③ 曰：原作"云"，据仁和寺本、《千金方》卷十八第五改。

④ 引：《千金方》卷十八第五作"支"。

⑤ 淡沫：旁校"淡"作"渍"。《千金方》卷十八第五作"续续不止"。

⑥ 而：《千金方》卷十八第五作"则"。

⑦ 脐：《千金方》卷十八第五作"并脐中"。

⑧ 口中：《千金方》卷十八第五无"口中"二字。

⑨ 为坐：《千金方》卷十八第五"坐"上无"为"字，"坐"下有"久"字。按"坐"连词，意为由于。"为"字义重，当删。

⑩ 可：指病愈。

⑪ 热："热"字原脱，据旁校补。

⑫ 头面有气：指头面部浮肿。

⑬ 肩息：指呼吸张口抬肩状。

⑭ 甘皮：旁校曰："一名橘皮。"

⑮ 附子：按"附子"以上六味，《外台》卷十《上气咳嗽多唾方三首》引《古今录验》"干姜、甘皮、细辛、款冬花"各用"三分"、"附子"用"二枚"。

⑯ 五丸：《外台》卷十《上气咳嗽多唾方三首》作"三丸"。

⑰ 捣："捣"字原脱，据文义补。

捣筛，以绵裹一枣大，含，细细咽汁，日三夜二，忌生葱油腻。

《范汪方》治咳，紫菀牙上丸方：

紫菀一分，一方一两 干姜一分 附子一分 桂心一分 款冬花一分 细辛一分

凡六物，冶筛，和蜜丸如小豆，先食以二丸著牙上，稍咽，日再，不知稍增。

又云：投杯汤，治久咳上气，胸中寒冷，不能得食饮，卧不安床，牵绳而起，咽中如水鸡声方：

款冬花四十枚，一方廿枚 细辛一两 紫菀二两，一方一两 甘草二两，一方一两 五味半升，一方大枣廿枚 杏仁四十枚 半夏半升，洗，一方三两 桂心二两 麻黄二两，一方四两 干姜二两

凡十物，㕮咀，以水八升，煮得二升，先食适寒温再服，温卧汗出即愈。今按：《录验方》麻黄三两，甘草三两，杏仁百枚。凡三物，切，以水六升，煮取二升五合，未食分三服。

《小品方》治咳嗽上气，呼吸攀绳①，肩息欲死，覆杯汤方：

麻黄四两 甘草二两 干姜二两 桂肉二两 贝母二两

凡五物，以水八升，煮取二升，再服即愈。今按：《范汪方》云：苗诡②士孙粟，男儿四岁，极啼已多饮水，得上气喘息欲死，师灸之，与五味汤不瘥，苗与合此覆杯汤，儿不能饮，母稍稍含之，一夜至明，尽得愈。

又云：沃雪汤，治上气不得息卧，喉中如水鸡声，气欲绝方：

麻黄四两 细辛二两 五味子半升 干姜四③两 半夏四两 桂心④一两

凡六物，以水一斗，煮取三升，分服一升，投杯即得卧，一名投杯汤。令得汗，汗多喜不得眠，汗⑤者一服，消息后服⑥。今按：《经心方》云：麻黄四两、五味半斤、桂心三两、杏仁三两、细辛三两、生姜十两、半夏四两、七物，以水一斗，煮取三升，分三服，亦可五合、七合⑦服，渐渐加之。

《千金方》云：夫酒客咳者，必致吐血，坐极饮过多所致，厚朴大黄汤主之。

厚朴一尺 大黄六两 枳实四两

三味，水五升，煮取二升，分再⑧服之。

《本草》云：咳逆，鹿髓以酒服之，甚良。

又云：猯膏，酒和三合服之，日三。

又云：食鲤鱼肉也。

《孟诜食经》云：疗卒咳嗽方：

梨一颗，刺作五十孔，每孔中纳一粒椒，以面裹，于热灰中烧，令极熟出，停冷割食之。今按：《拯要方》：梨七棵⑨取汁，白饧一两，酥一大枣许，椒七枚。合煎，含咽之。

又方：

梨去核，纳酥、蜜，面裹，烧令熟，食之，大良。

又方：

割梨肉于酥中煎之，停冷食之。今按：《朱思简食经》云：凡用梨治咳，皆须待冷食之，热食反成嗽。

《葛氏方》治卒得咳嗽方⑩：

皂荚、干姜、桂心分等，捣丸⑪，服三丸，日三。

又方：

生姜汁⑫、百部汁和煎，服二合。

《集验方》治忽暴气嗽奔喘⑬，坐卧不得，并喉里嘤⑭声，气欲绝方：

麻黄三两，去节 杏仁四两，去皮 干姜叶二

---

① 呼吸攀绳：形容喘息困难，抬肩探头状，如绳之牵引。"攀"有牵引之义。

② 诡：《札记》曰："'说'讹'诡'。"

③ 四：旁校引或本作"一"。

④ 桂心：按"桂心"以上六味，《外台》卷十《上气喉中水鸡鸣方一十三首》引《古今录验》"干姜"用"一两"、"半夏"用"如博棋子八枚"。

⑤ 汗："汗"下原衍"汗"字，据仁和寺本删。

⑥ 令得汗……消息后服：《外台》卷十《上气喉中水鸡鸣方一十三首》引作"令人汗出不得卧，勿怪，亦可从五合，不知稍增，日再"。

⑦ 五合、七合："七合"二字据旁校补，与仁和寺本合。

⑧ 再：旁校作"二"，义同。

⑨ 棵：原作"果"，误省偏旁，据文义改。

⑩ 方：《肘后方》卷三第二十三作"华佗五嗽丸"。

⑪ 捣丸：《肘后方》卷三第二十三作"捣蜜丸如桐子"。

⑫ 生姜汁：旁注曰："一名干姜。"

⑬ 忽暴气嗽奔喘：《外台》卷九《久咳坐卧不得方二首》引《集验》作"久患气嗽，发时奔喘"。

⑭ 嘤：此为"腭"之异写，似非是，《外台》卷九《久咳坐卧不得方二首》引作"呀"，似是。

两 柴①胡四两 橘皮②二两

切,以水六升,煮取二升半,分三服。

《张仲景方》治卅年咳,大枣丸方:

大枣百枚,去核 杏仁百枚,熬 豉百廿枚③

凡三物,豉、杏仁捣令相得,乃纳枣,捣令熟,和调丸,如枣核一丸,含之,稍咽汁,日二,渐增之,常用良。

《耆婆方》治卅年咳嗽方:

细辛 紫菀 麻黄 甘草 干姜各四分

五味为散,白饮服一方寸匕,日三。

《效验方》款冬花丸,治卅年咳,上气,呕逆面肿方:

杏仁三分,熬 干姜三两④　甘皮一两 麻黄三两 甘草二两 款冬花二两

凡六物,冶下筛,以蜜和丸如梧子,先食服三丸,日三。

《僧深方》治新久嗽,芫花煎方:

芫花二两,末 干姜二两 白蜜二升⑤

凡三物,纳于蜜中,微火煎,服如枣核一枚,日三⑥。

熏⑦咳嗽法

《录验方》⑧治久咳熏法⑨:

蜡纸一张,熟艾薄布遍纸上,熏黄末一两⑩,款冬花末二分,并⑪遍布艾上,著一苇筒卷之,寸别⑫,以绳系之,烧下头欲烟⑬,取三寸烟,亦可卅咽,欲计瘥,欲尽剂⑭,一百日断盐及醋⑮。今按:《本草》:雄黄一名熏黄。

《千金⑯方》治咳⑰薰法:

细熟艾薄布纸上,纸广四寸,复以硫黄末薄布艾上,务令调均。以荻杖如纸长卷之,截作十枚,先以烧⑱纸下去荻,烟从孔出,口取烟之⑲,取吐止,明日⑳复熏,作日余者,后日复熏之,三日止㉑,自然瘥,得食白糜,余皆禁之。

灸咳嗽法

《僧深方》云㉒:

灸近两乳下黑白肉际文㉓百壮,即日愈。**《范汪方》**同之。

又方:

以绳当乳头围周身,令前后平正,当乳脊骨解中灸之九十壮。

又方㉔:

横度口,中折绳,从脊,灸绳两边,灸八十壮,三日报毕。

又方:

从大椎数,下行第五节下,第六节上,穴

---

① 柴:原作"紫",据旁校改,与《外台》卷九《久咳坐卧不得方二首》合。
② 橘皮:按"橘皮"以上五味,《外台》卷九《久咳坐卧不得方二首》引"杏仁"用"三两"、"干姜叶二两"作"紫菀三两"、"橘皮"用"四两"。
③ 百廿枚:仁和寺本作"百卅枚"。
④ 三两:仁和寺本作"二两"。
⑤ 二升:《千金方》卷十八第五作"一升"。
⑥ 日三:《千金方》卷十八第五作"日三夜一"。
⑦ 熏:原作"薰",今改为通用字。下仿此。
⑧ 《录验方》:"验"原误作"铃",据《外台》卷九《熏咳法六首》引《古今录验》改。
⑨ 治久咳熏法:《外台》卷九《熏咳法六首》作"疗咳腹胀,气上不得卧,身体水肿,长孙熏法"。按"熏"原作"勋",据《外台》改。
⑩ 熏黄末一两:"熏"原作"勋",据《外台》卷九《熏咳法六首》引《古今录验》改。"一两",《外台》引作"一分"。
⑪ 并:原作"前",据《外台》卷九《熏咳法六首》改。
⑫ 别:原作"列",形误,据《外台》卷九《熏咳法六首》改。
⑬ 欲烟:"欲"原作"欲",形误,据《外台》卷九《熏咳法六首》改。又《外台》"烟"下有"咽之"二字,下无"取三寸烟"四字。"欲",犹"吸"也。
⑭ 欲计瘥,欲尽剂:《外台》卷九《熏咳法六首》作"欲讫则瘥,欲尽三剂"。按此,"欲计瘥"当作"欲讫则瘥","欲尽剂"当作"欲尽三剂"。
⑮ 醋:《外台》卷九《熏咳法六首》"醋"下有"每欲三寸,三日尽一剂"九字。
⑯ 金:原误作"食",据仁和寺本改。
⑰ 咳:《千金方》卷十八第五作"嗽"。
⑱ 烧:《千金方》卷十八第五"烧"上有"火"字。
⑲ 口取烟之:《千金方》卷十八第五作"口吸烟咽之"。
⑳ 日:《千金方》卷十八第五作"旦"。
㉑ 作日余者,后日复熏之,三日止:《外台》卷九《熏咳法六首》引《千金》"作"作"昨"。《千金方》卷十八第五作"如前,一二日止","如前"二字属上读。
㉒ 《僧深方》云:按循上例此下疑省"灸咳嗽法"诸字。下"《小品方》"、"《葛氏方》"仿此。
㉓ 文:疑当作"各"。
㉔ 又方:《札记》曰:"《千金方》文异义同,盖此法未详,其为灸何? 据其连前文,恐亦谓正当乳脊吕两旁如度也。"

间中一处①灸,随年壮,并治上气,秘方。

《小品方》云:

灸肩井穴百壮,在肩上陷解中,大骨前。

又方:

灸大杼穴随年壮,在项第一椎下两旁各一寸半陷者中。

又方:

灸肺俞,随年壮,在第三椎下两旁各一寸半。

又方:

灸风门热府穴②百壮,在第二椎下两旁各一寸半。

又方:

灸天突穴五十壮,在结喉下五寸宛宛中。

又方:

灸玉堂穴百壮,在紫宫下一寸六分。

又方:

灸膻中穴五十壮,在玉堂下一寸六分,两乳间陷者中。

又方:

灸云门穴五十壮,在巨③骨下气户两旁各二寸陷者中,横去璇玑旁六寸。

又方:

灸中府穴五十壮,肺募也,在云门下一寸。

又方:

灸巨阙穴五十壮,在鸠尾穴下五分。

又方:

灸期门穴五十壮,在去巨阙五分,举臂取之。以上《千金》同之。

又方:

灸俞府穴,在璇玑旁各二寸。

又方:

灸或中④穴,在俞府下一寸六分。

又方:

灸气户穴,在去璇玑旁各四寸。

《葛氏方》云:

度手拇指,中折以度心下,灸三壮,即瘥。

治喘息方第二

《病源论》云:肺主气,邪乘于肺,则肺⑤胀,胀则肺管不利,不利则气道涩,故气上喘逆,鸣息不通也。

《葛氏方》治卒上气鸣息便欲绝方:

捣韭,绞,饮汁一升许,立愈。

又方:

末人参,服方寸匕,日三⑥。

又方:

桑根白皮细切三升,生姜切半升⑦,吴茱萸半升,酒五升⑧,合煮三沸,去滓,尽服之⑨,入口则气下,此千金秘方。

《拯要方》疗上气,气逆满,喘息不通,呼吸欲死,救命汤方:

麻黄八两,去节 甘草四两,炙 大枣四十枚 射干如博子二枚

右,以井花水一斗,煮麻黄再沸,纳余药,煮取四升,分四服,入口即愈。

《医门方》治上气,喘息不得卧,身面肿,小便涩方:

葶苈一两,熬,捣如泥 大枣卅枚,擘

水三升,煮取一升,纳葶苈,煮⑩五六沸,顿服,微利瘥。

《效验方》游气汤,治上气一来一去无常,缓急⑪不足,不得饮食,不得眠方:

---

① 穴间中一处:《千金方》卷十八第五作"穴在中间"。按"穴"疑当作"空"。
② 风门热府穴:即"风门穴"别称。
③ 巨:原作"臣",据旁校改。
④ 或中:疑当作"彧中"。
⑤ 肺:原作"胎",形误,据仁和寺本改,与《病源》卷十三《上气鸣息候》合。
⑥ 日三:《肘后方》卷三第二十三作"日五六"。
⑦ 半升:《肘后方》卷三第二十三作"三两"。
⑧ 酒五升:《肘后方》卷三第二十三"酒"上有"水七升"三字。
⑨ 之:《肘后方》卷三第二十三"之"下有"一升"二字,属下读。
⑩ 煮:旁校"煮"下补"取"字,注曰:"或本无此字。"
⑪ 缓急不足:指喘急而气不足。"缓急",复词偏义。

生姜八两 厚朴四两① 人参二两 茯苓四两 桂心五两 半夏一升,洗 枳实子五枚,炙 甘草二两,炙 黄芩三两

凡九物,切,以水一斗,煮取四升,服七合,日三。

《录验方》大枣汤,治上气胸塞,咽中如水鸡声方:

款冬花卅枚 细辛四分 桂心四分 麻黄四两 大枣廿枚 甘草四两 杏仁四十枚 紫菀四分 生姜十两 半夏三分

十味,以水八升,煮取二升,顿服,卧令汗。食糜粥数日,余皆禁,便愈。

《新录方》治上气,喉中水鸡鸣方:

桑根白皮一升 生姜合皮切,一升

以水四升,煮取一升六合,二服。

又方:

冷水渍足,温易之,瘥。

又云:上气,身面浮肿,小便涩,喘息不得卧方:

葶苈子十分,熬 杏仁四分,熬 大枣肉五分

三物,合捣三四千杵,可丸,饮服如梧子七丸,日二,加至十丸,以小便为度。此方大安稳,兼去水肿满者。

又方:

以桑根汁一斗,煮赤小豆三升,豆熟,啖豆饮汁。

又方:

大豆三升,以水一斗,煮取五升,去滓,纳桑根白皮,切一升,煮取一升六合,二服肿顿消,当利一二行。

又方:

以水一斗,研麻子三升,取汁,煮赤小豆三升,豆熟,啖豆饮汁。

又云:乏气喘息方:

桃仁去皮一升,捣为泥,分以酒若汤服之。

治短气方第三

《病源论》云:短气者,平人无寒热,短气

不足以息者,体实也。实则气盛,盛则气逆不通,故短气也。又肺虚则少气不足,亦令短气,则其人气微,常如少气,不足以呼吸也。

《僧深方》治短气欲绝,不足以息,烦扰,益气止烦,竹根汤方:

竹根一斤 麦门冬一升 甘草二两 大枣十枚 粳米一升 小麦一升

凡六物,水一斗,煮麦米熟去之,纳药,煮取二升七合,服八合,日三。不能饮,以绵滴口中。

《医门方》治胸中痞塞、短气膈膈②者,或腹急痛方:

茯苓四两 甘草二两 半夏三两 生姜三两 杏仁百颗

水七升,煮取二升半,去滓,分温三服,服相去八九里,泄气,瘥。若气不下,加大黄、槟榔仁,取利为佳。

《千金方》治短气不得语方③:

栀子二七枚 豉七合

水二升,煮豉,取一升半,去豉,纳栀子,煮取八合,服半升④。

又云:卒短气者方:

捣韭取汁,服一升,立愈。

又云:冷气气短方:

椒五两,绢袋盛,酒一升⑤,渍三七日⑥,服之任性。

治少气方第四

《病源论》云:少气者,此由脏气不足故也。肺主气而通呼吸,脏气不足,呼吸微弱而少气也,胸痛少气者,水在脏腑之故也。水

---

① 两:仁和寺本"两"下有"炙"字。
② 膈膈:又作"膈臆""臆膈",指胸中气闷不舒。
③ 治短气不得语:《千金方》卷十七第五作"治少年房多短气方"。
④ 服半升:《千金方》卷十七第五此下有"不瘥更服"四字。
⑤ 一升:《千金方》卷十七第五作"一斗"。
⑥ 三七日:《千金方》卷十七第五作"二七日"。

者,阴气也。阴气在内,故少气也。

《广济方》疗腹冷气不能食及少气,调中丸方:

人参五两 茯苓五两 甘草五两 白术五两 干姜四两

捣筛,蜜和为丸,空腹温酒服如梧子卅丸,日二夜一,有益尽更合,不饮酒,煮大枣饮下,不利。忌海藻、桃、米醋。

《千金方》治乏气方:

枸杞叶二两 生姜二两

以水三升,煮取一升,顿服。

《葛氏方》治卒乏气,气不复,报肩息方:

干姜三升,㕮咀,以酒一升渍之,服一升,日三。

又方:

度手拇指,折,度心下,灸三壮,即瘥。

又方:

麻黄三两,先以水五升,煮一沸,去沫,乃纳甘草二两,杏仁六十枚,煮取二升半,三服。

治气噎方第五

《病源论》云:气噎由阴阳不和,脏气不理,寒气填于胸膈,故气有咽塞不通,而谓之气噎,令人喘悸、胸背痛也。

又云:噎者,一曰气噎,二曰忧噎,三曰食噎,四曰劳噎,五曰思噎。虽有五名,皆由阴阳不和,三焦隔绝,津液不行,忧恚嗔怒所生,所以谓之五噎。噎者,噎塞不通也。

《新录方》治气噎胸塞不达方:

水服盐末一大匙。

又方:

含咽美酒,取瘥止,酢亦得。

又方:

酥蜜合煎,令相得,细细含咽之。

又方:

捣韭取汁,服五合。

又方:

灸膻中穴。

又方:

灸第五椎,又灸内踝上三寸。

《集验方》通气噎汤方:

半夏八两,洗 桂心三两 生姜①八两

凡三物,以水八升,煮取三升,服半升,日二。

《千金方》治噎气②不通,永③不得食方:

杏仁三两 桂心三两

二味,丸如枣核④,稍咽之,临食先含,弥佳。《拯要方》同之。

治奔豚方第六

《病源论》云:夫奔豚气者,肾之积气也,起于惊恐忧思所生也。若惊恐则伤神,心藏神也;忧思则伤志,肾藏志也。神志伤动,气积于肾,而气上下游走,如豚之奔,故云奔豚。其气乘心,若心中踊踊⑤,如车所惊,如人所恐,五脏不定,食饮辄呕,气满胸中,狂痴不定,妄言妄见,此惊恐奔豚之状也。若气满支心,心下烦乱,不欲闻人声,休作有时,乍瘥乍剧,吸吸⑥短气,手足厥逆,内烦结痛,温温⑦欲呕,此忧思奔豚之状也。

《医门方》云:论曰:奔豚病者,从少腹起上冲喉咽,发作时欲死,皆从惊得之。

疗奔豚气方:

生葛根廿分,甘李根白皮切小一升,水九升,煮取⑧三升,分温三服,服相去八九里。

疗奔豚气在心胸中不下,支满者方:

生姜五两 半夏四两,洗 桂心 人参 吴茱萸 甘草炙 茯苓各二两

---

① 生姜:按"生姜"以上三味,《外台》卷八《气噎方六首》引《集验》"半夏"用"三两",另有"羚羊角三两"。

② 噎气:《千金方》卷十六第六乙作"气噎"。

③ 永:《千金方》卷十六第六无"永"字。

④ 丸如枣核:《千金方》卷十六第六作"末之,蜜丸如枣大"。

⑤ 踊踊:心跳貌。

⑥ 吸吸:短气貌。

⑦ 温温:泛恶貌。

⑧ 取:"取"字原脱,据旁校补,与仁和寺本合。

水七升,煮取二升半①,分温三服,服相去八九里。

又云:灸奔豚法:

宜灸气海、丹田、关元,皆当其穴灸之,穴在脐下一寸、二寸、三寸是也,随年灸之。

《小品方》云:师曰:病有奔豚,有吐脓,有惊怖,有火灸邪,此四部病皆从惊得之。所言如奔豚之状者,是病人气如豚奔走,气息喘迫,上逆之状也。汤方用奔②猪者,谓雄豚狷斗子③是,先逐之,使奔之,然后杀取血及脏合药也。

葛根奔豚汤方④:

葛根八两,干者 生李根一升,去皮 人参三两 术二两 半夏一升,洗,炙 芍药三两 当归二两 桂肉⑤五两 生姜一斤 甘草二两

凡十物,以豚汁二斗,煮得五升,温服八合,日三。

牡蛎奔豚汤⑥方:

牡蛎三两 桂肉八两 李根一斤 甘草三两

凡四物,煮豚令熟,取汁一斗七升⑦,煮李根得七升汁,纳药,取三升,分服五合,日三夜再。

《广济方》疗奔⑧气在胸心迫满支寄⑨方:

生姜一斤 半夏四两,洗 桂心三两 人参二两 吴茱萸一两 甘草二两,炙

右,以水一斗,煮取三升,绞去滓,分温三服,忌生菜、面、粘食。

《集验方》奔豚茯苓汤,治虚⑩气五脏不足,寒气厥逆,腹满,气奔冲胸膈,发作气欲绝,不识人,气力羸劣,小腹起腾踊,如豚子走上⑪走下方:

生葛八两 甘李根白皮切,一升 生姜五两 茯苓四两 半夏一升,洗 人参三两 甘草三两⑫ 当归二两 芎䓖二两

肥豚一头卅斤者,逐走令口中沫出,刺取血,治豚如食法,以水足淹豚,豚熟出之,澄取清汁,吹去上肥,得一斗二升,酒二升,并血合煮诸药,取五升,服八合,日三⑬。

《千金方》治气上下,痞塞不能休息,破气丸⑭方:

桔梗三分 胡椒七分 荜茇十分 橘皮三分 干姜三人 椒六分 乌头七分 人参五分 桂心四分 厚朴三分 枳壳三分 附子五分 甘草八分 细辛三分 葶苈四分 大黄八分 槟榔仁八分 茯苓四分 前胡四分 术六分 防葵四分 芎䓖四分 当归七分 吴茱萸⑮六分

廿四味,丸如梧子⑯,酒服十丸,日二⑰。有热者空腹服之。

又云:治气上不得卧,神秘方:

橘皮 生姜 紫苏 人参 五味子⑱

---

① 半:"半"字原脱,据旁校补,与仁和寺本合。

② 奔:原作"贲",是"贲"字增偏旁之误,仁和寺本旁校作"贲","贲"通"奔",今改为通用字。

③ 狷斗子:疑即"小公猪"。"狷"疑是"豮"之借字。《说文·豕部》:"豮,牡豕也。"《医心方》卷九引《崔氏食经》曰:"猪长一尺者曰豮。""斗子"即"斗仔",指幼小的动物。

④ 葛根奔豚汤方:《外台》卷十二《奔豚方四首》引《小品方》"奔豚汤"与此方近似,唯"生姜"用"二斤",少"术"一味。

⑤ 肉:"肉"字原脱,据旁校补,与仁和寺本合。

⑥ 牡蛎奔豚汤:《外台》卷十五《杂疗奔豚气及结气方六首》引《小品》"汤"下有"疗奔豚气从少腹起冲胸,手足逆冷"十四字。

⑦ 煮豚令熟,取汁一斗七升:《外台》卷十二《杂疗奔豚气及结气方六首》引《小品》作"以水一斗七升"。

⑧ 奔:原作"贲",据《外台》卷十二《奔豚气冲心胸方四首》引《广济》改。下均改为通用字。

⑨ 寄:程本《外台》卷十二《奔豚气冲心胸方四首》作"胁"。

⑩ 虚:《外台》卷十二《奔豚气冲心胸方四首》作"短"。

⑪ 走上:此二字原脱,据旁校补,与仁和寺本合。

⑫ 三两:《外台》卷十二《奔豚气冲心胸方四首》作"二两"。

⑬ 肥豚一头……日三:《外台》卷十二《奔豚气冲心胸方四首》引作"以水一斗二升,煮取五升,服一升,日三夜二服"。

⑭ 破气丸:《千金方》卷十七第五作"桔梗破气丸"。

⑮ 吴茱萸:按"吴茱萸"以上二十四味,《千金方》卷十七第五"胡椒、蜀椒、乌头"各用"二分"、"桂心、茯苓、前胡、防葵、芎䓖"各用"五分"、"葶苈"用"三分"、"当归"用"七分"。

⑯ 丸如梧子:《千金方》卷十七第五作"末之,蜜丸如梧子大"。

⑰ 日二:《千金方》卷十七第五作"日三"。

⑱ 五味子:《千金方》卷十七第五此下宋臣注云:"一作桔梗。"

五味,各等分五两,水七升半①,煮取三升,分三服。

又云:治气满腹胀,下气汤方:

半夏一升 生姜一升② 人参一两半 橘皮三两

四味,切之,以水七升,煮取三升,分三服,一日令尽③。

治痰饮方第七

《病源论》云:痰饮者,由气脉闭塞,津液不通,水饮气停在胸腑,结而成痰。又其人素盛今瘦,水走腹间,漉漉④有声,谓之痰饮。其为病也,胸胁胀满,水谷不消,结在腹内两肋,水入肠胃,动作有声,身体重,多唾,短气,好眠,胸背痛,甚则上气咳逆,倚息、短气不得卧,其形如肿是也。

《南海传》云:若觉痰饮阗胸,口中唾数,鼻流清水糣糁⑤,咽开户满⑥抢喉,语声不转,饮食亡⑦味,动历一旬。如此之流,绝食便瘥,不劳灸顶,无假捝咽⑧,斯乃不御汤药而能蠲疾,即医明⑨之大规矣。

《千金方》云:夫饮有四,其人素盛今瘦,水走肠间,沥沥⑩有声,谓之痰饮;下后水流在胁下,咳唾引痛,谓之悬饮;饮⑪水行归于四肢,当汗出而不汗出,身体以⑫重,谓之溢饮;其人咳⑬,倚息,短气不得卧,其形如肿,谓之支饮。

痰饮者,当以温药和之。

悬饮者,干枣汤⑭主之:

甘草四两 大枣廿枚 干姜二两

三味,水一斗,煮取二升,分三服。

溢饮者,青龙汤⑮主之:

麻黄六两 桂心二两 甘草二两,炙 石膏二两 杏仁卅枚⑯ 大枣十枚 生姜二两

凡七物,以水九升,煮麻黄减二升,乃纳余药,得二升,去滓,服一升,温覆令汗。汗出多者,温粉粉之,汗止勿复服。

支饮者,木防己汤主之:

木防己三两 石膏鸡子大,十二枚 桂心二两 人参四两

四味,水六升,煮取二升,分再服。

又云:茯苓汤,主胸膈痰满方:

茯苓四两 半夏一两 生姜一斤 桂心八两

四味,水六升⑰,煮取二升半,分四服。

又云:治卒头痛如破,非冷又非中恶⑱,其病是胸膈中痰厥气上冲所致,名为厥头痛,吐之即瘥方:

单煮茗作饮二三升许,适冷暖饮二升,须臾摘吐⑲,吐毕又饮,如此数过,剧者须吐胆⑳乃止,不损人。

又云:灸留饮冷澼法:

灸通谷穴五十壮,在幽门下一寸,幽门在巨阙旁半寸。

《录验方》治胸膈痰饮,食啖经日并吐出方:

---

① 七升半:《千金方》卷十七第五作"七升"。

② 升:仁和寺本作"斤",似是。

③ 一日令尽:《千金方》卷十七第五作"日三","三"下有"一方无人参,只三味"七字。

④ 漉漉:水流貌。

⑤ 糣糁(tǎn sǎn):《说文·米部》:"糣,糜和也。"段玉裁注:"糜和谓菜属也。凡羹以米和之曰糁糜,或以菜和之曰糣。"

⑥ 户满:指痰饮满咽喉。"户",门户,指咽喉。

⑦ 亡(wú):通"无"。《集韵·虞韵》:"无,或作亡。"

⑧ 捝咽:犹治咽。"捝",折,引伸为治疗。

⑨ 医明:即"医方略",印度医学"五略"之一。

⑩ 沥沥:水流貌。

⑪ 饮:《千金方》卷十八第六"饮"下有"水过多"三字,"多"下为句。

⑫ 以:《千金方》卷十八第六作"疼"。

⑬ 咳:《千金方》卷十八第六"咳"下有"逆"字。

⑭ 干枣汤:按今本《千金方》卷十八第六作"十枣汤",方用"甘遂、大戟、芫花各等分,大枣十枚",在《千金方》卷十八第五"咳嗽篇"中。

⑮ 青龙汤:观此方药味组成乃仲景大青龙汤,《千金方》卷十八第六作"小青龙汤",方用"麻黄、芍药、细辛、桂心、干姜、甘草各三两,五味子、半夏各半升",在《千金方》卷十八第五"咳嗽篇"中。

⑯ 卅枚:仁和寺本作"四十枚"。

⑰ 水六升:《千金方》卷十八第六作"水八升"。

⑱ 非冷又非中恶:《千金方》卷十八第六作"非中冷又非中风"。

⑲ 摘吐:探吐。

⑳ 吐胆:《外台》卷八《痰厥头痛方八首》引《千金》"胆"下有"汁"字。

单服生姜汁一升,欲吐吐之,不吐自向下出去。

《葛氏方》治胸中多痰,头痛不欲食,及饮酒人瘀澼菹痰①方:

恒山二两 甘草一两 松萝十两② 瓜蒂三七枚

以酒水各一升半,煮取升半,初服七合,取吐,吐不尽,余更分二服,后可服半夏汤。

又方:

先作一升汤,投一升水,名为生熟汤,乃餐三合盐,以此汤③送,须臾欲吐,便擿出,未尽更服二合。

又云:若胸中常有痰冷水饮,虚赢不足,取吐者方:《范汪方》号半夏茯苓汤。

半夏一升,洗 生姜半斤 茯苓三两

水七升,煮取一升半,分再服。

《小品方》茱萸汤,治胸中积冷,心下痰水,烦满汪汪④,不下饮食,心胸应背欲痛方:

生姜三两⑤ 半夏三两,洗 桂心三两 吴茱萸三两 人参一两 大枣卅枚 甘草一两,炙

凡七物,以水九升,煮取三升,纳白蜜五合,分三服。今按:《集验方》生姜五两。

《胡洽方》治痰冷澼气方:

生姜八两 附子四两,生

二物,以水三升,煮取一升半,分再服。《葛氏方》服之⑥。

《僧深方》治⑦五饮酒澼方:

术一斤 桂半斤 干姜半斤

三物,冶下筛,和蜜丸如梧子,服十丸,不知稍增,初服当取下,先食服,日再。

《集验方》治胸中痰饮,腹中水鸣,食不消,呕吐水汤方:

大槟榔卅口,令⑧子碎 半夏八两,洗 生姜四两 杏仁四两 白术四两 茯苓五两 橘皮⑨三两

切,水一斗,煮取三升,分三服。

《效验方》甘草丸,治留饮方:

甘草二分,炙 瓜蒂一分

凡二物,冶下筛,蜜丸如梧子,欲下病,服三丸,日一。三丸不下,增之,以吐为度。

又云:断膈散,治痰百病,常用验方:

七月七日瓜蒂二枚 赤小豆二两 人参二两

凡三物,冶合下筛,以温汤和服方寸匕,当吐病愈。今按:《新录方》瓜丁一两,赤小豆一两,人参一两。

又云:断膈丸,治胸膈间有痰水方:

蜀附子一分 藜芦一分,熬 甘草一分,炙 赤小豆一分 瓜丁一分

凡五物,冶合下筛,蜜丸如小豆,一服五丸,当吐青黄汁,不知稍增。

《范汪方》病支饮,不得息,葶苈大枣泻肺汤主之方:

葶苈熬令紫色,冶合自丸,丸如弹丸 大枣廿枚

以水二升⑩,煮枣,令得一升半⑪,去枣,纳药一丸,复煎得一升,尽服之。

《拯要方》疗痰气方:

橘皮二两

右,以水三⑫升,煮取一升二合,为一服,间日服之。

《新录方》治痰饮方:

苦瓠穰　赤小豆等分

捣筛,蜜丸,饮服如小豆三丸,大佳。

又方:

瓜丁　赤小豆各一两,

捣筛,蜜丸,饮服如小豆七丸,吐痰癖。

---

① 菹痰:《肘后方》卷四第二十八"菹"作"阻"。按《病源》卷二十《饮酒人瘀癖菹痰候》云:"呕吐宿水,色如菹汁、小豆汁之类,酸苦者,故谓之酒癖菹痰也。"

② 十两:仁和寺本作"一两",与《肘后方》卷四第二十八合。

③ 汤:原作"易",脱偏旁致误,据《肘后方》卷四第二十八改。

④ 汪汪:水深广貌,此指烦满甚。

⑤ 三两:《小品方》残卷作"五两",与下注引《集验方》合。

⑥ 《葛氏方》服之:此五字原脱,据旁校补,与仁和寺本合。

⑦ 治:《外台》卷八《酒澼饮方三首》引《深师》"治"上有"倍术丸"三字。

⑧ 令:《外台》卷八《痰饮食不消及呕逆不下食方九首》引《千金》作"合"。

⑨ 橘皮:按"橘皮"以上七味,《千金方》卷十八第六"槟榔"用"十二枚",《外台》卷八《痰饮食不消及不下食方九首》"槟榔"用"四十枚"、"生姜"用"八两"、"半夏"用"半升"。

⑩ 二升:《外台》卷八《支饮方九首》引《千金》作"三升"。

⑪ 一升半:《外台》卷八《支饮方九首》引作"二升"。

⑫ 三:旁校引或本作"二"。

治癖食方第八

《病源论》云：夫五脏调和，则营卫气理，营卫气理，则津液通流，虽复多饮水浆，不能为病。若摄养乖方①，则②三焦痞隔，三焦痞隔，则肠胃不能宣行，因饮水浆③，便令停滞不能行④，更遇寒气，即聚⑤而成癖。癖者，谓僻侧在于两胁之间，有时而痛是也。

《通玄》云：痃⑥癖之疾，亦不专于一，痃病者肝之所生，癖病者脾之所成。痃生于左，癖成于右。痃者如弓之弦，肝之所生，肝与胆为清净之腑，不受外邪，故知自生病也。癖者，脾胃为水谷之⑦海，食不消，偏⑧僻一边，故名为癖。令一⑨痃癖同为一疾，实亦难矣。

《龙门方》治痃癖病，腹坚如石方：

取苦瓠开口，盛大严醋⑩满中，密塞口，釜中煮令极热出瓠，以慰坚处，冷即更煮，煮时即作葱豉汤食之，每慰时皆以衣衬⑪身。

《拯要方》治痃癖⑫方：

鳖甲⑬六分，炙 桔梗⑭六分 白术⑮六分 枳壳六分，炙 生姜八分 大黄十分 前胡四分

右，以水六升，煮取一升六合，分温三服，忌猪鱼。

《千金方》治心上痰饮癖气⑯吞酸，半夏汤方：

半夏三两 生姜六两 附子一枚 吴茱萸三两

四味，水五升，煮取二升半，分三服⑰。

《葛氏方》治腹中冷癖，水谷饮结，心下停痰，两胁痞满，按之鸣转，逆害饮食方：

大黄三两 甘草二两 蜜一升二合 枣廿七枚

以水三升，煮枣，取一升，纳诸药，煮取一升七合，分再服⑱。

又方：

茯苓一两，茱萸三两，捣蜜丸如梧子，服五丸，日三。

《医门方》疗痃气冷痛，吐酸水，或因出热吃水得此病方：

术 干姜各二两 橘皮 细辛 吴茱萸各一两 茯苓 人参各二两半

右，捣筛，蜜和为丸，空腹暖水下十五丸，加至廿丸，日二。

《广利方》理癖气腹痛，两肋胁胀满，食少方：

柴⑲胡六分 桔梗八分 通草八分 茯苓六分 赤芍药四分 郁李仁四分，研 鳖甲四分，炙，碎

切，以水二大升，煎取九合，食后分温三服，如人行七八里进一服。忌生冷、人苋。

《广济方》疗癖结，心下硬痛，巴豆丸方：

巴豆三枚 杏仁七枚 大黄如鸡子大

捣筛，蜜丸⑳，空腹以饮服如梧子七丸，日一服㉑。

---

① 乖方：违背方法。
② 则："则"字原脱，据《外台》卷十二《疗癖方五首》引《病源》补。
③ 水浆：《病源》卷二十《癖候》"浆"下有"过多"二字。
④ 不能行：《病源》卷二十《癖候》作"不散"。
⑤ 聚：仁和寺本、《病源》卷二十《癖候》"聚"上并有"积"字。
⑥ 痃：原作"弦"，今改为通用字。下仿此。
⑦ 之：原作"乏"，形近致误，据文义改。《札记》曰："'之'讹'乏'。"
⑧ 偏：旁校引或本作"漏"。
⑨ 令一：仁和寺本作"令人"，疑并误，似当作"今以"。
⑩ 严醋：疑当作"酽醋"。《广韵·酽韵》："酽，酒、醋味厚。"
⑪ 衬：原作"儭"，今改为通用字。《正字通·人部》："儭，与衬通。"
⑫ 痃癖：原作"癖痃"，据校改标记乙正，与仁和寺本合。
⑬ 鳖甲：旁校曰："一名青衣。"
⑭ 桔梗：此药原脱，据旁校补，与仁和寺本合。又旁校曰："一名荠苨。"
⑮ 白术：此原在"鳖甲"之下，据校改标记移正，与仁和寺本合。
⑯ 痰饮癖气："饮"原作"荫"，"癖"原作澼，据《千金方》卷十八第六改为通用字。
⑰ 分三服：《千金方》卷十八第六"服"下有"老小各半，日三"六字。
⑱ 以水三升……分再服：《外台》卷十二《寒癖方五首》引《肘后》作"以水四升，先煮三物，取二升一合，去滓，纳蜜，再上火煎令烊，分再服"。
⑲ 柴：原作"紫"，据旁校改。
⑳ 捣筛，蜜丸：《外台》卷十二《癖结方三首》引《广济》作"捣筛大黄，取巴豆、杏仁别捣如膏，和大黄入蜜为丸"。
㉑ 日一服：《外台》卷十二《癖结方三首》引"服"下有"渐加，以微利下病为度"。

治胃反吐食方第九

《病源论》云：胃反者，营卫俱虚，其血气不足，停水积饮在胃管，则脏冷而脾不磨[1]，脾不磨则宿谷不化，其气逆而成胃反也。则朝食暮吐，暮食朝吐，心下牢大如杯，往往[2]寒热，甚者食已即吐也。

《医门方》云：食已吐其食者，胃中虚冷所致。

《效验方》干姜丸，治胃反大吐逆，胸痛，羸瘦，不得食饮，温中下气，使人进食方：

吴茱萸二两 小麦二两，熬 杏仁二两，去皮，熬 干姜二两 好豉二两，熬 蜀椒二两，去目，汗

凡六物，捣下筛，和蜜丸如梧子，服七丸，日三。

《葛氏方》治胃反不受食，食毕辄吐出方：

大黄四两 甘草二两

水三升[3]，煮取一升半，分再服之。

《僧深方》治胃反吐逆不安谷，枳子汤方：

陈枳子[4]一枚，冶下筛 美豉一升 茱萸五合，去目，末

三物，枳、茱萸合冶为散，以水二升半，煮豉三四沸，漉去滓，汁著铜器中，乃纳散如鸡子，搅令[5]和合，顿服之，羸人再服。

《经心方》茯苓汤[6]，治胃反而渴方：

茯苓四两 泽泻四两 桂心二两 半夏四两 甘草二两

五味，以水一升[7]，煮取二升半，服八合，日三。

又云：治胃反，食辄吐方：

𤉓[8]粟米，令极白，捣筛下，作丸楮子大[9]，熟煮[10]，稍吞，得下便愈。

《范汪方》治胃反不受食，食已呕吐，四物当归汤方：

白蜜一升 当归二两 人参二两 半夏一升

凡四物，㕮咀，以水二斗，合蜜，扬百四十过，纳药铜器中，煎得六升，分再服，加至一时，复服尽。

又云：橘皮汤，治呕吐反逆，食饮不下方：

人参一两 橘皮二两 白术一两 生姜三两 甘草二两，炙

凡五物，切，以水一斗，煎取三升，先食服一升，日三。

《千金方》治大虚胃反，食下喉便吐方：

人参一两 泽泻二两 甘草二两[11] 茯苓四两 橘皮三两 桂心三两[12] 干姜三两 青竹茹五两 大黄六分[13]

九味，水八升，煮取三升，服七合，日三夜一。已利者，去大黄。

又方[14]：

芦根 茅根[15]

以水四升，煮取二升，顿服，得下食[16]。今按：《新录方》：切，各一升，水六升，治胃热呕逆不下食者。

又云：灸胃反食吐方：

灸两乳下各一寸，以瘥为度。

---

[1] 则脏冷而脾不磨：《病源》卷二十一《胃反候》"则脏冷"三字属上读，"而脾不磨"作"脏冷则脾不磨"。

[2] 往往：《外台》卷八《胃反方二十首》引《病源》作"往来"。

[3] 三升：《肘后方》卷四第三十作"二升"。

[4] 陈枳子：眉注曰："《本草》注云：陈者，谓三年五年者也。"

[5] 令：原作"合"，形误，据仁和寺本改。

[6] 茯苓汤：《外台》卷八《胃反方二十首》引《集验方》作"茯苓小泽泻汤"。

[7] 升：旁校疑作"斗"。检仁和寺本正文作"升"，旁校作"斗"。

[8] 𤉓(dàng)：《广雅·释诂四》："𤉓，舂也。"

[9] 大：《外台》卷八《胃反方二十首》"大"下有"七枚"二字。

[10] 熟煮：《外台》卷八《胃反方二十首》作"烂煮纳醋中"。

[11] 甘草二两：此四字原脱，据旁校补，与仁和寺本、《千金方》卷十六第四合。

[12] 三两：《千金方》卷十六第四作"二两"。

[13] 六分：《千金方》卷十六第四作"六两"。

[14] 又方：《千金方》卷十六第四作"治胃反食即吐出上气方"。

[15] 茅根：《千金方》卷十六第四"根"下有"各二两，细切"五字，当据补。

[16] 得下食："得下"二字原误倒，据校改标记乙转，与《千金方》卷十六第四合。仁和寺本作"得下良"。

又方：

灸脐上一寸，廿壮。

又方：

灸胃管穴千壮，在鸠尾脐中央。

《拯要方》疗吐不得食，并胃反呕逆，食即吐方：

甘草一两，炙 橘皮一两 生姜八两 葱白十四枚①

右，以水六升，煮取二升半，分三服，不止更作。今按：《广济方》葱白十茎，橘皮八分，甘草八分，生姜十两，水八升。

《医门方》疗胃反不受食，食讫呕吐方：

半夏 人参 生姜各三两 橘皮二两 大枣②十二枚 白蜜五合

以东流水七升，煮取二升半，去滓，纳蜜更烊一二百下，煎三五沸，分温三服，服相去八九里。

《救急单验方》疗反胃方：

捣生葛根，绞汁二升，服验。今按：《新录方》取六七合，日二三服，治胃热呕逆不下食者。

又方：

灸两乳下三寸，扁鹊云随年壮，华佗③云卅壮，神验。

治宿食不消方第十

《病源论》云：宿食不消者，由五脏④气虚弱，寒气在于脾胃之间，故使谷不化也。旧⑤谷未消，新谷又入，脾气既弱，故不能磨之，则经宿而不消也。令人腹胀气急，噫气酸臭，时复煎⑥寒壮热是也。或头痛如疟之状。

《集验方》治凡所食不消方：

取其余类烧作末，酒服方寸匕，便吐去宿食，即瘥。陆光录说，有人食桃有不消作病，时已晚，无复桃，就树间得熇⑦桃子，烧，服之，登⑧吐出，病即瘥。《小品方》同之。

《南海传》云：若疑腹有宿食，又刺脐胸，宜须恣饮熟汤，指剔喉中，变吐令尽，更饮更决，以尽为度，或饮冷水，理亦无伤，或干姜汤，斯甚妙也，其日必须断食，明朝方始进食。

《范汪方》治腹痛，消谷止利，服大豆方：

取大豆，㨉⑨择貌好者服一合所⑩，日四五服，一日中四五合，饭后辄服，虽非饭后，可投间服，趋尽四五合，欲服时，手捼豆令烟烟⑪光明，若苦坚难，小⑫减豆。

《范汪方》治食生冷之物，或寒时衣薄当风，食不消，或夜食以卧，不消化，心腹烦痛胀急，或连日不化方：

烧地令热，以蒋⑬席布上，卧⑭上，厚覆取汗，愈。《葛氏方》同之。

《新录方》治宿食不消方：

薤白 切，一升 豉一升

水四升，煮取二升，分二服。

又方：

生姜五大两，捣取汁，温服之。

又方：

捣蒜如泥，酒服如枣，日三。

又方：

曲末、干姜末一升，酒服一方寸匕，日二。

又方：

灸太仓穴二三百壮。

又方：

灸脐左右相去三寸，名魂舍，并依年壮，唯多益佳。

---

① 十四枚：原误作"干四枚"，据仁和寺本改。
② 大枣：旁校曰："一名干枣"。
③ 佗：原作"他"，今改为通用字。
④ 五脏：《病源》卷二十一《宿食不消候》"脏"上无"五"字。
⑤ 旧：《病源》卷二十一《宿食不消候》作"宿"。
⑥ 煎：《病源》卷二十一《宿食不消候》作"增"。按"增"通"憎"。按作"煎"亦可解，"煎"有"苦"义。
⑦ 熇：《外台》卷十二《食不消成癥积方四首》引《集验方》作"槁"。按作"槁"似是，"槁桃子"即干枯的桃子。
⑧ 登：《外台》卷十二《食不消成癥积方四首》引作"登时"。按"登时"即"当即"。"登"，时态副词。
⑨ 㨉：疑当作"捡"。
⑩ 所：左右。
⑪ 烟烟：《札记》曰："'烟'恐'焖'讹。"
⑫ 小：稍。
⑬ 蒋：水草名。
⑭ 以蒋席布上卧：《肘后方》卷四第三十四作"即敷薄荐莞席向卧"。

又方：

灸第五椎并左右相去一寸五分。

《录验方》治宿食不消，大便难，练中丸方：

大黄六分① 葶苈子四两，熬 杏仁四两，熬 芒硝四两，熬

凡四物，下筛，蜜和，食已服如梧子七丸，日三，不知稍增②。

《千金方》消食丸，主数年不能食方：

小麦蘖③一升 姜四两 乌梅四两 七月七日曲④一升

四味，蜜和，服十丸⑤，日再，至四十丸，寒在胸中，及反胃翻心者皆瘥。

《拯要方》治宿食不消，心腹妨满胀痛，须利方：

诃黎勒皮八分 桔梗六分 槟榔仁八分 芍药六分 大黄十分

右，为散，空腹煮生姜，饮服三钱匕⑥，日二服。

《葛氏方》治脾胃气弱，谷⑦不得下，遂成不复受食方：

大麻子仁一升⑧ 大豆黄卷⑨二升

并⑩熬令黄香，捣筛，饮服一二方寸匕，日四五。今按：《僧深方》大麻子仁三升，大豆二升，调中下气，调冷热，利水谷。

治寒冷不食方第十一

《千金方》消食断下丸，寒冷者常将⑪之方：

曲末一升 大麦蘖末一升 吴茱萸四两

三味，蜜和，服十五丸如梧子，日三。

又云：消食丸⑫，主数年不能食方：

小麦蘖一升 干姜四两 乌梅四两 曲一升

四味，蜜和，服十丸，日再，至四十丸，寒在胸中及反胃翻心者皆瘥。

《范汪方》治久寒，不欲饮食数十岁方：

茱萸八合 生姜一斤，切 消石一升

凡三物，清酒一升，水五合，煮令得四升，绞去滓，温饮二升，病即下去，勿复服也。

《葛氏方》治胃中虚冷，不能饮食，食辄不消，羸瘦惙乏⑬，四肢尪弱⑭，百疾因此牙⑮生方：

薤白一斤 枳实三两 橘皮一两 大枣十二枚 粳米二合 豉七合

以水七升，先煮薤，得五升，纳诸药，煮取二升半，分三服，日日作之。

《广济方》疗冷气，不能食及少气，调中丸方：

人参五两 茯苓五两 甘草五两 白术五两 干姜四两

捣，以蜜和丸，空腹温酒服如梧子卅丸，日二夜一，不饮酒，煮大枣饮下。

《录验方》治恶食，人参汤方：

人参四两 生姜二斤 厚朴二两 枳实二两 甘草二两

凡五物，切，以水六升，煮取二升，分三服。

《集验方》治久寒，胸胁逆满，不能食，吴茱萸汤方：

---

① 六分：《外台》卷十二《食不消成癥积方四首》引《备急》作"八两"。
② 稍增：《外台》卷十二《食不消成癥积方四首》作"加至十丸"。
③ 蘖：原作"孽"，借字，据《千金方》卷十五第二改。下均仿此。
④ 七月七日曲："七月七日"四字原脱，据旁校补，眉校曰："或本无七月七日字。"按仁和寺本正文无"七月七日"四字，仁和寺本旁校曰："或本七月七日曲一升。"《千金方》卷十五第二无"七月七日"四字。
⑤ 十丸：《千金方》卷十五第二作"十五丸"。
⑥ 匕：原作"上"，形误，据文义改。
⑦ 谷：《肘后方》卷四第三十四"谷"上有"水"字。
⑧ 一升：《肘后方》卷四第三十四作"三升"。
⑨ 大豆黄卷：《肘后方》卷四第三十四作"大豆"。
⑩ 并：旁校引或本无"并"字。
⑪ 将：《千金方》卷十五第二"将"下有"服"字。
⑫ 消食丸：《札记》曰："仁和寺本无此方。案此三行以别纸补足，殆自后增之。此方已为前条所载，则无者似是。"
⑬ 惙（chuò）乏：疲乏。《玉篇·心部》："惙，疲也。"
⑭ 尪弱：肢体懈怠无力。
⑮ 牙：疑为"互"字之讹，《外台》卷三十一《所饮食相害成病百件》引《肘后》作"而"。

吴茱萸一升 人参一两 生姜八两,切 小麦一升 甘草一两 桂心一两 半夏一升 大枣廿枚,擘

凡八物,㕮咀,以清酒五升,水三升,煮取三升①,绞去滓,适寒温,饮一升,日三。

治上热下冷不食方第十二

《耆婆方》治人上热下冷,痰饮风气虚劳方:

独活 茯苓 白术 泽泻 厚朴 黄芪 升麻 藁本 紫菀 甘草 人参 黄芩各二两 生姜三两 橘皮一两

右十四味,切,以水一斗二升,煮取三升,去滓,分三服。

又云:因饮酒,上热下冷,不能食方:

人参二分 甘草二分 升麻二两 干蓝二两 粟米一合

凡五味,切,以水六升,煮取米②,去滓,分三服。

又方:

平旦空腹服真酪一合,即愈。

又方:

常食粟餐及粟粥之。

又云:治虚,上热下冷,气上头痛,胸烦,人参汤方:

人参二两 茯苓三两 麦门冬一两 粟二两③

凡四物,水七升,煮取四升,分三服,日三夜二。

又云:治内虚,上热下冷,气不下,头痛胸烦,豉汤方:

豉一升,水二升一方三升④,令小沸,纳豉令三沸,顿服,有验。

《僧深方》茱萸丸,治膈上冷膈下热,宿食癖饮积聚,食不消,寒在胸中,或反胃害食消⑤瘦方:

茱萸二两 椒一两半 黄芩一两 前胡一两 细辛六分 皂荚二枚 人参三分 茯苓一两半 附子一两 干姜六分 半夏一两

凡十一物,下筛,丸以蜜,服如梧子三丸,日三,不知稍增之。

《广济方》疗膈上热膈下冷,日西身体热疼,吃食不下,夜卧不安方:

苦参六分 龙胆五分 芍药四分 黄连六分 瓜蒌四分 青葙子五分 大黄二分 黄芩四分 枳壳二分,炙 芒硝二分

捣筛,蜜丸,每食后以饮服丸,如梧子十四丸,日二。

治谷劳欲卧方第十三

《病源论》云:谷劳者,脾胃虚弱,不能传消谷食,使腑脏气否塞也。其状令人食已则卧,肢体烦重而嗜眠是也。

《葛氏方》治饱⑥食竟便卧,得谷劳病,令人四肢烦重,嘿嘿⑦欲卧,食毕辄甚方:

大麦蘖一斤⑧ 椒一两 干姜三两

捣末,服方寸匕,日三四服。今按:《范汪方》大麦蘖一升,椒二升,干姜三两也。

又云:治食过饱,烦闷但欲卧,而腹胀方:

熬麦面⑨令微香,捣服方寸匕,得大麦面益佳,无面者,蘖⑩可用。

《新录方》治谷劳,食竟即因而睡方:

以醋二升,煎杏仁五十枚,取一升服之,覆取汗。

又云:食伤饱为病,胃胀心满者方:

灸胃管七壮。

又方:

十沸汤,生水共三升饮之,当吐食出。

---

① 三升:此二字原脱,据旁校补,与仁和寺本合。
② 米:旁校疑作"半",似是。
③ 二两:仁和寺本作"二合"。
④ 一方三升:此四字原为大字,据文义文例改为小字。
⑤ 消:原作"痟",今改为通用字。
⑥ 饱:仁和寺本作"饮"。
⑦ 嘿嘿:此二字原涂沫不清,据仁和寺本、《肘后方》卷四第三十四描正。
⑧ 一斤:《肘后方》卷四第三十四作"一升"。
⑨ 面:《肘后方》卷四第三十四作"生面"。
⑩ 蘖:《肘后方》卷四第三十四作"糜"。

治恶心方第十四

《病源论》云：恶心者，心下有停水积饮所为，则心里澹澹然①欲吐，为恶心。

《千金方》治恶心方：

苦瓠瓢并子②一升，切，酒水三升，煮取一升，顿服，须臾吐，并下如虾蟆衣③三升。

《葛氏方》治人忽恶心不已方：

薤白半斤 茱萸一两 豉半升 米一合 枣四枚 枳实二枚

盐如弹丸，水三升，煮取一升半，分三服。

又方：

但多嚼豆蔻子及啖槟榔亦佳。

《孟诜食经》恶心方：

取怀香华④叶，煮服之。

《新录方》治恶心方：

生姜合皮捣，服五大两汁。

又方：

槟榔仁，末方寸匕，生姜汁服之，日二。又加橘皮更佳。

《拯要方》疗冷痰气在胸腹，胀不能食，吐水沫，耿耿⑤恶心方：

吴茱萸一升 橘皮二两 杏仁三两 生姜汁三合

右，以水五升，煮取一升六合，去滓，纳槟榔仁散方寸匕，分再服，得一两行利大快，三五日服一剂，病都除乃停，亦可加厚朴三两，益佳。

治噫醋方第十五

《病源论》云：噫醋者，由上焦有停痰，脾胃有宿冷，故不能消谷，谷不消则胀满而气逆，所以好噫而吞酸，气息酸臭。

《葛氏方》人食毕噫醋及醋心方：

人参二两⑥ 茱萸半升⑦ 生姜三两⑧ 大枣十二枚

水六升，煮取二升，分再服。《集验方》同之。

《千金方》治食后吐醋水方⑨：

干姜二两 食茱萸半升⑩

二味，酒服方寸匕，日二，立验⑪。

《医门方》疗食噎或醋咽方：

人参二两 吴茱萸二两 生姜三两 大枣十二枚 橘皮一两半

切，以水六升，煮取二升，去滓，分温二服。

又云：疗食后吐醋水，食羹饭粥并作方：

厚朴炙 吴茱萸 桂心 橘皮各二两 白术三两

右，捣筛为散，空腹酒服方寸匕，甚效。

《广济方》疗吐酸水，每食即变作酸水吐出方⑫：

槟榔仁十六分⑬ 人参六分 茯苓八分 橘皮六分 荜茇六分

捣筛为散，平晨空腹，取生姜五大两，合皮捣绞取汁，温，纳散方寸匕，搅调，顿服之，日一服，渐加至一匕半，若利多，减，以微通泄为度，忌⑭生冷油腻猪鱼。

《效验方》治食后吐醋⑮水，洗洗⑯如醋浆，食羹即剧，为胃冷，干姜散方：

食茱萸一两 干姜一两 术一两 甘草一两

凡四物，治下筛，用酒若汤服方寸

---

① 澹澹然：泛恶貌。

② 子："子"字原脱，据《千金方》卷十六第五补。

③ 虾蟆衣：旁注曰："一名车前草。"

④ 怀香华：仁和寺本"华"作"茎"。按"怀香华"即"茴香花"，"华"通"花"。

⑤ 耿耿：亦作"介介"，不畅貌。

⑥ 二两：《肘后方》卷四第三十作"一两"。

⑦ 半升：《肘后方》卷四第三十作"半斤"。

⑧ 三两：《肘后方》卷四第三十作"六两"。

⑨ 方：《千金方》卷十六第四作"治中散方"。

⑩ 半升：《千金方》卷十六第四作"二两"。

⑪ 立验：《千金方》卷十六第四"立"上有"胃冷服之"四字，似当据补。

⑫ 方：《外台》卷六《噫醋方七首》引《广济》"方"上有"槟榔散"三字。

⑬ 十六分：原"十"下衍"二"字，据仁和寺本删，与《外台》卷六《噫醋方七首》引《广济》合。

⑭ 忌：《外台》卷六《噫醋方七首》引《广济》"忌"下有"醋物"二字。

⑮ 醋：仁和寺本作"酸"，文异义同。

⑯ 洗洗：旁注："寒凉貌。"按此酸楚貌。

匕,日三。

治呕吐方第十六

《病源论》云:呕吐者,皆由脾胃虚弱,受于风邪所为也。若风邪在胃则呕,膈间有停饮,胃内有久寒,则呕而吐,其状长太息,心里澹澹①然,或烦满而大便难,或溏泄,并其候②。故③《养生方》云:八月勿食被霜瓜,向冬发寒热及温病,食欲吐,或心停饮不消,或为反胃。

《拯要方》疗呕吐。此病有两种,一者积热在胃,呕逆不下食;二者积冷在胃,呕逆不下食。若是积热在胃呕逆,宜依合生芦④根等五味饮服之。

生芦根切,一升 生麦门冬一升 青竹茹一升 生姜切,五合 茯苓五两

右,切,以水八升,煮取二升半,去滓,加竹沥六合搅调,分二服。

《博济安众方》治呕逆不食方:

厚朴三两,去皮,姜涂,炙 人参一两 橘皮一两,炒

右,以水三升,煎取一升,分作三服,饭后服。

《僧深方》生姜汤,治食已吐逆方:

生姜五两 茯苓四两 半夏一升 橘皮一两 甘草二两

五种,水九升,煮取三升七合,分三服。

《广济方》疗脾胃中冷气,每食即呕吐方:

人参二两 甘草一两半,炙 橘皮一两半,炙 葱白三两 生姜三两

切,以水七升,煮取二升三合,绞去滓,分温三服。忌生冷、油腻、猪鱼、海藻。

《范汪方》半夏汤,治胸中乏气而呕,欲死方:

人参二两 茯苓二两 生姜三两 白蜜五合 半夏三升,洗

凡五物,以蜜纳六升水中,挠⑤之百过,以余药合投中,煮得三升,分四服。禁冷食。

治干呕亦用此。

《医门方》治呕逆变吐,食饮不下方:

橘皮二两 术二两 生姜三两 人参二两 甘草二两

右,切,以水七升,煮取二升半,温三服,服相去八九里。

止⑥呕,橘皮汤方:

橘皮二两 干姜二两 人参一两半

以水六升,煮得二升,服七合,日三。

《新录方》治呕吐不下食方:

茅根切,二升 生姜合皮切,一升

凡水四升半,煮取二升,二服。

《录验方》治热呕方:

芦根 茅根切,各一升

以水六升,煮取二升,分三服。

《葛氏方》治卒呕哕,又厥逆方:

生姜半斤,切 橘皮四两

水七升,煮取三升,适寒温服一升,日三。

《千金方》云:诸呕哕,心下坚痞,膈间有水痰,眩悸者,小半夏汤⑦主之:

半夏一升 生姜八两 茯苓三两

三味,水七升,煮取二升半⑧,二服。

又云:凡呕者,多食生姜,此是呕家圣药也。

又云:饮食呕吐方:

生熟汤⑨二升⑩,顿服即止⑪。

又云:灸呕吐法:

灸心俞百壮。

又方:

---

① 澹澹:原"澹"下不叠"澹"字,据《病源》卷二十一《呕吐候》补。
② 候:《病源》卷二十一《呕吐候》"候"下有"也"字。
③ 故:《病源》卷二十一《呕吐候》无"故"字,下"《养生方》"另起行。
④ 芦:原作"姜",据仁和寺本改。下"芦"字仿此。
⑤ 挠:搅和。
⑥ 止:循本书引文例,"止"上疑脱"又云"二字。
⑦ 小半夏汤:《千金方》卷十六第五作"小半夏加茯苓汤方"。
⑧ 二升半:《千金方》卷十八第六作"一升五合"。
⑨ 生熟汤:旁注曰:"先作一升汤,投一升水,名生熟汤。"
⑩ 二升:《千金方》卷十六第五作"三升"。
⑪ 止:原误作"吐",据《千金方》卷十六第五改。

灸膈俞百壮。

又方：

灸胸堂百壮。

又方：

灸巨阙①五十壮。

又方：

灸胃管百壮，三报。

又方：

灸脾募百壮，三报。

治干呕方第十七

《病源论》云：干呕者，胃气逆故也，但呕而欲吐，吐而无所出，故谓之干呕。

《僧深方》治胃逆干呕，欲吐无所去，人参汤方：

人参二两 干姜四两 泽泻二两 桂心二两②甘草二两 茯苓四两 大黄一两

八物③，以水八升，煮取三升，服八合，日三。

又云：茱萸汤，治干呕，吐涎沫，烦心，头痛方：

茱萸半升 大枣十枚 人参三两 生姜六两

凡四物，以水六升，煮取二升五合，日三服。

又方：

茱萸一升，大枣十二枚。

以水七升，煮取二升半，分三服。

又方：

半夏、干姜分等为散，服方寸匕。

又方：

生姜汁五合，蜜四合

二物，先煎蜜减一合，竟，投姜汁，复煎数沸，稍稍啖之，勿久，久则口强不可啖。

《范汪方》治卒干呕，烦闷方：

用甘蔗捣之，取汁，温服一升，日三。

《集验方》治干呕或哕，手足逆冷方④：

橘皮四两 生姜六两⑤

切，以水六升⑥，煮取三升，服一升⑦。《千金方》同之。

《葛氏方》治干呕不息方：

捣葛根，绞取⑧汁，服一升许。

又方：

灸两手腕后两筋中一夫⑨，名间使，各七壮。

《千金方》⑩治干呕哕，厥逆方：

饮新汲水三升。

又方：

煮豉三升，饮汁。

又方：

浓煮三斤芦根，饮汁。

又方：

空腹饮生姜汁⑪。

又云：灸干呕方：

灸心主尺泽亦佳。今按：《明堂》云：在肘中缝上。

又方：

灸乳下一寸，廿壮⑫。

治哕方第十八

《病源论》云：哕者，脾胃俱虚，受于风邪，故令新谷入胃，不能传化，故谷之气与新谷⑬相干，胃气则逆，胃气逆则胃胀，胃胀气

---

① 巨阙：原误作"原阙"，据仁和寺本改，与《千金方》卷十六第五合。

② 二两：仁和寺本作"三两"。

③ 八物：检上药共七味，与"八物"不合，或脱一味药，或此当作"七物"，待考。

④ 方：《千金方》卷十六第五作"橘皮汤方"。

⑤ 六两：《千金方》卷十六第五作"半斤"。

⑥ 六升：《千金方》卷十六第五作"七升"。

⑦ 服一升：《千金方》卷十六第五作"分三服，不止更合服之"。

⑧ 取："取"字原脱，据旁校补，与仁和寺本和。

⑨ 一夫：旁注："孙思邈曰：'一夫者，以四指为一手夫。'"

⑩ 《千金方》：原"千"上有"又"字，据仁和寺本删。

⑪ 汁：《千金方》卷十六第五"汁"下有"一升"二字。

⑫ 廿壮：《千金方》卷十六第五作"三十壮"。

⑬ 谷：原作"旧"，据仁和寺本旁校改，与《病源》卷二十一《哕候》合。

逆①,因遇冷折之,则哕也。

《葛氏方》治卒哕不止方:

饮新汲井水数升。今按:《新录方》云:服井华水二升。

又方:

但闭气抑引。

又方:

痛抓眉中央,闭气。

又方:

好豉二升,煮取汁饮之。

又方:

枇杷叶一斤②,水一斗,煮取三升,再服。

又方:

煮芦根亦佳。今按:《千金方》浓煮三斤,饮汁。

又方:

以物刺鼻中,若③以少许皂荚纳鼻中,令嚏即止。

《录验方》治呕哕,橘皮汤方:

生姜四两　橘皮④一两　甘草二两

凡三物,以水六升,煮取二升,一服七合,日三。

《新录方》治哕方:

单服十沸汤,任多少。

又方:

生姜五大两,合皮捣取汁服。

又方:

获根切二升,水四升,煮取一升五合,稍咽之。

又方:

橘皮五两,以水三升,煮取一升,二三服。

又方:

灸腋下一寸。又灸胃管穴。

《苏敬本草注》治哕方:

服⑤千岁虆汁。

《崔禹锡食经》云:薯蓣为粉,和虆汁煮⑥作粥食之。

《小品方》治哕方:

灸腋下丛毛中五十壮。

又方:

灸石关穴五十壮。

《千金方》治哕方:

灸承浆炷如麦七壮。

又方:

灸脐下四寸七壮。

又方:

煮豉三升,饮汁。

又方:

空腹饮姜汁一升。

医心方卷第九

医心方卷第九背记

《病源论》云:夫饮酒人大渴,渴而饮水,水与酒停聚胸膈之上,蕴积不散而成癖也,则令呕吐宿水,色如菹汁、小豆汁之类酸苦者,故谓之酒癖菹痰也。

以上第十六叶。

楮:　陆法言云:刃吕反。释氏云:穀树也。恶木也。即鸟危之山多杂檀生。孙愐云:木名,似穀子,可以为药也。又名通天木,蔡伦取为纸。孙伷云:或作柠。

以上第廿一叶。

---

① 胃气逆则胃胀,胃胀气逆:《病源》卷二十一《哕候》作"胃逆则脾胀气逆"。又"胃气逆则"原为重文号,作"胃气则逆",今据文义改正。

② 一斤:《肘后方》卷四第三十"斤"下有"拭去毛炙"四字。

③ 若:有"或"义。

④ 皮:"皮"字原脱,据旁校补。

⑤ 服:"服"字原脱,据旁校补。

⑥ 煮:"煮"字原脱,据旁校补。

医心方卷第十

从五位下行针博士兼丹波介丹波宿祢康赖撰

治积聚方第一
治诸疝方第二
治七疝方第三
治寒疝方第四
治八瘕方第五
治癥瘕方第六
治暴癥方第七
治蛇瘕方第八
治鳖瘕方第九
治鱼瘕方第十
治肉瘕方第十一
治发瘕方第十二
治米癥方第十三
治水瘕方第十四
治食癥方第十五
治酒瘕方第十六
水病证候第十七
治大腹水肿方第十八
治通身水肿方第十九
治十水肿方第廿
治风水肿方第廿一
治水癖方第廿二
治身面卒肿方第廿三
治犯土肿方第廿四
治黄疸方第廿五
治黄汗方第廿六
治谷疸方第廿七
治酒疸方第廿八
治女劳疸方第廿九
治黑疸方第卅

治积聚方第一

《病源论》云：积聚者，由阴阳不和，腑脏虚弱，受于风邪，搏于腑脏之气所为也。腑者

阳也，脏者阴也。阳浮而动，阴沉而伏。积者阴气，五脏所生，始发不离其部，故上下有穷也①，聚者阳气，六腑所成，故无根本，上下无所留止，其痛无有常处。

肝之积，名曰肥气，在左胁下，如覆杯②，有头足，令人发痎疟。心之积，名曰伏梁，起脐上，如臂③，上至心下。脾之积，名曰痞气，在胃管，覆覆④大如盘，令人四肢不收，发黄疸，饮食不为肌肤。肺之积，名曰息贲，在右胁下，覆覆大如杯，令人洒淅寒热。肾之积，名曰奔豚，发于少腹，上至心下，若豚奔⑤之状，上下无时，令人喘逆，骨痿少气。

《医门方》云：辨曰：肥气者，肥盛也，言肥气如覆杯，突出如肥盛之状。伏梁者，言其大如臂，状似屋舍梁栋也，故名伏梁。痞⑥者，满也，言其气满，痞结成积也。息者，长也；奔者，膈也。言其气渐长而逼于膈，故曰息奔，病似伏豚而上冲心者也。又有奔豚之气，非积病也，名同而病异焉。

《华佗方》云：二车丸，常在尊者后一车，故名二车丸。主心腹众病，膈上积聚，寒热，食饮不消，或从忧恚喜怒，或从劳倦气结，或有故疾气浮有⑦上，饮食衰少，不生肌肉。若癖⑧在胁，吞一丸即消。若惊恐不安，吞一丸，日三，独卧不恐。病剧，昼日六七，夜三吞；微者，昼日四五，夜再吞。寒癖随利去，令

① 有穷也：《病源》卷十九《积聚候》"有"下有"所"字，"也"作"已"。
② 杯：原作"坏"，形误，据《病源》卷十九《积聚候》改。下仿此。
③ 如臂：《病源》卷十九《伏梁候》"如"上有"大"字。
④ 覆覆：满胀貌。
⑤ 奔：《病源》卷十九《积聚候》"奔"下有"走"字。
⑥ 痞：疑"痞"下脱"气"字。
⑦ 有：疑当作"在"。
⑧ 癖：原作"辟"，今改为通用字。

人善矢气。又治女子绝产，少腹苦痛，得阳①亦痛，痛引胸中，积寒所致，风入子道，或月经未绝而合阴阳，或急欲尿而合阴阳，或衣未燥②而合阴阳，或急便著之，湿从下上，久作长病，吞药如上，百日有子。二车丸方：

蜀椒成择③一斤 干姜大小相称廿枚 粳米一升 朗陵乌头大小相称廿枚 锻灶中灰一升

凡五物，以水一斗半，渍灰，练囊中盛半④绞结，纳灰中一宿，曝干之，皆末诸药下筛，和以蜜，唾吞如梧子二丸，勿用浆水也。身中当痹，药力尽乃食，老小裁之。

《范汪方》五通丸，主积聚，留饮宿食，寒热烦结，长肥⑤肤，补不足方：

椒目一两，汗 附子一两，炮 厚朴一两，炙 杏仁子三两，熬 半夏一两，洗 葶苈三两，熬 芒硝五两，熬 大黄九两，炙

凡八物，别捣葶苈、杏仁使熟，合和诸药末，使调和，以蜜捣五千杵，吞如梧子二丸。

又云：三台丸，主五脏寒热积聚，胪胀腹大，空鸣而噫，食不生肌肤，剧者咳逆，若伤寒病已愈，断令不发，饭已吞五丸，饮多吞十丸，取大便调利，长肉益气，补不足，可常□⑥服方：

大黄十二两，一方二两，捶碎，熬令变色 葶苈一升，熬令变色 附子一两，熅令炘⑦ 杏仁一升，熬令变色 消石一升 柴胡二两，一方前胡⑧ 厚朴一两，炙 茯苓半两 细辛一两 半夏一两，洗

凡十物，皆捣筛，和以蜜，捣三万杵，丸如梧子，从五丸起，不知稍增，取大便调利为度。

又云：治久寒积聚方：

虎杖根一升许，捣之，以酒渍，日二⑨，饮一升。

《小品方》云：七气丸，治七气。七气为病，有寒气、怒气、喜气、忧气、恚气、愁气、热气。此七气为病，皆生积聚，坚牢如杯在腹中，心痛烦悗，不能饮食，时去时来，发作有时，每发痛欲绝也。其寒气则吐逆，心下胀满；其热气则恍惚阿乱，常如眩冒，失精；其怒气则不可当，热病⑩上荡心，短气欲绝，不得息；其恚气则积聚心下⑪，不得食饮；其喜气

则不可疾行久立；其忧气则不可苦作，卧不安席；其愁气则怒忘⑫，置物四旁，不复忆处，四肢手足胕⑬肿，不得举。亦治产生早起，中风余疾也。

大黄十分，炮 人参三分 椒二分，熬 半夏三分，炮 乌头五分，炮 桔梗三分 细辛三分 茱萸三分，熬 干姜三分 菖蒲三分 茯苓三分 芎劳三分⑭ 紫菀三分 甘草三分 石膏三分 柴胡三分 桃仁三分

凡十七物，冶合下筛，和以蜜，酒服如梧子三丸，日三，不知稍增以知，至十丸为度。

今按：《录验方》有桂心无蜀椒，治宿寒，积聚支满，诸毒气结，逆气，腹中大如杯，坚如石。令人强健，身有光泽。

《千金方》七气汤，治忧气、劳气、寒气⑮愁气、或饮食为气高气⑯，或虚劳⑰内伤，五脏不调，阳气衰少，逆上下方：

甘草二两 瓜蒌二两 芍药二两 椒三两 半

---

① 得阳：指房室。"阳"，男性生殖器。
② 燥：原误作"榇"，据文义改。《札记》曰："'燥'讹'檫'。"
③ 择：《札记》曰："'择'恐'箨'讹，谓脱黑子而称之也。"
④ 半：疑当作"拌"，省偏旁致误。"拌绞结"，即搅和后扎上袋口。
⑤ 肥：《外台》卷十二《积聚宿食寒热方四首》引《古今录验》作"肌"。《札记》曰："'肥'即'肌'。"
⑥ □：此处漫漶不可辨识，循上下文义似当作"将"。
⑦ 熅令炘：《札记》曰："'熅'恐'煨'，'炘'恐'坼'。"
⑧ 一方前胡：按《千金翼》卷十九第五用"前胡"不用"柴胡"。
⑨ 日二：安政本作"日三"。
⑩ 病：《千金方》卷十七第五作"痛"。
⑪ 下：《千金方》卷十七第五作"满"。
⑫ 则怒忘："则"字原脱，据旁校补。又旁校引或本"忘"上补"悉"字。《千金方》卷十七第五作"则如怒喜忘"。
⑬ 胕：原作"跗"，形近致误，据《千金方》卷十七第五改。按"胕"音"浮"，义即"浮肿"。《集韵·虞韵》："胕，肿也。"《素问·五常政大论》"寒热胕肿"王冰注："胕肿谓肿满，按之不起。"
⑭ 三分："三"字原脱，据《千金方》卷十七第五补。
⑮ 寒气：《千金方》卷十七第五此下有"热气"二字，应据补。
⑯ 饮食为气高气：《千金方》卷十七第五作"饮食为膈气"，似是。
⑰ 虚劳：《千金方》卷十七第五作"劳气"，应据改。

夏二两 人参一两 干地黄二两 茱萸①五两

八味,切,以水一斗,煮取三升,分三服。

又云:神明度命丸,治久病腹内积聚,大小便不通,气上抢胸,腹中胀满,逆苦②饮食,服之甚良,方:

大黄一两 芍药③一两

二味,蜜丸如梧子,服四丸,日二④,不知,可增至六七丸,以知为度。

又云:胁⑤下邪气积聚,往来寒热,如温疟方:

蒸鼠壤土熨之,冷即易。

《葛氏方》云:露宿丸,治大寒冷积聚方:

石 干姜 桂 桔梗 附子 皂荚各三两

捣筛,蜜丸,服⑥如梧子十丸,日三,稍增至十五丸。

《僧深方》治心下支满痛,破积聚,咳逆不受食,寒热喜噎方:

蜀椒五分 干姜五分 桂心五分 乌头五分

右四物,冶合下筛,蜜和丸如小豆,先馌食⑦,以米汁服一丸,日三夜一,不知稍增一丸,以知为度,禁食饮。

《新录方》治积聚方:

马苋捣汁为煎⑧,令可丸,酒服如枣,日三。

《德贞常方》积聚方:

灸第十三椎节下间,相去三寸。

又方:

灸上管穴,在鸠尾下二寸。

又方:

灸胃管穴,在上管下一寸。

又方:

灸水分穴,在脐上一寸。

《新罗法师方》⑨:

续随子,去上皮,以酒一合,和而服之二七粒,量人老少用之。

《崔禹锡食经》:

取蔓菁子一升捣研,以水三升,煮取一升⑩浓,服之,为妙药也,亦治癥瘕也。

治诸疝方第二

《病源论》云:阴气⑪积于内,复为寒气所加,故使荣⑫卫不调,血气虚弱,故风冷入其腹内而成疝也。疝者,痛也。或⑬少腹痛,不得大小便;或手足厥冷,绕脐痛,白汗出;或冷气逆上抢心腹,令心痛;或里急而肠⑭痛。此诸候非一,故云诸疝也。

《八十一难》云:五脏谓之疝,六腑谓之瘕。

又曰:男病谓之疝,女病谓之瘕。

《葛氏方》治卒得诸疝,少腹及阴中相引,痛如绞,白汗出,欲死方:

捣沙参,下筛,以酒服方寸匕,立愈。

又方⑮:

椒二合, 干姜四两,水四升,煮取二升,去滓,纳饴一斤,又煎取半升⑯,分再服。

又方:

---

① 茱萸:按"茱萸"以上八味,《千金方》卷十七第五"甘草、瓜蒌、芍药、半夏、干地黄"并用"一两"、"茱萸"用"五合",另有"干姜、黄芩、厚朴各一两,枳实五枚",共十二味。

② 苦:《千金方》卷十一第五作"害"。

③ 芍药:按"芍药"以上二味,《千金方》卷十一第五并用"二两"。

④ 日二:《千金方》卷十一第五作"日三"。

⑤ 胁:《千金方》卷十一第五"胁"上有"治"字。

⑥ 服:《肘后方》卷四第二十七作"酒下"。

⑦ 先馌食:即"饭前食"。"馌食",同义复词。

⑧ 捣汁为煎:疑"汁为"二字误倒,似当作"捣为汁","煎"字属下读。

⑨ 《新罗法师方》:按此下疑省"治积聚方"诸字。下《崔禹锡食经》仿此。

⑩ 升:仁和寺本"升"下有"汁"字。

⑪ 阴气:仁和寺本"阴气"上有"诸疝者"三字,与《病源》卷二十《诸疝候》合。

⑫ 荣:旁校作"营"字。

⑬ 或:原作"成",形误,据仁和寺本改,与《病源》卷二十《诸疝候》合。

⑭ 肠:仁和寺本作"腹",与《病源》卷二十《诸疝候》合。

⑮ 又方:《肘后方》卷一第九作"治寒疝腹痛饮食下唯不觉其流行方"。

⑯ 半升:《肘后方》卷一第九"半"下无"升"字。

可服诸利丸下之,作走马汤①亦佳。

又方:

灸心鸠尾下一寸,名巨阙,及左右各一寸,并百壮。

《拯要方》疗积年腹内宿结疝冷气及诸癥癖方:

香美烂豉心一升,曝干微熬,令气香即止 小芥子一升,唯去石,微熬令色黄

右,蜜丸,空腹酒服廿五丸,加至卅五丸,日二服,初服半剂已来,腹中觉绞痛勿怪,此是攻病之候。

《新录方》治诸疝方:

桃白皮一升,以水三升,煮取一升,顿服之。

又方:

酒服蒲黄二方寸匕,日二。

又方:

捣桃仁八十枚,去皮,研如泥,酒下。

又方:

捣大蒜为泥,酒服如枣二枚,日三。

《范汪方》治心疝灸法:

两足大指甲本甲肉之际,甲内②各半炷,随年壮。

又方:

灸足心及足大指甲后横理节上及大指歧间白黑肉际百壮,则止。

治七疝方第三

《病源论》云:七疝者,厥逆心痛,足寒清③,饮食吐不下,名曰厥疝;腹中气乍满,心下尽痛,气积如臂,名曰癥疝;寒饮食即胁下腹中尽痛,名曰寒疝;腹中乍满乍减而痛,名曰气疝;腹中痛在脐旁,名曰盘疝;腹中在④脐下有积聚,名曰胕疝;少腹与阴相引而痛,大行⑤难,名曰狼疝也,皆由血气虚弱,饮食寒温不调之所生也。

《录验方》七疝丸,治人腹中有大疾,厥逆心痛,足寒冷,食吐不下,名曰厥疝;腹中气满,心下尽痛,气积大如臂,名曰癖疝;寒饮食

即胁下腹中尽痛,名曰寒疝;腹中乍满乍减而痛,名曰气疝;腹中痛在脐左旁,名曰盘疝;腹痛,脐右下有积聚,名曰附⑥疝;腹与阴相引而痛,大行难,名曰狼疝,治之方:

人参五分 桔梗五分 黄芩五分 细辛五分 干姜五分⑦ 蜀椒五分 当归五分 芍药五分 厚朴五分 乌头五分

凡十物,冶下筛,和以白蜜,丸如梧子,先食服四丸,日三。不知稍增,禁生鱼、猪肉。

今按:《僧深方》有八物:桔梗、细辛、桂心、芍药、厚朴、黄芩各一两半⑧,蜀椒二两半,乌喙二分⑨,服三丸,日三。《范汪方》有十二物:蜀椒五分、干姜四分、厚朴四分、桔梗二分、乌喙一合、黄芩四分、细辛四分、芍药四分、桂心二分、柴胡一分、茯苓一分、牡丹一分,先铺食,以酒服七丸,日三。

治寒疝方第四

《病源论》云:阴气⑩积于内,则卫气不行,卫气不行,则寒气盛,故令恶寒,不饮食,手足厥冷,绕脐痛,白汗出,遇寒即发,故云寒疝。

《葛氏方》治寒疝去来,每发绞痛方:

吴茱萸三两 生姜四两 豉二合

酒四升,煮取二升,二服。

《小品方》云:解急蜀椒汤,主寒疝心痛如刺,绕脐绞痛,腹中尽痛,白汗⑪自出,欲

① 走马汤:方见本书卷十四第三。
② 内:疑当作"肉"。
③ 清:"清"原作"清",据旁校改;仁和寺本作"诸",属下读,与《病源》卷二十《七疝候》合。
④ 在:仁和寺本无"在"字,与《病源》卷二十《七疝候》合。
⑤ 大行:即"大便"。
⑥ 附:仁和寺本作"胕"。
⑦ 干姜五分:仁和寺本无此四字。按下云"右十味",当有此四字为是。
⑧ 一两半:按"半"字似有圈删痕迹。
⑨ 二分:旁校作"二合"。
⑩ 阴气:仁和寺本"阴气"上有"寒疝者"三字,与《病源》卷二十《寒疝候》合。
⑪ 白汗:因精神因素或体内阴阳失调而引起的汗出,称之为"白汗",亦称作"魄汗"。《战国策·楚策四》:"白汗交流。"鲍彪注:"白汗,不缘暑而汗也。"

绝方：

蜀椒三百枚，一方二百枚　　附子一枚　粳米半升　干姜半两　大枣卅枚　半夏十二枚　甘草①一两

凡七物，以水七升，煮取三升，热服一升，不瘥复服一升。

《经心方》蜀椒汤，治寒疝痛，腹胀奔胸方：

吴茱萸一升　当归一两　芍药一两　黄芩一两　蜀椒二合

五味，以水八升，煮取二升半，分三服。

《范汪方》治寒疝腹中痛，小柴胡汤方：

柴胡半斤②　半夏半升，洗　黄芩三两，炙　甘草三两，炙　人参三两　生姜三两　大枣十二枚，擘

凡七物，㕮咀，以水一斗二升，煮得六升，去滓，服一升，日三。

《耆婆方》治寒疝积聚，用力不节，脉绝伤，羸瘦，不能食饮，此药令人强健，除冷气癖丸方：

乌头廿分，炮　甘草八分，炙　真芎䓖八分　葶苈八分，熬　芍药八分　大黄八分

右七味③，捣筛，以蜜和为丸如梧子，服五丸，日二，忌猪鱼、五辛、生冷、醋滑。

《新录方》治寒疝及冲心痛方：

盐五合　灶突墨三合

以水一大升，煮取一小升，顿服之，吐瘥。

又方：

水一升五合，渍豉一升五合，绞取汁服之。

又方：

桃仁八十枚，去皮研如泥，酒下之。

又方：

桃白皮一升，以水三升，煮取一升，顿服之。

又方：

以水若酒服乱发灰方寸匕，日二。

又方：

水酒服伏龙肝方寸匕，日二。

又方：

水服甑带节④灰方寸匕，日二。

又方：

酒五升，烧鹿角一枚投酒中，分二三服之。

又方：

灸乳下一寸，足大指丛毛。

又方：

灸脐上三寸，名太仓；脐下三寸⑤，名丹田，各五七炷，并要穴。

又方：

灸上管七壮。

又方：

灸穷脊上一寸，百壮。

又方：

灸脊中百壮。

治八癖方第五

《病源论》云：荣卫⑥不和，阴阳隔绝，而风邪外入，与卫气相搏，血气壅塞不通，而成癖⑦也。癖者塞也，言腑脏否塞不宣通也，由忧恚气积或堕坠内损所致，其病腹内气结腹⑧满，时时壮热是也。其名有八，故云八癖，而方家不的⑨显其证状。

《八十一难》云：脾之积名曰痞气，在胃

① 甘草：按"甘草"以上七味，《外台》卷七《寒疝心痛方三首》引《小品》"蜀椒"用"二百枚"、"大枣"用"二十枚"。

② 斤：原"斤"字有涂改痕迹，字形似"斤"又似"分"，今据安政本描正，仁和寺本作"分"。

③ 右七味：《札记》曰："按方只六味，恐脱一味，否则'六'讹作'七'。"

④ 节：仁和寺本无"节"字。

⑤ 三寸：旁校作"二寸"，仁和寺本作"三寸"，安政本作"二寸"。按"丹田"所指不同，一为石门别名，在脐下二寸；一指关元穴，在脐下三寸。此指未知为何。

⑥ 荣卫：仁和寺本"荣卫"上有"八否者"三字，与《病源》卷二十《八否候》合。又"荣"旁校作"营"。

⑦ 癖："癖"原作"否"，今改为通用字。下一"癖"字仿此。按《病源》卷二十《八否候》凡"癖"均作"否"，于此文异义同，今据目录、标题与下文引《八十一难》等改，使前后用字一律。

⑧ 腹：仁和寺本作"胀"，与《病源》卷二十《八否候》合。

⑨ 的：明确。

管，覆覆①大如盘，久不愈，令人四肢不收，发黄疸，饮食不为肌肤。今按：杨氏注云：瘩，否也。言否结成积也。《医门方》云：瘩者满也，言其气满瘩结成积也。

《录验方》治八瘩，麝香丸方：

光明沙 麝香 丁香 曾青各一两 大黄七分 黄芩三分 朴消二两 葶苈子六分 甘草一两 巴豆六分

凡十物，捣筛，蜜丸如小豆一丸，平旦空腹服，若老人壮者②同患之人，服如梧子一丸。

《传信方》云：疗秋夏之交，露坐夜久，腹内瘩，如群石在腹中，痛者方：

大豆半升 生姜八分

右，以水二升，煎取一升以下，顿服，其坚瘩立散。

治癥瘕方第六

《病源论》云：癥瘕者，皆由寒温不调，饮食不化，与脏气相搏结所生也。其不动移者，其名为癥；若病虽有结瘕而可推移者，名为瘕也。

《葛氏方》云：癥瘕病冲心不移动，饮食③痛者死。

《新录方》云：治一切病④，温白丸方。南州刺史臣阴铿言：臣蒙慈⑤泽，视事三年，自到任官以来，臣妻不便水土，有⑥地下湿，遂得腹胀病，顷年⑦已来，恒⑧遣医师疗治，于今不瘥。有一苍吴道士，名杜胜，到臣州界采药，臣遂⑨呼道士至舍，说臣妻病状，于时，道士即与臣药方，用治万病，无不得瘥。

紫菀二分 吴茱萸二分 石上菖蒲二分 厚朴二分 桔梗二分 皂荚二分 乌头十分 茯苓二分 桂心二分 干姜二分 黄连二分 蜀椒二分 巴豆二分 人参二分 柴胡⑩二分

右十五味，捣，下筛为散，用好蜜和，更捣三千杵⑪，丸如梧子大，服二丸，不知稍增，可至五丸，以知为度，当下心腹积聚，久癥瘕，块大如杯碗，黄疸宿食，朝起呕吐，四肢痛⑫，上气，时时腹胀，心⑬坚结上冲心，旁攻两胁，彻背连胸，痛无常发，绕脐痛，状如虫钻；又治十种水病，八种⑭反胃吐逆，饮食噎塞，或五淋之病，或九种心痛，亦治积年饮食不消化，或治妇人不产，及断绪多年⑮；又治卅种乍寒乍热⑯；治一切诸风，体如顽痹，不知痛处，半为疼痛，或眼中生泪，或如锥刀所刺，鬓发堕落，或面上痒如虫行，莫莫⑰不见，或手足烦热，或夜卧不安，治七十种⑱风；又治卅种痉⑲，或大人癫，小儿廿五种惊痫；又治五邪，梦鬼相通，或四肢沉重，不能饮食，昏昏嘿嘿⑳，口噤，只以㉑欲取死，或瘥或剧，似真鬼还，终日忧愁，情中不乐，或恐或惧，悲啼，饮食无味，

---

① 覆覆：胀满貌。

② 若老人壮者：《札记》曰："此句匣解，俟再考。"按"壮"疑当作"弱"。

③ 饮食：仁和寺本"食"下有"必"字。

④ 一切病：《外台》卷十二《癥癖等一切病方四首》引崔氏"一切病"上有"癥癖块等"四字。

⑤ 慈：旁校引或本作"恩"。

⑥ 有：又。

⑦ 顷年：近年。

⑧ 恒：常。

⑨ 遂：旁校作"逐"。

⑩ 柴胡：按"柴胡"以上十五味，《外台》卷十二《癥癖等一切病方四首》引"紫菀、吴茱萸、皂荚"并用"三分"。

⑪ 三千杵：《外台》卷十二《癥癖等一切病方四首》作"二千杵"。

⑫ 四肢病：《外台》卷十二《癥癖等一切病方四首》作"支满"，与下"上气"连读。

⑬ 心：《外台》卷十二《癥癖等一切病方四首》作"心下"。

⑭ 八种：《外台》卷十二《癥癖等一切病方四首》"种"下有"痞塞"二字。

⑮ 多年：《外台》卷十二《癥癖等一切病方四首》"年"下有"带下淋沥"四字。

⑯ 又治卅种乍寒乍热：《外台》卷十二《癥癖等一切病方四首》作"或连年痎疟不瘥"。

⑰ 莫莫：疑当作"漠漠"，视物不清貌。按"莫"通"漠"。

⑱ 七十种：《外台》卷十二《癥癖等一切病方四首》作"七十二种"。

⑲ 卅种痉：《外台》卷十二《癥癖等一切病方四首》引作"三十六种遁注"。

⑳ 昏昏嘿嘿：沉睡不语。

㉑ 以：《外台》卷十二《癥癖等一切病方四首》无"以"字。

妇人月水不调，或多或少，真似怀孕知子[1]，或连年累月，羸瘦困弊，遂致于死，或哭或歌，为鬼所乱，但能服此药，莫不除愈。臣知方验，合药与妇人，服之十日，下出癥瘕，虫长尺五寸一枚[2]，下脓三升[3]，其病即愈。臣见[4]被堕伤[5]临死，有积血[6]，天阴即发，羸瘦著床，不能食饮，命在旦夕，服此药，十日五丸，至十五日，当下鸡肝黑血，如手指者二百片，白脓二升，赤黄水一升，病即愈，平安状如常。主簿陈胜累有心腹胀满，经十四年，疲瘦[7]气闷，饮食不下，臣与此药服，服十日[8]，下青虫六十枚，大小如树叶，头赤，虫身黑，下脓三升许，病即愈。臣公曹常患著床，以经数年，服此药卅日，下肉蜣螂百枚，有出青黄水一斗，病即愈。臣门师侄长多羸瘦著床，食便吐出，命在朝夕，从臣求药，服五丸，至十五日，下出肉虾蟆十枚，青水一斗，其病即愈。臣家内有人常患心病，发无时节，发即欲死，服此药五六日，下肉蛇二枚，各长尺五寸，有头，眼未有瞳子，斑斑有文，其病即瘥。臣治尼专，得大风，眉堕落，已经二年，遍身出疮，状如锥刀所刺，与药服九丸，至一月日出癥虫，五色，凡三升许，其病即愈，眉鬓遂生，至复如故。臣知方大验，死罪谨上也。服中禁忌冷水、生菜、生鱼、猪肉、滑、陈臭物、五辛。

《僧深方》云：消石大丸，治十二癥瘕[9]，及妇人带下，绝产无子，及欲服寒食药，而腹中有癥瘕澼[10]实者，当先服消石大丸下之，此丸不下水谷，但下病耳，不令人极[11]也。

河西大黄八两　朴消六两　上党人参二两　甘草三两

凡四物，皆各异捣下筛，以三岁好苦酒置铜器中，以竹箸柱铜器中，一升作一刻，凡三刻，以置火上，先纳大黄，使微沸，尽一刻乃纳余药，复尽一刻，余有一刻极微火，便可丸，乃令如鸭子中黄。欲合药，当先斋[12]戒一宿，勿令小儿妇女奴婢见也。欲服者，二丸。若不能服大丸，可分作四丸，不可过四丸。药丸欲大，不欲令细，能不分又[13]善。若人羸者可小食[14]，强者不须也。若妇人服，下者如鸡肝，如米汁正黑，或半升或三升，下后慎风寒，作一杯酒粥食之，然后作羹臛，自养如产妇法，六月则有子。禁生鱼、猪肉、辛菜。若服寒食药者，如法不与余同也。

《千金方》治瘕癥[15]方：
灸内踝后宛宛中，随年壮。
又方：
灸气海穴百壮，在脐下一寸半。
又方：
楸白皮煎令[16]可丸，服之取知，病动若下，减之。
又云：治癥坚，心下如杯[17]，食则腹满，心绞腹痛[18]方：
葶苈子二两　大黄二两　泽漆四两
三味，各异捣五百杵下筛，治葶苈子令膏，下二物散，捣五百杵，和以蜜[19]，服如梧子

---

① 知子：仁和寺本作"如子"，《外台》卷十二《癥癖等一切病方四首》无此二字。
② 尺五寸一枚：《外台》卷十二《癥癖等一切病方四首》作"二尺五寸，三十余枚"。
③ 三升：《外台》卷十二《癥癖等一切病方四首》"升"下有"黑血一斗，青黄汁五升"九字。
④ 见：仁和寺本作"儿"，《外台》卷十二《癥癖等一切病方四首》作"兄"。
⑤ 被堕伤：《外台》卷十二《癥癖等一切病方四首》作"堕马被伤"，"伤"下无"临死"二字。
⑥ 积血：《外台》卷十二《癥癖等一切病方四首》"积血"上有"腹中"二字。
⑦ 疲瘦：原作"瘦疲"，据校改标记乙正。
⑧ 服十日：按"服"字原为重文号，并有圈删痕迹。
⑨ 瘕："瘕"字原脱，据旁校补。
⑩ 澼：原作"僻"，形误，据仁和寺本改，与旁校引宇治本合。
⑪ 极：疲极。
⑫ 斋：原作"吞"，疑为"斋"字俗讹，据文义改。
⑬ 又：亦，更。
⑭ 小食：即"少食"，仁和寺本"小"作"少"。
⑮ 瘕癥：仁和寺本乙作"癥瘕"。按原文似有乙转标记。
⑯ 令：原作"合"，形误，据文义改。
⑰ 如杯：《千金方》卷十一第五作"有物大如杯"，"杯"下有"不得食"三字。按"杯"原误作"坏"，据文义改。
⑱ 心绞腹痛：《千金方》卷十一第五作"心腹绞痛"。
⑲ 蜜：《千金方》卷十一第五"蜜"下有"更捣千杵"四字。

二丸①，不知稍增，以知为度②。《葛③氏方》、《集验方》同之。

《医门方》疗癥瘕，腹内胁下小腹胀满痛，冷即发，其气上冲心，不能饮食，或呕逆气急烦满方：

半夏十分 生姜十分 大黄十二分 槟榔仁十分 人参八分④ 吴茱萸六分 厚朴二分，炙 桔梗八分 茯苓六分 枳壳六分，炙 大枣十二枚

水九升，煮取三升，下大黄，更煮三沸，分温三服，服相去八九里，当利三二行⑤。

《广利方》理⑥癥瘕，腹胀满，坚硬如石，肚皮上青脉浮越⑦方：

紫葛粉八分 赤芍药六分 桔梗六分 紫菀头卅五枚 青木香六分 水路诃黎勒皮六分 郁李仁十二分，碎末 蜀大黄十二枚 牵牛子四分

捣筛，蜜丸如梧子，空腹服十五丸。忌陈臭、粘腻、猪肉。

《葛氏方》治心下有物大如杯，不得食者方：

葶苈二两 大黄二两 泽漆四两

捣筛蜜丸，捣千杵，服如梧子二丸，日三⑧。

治暴癥方第七

《病源论》云：暴癥者，由脏气⑨虚弱，食生冷之物，脏既本⑩弱，不能消之，结聚成块，卒然而起，其生无渐，名之暴癥也。

《拯要方》疗卒暴癥，腹中有物坚如石，痛如刺，昼⑪夜啼呼，不疗，百日内皆死方：

大黄半斤 朴消半斤

右，先捣大黄为散，然后和朴消，以蜜合令相得，于铜器中，置汤上煎令可丸，丸如梧子大，酒饮任性，服廿丸，日二，不知加之，以知为度。今按⑫：《葛氏方》朴消三两，《范汪方》有白蜜一斤半。

《葛氏方》治卒暴癥，腹中有物坚如石，痛如刺，昼夜啼呼，不治之，百日死方：

取牛膝根二斤，曝令小⑬干，以酒一斗渍之，密塞器口，举着热灰中，温之令味出，先食服五六合至一升，以意量多少。

又方：

用蒴藋根亦如此，尤良。

又方：

多取常陆⑭根捣蒸之，以新布藉⑮腹上，以药披著布上，以衣覆上，冷复易之，昼夜勿息⑯。以上《千金》、《集验方》同之。

又方：

取虎杖根一升，干捣酒渍，饮之，从少起，日三，佳。此酒治癥，力胜诸大药。

《新录方》治暴癥，坚在心胁下，咳逆，不下食，或下不断方：

吴茱萸三升，碎之，以酒和煮令熟，布帛物裹以熨癥上，冷更炒，更燔⑰用之，癥当移走，复逐熨，须都消止。

又云：暴癥坚胀如石，痛欲死者方：

取鼠壤土、黍穰，二物等份，相和，并炒，递⑱熨病上，取瘥。

又方：

单用鼠壤土亦好。

---

① 二丸：《千金方》卷十一第五作"五丸"。
② 以知为度：《千金方》卷十一第五作"日三服"。
③ 葛：原作"暮"，形误，据旁校改，与仁和寺本合。
④ 八分：原误倒作"分八"，据校改标记乙正，与仁和寺本合。
⑤ 三二行：仁和寺本作"二三行"。
⑥ 理：治。唐避李治讳，不用"治"字，凡用"治"字处多改作"理"。
⑦ 越：旁校作"起"，仁和寺本作"越"。
⑧ 日三：《肘后方》卷四第二十六"三"下有"稍加"二字，《外台》卷十二"心下大如杯结癥方二首"中"三"下有"不知稍加"四字。
⑨ 脏气：《病源》卷十九《暴癥候》作"腑脏"。
⑩ 本：仁和寺本作"虚"，与《病源》卷十九《暴癥候》合。
⑪ 昼：原作"尽"，繁体字形近致误，据文义改。
⑫ 按：原作"安"，据仁和寺本改。
⑬ 小：仁和寺本作"少"。"少"通"稍"。
⑭ 常陆：《肘后方》卷四第二十六作"当陆"。按"常陆"、"当陆"均为"商陆"异称，"常"、"当"、"商"音近之故。
⑮ 藉：铺、垫。
⑯ 昼夜勿息：《千金方》卷十一第五此上有"数日用之"四字。
⑰ 更燔：疑"燔"当作"番"。
⑱ 递：更替。指上药冷更炒，复熨之。

又方：

伏龙肝如前方。

又方：

病在上，服诸吐药去之；病在下，宜利疗之。

《本草稽疑》云①：

捣莎草汁及干末服之。

治蛇瘕方第八

《病源论》云：人有食蛇不消，因腹内生蛇瘕也。亦有蛇之精液误入饮食之内，亦令病之。其状常苦饥，而食则不下，喉噎塞，食至胸内即吐出，其病在腹，摸揣亦有蛇状，谓之蛇瘕。

《新录方》治人食蛇不消，亦蛇之精液入饮食中，令人病之，腹内有蛇状，名之蛇瘕，方：

浓作蒜齑，啜一升以上。陶云：饼店蒜齑②，下蛇之药。非虚妄③之。

又方：

鸠酸草④捣取汁，服八合。

又方：

大豆叶捣取汁，服一升。

又方：

常思草捣服如上，并频服之，取瘥。

《千金方》治蛇瘕方：

白马毛⑤切，长五分，以酒服方寸匕，大者自出；更服二方寸匕⑥，中者亦出；更服三方寸匕⑦，小者复出，不可一顿多服，杀人。

又云：治蛇瘕⑧，大黄汤方：

大黄半两　乌贼鱼骨二枚　皂荚六铢　芒硝如鸡子一枚　黄芩⑨半两　甘草大如大指一尺

六味⑩，以水六升，煮之三沸，去滓，纳芒硝，适寒温尽服之。十日复煮，作如上法。欲服之，一宿勿食，平旦服，当下病也。

又云：治蛟龙病方：

开皇六年，有人二月八月⑪食芹得之，其病发似癫⑫，面色青黄，服寒食强饧三升⑬，日二，吐出龙蛟，有两头，大验。《广济方》同之。

今按：《病源论》云：三月⑭八月，蛟龙子生在芹菜上，人食芹，不幸随食入腹，变成蛟龙。

治鳖瘕方第九

《病源论》云：鳖瘕者，谓腹内瘕结如鳖状是也。有食鳖触冷不消而生者，亦有食诸杂物⑮，得冷变化而作者，皆由脾胃气虚弱而遇冷，则不能克消所致。瘕之言假也，谓其有形状而推移者也。

《广济方》疗鳖瘕⑯方：

白马尿一升五合，温服之令尽，瘥。

《葛氏方》治鳖瘕⑰伏在心下，手揣见头足，时时转动者：

---

① 《本草稽疑》云：按此下疑省"治暴瘕方"诸字。

② 饼店蒜齑："饼"原作"趏"，旁注曰："和名，即饼字也。"义胜，今据改。"店"原作"砧"，形声近似而误，据仁和寺本改。此典本《三国志·华佗传》。

③ 妄：原作"望"，今改为通用字。

④ 鸠酸草："鸠"字原点删，仁和寺本作"捣"。《札记》曰："按《唐本草》'酢浆草'，苏敬注云'一名鸠醋草'，据此'鸠酸草'恐是古名，似须不必涂。"今从《札记》未删。

⑤ 马毛：《千金方》卷十一第五作"马尾"，注曰："马尾，一本作马毛。"

⑥ 更服二方寸匕：《千金方》卷十一第五作"更服二分者一方寸匕"。

⑦ 更服三方寸匕：《千金方》卷十一第五作"更服三分者一方寸匕"。

⑧ 瘕：《千金方》卷十一第五作"癥"。

⑨ 黄芩：《千金方》卷十一第五作"茯苓"，注云："一本作黄芩。"

⑩ 六味：《千金方》卷十一第五"味"下有"㕮咀"二字。

⑪ 二月八月：《千金方》卷十一第五作"三月八日"。

⑫ 癫：《千金方》卷十一第五"癫"下有"痫"字。

⑬ 服寒食强饧三升：原"饧"，误作"锡"，据《千金方》卷十一第五改。按"服"以下十八字，《千金方》作"因食寒食饧过多，便吐出蛇蛟，有头及尾。从兹有人患此疾，令服寒食饧三斗，大验"。

⑭ 三月：旁校改作"二月"，检仁和寺本、《病源》卷十九《蛟龙病候》并作"三月"，今不从改。

⑮ 物：仁和寺本作"肉"，与《病源》卷十九《鳖瘕候》合。

⑯ 瘕：仁和寺本作"瘕"。按《外台》卷十二《鳖癥方四首》引《广济》作"癥"。

⑰ 瘕：《肘后方》卷四第二十六作"癥"。

白雌鸡一双①，绝食一宿，明旦，膏煎饭饲②之，取其屎，无多少，于铜器中以尿和，火上熬可捣末，服方寸匕，日四五，须消尽乃止，恒饲鸡取屎，瘥毕，杀鸡单食。

《千金方》治鳖瘕方③：

蓝叶一斗④，捣，水三升，绞取汁，服一升，日二。

又方：

白马尿一斗⑤，鸡子三枚取白，合煮，取二合，空腹服之⑥。《广济方》同。

《新录方》治鳖瘕，团团似鳖，有脚能动，数冲心痛者方：

取蕳蒻根白皮，捣三升，以水五六合和搅，绞⑦取汁，取七八合，吐出。

又方：

捣蓝汁服七八合。

又方⑧：

单服白马尿一升，日二。

治鱼瘕方第十

《病源论》云：人有胃气虚弱者，食生鱼，因为冷气所搏，不能消之，结成鱼瘕，揣之有形，状如鱼是也。亦有饮陂湖之水，误有小鱼入人腹，不幸便即生长，亦有形如鱼。

《养生方》云：鱼赤目作脍，食之生瘕也。

《新录方》治人食生鱼不消，又饮湖水，误小鱼入腹，不幸生长，名之鱼瘕，方：

炭火烧木瓜为灰，汤或酒中服方寸匕，日二。

又方：

烧鱼或鳞为灰，汤若水服方寸匕，日二。

又方：

烧年久鱼网为灰，水服方寸匕，日二。

又方：

白马尿服一升。

又方：

煮橘皮汤，服之。

又方：

豉汁服橘皮末方寸匕，日三。

《葛氏方》治食鱼脍及生肉，住胸中不消成瘕方：

朴消如半鸡子者一枚　大黄一两⑨

凡二物，以酒二升，煮取一升半⑩，尽服之。

治肉瘕方第十一

《病源论》云：人有病而常思得肉，得肉⑪讫，又思之，名为肉瘕。

《千金方》治肉瘕，思肉不已，食讫复思方：

空腹饮白马尿三升，吐⑫肉出之。

《新录方》治肉瘕方：

饮服大豆黄末一匕，日二。

又方：

浓豉汁服一升，日二。

又方：

煮菘菜浓汁，服之。

治发瘕方第十二

《病源论》云：人有因饮食内误有头发，随食而入成瘕，胸喉间如有虫下上去来者是也。

---

① 双：《札记》曰："'双'恐'只'。"
② 饲：原作"饴"，据《肘后方》卷四第二十六改。下仿此。按"饴"同"饲"。
③ 治鳖瘕方：《千金方》卷十一第五作"治鳖瘕，腹坚硬肿起，大如盘，睡卧不得方"。
④ 斗：《千金方》卷十一第五作"斤"。
⑤ 斗：旁校疑作"升"，与《千金方》卷十一第五合。
⑥ 空腹服之："腹服"二字原误倒，据校改标记乙正，与仁和寺本合。《千金方》卷十一第五作"顿服之"，"之"下有"不移时当吐病出"七字。
⑦ 绞：原作"挍"，据旁校引或本改，与仁和寺本合。
⑧ 又方：此条原脱，据旁校补，与仁和寺本合。
⑨ 一两：《外台》卷十二《食不消成瘕积方四首》引作"二两"。
⑩ 一升半：《外台》卷十二《食不消成瘕积方四首》引作"一升"。
⑪ 肉：《病源》卷十九《肉瘕候》："肉"下有"食"字。
⑫ 升吐：此二字原误倒，据校改标记乙正，与仁和寺本合。

《广济方》疗发癥,唯欲饮油方:

油一升

右,香泽煎之,大钵劳①贮,安病人头边,令口鼻临油上,勿令得②饮,及敷鼻面,并令香气③,叫唤取饮④,不得⑤,必当疲极眠睡,发癥当从口出饮油,人守视之,并捉石灰一裹,见癥出,以灰粉手,捉癥抽出,须臾抽⑥尽,即是发也。初从腹出,形如不流水中浓菜,随发长短,形亦如之。今按:《千金方》云:凡发癥者,唯欲饮油也,日中乃至三五升⑦,不饮食,以此为病。

又云:疗胸喉间觉有癥虫上下,偏闻葱豉食香,此是发虫故也,油煎葱豉置口边术:

二日不食,张口而卧,油煎葱豉以置口边,虫当渐出,徐徐拘物⑧引去之,无所忌。

《新录方》治发癥方,心满,食竟便吐者是。

成煎猪脂二升,酒二升,煮三沸,一服一升,日二,取吐,发利⑨癥出乃止。

又方:

饮白马尿八合,日一,瘥止。发癥令食竟便吐,余癥则不然。以上《千金方》同之。

治米癥方第十三

《病源论》云:人有好哑⑩米,转久弥嗜哑之,若不得米,则胸中清水出,得米服⑪水便止,米不消化,遂生癥结⑫。

《千金方》治米癥,恒欲食米方:

鸡屎一升 白米五合

二味,合炒令米焦,捣末,水二升,顿服之,须臾吐出病碎米,若无米,当出痰。今按:《新录方》云:水三升和搅,顿服之,当吐米,不尽更服之,大良。

治水癥方第十四

《病源论》云:水癥者,由经络否涩,水气停聚,在于心下,肾经又虚,不能宣利泄⑬便,致令水气结聚,而成形癥,在于心腹之间,抑按作水声,但欲饮而不用食,遍身虚肿是。

《范汪方》治水癥病,心下如数斗⑭油囊裹水⑮作声,日饮二三斗,不用食,但欲饮,久病则癥坚有虾蟆、鳖,治之方:

蓖麻熟成好者廿枚,去皮,杯⑯中研令熟,不用捣,水解得三合,宿不食,清旦一顿服尽,日中许当吐下清⑰黄如葵汁,当囊结裹。若病不尽,却三日更增服卅枚蓖麻⑱如上法。若病故复不尽⑲,复增十枚,服如上法,其以尽病为限。药但去病,不令人闷乱,下病之后,慎不可饮,当五日断饮白糜⑳。开高㉑方,

---

① 钵劳:《千金方》卷十一第五作"锰劳"。按"锰劳"当作"锰铧",古铜器。"劳"为"锘"字省,"锘"同"铧"。《外台》卷十二《发癥方二首》引《广济》作"锰锘"。

② 得:"得"字原脱,据旁校补。按仁和寺本无"得"字。

③ 并令香气:《千金方》卷十一第五、《外台》卷十二《发癥方二首》引《广济》"令"下并有"有"字。

④ 叫唤取饮:《千金方》卷十一第五、《外台》卷十二《发癥方二首》"叫"上并有"当"字。

⑤ 不得:《千金方》卷十一第五、《外台》卷十二《发癥方二首》"得"下并有"与之"二字。

⑥ 抽:原作"油",形误,据《千金方》卷十一第五、《外台》卷十二《发癥方二首》改。

⑦ 三五升:《千金方》卷十一第五作"三二升"。

⑧ 拘物:此二字原脱,据旁校补。

⑨ 发利:疑"发利"二字误倒,当乙作"利发","利"字属上读。

⑩ 哑:森立之曰:"哑,疑'噎'误,即'噎嗌'之'噎'字。"

⑪ 得米服:仁和寺本"米"下无"服"字,与《病源》卷十九《米癥候》合。

⑫ 遂生癥结:仁和寺本"结"下有"其人常思米,不能饮食,久则毙人"十三字,与《病源》卷十九《米癥候》合。

⑬ 泄:仁和寺本"泄"作"溲",与《病源》卷二十一《水癥候》合。

⑭ 斗:《外台》卷二十《水癥方一首》引《古今录验》作"升",下"斗"字仿此。

⑮ 裹水:《外台》卷二十《水癥方一首》作"㳂㳂"。《广韵·巧韵》:"㳂,动水声。"

⑯ 杯:原误作"坏",形误,据《外台》卷二十《水癥方一首》改。

⑰ 清:《外台》卷二十《水癥方一首》作"青"。

⑱ 蓖麻:原"蓖"作"草","草"之形误,"草"同"蓖",据《外台》卷二十《水癥方一首》改,与上文义合。

⑲ 若病故复不尽:《外台》卷二十《水癥方一首》"故"上有"如"字,仁和寺本无"复不尽"三字。

⑳ 白糜:《外台》卷二十《水癥方一首》"白"上有"止进"二字。"糜"原作"糜",声形并似而误,据《外台》改。

㉑ 开高:《外台》卷二十《水癥方一首》引作"关高"。

已试神良。

治食癥方第十五

《病源论》云：有人卒①大能食，乖②其常分，因饥，值生葱便大食之，仍吐一肉块，绕畔③有口，其病即愈④，故为食癥，特由不幸致此，夭暴⑤成癥，非饮食生冷过度之病也。

《广济方》疗食癥方：

有人一食饭七斗⑥，并半猪饼⑦燔并不论⑧，因苦饥⑨，于葱中过，饥急即食生葱，须臾吐出一肉，薄而围⑩，绕畔口⑪无数，即以食投之，立消，尽饭七斗乃止，吐此物后，其人食病便愈。此名食瘕，无所忌。

治酒瘕方第十六

《病源论》云：人有性嗜酒，饮酒既多，而食谷常少，积久渐瘦，其病遂常思酒，不得⑫即吐，多睡，不复能食，云是胃中有虫使之然，名为酒瘕。今按：诸方无治酒瘕之方，以此诸瘕之方可治之。

《新录方》治诸瘕方：

灸膀胱俞三百壮以上。

又方：

酒若饮服自发爪灰。

又方：

捣曲末，酒饮服之，日二。

又方：

葶苈子三升熬，以酒二升渍三日，温服半盏，日二。

水病证候第十七

《集验方》云：黄帝问于岐伯曰：水与肤胀，鼓胀、肠覃、石瘕、石水，何以别之？岐伯曰：水之起也，目果⑬上微肿，如新卧起之状，颈脉动，时咳，阴股间寒，足胫肿，腹乃大，其水已成也，以手按其腹，随手而起，如裹水之状；肤胀者，寒气客于皮肤之间，彭彭然不坚，

腹大，身尽肿，皮厚，按其腹，腹陷而不起，腹色不变；鼓胀者，腹⑭身皆肿大，大与肤胀等也，其色苍黄，腹脉起；肠覃者，寒气客于少腹⑮，外与卫气相薄，气不得营，因有所系，瘕⑯而内著，恶气乃起，息肉乃生，始也大如鸡卵，稍⑰以益大，至其成也，若怀子之状，久者离⑱岁月，按之则坚，推之则移，月事时下；石瘕者，生于胞中，寒气客于子门，子门闭塞，气不得通，恶血当泻不泻，血不留止⑲，日以益大，状如怀子，月事不以时下，皆生于女子，

---

① 卒：同"猝"，突然。

② 乖：违背。

③ 畔：周边。

④ 即愈：仁和寺本作"则难愈"，与《病源》卷十九《食癥候》合。

⑤ 夭暴：仁和寺本作"夭异"，《病源》卷十九《食癥候》作"妖异"。

⑥ 七斗：《外台》卷十二《食癥及鱼肉成癥方二首》引《广济》作"七升"。下仿此。

⑦ 半猪饼：文义费解，《外台》卷十二《食癥及鱼肉成癥方二首》作"羊脂饼"。

⑧ 燔并不论：仁和寺本"燔"作"播"，均误，应据《外台》卷十二《食癥及鱼肉成癥方二首》改作"番"，量词。《广韵·元韵》："番，数也。"此有"块"义。"番并不论"，即不论块数，形容吃得多。《外台》此四字作"番不论数"，义同。

⑨ 因苦饥，于葱中过，饥急即食生葱：《外台》卷十二《食癥及食鱼肉成癥方二首》此十三字作"因于道中过饥，急食生葱"十字。

⑩ 围：《外台》卷十二《食癥及食鱼肉成癥方二首》作"圆"。

⑪ 口：《外台》卷十二《食癥及食鱼肉成癥方二首》"口"上有"有"字。

⑫ 得：仁和寺本"得"下有"酒"字，与《病源》卷十九《酒瘕候》合。

⑬ 目果：原"目"作"自"，据仁和寺本改。"果"通"裹"，"目裹"，指眼睑。《灵枢·水胀篇》作"目窠"，义更显。

⑭ 腹：《灵枢·水胀篇》"腹"下有"胀"字。

⑮ 少腹：《灵枢·水胀篇》作"肠"，下"外"字属上读。

⑯ 瘕：《灵枢·水胀篇》作"癖"。按"瘕"、"癖"并误，似应据《太素》卷二十九《胀论》、《甲乙》卷八第四、《千金方》卷二十一第四改作"瘕"。

⑰ 稍：逐渐。

⑱ 离：经历，历经。

⑲ 血不留止：仁和寺本旁校"不"作"虾"，《灵枢·水胀篇》此四字作"虾以留止"。是"虾"字误成"血不"二字。

可导而下。今按：石水之证无本方。《病源论》云：石水者，四肢小，腹独大①，其根在膀胱。《小品方》云：先从胸肿，名曰石水，其根在脾云云②。

《医门方》辨曰：近验水病者，小便皆涩，或黄或赤不出，溢入经络，致令肿满，名为水病，疗法以利小便，药不瘥，则以利大便药则愈。若因服利药，便利不可止者，是死候也。

又云：若诸皮肤水胀者，服诸发汗汤，得汗即愈，须慎风冷及咸食，宜食鲤鳢鱼纯小豆等利小便物为佳。

《葛氏方》云：水病唇黑脐突出死，水病脉出者死。

《千金方》云：水病初起，两目上先肿如老蚕色，颊颈脉动，股里冷，胫中满，按之没指，腹中转侧有声，此其候也。

又云：水病忌腹上出水，出水者一月死，大大忌之。

又云：水病忌丧孝、产乳、音乐、房室、喧戏、一切鱼、一切肉、生冷、醋滑、蒜、粘③米、豆、油腻、用力④。

治大腹水肿方第十八

《病源论》云：夫水肿病者，皆⑤荣卫否涩，肾脾虚弱所为，而大腹水肿者，或因大病之后，或积虚劳损，或新热食竟，入⑥水自渍及浴冷⑦，水气不散，流溢腹⑧外，三焦闭塞，小便不通，水气结聚于内，乃腹大而肿，故四肢小腹阴下湿，手足逆冷、腰痛、上气咳嗽、烦疼，故云大腹水肿。

《千金方》治大腹水肿，气息不通，命在旦夕者方：

牛黄二分　昆布十分　海藻十分　牵牛子八分　桂心八分　椒目三两,熬　葶苈⑨六两

七味⑩，别捣葶苈，熟如膏，合和丸如梧子，饮服十丸，日再，稍加，小便利为度。

《医门方》疗大腹水肿，遍身洪满，小便涩少方：

海蛤六合,研如面　葶苈子十分,熬　茯苓六分　郁李仁四分　桑根白皮五分　甘遂二分　汉防己六分　橘皮四分

捣筛为散，别捣葶苈子如脂，纳散中，蜜丸，空腹饮服七丸，日一，当利一二行，如不利，加一丸，以利为度。忌猪肉、大醋、油腻、咸食。

《新录方》治水病腹大面肿，小便涩方：

葶苈子一升,熬紫色,捣如泥　芒硝三两　吴茱萸三合,捣为散

合三种更捣，加少蜜可丸，捣二千杵，饮服七丸，日二服，以小便利为度。忌咸醋，瘥止。若热水，四肢烦心，胸热闷者，去茱萸。

《效验方》治水大腹，葶苈子散方：

蓝叶三两　大黄一两半　葶苈子二两,熬

凡三物，治筛，先食，酒服二方寸匕，欲丸服，蜜和，服如大豆，日廿丸。

《小品方》治水肿，大豆汤方：

大豆三斗⑪，水五斗⑫，煮令熟，出豆澄汁，更纳美酒五升，微火煎如饴，服一升，渐增之，令小下。

《耆婆方》治人水病，四肢脚肤面腹俱肿方：

香薷一百斤，以水煮之令熟，去滓更煎，

---

① 四肢小腹独大：《病源》卷二十一《十水候》作"先从四肢，小腹肿独大"。

② 云云：原为两重文号，循例为"云云"省文，今补。此处重文号可以看作省文标记。

③ 粘：《千金方》卷二十一第四"粘"下有"食"字。

④ 用力：《千金方》卷二十一第四无"用力"二字。按"水肿"之病，当不得劳力。《千金方》此文之下有"不得用心"之语。

⑤ 皆：仁和寺本"皆"下有"由"字，与《病源》卷二十一《大腹水肿候》合。

⑥ 入：仁和寺本"入"下有"于"字，与《病源》卷二十一《大腹水肿候》合。

⑦ 冷：仁和寺本作"令"，属下读，与《病源》卷二十一《大腹水肿候》合。

⑧ 腹：仁和寺本作"肠"，与《病源》卷二十一《大腹水肿候》合。

⑨ 葶苈：按"葶苈"以上七味，《千金方》卷二十一第四"椒目"用"三分"、"葶苈子"用"六分"。

⑩ 七味：《千金方》卷二十一第四"味"下有"末之"二字。

⑪ 三斗：《外台》卷二十《水肿方一十三首》引《小品》作"三升"。

⑫ 五斗：《外台》卷二十《水肿方一十三首》引作"六升"。

令如饴糖，少少服之，当下水，小便数即瘥。

又云：治人多水身重，口中水出，面虚越肿，宜泻方：

桂心一两半 大腹槟榔三七口，捶研 生姜一两半

三味，切，以水九升，煮取三升，去滓，分为三服，当下水即瘥。

《葛氏方》治大腹水病方：

防己 甘草 葶苈各二两

捣，苦酒和，服如梧子三丸，日三，恒将之，取都消[1]乃止。

又方：

白茅根一大把，小豆三升，水五升[2]，煮讫[3]，去茅根食豆，水随小便下。

又方：

恒啖小豆饭，并饮汁，佳。

《本草经》云：貒[4]肉，主久水胀不瘥垂死者，作羹臛[5]食之，下水，大效。

《拯要方》疗大水肿，神方：

白饧四两 桂心一两 桑根六升 甘草一两，炙 人参一两 细辛一两 大枣十四枚

右，以水九升，煮桑根取三升，以煮药，取一升，去滓，纳饧令烊[6]尽，分三服，一日一夜小便五六升，即瘥。

《龙门方》疗腹满如石，积年不损方：

取白杨树东南皮[7]，去苍皮，护风细押削五升，熬令黄，酒五升，热淋讫，即以绢袋盛滓，还纳此酒中，密封，再宿服之[8]。

灸水病法

《小品方》云：

灸膈俞百壮，三报，在第七椎下两旁一寸半[9]。灸脾俞百壮，在十一椎下两旁一寸半。灸意舍百壮，在当脐孔中央是也。

治通身水肿方第十九

《病源论》云：水病者，由肾脾俱虚故也，肾虚不能宣通水气，脾虚又不能制水，故水气盈溢，渗液皮肤，流遍四肢，所以通身肿也。

《僧深方》治通身水肿，大小便不利方：

常陆根三升，薄切 赤小豆一斗

凡二物，水一斛，煮取一斗，稍饮汁，食豆，以小便利为度。

又云：治大水，面目身体手足皆肿方：

大戟一分[10] 葶苈三分，熬 苦参一分 葱花一分

凡四物，治下筛，以小麦粥服方寸匕，良效。

《范汪方》治身体流肿，心下胀满，短气，逆害饮食方：

大豆一斗，以水三斗煮之，令得一斗七升，去滓，纳一斗好酒，合煎之，令得一斗七升，服一升，日三。

《经心方》泻肺汤，治一身面目浮肿方：

末葶苈弹丸 大枣廿枚

水三升，煮枣取汁一升半，去枣，纳葶苈，煮取一升，顿服之，得至五服，若带水气者，先服青龙汤一剂，乃服之。今按：《医门方》葶苈子二两，熬，大枣卅枚，水一斗云云。

《张仲景方》青龙汤，治四[11]肢疼痛、面目胕肿[12]方：

麻黄半斤，去节，去沫 细辛二两 干姜二两 半夏二两，洗

凡四物，切，以水八升，煮得二升，一服止。

又云：治脾胃水，面目手足胕肿，胃管[13]坚大满，短气，不能动摇，桑根白皮汤方：

---

① 都消：《肘后方》卷四第二十五作"消平"。

② 水五升：《肘后方》卷四第二十五作"水三升"。

③ 煮讫：《肘后方》卷四第二十五作"煮取干"。

④ 貒：野猪。

⑤ 臛：此字原脱，据旁校补，与仁和寺本合。

⑥ 烊：原作"洋"，今改为通用字。

⑦ 皮：此字旁校有"或枝"二字。

⑧ 再宿服之：此下旁注有"《大观证类本草》云：每服一合，日三"十三字。

⑨ 在第七椎下两旁一寸半：此十字原为小字，今循文义文例改为大字。下"在第十椎下两旁一寸半"、"在当脐孔中央是也"均仿此。

⑩ 一分：原"分"上脱"一"字，据仁和寺本补。

⑪ 治四：此二字原误倒，据校改记记乙正，与仁和寺本合。

⑫ 胕肿：浮肿。《集韵·虞韵》："胕，肿也。"

⑬ 胃管：即胃脘。

桑根白皮切，二升 桂一尺 生姜三颗 人参一两

凡四物，切，以水三斗，煮取桑根，竭得一斗，绞去滓，纳桂、人参、生姜、黄饴十两煮之，竭得七升，服一升，消息更服。今按：《本草》桂一尺，重半两为正。

《医门方》疗遍身肿胀，小便涩方：

葶苈子二两，熬，捣如泥 大枣卅枚，去核

以水一大斗，煮取一小升，绞去滓，纳葶苈子于枣中，以微煎，搅①勿停手，可丸止，丸如梧子，空腹顿服令尽，当利一二行瘥，分二服亦效。

治十水肿方第廿

《病源论》云：十水者，青水、赤水、黄水、白水、黑水、悬水、风水、石水、里水②、气水也。青水者，先从面目肿遍一身，其根在肝；赤水者，先从心③肿，其根在心；黄水者，先从腹肿，其根在脾；白水者，先从脚肿④，其根在肺；黑水者，先从足跗肿⑤，其根在肾；悬水者，先从面肿至足，其根在胆；风水者，先从四肢起，腹满大，目⑥尽肿，其根在胃；石水者，先从四肢⑦，小腹肿独大，其根在膀胱；里水者，先腹满，其根在小肠；气水者，乍盛乍虚，乍来乍去，其根在大肠。皆由荣卫否涩，三焦不调，腑脏虚弱所生⑧，并令身体虚肿，喘息上气，小便黄涩也。今按：诸方十水之名各不同，主治之药亦以异。

《小品方》十水丸，治水肿方：

肿从头起，名为白水，其根在肺，椒目主之；肿从胸起，名为黄水，其根在脾，甘遂主之；肿从面起，名为青水，其根在肝，大戟主之；肿从腹起，名为气水，乍实乍虚，其根在肠，芫花主之；肿从股起，名为黑水，其根在肾，玄参主之；肿从面起至足，名为悬水，其根在胆，赤小豆主之；肿从内起坚块，四肢肿，名为石水，其根在膀胱，桑根主之；肿从四肢起，腹肿，名为风水，其根在胃，泽漆主之；肿从腹起，名为冷水，其根在小肠，巴豆主之；肿从胸

中起，名为赤水，其根在心，葶苈主之。

右十种，随其病始所在，增其所主药，皆⑨一分，巴豆四分，去心、皮，冶末，合下筛，蜜丸，服如梧子三丸，得下为度，不下日三，亦可作散，未食服半钱匕⑩，大便利，明朝复服如法，再服病愈，即禁饮食，但得食干鱼耳。

又云：十水散，治水肿方：

先从脚肿，名曰清水，其根在心，葶苈子主之；先从阴肿，名曰劳水，其根在肾，泽漆主之；先从腹肿，名曰冷水，其根在大肠，蜀椒主之；先从面目肿，名曰气水，其根在肺，桑根主之；先从手足肿，名曰心水，其根在小肠，巴豆主之；先从口唇肿，名曰黄水，其根在胃，大戟主之；先从胁肿，名曰饮水，其根在肝，荛花主之；先从腰肿，名曰肝水，其根在膈，甘遂主之；先从胸肿，名曰石水，其根在脾，茯苓主之；先从背肿，名曰鬼水，其根在胆，雄黄主之。

右十物，分等，主十水⑪，随肿所从始，按方偏加药二分，合捣下筛，空腹以水服方寸匕，当下水，多者减服，下少者益之。

《范汪方》治十水丸方：

第一之水，先从面目肿，遍一身，名曰青水，其根在肝，大戟主之；第二之水，先从心肿，名曰赤水，其根在心，葶苈子主之；第三之

---

① 搅：原作"揽"，形误，据仁和寺本改。

② 里水：仁和寺本作"暴水"，与《病源》卷二十一《十水候》合。

③ 心：《中藏经》卷中第四十三作"胸"。

④ 脚肿：小腿肿。《说文》："脚，胫也。"《病源》卷二十一《十水候》"肿"下有"上气而咳"四字。

⑤ 足跗：脚背。

⑥ 目：《中藏经》卷中第四十三、《千金方》卷十九第三并作"身"，应据改。

⑦ 先从四肢：原"先从"二字脱，据《病源》卷二十一《十水候》补。

⑧ 所生：《病源》卷二十一《十水候》"生"下有"虽名证不同"五字。

⑨ 皆："皆"字原脱，据旁校补，与仁和寺本合。

⑩ 匕：原作"上"，据文义改。

⑪ 十水：按上述两方所述十水各不相同，《病源》卷二十一、《千金方》卷十九亦载"十水"之说，文词亦异，是知古人对水肿分类各异，可互参。

水,先从腹肿,名曰黄水,其根在脾,甘遂主之;第四之水,先从脚肿,名曰白水,其根在肺,藁本主之;第五之水,先从足跗肿,名曰黑水,其根在肾,连翘主之;第六之水,先从面肿至足,名曰玄水,其根在胆,芫花主之;第七之水,先从四肢起,肿满大,身尽肿,名曰风水,其根在胃,泽漆主之;第八之水,四肢小,其腹肿独大,名曰石水,其根在膀胱,桑根白皮主之;第九之水,从肠满①,名曰果水②,其根在小肠,巴豆主之;第十之水,乍盛乍虚,乍来乍去,名曰气水,其根在大肠,赤小豆主之。

凡十病,药皆主之,分等,所病形同倍之,冶合,白蜜丸如小豆,先食服一丸,日三,欲下病,服三丸,人弱者以意节之,治宿食流③饮,寒热温病。禁辛菜、猪肉、生鱼,不禁熟之④。

《僧深方》治身体浮肿,十水散方:

芫花三分 决明三分 大戟三分 石韦三分,去毛 巴豆三分,去心 泽泻三分 大黄三分 鬼臼三分 甘遂三分 葶苈三分

凡十物,冶下筛,以大麦粥清汁服方寸匕,日三。

治风水肿方第廿一

《病源论》云:脾胃虚⑤,不能制于水,故水散溢皮肤,又与风湿相搏,故云风水也。令人身浮肿,如裹水之状⑥,按肿上凹而不起,骨节疼痛,而恶风是也。

《小品方》葱豆洗汤,治虚热及石热当风露卧,冷湿伤肌,热菹⑦在里,变成热风水病。心腹肿满,气急不得下头,小便不利,大便难,四肢肿如皮囊盛水,晃晃⑧如老蚕色,阴卵坚肿如斗,茎肿生疮如死鼠,此皆虚损,肾中有热,强取风冷,湿损脾胃故也,内依方服诸利水药,外宜以此汤洗四肢竟,以葱豆膏敷之,别以猪蹄汤洗阴茎,疮烂处及卵肿也。

葱合青白切,一升 蒺藜子一升,舂碎 赤小豆一升,菘菜子一升,舂碎 葫荽切,五升⑨ 巴豆一百枚,合心皮打碎

右六物,以水一石二斗,煮取八斗,以淋洗身肿处。葱豆膏、猪蹄汤方在本方。

又云:葶苈子回神酒,治风水通身洪肿,肉如裂者,服之小便利,自随消方:

春时酿清酒五斗,一方五升,葶苈子三升,熬,著酒中渍再宿,便服一合,以渐增之,病去小便利,肿自消灭,皮缩也,神良有验。若不能得春酒,余极好酒亦佳。

《拯要方》治风水毒气,通⑩身肿方:

楮白皮⑪三两 桑根白皮五两 橘皮一两 紫苏二两 生姜四两 大豆三升

右,以水九升,煮取一大升,分四服,三剂,百日内忌咸、醋。

《经心方》治风水,大豆煎:

生桑根白皮细切三升,入土一尺者 大豆一斗

二味,以水六斗,煮取一斗,去滓,下生姜汁二升,更煎取四升,分五合为⑫一服,日三夜一,以知为度。

又云:牵牛丸,治脚肿满,步行不能,众恶毒水肿方:

大黄二两 朴消三两,熬 牵牛子七两,熬 桃仁二两,去心熬 干姜二两半 人参二两 橘皮一两半

---

① 从肠满:仁和寺本"满"上有"肿"字,《外台》卷二十《十水方三首》引《古今录验》作"先从小腹满"。

② 果水:《外台》卷二十《十水方三首》引《古今录验》作"裹水",程本《外台》作"里水"。按《札记》引仁和寺本作"黑水",今检仁和寺本"水"上空缺一字。

③ 流:疑当作"留"。

④ 之:《外台》卷二十《十水方三首》引作"也"。

⑤ 脾胃虚:仁和寺本"脾胃虚"上有"风水病者,由脾肾气虚弱所为也。肾劳虚,虚则汗出,汗出逢风,风气内入,还客于肾"三十二字,《病源》卷二十一《风水候》"肾劳虚"作"肾劳则虚";"脾胃虚"作"脾虚又",连下读。

⑥ 状:仁和寺本"状"下有"脉动时咳"四字,《病源》卷二十一《风水候》"状"上有"颈脉动时咳"五字。

⑦ 菹:《外台》卷二十《虚热及先服石风水肿方三首》引《集验》作"阻"。

⑧ 晃晃:明亮貌。

⑨ 五升:仁和寺本作"一升"。

⑩ 通:旁校作"遍"。

⑪ 楮白皮:原"楮"作"猪",形近致误,据《外台》卷二十《风水方八首》引《崔氏》改。

⑫ 为:原作"弟",形误,据文义改。

右七物，捣下筛，以蜜和，舂万杵，服如梧子廿丸，以微利为度，肿即止，不瘥尽剂。尽剂者，万毒万病、廿八种风邪悉愈，用甚验。禁冷水、猪肉等。

《僧深方》治风水肿，癥癖，当[1]陆酒方：

当陆根一升，切

凡一物，以淳酒二斗，渍三宿，服一升当下，下者减从半升起，日三，不堪酒者以意减之。

又云：治通身肿，皆是风虚水气，亦治暴肿痛，蒲黄酒方：

蒲黄一升　小豆一升　大豆一升

凡三物，清酒一斗，煮取三升，分三服。

《耆婆方》治人风水气，面身俱肿，上气腹胀不能食，羸弱在床，经时不瘥者方：

小豆三升　大麻子三升，捣碎，以水研汁　桑根白皮一斤

合煮豆熟，食豆饮汁即大下水，即瘥。

《苏敬本草注》：

煮鲇鱼食之，主水浮肿。

又方：

服鸭肪，食鸭头，主水肿。

又方：

桑灰汁煮大豆，饮之，下水肿。

治水癖方第廿二

《病源论》云：水癖，由饮水浆不消，水气结聚而成癖，在于两胁之侧，转动便痛，不耐风寒，不欲食而短气。是以[2]癖者，谓癖侧在于胁间，故受名焉。

《效验方》云[3]：

可服诸下药泻之。

《玄感方》：

灸挟脐两旁各卅壮。

又方：

灸两乳下一夫肋间二穴。

《新录方》：

杏仁作煎或作丸，酒服如枣，日三。

又方：

桃仁[4]准上。

又方：

单熬大麦糵为散，服如上。

《本草经》：

水研萆麻子廿枚，服，吐恶沫也。

治身面卒肿方第廿三

《病源论》云：身面卒洪肿者，亦水病之候也，脾虚[5]不能制水，故水流溢，散于皮肤，令身体卒然洪肿。

《范汪方》治卒肿，大戟洗汤方：

大戟四两　莽草二两　茵芋二两　大黄二两　黄连二两　芒硝二两　葶苈二两　皂荚二两

凡八物，皆㕮咀，以水一斗五升，煮得一斗，绞去滓，洗肿上，日三。

又云：治诸卒肿，风掣痛方：

末芥子，温汤和，涂纸上以贴，燥复易，不堪其痛热者，小涂之，已试良。

《僧深方》治暴肿方：

破鸡子搅，令其黄白涂肿上，燥复涂，大良。

又方[6]：

大豆一升，熟煮，饮汁食豆，不过三作，良。

《落手方》[7]治暴肿方：

捣葶苈子薄[8]之，两三过即消。

---

① 当：旁校作"常"，与仁和寺本合。下仿此。按"当"、"常"、"商"一音之转，当陆、常陆均为商陆。《外台》卷二十《风水方八首》"当"作"商"。

② 是以：仁和寺本"是"下无"以"字。《病源》卷二十一《水癖候》"是以"作"是也"，属上读。

③ 《效验方》云：以下疑省"治水癖方"诸字。下"《玄感方》"、"《新录方》"、"《本草经》"均仿此。

④ 桃仁：原"桃"上有"灸"字，已经点删，检仁和寺本有"灸"字。《札记》曰："'灸'恐'炙'。"按循文义似无"灸"字是，今从删。

⑤ 脾虚：仁和寺本作"肾脾虚弱"四字。按《病源》卷二十一《身面卒洪肿候》"脾虚"上有"肾脾虚弱所为，肾主水，肾虚故水妄行；脾主土"十八字。

⑥ 又方：此条原为行间补入小字，检仁和寺本有此条，今改为大字正文。

⑦ 《落手方》："落"疑当作"随"。

⑧ 薄：通"傅"，今作"敷"。

《葛氏方》治卒肿①，身面皆洪大方，凡此肿②，或是虚气，或是风冷气，或是水饮气，此方皆治之：

用大鲤鱼一头，以淳苦酒③三升煮之，令苦酒尽乃食鱼，勿食饭及盐豉他鲑也④，不过再作便愈。

又方：

大豆一升⑤熟煮，漉⑥，饮汁食豆，不过三作⑦必愈，小豆亦⑧佳。

又方：

大豆一斗⑨，以水五斗，煮取二斗，去豆，纳酒八升，更煎取九升，分三四服，肿瘥后渴，顿⑩不可多饮。

又方：

灸足内踝下白肉际三壮。

又云：治肿入腹，苦满急，害饮食方：

葶苈七两　椒目三两　茯苓二两⑪　吴茱萸二两

捣，蜜丸如梧子，服十丸，日三。

又方：

大戟　乌扇　术各二两

捣筛，蜜丸如梧子，旦服二丸，当下。

又云⑫：若肿从脚起，稍上进者，入腹则杀人，治之方：

生猪肝一具，细切，顿食，勿与盐，乃可用苦酒耳。

又方：

煮豉汁饮之，以渖薄⑬脚。

治犯土肿方第廿四

《病源论》云：犯土之病，由居住之处，穿凿地土，犯触土气而致病也。令人身⑭之肌肉头面遍体尽肿⑮、气急也，故⑯谓之犯土。

《新录方》云：

以水服伏龙肝方寸匕，此主犯土，上气兼肿，大好。

《本草拾遗》云：

药有同类相伏者，不伏水土服土。云云。

以此按之，以鼠壤土蒸熨肿上，可善。

治黄疸方第廿五

《病源论》云：黄疸之病，此由酒食过度，腑脏不和，水谷相并，积于脾胃，复⑰为风湿所搏，瘀结不散，热气郁蒸，故食已如饥，令身体面目爪甲及小便尽黄，而欲安卧。若渴而疸者⑱，其病难治；疸而不渴，其病可治。发于阴部，其人必呕；发于阳部，其人振寒而发热⑲也。

《葛氏方》云：黄病有五种，谓黄汗、黄疸、谷疸、酒疸、女劳疸也。

---

① 卒肿：《肘后方》卷三第二十四"肿"下有"满"字。
② 肿：《肘后方》卷三第二十四作"满"。按二者互有脱误，疑当作"肿满"。
③ 淳苦酒：《肘后方》卷三第二十四作"醇酒"。下"苦酒"亦作"酒"。
④ 勿食饭及盐豉他鲑也：《肘后方》卷三第二十四作"勿用醋及盐豉他物杂也"。
⑤ 一升：《肘后方》卷三第二十四作"一斗"。
⑥ 漉：滤取。
⑦ 三作：《肘后方》卷三第二十四作"数度"。
⑧ 亦：《肘后方》卷三第二十四作"尤"。
⑨ 斗：《肘后方》卷三第二十四作"升"。下二"斗"字仿此。
⑩ 顿：《肘后方》卷三第二十四作"慎"。
⑪ 二两：《肘后方》卷三第二十四作"三两"。
⑫ 又云："云"改作"方"，与文例不合，今不从。《肘后方》卷三第二十四无此二字。
⑬ 薄：敷。
⑭ 身："身"字原脱，据旁校补，与《病源》卷二十一《犯土肿候》合。
⑮ 肿："肿"字原脱，据旁校补，与《病源》卷二十一《犯土肿候》合。《病源》卷十二《黄疸候》"肿"下有"满"字。
⑯ 故："故"字原脱，据旁校补，与《病源》卷二十一《犯土肿候》合。
⑰ 复：原作"伤"，据旁校改，与仁和寺本合。检《病源》卷十二《黄疸候》亦作"复"。
⑱ 渴而疸者："渴"、"疸"二字误窜，应据下文"疸而不渴"文例移正。检《外台》卷四《黄疸方一十三首》引《病源》正作"疸而渴者"。
⑲ 发热：仁和寺本作"微热"，与《病源》卷十二《黄疸候》合。

又云：治黄疸①，一身面目悉黄如橘方：

生茅根一把细切，以猪肉一斤②，合作羹，尽食。今按：《范汪方》治年六十以上，一服愈。

又方③：

捣生麦苗，水和绞取汁，服三升，小麦胜大麦④。今按：《范汪方》不和水。

《范汪方》治黄疸，茵陈汤方：

茵陈蒿六两　大黄二两　栀子十四枚

凡三物，水一斗二升，先煮茵陈蒿减六升，去滓，纳大黄、栀子煮取三升，分三服之。

《小品方》治黄疸，身目皆黄，皮肤曲尘⑤出，三物茵陈汤⑥方：

茵陈蒿一把　栀子十四枚⑦　石膏一斤

凡三物，以水八升，煮取二升半，去滓，石膏一斤猛火烧令赤⑧，投汤中，沸定清取汁⑨，适寒温服一升，汗出乃愈⑩。

《千金方》治黄疸，身体面目皆黄，三黄散方：

大黄四分⑪　黄连四两　黄芩四两

三味末，先食服方寸匕，日三。今按：《范汪方》：丸如梧子，服十九。又《本草拾遗》云：药有同类相伏者，身黄服黄物⑫。

《录验方》治黄疸，大小便不利；面赤汗自出，此为表虚里实，大黄汤方：

大黄四两　黄柏四两　栀子十五枚⑬　消石四两

凡四物，切，以水一斗，煮得二升半，去滓，纳消石复煎之，得二升，分再服，得快下乃愈。

又方：

芜菁子五升，末，服方寸匕，日三。

《医门方》疗黄病，身体面目悉黄如橘，由暴热外以冷迫之，热因流入胃中所致方：

栀子仁三两　瓜蒌二两　苦参二两　龙胆三两　大黄三两

捣筛蜜丸，饮服卅丸，日三，加至五六十丸。

《广济方》疗五种黄方：

丁香七枚　瓜蒂七枚　赤小豆七枚

为散，取暖水一鸡子许，和一钱匕服之，忌诸热食。

《经心方》治黄疸单方：

枸杞合小麦煮，勿令腹破，熟而已，日食三升⑭。

《枕中方》治人黄病垂死者：

服铁浆⑮一升即愈。

灸黄疸法

《葛氏方》：

灸脾俞百壮，穴在⑯第十一椎下两旁一寸半。

又方：

灸手太阴随年壮，穴在手小⑰指端。

又方：

灸钱孔⑱百壮，穴度乳至脐中，屈肋⑲

---

① 治黄疸：按此方《肘后方》用治"黄汗"，"治黄疸"以下十二字，《肘后方》卷四第三十一作"黄汗者，身体四肢微肿，胸满不得汗，汗出如黄柏汁，由大汗出卒入水所致方"。

② 一斤：仁和寺本作"二斤"。

③ 又方：《肘后方》卷四第三十一作"治黄疸方"。

④ 小麦胜大麦：《肘后方》卷四第三十一此下有"一服六七合，日三四，此（治）酒疸也"十二字。

⑤ 曲尘：酒曲所生的细菌，色微黄如尘，此处形容皮肤颜色深黄。

⑥ 三物茵陈汤：《外台》卷四《黄疸遍身方一十一首》引《小品》作"三物茵陈蒿汤"。

⑦ 十四枚：旁校作"二十四枚"，与《外台》卷四《黄疸遍身方一十一首》引《小品》合。

⑧ 石膏一斤猛火烧令赤：《外台》卷四《黄疸遍身方一十一首》引作"以猛火烧石膏令正赤"。

⑨ 清取汁：《外台》卷四《黄疸遍身方一十一首》引作"取清汁"。

⑩ 汗出乃愈：《外台》卷四《黄疸遍身方一十一首》引"汗出乃愈"上有"自覆令汗出周身遍，以温粉粉之，则愈。若不汗，更服一升"二十二字。

⑪ 四分：《千金方》卷十第五作"四两"。

⑫ 物："物"下原有重文号，疑是"云"字之省文。

⑬ 十五枚：仁和寺本作"十二枚"。

⑭ 三升：旁校引或本作"二升"。

⑮ 铁浆：眉注曰："铁浆，取诸铁于器中，以水浸之，经久色青沫出也。"

⑯ 穴在：按"穴在"以下十二字，原为小字注，今据文例义改为大字正文。下三方"穴在"以下均仿此。

⑰ 小：疑当作"大"。

⑱ 钱孔：经外奇穴。

⑲ 肋：原误作"筋"，据仁和寺本改。

头骨是。

又方：

灸胃管百壮，穴在鸠尾脐中。以上《千金方》、《小品方》同之。

《范汪方》：

灸脐上下两边各一寸半二百壮。治黄疸六十以上。

《僧深方》：

灸第七椎上下。主黄汗①。

又方：

屈手大指，灸节上理②各七炷。

又方：

灸脊中椎七炷。

《经心方》：

灸两手心各七壮。《僧深方》同之。

今按：可服诃黎勒丸、紫雪、红雪等。

治黄汗方第廿六

《病源论》云：黄汗之为病，身体洪肿，发热，汗出不渴③，状如风水，汗染衣，正黄④如檗汁⑤，此由脾胃⑥热，汗出而入水中若浴，水入汗孔得之⑦。

《医门方》疗黄汗，黄汗之病，状如风水，其脉沉迟，皮肤冷，手足微厥，面目四肢皮肤皆肿，胸中满方：

芍药八两　桂心三两　黄芪五两　苦酒五合

以水七升，煮取三升，饮一升，心当烦，勿怪，至六七日即瘥。今按：《葛氏方》芍药三两，苦酒一升。《僧深方》苦酒二斗，水二斗。

治谷疸方第廿七

《病源论》云：谷疸之状⑧，食毕头眩，心松怫郁⑨不安而发黄，由失饥大食，胃气冲熏所致。

《葛氏方》治谷疸方：

茵陈蒿四两，水一斗，煮得六升，去滓，纳大黄二两，栀子二七枚⑩，煮取二升，分三服，尿当去黄汁⑪。

《僧深方》治谷疸，发寒热，不可食，食即头眩，心中怫冒不安，大茵陈汤方：

茵陈蒿二两　黄柏二两　大黄一两　甘草一两　人参一两　栀子十四枚　黄连一两

凡七物，切，水一斗，煮得三升，分三服。

治酒疸方第廿八

《病源论》云：夫虚劳人，若饮酒多，进谷少者，则胃内生热。因大醉当风入水，则身目⑫发黄，心中懊痛，足胫满，小便黄，面发赤斑。若下之，久久变为黑疸，面⑬目黑，心中如啖蒜齑状，大便正黑，皮肤爪⑭之不仁。其脉浮弱，故知之。酒疸，心中热，欲呕者，当吐之，即愈。其人必小便不利，其后⑮当心中热，足下热，是其候⑯明也。

《千金方》治⑰饮酒，食少饮多，痰⑱结发黄疸⑲，心中懊恼而不甚热，或干呕，枳实大

① 主黄汗：此三字仁和寺本作大字正文。
② 理：指节纹理。
③ 不渴：《外台》卷四《黄汗方三首》引《病源》作"而渴"。
④ 正黄：《外台》卷四《黄汗方三首》引"正"上有"色"字。
⑤ 檗汁：仁和寺本"汁"下有"其脉自沉"四字，与《病源》卷十二《黄汗候》合。
⑥ 胃：仁和寺本"胃"下有"有"字，与《病源》卷十二《黄汗候》合。
⑦ 得之：仁和寺本作"得成黄汗也"，与《病源》卷十二《黄汗候》合。
⑧ 谷疸之状：《金匮要略》卷中第十五"状"下有"寒热不食"四字。
⑨ 心松怫郁：心慌郁闷。
⑩ 二七枚：《肘后方》卷四第三十一作"七枚"。
⑪ 尿当去黄汁：《肘后方》卷四第三十一作"尿去黄汁瘥"。
⑫ 目：原作"自"，形误，据旁校改，与《病源》卷十二《酒疸候》合。
⑬ 面：《病源》卷十二《酒疸候》"面"下有"青"字。
⑭ 爪：抓。
⑮ 后：《外台》卷四《酒疸方七首》引《病源》作"候"。
⑯ 候：《外台》卷四《酒疸方七首》作"证"。按《病源》卷十二《酒疸候》"候"下有"证"字，疑"候"字衍。
⑰ 治：《千金方》卷十第五"治"下有"伤寒"二字。
⑱ 痰：原作"澹"，盖本作"淡"，而误成"澹"，"淡"同"痰"，今据《千金方》卷十第五改。
⑲ 疸：《千金方》卷十第五"疸"上有"酒"字。

黄汤①下之方：

　　枳实九枚　大黄二两　豆豉半升　栀子②十枚

　　右四味，以水六升，煮取二升，分三服。

今按：《葛氏方》大黄一两，枳实五枚，栀子七枚，豉一升③。

　　《范汪方》治饮酒得黄病方：

　　蘖生麦，以井华水绞取汁，顿服三升，先食，日三，有验。

　　《僧深方》治酒疸方④：

　　生艾叶一把　麻黄二两　大黄六分　大豆一升

　　凡四物，清酒三升⑤，煮得二升，分三服。艾叶无生，用干半把。

治女劳疸方第廿九

　　《病源论》云：女劳疸之状，身目皆黄，发热恶寒，少腹满急，小便难，由大热⑥而交接，交接竟入水所致。

　　《千金方》云：黄疸日晡发热恶寒，少腹急，体黄颜黑，大便溏黑，足心热，此为女劳也，腹满者难治，治之方：

　　滑石　石膏

　　右二味，分等冶，以大麦粥汁服方寸匕，日三，小便极利则瘥。今按：《葛氏方》有消石、矾石；《小品方》有石膏，无矾石；《范汪方》有矾石，无石膏。

　　《医门方》疗女劳黄、谷黄方：

　　苦参四两　龙胆三两　栀子五两

　　捣筛为散，以猪胆汁和如梧子，以饮服廿丸，日三。

治黑疸方第卅

　　《病源论》云：黑疸之状，苦⑦小腹满，身体尽黄，额上⑧黑，足下热，大便黑是也。夫黄疸、酒疸、女劳疸，久久多变成黑疸。

　　《葛氏方》治黑疸者⑨多死，急治之方：

　　土瓜根捣绞取汁，顿服一升，至三升顷⑩，病当随小便去，不去更服之。今按：《范汪

方》云：黑疸甚困，医所不治，治之立愈。

　　医心方卷第十

医心方卷第十背记

　　《本草》云：槟榔生者极大，停数日便烂，其中仁主腹胀。

　　以上第廿六叶

---

① 枳实大黄汤：《千金方》卷十第五作"枳实大黄栀子豉汤"。

② 栀子：按"栀子"以上四味，《千金方》卷十第五"枳实"用"五枚"、"大黄"用"三两"、"栀子"用"七枚"。

③ 一升：《肘后方》卷四第三十一作"六合"。

④ 方：《外台》卷四《酒疸方七首》引《深师》作"艾汤方"。

⑤ 清酒三升：《外台》卷四《酒疸方七首》"清"上有"切"字，"三升"作"五升"。

⑥ 大热：《病源》卷十二《女劳疸候》"大热"上有"大劳"二字。

⑦ 苦：旁校作"若"，与《病源》卷十二《黑疸候》合。按作"苦"不误，疑《病源》形误，旁校据《病源》误改。

⑧ 上：《病源》卷十二《黑疸候》"上"下有"反"字。

⑨ 黑疸者：《外台》卷四《黑疸方三首》引《肘后》作"黄疸变成黑疸者"。

⑩ 至三升顷：此以下十五字，《外台》卷四《黑疸方三首》引作"平旦服，至食时病从小便去则愈。不忌。先须量病人气力，不得多服，力衰则不起"。

医心方卷第十一

从五位下行针博士兼丹波介丹波宿祢康赖撰

治霍乱方第一
治霍乱心腹痛方第二
治霍乱心腹胀满方第三
治霍乱心烦①方第四
治霍乱下利不止方第五
治霍乱呕吐不止方第六
治霍乱呕哕方第七
治霍乱干呕方第八
治霍乱烦渴方第九
治霍乱转筋方第十
治霍乱手足冷方第十一
治霍乱不语方第十二
治霍乱欲死方第十三
治中热霍乱方第十四
治欲作霍乱方第十五
治霍乱后烦躁方第十六
治霍乱后食法第十七
治下利方例第十八
治杂利方第十九
治冷利方第廿
治热利方第廿一
治赤利方第廿二
治血利方第廿三
治赤白利方第廿四
治久赤白利方第廿五
治白滞利方第廿六
治脓血利方第廿七
治水谷利方第廿八
治休息利方第廿九
治泄利方第卅
治重下方第卅一
治痔利方第卅二
治蛊注利方第卅三
治不伏水土利方第卅四
治呕逆吐利方第卅五

治利兼渴方第卅六
治利兼肿方第卅七
治利后虚烦方第卅八
治利后不能食方第卅九
治利后哕方第四十
治利后逆满方第四十一
治利后谷道痛方第四十二

治霍乱方第一

《病源论》云:霍乱者,由人温凉不调,阴阳清浊二气有相干乱②之时,其乱在于肠胃之间者,因遇饮食而变发,则心腹绞痛。其有先心痛者则先吐,先腹痛者则先下利,心腹并痛者,吐利俱发。挟风而实者,身热头痛,体疼而复吐利,虚者但吐利,心腹刺痛而已,亦有饮酒食肉,腥脍生冷过度,因居处不节,或露卧湿地,或当风取凉,而风冷之气归于三焦,传于脾胃,脾胃得冷则不磨,不磨则水谷不消化,亦令清浊二气相干,肠胃虚弱,便致吐利,水谷不消则令心腹胀满,皆成霍乱。霍乱有三名:一名胃反,言其胃气虚逆,返③吐饮食也;二名霍乱,言其病挥霍④之间,便致缭乱⑤也;三名走哺,言其哺食变逆者也。

《养生方》云:七月食蜜,令人暴下,发霍乱也。

《千金方》云:论曰:源⑥夫霍乱之为病也,皆因食饮,非关鬼神。夫饱食脍脍⑦,复

---

① 烦:原作"痛",据正文标题改。
② 干乱:扰乱。
③ 返:《病源》卷二十二《霍乱候》作"反"。
④ 挥霍:迅疾,形容时间短暂。
⑤ 缭乱:纷乱,指气机错乱。
⑥ 源:《千金方》卷二十第六作"原"。
⑦ 脍脍:指鱼肉。

餐乳酪,海陆百品,无所不啖,眠卧冷席,多饮寒浆①,胃中诸食,结而不消,阴阳二气,壅而反戾②,阳气欲升,阴气欲降,阴阳永隔③,变成吐利,头痛如破,百节如解,遍体诸筋,皆为回转,论时虽小,卒病之中,最为可畏,虽临深履危,不足以喻之也。养生者,宜达其指④趣,庶可免于夭横者矣。

《拯要方》云:得吐利者名湿霍乱,不得吐利者名干霍乱。干霍乱多杀人,往往有湿霍乱,不有性命之忧。

《集验方》云:呕而吐利,此为霍乱也。

《葛氏方》云:凡所以得霍乱者,多起于饮食,或饱食生冷物,杂以肥鲜⑤酒脍,而当风履湿,薄衣露坐,或夜卧失覆之所致也,治之方:

初得之便务令温暖,以火炭布其所卧床下,大热减之⑥,并蒸被絮若衣絮自抱⑦,冷易热者。

又方:

可烧地,令热水沃,敷蒋⑧席,卧其上,厚覆之。

又方:

可作的尔⑨热汤,著瓮中,渍足令至膝,并铜器若瓦器盛汤,以著腹上,衣藉之,冷复易汤。

又方:

可以熨斗盛火着腹上,而不静⑩者,便急灸之。灸之但明按次第,莫为乱灸,须有其病,乃随病灸之。灸霍乱,艾丸苦不大,壮数苦不多⑪,本方言七壮为可,四五壮无不活,便⑫火下得眠⑬。今按:《范汪方》:凡得霍乱灸之,或时虽未瘥,终无死忧,不可不逆灸⑭。

《千金方》云:凡诸霍乱忌米饮,胃中得米即吐不止,但得与厚朴葛根饮。今按:《葛氏方》云:可逆备厚朴⑮,每向⑯秋月,便赍⑰自随之。

又云:凡霍乱医所不治方:

童女月衣,合血烧⑱,酒服方寸匕,秘方⑲。今按:《小品方》云:汤药灸周匝,不瘥,服之立愈。

《范汪方》治霍乱吐下不止,理中汤方:

人参 干姜 白术 甘草各一两

水三升,煮得一升半,分二服。今按:《小品方》:药各三两,水六升,煮取三升,分三服。又《医门方》:白术三两,人参三两,甘草二两,干姜二两,水七升,煮取二升半。若胸满腹痛吐下者,加当归、厚朴各二两;若悸者、寒者、渴者,并主之。

《录验方》治霍乱虚冷,吐逆下利,理中丸方:

人参 甘草炙 干姜 白术各二两

凡四物,捣下⑳,蜜丸如弹丸,取一丸纳暖酒中服之,日三。今按:《本草苏敬注》云:方寸匕散为丸如梧子,得十六丸,如弹丸一枚。

又方:

单煮厚朴,饮一二升,有效。

又方:

煮梨叶服之。今按:《医门方》云:取梨枝叶一大握,以水二升,煮取一升,顿服,立瘥。

《效验方》治霍乱吐下,理中散方:

甘草二两,炙 人参二两 干姜二两 术二两

凡四物,治筛,酒服方寸匕,日三。

---

① 寒浆:冷水。

② 反戾:不调和。

③ 永隔:《千金方》卷二十第六作"乖隔"。

④ 指:《千金方》卷二十第六作"旨"。按"指"通"旨"。

⑤ 鲜:《肘后方》卷一第十二作"腻"。

⑥ 之:原脱,据《肘后方》卷一第十二补,足文。

⑦ 抱:疑当作"包"。

⑧ 蒋:《肘后方》卷一第十二作"薄","薄"下有"布"字。

⑨ 的尔:《肘后方》卷一第十二作"灼灼尔"。

⑩ 静:《肘后方》卷一第十二作"净"。

⑪ 苦不多:《肘后方》卷一第十二作"亦不多"。

⑫ 活便:《肘后方》卷一第十二"便"上无"活"字,"便"字属上读。《说文·人部》:"便,安也。"

⑬ 眠:《肘后方》卷一第十二作"活"。

⑭ 逆灸:预先灸。

⑮ 逆备厚朴:"逆备"即事先准备。《肘后方》卷一第十二云:"余药乃可难备,而理中丸、四顺、厚朴诸汤,可不预合。"

⑯ 向:《证类本草》卷六"人参"条下《图经》引《陶隐居百一方》作"至"。按"向"有"至"义。

⑰ 赍(jī):携带。

⑱ 烧:《千金方》卷二十第六"烧"下有"末"字。

⑲ 方:《千金方》卷二十第六作"之"。

⑳ 下:疑"下"下脱"筛"字。

《小品方》云：扶老理中汤[1]，治羸老冷气恶心，食饮不化，腹虚满，拘急短气，及霍乱呕逆，四肢冷，心烦满[2]，气闭，流汗，悉主之。

人参五两 干姜六两 术五两 麦门冬六两 附子三两 茯苓三两 甘草五两

凡七物，下筛作散，临病者[3]三合，白汤和方寸匕，一服不效又服，常将者蜜丸，酒服如梧子廿丸。

又云：霍乱吐下汗出，肉冷转筋，呕逆烦闷，欲得冷水者方：

可与厚朴葛根饮，进沾喉中而已，慎勿与米饮及粥，但与此单行饮，以代米饮水浆也。

又方：

取藿香一把，以水四升，煮取一升，顿服，立愈。今按：《本草》云：一把重二两为正。

又方：

煮青木香汁饮，至佳。

又云：治卒道中得霍乱，无有方药，危急方：

芦蓬茸[4]大把，煮令味浓，顿服二升，即瘥，有效。

《医门方》治霍乱吐下不止者方：

煮百沸汤，细细添生水，热饮之。今按：《删繁论》云：熟水一升，生水一升，相和饮之，良验。

又方：

或煮高良姜、或煮木瓜汁饮之。

《通玄经》云：治霍乱方：

木瓜煮作饮服之。今按：《本草陶注》云：若子并[5]枝煮饮。

《救急单验方》疗霍乱方：

桂三两，煮汁取一盏顿服，验。

《陶景本草注》云：霍乱吐下方：

楠材削作柹[6]，煮服之。

治霍乱心腹痛方第二

《病源论》云：霍乱而心腹痛者，是风冷之气客于腑脏之间，冷气与真气相击，或上攻心，或下攻腹，故心腹痛也。

《葛氏方》治霍乱若心腹痛，急似中恶者方：

捣生菖蒲根饮汁，少少令下咽，即瘥。

又云：卒得霍乱，先腹痛者方：

灸脐上一夫十四壮，名太仓。若绕脐痛者，灸脐下三寸四壮[7]，名关元。今按：《千金方》云：一夫者，以四指为一手夫，即当太仓穴。

《拯要方》疗霍乱心腹激痛方：

当归三两 桂心三两 干姜三两 甘草一两

右，以水七升，煮取二升，分三服。

《小品方》治心腹暴痛，及宿食不消，或宿冷烦满，成霍乱方：

作盐汤三升，使极咸，热饮一二升，刺吐令宿食尽，不吐复服，吐讫复饮，三吐乃佳，须静乃止，胜诸汤丸。今按：《广济方》：盐一升，水三升，煮取一升三合，温服八合。

又[8]云：霍乱腹痛吐下方：

取桃叶，冬天用皮[9]，绞取汁，一服一杯，立愈。亦可浓煮，饮三升。

《耆婆方》治霍乱先腹痛方：

煮生姜，热饮之。

又方：

厚朴汁饮之。

《僧深方》治霍乱腹痛而烦方：

高良姜四两，以水五升，煮取二升，分二服。

《苏敬本草注》霍乱绞痛方：

---

[1] 扶老理中汤：《外台》卷六《霍乱后脉绝手足冷方四首》引作"扶老理中散"，"散"下有"并作丸，常服亦得"七字。

[2] 满：《外台》卷六《霍乱后脉绝手足冷方四首》引《小品》无"满"字。

[3] 者：《外台》卷六《杂疗霍乱方四首》引作"煮"。按作"者"不误，"临病者"和下文"常将者"对文。

[4] 芦蓬茸：《外台》卷六《霍乱后脉绝手足冷方四首》引《小品》作"芦蓬蕂"，宋臣注云："芦蓬蕂，芦花是也。"

[5] 并：仁和寺本作"若"。

[6] 柹(fèi)：原作"枾"，仁和寺本作"桮"，安政本作"桮"，活字本作"楠"，并误。据此字旁注"コケウ"，当作"柹"，据改。"柹"，碎木片。《集韵·旨韵》："柹，削木余也。"即"木屑"。

[7] 四壮：《肘后方》卷二第十二作"三七壮"。

[8] 又：原旁校补"方"字，循文义无"方"字是，今不从补。

[9] 冬天用皮：旁校曰："此四字注。"

粟米泔汁，饮数升，立瘥。

《广济方》疗霍乱心腹痛，烦呕不止方①：

厚朴四两　橘皮二两　人参二两　当归二两②　霍香一两　高良姜四两③

切，以水七升，煮取二升五合，分温三服，忌生冷、粘食。

《通玄方》治霍乱先腹痛方：

好验④醋细细饮一盏许。

又方：

用火灸腹及背，得汗即愈。

治霍乱心腹胀满方第三

《病源论》云：霍乱而心腹胀满者，是寒气与脏气相搏，真邪相攻，不得吐利，故令心腹胀满。

《葛氏方》治霍乱心腹胀痛，烦满短气，未得吐下方：

生姜若干姜一二升，以水五六升⑤，煮三沸，顿服，若不即愈，可更作⑥。

又方⑦：

桂屑半升，以暖饮⑧和之，尽服。

又云：治若烦闷凑满者方：

灸心下⑨三寸七壮，名上管。

又方：

以盐纳脐中，灸上二七壮。

又云：治烦呕腹胀，厚朴汤方：

厚朴四两　桂二两　枳实五枚　生姜三两

以水六升，煮取二升，分三服。

《耆婆方》治霍乱烦闷凑满方：

厚朴二两，炙，以水三升，煮取一升半，分三服，老人小儿亦佳。

《范汪方》治霍乱腹中胀满，恶毒闷绝不通气，气息急危方：

生姜一累⑩　栀子十四枚　桂心一两　香豉五合

四物，捣，以酒二升解之，去滓，顿服。今按：《录验方》：生姜累数以其一支为累，取肥大者。《本草》：干姜一累者，以一两为正。《千金方》以半两为正。

《小品方》治霍乱腹痛胀满短气，不得吐下，灸不效者，热伏心脏中，烦闷郁郁者方：

可取白粉，水和如糜汁，倾之顿饮一升许，即吐者便愈，不吐者刺吐之，永不吐者，皆危也。无粉者，淅⑪秫米取汁。

《僧深方》治霍乱腹胀满，不得吐方：

梁米粉五合，以水一升半，和如粥顿服，须臾吐，若不吐，难治。

治霍乱心烦方第四

《病源论》云：霍乱而心烦者，由大吐大利，腑脏气暴极⑫，故心烦，亦有未经吐利而烦者，是冷气入于肠胃⑬逆上，故亦烦。

《医门方》疗霍乱心烦方：

香豉七合，绵裹　栀子仁三两　厚朴三两，炙

水五升，煮取二升，去滓，分温二服，重者，不过再，必愈。

《通玄经》云：霍乱心烦闷不已方：

用粟米汁饮之半升，即愈。

又方：

可服粟米粉，和水服一合，立愈。

又云：霍乱吐下已止，发热心烦，欲

----

① 方：《外台》卷六《霍乱心腹痛方三首》引《广济》作"厚朴人参汤"。

② 二两：《外台》卷六《霍乱心腹痛方三首》引作"一两"。

③ 四两：《外台》卷六《霍乱心腹痛方三首》引作"一两"。

④ 验：疑当作"酽"。

⑤ 以水五六升：《肘后方》卷二第十二作"以水六升"，"以"上有"㕮咀"二字。

⑥ 可更作："可更"二字原误倒，据仁和寺本乙正。

⑦ 又方：按此条原为旁校所补，并涂抹不清，今据安政本描正，与仁和寺本合。

⑧ 饮：仁和寺本"饮"下有"二升"二字，与《肘后方》卷二第十二合。

⑨ 心下：《肘后方》卷二第十二作"心厌下"。

⑩ 一累：仁和寺本作"一两"。

⑪ 淅：原作"折"，形误，据文义改。《说文·水部》："淅，汰米也。"

⑫ 极：疲极。

⑬ 肠胃：仁和寺本"胃"下有"水谷得冷则不消，蕴瘀不宣，气亦"十三字，与《病源》卷二十二《霍乱心烦候》合。

饮水方：

可与少秫米粉汁佳,若不止,可与葛根茅苟饮也。

治霍乱下利不止方第五

《病源论》云:霍乱而下利不止者,是肠胃俱冷,而挟宿虚,谷气不消①故也。

《小品方》治霍乱洞下腹痛方：

以艾一把,以水三升,煮得一升,顿服之,良。

又云:霍乱卒吐下不禁②者,人参汤主之方：

人参二两 茯苓二两 葛根二两 橘皮二两 麦门冬二两 甘草二两

凡六物,以水五升,煮取二升,分三服。

《葛氏方》治霍乱下利不止者方：

灸足大指本节内一寸侧③白肉际,左右各七壮,名大都。

又云:霍乱吐下不止方④：

干姜 茱萸各一两⑤

水二升,煮取一升,一服。

又云：

灸两乳边黑⑥外近腋⑦白肉际各七壮。

今按:治霍乱吐利,理中汤、理中丸主之,在上条。

又云:先洞下者：

灸脐边一寸⑧,男左女右,十四壮。

又云:吐⑨而下不止者：

灸脐下一夫约中七壮。

治霍乱呕吐不止方第六

《病源论》云:霍乱而呕吐者,冷气入于胃,胃气变乱,冷邪既盛,谷气不和,胃气逆上,故呕吐也。

《葛氏方》治霍乱呕不止方：

生姜五两,水五升,煮取二升半,分三服。

《僧深方》治霍乱烦痛,呕吐不止,并转筋方：

生香菜一把 桂心二两 生姜三两

三物,以水七升,煮取二升,分二服,甚良。

又云:霍乱呕吐,水药不下,茱萸汤方：

茱萸一升 黄连二两 附子一两 甘草一两 生姜三两

凡五物,以水七升,煮取三升,分三服。

《小品方》治霍乱呕吐,及暴下方：

半夏三两 干姜四两 人参三两 桔梗三两⑩ 附子四两

凡五物,下筛,临病和之,若吐下不止者,以苦酒和之,饮服二丸,如梧子大。

《范汪方》治霍乱呕吐,附子汤方：

大附子一枚 甘草六铢 蜀椒二百粒

三物,水三升,煮取一升半,分再服。

治霍乱呕哕方第七

《病源论》云:霍乱而呕哕者,由吐利后,胃虚而逆则呕,气逆遇冷折⑪之,气不通则哕之。

《范汪方》治霍乱呕哕,气厥不得息方：

香豉一升 半夏一两 甘草一两 生姜二两 人参一两 柴胡一两

---

① 消:仁和寺本"消"下有"肠滑故洞下不止"七字,与《病源》卷二十二《霍乱下利不止候》合。

② 禁:《外台》卷六《霍乱不止及洞下泄痢方八首》引《小品》"禁"下有"脉暴数"三字。

③ 侧:《肘后方》卷二第十二"侧"字在上"内"字下。

④ 霍乱吐下不止方:《外台》卷六《霍乱干呕方五首》引《肘后》作"疗苦呕不息,干姜茱萸汤方"。

⑤ 各一两:《外台》卷六《霍乱干呕方五首》作"各二两"。

⑥ 边黑:仁和寺本"边"下有"运"字,《肘后方》卷二第十二作"连黑"。

⑦ 腋:《肘后方》卷二第十二引《小品》作"腹"。

⑧ 一寸:《外台》卷六《霍乱杂灸法二十六首》引《肘后》作"二寸"。按作"二寸"似是。下"十四壮"后,《外台》引并有"甚者至三十、四十壮,名大肠募也"云云,"大肠募"在脐旁二寸。

⑨ 吐:《肘后方》卷二第十二"吐"下有"止"字。

⑩ 三两:《外台》卷六《霍乱吐痢方一十三首》引《小品》作"二两"。

⑪ 折:原作"析",形误,据仁和寺本改,与《病源》卷二十二《霍乱呕哕候》合。

六物，以水五升，煮取二升半，服七合，日三。

又方：

半夏二两，生姜二两①，水三升，煮得一升二合，分再服。

《葛氏方》：霍乱若哕者：

灸手腕第一约理中七壮，名心主，当中指也。

《小品方》治霍乱呕哕吐逆，良久不止方：

灸巨②阙并太仓各五十壮。今按：巨阙穴在去鸠尾骨端一寸；太仓者中管穴，在上管下一寸。

治霍乱干呕方第八

《病源论》云：霍乱而干呕者，吐下后，脾胃虚冷③，三焦不理，气否结于心下，气时逆上，故干呕。干呕者，谓欲呕而无所出也。

《小品方》治霍乱或引饮，饮辄干呕方：

生姜五两，以水五升，煮令得二升半，分再服，良。

又云：治干呕逆哕，手足厥冷，橘皮汤方：

橘皮四两　生姜半斤

凡二物，以水七升，煮取三升，一服一升，汤下咽即愈。

《葛氏方》霍乱干呕者方：

灸手腕后三指④大两筋间⑤，左右各七壮，名间使。

又方：

取薤一虎口，以水二升⑥，煮令得一升半服之，不过三作。

治霍乱烦渴方第九

《病源论》云：霍乱烦渴者⑦，大利则津液竭，津液竭则脏燥，脏燥则渴也。烦渴不止则引饮，引饮则利亦不止。

《葛氏方》治霍乱吐下后大渴，多饮则杀人方：

可以黄穈米⑧五升⑨，水一斗⑩，煮得三升，澄，稍稍饮之，勿饮余饮之⑪。

《医门方》霍乱热心烦渴者方：

以糯米水渍研之，以冷熟水混，取米泔汁，恣意饮之，即定，极效。

《僧深方》霍乱吐后烦而渴方：

紫苏子一升，水五升，煮取二升，分二服。无子取生苏一把，水四升，煮一升半，分二服。

《小品方》治霍乱烦渴者方：

粢米⑫汁泔，饮数升，立瘥。

又方：

取新汲冷水饮之。

《集验方》云：治霍乱而渴者，理中汤主之。

治霍乱转筋方第十

《病源论》云：霍乱而转筋者，由冷气入于筋故也。

《葛氏方》霍乱转筋者方：

灸跖心下五六壮，名涌泉。

又方：

灸大指上爪甲际，七壮。

又方：

苦酒和粉涂痛上。

又云：转筋入腹痛者方：

————————

① 二两：原"二"下衍"五"字，据仁和寺本删。

② 巨：原作"臣"，形误，据仁和寺本改。下仿此。

③ 冷：《病源》卷二十二《霍乱干呕候》作"极"。

④ 指：旁校疑作"寸"，与《肘后方》卷二第十二合。

⑤ 大两筋间：《肘后方》卷二第十二"两"上无"大"字。

⑥ 二升：《外台》卷六《霍乱干呕方五首》引《肘后》作"三升"。

⑦ 霍乱烦渴者：仁和寺本"乱"下有"而"字，"者"下有"由大吐逆，上焦虚，气不调理，气乘于心，则烦闷"十八字，与《病源》卷二十二《霍乱烦渴候》合。

⑧ 黄穈米：原"穈"作"穄"，疑是"穄"字之俗讹，仁和寺本作"穄"，今据改。"穄"通"穈"，旁校作"粱"。《肘后方》卷二第十二作"黄米"。

⑨ 升：旁校作"斗"，下"三升"仿此。

⑩ 斗：旁校作"石"。

⑪ 勿饮余饮之：仁和寺本作"勿余饮之"，《肘后方》卷二第十二作"勿饮余物也"。

⑫ 粢米：仁和寺本作"粱米"。

令四人捉手足,灸脐左一寸①,十四壮。

又云:若转筋入腹中,如欲转者方:

烧编荐索三指撮,酒服之。

又方:

釜底墨末,酒服之。

又云:腹中已转筋者方:

当倒担病人,头在下,勿使及地,腹中平乃止。

又云:若两臂脚及胸胁转筋者方:

取盐一升半,水一斗,煮令热,渍手足,在胸胁者汤洗之。转筋入腹中②,若剧者引阴,阴缩必死,犹在倒担之,可冀③也。

《千金方》霍乱转筋方:

蓼一把,去两头,水二升,煮取一升,顿服之。

又方:

纳盐脐中,灸二七壮,并治腹胀。

又方:

以车毂中脂涂足心下。

又方:

灸足踵聚筋上白肉际七壮,立愈。

又方:

灸少腹横骨中④,随年为数。

又云:转筋在两臂及胸中方:

灸手掌白肉际七壮。

又灸膻中、中府、巨阙、胃管⑤。

《小品方》治霍乱转筋方:

以苦酒煮青布裹渴⑥之,冷复易。

又方:

可以白戬煮粉,及热洗之。

《龙门方》治霍乱转筋方:

取木瓜子、根、茎煮汤服,验。

《医门方》治霍乱转筋方:

取热煻灰,以验⑦醋和令微温,炒令极热,以青布裹,及热熨筋上,冷易之,随手消散也。

又云:霍乱遍身转筋入腹,不可奈何方:

多作盐汤内船槽中,令温暖,渍之⑧佳。

《小品方》云:大验。

《拯要方》霍乱转筋方:

生姜一斤

右,水七升,煮取二升,分三服。

《删繁论》云:霍乱转筋方:

取絮巾若绵,灸暖以敷筋上。今按:《范汪方》转筋在脚缠脚,入腹缠腹,厚温暖,已⑨向火也。

《范汪方》治霍乱转筋方:

鼠壤土,水和涂其上,愈。

又方:

取醋⑩合粉小温之,涂手摩之。

《广利方》治霍乱转筋入腹方:

取盐三合,以水五升,煮取三升,以青布浸汤中,用拭转筋上。

《陶景本草注》云:治霍乱转筋者:

但呼木瓜名,及书上作木瓜字,皆愈。

治霍乱手足冷方第十一

《病源论》云:霍乱大吐下⑪,其肠胃俱虚,乃至汗出,其脉欲绝,手足皆冷,名为四逆,四逆⑫者,谓阴阳卒厥绝也。

《葛氏方》先手足逆冷者方:

灸足内踝上一夫,两足各七壮。

又云:治下不止,手足逆冷方:

椒百枚,附子一枚,水三升,煮取一

① 一寸:《肘后方》卷二第十二作"二寸"。

② 中:《肘后方》卷二第十二"中"下有"倒担病人,令头在下,腹中平乃止"十三字。

③ 冀:《肘后方》卷二第十二作"活"。《外台》卷六《霍乱转筋方一十四首》作"冀活"。

④ 灸少腹横骨中:《千金方》卷二十第六作"灸小腹下横骨中央"。

⑤ 胃管:《千金方》卷二十第六"胃管"下有"尺泽"一穴,"尺泽"下有"并治筋拘头足皆愈"八字。

⑥ 渴:原作"渝",《千金方》卷二十第六作"揭",疑皆为"渴"之俗写,据文义改。

⑦ 验:疑当作"酽"。

⑧ 之:旁校作"足",与仁和寺本合。

⑨ 已:仁和寺本"已"下有"而"字。

⑩ 醋:按"醋"同"醯",即"楷"字,盛酒器,于此费解,疑当作"醯",《说文·皿部》:"醯,酸也。"即"醋"。

⑪ 霍乱大吐下:仁和寺本"乱"下有"而"字,"下"下有"后"字,与《病源》卷二十二《霍乱四逆候》合。

⑫ 四逆:"四逆"二字原脱,据仁和寺本补,与《病源》卷二十二《霍乱四逆候》合。

升，一服。

《医门方》霍乱吐利不止，心烦，四肢逆冷方：

厚朴 甘草 人参 白术各二两 生姜三两①

以水六升，煮取二升，分二服。

《小品方》霍乱多寒，手足寒厥，脉绝，茱萸四逆汤主之方：

吴茱萸二升 当归三两 芍药二两 桂心四两 细辛二两 生姜半斤 通草二两 甘草二两

凡八物，以水四升，清酒四升，合煮取三升，分四服。

《录验方》霍乱吐下而汗出，小便复利，或下利清谷，里外无热，脉微欲绝，或恶寒，四肢拘急，手足厥逆，四顺汤主之方：

人参三两 干姜三两 附子二两 甘草三两

凡四物，以水六升，煮取二升半②，分三服，转筋肉冷，汗出呕哕者良。《小品方》同之。

治霍乱不语方第十二

《葛氏方》治霍乱欲死，不能语方：

生姜一斤，切，水七升，煮取二升，分三服。

又方：

饮竹沥少少许。

又方：

芦蓬茸大把，浓煮饮二升，即瘥。

又方：

干姜三两 甘草一两 附子一两

水三升，煮取一升，分三服。

治霍乱欲死方第十三

《病源论》云：霍乱而欲死者，由饮食不消，冷气内搏，或未得吐利，或虽③吐利，冷气未歇，致真邪相干，阴阳交争，气厥不理，则烦闷逆满，困乏④，故欲死。

《拯要方》疗霍乱呕而烦闷，胀喘垂死，经日不解方：

厚朴四两 桂心四两 枳实三两 生姜十两

以水八升，煮取三升，分三⑤服。

《葛氏方》治霍乱众治不瘥，烦躁欲死，胀气急方：

烧童女月经衣血，末，以酒服少少，立瘥。

又云：治霍乱神秘起死灸法：

以物横度病人口中，屈之，从心鸠尾度以下，灸度下头五壮；横度左右，复灸五壮，此三处⑥先灸中央。

又方：

灸脊上，以物围，令正心厌，又夹脊左右一寸各七壮，是腹背各灸三处也。

又云：华佗治霍乱已死，上屋唤魄者，诸治皆至而犹不瘥者方：

捧病人覆卧之，伸臂对，以绳度两肘头，依绳下夹背脊大骨中，去脊各一寸，灸之百壮，无不活者⑦，已试数百人，皆即起坐，佗以此术传其子，度世秘不传也⑧。

又云：注利不止，而转筋入腹，欲死方：

生姜三累⑨，拍破，以酒升半，煮三四沸，顿服之。

治中热霍乱方第十四

《小品方》治中热，暴下利，霍乱变热，心烦脉数者方：

饮新出井水一升，立愈，饮多益善，此治是胃中多热者也，无热者慎之，不可与也。

又云：茅茛汤，治先有石热，因霍乱吐下，服诸热药，吐下得止，因空虚仍变烦，手足热，

---

① 三两：仁和寺本作"一两"。

② 二升半：《外台》卷六《霍乱吐痢方一十二首》引《小品》作"二升"。

③ 虽：仁和寺本"虽"下有"得"字，与《病源》卷二十二《霍乱欲死候》合。

④ 困乏：原作"因之"，据旁校改，与仁和寺本、《病源》卷二十二《霍乱欲死候》合。

⑤ 三：旁校作"二"。

⑥ 三处："三"字原脱，据旁校补，与仁和寺本合。

⑦ 无不活者：《肘后方》卷二第十二作"不治者可灸肘椎"。

⑧ 传其子，度世秘不传也：《肘后方》卷二第十二作"传其子孙，代代皆秘之"。

⑨ 三累：《肘后方》卷二第十二作"一两累"。

口干①燥，欲得水，呕逆迷闷，脉急数者，及时行热病后，毒未尽，因霍乱吐下，仍发热烦闷，胸心欲破裂者方：

莽苢二两 人参二两 厚朴二两 知母二两 瓜蒌二两 葛根二两 枳实二两 犀屑二两 蓝子二合 桔梗二两 橘皮二两 茯苓二两 黄芩二两 甘草二两

凡十四物，以水八升，煮取三升，分五服。

治欲作霍乱方第十五

《耆婆方》治人腹胀，欲作霍乱方：

厚朴二两，炙

以水三升，煮取一升半，分三②服，即瘥。小儿最善，老人亦佳。夏秋月，恒置此药在家，有急即煮服。

《医门方》疗心腹胀满坚痛，烦闷不安，虽未吐下，欲霍乱方：

取盐五合，水一升，煮令消，顿服之，当吐，食出即定，如不吐，更宜服。今按：《葛氏方》：盐二升，以水五升，煮取二升，顿服。

《葛氏方》治霍乱心腹胀痛，烦满短气，未得吐下方：

生姜若干姜一二升③，以水五六升④，煮三沸，顿服。

《小品方》治霍乱烦扰，未得吐下方：

煮香菜汁浓，热饮之。今按：《葛氏方》云：取蓼若香菜⑤，细切二升，水五升，煮再三沸，顿服。

治霍乱后烦躁方第十六

《病源论》云：霍乱之后，而烦躁卧不安者，由吐下后，腑脏虚极，阴阳未理，血虚气乱，血气之行未复常度，内乘于腑脏，故烦躁不⑥安卧也。

《葛氏方》治霍乱后，烦躁卧不安方：

葱白廿枚 大枣廿枚

水二升⑦，煮取一升⑧，顿服之。

治霍乱⑨后食法第十七

《医门方》云：若霍乱吐利定后，胃气虚弱，不可强食，便更作病，候待须食，仍微与稀饮，勿令至饱，其饮宜炒粟米煮之为佳。

《千金方》云：凡此病定已，一⑩日不食为佳，仍须三日，少少与粥，三日以后，乃恣意食息也，仍七日勿杂食为佳。

又云：凡诸霍乱忌米饮，胃中得米即吐不止，但得与厚朴葛根饮。

治下利方例第十八

《千金方》云：论曰：凡利有四种，谓⑪冷热疳⑫蛊。冷则白，热则赤，疳则赤白而杂⑬，蛊则纯利瘀血。热则多益黄连，去其干姜，冷则加其⑭热药，疳则以药吹灌下部，蛊则以蛊法治之。

又云：古今利方千万⑮，不可具载，此中但撮其效者七八而已，虽然，弘之在人也。何则陟厘丸、乌梅丸、松皮散等，暴利服之，何有不瘥？其温脾汤、建脾丸，久下得之，焉能不愈也？

《医门方》云：辨曰：比⑯见下利者，因多触热饮水，或夜露坐卧冒霜雪，风寒邪气客于皮肤，流传入于脏腑，随其冷热，腹胃不调，或

---

① 干："干"字原脱，据旁校补，与仁和寺本合。

② 三：旁校作"二"。

③ 一二升：《肘后方》卷二第十二"升"下有"㕮咀"二字。

④ 五六升：《肘后方》卷二第十二作"六升"。

⑤ 香菜：《肘后方》卷二第十二作"叶"。

⑥ 不：《病源》卷二十二《霍乱后烦躁卧不安候》作"而不得"。

⑦ 二升：《肘后方》卷二第十二作"三升"。

⑧ 一升：《肘后方》卷二第十二作"二升"。

⑨ 霍乱：原文"霍乱"后旁校补"止"字，今检卷首目录无"止"字，文中内容亦非专为霍乱止后而设，故不从补，于此注明。

⑩ 一：旁校作"二"。今检卷《千金方》卷二十第六作"一"。

⑪ 谓：原作"论"，据《千金方》卷十五第七改。

⑫ 疳：原省作"甘"，据《千金方》卷十五第七改。下仿此。

⑬ 而杂：《千金方》卷十五第七作"相杂"，"杂"下有"无复节度，多睡眼涩"八字。

⑭ 其：《千金方》卷十五第七作"以"。

⑮ 千万：《千金方》卷十五第七"万"下有"首"字。

⑯ 比：近来。

因食肥腻而生，或因餐冷热而发，春生于风，而夏生溏泄者，未详其理。

又云：下利欲饮者，为有热；利而不渴，其脏有寒；下利后更烦，按其心下软者，为虚烦也。

又云：下利有不欲食者，有宿食，宜下；下利瘥，时时复发，此为不尽，宜下；下利腹满不减，减不足言，当下；利而谵语，必有燥屎，当下；下利脉迟滑实者，为未止，宜下；下利脉数而滑者，有宿食，急下；腹痛而利，但当温之。

又云：下利甚者，手足痹不仁；下利而反发热，身形汗出者，自愈；下利，脉数而渴欲饮，自愈；下利，热汗出者，自愈。

又云：下利，手足无脉，灸之不温，微喘者，死。下利后，脉绝，手足厥冷，卒时①脉还，手足温者，生。脉不还，手足冷者，死。

又云：凡人久下利或热暴下，两日即有䘌虫，口唇生疮，口中舌上唇并生疮如粟，疮剧者心中懊闷唾血，此为虫在上，食②人五脏；下唇内生疮者，食人下部，欲卧，宜以杀虫药疗之。

《葛氏方》云：下利，手足逆冷，灸之不暖，或无脉，微喘者，死；下利，舌萎，烦躁而不渴者，死；下利不禁，肠垢出者，死。

今按：下利人可食物：

赤小豆 孟诜云：止痢。

小麦 《本草》云：止利。

青粱米 《本草》云：止泄利。

黄粱米 《本草》云：止泄。

丹黍米 《本草》云：止泄。

粳米 《本草》云：止泄。

橘 《本草》云：止泄。

柚 《本草》云：止泄。

梅 《本草》云：止下利。

柿 《本草陶注》云：火薰者性热，断下。

石榴 《本草》云：壳疗下利。

通草 崔禹云：止赤白下利。

橡实 《本草》云：主下利。

雉 《本草》云：止泄利。

云雀 崔禹云：主赤白下利。

鹑 孟诜云：患利人可和生姜煮食。崔禹云：主赤白下利。

鹧 崔禹云：主赤白下利。

鹌 崔禹云：主赤白下利。

鲋鱼 《本草》云：主久赤白利。

鲇鱼 崔禹云：主赤白下利。

鲭 崔禹云：主血利。

鳋 崔禹云：主下利。

鲑 崔禹云：主止下利。

海鼠 崔禹云：干者温，主下利。

小蠃 崔禹云：主赤白下利，和名之多多美。

薰菜 崔禹云：止冷利。

蜀椒 《本草》云：除下利。

下利人可忌物：

《千金方》云：凡利病，通忌生冷、醋滑、猪、鸡、鱼油、乳酪、酥、干脯、酱、粉、咸，所食诸食皆大须③熟烂为佳，亦不得伤饱，此将息之大经也。

《养生要集》云：腹中有冷患，饮乳汁，令腹痛泄利。

《七卷食经》云：杏仁不可多食，令人热利。

治杂利方第十九

《病源论》云：杂利，谓利色无定，或④水谷或脓或血，或青或黄，或赤或白，变杂无常，或杂色相兼而利也。挟热则黄赤，热甚则变脓血也；冷则白，冷甚则青黑，皆由饮食不节，冷热不调，胃气虚，故易变之⑤。

《小品方》治杂下方，第一下赤；二下白；三下黄；四下青；五下黑；六固病下，下如瘀赤血；七久下；八下不可止；九连年下；十卒下；

---

① 卒时：疑当作"晬时"，一昼夜。

② 食：通"蚀"。

③ 大须：《千金方》卷十五第七乙作"须大"。

④ 或："或"字原脱，据旁校补，与《病源》卷十七《杂痢候》合。

⑤ 故易变之：《病源》卷十七《杂痢候》作"故变易"。

十一下少血数;十二霍乱而下;十三下如舍水①;十四下已则烦;十五息下,一作一止;十六下而不欲食;十七食无数,但下去;十八下但欲饮水;十九重下;廿下杂错,不可名字②,合廿种下,江夏太守以此法治,是下尽愈方:

黄连一两 黄柏一两 熟艾一两 附子一两,炮 甘草一两 干姜二两 乌梅廿枚,去核取肉,熬之

凡七物,合捣下筛,蜜和丸如大豆,饮服十丸,渐至廿丸,日三,今按:《葛氏方》云治千万种杂下,《集验方》号乌梅丸,《医门方》治一切利无不瘥,云云。

《范汪方》乌梅丸,治万种下利方:

干姜 黄连 黄柏③炙 黄芩 艾各一两 乌梅廿枚,取肉

右六物,丸如梧子,服十丸,日三,老少半,良验。

又云:治下利日百行,师所不治方:

曲末服一方寸匕,日三,以食愈为度,当以粟米粥服之。

《令李方》治下利,一日百起,黄连散方:

黄连二两 甘草二两

凡二物,冶筛,酒服方寸匕,日三,立愈。

《拯要方》疗冷热不调,或滞或水,或五色血者方:

醋石榴五枚,合壳、子捣,绞取二升汁,服五合。

《广济方》疗百千种杂痢,黄连汤方:

黄连一两 干姜一两 熟艾一两 附子一枚,炮 蜀椒十四粒 阿胶如手④大,炙

切,以水五升,煮取二升五合,绞去滓,纳胶,更上火煎胶烊,分温三服。忌生冷、猪、鱼、蒜。

《传信方》云:一切痢神效方:

黄连二两半 黄柏一两半 羚羊角半两 茯苓半两

右四味,为散,蜜和丸,用姜蜜汤下。

灸诸利方:

《经心方》云:

灸脐中,稍至二三百壮。

又灸关元三百壮,并治冷腹痛。关元脐下三寸是也。

《新录方》云:

灸脊中三百壮。从大椎度至穷骨中折,则是也。

又方:

灸脾俞百壮。第十一椎两旁名脾俞。

又方:

灸大肠俞百壮。第十六椎两旁名大肠俞。

今按:《石论》云:金液丹,十种水谷赤白等利,此丹皆治疗。

治冷利方第廿

《病源论》云:肠胃虚弱,受于寒气,肠胃虚则泄,故为冷利也。凡利色青白黑皆为冷也,色黄赤是热也,故利色白,食不消,谓之寒中也。

《千金方》驻车丸,主大冷洞利肠滑,下赤白如鱼脑,日夜无节度,腹痛⑤方:

黄连六两 干姜二两 当归三两 阿胶三两

四味⑥,以大醋五合⑦,烊胶和之,并手丸如大豆,服之⑧,大人服⑨卅丸,小儿百日以还三丸,期岁⑩者五丸⑪,日五服⑫。

《葛氏方》下色白,食不消者,为寒下方:

干姜 赤石脂分等,末,以白饮和丸如梧子,日服十丸,日三夜一。

又方:

---

① 舍水:即"弃水",形容大便如下水状。《洪武正韵·者韵》:"舍,弃也。"
② 不可名字:即"不可命名"。
③ 黄柏:原"柏"上无"黄"字,疑蒙上"黄连"而误省,今据文义补。
④ 手:旁校作"指"。
⑤ 腹痛:《千金方》卷十五第八"痛"下有"不可堪忍者"五字。
⑥ 四味:《千金方》卷十五第八"味"下有"末之"二字。
⑦ 五合:《千金方》卷十五第八作"八合"。
⑧ 服之:《千金方》卷十五第八作"干之"。
⑨ 服:《千金方》卷十五第八"服"上有"饮"字。
⑩ 期(jī,音机)岁:一周年。
⑪ 五丸:《千金方》卷十五第八"丸"下有"余以意加减"五字。
⑫ 日五服:《千金方》卷十五第八作"日三服"。

酸石榴皮烧末①，服方寸匕。

又方：

生姜汁二升，蜜合，煎取二升，顿服②。

又方：

豉一升，薤白一把，水三升，煮取二升，及热顿服之，有大枣肉七枚良。

又云：有止③患冷者，淳④下白如鼻涕，治之方：

龙骨、干姜、附子分等，捣，蜜丸，服如梧子五丸至十丸，日三。

《范汪方》治寒冷下利方：

干姜四两 人参三两 桔梗四两 附子四枚，炮 半夏三两，洗

凡五物，下筛和丸，平旦服五丸如梧子，日再，渐加，勿热食。

又云：四顺汤，治逆顺寒冷，饮食不调，下利方：

甘草三两 人参二两 当归二两 附子一两 干姜三两

凡五物，水七升，煮取二升半，分三服。今按：《僧深方》加龙骨二两。

又云：四逆汤，治下利清谷，身反恶寒，手足逆冷，此为四逆，四逆汤主之。相视病人，与方相应，便与之方：

甘草二两 附子一枚 干姜一两半

凡三物，以水三升，煮取一升二合，分二服。

《小品方》黄连汤，治春月暴热，解脱饮冷，或眠湿地中冷，腹痛⑤，下青黄汁，疲极欲死方：

黄连四两 当归三两 干姜三两 厚朴二两

凡四物，切，以水七升，煮取三升，分三服。今按：《经心方》无厚朴，有石榴皮。

《私迹方》温中汤，治寒下，饭臭出方：

甘草一两，炙 干姜半两 蜀椒八十枚，去闭口者 附子一枚，四破

凡四物，以水二升，煮取一升，分再服，若呕，纳橘皮半两，老少者皆取服，良。

《广济方》疗冷痢青白色，腹内常鸣，行数疏，出即大多。调中散方：

龙骨一两 人参一两 黄连一两 阿胶一两，炙 黄柏一两

捣筛为散，煮米饮服⑥。忌猪、鱼、蒜⑦、炙肉、粘食等。

《集验方》治久新寒冷下利，腹内不安，食辄注下，令人生肉，乌梅丸方：

乌梅三百六十枚，去核，熬令可捣 附子四两，炮 黄连十二两 干姜四两

凡四物，捣下筛，蜜丸，饮服如梧子十丸，日再，神方。

治热利方第廿一

《病源论》云：肠胃虚弱，风邪挟热乘之，肠虚则泄，故为热利也，其色黄。若热甚，黄而赤也。

《录验方》青要结肠丸，治热毒下不绝，不问久新，悉治之方：

苦参 橘皮 阿胶，炙 独活 芍药 黄连 蓝青一方干姜四分代 鬼臼 黄柏 甘草各四分

凡十物，合捣下筛，蜜烊胶和之，并手捻作丸如梧子，干以饮服十丸，日三，不知稍增。《小品方》同之。

《经心方》乌梅汤，治热毒下，有湿方：

黄连二两 乌梅卅果⑧ 阿胶一两 栀子卅枚 黄柏一两

五味，以水五升，煮取二升半，分再服。

《新录方》治热利者方：

——————

① 烧末：《外台》卷二十五《冷痢方二十二首》引《肘后》作"烧灰为末"。

② 蜜合，煎取二升，顿服：《外台》卷二十五《冷痢方二十二首》引《肘后》作"白蜜一升半，二味相合，分再服之"。

③ 止：副词，用同"只"。

④ 淳：程本《外台》卷二十五《冷痢方二十二首》引作"纯"。

⑤ 痛：旁校"痛"下补"清"字。

⑥ 服：《外台》卷二十五《冷痢方二十二首》引"服"下有"两方寸匕"四字。

⑦ 蒜：原作"菾"，据《外台》卷二十五《冷痢方二十二首》改。

⑧ 果：通"颗"。

干枣四十枚,水三升,煮取一升,顿服。

又方:

豉二升,水三升,煮取一升半,二服。

《耆婆方》黄连丸,治中热下利方:

黄连十二分 干姜八分 当归八分

右三物,捣筛,蜜和丸如梧子,服二丸,不知加之。

《葛氏方》下色黄者,协毒热下也,治之方:

栀子十四枚,去皮,捣,蜜丸如梧子,服三丸①,日三②。

又挟热者,多下赤脓或杂血,治之方:

黄连、灶突中尘③,末,酒服二方寸匕④,日三。

又方:

薤一把,煮鲫鱼鲊,纳秫米食之,多瘥。

《千金方》治久⑤利热,诸治不瘥方:

乌梅肉一升,熬 黄连一斤,金色者

二味⑥,蜜和如梧子,服廿丸,日三夜一⑦,神良。《僧深方》同之⑧。

《广济方》疗热毒痢甚数,出不多,腹中刺痛方:

生犀角末三两 酸石榴皮三两,熬 枳壳三两,熬

捣为散,饮服两方寸匕,日再,忌热食。

治赤利方第廿二

《病源论》云:肠胃虚弱,为风邪所伤,则挟热,热乘于血,血流渗入腹⑨,与利相杂下,故为赤利。

《医门方》疗赤利,腹中绞痛,下部疼重方:

黄连 当归 黄柏 干姜各二两

右,捣筛为散,煮乌梅汁,服方寸匕,日二。

《如意方》治下赤利术:

金色黄连一升,去毛 黄柏一斤 犀角二两

凡三物,切,以水五升,煮取三升,去滓,纳白蜜一升,又煎三升,平旦服,至日中令尽,勿间食也。

《救急单验方》治赤利方:

黄连三两 黄柏三两 栀子仁二两

凡三物,以水九升,煮取三升,分三服。

又方:

捣黄连末,和水服一匙,以瘥为度。

治血利方第廿三

《病源论》云:血利者,热毒折于血,入⑩大肠故也。身热者死,身寒则⑪生。

《千金方》治大热毒,纯血利,治⑫不可瘥者方:

黄连六两,一味⑬,以水⑭七升,煮取二升半,夜露著星⑮下,旦空腹顿服之,卧息⑯即止。

《拯要方》疗血痢方:

真生犀角末五两 阿胶四两,炙 干姜三两 艾叶三两,熬 黄柏四两

右五物,捣筛为散,服方寸匕。

《广利方》理血痢方:

酸石榴一颗,和皮捣取汁,蜜一大匙和,暖顿服之。

---

① 服三丸:《外台》卷二十五《热毒痢方三首》引《肘后》"服"上有"饮"字。
② 日三:《外台》卷二十五《热毒痢方三首》引作"日再服"。
③ 黄连、灶突中尘:《外台》卷二十五《脓血痢方七首》引《葛氏》"尘"下有"各半两"三字。
④ 二方寸匕:《外台》卷二十五《脓血痢方七首》引作"方寸匕"。
⑤ 久:此字原有点删痕迹,《千金方》卷十五第七作"下"。
⑥ 二味:《千金方》卷十五第七"味"下有"末之"二字。
⑦ 日三夜一:《千金方》卷十五第七作"日三夜二"。
⑧ 《僧深方》同之:此五字原为大字,今循例改为小字注文。
⑨ 腹:《病源》卷十七《赤痢候》作"肠"。
⑩ 入:《外台》卷二十五《血痢候》引《病源》"入"上有"血渗"二字。
⑪ 则:《病源》卷十七《血痢候》作"者"。
⑫ 治:"治"字疑衍,《千金方》卷十五第七无"治"字。
⑬ 一味:《千金方》卷十五第七作"㕮咀"。
⑭ 以水:此二字原误倒,据《千金方》卷十五第七乙正。
⑮ 星:《千金方》卷十五第七作"星月"。
⑯ 卧息:《千金方》卷十五第七作"卧将息"。

治赤白利方第廿四

《病源论》云：其利而赤白者，是热乘于血，血渗肠内则赤也；冷气入肠间①，搏②肠间，津液滞③则白也；冷热相交也，则赤白相杂，冷重者状如脓涕而血杂之，轻者白脓上有赤脉薄血④，状如鱼之脑，世谓之鱼脑利也。

《本草经》治赤白利方：

鲫鱼作脍食之。

《录验方》腊蜜丸，治赤白利方：

朴消二两 黄芩一两 大黄一两 代⑤甘草一两 黄连一两 豉一两 腊巴豆一分

右七物，丸如梧子，空腹服三丸，日三。

又云：赤白痢，赤多热方：

犀角六分，屑 黄芩六分 地榆六分 黄连八分 甘草四分，炙

切，以水二大升，煎取八合，去滓，空腹分三服。

《千金方》治赤白利，黄连汤方：

黄连三两 甘草一两 当归二两 黄柏三两 干姜二两⑥ 石榴皮三两 阿胶三两

七味⑦，水七升，煮取二升⑧，分二服⑨。

《集验方》治暴下赤白方：

香豉一升 薤白一把

凡二物，以水三升，煮取二升，顿服之。今检《本草》云：草一把者，重二两为正。

《传信方》疗赤白痢，如鹅鸭肝方：

黄芩 黄连各八分

右二味，以水二升，煎取一升，分二服。

《广利方》治赤白痢，白多冷痛方：

黄连八分 厚朴五分，炙 当归四分 茯苓六分 干姜三分

切，以水一大升七合，煎取七合，去滓，空腹分两服。忌猪肉、生冷。

又云⑩：赤白痢，赤多热方：

犀角六分，屑 黄芩六分 地榆六分 黄连八分 甘草四分，炙

切，以水二大升，煎取八合，去滓，空腹分

三服。

《医门方》疗赤白利，腹中绞痛，无问远近方：

黄连八分 五色龙骨十分 黄芩六分

右，为散，以清饮空腹服方寸匕。

《崔禹食经》赤白利方：

鹡、云雀、鹌等任意食之。

又方：

通草子食之。

《龙门方》治赤白痢方：

煮韭，空腹顿服一碗，不过再，验。

又方：

手熟捼乌豆，服一大抄，不过二三。

又方：

取鼠尾草花，曝干，末，服方寸匕，验。

治久赤白利方第廿五

《病源论》云：赤白利⑪，是冷热不调，热乘于血，血渗肠间，与肠间津液相杂而下。甚者肠虚不复，故赤白连滞，久不瘥也。

《千金方》治下久赤白，连年不止，及霍乱冷实⑫不消，温脾汤方：

大黄四两 人参二两 甘草二两 干姜二两 附子一枚，大者

① 肠间：《病源》卷十七《赤白痢候》"肠"下无"间"字。
② 搏：《外台》卷二十五《赤白痢方六首》"搏"下有"于"字。
③ 滞：《病源》卷十七《赤白痢候》"滞"上有"凝"字。
④ 赤脉薄血：赤脉，犹言血丝；薄血，指少量血液。
⑤ 代："代"字颇费解，旁校改作小字注文，属上读。据上方名，疑当作"密"。
⑥ 二两：《千金方》卷十五第七作"三两"。
⑦ 七味：《千金方》卷十五第七"味"下有"㕮咀"二字。
⑧ 二升：《千金方》卷十五第七作"三升"。
⑨ 分二服：《千金方》卷十五第七作"分三服"。
⑩ 又云：按此条旁校曰："字治本无此方，医本等有之。"
⑪ 赤白利：《病源》卷十七《久赤白痢候》作"久赤白痢者"。
⑫ 冷实：《千金方》卷十五第七"冷实"上有"脾胃"二字。

五味①,水六升②,煮取二升半,分三服③。

又云:治积卅年常下神方:

赤松树皮,去上苍皮,一升,为散,面粥和一升服之,日三,不过服一升④,永瘥,不瘥更服之。秘方。卅年利,一百日服之。

《录验方》治久赤白下利,蒲黄二钱匕⑤方:

蒲黄二钱匕 干姜二钱匕

二物,合以酒一升热服,不过四五服,断,良有验。

《拯要方》卅年痢不止方:

黄连五两 厚朴二两 干姜二两 阿胶二两 石榴皮三两 艾叶三两

右,以水七升,煮取二升,分二服。

《随时方》治赤白痢,连年不瘥,腹中如刀搅,或血行下,无问赤白谷痢,并主之:

白茯苓四大两 黄连四大两 黄柏四大两 羚羊角屑三两,熬

右,捣筛,蜜和丸如梧子,冷酒服之五十丸,渐至百丸,日再。

治白滞利方第廿六

《病源论》云:肠虚⑥而冷气客之,搏于肠间,津液凝滞成白,故为白滞利也。

《千金方》治白滞利方:

仓米三升,水六升,煮取三升,米烂绞取稠汁,服二升。

《范汪方》治赤白滞下,昼夜数十行方:

乌梅割取皮,三两,火熬令干 黄连三两

凡二物,治合下筛,和蜜丸如梧子,晨服十丸,不知稍增,可至二三十丸,昼夜可六七服,若犹不瘥,可增服七八十丸,其间欲食,勿与服药相近。无黄连,可用干姜三两代之。

《小品方》治冷彻,赤白滞下不断,变成赤黑血汁,如烂鱼肠,腹痛枯瘦,不能饮食方:

黄连四两 吴茱萸三两 当归三两 石榴壳二两

凡四物,以水三升,渍黄连一夕,明旦更加三升水,煮取三升,分三服。

《僧深方》治赤白滞下久不断,谷道疼痛

不可忍方:

宜服温药,熬⑦盐熨之。

又方:

炙枳实熨之。

《葛氏方》治赤白杂瘕下⑧方:

赤石脂一升 乌梅卅枚 干姜三两

合粳米一升,水七升,煮取米熟,去滓,一服七合。

又方:

鼠尾草浓煮,煎如薄饴,服五合至一升,日三。赤下用赤花者,白下用白花者,佳。今按:《救急单验方》:干末服方寸匕。

治脓血利方第廿七

《病源论》云:夫春阳气在表,人运动劳役,腠理则开。血气虚者伤于风,至夏又热气乘之⑨,热蕴结,血化为脓⑩,故成脓血利也。所以夏月多苦脓血利,肠胃虚也。

《范汪方》治脓血利,黄连丸方:

黄连三两 黄芩三两 龙骨四两 黄柏三两 升麻三两

凡五物,捣下筛,蜜和丸如梧子,白饮服卅丸,日三。

又云:治下利赤白脓血,桃花汤方:

① 五味:《千金方》卷十五第七"味"下有"㕮咀"二字。

② 六升:《千金方》卷十五第七作"八升"。

③ 分三服:《千金方》卷十五第七"服"下有"临熟下大黄"云云。

④ 一升:《千金方》卷十五第七作"一斗"。

⑤ 匕:原作"上",据文义改。下仿此。

⑥ 肠虚:《病源》卷十七《白滞痢候》"肠"上有"白滞痢者"四字。

⑦ 熬:干炒。

⑧ 瘕下:《玉篇·疒部》:"瘕,赤白痢。"明·方以智《物理小识·医要类》:"瘕下,《经》名肠癖,即痢也。"

⑨ 乘之:《病源》卷十七《脓血痢候》"之"下有"血性得热则流散,其遇大肠虚,血渗入焉,与肠间津液相搏,积"二十四字,"积"字属下读。按《医心方》引文多节略,此二十四字或省略文字,但无此二十四字则文义不明,故校补于此。

⑩ 血化为脓:《病源》卷十七《脓血痢候》"脓"下有"肠虚则泄"四字。

赤石脂二两,捣筛 干姜二两 附子一两

凡三物,以水五升,煮得三升,服一升,日三。一方有粳米,无附子。

《广济方》疗白脓痢方:

甘草六分,炙 厚朴十二分,炙 干姜八分 枳壳八分,炙 茯苓八分

切,以水五升,煮取一升六合,分温二服。忌生冷、油腻、小豆、粘食、海藻。

治水谷利方第廿八

《病源论》云:由体虚腠理开,血气虚,春伤于风,邪气留①在肌肉之内,后遇脾胃大肠虚弱,而邪气乘之,故为水谷利也。

《葛氏方》治水下积久不瘥,肠垢已出者方:

赤石脂 桂 干姜 附子分等

捣末,蜜丸如小豆,服三丸,日三。

又方:

石榴皮一枚,黄柏一两,干姜二两半,以水三升,煮取一升二合,纳胶顿服。

《医门方》疗水谷利,腹痛久不瘥方:

厚朴炙 黄连炙,三两

水三升,煮取一升,空腹服之。

《救急单验方》治水利方:

煮韭,空腹顿服一热碗,不过再,验。

治休息利方第廿九

《病源论》云:冷热气调,其饮则静,而利亦休也。肠胃虚弱,易为冷热,其邪气或动或静,故其利宜发或止②,谓之休息利也。

《僧深方》治休息下方:

煮小豆一升,和腊三两,顿服,验。

又方:

煮韭,空腹一碗热服,不过再,验。

《范汪方》治息下休下方:

酸石榴合皮捣取汁,服之。

《陶景本草注》③:

柿,火薰者食之。

又方:

榉④树皮煮汁服之。

《葛氏方》若久下经时不愈者,名息下休下,治之方:

龙骨四两,捣如小豆,水五升,煮取二升半,冷之⑤,分五服。

又方:

黄连如鸭子大一枚⑥,胶如掌大一枚,熟艾一把,水五升,煮二物,取二升,去滓,纳胶,胶烊分再服。但浓煮干艾叶,饮之亦佳。

又方:

常煮忍冬饮之⑦。

治泄利方第卅

《集验方》云:黄帝曰:人苦⑧溏泄下利者何? 对曰:春伤于风,夏生溏泄;肠澼久风,亦为溏泄。

论曰:泄凡有五种,各不同。胃泄者,饮水不化,色黄,言所食饮之物皆完出不消也;脾泄者,腹胀满,泄注,食即呕逆,言下利犹如注水,不可禁止也;大肠泄者,食已窘⑨,便白色,肠鸣切痛,食讫即欲利,言痛如刀切其肠也;小肠泄者,而便脓血,少腹痛也,小肠处在腹,故令少腹⑩痛;大瘕泄者,里急后重,数至而不能便,茎中痛也,瘕者结也,小腹有结而复下利者是也。

《范汪方》治腹痛,消谷止利,服大豆方:

取大豆择貌好者服一合所,日四五服,一

① 留:《病源》卷十七《水谷痢候》"留"下有"连"字。

② 宜发或止:《病源》卷十七《休息痢候》作"乍发乍止"。

③ 《陶景本草注》:按此下疑省"治休息利方"诸字。

④ 榉:原省作"举",据文义改。

⑤ 冷之:"之"字原点删,据文义似不删为是,今不从删。

⑥ 黄连如鸭子大一枚:《外台》卷二十五《休息痢方五首》引《肘后》作"黄连,切;龙骨如鸭子大一枚",下"煮二物"作"煮三物"。

⑦ 又方,常煮忍冬饮之:《外台》卷二十五《休息痢方五首》作"又当煮忍冬米和作饮饮之",连上方读。

⑧ 苦:《外台》卷二十五《水谷痢方一十首》作"若"。

⑨ 窘:腹中窘迫。

⑩ 腹:原作"肠",形误,据上下文义改。

日中四五合，饭后辄服，虽非饭后，可投间服，趣①尽四五合，欲服时，手揉豆令烟烟②光明，若苦坚难，小减豆。

《医门方》治泄利，或白赤不止，肠滑洞泄，困极欲死方：

酸石榴皮三两 干地黄二两 黄柏三两 阿胶二两，炙

水五升，煮取二升，去滓，分温二服。

《千金方》健脾丸，主虚劳羸瘦，体重，胃冷弱③，不消饮食，雷鸣腹胀，泄利不止方：

钟乳二两④ 赤石脂二两 好曲二两 大麦蘖二两 当归二两 黄连二两 人参二两 细辛二两 龙骨二两 干姜二两 茯苓二两 石斛二两 桂心二两 附子一两 蜀椒六分

凡十五味⑤，白蜜丸如梧子，酒服十五丸⑥，日三，稍加至四十丸⑦，弱者饮服。此方通治男女，凡⑧此方治利之方，神验者也。

《小品方》云：泄利食不消，不作肌肤，灸脾俞，随年壮；泄注便脓血，五色重下，灸小肠俞百壮；泄利不禁，少腹绞痛，灸丹田穴百壮，在脐下二寸。今按：《千金方》云：三报。

治重下方第卅一

《葛氏方》云：重下，此谓今赤白痢⑨下也，令⑩人下部疼重，故名重下，去脓血如鸡子白，日夜数十行，绕脐痛，治之方：

熬豉令小焦，捣服一升，日再三⑪。

又方：

乌梅廿枚，打破，以水二升，煮取一升，顿服。

又方：

赤石脂一升，乌梅卅枚，干姜三两，合粳米一升，水七升煮，取米熟去滓，一服七合。

《龙门方》治重下方：

取鼠尾草花，曝干，末，服三方寸匕，验。

又方：

末黄连，和水服之。

《令李方》治下利、重下方：

干姜二两 蜀椒二两 桂心二两

凡三物，治下筛，以如枣许从下部中纳半，亦治毒。

《范汪方》治重下方：

蓼，满一虎口，以水三升，煮取一升，顿服，不过再，神良。

《录验方》治下腹中绞痛，重下，下赤白，当归散方：

当归二两 黄连二两 黄柏二两 干姜一两⑫

凡四物，合下筛，以乌梅汁⑬服方寸匕，日三。若腹中绞痛，加当归；下赤，加黄柏；重下，增黄连⑭；白下⑮，增干姜。

治疳利方第卅二

《病源论》云：疳是⑯人有嗜甘味多，而动肠胃间诸虫，致令侵食腑脏，此犹是蜃也。从肠里上食喉咽齿龈，并生疮，下至谷道，伤烂，下利脓血。

---

① 趣：疑此通作"取"。
② 烟烟：闪烁貌。
③ 胃冷弱：《千金方》卷十五第八作"脾胃冷"。
④ 钟乳二两：《千金方》卷十五第八作"钟乳粉三两"。
⑤ 十五味：《千金方》卷十五第八"味"下有"末之"二字。
⑥ 十五丸：《千金方》卷十五第八作"十丸"。
⑦ 四十丸：《千金方》卷十五第八作"三十丸"。
⑧ 凡：《千金方》卷十五第八无"凡"下十一字。
⑨ 痢：原误作"席"，据文义改。《外台》卷二十五《重下方六首》作"痢"。
⑩ 令：原误作"今"，据《外台》卷二十五《重下方六首》引《葛氏方》改。
⑪ 捣服一升，日再三：《外台》卷二十五《重下方六首》引作"捣取一合，日再三服"。
⑫ 一两：《外台》卷二十五《重下方六首》引《隐居效验方》作"二两"。
⑬ 以乌梅汁：《外台》卷二十五《重下方六首》引作"煮取乌梅汁"。
⑭ 下赤加黄柏；重下增黄连：《外台》卷二十五《重下方六首》引作"下赤加黄连"。
⑮ 白下：疑"白下"二字误倒，应据《外台》卷二十五《重下方六首》引乙正。
⑯ 疳是：《病源》卷十八《疳蜃候》无此二字。

《要急方》治赤白痭利方：

头发灰如鸡子大，水服，立验。

《龙门方》治痭①利积年，出无禁止者：

韭，两手握，细切，豉一升，酒三升，煮取一升，顿服，不过三剂，瘥。

治蛊注利方第卅三

《病源论》云：岁时寒暑不调，则有湿毒之气伤人，随②渐至于脏腑。大肠虚者，毒气乘之，毒气挟热③与血相搏，则成血利，毒气侵食于脏腑，如④蛊注之状，利血杂脓瘀黑，有片如鸡肝，与血杂下是也。

《小品方》治时岁蛊注⑤毒下，诸汤煎不能治，欲死者方：

干姜二两 附子二两,炮 黄连二两 矾石二两

凡四物，为散，酒服方寸匕，日三。亦可以饮服。

又方：

黄连一分，面二分，冶末，蜜丸，水服如梧子。

《葛氏方》若时岁蛊注毒下者方：

黄连、黄柏分等，捣，蓝汁丸⑥如梧子，服六七丸至十四五丸⑦，日三⑧。

又方：

秫米一升，烧成炭⑨，水三升，和饮之。

治不伏水土利方第卅四

《病源论》云：夫四方之气，温凉不同，随方嗜欲，因以成性，若移其旧土，多不习伏⑩，必因饮食以入肠胃，肠胃不习，便为下利，故名不伏水⑪土利也，即以水谷利是也。

《僧深方》治诸下利，胡虏之人不习食谷下者，方用：

白头公二两 黄连四两 秦皮二两 黄柏二两

凡四物，从水八升，煮取二升半，分三服。

《本草拾遗》云：

旧著鞋履下土，主人适⑫他方，不伏水土，刮取末，和水服之，不伏水土与诸病有异者是也。

治呕逆吐利方第卅五

《病源论》云：呕逆吐利者，肠⑬胃虚，邪气并之，脏腑之气自相克⑭也。

《新录方》治利兼吐逆及呕者：

葱白、豉各一升，水五升，煮服一升六合，分二三服。

又方：

干姜末方寸匕，饮，日二。

《僧深方》治胸胁有热，胃中支满，呕吐下利方：

黄芩二两 人参一两 甘草一两 桂心一两

凡四物，水八升，煮取四升，分四服，日三夜一。

治利兼渴方第卅六

《病源论》云：夫水谷之精，化为血气津液，以养脏腑。脏腑虚，受风邪，邪入于肠胃，故利。利则津液空竭，腑脏虚燥，故利而兼渴也。

---

① 痭：原作"蚶"，据文义改。

② 随：《病源》卷十七《蛊注痢候》"随"下有"经脉血气"四字。

③ 热：原误作"气"，据《病源》卷十七《蛊注痢候》改。

④ 如：《病源》卷十七《蛊注痢候》"如"下有"病"字。

⑤ 注：原作"蛀"，据文义改。

⑥ 蓝汁丸：《外台》卷二十五《蛊注痢方三首》引《肘后》作"蜜丸"。

⑦ 服六七丸至十四五丸：《外台》卷二十五《蛊注痢方三首》引作"饮服十丸"。

⑧ 日三：旁校引或本作"日二"，《外台》卷二十五《蛊注痢方三首》引作"日四服"。

⑨ 炭：旁校疑作"灰"。

⑩ 伏：与"服"字通。

⑪ 水："水"字原脱，据《病源》卷十七《不伏水土痢候》补。

⑫ 适：往，去。

⑬ 肠：《病源》卷十七《呕逆吐痢候》"肠"上有"由"字。

⑭ 克：《病源》卷十七《呕逆吐痢候》"克"上有"乘"字。

《僧深方》治少阴泄利不绝，口渴，不下①食，虚而兼烦方：

附子一枚 干姜半两 甘草二分 葱白十四枚

凡四物，以水三升，煮取一升，二服，先渴后呕者，心有停水。一方加犀角一两。

又方：

厚朴，炙，捣末，酒服方寸匕，日五六。

治利兼肿方第卅七

《病源论》云：利兼肿者，是利久脾虚，水气在于肌肉之间所为也。

《新录方》治利兼肿者：

桑根白皮切一升，水四升，煮取一升，去滓，纳糖三合，和烊，分二②服。

又方：

大麻子三升，水一斗，研取白汁，煮赤小豆烂，啖豆饮汁，良。

治利后虚烦方第卅八

《病源论》云：利后虚烦者，由腑脏尚虚，而气内搏之所为也。

《小品方》大乌梅汤，治被下之以后，虚烦躁不得眠，剧者颠倒，心中懊恼方：

大乌梅十四枚，擘 好豉七合

凡二物，以水四升，煮梅令得二升半，纳豉令四五沸，得一升半，分二服。

《千金方》治下后烦，气暴上，香苏汤方：

香豉五两 生苏一把，冬用子三两

凡二物，水五升，煮取二升，顿服。

《僧深方》治大下后，虚烦不得眠，剧者颠倒，懊恼欲死方：

栀子十四枚，擘 好豆豉七合

凡二物，水四升，先煮栀子，令余二升半汁，乃纳豉，二三沸，去滓，服一升。一服安者，勿复服；若上气呕逆，加橘皮二两，亦可加生姜。

治利后不能食方第卅九

《病源论》云：利后不能食者，由脾胃虚弱，气逆胸间之所为也。

《千金方》治大下后，腹中空竭，胸中虚满，不得下食方：

芍药一两 甘草一两 当归二两③ 生姜五两 桂心三两 厚朴二两④ 半夏一两

凡七物⑤，水八升，煮取三升，分三服⑥。

治利后哕方第四十

《病源论》云：下断之后，脾胃虚，气逆，遇冷折之，其气不通，则令哕。

《范汪方》治大下之后，下止呕哕，胸中满塞，水浆不下方：

橘皮一两 人参一两 香豉一升，一方一两 桂心二两 生姜五两 半夏三两 甘草一两

凡七物，切，以水九升，煮豉取七升，去滓，纳诸药，微火上煮取二升半，分三服。

治利后逆满方第四十一

《病源论》云：利后而心下逆满者，犹脏虚⑦，心下有停饮，气逆乘之所为也。

《范汪方》治中寒下以后，心下逆满，上冲胸中，起欲头眩方：

茯苓四两 桂三两 白术二两 甘草二两

凡四物，以水六升，煮取三升，分三服。

----

① 下：原作"可"，据旁校改。

② 二：原作"三"，据旁校改。

③ 二两：《千金方》卷十五第八作"三两"。

④ 二两：《千金方》卷十五第八作"三两"。

⑤ 七物：旁校"物"作"味"，《千金方》卷十五第八"物"下有"㕮咀"二字。

⑥ 分三服：《千金方》卷十五第八"服"下有"服二剂最佳"五字。

⑦ 犹脏虚：《病源》卷十七《痢后心下逆满候》作"此由脏虚"。

治利后谷道痛方第四十二

《**病源论**》云：利久肠虚，邪客于肛门，邪气与真气相搏，故令疼痛也。

《**新录方**》利，谷道疼痛方：

炒盐熨下部。

又方：

烧蒜去皮，纳下部，良。

《**范汪方**》利，谷道痛方：

炙枳实熨之。

《**集验方**》治赤白滞下久不断，谷道疼痛不可忍：

宜服温药，熬盐熨之。

医心方卷第十一

医心方卷第十一背记

陟厘 《小品方》云：水中粗苔也。范东阳云：水中石上生如毛，绿色者。《药对》云：河中侧梨，侧梨、陟厘，声相近也。又按：《药对》云：河中侧梨，此则釐音，非厘音也。

以上第廿一叶。

医心方卷第十二

从五位下行针博士兼丹波介丹波宿祢康赖撰

治消渴方第一
治渴利方第二
治内消方第三
治诸淋方第四
治石淋方第五
治气淋方第六
治劳淋方第七
治膏淋方第八
治血淋方第九
治热淋方第十
治寒淋方第十一
治大小①便不通方第十二
治大便不通方第十三
治大便难方第十四
治大便失禁方第十五
治大便下血方第十六
治小便不通方第十七
治小便难方第十八
治小便数方第十九
治小便不禁方第廿
治小便黄赤白黑②方第廿一
治小便血方第廿二
治遗尿方第廿三
治尿床方第廿四

治消渴方第一

《病源论》云：消渴者，渴而不小便是也③。由少服五石诸丸散，积经年岁，石热④结于肾中，使人下焦虚热。及至年⑤衰，血气减少，不复制⑥于石，石热独盛，则肾为之燥，肾燥⑦故引水而不小便也。其病变多⑧痈疽，此坐⑨热气留于经络，经络不利，血气壅⑩涩，故成痈脓。

《千金方》云：论曰：凡积久兴⑪酒，未有不成消渴。然则大寒凝海而酒不冻，明其酒性酷热，物无以加，脯炙石盐，咸无以喻，此之二味⑫，酒客耽嗜，不离其口，三觞之后，制不由己。饮啖无度，咀嚼酢⑬酱，不择酸咸，积年长夜，酣兴不懈，遂使三焦猛热，五脏干燥，木石犹且焦枯，在人何能不渴？

《小品方》云：说曰：少时服五石诸丸散者，积经年岁，久⑭转虚耗。石热结于肾中，使人下焦虚热，小便数利，则作消利。消利之病，不渴而小便自利也；亦作消渴，消渴之疾，但渴不利也；又作渴利，渴利之病，随饮小便⑮也。又作强中病，强中病者，茎长兴⑯，终不痿，尿液自出；亦作痈疽之病。凡如此等，宜服猪肾荠苨汤，制其肾中石势，将饵鸭通丸⑰便瘥也。其方在本书。

又云：铅丹散，治消渴，止小便⑱方：

① 小：原作"少"，据正文标题改。
② 白黑：此二字原脱，据正文标题补。
③ 渴而不小便是也：《病源》卷五《消渴候》作"渴不止，小便多是也"。
④ 石热：《病源》卷五《消渴候》作"石势"。下同。
⑤ 年：旁校曰："宇治本无之，医本有之。"
⑥ 制：《病源》卷五《消渴候》"制"上有"能"字。
⑦ 肾燥：《病源》卷五《消渴候》"肾燥"下不叠"肾燥"二字。
⑧ 多：《病源》卷五《消渴候》"多"下有"发"字。
⑨ 坐：由于。
⑩ 壅：原误作"痈"，据《病源》卷五《消渴候》改。
⑪ 兴：《千金方》卷二十一第一作"饮"。
⑫ 脯炙石盐，咸无以喻，此之二味：《千金方》卷二十一第一作"脯炙盐咸，此味"，"此味"二字连下读。
⑬ 酢：《千金方》卷二十一第一作"鲊"。
⑭ 久：旁校作"人"，与安政本合。
⑮ 随饮小便：谓随饮随小便。
⑯ 兴：指阴茎勃起。
⑰ 鸭通丸：《千金方》卷二十一第一引作"鸭通汤"，"鸭通汤"方见《千金方》卷二十四第三。
⑱ 止小便：《千金方》卷二十一第一作"止小便数"，"数"下有"兼消中"三字。

铅丹二分 瓜蒌①十分 泽泻五分 石膏五分 赤石脂五分 白石脂五分 胡粉二分 甘草十分

凡八物,冶下筛,酒②服方寸匕,日三,不知稍增,年壮服半匕。得病一年,服药一日愈,二年二日瘥,甚者夜以水服③,勿用酒。

又云:治日饮一石许,小便不通④,瓜蒌丸方:

瓜蒌三分 铅丹三分 葛根三分 附子⑤一分,炮

凡四物,冶下筛,蜜⑥丸如梧子,饮服十丸,日三。

又云:治消渴方:

取活螺三斗,以江水一石养之,倾取冷汁饱饮之。经日放去,更取新者渍之。

又云:灸消渴法:

灸关元一处。又侠两旁各二寸二处,各灸卅壮,五日一报,至百五十壮。今按:《明堂》云:关元在脐下三寸,《千金方》灸胃管穴。

《千金方》治消渴方:

饮豉汁,任性多少。

又方:

浓煮竹根汁,饮之。

又方:

煮青粱米汁饮之。

又云:瓜蒌粉,治大渴秘方:

深掘大瓜蒌⑦,厚削皮至白处止,寸切之,水浸,一日一易水,经五日出,取捣,以绢袋碎⑧之,如米粉法,水服方寸匕,日三四,亦可作粉粥乳酪中食之,不限多少,取瘥止。

《葛氏方》治卒消渴,小便多方:

多作竹沥,饮恣口,数日愈。

又方:

破故屋瓦煮之,多饮汁。

又方:

石膏半斤,捣碎,以水一斗,煮取五升,稍服⑨。

又方:

瓜蒌根,薄切,炙,五两,水五升,煮取四升,饮之。

《录验方》治消渴,日饮六七斗,小麦汤方:

小麦一升 瓜蒌根切,一升 麦门冬一升

右三物,以水三斗,煮取一斗半,饮之。

《新录方》治消渴方:

臭泔恣意饮之,取瘥止。

又方:

捣生葛汁饮之。

《龙门方》疗消渴方:

生胡麻油一升,顿服之,立验。

又方:

烂煮葵汁,置冷露中,每渴即饮之。

《僧深方》治消渴,唇干口燥,枸杞汤方:

枸杞根五升,剉皮 石膏一升 小麦三升,一方小豆

凡三物,切,以水加上没手,合煮,麦熟汤成,去滓,适寒温饮之。

《拯要方》疗渴,身体微肿方:

茅根三斤,捶破,以水二斗,煮取二升,一日服尽,可日服一剂。

《经心方》黍米汤,治渴神方:

干黍米一升,以水三升,煮取一升,去滓,服一升,日再服,良。

《耆婆方》治人渴方:

瓜蒌十两 白粱米五小升

右,以水一斗二升,煮取三升,去滓,分三服。

《范汪方》治消渴汤方:

麦门冬一两 土瓜根二两 竹叶一把

凡三物,㕮咀,水七升,煮取令得三升半,分再服,神有验。

---

① 瓜蒌:《千金方》卷二十一第一作"瓜蒌根"。
② 酒:《千金方》卷二十一第一作"水"。
③ 夜以水服:《千金方》卷二十一第一作"夜二服"。
④ 小便不通:《千金方》卷二十一第一无此四字。
⑤ 附子:按"附子"以上四味,《千金方》卷二十一第一作"瓜蒌根三两、铅丹二两、葛根三两、附子一两"。
⑥ 蜜:"蜜"字原脱,据旁校补。
⑦ 瓜蒌:《千金方》卷二十一第一作"瓜蒌根"。
⑧ 碎:《千金方》卷二十一第一作"滤"。
⑨ 稍服:《证类本草》卷四《玉石部中品》"石膏"条引《肘后》作"稍饮五合"。

《陶景本草注》治消渴方：

煮葏草汁及生汁服之。

又方：

捣冬瓜，绞服汁。

《苏敬本草注》治消渴方：

食大麦面良。

又方①：

单食桑椹良。

又方：

粟米臭泔汁饮之，立瘥。

《孟诜食经》消渴方：

麻子一升，捣，水三升，煮三四沸，去滓，冷服半升，日三，五日即愈。

今按：渴家可食物②：

苏蜜煎　治消渴，补内③；

寒水石④　《本草》云：主止渴；

石膏　《本草》云：主止消渴；

大麦　《本草》云：主消渴。和名不止牟支；

青粱米　《本草》云：主渴利。和名安波乃米；

小麦　《本草》云：止燥渴。和名古牟支；

粟米　《本草》云：主消渴。和名云阿波乃宇留之祢；

赤小豆　《本草》云：止⑤消渴。和名阿加阿都支；

猕猴桃　崔禹云：主消渴。和名已久波；

乌芋　《本草》云：主消渴。和名久和为；

蒳根　《七卷食经》云：除消渴。和名已毛乃祢；

竹笋　《本草》云：主消渴。和名多加牟奈；

冬瓜　《本草陶注》云：消渴⑥。和名加毛宇利；

葵菜　崔禹云：主消渴。和名阿不比；

菘菜　《本草》云：解消渴。和名太加奈；

芦荻⑦　《本草》云：主消渴，大有验。和名于保祢；

蘩蒌　《七卷食经》：主消渴，和名波久倍良；

蕈　《本草》云：主消渴。和名奴奈波；

骨蓬　《本草》云：主消渴。和名加波保祢；

石莼　崔禹云：治消渴。和名右毛；

紫苔　崔禹云：止消渴。和名须牟乃利；

牛乳　《本草》云：止渴。和名宇之乃知；

酪　《本草》云：止渴；

鹿头　苏敬云：主消渴。崔禹云：主消渴；

鲤鱼　《本草》云：止渴。和名已比；

海月　崔禹云：主消渴。和名久良介；

鳢　《本草》云：止渴。和名加支；

石阴子　崔禹云：主消渴、渴利。和名加世；

龙蹄子　崔禹云：主⑧消渴、渴利。和名世；

寄居　崔禹云：主消渴。和名加牟奈；

河贝子　崔禹云：主消渴。和名三奈；

田中螺⑨子　《本草》云：止渴。和名多都比。

渴家可忌物：

《千金方》云：所慎者⑩有三：一则酒炙；二则房室；三则咸食及面。

《养生要集》云：小麦合䔄米食，复饮酒，令人消渴。

《小品方》云：忌食猪肉。

---

① 方：“方”字原脱，据上下文例补。

② 今按渴家可食物：此以下至篇末，均为“今按”内容，故所引书目依例未用黑体字标记。

③ 治消渴，补内：此五字原为小字，循文义均为“今按”内容，今改为同一字体。下从“寒水石”至“田中螺子”，每味食物下文字均仿此。

④ 寒水石：旁注云：“一名白水石”。

⑤ 止：旁校作“主”。

⑥ 消渴：疑“消”上脱“止”字。

⑦ 芦荻：“荻”疑当作“菔”。“芦菔”即“莱菔”，《新修本草》云“止消渴”。

⑧ 主：“主”字原脱，据旁校补。

⑨ 螺：原作“蠃”，据文义改。

⑩ 者：旁校作“物”。

治渴利方第二

《病源论》云:渴利者,随饮随小①便是也。由少时②服乳石,石热盛时,房室过度,致令肾气虚耗,下焦生热,热则肾燥,肾燥则渴,然肾虚又不能传制水液,故随饮随小便也。

《葛氏方》治大渴利,日饮数斛,小便亦尔者方③:

瓜蒌 黄连 防己 铅丹分等④

捣末,以苦酒一合,水一合,和作浆,服方寸匕,日三。

《范汪方》治渴,日饮一斛,小便亦如之,瓜蒌汤方:

瓜蒌二两 黄连一升 甘草二两

凡三物,水五升,煮取二升半,分三服。

《集验方》治渴,日饮一斛者方:

入地三尺取桑根白皮,炙,令黄黑,细切,以水令相淹煮之,以味浓为度,热饮之,勿与盐,与米非嫌⑤,大验。

治内消方第三

《病源论》云:内消病者,不渴而小便多是也。由少服五石,石热结于肾,内热⑥之所作也。

《小品方》云:夫内消之为病,皆热中所作也。小便多于所饮,令人虚极短气。内消者,食物皆消作小便去,而不渴也,治之枸杞汤:

枸杞枝叶一斤,冬根三两 瓜蒌根三两 石膏三两,一方无 黄连三两 甘草二两

凡五物,切,以水一斗,煮取三升,一服五合,日三。

又云:治小便多,昼夜数十起方:

小豆生藿⑦一把

凡一物,捣,绞取汁,频饮三升便愈。亦治小儿利。

《令李方》治小便利多,秦艽散方:

秦艽一分 陈芥子二分

凡二物,冶下筛,酒服方寸匕,日三。

治诸淋方第四

《病源论》云:诸淋者,由肾虚而膀胱热故也。其状小便出少起数,小腹弦急,痛引于脐。

《葛氏方》治卒患淋方:

灸足大指前节上十壮,良。

又方:

灸两足外踝中央,追⑧年壮,有石即下。

又方:

但服葎草汁一升,不过三升。亦治石淋。

又方:

豉一升,水三升,渍少时,以盐一合纳中,顿服。今按:《经心方》:豉半升,水四升,煮一沸,顿服,立通,不加盐。

《拯要方》⑨疗淋方:

右,煮石燕汁饮之,良验,以水煮之。

《范汪方》治淋,滑石散方:

葵子一升 滑石一两 通草二两

凡三物,冶筛,酒服方寸匕,日三。

又云:治淋,瓜蒌散方:

石韦二分 通草一分 瓜蒌二分 葵子四分

凡四物,冶筛,先食以麦粥,服方寸匕,日三,无不愈。

---

① 小:原作"少",增笔致误,据《病源》卷五《渴利候》改。
② 时:旁校引或本无"时"字。
③ 治大渴利,日饮数斛,小便亦尔者方:《外台》卷十一《渴利虚经脉涩成痈脓方一十一首》引《肘后》作"疗消渴,肌肤羸瘦,或虚热转筋,不能自止,小便数方"。
④ 分等:《外台》卷十一《渴利虚经脉涩成痈脓方一十一首》引作"各六分"。
⑤ 与米非嫌:《外台》卷十一《卒消渴小便多太数方八首》引《肘后》作"亦可纳小粟米"。
⑥ 内热:旁校"内"下补一"也"字,检《病源》卷五《渴利候》亦有"也"字,然文义不贯,今不从补。按《外台》卷十一《消中消渴肾消方八首》无"也"字。
⑦ 小豆生藿:即"生小豆叶"。
⑧ 追:即"随"。《方言》卷十二:"追,随也。"
⑨ 方:原作"云",据文义文例改。

又方：

常以冬葵根作饮，良。

《小品方》治淋病，不得小便，阴上绞痛方：

灸足太冲五十壮。在足大指本节后二寸①。

又方：

灸悬泉，一名中封，十四壮。中封在足内踝前一寸。

《广利方》理诸淋，小便卒不通方：

麻根二七枚，切

右，以水二大升，煎取八九合，去滓，分温三服。

《集验方》卒得淋方：

取牛耳中毛，烧服半钱匕②，立愈。

又方：

以比轮钱③三百文，以水一斗，煮得三升，饮之。千金秘不传。

《录验方》治淋，瞿麦散方：

瞿麦四两 石韦四两，去毛 滑石四两，碎 车前子四两 葵子四两

凡五物，捣筛，冷水服方寸匕，日三，增至五匕④，慎酒、面⑤。

《新录方》治淋方：

马苋茎叶，捣汁一升，二三服。

治石淋方第五

《病源论》云：石淋者，淋而出石也。肾主水，水结则化为石，故肾容⑥沙石。肾虚为热所乘，热则成淋，其状小便茎里痛，尿不能卒出，痛引少腹，膀胱里急，沙石从小便道出，甚者塞痛，令闷绝。

《小品方》治石淋神方：

车前子二升，以绢囊盛，以水八升，煮取三升，尽服之，日移一丈，石子当出，宿不食饮之，良。

又方：

生菫茎叶合捣取汁，服一升，日三。

又病石淋，脐下卅六种病，不得小便方：

灸关元卅壮。《千金方》同之。

又方：

灸大敦卅壮，在足大指端，去爪甲如韭叶。

又方：

灸气门卅壮。

《录验方》石淋方：

取车前草，煮，多饮汁。

又方⑦：

石韦三分 滑石三分

凡二物，下筛，合以米汁若蜜，服刀圭匕⑧，日三⑨，已效。

《葛氏方》石淋者方：

取燕屎，末，以冷水服钱五匕⑩，清旦服，至食时当尿石。

又方：

取故甑蔽烧，三指撮，服即通。

又方：

石首鱼头中石一升，贝齿一升，合捣，细筛，以苦酒和，分为三分，宿不食，明旦服一分，日中服一分，暮服一分，明日旦石悉下。

今按：《食经》云：鲹⑪头中有石，江南人呼曰石首鱼者是也。

《千金方》石淋⑫方：

---

① 在足大指本节后二寸：此九字原为小字，循文义文例改为大字。下"中封在足内踝前一寸"仿此。

② 匕：原作"上"，据文义改。

③ 比轮钱：《晋书·食货志》："元帝过江，用孙氏旧钱，轻重杂行，大者谓之比轮钱。"

④ 五匕：《外台》卷二十七《诸淋方三十五首》引《古今录验》作"三匕"。

⑤ 慎酒、面：《外台》卷二十七《诸淋方三十五首》引作"忌酒、面，慎生冷物也"。

⑥ 容：《病源》卷十四《石淋候》作"客"。

⑦ 又方：《外台》卷二十七《石淋方一十六首》引《古今录验》作"石韦散方"。

⑧ 匕：原作"上"，据文义改。下"钱五匕"仿此。

⑨ 日三：《外台》卷二十七《石淋方一十六首》引作"日二服"。

⑩ 钱五匕：《证类本草》卷十九《禽部中品》"燕屎"条引《肘后方》作"五钱匕"。

⑪ 鲹：旁校作"鳠"。

⑫ 石淋：《千金方》卷二十一第二"石"上有"治"字。

浮石取满手,下筛,水三升,醋一升,煮取二升,澄清服一升,三服石出。

《本草拾遗》云:

有以病①为药者,淋石主石淋,水磨服之。当碎石随尿出也。人患石淋或于尿中出,正如小石,非他物也。

《新录方》治石淋方:

生葛根汁,服五六合。

又方:

葱白三升,水六升,煮取二升五合,三服。

《陶景本草注》②:

煮麻根饮之。

《苏敬本草注》:

捣乌芋根汁一升,服之。

《崔禹食经》:

煮葵子服汁。

治气淋方第六

《病源论》云:气淋者,肾虚膀胱热,气胀所为也。其状膀胱少腹皆满,尿涩,常有余沥是也。

《千金方》疗气淋方:

灸关元五十壮,又灸夹玉泉相去一寸半卅壮。

又方:

水三升,煮船底苔如鸭甲大③,取二升一服④。

又方:

捣葵子末,汤服方寸匕。

《广利方》理气淋,脐下切痛方:

以盐和少醋填脐中,盐上灸二七壮,立瘥。

治劳淋方第七

《病源论》云:劳淋者,谓劳伤肾气,而生热成淋也。肾气通于阴,其状尿留茎内,数起不出,引少腹痛,小便不利,劳倦即发。

《千金方》疗百淋,寒淋、热淋、劳淋,小便涩,胞中满,腹急痛方:

瓜蒌三两⑤　滑石二两　石韦二两

三味⑥,大麦粥⑦饮服方寸匕,日三。

治膏淋方第八

《病源论》云:膏淋者,淋而有肥⑧,状似膏,故谓之膏淋,亦曰肉淋,此肾虚不能制其肥液,相⑨与小便俱出也。

《千金方》云:膏淋之为病⑩,尿似膏,自出,疗之一如气淋也:

捣葎草汁二升,醋二合,和,空腹服之。

治血淋方第九

《病源论》云:血淋者,是热淋之甚者,则尿血,谓之血淋。心主血,血行身,通遍经络,循环腑脏。劳⑪热甚者,则散失其常经,溢渗入胞,而成血淋之⑫。

《广济方》治血淋方:

车前叶捣取汁半升,和蜜一匙,搅令消,顿服之,立瘥。《广利方》同之。

《龙门方》治血淋方:

取刺蓟根,勿见风,大一握,净洗,捣取汁半升,服之,极者不过三,良。

《千金方》疗血淋方⑬:

石韦　当归　蒲黄　芍药

---

① 病:此指病理产物。
② 陶景本草注:此下疑省"治石淋方"诸字。下《苏敬本草注》、《崔禹食经》均仿此。
③ 鸭甲大:《千金方》卷二十一第二作"鸭子大"。
④ 一服:《千金方》卷二十一第二作"顿服"。
⑤ 瓜蒌三两:《千金方》卷二十一第二作"瓜蒌根二两"。
⑥ 味:《千金方》卷二十一第二"味"下有"冶下筛"三字。
⑦ 大麦粥:《千金方》卷二十一第二"麦"下无"粥"字。
⑧ 有肥:原"有"作"其",据旁校改,与《病源》卷十四《膏淋候》合。"有肥",指尿中有油脂。
⑨ 相:《病源》卷十四《膏淋候》作"故"。
⑩ 病:"病"字原脱,据《千金方》卷二十一第二补。
⑪ 劳:《病源》卷四十九《血淋候》作"其"。
⑫ 之:《病源》卷四十九《血淋候》作"矣"。
⑬ 方:《千金方》卷二十一第二作"石韦散方"。

四味,分等,酒服一钱匕①,日二。

又方:

水五升,煮麻②根十枚,取二升,顿服。

又方:

水四升,煮大豆叶一把,取二升,顿服。

又方:

灸丹田,随年壮。在脐下二寸。今按:《明堂》云:石门一名丹田。

治热淋方第十

《病源论》云:热淋者,三焦有热,气搏于肾,流入于胞而成淋也。其状小便赤涩。亦有宿为淋,今得热而发者,其热③则变尿血;亦有小便后如豆羹汁状者,畜作有时。

《葛氏方》热淋方:

取白茅根四斤,剉之,水一斗五升,煮令得五升汁,服日三④。《千金方》同之。

又方:

末滑石屑,水服一二合。

《录验方》治热淋方:

芦心,切,三升,水五升,煮取二升,三服。

《千金方》治热淋方:

常煮冬葵根作饮服之。

又方:

灸亦与气淋同。

又方:

葵根一升,冬用子⑤ 大枣二七枚,去核

二味,水三升,煮取一升二合,分二服,热加黄芩一两,出难⑥加滑石二两⑦。

《龙门方》疗热淋方:

服冷水三升,行一里即下,瘥。

又方:

灸两足外踝中央,随年壮,有石下。

《广济方》疗热淋,小便涩痛方:

车前草切,一升 通草三两 葵根切,一升 芒硝六分,汤成下⑧

切,以水七升,煮取二升,去滓,纳芒硝,分温三服⑨,忌热食。

治寒淋方第十一

《病源论》云:寒淋者,其病状⑩先寒战,然后尿是也。由肾气虚弱,下焦受于冷气,入胞⑪与正气交争,寒气胜则战寒而成淋,正气胜⑫战寒解,故得小便也。

《新录方》:治寒淋,少腹下冷,手足亦冷方:

葵子一升 曲末一升

水六升,煮取三升半,三服。

又方:

葵子一升,小麦一升,水六升,煮取三升,三服。

治大小便不通方第十二

《病源论》云:关格⑬,大小便不通也。大便不通,谓之内关;小便不通,谓之外格;二便俱不通,为关格也。由阴阳不和,荣卫不通也。

―――――――

① 酒服一钱匕:"匕"原作"上",据文义改。《千金方》卷二十一第二作"冶下筛,酒服方寸匕"。

② 麻:《千金方》卷二十一第二作"大麻"。

③ 热:《病源》卷十四《热淋候》"热"下有"甚"字。

④ 服日三:《千金方》卷二十一第二作"服一升,日三夜二"。

⑤ 冬用子:《千金方》卷二十一第二"子"下有"夏用苗切"四字。

⑥ 出难:排尿困难。

⑦ 出难加滑石二两:《千金方》卷二十一第二此下有"末血者加茜根三两,痛者加芍药二两,加药水亦加之"云云。

⑧ 汤成下:"成"下原脱"下"字,据《外台》卷二十七《热淋方三首》引《广济》补。

⑨ 分温三服:《外台》卷二十七《热淋方》"服"下有"服别相去如人行六七里,微利为度"十四字。

⑩ 其病状:"状"字原脱,据旁校补。旁校又曰:"或本无此字。"按《病源》卷十四《寒淋候》有"状"字,当有"状"字为是。

⑪ 胞:膀胱。

⑫ 正气胜:循文义文例"胜"下当有"则"字。

⑬ 关格:《病源》卷十四《关格大小便不通候》"格"下有"者"字。

《千金方》治关格，大小便不通，芒硝汤方①：

芒硝五两 大黄八两 芍药四两 杏仁四两 麻子仁三两 乌栖树根皮五两

凡六味，以水七升，煮取三升，分三服。

又方：

灸脐下一寸三壮。

又方：

灸横纹百壮。

又方：

甄带煮取汁，和蒲黄方寸匕，日三服。

又方：

葵子一升，榆皮切一升，水五升，煮取二升，分三服。

《葛氏方》治卒关格，大小便并不通，支满欲死，二三日则杀人方：

取盐，以苦酒和，涂脐中，干复易之。

又方：

自取手十指爪甲烧末，以酒浆服。

又方：

葵子二升，水四升，煮取一升，顿服之。纳猪膏如鸡子一丸亦佳。

《集验方》治久不得大小便方：

猪脂如鸡子，著一杯酒中，煮之令沸，顿服。

又方：

煮葵根汁，服，弥佳。

《范汪方》治大小便不出方：

豆酱纳下部中，令人吹则通小便，以盐纳茎中则利，良。

《经心方》滑石散，治大小便不通方：

滑石二两 榆皮一两 葵子一两

凡三物，作散，浓煮麻子一升半取一升②，以两匕和服，不过二，大小便通。《千金方》同之。

《广利方》理气壅关格不通，小便淋结，脐下妨闷兼痛方：

冬葵子二大合　生茅根一握

以水一大升半，煎取六大合，去滓，分温二服。

又云：关格不通，胞胀妨闷，大小便不通方：

冬葵子三大合，绵裹，碎 滑石十二分，碎 芒硝十分，汤成下

切，以水二大升，煎取八大合，去滓，空腹分温再服，服别如人行四五里。忌肉、面。

治大便不通方第十三

《病源论》云：大便不通者，由③三焦五脏不和，冷热之气不调，热气偏入肠胃，津液竭燥，故令糟粕否结，壅塞不通也。

《葛氏方》治大便不通方：

研麻子，以米杂为粥食之，亦可直煮麻子④为饮，服之。

又方：

剥乌梅皮，以渍酱豆中，导下部。

《范汪方》治大便不通⑤方：

用豆酱纳下部中，则通。

又方：

酱中瓜，切，令如指长三寸，纳大孔中。

《秦承祖方》不得大便数日方：

作热汤著盆中，人居其中，汤未冷则瘥。

又方：

灸下部后五分，卅壮，瘥，大良。

《千金方》治大便不通方：

桑根一把，去赤皮 榆根一把，去赤皮

水三升⑥，煮取一升半，分二服⑦。

又方：

---

① 芒硝汤方：检今本《千金方》无此方，卷十五第六有一方与此相似，凡七味，无"乌栖树根皮"，有"乌梅、桑白皮"。又孙真人本《千金方》无"乌栖树根皮"，有"乌梅"。按"乌栖树"疑作"乌桕树"。

② 浓煮麻子一升半，取一升：《外台》卷二十七《大便失禁并关格大小便不通方二十二首》作"煮麻子汁一升半"。

③ 由：原作"犹"，据旁校改，与《病源》卷十四《大便不通候》合。

④ 麻子：原"麻"下脱"子"字，据文义补。

⑤ 大便不通：《千金方》卷十五第六作"大便难"。

⑥ 水三升：《千金方》卷十五第六此上有"㕮咀"二字。

⑦ 分二服：《千金方》卷十五第六作"分三服"。

恒煮麻子:取汁饮之。

《龙门方》疗大便不通方:

取胶,广二寸,长四寸,葱白一握,以水三升和煮,消尽去滓,一服验。

又方:

熬葵子半升,捣末,以水一升,煮服之。

《医门方》疗下部闭塞,大行不出方:

取乌梅四十枚,拍碎,汤中浸少时,去核,捣之如弹丸大一枚,纳下部中,立通。

《小品方》大便闭塞,气结心满方:

灸石关百壮。今按:《明堂》在幽门下二寸①,幽门在巨阙旁半寸。

又方:

灸足大都,随年壮。

《经心方》芍药汤,治胀满②,大行③不通方:

芍药六分 芒硝六分 黄芩五分 大黄八分 杏仁八分

凡五味,丸如梧子,饮服十五丸,日三④。

《华佗方》云:有病日食二斗米,至二百日不大便,亦无所病苦,何以尔名?为何等病也?此为谷瘦也。谷气液升道中去,虽无病,下关不通,不可长久,治之方:

葛根五斤 猪肪三斤

凡二物,葛根细判,洗之,以水三斗,并煎之,得一斗半,去滓,复煎其汁得七升已,取猪肪,切,煎之成膏,著葛根汁中,煎使相得四升所,服二升,二日尽之,下关通,营卫泽,药无所禁。服此药,开六腑,当下。

治大便难方第十四

《病源论》云:大便难者,由五脏不调,阴阳偏有虚实,三焦不和,则冷热并结故也。

又云:渴利之家,大便亦难,为津液枯竭,致令肠胃干燥。

《葛氏方》云:脾胃不和,常患大便坚强难者:

大黄三两 芍药三两 厚朴⑤三两 枳实六斤 麻子仁五合

捣筛,蜜丸如梧子,服十丸,日三,稍增,以通利为度,可恒将之。

《千金方》治大便难方:

单用豉清、酱清、羊酪、土瓜根汁,并单灌之⑥,立出。

又方:

酱清渍乌梅,灌下部中。

又方:

麻油⑦二升,纳葱白三寸,煮令黑,去滓,待冷顿服。

又方:

灸承筋⑧三壮。

又方⑨:

夹玉泉相去各二寸灸之⑩。

《新录方》大便干,骨立⑪者方:

灸胃管穴千炷。

又方:

生地黄切三升,韭切三升,以水一斗,煮取二升五合,分三服,相去十里。

又方:

单服马苋汁一升,瘥止。

又方:

捣蒜为泥,酒服如枣,日三。

又方:

烧鱼为灰,酒服方寸匕,日二三。

又方:

---

① 二寸:旁校疑作"三寸"。按作"三寸"似是。
② 胀满:《外台》卷二十七《大便不通方一十七首》引《古今录验》(尾注《经心录》同)作"心腹胀满"。
③ 大行:《外台》卷二十七《大便不通方一十七首》引作"大便",义同。
④ 日三:《外台》卷二十七《大便不通方一十七首》引作"加至二十丸,取通利为度"。
⑤ 厚朴:按"大黄、芍药、厚朴"三味,《外台》卷二十七《大便难方六首》引《肘后》各用"二两"。
⑥ 并单灌之:《千金方》卷十五第六"灌"上无"并单"二字,"灌之"二字属上读。
⑦ 麻油:《千金方》卷十五第五"麻油"上有"酱清三升"四字,尾注云:"一方不用酱清。"
⑧ 承筋:《千金方》卷十五第六"筋"下有"二穴各"三字。
⑨ 又方:《千金方》卷十五第五作"大便不通"。
⑩ 灸之:《千金方》卷十五第五作"灸随年壮"。
⑪ 骨立:形消骨立。指人体消瘦。

服甑带汁五六合，日二。

《承祖方》治大便牢难，腹热连日，欲死方：

甘遂 芫花 黄芩

凡三物，分等，捣，蜜丸如小豆，服五丸，不通，更服三丸。

《华佗方》治大便坚，数清①不能得出方：

皂荚末，下筛，以猪脂和合，苇管长一寸，以指排纳谷道中，齐指一节，须臾则去。

又云：二车丸，主临饭腹痛不能食，复又大便难方：

大黄十三两 柴胡四两 细辛二两 茯苓一分 半夏一两

凡五物，冶筛，丸以蜜，饮服如梧子五丸，日再。

《集验方》治大便牢难，腹热连日，欲死方：

白蜜三升，于微火上煎之，使如强饴②以投冷水中，须臾当凝出丸，丸如手指大，长六寸七寸，纳谷道中，即得通。

又云：不得大便十日或一月，烦满欲死方：

葵子二升，以水四升，煮取一升，去滓，顿服之。

治大便失禁方第十五

《病源论》云：大便失禁者，由③大肠与肛门虚④冷滑故也。肛门，大肠之候也，俱主行糟粕，既虚弱冷滑，气不能温制，故使大便失禁之。

《千金方》治老人小儿大便失禁：

灸大指奇间各三壮，两脚。

又方：

灸两脚大指去甲一寸，三壮。

治大便下血方第十六

《病源论》云：此由五脏伤损所为。脏气既伤，则风邪易入，热气在内，亦大便下血。其前便后下血者，血来远也。前下血后便者，

血来近也。远近者，言病在上焦、下焦也。

《小品方》云：诸下血者，先见血后见便⑤，此为远血，宜服黄土汤。若先见便后见血，此是近血，宜服赤小豆散。

赤小豆散方：

赤小豆三升，熬 当归三两

凡二物，冶筛，服方寸匕，日三。今按：《令李方》：黄连二两酒服。

黄土汤方：

灶中黄土半升，绵裹 甘草三两，炙 干姜二两 黄芩三两 阿胶三两，炙 干地黄五两，一方三两

凡六物，以水一斗，煮取三升，分三服。今按：《集验方》有芎藭、熟艾，无黄芩、干地黄，治下血如刺猪。

《葛氏方》治卒下血方：

豉一升，以水三升渍，煮三沸，去滓，顿服汁一升，日三。冬天每服辄温。

又方：

豉二升，以酒六升，合煮，得三升，服一升，日三。

又方：

煮香菜极令浓，去滓，服一升，日三。

又方：

乱发如鸡子大，烧末，水服之，不过三。

又方：

三指撮盐，烧，向东服之。

又方：

灸两足父指⑥回毛中，追年壮⑦，即愈。

《僧深方》治卒下血，蒲黄散方：

甘草一分 干姜一分 蒲黄一分

凡三物，下筛，酒服方寸匕，日三。

---

① 数清：指数大便。"清"通"圊"，厕所。
② 饴：原作"铺"，形近致误，据眉注改。"饴"，稠糖浆。
③ 由："由"字原脱，据旁校补，与《病源》卷十四《大便失禁候》合。
④ 虚："虚"上疑脱"弱"字，应据下文"虚弱冷滑"文例补。
⑤ 先见血后见便：循文义方义，疑此句与下"先见便后见血"句误窜。
⑥ 父指：旁校作"大指"。按"父指"即指大指。
⑦ 追年壮：即"随年壮"。

又方：治卒注下并下血，一日一夜数十行方：

灸脐中及脐下一寸，各五十壮。今按：《葛氏方》以钱掩脐上，灸钱下际五十壮。

《医门方》治卒下血，或因吃热物而发方：

生葛根汁、生地黄汁、生藕根汁，各饮一升，日二，瘥。

又方：

小豆末，和水服方寸匕，日二服，立瘥。

《范汪方》治下血方：

干地黄五两　胶三两，炙

凡二物，治筛，分三服。《葛氏方》同之。

又方：

干地黄下筛，以酒服方寸匕，日三。

又云：治大便血，诸血、衄血方：

乌贼鱼骨五分　桑耳一分

凡二物，治筛，酒服方寸匕，日三。

《千金方》下血，日夜七八十行方：

黄连四两　黄柏四两

二味，淳醋五升，煮取一升半，分再服。

《枕中方》治人下血方：

取鸡苏绞取汁，多少任意服之，愈。今按：《集验方》治吐血、下血，并妇人漏下。

《新录方》治卒下血兼血痔方：

栀子及皮一升，以水三升，煮取一升三合，分二服。

又方：

桃奴，树上死桃子也，取一升，以水三升，煮取一升三合，分二服。

又方：

取败船茹二升，以水三升，煮取一升二合，分二服。

又方：

荆叶切三升，以酒五升，煮取一升六合，分二服。

又方：

赤小豆三升，以水五升，煮取一升六合汁，渴饮汁，饥唼豆。

又方：

以水三升，煮葱白一升半，取一升二合汁，分三服。

又云：食热物下血方：

捣生葛根，取七八合汁，饮之。

又方：

捣生地黄取汁，饮七八合。

又方：

捣生藕取汁，饮七八合。

又方：

生襄荷根汁，饮六七合。

又方：

酒三升，煮大枣廿一枚，取汁，分二三服。

又方：

以①水服石榴皮末方寸匕，日二。

又方：

捣蓟，无问大小猫虎羊②等，取汁饮之并好，若冬月无生者，掘取根或干者切二升，以水三升，煮取一升二合，分二服。

治小便不通方第十七

《病源论》云：小便不通者，由③膀胱与肾俱有热故也。肾主水，膀胱为津液之府，此二经为表里，而水行于小肠，入胞者为小便。肾与膀胱热④，热入于胞，热气大盛，故结涩，令小便不通。

《葛氏方》治小便不通方：

熬盐令热，纳囊中，以熨少腹上。

又方：

以盐满脐，灸上三壮。以上《小品方》同之。

又方：

末滑石，水服方寸匕。

又方：

以衣中白鱼虫，纳小孔⑤中。

---

① 以：原作“一”，据旁校改。

② 大小猫虎羊：指大小蓟的不同称呼。

③ 由：“由”字原脱，据旁校补，与《病源》卷十四《小便不通候》合。

④ 热：《病源》卷十四《小便不通候》“热”上有“既”字。

⑤ 小孔：指尿道口。

《千金方》治小便不通方：

水四升，洗瓹带，取汁，煮葵子，取二升半，分三服。

又方：

葵子、车前子，水五升，煮取二升半，三服。

又方：

鲤鱼齿灰①末，酒服方寸匕，日三。

又方：

鱼头石②末，水服方寸匕，日三。

《新录方》治小便不通方：

水渍石，迭熨少腹下，出。或烧石热熨少腹，以出为度。

又方：

车前子一升，以水三升，煮取一升二合，再服。

《小品方》小便不通及关格方：

取生土瓜根，捣取汁，以少水解③之于筒中，吹纳下部即通，秘方。

又云：治小便闭方：

豉半升，水四升，煮一沸，去滓，一服立愈，通。

《医门方》疗小便不通方：

取乱发如拳大，烧作灰，末，筛，酒服方寸匕，立愈。

又云：疗小便不通，小腹满闷，不急疗杀人方：

葱白切一合，盐少许，捣绞取汁，灌三五豆粒许入水道中，水④便出，极效。

《集验方》：治淋，小便不利，阴痛，石韦散方：

石韦二两 瞿麦一两 滑石五两 车前子三两 葵子二两

凡五物，下筛，先食服方寸匕，日三。

《令李方》治淋，胞满不得小便，滑石散方：

滑石一两 通草半两 石韦一两

凡三物，冶筛，酒服方寸匕，日三。

《范汪方》治小便不通方：

取陈葵子一升，淳酒三升，煮之，服尽。

治小便难方第十八

《病源论》云：小便难者，此亦⑤是肾与膀胱热故也。

《录验方》治小便难，淋沥方：

通草二两 茯苓二两 葶苈子二两，熬

凡三物，下筛，以水服方寸匕，日三。

《新录单方》治小便不出，腹满气急者方：

灸关元穴，在脐下三寸，依年壮。

又方：

车前草切三升，以水五升，煮取二升，分二服，日一。

又方：

瓹带一枚，以水五升，煮取一升六合，再服。

又方：

大麻子三升，以水五升，煮麻子腹破，分二服。

又方：

煮滑石取汁，饮之立下。

又方：

葵子二升，以水四升，煮取一升六合，分三服。

又方：

茅根切二升，煮服依前，兼去渴，最妙。

《医门方》疗小便难方：

以少盐纳茎孔中，即通。

治小便数方第十九

《病源论》云：小便数者，膀胱与肾俱虚，而有客热乘之故也。

---

① 鲤鱼齿灰：《千金方》卷二十一第二"灰"上有"烧"字。
② 鱼头石：《千金方》卷二十一第二"鱼"上有"石首"二字。
③ 解：稀释。
④ 水：疑当作"小"。
⑤ 亦：《病源》卷十四《小便难候》无"亦"字。

《范汪方》治小便一日一夜数十行方：

菖蒲　黄连

二物，分等，冶筛，酒服方寸匕。

又方：

石膏半斤，咬咀，以水一斗，煮取五升，稍服。以上《葛氏方》同之。

《千金方》治①小便利，复非淋方：

榆白皮二斤②，水一斗，煮取五升，服三合，日三。

又方：

三年重鹊巢烧末，服③之。

《葛氏方》治小便卒太数，复非淋，一日数十过，令人疲瘦方：

灸两足下第二指本节第一理④七壮。

又方：

不中水⑤猪膏如鸡子者一枚灸，承下取肥汁尽服之，不过三。此二方并治遗尿也。

又方：

鸡肠草一把，熟捣，酒一升，渍一时⑥，绞去滓，分再服。

《医门方》疗小便数，日夜出无节度方：

小豆苗叶，捣绞取汁，饮一二升，立止，极效。

治小便不禁方第廿

《病源论》云：小便不禁者，肾气虚，下焦受冷也。肾主水，其气下通于阴，肾虚下焦冷，不能温制其水液，故小便不禁。

《新录方》治小便不禁方：

柏树白皮切二升，以水三升，煮取一升二合，分再服，相去十里。

又方：

故甑带，以水三升，煮取一升二合，分二服。

又方：

露蜂房灰，酒服方寸匕，日二。

又方：

石榴皮子灰，酒服方寸匕。

又方：

榆白皮切二升，水四升，煮取一升六合，二服。

《令李方》小便不禁，数行方：

当归二两　甘草五分

凡二物，冶下筛，酒服半钱匕⑦，日三，一月瘥。夏月纳茯苓，阴肿痛纳黄芪，分等。

《拯要方》疗小便不禁，或如血色方：

麦门冬八两，去心　蒺藜子二两　甘草一两，炙　干姜四两　桂心二两　干地黄八两　续断八分

右，水一斗，煮取二升半，分三服。

治小便黄赤白黑方第廿一

《僧深方》治膀胱急热、小便黄赤，滑石汤方：

滑石八两，碎　子芩三两　车前子一升　葵子一升　榆皮四两

凡五物，以水七升，煮取三升，分三服。

《龙门方》疗人小便白稠方：

取蜂房烧作灰，和水，一服一匕，瘥。

《范汪方》治小便利多而或白精从尿后出方：

瓜蒌三分　滑石二分　石韦一分

三物，为散，麦粥服方寸匕，日三。

又云：治小便白浊而多方：

桑茸三分　甘草五分

二物，为散，以醋浆服方寸匕，日三。

又云：治虚羸，小⑧便青黄白黑，白如米汁方：

白善六分　龙骨五分　牡蛎二分　小豆三两，熬　土瓜根二分

凡五物，冶筛，以酒服一方寸匕，日三。

---

① 治：《千金方》卷二十一第一"治"下有"渴"字，"渴"下句读。

② 斤：《千金方》卷二十一第一"斤"下有"切"字。

③ 服：《千金方》卷二十一第一"服"上有"以饮"二字。

④ 理：纹理。

⑤ 不中水：未沾水。

⑥ 一时：一个时辰，两个小时。

⑦ 匕：原作"上"，据文义改。

⑧ 小：原作"少"，据旁校改。

治小便血方第廿二

《病源论》云：心主于血，与小肠合，若心家①有热，结于小肠，故小便血也。

《养生方》云：人食甜酪，勿食大醋，变为尿血也。

《新录方》治尿血方：

车前草，捣绞取汁，服五合，且空腹服之。

又方：

棘刺二升，水四升，煮取二升，分三服。

《范汪方》治小便血方：

乌芋根五升，捣取汁，服一升。

《千金方》治尿血方：

豉二升，酒四升，煮取一升，顿服。

又方②：

生大麻根十枚，水五升，煮取二升，分三服③。

又方：

龙骨细末，温酒服方寸匕④。

又方：

熬盐热熨少腹，并主淋，大良。

又方：

刮滑石屑，水和，涂少腹，绕⑤阴际，佳。

又方⑥：

灸大敦穴，随年壮⑦。

又云：治房损伤中尿血方：

牡蛎 车前子 桂心 黄芩⑧

四味，下筛⑨，饮服方寸匕，日三，加至二匕。

又云：治虚劳尿血淋方：

葵子一升，水三升，煮取一升半，日三。

《葛氏方》治小便血方：

茅根一把，切，煮，去滓，数饮之。

又方：

捣葱白，取汁服一升。

《小品方》生⑩地黄汤，治小便血方：

生地黄半斤 柏叶一把 黄芩二两 胶二两 甘草二两

凡五物，以水七升，煮取三升，绞去滓，纳胶令烊，取二升半，分三服。

《博济安众方》疗小便出血方：

地黄汁一升，姜汁一合，相和顿服，未瘥再服。

治遗尿方第廿三

《病源论》云：遗尿者，此由膀胱虚冷，不能约于水故也。

《范汪方》治人喜遗尿方：

防己 防风各三分 葵子二分

冶末，服方寸匕。一方防己三升。

又方：

矾石、牡蛎分等，冶合，以黍粥服方寸匕，日三。

《令李方》治遗尿，芍药散方：

白薇一两 芍药一两

凡二物，冶合，下筛，酒若水服方寸匕，日三。

《龙门方》治遗尿不禁方：

取燕巢中蓐烧灰，服一钱匕⑪，日三，七日瘥。今按⑫：《本草拾遗》云：水进方寸匕，亦主哕。

《录验方》治遗尿，龙骨散方：

桑耳⑬三两 矾石二两 牡蛎二两 龙骨三两

凡四物，合冶，下筛，服方寸匕，日三。

《千金方》治遗尿，小便涩方：

---

① 心家：心脏。
② 又方：《千金方》卷二十一第二作"治血淋方"，尾注云："亦治小便出血"。
③ 分三服：《千金方》卷二十一第二作"顿服之"。
④ 温酒服方寸匕：《千金方》卷二十一第三作"温水服方寸匕"，"匕"下有"日五六服"四字。
⑤ 绕：《千金方》卷二十一第三"绕"上有"及"字。
⑥ 又方：按《千金方》卷二十一第二此方治"五淋"。
⑦ 随年壮：《千金方》卷二十一第二作"三十壮"。
⑧ 黄芩：《千金方》卷二十一第三"芩"下有"等分"二字。
⑨ 下筛：《千金方》卷二十一第三"下"上有"治"字。
⑩ 生："生"上原衍"治"字，据文义删。
⑪ 匕：原作"上"，据文义改。
⑫ 今按：此下十五字原为大字，今循文义文例改为小字。
⑬ 耳：原作"茸"，形误，据文义改。

木防己二两　葵子二两　防风①三两

三味,水五升,煮取二升半,分三服,散服亦佳②。

《小品方》治遗尿灸穴:

灸遗道,在侠玉泉五分,随年壮。

又方:

灸阳陵泉、阴陵泉,随年壮。在膝下一寸。

治尿床方第廿四

《病源论》云:人有于眠睡不觉尿出者,是其禀质阴气偏盛,阳气偏虚者,则膀胱肾气俱冷,不能温制于水,则小便偏③多,或不禁而遗失④。

《新录方》治尿床方:

大麻根皮切三升,以水五升,煮取一升八合,去滓,分二服,小儿减之。

又方:

大豆叶三升,水五升,煮取二升,分三服。

医心方卷第十二

医心方卷第十二背记

白鱼　一名蟫音瑶,一音覃,和名之美。

《尔雅》注云:蛃鱼上音丙,衣书中目生虫也。

以上第廿八叶

---

① 防风:按“防风”以上三味,《千金方》卷二十一第二各用“一两”。

② 散服亦佳:原作“散亦服佳”,文义不顺,据《千金方》卷二十一第二改。

③ 偏:《病源》卷十四《尿床候》无“偏”字。

④ 失:《病源》卷十四《尿床候》作“尿”。

医心方卷第十三

从五位下行针博士兼丹波介丹波宿祢康赖撰

治虚劳五劳七伤方第一
治虚劳赢瘦方第二
治虚劳梦泄精方第三
治虚劳尿精方第四
治虚劳精血出方第五
治虚劳少精方第六
治虚劳不得眠方第七
治昏塞喜眠方第八
治邪伤汗血方第九①
治阳虚汗出方第十
治风汗方第十一
治阳虚盗汗方第十二
治传尸病方第十三
治骨蒸病方第十四
治肺痿病方第十五

治虚劳五劳七伤方第一

《病源论》云：虚劳者，五劳、六极、七伤是也。五劳者，一曰志劳，二曰思劳，三曰心劳，四曰忧劳，五曰瘦劳。又曰五脏劳也。六极者，一曰气极，二血极，三筋极，四骨极，五髓②极，六精极也。七伤者，一阴寒，二阴痿，三里急，四精连连，五精少阴下湿，六精清，七小便苦数，临事不毕③。又曰脾伤、肝伤、肾伤、肺伤、心伤、形伤、志伤。今按：虚劳阴痿方在廿八卷。

《千金方》云：三仁九子丸，主五劳七伤，补益方：

酸枣仁 柏子仁 薏苡仁 枸杞子 蛇床子 五味子 菟丝子 菊子④ 菴䕡子 荆子⑤ 地肤子 乌麻子 薯蓣 桂心 干地黄

十五味，加苁蓉三两，余各二两，酒服如梧子廿丸，日二⑥。

《范汪方》开心薯蓣肾气丸，治丈夫五劳七伤，髓极不耐寒，眠即胪胀，心满雷鸣，不欲饮食，虽食，心下停痰不能消，春夏手足烦热，秋冬两脚凌冷；虚多忘，肾气不行，阴阳不发，绝如老人。服之健中补髓填虚，养志开心安脏，止泪明目，宽胃，益阴阳，除风去冷，无所不治方：

肉苁蓉一两 山茱萸一两，一方无 干地黄六分，一方代⑦干姜 远志六分 蛇床子五分 五味子六分 防风六分 茯苓六分 牛膝六分 菟丝子六分 杜仲六分 薯蓣六分

凡十二物，捣下筛，蜜丸如梧子，服十丸至廿丸，日二夜一。若烦心即停减之，只服十丸为度。服药五日茎炽热；十夜通体滑泽；十五夜颜色泽，手足热；廿夜雄力欲盛；廿五夜经脉充满；卅夜热气朗彻，面色如花，手纹如渍血，心开，记事不忘，去愁止忘，独寝不寒，止尿洪阴。年四十以下一剂即足，五十以上两剂即足，满七十亦有子。妇人断续⑧者，服一剂，五十得子。无所禁，但忌大辛、醋。

又云：六生散，治五劳七伤、五缓六急，治寒热，胀满大腹，中风垂曳⑨，消微⑩逐血，补诸不足，令人肥白方：

生地黄根二斤 生姜一斤 生菖蒲根一斤 生枸杞根一斤 生乌头一斤 生章陆根一斤

---

① 治邪伤汗血方第九：按此以下四目原作"治阳虚汗出方第九、治阳虚盗汗方第十、治风汗方第十一、治邪伤汗血方第十二"，目次与正文标题不符，今据正文移正。

② 髓：《病源》卷三《虚劳候》作"肌"。

③ 毕：《病源》卷三《虚劳候》作"卒"。毕、卒义同，指房事不能完毕，即早泄。

④ 菊子：《千金方》卷十九第八作"菊花子"。

⑤ 荆子：《千金方》卷十九第八作"牡荆子"。

⑥ 日二：《千金方》卷十九第八作"日二夜一"。

⑦ 代：原作"弋"，据旁校改。

⑧ 断续：中断生育能力。

⑨ 垂曳：肢体偏废。

⑩ 微：疑当作"徽"，即"癥"之省写。

凡六物，合七斤，熟洗之，停令燥，粗切之，美酒二斗，都合渍三四日，出曝之，暮辄还著酒中，趣令汁尽止，捣末下筛，酒服半钱匕①，日三，十日之后增至一钱，以试有验。

《煎药方》云：酥蜜煎，治诸渴及内补方：

酥一升　蜜一升　地黄煎一升　甘葛煎一升
大枣百枚　茯苓　人参　薯蓣各三两

右八物，先蜜、酥入合搅烊②，后甘葛煎入烊，枣膏以绝绞入，然后茯苓、人参、薯蓣等散入合，后入地黄煎，微火煎，不止手③搅冷之。

今按：酥蜜煎方有数首，或药种多少不同，或分两升合各异，仍取当今名医增损之法，以备俗用，药种如左：

酥小一升　蜜小一升，煎去滓沫，无用甘葛煎
甘葛煎大三升　地黄煎大二合五勺　麦门冬煎大
二合五勺　生姜大五升，舂绞煎得大五合　大枣百五
十枚，取肉　炼胡麻大三合，熬舂　干薯蓣小三两，舂
筛　茯苓小二两，舂筛

凡十物，先以酥入生姜煎煎之，令相得，次入蜜，次以甘葛煎和大枣，炼胡麻绞去滓入，次入干薯蓣、茯苓，次入麦门冬煎、地黄煎，皆入诸药，微火上煎，不离手搅，令和调，至鼠尾不火④，亦不止手搅冷之。但或方如枣大，服二丸，日三。或如鸡子大，服一丸，日三。今亦多少任意，入酒服之。

《杂酒方》枸杞石决明酒，治除腰脚疾疝癖⑤，诸风痹恶血，去目白肤翳，赤膜痛，眨眨泪出瞽盲，轻身，补肾气，和百节，好颜色，延寿肥健长变方：

石决明干者一大斤，洗，炙　枸杞根白皮
小一斤

右二物，细切，盛绢袋，以清酒四斗五升渍之，春五日、夏三日、秋七日、冬十日，去滓，始服多少不占⑥。

《大清经》五茄酒，治五劳七伤，心痛血气乏弱，男子阴痿不起，囊下恒温，小便余沥而阴痒，及腰脊痛，两脚疼痹风弱，五缓六急，虚赢。补中益精，坚筋骨，强志意，久服轻身耐老，耳目聪明，落齿更生，白发更黑，身体轻

强，颜色悦泽；治妇人产后余疾百病，常用雄不用雌之。五叶者雄之，三叶者雌之。雄者味甘，雌者味苦。

夏用茎叶，冬用根皮，切一升，盛绢袋，以酒一斗渍，春秋七日，夏五日，冬十日，去滓，温服，任意勿醉。此药禁物，但死尸并产妇勿见也。日食五茄，不用黄金百库也。

《贺兰方》枸杞煎，主五内邪气，热中消渴，周痹风湿，胸腹游气，客热头痛，内伤大劳虚损，头面游风，风头眼眩，五癃，脚弱痿，四肢拘挛，膝痛，不可屈伸，伤中少气，阴消脑疼，忧患惊邪恐悸，心下结痛，烦满，咳逆，口焦舌干，好唾，膈中痰水，水肿，阴下痒湿，小便余沥，脚中酸痛，不欲践地。身中不足，四肢沉重，时行呕哕，折跌绝筋，积聚，五劳七伤，目暗青盲，热赤痛，补虚赢，除寒热，益气力，长肌肉，止腰痛，充五脏，利小便，益精气，止泄精，久服耳目聪明，阴气长强，坚筋骨，填脑髓，养神安魂，令人身轻，能跳越峰谷，不老而长生也。

枸杞根切大一石，以水大三斛入，煮取五斗汁，去滓，加薯蓣、藕根各二大升，煮取一大斗；次牛膝、茯苓、石斛、杜仲各大一斤，以水五斗，煮取一大斗；次茅根、芦根各大一斗，以水一斛，煮取一斗，加枣膏大一升，煮取令减半，混合三汁煎令减三分之二；次加地黄煎大二升，麦门冬煎大二升；次加蜜大一升，千岁葛⑦汁煎大二升，冬时酥大二升，稍煎令如糖，停冷纳漆器密封，始服如弹丸大一丸，日三。今按：加生姜汁煎五合。

《录验方》生地黄煎，补虚除热，将和⑧取

----

① 匕：原作"上"，据文义改。
② 烊：原作"洋"，据文义改。下仿此。
③ 不止手：即"不停手"。
④ 至鼠尾不火："至鼠尾"，金刚寺本作"至兴尾"，指煎药调和程度；"不火"，金刚寺本作"下火"，即停火。
⑤ 癖：眉校作"痕"。
⑥ 多少不占："占"原作"白"，据旁校改。"多少不占"，犹言"多少不问"，即不限数量。
⑦ 千岁葛：疑当作"千岁蘽"，应据字旁训读改。
⑧ 将和：调和。

利也,散石痈疽疮疥痔热皆宜之方:

生地黄根随多少,舂绞取汁,复重舂绞①取之,尽其汁,乃除去滓也。以新布重绞其汁,去滓碎浊,令清净,置锜②中,置釜汤上煮,锜勿塞全边,令汤气得泄不沓③也。煎地黄汁竭减半许后煎下,更以新布绞去粗碎结浊,滓秽去复煎竭之,令如饴④糖成煎。北方地黄肥,味浓,作煎甘美;东南地黄坚细,味薄,作煎咸苦不美,然为治同耳。能多作则美好也,少作则易竭,苦苦不美,然少作不可减三升汁。

治虚劳羸瘦方第二

《病源论》云:夫血气者,所以荣养其身也。虚劳之人,精髓萎竭,血气虚弱,不能充盛肌肤,故羸瘦也。

《录验方》枸杞丸,治劳伤虚损方:

枸杞子三升 干地黄切,一升 天门冬切,一升

凡三物,细捣,曝令干,以绢罗之,蜜和作丸,大如弹丸,一服一丸,日二。

《范汪方》云:补养汤,主虚劳羸瘦,食已少气方:

甘草一两,炙 术四两 牡蛎二两 大枣廿枚 阿胶三两 麦门冬四两,去心

凡六物,㕮咀,水八升,煮取二升,尽服,禁生冷。

《千金方》甘草汤,主虚羸惙惙⑤,气欲绝方:

甘草二两 生姜二两 人参一两 五味二两 吴茱萸一升

五味,水四升,煮茱萸令如蟹目沸,去滓,纳药煮取一升六合,分再服。

又云:小鹿骨煎,主治⑥一切虚羸,皆悉⑦服之方:

鹿骨一具,碎 枸杞根切,一升

二味,各以水一斗,别器煎,各取汁五升,去滓澄⑧,乃合一器共煎,取五升,二日服尽。好将⑨,须用大升⑩。

《本草拾遗》云:鲫鱼肉,主虚羸,熟煮食之。

《耆婆方》治人瘦,令人肥健肥白,能行阴阳,并去风冷,虚瘦无力,神验方:

取枫木经五年以上树皮,去上黑皮,取中白皮五斗,细剉,微曝令水气去,以清美酒于白瓦器中渍之,依春夏七日、秋冬二七日,少少饮酒,酒欲尽,至下垽⑪,似如枫胶,少少匕⑫取食之,不经数月,即肥白,立验,忌如法。

《拯要方》云:枸杞子酒,疗虚羸黄瘦,不能食,服之不过两剂,必得肥充,无禁断方:

枸杞子五大升,干者碎 生地黄三大升,切 大麻子五大升,碎

右,于甑中蒸麻子使熟,下著案上摊去热气,冷暖如人肌,纳地黄、枸杞子,熟挼使三物相得,纳绝袋中,以无灰清酒二大斗浸之。春夏五日、秋冬七日,取服任性多少,常使体中微有酒气。

《明堂经》云:脾俞二穴,灸三壮,主腹中气胀引脊痛,食饮多,身羸瘦,名曰食晦。注云:晦月尽,谓阴气尽,阳气盛,所以消食羸瘦。

治虚劳梦泄精方第三

《病源论》云:肾虚为邪所乘,邪客于阴,则梦交接。令⑬肾虚弱,不能制于⑭精,故因

---

① 绞:原作"挍",据旁校改。下同。
② 锜:酒器。见《集韵》。
③ 沓:"渷"字省偏旁,"渷",沸溢,见《说文》。
④ 饴:原作"铅",形误,据金刚寺本改。
⑤ 惙惙:疲乏气短貌。
⑥ 主治:《千金方》卷十二第五"治"上无"主"字。
⑦ 皆悉:《千金方》卷十二第五"皆"下无"悉"字。
⑧ 澄:《千金方》卷十二第五"澄"下有"清"字。
⑨ 好将:《千金方》卷十二第五作"好将慎"。
⑩ 须用大升:《千金方》卷十二第五作"皆用大斗"。
⑪ 垽:沉淀物。
⑫ 少少匕:少,同小;匕,匙也。
⑬ 令:《病源》卷四《虚劳梦泄精候》作"今","今"上有"肾藏精"三字。
⑭ 于:《病源》卷四《虚劳梦泄精候》无"于"字。

梦感动而泄精。

《小品方》别离散,治男女风邪,男梦见女,女梦见男①,悲愁忧恚,怒喜无常②,或半年或数月日复发者方:

杨上寄生三两　术三两③　桂心一两,一方三两　茵芋一两④　天雄一两,炮　蓟根⑤一两　菖蒲一两　细辛一两　附子一两,炮　干姜一两

凡十物,合捣下筛,酒服半方匕,日三。合药勿令妇人、鸡、犬见之,又无令见病者、病者家人,见合药、知药者,令邪气不去,禁之为验。

又云:龙骨散,治男子失精,百术不治方:

龙骨大如指,赤理锦纹者　熏草二两　桂肉二两　干姜二两

凡四物,下筛　酒服方寸匕,日三,神良。

又云:韭子汤,治失精方:

韭子一升　龙骨三两　赤石脂三两

凡三物,以水七升,煮取二升半,分三服。

《集验方》治梦泄精方:

韭子一升,熬

一物,捣筛,酒服一方寸匕,日再,神效。

《医门方》疗梦交接泄精,暂睡即出,身体枯燥骨立者方:

白龙骨八分,研　韭子一升半

为散,酒服方寸匕,日二。加至一匕半,日二。

《拯要方》云:小便失精及夜梦泄精方:

韭子一升,熬　麦门冬二两　菟丝子二合　车前子二合　芎䓖⑥二两　龙骨二两

以上,以水八升,煮取二升,为四服,日三。

《玉房秘诀》云:治数梦交失精方:

龙骨　牡蛎　甘草　桂各三两　大枣一枚

水六升,煮取二升半,分三服。

《僧深方》云:禁精汤,主失精羸瘦,酸消⑦少气,视不明,恶闻人声方:

韭子二升　生粳米一升

二物,合于器中熬之米黄黑,及热急以淳佳酒一斗投之,绞⑧取七升,服一升,日三,二剂便愈。

《新录方》治失精方:

取韭根捣取汁,服五合,日二。

又方:

石榴皮捣为散,饮服方寸匕,日二。

又方:

韭子一升,桑螵蛸十四枚,水五升,煮取二升,三服。亦为散,酒服。

《葛氏方》云:治男女梦与人交接,精便泄出,此内虚积滞,邪气感发,治之方:

韭子一升　粳米一升

水四升,煮取升半⑨,一服。

又方:

龙骨二分　术四分　桂二分　天雄一分

捣末,酒服五分匕,日三。

又方:

两足内踝上一夫脉上,名三阴交,灸廿一壮,梦即断。

又方:

合手掌并大拇指,令两爪相近,以一炷灸两际角,令半入爪上,三壮。

又云:治男女精平常自出,或闻见所好感动便已发,此肾气乏少,不能禁制方:

巴戟天　石斛　黄芪

分等,捣,酒服方寸匕,日三。

又方:

鹿茸一两　桂一尺　韭子一升　附子一枚　泽泻三两

捣末,服五分匕,日三。

又方:

---

① 女梦见男:《外台》卷十五《风邪方八首》引《崔氏》(尾注《小品》同)"男"下有"交欢日久成劳"六字。

② 怒喜无常:《外台》卷十五《风邪方八首》"常"下有"日渐羸瘦,连年岁月,深久难疗"十二字。

③ 三两:《外台》卷十五《风邪方八首》作"二两"。

④ 一两:《外台》卷十五《风邪方八首》作"二两"。

⑤ 蓟根:原作"苗根",下有小字注"蓟根"。检《外台》所引正作"蓟根",今改正,并删小字注文。

⑥ 芎䓖:原"芎"下为一重文号,似为熟语而省"䓖"字,今据文义补。

⑦ 酸消:酸楚。

⑧ 绞:原作"挍",据旁校改。

⑨ 升半:旁校疑"升"上有脱文。

牡丹炙令变色,捣末,服方寸匕^①,日三。

又方:

雄鸡肝、鲤鱼胆,令涂阴头。

治虚劳尿精方第四

《病源论》云:肾藏精,其^②气通于阴。劳伤肾虚,不能藏于精,故因小便而精液出。

《千金方》治虚劳尿精方:

韭子一升^③　稻米二升^④

水一斗七升,煮如粥,取汁六升,分三服。

《葛氏方》治男子尿精如米汁,及小便前后去精如鼻涕,或尿有余沥污衣,此皆内伤,令人虚绝,治之方:

瓜蒌二分　滑石二分　石韦一分

捣末,以麦粥服方寸匕。

又方:

甘草、赤石脂分等,捣末,服方寸匕,日三。

《医门方》云:疗失精无故自泄,或因尿精出方:

韭子　白龙骨　菟丝子各廿分　麦门冬去心　车前子　泽泻各十二分　人参十分　石硫黄八分

为散,空腹以酒服方寸匕,日二,加至一匕半。

《录验方》淮南王枕中丸,治阴气衰,腰背痛,两胫悁疼,小便多沥,失精,精自出,囊下湿痒方:

石斛　巴戟天　桑螵蛸　杜仲

凡四物,分等,合捣下筛,蜜丸如梧子,酒服十丸,日二。令强阴、气充、补诸虚,神良。

治虚劳精血出方第五

《病源论》云:肾藏精,精者血之所成也,虚劳则生七伤六极,气血俱损,肾家偏虚,不能藏精,故精血俱出。

《葛氏方》云:治失精,精中有血方:

父蛾二七枚,阴干之,玄参称半分,合捣末,以米汁向旦日一服令尽之。

治虚劳少精方第六

《千金方》^⑤治虚劳少精方:

鹿角白末^⑥,蜜和,服如梧子七丸,日三,卅日^⑦大效。

又方:

生地黄根五升,以清酒渍,少少饮之。

又方:

浆^⑧煮蒺藜令熟,洗阴^⑨,日二^⑩,十日知。

《杂酒方》云^⑪:

桑树东南枝白皮一把,细切,以酒一升渍之,经宿去桑皮,多少饮之,精如涌泉。

治虚劳不得眠方第七

《病源论》云:邪气客于脏腑,则^⑫卫气独营其外,行于阳不得入于阴,行于阳则阳气盛,阳气盛则阳跷满,不得入于阴,阴气虚,故目不得^⑬眠。

---

① 匕:"匕"字原脱,据金刚寺本补。

② 其:原作"而",据旁校改,与《病源》卷四《虚劳尿精候》合。

③ 韭子一升:旁校引或本"韭"作"蓶"。《千金方》卷十九第四"一升"作"二升"。

④ 二升:《千金方》卷十九第四作"三升"。

⑤ 《千金方》:按此上金刚寺本有"《病源论》云:肾主骨髓,而藏于精。虚劳肾气虚弱,故精液少也。诊其脉,左手尺中阴绝者,无肾脉也。若足两髀里急,主精气竭少,为劳伤所致也"五十四字,循例当补。

⑥ 白末:《千金方》卷十九第四乙作"末白","白"字属下读。

⑦ 卅日:《千金方》卷十九第四作"十日"。

⑧ 浆:《千金方》卷十九第四"浆"下有"水"字。

⑨ 洗阴:《千金方》卷十九第四"洗"上有"取汁"二字。

⑩ 日二:《千金方》卷十九第四"二"上无"日"字,"二"字属下读。

⑪ 《杂酒方》云:按此下疑省"治虚劳少精方"诸字。

⑫ 则:"则"字原脱,据旁校补,与《病源》卷三《虚劳不得眠候》合。

⑬ 得:"得"字原脱,据旁校补,与《病源》卷三《虚劳不得眠候》合。

《千金方》云：千里流水①汤,治虚烦不眠②方:

半夏三两 秫米一升 茯苓四两 酸枣③二升 麦门冬三两 甘草二两 桂心二两 黄芩二两 远志二两 萆薢二两 人参二两 生姜四两④

十二味⑤,以千里水一石⑥,煮米令蟹目沸⑦,扬之万过,澄清取⑧一斗,煮诸药,取二升半,分⑨三服。

又云:疗虚劳不得眠方:

酸枣 榆叶分等

丸如梧子,一服五丸⑩。

又方:

末干姜四两,汤和,顿服,覆取汗愈。

又云:酸枣汤,主虚劳烦扰,奔气在胸中不得眠方:

酸枣五升⑪ 人参二两 石膏四两 茯苓三两 桂心二两 生姜二两 甘草一两半 知母三两

八味⑫,以水一斗,先煮酸枣,取七升,去枣⑬纳余药,煎取三升,分三服⑭。

《葛氏方》云:治卒苦⑮连时不得眠方:

暮以新布火炙熨目,并蒸大豆,囊盛枕之,冷复易,终夜常枕,立愈。

《崔禹锡食经》云:

蝐⑯治夜不眠,志意不定。

《本草经陶景注》云:

榆初生叶,人以作糜羹辈,令人睡眠。嵇公所谓榆令人眠。

《小品方》流水汤,主虚烦不能眠方:

半夏二两⑰,洗 秫米⑱一升 茯苓四两

凡三物,以流水二斗,扬之三千过,令劳,煮三物,得五升,分服一升,日三夜再。

《僧深方》小酸枣汤,治虚劳脏虚,喜不得眠,烦不宁方:

酸枣⑲二升 蝭母⑳二两 干姜二两 甘草一两 茯苓二两 芎䓖㉑二两

凡六物,切,以水一斗,煮枣减三升,纳药煮取三升㉒,分三服。

治昏塞喜眠方第八

《病源论》云:嗜眠者,由人有肠胃大,皮肤涩者,则㉓分肉不开解,其气行在于阴而迟留,其阳气不精神明爽,昏塞,故令嗜眠。

《葛氏方》治嗜眠喜睡方:

父鼠目一枚,烧作屑,鱼膏和,注目外眦,则不肯眠,兼又取两目,绛帛裹带之。

又方:

麻黄 术各五分 甘草三分

日中向南捣末,食后服方寸匕,日三。

又方:

孔公孽末,五两 通草三两 茗叶一斤

---

① 流水:原"水"上脱"流"字,据《千金方》卷十二第二补。
② 不眠:《千金方》卷十二第二作"不得眠"。
③ 酸枣:《千金方》卷十二第二作"酸枣仁"。
④ 四两:《千金方》卷十二第二作"二两"。
⑤ 十二味:《千金方》卷十二第二"味"下有"㕮咀"二字。
⑥ 一石:《千金方》卷十二第二作"一斛"。
⑦ 令蟹目沸:原"蟹"下脱"目"字,据《千金方》卷十二第二补。
⑧ 清取:此二字原倒,据《千金方》卷十二第二乙正。
⑨ 分:"分"字原脱,据旁校补,与《千金方》卷十二第二合。
⑩ 九如梧子,一服五丸:《千金方》卷十二第二作"右二味,末之,蜜丸,服如梧子十五丸,日再"。
⑪ 酸枣五升:《千金方》卷十二第二作"酸枣仁三升",下"酸枣"亦作"酸枣仁"。
⑫ 八味:《千金方》卷十二第二"味"下有"㕮咀"二字。
⑬ 枣:《千金方》卷十二第二作"滓"。
⑭ 分三服:《千金方》卷十二第二"服"下有"日三"二字。
⑮ 卒苦:《证类本草》卷二十五《米谷部中品》"大豆"条引《肘后方》作"从早夜"。
⑯ 蝐:旁校疑作"蛎"。
⑰ 二两:金刚寺本作"三两"。
⑱ 秫米:《外台》卷十七《虚劳虚烦不得眠方八首》引《小品》作"粳米"。
⑲ 酸枣:《外台》卷十七《虚劳虚烦不得眠方八首》引《深师》作"酸枣仁",下"枣"亦作"酸枣仁"。
⑳ 蝭母:即知母。
㉑ 芎䓖:原"芎"下为重文号,疑因熟语而省"䓖"字,今补。下仿此。
㉒ 纳药煮取三升:此六字原脱,据《外台》卷十七《虚劳虚烦不得眠方八首》引《深师》补。
㉓ 则:《病源》卷三十一《嗜眠候》"则"下有"令"字。

水一斗,煮取五升,向暮服之,即一夕不眠①。

《龙门方》疗嗜睡眠方:

马头骨烧作灰,服方寸匕,日三夜一,瘥。

今按:《陶潜方》:马发烧作灰末,服方寸匕,令人不睡眠。

又方:

苦参三两 术二两 大黄一两

捣末,蜜丸如梧子,每食后服卅丸,验。

治邪伤汗血方第九

《病源论》云:肝藏血,心之液为汗。言肝心俱伤于邪,故血从肤腠而出也。

《医门方》治汗血、吐血方:

青竹茹②三两 生地黄五两 人参一两 桔梗一两 芎䓖一两 当归一两 桂心一两 甘草二两,炙

右,切,以水九升,煮取三升,去滓,分温三服,甚神效。

《小品方》治吐血、汗血、大小便血,竹茹汤方:

竹茹二升 甘草六分 当归六分 芎䓖六分 黄芩六分 桂心一两 术一两 人参一两 芍药一两

凡九物,以水一斗,煮取三升,分四服。

治阳虚汗出③方第十

《病源论》云:诸阳主表,在于肤腠④之间。若阳气偏虚,则津液发泄,故为汗。汗多则⑤损于心,心液为汗故也。

《小品方》治汗出如水浆,及汗血、衄血、吐血、小便血,殆死,都梁香散方:

都梁香二两 紫菀一两 桂肉一两 人参一两 生竹茹一两 肉苁蓉一两 干地黄二两

凡七物,冶筛,以水服方寸匕⑥。

《千金方》治汗出方⑦:

豉一升,酒⑧二升,渍三日服之,不过三⑨剂,瘥。

《范汪方》治汗粉药方:

牡蛎二两 干姜二两 附子一两,炮

凡三物,捣下,以药一合,白粉二合,和合,摩汗出处。

《僧深方》治大虚,汗出欲死,若白汗出不止方:

麻黄根二两

凡一物,以清酒三升,微火煮得一升五合,去滓,尽服之。

《效验方》治人汗劳不止,麻黄丸方:

麻黄根二分 石膏一分

凡二物,冶筛,和蜜丸,大人服小豆三丸,日三,小儿以意增损。

《录验方》治腋下汗出作疮方:

樊皮三两 黄连三两 甘草三两 米粉四两

凡四物,冶筛成粉,汗出时粉之。

又云:止汗,石膏散方:

石膏四两 甘草四两

合捣,先食浆服方寸匕,日三。

《陶景本草注》云⑩:

麻黄节及根,夏月杂粉用之。

治风汗方第十一

《经》云:凡热者欲汗出为通气也,而皮肤致密不汗出也。风者欲汗不出为身疲也,而皮肤疏薄汗出不止。

《范汪方》治风汗出方:

防风一两 牡蛎一两 干姜一两

凡三物,冶筛一升,白粉三升合搅,以粉

---

① 眠:原"眠"上有"睡"字,旁有点删符号,从删。

② 茹:原误作"茹",据文义改。下仿此。

③ 阳虚汗出:原作"虚汗",据卷目改。《病源》卷三《虚劳汗候》标题名"虚劳汗"。

④ 肤腠:原作"腠理",旁校改作"肤腠",与《病源》卷三《虚劳汗候》合,今从之。按金刚寺本作"腠理"。

⑤ 汗多则:原"多"上脱"汗"字,"多"下脱"则"字,据旁校补,与《病源》卷三《虚劳汗候》合。

⑥ 匕:原作"上",形误,据文义改。

⑦ 治汗出方:《千金方》卷十第一作"治盗汗及汗无时方"。

⑧ 酒:《千金方》卷十第一"酒"上有"以"字,足文。

⑨ 三:旁校曰:"字治本无'三'字,医本有之。"

⑩ 《陶景本草注》云:此下疑省主治文字。

之。欲粉时，于铜铫中熬令小温，良。

《僧深方》治风汗出少气方：

防风十分，一方三两 白术六分，一方三两 牡蛎三分，一方二两①

凡三物，冶筛，以酒服方寸匕，日三。

治阳虚②盗汗方第十二

《病源论》云：盗汗者，因睡眠而身体流汗也。此由阳虚所致。久不已，令人羸瘦③。

《千金方》牡蛎散，治卧即盗汗，头痛④方：

牡蛎三两，熬 术三两 防风三两

右三味⑤，酒服方寸匕，日一⑥，止汗之验无出于此，一切泄汗皆愈⑦。

《录验方》⑧止汗，石膏散方：

石膏四两 甘草四两

合捣筛，先食浆服方寸匕，日三。

《拯要方》疗盗汗方：

麻黄三两 牡蛎粉二两 蒺藜子二两 熟米粉半两 白米粉六合⑨

以上为粉，生绢袋盛，卧汗出，敷之。

《范汪方》⑩治盗汗，麻黄散方：

麻黄根⑪三分 故败扇烧屑，一分

凡二物，冶筛，以乳服三分匕，日三。大人方寸匕，日三。

治传尸病方第十三

《玄感传尸方》云：夫传尸之病，为蠹实深。大较⑫男夫多以痃癖及劳损为根，女人乃因血气或注⑬为本，然比见患者百有余人，得状不同，为疗亦异。形候既众，名号又殊，所以然者，中华通曰传尸，蜀土都名瘦病，江左称为转注，野俗谓之伏练⑭，下里名为殗殜，小儿乃曰无辜，因虚损得名为劳极，骨中热者号为骨蒸，微嗽者称曰肺痿，神鬼为祟名之复连云云。

又云：论曰：大都男女传尸之候，心胸满闷，背膊烦疼，两目精明，四肢无力，虽知欲卧，睡恒不嗜，脊膂急痛，膝胫酸疼，多卧少⑮起，状似佯病，每至旦起，即精神好，欲似无病，从日午以后，即四体微热，面好颜色，不喜见人过，常怀忿恚，才不称意，即欲嗔怒，行立脚弱，夜卧盗汗，梦与⑯鬼交，或见先亡，或多惊悸，有时气急，有时咳嗽，虽思想饮食，而不能多餐，死在须臾，而精神尚好，两肋虚胀，或时微痢，鼻口干燥，恒⑰多粘唾，有时唇赤，有时欲睡，渐就沉羸，犹如水涸，鱼不觉其死矣。

又云：论曰：传尸之疾，本起作⑱无端，莫问老少男女，皆有斯疾。大都此病，相克而生，先内传毒气，周遍五脏，渐就羸瘦，以⑲至于死，死讫复易亲⑳一人，故曰传尸，亦名转注。以其初得半卧半起，号殗殜。内传五脏，名之伏练㉑，不解疗者，乃至灭门。假如男子因虚损得之，名为劳极。吴楚云淋沥，巴蜀云

---

① 二两：金刚寺本作"三两"。

② 阳虚："阳虚"二字原脱，据旁校补，与卷目合，金刚寺本无"阳虚"二字。

③ 羸瘦：《病源》卷三《虚劳盗汗候》作"羸瘠枯瘦"，"瘦"下有"心气不足，亡津液故也"九字。

④ 头痛：《千金方》卷十第一"头痛"上有"风虚"二字。

⑤ 右三味：《千金方》卷十第一"味"下有"治下筛"三字。

⑥ 日一：《千金方》卷十第一作"日二"。

⑦ 皆愈：《千金方》卷十第一"皆愈"上有"服之三日"四字。

⑧ 《录验方》：旁校云："宇治本无，重基本有之，重忠本无之。"按金刚寺本有此条。

⑨ 合：旁校作"分"，检金刚寺本作"合"。

⑩ 《范汪方》：旁校云："宇治本无，医本等有之。"今检金刚寺本有此条。

⑪ 麻黄根：金刚寺本作"麻黄"。

⑫ 大较：大体。

⑬ 注：又作"疰"，今以"疰"字通用。

⑭ 伏练：疑当作"伏连"，下同。

⑮ 少：原作"小"，据《外台》卷十三《传尸方四首》引《苏游》改。

⑯ 与：原作"为"，据旁校改，与《外台》卷十三《传尸方四首》合。

⑰ 恒：原作"垣"，形误，据文义改，《外台》卷十三《传尸方四首》作"常"。

⑱ 作：《外台》卷十三《传尸方四首》引作"于"。

⑲ 以："以"字原脱，据《外台》卷十三《传尸方四首》补。

⑳ 亲：《外台》卷十三《传尸方四首》"亲"上有"家"字。

㉑ 练：《外台》卷十三《传尸方四首》引作"连"。

劳斋也①。

其源先从肾起,肾初受气,两胫酸疼,腰脊拘急,行立脚弱,食饮减②少,两耳飕飕③,欲似风声,夜卧梦泄,阴沛④痿弱。

肾既受已,次传于心,心初受气,夜卧心惊,或多松悸,心⑤悬乏气,吸吸欲尽,梦见先亡,有时盗汗,食无滋味,口内生疮,心恒烦热,唯欲眠卧,朝轻夕重,两颊口唇皆悉红赤⑥,手足五心亦皆热。

心既受已,次传于肺;肺初受气,有时⑦咳嗽,气力⑧微弱,有时喘气,卧即更甚,鼻口干燥,不闻香臭,假令得闻,唯觉朽腐物气,有⑨时恶心,愤愤⑩欲吐,肌肤枯燥,或时刺痛,或似虫行,干皮细起,状如起片⑪。

肺既受已,次传于肝,肝初受气,两目漠漠,面无血色,常欲颦眉,视不及远,目恒干涩,又时赤痛,或复睛黄,终日⑫蕾蕾,欲合眼及好卧⑬,睡还不着。

肝既受已,次传于脾,脾初受气,两胁肤胀⑭,食不消化,又时渴利,熟食生出,有时肚⑮痛,腹肠⑯雷鸣,唇舌焦干,或生疮肿,毛发竖⑰,无有光润,或复⑱上气,抬肩喘息,利赤黑汁,至此候者,将死之证也。

又云:传尸、骨蒸、伏练、殗殜相染灭门,神秘方:

柴胡三两 桑根白皮五两 甘草二两,炙 桔梗三两 续断三两 紫菀四两 赤小豆一升小 青竹茹三两 五味子三两 干地黄五两,无者以生十两代之。若热更加石膏三两,末;若不下食更加生麦冬二两,去心

凡九物⑲,切,以水九升,煮取二升五合,绞去滓,分温三服,服去如人行七八里,重者服五六剂,轻者两三剂,隔五六日一服,忌如药法。

又云:主传尸、骨蒸,例多盗汗,粉身方:

麻黄根三分 牡蛎粉三分 蒺藜子二两 熟朱砂半两,末 白术粉六分 胡燕脂一两

凡六物,捣筛,绢袋子盛之,夜卧汗出敷之。

又云:主传尸、骨蒸、鬼气,恶寒壮热,诸风虚疥癣搔痒方:

直用桃、柳、槐、蒴藋四种枝叶,各剉一大升,以水九大斗,煮取五大斗,去滓,加盐二大升浸⑳之。

又云:主传尸、伏练、殗殜、骨蒸、疰癖、鬼气,恶寒悒悒,或如疟等,灸之方:

大椎上穴;又两傍才下少许,对椎节间各相去一寸半二穴,名大杼;又两肋下名章门二穴;又当心脊骨上两旁各相去一寸二穴。

合七穴,日别取正午各灸七壮,满一百五十壮,即觉渐瘥。

---

① 吴楚云淋沥,巴蜀云劳斋也:"巴蜀"之"巴"字,原作"也",属上读,今据《外台》卷十三《传尸方四首》改正。"劳斋",《外台》引作"极劳",按"劳斋"、"痨瘵"借音。又此十一字原为小字,今据《外台》改作大字。

② 减:"减"字原脱,据《外台》卷十三《传尸方四首》补,足文。

③ 飕飕:《外台》卷十三《传尸方四首》引作"飕飕"。按"飕"同"飙"。"飕飕",象声词,风声。是作"飕飕"义胜。

④ 沛:《外台》卷十三《传尸方四首》作"汗"。

⑤ 心:"心"字原脱,据《外台》卷十三《传尸方四首》补。

⑥ 皆悉红赤:《外台》卷十三《传尸方四首》"悉"上无"皆"字,"赤"下有"如枫胭脂又时"六字,"又时"二字属下读。

⑦ 有时:《外台》卷十三《传尸方四首》作"时时"。

⑧ 力:"力"字原脱,据《外台》卷十三《传尸方四首》补,足文。

⑨ 有:"有"字原脱,据《外台》卷十三《传尸方四首》补,足文。

⑩ 愤愤:《外台》卷十三《传尸方四首》引作"愦愦"。

⑪ 起片:《外台》卷十三《传尸方四首》引作"麸片"。

⑫ 终日:"终"下原脱"日"字,据文义补。《外台》卷十三《传尸方四首》作"朝暮",义同。

⑬ 欲合眼及好卧:《外台》卷十三《传尸方四首》作"常欲合眼,及至于卧"。

⑭ 两胁肤胀:《外台》卷十三《传尸方四首》作"两肋虚胀"。

⑮ 肚:旁校作"肱",检《外台》卷十三《传尸方四首》作"肚"。

⑯ 肠:《外台》卷十三《传尸方四首》作"胀"。

⑰ 竖:《外台》卷十三《传尸方四首》作"干耸"。

⑱ 复:原作"得",据旁校改,与《外台》卷十三《传尸方四首》合。

⑲ 凡九物:按检方中药味数量,共十味,故"九"字疑误,当改作"十"。

⑳ 浸:旁校作"没",检金刚寺本仍作"浸",文异义同。

又云:主传尸、殗殜,喜厌梦者,灸商丘二穴。在足内踝下①微前陷者中,灸七壮,瘥止。

《广济方》疗瘦病、伏练②、诸鬼气、恶注,朱砂丸方:

光明朱砂—大两,碎 桃仁七十枚③,去皮 麝香三分,碎

右,研朱砂、麝香令细末,后用桃仁、香砂为丸④,如其和不敛,以蜜少许合成,讫,清饮服一七丸,日二服夜一服⑤,不痢,忌杂肉及辛⑥。

又云⑦:疗传尸、骨蒸、殗殜、肺痿、疰、忤、鬼气、卒心痛、霍乱、吐痢、时气、鬼魅、瘴疟、赤白暴痢、瘀血、月闭、疬癣、疔肿、惊痫、鬼忤中人、吐乳、狐狸⑧,吃力伽丸方:

吃力伽白术是 光明砂研 麝香当门子 诃黎勒皮 香附子 沉香重者 青木香 丁子香 安息香 檀香 荜茇波斯者 犀角以上各一两 薫陆香 苏合香 龙脑香以上各半两

右,研捣筛极细,白蜜煎去⑨沫,和为丸,每朝取井花水服如梧子四丸,于净器中研破服之,老少每研一丸服之。仍取一丸如弹丸,蜡纸裹,绯袋盛,当心带之,一切邪鬼不敢近,千金不传。冷水暖水临时斟量。忌五辛⑩。腊月合之,有神⑪藏于密器中,勿令泄气,神效。

治骨蒸病方第十四

《病源论》云:夫蒸病有五:一曰骨蒸,二曰脉蒸,三曰皮蒸,四曰肉蒸,五曰内蒸。

又云:有廿三蒸:一胞蒸;二玉房蒸;三脑蒸;四髓蒸;五骨蒸;六筋蒸;七血蒸;八脉蒸;九肝蒸;十心蒸;十一脾蒸;十二肺蒸;十三肾蒸;十四膀胱蒸;十五胆蒸;十六胃蒸;十七小肠蒸;十八大肠蒸;十九上焦中焦蒸⑫;廿肉蒸;廿一肤蒸;廿二皮蒸;廿三气蒸云云。

《玄感传尸方》云:论曰:凡人唯知有骨蒸名,而不知亦有心肾等蒸云云。

又云:五蒸病者,附骨毒之气,疗之通用

生地黄汁,不限日数,此方神验云云。

又云:一曰骨蒸者,其根在肾,旦起体凉,日晚即热,烦躁,寝⑬不能安,食无味,小便黄赤,忽忽⑭烦乱,细喘而无力⑮,腰疼,两足逆冷,手心常热,蒸盛过伤内,即变为疳,食人五脏,若大便涩者:

与芒硝一匕,三日服,乃亦可捣苦参为散,蜜和丸,丸如梧子大,一服七丸,日再服,无所禁忌,以身轻凉冷⑯,能食为度。

二曰脉蒸,其根在心,日增烦闷,掷手出脚,吸吸思水,口唾白沫,睡即浪言,或惊恐不安⑰,脉数,若蒸盛之时,变为疳,脐下闷,或暴利不能止,若利方:

苦参二两 青葙二两 艾叶一两 甘草一两,炙

---

① 在足内踝下:按"在"下十五字,原为小字注文,今循文义文例改为大字正文。

② 伏练:《外台》卷十三《伏连方五首》引《广济》作"伏连"。

③ 七十枚:《外台》卷十三《伏连方五首》引《广济》作"十枚"。

④ 后用桃仁、香砂为丸:文义不顺,《外台》卷十三《伏连方五首》作"别捣桃仁如脂,合和为丸如梧子"。

⑤ 夜一服:《外台》卷十三《伏连方五首》无此三字。

⑥ 忌杂肉及辛:《外台》卷十三《伏连方五首》作"忌生血物"。

⑦ 又云:旁校曰:"宇治本无,医本无之。"

⑧ 吐乳、狐狸:《外台》卷三十一《古今诸家丸一十八首》作"小儿吐乳、大人狐狸"。

⑨ 煎去:原作"前志",形误,据《外台》卷十三《鬼魅精魅方八首》改。

⑩ 忌五辛:《外台》卷十三《鬼魅精魅方八首》作"忌生血肉"。

⑪ 有神:《外台》卷三十一《古今诸家丸一十八首》作"神前"。

⑫ 上焦中焦蒸:《病源》卷四《虚劳骨蒸候》作"三焦蒸"。

⑬ 寝:此字原脱,据旁校补。

⑭ 忽忽:原作"急急",据旁校改,与《外台》卷十三《虚劳骨蒸方七首》合。

⑮ 力:原作"气",据旁校改,与《外台》卷十三《虚劳骨蒸方七首》引《崔氏》合。按金刚寺本作"气"。

⑯ 凉冷:原"凉"上有"冷"字,据旁校删,与《外台》卷十三《虚劳骨蒸方七首》合。又《外台》"凉"下"冷"字亦无,更无下"能食"二字,下"为度"二字连上读。

⑰ 安:旁校作"定",金刚寺本、《外台》卷十三《虚劳骨蒸方七首》并作"安"。

切,以水四升,煮取一升半,分为二分①,羊胞中盛,灌下部,若不利,服芒硝方寸匕。

三曰皮蒸,其根在肺,必大喘鼻干,口中无水,舌上白,小便赤如血,蒸盛之时,胸满,或自称得注热,两胁下胀,大嗽,彻背连脾②疼,眠寐不安,或蒸毒伤脏,口内唾血:

急与芒硝一两,日不过三,服之讫③,冷水浸手,以熨胁间及腋上④,自下第三胁间下,腋下空中七壮灸之。

四曰肉蒸,其根在脾,体热如火,烦躁无汗,心腹鼓胀,食即欲呕⑤,小便如血,大便秘涩,蒸盛之时,或体肿目赤,寝卧不安⑥,不能安寐者:

宜取大黄一两半,切,以如小豆,以水一升,浸经一宿,明⑦绞取汁,一服五合许,微下即止,若热不定亦服芒硝一匕,日二服⑧,任意,以凉⑨为度。

五曰内⑩蒸,亦名血蒸,所以名内蒸者,必外寒而内热,把手附骨而肉热甚,其根在五脏六腑,其人必困⑪患后得之,骨肉自消,饮食无味,或皮燥而无光泽,蒸盛之时,四肢渐细,足跗肿起:

宜捣石膏十两为一剂,细研如钟乳法,和水一服方寸匕,日再服为佳,以凉⑫为度。

上件五蒸,悉困特⑬患愈后,食牛羊肉及肥腻,或酒、或房而得,久蒸不除,终变为疳,必须先防下部,不得忘之⑭。

又云:主丈夫因虚劳损,梦泄盗汗,小便余沥,阴湿弱,欲成骨蒸者,名曰劳极,黄芪大补肾阳方:

黄芪三两 生姜三两 人参三两 大枣廿枚,擘 牡蛎二两 芍药二两 桂心三两 五味子三两 地骨皮三两 茯苓三两 防风⑮三两 橘皮三两 磁石三两,碎,绵裹 甘草二两,炙

凡十四味,切,以水一斗二升,煮取三升,绞去滓,分温三四服,服如去八九里,覆取微润,五日服一剂,以三四剂为断。忌粘食、生冷。

又云:主骨蒸、肺痿,手足烦热兼汤,或不能食⑯,芦根饮方:

芦根切,十两 麦门冬十两,去皮 地骨白皮十两 生姜十两,切 茯苓五两 橘皮五两。兼服石,人骨中寒⑰,虚胀痛者,加吴茱萸八两

凡六味,切,以水二斗,煮取八升,绞去滓,分温五服,昼三服夜二服⑱,忌如药法。

又云:主骨蒸、肺痿,四体烦热,不能食,口干者,麦门冬饮方:

麦门冬三升,去心,生者二升 地骨白皮三升 小麦一升

凡三味,以水一斗三升,先煮小麦取一升,去麦,纳二味更煮取三升,绞去滓,分温三服,服相去四五里。

又云:小龙胆丸,疗骨蒸身热,手足烦,心中懊侬,赢瘦不能食方:

龙胆五分 黄连去毛 芍药 甘草 黄柏 大黄

---

① 二分:《外台》卷十三《虚劳骨蒸方七首》作“三分”。

② 脾:《外台》卷十三《虚劳骨蒸方七首》作“胛”。

③ 日不过三,服之讫:《外台》卷十三《虚劳骨蒸方七首》作“以水一升半和,分为三服,三日服止讫”。

④ 及腋上:《外台》卷十三《虚劳骨蒸方七首》作“及腋下并胸上,及痛处”。

⑤ 食即欲呕:《外台》卷十三《虚劳骨蒸方七首》作“食饮无味,食讫便呕”。

⑥ 寝卧不安:金刚寺本无此四字,与《外台》卷十三《虚劳骨蒸方七首》合。

⑦ 明:《外台》卷十三《虚劳骨蒸方七首》“明”下有“旦”字。

⑧ 日二服:《外台》卷十三《虚劳骨蒸方七首》作“日三”。

⑨ 凉:《外台》卷十三《虚劳骨蒸方七首》“凉”上有“体”字。

⑩ 内:原作“肉”,形误,据金刚寺本改,与《外台》卷十三《虚劳骨蒸方七首》合。

⑪ 困:《外台》卷十三《虚劳骨蒸方七首》作“因”。

⑫ 凉:《外台》卷十三《虚劳骨蒸方七首》“凉”上有“体”字。

⑬ 悉困特:旁校作“多因热病”。

⑭ 不得忘之:旁校作“不得轻妄治”,即不得轻易治之。按“忘”通“妄”。

⑮ 防风:旁校作“防己”。

⑯ 手足烦热兼汤,或不能食:《外台》卷十三《虚损惨悴作骨蒸方四首》引《苏游》作“烦躁不能食”。

⑰ 人骨中寒:《外台》卷十三《虚损惨悴作骨蒸方四首》作“其人或胸中寒,或直恶寒”。

⑱ 服:《外台》卷十三《虚损惨悴作骨蒸方四首》“服”下有“覆取汗”三字。

黄芩① 人参 栀子仁各四分

凡九味,捣筛,蜜丸,饮服三丸,丸如梧子,稍加,以知为度,日二三服,忌如法。

又云:骨蒸之病,无问男女,特忌房室,举动劳作,尤不宜食②陈臭咸酸、难消黏食、牛马、驴、羊、大小豆、猪、鱼、油腻、酒、面、果瓜、野鸟之属,葵、笋、蒜、蕨及生冷等,并不得食。唯宜食煮饭、盐豉、豆酱、烧姜、葱韭、枸杞、苜蓿、苦菜、地黄叶、牛膝叶,并须烂煮食之。候病稍退,肌肤虚弱者,可时食干鹿脯。

又云:主骨蒸及痃癖气等灸方:

两肩井、上廉、下廉,灸七壮。

又方:

夹脐两旁各相去一寸二分,两乳下一夫肋间,灸如前法③。

《广济方》疗骨蒸单方④,肺气每至日晚即恶寒壮热,颜⑤色微赤,不能下食,日渐羸瘦方:

生地黄三两,切 葱白二两,切 香豉二两 童子小便二升 甘草二两,炙

右,地黄等于小便中浸一宿,平晨煎两沸,绞去滓,澄去淀⑥,取一升二合,分温二服。忌食⑦热面、猪肉、油腻、粘食。

又云:疗瘦病方:

灵天盖一大两,死人顶骨 麝香半脐 桃仁一大抄,去皮 生朱砂一两半,光明者 好豉一大升,干之

右五味,各别捣筛讫,然后总和合⑧调,每晨空腹以小儿小便半升,和散方寸匕,一服⑨。忌生血。

《广利方》理骨节热积渐黄瘦方:

鳖甲六分,炙 知母四支 大黄六分 葱白五茎 豉十二分 桑根白皮八分 甘草四分,炙

切,以童子小便一大升三合,煎取八合,去滓,食后良久分温三服,服相去如人行七八里,频服五剂。忌热肉、面、人苋。

又方:

大黄四分切,以童子小便五合,煎取四合,去滓,空腹分温两服,服相去如人行四五里,频服五剂。忌热肉、面。

治肺痿病⑩方第十五

《病源论》云:肺主气,为五脏上盖。气主皮毛,故易伤于风邪⑪。风邪伤于腑脏,而血气虚弱,又因劳役大汗之后,或经大下而亡津液,津液竭绝,肺气壅塞,不能宣通诸脏之气,因成肺痿也。其病,咳唾而呕逆涎沫,小便数是也。咳唾咽燥,欲饮者必愈。欲咳而不能咳,唾⑫干沫而小便不利者,难治。

《广利方》疗肺痿,唾脓血腥臭,连连嗽不止,渐将羸瘦,形容枯悴方:

紫菀头廿一枚,髻子充 桔梗十二分,微炙 天门冬八分 茯苓十二分 生百合三枚,洗 生地黄汁二大合,汤成下 知母六分

切,以水二大升,煮取九合,食后良久分温三服,服如人行五六里,进一服。要利,加芒硝八分,汤成下。忌一切热肉、面、油腻、果子、鲤鱼。

《玄感传尸方》主肺痿咳嗽,上气不得卧,多粘唾等,泻肺汤方:

---

① 芩:原作"苓",据旁校改。
② 尤不宜食:《外台》卷十三《传尸方四首》引《苏游》作"尤所不宜","宜"下断句。
③ 灸如前法:此四字原为小字注文,据文义文例改为大字。
④ 单方:《外台》卷十三《骨蒸方一十七首》引《广济》无此二字。
⑤ 颜:《外台》卷十三《骨蒸方一十七首》作"颊"。
⑥ 淀:原作"定",疑是"淀"字省文,据文义改。
⑦ 食:《外台》卷十三《骨蒸方一十七首》"食"下有"海藻、菘菜、芜荑"六字。
⑧ 合:《外台》卷十三《瘦病方五首》引《广济》作"令"。
⑨ 方寸匕一服:原"匕一"二字误倒,据校改标记乙正,与《外台》卷十三《瘦病方五首》合。又《外台》"服"下有"瘥止"二字。
⑩ 病:"病"字原无,据卷目补,与上标题文例一律。
⑪ 气主皮毛,故易伤于风邪:此十字原脱,据旁校补,与《病源》卷二十一《肺痿候》合。
⑫ 逆涎沫,小便数是也。咳唾咽燥,欲饮者义愈。欲咳而不能咳,唾:此处二十四字原脱,据旁校补,与《病源》卷二十一《肺痿候》合。

葶苈子三两，微火熬令紫色，捣如泥之　大枣
廿枚，破　桑根白皮三两，切

凡三味，以水三升，煮枣及桑皮，取一升，
去滓，纳葶苈子泥如弹丸许，搅令消散，更煮
三分减一，调冷暖，顿服之，良久，当吐恶物，
微利一两行，如汤沃雪，即得安卧，神效。忌
生冷、咸、酸、腥臭、油腻等。

又云：肺痿、骨蒸、痃气，若吐血、声破，或
多唾、或口干兼渴不能食，单服小便方：

单服自身及他人小便，百日即瘥，日四
服，一服一升。

《集验方》治肺痿咳吐涎沫不止，咽燥而
不渴①方：

生姜五两　人参三两　甘草四两②，炙　大枣十
五枚③，擘

凡四物④，以水七升，煮取三升，分三
服⑤。今按：《千金方》甘草三两，大枣十枚。

医心方卷第十三

<hr>

① 而不渴：《外台》卷十《肺痿方一十首》引《集验》作"而
　渴"，宋臣注云："一云不渴。"
② 四两：《外台》卷十《肺痿方一十首》作"二两"。
③ 十五枚：《外台》卷十《肺痿方一十首》作"十二枚"。
④ 凡四物：《外台》卷十《肺痿方一十首》此下有"切"字。
⑤ 以水七升，煮取三升，分三服：《外台》卷十一《肺痿方
　一十首》作"以水五升，煮取一升半，分再服"。

医心方卷第十四

从五位下行针博士兼丹波介丹波宿祢康赖撰

治卒死方第一

治中恶方第二

治鬼击病方第三

治客忤方第四

治魇不寤方第五

治尸厥方第六

治溺死方第七

治热暍死方第八

治冻死方第九

治自缢①死方第十

治痓②病方第十一

治诸尸方第十二

治诸疟方第十三

治鬼疟方第十四

治温疟方第十五

治寒疟方第十六

治痰实疟方第十七

治劳疟方第十八

治瘴疟方第十九

治间日疟方第廿

治连年疟方第廿一

治发作无时疟方第廿二

伤寒证候第廿三

伤寒不治候第廿四

避伤寒病③方第廿五

治伤寒困笃方第廿六

治伤寒一二日方第廿七

治伤寒三日方第廿八

治伤寒四日方第廿九

治伤寒五日方第卅

治伤寒六日方第卅一

治伤寒七日方第卅二

治伤寒八九日④方第卅三

治伤寒十日以上方第卅四

治伤寒阴毒方第卅五

治伤寒阳毒方第卅六

治伤寒汗出后不除方第卅七

治伤寒鼻衄方第卅八

治伤寒口干方第卅九

治伤寒唾血方第四十

治伤寒吐方第四十一

治伤寒哕方第四十二

治伤寒后⑤呕方第四十三

治伤寒下利方第四十四

治伤寒饮食劳复方第四十五

治伤寒洗梳劳复方第四十六

治伤寒交接劳复方第四十七

治伤寒病⑥后头痛方第四十八

治伤寒病后不得眠方第四十九

治伤寒病后汗出方第五十

治伤寒后目病⑦方第五十一

治伤寒后黄疸方第五十二

治伤寒后虚肿方第五十三

治伤寒手足肿痛欲脱方第五十四

治伤寒后下利方第五十五

治伤寒后下部痒⑧痛方第五十六

治伤寒豌豆疮方第五十七

伤寒⑨后食禁第五十八

治伤寒变成⑩百合病方第五十九

---

① 缢：原作"经"，据正文标题改，与仁和寺本合。

② 痓：原作"注"，二者义通，古书多混用，检《医心方》引各书亦混用之，今统一改作"痓"，以求一律。下不出校。

③ 病："病"字原脱，据正文标题补。

④ 八九日："八"下原有"日"字，据正文标题删。

⑤ 后："后"字原脱，据旁校补，与正文标题合。

⑥ 病："病"字原脱，据正文标题补。下两"病"字仿此。

⑦ 病：原作"痛"，据旁校改，与正文标题合。

⑧ 痒："痒"字原脱，据旁校补，与正文标题合。

⑨ 伤寒：原"伤"上有"治"字，据正文标题删。

⑩ 变成：此二字原脱，据旁校补，与正文标题合。

治时行①后变成②疟方第六十

治卒死方第一

《病源论》云：卒死者，由三虚而遇贼风所为也。三虚，谓乘年之衰，一也；逢月之空，二也；失时之和，三也。人有此三虚，而③为贼风所伤，使阴气④偏竭于内，阳气阻隔于外，二气壅闭，故暴绝而死也。若腑脏气未竭者，良久乃苏。然亦有兼挟鬼神之气而卒死者，皆有顷⑤邪退，乃活也。

《葛氏方》治卒死，或先有病痛，或居常倒仆⑥，奄忽⑦而绝，皆是中恶⑧，治之方：

令二人以衣壅口，吹其两耳，极则易人，亦可以竹筒吹之，并侧身远之，莫临死人上。

又方：

以葱叶刺其耳，耳中、口中、鼻中血出者莫怪，无血难治，有血是治候也。

又方：

以绵渍好苦酒⑨中，须臾出，置死人鼻中，手按令汁入鼻中，并持其手足莫令惊。

又方：

以人小便灌其面数回，即能语，此扁鹊法也。

又方：

末皂荚如大豆，吹其两鼻孔中，嚏则气通。

又方：

捣女青屑以重一钱匕⑩，开口纳喉中，以水若酒送之，立活。

又方⑪：

灸脐中百壮。

又方：

灸其颐下⑫宛宛中名承浆十壮。

又方：

灸心下一寸。

《集验方》治卒死方：

取牛马屎汁饮之，无新者，水和干者取汁。

又方：

取灶突⑬中墨如弹丸，浆水和饮之，须臾三四服之。

又方：

取⑭梁上尘如大豆粒，著竹筒中吹鼻中，与俱一时吹之。

又方：

灸膻中穴。

又方：

取竹筒吹其两耳，不过三。

《新录方》治卒死方：

韭根捣取汁，服六七合。

又方：

桃白皮切一升，水二升⑮，煮取八合，一服之，十里久不瘥，更服之。

《僧深方》治卒死中恶，雷氏千金丸方：

大黄五分 巴豆六十⑯枚 桂心二分 朴消三分 干姜二分

凡五物，冶下筛，和白蜜冶三千杵，服如大豆二丸，老小以意量之。

《枕中方》治卒忤恶鬼魍魉⑰欲死者：

书额上作鬼字，即愈。

《龙门方》疗卒死方：

取绳围死者臂腕，男左女右，以绳当大椎

---

① 时行：原作"伤寒"，据正文标题改。
② 变成：此二字原脱，据旁校补，与正文标题合。
③ 而："而"上原衍"谓"字，据旁校删，与《病源》卷二十三《卒死候》合。
④ 阴气：原作"阴阳"，旁校疑作"阴气"，今检《病源》卷二十三《卒死候》正作"阴气"，据改。仁和寺本作"阴阳"。
⑤ 顷：原作"须"，形误，据仁和寺本改，与《病源》卷二十三《卒死候》合。
⑥ 居常倒仆：《肘后方》卷一第一作"常居寝卧"。
⑦ 奄忽：疾速。
⑧ 中恶：《肘后方》卷一第一作"中死"。
⑨ 好苦酒：《肘后方》卷一第一作"好酒"。
⑩ 匕：原作"上"，据文义改。
⑪ 又方：据校改标记，此条当移至"灸心下一寸"之下。
⑫ 颐下：《肘后方》卷一第一作"唇下"。
⑬ 突："突"字原脱，据旁校补。
⑭ 取："取"字原脱，据旁校补。
⑮ 二升：仁和寺本作"一升"。
⑯ 六十：仁和寺本旁校作"十六"。
⑰ 魍魉：传说中的山川精怪。

伸绳向下，当绳头灸脊上五十壮。

又方：

粪汁灌鼻。

又方：

以葱黄心刺鼻中入七八寸，男左女右，立验。

又方：

捣韭汁灌鼻，即活。

又方：

桂屑着舌下，即活。

治中恶方第二

《病源论》云：中恶者，是人精神衰弱，为鬼邪①之气卒中之也。其状卒然心腹刺痛，闷乱欲死也。

《广济方》云：卒②中恶，心腹刺痛，去恶气方：

麝香一分，研 生犀角二分 青木香二分

为散，空腹以熟水服方寸匕③，立愈。

《范汪方》治卒死，及心痛腹满，魇忤中恶，三物备急丸方：

巴豆一分，去心皮 大黄二分 干姜二分

凡三物，异捣巴豆，冶合丸，以蜜丸，如大豆，有急取二三丸，以水和服之。口噤者，绞开令药得入咽中。

又方：

取杯水，以刀三七刺中，饮之良。

《集略方》备急散，治卒中恶，心痛腹满，欲吐，短气方：

大黄二两，金色者 桂心四分④ 巴豆一百枚

凡三物，冶合下筛，取一钱，以水七合服之。

《千金方》治卒死中恶方⑤：

取牛马屎汁饮之，无新者水和干者亦得。

又方⑥：

葱心黄刺鼻孔中，血出愈。

又方⑦：

灸两胁下⑧。

又方⑨：

灸胃管十五壮⑩。

《集验方》治中恶方：

大豆二七枚，以鸡子中黄，白酒半升合和，顿服之。

又方：

用釜底墨、盐三指撮，和水服之。《医门方》同之。

又方：

以度度其两乳，中央屈之，从乳头向后肋间，灸度头，随年壮。

又方：

灸胃管五十壮。

《广利方》疗中恶客忤垂死方：

麝香钱重，研，和醋二合服之，即瘥。

《葛氏方》云：华佗治卒中恶，短气欲死者方：

韭根一把 乌梅十枚 茱萸半升

以劳水一斗煮之，以病人栉纳中三沸，栉浮者生，沉者死。煮得三升饮之。

又方：

灸足两拇指上甲后丛毛中，各十四壮，即愈。

《新录方》治卒中恶方：

豉一升、盐七合，水四升，煮取一升二合，分再服⑪。

————————————

① 邪：《病源》卷二十三《中恶候》作"神"。
② 卒：《外台》卷二十八《中恶方一十三首》引《广济》"卒"上有"治"字。
③ 方寸匕：《外台》卷二十八《中恶方一十三首》"匕"下有"日二"二字。
④ 四分：《札记》引仁和寺本作"四两"。今检仁和寺本"四"下脱字。
⑤ 卒死中恶方：《千金方》卷二十五第一作"卒死无脉，无他形候，阴阳俱竭故也，治之方"。
⑥ 又方：《千金方》卷二十五第一作"治中恶方"。
⑦ 又方：《千金方》卷二十五第一作"卒死无脉，无他形候，阴阳俱竭故也，治之方"。
⑧ 灸两胁下：《千金方》卷二十五第一作"灸熨斗熨两胁下"。
⑨ 又方：《千金方》卷二十五第一作"治中恶方"。
⑩ 十五壮：《千金方》卷二十五第一作"五十壮"。
⑪ 分再服：原"服"下有"之"字，已经点删，今从删，与仁和寺本合。

又方：

桃白皮，切一升，水二升，煮取八合，一服之。

又方：

生菖蒲根，切三升，捣绞取汁，服四五合。

又方：

酒服桃仁末方寸匕。李仁末亦佳。

又方：

伏龙肝末，水服二方寸匕。

又方：

取竹木中虫屎，水服方寸匕。

又方：

盐一升，水二升，煮，临消二服，取吐①。

治鬼击病方第三

《病源论》云：鬼击者，谓②鬼厉之气击著于人也。得之无渐，卒著如人以刃旁③刺状，胸胁腹内绞急切痛，不可抑按，或即吐血，或鼻口出血，或下血。一名为鬼排，言鬼排触于人也。人有气血虚弱，精魂衰微，忽与鬼神遇相触突，致为其所排击，轻者困④而获免⑤，重者多死也。

《葛氏方》治鬼击病方：

以淳苦酒吹纳两鼻孔中⑥。

又方：

灸鼻下人中一壮，立愈。不愈可加壮数也。

又云：治诸飞尸鬼击，走马汤方：

巴豆二枚　杏仁二枚

合绵裹，椎⑦令碎，投热汤二合中，指捻令汁出正白，便与饮之，如食顷下，便瘥，老小量之。

《僧深方》治鬼击方：

盐一升，水二升和之，搅令释作汁饮之，令得吐则愈，良。

《新录方》治鬼击病方：

捣薤汁灌鼻中如杏仁许，须臾瘥好。

《千金方》治鬼击病方：

艾如鸭⑧子大三枚，水五升，煮取二升⑨，顿服之⑩。

又方：

灸脐上一寸七壮，又灸脐下一寸三壮。

治客忤方第四

《病源论》云：卒忤者，亦名客忤，谓邪客之气，卒犯忤人精神也。此是鬼厉之毒气，中恶之类也。人有魂魄衰弱者，则为鬼气所犯⑪，喜于道间门外得之。

《葛氏方》客忤死者，中恶之类也，喜于道间门外得之。令人心腹绞痛，胀满，气冲心胸，不即治亦杀人，治之方：

以水渍粳米，取汁一二升饮之，口已噤者，以物强发纳之。

又方：

铜器若瓦器盛热汤，先以衣三重藉腹上，乃举汤器著衣上，汤转冷者去衣，器亲肉，大冷者易以热汤，取愈也⑫。

又方：

捣书墨，水和服一钱匕⑬。

又方：

以绳横度其人口，以度度脐，去四面各一

---

① 取吐：原"吐"下有"之"字，已经点删，今从删，与仁和寺本合。

② 谓：原作"诸"，据旁校改，与仁和寺本、《病源》卷二十三《鬼击候》合。

③ 刃旁：仁和寺本作"刀矛"，仁和寺本旁校引或本作"刃旁"。按《病源》卷二十三《鬼击候》作"刀矛"，与仁和寺本合。

④ 困：程本《外台》卷二十八《鬼击方一十首》引《病源》作"因"。

⑤ 免：《太平圣惠方》卷五十六《治鬼击诸方》作"病"。

⑥ 两鼻孔中：按仁和寺本此下有"又方：灸脐上一寸七壮"九字。

⑦ 椎：原作"推"，形误，据文义改。按"椎"，今作"捶"。

⑧ 鸭：仁和寺本作"鸡"，与《千金方》卷二十五第一合。

⑨ 二升：《千金方》卷二十五第一作"一升"。

⑩ 顿服之：按仁和寺本此下有"又方：吹醋少许鼻中"八字。

⑪ 犯：《病源》卷二十三《卒忤候》"犯"下有"忤"字。

⑫ 取愈也：《肘后方》卷一第三作"取愈则止"。

⑬ 匕：原作"上"，形误，据文义改。

处,灸各三壮,令四火俱起。

又方:

灸鼻下人中卅壮,令切鼻柱下。

又方:

横度口中,折之,令上头著心下,灸下头五壮。

又云:已死者:

捣生菖蒲根,绞取汁含之,立愈。

《千金方》治客忤方:

盐八合,水三升,煮取一升半,分二服,得吐即愈。若小便不通,笔头七枚烧①末,水和服之,即通。

又方:

灸巨阙百壮。

《范汪方》治客忤方:

取牛子屎半杯,以酒三升煮服之。

《新录方》治客忤方:

捣生艾心,取汁,灌口中五合。

又方②:

水浣瓵带服之。

治魇不寤方第五

《病源论》云:人睡眠,则魂魄外游,为鬼③所魇屈,其精神弱者,魇则久不得寤④,乃至气暴绝,所以须傍人助唤,并以方术治之,乃苏也。

《集验方》治卒魇欲死方:

捣生韭汁灌鼻孔中,剧者并灌两耳。

《徐伯方》治魇,唤不寤方:

取葱叶刺鼻中,慎勿火照⑤。

《葛氏方》云:卧魇不寤,勿以火照之,照之杀人。但痛啮其踵及足母指甲际,而多唾其面,治之方:

末皂荚,以管吹纳两鼻孔中,即起。已三四日犹可吹之。

又方:

末灶中黄土,吹纳两鼻孔中。

又方:

取韭菜捣,以汁吹其鼻孔,冬月掘根可绞⑥。

又方:

以笔毛刺鼻孔,男左女右,可辗转进之。

又方:

以牛若马⑦,临魇人上二百息,青牛尤佳。

又方:

末菖蒲吹鼻中,末桂纳舌下。

又方:

令一人坐头首⑧,一人于户外呼病者姓名,坐人应曰人⑨诸在,便即得苏也。今按⑩:《救急单验方》井中呼之云云。

又云:喜魇及恶梦者方:

枕真麝香一子⑪于头边。

又方:

带雄黄,男左女右。

又方:

作犀角枕,佳。

又方:

以虎头为枕。

又方:

以青木香纳枕中,并⑫带之。

《千金方》治魇不寤方⑬:

---

① 烧:《千金方》卷二十五第一"烧"下有"作灰"二字。

② 方:"方"字原脱,据旁校补,与仁和寺本合。

③ 鬼:《病源》卷二十三"魇不寤候""鬼"下有"邪"字。

④ 寤:原误作"忤",据仁和寺本改,与《病源》卷二十三《魇不寤候》合。

⑤ 火照:原"照"下有"之"字,已经点删,检仁和寺本无"之"字,今从删。

⑥ 可绞:《肘后方》卷一第五作"取汁灌于口中"。按《肘后方》"取"上疑脱"绞"字。

⑦ 以牛若马:《肘后方》卷一第五作"以牛蹄或马蹄"。

⑧ 首:《肘后方》卷一第五作"守",《外台》卷二十八《卒魇方二十一首》引《张文仲》"守"上有"边"字。

⑨ 人:《肘后方》卷一第五无"人"字。

⑩ 今按:仁和寺本无"今按"二字。旁校曰:"字治本无'今按',重基本有之,重忠本有之。"

⑪ 一子:《外台》卷二十八《卒魇方二十一首》引《张文仲》作"一分"。

⑫ 并:"并"字原脱,据《肘后方》卷一第五补。

⑬ 治魇不寤方:《千金方》卷二十五第一作"辟魇方"。

雄黄如枣大,系左腋下,令人终身不肯①
魇。《集验方》同之②。

又方③:

伏龙肝末,吹鼻中④。

《养性志》云:人魇勿燃火唤之,魇死不
疑。暗唤之,吉。但得远唤之,不得近而急
唤,喜失魂魄。

《救急单验方》疗魇死方:

引牛临鼻,少时即活。

又方:

啮其足拇指爪甲际,活。

《范汪方》治魇死符法,魇死未久故
可活方:

书此符烧令黑,以少水和之,置死人口,
悬镜死者耳前,击镜呼死人,不过半日即生。
𩲯𩴆,丹书之⑤。

《新录方》若魇不悟者方:

酒服发灰一撮许。

又方:

捣蒴藋根茎,取汁一升服之。

治尸厥方第六

《病源论》云:尸厥者,阴气逆也。由阳
脉卒下坠,阴脉卒上升,阴阳离⑥居,营卫不
通,真气厥乱,客邪乘之,其状如死,犹微有息
而不恒,脉尚动而形无知也。听其耳内,倄
倄⑦有如啸之声,而股间暖⑧者是也。

《葛氏方》云:尸厥之病,卒死而脉犹动
是也。

以管吹其左耳,自极三过,复吹右耳三
过,即起。

又方:

捣菖蒲以如枣核大,著其⑨舌下。

又方:

灸鼻下人中七壮。

又方:

灸膻中穴二七壮⑩。

又方:

灸阴囊下去大孔一寸百壮,若妇人者灸
两乳之中间。

又方:

以菖蒲屑著鼻两孔中,吹之令人,以桂屑
著舌下,云扁鹊治楚王法也。以上二方《集验
方》、《龙门方》同之。

《集验方》治厥死如尸,不知人,心下余
气。扁鹊灸法:

以绳围病人臂腕,男左女右,伸绳从大椎
上度下之,灸绳下⑪头脊上五十壮。

《范汪方》治尸厥方:

以梁上尘如豆者著筒中,吹鼻中与耳,同
时吹之。

又方:

生韭汁灌口中。

《新录方》治尸厥方:

取葱白一升,水二升,煮取一升,顿服之。

又方:

酒服桃仁末方寸匕。

《救急单验方》尸厥死方:

灸两足大指甲后丛毛内七壮。华佗云二
七壮⑫。

---

① 肯:《千金方》卷二十五第一无"肯"字。
② 《集验方》同之:此五字原为大字,据校改标记改为小
　字,与通例合。
③ 又方:《千金方》卷二十五第一作"治鬼魇不悟方"。
④ 吹鼻中:仁和寺本此下有"又方:灸两足大指丛毛中各
　十壮"十三字,"各十壮",《千金方》卷二十五第一作
　"各二七壮"。
⑤ 丹书之:仁和寺本作小字注文,与校改标记合。按循文
　义似非注文,今不从改。
⑥ 离:原作"杂",繁体字形近致误,据仁和寺本改,与《病
　源》卷二十三《尸厥候》合。
⑦ 倄倄:象声词。《病源》卷二十三《尸厥候》作"循循",
　盖通假耳。
⑧ 暖:原作"臑",疑是"㬉"之形误,"㬉"同"暖",《病源》
　卷二十三《尸厥候》作"暖",今据改。
⑨ 其:原作"耳",形误,据《肘后方》卷一第二改。
⑩ 二七壮:《肘后方》卷一第二作"二十八壮"。
⑪ 下:"下"字原脱,据旁校补。
⑫ 华佗云二七壮:此六字仁和寺本为小字注文。

治溺死方第七

《病源论》云：人为水所浸①溺，水从孔窍入，灌注腑脏，其气②壅闭，故死。若早③拯救得出，即泄沥其水，令气血得通，便活④。

又云：经半日及一日，犹可活；气⑤已绝，心上暖⑥，亦可治⑦之。

《小品方》治溺水死，已经二宿者，可活方：

捣皂荚作末，以绵裹，纳死人下部中，须臾牵出，即活也。

又云：治溺水死方：

以灶灰布著地，令厚五寸，以甑倒覆灰上，以溺人覆伏甑上，口中水当出也。觉水出，复更别熬灰令暖置之，溺人口中水已出极多便去甑，即以暖灰壅溺人通身，但出口鼻耳，小时⑧便苏醒则活也。

又方：

令二健人抱溺人，倒卧沥溺人，水出尽便活也。

《葛氏方》溺死一宿者尚可活，治之方：

倒悬死人，以好酒灌其鼻，立活。《龙门方》同之。

又云：身尚温者：

取灶中灰二石余埋人，从头至足，即活⑨。

又方：

便脱暖釜覆之，取溺人伏其上，腹中水出便活。

《千金方》治落水死方：

醋灌鼻。

又方：

裹石灰纳下部中，水尽出即活。

又方：

但埋死人暖灰中，头足俱没，唯开七孔。

《录验方》治溺死方：

灸脐中。

《集验方》治溺水死方：

熬沙以覆死人，使上下有沙，但出鼻口，

中沙温湿⑩，须易之。

治热暍死方第八

《病源论》云：夏月炎热，人冒涉途路，热毒入内，与五脏相并，客邪炽盛，郁瘀不宣散，致阴气⑪卒绝，阳气暴壅，经络不通，故奄然闷绝，谓之暍也。然此乃外邪所击，真脏未坏，若便遇治救，气宣则苏也。夫热暍不可得冷，得冷便死。

《葛氏方》凡中热暍死，不可使卒得冷，得冷便仍死矣，治之方：

以泥作正⑫绕暍人脐，使三四人更尿其中。

又方：

亦可屈革带⑬，亦可扣瓦碗底若脱车钉，以著暍人脐上，取令尿不得流去而已，此道路穷急无汤，当令人尿，若有汤，便可以与之。

又方：

干姜、橘皮、甘草末，少少纳热汤中，令稍

---

① 浸：仁和寺本旁校作"没"，与《病源》卷二十三《溺死候》合。

② 气："气"字原脱，据仁和寺本补，与《病源》卷二十三《溺死候》合。

③ 早：原作"亡"，旁校疑作"己"，并误；今据仁和寺本改，与《病源》卷二十三《溺死候》合。

④ 便活：仁和寺本、《病源》卷二十三《溺死候》并作"并得活"。

⑤ 气：仁和寺本、《病源》卷二十三《溺死候》"气"下并有"若"字。

⑥ 暖：原作"臑"，据《病源》卷二十三《溺死候》改。

⑦ 治：仁和寺本、《病源》卷二十三《溺死候》并作"活"。

⑧ 小时：即稍时。

⑨ 即活：程本《外台》卷二十八《溺死方九首》引《小品》"即"上有"水出七孔"四字。

⑩ 温湿：仁和寺本"湿"上无"温"字。

⑪ 致阴气：此三字原脱，据仁和寺本补，与《病源》卷二十三《中热暍候》合。

⑫ 正：仁和寺本旁校作"匡"，活字本作"缶"。按"匡"通"框"。

⑬ 亦可屈革带：《外台》卷二十八《热暍方七首》引《肘后》作"以屈革带绕暍人脐，使三四人尿其中，令温。亦可用泥土屈草"，并与上"治之方"连读，中间无"以泥作正"云云一条。

稍咽,勿顿多,亦可煮之。

《小品方》治中热暍方:

取路上热尘土,以壅其心上,小冷复易之,气通乃止。

又方:

偃卧暍人,以革带围脐上,令人尿脐中,即愈。

又方:

浓煮蓼,饮之至一二升,良效。

《千金方》治热暍方:

张死人口令通,以暖汤徐徐灌口中,小举死人头身,令汤入肠①,须臾即苏。

又方:

灌地浆一杯即愈。

又方:

抱狗子若鸡,著心前熨之。

又方:

地黄汁一杯,服之。

又方:

但以热土及熬灰土壅其心上②,佳。

治冻死方第九

《病源论》云:人有在于途路,逢凄③风苦雨,繁霜大雪,衣服沾濡,冷气入脏,致令阴气闭于内,阳气④绝于外,荣卫结涩,不复⑤流通,故致噤绝而死。若早得救疗,血温气通则生。

又云:冻死一日犹可治,过此则不可治也。

《葛氏方》治冬天堕水,冻四肢直,口噤,才⑥有微气方:

以大器多熬灰,使暖,囊盛,以薄其心上,冷复易。心暖气通,目则转,口乃得开。温酒⑦及作粥清,稍稍含之,即活。若不先温其心,便持火炙其身,冷气与火并则死,勿为也。
《千金方》、《救急单验方》皆同之。

治自缢死方第十

《病源论》云:人有不得意志⑧者,多生忿恨,往往自缢⑨,以绳物系颈,自悬挂致死,呼为自经⑩。

又云:自经死,且至暮,虽已冷,必可治;暮至旦,则难治。此谓其昼则阳盛,其气易通也,夜则阴盛,其气难通也。

又云:夏则夜短,又热,则易治。

又云:气虽已断,而心微温者,一日以上,犹可治⑪。

又方⑫:用厣衣覆其口鼻,两人吹其两耳,即生。

《小品方》治自缢⑬死方:

旁人见自经者,未可辄割绳,必可登物令及其头,即悬牵头发,举其身起,令绳微得宽也;别使一人坚塞两耳,勿令耳气通;又别使一人以葱叶刺其鼻中,吹令通;又别使一人啮死人两踵根,待其苏活,乃止也。

---

① 肠:《千金方》卷二十五第一作"腹"。按"肠"、"腹"义并通,然作"肠"义狭。

② 但以热土及熬灰土壅其心上:《千金方》卷二十五第一作"取道上热尘土以壅心上,少冷即易,气通止"。

③ 凄:原作"嗥","崒"之异写,于此无义,当是"凄"之形误,据旁校改,与仁和寺本、《病源》卷二十三《冻死候》合。"凄",寒也。

④ 气:"气"字原脱,据旁校补,与仁和寺本、《病源》卷二十三《冻死候》合。

⑤ 不复:原作"复不",据旁校改标记乙正,与仁和寺本、《病源》卷二十三《冻死候》合。

⑥ 才:《千金方》卷二十五第一作"尚"。

⑦ 酒:《千金方》卷二十五第一、《外台》卷二十八《冻死方一首》引《肘后》并作"尿"。

⑧ 志:原作"至",据仁和寺本改,与《病源》卷二十三《自缢死候》合。

⑨ 缢:原作"缢",形误,据仁和寺本改,与《病源》卷二十三《自缢死候》合。

⑩ 经:仁和寺本作"缢",与《病源》卷二十三《自缢死候》合。下"经"字仿此。

⑪ 犹可治:仁和寺本作"犹可活也",与《病源》卷二十三《自缢死候》合。

⑫ 又方:旁校曰:"宇治本无之,医本有之。"今检仁和寺本无此条。按此条于此,文例不协,《病源》卷二十三《自缢死候》亦无此方,疑是误窜或误衍。此条见于《外台》卷二十八《自缢死方一十五首》引《备急》,尾注《肘后》、《千金》、文仲、《集验》、《小品》同,故疑此方当在下《小品方》之后,待考。

⑬ 缢:仁和寺本作"经"。按作"经"似是,与下文相协。

又方：

治自经死，慎勿割绳也，绳卒断，气顿泄去，便死，不可复救也。徐徐抱死人，渐渐缓①令绳渐宽也，然后解下之。心下尚温，取鸡雌雄无在②，拔翅毛去，勿令得飞也，置地逐之，竟宅走鸡令极，久久者其冠当黑，止，急以尺物拨死人口开，便率③鸡头上割鸡冠断取血，临死人口中，至喉咽，气便通。

《千金方》治自经死方：

凡自经死，勿截绳，徐徐抱解之。心下尚温者，氍毹④覆口鼻，两人吹其两耳。《救急单验方》同。

又方：

蓝青汁服⑤之。

又方：

梁上尘如大豆，各纳筒中，四人各捉一筒，同时吹⑥两耳两鼻，即治。

又云：五绝方，一曰自经，二曰墙壁⑦，三曰溺水，四曰魇魅⑧，五曰产乳绝：

皆以半夏一两，细下筛，丸如大豆⑨，纳鼻中，愈。

《集验方》治自经死方：

捣皂荚、细辛屑，取如胡豆，吹两鼻孔中。止单用皂荚亦好。

《葛氏方》云：自经死，虽已久，心下尚微温，犹可治⑩也，治之方：

末皂荚，以葱叶吹纳其两鼻孔中。

又方：

以芦管吹其两耳，极则易人⑪，取活乃止。若气通者，少以桂汤稍稍咽，徐徐乃以少少粥清与之。

《龙门方》疗自经死方：

皂荚末如胡豆许，吹两鼻中，嚏即活。

治疰病方第十一

《病源论》云：凡疰之言住也，谓邪气俱⑫住人身内，故名为疰。此由阴阳失守，经络空虚，风寒暑湿、饮食劳倦之所致也。或卒死之气⑬，或卒犯鬼物之精，皆能成此病。其变状

多端，乃至卅六种，九十九种，而方⑭不皆显其名也。

《僧深方》云：西王母玉壶赤丸⑮，备急，治尸疰卒，恶水陆毒螫万病方：

武都雄黄一两，赤如鸡冠 八角大附子一两，炮称 黎芦一两 上丹砂一两，不使有石者 白石一两，炼之一日一夕 巴豆一两，去皮，熬令紫色，称之。一方有真朱一两

凡六物，悉令精好。先冶巴豆三千杵；次纳礜石，冶三千杵；次纳黎芦，冶三千杵；次纳雄黄，冶三千杵；次纳白蜜，冶三千杵。亦可从此更冶万杵最佳。有加真朱一两者。若不用丹砂而纳真朱二两，无在也。生礜石、黑石皆可用，不必白色者。巴豆勿用两仁者。又分别捣黎芦、附子下筛，乃更称之。又一方每纳药辄冶五百杵，辄纳少蜜，恐药飞，捣都毕乃更冶万杵。合药得童子冶之大佳，无童子，但凡人三日斋戒，乃使之合药，用建除日、天清无云雾日、向月建，药成密之，勿令泄，著清洁处。大人服之皆如小豆，但丸数亦无常。此药治万病，无所不主。方上虽不能具载，故略说耳。若本病将服者，禁食生鱼、生菜、猪肉。

---

① 缓：此字于此费解，疑当作"揉"，即捻绳使松动。
② 无在：都可以。
③ 率：旁校作"挛"，亦通。
④ 氍毹：旁注引《风俗通》曰："纤毛褥谓之氍毹也。"
⑤ 服：《千金方》卷二十五第一作"灌"。
⑥ 吹："吹"字原脱，据仁和寺本补，与《千金方》卷二十五第一合。
⑦ 墙壁：《千金方》卷二十五第一"壁"下有"压连"二字，似当据补。
⑧ 魅：《千金方》卷二十五第一作"寐"。
⑨ 丸如大豆：《千金方》卷二十五第一作"吹一大豆许"。
⑩ 治：仁和寺本作"活"，与《外台》卷二十八《自缢方一十五首》引《肘后》合。
⑪ 易人：《外台》卷二十八《自缢方一十五首》引《肘后》"人"下有"吹"字。
⑫ 俱：《病源》卷二十四《诸注候》作"居"。
⑬ 卒死之气："卒"下疑脱"感"字，仁和寺本作"乍感生死之气"，与《病源》卷二十四《诸注候》合。按"生死"偏义复词，即指"死气"。
⑭ 方：指方书、医书。
⑮ 西王母玉壶赤丸：旁注曰："一名耆婆丸。"

服以[①]下病者，宿勿食，明旦服二丸。不知者，饮暖米饮以发之令下；下不止，饮冷水饮止之。

病在膈上吐，膈下者下，或但噫气而愈，或食肉不消，腹坚胀，或痛，服一丸立愈。

风疝、寒疝、心疝、弦疝，每诸疝发腹中急痛，服二丸。

积、寒热、老痞、蛇痞，服二丸。

腹胀，不得食饮，服一丸。

卒大苦，寒热往来，服一丸。

卒关格，不得大小便，欲死，服二丸。

瘕结，服一丸，日三服，取愈。若微者射罔[②]丸甚良。

下利重下，服一丸便断。或复天行，下便断。

卒上气，气但出不入，及逆气冲喉，暴积[③]聚者，服二丸，日再。

疟未发服一丸，已发服二丸，便断。

小儿百病，痞，寒中[④]及有热，百日半岁者，以一丸如黍米，著乳头与服之；一岁以上，服如麻子一丸，日三，皆以饮服。

小儿大膜[⑤]及中热恶毒，食物不化，结成坚积，皆令将服一丸，亦可以涂乳头，使小儿乳之。

伤寒敕色[⑥]及时气病，以温酒服一丸，厚覆取汗即瘥，若不汗复酒服一丸，要取汗。

欲行视病人服一丸，以一丸著头上[⑦]，行无所畏。

至死丧家带一丸，辟百鬼。

病苦淋路痟瘦[⑧]，百节酸疼，服一丸，日三。

妇人产生余疾，及月水不通，及来往不时，服二丸[⑨]，日二。

卒霍乱，心腹痛，烦满吐下，手足逆冷，服二丸。

疰病百种，病不可名，将服二丸，日再。

若腹中如有虫欲钻胁出状，急痛，一止一作，此是风气，服二丸。

若恶疮不可名，瘑[⑩]疥疽，以膏若好苦酒和药，先盐汤洗疮去痂，拭令燥，以药涂之即愈。

恶风游[⑪]心，不得气息，服一丸，即愈。

耳出脓血汁及卒聋，以赤縠[⑫]裹二丸，塞耳孔中，即愈。

痈肿、痤疖、瘰疬及欲作瘘，以苦酒和药涂之。

齿痛，以小丸绵裹著齿孔中咋之。

苦寒热往来，服二丸[⑬]。

苦蛇、蝮、蜂、蝎、蛎所中，及猘犬、狂马所咋，以苦酒和涂疮中，并服二丸，即愈。

卒中恶欲死，不知人，以酒若汤水和二丸，强开口灌喉中，捧[⑭]坐令下。

若独宿止林泽之中，若冢墓间，烧一丸，百鬼走去，不敢近人。

澼饮、留饮、痰饮，服一丸；以腊和一丸，如弹丸，著绛囊中以系臂，男左女右，山精鬼魅皆畏之。

中溪水毒，服二丸。已有疮在身，以苦酒和三四丸，涂疮上。

忧患[⑮]之气结在胸中，苦连噫及咳，胸中刺痛，服如麻子三丸，日三，愈。

妇人胸中苦滞气，气息不利，小腹坚急，绕脐绞痛，浆服如麻子一丸，稍增之如小豆。

心腹常苦切痛及中[⑯]热，服一丸如麻子，日三服，五日愈。

---

① 服以："服"，旁校疑作"腹"。《千金方》卷十二第七作"服药欲"。
② 罔：原作"茵"，"茵"之异写，今改为药名通用字。
③ 暴积：《千金方》卷十二第七"暴"上有"胃中"二字。
④ 痞，寒中：《千金方》卷十二第七作"惊痫痞塞"。
⑤ 膜：《千金方》卷十二第七作"腹"。
⑥ 敕色：即"啬啬"，亦作"涩涩"，恶寒貌。
⑦ 上："上"字原漫漶，据仁和寺本描正。安政本作"土"，误。
⑧ 淋路痟瘦：亦作"淋露消瘦"，"淋路"，消瘦貌，是"痟瘦"的修饰词。
⑨ 服二丸：仁和寺本作"服一丸"。
⑩ 瘑：仁和寺本作"疠"。
⑪ 游：《千金方》卷十二第七作"逆"。
⑫ 赤縠："赤"字原脱，据旁校补，仁和寺本作"亦"，"赤"字之误。"縠"，纱类丝织品。
⑬ 服二丸：仁和寺本作"服一丸"。
⑭ 捧：仁和寺本旁校作"使"。
⑮ 患：《千金方》卷十二第七作"恚"。
⑯ 中：《千金方》卷十二第七"中"上有"心"字。

男女邪气①鬼交通,歌哭无常;或腹大经绝,状如妊身,皆将服三丸如胡豆大,日三夜一。又以苦酒和之如饴,旦旦以涂手间使、心主暮②,又夕夕以涂足三阴交及鼻孔,七日愈。又将服如麻子一丸,日三,卅日止。

腹中三虫,宿勿食,明平旦进牛羊肉,炙三膊③,须臾便服三丸如胡豆,日中当下虫,过日中不下,复服二丸,必有烂虫下。

小儿寒热,头痛、身热及吐呭④,一服一丸如麻子。

小儿消瘦,丁奚⑤,不能食,食不化,将服二丸,日三。又苦酒和如饴,涂⑥儿腹,良。

风目赤或痒,视漠漠,泪出烂眦,以蜜解如饴,以涂注目眦。

头卒风肿,以苦酒若膏和涂之,即愈。

风头肿,以膏和涂之,以絮裹之。

若为蛄⑦毒所中,吐血,腹内如刺,服一丸如麻子,稍益至⑧胡豆;亦以涂鼻孔中;以膏和,通涂腹背;亦烧之自熏⑨。

治鼠瘘,以脂和涂疮,取驳舌狗子舐之,即愈也。

《千金方》治一切疰,无新久方:

先仰卧,灸两乳两边斜下三寸第二⑩肋间,随年壮,可⑪至三百壮。

又⑫,心下三寸,灸六十壮⑬。

又,两手大指头,灸⑭七壮。

又云:十疰丸,主十种疰,气疰、劳疰、鬼疰、冷疰、生人疰、死人疰、尸疰、水疰、食疰、土疰等诸疰方:

雄黄—两⑮巴豆二两 人参—两 甘草—两 藁本⑯—两 桔梗—两 附子—两 皂荚—两 椒—两 麦门冬—两

十味⑰,空腹服一丸如小豆⑱,日二,以知为度,有验。

《葛氏方》云:疰病即是五尸中之尸疰,又狭诸鬼邪为害也。大略令人寒热淋沥⑲,沉沉嘿嘿⑳,不的知所苦,而无处不恶,累年积月,渐以至死㉑,死后复注易旁人,乃致灭门,觉似此疾者,便宜急治之方:

桃核仁五十枚,研之,以水一斗,煮取四升,一服尽当吐病㉒,病不尽,二三日更作,若不吐者非注。

《集验方》治疰病方:

取桑根白皮切二斗,曝燥,烧作灰,汤淋取汁,浸小豆二斗,如此取灰汁尽㉓,蒸豆熟,作羊、鹿羹,啖此豆。

又云:治鬼疰病相染易尽门方:

----

① 邪气:《千金方》卷十二第七作"与"。
② 心主暮:"暮"仁和寺本旁校作"脐",非是,《札记》曰:"'暮'恐'募'讹。""募",亦作"幕",指"募穴"言,"心主募"即"膻中"。按此处疑有脱文,检《千金方》卷十二第七作"心主,心主在手腕后第一约横纹当中指。"
③ 灸三膊:"灸"原作"炙",据旁校改;"膊",《千金方》卷十二第七作"胬"。
④ 呭(xiàn,音现):《说文·口部》:"不呕而吐也。"
⑤ 丁奚:病名,一种小儿羸弱病。
⑥ 涂:原"涂"下衍"涂"字,今据校改标记删,与仁和寺本合。
⑦ 蛄:《千金方》卷十二第七作"蛊"。
⑧ 至:《千金方》卷十二第七"至"下有"如"字。
⑨ 自熏:《千金方》卷十二第七作"熏口鼻"。
⑩ 第二:《千金方》卷十七第八作"第三"。
⑪ 可:仁和寺本"可"下有"灸"字。
⑫ 又:按此下两方,《千金方》卷十七第八用治"五尸"。
⑬ 六十壮:《千金方》卷十七第八作"十壮"。
⑭ 灸:《千金方》卷十七第八"灸"上有"各"字。
⑮ 一两:《千金方》卷十七第八作"二两"。
⑯ 藁本:《千金方》卷十七第八作"细辛",注云:"一作藁本。"
⑰ 十味:《千金方》卷十七第八"味"下有"末之蜜丸"四字。
⑱ 如小豆:《千金方》卷十七第八作"如梧子大","大"下有"五丸"二字。
⑲ 淋沥:此淋沥非指小便淋沥不尽,而喻寒热病候连绵不愈。
⑳ 沉沉嘿嘿:《肘后方》卷一第七作"怳怳默默"。按二者义近,"沉沉",形容心事沉重的样子;"怳怳"失意不安,惆怅貌。"嘿嘿"与"默默"通用,心情郁悒而无神采之状。
㉑ 渐以至死:《肘后方》卷一第七作"渐就顿滞,以至于死"。"顿滞",困顿而淹滞,指病情沉重,淹系不愈。
㉒ 病:《肘后方》卷一第七作"吐",属下读,应据改。
㉓ 如此取灰汁尽:按此句与前文义不贯,检《外台》卷十三《江南三十六疰方三首》引《备急》此上有"一宿出,风干复渍"七字,《肘后方》卷一第七略同,应据补。又此方与《肘后方》、《外台》引《备急》方义略同,但文词有异,彼者论述较详,当参看。

獭肝一具干之①，下筛，水服方寸匕，日三，神方。《千金方》同之。

《拯要方》疗恶疰，入心欲死，无问远近年月，皆愈方：

安息香半两为末，酒服即愈。《救急单验方》同之。

又云：疗疰气发无恒处方：

白芥子捣为丸服之；又醋和涂，随手为验。

《龙门方》疗恶疰，入心欲死方：

独头蒜一枝，书墨如枣大，并捣，以酱汁一小合，顿服，立瘥。

又方：

取盐如鸡子，布裹烧赤，末，酒服，吐即验。

又方：

取椒，布裹，薄布疰上，以熨斗盛火熨之，令汗出，验。

《新录方》云②：恶疰方：

盐五合，灶突墨三合，水三升，煮盐消去滓，顿服，吐瘥。

又方：

桃枝切三升，水四升，煮取一升六合，二服。

《范汪方》治尸疰，毒痛往来方：

烧发灰 杏子中仁熬令紫色

凡二物，分等，膏和③，酒服④梧子三丸，日三。

《救急单验方》疗恶疰方：

阿魏药服二分，和酒，立瘥。

又方：

桂三两，酒三升，煮取一升，分再服，瘥。

治诸尸方第十二

《病源论》云：人身内自有三尸诸虫，与人俱生，而此虫忌恶⑤，能与鬼灵相通，常接引外邪，为人患害。其发作之状，或沉沉默默，不的知所苦，或腹⑥痛胀急，或螺⑦块踊起，或挛引腰脊，或精神杂错，变状多端。

《葛氏方》云：虽有五尸之名，其例皆相似，而小有异者：一飞尸，变作无常⑧；二遁尸，闻哀哭便作；三风尸，得风便作；四沉尸，遇寒冷便作；五尸注⑨，变转⑩致大恶。

又云：凡五尸，即是身中尸鬼接引外邪，共为病害，经术其有消灭之方，而非世徒能用，今复撰诸经要，以救其弊方：

雄黄一两 大蒜一两

捣令相和，如弹丸者，纳二合热酒中服之，须臾瘥，未瘥更一服便止。有尸疰者常宜蓄此药也。

又方：

桂、干姜分等，末之，盐三指撮，熬令青，末，合水服二方寸匕。

《新录方》治飞尸方：

灸脊中及两旁相去三寸，各五十炷。

又方：

桃白皮切二升，水四升，煮取一升六合，分三服⑪。

又云：治遁尸方：

牛蹄下土三指撮，酒一盏下。亦治风尸。

又方：

熬艾以青布裹，更熨。

---

① 干之：《千金方》卷十七第八作"阴干"，"干"下有"治"字，属下读。

② 云：仁和寺本作"治"，属下读。按仁和寺本"治恶疰方"下有"灸乳下斜三寸余二肋间依年壮"十三字。

③ 膏和：《外台》卷十三《尸疰方四首》引《姚氏方》作"捣如脂，以猪膏和"。

④ 服：《外台》卷十三《尸疰方四首》引"服"下有"如"字。

⑤ 恶：仁和寺本、《病源》卷二十三《诸尸候》"恶"上并有"血"字。按无"血"字似是，"恶"指过错，《说文·心部》："恶，过也。"宋·叶梦得《避暑录话》卷下："道家有三尸，以为人身中有是三虫，能记人过失。"

⑥ 腹：原作"肠"，形误，据旁校改，与仁和寺本、《病源》卷二十三《诸尸候》合。

⑦ 螺：仁和寺本作"磥"，与《病源》卷二十三《诸尸候》合。

⑧ 变作无常：此四字原为小字注文，循文例义改。下"遁尸"、"风尸"、"沉尸"、"尸注"均仿此。

⑨ 注：原误作"经"，据仁和寺本改，与《肘后方》卷一第六合。

⑩ 变转：《肘后方》卷一第六"转"作"辄"。按"变"字文义不明，似应据《肘后方》改作"每节气改变"。

⑪ 分三服：按仁和寺本此下有"又方：盐墨汤顿服。又方：炒艾熨之"十三字。

又方：

熬大豆裹，更熨。

又云：治沉尸方：

灸太仓七壮。又，灸乳下一寸，七壮。

又方：

发灰、杏仁，蜜和丸如梧子，一服七丸，日二①。

《千金方》治遁尸尸疰②方：

桂心一两 干姜二两③ 巴豆仁二枚④

三味，下筛⑤，上醋和，和如泥，涂病上，干即易⑥。

又云：芥子薄，主遁尸、飞尸⑦方：

芥子一升，蒸熟，捣下筛，以黄丹二两搅之，分作两份⑧，疏布袋盛之，更蒸使熟，薄痛上，当更迭蒸袋，恒使热。

治诸疟方第十三

《病源论》云：夏日伤暑，秋必病疟。疟，其人形瘦皮栗⑨，以月一日发，当以十五日愈。设不愈，月尽解。今按⑩：有病后疟，载卷末。

《通玄》云：疟病多种，各不同形，有温疟，有寒疟，有癎⑪疟，有劳疟，有鬼疟。此五疟，内应于五脏。温疟者，先热而后寒；寒疟者，先寒而后热；癎疟者，吐逆呕宿汁，腹中生痰癖；劳疟者，不得用力；鬼疟，不可与饮食⑫，用药不得同。

《集验方》云：黄帝曰：夫痎疟皆生于风，夏伤于暑，秋为痎疟。问曰：疟先寒而后热，何也？对曰：夫寒者，阴气也；风者，阳气也。先伤于寒而后伤于风，故先寒而后热也⑬。问曰：先热后寒者何？对曰：先伤于风而后伤于寒，故先热而后寒也，名曰温疟；其但热而不寒者，阴气先绝，阳气独发⑭，名曰瘅疟。治之方：

夫疟必从四末⑮始，先其发时一食项，用细左索绳坚束其手足十指，过⑯时乃解。

又方：

取大蜘蛛一枚，纳芦管中，密塞管口，绳系以绾颈，过发时乃解去。《葛氏方》⑰同之。

又方：

桃叶二七枚，安心上，艾灸叶上十四壮。《僧深方》同之。

《千金方》治疟方⑱：

未发前，抱雄鸡一头著怀中，时时惊动，令鸡作大声，无不瘥。

又方⑲：

故鞋底去两头，烧灰，井花水服之。

又方⑳：

未发前预灸项大椎尖头，渐灸，过时止。

《葛氏方》治疟病方：

破一大豆去皮，书一片作日字，一片作月字，左手持日，右手持月，吞之立愈。向日服，勿令人知之。

又方：

----

① 日二：仁和寺本作"日三"。

② 尸疰：《千金方》卷十七第八"疰"下有"心腹刺痛不可忍者"八字。

③ 二两：《千金方》卷十七第八作"一两"。

④ 二枚：《千金方》卷十七第八作"二两"。

⑤ 下筛：《千金方》卷十七第八"下"上有"冶"字。

⑥ 易：原"易"下有"之"字，已经点删，检仁和寺本无"之"字，今从删。按《千金方》卷十七第八有"之"字。

⑦ 飞尸：《千金方》卷十七第八"尸"下有"又主暴风毒肿流入四肢头面"十二字。

⑧ 分作两份：此四字原无，文义不贯，据《千金方》卷十七第八补。

⑨ 皮栗：仁和寺本"皮"下有"必"字，与《病源》卷十一《疟病候》合。

⑩ 今按：旁校曰："字治本无，医本等有之。"今检仁和寺本亦无此九字。

⑪ 癎：疑当作"饮"。下同。

⑫ 饮食：旁校引宇治本作"饭食"。

⑬ 故先寒而后热也：按循下"名曰温疟"、"名曰瘅疟"文例，此下疑有脱文，检《素问·疟论》、《千金方》卷十第六此下有"病以时作，名曰寒疟"八字。下"名曰温疟"上，《素问》、《千金方》并有"亦以时作"四字。

⑭ 独发：《素问·疟论》、《千金方》卷十第六"发"下并有"则少气烦冤，手足热而欲呕"十一字。

⑮ 四末：即"四肢"，《外台》卷五《痎疟方五首》引《集验》作"四肢"。

⑯ 过：原作"遇"，形近致误，据《外台》卷五《痎疟方五首》改。

⑰ 《葛氏方》：仁和寺本此上有"今按"二字。

⑱ 治疟方：《千金方》卷十第六作"禳疟法"。

⑲ 又方：《千金方》卷十第六作"治疟无问新久者方"。

⑳ 又方：《千金方》卷十第六作"灸疟者"。

多煮豉作汤,饮数升,令得大吐便断。

又方①:

炙鳖甲捣末,酒服方寸匕,至发时令三服,兼用火炙②,无不断。

《龙门方》疗一切疟方:

取恒山、甘草等分,捣末,和水服方寸匕,吐即瘥。

又方:

取莲捣末,三指撮,以酒和,欲发前服之,验③。

《范汪方》治疟方:

临发时,捣大附子下筛,以苦酒和之,涂背上。

《广济方》疗疟方④:

恒山三两,以浆水三升,浸经一宿,煎取一升,欲发前顿服之,微吐瘥止,无所禁忌⑤。

《小品方》断痎疟,先大寒后大热者方:

小麦一升　淡竹叶一虎口　恒山三两

凡三物,以水五升,宿渍,明旦煮取二升半,分三服⑥。

《僧深方》治一切诸疟无不断,恒山丸方:

大黄一两,一方二两　附子一两,炮　恒山三两　龙骨一两

凡四物,冶合下筛,蜜和,平旦服⑦梧子七丸,未发中间复服七丸,临发服七丸。若不断,至后⑧日复发,更服如此法,甚神良。

《本草经》云:治疟:

煮葎草汁及生汁服之。

《本草稽疑》云:治疟:

烧猫屎为末,酒服方寸匕。

治鬼疟方第十四

《范汪方》治鬼疟方:

丹书额言:戴九天;书臂言:把⑨九地;书足言:履九江;书背言:南有高山,上有大树,下有不流之水,中有神虫,三头九尾,不食五谷,但食疟鬼,朝食三千,暮食三百。急急如律令。书胸言:上高山,望海水,天门亭长捕疟鬼,得便斩,勿问罪。急急如律令。《产经》同之。

又云:平旦发者,市死鬼,恒山主之,服药讫持刀;

食时发者,缢死鬼,蜀木⑩主之,服药讫,持索;

日中发者,溺死鬼,大黄主之,服药讫,持盆水;

晡时发者,舍长鬼,麻黄主之,服药讫,持磨衡;

黄昏发者,妇人鬼,细辛主之,服药讫,持明镜;

夜半发者,厌⑪死鬼,黄芩主之,服药讫,持车轸⑫;

鸡鸣发者,小儿鬼,附子主之,服药讫,持小儿墓上折草木;

凡七物,各一分,冶下筛,发时加所主病药一分,当发日从旦至发时,温酒服方寸匕,三服服讫,必持所主病物,甚良,有效。

又云:平旦作者,客民鬼也,先作时,令病者持衣如辞去,言欲远出,立愈;

食时作者,客死鬼也,先作时,令病者辞,言欲归之,大道上桥梁下逃之;

---

① 又方:《肘后方》卷三第十六作"(治)老疟久不断者"。

② 炙:旁校作"灸",《肘后方》卷三第十六作"灸"。

③ 验:按此下仁和寺本有"《拯要方》疗疟,无问新久,服之皆愈方:恒山七分,橘皮三分,鳖甲七分炙,甘草七分炙,桂心二分,松萝二分,乌肉六分,熬。右为散,酒服一方寸匕,日再,加至二匕"六十字。

④ 疗疟方:《外台》卷五《疗疟方二十一首》引《广济》作"疗疟常山汤方"。

⑤ 无所禁忌:《外台》卷五《疗疟方二十一首》作"忌生葱、生菜"。

⑥ 服:原"服"下有"之"字,已经点删,检仁和寺本无"之"字,今从删。

⑦ 服:"服"下疑脱"如"字。

⑧ 后:原"后"下衍"后"字,据校改标记删,与仁和寺本合。

⑨ 把:旁校疑作"抱"。

⑩ 蜀木:仁和寺本作"蜀术"。

⑪ 厌:疑当作"魇"。

⑫ 轸:原作"软",形误,据旁校改。

禺中作者，市死鬼也，先作时，令病者图^①结械，北向坐^②，营以埯^③；

日中作者，溺死鬼也，先作时，令病者取盆水著中庭，南向坐，营以埯；

日昳^④作者，亡死鬼也，先作时，令病者人言吏捕汝庭中；

晡时作者，自经死鬼也，先作时，令病人当栋下卧，以绳索羂^⑤病者头；

日入作者，人奴舍长死鬼也，先作时，令病者磨碓间逃之；

黄昏作者，盗死鬼也，先作时，令病者逾去远亡，无令人知其家；

人定作者，小儿鬼也，先作时，病者取小儿墓上折草木，立愈；

夜过半作者，囚死鬼也，先作时，取司空^⑥械笞^⑦，令病者持之，因^⑧从出，可榜笞汝者；

夜半作者，寒死鬼也，先作时，令病者温衣，营以埯，持桃枝，饮食，匿内中，无人知见，此^⑨次上；

鸡鸣作者，乳死鬼也，先作时，令病者把槁席^⑩之苽目，应令持桃枝，营以埯。

《如意方》治鬼疟方：

发日早旦，取井花水，丹书额作天狱字；书胸作胸狱字；书背作背狱字；左手作左狱字；右手作右狱字；两足心各作地狱字。毕，向东咒云：日出东方，隐^⑪似没，昼骂日，夜骂月，疟鬼不死当复煞，清冷之鬼饮汝血，北斗七星何不截。急急如律令。三过咒便愈。

又方：

计发日，今夕可食，鸡鸣起，著衣履屦屐属，随意出户，脱之途^⑫。出勿顾，入幽闲^⑬隐室，坚闭户，勿令人知。脱^⑭人来呼，勿应。过时勿饮食，饥极但卧忍之，至夕乃还，必断也。

《通玄》云：鬼疟者，或间日，或频日发作无时者，此为鬼疟，任^⑮避之，及用饮食送遣，如三日不止，用^⑯：

恒山三两 豉一升 秫米一百粒 蒜七斤，研

清酒二升，渍之一宿，早旦服之，得大吐则止。

治温疟方第十五

《病源论》云：夫温疟与寒疟安舍？温疟者，得之冬中于风寒，气^⑰藏于骨髓之中，至春则阳气大发，邪气不能出，因遇大暑，脑髓消铄，脉肉^⑱消释，腠理发泄，故先热而后寒，名曰温疟。

《通玄》云：温疟者，吸吸发热而少寒，心闷面赤，发自于心方：

石膏半斤，研，绵裹 知母三两 地骨皮三两 玄参三两 淡竹叶一升 猪苓三两

水九升，煮取三升，分三服，相去如六七里。

治寒疟方第十六

《病源论》云：寒疟，此由阴阳相并，阳虚则阴胜，阴胜则寒。发^⑲于内而并于外，所以

---

① 图：原漫漶不清，今据安政本补，与仁和寺本合。活字本作"因"，非是。"图"，摄取。

② 坐：原作"吐"，传抄致误，今据仁和寺本改。

③ 埯：原作"塜"，字无考，眉注疑作"埯"，据改。按此字或是"塸"之草误，"塸"同"坛"。下仿此。

④ 日昳：原"昳"作"跌"，据仁和寺本旁校改。"日昳"，日落时。

⑤ 羂（juàn，音卷）：以绳索系取。

⑥ 空：原作"宆"，形误，据旁校改。

⑦ 笞：原作"筐"，仁和寺本作"筐"，并无义，今据旁校改作"笞"。

⑧ 因：原作"图"，于此无义，据活字本改。

⑨ 此："此"上原衍"紫"字，据校改标记删。

⑩ 席：通"席"，见《文选·司马相如〈上林赋〉》善注。

⑪ 隐：仁和寺本"隐"下有"向"字。

⑫ 途：此字原涂抹不清，安政本作"途"，仁和寺本作"径"，今据安政本描正。检仁和寺本旁注假名"シチ"，似又当作"途"。

⑬ 闲：旁校曰："字治本作'闭'，医本等作'闲'。"

⑭ 脱：倘若。

⑮ 任（wáng）：急行。

⑯ 用：仁和寺本"用"上有"方"字。

⑰ 气：《病源》卷十一《温疟候》"气"上有"寒"字。

⑱ 脉肉：《外台》卷五《温疟方五首》引《病源》作"肌肉"，似是。

⑲ 发：《病源》卷十一《寒疟候》"发"上有"寒"字。

内外俱寒,故病发但战栗而鼓颔①。

《通玄》云:寒疟者,涩涩而恶寒,毛竖,发则引温而少热方:

朱砂四分,研 雄黄一分,研 人参四分 恒山五分 牡蛎四分,熬

蜜丸如梧子,一服七丸,日再,空腹服之,用粥饮之。

治痰实疟方第十七

《病源论》云:谓病人胸膈先有停痰结实,因感②疟病,则令人心下支③满,气逆④烦呕也⑤。

《范汪方》治疟痰实不消,恒山汤方:

恒山六分 甘草四分 知母三分 麻黄三分 大黄四分

凡五物,切,以水五升,煮取二升,分三服,至发时令尽⑥。

治劳疟方第十八

《病源论》云:凡疟积久不瘥,则表里俱虚,客邪未散,真气不复,故疾虽暂间,小劳便发。

《集验方》治劳疟积时不断,众治无效,此方治之:

生长大牛膝一大虎口,切,以水六升,煮取二升,分再服,第一服取未发前一食顷,第二服取临发⑦。今按:《葛氏方》云:酒三升,渍一宿,分三服。

《葛氏方》云:老疟久不断者方:

末龙骨方寸匕,先发一时以酒一升半,煮三沸,及热尽服,温覆取汗,立愈。

又方:

炙鳖甲捣末,酒服方寸匕,至发时令三服,兼用火灸⑧,无不断也。

《僧深方》治劳疟,桃叶汤方:

桃叶十四枚 恒山四两

凡二物,酒二升,渍一宿,露著中庭,刀著器上,明旦发日凌晨漉去滓,微温令暖,一顿服之,必吐,良。

治瘴疟方第十九

《病源论》云:山瘴⑨疟,此病生于岭南,带山瘴之气也。其状寒热休作有时,皆由挟溪源岭嶂毒⑩气故也。其病重于伤暑之疟。

《耆婆方》⑪治瘴疟要方:

蜀恒山三两 甘草二两 光明砂一两

三种捣筛,以蜜和丸如梧子,未发前服三丸,发时服二丸,发后服一丸,于后三日更一服,三日慎食。

《录验方》治疟及瘴⑫气方:

恒山二两 甘草二两

切,以白酒大一升,浸一宿,去滓,分二服,未发前一服,临发又一服,任吐。慎生冷、醋滑、酒、肉、面、油腻、房室。

治间日疟方第廿

《病源论》云:间日疟,此由邪气与卫气

---

① 颔:仁和寺本、《病源》卷十一《寒疟候》"颔"下并有"颐也"二字。按"颔"、"颐"二字义同,疑是注文混入正文,不必据补。

② 感:《病源》卷十一《痰实疟候》作"成"。

③ 支:仁和寺本作"胀",与《病源》卷十一《痰实疟候》合。

④ 气逆:原"气"下脱"逆"字,据《病源》卷十一《痰实疟候》补。

⑤ 也:原作"之",据仁和寺本改,与《病源》卷十一《痰实疟候》合。

⑥ 至发时令尽:按此下仁和寺本有"《僧深方》治疟,膈痰不得吐,吐之汤方:桂心半两,恒山二两,乌头半两,芫花半两,豉五分。凡五物,以酒三升,水四升,合煮取二升,分三服,必得吐"五十四字。

⑦ 第一服取未发前一食顷,第二服取临发:《肘后方》卷三第十六作"空腹一服,欲发一服"。

⑧ 火灸:仁和寺本作"艾灸",《肘后方》卷三第十六作"火灸"。

⑨ 瘴:原作"嶂",据《病源》卷十一《瘴疟候》改。下一个"瘴"字仿此。

⑩ 毒:仁和寺本"毒"上有"湿"字,与《病源》卷十一《山瘴疟候》合。

⑪ 《耆婆方》:旁校曰:"宇治本无之,医本有之。"

⑫ 瘴:原作"嶂",今改为通用字。

俱行于六府①,而有时相失不相得,故邪气内薄②五脏,则道远气深,故其行迟,不能与卫气偕出,是以间日而作。

《集验方》治疟,或间日发,或夜发者方:

秫米百粒 石膏八两,碎 恒山三两 竹叶三两

凡四物,切,以水六升渍药,覆一宿,明旦煮取③二升,分三服,取未发前一食顷第一服,取临欲发第二服④,当一日勿洗手足面及漱口,勿进食饮,取过时不发,乃澡洗进食也,并用余药汁涂五心及胸前头面,药滓置头边。此方从来旧用,神验。

《小品方》⑤断疟恒山酒方⑥,治痎疟,先寒战动地,寒解壮热,日日发⑦、间日发并断方:

鳖甲一两 淡竹叶切,三升 恒山三两 甘草三两 久酒三升

凡五物,以酒渍药,刀置上覆头,安露地,明旦以水七升,煮取三升,分五服,未发前令尽,当吐,吐极伤多,不必尽剂,但禁饮水粽⑧。

治连年疟方第廿一

《范汪方》治连年疟不瘥,牛膝酒方:

牛膝草一把 好酒三升

凡二物,牛膝纳酒中,渍一宿,明旦分三服。

《录验方》恒山汤,治疟十岁廿岁方:

恒山二两 甘草一两 大黄二分 桂心六铢

凡四物,切,以恒山酒渍一夜,诸药以酒三升,水二升,煮取七合,顿服,下吐愈。

《僧深方》⑨治卅年疟,龙骨丸,神方:

龙骨四分 恒山八分 附子三分 大黄八分

凡四物,冶筛,鸡子和,发前服七丸如大豆,临发服七丸。

《效验方》治卅年疟,恒山散方:

恒山五分 干漆四分 牡蛎二分 杏子仁⑩二分

凡四物,下筛,酒服方寸匕,日三。

治发作无时疟方第廿二

《病源论》云:夫卫气一日一夜大会于风府,则腠理开,开则邪入,邪入则病作。当其时,阴阳相并,随其所胜,则生寒热,故动作皆有早晏。若腑脏受邪,内外失守,邪气妄行,所以休作无时。

《葛氏方》治疟,发作无常,心下烦热方⑪:

恒山二两 甘草两半⑫ 豉五合

以水六升,煮取二升,分再服,当快吐,仍断,即⑬饮食。

伤寒证候第廿三

《病源论》云:经云:春气温和,夏气暑热,秋气清凉,冬气冰寒,此则四时正气之序也。冬时严寒,万类深藏,君子固密,则不伤

① 六府:按《素问·疟论》、《病源》卷十一《疟病候》并云"邪气客于风府",均无"客六府"之说,疑"六府"乃"风府"之误。

② 薄:通"迫"。

③ 取:"取"下原衍"取"字,据仁和寺本删。

④ 取未发前一食顷第一服,取临欲发第二服:按上云"分三服",此只云两服,疑有脱误。检《千金方》卷十第六载此方作"清旦一服,未发前一食顷一服,临欲发一服","服"下有"三服讫,静室中卧,莫共人语"十一字。

⑤ 《小品方》:旁校曰:"宇治本无之,医本等有之。"

⑥ 断疟恒山酒方:《外台》卷五《痎疟方五首》引作"常山汤"。

⑦ 发:仁和寺本"发"下有"及"字。

⑧ 但禁饮水粽:仁和寺本"水"下无"粽"字。按"粽"非可饮之物,若有"粽"字,则"粽"上疑脱"食"字。检《外台》卷五《痎疟方五首》引《小品方》此五字作"但断人,禁饮食,得吐过剂乃佳。忌人苋、海藻、菘菜、生葱、生菜"。

⑨ 《僧深方》:旁校云:"宇治本无之,医本等有之。"按仁和寺本无此条。

⑩ 杏子仁:仁和寺本作"杏仁"。

⑪ 方:《外台》卷五《发作无时疟方二首》引《肘后》作"常山汤方"。

⑫ 两半:仁和寺本作"半两",《外台》卷五《发作无时疟二首》作"一两半"。

⑬ 即:《外台》卷五《发作无时疟方二首》作"节"。

于寒，夫触冒①者，乃为伤寒耳②。其③伤于四时之气，皆能为病，而以伤寒为毒者，以其最为杀厉之气焉。即病者，为伤寒，不即病者，其寒毒藏④肌骨中，至春变为温病，夏变为暑病，暑病者，热重于温也。是以辛苦⑤人，春夏必有温病者，皆由其冬时触冒之所致，非时行之气也。其时行者，是春时应温而反寒，夏时应热而反冷，秋时应凉而反热，冬时应寒而反温，非其时而有其气。是以一岁之中，病无长少，多相似者，此则时行之气也。

又云：夫热病者，皆伤寒之类也。或愈或死，其死皆以六七日间，其愈皆以十日以上。

《葛氏方》云：伤寒、时行、温疫，虽有三名，同一种耳，而源本小异。其冬月伤于暴寒，或疾行力作，汗出得风冷，至春夏发，名为伤寒；其冬月不甚寒，多暖气及西南风，使人骨节缓堕受邪，至春发，名为时行；其岁月中有厉气，兼挟鬼毒相注，名为温疫。如此诊候并相似。又贵胜雅言总名伤寒，世俗同号时行，道术符刻⑥言五温，亦复以此致大归，终是共途也。

《医门方》云：凡伤寒病五六日，而渴欲饮水，水不能多，未宜与也。所以尔者，腹中热尚少，不能消之，便作病矣。至七八日，大渴欲饮水，然当与之，常令不足，勿极意，云能一斗而与五升。若饮而腹满，小便不利，若喘若哕，弥不可与之。濈然⑦大汗出，是为已愈也。凡得此病反能饮水，此为欲愈之候。若小渴而强与之，因此成祸者，其数甚众。

伤寒不治候第廿四

《葛氏方》云：阳毒病，面目斑斑如锦文，喉咽痛，下脓血，五日不治，死。

阴毒病，面目青，举体疼痛，喉咽不利，手足逆冷，五日不治，死。

阴⑧毒病，发赤斑，一死一生。

热病未发汗，而脉微细者，死。

内热脉盛躁，发汗永不肯出者，死。

汗虽出，至足者犹死。

已得汗而脉犹躁盛，热不退者，死。

汗出而诫⑨言，烦躁不得卧，目睛乱者，死。

汗不出而呕血者，死。

汗出大下利不止者，死。

汗出而寒不止，鼻口冷者，死。

发热而痉，腰掣纵齿龄者，死。

不得汗而掣纵，狂走不食，腹满胸背痛，呕血者，死。

喘满诫言直视者，死。

热不退，目不明，舌本烂者，死。

咳而衄者，死。

大衄不止，腹中痛，短气者，死。

呕咳下血，身热疢而大瘦削者，死。

手足逆冷，而烦躁脉不至者，死。

大下利而脉疢及寒者，死。

下利而腹满痛者，死。

下利，手足逆冷，而烦躁不得眠者，死。

腹满，肠鸣下利，而四肢冷者，死。

利止，眩冒者，死。

腹胀，嗜饮食，而不得大小便者，死。

身面黄肿，舌卷身糜臭者，死。

不知痛处，身面青，聋不欲语者，死。

目眶陷，不见人，口干谬语，手循衣缝，不得眠者，死。

始得使一身不收，口干舌焦者，死。

---

① 冒：仁和寺本"冒"下有"之"字，与《病源》卷七《伤寒候》合。
② 乃为伤寒耳：原"为"下脱"伤寒耳"三字，据《外台》卷一《诸论伤寒八家合一十六首》补。仁和寺本作"乃为伤耳"，亦脱"寒"字。
③ 其："其"字原脱，据仁和寺本补。
④ 藏：仁和寺本"藏"下有"于"字，与《病源》卷七《伤寒候》合。
⑤ 苦：仁和寺本"苦"下有"之"字，与《病源》卷七《伤寒候》合。
⑥ 符刻：原"刻"作"初"，据仁和寺本改，与《肘后方》卷二第十三合。"符刻"，克制鬼神的符咒。
⑦ 濈然：汗出貌。
⑧ 阴："阴"字原脱，据仁和寺本补。
⑨ 诫（xián，音咸）：病中胡言乱语。《广雅·释言》："也。"王念孙疏证："皆调戏也。"与"严"、"谵"义近。

疾始一日,腹便满,身热不食者,死。

二日口身热,舌干者,死。

三日耳聋阴缩,手足冷者,死。

四日腰下至足热而上冷,腹满者,死。

五六日气息高①者,死。

七八日脉微干而尿血口干者,死。

脉若不数,三日中当有汗,若无汗者死。

《太素经》热病死候九:

第一,汗不出,出不大灌发者,死②;第二,泄而腹满甚者,死;第三,目不明,热不已者,死;第四,耆老③人、婴儿热而腹满者,死;第五,汗不出,呕血④者,死;第六,舌本烂不已⑤者,死;第七,呕血衄⑥,汗不出,出不止⑦,死;第八,髓热者,死;第九,热而痉者死。

避伤寒病方第廿五

《灵奇方》避时气疫病法:

正月未日夜,以芦炬火照井及厕臼中,百鬼走不入。

又法:

正月朔日寅时,用黄土涂门扉,方二寸⑧。

又法:

用牛屎涂门户,方圆二寸。

又法:

正月旦若十五日,投麻子、小豆各二七枚入于井中,避一年温病⑨。

又法:

正月旦吞麻子、小豆各二七枚,辟却温鬼。

又法:

庚辰日,取鸡犬毛于门外微烧烟之,避温疫。

又法:

五月十五日日中,取井花水沐浴,避邪鬼。

又法:

五月戊已日沐浴,避病。

又云:使温病不相易法:

以绳度所住户中,屈绳烧断。

《医门方》避温疫法:

赤小豆五合,以新布五寸裹,纳井中,不至底,少许,三日渍之。平晨东向,男吞二七,女吞一七⑩,病者同床不相染。

又云:疗温病转相注易,乃至灭门,旁至外人无有看,服此药必不相易方:

鬼箭羽二两 鬼臼二两 赤小豆二两 丹参二两 雄黄二两,研,鸡冠色者

捣筛蜜丸,丸如梧子,服一丸,日二三,与病人同床传衣不相染,神验。

《千金方》云:温病时行,令不相染方:

立春后有庚子日,温芜菁葅汁,合家大小并服,不限多少。《拯要方》同之。

又方⑪:

常以月望日,细剉东行桃枝,煮汤浴之。

又方:

常以七月七日,合家吞赤小豆,向日吞二枚⑫。

又方:

桃树蠹屎末,水服方寸匕。

《集验方》断温方:

二月旦取东行桑根大如指,悬门户上,又人人带之。

《得富贵方》云⑬:

欲至病人家,手中作鬼字。

《玉箱方》云:屠苏酒,治恶气温疫方:

白术 桔梗 蜀椒 桂心 大黄 乌头 菝葜 防

---

① 气息高:指呼吸急迫。

② 出不大灌发者死:按此句难以索解,疑有误。检《太素》卷二十五《热病说》作"大颧发赤,哕者死"。

③ 耆老:二者义重,《太素》卷二十五《热病说》无"耆"字。

④ 呕血:《太素》卷二十五《热病说》作"呕下血"。

⑤ 不已:《太素》卷二十五《热病说》"不"上有"热"字,当据补。

⑥ 呕血衄:《太素》卷二十五《热病说》作"咳而衄"。

⑦ 出不止:《太素》卷二十五《热病说》作"出不至足"。

⑧ 方二寸:仁和寺本旁校引或本作"方寸匕"。

⑨ 避一年温病:此五字原为行间补入文字,仁和寺本无此五字。

⑩ 女吞一七:仁和寺本旁校引或本作"少女吞二七"。

⑪ 又方:《千金方》卷九第二作"治疫病方"。

⑫ 二枚:《千金方》卷九第二作"二七枚"。

⑬ 《得富贵方》云:循例此下疑省主治证候。

风各二分

凡八物,细切,绯袋盛,以十二月晦日日中悬沉井中,勿令至泥,正月朔旦出药,置三升温酒中屠苏之,向东①户饮之,各三合,先从小儿起。一人服之,一家无病;一家饮之,一里无恙。饮药三朝,还置井中,仍岁饮之,累代无患。

《葛氏方》云:老君神明白散,避②温疫方:

白术二两 桔梗二两半 乌头一两 附子一两 细辛二两③

凡五物,捣筛,岁旦④以温酒服五分匕⑤。一家有药⑥,则一里无病。带是药散以行,所经过病气皆消。若他人有得病者,便温酒服一方寸匕。

又云:度瘴⑦散,辟山瘴⑧恶气,若有黑雾郁勃,及西南温风,皆为疫疠之候方:

麻黄五分 蜀椒五分 乌头二分⑨ 细辛一分 防风一分 桔梗一分 干姜一分 桂心一分 白术一分

凡九物,捣筛,平旦以温酒服一钱匕⑩。

又云:断温病,令不相染著⑪法:

断汲水缳⑫长七寸,盗⑬著病人卧席⑭下。《集验方》同之。

又方:

密以艾灸病人床四角各一丸⑮,勿令病人知之。

又方:

以鲫鱼密置病人卧席下,勿令知之。

又方:

以附子三枚,小豆七枚,令女人投井中。

治伤寒困笃方第廿六

《葛氏方》治时行垂死者,破棺千金汤方:

苦参一两,㕮咀,以酒二升⑯煮,令得一升半,尽服,当吐毒⑰。《千金方》同之。

《本草苏敬注》云:

人屎干者,烧之烟绝,水渍饮汁,名破棺

汤也,主伤寒热毒。今按:《葛氏方》:世人谓之为黄龙汤。

《耆婆方》治热病困苦者方:

生麦门冬小一升,去心捣碎,熬,纳井花水,绞取一升半,及冷分三服,热甚者吐即瘥。

《集验方》云:

凡除热毒,无过苦醋之物。

《崔禹锡食经》云:

梨除伤寒时行,为妙药也。

《通玄经》云⑱:

梨虽为五脏刀斧,足为伤寒妙药云云。

治伤寒一二日方第廿七

《病源论》云:伤寒一日,太阳受病。太阳者,膀胱⑲之经也,为三阳之首⑳,故先受

---

① 向东:仁和寺本作"东向"。
② 避:仁和寺本作"辟",与旁校引宇治本合。
③ 细辛二两:仁和寺本作"细辛一两"。按"细辛"以上五味,《肘后方》卷二第十五"白术、细辛"各用"一两"、"乌头"用"四两"、"附子"用"三两"。
④ 岁旦:年初一早上。
⑤ 五分匕:《肘后方》卷二第十五作"一钱匕"。
⑥ 有药:《肘后方》卷二第十五作"合药"。
⑦ 瘴:原作"嶂",据《肘后方》卷二第十五改。下同。
⑧ 山瘴:原作"瘴山",据《肘后方》卷二第十五乙正。
⑨ 二分:《肘后方》卷二第十五作"三分"。
⑩ 一钱匕:"匕"原作"上",据文义改。《肘后方》卷二第十五作"一盏匕"。
⑪ 著:"著"字旁似有删除标记,仁和寺本无"著"字,《肘后方》卷二第十五有"著"字。
⑫ 断汲水缳:仁和寺本"水"下有"瓶"字,《肘后方》卷二第十五作"断发","发"下有"仍使"二字。
⑬ 盗:旁注:"潜也。"即"偷偷地"。
⑭ 席:原作"庸",据《肘后方》卷二第十五改。按"庸"通"席",下凡"庸"均改为通用字。
⑮ 丸:《肘后方》卷二第十五作"壮"。
⑯ 二升:《肘后方》卷二第十三作"二升半"。
⑰ 当吐毒:《外台》卷三《天行病发汗等方四十二首》引作"当吐如烊胶便愈",《千金方》卷二第一作"当吐则除诸毒病"。
⑱ 《通玄经》云:旁校引宇治本无此条,与仁和寺本合。
⑲ 膀胱:原误作"小肠",据《病源》卷七《伤寒一日候》改。
⑳ 为三阳之首:此五字原脱,据仁和寺本补,与《病源》卷七《伤寒一日候》合。

病,其脉络于腰脊,至①于头项。故得病一日,而头项②腰脊痛也。以下次第如常③。

《葛氏方》云:伤寒有数种,庸人不能别,今取一药兼治者,若初举④头痛,肉热,脉洪起一二日,便作此葱豉汤:

> 葱白一虎口 豉一升

以水三升,煮取一升,顿服取汗。《集验方》:小儿尿三升。

又方:

> 葛根四两,水一斗,煮取三升,纳豉一升,煮取升半,一服。

又方:

> 捣生葛根汁,服一二升佳⑤。

治伤寒三日方第廿八

《新录方》治伤寒温疫三日内,脉洪浮,头痛,恶寒,壮热,身体痛者方:

> 葱白一升 豉一升 栀子三七枚 桂心二两,无,用生姜三两⑥

以水七升,煮取二升,分三服之⑦。

治伤寒四日方第廿九

《玉箱方》治⑧伤寒四日方:

> 瓜蒂二七枚,以水一升,煮取五合,一服当得吐之⑨。

治伤寒五日方第卅

《范汪方》治伤寒五六日,呕而利者,黄芩汤方:

> 黄芩三两 半夏半升 人参二两 桂心二两 干姜三累 大枣十二枚

凡六物,水七升,煮得二升,分再服。

《通玄》云:五日外肉凉内热者泻之,宜服升麻方:

> 升麻二两 黄芩三两 栀子二两 大青二两 大黄二两⑩,别浸 芒硝三两⑪

水八升,煮取二升半,分三服,如不利,尽

服之。

治伤寒六日方第卅一

《范汪方》治伤寒六七日,不大便,有瘀血方:

> 桃仁廿枚,熬 大黄三两 水蛭十枚 虻虫廿枚

凡四物,捣筛,为四丸,卒服,当下血,不下复服⑫。

治伤寒七日方第卅二

《千金方》伤寒吐下后,七八日不解,结

---

① 至:仁和寺本作“主”,与《病源》卷七《伤寒一日候》合。

② 头项:仁和寺本“项”下有“背膊”二字,与《病源》卷七《伤寒一日候》合。

③ 以下次第如常:《病源》卷七《伤寒一日候》无此六字。

④ 举:《肘后方》卷二第十三作“觉”。

⑤ 服一二升佳:此下仁和寺本有“《千金方》伤寒时气温疫,头痛,壮热,脉盛,如得一二日方:真丹一两,以水二升,煮得一升,顿服之,覆取汗”三十九字。检今本《千金方》卷九第五“如得一二升”作“始得一二升”,“真丹”作“丹砂”,“以水二升”作“以水一斗”,“以”上有“末之”二字。

⑥ 无,用生姜三两:此六字原为大字,今循文例改为小字。

⑦ 分三服之:仁和寺本作“分二服”。按仁和寺本此下有“《千金方》治疫气伤寒,三日以后不解方:以好豉一升、葱白一升、小儿尿三升,煮取二升,分再服,覆令汗,神验”四十一字。检今本《千金方》卷九第五“三日以后”作“三日以前”,“小儿尿”作“小男儿尿”,“煮取二升”上有“先熬豉葱令相得,则投小便”云云。

⑧ 治:“治”字原脱,据仁和寺本补。

⑨ 一服当得吐之:按此下仁和寺本有“《葛氏方》三四日,胸中恶脱,欲令吐方:豉三升、盐一升,水七升,煮取二升半,去滓,纳蜜一升,又煮三沸,顿服,安卧,当吐之”四十五字。检《肘后方》卷二第十三“三四日”上有“若汗出不歇已”六字,“胸中恶”下无“汁”字,“豉三升”下无“盐一升”三字,“蜜一升”作“蜜一两”。又检《外台》卷一《肘后方七首》引有“盐一升”三字,“顿服”下有“一升”二字。

⑩ 二两:仁和寺本作“八两”。

⑪ 三两:仁和寺本作“二两”。

⑫ 服:“服”下原有“之”字,已经点删,检仁和寺本无“之”字,今从删。

热在里,表里①俱热,时时恶风,大温②,舌上干③而烦,饮④水数升,白兽汤⑤方:

　　知母六两　石膏一升　甘草二两　粳米六合

　　四味,水一斗二升⑥,煮米熟,去滓,分服一升,日三。

　　《葛氏方》:若已六七日,热盛,心下烦闷,狂言见鬼,欲起走者方:

　　绞粪汁饮数合至一升⑦,世人谓之为黄龙汤,陈久者弥佳。

治伤寒八九日方第卅三

　　《录验方》治伤寒八九日,腹满,外内有热,心烦不安,柴胡汤方:

　　蝭母二两　生姜三两　萎蕤三两　柴胡八两　大黄三两　黄芩二两　甘草一两,炙　人参一两　半夏二两,洗　桑螵蛸七枚,炙

　　凡十物,切,以水一斗,煮得三升,温饮一升,日三。

治伤寒十日以上方第卅四

　　《千金方》治伤寒热病十日以上,发汗不解,及吐下后诸热不除,及下利不止⑧,皆治之方⑨:

　　大青四两　甘草二两　阿胶二两　豆豉一升

　　四味⑩,以水八升,煮取三升⑪,顿服一升,日三⑫。

治伤寒阴毒方第卅五

　　《集验方》云:阴毒者,或伤寒初病一二日便成阴毒,或服汤药六七日以上至十日变成阴毒,身重背强,腹中绞痛,喉咽不利,毒气攻心,心下强⑬,短气不得息,呕逆,唇青面黑,四肢厥冷,其脉沉细紧数,此阴毒候,身如被打,五日⑭可治,七日不治方⑮:《医门方》同之。

　　甘草二分,炙　升麻二分　当归一分⑯　蜀椒一分　鳖甲四分⑰

　　凡五物,㕮咀,以水五升,煮取二升半,分三服⑱,行五里⑲复服,温覆,中毒当汗,汗则愈,若不汗,病除重服⑳。

治伤寒阳毒方第卅六

　　《集验方》云:阳毒者,或伤寒一二日便成阳毒,或服药吐下之后变成阳毒,身重,腰背痛,烦闷不安,面赤狂言,或走,或见鬼,或下利㉑,其脉浮大数,面斑斑如锦,喉咽痛,

---

① 里:"里"字原脱,据《千金方》卷九第九补。
② 温:《千金方》卷九第九作"渴",似是。
③ 干:《千金方》卷九第九"干"下有"燥"字,似是。
④ 饮:《千金方》卷九第九"饮"上有"欲"字,应据补。
⑤ 白兽汤:按"兽"乃避讳字,唐人讳"虎"字,故改作"兽",今本《千金方》卷九第九作"白虎汤"。
⑥ 一斗二升:《千金方》卷九第九作"一斗"。
⑦ 一升:《肘后方》卷二第十三作"一二升"。
⑧ 不止:《千金方》卷九第九"止"下有"斑出"二字。
⑨ 方:《千金方》卷九第九作"大青汤方"
⑩ 四味:《千金方》卷九第九"味"下有"㕮咀"二字。
⑪ 煮取三升:《千金方》卷九第九"升"下有"去滓,煮三沸,去豉,纳阿胶令烊"十二字。
⑫ 日三:《千金方》卷九第九此下有"欲尽复作,常使有余,渴者当饮"云云。
⑬ 心下强:《外台》卷一《古今录验方八首》引"强"上有"坚"字。又"下"字旁校曰:"字治本作'不'字,医本等作'下'字。""不"即"否",通"痞"。
⑭ 五日:《外台》卷一《古今录验方八首》引作"五六日"。
⑮ 方:《外台》卷一《古今录验方八首》引作"宜服甘草汤方"。
⑯ 一分:《外台》卷一《古今录验方八首》引作"二分"。
⑰ 四分:《外台》卷一《古今录验方八首》引作"大如手一片,炙"。
⑱ 分三服:原作"分服三","服三"二字误倒,据校改标记乙正,与仁和寺本合。《外台》卷一《古今录验方八首》引作"分再服"。
⑲ 行五里:《外台》卷一《古今录验方八首》引作"如人行五里顷",义顺。
⑳ 病除重服:疑"病"下脱"不"字,《外台》卷一《古今录验方八首》引作"则不解,当重服令汗出"。又"服"字下原有"之"字,已经点删,检仁和寺本无"之"字,今从删。
㉑ 或下利:《外台》卷一《古今录验方八首》引作"或吐血下利"。

下①脓血,五日可治,七日不可治方②:《医门方》同之。

甘草二分,炙 当归一分 蜀椒一分,去目 升麻二分 雄黄二分 桂心③一分

凡六物,㕮咀,以水五升,煮取二升半,分三服,行五里顷复服,温覆手足,中毒则汗,汗则解,不解重作。今世有此病,此二方实未经用。

治伤寒汗出后不除方第卅七

《集验方》大汗出后,脉犹洪大,形如疟,日一发④,汗出便解方:

桂心一两十六铢 芍药一两 生姜一两,炙 甘草一两,炙⑤ 大枣十四枚 麻黄一两,去节 杏仁廿三枚

凡七物,切,以水五升,先煮麻黄再沸,下诸药,煎得一升八合,服六合⑥。

治伤寒鼻衄方第卅八

《千金方》云:伤寒鼻衄,胁间有余热故也,热因衄自止,不止者方:

牡蛎十分,左⑦顾者 石膏五分

右二味,酒服方寸匕,先食,日三四。凡衄亦可用。一方以浆服之。《集验方》同之。

《僧深方》治热病鼻衄,多者出血一二斛方:

蒲黄五合,以水和,一饮尽即愈,不瘥别依诸衄方。

又方:

烧牛粪作灰,服方寸匕。

又方:

以冷水洗,佳。

治伤寒口干方第卅九

《集验方》治伤寒热病,口干喜唾方:

干枣廿枚,擘 乌梅十枚,碎

二物,合捣蜜和,含杏核大,咽其汁。

治伤寒唾血方第四十

《范汪方》治热病唾血方:

白茅根一物,捣下筛为散,服⑧方寸匕,日三。亦可绞取汁饮之。

治伤寒吐方第四十一

《集验方》治伤寒吐,虚羸欲死方:

鸡子十四枚,以水五升,煮取二升,乃纳豉四合,复煮两三沸,去豉,分再服。

治伤寒哕方第四十二

《病源论》云:伤寒所以哕者,胃中虚冷故也。

《葛氏方》治伤寒哕不止方:

甘草三两 橘皮一升

水五升,煮取一升,顿服之,日三四⑨。

---

① 下脓血:《外台》卷一《古今录验方八首》引“下”作“唾”。“脓”原作“膿”,繁体字形误,据旁校改,与仁和寺本合。

② 方:《外台》卷一《古今录验方八首》引作“宜服升麻汤方”。

③ 桂心:按“桂心”以上六味,《外台》卷一《古今录验方八首》引“当归”用“二分”、“雄黄”用“一分”,无“栀子、鳖甲”。

④ 日一发:《外台》卷一《杂疗伤寒汤散丸方八首》引《范汪》作“一日再发”。按《外台》引此方尾注云:“《集验》疗天行。”而本方并无“疗天行”之语,且两方药物剂量不同。

⑤ 炙:旁校曰:“宇治本无,医本等有之。”

⑥ 煎得一升八合,服六合:观此文义,似“六合”下脱“日三”二字。《外台》卷一《杂疗伤寒汤散丸方八首》引作“煮得二升,去滓,温服一升,日再”。

⑦ 左:旁校引宇治本、医本并作“右”,与仁和寺本合。按作“左”似是,陶弘景曰:“道家方以左顾是雄,故曰牡蛎。”

⑧ 服:“服”字原脱,据仁和寺本补。

⑨ 煮取一升,顿服之,日三四:《肘后方》卷二第十三作“煮取三升,分服,日三,取瘥”。

《小品方》云：春夏时行①，寒毒伤于胃，胃冷哕方：

白茅根切，一升 橘皮二两② 桂心二两 葛根二两

凡四物③，以水六升，煮取三升，分三服④

《救急方》云：天行后干呕若哕，手足冷方：

橘皮四两 生姜半斤

右，以水七升，煮取三升，分四五服，立验。

治伤寒后呕方第四十三

《集验方》治伤寒后干呕不下食，芦根饮⑤方：

生芦根切，一升 青竹茹一升 粳米三合 生姜二两，切

以水七升，煮取二升⑥，随便饮，不瘥重作。

治伤寒下利方第四十四

《葛氏方》治热病不解，而下利，困笃欲死方⑦：

大青四两 甘草二两 胶二两 豉⑧八合

以水一斗，煮取三升⑨，分三服，尽更作，日夜两剂，愈。

又方：

以水⑩煮豉一升，栀子⑪十四枚，葱白⑫一把，取二升⑬，分三服⑭。

治伤寒饮食劳复方第四十五

《病源论》云：夫病新瘥，血气尚虚，津液未复，因即劳动，使成病焉⑮，若言语思虑则劳于神，梳头澡洗则劳于力，未堪劳而强劳则生热，热气⑯还入经络，复为病，名曰劳复。

《医门方》云：论曰：凡温病新瘥及重病瘥后，百日内禁食猪肉及肠血、肥鱼、油腻，必大下利，药所不能疗也，必至于死。若食饼饵、粢⑰黍、饴脯、粘食、炙肉、脍、蒜、生枣、栗、诸果子及坚实难消之物，胃气尚冷，大利难禁，不下之必死，下之后冤，不可不慎也。

病新瘥后，但得食粥糜，宁少食令饥，慎勿饱食，不得辄有所食，虽思之勿与，引日转久，可渐食獐、鹿、雉、兔肉等为佳。

疗热病新瘥，早起及多食发复方：

栀子十枚，水二升，煎取一升，去滓，顿服之⑱，温卧令微汗佳，通除诸复。

又方：

烧龟甲，末，服方寸匕。《葛氏方》同之。

《葛氏方》治笃病新起早劳，及饮食多，致复欲死方：

以水服胡粉少少许。

又方：

---

① 春夏时行：《外台》卷四《温病哕方四首》引《小品》作"茅根橘皮汤，疗春夏天行"。

② 二两：《外台》卷四《温病哕方四首》引作"三两"。

③ 物：《外台》卷四《温病哕方四首》引"物"下有"切"字。

④ 分三服：《外台》卷四《温病哕方四首》引作"分温服三合，数连服之，尽复合，哕止乃停耳。微有热减桂一两"。又"服"下原有"之"字，已经点删，检仁和寺本无"之"字，今从删。

⑤ 芦根饮：按此三字原点删，检仁和寺本有此三字，今不从删。

⑥ 二升：仁和寺本作"三升"。

⑦ 方：《肘后方》卷二第十三作"大青汤方"。

⑧ 豉：按"豉"以上四味，《肘后方》卷二第十三"甘草"用"三两"，另有"赤石脂三两"，仁和寺本"甘草"用"一两"。

⑨ 三升：仁和寺本作"二升"。

⑩ 水：《肘后方》卷二第十三作"水"下有"五升"二字。

⑪ 子：原作"干"，形误，据仁和寺本改，与《肘后方》卷二第十三合。

⑫ 葱白：《肘后方》卷二第十三作"韭白"。

⑬ 二升：《肘后方》卷二第十三作"三升半"。

⑭ 分三服：原"服"下有"之"字，已经点删，检仁和寺本无"之"字，今从删。按此下仁和寺本有"又方：龙骨半斤，捣碎，以水一斗，煮取九升，使极冷饮，其间或得汗则愈"二十七字。

⑮ 因即劳动，使成病焉：《病源》卷八《伤寒劳复候》作"若劳动早，更复成病，故云复也"。

⑯ 热气：《病源》卷八《伤寒劳复候》"气"下有"乘虚"二字，似当据补。

⑰ 粢：仁和寺本作"粱"。

⑱ 去滓，顿服之：旁校曰："五字，宇治本无之，医本等有之。"

烧饭箩，末，服方寸匕。

《小品方》治食劳复方：

葛根五两，以水五升，煮取二升，冷，分三服。

《千金方》治食劳方：

杏仁五枚①，醋二升，煮取一升，服之取汗。

又方：

烧人屎灰，水服方寸匕。

治伤寒洗梳劳复方第四十六

《千金方》云②：治或因洗手足或梳③头劳复方：

取洗手足汁饮一合。

又方④：

取头垢如枣大者⑤吞一枚。

《医门方》云⑥：温病瘥后当静卧，勿早起、自梳头澡洗，非但⑦体劳，亦不可多言语用心使患⑧，此皆令劳复。

又云⑨：若欲令病不发复者，烧头垢如杏仁大服之。

治伤寒交接劳复方第四十七

《医门方》云：温病新瘥，未满百日，气力未平复，而已房室，无不死者。今按：《葛氏方》云：余劳尚可，女劳多死。

又⑩，疗丈夫热病瘥而交接，发或阴卵肿，缩入腹中，绞痛欲死方：

取女人月经赤衣烧末，服方寸匕。

又方：

取女人阴上毛烧，饮之，极救急。

《僧深方》云：妇人时病，毒未除，丈夫因幸之，妇感动气泄，毒即度著丈夫，名阴易病也。丈夫病毒未除，妇人纳之，其毒度著妇人者，名为阳易病也。

阴易病者，妇人阴毛十四枚烧服之；阳易病者，烧丈夫阴毛十四枚服也。

《葛氏方》云⑪：男女温病瘥后虽数十日，血脉未和，尚有热毒，与之交接即得病，名曰阴易，杀人甚于时行，宜急治之。令人身体重，小腹急，热上冲胸，头重不能举，眼中生瞙，膝胫拘急欲死方：

取妇人裈亲阴上者，割取烧末，服方寸匕，日三，小便即利，而阴微肿者为当愈，得童女裈益良。若女病取男裈，如此为之。《千金方》、《医门方》同之⑫

《千金方》治交接劳方⑬：

取所与交妇人衣，覆男子上一食久。《葛氏方》⑭、《医门方》同之。

又方⑮：

取女人手足爪十枚⑯、女人⑰中衣带一尺，烧，以酒亦⑱米汁饮之。

---

① 五枚：《千金方》卷十第二作"五十枚"。

② 《千金方》云：按此下引《千金方》文字，旁校作"《千金方》云："洗手足复者，饮洗手足汁一合；梳头复者，吞头垢如枣大者一枚"，与仁和寺本合。

③ 梳：原作"流"，形误，据《千金方》卷十第二改。

④ 又方：《千金方》卷十第二"又"下无"方"字，紧承上文，与下"取"连读。

⑤ 枣大者：《千金方》卷十第二作"枣核大"。

⑥ 《医门方》云：旁校曰："宇治本无之，医本等有之。"

⑦ 非但：此二字原误倒，今据《千金方》卷十第二乙正。

⑧ 使患：《千金方》卷十第二作"使意"，按《千金》是，"患"、"意"字形相近易误，应据改正。《千金方》"意"下又有"劳烦"二字。

⑨ 又云：旁校曰："宇治本无，医本有之。"

⑩ 又：旁校曰："本无。"仁和寺本作"又云"。

⑪ 《葛氏方》云：据校改标记此条文字当移至上"《僧深方》"之前。检仁和寺本此条及下引《千金方》条均在《僧深方》之前。

⑫ 《医门方》同之：按此下仁和寺本有"又方：刮青竹茹一升，以水二升，煮令五六沸，去滓，一服。亦通治诸劳复"二十七字。检《肘后方》卷二第十四"竹茹一升"作"竹茹二升"，"以水二升"作"以水三升"，"一服"作"以竹茹汤温服之"。

⑬ 治交接劳方：《千金方》卷十第二作"治交接劳复，阴卵肿缩，腹中绞痛，便欲死方"。

⑭ 《葛氏方》：仁和寺本"《葛氏方》"上有"今案"二字。

⑮ 又方：《千金方》卷十第二作"令病人不复方"。

⑯ 十枚：《千金方》卷十第二作"二十枚"。

⑰ 人："人"字原脱，据《千金方》卷十第二补。

⑱ 亦：《千金方》卷十第二作"若"，义胜。

治伤寒病后头痛方第四十八

《千金方》云①：伤寒瘥后，更头痛壮热烦闷方：

服黄龙汤五合，日三。《集验方》同之。

治伤寒病后不得眠方第四十九

《病源论》云②：大病之后，腑脏尚虚，营卫未生③，故成于冷热，阴气虚，卫气独行于阳，不入于阴，故不得眠。若心烦而不得眠者，心热也；若但虚烦而不得眠者，胆冷也。

《千金方》温胆汤，疗大病后虚烦不得眠，此胆冷故方：

生姜四两　半夏三两④　枳实二枚⑤　橘皮三两　甘草一两　竹茹二两

六味⑥，水八升，煮取二升，分三服之。

《玉箱要录》⑦云：大病瘥后，虚烦不得眠，眼阔疼懊恼方：

豉七合　乌梅十四枚

水四升，先煮梅取二升半，纳豉煮取一升半，分再服，无梅用栀子十四枚⑧。

治伤寒病后汗出方第五十

《病源论》云⑨：大病之后，复为风所乘，则阳气发泄，故令虚汗。

《葛氏方》治大病瘥后多虚汗，及眠中汗流方：

龙骨　牡蛎　麻黄根

捣末，杂粉以粉身。

《录验方》治大病之后，虚汗不可止方：

干姜三分　粉三分

冶合以粉，大良。

《小品方》治大病后，虚汗不⑩禁方：

粱粉　豉

凡二物，分等，火熬令焦⑪，烧故竹扇如掌大，取灰合冶，以绢囊盛，敷体，立止，最验。当先熬豉，末之，与粉等也。

又方⑫：

杜仲　牡蛎

凡二物，分等，冶之，向暮卧，以水服五钱匕⑬。汗止者不可复服，令人干燥⑭。

治伤寒后目病方第五十一

《葛氏方》治毒病后毒攻目方：

煮蜂巢以洗之，日六七。今按：《广利方》云：蜂巢半大两，水二大升云云。《僧深方》治瞖。

又方：

冷水渍青布以掩目。《集验方》⑮治瞖。

又云：若生瞖者：

烧豉二七枚，末，纳管中以吹。《集验方》同之。

---

① 云：仁和寺本作"治"，连下读。
② 《病源论》云：旁校曰："宇治本无，医本等有之。"按《病源》卷八《伤寒病后不得眠候》与此引不同，此引乃《病源》卷三《大病后不得眠候》之文。
③ 生：《病源》卷三《大病后不得眠候》作"和"。
④ 三两：《千金方》卷十二第二作"二两"。
⑤ 二枚：《千金方》卷十二第二作"二两"。
⑥ 六味：《千金方》卷十二第二"味"下有"㕮咀"二字。
⑦ 《玉箱要录》：旁校引宇治本作"玉箱方"，引医本等作"玉箱要录"。按仁和寺本作"玉箱方"，旁注作"要录"。
⑧ 无梅用栀子十四枚：按此下仁和寺本有"又云：千里流水一石，扬之万万过，取二升，半夏二两洗，秫米一升，茯苓四两，合煮得五升，分五服"三十六字。
⑨ 《病源论》云：旁校曰："宇治本无之，医本等有之。"按此条不见于《病源》卷八《伤寒病后虚汗候》，而见于《病源》卷三《大病后虚汗候》。
⑩ 不：旁校"不"上补"出"字，仁和寺本"不"下有"可"字，似仁和寺本是。
⑪ 焦：原作"集"，形误，据仁和寺本改。
⑫ 又方：此下原有"云治大病之后，虚汗不可止方"十二字，旁有竖线删除标记，旁校曰："宇治本无，医本等有之。"检此主治文字与上文重，疑衍，今从删。
⑬ 五钱匕：原作"钱午上"，文义不通，今据《千金方》卷十第一改。
⑭ 令人干燥：按此下仁和寺本有"又云：治发汗后，遂漏汗不止，其人恶风，小便难，四肢微急，难以屈伸，此为胃干也，桂枝汤加附子主之方：大枣十四枚，桂枝三两，附子一枚，碎之八片。凡三物，以水七升，煮取三升，分三服"七十一字。
⑮ 《集验方》：仁和寺本"集"上有"按"字。

《耆婆方》温病后目黄方：

麦门冬叶三握，以水一升，煮取三升，去滓，少少饮之，自瘥。

《拯要方》疗伤寒病、温毒、热病、时行、疫气诸病之后，毒充眼中，生赤脉、赤膜、白肤、白翳者，方悉主之。有患赤痛不得见光，病毒烦恼应心者，洗之即止，神效之方：

秦皮二两 升麻二两 黄连二两

右，以水洗去尘屑，然后以水四升，煮取二升半，分三合，仰眼①，以绵绕箸，沾取汤，以滴眼中，如屋漏状，尽三合止，须臾复用，如前法，日五六过，佳。

治伤寒后黄疸方第五十二

《葛氏方》治时行病发黄方②：

茵陈蒿六两 大黄二两 栀子十二枚③

以水一斗④，先煮茵陈，取五升⑤，去滓，纳二药。又煮取三升，分四服⑥之。

《千金方》治伤寒热出表，发黄疸方⑦：

麻黄三两，以清⑧酒五升，煮得一升半，尽服之，覆取汗⑨。

治伤寒后虚肿方第五十三

《千金方》治病后虚肿方：

豉五升，淳酒一升⑩，煮三沸，及热顿服，不耐酒⑪随性，覆汗。

治伤寒手足肿痛欲脱方第五十四

《千金方》毒热病⑫攻手足，肿痛⑬欲脱方：

马屎煮渍之⑭。

又方：

以稻穰灰汁渍之。

又方：

常思草绞取⑮汁以渍之。

又方⑯：

削黄柏，水⑰煮渍之。

又方：

煮猪蹄取汁，以葱白⑱、盐少少著中，以渍手足，冷则易⑲。

《集验方》治毒热病⑳攻手足，肿，疼痛欲脱方：

浓煮虎杖根，以渍手足㉑。

又方：

酒煮苦参渍之。

治伤寒后下利方第五十五

《小品方》治湿热㉒为毒，及太阳伤寒，外热内虚，热攻肠胃，下黄赤汁及如烂肉汁，及

---

① 仰眼：原作"眼仰"，误倒，据校改标记乙正，与仁和寺本合。

② 治时行病发黄方：按《肘后方》卷四第三十一用此方治"五种黄疸"。

③ 十二枚：《肘后方》卷四第三十一作"十四枚"。

④ 一斗：《肘后方》卷四第三十一作"一斗二升"。

⑤ 五升：《肘后方》卷四第三十一作"六升"。

⑥ 分四服：《肘后方》卷四第三十一作"分三服"。

⑦ 方：《千金方》卷十第五作"麻黄淳酒汤方"。

⑧ 清：《千金方》卷十第五作"淳"。

⑨ 覆取汗：《千金方》卷十第五作"温覆汗"，"汗"下有"出即愈。冬月寒时用清酒，春月宜用水"十五字。

⑩ 一升：《千金方》卷十第一作"一斗"，似是。

⑪ 酒：《千金方》卷十第一"酒"下有"者"字。

⑫ 毒热病：仁和寺本"毒"上有"治"字。《千金方》卷十第一"热"下无"病"字。

⑬ 肿痛：《千金方》卷十第一作"赤肿焮热疼痛"。

⑭ 马屎煮渍之：《千金方》卷十第一作"煮马屎若羊屎汁渍之，日三度"。

⑮ 绞取：旁校曰："宇治本无此二字，医本有之。"

⑯ 又方：据校改标记此条当移至在上"马屎煮渍之"之下。

⑰ 水：仁和寺本"水"上有"以"字。

⑱ 葱白：原作"白葱"，误倒，据仁和寺本乙正。

⑲ 以渍手足冷则易：旁校"渍"下补"之"字，曰："宇治本有'之'字，'手足'下字无之。医本云：'渍手足，冷则易'。"

⑳ 病：《外台》卷二《伤寒手足欲脱疼痛方七首》引《集验》无"病"字。

㉑ 以渍手足：《外台》卷二《伤寒手足欲脱疼痛方七首》引"以"上有"适寒温"三字，"足"下有"入至踝上一尺"六字。

㉒ 湿热：仁和寺本作"温毒"，与《外台》卷二《伤寒下痢及脓血黄赤方一十六首》引《小品》合。

赤滞①壮热肠痛者②,诸热毒下③良方:

　　栀子十四枚 豉一升 薤白一虎口

　　凡三物,切,以水四升,煮栀子、薤白令熟,纳豉,煎取二升半④,分三服。

　　《经心方》治热病后赤白痢,痛不可忍方:

　　香豉一升 黄连三两 薤白三两

　　以粳米泔汁五升,煮取二升半,分三服⑤。

　　《医门方》疗伤寒瘥后,下利脓⑥水,不能食方:

　　黄连三两 乌梅肉二两,熬,并末之 蜡一两

　　烊蜡和蜜合为丸,空腹如梧子服卅丸⑦,日再,加至四五十丸⑧。

　　又方:

　　取龙骨末,服方寸匕,佳。

治伤寒后下部痒痛方第五十六

　　《葛氏方》治大孔⑨中卒痒痛,如鸟啄方:

　　赤小豆一升 大豆一升

　　合捣,两囊盛,蒸之令热,牙坐⑩上。

　　又云:治毒病下部生疮方:

　　熬盐以深导之,不过三⑪。

　　又方:

　　煮桃皮煎如饴,以绵合导之。

　　《范汪方》治大孔中痒方:

　　取女萎冶下筛,绵絮⑫裹著大道⑬中,痒绝乃出药⑭。

治伤寒豌豆疮方第五十七

　　《病源论》云⑮:夫表虚里实,热毒内盛,则多发疱⑯疮,重者周匝遍身,其状如火疮。若色赤头白者,则毒轻,若色紫黑则毒重。其疮形如豌豆,亦名豌豆疮。今按⑰:《千金方》云:小便涩有血者中坏,疮黑靥不出脓,死⑱。

　　《千金方》治豌豆疮方:

　　初发觉欲作,则煮大黄五两服之,愈。

　　又方:

　　取好蜜,通身摩疮上⑲。

　　又方:

　　以蜜煎升麻摩之⑳。

　　又方:

　　青木香二两,水三升,煮取一升,顿服,瘥。以上《拯要方》同之㉑。

————————

① 及赤滞:《外台》卷二《伤寒下痢及脓血黄赤方一十六首》引作"并去赤带下"。

② 壮热肠痛者:《外台》卷二《伤寒下痢及脓血黄赤方一十六首》引作"伏气腹痛"。

③ 下:《外台》卷二《伤寒下痢及脓血黄赤方一十六首》引无"下"字。

④ 二升半:《外台》卷二《伤寒下痢及脓血黄赤方一十六首》引作"二升"。

⑤ 分三服:"服"下原有"之"字,已经点删,检仁和寺本无"之"字,今从删。又仁和寺本"服"下有"《千金方》伤寒后下利脓血方:黄柏二两,黄连四两,栀子仁十四枚,阿胶一两。右四味,以水五升,煮取二升,分三服"四十三字。检《千金方》卷十第一"以水五升"作"以水六升","以"上有"㕮咀"二字,"煮取二升"下有"去滓,纳阿胶更煎令消"九字。

⑥ 脓:原作"膿",据旁校改,与仁和寺本合。

⑦ 卅丸:仁和寺本作"廿丸"。

⑧ 四五十丸:原"五"下脱"十"字,据仁和寺本补。

⑨ 大孔:指肛门。

⑩ 牙坐:《肘后方》卷二第十三"牙"上有"更"字,"更牙坐"即"更互坐","牙"用同"互"。

⑪ 不过三:仁和寺本"三"下有"《医门方》同之"五字注文。

⑫ 絮:"絮"字原脱,据旁校补,与仁和寺本合。

⑬ 大道:与"大孔"同义,指肛门。

⑭ 痒绝乃出药:仁和寺本此下有"《医门方》热病有　上下食人方:猪脂一枚,苦酒一合。右相和,煎之二三沸,满口"三十字,"满口"以下蚀缺。

⑮ 《病源论》云:按此节文字凡五十六字,见于《病源》卷九《时气疱疮候》。

⑯ 疱:"疱"字原脱,据旁校补,与仁和寺本合。

⑰ 今按:"今按"下二十一字,原为大字,据校改标记改为小字。

⑱ 死:仁和寺本此下有"又云:伤寒热毒气盛,多发疱疮,其疮色白或赤,发于皮肤,头作瘭浆,戴白脓者,其毒则轻;有紫黑色作根,隐隐在肌肉里,其毒则重,甚者五内七窍皆有疮,形如豌豆,故以名焉"六十七字,"其毒则重"原作"其毒重则",今据文义并循上"其毒则轻"文例乙正。

⑲ 摩疮上:原"摩疮"二字误倒,据仁和寺本乙正。

⑳ 之:《千金方》卷十第一"之"下有"并数数食之"五字。

㉑ 以上《拯要方》同之:旁校曰:"宇治本无,医本有之。"检仁和寺本无此七字。

又方：

小豆屑、鸡子白和，敷之。

又方：

妇人月布拭之。

又方①，青木香汤②：

青木香二两 丁香一两 薰陆香一两 白矾石一两 麝香二分

右五味③，以水四升，煮取一升半，分再服，热毒盛者加一两犀角，无犀角，升麻代。病轻去矾石，大神验。

《葛氏方》治时行疱疮方：

以水浓煮升麻，绵沾洗拭之，又苦酒渍煮④弥好。

《救急单验方》疗时患遍身疱，初觉出方：

即服三黄汤令利，疱即灭。

又方：

饮铁浆一小升，立瘥。

又方：

小豆末一合，和水服，验。

《新录方》豌豆疮灭瘢⑤方：

鹰屎粉上，若疮干，和猪脂涂，日一二。

又方：

胡粉敷上。

又方：

桑白汁和鸡子白涂之。

又方⑥：

用蜜涂之。

《千金方》云⑦：

芒硝和猪胆涂疮上，勿动，痂落无痕。

今按：天平九年六月廿六日，下诸国官符云：凡是疫病名赤斑疮，初发之时，既似疟疾，疮出之间，经三四日，肢体腑脏大热如烧，当是之时，欲饮冷水，固忌莫饮。以绵能勒腹腰，必令温和，勿使冷寒；又铺设既薄，无卧地上，唯于床上敷菁席得卧息；又粥饘并煎饼栗等汁，温冷任意可用；又糯粳糒⑧，以汤饘食之；又病愈之后，虽经廿日，不得辄吃鲜鱼、肉、果菜、并饮水，及洗浴、房室、强行步，当风雨。又鲭及阿迟等鱼并⑨年鱼不可食，但干

鳆坚鱼等煎否皆良。

伤寒后食禁⑩第五十八

《养生要集》云：凡温病伤寒愈后，但宜食糜粥，唯少少，勿食大饱，引日转久，可转食⑪羊、鹿、雉、兔、獐羹汁，少少食之，慎慎，不慎病复致死。

又云：凡伤寒毒病愈，百日之内，禁食猪肉、肠、血、肥鱼、腻干之难消之物，不禁者则令泄利，不可复救也。

《养性志》云：诸病愈后，勿食五辛，食之令人目失明。

《七卷食经》云：时行病愈，食禁葫、韭、虾、鳝辈，不禁病复发则难治，后年辄发。

时行病后，禁饼饵、鱼脍、诸生果菜，难消之物，皆复发病。

时行汗解愈后，勿饮冷水，损心胞，常虚不能伏。

时行病人，不可食鲤鲔，小鲤及鳝，令病不愈。

又勿食生枣及羊肉，膈上乃为热熻⑫。

凡病人⑬，不得食熊肉，令作长病，终不除愈。

---

① 又方：循例疑当作"又云"，《千金方》卷十第一作"治疮出烦疼者"。

② 汤："汤"下原有"方"字，似已点删，检仁和寺本亦无"方"字，今从删。

③ 右五味：《千金方》卷十第一"味"下有"㕮咀"二字。

④ 渍煮：《肘后方》卷二第十三"渍"下无"煮"字。

⑤ 瘢：原作"癍"，形误，据文义改。

⑥ 又方：校改标记将此条移至上条之上，与仁和寺本合。

⑦ 《千金方》云：按此下疑省主治，检《千金方》卷十第一此条治"热病后发豌豆疮方"。

⑧ （bèi，音贝）：仁和寺本作"㸖"。

⑨ 又鲭及阿迟等鱼并：此八字原脱，据旁校补，与仁和寺本合。

⑩ 禁：旁校"禁"下补"方"字，今检卷目、仁和寺本并无"方"字，似无"方"是，今不从补。

⑪ 食：原作"合"，旁校疑作"食"，与仁和寺本合，今据改。

⑫ 熻：此字下原有"音药，释氏云：火光也"八字，疑是后人注文。

⑬ 凡病人：旁校曰："（此条）宇治本无，医本等有之。"

时行后，禁饮酒、食生①鱼肉，令泄利，难治。

时病愈后，未满三月，食鲉鱼复食诸菜，三年肌肤不充。

又食梅油脂物，令暴利难治。

又食瓜合鲙，令病复发。

又食蒜鲙②，令人损胃消。

又未满三月，食鳝鲉即复病。

时行病后，未强食青花菜，令人手足损重。一云黄花。

又饮酒合阴阳，复病必死。

又食生菜合阴阳，复必死。

治伤寒变成百合病方第五十九

《千金方》云：百合病者③，是百脉一宗，悉致病也④。其状恶寒而呕者，病在上焦也，二十三日当愈⑤；其腹满微喘，大便坚，三四日一大⑥便，时复小溏者，病在中焦也，六十三日当愈；其状小便淋沥难者，病在下焦也，三十三日当愈；各随其证以治之耳。云云，具在本方。

百合之病⑦，令人欲食复不能食，或有美时，或有不用闻饮及饭臭⑧，如有寒其实无⑨，如有热其复无他⑩，常默默欲卧，复不能眠，至朝口苦，小便赤⑪，欲行复不能行也，诸药不治，治之即剧⑫，如有神灵所为也。

百合病⑬，其脉微数，其候尿时即头觉痛者，六十日乃愈。

百合病，候之尿时头不觉痛⑭，洒洒⑮如寒者，四十日愈。

百合病⑯，候之尿时觉快然，但觉头眩者，廿日当愈。

百合病证，或其人未病已预见其候者⑰，或已病一月廿日复见其候者，治之喜误也，依证治之。

治百合病，已经发汗之后者⑱方：

百合根取七枚擘之，洗，水二升，渍之一宿，当沫出水中，明旦去水取百合，以泉水二升，煮百合，取一升汁，复取知母三两，切，以

泉水二升煮取一升汁，合和百合汁中，复煮取一升半，分再服。不瘥，又合如此法也。

治百合病，已经下之后者⑲方：

滑石三两 代赭一两

以水三升⑳煮取一升，纳百合汁如前法一升合和，复煎取一升半，分再服㉑。

治百合病㉒，已经吐之后者㉓方：

百合汁一升如前法，取鸡子黄一枚，纳汁

_____

① 生："生"字原脱，据旁校补，与仁和寺本合。

② 又食蒜鲙：校改标记将此条移置在上条之上。

③ 百合病者：《千金方》卷十第三"者"下有"谓无经络"四字。

④ 也：《千金方》卷十第三"也"下有"皆因伤寒虚劳大病，已后不平复，变成斯病"十七字。

⑤ 二十三日当愈：此六字原为小字注文，今据《千金方》卷十第三改为大字正文。下"六十三日当愈"、"卅三日当愈"皆仿此。

⑥ 大："大"字原脱，据《千金方》卷十第三补。

⑦ 百合之病：旁注曰："(此条)宇治本无，医本等有之。"今检仁和寺本无。下四节均仿此。

⑧ 饮及饭臭：《千金方》卷十第三作"饮食臭时"。

⑨ 无：《千金方》卷十第三"无"下有"寒"字。

⑩ 其复无他：《千金方》卷十第三作"其实无热"，与上文例一律。

⑪ 赤：《千金方》卷十第三"赤"下有"涩"字。

⑫ 剧：《千金方》卷十第三"剧"下有"吐利"二字。

⑬ 百合病：《千金方》卷十第三"病"下有"身形如和"四字。

⑭ 痛："痛"下旁校补"者"字，检《千金方》卷十第三无"者"字，今不从补。

⑮ 洒洒：《千金方》卷十第三作"渐渐"，恶寒貌。

⑯ 百合病：按此条原为行间补入文字，今循例改为大字正文。

⑰ 者：《千金方》卷十第三"者"下有"或已病四五日而出"八字。

⑱ 已经发汗之后者："发"下原脱"汗"字，据《千金方》卷十第三补。又《千金方》"之后"下有"更发"二字，"者"下有"百合知母汤"五字。

⑲ 下之后者：《千金方》卷十第三"之后"下有"更发"二字，"者"下有"百合滑石代赭汤"七字。

⑳ 三升：《千金方》卷十第三作"二升"。

㉑ 服："服"下原有"之"字，已经点删，检仁和寺本无"之"字，今从删。下仿此。

㉒ 治百合病：按此条正文原脱，在下条后双行小字补入，今据校改标记移至于此，并循例改为大字正文，与仁和寺本合。

㉓ 吐之后者：《千金方》卷十第三"之后"下有"更发"二字，"者"字下有"百合鸡子汤"五字。

中搅令调,分再服。

治百合病,始不经发汗①,不吐,不下,其病如初者②方:

生地黄汁三升③,和百合汁后煎取一升半,分再服。大便当去恶沫④为候也。

治百合病,经一月不解,变如⑤渴者方:

取百合根一升,以水一斛⑥,渍之一宿,以汁洗病人身也。洗身竟,食白饼⑦,勿与盐豉也,渴不瘥,可用瓜蒌根并牡蛎分等为散,饮服方寸匕,日三。

治百合病变发热者方:

滑石三两　百合根一两

右,燥之⑧,饮服方寸匕,日三。当微利,利者止,勿复服也。

治百合病变腹中满痛者方:

但取百合根随多少,熬令黄色⑨,饮服方寸匕,日三。满消痛止。

治时行后变成疟方第六十

《录验方》云:大五补汤,治时行后变成疟方:

枸杞白皮一斤　麦门冬一升,去心　生姜一斤　干地黄三两　当归三两　黄芪三两⑩　人参三两　甘草三两　茯苓三两　生竹叶五两　远志皮三两　术三两　芎劳二两　桂心五两　大枣⑪廿枚　桔梗二两　芍药三两　半夏二两,洗

凡十八物,切,以水一斗五升,煮取三升,分四服,一日令尽之⑫。

医心方卷第十四

---

① 汗:原误作"汁",据仁和寺本改,与《千金方》卷十第三合。

② 者:《千金方》卷十第三"者"下有"百合地黄汤"五字。

③ 三升:《千金方》卷十第三作"二升"。

④ 恶沫:原作"汗",仁和寺本作"汁",并误,今据《千金方》卷十第三改。

⑤ 如:《千金方》卷十第三作"成"。

⑥ 以水一斛:"以"字原脱,据旁校补,与仁和寺本合,《千金方》卷十第三作"以水一斗"。

⑦ 白饼:《千金方》卷十第三作"白汤饼"。

⑧ 右燥之:《千金方》卷十第三作"右二味,冶下筛"。

⑨ 黄色:《千金方》卷十第三"色"下有"捣筛为散"四字。

⑩ 三两:仁和寺本作"二两"。

⑪ 枣:原作"麦",据旁校改,与仁和寺本合。

⑫ 之:"之"字旁原有圆圈,似为删除标记,仁和寺本无"之"字。

医心方卷第十五

从五位下行针博士兼丹波介丹波宿弥康赖撰

说痈疽所由第一
治痈疽未脓方第二
治痈疽有脓方第三
治痈发背方第四
治附骨疽方第五
治石痈方第六
治瘥疖方第七
治瘭疽方第八
治久疽方第九
治缓疽方第十
治甲疽方第十一
治肠痈方第十二
治肺痈方第十三

说痈疽所由第一

《刘涓子方》云：九江黄父问于岐伯曰：余闻肠胃受谷，上焦出气，以温分肉，而养骨节，通腠理。中焦出气如露，上①注溪谷，而渗孙脉，津液和调，变化而赤为血。血和则孙脉先满②，乃注络脉，络脉皆盈，乃注③于经脉，阴阳已张，因息乃行。行有经纪，周有道理，与天合同，不得休止。切而调之，从虚④去实，泻则不足，疾则气留⑤，去虚补实⑥，补⑦则有余，血气已调，形神乃持。余⑧已知血气之平与不平，未知痈疽⑨之所从生，成败之时，死生之期，期有远近，何以度之？可得闻乎？

岐伯曰：经脉流⑩行不止，与天同度，与地合纪，故天宿失度，日月薄蚀，地经失纪，水道流溢，草薵⑪不成，五谷不植，经络⑫不通，民不往来，巷聚邑居，别离异处，血气犹然，请言其故。夫血脉营卫，周流不休，上应星宿，下应经数。寒气客于经络之中则血涩，血涩则不通，不通则气归之⑬，不得复返，故痈肿

焉。寒气化为热，热胜则肉腐，肉腐⑭则为脓，脓不泻则烂筋，筋烂则伤骨，骨伤则髓消，不当骨空，不得泄泻，煎⑮枯空虚，筋骨⑯肌肉不相亲⑰，经脉败漏，内熏于五脏，五脏伤故死矣。

又云：黄父曰：夫子言痈疽，何以别之？岐伯答曰：营卫稽留于脉⑱，久则血涩而不行，血涩不行则卫气从之，从之不通，壅遏不得行，大热不止热胜⑲，热胜则肉腐，肉腐为脓，然不能陷肌肤，枯于骨髓⑳，骨髓不为焦枯，五脏不为伤，故曰痈。

---

① 上：《鬼遗方》卷四《黄父痈疽论》无"上"字。
② 满：《灵枢·痈疽》"满"下有"溢"字。
③ 乃注：此二字原误倒，据校改标记乙正，与《灵枢·痈疽》、《鬼遗方》卷四合。
④ 虚："虚"下原衍"法"字，已经圈删，与《灵枢·痈疽》合，今从删。
⑤ 疾则气留：《灵枢·痈疽》"留"作"减"，"减"下有"留则先后"四字。
⑥ 去虚补实：《灵枢·痈疽》作"从实去虚"。
⑦ 补："补"字原脱，据《灵枢·痈疽》补。
⑧ 余：原作"令"，据《鬼遗方》卷四《黄父痈疽论》改，与《灵枢·痈疽》合。
⑨ 疽："疽"字原脱，据旁校补，与《鬼遗方》卷四合。
⑩ 流：原作"留"，据《鬼遗方》卷四《黄父痈疽论》改。
⑪ 草薵(cǔ)：即草死。《集韵·姥韵》："草死曰薵。"
⑫ 经络：《鬼遗方》卷四作"经路"。《灵枢·痈疽》作"径路"。
⑬ 气归之：《灵枢·痈疽》"气"上有"卫"字。
⑭ 腐："腐"字原脱，据旁校补，与《灵枢·痈疽》合。
⑮ 煎：《灵枢·痈疽》作"血"。
⑯ 筋骨：《灵枢·痈疽》"筋"上有"则"字。
⑰ 亲：《灵枢·痈疽》作"荣"。
⑱ 脉：《鬼遗方》卷一作"经脉之中"。
⑲ 则卫气从之，从之不通，壅遏不得行，大热不止热胜：此二十字，《灵枢·痈疽》作"则卫气从之而不通，壅遏而不得行，故热，大热不止"，《太平圣惠方》卷六十一《痈疽论》作"则卫气壅遏而不通，故生大热"。
⑳ 枯于骨髓：《太平圣惠方》卷六十一《痈疽论》"于"上无"枯"字，"于骨髓"三字连上读。

黄父曰:何谓疽? 岐伯曰:热气淳盛,当其下①筋骨良肉②无余,故命曰疽。疽上皮夭以坚③,上④如牛领之皮,痈者上薄以泽⑤,此其候也。

黄父曰:乃如所说,未知痈疽姓名,发起处所,色诊形候⑥,治与不治,死活之期,愿事事闻之。

岐伯曰:《痈疽图》曰:赤疽发额,不泻,十余日死,其五日可刺也。其脓赤多血死,未有脓可治。人年廿五、卅一、六十、九十五,百神皆在额,不可见血,见血者死也。

禽疽发如轸⑦者数十处,其四日肿合牢⑧核痛,其状若挛,十日可刺。其内⑨发,身振寒,齿如噤,欲痉,如是者⑩,十五日死也。

杼疽发项若两耳下,不泻,十六日死,其六日可刺。其色黑,见脓而腐者死,不可治。人年⑪十九、廿三、卅五、卅九、五十一、五十五、六十一、八十七、九十九,神在两耳⑫,不可见血,见血者死。

钉⑬疽发两肩,此起有所逐,恶血结留内外,营卫不通,发为钉疽。三日身肿,痛甚,口噤如痉状,十一日可刺。不治,廿日死。

蜂疽⑭发背,起心俞若肩隅⑮,廿日不泻⑯,死。其八日可刺。其色赤黑,脓见青,死不治。人年六、十八、廿四、四十、五十六、六十七、七十二⑰、九十八,神皆在肩,不可见血,见血者死。

阴疽发髀若阴股,始发腰强,而不能自止,数饮不能多,五日坚痛,如此不过⑱三岁死。

刺疽起肺俞若肝俞⑲,不泻,廿日死,其八日可刺。发而赤,其上肉如椒子者,死不可治。人年十九⑳、廿五、卅三、四十九、五十七、六十、七十三、八十一、九十七,神皆在背,不可见血,见血者死。

脉疽发环头㉑一方作颈,如痛㉒,身随而热,不欲动,惘惘或不能食,此有所大畏恐,躁㉓而不精㉔,上气咳逆,气绝㉕,其发引耳,不可以动,廿日可刺。不刺㉖,八十日死。

龙疽发背,起胃俞若肾俞,廿日不泻,死;

九日可刺。其上赤下黑,若青脓黑,死;发血脓者,不死。

首疽发热㉗,发热八十日一方云八九日,大热汗头引身尽,如癫㉘,身热同同㉙如沸者,择皮颇肿处浅刺之。不刺,入腹中,廿日死。

侠荣疽㉚发胁,若起两肘头,廿五日不

---

① 当其下:《太平圣惠方》卷六十一《痈疽论》"其"下有"病"字,"当"上有"下陷肌肤,骨髓皆焦枯,内连五脏,血气涸竭"十七字,文义完整。

② 良肉:《灵枢·痈疽》"肉"下有"皆"字。

③ 疽上皮夭以坚:《太平圣惠方》卷六十一《痈疽论》"疽"下有"者其"二字,当据补。

④ 上:《甲乙经》卷十一第九作"状",《太平圣惠方》卷六十一《痈疽论》无"上"字。

⑤ 上薄以泽:《太平圣惠方》卷六十一《痈疽论》作"其上皮薄以泽"。

⑥ 色诊形候:《鬼遗方》卷一作"诊候形状"。

⑦ 轸:《病源》卷三十三《禽疽候》作"胗"。按"轸"、"胗"并通"疹"。

⑧ 牢:《鬼遗方》卷一作"牵"。

⑨ 内:《病源》卷三十三《禽疽候》作"初",义胜。

⑩ 者:"者"字原脱,据旁校补,与《鬼遗方》卷一合。

⑪ 年:原"年"下有"卅"字,已经点删,旁校曰:"本书有此字。"检《鬼遗方》卷一无此字,疑为衍文,今从删。

⑫ 神在两耳:《鬼遗方》卷一作"百神在耳下"。

⑬ 钉:《鬼遗方》卷一作"丁"。下"钉"字仿此。

⑭ 蜂疽:此二字原脱,据旁校补,与《鬼遗方》卷一合。

⑮ 肩隅:《鬼遗方》卷一作"连肩骨",《病源》卷三十二《疽候》作"髆髃"。按"肩隅"即"髆髃",字异义同。

⑯ 泻:《鬼遗方》卷一作"治"。

⑰ 七十二:原误作"六十二",据《鬼遗方》卷一改。

⑱ 过:《鬼遗方》卷一、《病源》卷三十二《疽候》并作"治","治"下为句。

⑲ 刺疽起肺俞若肝俞:《鬼遗方》卷一"疽"下有"发"字,"肺俞"下无"若肝俞"三字。

⑳ 十九:原作"一九",据《鬼遗方》卷一改。

㉑ 环头:《鬼遗方》卷一作"颈项",《病源》卷三十二《疽候》作"环项"。

㉒ 如痛:《病源》卷三十二《疽候》作"始病"。

㉓ 躁:《鬼遗方》卷一作"骇",《病源》卷三十二《疽候》作"怖",连上读。

㉔ 精:旁校作"清",似非是。

㉕ 上气咳逆气绝:《鬼遗方》卷一作"上气嗽"。

㉖ 不刺:此二字原脱,据旁校补,与《鬼遗方》卷一合。

㉗ 发热:《病源》卷三十二《疽候》作"发背"。

㉘ 如癫:《鬼遗方》卷一、《病源》卷三十二《疽候》并作"如嗽"。

㉙ 同同:即"炯炯",热貌。

㉚ 侠荣疽:《鬼遗方》卷一作"荣疽"。

泻,死;其九日可刺。发赤白间,其脓多白而无赤,可治也。人年一、十六、廿六、卅二、四十八、五十八、六十四、八十、九十六,神皆在胁,不可见血,见血者死。

行疽发如肿,或复合相往来①,可要追其所在,刺之即愈。

勇疽②发股,起太阴若伏鼠③,廿五日不泻,死;其十日可刺。勇疽发股,清脓赤黑死④,白者尚可治。人年十一、十五、廿、卅一、卅三、四十六、五十九、六十三、七十五、九十一,神皆在尻尾,不可见血,见血者死。

标叔疽发⑤,热同同,耳聋,后六十日肿如裹水状,如此可刺之。但出水后及⑥有血,血出即除也。人年五十七、六十五、七十三、八十一、九十七,神皆在背,不可见血,见血者死。

痝⑦疽发足跌若足下,卅日不泻,死;其十二日可刺。痝疽发赤白脓而不死,大多其上白痒;赤黑脓死,不可治,不黑可治⑧。人年十三、廿九、卅五、六十一、七十三、九十三,神皆在足,不可见血,见血者死。

冲疽发少腹,痛而振寒热,四日可刺,五日惛⑨,六日而变⑩,可刺之,不刺之,五十日死。

敦疽发两手五指头,若足五指头,十⑪八日不泻,死;其四日可刺,其发日⑫而黑,痈⑬不甚,未过节,可治也。

疥疽发腋下,若臂⑭、两掌中,振寒,热而嗌干者,饮多即呕,烦心惛惛,或六十日轸及有合者⑮,如此可汗,不汗,入腹内⑯死。

筋疽发背,侠脊两边大筋,其色苍,八日可刺也。有痈在肥肠中⑰,九十日死。

陈干疽发两臂,三四日痛不可动,五十日身热而赤,六十日可刺之。如刺肺⑱无血,三四日病已⑲,无脓者死⑳。

蚕㉑疽发手足五指头,起过节,其色不变,十日之内可刺也,过时不刺,后为蚀㉒。有痈在腋,三岁死。

叔疽㉓发身肿,牢㉔核而身热,不可以坐,不可以行,不可以屈伸,成脓刺之,即已除。

白疽发膊㉕若肘后,痒,目痛伤精,乃㉖身热多汗,五六处㉗死。心主㉘有肿痈㉙在股胫六日死,发脓血六十日死。

黑疽发肿,居背大骨上,八日可刺也,过

---

① 或复合相往来:《鬼遗方》卷一"复"作"后","相"下有"从"字。按《病源》卷三十三《行疽候》云:"行疽候者,发疮小者如豆,大者如钱,往来匝身,及生面上,谓之行疽。"
② 勇疽:原误作"舅疽",据《鬼遗方》卷一改。
③ 鼠:《病源》卷三十二《疽候》作"兔"。
④ 勇疽发股,清脓赤黑死:《鬼遗方》卷一作"勇疽发,脓青黑者死"。
⑤ 发:《鬼遗方》卷一"发"下有"背"字。
⑥ 及:《病源》卷三十二《疽候》作"乃"。
⑦ 痝:"痝"字无考,《千金翼》有"旁疽",疑"痝"是"旁"分化字。
⑧ 痝疽发赤白脓而不死……不黑可治:此二十六字,《鬼遗方》卷一作"痝疽者,白脓不太多,其疮上痒,赤黑者死,不可治"。
⑨ 四日可刺,五日惛:《鬼遗方》卷一作"四日五日惛惛",《病源》卷三十二《疽候》作"冒,五日惛惛"。
⑩ 而变:原作"变而",误倒,据《鬼遗方》卷一、《病源》卷三十二《疽候》乙正。
⑪ 十:《鬼遗方》卷一作"七"。
⑫ 日:《鬼遗方》卷一、《病源》卷三十二《疽候》并无"日"字,疑衍。
⑬ 痈:《鬼遗方》卷一作"拥"。按"痈"、"拥"皆通"壅"。
⑭ 臂:《鬼遗方》卷一"臂"上有"两"字。当据补。
⑮ 或六十日轸及有合者:《鬼遗方》卷一作"六十日而渐合者",《千金翼》卷二十三第七作"或卒胗反有合者"。
⑯ 入腹内:《鬼遗方》卷一、《病源》卷三十二《疽候》、《千金翼方》卷二十三第七并无此三字。
⑰ 有痈在肥肠中:"在"字原脱,据旁校补,"肥肠"二字旁校作"胞腹"。《鬼遗方》卷一此句作"有脓在肌腹中"。
⑱ 肺:《千金翼》卷二十三第七作"脉",《鬼遗方》卷一无"肺"字。按"肺"字于此无义,或"脉"之误,或为衍文。
⑲ 病已:《千金翼》卷二十三第七作"死"。
⑳ 无脓者死:《鬼遗方》卷一、《病源》卷三十二《疽候》、《千金翼》卷二十三第七并无此四字。
㉑ 蚕:《鬼遗方》卷一作"搔"。
㉒ 蚀:旁校作"饮"。
㉓ 叔疽:《病源》卷三十二《疽候》、《千金翼方》卷二十三第七并作"赤疽"。
㉔ 牢:《鬼遗方》卷一作"牵"。
㉕ 膊:原作"脾",形误,据《病源》卷三十二《疽候》改。
㉖ 乃:《病源》卷三十二《疽候》作"及"。
㉗ 五六处:《鬼遗方》卷一"处"下有"有者"二字,《千金翼》卷二十三第七"处"作"日"。
㉘ 心主:《千金翼》卷二十三第七"主"下有"脉"字。
㉙ 有肿痈:《鬼遗方》卷一作"痈疽"。

时不刺为骨疽。骨疽脓出不可止，出碎骨①，六十日死。

胁少阳②有肿，痛在颈，八日死；发血脓③，十日死。

创疽④发，身先痒后痛，此故伤寒，寒气入脏，笃，发为创疽。九日可刺，不刺九十日死。

尻⑤腰太阳脉有肿，交脉属于阳明，痛在颈，十日死；发脓血，七十日死⑥。

尻太阳脉有肿，痛在足心、阳明⑦、少阳，八日死；发脓血，八十日死⑧。

头阳明脉有肿，痛在尻，六日死；发脓血，六十日死。

股太阳脉有肿，痛在足太阳，十七日死；发脓血，百日死。

肩太阳、太阴脉有⑨肿，痛在胫⑩，八日死；发脓血，四百日⑪死。

足少阳脉有肿，痛在胁，八日死；发脓血，六百日死。

手阳明脉有肿，痛在腋渊，一岁死；发脓血，二岁⑫死。

黑疽发腋渊，死。

黑疽发耳中，如米，此大疽⑬，死。

黑疽发肩，不死，可治⑭。

黑疽发缺盆中，名曰伏痈⑮，死不治。

黑疽⑯发胸，可治。

黑疽发肘上下，不死可治。

赤疽发阴股，坚死，濡可治。

赤疽发髀⑰枢，六日⑱可治；不治，出岁死。

赤疽发掌中，可治⑲；髀解际⑳，指本黑、头赤，死。

赤疽发阴㉑，死不治。

黑疽发肥肠㉒，死。

黑疽发膝膑，坚死，濡可治。

黑疽发跗上，坚死。

足下久痛，色赤，死不可治。

又云：夫痛疽者，初发始微，多不为急，此实奇患㉓，惟宜速疗之，疗之不苦㉔速，病成难救，以此致祸，能不痛哉？且述所怀，以悟后贤。谨条㉕黄父痈疽论，论痈所著，缓急之

所，死生之期，如有㉖别痛之形色，难易之疗如左：

发皮肉，浅肿高而赤，贴㉗即消，不疗亦㉘愈。

发筋肉，深肿下而坚，其色或青、黄、白、黑、或复微热而赤，宜急疗之，成消中半。

发附骨者，或未觉内肉①，内肉已殃，已殃者，痛疽之甚②也。

---

① 出碎骨："出"字原脱，据《病源》卷三十二《疽候》、《千金翼》卷二十三第七补。《鬼遗方》卷一无"出"字，"碎"上有"壮热"二字。

② 少阳：《千金翼》卷二十三第七"阳"下有"脉"字。

③ 血脓：《鬼遗方》卷一乙作"脓血"。

④ 创疽：《鬼遗方》卷一、《病源》卷三十二《疽候》并作"仓疽"。下同。按循上下文义，此条疑与上条误倒。

⑤ 尻：《鬼遗方》卷一、《千金翼》卷二十三第七并无"尻"字。

⑥ 发脓血，七十日死：《鬼遗方》卷一"发脓血"作"发肿"，《千金翼》卷二十三第七"七十日"作"七日"。

⑦ 阳明：《鬼遗方》卷一、《病源》卷三十二《疽候》、《千金翼》卷二十三第七并无"阳明"二字。

⑧ 八十日死：《鬼遗方》卷一作"六十日死，或八十日死"。

⑨ 有：原作"在"，据《鬼遗方》卷一改。

⑩ 胫：《鬼遗方》卷一作"颈"。

⑪ 四百日：《鬼遗方》卷一作"百日"。

⑫ 二岁：《鬼遗方》卷一作"三岁"。

⑬ 如米，此大疽：《鬼遗方》卷一作"如米大，此疽不治"，《病源》卷三十二《疽候》作"如米，此名文疽"。

⑭ 不死，可治：《鬼遗方》卷一、《病源》卷三十二《疽候》并作一"死"字。

⑮ 痈：《鬼遗方》卷一作"疽"。

⑯ 黑疽：旁校引或本作"赤疽"，与《病源》卷三十二《疽候》、《千金翼》卷二十三第七合。

⑰ 髀：原作"脾"，据旁校改，与《病源》卷三十二《疽候》合。

⑱ 六日：《病源》卷三十二《疽候》作"六月内"。

⑲ 可治：《鬼遗方》卷一作"不可治"。

⑳ 髀解际：此三字于此文义不明，疑是上条"髀枢"旁注误入正文。

㉑ 阴：《千金翼》卷二十三第七作"股"。

㉒ 肥肠：旁校疑作"腹肠"，又疑作"胞肠"，《病源》卷三十二《疽候》、《千金翼》卷二十三第七并作"腓肠"，似是。

㉓ 奇患：原"患"上衍"惠"字，据《鬼遗方》卷四《黄父痈疽论》删。

㉔ 苦：《千金翼》卷二十三第三无"苦"字。

㉕ 条：《鬼遗方》卷四《黄父痈疽论》作"按"。

㉖ 有：原作"右"，据《鬼遗方》卷四《黄父痈疽论》改。

㉗ 贴："贴"字原脱，据《千金翼》卷二十三第三补。

㉘ 亦：原误作"先"，据《鬼遗方》卷四《黄父痈疽论》改。

发背外,皮薄为痈,皮坚为疽,如此者多现先兆,宜急疗。皮坚甚大者,多致祸矣。

《太素经》云:黄帝曰:愿尽闻痈疽之形与忌日名③。岐伯曰:痈发于嗌中,名曰猛疽,猛疽不治,化为脓,脓不泻,塞咽,半日死;其化为脓者,泻已,已则含豕膏④,毋冷食,三日而已。今按:《刘涓子方》痈疽极者十八种云云则是也。

发于颈,名曰夭疽,其痈⑤大以赤黑,不急治,则热气下入渊腋,前伤任脉,内熏肝肺⑥,熏肝肺⑦十余日而死矣。

阳气大发,消脑留⑧项,名曰脑铄⑨,其色不乐,项痛,而⑩刺以针,烦心者死不治。

发于肩及臑,名曰疵痈⑪,其状赤黑,急治之,此令人汗出至足,不害五脏,痈发四五日⑫,逆焫⑬之。今按:《刘涓子方》“痈发⑭四五逆焫之”,此七字无。

发于腋下赤坚,名曰朱疽⑮,治之用砭石,欲细而长,数⑯砭之,涂以豕膏,六日已,勿裹之。其痈⑰坚而不溃者,为马刀侠婴⑱,急治之。今按:《刘涓子方》作“鼠膏”。

发于胸,名曰井疽,其状如大豆,三四日起,不早治,下入腹,不治,七日死⑲。

发于胁,名曰败疵⑳,败疵者,女子㉑之病也,灸之㉒,其病大痈脓㉓,其中乃有生肉,大

---

① 内肉:《千金翼》卷二十三第三作“肉色”,无下“内肉”二字,连下“已映”读。

② 甚:“甚”下旁校补“者”字,检《鬼遗方》卷四无“者”字,今不从补。

③ 与忌日名:《外台》卷二十四《痈疽方一十四首》引《集验》作“与其期日”。

④ 泻已,已则含豕膏:《灵枢·痈疽》作“泻则含豕膏”,《外台》卷二十四《痈疽方一十四首》引作“泻已则含豕膏”,按有两“已”字不误,前“已”为动词,作“毕”解,《玉篇·已部》:“已,毕也。”后“已”为时间副词,有“随后”之意。

⑤ 痈:《甲乙经》卷十一第九、《外台》卷二十四《痈疽方一十四首》引并作“状”。

⑥ 肝肺:《鬼遗方》卷四《黄父痈疽论》作“肝脉”。

⑦ 熏肝肺:《甲乙经》卷十一第九、《鬼遗方》卷四《黄父痈疽论》、《千金翼》卷二十三第二、《外台》卷二十四《痈

疽方一十四首》引并无此三字,似蒙上衍。

⑧ 留:《千金翼》卷二十三第二作“流”。

⑨ 脑铄:《千金翼》卷二十三第二作“脑铄疽”。

⑩ 而:《甲乙经》卷十一第九、《鬼遗方》卷四《黄父痈疽论》、《千金翼》卷二十三第二并作“如”。按“而”有“如”义。

⑪ 痈:《甲乙经》卷十一第九、《千金翼》卷二十三第二、《外台》卷二十四《痈疽方一十四首》并作“疽”。

⑫ 日:“日”字原脱,据《太素》卷二十六《痈疽》补。

⑬ 逆焫:《灵枢·痈疽》“逆”作“逞”,《病源》卷三十二《疽候》“逆”作“燉”。

⑭ 发:“发”字原脱,据旁校补。

⑮ 朱疽:《太素》卷二十六《痈疽》作“米疽”。

⑯ 数:《灵枢·痈疽》、《鬼遗方》卷四《黄父痈疽论》、《千金翼》卷二十三第二、《外台》卷二十四《痈疽方一十四首》并作“疏”。

⑰ 其痈:《鬼遗方》卷四《黄父痈疽论》、《千金翼》卷二十三第二并作“疽”。按此与上下文例不协,疑“其”上有脱文,无据可补,玩味上下文例,似脱“发于颈前者,名曰缨疽”云云,另为一条。

⑱ 马刀侠婴:莫文泉曰:“马刀,当亦部位名,与侠缨相近,大约是颈侧膕肉。”“婴”通“缨”。

⑲ 七日死:《鬼遗方》卷四《黄父痈疽论》、《病源》卷三十二《疽候》、《外台》卷二十四《痈疽方一十四首》并作“十日死”。按此条之下,《灵枢·痈疽》有“发于膺,名曰甘疽,色青,其状如穀实、瓜蒌,常苦寒热,急治之,去其寒热,十岁死,死后出脓”一条,凡三十四字。按《太素》无此一条,疑是《医心方》所据《太素》本原脱,检《甲乙经》卷十一第九、《鬼遗方》卷四《黄父痈疽论》、《病源》卷三十二《疽候》、《千金翼》卷二十三第二、《外台》卷二十四《痈疽方一十四首》引并有此节,似当补入。

⑳ 败疵:《鬼遗方》卷四《黄父痈疽论》、《病源》卷三十二《疽候》、《千金翼》卷二十三第二、《外台》卷二十四《痈疽方一十四首》并作“改訾”。杨上善注曰:“败亦曰改。”

㉑ 女子:原“女”下脱“子”字,据《太素》卷二十六《痈疽》补。

㉒ 灸之:《鬼遗方》卷四《黄父痈疽论》、《千金翼》卷二十三第二、《外台》卷二十四《痈疽方一十四首》并作“久之”,似是。

㉓ 其病大痈脓:《甲乙经》卷十一第九、《千金翼》卷二十三第二、《外台》卷二十四《痈疽方一十四首》“病”并作“状”。按“脓”下原有“治之”二字,检《太素》卷二十六《痈疽》同,文义不顺,当是误窜,今据《甲乙经》卷十一第九、《千金翼》卷二十三第二、《外台》卷二十四《痈疽方一十四首》移至下“大如赤小豆”句下。

如赤小豆,治之①,剉菱翘草根②各一升,水一斗六升,煮之,竭为三升,即强饮,厚衣坐釜上,令汗出至足已。

发于股䏏③,名曰脱疽④,其状不甚变⑤,而痛脓搏骨⑥,不急治,卅日⑦死矣。

发于尻,名曰兑疽,其状赤坚大,急治之;不治,四十日⑧死矣。

发于股阴,名曰赤弛⑨,不急治,六日⑩死。在两股之内,不治,六十日⑪而死。

发于膝,名曰疵疽⑫,其状大痈,色不变,寒热而坚,勿石⑬,石之死,须其柔,乃石之者生。勿石之者,准例皆砭之。此惟言石之,或以冷石熨之,所以坚而不石,以其寒聚结,听柔乃石已。

诸痈疽⑭之发于节而相应者,不可治也。发于阳者,百日死;发于阴者,四十日⑮死也。丈夫阴器曰阳,妇人阴器曰阴。

发于胫,名曰兔啮,其状赤⑯至骨,急治,不治害人也。

发于踝⑰,名曰走缓,其状⑱色不变,数石其俞⑲,而止其寒热⑳,不死。石其俞者,以冷石熨其所由之俞也。

发于足上下㉑,名曰四淫,其状大痈㉒,不色变㉓,不治,百日死。足上下者,足跗上下也。

发于足旁,名曰厉疽㉔,其状不大,初如㉕小指发,急治之,去其黑者㉖,不消辄益;不治,百日死。

发于足指,名曰脱疽,其状赤黑,死不治;不赤黑,不死。治之不衰,急斩去之,活;不然

---

① 治之:此二字原误窜内上“其病大有脓”句下,今据《甲乙经》卷十一第九、《千金翼》卷二十三第二、《外台》卷二十四《痈疽方一十四首》移至于此。

② 菱翘草根:《千金翼》卷二十三第二“草”下有“及”字,《外台》卷二十四《痈疽方一十四首》作“连翘草及根”。

③ 䏏:《灵枢·痈疽》、《甲乙经》卷十一第九并作“胫”,《鬼遗方》卷四《黄父痈疽论》作“阳明”,《病源》卷三十二《疽候》作“阳”。按《鬼遗方》“阳”下“明”字因习用误衍。

④ 脱疽:《灵枢·痈疽》、《甲乙经》卷十一第九并作“股胫疽”,《鬼遗方》卷四《黄父痈疽论》作“脱瓮疽”,《千金翼》卷二十三第二、《外台》卷二十四《痈疽方一十四首》并作“股脱疽”。

⑤ 变:《甲乙经》卷十一第九“变”下有“色”字。

⑥ 搏骨:《鬼遗方》卷四《黄父痈疽论》、《病源》卷三十二《疽候》并作“附骨”。

⑦ 卅日:《甲乙经》卷十一第九、《鬼遗方》卷四《黄父痈疽论》、《病源》卷三十二《疽候》并作“四十日”。

⑧ 四十日:《太素》卷二十六《痈疽》作“三十日”,与《灵枢·痈疽》、《甲乙经》卷十一第九、《鬼遗方》卷四《黄父痈疽论》、《千金翼》卷二十三第二、《外台》卷二十四《痈疽一十四首》合。

⑨ 赤弛:《太素》卷二十六《痈疽》作“赤施”,与《灵枢·痈疽》合。《甲乙经》卷十一第九、《千金翼》卷二十三第二并作“赤驰”,《鬼遗方》卷四《黄父痈疽论》作“赤施疽”。

⑩ 六日:《灵枢·痈疽》、《甲乙经》卷十一第九、《千金翼》卷二十三第二并作“六十日”。

⑪ 六十日:《灵枢·痈疽》、《甲乙经》卷十一第九并作“十日”,《鬼遗方》卷四《黄父痈疽论》、《千金翼》卷二十三第二并作“六日”。

⑫ 疵疽:《灵枢·痈疽》作“疵痈”,《鬼遗方》卷四《黄父痈疽论》作“雌痈”。

⑬ 石:《鬼遗方》卷四《黄父痈疽论》作“破”,下同。按“石”疑指“砭刺”而言,与“破”义近。

⑭ 痈疽:《鬼遗方》卷四《黄父痈疽论》无“痈”字,《甲乙经》卷十一第九、《千金翼》卷二十三第二并无“疽”字。

⑮ 四十日:《灵枢·痈疽》、《千金翼》卷二十三第二并作“三十日”。

⑯ 其状赤:《甲乙经》卷十一第九、《千金翼》卷二十三第二并作“其状如赤豆”。

⑰ 踝:《灵枢·痈疽》、《甲乙经》卷十一第九“踝”上并有“内”字。

⑱ 状:《外台》卷二十四《痈疽方一十四首》“状”下有“肉”字。

⑲ 数石其俞:《病源》卷三十二《疽候》作“数灸”。

⑳ 寒热:原“寒”下脱“热”字,据《太素》卷二十六《痈疽》补,与《灵枢·痈疽》、《甲乙经》卷十一第九、《鬼遗方》卷四《黄父痈疽论》、《病源》卷三十二《疽候》、《千金翼》卷二十三第二合。

㉑ 足上下:《鬼遗方》卷四《黄父痈疽论》作“足上”。

㉒ 其状大痈:《鬼遗方》卷四《黄父痈疽论》“大”作“如”,《外台》卷二十四《痈疽方一十四首》“大”下有“如”字。

㉓ 不色变:《甲乙经》卷十一第九作“色不变”,《灵枢·痈疽》、《鬼遗方》卷四《黄父痈疽论》、《千金翼》卷二十三第二并无此三字。

㉔ 厉疽:《灵枢·痈疽》、《甲乙经》卷十一第九并作“厉痈”,《病源》卷三十二《疽候》、《千金翼》卷二十三第二作“疬疽”。

㉕ 如:《甲乙经》卷十一第九、《千金翼》卷二十三第二、《外台》卷二十四《痈疽方一十四首》并作“从”。

㉖ 去其黑者:《甲乙经》卷十一第九、《病源》卷三十二《疽候》并作“其状黑者”。

则死矣。

又云:身有五部:伏菟一;伏菟在膝上六寸起肉,禁不可灸,又不言得针,此要禁为第一部,故生痈疽者死也。腓二,腓者踹也[1];腓,音肥。承筋,一名踹肠,一名直肠。禁不可刺,故踹为要害之处,生痈疽者死也。背三;自腰俞以上廿一椎两箱称背,去脏腑甚近,皮肉至薄,若生痈疽,陷而必死也。五脏之俞四;五脏手足廿五俞,当于俞穴生痈疽者死也。项五。项[2]之前白颈,后曰项,三阳督脉在项,故项生痈疽[3]致死也。五部有痈疽者死。痈疽害甚,故生人之要处致死。

又云:杨上善曰:痈生所由,凡有四种[4]也:喜怒无度,争气聚生痈,一也;饮食不依节度,纵情不择寒温为痈,二也;脏阴气虚,腑阳气实,阳气实盛生痈,三也;邪客于血,聚而不行生痈,四也。痈疽一也,痈之久者败骨,名疽也。

又云:夫积石成山[5],积气成痈,不从天下,不从地出[6],皆由不去脆微故也。

《病源论》云:痈者,由六腑不和所生也;疽者,五脏不调所生也。

凡肿一寸至二寸,疖也;二寸至五寸,痈也,五寸至一尺,痈疽[7]也;一尺至三尺者,竟体脓[8],脓成,九孔皆出。诸气愤郁,不遂志欲者,血气蓄积,多发此疾。

凡发肿[9]高者,疢源浅;肿下者,疢源深。大热者易治,小热者难治。

凡五月勿食不成核果及桃、枣,发痈疽[10]疖。

凡人汗入诸食中,食之则作疔疮、痈疖。

凡铜器盖食,汗入食[11],食之令发恶疮内[12]疽。

凡鲫鱼鲙合猪肝肺,食发疽。

凡醉,强饱食,不幸发疽。

《医门方》云:凡痈肿发于背欲得高,高即肿浮浅在外,纵结脓者亦多瘥;肿不高沉在肉里者,其肿深,脓溃向内必死。

《范汪方》云:经言:五脏不调致疽,六腑不和生痈。疽急者有十[13]:一曰瘰疽,急者[14]二三日杀人,缓者十余日;二曰痈疽,急者十余日杀人,缓者一月;三曰缓疽,急者一年杀人,缓者数年;四曰水疽,所发多在手足,数年犹可治。疽者有数十种,要如此[15]。

痈之疾,所发缓地不杀人,所发若在险地,宜令即消,若至小脓犹可治,至大脓者致祸矣。一为脑户,在玉枕下一寸[16];二为舌本;三为悬壅;四为颈[17]节;五为胡脉;六为五脏俞;七为五系[18];八为两乳;九为心鸠尾;十

---

① 腓者踹也:《甲乙经》卷十一第九、《病源》卷三十二《疽候》、《千金翼》卷二十三第二并无此四字,循上下文例,疑是注文误入正文。

② 项:原误作"头",据《太素》卷二十六《寒热杂说》杨上善注改。

③ 痈疽:《甲乙经》卷十一第九、《病源》卷三十二《疽候》、《千金翼》卷二十三第二"疽"上并无"痈"字。

④ 种:《太素》卷二十三《痈疽逆顺刺》杨上善注"种"下有"测度"二字。

⑤ 夫积石成山:《太素》卷二十三《痈疽逆顺刺》杨上善注"山"下有"积水成川,积罪成祸"八字。

⑥ 不从天下,不从地出:原"不从天下"上旁校补"上"字,循文义文气非是,今不从补。《太素》卷二十三《痈疽逆顺刺》杨上善注作"非从天下地出"。

⑦ 痈疽:《太平圣惠方》卷六十二《疽论》"疽"上无"痈"字。

⑧ 竟体脓:《病源》卷三十二《痈候》"竟"上有"名曰"二字,"脓"作"痈",下"脓成"亦作"痈成"。

⑨ 肿:《病源》卷三十二《痈候》"肿"上有"痈"字。

⑩ 痈疽:《病源》卷三十二《痈候》"痈"下无"疽"字。

⑪ 汗入食:原"汗"下脱"入食"二字,据《病源》卷三十二《疽候》补。

⑫ 内:旁校作"肉",又云:"勘多本'内'字也。"《病源》卷三十二《疽候》作"内"。

⑬ 疽急者有十:《外台》卷二十四《痈疽方一十四首》无此五字。

⑭ 急者:原误倒作"者急","者"上旁校误补"急"字,今据《外台》卷二十四《痈疽方一十四首》乙正,并删旁校"急"字。

⑮ 要如此:自上"经言"至此八十八字,上下似有删除标记,今检《外台》卷二十四《痈疽方一十四首》引《集验》有此节文字,尾注云"范汪同",是知此节出自《范汪方》不误,故不从删。

⑯ 在玉枕下一寸:《外台》卷二十四《痈疽方一十四首》无此六字。

⑰ 颈:《外台》卷二十四《痈疽方一十四首》作"喉"。

⑱ 五系:《外台》卷二十四《痈疽方一十四首》作"五脏系"。

为两手鱼际;十一为肠①屈之间;十二为小道之后;十三为九孔;十四为两胁腹②;十五为神主之舍。凡十五处③不可伤,而况于痈乎?若痈发此地,遇良医,能令不及大脓者可救,至大脓者害及矣。

痈疽脉洪粗难治,脉微涩者易愈。诸浮数之脉,应当发热,而反恶寒,痈也。

痈起于节解过④,遇顽医不能即消,令至大脓者,岂膏药可得生复⑤?

治痈疽未脓方第二

《医门方》云:扁鹊曰:痈肿疖疽风肿恶毒肿等,当其头上灸之数千壮,无不瘥者;四畔,亦灸三二⑥百壮。此是医家秘法。小者灸五六处,大者灸七八处。

疗痈疽肿一二日未成脓,取伏龙肝下筛,醋和如泥,涂烂布上,贴肿,燥即易,无不消。今按:《葛氏方》和鸡子中黄涂。

《刘涓子方》云:痈疽之甚,未发之兆,饥⑦渴为始,始发之始,或发白疽⑧,似若小疖,或复大痛,皆是微候,宜善察之。欲知是非,重按其处,是便隐痛,复按四边,比方得失。审定之后即灸,第一便灸其上二三百壮,又灸四边一二百壮。小⑨者灸四边,中者灸六处,大者灸八处,壮数、处所不患多也。灸应即贴即薄,令得即消,内服补暖汤、散。不已,服冷药⑩,外即冷薄。不已,用热薄贴。贴之法,当开其口,泄热气也。

治痈疽始作肿,不赤而热,长甚速,非薄贴所制,犀角擒汤方:

犀角三两 大黄三两 升麻三两 黄芩三两 栀子三两 黄连三两 甘草三两

右七物,切,以水一斗二升,煮取六升,使极冷,以故练两重入汤中,擒肿处,小燥易,恒令湿,一日一夜数百过。

治痈肿黄芪帖,治痈肿、瘰疬,及欲发背觉痛方:

黄芪一两 黄芩一两 芎䓖一两 当归一两 黄连一两 白蔹一两 芍药一两 防风一两

右八物,捣下筛,以鸡子白和涂故布上,以贴肿上,燥复易,患热者加白蔹,患痛者加当归各一两。

《千金方》云:凡痈疽始发,或似小疖,或复大痛,或复小痛,或发⑪米粒大白脓子,此皆微候,宜善察之。见有少⑫异,即须大惊忙,急治之,及断口味,速服诸汤,下去热毒。若无医药⑬,即灸当头百炷,其大重者,灸四面及头⑭二三百壮,壮数⑮不必多也,复薄冷药贴⑯,种种救疗,必瘥速也。亦当头以大针⑰针入四分即瘥。

凡诸异⑱肿,种种不同者,无问久近,皆服五香汤⑲,刺去血,小豆薄薄⑳之,其间㉑数

---

① 肠:疑当作"腹"。
② 两胁腹:《外台》卷二十四《痈疽方一十四首》作"两膇肠"。
③ 凡十五处:原作"凡四十五处",据文义改,与《外台》卷二十四《痈疽方一十四首》合。又旁校云:"或本'凡'字以下并十二字无。"
④ 过:《外台》卷二十四《痈疽方一十四首》无"过"字。
⑤ 生复:《外台》卷二十四《痈疽方一十四首》乙作"复生"。
⑥ 三二:旁校疑作"二三"。
⑦ 饥:《鬼遗方》卷四《相痈疽知是非可灸法》作"肥"。
⑧ 白疽:"疽"字于此文义不顺,《鬼遗方》卷四《相痈疽知是非可灸法》"白疽"二字作"日疽臭",亦颇费解,疑"疽"乃"瘥"字之误,或为"脓"字,待考。
⑨ 小:原作"少",增笔致误,据《鬼遗方》卷四《相痈疽知是非可灸法》改。
⑩ 药:此字底本涂抹不清,旁校引或本作"汤",安政本作"导",《鬼遗方》卷四《相痈疽知是非可灸法》作"药",今据《鬼遗方》描正。
⑪ 发:《千金方》卷二十二第二"发"下有"如"字。
⑫ 少:《千金方》卷二十二第二作"小"。按"少"、"小"义近,但此"小"与下"大"对文,当改作"小"。
⑬ 药:《千金方》卷二十二第二"药"下有"处"字。
⑭ 头:《千金方》卷二十二第二作"中央"。按"头"指痈疮头,意即"中央",不必据改。
⑮ 壮数:《千金方》卷二十二第二作"数灸"。
⑯ 贴:《千金方》卷二十二第二无"贴"字。
⑰ 大针:《千金方》卷二十二第二作"火针",应据改。
⑱ 异:《千金方》卷二十二第二作"暴",应据改。
⑲ 五香汤:《千金方》卷二十二第二作"五香连翘汤"。
⑳ 小豆薄薄之:《千金方》卷二十二第二作"小豆末敷之"。
㉑ 间:原作"问",形误,据《千金方》卷二十二第二改。

数以针刺去血。若失治,已溃烂者,犹服五香及漏芦汤下之,外以升麻汤擒洗熨之,摩升麻膏①。若生息肉者,白蔄茹②散敷之,青黑肉去尽即停之。好肉生,敷升麻膏;肌不生,敷一物黄芪散。若敷白蔄茹,青黑恶肉不尽者,可以漆头蔄茹③半钱和三钱白蔄茹散,稍敷。今按:五香汤,在丁肿方;漏芦汤、升麻汤、升麻膏,在治丹之方;黄芪散、蔄茹散在缓疽之方。

内消散,凡是痈疽,皆宜服之方:

赤小豆一升,熬,纳醋中,往还七返 人参二两 甘草二两 瞿麦二两 白蔹三两 当归二两 黄芩二两 猪苓二两 防风一两 黄芪三两 薏苡仁三两 升麻四两

十二味④,酒服方寸匕,日三夜二⑤,长服取瘥。今按:《广济方》同之。但《范汪方》云:内消散,治痈肿不溃:白芷十分、白蔹十分、芎藭七分、芍药十分、椒七合、干姜七分、当归七分、蔄草七分。凡八物,冶合,以酒服五分匕,日再。又《令李方》:内消散,治痈肿不溃,用:白芷十分、芍药十分、蜀椒七合、芒硝十分、芎藭十分、当归七分、干姜七分,七物,下筛,酒服五分匕,日二,一方有白蔹一分。

治痈肿痛烦困⑥方:

生楸叶十重贴之,以布帛裹,缓勿令急⑦,日二易。止痛消肿,食脓胜于众帖。冬以先干者⑧,临时盐汤沃润用之。《葛氏方》、《刘涓子方》同之。

《广济方》犀角丸,治一切毒肿、痈乳⑨、发背,服之止痛,化脓为水,遂大小便出,神效方:

犀角十二分 升麻一两 大黄五分 黄芩五分 防风一两 当归一分 黄芪 栀子仁 干姜 黄连 人参 甘草各一两 巴豆廿三枚,去心、皮,熬

凡十三物,冶下筛,以蜜和丸如梧子大,空腹以饮服十丸,取二三行快利,常服为微痢。忌生菜,热曲⑩、醋蒜、海藻、猪肉、笋、粘食。

《效验方》治卒痈肿,白蔹贴方:

大黄三分 黄芩三分 芍药二分 白蔹三分 赤石脂一分

凡五物,冶合下筛,以鸡子白和如泥,涂纸以薄肿上,燥易之。

《录验方》治痈肿运⑪赤痛及已溃,松脂帖方:

成炼松脂一斤 蜡蜜半斤 猪脂四斤 当归二两 黄连一两 黄柏一两

凡六物,㕮咀三物,尽合,煎三沸三下,候帖色变微紫色者药成,绞去滓。若初肿未有脓者,涂纸帖肿上,日三易,夜再。若以⑫溃有口者,穿纸出疮口,帖四边,令脓聚不蚀旁肉,速瘥。今按⑬:诸方松脂帖已多,但《刘涓子方》:松脂二斤,黄连一两,附子一两,黄芩一两,芍药一两,细辛一两,石膏二两也。又《效验方》:杏仁一两,蜡蜜一两,松脂一两,厚朴一两也。

千疮万病霜膏,治金木疮,痈疽诸恶疮,若始得痈,摩肿上五百过即消。若以溃者,著疮中食脓云云,具在本方。

《小品方》云:《经》言:寒气客于经络⑭之中,则血气凝涩⑮不行,壅结则为痈疽也,不言热之所作。其成痈久⑯,寒化为热,热盛

---

① 外以升麻汤 洗熨之,摩升麻膏:原"以"上脱"外"字,"升麻膏"上脱"摩"字,据《千金方》卷二十二第二补;"熨之"二字原误倒,据《千金方》乙正。

② 白蔄茹:原作"白芦茹",据《千金方》卷二十二第二改,与下文一律。

③ 茹:《千金方》卷二十二第二"茹"下有"散"字。

④ 十二味:《千金方》卷二十二第二"味"下有"冶下筛"三字。

⑤ 日三夜二:《千金方》卷二十二第二作"日三夜一"。

⑥ 困:《千金方》卷二十二第二作"闷"。

⑦ 缓勿令急:《千金方》卷二十二第二作"令缓急得所"。

⑧ 冬以先干者:《千金方》卷二十二第二作"如冬月先收干者"。

⑨ 痈乳:疑此二字误倒,《外台》卷二十四《痈疽发背杂疗方二十六首》引《近效》作"肠痈、乳痈"。

⑩ 曲:疑当作"面"。

⑪ 运:通"晕"。

⑫ 以:同"已"。

⑬ 今按:此下原为大字,今循例改为小字。旁校曰:"'今按'以下,宇(治)本注也。"

⑭ 络:原作"胳",形近致误,据《灵枢·痈疽》、《千金方》卷二十二第二改。

⑮ 血气凝涩:《千金方》卷二十二第二作"血气俱涩",《外台》卷二十四《痈疽方一十四首》引《素问》作"血凝渗涩"。

⑯ 其成痈久:《千金方》卷二十二第二、《外台》卷二十四《痈疽方一十四首》引并作"其后成痈","痈"下有"又阳气凑集"五字。

则肉腐烂为脓也。依经诊候之。由人体中有热，被寒冷搏之，血脉凝涩①不行，热气壅结则为痈疽也。是以治痈疽方有灸法者，治其始，其始中寒未成热之时也。其用冷薄帖者，治其热已成，以消热使不成脓也。今人多不悟其始，不用温治及灸法也。今出要方以治其成形者耳。赤色肿有尖头者，根广一寸以还，名为疖；其广一寸以上者，便为小痈也；其如豆②粒大为疱。

治作痈令消方：

取鹿角就磨刀石上水摩之，以汁涂，燥复涂，则消也；内宜服连翘汤下。

又方：

生春小豆下筛，鸡子白和如泥，涂之。

治始作痈，正赤热痛方：

单烧鹿角作末，苦酒和薄之，干复涂之，自消。

又方：

单捣大黄末③，苦酒和薄之，温则易。

治痈及疖，始结肿赤热方：

水摩半夏涂之，燥更涂，得臃④便⑤消也。山草中自可掘取生半夏乃佳，神验。

《葛氏方》治诸痈疽发背及乳房初起，焮赤急痛，不早治杀人，使速消方：

但灸其上百壮。

又方：

釜底土，捣，以鸡子中黄和，涂之。

又方：

捣苎根薄之。

又方：

捣黄柏下筛，以鸡子白和，厚涂，干复易，立愈。

治痈发背腹阴处通身有数十方：

取干牛屎，烧，捣细，重绢筛下，以鸡子白和，涂，干复易。秘方。

《范汪方》⑥治痈肿初肿痛急方：

以冷铁熨，温辄易。

又方：

取粱粉⑦，熬令正黑，末作屑，以鸡子白和之，以涂练上，敷肿上，小穿练上作小口，以

泄气，痈毒便消，当数易之。此药神秘方。今按：《葛氏方》治诸痈疽发背及乳房初起，焮赤急痛，使速消。《尔雅》云：粱，稷也。和名支美乃毛知。

《本草拾遗》云：水蛭，人患赤白游疹，及痈肿毒肿，取十余枚，令嗽⑧病处，取人皮皱肉白，无不瘥者。冬月无蛭，泥中掘取，暖汤养⑨令动，先洗⑩人皮咸，以竹筒盛蛭啜之，须臾咬血满，自脱，更用饥者。今按：《经心方》云：以水蛭食去恶血。

《僧深方》⑪治痈方：

梁上尘、烧葵末分等，苦酒和敷之，燥复敷。治乳痈亦愈。

治痈疽有脓方第三

《病源论》云：凡痈若按之都牢硬⑫者，未有脓也；按之半软⑬者，有脓也⑭。又以手掩肿上，不热者无脓；若热甚者，为有脓。凡觉有脓，宜急⑮破之，不尔，侵食筋骨。

《刘涓子》云：痈大坚者，未有脓；半坚半

---

① 凝涩：《千金方》卷二十二第二作"凝结"。

② 豆："豆"字原脱，据旁校补。

③ 末："末"字原脱，据旁校补。

④ 臃（zhù 音祝）：皱缩。《集韵·遇韵》："臃，皱也。"

⑤ 便：原作"使"，据旁校改。

⑥ 《范汪方》：原"汪"作"任"，据旁校改。

⑦ 粱粉："粱"下原脱"粉"字，据旁校补。

⑧ 嗽：此字见《龙龛手镜》，义未详。从文义与字形分析，疑为"嗽"字之俗写。嗽，用嘴吮吸。《证类本草》卷二十二《虫部下品》引作"啗"，义近。按"嗽"今通用"嗍"。

⑨ 暖汤养："养"字原脱，据旁校补。《证类本草》卷二十二《虫部下品》引作"暖水中"。

⑩ 洗：《证类本草》卷二十二《虫部下品》引"洗"下有"去"字。

⑪ 《僧深方》："方"字原脱，据旁校补。

⑫ 都牢硬："硬"原作"靳"，疑是"靮"字之误，"靮"同"硬"，今据文义改。又"都牢硬"，《千金翼》卷二十三第五作"大坚"。

⑬ 半软：《病源》卷三十二《痈有脓候》、《千金翼》卷二十三第五并作"半坚半软"。

⑭ 有脓也：《千金翼》卷二十三第五作"半有脓"，"脓"下有"当上薄者都有脓"七字。

⑮ 宜急："急"字原脱，据旁校补，与《病源》卷三十二《痈候》合。《千金翼》卷二十三第五作"便可"。

薄半有脓;当上薄者,都有脓,便可破。可破之法,应在下逆上破之,令脓易出,用铧针①。脓深难见,上肉厚而生,内大针②。若外不别有脓,可当其上数按之,内便隐痛者,肉殃坚者,未有脓也。按更不痛③于前者,内脓已熟也。脓泄去热气,不尔长速④,速则不良。

痈审知有脓者,按之处陷不复者无脓,按之即复者有脓;初肿大,按乃痛者,病深;小按便痛者,病浅也。

凡破痈之后,病人便绵惙欲死,便内寒热⑤,肿自有似痈而非者,当以手按肿上,无所连,是风毒耳,勿针,可服升麻汤、升麻膏⑥,破痈口,当令下流三分,近下一分⑦,令针极热,极热便不痛。

夫痈坏后有恶肉者,当以猪蹄汤洗去其秽,次敷食肉膏、散,恶肉尽,乃敷生肉膏、散,乃摩四边,令善肉速生。当绝房室,慎风冷,勿自劳动,须筋脉复常,乃可自劳耳。不尔,新肉易伤,伤则重发⑧,慎之。

治痈疽洗疮,猪蹄汤方:

猪蹄一具 黄连五两 芎𬜯三两 当归三两 甘草三两 芍药三两 蔷薇一斤,又方代大黄⑨三两

右七物,以水二斗,煮蹄取一斗,纳诸药,复煮取四升,洗之。

治痈疽,食恶肉,芦茹散方:

芦茹⑩一两⑪,漆头 矾石二分 雄黄二分 硫黄二分

右四物,下筛,若兑头纳疮口中⑫。今按:《录验方》:雄黄一两,矾石一两,芦茹一两也。

治痈疽发背,已溃未溃,生肉排脓散方:

当归二两 桂心二两 人参二两 芎𬜯一两 厚朴一两 防风一两 甘草一两 白芷一两 桔梗一两

右九物,捣下筛,温酒服方寸匕,日三夜再。疮未合可长服之。今按:《僧深方》治痈肿自⑬溃,长肉排脓,蜀椒散方:蜀椒、桂心、甘草、干姜、芎𬜯、当归各一两,凡六物,服法如上。又方:治痈肿排脓散方:黄芪四分、芍药二分、白蔹二分 芎二分 赤小豆一分,凡五物,冶下,服如上。

治痈疽,食恶肉膏方:

松脂五两 雄黄二两 雌黄二两 野葛皮一两⑭ 漆头芦茹三两 巴豆百枚 猪膏一升⑮

右七物,煎松脂消⑯下诸药,微火上煎,三上三下,膏成,绞去滓⑰,著兑头,纳疮中,日六七,食恶肉,初用病当更肿赤,但用如节度,恶肉尽止,勿使过也。

治痈疽发背已溃,生肉膏方:

甘草二两 当归二两 白芷二两 乌喙六枚 肉苁蓉二两 蜀椒二两 蛇衔一两 细辛二两 薤白二两 干地黄二两

右十物,切,以好酒半升和,渍再宿,以不中水猪肪三斤,煎一沸,下余止,复三上三下,膏成,急手绞之。今按:《录验方》治痈疽生肉膏方:茵草二两、生地黄五两、当归二两、续断一两、黄芩二两、白芷三两、甘草二两、薤白二两、猪膏一升、大黄四两。凡十物,㕮咀,煎三上三下,膏成敷之。

治痈疽臭烂洗,大黄汤方:

大黄二两 黄芩一两 白蔹一两

右三物,合捣下筛,以水一升二合,煮一沸,绞去滓,适冷暖以洗疮,日十过。

《范汪方》治痈疮,热已退,脓血不止,疮

---

① 铧针:即"铍针",《千金翼》卷二十三第五作"铍针"。
② 内大针:《千金翼》卷二十三第五作"用火针"。
③ 不痛:《鬼遗方》卷四"相痈知有脓可破法""痛"上无"不"字。
④ 速:原作"连",形近致误,据《鬼遗方》卷四《相痈知有脓可破法》改,与《千金翼》卷二十三第五合。
⑤ 便内寒热:《千金翼》卷二十三第九作"内寒外热"。
⑥ 升麻膏:《鬼遗方》卷一、《千金翼》卷二十三第九并作"外摩膏"。
⑦ 当令下流三分,近下一分:《千金方》卷二十三第九作"当令上留三分近下一分"。
⑧ 伤则重发:《鬼遗方》卷四《黄父痈疽论》"发"下有"便益溃烂"四字。
⑨ 代大黄:"大"字似有删痕,疑衍,"代黄"即"大黄",故宜删。
⑩ 芦茹:即"茵茹"。
⑪ 一两:《鬼遗方》卷五作"二分"。
⑫ 中:《鬼遗方》卷五"中"下有"恶肉尽止,勿使过也"八字。
⑬ 自:原作"身",据安政本改。
⑭ 一两:《鬼遗方》卷五作"二两"。
⑮ 一升:《鬼遗方》卷五作"一斤"。
⑯ 煎松脂消:《鬼遗方》卷五作"先煎松脂水气尽"。
⑰ 去滓:《鬼遗方》卷五"滓"下有"纳雄雌二黄搅调,以膏"九字。

中空虚,疼痛排脓,内塞散方:

防风一两 茯苓一两 白芷一两 桔梗一两 远志一两 甘草一两 桂心二分 人参一两 芎䓖一两 当归一两 附子二枚,炮 厚朴二两 龙骨一两 黄芪一两① 赤小豆五合,熬

凡十五物,冶下筛,温酒服方寸匕,日三夜一。《千金方》②同之,在③下发背条。

《集验方》治痈疮脓血不止,疮中空虚,疼痛,排脓内补散方:

防风一两 远志一两 当归二两 黄芪一两 白芷一两 甘草一两 桔梗一两 通草一两 厚朴二两 人参一两 桂心一两 附子一两 赤小豆五合,熬 芎䓖一两 茯苓一两④

凡十五物,冶合筛,未食温酒服方寸匕,日三夜一。今按⑤:《广济方》同之。

《令李方》治痈,内补排脓散方:

黄芪二两 当归二两 赤小豆卅枚 芎䓖一两 芍药二两 大黄一两

凡六物,冶合下筛,以粥清服方寸匕,日三。

又云⑥:治痈肿,桂心散方:

黄芪六分 芍药四分 桂心一分

凡三物,冶下筛,酒服方寸匕,日三。

《录验方》洗痈疽,并恶疮毒气,猪蹄汤方:

当归四两 甘草四两,炙 芍药五两 芎䓖二两 白芷四两 莔草二两 黄芩四两 狼牙四两 猪蹄一具 蔷薇根⑦一两 大黄四两

凡十一物,先以水二升半,别煮猪蹄取一升半,去蹄纳诸药,煮得再沸,下桑灰汁一升,又煮取一升半,汤成稍稍以洗疮痈结疽,初肿时去狼牙纳灰汁;疮既溃,用狼牙除灰汁。

《僧深方》治痈疽疮臭烂,洗疮,青木香汤方:

青木香一两 芍药一两 白蔹一两 芎䓖一两

凡四物,水四升,煮取二升,去滓,温洗疮,日三,明日以膏纳疮中,日三。

《医门方》疮痈肿已脓,惧针令脓自出方:

右,取鹿角刮取细末,和醋聚安肿上,经

宿脓自出,若脓深者先嚼生栗薄之,撮脓向上,极妙。

疗痈肿不消,已有脓不能针,自令穿溃方:

空腹服葵子一枚,一宿即穿出脓,神妙。

《葛氏方》治痈已有脓,当使速溃坏方:

雀屎以苦酒和,涂上⑧如小豆。

又方:

吞薏苡子一枚,勿多。

《新修本草》云:痈脓使速溃方:

吞茼实⑨一枚,破痈肿。

《苏敬本草注》云⑩:

吞恶实⑪一枚,出痈疽头。

《千金方》治痈溃后疮不合方:

烧鼠皮一枚,作灰封⑫孔中。

又方:

涂牛屎,干易。

又方:

烧破蒲席灰,和猪脂⑬,纳孔中。

《救急单验方》疗头痈因即骨陷方:

先烧杏仁令黑,磨涂后,取枣木、紫葛蔓及干鱼烧灰,和熏黄、腊月猪脂涂,神验。

治痈发背方第四

《病源论》云:痈发背者,多发于诸腑俞

---

① 黄芪一两:此四字原脱,据旁校补,与下"凡十五物"相协。

② 《千金方》:旁校曰:"此注字治本无,医本等有之。"

③ 在:原作"有",形近致误,据文义改。

④ 茯苓一两:此四字原脱,据旁校补,与下"凡十五物"相协。

⑤ 今按:旁校曰:"此注字治本无之,医本等有之。"

⑥ 又云:旁校曰:"此方字治本无之,医本等有之。"

⑦ 蔷薇根:旁校曰:"字治本无'根'字,医本有之。"

⑧ 涂上:《肘后方》卷四第三十六作"涂痈头上"。

⑨ 茼:原作"蔄",旁校作"茼",并误,当作"茼","茼实"见《证类本草》卷十一引《唐本草》,今据改。

⑩ 《苏敬本草注》云:此下疑蒙上省"痈脓使速溃方"诸字。

⑪ 恶实:即牛蒡子。

⑫ 作灰封:《千金方》卷二十二第二作"作末敷"。

⑬ 和猪脂:《千金方》卷二十二第二作"腊月猪脂和"。

也。六腑不和则生痈,诸腑俞皆在背,其血气结络①于身,六腑②气不和,腠理虚者,经络为寒所客,寒③折于血,则壅不通,故结成痈,发其俞也。热气加于血,则肉血败,化而为脓。痈初结之状,肿而皮薄以泽。

背上忽有赤肿而头白④,摇之连根,入应胸里动,是痈也。

发背若热,手不可得近者,内先服王不留行散,外摩发背膏、大黄帖⑤。若在背生,破无苦,良⑥不得脓,以食肉膏、散著兑头,纳痈口中。人体热气歇,服术散⑦。五日后痈欲瘥者⑧,服排脓内塞散之⑨。

《千金方》云:论⑩曰:凡发背皆由⑪服五石、寒食、更生散所致,亦有单服钟乳而发者,又有生平不服石而自发者,此是上世有服之者。其候率多于背两胛间起,初如粟米大,或痛⑫或痒,仍作赤色,人皆初不以为事,日渐长大,不过十日,遂至不救。其临困时,方圆径三四寸⑬,疮有数十孔,以手按之,诸孔之中脓皆乃出⑭,寻即失音不言。

所以养生者,小觉背上痛痒有异,即⑮取净土水和作泥,捻作饼子,径一寸半,厚二分,以粗艾作炷,灸泥上灸之⑯,一炷一易饼子。若粟米大时,可灸七饼即瘥;若如榆荚大,灸七七炷即瘥;若至钱许大,日夜灸不住⑰乃瘥,并服五香连翘汤及铁浆诸药攻之乃愈。

又⑱恒冷水射之,渍冷石⑲熨之,日夜勿止,待瘥住手。此病忌面、酒、肉、五辛等。

凡肿起于背胛中,头白如黍粟,四边相连肿,赤黑,令人闷乱者,名发背。不灸治即入内⑳,灸当针疮上㉑七八百壮。

又方:

饮铁浆三升㉒,下利为度。

又方:

鹿角灰,醋和涂之㉓。

排脓内塞散,主大疮热已退,脓血不止,疮中肉虚疼㉔痛方:

防风—两 茯苓—两 白芷—两 桔梗—两 远志—两 甘草—两 桂心二分 人参—两 芎䓖㉕—两 当归—两 附子二枚 厚朴二两 龙骨—两㉖

黄芪—两 赤小豆五合,熬

十五味㉗,为散,酒服方寸匕,日三夜一。

今按:《范汪方》云:非酒则药势不宣。

《广济方》疗钟乳及五石等发背毒热方:

黄芩三两 白鸭屎五合 白蔹—握 香豉五合

---

① 结络:《病源》卷三十三《痈发背候》作"经络"。又"络"下疑脱"周"字。

② 六腑:《病源》卷三十三《痈发背候》"腑"上无"六"字。

③ 寒:"寒"字原脱,据旁校补,与《病源》卷三十三《痈发背候》合。

④ 而头白:《太平圣惠方》卷六十二《治发背诸方》作"头如粟米而白"。

⑤ 发背膏、大黄帖:《鬼遗方》卷一作"发背大黄膏"。

⑥ 良:《鬼遗方》卷一"良"下有"久"字。按"良"即"良久"之义,不必补"久"字。

⑦ 术散:《鬼遗方》卷一作"木瓜散",《千金方》卷二十二第二作"木占斯散"。

⑧ 痈欲瘥者:《千金方》卷二十二第二作"痈欲著痂者"。

⑨ 之:"之"字疑衍,《病源》卷三十三《痈发背候》无"之"字。

⑩ 论:原作"诸",据旁校改,与《千金方》卷二十二第三合。

⑪ 皆由:"皆"字原脱,据旁校补,与《千金方》卷二十二第三合。又《千金方》"由"字作"因",义同。

⑫ 或痛:此二字原脱,据旁校补,与《千金方》卷二十二第三合。

⑬ 方圆径三四寸:《千金方》卷二十二第三作"以阔三寸高一寸"。

⑭ 脓皆乃出:《千金方》卷二十二第三作"皆脓出"。

⑮ 即:《千金方》卷二十二第三"即"下有"火急"二字。

⑯ 灸之:《千金方》卷二十二第三"灸"上有"帖著疮上"四字。

⑰ 日夜灸不住:《千金方》卷二十二第三作"日夜灸之,不限炷数"。

⑱ 又:《千金方》卷二十二第三作"又法","法"下有"诸发背未作大脓"七字。

⑲ 渍冷石:《千金方》卷二十二第三作"渍石令冷"。

⑳ 入内:《千金方》卷二十二第三"内"下有"杀人"二字。

㉑ 灸当针疮上:《千金方》卷二十二第三作"若灸当疮上"。

㉒ 三升:《千金方》卷二十二第三作"二升"。

㉓ 涂之:《千金方》卷二十二第三"之"下有"日四五"三字。

㉔ 疼:原作"痋",形误,据《千金方》卷二十二第二改。

㉕ 芎䓖:原"䓖"字为重文号,疑是因熟语而省,非作"芎芎"者,今补。

㉖ 龙骨一两:此四字原脱,据旁校补,与下"十五味"相协。《千金方》卷二十二第二无。

㉗ 十五味:《千金方》卷二十二第二作"右十四味"。

切,水六升,煮取二升,分温三服。

《经心方》疗发背方:

以冷石熨肿上,验。

又方:

马粪敷,干易之,妇人发乳亦瘥。

《范汪方》治发背及诸痈肿,已溃未溃方:

捣豉①小和水②,令如强泥作饼③,可肿大,厚三分所,若有疮孔空遗之,勿覆,令汁得出,以艾罗灸豉上④,使温温之气下彻豉⑤,欲燥若热则易,令大热剥烂皮也⑥。痈痛寻当转减,便得安。为灸或有一日、二日、三日,创孔中当汁出⑦。《千金方》同之⑧。

治痈肿,王不流行散方:

王不流行二升,成末 甘草五两 野葛二两 桂心四分 当归四两

凡五物,冶合下筛,以酒服方寸匕,日三夜一。

《葛氏方》治痈发背腹阴匿处,通身有数十⑨方:

取干牛屎烧,捣细,重绢筛下,以鸡子白和以涂之,干复易。秘方。《刘涓子方》同之⑩。

又方:

用鹿角、桂心、鸡屎,当别烧,合之捣,以鸡子白和,涂之⑪。秘方。

又方:

生瓜蒌根细捣,以苦酒和,涂上,干复易之。

又方:

赤小豆涂之亦良。

《刘涓子》治痈发背发房初起赤方:

其上赤处灸百壮。

又方:

捣苎根,少水解以薄上。

又方:

灶黄土、鸡子白和,涂上。

又方:

树上不落桃子,末,以好苦酒和,敷上,良。

又云:欲使速溃方:

水研半夏,鸡子白和涂之,亦能令消。

治附骨疽方第五

《病源论》云:附骨疽者,由体热当风入骨解,风与热相搏,复遇凉湿;或秋夏露卧,为冷湿所折,风热伏结,壅遏附骨成疽。喜著大节解间,丈夫及产妇女人,喜著鼠髅⑫骻⑬头髀膝间,婴孩嫩儿亦著膊肘背⑭也。其大老子⑮著急者,则先觉痛,不得转动,按之应骨痛,经日便⑯觉皮肉微⑰急,洪洪⑱如肥状,则是也。其小儿不知字名,抱之裁⑲近其身便啼唤,则是肢节有痛处,便是其候也。大老子著缓者,则先觉如肥洪洪耳,经日便觉痹痛不随也。其小儿则觉四肢偏有不动摇者,如不

① 豉:《千金方》卷二十二第三作“香豉三升”。

② 小和水:《千金方》卷二十二第三作“少与水和”。

③ 饼:“饼”下原衍“饼”字,据校改标记删。

④ 以艾罗灸豉上:《千金方》卷二十二第三作“布豉饼以艾列其上灸之”。

⑤ 使温温之气下彻豉:此八字已经点删,循文义并非衍文,《千金方》卷二十二第三作“使温温而热”,文异义同,今不从删。

⑥ 欲燥若热则易,令大热剥烂皮也:《千金方》卷二十二第三作“勿令破肉,如热痛,即急易之”。

⑦ 为灸……汁出:此十六字,《千金方》卷二十二第三作“一日二度灸之,如先有疮孔,孔中得汁出即瘥”。

⑧ 《千金方》同之:旁校曰:“此注字治本无之,医本等有之。”

⑨ 十:《肘后方》卷五第三十六“十”下有“处”字。

⑩ 《刘涓子方》同之:旁校曰:“此下六字字治本无,医本等有。”

⑪ 涂之:《肘后方》卷五第三十六此下有“干复上”三字。

⑫ 髅:原作“腜”据《病源》卷三十三《附骨疽候》改。

⑬ 骻:原作“额”,据《病源》卷三十三《附骨疽候》改。

⑭ 背:《病源》卷三十三《附骨疽候》“背”下有“脊”字。

⑮ 大老子:指老年男子。《病源》卷三十三《附骨疽候》作“大人老人”。下仿此。

⑯ 便:原作“使”,据旁校改,与《病源》卷三十三《附骨疽候》合。

⑰ 微:《病源》卷三十三《附骨疽候》作“生”。

⑱ 洪洪:肿大貌。

⑲ 裁:通“才”。

随状,著之①节解中,则有肥洪洪处,其若②不知是附骨疽,乃至合身成脓③,不溃至死,皆举体变青黯也。其大老子,亦有不别是附骨疽,呼急者为贼风,其缓者谓为风肿而已,皆不悟是疽,乃至于死。

《小品方》云:附骨疽一名瀹疽,以其无头附骨成脓故也。又名痈疽,以其广大,竟体有脓故也。附骨急疽与贼风实相似也,其附骨疽者,由人体盛有热,久当风冷,入骨解中,风与热相搏,其始候为欲眠沉重,惚惚耳④,急者热多风少,缓者风多热少也。贼风者其人体平无热,中暴风冷,则骨解深痛⑤。附骨疽久者则肿见结脓,贼风久则枯痹或结瘰疬,以此为异也。是附骨疽而作贼风治,则益其病,深脓多也;是贼风而作附骨疽治,则加其冷,风增遂成瘰疬、偏枯、挛曲之疾也。

附骨急疽者,其痛处壮热,体中乍寒乍热,瘰瘰⑥恶寒,不用热,小便或赤,大便或难,无汗也,即得治下去热⑦,便得消也。纵不消尽,亦得浮浅近外,易得⑧坏溃,其不复附骨也。贼风之证,但痛应骨,不可按抑⑨,痛处不壮热,体不⑩乍寒乍热,但觉体 以冷⑪,欲⑫得热,热熨痛处即小宽,时有汗也,即得针灸熨,服治风温药,便效也。

初得附骨疽,即服漏芦汤下之,敷小豆薄得消也;下利,利已虚,而肿处未消者,可除大黄,用生地黄及干地黄也;热渐退,余风未歇者,可服五香连翘汤,除大黄也;余热未消,可敷升麻膏佳;若失时不消成脓者,用火针膏散如治痈法也。今按:漏芦汤、升麻膏在第十七卷治丹之方;五香连翘汤在第十六卷治恶核肿方,皆出《小品方》。

《千金方》云:候附骨与贼风为异者,附骨之始未肿,但痛而已,其贼风亦⑬痛不热,附骨则其上壮热。

凡初得附骨疽,即须急服漏芦汤下之。敷小豆散得消,可服五香连翘汤。

治骨疽方:

末芜菁子,敷,帛裹,一日一易。

《葛氏方》治久疽骨疽以积年,一合一发⑭,汁出不瘥方:

火烊饴以灌疮中,日三。

又方:

以白杨叶屑敷之。

治石痈方第六

《病源论》云:石痈者,亦是寒气客于肌肉,折于气血,结聚所成。其肿结确实至牢,有根核,皮核相亲,不甚热,微痛,热时自歇。此寒多热少,硬⑮如石,故谓之石痈也,久久热气乘之,乃有脓。

《小品方》云:有石痈者,始微坚,皮核相亲著,不赤,头不甚尖,微痛⑯热,热渐自歇,便极坚如石,故谓石痈,难消,又不自熟,熟皆可百日中也。

---

① 著之:"著"原涂抹,形似著字,今描正。安政本作"者",非是。《病源》卷三十三《附骨疽候》"著"作"看","之"作"支"。

② 若:《病源》卷三十三《附骨疽候》作"名"。

③ 合身成脓:《千金方》卷二十二第六作"令遍身成肿"。

④ 惚惚耳:《千金方》卷二十二第六作"惚惚耳鸣","鸣"下有"又秋夏露卧,为冷所折,风热伏结,而作此疾"十七字。

⑤ 深痛:《千金方》卷二十二第六"痛"下有"不废转动,按之应骨痛也"十字。

⑥ 瘰瘰:连绵词,与"森森""洒洒"义同,恶寒战栗貌。

⑦ 即得治下去热:《千金方》卷二十二第六作"若得下却热"、"热"下有"并开发腠理"五字。

⑧ 得:"得"字原脱,据旁校补。

⑨ 按抑:《千金方》卷二十二第六"抑"下有"不得回转"四字。

⑩ 体不:旁校"不"下补"仁"字,曰:"本书无此(仁)字。"检《千金方》卷二十二第六无"仁"字,今不从补。

⑪ 瘰瘰以冷:"瘰"下原省"瘰"字,据文义补。《千金方》卷二十二第六作"索索然冷"。"瘰瘰",连绵词,与"瘰瘰""索索"义同。

⑫ 欲:原作"砍",形误,据《千金方》卷二十二第六改。

⑬ 亦:《千金方》卷二十二第六作"但"。

⑭ 一合一发:《肘后方》卷五第三十六作"一捏一",连下读;《外台》卷二十四《附骨疽方七首》作"一年一发"。

⑮ 硬:原作"靳",疑是"𩊠"字之误,"𩊠"同"硬",今据文义改。《外台》卷二十四《痈疽方一十四首》引《集验》作"坚"。

⑯ 痛:"痛"字原脱,据旁校补。

初作便服防己连翘汤，白①针气泻之，敷练石薄，积日可消。若失时不得治，不可消。已有脓者，亦用此薄，则速②溃。脓浅易为火针，诸痈溃后用膏散，依治缓疽法，初作即以小豆薄涂之，亦消也。

治痈结肿，坚如石，或如大核，色不变，或作石痈不消者方③：

鹿角八两，烧作灰　白蔹二两　粗理黄色磨石片一斤

烧石极令赤，纳五升苦酒中，复烧，烧竟复更纳苦酒中，令减半止，捣石作末，并鹿角屑、白蔹屑，余苦酒和如泥，厚涂痈上，才干更涂，取消也。

《千金方》治石痈坚如石，不作脓者方：

生章陆根，捣敷之，燥则易④。又治漏疽⑤。《医门方》同之。

又方：

醋和茛菪子末，敷⑥，根亦得⑦。

凡发肿至坚而有根者曰石痈⑧，治之法⑨：

当上灸百壮，石子当出⑩。

又方：

梁上尘、葵⑪茎灰分等，醋和涂。

又方：

蜀桑根白皮，阴干，捣末，消⑫胶以酒和桑皮敷上⑬，敷上即拔出⑭。

治痤疖方第七

《病源论》云：痤疖者，由风湿冷气搏于血，结聚所成也。肿结如梅李也。

《养生方》云：人汗入诸食中，食之作痈疽。

又云：五月，勿食不成核果及桃、枣，发痤疖之⑮。

《太素经》云：汗出见湿，乃生痤疿⑯。注云：痤，痈之类，然小也，俗谓之疖子。

《小品方》治痈及疖，始结肿赤热者：

水摩半夏涂之，燥更涂，得膇⑰便消也。山草中自可掘取生半夏乃佳，神验。

《千金方》治疖子方：

凡疖无头者，吞葵子一枚，多服头多⑱。

又方：

牛屎⑲封之。

《徐伯方》治痈疖方：

捣商陆根和糟薄之。

又方：

捣百合根薄之，食之亦得蒸。

又方：

捣苦苣叶薄上。又生食苦苣。

又方⑳：

捣生牛膝根薄之。

《范汪方》云：痈疖初生：

即灸其头数百壮，即愈。

又云：痈疖初生尚微者：

取如鸡子所石若瓦十余枚，烧，以布帛裹熨之，重安令极热，热微者辄易，二三十枚则消。

---

① 白：旁校作"自"，注曰："本书'白'字。"
② 速：原作"连"，据旁校改。
③ 方：《千金方》卷二十二第二作"练石散方"。
④ 易：《千金方》卷二十二第二"易"下有"取软为度"四字。
⑤ 漏疽：《千金方》卷二十二第二作"湿漏诸痈疽"。
⑥ 敷：《千金方》卷二十二第二"敷"下有"头上"二字。
⑦ 根亦得：《千金方》卷二十二第二作"即拔出根矣"。
⑧ 凡发肿至坚而有根者曰石痈：此句凡十二字，似有删除标记，旁校云："或本有此文。"检《千金方》卷二十二第二亦有此文字，但在此一篇之末。
⑨ 治之法：原作"又方"，据《千金方》卷二十二第二改。
⑩ 当出：《千金方》卷二十二第二作"当碎出"，"出"下有"不出益壮乃佳"六字。
⑪ 葵：《千金方》卷二十二第二"葵"下有"根"字。
⑫ 消：《千金方》卷二十二第二作"烊"
⑬ 消胶以酒和桑皮敷上：《千金方》卷二十二第六作"烊胶以酒和药敷肿"。
⑭ 出：《千金方》卷二十二第六"出"下有"根"字。
⑮ 痤疖之：《病源》卷三十三《痤疖候》作"痈疖也"。
⑯ 痤疿：《素问·生气通天论》作"痤痱"。
⑰ 膇（zhù，音祝）：皱缩。
⑱ 多服头多：《千金方》卷二十二第二作"不得多服"。
⑲ 牛屎：《千金方》卷二十二第二作"牛粪灰"。
⑳ 又方：此上原有"《徐伯方》云：捣商陆根和糟薄之"十二字，与上文重，且有删除标记，今从删。此"又方"上似亦有删除符号，但与上无重文，今保留。

《删繁论》云：治痈疖方：

捣生苎根以薄肿上乃止。

《救急单验方》疗初患似疖，后破无痂，疼痛不可忍，名猪啄疮方：

烧猪鼻作灰，拊①立瘥。

《陶景本草注》②：

伏龙肝捣筛，合葫涂③，甚效。

《刘涓子方》治痈疖虚肿方：

当归二两 茵④草二两 赤石脂二两 升麻四两 白蔹四两 芎䓖四两 大黄四两 干玄参三两

右八物，下筛，鸡子白和如泥，涂故布上，随肿所大小作帖帖，燥复易之。

治瘭疽方第八

《病源论》云：瘭疽之状，肉生小黯点，小者如粟豆，大者如梅李，或赤或黑，乍青乍白，有实核，惨⑤痛应心。或著身体，其著手指者，似代指，人不别者，呼为代指。不急治，毒逐脉上，入脏则杀人。南方人得此疾，皆斩去指，恐其毒上攻脏故也。

又云：十指端忽然⑥策策痛，入心不可忍，向明望之，晃晃⑦黄赤，或黮黮⑧青黑，是瘭疽。直斩后节，十有一冀⑨。

又云：风疹痛不可忍者，瘭疽也。疽发五脏俞⑩，节解相应通洞，瘭疽也。诸是瘭疽皆死。又齿间臭热，血不止，瘭疽也，七日死。治所不瘥，以灰掩覆其血，不尔著人。

又云：诸是瘭疽皆死⑪，唯痛取利，十有一活耳。此皆寒毒之气客于经络，气血否涩，毒变所生。

《小品方》云：瘭⑫疽者，肉中忽生一黮子如豆粒，小者如米粒粟，剧者如梅李大，或赤或黑，或青或白，其黯状实核⑬，核有根而不浮肿也，痛瘆⑭应心，其根极深达肉肌也，小久不治，便四面悉肿，疱黯瘭紫黑色，能烂坏筋骨也。毒流散，逐脉走入脏腑，则杀人。南方人名为㩉著毒，得著厚肉处皆即割去之。亦烧铁令赤，烁疱上令焦如炭，亦灸黯疮上百壮为佳。单舂酸模⑮叶薄其四面，以防其长

也。饮葵根汁、蓝青汁、犀角汁、升麻汁、竹沥汁、黄龙汤诸单治⑯，能折其热耳，内外治法依治丹毒方也。

瘭疽著指头者，其先作黯疱⑰，然后肿赤黑黯默，瘆痛入心是也；代指者，其先肿，焮焮⑱热痛，色不黯默也。以上《千金方》同之。

《千金方》云：瘭疽秘方，世所不传，神良无比方：

射干二两 甘草二两 大黄十分 麝香二分 干地黄二两 枳实二两 犀角六分 前胡三分

八味⑲，水九升，煮取三升⑳，分服㉑，瘥止，不限剂。

---

① 拊：旁校作"附"，义同"敷"。
② 《陶景本草注》：此下省主治文字，检《证类本草》卷五"伏龙肝"条，似当作"治痈肿方"。
③ 涂：《证类本草》卷五"伏龙肝"条引《陶隐居》"涂"下有"痈"字。
④ 茵：疑是"茵"字增笔致误，"茵草"即"莽草"。
⑤ 惨：《病源》卷三十三《瘭疽候》作"燥"，似非是，"惨"亦痛，复词同义，有加重之语气。
⑥ 忽然：原"然"字涂抹，安政本作"然"，今据以描正。《病源》卷三十三《瘭疽候》无"然"字。
⑦ 晃晃：原"晃"下不叠"晃"字，旁校作"日光"，误改，检《病源》卷三十三《瘭疽候》作"晃"，"晃"下有重文符号，今据补。"晃晃"，光亮貌。
⑧ 黮黮：《病源》卷三十三《瘭疽候》作"黯黯"。按"黮黮"为青黑色，"黯黯"为深黑色，似作"黮黮"不误。
⑨ 冀：原作"兼"，据《病源》卷三十三《瘭疽候》改。
⑩ 俞：原作"愈"，据《病源》卷三十三《瘭疽候》改。
⑪ 死："死"字原脱，据《病源》卷三十三《瘭疽候》补。
⑫ 瘭：原作"飚"，与"熛"义同，喻疽病势急迫剧烈，今据《千金方》卷二十二第六改为通用字。
⑬ 核：原字涂抹不清，旁校作"脉"，眉注作"胲"，检安政本作"胲"，旁改作"脉"，活字本径改作"脉"。今据《病源》卷三十三《瘭疽候》改作"核"，义顺。下同。
⑭ 痛瘆：疑当作"痛惨"，即"惨痛"，指痛甚。
⑮ 酸模：即"酸模"。
⑯ 诸单治：《千金方》卷二十二第六"治"下有"方"字。
⑰ 疱：原作"疽"，据旁校改，与《千金方》卷二十二第六合。
⑱ 焮焮：原作"欣欣"，据文义改。"焮焮"，红肿时的一种炙热感。
⑲ 八味：《千金方》卷二十二第六作"右十味"，另有"升麻、黄芩各二两"，"味"下有"㕮咀"二字。
⑳ 煮取三升：《千金方》卷二十二第六"升"下有"下大黄、一沸去滓、内麝香"十字。
㉑ 分服：《千金方》卷二十二第六作"分三服"。

治瘑疮著手足、肩背,累累如米起,色白,
刮之汁出,愈复发方:

黄芪六分 款冬花二分 升麻四分 赤小豆一
分 附子一分 苦参一分

六味,下筛,酒服半钱匕,渐渐增至一钱,
日三。

又方:

熬芜菁子,熟捣,帛裹,展转其①上勿止。

又方:

熬麻子,末,摩上,日五。

又方:

鲫鱼三寸长者,乱发如鸡子大,猪脂二
升②,煎,涂之③。

《录验方》治瘑疮方:

烧铁令赤烁之。

又方:

蛭嗍④尤佳。

又方:

饮葵根汁。

又方:

饮蓝青汁。

又方:

饮犀角汁。

又方:

饮黄龙汤。

《龙门方》治瘑疮彻骨痛方:

取狗粪,当户根前烧作灰,涂之。烧时勿
令患人知,验。

治久疽方第九

《病源论》云:凡疽发诸节解及腑脏之
俞,则卒急也。其久疽者,发身体闲处,故经
久积年,致脓汁不尽,则疮内生虫,而变成瘘。

《范汪方》治久疽,众医所不能治方:

沸饴灌疮中,三灌即愈。《葛氏方》同之。

治久疽恶疮,连年不瘥方:

黄连二分 赤小豆二分 附子半分,炮

凡三物,各捣为屑,合药之,若疮有汁,以
屑敷之;无汁,皆以猪膏和屑,铜器中火上使
一沸,以敷之。

《千金方》治久疽方:

取鲫鱼,破其腹,勿损肠胕,纳上白盐末,
以针缝合,于铜器中火煎令干,末,著疮中,无
脓者以猪脂和敷,小疼痛,勿怪也。

《令李方》治久痈疽漏,芍药散方:

芍药三分 大黄三分 白蔹三分 莽草二分

凡四物,冶合下筛,和调之,以酒服半钱
匕⑤,日二。不知可稍增至方寸匕。

治缓疽方第十

《病源论》云:缓疽者,由寒气客于经络,
致荣卫凝⑥涩,气血壅结所成。其寒气盛者,
则肿结痛深,而回回⑦无头尾,大者如拳,小
者如桃李,冰冰⑧与皮肉相亲著。热气少,其
肿与肉色相似,不甚赤,积日不溃,久乃变紫
黯色,皮肉俱烂,如牛领疮,渐至通体青黯,不
作头,而穿溃脓出是也。以其结肿⑨积久,而
其肉腐坏迟,故名缓疽;亦名肉色疽也。

《小品方》治缓疽方:

初作宜服五香连翘汤,镵去血,以小豆薄
涂之,其间数以镵针去血,又薄之,取消,良
也。不消,色未变青黯者,以练石⑩薄薄之。
若失时不得消,已烂者,犹服五香连翘汤及漏
芦汤下之,随热多少投方也,外以升麻汤漯洗
之,敷升麻膏。若生臭恶肉者,可以单行一物

---

① 其:《千金方》卷二十二第六作"敷"。
② 二升:《千金方》卷二十二第六作"一升"。
③ 煎,涂之:《千金方》卷二十二第六作"煎为膏,敷之"。
④ 嗍:疑是"嗽"之俗字,今作"嗍"。
⑤ 匕:原作"上",据文义改。
⑥ 凝:原作"㳠",据《太平圣惠方》卷六十二《治缓疽诸
   方》改。
⑦ 回回:圆转貌。
⑧ 冰冰:《太平圣惠方》卷六十二《治缓疽诸方》作"之
   状",属上读。按"冰冰",凝坚貌。
⑨ 肿:原作"脓",据旁校引或本改,与《病源》卷三十三
   《缓疽候》合。
⑩ 练石:即"练石草","马先蒿"之别名。

白蔄茹散敷之，青黑肉去尽便停①也。好肉熟②生，但敷升麻膏良；肉不生，敷单行一物黄芪散也。若敷白蔄茹散积日，青黑恶肉不尽者，可以漆头赤皮蔄茹散取半钱匕③，和杂三大钱匕白蔄茹散中，合治之，稍以敷之，恶肉去尽，还淳④用白蔄茹散也。视好肉欲生，可敷黄芪散也。

　　白蔄茹散

　　漆头蔄茹散

　　黄芪散

　　右三方，并一物单行，随多少舂下筛用耳。

治甲疽方第十一

　　《病源论》云：甲疽之状，疮皮厚，甲错剥起是也。其疮亦痒⑤，恒欲搔爪⑥之，汁出。其初皆是风邪折血⑦所生，而疮里亦有虫也。

　　《医门方》疗甲疽，其候甲际生怒⑧肉，痛不得著靴鞋，脓血不止方：

　　右，取石胆火上烧令烟尽，研末敷疮上，消痛，不过三五度必瘥。极效，宜保爱之。

　　《随时方》治甲疽方，因割甲伤肌作疮，痒，浸淫相染，脓血，如火烧疮，日夜渐引，名医不能疗者，此方必瘥，如神。

　　绿矾，状似朴消，绿色，炭烧沸尽候看色赤，停冷，简⑨取好者捣筛为散，粗石不堪，弃之勿用。右若患前件疮者，先以盐汤净洗，以绿矾散厚敷之，用帛缠裹，经一日脓水即干。若觉疮干急痛，即涂酥取润，每一两日一洗，厚敷之；病初患疮尚小，脓少⑩未多之时，只取少许散药，和酥如软面，用敷一两日，即瘥。《拯要方》同之⑪。

治肠痈方第十二

　　《病源论》云：肠痈者，寒⑫温不适，喜怒无度所致⑬。邪气与荣卫相干，在⑭肠内，遇热加之，血气蕴积，结聚成痈。热积不散，血

肉腐坏，化而为脓。其病之状，少腹微强⑮，小便似淋⑯，恶寒，身皮甲错，腹皮急，如肿状。甚者腹胀大，转侧闻水声，或绕脐生疮，而穿脓出。

　　又大便脓血，似赤白下，而实非者，是肠痈。卒得肠痈⑰而不晓，治之错者则杀人。

　　《千金方》肠痈之为病，小腹重而强，抑之则痛⑱，小便数似淋，时时汗出，复恶寒。其身皮甲错，腹皮急，如肿状。

　　又云：绕脐有疮如粟，皮热，便脓血，似赤白下，不治⑲必死，治之方：

　　屈两肘，正灸肘头锐骨各百壮，则下脓血即愈。

　　又方⑳：

　　大黄四两　牡丹皮三两　桃仁五十枚　冬瓜仁一升　芒硝二两

　　五味，水六升㉑，煮取一升，尽服，当

────────

① 停：原作"傅"，据《千金方》卷二十二第二、《外台》卷二十四《缓疽方四首》引《集验》改。

② 熟：《外台》卷二十四《缓疽方四首》引作"既"。

③ 匕：原作"上"，据文义改。下仿此。

④ 淳：通"纯"。

⑤ 痒：《病源》卷三十五《甲疽候》"痒"下有"痛"字。

⑥ 搔爪：《病源》卷三十五《甲疽候》作"抓搔"。

⑦ 折血：《病源》卷三十五《甲疽候》作"折于血气"。

⑧ 怒：通"胬"。

⑨ 简：通"柬"，选择。

⑩ 少：原作"小"，据文义改。

⑪ 《拯要方》同之：旁校曰："此方字治本无，在医本等。"

⑫ 寒：《病源》卷三十三《肠痈候》"寒"上有"由"字。

⑬ 所致：《病源》卷三十三《肠痈候》作一"使"字，属下读。

⑭ 在：《病源》卷三十三《肠痈候》"在"下有"于"字。

⑮ 微强：《病源》卷三十三《肠痈候》作"重而微强"，"强"下有"抑之即痛"四字。

⑯ 似淋：《病源》卷三十三《肠痈候》"似"上有"数"字，"淋"下有"时时汗出"四字。

⑰ 卒得肠痈：此四字原脱，据《病源》卷三十三《肠痈候》补。

⑱ 小腹重而强，抑之则痛：原"强、抑"二字误倒，据《千金方》卷二十三第二乙正。

⑲ 不治：此二字原脱，据《千金方》卷二十三第二补。

⑳ 又方：《千金方》卷二十三第二作"治肠痈，大黄牡丹汤方"。

㉑ 五味，水六升：《千金方》卷二十三第二作"右五味，㕮咀，以水五升"。

下脓血。

《集验方》治肠痈汤方：

薏苡仁一升，牡丹皮三两，桃仁①三两，冬瓜仁一升

凡四物，以水六升，煮取二升，分再服。

《范汪方》治肠痈方：

大黄一斤，金色者 大枣十六枚

凡二物，以水一斗，煮取三升，宿勿食，能一服，须臾攻痛如火烧之，痈坏血即随大便出。

《医门方》疗肠痈方：

甘瓜子一升，碎 牡丹皮 大黄别浸 芒硝各三两 桃仁去尖 甘草炙，各二两

水七升，煮取二升半，下大黄，更煮二三沸，绞去滓，纳芒硝，分温三服，当下脓血。

治肺痈方第十三

《病源论》云：肺痈者，由风寒伤于肺，其气结聚所成也。肺痈之状，其人②咳，胸内满，隐隐痛而战寒。

又肺痈有脓而呕者，不须治其呕也，脓止自愈。

又云：咽干，口内燥而不渴，时时出浊唾腥臭，久久吐脓如粳米粥者，难治。

又云：痈脓吐如粥，始萌可救，脓成则死。

又云：肺痈者在胸间，咳有血也。

《千金方》云：咳，胸中满而偏③振寒，脉数，咽干而不渴，时时④浊唾腥臭，久久吐脓如粳米粥，是为肺痈，桔梗汤主之：

桔梗三枚⑤甘草一两⑥

凡二物，㕮咀，以水三升，煮取⑦一升，绞⑧去滓，适寒温，分为再服，朝饮暮吐脓血即愈。《葛氏方》同之。

《范汪方》治肺痈方：

用薏苡一升，㕮咀，淳苦酒三升，煮得一升，适寒温一服，有脓血当吐之。《葛氏方》同之⑨。

《百济新集方》治肺痈方：

黄芪一两，以水三升，煮取一升，分二服。

《葛氏方》同之。

《僧深方》治肺肠痈经时不瘥，桔梗汤主之方：

桔梗三两 甘草 薏苡仁 败酱 干地黄 术各二两 当归一两 桑根皮一升

凡八物，切，以水一斗五升，煮大豆四升，取七升汁，去豆纳清酒三升，合药煮取三升半，去滓，服七合，日三夜再。禁生菜。

《医门方》疗肺痈，喘气，急卧不得安者方：

苈苈子三两，熬，捣如泥 大枣卅枚，破

水二升，煮枣二沸，去滓，纳葶苈脂一两，煎取一升，又以布滤，顿服之。忌猪肉酸咸。

医心卷第十五

---

① 桃仁：《千金方》卷二十三第二林校云："姚氏不用桃仁，用李仁。"

② 人："人"字原脱，据《病源》卷三十三《肺痈候》补。

③ 偏：《千金方》卷十七第七无"偏"字。

④ 时时：《千金方》卷十七第七"时时"下有"出"字。

⑤ 三枚：《千金方》卷十七第七作"三两"。

⑥ 一两：《千金方》卷十七第七作"二两"。

⑦ 取："取"字原脱，据旁校补，与《千金方》卷十七第七合。

⑧ 绞：原作"校"，今改为通用字。

⑨ 《葛氏方》同之：旁校曰："此注字治本无，医本等有。"

医心方卷第十六

从五位下行针博士兼丹波介丹波宿祢康赖撰

治疗疮方第一
治犯疔疮方第二
治毒肿方第三
治风毒肿方第四
治风肿方第五
治热肿方第六
治气肿方第七
治气痛方第八
治恶核①肿方第九
治恶肉方第十
治恶脉方第十一
治牖②病方第十二
治瘰疬③方第十三
治瘿方第十四
治瘤方第十五
治诸瘘方第十六
治狼瘘方第十七
治鼠瘘方第十八
治蝼蛄瘘方第十九
治蜂瘘方第廿④
治蚍蜉瘘方第廿一
治蛴螬瘘方第廿二⑤
治蜉蛆瘘方第廿三
治瘰疬瘘方第廿四
治转脉瘘方第廿五
治蜣螂瘘方第廿六
治蚯蚓瘘方第廿七
治蚁瘘方第廿八
治蝎瘘方第廿九
治虾蟆瘘方第卅
治蛙瘘方第卅一⑥
治蛇瘘方第卅二
治螳蜋瘘方第卅三
治雀瘘方第卅四
治石瘘方第卅五

治风瘘方第卅六
治内瘘方第卅七
治脓瘘方第卅八
治冷瘘方第卅九

治疗疮方第一

《病源论》云:疗⑦疮者,风邪毒气搏于肌肉所生也。初如风疹,搔破青黄汁出,里有赤黑脉⑧。亦有全不令人知,忽以衣物触及手著则痛⑨。亦有肉突起如鱼眼赤黑⑩。久结皆变烂成疮,疮下有深孔,如火针穿之状。初作时,突起如回钉⑪盖,故谓之疗疮。令人恶寒,四肢强痛,疮⑫便变焦黑色,肿大光起,根硬强,酸痛,皆其候也。在手足头面骨节间者最急,其余处则可也。毒入腹,则烦闷⑬不

① 核:原作"胲",似为抄者以"核"生于肉中,而妄改偏旁致误,今据文义正。
② 牖:原作"编",据《病源》卷三十三《牖病候》改。
③ 疬:"疬"下原有"病"字,据正文标题删,与上下文例一律。
④ 廿:原作"二十",今据全书文例改。
⑤ 廿二:原作"二十二",今据全书文例改。下"二十九"仿此。
⑥ 卅一:原作"三十一",今据全书文例改。
⑦ 疗:原作"丁",乃"疗"之古字,今一律改作通用字。下均仿此。
⑧ 脉:《病源》卷三十一《疗疮候》"脉"下有"而小肿"三字。
⑨ 则痛:《病源》卷三十一《疗疮候》"痛"下有"若故取,便不知处"七字。
⑩ 赤黑:《病源》卷三十一《疗疮候》"黑"下有"燥痛彻骨"四字。
⑪ 回钉:《病源》卷三十一《疗疮候》"钉"上无"回"字。按"回钉",圆头钉,有"回"字不误。
⑫ 疮:《病源》卷三十一《疗疮候》"疮"上有"一二日"三字。
⑬ 烦闷:《病源》卷三十一《疗疮候》"闷"下有"恍惚"二字。

佳,或如醉,如此者二三日便死也。

《养生方》云:人汗入酒食内,食之作疔疮。凡有十种①:一疮头乌而强凹;二疮头白而肿实;三疮头如豆垽②色;四疮头③似菹红色;五疮头内有④黑脉;六疮头赤红而浮虚;七疮头如⑤菹而黄;八疮头如薄色⑥;九疮头如茱萸;十疮头似石榴子。

《千金方》云:论曰:夫禀形之类,须存摄养,将息失所⑦,百病萌生。故四时代谢,阴阳递兴,此之二气,更相击怒,当是⑧时也,必有暴气。夫⑨暴气者,每月之中必有,卒然大风、大雾、大寒、大热,若不将⑩避,人忽遇之,此皆入人四体,顿折皮肤,凝涩⑪经脉,遂使腠理壅隔,营卫⑫结滞,阴阳之气不得宣泄,变成痈疽疔毒恶疮诸肿。至于⑬疔肿,若不预识,令人死,死不匝辰⑭。若觉⑮讫乃欲求方,其人已入木矣。所以养生之士,若早⑯识此方,凡是疮痍无所逃矣。

又云:一麻子疔,其状肉上起头,大如黍米,色少乌⑰,四边微赤多疮⑱,忌食麻子及衣布并入麻田中行。今按:《录验方》云:大小如黍米粒,头黑有部浆⑲,肉色不异。

二石疔,其状皮肉相连,色乌黑如乌豆,甚硬刺不入肉内,荫荫⑳微疼。忌瓦甂㉑砖石之属。今按:《录验方》云:头黑黡下,疮痂坚,有部浆,四畔小赤并粟。

三雄疔,其状疮头乌黡,四畔作疮,泡浆起㉒,色黄,大如钱孔㉓。忌房㉔。今按:《录验方》云:连根痂头黑,刺不入,有部浆,无赤粟。

四雌疔,其状疮头少黄,向里黡,亦似灸疮,四畔泡浆起,色赤㉕,大如钱孔。忌房。今按:《录验方》:头赤四畔黑黄,泡浆黄㉖,有汁无粟。

五火疔,其状如火疮㉗,头乌黡,四边有泡浆,浆有㉘如赤粟。忌火灸烁。今按:《录验方》云:头黑黡,肉色赤,赤粟广㉙多。

六烂疔,其状少黑,有白斑,疮中有脓水,形大小如匙面。忌热食烂物。今按:《录验方》云:大小如拭面,脓血俱,有四畔,无赤粟。

七三十六疔,其状头乌浮起,形如乌豆,四畔起,大赤,今日生一,明生两三㉚,乃至十,若满三十六,药所不治;不满者可治。俗名黑飑㉛。忌瞋喜愁恨㉜。今按《录验方》云:头黑两两俱生,但一时满三十六,患者即死。

八蛇眼疔,其状疮头黑,皮上浮生,形如

---

① 凡有十种:按"凡有十种"以下至此节末,《病源》卷三十一《疔疮候》在上文引《病源论》"疔疮者,风邪毒气搏于肌肉所生也"句下,似是。

② 豆垽(yìn,音印):即"豆渣"。

③ 头:"头"字原脱,据上下文例补。

④ 有:"有"字原脱,据旁校补,与《病源》卷三十一《疔疮候》合。

⑤ 如:"如"字原脱,据《札记》引延庆本补。

⑥ 疮头如薄色:原"疮"下脱"头"字,据《病源》卷三十一《疔疮候》补。"薄色",《病源》作"金薄"。

⑦ 所:《千金方》卷二十二第一作"度"。按"失所"、"失度"义同。

⑧ 是:"是"字原脱,据《千金方》卷二十二第一补。

⑨ 夫:原作"失",增笔致误,据《千金方》卷二十二第一改。

⑩ 将:《千金方》卷二十二第一作"时"。

⑪ 凝涩:"凝"原作"凑",据文义改。《千金方》卷二十二第一作"流注"。

⑫ 卫:"卫"字原脱,据旁校补,与《千金方》卷二十二第一合。

⑬ 于:"于"字原脱,据《千金方》卷二十二第一补。

⑭ 匝辰:《千金方》卷二十二第一作"逮辰"。

⑮ 觉:"觉"字原脱,据旁校补。《千金方》卷二十二第一作"著"。

⑯ 若早:《千金方》卷二十二第一作"须早"。

⑰ 少乌:《千金方》卷二十二第一作"稍黑",文异义同。

⑱ 疮:《千金方》卷二十二第一作"痒",应据改。

⑲ 部浆:泡浆。

⑳ 荫荫:《千金方》卷二十二第一作"阴阴"。按"荫荫"、"阴阴"义同,即"隐隐"之意。

㉑ 甂:《千金方》卷二十二第一作"砾"。

㉒ 四畔作疮泡浆起:《千金方》卷二十二第一"起"下有"有水出"三字,属下读。

㉓ 孔:《千金方》卷二十二第一"孔"下有"形高"二字。

㉔ 忌房:《千金方》卷二十二第一"房"下有"事"字,足文。

㉕ 色赤:《千金方》卷二十二第一"色赤"上有"心凹"二字。

㉖ 黄:"黄"字原脱,据旁校补。

㉗ 如火疮:《千金方》卷二十二第一作"如汤火烧灼疮","疮"字属下读。

㉘ 浆有:《千金方》卷二十二第一作一"又"字。

㉙ 广:"广"字原脱,据旁校补。

㉚ 明生两三:《千金方》卷二十二第一作"明日生二,至三日生三"。

㉛ 飑:《千金方》卷二十二第一作"皰",按"飑"、"皰"、"疱"、"疱",文异义同,今"疱"字通用。

㉜ 瞋喜愁恨:《千金方》卷二十二第一作"瞋怒蓄积愁恨"。

小豆,状似蛇眼,体大①。忌恶眼人见之及嫉妒人看之。今按:《录验方》头黑靥条,四畔有部浆赤粟。

九盐肤疗,其状大如匙面,遍疮②皆赤,有黑粟起。忌咸食。今按:《录验方》:头赤靥,大如小豆,赤粟广多,无部浆③。

十水洗疗,其状大如钱形,或如钱孔大,疮头白,里黑靥,升④出中硬。忌饮浆水、水洗、渡河。今按:《录验方》:头白靥,无部浆,有赤粟。

十一刀镰疗,其状疮阔狭如菰叶,长一寸,侧内黑烧烂⑤,忌刺及刀镰切割⑥。今按:《录验方》一头三角,有部浆,无赤有⑦粟,忌兵刃。

十二浮瓯⑧疗,其状疮体曲圆,少许不合,长狭如菰叶大,内黄外黑白⑨,黑白处刺不痛,里黄处刺⑩痛。今按:《录验方》:头高肉上出,四畔无部浆赤粟,忌疗铁。

十三牛拘疗,其状肉内泡色⑪,掐不破。今按:《录验方》:名羊疗疮,即有三角,有部浆赤粟。

右,一十三疮,初起必先痒后痛,先寒后热,热定寒多。四肢沉重、头痛、心惊、眼花,若太重者呕逆,呕逆者难治。其麻子一种,始末唯疮⑫。所录之忌,不得犯触,犯触者难治。其浮瓯、牛拘两种,无所禁忌。纵不治,亦不杀人。

又云:有此病者,忌房⑬、猪、鸡、鱼、牛、生韭、蒜、葱、芸苔、胡荽、酒、醋、面、葵等。又见豹即死,大忌。今按:《录验方》云:七日不得食盐及酒肉、五辛、生冷醋滑,不得带赤者,有毒,唯用纯白色者。

又云:凡治疗肿,皆刺中心至痛,又刺四边十余下令血出,去血敷药,药气入针孔中佳,若不达疮里,则不相⑭得力也。

又云:治一切疗肿方:

苍耳根茎子叶,皆得烧作灰⑮,醋泔和作泥涂上,不过十易⑯,拔根出。

又方:

涂雄黄末立愈,神验。

又方:

枸杞煮汁,冷饮一二盏,弥佳。

《录验方》云:有钉毒疮,肉中突起如鱼眼状,赤黑,瘆痛⑰彻骨,是寒毒久结反在⑱此疾也,其烂成疮,疮下有深孔如火针穿也。初作突起,状如细钉盖,故谓钉毒者焉。初作即服汤及诸单行治,如治⑲丹方法便瘥也。北方饶此疾也,江东时有作者,喜著口里颊边及舌上也,看之正黑如珠子。合⑳服汤、针刺去血,如治丹疽法也。

《痈疽方》治疗疮方:

以甘刀割十字,以铜铁箸㉑烧火令赤,疮上置腊,少烧刺,名曰为烁,一二遍,无毒肉时自然㉒止,烧鼠屎作灰末,著疮穴满之,即瘥。今按:《经心方》烧锥令赤刺头上。

又云:治恶疮疗肿,五香汤方:《耆婆方》同之。

青木香 薰陆香 沉香 丁子香 藿香各一两

水三升,煮取一升半,分三服,得麝香二分去藿香。

《拯要方》治疗疮方:

---

① 大:《千金方》卷二十二第一"大"下有"硬"字。
② 遍疮:《千金方》卷二十二第一作"四边"。
③ 浆:原作"奖",形误,据文义改。
④ 升:《千金方》卷二十二第一作"汁"。
⑤ 侧内黑烧烂:《千金方》卷二十二第一作"左侧肉黑如烧烁","左侧"二字属上读,应据改。
⑥ 割:《千金方》卷二十二第一"割"下有"铁刃所伤,可以药治"。
⑦ 有:《札记》引延庆本无"有"字。
⑧ 瓯:《千金方》卷二十二第一作"沤"。下同。
⑨ 黑白:《千金方》卷二十二第一"黑"下无"白"字。下同。
⑩ 刺:《千金方》卷二十二第一"刺"下有"之则"二字。
⑪ 其状肉内泡色:《千金方》卷二十二第一作"其状肉疱起"。
⑫ 疮:《千金方》卷二十二第一作"痒",应据改。
⑬ 房:《千金方》卷二十二第一"房"下有"室"字。
⑭ 相:《千金方》卷二十二第一无"相"字。
⑮ 皆得烧作灰:《千金方》卷二十二第一作"但取一色烧为灰"。
⑯ 不过十易:《千金方》卷二十二第一作"干即易之,不过十度"。
⑰ 瘆痛:疑当作"惨痛"。
⑱ 在:疑当作"有"。
⑲ 如治:此二字原脱,据旁校补。
⑳ 合:原作"含",疑是"合"之俗讹,据文义改。
㉑ 箸:原作"楮",《札记》曰:"箸之俗"。今据改。
㉒ 然:原作"热",据旁校改。

捣茺蔚茎叶薄肿上,服汁令疔毒内消也。一名益母草。

《百济新集方》治疔肿毒气已入心,欲困死方:

取菊叶合茎捣绞,取汁三升,顿服之。

《医门方》疗疔毒肿,不问雄、雌、麻子等一切毒肿,毒气入腹杀人方:

频煮枸杞根汁饮之。

又云:治疔肿方:

白僵蚕、白礜石末和,封之,最佳。

又方:

水研白礜石服一盏,并针开疮敷上,自消。

《经心方》治疔肿新方:

末附子,醋和涂上,燥复涂之。

《陶景本草注》治疗疮①方:

人屎干者烧之,烟绝水渍饮汁,名破棺汤。

《苏敬本草注》疗疮②方:

末白僵③蚕封上,根当自出,极效。

《崔禹锡食经》疗疮方:

捣相④茎叶根敷之,疮根即拔。

《耆婆方》治一切疔疮神方:

以硵硝⑤末少少敷即瘥。

又云:治人热毒疔疮在口中方:

凝水石捣末研之,少少以敷疮上,日三四敷,即瘥。

治犯疔疮方第二

《病源论》云:犯疔疮者,谓疔疮欲瘥,更犯触之。若大瞋,及食猪鱼麻子,并狐臭人气薰疮,皆能犯之,则更剧,乃甚于初。更令疮热焮肿,先寒后热,四肢沉重,头痛心惊,呕逆烦闷,则不可治之。

《千金方》云:欲知犯状⑥,但脊强,疮痛极甚,不可得忍,是犯状,治之方:

多捣苍耳汁饮并涂上⑦。

又方:

水四升,煮蛇脱皮如鸡子大,三四沸,去滓服,立愈。

又云:若犯者⑧:

取枸杞根,切三升,以水五升,煮取一升⑨,取滓研一钱匕⑩,和汁一盏服之,日二三服,并单饮冷汁⑪一二盏弥佳。

《医门方》疗犯疔肿欲死者方:

捣菊叶取汁服之,冬月取根,神验。

《录验方》治患疔疮,犯欲死方:

取磁石和醋封,立拨根出。

又方:

石硫黄烧铁著之。

又方:

醋练磨碛石⑫石遍敷之,立瘥。

又方:

取冬葵子服方寸匕,日二。

《救急单验方》疗犯疔疮,疮根入腹欲死方:

取东行猪母⑬粪,和水绞汁,饮一升,瘥。

又云:已死者:

---

① 治疗疮:"疮"原作"疗",据文义改。按《证类本草》卷十五《人部》引《陶隐居》无此文,而见其引《唐本注》,"治疗疮方"作"主诸毒"。《唐本注》又云:"破疔肿开,以新者封之,一日根烂。"

② 疗疮:《证类本草》卷二十一《虫鱼部》引《唐本注》作"疗肿"。按此乃《苏敬本草注》引《别录》文。

③ 僵:原误作"殭",据《证类本草》卷二十一《虫鱼部》引《唐本注》改。

④ 相:用同"莒",即"芋"。《说文·草部》:"相,齐谓芋为莒。"此指"野芋",亦称"相芋"。《氾胜之书》:"凡芋三年不收,即成野芋。"陶弘景曰:"种芋三年三采,成相芋。"

⑤ 硵硝:疑当作"空青"。

⑥ 状:《千金方》卷二十二第一作"触"。

⑦ 多捣苍耳汁饮并涂上:《千金方》卷二十二第一作"取苍耳苗捣,取汁一二升饮之,滓敷上,立瘥"。

⑧ 若犯者:《千金方》卷二十二第一作"若犯诸忌而发动者"。

⑨ 一升:《千金方》卷二十二第一作"二升"。

⑩ 取滓研一钱匕:"匕"原作"上",据文义改。《千金方》卷二十二第一作"去滓,研药末一钱匕"。按《千金方》此条是"赵娆方"中一节,"药末"指"姜石、牡蛎、枸杞根皮、茯苓"四味炮制加工而成的干药饼。详见《千金方》。

⑪ 冷汁:《千金方》卷二十二第一作"枸杞汁"。

⑫ 碛石:《札记》曰:"碛石未详,岂礜石欤?"又曰:"《外台》卷十七首篇引《素女经》有'头项寄礓'之文,盖'寄礓'即'强'之缓言,据此则'碛石'之为'礓石'弥明矣。"

⑬ 猪母:疑此二字误倒,当乙作"母猪"。

取大黄龙汤①一升,暖之,以木拗口,灌即活,甚验。

治毒肿方第三

《病源论》云:毒肿之状,与风肿不殊,时令人壮热,其邪毒甚者,入腹杀人。

《经心方》治毒肿,五香汤方:

沉香 青木香 薰陆香 丁香各一两 麝香半两

五味,以水五升,煮取一升半,分三服。

《刘涓子方》五香丸,治恶气肿毒方:

薰陆香二分 藿香二分 青木香二分 鸡舌香二分半 鬼臼二分 大黄八分 当归五分 升麻三分 朱砂一分半 牡丹二分 雄黄一分

右十一物,捣下筛,蜜和为丸,清白饮一服四丸,丸如小豆大,日再。

又云:五毒膏,治恶气毒肿方:

蜀椒二两 当归二两 朱砂二两 乌头一升 苦酒一升半 猪肪六斤 巴豆一升去心 雄黄二两

右八物,哎咀,以苦酒淹一宿,纳猪肪,合煎微火上,三上三下,药成,向火摩肿上,日三。

《集验方》治风热毒肿结赤,夜干膏方:

射干二两 常陆②切,一升 防己四两 升麻三两

四物,切,以猪膏三升,微火煎常陆小焦黄,绞去滓,以摩病上。

《葛氏方》治卒患毒肿起,稍广急痛方:

烧牛屎末,以苦酒和敷上,燥复换。

又方:

捣荏子如泥涂上,燥复换之。

又方:

以苦酒、升麻及青木香、紫真檀合磨,以指涂痛处,良③。

又方:

但以甘刀破上,泄去毒血乃敷药,弥佳。

今按:取水蛭令嗽④去恶血,其方在治痈疽之方。

《千金方》治恶毒肿,或著阴卵,或偏著一边,疼急痛变⑤,牵入少腹,不可忍,一宿杀

人方:

取茴香草捣取汁,饮一升,日三四服,滓薄肿⑥。此外国神方,从元嘉⑦末来用之,起死人,神验。

《救急单验方》疗一切恶肿,疼痛不可忍,无问冷热大小方:

取莨菪子三枚,捻熟挼,勿令破,吞之,验。

《孟诜食经》毒肿方:

末赤小豆和鸡子白,薄之,立瘥。

《陶景本草注》毒肿方:

煮青木香浴,大佳。

又方:

服蓝汁。

治风毒肿方第四

《病源论》云:风毒肿者,其先赤痛飙热,肿上生瘭浆,如火灼是也。

《小品方》云:有风热毒相搏为肿,其状先肿焮热,上生瘭浆⑧如火烁⑨者,名风热毒也,治之如治丹毒法也。

《葛氏方》若风毒兼攻⑩通身渐肿者方:

生苦参 菖蒲根 三白根 剉,各一斗。

以水一石五斗,煮取一斗,去滓,纳好酒一升,温服半升,日三,又洗耳。

《拯要方》疗风毒初肿,令消方:

大黄二两 葶苈子二两,熬 通草二两⑪ 莽

---

① 黄龙汤:陶弘景曰:"今近城寺别塞空罂口,纳粪仓中,积年得汁,甚黑而苦,名为黄龙汤。"
② 常陆:即商陆。
③ 以苦酒……涂痛处良:《肘后方》卷五第三十六作"苦酒磨升麻,若青木香,或紫檀,以摩敷上,良"。
④ 嗽:疑是"嗽"之俗写,又作"唠"。
⑤ 疼急痛变:《千金方》卷二十二第二作"疼痛挛急"。
⑥ 肿:《千金方》卷二第二"肿"上有"上"字。
⑦ 元嘉:《千金方》卷二十二第二作"永嘉"。
⑧ 浆:原作"瘄",盖是"浆"之俗写,据《札记》改。
⑨ 烁:原作"砾",形近致误,据《札记》改。
⑩ 攻:原作"改",据《札记》引延庆本改。
⑪ 二两:旁校曰:"宇治本作'十二两',医本等作'二两'。"

草二两

右为散，水和，敷肿上，燥易之，神效。

《耆婆方》治人风肿在皮上，发有时方：

升麻三两　夜干二两　芍药二两

三味，切，以水三升，煮取一升，分三服。

治风肿方第五

《病源论》云：风肿者①，肿无头无根，浮在皮上，如吹也。不赤不痛，移无常处，而兼痒，由腠理虚，而逢风所作。

《葛氏方》云：凡毒肿多痛，风肿多痒，按之随手起，或痱瘰、隐疹，皆风肿，治之方：

但令人痛以手摩将②仰按数百过③，自消。

又方：

炒蚕屎并盐，布裹熨之。

又方：

苦酒摩桂若独活，以④敷之。

又方：

楸叶浸水中，以裹肿上。

又方：

以铍刀决破之，出毒血，便愈。

《经心方》白蔹贴，治风肿毒核痈疽方：

白蔹二两　黄芩半两　茵草半两　芍药一两　黄芪一两　当归一两　大黄半两　赤石脂二两

八味，为散，以鸡子白和如粥，涂纸贴上，燥复易。

《本草》云⑤：

笮蓖麻子油涂之。

治热肿方第六

《病源论》云：其热毒作者，亦无正⑥头，但急肿，色赤⑦，而时恶寒壮热，烦闷不安。

《拯要方》疗热毒肿，秘之不传方：

皂荚刺一握，去两头

右，以水一大升，煮取半升，去滓，顿服之，取利，其肿如汤沃雪。

又云：疗一切热毒肿，忽发颈项胸背上即

封不成脓方：

生地黄二升　香豉半升　芒硝五两

右，捣令熟，以敷肿上，厚二分，日五六付，消止。

《救急单验方》疗热毒肿方：

取桑树东南根下土，和水作泥饼安肿上，以艾灸之，取热应即止。男女并同。

《广济方》⑧疗热毒肿方：

取牛胁骨烧为灰，以大醋和如泥涂上，干易。

《耆婆方》治人热肿疼痛方：

升麻三两　射干二两　大黄二两　芒硝二两　青木香一两　栀子一两　甘草半两，炙

七味⑨，到，以水六升，煮取三升，纳芒硝搅令调，分三服，得下利即瘥。

治气肿方第七

《病源论》云：气肿病⑩者，其状如痈，无头虚肿，色不变，皮上忽痛⑪，手才著便即痛是也。此风邪搏于气所生也。

《小品方》云：有气肿病，其状如痈，无头虚肿，色不变，皮上急痛，手才著便觉痛。此由体热当风，复被暴冷凉折之，结成气肿也。

宜服五香连翘汤⑫，白针气泻之，敷蒺藜

---

① 风肿者：按"风肿者"以下文字不见今本《诸病源候论》卷三十一《风肿候》。"肿无头无根，浮在皮上，如吹也"见《病源·诸肿候》，"肿无头无根"上有"其风邪所作者"诸字；"不赤不痛"以下见《病源·卒风肿候》，疑传抄有误，当三候合参。

② 将：《肘后方》卷五第三十六作"捋"。

③ 数百过：《肘后方》卷五第三十六作"日数度"。

④ 以：《肘后方》卷五第三十六作"数"。

⑤ 《本草》云：按此以下疑省"治风肿方"诸字。

⑥ 正：原作"政"，据《病源》卷三十一《诸肿候》改。

⑦ 色赤：按"色赤"以下凡十二字，《病源》卷三十一《诸肿候》作"久不消，热气结盛，壅则为脓"。

⑧ 《广济方》：旁校云："字治本无，重基本同之，重忠本有之。"

⑨ 味：原误作"咮"，据文义改。

⑩ 病：《病源》卷三十一《气肿候》无"病"字。

⑪ 忽痛：《病源》卷三十一《气肿候》作"急痛"。

⑫ 五香连翘汤：《千金方》卷二十二第二作"五香汤"。

薄,亦用小豆薄,并得消也。今按:五香连翘汤在治恶核之方中。

蒺藜薄方:

蒺藜子二升,下筛,以麻油和如泥,熬令焦黑,以涂细故熟布上,剪如肿大,勿开头,漙之,无蒺藜可舂小豆下筛,鸡子白和涂肿上,干复涂之,并得消也。《集验方》同之。

治气痛方第八

《病源论》云:气痛者,人身忽然有一处痛①,发作有时,痛发则小热,痛静便如冰霜所加,故云气痛也。亦由体虚为风邪所侵,遇寒气而折之,邪气不出故也。

《小品方》云:有气痛病,身中忽有一处痛如打揳②之状,不可堪耐,亦左右走身中,发作有时,痛发时则小热,痛静时便觉其处如冷水霜雪所加。此皆由冬时受温风,至春复暴寒凉来折之,不成温病,乃变作气痛也。

宜先服五香连翘汤数剂,及竹沥汤,摩丹参膏,及③以白酒煮杨柳树皮,暖熨之,有赤气点点见处,宜镵去血也④,其间将白微散。

小竹沥汤,治气痛方:

淡竹沥二升　夜干二两　杏仁二两　茵芋⑤半两　黄芩半两　白术二两　木防己二两　防风二两　秦艽二两　茯苓三两　麻黄一两　独活二两　枳实二两　芍药二两　甘草⑥二两

凡十五物,㕮咀,以水九升,煮药折半,乃可纳竹汁,煮取三升,分四服,少嫩人分作五服。

白微散,治风热相搏结作⑦气痛,左右走身中,或有恶核疹⑧起者,积服汤,余热未平复,宜此白微散,以消余热方:

白微六分　萎蕤四分　当归四分　麻黄三分　秦艽五分　天门冬四分　蜀椒二分　木防己四分　柴胡⑨三分　茵草二分　独活四分　枳实四分　乌头二分　术六分　人参四分　射干六分　山茱萸四分　青木香四分　防风六分　白芷⑩三分

凡二十物,捣下绢筛,以醋浆服方寸匕,渐至二匕,日三。少嫩人随长少减服之。毒

微者可用酒也。以上《集验方》同之。

治恶核肿方第九

《病源论》云:恶核肿者,肉里忽有核,累累如梅李,小有⑪如豆粒,皮内瘆痛⑫,左右走身中,卒然而起,此风邪挟毒所成。其亦似射工毒。初得无常处,多恻恻痛⑬,不即治,毒入腹,烦闷恶寒,即杀人也;久不瘥,则变作瘘。

《小品方》云:有恶核病者,肉中忽有核,累累如梅李核状,小者如豆粒,皮肉中瘆痛,左右走人身中,壮热癫癫⑭畏寒是也。与诸疮痕、瘰疬、结筋相似。其疮痕、瘰疬要因疮而生,是缓疾无毒。其恶核病,卒然而起,有毒,不治入腹,烦闷则杀人。南方多有此疾,皆是冬月受温风,至春夏有暴寒冷相搏,气结成此毒也。

---

① 痛:《病源》卷三十一《气痛候》"痛"下有"如打不可堪耐,亦乍走身间"十一字。
② 揳:《千金方》卷二十二第二作"扑"。
③ 及:旁校作"又"。
④ 宜镵去血也:旁校"镵"下有"以"字。《千金方》卷二十二第二此句下有"其五香连翘汤及小竹沥汤可服数剂,勿以一剂未瘥便住,以谓无效,便祸至矣"三十一字。
⑤ 茵芋:《札记》引延庆本作"茵草"。
⑥ 甘草:按以上凡十五味,《千金方》卷二十二第二"淡竹沥"用"一升",余十四味均用"二两"。
⑦ 作:"作"字原脱,据旁校补。
⑧ 核疹:"核"原作"胲",疑手民传抄致误,据文义改。下仿此。又"疹"字原脱,据旁校补。
⑨ 柴胡:原作"紫胡",疑"茈胡"之误,"茈胡"即"柴胡",今正。
⑩ 白芷:按"白芷"以上二十味,《千金方》卷二十二第二"麻黄"用"五分"、"蜀椒、莽草"各用"一分"、"乌头"用"四分",方中无"人参",共凡十九味。按"茵草"即"莽草"。
⑪ 有:《病源》卷三十一《恶核肿候》无"有"字,下引《小品方》作"者"。
⑫ 瘆痛:疑当作"惨痛",《肘后方》卷五第三十六即作"惨痛"。《病源》卷三十一《恶核肿候》作"燥痛"。下引《小品方》仿此。
⑬ 恻恻痛:刺痛样感觉。
⑭ 癫癫:《千金方》卷二十二第六作"癫索"。按"癫癫"、"癫索"义并同,战栗貌。

宜服五香连翘汤，以小豆薄涂之得消也。亦煮五香汤，去滓，时时洗渍之，消化之后，以丹参膏敷，余核令消尽，不消尽者，还敷小豆薄也。

五香连翘汤，治恶脉及恶核、瘰疬、风结诸核肿气痛方：

青木香二两　麝香半两　沉水香二两　薰陆香一两　鸡舌香一两　连翘子二两　射干二两　升麻二两　独活二两　寄生二两　大黄三两　甘草二两　淡竹沥二升

凡十三物，㕮咀，以水九升煮药，计水减半许，可纳竹沥汁，又克取三升，分三服。

丹参膏，治恶脉及恶核、瘰疬、风结诸核肿、气肿①痛方：

丹参二两　蒴藋根二两　茵草半两　秦艽一两　独活一两　踯躅花半两　蜀椒半两　白及一两　牛膝一两　菊花一两　木防己一两　乌头②一两

凡十二物，细切为善，以苦酒二升渍之一宿，夏月半日，急疾即煎之，以猪膏四升煎令苦酒竭，勿令暴焦熬也，去滓，以膏涂诸疾上，日五六，至良。

《葛氏方》治恶核肿结，不肯散者方：

乌䕡根　升麻各二两

以水三升，煮取半升，分再服，以滓熨上。

又方：

烧白鹅屎，以水服三方寸匕，以肉薄肿上。

又方：

苦酒摩由跋涂之，捣小蒜薄之。

《录验方》治恶核肿毒入腹，五香汤方：

薰陆香　麝香　沉香　鸡舌香　青木香各二两

凡五物，以水六升，煮取二升半，适寒温分作三服，不瘥复作云③，令剂可尽。五香各一两，水四升，煮取三升，亦为二服。又滓薄肿上，神良。

《僧深方》凡得恶肿皆暴卒，初始大如半梅桃，或有核，或无核，或痛，或不痛，其长甚速，须臾如鸡鸭④大，即不治之，肿热为进，烦闷拘挛，肿⑤毒内侵，填塞血气，气息不通，一再宿便杀人。

初觉此病便急宜灸，当中央及绕肿边灸之，令相去五分，使周匝肿上可三七壮。肿盛者，多壮数为瘥。肿进者，逐灸前际，取住乃止。

又方：

鲫鱼捣，薄肿上。

又方：

啖鲫鱼脍蒜齑。

《刘涓子方》治恶核肿毒汤方：

乌扇二两　升麻二两　栀子仁十四枚，破

右三物，切，以水三升，煮取一升半，分再服，以滓薄肿上，甚良。

《张仲景方》治消核肿，黄芪贴方：

黄芪三两　真当归三两　大黄三两　芎䓖一两　白蔹三两　黄芩三两　防风三两　芍药二两　鸡子十枚　黄连二两

凡十物，捣筛，以鸡子白和涂纸上，贴肿上，燥易。

又方：

捣茱萸以囊盛，薄核上，亦可令速消开，多得效验。

治恶肉方第十

《病源论》云：恶肉者，身里⑥忽有肉如赤豆粒突出，细细⑦长，乃如牛马乳大⑧，亦如鸡冠之状，不痛也⑨，亦⑩久不治，长不已。春⑪冬被恶风所伤，风入肌肉，结瘀血积而生也。

---

① 气肿：此二字原脱，据旁校补。
② 乌头：按此上十二味，《千金方》卷二十二第二"茵草、踯躅、蜀椒"各用"二两"，余同。按"茵草"即"茢草"。
③ 云："云"字于此虚用无义，割裂文气，宜删。
④ 鸡鸭：疑"鸭"下脱"卵"字。
⑤ 肿："肿"字原脱，据旁校补。下"肿盛者"之"肿"字仿此。
⑥ 里：《千金方》卷二十二第六作"上"。
⑦ 细细：《千金方》卷二十二第六作一"便"字，《圣惠方》卷六十四《治恶肉诸方》"细"下不叠"细"字。
⑧ 大：《病源》卷三十一《恶肉候》无"大"字。
⑨ 不痛也：《病源》卷三十一《恶肉候》作"不痒不痛"。
⑩ 亦：《病源》卷三十一《恶肉候》无"亦"字，当据删。
⑪ 春：《病源》卷三十一《恶肉候》"春"上有"由"字。

《小品方》云：有恶肉病，身中忽有肉如赤豆粒，突出便长，推出不息，如牛马乳，亦如鸡冠状也。不治，其为自推出不肯止，亦不痛痒也。此由春冬时受恶风入肌脉中，变成此疾也。

治之宜服漏芦汤，外烧铁烁之，日日稍烁，令焦尽也。烁竟以升麻膏敷之，积日乃瘥耳。今按：漏芦汤，升麻膏在治丹之方①。

治恶脉②方第十一

《病源论》云：恶脉者，身里③忽有赤络，脉起宠炊④，聚⑤如死蚯蚓状，看如似⑥有水在脉中，长短皆逐其络脉所出见是也⑦。由春冬受恶风，入络脉中，其血瘀结所作也。

《小品方》治恶脉病方：

宜服五香连翘汤及竹沥汤，镵去恶血，敷丹参膏，积日则瘥。亦以白雄鸡屎涂之。《集验方》同之。

《刘涓子方》治恶脉肿毒方：

乌扇二两 升麻二两，生者用一两 栀子十四枚，擘破

右三物，切，以酒三升，煮取一升半，分为再服，以淬薄肿上，甚良。

又云：升麻汤，治恶脉毒肿方：

升麻一两 吴茱萸一两 薰陆香二两 鸡舌香⑧一两 雄黄一两 鳖甲一两，炙 甘草一两 乌扇三两 青木香一两

右九物，以水七升，煮取二升半，适寒温分三服，相去一里⑨。治脉肿神良。今按：升麻汤又有《小品》治丹之方，药种与此不同。

治腷⑩病方第十二

《病源论》云：腷病者，由劳役，肢体热盛，因⑪取风冷，而为凉湿所折，入于肌肉筋脉，结聚所成也。其状赤脉起如编⑫绳，急痛壮热。其发于脚者，喜⑬从鼠仆起至踝，赤如编绳，故谓 病也；其发于臂者，喜腋下起至手也。不即治，取其溃去脓，则筋挛缩也⑭；

其着脚，若置⑮不治，不消复不溃，其热歇⑯，气不散，变作𰻞⑰。脉缓涩相薄⑱，肿腷已成脓。

《小品方》治腷病方：

宜服漏芦汤，自下外以锋针数镵去血气，针泻其结核处，敷小豆薄则消。皆可依治丹法消之，亦用治痈三物甘焦薄⑲薄也。及至溃成脓，火针，敷膏散，亦如治痈法之。《千金方》同之。

《葛氏方》治皮肉卒肿起，狭⑳长赤痛，名曰腷方：

鹿角一两㉑ 白蔹一两 牡蛎四两 附子二两㉒，炮

---

① 治丹之方：按"治丹之方"在卷十七第一。
② 恶脉：原"脉"下有"病"字，据卷目删，与上下标题文例一律。
③ 里：《千金方》卷二十二第六作"上"。
④ 宠炊：原"宠"作"寵"，据《病源》卷三十一《恶脉候》改。"宠炊"，聚貌。
⑤ 聚：《千金方》卷二十二第六无"聚"字，疑是注文误入正文。
⑥ 如似：《千金方》卷二十二第六作"之如"，义胜。
⑦ 所出见是也：《病源》卷三十一《恶脉候》作"所生是也"，《千金方》卷二十二第六一"处"字。
⑧ 鸡舌香：原"舌香"二字误倒，据校改标记乙正。
⑨ 相去一里：即"服别相去如行一里久"之省文。
⑩ 腷：原作"编"，文异义同，指脉隐起如辫绳。今据《病源》卷三十三《腷病候》改为通用字。《集韵·铣韵》："腷，脉隐起如辫绳。"
⑪ 因：《病源》卷三十三《腷病候》作"自"，文异义同。
⑫ 编："辫"之古字，今作"辫"。
⑬ 喜：《病源》卷三十三《腷病候》作"患"。
⑭ 不即治，取其溃去脓，则筋挛缩也：《千金方》卷二十二第六作"若不即治，其久溃脓，亦令人筋挛缩也"。
⑮ 置："置"字原脱，据旁校补，与《病源》卷三十三《腷病候》合。
⑯ 其热歇：《千金方》卷二十二第六"热"下无"歇"字，连下读。
⑰ 𰻞：足肿病。
⑱ 薄：《病源》卷三十三《腷病候》作"搏"。按"薄"通"搏"。
⑲ 三物甘焦薄："甘焦"即"甘蕉"。《千金方》卷二十二第六作"三味甘草散"。
⑳ 狭：原作"夹"，据《肘后方》卷五第三十六改。按"夹"通"狭"。
㉑ 一两：《肘后方》卷五第三十六作"五两"。
㉒ 二两：《肘后方》卷五第三十六作"一两"。

右四物,捣下筛,苦酒和,涂帛以贴之,干复换之。

治瘰疬方第十三

《病源论》云:风邪毒气客①于肌肉,随虚处而停,结为瘰疬。或如梅、李、枣等核大小,两三相连在皮间,而时发寒热是也。久则变脓,溃成瘘也。

《录验方》云:疗瘰疬:唯须以员针针之,小者即消,大者即②熟,然后出脓便瘥,隔日一针。

《千金方》云:一切瘰疬在项上及阴③处,但有肉结段④似作瘘及痈疖者方:

以独头蒜截两头却⑤心,大作艾炷,秤蒜大小帖病子上灸之,勿令上破肉,但取热而已。七壮一易蒜⑥,日日灸之,取消止。

又方:

白僵蚕⑦为散,水服五分匕,日三,十日瘥。

又方:

干猫舌末,敷疮上。

又方:

狼屎灰敷上。

《医门方》治瘰疬方:

尖针针病子令穿通,以石硫黄如豆大安针孔中,烧针筋⑧令赤烁之,药流入疮中,其疮瘥即消,极验也。

《小品方》治三十岁瘰疬瘿方:

海藻一斤,绢囊盛好,清酒二斗渍之,春夏二宿,服二合,酒尽复以酒二斗渍之,饮如上法,此酒尽曝海藻令燥,末,服方寸匕,日三,药无所禁。一剂不愈更作,不过三剂也。
今按:《葛氏方》治颈下瘰疬,累累如梅李,宜使速消。

《刘涓子方》治寒热瘰疬,在颈腋下,皆如李大方:

人参四分 甘草四分 白芷⑨四分 干姜四分

凡四物,皆同份,冶合筛,先食服方寸匕,日三。少小⑩服半方寸匕,良。一方以酒服。

《龙门方》令速消云云。

《范汪方》治瘰疬,朝夕发热,龙骨散方:

龙骨七分 牡蛎三分,一方分等⑪

凡二物,冶合下筛,先食服五分匕,日三。
《龙门方》令速消云云。

《僧深方》治诸瘰疬因疮壮热方:

白蔹灰二升

右一物,沸汤和如糜,热以掩其上,甚良。

《广利方》疗瘰疬成瘘作孔方:

露蜂房二枚,炙⑫末,和腊月猪脂涂孔上。

治瘿方第十四

《病源论》云:瘿者,由忧恚气结所生,亦由饮沙水,沙随气入于脉,搏于颈下而成之。初作与瘿⑬核相似,而当颈下也,皮宽不急,垂腮腮然是也。恚气结成瘿者,但垂腮腮无核也⑭;饮沙水成瘿者,有核瘰瘰⑮无根,浮动在皮中。

又云:有三种瘿:有血瘿,可破之;有息肉

---

① 客:原作"容",形误,据《病源》卷三十四《瘰疬瘘候》改。
② 即:旁校曰:"宇治本无'即'字,医本等有之。"
③ 阴:《千金方》卷二十三第一作"触"。
④ 段:旁校作"发",《札记》引《千金方》作"疑",今本《千金方》卷二十三第一作"凝"。
⑤ 却:《千金方》卷二十三第一作"留"。
⑥ 七壮一易蒜:原作"壮七蒜三壮",文义不通,据《千金方》卷二十三第一改。
⑦ 白僵蚕:"僵"原作"强",据《千金方》卷二十三第一改。
⑧ 筋:《札记》引延庆本作"箸"。
⑨ 白芷:《外台》卷二十三《瘰疬结核方四首》作"白蔹"。
⑩ 少小:眉注曰:"《小品方》云:'人年六岁以上为小,十八岁以上为少之。'"
⑪ 一方分等:《札记》引延庆本作"一方一分"。
⑫ 炙:《札记》引延庆本作"烧"。
⑬ 瘿:《病源》卷三十一《瘿候》作"瘿",周学海刻本《病源》作"樱",义胜。
⑭ 但垂腮腮无核也:《病源》卷三十一《瘿候》作"但垂核槌槌无脉也"。按"腮腮"、"槌槌"义并同,喻瘿肿垂下貌。
⑮ 瘰瘰:即"瘰瘰",又作"累累""累累",形容瘿肿如核块瘰瘰状。

瘿,可割之;有气瘿,可具针之。

《养生方》云:诸山水里①土中出泉流者,不可久居,常食作瘿病,动气增患。

《小品方》云:有瘿病者,始作与瘘②核相似。其瘿病喜生颈下,当中央不偏两边也。皮宽不急,垂腽腽然则是瘿也。中国人患气结瘿者,但垂腽腽③无核也。长安及襄阳蛮人其饮沙水,喜病沙瘿,有核瘰瘰④耳无根,浮动在皮中。

治诸瘿良方:

小麦一斗⑤,以淳⑥苦酒一斗渍小麦令释⑦,漉出曝令燥,燥复渍之,苦酒尽,曝麦燥,捣下筛,以海藻三两,别捣末合冶之,温酒服方寸匕,日三。禁盐、生鱼、猪肉、生菜。数用有验也。今按:《龙门方》加昆布三两。《范汪方》云:治卅年瘿及瘰疬。

《千金方》治瘿方:

昆布二两,切如指大,醋渍,令⑧咽汁尽则愈。

又方:

灸风府穴百壮,又灸大椎百壮。

又方:

灸大椎两边相去各一寸半少下垂各三十壮。

《葛氏方》治颈下卒结裹⑨渐大,欲成瘿方⑩:

海藻一斤,酒二斗⑪,渍一宿,稍稍含一二合咽之,酒尽取滓,末,服方寸匕,日三⑫。

《范汪方》治瘿,昆布丸方:

昆布八两 海藻八两,洗

凡二物,捣下筛,和以蜜丸。先食含如半枣大,稍稍咽之,日五服,不知稍增,以知为度。

《效验方》治瘿,昆布丸方:

昆布二分 松萝二分 海藻⑬五分

凡三物,治合下筛,以白蜜丸如李子,含咀嚼咽其汁,日三夜二。

《拯要方》治瘿,海藻散方:

海藻十分 昆布一两 海蛤一两 通草一两 松萝一两 干姜一两 桂心一两,一方无干姜,代白蔹

一两。

右七物,下筛,酒服方寸匕,日三

《耆婆方》治人气瘿方:

松萝二两 海藻三两 通草二两 半夏三两,洗一遍 桂心二两 海蛤三两 昆布三两 干姜六两 茯苓二两 细辛三两 桔梗二两

右十一味⑭,捣筛为散,以酒服一方寸匕,日三。

又方:

炒盐薄之。

《玉箱方》治三十年瘿及瘰疬方:

海藻八两 贝母二两 土瓜根二两 麦面二分

四味,作散,酒服方寸匕,日三。《经心方》同之。

《广利方》疗瘿结气方:

昆布二大两,暖水洗去咸味,寸切 小麦三大合

以水二大升,煮取小麦熟,择取昆布,空

---

① 里:《札记》引延庆本作“黑”,与《病源》卷三十一《瘿候》合。

② 瘘:《外台》卷二十三《瘿病方一十八首》作“瘿”。

③ 腽腽:《外台》卷二十三《瘿病方一十八首》作“捶捶”,义同。

④ 瘰瘰:《外台》卷二十三《瘿病方一十八首》引《小品》作“瘰瘰”。

⑤ 一斗:《外台》卷二十三《瘿病方一十八首》引作“一升”,下“一斗”亦作“一升”。

⑥ 淳:通“醇”。

⑦ 释:程敬通曰:“释,解也。又淅米曰释,是浸麦令胀大也。”

⑧ 令:《千金方》卷二十四第七作“含”。

⑨ 裹:《外台》卷二十三《瘿病方一十八首》引《肘后》作“囊”。

⑩ 方:《外台》卷二十三《瘿病方一十八首》引作“海藻酒方”。

⑪ 二斗:《外台》卷二十三《瘿病方一十八首》引作“二升”。

⑫ 渍一宿,稍稍含一二合咽之,酒尽取滓,末,服方寸匕,日三:《外台》卷二十三《瘿病方一十八首》引作“以绢袋盛海藻,酒渍,春夏二日,一服二合,稍稍含咽之,日三,酒尽更以酒二升渍,饮之如前;滓曝干,末,服方寸匕,日三;尽更作,三剂佳”。

⑬ 海藻:按“海藻”以上三味,《外台》卷二十三《瘿病方一十八首》引《隐居效验》“昆布、松萝”各用“三分”。

⑭ 味:旁校曰:“宇治本作‘物’字,医本等作‘味’。”

腹含三五斤[1]，津液细细咽之，日再含。忌生冷油腻[2]。

治瘤方第十五

《病源论》云：瘤者，皮肉中忽肿起，初如梅李大[3]，渐长大，不痒不痛，又不结强[4]。言留结不散，谓之为瘤[5]。不治，乃至瓯[6]大，则不复消[7]，不能杀人，亦慎不可辄破之。

《范汪方》云：发肿都软者，血瘤也。发肿状如蚖[8]，虽极大，此肉瘤，非痈也。

《千金方》治瘤病方：

矾石 芎䓖 当归 大黄 黄连 芍药 白蔹 黄芩各二分 吴茱萸一分

九味，为末，鸡子黄和之，涂细故布上，随瘤大小以[9]薄贴之，干即易。著药当熟[10]作脓脂细细从孔出也。按却脓血尽，著生肉膏；若脓不尽，复起故也[11]。

又云：生肉膏，主痈瘤溃漏及金疮，凡[12]百疮方：

当归一两 附子一两 甘草一两 白芷一两 芎一两 生地黄五两[13] 薤白二两

七味，切，以猪脂二升半[14]煎白芷黄敷之[15]，日三。《僧深方》同之。

又云：凡肉瘤勿治，治[16]杀人，慎慎之[17]。

《僧深方》治血瘤方：

鹿肉割，炭火炙令热，掩上　之，冷复炙，令肉烧燥，可四炙四易之。若不除，炙七炷便足也。

《玉箱方》杨树酒，治瘤瘿方：

河边水所注杨树根卅斤，熟洗细挫[18]，以水一石，煮取五斗，用米三斗，面三斤，酿之酒成，服一升。《集验方》同之。

治诸瘘方第十六

《病源论》云：瘘病之生，或因寒热不调，致血气壅结所作；或由饮食乖节，狼鼠之精入于腑脏，毒流注[19]脉，变化而生。皆能使血脉结聚，寒热相交，久则成脓而溃漏也。生[20]身

体皮肉者，亦有始结肿，与石痈相似。所可为异者，其肿之中，按之垒垒[21]有数核，喜发于颈边[22]俱起，便是瘘证也。亦发两腋下及两颞颥间。初作喜不痛不热，若失时不即治[23]，生寒热也。所发之处，而有轻重；重者有两：一则发口上腭[24]，有结核，大小无[25]定，或如桃李大，此虫之窠窟，正[26]在其中。二则发口之

---

① 斤：疑当作"片"。
② 忌生冷油腻：此五字疑当作大字正文。
③ 大：《外台》卷二十三《瘤方三首》引《肘后方》无"大"字。
④ 结强：《外台》卷二十三《瘤方三首》引作"坚强"。按"坚强"、"结强"义同，即坚硬。
⑤ 言留结不散，谓之血瘤："留"原作"瘤"，据《病源》卷三十一《瘤候》改。《外台》卷二十三《瘤方三首》引作"按之柔软，此血瘤也"。
⑥ 瓯：原作"㐲"，"瓯"之异写。《说文·瓦部》："瓯，小盆也。"《外台》卷二十三《瘤方三首》引作"如盘"，《圣惠方》卷三十五《治瘤诸方》作"碗"，文异义同。
⑦ 消：原作"痛"，据《病源》卷三十一《瘤候》改。
⑧ 蚖（yuán，音元）：蝾螈、蜥蜴等。脚注作"蚖（háng，音航）"，指一种吃蒿叶的野蚕。未知孰是。
⑨ 以：《千金方》卷二十四第七作"厚"。
⑩ 当熟：《千金方》卷二十四第七作"熟常"。
⑪ 故也：《千金方》卷二十四第七作"如故"。
⑫ 凡：《千金方》卷二十四第七无"凡"字，下"百疮方"连上读。
⑬ 五两：《千金方》卷二十四第七作"三两"。
⑭ 二升半：《千金方》卷二十四第七作"三升半"。
⑮ 敷之：《千金方》卷二十四第七"敷"上有"去滓稍以"四字。
⑯ 治：《千金方》卷二十四第七"治"下有"则"字。
⑰ 慎慎之：《千金方》卷二十四第七"慎"下不叠"慎"字。《外台》卷二十三《瘤方三首》引《千金》作"慎之，慎之"。按《千金方》此条下宋臣注云："《肘后》云不得针灸。"
⑱ 挫：同"锉"。
⑲ 注：《病源》卷三十四《诸瘘候》作"经"。
⑳ 生：《病源》卷三十四《诸瘘候》"生"上有"其"字，文顺。
㉑ 垒垒：《病源》卷三十四《诸瘘候》作"累累"，文异义同。
㉒ 颈边：《病源》卷三十四《诸瘘候》"边"下有"或两边"三字，属下读。
㉓ 即治：《病源》卷三十四《诸瘘候》乙作"治即"，"即"字属下读。
㉔ 腭：原误作"胜"，据《病源》卷三十四《诸瘘候》改。
㉕ 无：原误作"见"，据《病源》卷三十四《诸瘘候》改。
㉖ 正：《病源》卷三十四《诸瘘候》作"止"。

下，无有结核，而穿溃成疮。

又云：虫毒之居，或腑脏无定，诸①瘘发身体，亦有数处，其相通者多死。其瘘形状、起发之由，今辨于后章。

《养生方》云：六月，勿食自落地五果，经宿蚍蜉、蝼蛄、蜣螂游上，喜为九瘘。十二月，勿食狗鼠残肉，生疮及瘘，出颈项及口里，或生咽内也。

又云：决其死生者，反②其目视之，其中有赤脉，以上下贯瞳子，见一脉一岁死；见一脉半，一岁半死；见二脉，二岁死；见二脉半，二岁半死；见三脉，三岁死。赤脉而不下贯瞳子，可治也。

又云：方说九瘘者，是狼瘘、鼠瘘、蝼蛄瘘、蜂瘘、蚍蜉瘘、蛴螬瘘、浮疽瘘、瘰疬瘘、转脉瘘，此颈之九瘘也。

又云：复有三十六种瘘，方不③次第显其名，而有蜣螂、蚯蚓等诸瘘，非九瘘之名，此即是卅六种瘘之数也。

《小品方》云：有瘘者，始结肿与石痈相似，所可为异者，其一种中，按之垒垒④有数核便是也。

初作喜不痛不热，即以练石薄敷之，内服防己连翘汤下之，便可得消。若失时不治结脓者，亦以练石薄薄，令速熟，熟用火针、膏散，如治痈法。初作即以小豆薄涂之，亦消。

又云：桐君说：

赤小豆、白蔹、黄芩、黄芪、牡蛎

凡五物，分等，下筛，酒服方寸匕。

治瘿瘤诸瘘，昆布丸方：

昆布八两，炙 海藻七两，洗，炙 小麦一升，熬
海蛤五两 松萝四两 连翘二两 白头公⑤二两

右七物，捣下筛，和蜜丸如梧子，服十丸，日三。稍加卅丸。

《千金方》云：凡瘘有似石痈，垒垒⑥然作疬子，有核在两颈及腋下，不痛不热者：

皆练石散敷，内服五香连翘汤下之。已溃者，疗如痈法。今按：五香连翘汤在⑦治恶核方。

凡项边、腋下先作瘰疬者，欲作漏也。宜

禁五辛、酒、面及诸热食。

又云：灸漏方：

捣生章陆根⑧，捻作柈子⑨，置漏上，以艾灸上，柈子热易之，灸三四升艾，瘥。《经心方》同之。

又方：

葶苈子二合，豉一升，二味合捣，令熟，作饼如大钱，厚二分许。取一枚当疮孔，亦⑩作大艾炷如小指大，灸饼上，三炷一易，三饼九炷⑪，日三，隔三日复一灸。

又方：

灸瘘周四畔即瘥。

又云：治漏方：

捣土瓜根薄之，燥复易，不限时节。

又方：

烧死蜣螂末，醋和涂之。

又方：

死蛇灰，醋和敷之。

《葛氏方》通治诸瘘方：

取地中潜行臛⑫鼠一头，破腹去肠，干之，火炙令⑬可成屑末，以腊月猪脂和，敷疮上。

又方：

烧蝼蛄作屑，猪膏和，敷之。

---

① 诸：《病源》卷三十四《诸瘘候》作"故"。

② 反：通"翻"。

③ 不：《病源》卷三十四《诸瘘候》"不"下有"可"字；《圣惠方》卷六十六《治一切瘘诸方》作"不依"，义胜。

④ 垒垒：即"累累"。

⑤ 白头公：即"白头翁"。

⑥ 垒垒："垒"下原不叠"垒"字，据文义及上下文例补。《千金方》卷二十三第一作"累累"。

⑦ 在：原作"有"，据文义改。

⑧ 章陆根：即"商陆根"。

⑨ 柈子：《千金方》卷二十三第一作"饼子"，"子"下有"如钱大，厚三分"六字。按"柈"同"盘"，形状与"饼子"同。下"柈"字，《千金方》亦作"饼"。

⑩ 亦：《千金方》卷二十三第一作"上"，属上读。

⑪ 三饼九炷：原"炷"作"易"，据《千金方》卷二十三第一改。

⑫ 臛：原作"奚"，据文义改。

⑬ 令：原"令"下衍"令"字，据文义删。

又方①：

白犬骨烧末，以猪膏和，敷之。

又云：治诸瘘著口里齿颊间者方：

东行母练根②，细剉三四升，以水浓煮，取汁含之，数吐易，勿咽之。

《耆婆方》治人卅年瘘疮方：

取蒴藋根曝令土燥，槌去土，大釜中以水煮令熟，去滓，置大盆中，绞③取清汁煎之；若盛复熟小器中煎，令如薄糊，纳器④中；若有痂，去之纳煎；若病深，以鸡毛取煎冷暖软以纳中，瘇乃止。取所煎蒴藋滓举著，其人瘇而不报恩者，取滓烧还发瘘也。秘之。

《广济方》疗瘘久不瘥方：

巴豆一两，去皮 大枣一升

右，以水五升，煮取一升，绞去滓，更煎如稠饧，敷疮上，日三。

《刘涓子方》治瘘，众方不瘥，效验方：

取牡蒙数两，捣之，汤和，适寒温，取一升许，薄疮上。冷复易。经日⑤益佳。

《新录方》治诸瘘方：

露蜂房，末，酒服方寸匕。

又方：

兔皮灰敷之。

又方：

芥子末敷之。

又方：

桃叶捣如泥，封之。

《救急单验方》疗诸瘘疮方：

煎楸枝叶，净洗疮，纳孔中，大验。

又方：

石硫黄末，置疮孔中，以艾灸，立验。

《陶景本草注》诸瘘方：

玄参酒渍，饮之良。

又方：

鼹鼠蹄，烧末，酒服之。

《苏敬本草注》诸瘘方：

马苋⑥，捣，揩之。

又方：

食雉肉，良。

《崔禹锡食经》诸瘘方：

食一两斤蕨，终身不病也。

治狼瘘方第十七

《病源论》云：狼瘘者，年少之时，不自谨慎，或大怒，气上不下之所生也。始发之时，在于颈项⑦，有根，出缺盆，上转连耳本⑧，根在肝。

《刘涓子方》治狼瘘为病，始发于颈，肿有根，起于缺盆，上转连耳本。此因忧恚，气上不得下：

空青二分 猬燥脑二分 猬燥肝一具 干芎半分 独活一分 女妇草一分 黄芩一分 鳖甲一分 斑蝥一分 干姜一分 当归一分 蜀椒卅枚 茴香一分 矾石一分 地胆一分

十五物⑨，捣下筛，酒服方寸匕，日三，十五日服之。

治鼠瘘方第十八

《病源论》云：鼠瘘者，饮食之时不择，虫蛆⑩之毒而变化，入于脏⑪，出于脉，不去⑫，使人寒热。其根在肺，出于颈项⑬。

《千金方》疗鼠瘘疮瘇后复发，及不愈，出脓血不止方：

以不中水猪脂，㕮咀生地黄纳脂中，令其

---

① 又方：此条原为行间小字，疑是抄脱后补入，今改为大字。

② 母练根：《肘后方》卷五第四十一作"楝根"。

③ 绞：原作"挍"，今改为通用字。

④ 器：疑当作"其"，指"瘘疮"言。

⑤ 日：《外台》卷二十三《诸瘘方一十五首》作"宿"。

⑥ 马苋：即"马齿苋"。

⑦ 项：《千金方》卷二十三第一作"肿"，"肿"下有"无头"二字，属下读。

⑧ 耳本：《千金方》卷二十三第一作"耳根肿大"。

⑨ 十五物：《千金方》卷二十三第一作"十六味"，另有"商陆一分"。

⑩ 虫蛆：《圣惠方》卷六十六《治鼠瘘诸方》作"虫鼠"。

⑪ 脏：《病源》卷三十四《鼠瘘候》作"腑脏"。

⑫ 不去：《病源》卷三十四《鼠瘘候》作"稽留脉内而不去"。

⑬ 颈项：《病源》卷三十四《鼠瘘候》作"颈腋之间"。

脂与地黄足相淹和,煎六七沸;桑灰汁净洗疮去恶汁,以地黄膏涂上,日一易。

又云:鼠瘘肿核痛,未成脓方:

以柏叶敷著肿上,熬盐著叶上熨之,令热气下即消。神良。

又云:治风瘘及鼠瘘方:

赤小豆　白蔹　黄芪　牡蛎

凡四味,等分,酒服①方寸匕,日三。今按:《小品方》加黄芩治诸瘘。

《葛氏方》治鼠瘘方:

取槲白皮浓煮取二升,服一升,当吐鼠子。

又方:

捣车前草以薄之。

又方:

巴豆去心皮,以和艾作柱,灸疮上。

又方:

取小鼠子剥去皮,炙令燥,捣末,以腊月猪膏和敷之。

又云:若已有口②,脓血出者:

以热牛屎涂之,日三。

《范汪方》治颈鼠瘘累累方:

贝母二分③干姜一分 桂心一分 蜀椒一分 吴茱萸一分 藁本一分

凡六物,冶下筛,先食④以酒服一撮,良。

《录验方》治鼠瘘及痈卅年,乌头散方:

乌头一两 黄柏二两

凡二物,冶下筛,酒服一刀圭,日八夜四起⑤,令药热相继,初得痈即服良。

《刘涓子方》治鼠瘘方:

死⑥蜣蜋烧作屑,苦酒和涂之⑦。

《经心方》治鼠瘘方:

烧地黄叶帖上得瘥。

又云:鼠子瘘,结核未破者:

用大针针之,无不瘥。

治蝼蛄瘘方第十九

《病源论》云:蝼蛄瘘者,食⑧果瓜子,不避有虫,即便唼食之,有毒不去,变化所生也。

在⑨于颈上,状如蜗形,隐疹而出,其根在大肠。

《集验方》治蝼蛄瘘方:

取蝼蛄脑二七枚,酒和敷上。

《千金方》有⑩蝼蛄瘘方:

槲叶灰,先以泔清⑪煮槲叶取汁,洗拭干,纳灰疮中。

《刘涓子方》治蝼蛄瘘,始发于颈,状如肿,此得之时⑫,食果子瓜实毒不去核⑬:

龙骨半分 桂心一分 干姜一分 桔梗一分 矾石一分 附子一两 独活一分 芎劳半分 蜀椒一百枚

右九物⑭,捣下筛,别取干枣二十枚,去核,合捣之,取醋浆和之,便得丸,日服五丸,如大豆,温浆服之。

治蜂瘘方第廿

《病源论》云:蜂瘘者,食饮劳倦,渴乏多饮流水,即得蜂毒,蜂毒不去,变化所生也。发在颈,病病⑮三四处俱肿⑯,以溃生疮,状如

---

① 酒服:《千金方》卷二十三第一"酒"上有"冶下筛"三字。

② 口:《肘后方》卷五第四十一作"核"。

③ 二分:《外台》卷二十三《鼠瘘及瘰疬方一十一首》引《范汪》作"一分"。

④ 先食:《外台》卷二十三《鼠瘘及瘰疬方一十一首》引作"先食吴茱萸一分"。

⑤ 起:《礼记》曰:"恐、'匙'"。

⑥ 死:"死"上原有"又方"二字,上下不协,疑衍,今删。

⑦ 涂之:《外台》卷二十三《九瘘方三十五首》引《刘涓子》"之"下有"数过即愈,先以盐汤洗"九字。

⑧ 食:《病源》卷三十四《蝼蛄瘘候》"食"上有"由"字。

⑨ 在:《病源》卷三十四《诸瘘候》"在"上有"始发之时"四字。

⑩ 有:《千金方》卷二十三第一作"治"。

⑪ 清:原作"渍",形误,据《千金方》卷二十三第一改。

⑫ 之时:《千金方》卷二十三第一"之"下无"时"字,"之"连下读。

⑬ 核:《千金方》卷二十三第一无"核"字。

⑭ 右九物:《千金方》卷二十三第一、《外台》卷二十三《九瘘方三十五首》并作"右十味",别有"苴子半两"。

⑮ 病病:《病源》卷三十四《诸瘘候》作"历历"。

⑯ 肿:《千金方》卷二十三第一作"相连"。

痈形,瘥而后移①,其根在脾。

《刘涓子方》治蜂瘘,始发于颈瘰疬②,三四处俱肿,连以溃移。此得之多饮流水,水有蜂余毒不去:

蜂房—具 鳖甲—分 茴香子—分 茱萸—分 椒二百枚 干姜—分

右六物③,捣下④作散,敷疮孔口上,日十度⑤。

《千金方》有⑥蜂瘘方:

人屎、蛇脱灰,腊月猪膏和之,敷孔中。

又方:

蜂窠灰,腊月猪膏和,敷孔中。

《葛氏方》云:若著鼻内外,查瘤脓血出者⑦,是蜂瘘:

取瓱瓜⑧、蜂房,火炙焦末,温酒服方寸匕,日一。

治蚍蜉瘘方第廿一

《病源论》云:蚍蜉瘘者,因寒,腹中胪胀,所得寒毒不去,变化所生也。始发之时,在其颈项,使人状⑨若伤寒,有似疥癣,娄娄⑩孔出,其根在肺。

《刘涓子方》治蚍蜉瘘,始发于颈,初得如伤寒,此因食中有蚍蜉毒不去:

桃白皮—分 白术四分 知母—分 雌黄—分 干地黄—分 猬皮四分 独活—分 椒—百枚 青黛—分 斑蝥—分 白芷—分 柏脂—分 芍药—分 海苔⑪—分 当归—分

右十五物⑫,合捣作散,下筛,服一钱匕⑬,日三。病在里空腹服,在外先食后服之。又方无斑蝥、术。

治蛴螬瘘方第廿二

《病源论》云:蛴螬瘘者,恐惧愁忧思虑,哭泣不止,余毒变化所生也。始发之时,在其颈项,无头尾,如枣核,或移动皮中,使人寒热心满,其根在心。

《刘涓子方》云:治蛴螬瘘,始发颈,无头尾,如枣核溃溃多在人皮中⑭,使人寒热心满,此因喜怒哭泣:

空青二分 当归八分 细辛—两 干猬肉—分,—方用皮 枸杞根—分 斑蝥—分,去翅 地胆—分 干鸟脑如三大豆

右八物⑮,合冶下筛,作散,服方寸匕,日三,以醋浆下散。病在上,倒输卧⑯;在下,高枕⑰,使药流下。

治浮沮瘘方第廿三

《病源论》云:浮疽⑱瘘者,因恚结驰思,

---

① 后移:《病源》卷三十四《诸瘘候》作"复移";《圣惠方》卷六十六《治蜂瘘诸方》作"复生"。
② 瘰疬:《病源》卷三十四《诸瘘候》作"历历",属下读。
③ 右六物:《千金方》卷二十三第一作"右八味",另有"雄黄、黄芩各一两"。
④ 捣下:《千金方》卷二十三第一"下"下有"筛"字。
⑤ 日十度:《千金方》卷二十三第一作"日一,十日止"。
⑥ 有:《千金方》卷二十三第一作"治"。
⑦ 若著鼻内外,查瘤脓血出者:《外台》卷二十三《九瘘方三十五首》引《肘后》作"若鼻内肉,外查瘤,脓血出者"。
⑧ 瓱瓜:《本草》无此名,疑当作"瓬瓜","瓱""瓬"音近而误。"瓬瓜"即"王瓜",或是"瓜蒌"之误,待详考。《外台》卷二十三《九瘘方三十五首》引无此二字。
⑨ 状:《病源》卷三十四《诸瘘候》作"壮热"。
⑩ 娄娄:空孔貌。
⑪ 海苔:《千金方》卷二十三第一、《外台》卷二十三《九瘘方三十五首》并作"海藻"。
⑫ 十五物:《千金方》卷二十三第一作"十七味",另有"石、防风各一分"。
⑬ 匕:原作"上",据文义改。
⑭ 溃溃多在人皮中:《外台》卷二十三《九瘘方三十五首》"溃溃"作"块块";《千金方》卷二十三第一作"块累移在皮中"。
⑮ 右八物:《千金方》卷二十三第一、《外台》卷二十三《九瘘方三十五首》并作"右十味",另有"矾石、白术"二味。
⑯ 倒输卧:《千金方》卷二十三第一作"侧轮卧";《外台》卷二十三《九瘘方三十五首》作"侧输卧";程本《外台》作"侧卧"。
⑰ 枕:《千金方》卷二十三第一、《外台》卷二十三《九瘘方三十五首》"枕"下并有"卧"字。
⑱ 疽:《千金方》卷二十三第一、《外台》卷二十三《九瘘方三十五首》并作"沮",文异义同。

往反变化所生。始发之时，在于颈项①，亦在腋下，如两指，无头尾，使人寒热，欲坐②，其根在胆。

《刘涓子方》治浮沮瘘，始发于颈，如两指，使人寒热欲卧。得之因思虑忧满，其根在胆。地胆主之，甘草为佐方③：

石硫黄④一分 干姜一分 龙胆草二分 细辛二分 地胆一分，去翅 石决明一分，去皮 续断一分 大黄半分 阴芦根⑤一分

右九物⑥，下筛，敷疮上，日四五。

治瘰疬瘘方第廿四

《病源论》云：瘰疬瘘者，因强力入水，坐湿地，或新沐浴，汁⑦入头中，流在颈上之所生也。始发之时，在其颈项，恒有脓，使人寒热，其根在肾。

《刘涓子方》治瘰疬瘘，始发于颈⑧，有根，令人寒热，此得之新沐，汁入头中，下流于颈。

茯苓一两 续断一分 矾石二分 干地黄一分 空青一分 礜石一分，炼 干姜一分 桔梗一分 蜀椒一分 恒山皮一分 斑蝥一分 鸟脑一分，熬 附子一合，炮 虎肾⑨一分 干狸肉一分

右十五物⑩，捣合下筛，以白蜜和，酒服如大豆十丸，日再。

治转脉瘘方第廿五

《病源论》云：转脉瘘者，因饮酒大醉，夜卧不安，惊⑪欲呕，转侧失枕之所生也。始发之时，在⑫颈项，濯濯⑬脉转，身始⑭振，使人寒热，其根在小肠。

《刘涓子方》治转脉瘘，始发于颈⑮，濯濯脉转，身始振⑯，寒热。此得之惊卧失枕。

绿青二分 人参二分 当归二两 升麻一分 麦门冬一两，去心 大黄二分 钟乳二分 桂心二两 甘草半分 防风一分 白术一分 地胆一分 续断一分 麝香一分，末 礜石半分，生用之

右十五物⑰，合捣下筛，麝香末⑱筛，合，更

捣令调，白蜜和如大豆，温酒服十丸，日三。勿食生菜、生鱼、肥肉，忌房内，满百日令得都瘥。

治蛴螬瘘方第廿六

《病源论》云：蛴螬瘘者，由饮食居处，有蛴螬之毒气，入于脏腑，流于经脉所生也。初生之时，其状如鼠乳⑲直下，肿如覆手而痒，搔之疼痹。至百日有七八孔⑳，入三寸，中生蛴螬，乃有百数。蛴螬㉑成尾，自覆刺人，大如盂升，至三年杀人。

《千金方》：治蛴螬瘘方：
牛屎灰，和腊月猪膏敷之。

---

① 项：《病源》卷三十四《诸瘘候》无"项"字。
② 坐：《病源》卷三十四《诸瘘候》作"呕吐"；《千金方》卷二十三第一作"卧"。
③ 地胆主之，甘草为佐方：旁校曰："此九字，宇治本无。"
④ 石硫黄：《千金方》卷二十三第一、《外台》卷二十三《九瘘方三十五首》并作"雄黄"。
⑤ 阴芦根：《千金方》卷二十三第一、《外台》卷二十三《九瘘方三十五首》并作"菴䕡根"。
⑥ 右九物：《千金方》卷二十三第一作"右十物"，另有"甘草一分"。
⑦ 汁：《病源》卷三十四《诸瘘候》作"汗"。
⑧ 颈：《千金方》卷二十三第一"颈"下有"初苦痛"三字。
⑨ 虎肾：原作"干姜"，重出，据《千金方》卷二十三第一改，《外台》卷二十三《九瘘方三十五首》引作"虎指"。
⑩ 右十五物：《千金方》卷二十三第一作"右十七味"，另有"雌黄、芍药各一分"。
⑪ 惊：《圣惠方》卷六十六《转脉瘘诸方》"惊"上有"多"字。
⑫ 在：旁校"在"下有"于"字。《病源》卷三十四《诸瘘候》作"其"。
⑬ 濯濯：肥泽貌。指病处鼓起如肥状。
⑭ 始：据《病源》卷三十四《诸瘘候》作"如"，应据改。
⑮ 颈：《外台》卷二十三《九瘘方三十五首》"颈"下有"如大豆浮在脉中"七字。
⑯ 身始振：《外台》卷二十三《九瘘方三十五首》作"身如振"，"身"上有"苦惊惕"三字。
⑰ 右十五物：《千金方》卷二十三第一、《外台》卷二十三《九瘘方三十五首》并作"右十七味"，另有"斑蝥、白芷"二味。
⑱ 末："末"字原脱，据旁校补。
⑲ 乳：《病源》卷三十四《蛴螬瘘候》作"窍"。
⑳ 七八孔：《病源》卷三十四《蛴螬瘘候》作"十八孔"。
㉑ 乃有百数。蛴螬：此六字原脱，据旁校补，与《病源》卷三十四《蛴螬瘘候》合。

又方：

热牛屎涂之。

治蚯蚓瘘方第廿七

《病源论》云：蚯蚓瘘者，由居处饮食有蚯蚓之气，或因饮食入腹内，流于经脉所生。其根在大肠。其状肿核溃汁漏之①。

《集验方》蚯蚓瘘方：

取蝼蛄脑二七枚，酒和，敷疮上。

《刘涓子方》治蚯蚓瘘方：

鸭膏和胡粉，敷疮上②，已灵。

《千金方》有③蚯蚓瘘方：

蚯蚓屎、鸡屎，末之，以二月牡猪④下颌髓和，敷。

治蚁瘘方第廿八

《病源论》云：蚁瘘者，由饮食有蚁精气毒，入于五脏，流出⑤经脉，多著颈项，戢戢疮⑥，小肿核细，而⑦乃遍身体。

《集验方》蚁瘘方：

半夏一果⑧，捣作屑，以鸭膏和，敷疮上。

《千金方》蚁瘘方：

猬皮、肝、心灰末，酒服一钱匕⑨。

又方：

雄鸡灰末敷之⑩。

又方：

鼠灰敷之⑪。

《葛氏方》若疮多而孔少者，是蚁瘘：

烧鲮鲤鳃甲⑫，猪膏和敷，佳。

治蝎瘘方第廿九

《病源论》云：蝎瘘者，饮食居处有蝎之毒气，入于脏⑬，流于经脉，或生腋下，或生颈边，肿起如蝎虫之形，寒热而溃成瘘，久则疮里生细蝎。

《千金方》有⑭蝎瘘，五孔六孔皆相通方：

捣茅根汁，著纳孔中。

治虾蟆瘘方第卅

《病源论》云：虾蟆瘘者，饮食有虾蟆之毒气，入于脏，流于经脉，结肿寒热，因溃成瘘。服药有物随小便出，如虾蟆之状。

《千金方》有⑮虾蟆瘘方：

五月五日蛇脑及野猪脂敷，水衣敷亦佳⑯。

治蛙瘘方第卅一

《病源论》云：蛙瘘者，饮食居处有蛙之毒气，入于脏⑰，流于经脉而成瘘。因服药随小便出物，状如蛙形。

《千金方》有⑱蛙瘘方：

蛇腹中蛙灰敷之。

治蛇瘘方第卅二

《病源论》云：蛇瘘者，居处饮食有蛇毒

---

① 溃汁漏之：《病源》卷三十四《蚯蚓瘘候》作"溃漏"。

② 上："上"字原脱，据旁校补。

③ 有：《千金方》卷二十三第一作"治"。

④ 以二月牡猪：《千金方》卷二十三第一作"用社猪"。

⑤ 出：循上下文例当作"于"。

⑥ 疮：《病源》卷三十四《蚁瘘候》作"然"。

⑦ 而：《病源》卷三十四《蚁瘘候》无"而"字。

⑧ 果：《千金方》卷二十三第一作"枚"。

⑨ 匕：原作"上"，据《千金方》卷二十三第一改。

⑩ 雄鸡灰末敷之：检《千金方》卷二十三第一"治蚁瘘"中无此方。"治疗痿瘘"中用"雄鸡屎灰，腊月猪脂和封之"。

⑪ 鼠灰敷之：《千金方》卷二十三第一作"死蛇腹中鼠，腊月猪脂煎使焦，去滓敷之"。

⑫ 烧鲮鲤鳃甲：《千金方》卷二十三第一作"鲮鲤甲二七枚烧末"。

⑬ 脏：《病源》卷三十四《蝎瘘候》"脏"上有"腑"字。

⑭ 有：《千金方》卷二十三第一作"治"。

⑮ 有：《千金方》卷二十三第一作"治"。

⑯ 五月五日蛇脑及野猪脂敷，水衣敷亦佳：此十六字，《千金方》卷二十三第一作"五月五日蛇头及野猪脂同水衣封之佳"。

⑰ 脏：《病源》卷三十四《蛙瘘候》"脏"上有"腑"字。

⑱ 有：《千金方》卷二十三第一作"治"。

气,入于脏①,流于脉②,寒热结肿,出处无定,因溃成瘘。服药有物随小便出,如蛇形。

《千金方》有蛇瘘方:

蛇脱灰,腊月猪脂和,敷之。

治蝼蛄瘘方第卅三

《病源论》云:蝼蛄瘘者,由居处饮食③,有蝼蛄之毒气,入于脏④,流于经脉所生。初得之时,如枣核许,或满百日,或满周年,走不一处,成孔,脓汁溃漏。

《千金方》有⑤蝼蛄瘘方:

捣瓜根⑥敷,至瘥,慎口味。

治雀瘘方第卅四

《病源论》云:雀瘘者,居处饮食有雀之毒气,入于脏,流于脉⑦,发无定处,因溃成瘘。服药有物随小便出,状如雀鷇⑧。

《千金方》有⑨雀瘘方:

母猪屎灰,和腊月猪⑩膏敷,虫出如雀形。

治石瘘方第卅五

《病源论》云:石瘘之状,初⑪起两头如梅李核,硬⑫实,按之强如石而寒热,然⑬后溃成瘘。

《千金方》有⑭石瘘从两头出者,其状坚实,令人寒热方:

以大钹针破之,鼠粘草二分末,和鸡子一枚敷之。

又方:

捣槐子和井华水敷之。

治风瘘方第卅六

《病源论》云:风瘘者,由风邪在经脉,经脉结聚所成也。

《经心方》治风瘘鼠瘘方:

桑白皮七八斤,细剉,水二斗,煮取汁一斗,更煎汁,取二升半,顿服,下虫瘥。

又方:

烧地黄叶贴上,得瘥。

又方:

杏仁一升,熟捣,和生猪脂敷上。

《千金方》风⑮瘘及鼠瘘方:

赤豆⑯白蔹 黄芪 牡蛎

四味等分,酒服⑰方寸匕,日三。

治内瘘方第卅七

《病源论》云:内瘘者,人有发疮,色黑有结,内有脓,久乃溃出,侵食筋骨,谓之内瘘。

《龙门方》治内瘘方:

取槐白皮十两,捣丸,绵裹,纳下部,验。

又方:

煎楸叶作煎,稠堪丸,以竹筒纳下部,蚶⑱、痔、瘘悉瘥。

---

① 脏:《病源》卷三十四《蛇瘘候》"脏"上有"腑"字。
② 脉:《病源》卷三十四《蛇瘘候》作"经脉"。
③ 饮食:原作"食饮",据《病源》卷三十四《蝼蛄瘘候》乙正,与上下文例一律。
④ 脏:《病源》卷三十四《蝼蛄瘘候》作"腑脏"。
⑤ 有:《千金方》卷二十三第一作"治"。
⑥ 瓜根:《千金方》卷二十三第一作"土瓜根"。
⑦ 入于脏,流于脉:下一"于"字原脱,据《病源》卷三十四《雀瘘候》补。按循上文例,疑当作"入于腑脏,流于经脉"。
⑧ 鷇(kòu):须母鸟哺食之雏鸟。
⑨ 有:《千金方》卷二十三第一作"治"。
⑩ 猪:旁校曰:"字治本无'猪'字,医本等有之。"
⑪ 状、初:此二字原误倒,据《病源》卷三十四《石瘘候》乙正。
⑫ 硬:原作"靳",疑是"鞕"之误写,"鞕"同"硬",今改。或"靳"为"坚"之音误,待考。
⑬ 然:《病源》卷三十四《石瘘候》作"热"。
⑭ 有:《千金方》卷二十三第一作"治"。
⑮ 风:《千金方》卷二十三第一"风"上有"治"字。
⑯ 赤豆:《千金方》卷二十三第一作"赤小豆"。
⑰ 酒服:《千金方》卷二十三第一"酒"上有"冶下筛"三字。
⑱ 蚶:疑当作"痟"。

治脓瘘方第卅八

《病源论》云：诸瘘皆有脓汁，此瘘①独以②脓为名者，是诸疮久不瘥成瘘，而重为热气所乘，毒气停积生脓，常不绝，故谓之脓瘘。

《千金方》有③脓瘘方：

桃花末，和猪脂敷之。

又方④：

盐、面和，烧灰敷之。

《龙门方》瘘脓出方：

石硫黄末，置疮孔中，以艾灸，立验。

《本草》瘘脓出方：

杨庐⑤木，水煮叶汁洗之，立瘥。

治冷瘘方第卅九

《病源论》云：冷瘘者，亦是诸疮得风冷，久不瘥，因成瘘，脓汁不绝，故为冷瘘。

《千金方》凡⑥一切冷瘘方：

烧人吐出蛔虫灰⑦，先甘草汤洗瘘⑧，后著灰，无不瘥者，慎口味。

医心方卷第十六

---

① 瘘："瘘"字原脱，据旁校补，与《病源》卷三十四《脓瘘候》合。
② 以："以"字原脱，据《病源》卷三十四《脓瘘候》补。
③ 有：《千金方》卷二十三第一作"治"。
④ 又方：《千金方》卷二十三第一作"治诸瘘方"。
⑤ 庐：《证类本草》卷十四《木部下品》引《唐本附》作"栌"。
⑥ 凡：《千金方》卷二十三第一作"治"。
⑦ 灰：《千金方》卷二十三第一"灰"上有"为"字。
⑧ 瘘：《千金方》卷二十三第一作"疮"。

医心方卷第十七

从五位下行针博士兼丹波介丹波宿祢康赖撰

治丹毒疮方第一
治癣疮方第二
治疥疮方第三
治恶疮方第四
治热疮方第五
治夏热沸烂①疮方第六
治浸淫疮方第七
治王烂疮方第八
治反花疮方第九
治月蚀疮方第十
治恶露疮方第十一
治漆疮方第十二
治瘑疮方第十三
治疽疮方第十四
治蠼螋疮方第十五
治诸疮烂不肯②燥方第十六
治诸疮中风水肿方第十七

治丹毒疮方第一

《病源论》云:夫丹者,人身体色③忽然变赤,如丹涂之状,故谓之丹也。或发手足,或发腹上,如手掌大,皆风热恶毒所为。重者亦是④疽之类,不急治则痛,痛不可堪,久乃坏烂,去脓血数升。若发于节间,便断人四肢,毒入腹则杀人。小儿得之最忌。

又云:白丹者,初发痒痛,微虚肿,如吹疹⑤,疹起不痛不赤,而白色也。由挟风气故然⑥。

黑丹者,初发亦痒痛,或熛肿起,微黑色也。由挟风冷,故色黑。

赤丹者,初发疹起,大者如连钱,小者如麻豆,肉上粟粟如鸡冠肌理。由风毒之重,故使赤也。亦名茱萸丹。

丹疹者,肉色不变,又不热⑦,,但起隐疹,相连而微痒,故谓丹疹之⑧。

室火丹者,发时在腓肠⑨,如指大,二⑩三寸,皮色赤而热之⑪。

天灶火丹者,发时必在于两股里,冲⑫引至阴头而赤肿是也。

废灶火丹者,发时必于足跗上,而皮色赤者是也。

尿灶火丹者,丹发于胸腹及脐⑬,连阴头皆赤是也。

烟⑭火丹者,发⑮于背,亦在于⑯臂,皮色赤是也。

瘑火丹者,丹发于髀,而散走无常处,著处皮赤是也。

萤火丹者,丹发于骼⑰至胁,皮赤是也。

---

① 烂:"烂"字原脱,据正文标题补。
② 肯:"肯"字原脱,据正文标题补。
③ 色:《病源》卷三十一《丹候》无"色"字。
④ 是:《病源》卷三十一《丹候》作"有"。
⑤ 吹疹:《外台》卷三十一《白丹方一十二首》引《病源》"吹"下无"疹"字。按"吹疹"或当作"隐疹",待考。
⑥ 由挟风气故然:《病源》卷三十一《白丹候》作"由挟风冷故然色白也"。
⑦ 热:原作"起",与下"起隐疹"义相悖,据《病源》卷三十一《丹疹候》改。
⑧ 之:《病源》卷三十一《丹疹候》作"也"。
⑨ 发时在腓肠:《病源》卷三十一《室火丹候》"发"上有"初"字,"在"上有"必"字。
⑩ 二:《病源》卷三十一《室火丹候》"二"上有"长"字。
⑪ 之:《病源》卷三十一《室火丹候》作"是也"。
⑫ 冲:《病源》卷三十一《天灶火丹候》作"渐"。
⑬ 丹发于胸腹及脐:《病源》卷三十一《尿灶火丹候》"发"上无"丹"字。下"丹发于髀"、"丹发于骼"、"丹发于通身"均仿此。
⑭ 烟:《病源》卷三十一《熛火丹候》作"熛"。
⑮ 发:原"发"上有"丹"字,已经点删,检《病源》卷三十一《熛火丹候》无"丹"字,今从删。
⑯ 在于:"于"字原删,检《病源》卷三十一《熛火丹候》"在"下有"于"字,今保留。
⑰ 骼:《病源》卷三十一《萤火丹候》作"膊"。

石火丹者,丹发通身,似缬①目,突如粟是也,皮色乃青黑也②。

《小品方》云:丹毒者,方说一名天火也,肉中忽有赤如丹涂,赤色也。大者如手掌大,其剧者竟身体,亦有痛痒微肿者,方用:

赤小豆二升,春下筛,以鸡子白和如泥涂之,小干复涂之,逐手消也。竟身者,倍合之,尽复作,内宜服漏芦汤。今按:《千金方》无鸡子,但用水和之。

漏芦汤方:

漏芦二两 白蔹③二两 黄芩二两 白薇二两 枳实二两 升麻二两 芍药二两 大黄二两 甘草二两 麻黄二两

凡十物,㕮咀,以水一斗,煮取三升,分三服。若是穷地无药之处,依说增损易服之,及用后单行方也。能以锋针镵去血,然后敷药,大良。增损方法:

无漏芦,用栀子十枚;无白蔹,亦可略耳;无黄芩,亦用栀子;漏芦、黄芩并无者,但以栀子一物,亦足已之;无升麻,用犀屑;无犀屑,用蛇衔;无大黄,用芒硝;无麻黄,用葛根;无葛根,用石膏;无白薇,用知母;无知母,用萎蕤;无萎蕤,用枳实;芍药、甘草亦可略耳;都无药,但得大黄单服之,亦大善。

升麻汤,治丹疹诸毒肿渴渍方:

升麻二两 黄芩二两 栀子廿枚 漏芦二两 荊蘿根五两 芒硝二两

凡六物,㕮咀,以水一斗,煮取七升,停冷分用,渍渴恒湿也。

升麻膏,治丹疹诸毒肿热疮方

升麻二两 黄芩二两④ 栀子廿枚 白蔹二两 漏芦二两 枳实三两,炙 连翘二两 荊蘿根四两 芒硝二两 蛇衔三两

凡十物,切,春碎细细,以水三升,渍半日;以猪脂五升,煎令水气竭,去滓,敷诸丹毒肿热疮上,日三。若急须之,但合水即煎之。

又云:单用一物,春以薄之方:今按⑤:《集验方》同之。

生蛇衔⑥生地黄 生荊蘿叶 生慎火叶 生菘菜叶 生五叶藤 春豆豉⑦浮萍

上八物,一一别捣,别涂之。

大黄 黄芩 栀子 芒硝

上四物,各春,水和,各涂之。

《葛氏方》云:丹火⑧者,恶毒之气,五色无常,不即治,既痛不可堪,又待坏⑨,坏则去脓血数升,或发于节解,多断人四肢,盖痈疽之类。治之方:

煮⑩栗获⑪有棘刺者以洗之。

又方:

取赤雄鸡血,和真朱以涂。

又方:

猪膏和胡粉涂之。

又方:

捣麻子以涂之。

又方:

菾菜涂之。

又方:

以慎火涂之。

又云:治白丹方:

末豉以苦酒和涂之⑫。

---

① 缬(xié)目:"缬",染有彩文丝织品。"缬目",疑是所染图形的一种,类似"醉眼缬"。(唐)李贺《恼公》诗:"醉缬抛红纲,单罗挂绿蒙。"是以红色为主。

② 乃青黑也:《病源》卷三十一《石火丹候》作"青黑"。

③ 白蔹:《千金方》卷二十二第二作"白及"。

④ 二两:旁校曰:"本书三两。"

⑤ 今按:"今按"以下七字,原为大字,据校改标记并循文例改为小字。

⑥ 生蛇衔:《外台》卷三十《丹毒方九首》引《小品》"生蛇衔"上有"水苔"一味。

⑦ 春豆豉:《千金方》卷二十二第四作"豆叶"。

⑧ 丹火:《外台》卷三十《丹毒方九首》引作"天丹"。

⑨ 坏:原作"怀",形误,据仁和寺本改,与《外台》卷三十《丹毒方九首》引《肘后》合。下"坏"字原为重文号,今亦从上改。

⑩ 煮:"煮"上原有"又方"二字,与上文不协,据《外台》卷三十《丹毒方九首》删。

⑪ 栗获:《札记》曰:"获即获之讹字。"仁和寺本作"栗蕤";《外台》卷三十《丹毒方九首》引作"栗腋";《证类本草》卷二十三引《肘后方》作"栗皮"。疑此指栗子的总苞,《唐本草》作"栗毛壳"。

⑫ 末豉以苦酒和涂之:此八字原在下条之下,据校改标记移置于此。

又方①：

溃蛴螬涂之。

又方：

捣香菜②若蓼，敷之。

又方③：

烧鹿角④，以猪膏和涂之。

又方：

捣酸模草五叶者，饮汁，以淬薄之。

又云：治卒毒气攻身，或肿或赤，或痛或痒，淫弈分散，上下周匝⑤，烦毒欲死方：

取生鱼切之如脍，以盐和敷之，通身赤者，务多作，令竟病上，干复易之，鲋鱼为佳。

《集验方》治丹若走皮中侵广者，名为火丹，入腹杀人，治之方：

取蛴螬末，以涂之。

又云：若通身赤者方：

取妇人月布薄之，又取汁以浴小儿。

又方：

捣大黄，水和涂之。

又方：

捣栀子，水解涂之。

又方：

水和芒硝涂之。

《范汪方》治白丹方：

破生鲤，热血敷之，良。

《千金方》治丹神验方：

芸苔菜捣令熟⑥，厚封，随手即瘥。余气⑦未愈，三日以来⑧封，使醒醒⑨好瘥止，干则封⑩。

又方⑪：

牛屎涂之，干则易之。

又云：赤流肿⑫者：

榆根白皮末，鸡子白和，涂之。

《医门方》云：凡人面目忽得赤黑丹如疥状，不疗，遍身即死方：

以猪槽下泥涂之。

又方：

烧鹿角末，和猪脂涂之。

《苏敬本草注》云⑬：

捣芜蔚薄之。

又云⑭：

苎根捣贴之。

《拯要方》丹肿方：

生鲫鱼肉捣如泥涂之。

《博济安众方》云⑮：

以连钱草，以盐挼敷之。

《崔禹锡食经》云：

敷水中苔，良。

治癣疮方第二

《病源论》云：癣病之状，皮肉上隐疹如钱文，渐渐增长，或圆或斜，痒痛，有匡郭⑯，里生虫，搔之有汁。此由风湿邪气客于腠理，复值寒湿与血气相搏，则血气否涩发此病。

按《九虫论》云：蛲虫在人腹⑰内，变化多端，发动亦能为癣，而癣内实有虫也。

《养生方》云：夏不用屋而露面卧，露下堕面上，令面皮厚，喜成癣也。

---

① 又方：旁校曰："(此条)字治本无，重基本有之，重忠本无之。"

② 香菜：《外台》卷三十《白丹方一十二首》引《肘后》作"香薷叶"。

③ 又方：旁校曰："(此条)字治本无，重基本有之，重忠本无之。"

④ 烧鹿角：《外台》卷三十《白丹方一十二首》引"角"下有"作灰"二字。

⑤ 匝：仁和寺本作"遍"。

⑥ 捣令熟：《千金方》卷二十二第四作"熟捣"。

⑦ 余气：《千金方》卷二十二第四作"如余热气"。

⑧ 三日以来：《千金方》卷二十二第四作"三日内"。

⑨ 醒醒：美好貌，指病愈。

⑩ 干则封：《千金方》卷二十二第四作"纵干亦封之"。

⑪ 又方：《千金方》卷二十二第四此方治"五色油丹"。

⑫ 肿：《千金方》卷二十二第四"肿"下有"丹毒"二字。

⑬ 《苏敬本草注》云：此下疑省"治丹毒疮方"云云，下"《博济安众方》云"、"《崔禹锡食经》云"均仿此。

⑭ 又云：仁和寺本作"又方"。

⑮ 《博济安众方》云：旁校曰："(此条)字治本无，医本有之。"

⑯ 匡郭：亦作"匡廓"。轮廓，边廓。

⑰ 腹：《病源》卷三十五《癣候》作"肠"。

干癣①,但有匡廓,皮枯索②,痒,搔之白屑出是也。皆是风湿邪气客于腠理,复值寒湿为血气相搏所生。若其风毒气多,湿气少,故风沉入深,故无汁,为干癣也。其里亦生虫。

湿癣亦有匡廓也,如虫行,浸淫,亦③湿痒,搔之多汁成疮,是其风毒气浅,湿多风少,故为湿癣也。其里亦生虫之④。

风癣是恶风冷气客在皮,折于血气所生。亦作圆纹匡廓,但抓把⑤顽痹不知痛痒是也,其里亦生虫。

白癣之状,白色淀淀⑥然而痒。此亦是腠理虚受风,风与气并,血涩而不能荣肌肉故也。

牛癣,俗云以⑦盆器盛水饮牛,用其余水洗手面,即生⑧癣,名为牛癣。其状皮厚,抓之硬⑨强而痒是也。其里亦生虫。

圆癣之状,作圆纹隐起,四畔赤,痒痛是也。其里亦生虫。

狗癣,俗云狗舐之水,用洗手面,即生癣。其状微⑩白,点缀相连,亦微痒是也。其⑪里亦生虫。

雀眼癣,亦是风湿所化⑫,其纹细似于⑬雀眼,故谓之雀眼⑭。搔之亦痒,其里亦生虫。

刀癣,俗云以磨刀水用洗手面而生癣,名刀癣。其状无匡廓,纵斜⑮无定是也。其里亦生虫。

《葛氏方》治癣疮方:

以好苦酒于石上磨桂,以涂之。

又方:

苦酒磨柿根涂之。

又方:

干蟾蜍烧末,以膏和涂之,立愈。

又方:

捼蓼叶涂之。

又云:治湿癣方:

刮疮上,火炙糜脂涂之⑯,末蛇床子,猪膏和,敷之。

又方:

取葎母草以刮癣上,取瘥止。

又云:治燥癣方:

水银和胡粉⑰涂之。

又方:

雄鸡冠血涂之。

又方:

熬胡粉令黄赤色,苦酒和如泥,敷上,以纸贴之,干更涂之。

又方:

捣桃白皮,苦酒和,涂⑱,瘥。

又方:

以榖树汁涂之。

---

① 干癣:按此条引自《病源》卷三十五《干癣候》,因上引《养生方》文亦出自《病源》,故此省"《病源论》云"诸字。下各节分别引自《病源》各癣候。

② 枯索:即"枯涩"。

③ 亦:《病源》卷三十五《湿癣候》作"赤",独为句。

④ 生虫之:《病源》卷三十五《湿癣候》作"有虫"。

⑤ 把:旁校作"犯",仁和寺本、《病源》卷三十五《风癣候》并作"搔"。

⑥ 淀淀:仁和寺本作"硟硟",与《病源》卷三十五《白癣候》合。

⑦ 以:"以"字原脱,据仁和寺本补,与《病源》卷三十五《牛癣候》合。

⑧ 生:原作"出",据仁和寺本改,与《病源》卷三十五《牛癣候》合。

⑨ 硬:原作"靳",疑是"靮"字之误,仁和寺本作"靮",乃"硬"之俗写,据改。

⑩ 微:原作"瘢",据旁校改,与《病源》卷三十五《狗癣候》合。

⑪ 其:"其"字原脱,据旁校补,与《病源》卷三十五《狗癣候》合。下"雀眼癣"仿此。

⑫ 化:仁和寺本作"生",与《病源》卷三十五《雀眼癣候》合。

⑬ 其纹细似于:"纹"上原无"其"字,据仁和寺本、《病源》卷三十五《雀眼癣》补。又《病源》"似"下无"于"字。

⑭ 雀眼:《病源》卷三十五《雀眼癣》"眼"下有"癣"字。

⑮ 纵斜:原作"锋钘",据旁校改,与仁和寺本、《病源》卷三十五《刀癣候》合。

⑯ 刮疮上,火炙糜脂涂之:《外台》卷三十《干湿癣方一十五首》引《肘后》作"刮疮令坼,火炙,指摩之"。

⑰ 胡粉:《外台》卷三十《干湿癣方一十五首》"粉"下有"研令调"三字。

⑱ 涂:仁和寺本"涂"下有"之"字。

《千金方》治癣秘方①：

捣羊蹄根，分著罂②中，以白蜜和之，先刮疮边伤，先以蜜和敷之，若炊一石米顷拭去，更以三年大醋和，以敷癣上，燥便瘥。若刮疮少许处③不伤，即不瘥。

又云：凡癣积年不瘥，随有之处，皆用得愈方：

取自死蛇，烧作灰，腊月猪脂和涂，即愈。

《范汪方》治癣湿方：

取羊蹄根，细剉数升，以桑薪灰汁煮四五沸，绞去滓，以汁洗疮。

《僧深方》治癣方：

末雄黄，醋和，先以布④拭疮令伤，以药涂上，神效不传。

又方：

附子一枚　皂荚一枚　九月九日茱萸四合

右三物，下筛为散，搔癣上令周遍汁出，以散薄之。若干癣，以苦酒和散，以涂其上，神良，秘方。

又云：治癣积年不愈方：

取鲶，炙而食之，勿食盐、醋，三过，三食便⑤愈。当时乃当小盛，此欲愈也。

又云：治瘑⑥癣浸淫日长，痒痛，搔之黄汁出，瘥复发方：

日未出时，北向取羊蹄根，勿令妇人、小儿见，洗去土，切捣，淳苦酒和洗疮，去痂，以敷上一时，间以冷水洗之，日一敷。又可取根揩之，神良。日未出取者，不欲影加根上。

《拯要方》⑦疗湿癣方：

右，以日未出时，采取羊蹄根，其根须独，并不得有权枝，不得令见风。切捣为末，和羖羊酪，著少盐，于日中曝两食久，以涂癣上。

又方：

取椿⑧叶，面著癣上，用匙背打，使极碎，即裹之，勿令叶落，无不瘥者。

又云：疗干癣积年，痂厚，搔之黄水出，逢阴雨即痒方：

右，取巴豆肥者一枚，于⑨炭火上烧之，令脂出，即于斧⑩上以脂⑪研之如杏子⑫，涂癣上，薄涂之，不过一两度便愈。

又方：

作艾炷以灸之，随灸随瘥。

又方：

捣马齿汁，揩之，洗之，效。

《博济安众方》⑬一切瘑癣、恶疮、小儿头疮方：

以水银、白矾石、蛇床子、黄连，和猪脂敷之。

《苏敬本草注》⑭：

东壁土摩之，干湿兼治之。

《陶景本草注》云：

艾叶，苦酒煎，涂之。

《本草经》云：

捣醋浆草薄之，杀诸小虫，又治恶疮也。

《广利方》疗诸癣疮⑮，或湿，痛痒不可忍方：

以醋磨石硫黄，涂上。

又方：

苦楝皮，烧作灰，和猪脂涂上。

---

① 治癣秘方：按此条见于《千金翼》卷二十四第八。《千金方》卷二十三第四作"治细癣：羊蹄根于磨石上，以苦酒磨之，以敷疮上，当先刮疮，以火炙干后敷，四五过"。

② 罂：原作"罌"，疑是"罌"之形误，据文义改。"罌"同"罂"。

③ 少许处：《千金翼》卷二十四第八"处"上无"少许"二字。

④ 布：《外台》卷三十《癣疮方一十一首》作"新布"。

⑤ 便：原作"使"，据旁校改，与仁和寺本合。

⑥ 瘑：原作"蜗"，今改为通用字。

⑦ 《拯要方》：旁校曰："（此下两条）宇治本无，医本有之。"

⑧ 椿：《外台》卷三十《干湿癣方一十五首》作"楮"。

⑨ 于："于"字原脱，据旁校补，与仁和寺本合。

⑩ 斧：仁和寺本作"脊"。按"斧"当作"釜"，"脊"疑指釜脊言。

⑪ 脂：《外台》卷三十《干湿癣方一十五首》作"揩"。

⑫ 杏子：《外台》卷三十《干湿癣方一十五首》作"杏艺"，程本《外台》作"杏泟"，山田业广引惟寅曰"泟"即"渧"字，"杏泟"即"杏仁油"。

⑬ 《博济安众方》：旁校云："宇治本无，医本有之。"

⑭ 《苏敬本草注》：此下疑省"治癣疮方"诸字。下"《陶景本草注》云""《本草经》云"，均仿此。

⑮ 疮："疮"字原脱，据旁校补，与仁和寺本合。

治疥疮方第三

《病源论》云：疥有数种，有大疥，有马疥，有水疥，有干疥，有湿疥。多生手足，乃至遍体。大疥者，作疮有脓汁，嫩赤痒痛是也。马疥者，皮肉隐嶙①起，作根址②，搔之不知痛③，此二种则重。水疥者，作痦瘟如④瘭浆，摘破有水出。此一种小轻。干疥者，但痒，搔之皮起作干痂。湿疥者，起小疮，皮薄，常有汁出，并皆有虫，人往往以针头挑得，状如水内病虫。此悉由皮肤受风邪热气所致也。《九虫论》⑤云：蛲虫多作病疥⑥。

《葛氏方》治卒得疥疮方：

猪膏煎芫花以涂之。

又方：

麻油摩硫黄涂之。

又方：

石灰二斗，以五斗汤洗，取汁，先拭疮，以此灰汁洗之。

又方：

东行楝根刮末，苦酒和涂。通身者，浓煮以浴佳。

又方⑦：

酒渍苦参饮之。

《集验方》治疥汤方：

蜀椒四合，以水一斗，煮三沸，去滓，令温，洗疥。

又方：

大麻子一升，捣令破，煮如粥，以曲一斤著中，涂之，治马疥最良。

《删繁方》治癣及疥等，乱发膏方：

乱发如鸭子大一枚 鲫鱼一头 雄黄二两 八角附子一枚 苦参一两 猪膏一枚

凡六物，前捣附子三物为末，猛火煎猪膏、发、鱼令尽，纳末药，敷疮上。

《范汪方》治疥，水银膏方：

水银一两二分，一方二两 黄连一两 黄柏一两，炙 蓝漆一两 乱发二分，烧成灰

凡五物，捣下筛，和以神明膏三合⑧，令

相得，涂疥上，日三。神良。

又方：

羊蹄根捣⑨，猪脂和涂，或小与盐。

《拯要方》胡粉膏，疗疥方：

胡粉三两 水银二两 松脂二两 猪膏六两

右，煎成去滓，纳水银、胡粉、和调，涂疮上，日二⑩。

又方：

苦酒摩狼跋子⑪涂之，效。

又方：

用椿木叶，以煮汁洗之。

又方：

以醋磨楝实根涂之。

《陶景本草注》⑫：

柳叶煮以洗之。

又方：

漏芦根，苦酒磨以敷之。

《苏敬本草注》：

取柏枝烧其下，承取汁名　，甚治疥也。

《本草稽疑》云：

狼血涂⑬久疥，良。忌食鱼一月，永瘥，效。

---

① 隐嶙：疑当作"嶾嶙"，本指山高峻，此形容皮肤高起。
② 根址："址"原作"㘲"，同"址"，今改为通用字。"根址"，即根茎。
③ 痛：《圣惠方》卷六十五《治一切疥诸方》"痛"下有"痒"字。
④ 如：仁和寺本"如"下有"小"字，与《病源》卷三十五《疥候》合。
⑤ 《九虫论》：《病源》卷三十五《疥候》此上有"按"字。
⑥ 蛲虫多作病疥：《病源》卷三十五《疥候》作"蛲虫多所，变化多端，或作病疥痔瘘，无所不为"。
⑦ 又方：仁和寺本无此条，与旁校引宇治本、医本等合。
⑧ 三合：仁和寺本作"五合"。
⑨ 根捣：此二字原误倒，据仁和寺本乙正。
⑩ 二：旁校曰："宇治本作'三'，医本等'二'。"
⑪ 狼跋子：仁和寺本作"猪跋子"。
⑫ 《陶景本草注》：此下疑省"治疥疮方"诸字。下《苏敬本草注》、《本草稽疑》云"皆仿此。
⑬ 涂：旁校"涂"下有"之"字。

治恶疮方第四

《病源论》云:诸疮生身体,皆是体虚受风热,风热与血[1]相搏,故发疮。若风热挟湿毒之气者,则疮痒痛焮肿,而[2]多汁,身体壮热,谓之恶疮也。

《养生方》:铜器盖食,汗[3]入食,发恶疮、内疽。

又云:醉而交接,或致恶疮。

又云:井水[4]和粉洗之[5],不病恶疮。

又云[6]:饮酒热未解,以冷水洗面,令人面发疮[7],轻者齇疱。

《刘涓子方》治恶疮方:

用杏仁熬令黄黑,豉熬令黑焦,膏和敷上。

《录验方》甘氏乌膏,治天下众疮,医术不能瘥,有虫者,悉治之方:

水银一两　黄连二两　墨二分

右三物,猪膏和,熟研,调如脂,敷不过二三即愈。秘方。《僧深方》于潜墨云云。

《范汪方》治恶疮中生恶肉挺出方:

末石硫黄敷之,有汁著末,无汁以唾和敷之。

《僧深方》治恶疮肉脱出方:

乌头末,以敷疮中,恶肉立去,佳。

《千金方》治恶疮方:

烧篇竹灰,和楮[8]白汁封。

又方:

河水煮白马屎十沸,洗之[9]。

又云:十年不瘥者[10]:

盐汤洗,以[11]地黄叶贴之。

又方:

烧羭猪屎一升,敷之。

又方:

烧苦瓠子[12]末,敷之。

又方:

烧鲫鱼灰,和酱清敷之,主一切恶疮。

又方:

以牛屎熏即愈。凡疮皆可熏。

又云:恶疮[13]十年不瘥,似癞方:

蛇脱皮一枚烧之,末下筛,猪脂和敷之。

又方:

苦瓠一枚,㕮咀,煮取汁洗疮,日三。

又云:恶疮名曰马疥,其大如钱方:

以水煎[14]自死蛇一头,令烂去骨,以汁涂之,手下瘥。

《葛氏方》治大人、小儿卒得诸恶疮,不可名识者方:

烧竹叶,以鸡子中黄和涂之。

又方:

取牛膝根,捣涂之。

又方:

取蛞蝓虫绞取汁,敷疮,疮中虫即走出。

又方:

腊月猪膏一升,乱发如鸭[15]子一枚,生鲫鱼一头,合煎令消尽,不沸止;又纳末雄黄、雌黄[16]、苦参屑各二两,大附子一枚[17],令[18]搅凝,盛器,以敷诸疮,无不瘥。

又云:若疮中恶肉突出者:

末乌梅屑,敷疮中,佳。

---

① 血:《病源》卷三十五《诸恶疮候》作“血气”。

② 而:《病源》卷三十五《诸恶疮候》“而”下有“疮”字。

③ 汗:仁和寺本作“汁”,与《病源》卷三十五《诸恶疮候》合。

④ 井水:仁和寺本作“井华水”,与《病源》卷三十五《诸恶疮候》合。

⑤ 之:《病源》卷三十五《诸恶疮候》作“足”。

⑥ 又云:按此条原为行间补入小字,今改为大字。

⑦ 疮:《病源》卷三十五《诸恶疮候》作“恶疮”。

⑧ 楮:原作“猪”,形误,据仁和寺本改,与旁校引医本等合。检《千金方》卷二十二第六亦作“楮”。

⑨ 又方,河水煮白屎十沸,洗之:按《千金方》卷二十二第六作“治恶疮似火烂洗汤方:白马屎曝干,以河水和煮十沸,绞取汁洗之”。

⑩ 十年不瘥者:《千金方》卷二十二第六作“治十年不瘥似癫者”。

⑪ 以:《千金方》卷二十二第六作“捣”。

⑫ 苦瓠子:《千金方》卷二十二第六作“苽苔子”。

⑬ 恶疮:《千金方》卷二十二第六“恶”上有“治”字,下“恶疮名曰马疥”仿此。

⑭ 煎:《千金方》卷二十二第六作“渍”。

⑮ 鸭:《肘后方》卷五第三十七作“鸡”。

⑯ 雌黄:《肘后方》卷五第三十七无此一味。

⑰ 枚:《肘后方》卷五第三十七“枚”下有“末”字。

⑱ 令:仁和寺本作“合”。

《拯要方》疗一切恶疮十年以上，并漏疮及疥癣作孔，久不瘥方：

黄连一两 芦茹一两 蛇床子一两 礜石一两，别捣 水银半两

右，捣筛，以腊月猪脂和如稀泥，下水银令销尽，即成；先以泔清洗疮，然涂药讫，仍以黄柏末，绵沾粉之，令不污衣。

《集验方》治恶疮，身体面目皆烂有汁方：取生鱼三寸者，并少豉，合捣令熟，以涂之，燥复涂。

又云：治恶疮方：

楝子一升 地榆五两 桃仁五两 苦参五两

水一斗，煮取四升，温洗之。

又云：恶疮，人不能名者方：

取头垢，猪脂和，涂疮中。

治热疮方第五

《病源论》云：诸阳气在表，阳气盛则表热，因运动劳役，腠理则虚而开，为风邪所客，风热相搏，留于皮肤，则生疮。初作瘭浆，黄汁出，风多则痒，热多则痛，血气乘之，则多脓血，故名热疮之[①]。

《小品方》热疮者，起疮便生白脓是也。

《刘涓子方》治卒发热疮方：

炭长二尺许，烧令赤，以水二升灌之，出炭取汁浴之，即愈。

《录验方》治热疮，黄连粉散方：

水银熬 黄连 胡粉熬，各一两

凡三物，先捣黄连，下筛，然后合三物熟和之，盐汤洗疮，拭令净，药敷之，日二。

治夏热沸烂疮方第六

《病源论》云：盛夏之月，人肤腠开，易伤风热，风热毒气，搏于皮肤，则生沸疮。其状如汤之沸，轻者匝匝[②]如粟粒；重者热汗浸渍成疮，因以为名，世呼为沸子[③]。

《新录方》治夏月热沸疮方：

细筛石灰粉上。

又方：

以生枣叶揩上。

又方：

醋浆煮洗之。

又方：

以水萍揩涂之。

又方：

捣菟丝苗揩涂之。

《令李方》治人身体热沸生疮方：

矾石四两，熬 白善六两，熬

凡二物，冶筛，先以布拭身，乃以药粉之，日二。

今按：师说云：嚼疮者，风邪在皮肉间，夏时蒸热气时成疮，如风矢，先痒后痛。色赤白，隐疹如粟米大，治之方：

柚叶，煮水洗之。

又方：

煮栀子叶洗之，亦研栀子粉之。

又方：

粟粉敷之。

若热盛赤血者方：

蔄草春绞，涂，并煮洗之。

治浸淫疮方第七

《病源论》云：浸淫疮，是心家有风热，发于肌肤。初生甚小，先痒后痛而成疮，汁出浸淫[④]肌肉，浸淫渐阔，乃至遍体。其疮若从口出，流散四肢[⑤]则轻；若从四肢生，然后入口[⑥]则重。以其渐渐增长，因名浸淫疮也。

《葛氏方》治卒得浸淫疮，转广有汁，多起于心，不早治之，绕身周匝，则杀人方：

---

① 之：《病源》卷三十五《热疮候》作"也"。
② 匝匝：布满貌。指痱子成片状。
③ 沸子：即"痱子"。
④ 淫：仁和寺本作"渍"，《病源》卷三十五《浸淫疮候》作"渍"。
⑤ 四肢：仁和寺本"之"下有"者"字，与《病源》卷三十五《浸淫疮候》合。
⑥ 口：《病源》卷三十五《浸淫疮候》"口"下有"者"字。

以鸡冠血涂之。

又方：

牛新屎，绞取汁涂之，烧以①熏之，佳。

又方：

胡燕窠末②，以水和敷之。

《录验方》天麻草汤方：

天麻草切五升，以水一斗五升，煮取一斗，分洗，以杀疮痒也。

《拯要方》疗身上疮，疮汁所著处即成疮，名曰浸淫，痒不止方：

黄连—两 黄柏—两 芦茹—两 礜石—两 甘草—两 生胡粉—两

右，捣甘草以上为散，胡粉于铫子中著，熬令黄，和之为散；欲敷药，先以苦参汁洗，故帛拭干即著药，不过三四度即瘥。

《苏敬本草注》云③：

生嚼胡麻涂之④。

《集验方》治卒毒气攻身，或肿或赤，或痛或痒，淫并分散上下周匝，烦毒欲死方：

取生鱼⑤，切之，如作鲙，以盐和⑥薄之；若通身，多作，令竟病上，干复易之。

《千金方》⑦治浸淫疮方：

以煎饼热薄之⑧，取止，神良。

治王烂疮方第八

《病源论》云：王烂疮者，由腑脏实热，皮肤虚而受风湿，风湿与热相搏，故初起作㿦浆，渐渐王大⑨，汁流浸渍⑩，故曰王烂也。亦名王灼疮，以其初作㿦浆，如汤火所灼也。又名洪烛疮，其初生如沸汤洒，作㿦浆，赤烂如火烛，故名洪烛也。

《葛氏方》治大人、小儿卒得王灼疮，一名㿦⑪疮，一名王烂疮，此疮初起作㿦浆，似火疮，故以灼烂为名。

烧牛屎，筛下以粉之。

又方：

熬秫米令黄黑，捣以敷。

又方：

煮小豆汁，纳鸡子，绞以洗之，良。

又方：

末黄连、胡粉，油和涂之。

《小品方》有洪烛疮，身上忽生㿦浆，如沸⑫汤洒，剧者竟头面，亦有胸胁腰腹通体⑬如火汤烁，㿦浆起者是也，治之法：

急宜服漏芦汤下之，外宜以升麻汤浴，但倍分两⑭多煮之，以浴溻之，其间敷升麻膏佳。若穷地无药者，但依治丹法，用单行草菜方也。《千金方》同之。

《范汪方》治王烂疮方：

大麻子、大豆分等，苇筒中纳之⑮，热炙蒸，筒⑯头取汁涂疮上，再过愈。

《僧深方》治王烂疮方：

胡粉烧令黄 青木香 龙骨 滑石各三两

右四物，治筛毕，以粱粉一升和之，稍稍粉疮上，日四五愈。

---

① 烧以：《外台》卷二十九《浸淫疮方七首》作"亦烧烟"。
② 胡燕窠末：《证类本草》卷十九《禽部中品》引《葛氏方》作"胡燕窠中土"。
③ 《苏敬本草注》云：此下疑省"治浸淫疮方"诸字。
④ 生嚼胡麻涂之：《证类本草》卷二十三《米部上品》引《唐本注》作"生嚼涂小儿头疮及浸淫恶疮大效"。
⑤ 生鱼：《外台》卷二十九《浸淫疮方七首》引《集验方》作"生鲫鱼"。
⑥ 和：《外台》卷二十九《浸淫疮方七首》引"和"下有"捣"字。
⑦ 《千金方》：按此条原为行间补写文字，检仁和寺本有此条，今改为大字正文。
⑧ 热薄之：《千金方》卷二十二第六作"承热揭之"。
⑨ 王大：仁和寺本作"王烂"，与《病源》卷三十五《王烂疮候》合，按"王"读"旺"。
⑩ 浸渍：《病源》卷三十五《王烂疮候》作"浸溃烂"。
⑪ 㿦：原作"瘭"，文异义同，今改为通用字，与上下文字一律。下一个"㿦"字原作"臕"，"㿦"之借字，亦改。
⑫ 沸：原作"㳸"，形误，据文义改。
⑬ 通体：原"通"下脱"体"字，据《千金方》卷二十二第六补。
⑭ 两："两"字原脱，据仁和寺本补。
⑮ 之："之"字原为重文号，旁校疑作"之"，检仁和寺本正作"之"，今从。
⑯ 筒：原作"篇"，文义不通，疑是"筒"字之误，据上文"苇筒"文例改。

治反花疮方第九

《病源论》云:反花疮者,由风毒热①相搏所为。初生如饭粒,其头破即血出,便生恶肉,渐大有脓,根出②,肉反散如花状,因名反花疮。凡诸恶疮,久不瘥者,亦恶肉反出,如反花形之③。

《龙门方》治反花疮方:
取柳树枝叶为煎,涂之,大验。

又方:
烧马齿草灰敷之,验。今按:《千金方》捣封之。

《千金方》治反花疮方,并治积年诸疮不瘥者:
取鼠粘草④根,细切熟捣,和腊月猪膏封之,取瘥止。并一切⑤久不瘥诸肿恶疮、漏疮等⑥,皆瘥。大大神验。

又方:
取蜘蛛膜帖疮上,数易之,神验。

《救急单验方》疗反花疮方:
烧盐末,拊⑦验。

治月蚀疮方第十

《病源论》云:月蚀⑧疮,生于两耳及鼻面间,并下部诸孔窍侧,侵食乃至筋骨。月初则疮盛,月末则疮衰,以其随月死生,因名之为月蚀疮也。

又云:小儿耳下生疮,亦名月蚀。世云小儿见月,以手指指之,则令病此疮也。其生⑨诸孔窍,有虫,久不瘥,即变成瘘也。

《葛氏方》治大人小儿卒得月食疮方:
于月望夕,取兔屎,仍以纳虾蟆腹中,合烧末,以敷疮上,验。

又方:
取萝摩草汁⑩,涂。

又方:
烧蚯蚓⑪屎令赤,膏和敷⑫。

《集验方》治月蚀疮方:

鼓皮如手⑬,淳苦酒三升,渍一宿,以涂疮上。

又方:
煮枯鲍鱼,以洒之。

《范汪方》治月蚀疮、诸恶疮方:
烧仇道⑭末,敷之。疮无汁者,膏和涂。亦可以虾蟆膏涂之。

《令李方》治月蚀疮,茱萸根散方,用:
茱萸根　蔷薇根各二两
凡二物,冶合下筛,生盐作汤洗疮,以散粉上,日三。

《龙华方》治月蚀疮骨出方:
猪脂和杏仁,敷之良。

治恶露疮方第十一

《小品方》云:凡以八、九月刺手足,以犯恶露,杀人不轻也,治之方:
用生竹若桑枝两三枚,郁著火中为推引之,令极热,研碎断之,正以头注疮口上,热尽复易著一枚,尽三枚,则疮当正白烂;乃取蘦

---

① 热:《病源》卷三十五《反花疮候》无"热"字。
② 渐大有脓,根出:"根"字原脱,据仁和寺本补。仁和寺本"浓"下有"汁"字。《病源》卷三十五《反花疮候》作"渐大有根,脓汁出"。
③ 之:《病源》卷三十五《反花疮候》无"之"字。
④ 鼠粘草:《千金方》卷二十二第六作"牛蒡",按"鼠粘草"即"牛蒡"异名。
⑤ 一切:《千金方》卷二十二第六作"治"。
⑥ 疮等:此二字原脱,据《千金方》卷二十二第六补。
⑦ 拊:仁和寺本作"附",义同,即"附着",用同"敷"。
⑧ 月蚀:此二字原脱,据仁和寺本补。按《病源》卷三十五《月食疮候》作"月食",文异义同,下仿此。
⑨ 生:"生"字原脱,据仁和寺本补,与《病源》卷三十五《月食疮候》合。
⑩ 汁:《外台》卷二十九《月蚀疮方一十二首》引《肘后》作"捣末"。
⑪ 蚯蚓:"蚓"上原脱"蚯"字,据《外台》卷二十九《月蚀疮方一十二首》补。
⑫ 膏和敷:《外台》卷二十九《月蚀疮方一十二首》作"末,以猪膏和,敷之"。
⑬ 如手:《外台》卷二十九《月蚀疮方一十二首》引《集验》作"如许大一片"。
⑭ 仇道:《本草和名》卷下曰:"虾蟆,一名仇道。"

白,捣,以绵裹之,著热灰中,使极热,乃去绵,取蘾以薄疮上,以布帛急裹之。若疮故肿①者,更为之。若已中水及恶露风寒肿痛者,以盐数合,急折著疮上,以火灸之,令热达疮中,毕,以腊纳竹管中,以管贮热灰中炮之,腊烊以灌疮。若无盐、蘾者,但腊便可单用。

又云:治恶露疮方:

取蒲若败青布于小口器中,若坎中,烧以熏之,疮中汁出尽则愈。

《千金方》云②:

取韭捣之,以薄疮口上,以火灸之,令热彻疮中便愈。

治漆疮方第十二

《病源论》云:漆有毒,人有禀性畏漆,但见漆便中其毒,喜面痒,然后胸臂髀腨皆悉搔痒,面为起肿,先③眼微赤,诸所痒处,以手搔之,随手荨展,起赤瘟瘤,瘟瘤④消已,生细粟疮甚微,有脓⑤,中毒轻者,证候如此;其有重者,遍身作疮,小者⑥如麻豆,大者如枣、杏,脓燃⑦疼痛,摘破小定,有⑧小瘥者,随次更生。若火烧漆,其毒气则厉,著人急重;亦有性自耐者,终日烧煮,竟不为害。

《广济方》疗漆疮肿痛方:

嚼糯米敷上,四五度瘥。忌热面、饮酒。

《葛氏方》治卒得漆疮方:

以鸡子黄涂之,干复涂,不过三⑨。

又方:

煮柳叶⑩,适寒温以洗之。

又方:

捣韭⑪令如泥,以涂之。

又方:

捣蟹⑫涂之。

又方:

嚼秫米涂之。

又方:

煮香菜,以渍洗之。

又方:

捼慎火若鸡肠草,以涂之。

《拯要方》疗漆疮方:

盐汤洗之。

又方:

马尿涂之。

《耆婆方》治漆疮方:

荏菜汁涂之。

又方:

煮生椒汤洗上。

又方:

栀子⑬和水涂之。

《范汪方》治漆疮⑭方:

用芒硝二合—方五两,以水一升,渍自消色缥⑮以洗之。—方汤渍。

《录验方》治漆疮方:

黄栌木一斤,剉,盐一合,以水一斗,煮取五升,去滓,冷洗。神方。

《救急单验方》⑯疗漆疮方:

以水五升,煮椒一升,十余沸,去椒,水冷

---

① 故肿:仍然肿,或肿如故。

② 《千金方》云:按循例此下疑省“治恶露疮方”五字。检《千金方》卷二十二第六此条作“治恶露疮方:捣韭菜敷疮口,以大艾炷灸药上,令热入内即瘥”。

③ 先:《病源》卷三十五《漆疮候》作“绕”。

④ 瘟瘤:“瘟瘤”二字原脱,据仁和寺本补,与《病源》卷三十五《漆疮候》合。

⑤ 有脓:《病源》卷三十五《漆疮候》“有”下无“脓”字,“有”字连下读。

⑥ 者:原作“有”,据仁和寺本改,与《病源》卷三十五《漆疮候》合。

⑦ 燃:仁和寺本作“㷋”,与《病源》卷三十五《漆疮候》合。

⑧ 有:原作“在”,据仁和寺本改,与《病源》卷三十五《漆疮候》合。

⑨ 不过三:《外台》卷二十九《漆疮方二十七首》引《肘后》作“不过三五度”。

⑩ 叶:《外台》卷二十九《漆疮方二十七首》引“叶”下有“汤”字。

⑪ 韭:《外台》卷二十九《漆疮方二十七首》引作“韭根”。

⑫ 捣蟹:《外台》卷二十九《漆疮方二十七首》引《肘后》作“取生蟹黄”。

⑬ 栀子:旁校“栀”上补“以”字。

⑭ 疮:“疮”字原脱,据旁校补,与仁和寺本合。

⑮ 自消色缥:自退色的绸子。《说文》:“缥,帛青白色也。”

⑯ 《救急单验方》:此条原为行间小字,检仁和寺本无此条。《札记》曰:“疑非原文,为后人所补。”

洗,立瘥。今按:《耆婆方》煮生椒云云。

《集验方》治漆疮①洗汤方:

莲叶燥者一斤,以水一斗,煮得五升,洗漆疮②上,日二。

又方:

取猪膏涂之。

又方:

宜啖肥肉。

《陶景本草注》云③:

削杉材作柿④,煮洗漆疮⑤,无不瘥。

《崔禹食经》云:

敷水中苔,良。

治癗疮方第十三

《病源论》云:癗疮者,由肤腠虚,风湿之气,折于血气,结聚所生。多著手足间,匝匝相对⑥,如新生茱萸子。痛痒,犯⑦搔成疮,黄汁出,浸淫生长,坼裂,时瘥时剧,变化生虫,故⑧名癗疮。又有燥癗、湿癗候⑨。

《葛氏方》治卒得癗疮,癗疮常对,在两脚及手足指,又随月生死方:

以白犬血涂之,立愈。

又方:

以苦酒和黄灰涂之。

又方:

捣桃叶,以苦酒和,疮上涂之。

又方:

煮苦酒沸,以生韭一把纳中,熟出,以敷疮上,即愈。

又方:

乱发、头垢分等,蜗牛壳二七枚,合烧末,腊月猪膏和敷之。

《僧深方》治癗方:

取石上菖蒲,捣,猪膏和,敷疮,厚二分,先洗去痂。

又方:

灸疮上⑩最良。

《千金方》凡一切癗疮方:

灸足大指奇间二七壮⑪。

又方:

灸大指头亦佳。

又方⑫:

醋一升,炒蘿一把簿之⑬。

又方:

灸鲊,薄上。

又方:

炒腊月糖薄上。

又方:

烧故履系末敷之。

又方:

烧肥松⑭取脂涂之。

又云:燥⑮癗方:

醋和灰涂。

又方:

热牛屎涂之。

又云:湿癗方:

烧干虾蟆,猪脂和敷之。

《录验方》云⑯:

芜菁子一升,熬,下筛,以绢裹之,展转疮

---

① 疮:"疮"字原脱,据旁校补,与仁和寺本合。
② 漆疮:"疮"字原点删,仁和寺本亦无"疮"字,循文义当有,今不从删。
③ 《陶景本草注》云:此下疑省"治漆疮方"诸字。下"《崔禹食经》云"仿此。
④ 柿(ⵄⲉⲓ,音废):木屑。
⑤ 疮:"疮"字原脱,据《证类本草》卷十四《木部下品》引《陶隐居》补。
⑥ 匝匝相对:《病源》卷三十五《病疮候》作"递相对"。
⑦ 犯:《病源》卷三十五《病疮候》作"抓"。
⑧ 故:原作"亦",据《病源》卷三十五《病疮候》改。
⑨ 又有燥癗、湿癗候:此七字疑为丹波康赖语。
⑩ 灸疮上:《外台》卷三十《病疮方一十二首》作"灸 上周匝"。
⑪ 二七壮:此三字原为小字注,据文义改为大字,与《千金方》卷二十二第六合。
⑫ 又方:"又"下原脱"方"字,据仁和寺本补,《千金方》卷二十二第六无"又方"二字。
⑬ 簿之:原作"笃之",据仁和寺本改。检《千金方》卷二十二第六,此条作"醋一升温令沸,以生蘿一把纳中,封疮上,瘥为度"。
⑭ 肥松:《千金方》卷二十二第六作"松根"。
⑮ 燥:《千金方》卷二十二第六"燥"上有"治"字。下"湿癗方"仿此。
⑯ 《录验方》云:此下省"治癗疮方"诸字。

上,日三。

《广济方》疗病久不瘥方:

取豉熬为末,以泔渍洗,干拭;又和麻油涂上,以故油衣裹三日,开。

治疽疮方第十四

《病源论》云:疽疮,是瘑疮之类也,非痛疽之类①。世云瘑疽,即是此也。多发于肢②节脚胫间,相对生,匝匝作细孔,如针头,其里有虫,痒痛,搔之黄汁出,随瘥随发。皆风邪客于皮肤,血气之所变生。亦有因③诸浅疮,经久不瘥,痒痛犯④搔之,或衣⑤揩拂之,其疮则⑥经久不瘥,而变作疽疮者,而疮里皆生细虫。

《僧深方》治男女面疽瘘疥瘑疽诸疮方:

附子十五枚 蜀椒一升 野葛一尺五寸,去心

右三物,㕮咀,以苦酒渍一宿,猪膏二升,煎附子黄膏成,摩疮。亦治伤寒,宿食不消。酒服如枣,覆取汗。

《录验方》治疽疮有虫痒,附子散方:

附子八分,炮 藜芦二分,熬

凡二物,冶合下筛,纳疮中,当有虫出,日三。

《范汪方》治疽疮方:

用胡粉,以猪膏和如泥,敷疮上,良。

《刘涓子方》治疽疮方:

乌贼鱼骨作屑,鲫鱼胆十四枚和,取与散合,敷疮上,不三愈⑦。

治蠷螋疮方第十五

《葛氏方》治卒得蠷螋疮方,此疮常绕人腰胁,甚急痛:

盐三升,以水一斗,煮取六升,及热以绵浸汤中,搨疮上。

又方:

烧鹿角,苦酒和涂之。

又方:

楝⑧皮及枝,烧作灰,敷之。

又方:

末赤小豆,苦酒和涂;若燥者,猪膏和涂。

又方:

胡粉涂之。

又方:

末蚯蚓屎敷之。

《小品方》云:有蚰螋⑨虫尿人影,便令人病也。其状,身中忽有处惨痛如芒刺,亦如虫所吮螫,然后起细痦瘟,作聚如茱萸子状也。其痦瘟边赤,中尖有白脓如粟粒是也。亦令人皮肉急剧,恶寒壮热。剧者连起,竟腰胁胸背也。

初得便以水磨犀角涂之,以止其毒,治之如火丹法,并诸草菜⑩单行治也。

又云:蚰螋尿人,初未发疮之时,欲与射公相似,射公疮止有一处黯黑,蚰螋疮疵疵⑪连聚作掬⑫痛,法亦小疹以为异耳,然非杀人疾也。

《千金方》蚰螋⑬尿疮方:

取厕前人尿泥涂⑭,立瘥,绝验,更不须余方。

又方⑮:

嚼大麦敷之,日三。

又方:

捣豉封上。

又方:

---

① 类:《病源》卷三十五《疽疮候》作“疽”。
② 肢:《病源》卷五十《疽疮候》作“指”。
③ 因:旁校作“困”,非是。
④ 犯:仁和寺本作“抓”,与《病源》卷三十五《疽疮候》合。
⑤ 衣:“衣”字原脱,据仁和寺本补,与《病源》卷三十五《疽疮候》合。
⑥ 则:“则”字原脱,据旁校补,与仁和寺本合。
⑦ 不三愈:疑“不”下脱“过”字。
⑧ 楝:仁和寺本“楝”下有“子”字。
⑨ 蚰螋:昆虫名,又作“蚰蜒”、“蠷螋”。
⑩ 菜:仁和寺本旁校作“药”。
⑪ 疵疵:疑当作“促促”。
⑫ 掬:疑当作“搦”。
⑬ 蚰螋:《千金方》卷二十五第二“蚰”上有“治”字。
⑭ 人尿泥涂:仁和寺本“涂”下有“之”字。
⑮ 方:“方”字原脱,据旁校补。下“又方:熟嚼梨叶涂”仿此。

熟嚼梨叶涂①。《拯要方》同之。

《拯要方》疗蠼螋尿疮，集集然黄水出方：

甘草汤洗之。

又方②：

捣韭汁涂之。

又方：

嚼麻子涂之。

又方：

黄柏末，和猪脂涂上，明日以盐汤洗。

又方：

嚼桂涂之。

《如意方》治蠼螋疮术：

捼鸡肠草敷之。

《广济方》疗蠼螋尿绕腰欲死方：

取败蒲扇，煮取汁洗之。

又方：

取扁豆叶，捣汁涂之，立效。

《集验方》治蠼螋方：

槐白皮半斤，切，以苦酒二升渍半日，刮去疮处以洗，日五六。

又方：

以猪脂、燕巢中土，苦酒和以敷之③。

治诸疮烂不肯燥方第十六

《医门方》云：诸疮烂，不肯燥方：

柳白皮烧末，敷疮上。汤火疮用柏白皮亦佳。

《救急单验方》洗百疮方：

取槐白皮、柏叶各一大握，剉，以水三升④，煮取一升，洗百疮并瘒。

治诸疮中风水肿方第十七

《僧深方》治疮中风水肿方：

炭白灰一分⑤　胡粉一分

凡二物，以猪脂和，涂疮肿孔上，即水出痛止，大良。

《葛氏方》治因疮而肿，皆坐⑥中水及中风寒所⑦作也，其肿入腹则杀人，治之方：

桑灰汁，温以渍之，大良。

又方：

烧白茅为灰，以温汤和之，以厚封，疮口干辄易之，不过四五。《千金方》同之。

《范汪方》治诸疮因风致肿方：

取栎木根，但剥取皮卅斤，剉，煮令熟，纳蓝一把，一方盐一升，令温温热，以渍疮，脓血当出，日日为之，则愈。今按：《葛氏方》无蓝有盐。《千金方》以水三石煮⑧。

《龙门方》治凡疮中风水肿痛方：

取青葱叶，及干黄叶，和煮作汤，热浸之。

又方：

莨菪根烧令热，微切头，热注疮上，冷易。

《集验方》治因疮肿剧者，数日死，或中风寒，或中水，或中狐屎棘刺方：

烧穰草及牛马屎、生桑条，趣⑨得多烟者熏之，令汁出则愈。今按：《葛氏方》黍稻穰云云。

医心方卷第十七

---

① 涂：《千金方》卷二十五第二作"以水和涂"，"涂"下有"燥复易之"四字。

② 方："方"字原脱，据旁校补。下"又方"仿此。

③ 以猪脂、燕巢中土，苦酒和以敷之：《外台》卷四十《治蠼螋尿方二十二首》作"猪脂和燕巢中土敷之"。

④ 三升：仁和寺本作"二升"。

⑤ 一分：仁和寺本作"一合"。

⑥ 坐：由。

⑦ 所：旁校"所"下补"所"字，似非是，今不从补。

⑧ 以水三石煮：检今本《千金方》卷二十五第三此条作"栎木根皮一斤，浓煮，纳盐一把渍之"。

⑨ 趣：疑当作"取"。

医心方卷十八

从五位下行针博士兼丹波介丹波宿祢康赖撰

治汤火烧灼方第一
治灸疮不瘥方第二
治灸疮肿痛方第三
治灸疮血出不止方第四
治金疮方第五
治金疮肠出方第六
治金疮肠断方第七
治金疮伤筋断骨①方第八
治金疮血出不止方第九
治金疮血内漏②方第十
治金疮交接③血惊④出方第十一
治金疮中风痓方第十二
治金疮禁忌方第十三
治毒箭所伤方第十四
治箭伤血漏⑤瘀满方第十五
治箭镞不出方第十六
治铁锥刀不出方第十七
治医针不出方第十八
治竹木壮刺不出方第十九
治被⑥打伤方第廿
治挽折破骨伤筋⑦方第廿一
治从高落重物所笮方第廿二
治从车马落方第廿三
治猘犬啮人方第廿四
治凡犬啮人方第廿五
治马咋踏人方第廿六
治马啮人阴卵方第廿七
治马骨刺人方第廿八
治马毛血汗垢屎尿入人疮方第廿九
治熊啮⑧人方第卅
治猪啮人方第卅一
治虎啮人方第卅二
治狐尿毒方第卅三
治鼠咬人方第卅四
治众蛇螫人方第卅五

治蝮蛇螫人方第卅六
治青蛉⑨蛇螫人方第卅七
治蛇绕人不解方第卅八
治蛇入人口中方第卅九
治蛇骨刺人方第四十
治蜈蚣螫人方第四十一
治蜂螫人方第四十二
治蚕⑩螫人方第四十三
治蝎螫人方第四十四
治蜘蛛啮人方第四十五
治蛭啮人方第四十六
治蚯蚓咬人方第四十七
治蛞蝓咬人方第四十八
治螈蚕啮人方第四十九
治射工毒方第五十
治沙虱毒方第五十一
治水毒方第五十二
治井冢毒方第五十三
治蛊毒方第五十四

治汤火烧灼方第一

《病源论》云:凡被烧者⑪,初慎勿以冷物

---

① 伤筋断骨:原作"筋骨伤"三字,据正文标题改,以求标题与卷目一律。
② 漏:原误作"满",据正文标题改。
③ 接:原误作"搂",据正文标题改,与《札记》引延庆本合。
④ 惊:"惊"字原脱,据正文标题补。
⑤ 漏:原误作"满",据正文标题改。
⑥ 被:原作"披",据正文标题改,与《札记》引延庆本合。
⑦ 破骨伤筋:此四字原脱,据正文标题补。
⑧ 啮:原作"咋",据正文标题改,以求标题与卷目一律。
⑨ 蛉:原作"蛙",形误,据文义改。
⑩ 蚕:原作"蚔",繁体异构形误,据文义改。
⑪ 烧者:《病源》卷三十五《汤火疮候》"烧"上有"汤火"二字。

及井下泥①及蜜淋搨②之,其热气得冷即③却,深搏至骨,烂人筋也。所以人中火汤疮④后,喜挛⑤缩者,良由此也。

《小品方》治卒被火烧,苦剧闷绝,不识人方:

冷水解蜜饮之;噤痉,挍⑥口与之。

又云⑦:栀子膏方:

栀子廿枚　白蔹五两　黄芩五两

三物,㕮咀,以水五升,麻油一升,合煎令水气竭,去滓,冷之,以淋疮,火热毒则去,肌皮得宽。

《葛氏方》治汤火所灼,未成疮者方:

取冷灰⑧,以水和,沓沓尔⑨以渍之。

又方:

破鸡子⑩白涂之。

又方:

以豆酱⑪涂之。此三药⑫皆能不痛、不成疮。

又方:

末石膏涂之,立愈。

若已成疮者方:

以白蜜涂之,竹中幕⑬贴上,日三。

又方:

煮大豆,煎其汁以敷之。

又方:

猪膏和米粉涂,日五六。

又方:

以好酒洗渍之。

《拯要方》疗汤火烧灼烂方:

削梨,贴,不烂易愈。

又方:

猪膏煎柳白皮,涂上。

已成疮方:

柳皮,烧作末,粉之。

《医门方》云:凡疗汤火疮,欲涂敷膏散,先取大豆煮,令汁浓,待冷洗疮,然后涂膏散,极佳,止痛无瘢。

疗热汤膏油火烧疮,痛不忍方:

狗毛细剪,烊胶和毛涂上,痂落不痛,神秘。

《僧深方》治火疮方:

酱清和蜜涂,良。一分酱,二分蜜,合和。

又方:

猪膏煮柏皮敷之。

《千金方》治火烧方:

丹参无多少,以羊脂⑭煎,涂之,神良。今按:无羊脂用猪脂。

又方:

死鼠一头,猪膏⑮煎,令消尽,以敷⑯即瘥,不作瘢。神妙。

又方:

榆白皮嚼⑰涂之。

《龙门方》火烧疮方:

新出牛屎涂,瘥。

又方:

桑柴灰和水敷,瘥。

又方:

栀子二七枚,蜜三合,渍涂,日三。

《新录方》⑱:

捣慎火草涂之。

---

① 井下泥:《病源》卷三十五《汤火疮候》"泥"下有"尿泥"二字。

② 搨:原作"瀹",据《病源》卷三十五《汤火疮候》改。

③ 即:原作"冷",据《病源》卷三十五《汤火疮候》改。

④ 火汤疮:《病源》卷三十五《汤火疮候》作"汤火"。

⑤ 挛:原作"挛",据《病源》卷三十五《汤火疮候》改。

⑥ 挍:亦作"绞"、"校",撬开。

⑦ 又云:原作"又方",据文义改。

⑧ 冷灰:《外台》卷二十九《汤火所灼未成疮及已成疮方一十一首》引《肘后》作"暖灰"。

⑨ 沓沓尔:融合貌。

⑩ 鸡子:《外台》卷二十九《汤火所灼未成疮及已成疮方一十一首》引"子"下有"取"字。

⑪ 豆酱:《外台》卷二十九《汤火所灼未成疮及已成疮方一十一首》引"酱"下有"汁"字。

⑫ 三药:指冷灰、鸡子白、豆酱三物。

⑬ 幕:即"膜"。

⑭ 以羊脂:"以"字原脱,据旁校补。《千金方》卷二十五第四"脂"下有"猪髓脑"三字。

⑮ 猪膏:《千金方》卷二十五第四"猪"上有"腊月"二字。

⑯ 以敷:《千金方》卷二十五第四"敷"下有"干即敷"三字。

⑰ 嚼:《千金方》卷二十五第四"嚼"下有"熟"字。

⑱ 《新录方》:此下疑省"治汤火烧灼方"诸字。下"《录验方》"仿此。

《录验方》：

石灰下筛，水和涂之。

《范汪方》治火烂疮，蜜膏方：

食蜜一两　乌贼鱼骨二铢

凡二物，治乌贼鱼骨下筛，纳蜜中，搅令相得，薄涂疮上，日二。

《耆婆方》治人火灼烂疮，长毛发方：

取柏白皮作末，和猪脂敷之，良；煮汁洗之。

《删繁方》治火疮、灸疮等膏方：

柏树白皮五两　甘草一两　竹叶三两　生地黄五两

凡四物，切，绵裹，苦酒五合，淹渍一宿；用猪膏一升，煎取竹叶黄为度，去滓，摩敷疮。

治灸疮不瘥方第二

《病源论》云：夫灸之法，中病则止，病已则疮瘥。若病势未折[1]，或中风冷，故经久不瘥也。

《葛氏方》治火疮、灸疮，终不肯燥方：

细末乌贼鱼骨，粉之。

又方：

桑薪灰水和敷之。

《千金方》治灸疮不瘥方：

日别灸上六七壮，自瘥。

《扁鹊针灸经》云：凡灸，因火生疮，长润，久久不瘥，变成火疽方：

取榖树东边皮，煮熟去滓，煎令如糖，和散敷。

又方：

牛屎烧作灰，敷之。

又方：

兔毛烧灰，主灸疮不瘥。

《僧深方》治灸疮不瘥方：

白蜜一两　乌贼鱼骨二铢

二物，和调，涂疮上。

《集验方》治灸疮，薤白膏，生肉止痛方：

薤白　当归各二两　白芷一两　羊脂一升[2]

凡四物，㕮咀，与脂和煎[3]，去滓敷之，日二。

治灸疮肿痛方第三

《病源论》云：夫灸疮，脓溃已后，更焮肿急痛者，此中风冷故也。

《葛氏方》治灸疮及诸小疮，中水风寒，肿急痛方：

灶中黄土[4]，水和，煮令热，渍之。

又方：

但以火灸之令热，热则痒[5]止，日六七，大良，瘥。

《范汪方》治灸疮肿痛方：

取韭，捣以薄上，以火灸，令热入疮中，日三。

《医门方》疗灸疮肿急痛方：

柏白皮　当归各三两　薤白切，一升　猪膏一升

切，以苦酒浸之三味一宿，以微火煎，三上三下，薤白黄为度，去滓，敷上，甚效。

又方：

以艾灸疮口，日六七壮便瘥。

治灸疮血出不止方第四

《病源论》云：夫针灸，皆是节、穴、俞、募之处。若病甚，则风气冲击于疮。凡血与气，相随而行，故风乘于气，而动于血，血从灸疮处出，气盛则血不止，名为发洪也。

《千金方》治针灸疮，血出不止方：

烧人屎灰[6]敷之。今按：熬马屎封之。

---

[1] 折：《病源》卷三十五《灸疮久不瘥候》作"除"。

[2] 羊脂一升：《外台》卷二十九《灸疮方四首》引《集验》作"羊髓一斤"。

[3] 与脂和煎：《外台》卷二十九《灸疮方四首》作"以羊髓煎白芷，色黄药成"。

[4] 土：《外台》卷二十九《灸疮方四首》引"土"下有"末"字。

[5] 痒：此字原涂抹不清，旁校作"蚌"，即"痒"之古字。旁注曰："字治本作痒，医本等同之。"今据以描正。又"痒"下原有重文号，文义不通，今删。

[6] 屎灰：此二字原误倒，据校改标记乙正。

又方：

死蜣螂末，猪脂和涂。

《范汪方》治灸疮，出血不止方：

莲子草汁注中，止。冬月末干者敷之。

今按：《本草》云：鳢肠，针①灸疮发洪血不可止者，薄之立已。一名莲子草。

治金疮方第五

《病源论》云：夫被金刃所伤，其疮多变动。若按疮边干急，肌肉不生，青黄汁出，疮边寒清，肉消臭败，前出赤血，后出黑血。如熟烂者，及血出不止，白汗②随出，如是者多凶。若中络脉，髀内阴股，天窗眉角，横断腓肠，乳上乳下及与鸠尾、攒毛少腹，尿从疮出，气如奔豚，及脑出，诸疮如是者，多凶少愈。

又云：夫金疮，冬月之时衣厚絮温，故裹欲薄；夏月之时，衣单且凉，故裹欲厚。

《范汪方》云：凡裹缚金疮，用故布帛，不宽不急，如系衣带。

《葛氏方》治金疮方：

急且斫桑，取白汁，以厚涂之。

又方：

烧马屎敷疮上。

又方：

以石灰厚壅裹之，止血速愈③。无石灰，筛凡灰可用。

又方：

山行伤刺血出，卒无药，挼葛根叶敷④之。

又方：

紫檀屑敷之。

又方：

即尿中良。

《千金方》云：凡金疮苦刺痛不可忍⑤，百方⑥不瘥方：

葱白⑦一把，水三升，煮数沸，渍疮⑧，即止痛。

又云：金疮⑨烦满方：

赤小豆一升，以苦酒渍之，熬燥，复渍之，满三日，令色黑，冶，服方寸匕，日三。

《小品方》金疮无大小冬夏，始伤出血方：

便以白灰厚敷之，仍裹。若疮甚深，不欲便令合者，纳少滑石，滑石令疮不时合，又止痛。亦可纳少少牡蛎。若卒无白灰，可用凡灰。已脓，中有虫，白灰敷之，日三，虫当出。故并州刘田方，盖常秘之。

《刘涓子方》治金疮痛不可忍，烦疼不得住，止痛当归散方：

当归一两　甘草一两　藁本一两　桂心一两　木占斯一两

凡五物，合捣下筛⑩，水服半方寸匕，日三夜一。

《龙门方》治金疮方：

地菘草嚼敷之。今按：《本草》云：路边地菘，为金疮所秘。《陶景注》云：捣薄之。

又方：

烧青布作灰敷之。

《拯要方》疗金疮方：

挼生青蒿敷之，止痛，断血生肉。

又方：

牡蛎二分，石膏一分，为散，以粉疮上，即止。

又云：疮中有虫：

熬⑪杏仁，捣，著之。

又云：疗刀斧诸疮方：

葛根为屑，疗金⑫疮，止血要药，亦疗虎、猘狗啮，饮其汁，良。

又方：

---

① 针：《札记》曰："延庆本'针'朱改作'汁'。"

② 白汗：《病源》卷三十六《金疮初伤候》作"白汁"。

③ 止血速愈：《证类本草》卷五《石部下品》引《肘后方》作"即止痛，又速愈"。

④ 敷：旁校作"薄"。

⑤ 苦刺痛不可忍：《千金方》卷二十五第四作"若刺疮，疮痛不可忍"。

⑥ 方：《千金方》卷二十五第四作"治"。

⑦ 葱白：《千金方》卷二十五第四"葱"下无"白"字。

⑧ 渍疮：《千金方》卷二十五第四"渍"下有"洗"字。

⑨ 金疮：《千金方》卷二十五第四"金"上有"治"字。

⑩ 下筛：《鬼遗方》卷二"筛"下有"令调"二字。

⑪ 熬：原作"螯"，《札记》曰："恐为'熬'之讹。"今据改。

⑫ 金：原误作"仓"，据《札记》引延庆本改。

捣耐冬①,封之立瘥。

《陶景本草注》治金疮方:

捣景天叶敷②之。

又方:

捣薤白薄之。

《苏敬本草注》治金疮方:

捣落石③薄之。

又方:

生捣草蒿敷之,止血生肉。

《医门方》金疮止痛止血方:

艾叶熟捼,安疮上裹之,神验。

又方:

桑柴灰敷疮,止痛止血极效。

《救急单验方》疗金疮方:

嚼生栗黄④敷之。

又方:

石灰和猪脂,烧令赤,涂。

治金疮肠出方第六

《病源论》云:若中于腹⑤,则气激,则肠随疮孔出也。

又云:肠但出不断者,当作大麦粥,取汁,持⑥洗肠,以水渍之,纳。当作研米粥饮之,廿余日作⑦强糜食之,百日后可进饭耳。

《小品方》金疮肠胃⑧脱出,欲令入法:

取人粪干末,以粉肠上,即入。《集验方》同之。

《删繁方》治金疮肠出方:

取桑皮线缝腹⑨皮,用蒲黄粉之。

《刘涓子方》金疮中腹,肠出不能纳方⑩:

小麦五升,水九升,煮取四升,去滓,以绵度之⑪,使极冷,旁人含潠⑫肠上,自入。

又云:金疮肠出,欲入之,磁石散方:

磁石三两　滑石⑬三两

凡二物,下筛⑭,白⑮饮服方寸匕,日五夜再,二日入。

《葛氏方》肠出欲燥,而草土著肠者方:

作薄大麦粥,使才暖以沃之,以新汲冷水潠之,肠则还入,草土辈当升⑯在皮外也。

治金疮肠断方第七

《病源论》云:夫金疮肠断者,视病深浅,各有死生。肠一头见者,不可连也。若腹痛短气,不得饮食者,大肠一日半死,小肠三日死。肠两头见者,可速续之。先以针缕如法连续断肠,便取鸡血涂其际,勿令泄⑰,即推纳之。

《葛氏方》若肠已断者方:

以桑皮细线缝⑱合,鸡热血涂之,乃令入。

治金疮伤筋断骨方第八

《病源论》云:夫金疮始伤之时,半伤其筋,营卫不通,其疮虽愈,已后仍令痹不仁也。若被疮截断诸解、身躯、肘中及腕、膝、髀,

---

① 耐冬:即"络石藤"别名。

② 敷:旁校作"薄",义同。

③ 落石:疑当作"络石",音近而误。《证类本草》卷七《草部上品》引《唐本注》曰:"其苞络石木而生,故名络石……刀斧伤诸疮封之立瘥。"

④ 栗黄:疑即"栗子"。

⑤ 腹:此字原涂抹不清,据《病源》卷三十六《金疮肠出候》描正。安政本抄作"肠"。

⑥ 持:旁校疑作"将"。

⑦ 作:《病源》卷三十六《金疮肠断候》"作"上有"稍"字。

⑧ 肠胃:《千金方》卷二十五第四"肠"下无"胃"字。

⑨ 腹:原作"肠",据旁校改。

⑩ 方:《鬼遗方》卷二作"小麦饮喷疮方"。

⑪ 度之:"度",旁校疑作"滤",《鬼遗方》卷二作"度滤之"。

⑫ 潠:原作"逊",疑是"咰"字之误,"咰"同"潠"。今据文义改。《鬼遗方》卷二作"喷",文异义同。

⑬ 滑石:原作"消石",据旁校改,与《鬼遗方》卷二合。

⑭ 下筛:《鬼遗方》卷二"筛"下有"理令调"三字。

⑮ 白:原"白"上有"以"字,已经点删,旁校曰:"字治本、医本等无'以'字。"今从删。

⑯ 升:此下原有"《玉》:从望、又子陆反,畏敬也。《礼记》:'升然避席是也。'"十八字,当是"升"之注文误入正文,据校改标记删。按"升",原作"跰","升"之异写,今改为通用字。"升在皮外",即剩在皮外。

⑰ 泄:《病源》卷三十六《金疮肠断候》"泄"上有"气"字。

⑱ 缝:"缝"字原脱,据旁校补。

若①在踝际,亦可连续,须急及热,其血气未寒,即去②碎骨,便③缝连,其愈后直不屈伸。若碎骨不去,令人痛烦,脓血不绝,不能④得安。诸中伤人神,十死一生。

《小品方》金疮被筋绝令还续方:

取蟹头中脑及足中肉髓熬之,纳疮中,筋即生续之。

治金疮血出不止方第九

《病源论》云:金疮血出不断,其脉大而止者,三七日死。血出不可止,前赤后黑,或黄或白,肌肉腐臭,寒冷硬⑤急者,其疮虽愈亦死。

《葛氏方》:金疮中筋交脉,血出不可止尔,则血尽杀人方:

急熬盐三指撮,酒服之。

《千金方》:金疮⑥血出不止,唾之,咒曰:

某甲今日不良,为其⑦所伤,上告天皇,下告地王,清血莫流⑧,浊血莫扬,良药百裹,不如熟唾。日二七度,唾之即止。今按:《如意方》作神苦唾。

又方:

蒲黄一斤 当归二两

二味,筛下⑨,酒服方寸匕,日三⑩。

又方:

捣车前草汁敷之。

又方:

以蜘蛛幕贴之,血即止⑪。

《孟诜食经》治金疮血出方:

捼蓟叶封之。

《范汪方》金疮血出方:

以白灰厚裹之。

《耆婆方》治金疮血出方:

口嚼薯蓣以薄之,辟风早瘥。

《拯要方》金疮血不断方:

以熟艾敷之。

又方:

麝香末敷之。

又方:

以干马屎掩之。今按⑫:火灸掩之,良。

《广利方》:金疮血不止方:

麒麟竭末敷之。

又方:

研桑树,取白汁涂之。

治金疮血内漏方第十

《病源论》云:凡金疮通内,血多内漏,若腹胀满,两胁胀,不能食者死。瘀血在内,腹胀,脉牢大者生,沉⑬者死。

《葛氏方》若血内漏者方:

服蒲黄二方寸匕,血立下。

又方:

煮小豆,服汁五升。

又方:

以器盛汤,令热熨腹,达内则消。

又方:

堀⑭地作坎,以水沃坎中搅之,取浊汁,饮二升许。

《千金方》金疮⑮内漏方:

牡丹⑯为散,水服三指撮,立尿血出。

《医门方》金疮血内漏,腹满欲死方:

① 若:有"或"义。
② 去:"去"字原脱,据文义补。
③ 便:《病源》卷三十六《金疮伤筋断骨候》"便"下有"更"字。
④ 不能:《病源》卷三十六《金疮伤筋断骨候》"不"上有"不绝"二字。
⑤ 硬:原作"靳",疑是"靭"之误字,"靭"同"硬"。今据文义改。
⑥ 金疮:《千金方》卷二十五第四"金"上有"治"字。
⑦ 其:《千金方》卷二十五第四作"某"。
⑧ 流:《千金方》卷二十五第四作"出"。
⑨ 筛下:《千金方》卷二十五第四作"冶下筛"。
⑩ 日三:《千金方》卷二十五第四作"日二服"。
⑪ 止:原作"下",据《千金方》卷二十五第四改。
⑫ 今按:此下七字原为大字,今据校改标记改为小字,与全书文例一律。
⑬ 沉:《病源》卷三十六《金疮内漏候》(周学海校刻本)"沉"下有"细"字。
⑭ 堀:疑当作"掘"。
⑮ 金疮:《千金方》卷二十五第四"金"上有"治"字。
⑯ 牡丹:《千金方》卷二十五第四"丹"下有"皮"字。

白芷 黄芪 当归 续断 芎䓖各八分 甘草六分,炙 蒲黄 干地黄各十二分

捣筛为散,空腹以酒服方寸匕,日三。瘀血化为水下。口噤,加大黄十二分。

治金疮交接血惊出方第十一

《病源论》云:夫金疮,多伤经络,去①血损气,其疮未瘥,则血气尚虚②。若因而房室者,致情意感动,阴阳发泄,惊触于疮,故血汁重出也。

《葛氏方》云:金疮未愈以交接,血漏惊出则杀人方:

急以蒲黄粉之。

又方:

取所交妇人中裙带三寸,烧末服之。

治金疮中风痉方第十二

《医门方》治金疮中风,痉,欲死方:

生葛根一斤,切,以水九升,煮取三升,去滓,分三服。无生葛,以干葛末,温酒服三指撮。若口噤,多饮竹沥亦佳。

治金疮禁忌方第十三

《葛氏方》云:金疮,忌瞋怒,大言,大笑,思想阴阳,行动作力,多食饮③咸酸、饮酒、热羹臛,皆使疮痛④。疮瘥后百日、半年,乃稍稍复常耳。

又云:若多饮粥辈,则血溢出,杀人。

《陶景本草注》云:金疮禁食猪肉、梨。

治毒箭所伤方第十四

《病源论》云:夫被弓弩所伤,若箭镞有菵药⑤,入人皮脉,令人短气,须臾命绝。口噤唇干,血为断绝,腹⑥满不言,其人如醉,未死之间,为不可治。若营卫青瘀,血应时出,疮边壮⑦热,口开能言,其人乃活。

毒箭有三种:岭南夷俚,用焦铜作箭镞;次,岭北诸处,以诸蛇、虫毒螫物汁,著管中,渍镞。此二种才伤皮,便洪肿沸烂而死。唯射猪犬,虽困得活,以其啖粪故也。人若中之,便即食粪,或饮粪汁,并涂疮即愈。不尔,须臾不可复救⑧。菵箭著宽⑨处者,虽困渐活,不必死;若近胸腹,便宜速治,小缓⑩,毒入内,则不可救矣。

《葛氏方》云:治卒被毒箭方:

捣蓝青,绞饮汁,并薄疮。无蓝,可渍青布及绀辈,绞饮汁,亦以汁灌疮中。

又方:

服竹沥数合至一二升。

又方:

煮藕饮汁,多多益善。

又方:

以盐满疮中,灸盐上⑪。

《千金方》毒矢方⑫:

煎地黄汁作丸服,百日矢当出。

又方:

煮芦根汁,饮一二升⑬。

《小品》卒被毒箭方:

---

① 去:原作"吉",据旁校改,与《病源》卷三十六《金疮因交接血惊出候》合。
② 虚:"虚"字原脱,据旁校补,与《病源》卷三十六《金疮因交接血惊出候》合。
③ 多食饮:《外台》卷二十九《金疮禁忌序一首》引《肘后》"多"上有"勿"字,"食"下无"饮"字。
④ 疮痛:《外台》卷二十九《金疮禁忌序一首》"痛"下有"肿发,甚者即死"六字。
⑤ 菵:原作"茵","菵"之俗写,今改为通用字。按此为"水稗子",无毒,则作"菵"义未安,似应作"罔",即"射罔",有大毒。下仿此。
⑥ 腹:原作"肠",据《病源》卷三十六《毒箭所伤候》改。
⑦ 壮:《病源》卷三十六《毒箭所伤候》作"温"。
⑧ 不可复救:《外台》卷二十九《被刀箭伤方一十一首》引《肘后》此下有"又一种,是今之猎师射獐鹿,用射罔以涂箭镞,人中之,当时亦困顿"二十六字,文义完整。
⑨ 宽:"宽"字原脱,据《病源》卷三十六《毒箭所伤候》补。
⑩ 小缓:即稍缓。
⑪ 灸盐上:《外台》卷二十九《被刀箭伤方一十一首》引《集验》"上"下有"三十壮"三字。
⑫ 毒矢方:《千金方》卷二十五第四作"治卒被毒矢方"。
⑬ 一二升:《千金方》卷二十五第四作"三升"。

舂蓝汁饮之,亦灌疮①,茵箭得蓝即醒。

又方:

服蒲黄二合许,血亦下。

又方:

服麻子汁数升②。

《范汪方》治毒箭所伤方:

掘葛根食之,如常食法,务多为佳。《千金方》饮汁。

又方:

干姜、蓝青、盐分等,捣和敷疮上,毒皆出。

又方:

末雄黄薄疮,疮当沸汁③流便愈。

《集验方》治兵疮医不能治方:

剥桑白皮,去上黑者,以裹之,桑白汁入疮。冬月用桑根皮汁。

治箭伤血漏瘀满方第十五

《录验方》治射箭镞④入腹破肠,中血满,葵子汤方:

取葵子一升,小便四升,煮取一升,顿服,下出即瘥。

又云:治被箭,血内漏,腹中瘀满,瓜子散方:

干姜二两　瓜子二两

凡二物,冶筛,先食酒服方寸匕。

又方,芦茹⑤散:

芦茹三两　杏仁二两

凡二物,冶筛,先食酒服方寸匕。

治箭镞不出方第十六

《病源论》云:箭中骨破碎者⑥,须令箭镞出,仍应除碎骨尽⑦,乃敷药。不尔,疮永不合;纵疮合,常疼痛。若更犯触损伤,便惊血沸溃,有死者。

《葛氏方》治箭镝⑧及诸刀刃在喉咽胸膈诸隐处不出方:

捣杏仁涂之。

又方:

以蝼蛄脑涂之。

《千金方》治金箭不出方⑨:

白蔹、半夏分等,末,酒服方寸匕,日三。

今按:《录验方》白蔹三两,半夏,干⑩,三两。熬下筛,水服方寸匕,日三。轻浅疮十日出,深疮廿日出,终遂不停肉中。

《小品方》治箭金在喉咽胸背膈中及在诸处不出方:

牡丹一分　白蔹一分

末,酒服方寸匕,日三,自出。今按:《千金方》白蔹二分⑪。

又方:

取妇人月经衣已污者,烧末,酒服方寸匕,日三,立出。《集验方》同之⑫。

《录验方》治箭镞入腹中不出,瞿麦散方:

末瞿麦,酒服方寸匕,日三夜再,亦可治百刺。亦和酒涂。

又云:箭入人身,经三五年不出方:

麻子三升,作末,以水和,使得三升汁,温服之,须臾出。

《龙门方》疗箭镞入腹不出方:

瓜蒌捣敷疮上,日三,自出。

---

① 疮:"疮"字原脱,据旁校补。

② 服麻子汁数升:《外台》卷二十九《被刀箭伤方一十一首》引《小品方》作"食麻子数升,愈;捣饮其汁亦佳"。

③ 汁:原作"汗",形误,据《千金方》卷二十五第四改。

④ 镞:原作"鋑",形误,据文义改。

⑤ 芦茹:原"茹"作"茹",形误,据文义改。按"芦茹"疑即"茼茹"。下同。

⑥ 箭中骨破碎者:《病源》卷三十六《箭镞金刃入肉及骨不出候》作"箭镞金刃中骨,骨破碎者"。

⑦ 仍应除碎骨尽:原作"仍夜碎骨",文义不通,据《病源》卷三十六《箭镞金刃入肉及骨不出候》改。

⑧ 箭镝:即箭头,与"箭镞"义同。

⑨ 治金箭不出方:《千金方》卷二十五第四作"治金疮,矢在肉中不出方"。

⑩ 干:《札记》曰:"'干'即'乾',或曰'干'恐'斡'省。"

⑪ 白蔹二分:检今本《千金方》卷二十五第四作"白盐二分",宋臣注曰:"《肘后》作'白蔹'。"与《外台》卷二十九《被刀箭伤方一十一首》引《肘后》合。

⑫ 《集验方》同之:此五字原为大字,据校改标记改为小字,与全书文例一律。

治铁锥刀不出方第十七

《葛氏方》治铁入骨不出方：
取鹿角烧作灰，猪膏和敷之。

《录验方》治箭镞及兵刃锥刀，刺折在身中不出方：

白芷三分　白蔹三分

凡二物，冶筛，酒服一刀圭，日三。

又云：治锥刀入腹方：
梨花煮取汁，服之，大良。

治医针不出方第十八

《录验方》治医针不出方：
捣杏仁涂之。

《小品方》治箭金及折针不出方：
以鼠脑涂之。

又方：
以鼠妇涂之。

又方：
以蝤①蛄脑涂之。

《医门方》疗箭、医针在肉中方：
细刮象牙屑，以水和之如杏，著折针上，即出②。亦③疗竹木刺不出者。《小品方》同之④。

《龙门方》治针不出方：
烧羊毛作灰，和猪脂敷上，半日自出。

治竹木壮刺不出方第十九

《葛氏方》诸竹木刺在肉中不出方：
用牛膝根茎合捣以薄之，疮口虽合自出。

又方：
烧鹿角末以水和涂之，立出。远久者，不过一宿。

又方：
捣乌梅，水和涂上，立出。今按：《集验方》用白梅。

又方：

嚼豉涂之。

《录验方》诸竹木刺壮⑤不出方：
末王不留行，服即出。

又方：
鹿脑厚敷，干复易。无鹿脑者，用鼠脑。

治被打伤方第廿

《病源论》云：夫被打，陷骨伤脑，头眩不举，戴眼直视，口不能语，咽中沸声如豚子喘，口急，手为妄⑥取，即日不死，三日少愈。

《小品方》治为人所打击，若见镇连⑦，头破脑出已死，尚有气在胸心间方：
取豚血，及热以灌脑中，令满疮里。无豚者唯趣⑧得热血而灌之。

又方：
服水银如大豆，即活。

《千金方》治头破脑出，中风口噤方：
大豆一升⑨，熬去腥，勿使大熟，捣末蒸⑩之，气匝合⑪甑，下盆中，以酒一升淋之。温服一升，覆⑫汗，敷杏仁膏。

又云：被打伤⑬有瘀血方：
蒲黄一升　当归二两　桂心二两

---

① 蝤：旁校疑作"蝼"。按"　蛄"即"蝼蛄"。
② 出：原作"弗"，据旁校改。
③ 亦：原作"赤"，形误，据文义改。
④ 《小品方》同之：此五字原为大字，今据校改标记改为小字注文，与全书文例一律。
⑤ 壮：草木类刺在肉中谓之壮。
⑥ 妄：原作"忘"，形声近似而误，据《病源》卷三十六《被打头破脑出候》改。
⑦ 连：原作"茾"，据文义改。
⑧ 趣：《札记》引延庆本作"辄"。按"趣"，又通"促"。
⑨ 一升：《千金方》卷二十五第三作"一斗"。下"以酒一升"仿此。
⑩ 蒸：《千金方》卷二十五第三"蒸"上有"熟"字。
⑪ 合：旁校疑作"令"，非是。《千金方》卷二十五第三作"合"。
⑫ 覆：《千金方》卷二十五第三"覆"下有"取"字。
⑬ 伤：《千金方》卷二十五第三"伤"下有"破腹中"三字，"破"字下句读。

三味①,酒服方寸匕,日三②。

又方③:

豉一升,以水三升,煮三沸,分再服。

又方:

生地黄汁三升,酒一升半,煮取二升七合,分三服。

又云:治瘀血在腹内:

服大小蓟汁五六合。

《葛氏方》治捥蹴倒跢④,有损痛处,气急面青者方:

干地黄半斤, 酒一斗渍,火温,稍稍饮汁,一日令尽之。

又方:

捣生地黄汁二升,酒二升,合煮三沸,分四五服。

又方:

干地黄六两, 当归五两,水七升,煮取三升,分三服。若烦闷,用生地黄一斤代干者。

又云:治为人所摆攦⑤举身顿仆,垂死者方:

取鼠李皮削去上黑,切,酒渍半日,绞去滓,饮一二升。

又云:若为人所打,举身尽有瘀血者方:

刮青竹皮二升,乱发如鸡子大四枚,火炙令焦,与竹皮合捣末,以一合纳酒一升中,煮三沸,顿服之,日四五⑥过。又纳蒲黄三两⑦。

又云:血聚皮肤间不消散者方:

取猪肥肉,炙令热,以揄上。

又方:

马屎水煮薄上。

又云:被击打,瘀血在腹内,久不消,时时发动者方:

大黄、干地黄末,为丸散,以酒服⑧。

又方:

蒲黄一升, 当归二两,末,酒服方寸匕,日三。

又云:若久血不除,变成脓者方:

大黄三两,桃仁卅枚,杏仁卅枚,酒水各五升,煮取三升,分三服,当下脓血。

《新录方》⑨治头破方:

猪脂和石灰及盐,烧为灰,敷上。

又方:

生地黄不限多少,熟捣薄伤处。

《刘涓子方》治被打,腹中瘀血,白马蹄散方:

白马蹄烧令烟尽,捣筛,温酒服方寸匕,日二夜一。今按:《广利方》云:血化为水即下。

《范汪方》去血汤,主肠中伤积血方:

煮赤小豆二升,合得汁二升,以淳苦酒七升,合和汁中,饮,一日尽之。状如热汤沃雪,即消下,甚良。

治捥折破骨伤筋方第廿一

《病源论》云:凡人伤折之法,即夜盗汗者,此髓断也,七日死;不汗者,不死。

《小品方》治捥折四肢骨方:

若有聚血在折上,以刀破去之,不可冷食也。舂大豆,以猪膏和涂聚血上,燥复易之。

又方:

烧鼠屎,猪膏和,敷血⑩上,甚良。

《葛氏方》:凡捥折折骨诸疮肿者,慎不可当风卧湿及自扇,中风则发痉口噤杀人。若已中此,觉颈项强,身中急者方:

急作竹沥饮二三升。若口已噤者,以物

---

① 三味:《千金方》卷二十五第三"味"下有"冶下筛"三字。

② 日三:《千金方》卷二十五第三作"日三夜一"。

③ 又方:《千金方》卷二十五第三作"治被殴击损伤聚血腹满烦闷方"。

④ 捥蹴倒跢:指各种损伤。"捥",扭伤;"蹴",踢伤;"跢",跌伤。

⑤ 摆攦:击打。

⑥ 四五:《外台》卷二十九《被打有瘀血方一十三首》作"三四"。

⑦ 又纳蒲黄三两:《外台》卷二十九《被打有瘀血方一十三首》无此六字,方中有"延胡索二两"。

⑧ 大黄、干地黄末,为丸散,以酒服:《外台》卷二十九《被打有瘀血方一十三首》作"大黄二两,干地黄四两,右二味,捣散为丸,以酒服三十丸,日再,为散服亦妙"。

⑨ 《新录方》:原"方"作"云",据《札记》引延庆本改。

⑩ 血:《千金方》卷二十五第三作"痛"。

强开发纳也。禁冷饮食及饮酒。

又云:捥折四肢破,骨碎及筋伤跌①方:

熟捣生地黄以薄折上,破竹简编之②,令竟病上,急缚之,一日一夕十易地黄,三日后则瘥。

又方:

活鼠破其背,取血,及热以薄之,立愈。

今按:《拯要方》:神方云云。

《千金方》:治四肢骨破碎筋伤蹉跌③方:

水二升,渍三升豉,取汁服之。

又方:

初破时,以热马屎敷之,无瘢。

又方:

大豆二升,水五升,煮取二升,淳酒六七升,合豆汁服之,一日尽之,如汤沃雪。

又方:

生地黄不限多少,熟捣,用薄损伤处。

《拯要方》疗手脚折方:

取生地黄熟捣,以敷折上,破竹木编之,急缚之,一日一夜十易地黄,三日后则瘥。

又云:疗伤折筋骨疼痛方:

右,以酒煮折伤木浓汁饮之。

《新录方》④:

挫苏方木二升,以水二升,酒二升,煮取一升六合,二服。

又方:

接骨木煮服,依苏方木法。今按:接骨木水煮洗之,又水杨煮汁洗浴之。

治从高落重物所笮⑤方第廿二

《葛氏方》治人从高堕下,若为人⑥重物所填⑦笮得瘀血方:

豉三升,以沸汤二升,渍之食顷,绞去滓,以蒲黄三合投中,尽服,不过三四服,神良。

又方:

取茅、蓟、莲根叶⑧捣绞,服汁一二升,不过三四服,愈⑨。

又方:

末鹿角,酒服三方寸匕,日三。

又云:卒从高落下,瘀血抌⑩心,面青短气欲死方:

地黄干生无在,随宜用服,取消⑪。

又方:

煮大豆若小豆令熟,饮汁数升,酒和弥佳。

又云:为重物所填笮欲死方:

末半夏如大豆者,以纳其两鼻孔中,此即五绝法。

《小品方》治从高堕下,腹中崩伤瘀血满,断气方:

服蒲黄方寸匕,日五六过。今按:《龙门方》和酒服。

又方:

春生地黄酒沃取汁,稍服,甚良。

又云:治从高堕,若为重物所镇连,得瘀血方:

作大豆紫汤,如产妇法服之。

《千金方》从高堕折,疼痛,烦躁,啼叫不得卧方:

取鼠屎烧末,筛,以猪膏和涂痛上,即安⑫。

又云:从高堕下崩中方:

---

① 跌:《外台》卷二十九《筋骨俱伤方七首》引《肘后》“跌”上有“蹉”字。“跌”,原作“趺”,缺笔致误,据文义改。

② 破竹简编之:《外台》卷二十九《筋骨俱伤方七首》引作“以竹简编夹裹之”。

③ 蹉跌:即跌倒。同义复词。

④ 《新录方》:按此下疑省“治捥折破骨伤筋方”诸字。

⑤ 笮:原作“苲”,据卷首目录改。下凡“苲”均改作“笮”。

⑥ 人:《外台》卷二十九《从高堕下瘀血及折伤内损方一十八首》引《肘后》无“人”字,疑衍。

⑦ 填:《外台》卷二十九《从高堕下瘀血及折伤内损方一十八首》引《肘后》作“顿”。按“填”通“镇”,重压也。

⑧ 茅、蓟、莲根叶:《外台》卷二十九《从高堕下瘀血及折伤内损方一十八首》作“茅连根叶”。

⑨ 愈:《外台》卷二十九《从高堕下瘀血及折伤内损方一十八首》“愈”下有“冬用根”三字。

⑩ 抌:《证类本草》卷五《玉石部下品》引《肘后方》作“抢”。按“抌”、“抢”义并同,上冲之义。

⑪ 地黄干生无在,随宜用服,取消:《外台》卷二十九《从高堕下瘀血及折伤内损方一十八首》引作“生干地黄二两,熬末,以酒服之”。

⑫ 即安:《千金方》卷二十五第三作“即急裹之”。

当归二分　大黄一分①

二味②，酒服方寸匕，日三。

《拯要方》疗因堕损，恐内有瘀血方：

服虎魄屑，神验，能治瘀血。

《医门方》疗卒堕损，筋骨蹉跌，或骨破碎方：

熟捣生地黄薄之，日夜数数易之，若血聚者以针决去之。

又方：

浸地黄酒饮之，令酒气不绝，佳。

治从车马落方第廿三

《葛氏方》：治忽落马堕车及堕屋坑岸，挽伤身体头面四肢，内外切痛，烦躁叫唤者方：

急多觅鼠屎，烧捣，以猪膏和涂痛处，急裹之。

《千金方》堕③落车马，心腹积血，唾吐无数方：

干藕根末，酒服方寸匕，日三。今按：《苏敬本草注》：煮藕根汁浸之。

又方④：

醋和面敷上。

《拯要方》疗堕马崩血，腹满短气，欲死方：

大豆五升，以水一斗，煮取二升半，一服令尽。剧者不过再服即愈。

《新录方》云⑤：

捣生地黄封之。

治猘犬啮人方第廿四

《病源论》云：凡猘犬啮人，七日辄一发，过三七日不发，则无苦也。要过百日乃为大免耳⑥。疮未愈之间，禁餐⑦生鱼、猪、鸡、肥腻，过一年禁之乃⑧佳。但于饭下蒸鱼，及于肥器中食便发。若人曾食落葵，得犬啮者，自难治。若疮瘥十数年后，食落葵便发。

《录验方》云⑨：犬食马肉生疮者，当急杀之，多令犬猘也。亦可捣枸杞根取汁以煮米，与犬食之，则不猘。

《小品方》云：禁饮酒、食猪肉、生菜、鲙、鲊。

《葛氏方》云：凡狗春月自多猘，治之方：

以豆酱涂疮，日三四过。

又方：

末干姜，常服；少少并以纳疮中。

又方：

即末矾石，纳疮中裹之，止痛⑩不坏，速愈，最⑪良。

又云：若重发者方：

捣芦根饮汁即瘥。

又方：

薤白捣饮汁良。

《经心方》治猘犬啮人方：

以人屎涂之，大良。

又方：

验⑫醋以壅疮上即瘥。

《小品方》治猘狗啮人方：

嗽去其恶血，灸其处百壮，以后当日灸百壮。血不出者，小刺伤之，灸百壮乃止。今按：《葛氏方》顿灸十壮，明日以去日灸一壮，满百日乃止。

又方：

取杏仁熬令黑，冶，著疮中，佳。

《千金方》治猘犬啮人方：

---

① 一分：《千金方》卷二十五第三作"二分"。

② 二味：《千金方》卷二十五第三"味"下有"冶下筛"三字。

③ 堕：《千金方》卷二十五第三"堕"上有"治"字。

④ 又方：《千金方》卷二十五第三作"治堕车马间，马鞍及诸物隐体肉断方"。

⑤ 《新录方》云：按此下疑省"治从车马落方"诸字。

⑥ 耳：《病源》卷三十六"猘狗啮候""耳"下有"当终身禁食犬肉及蚕蛹，食此发则死不可救矣"十九字。

⑦ 餐：《札记》引延庆本作"食"，与《病源》卷三十六《猘狗啮候》合。

⑧ 乃："乃"字原脱，据旁校补，与《病源》卷三十六《猘狗啮候》合。

⑨ 云："云"字原脱，据旁校补。

⑩ 痛：《肘后方》卷七第五十四作"疮"。

⑪ 最："最"字原脱，据旁校补。

⑫ 验：疑当作"酽"。

捣韭绞取汁,饮一升,日三①。亦疗已愈而后发者。今按:《葛氏方》又每到七日饮之。

又方:

取灯残油灌疮中。

《医门方》疗猘犬咬人方:

煮地榆汁饮之,兼末敷疮中。忌饮酒。

又方:

栀子皮烧末,石硫黄末,分等,敷疮上,日二,速瘥。

又云:若诸疗不瘥,吐白沫,毒攻心,叫唤欲似犬声者方:

取人髑髅骨,火烧作灰,下筛,以东流水服方寸匕,须臾②二三服,既瘥。起死人③如神。

《拯要方》狂犬伤人方:

以蚯蚓屎封之,出犬毛,神效。

《新录方》云④:

捣生艾叶汁,服七八合。

又方:

车釭脂涂之。

又方:

捣生葛根取汁,服七合,又末敷之。

《录验方》云:

取大蒜作饼,灸疮上,即愈。

又方:

火消腊蜜,著疮中。

治凡犬啮人方第廿五

《病源论》云:凡被狗啮疮,忌食落葵⑤,虽瘥,经一二年亦重发⑥。

《葛氏方》治凡犬咋人方:

以沸汤和灰,以涂疮上。又苦酒和涂之。

又方:

捼蓼以薄疮,冬月煮洗之。

又方:

以热牛屎涂之。

又方:

捣干姜,服二方寸匕。

又方:

生姜汁饮半升,佳。

又方:

以头垢少少纳疮中。

《集验方》治凡犬咋人方:

以火炙腊,灌疮中。

又方⑦:

取灶中热灰,粉疮中,裹缚,立愈。《葛氏方》同之⑧。

《医门方》凡犬啮人方:

取杏仁熬熟,捣敷疮,频易。

又方:

鼠屎二七枚,烧灰之,敷上,永瘥。

《经心方》⑨:

烧犬尾末敷疮上,日二,良。

治马咋踏人方第廿六

《病源论》云:凡人被马啮踏及马骨所刺⑩,并马缰鞿⑪勒所伤疮⑫,皆为毒疮。若肿痛⑬致烦闷,是毒入腹,亦毙人也。

《葛氏方》治马咋人及踏人,作疮有毒,肿⑭热疼痛方:

---

① 日三:《千金方》卷二十五第二"三"下有"疮愈止"三字。

② 臾:"臾"字原脱,据旁校补。

③ 人:"人"字原脱,据旁校补。

④ 《新录方》云:此下疑省"治猘犬啮人方"诸字。下《录验方》云仿此。

⑤ 葵:《病源》卷三十六《狗啮重发候》"葵"下有"及狗肉"三字。

⑥ 亦重发:《病源》卷三十六《狗啮重发候》作"但食此者必重发"。

⑦ 又方:原"又"下脱"方"字,据文义补。

⑧ 《葛氏方》同之:此五字原为大字,今据校改标记改为小字。

⑨ 《经心方》:按此下疑省"治凡犬啮人方"诸字。

⑩ 刺:《病源》卷三十六《马啮踏人候》"刺"上有"伤"字。

⑪ 鞿:此字原脱,据旁校补,与《病源》卷三十六《马啮踏人候》合。

⑫ 疮:《病源》卷三十六《马啮踏人候》无"疮"字。

⑬ 肿痛:"肿痛"二字原脱,旁校只补"肿"字,今据《病源》卷三十六《马啮踏人候》补。

⑭ 肿:"肿"字原脱,据旁校补。

割鸡冠血,沥著疮中三下①,若父马②用雌鸡,草马用雄鸡。

又方:

灸疮中及肿上。

又方:

以月经敷上,最良。

《拯要方》疗马啮人及踏人,作疮毒③肿热疾痛方:

马鞭鞘长二寸,鼠屎二七枚,合烧末,以膏和涂之,立验④。

《小品方》治马咋踏方:

捣车前草⑤叶薄之。

《经心方》治马咋踏方:

末雄黄敷疮上,日一。

又方:

用铜青敷疮中好。

《陶潜方》云⑥:獬⑦马啮人方:

取僵蚕屑,涂马上唇,则不能啮也。

治马啮人阴卵方第廿七

《集验方》治马啮人阴卵脱出方:

推纳之,以桑皮作细线⑧缝之,取乌鸡肝,细到涂之。且忍勿即小便,便愈。《千金方》同之。

治马骨刺人方第廿八

《医门方》治马骨刺人毒欲死方:

以妇人月经血,敷之即瘥。

《新录方》治马骨刺人方:

松叶水煮,取汁洗之。

又方:

水煮大豆,取浓汁洗之。

又方:

煮蓝取浓汁洗之,并服汁五六合。

《删繁方》治马骨刺人方:

烧干马屎,粉疮孔中。

治马毛血汗垢屎尿入人⑨疮方第廿九

《小品方》:治马骨所刺,及为马所踏咋,为马汗、血、毛、垢、屎、尿入人疮中,及人有疮而近马物,毒气入疮中:

先针刺伤出新血数过,嗽去之,研豉作汤,令小沸,以渍疮。

又方:

可用热灰汁⑩。

又方:

煮马苋草洗之,并服汁。

又方:

以车前草叶捣,敷之。

《集验方》治马血入人疮中方:

以人粪敷疮中。

又云:治马汗、马毛入人疮中,肿痛欲死方:

以水渍疮,数易水,便愈。

《葛氏方》云:人体先有疮,而以乘马,马汗若马毛入疮中,或为马气所蒸,皆致肿痛烦热,入腹则杀人方:

大饮淳酒,取醉则愈。

又方:

煮豉作汤,及热渍之,冷易。

又云:为马骨所刺及马血入人故疮中,毒痛欲死方:

以热灰汁更番⑪渍之,常令热,竟日为

----

① 三下:《外台》卷四十《马咋踏人方四首》引作“日三”。
② 父马:《肘后方》卷七第五十五作“骏马”,《证类本草》卷十九《禽部上品》作“牡马”。
③ 毒:“毒”字原脱,据旁校补。
④ 验:旁校作“愈”。
⑤ 草:“草”字原脱,据旁校补。
⑥ 《陶潜方》云:旁校曰:“宇治本无,医本有之。”按此条为行间补入文字,活字本不录,今录存待考。
⑦ 獬:原作“制”,疑是“獬”之省文,今据文义改。
⑧ 细线:原作“细缝”,据《千金方》卷二十五第二改。
⑨ 人:“人”字原脱,据旁校补,与卷目合。
⑩ 可用热灰汁:即“以热灰淋取汁渍疮”。
⑪ 番:原作“燔”,据《外台》卷四十《马骨所刺及马血入旧疮方八首》改。

之,冷即易,数日乃愈。若痛①止而肿不消者。炙石熨之,炙上亦佳。

又方:

捣麻子,绞饮其汁一升,日三。

治熊啮人方第卅

《葛氏方》治熊虎疮方②:

烧青布以薰疮口,毒即出,仍煮葛根令浓,以洗疮,日十过,并葛根捣筛,以葛汁③服方寸匕,日五,疮甚者夕一服④。

又方:

削楠木,煮以洗疮,日十过。

治猪啮人方第卅一

《千金方》治猪啮人方:

松脂炼之⑤,贴上。

又方:

屋霤⑥中泥敷之。

治虎啮人方第卅二

《小品方》治虎毒方:

烧青布以薰疮口,毒则出去。

又方:

烧妇人月水污衣,末,敷疮中。

又方:

嚼栗涂,神良。

《千金方》治虎疮方:

煮葛根⑦洗之十遍,复饮汁。又捣散,服⑧方寸匕,日五夜二⑨。

又方:

煮铁令浓,洗之。

《医门方》疗虎⑩咬人方:

取青布急卷为缠绕⑪,一头令燃,纳竹筒中,注⑫疮口,令烟薰入疮中,极佳。

又方:

但饮酒,恒令醉,当吐毛出。

《枕中方》治虎狼所啮疮方:

取灶中黄土,好苦酒和,敷疮上,当有汁出,良。

治狐尿毒方第卅三

《病源论》云:夫野狐尿棘刺头,人误犯之者,则中其毒,多著手足指⑬,肿痛焮热,有端居不出著此毒者,则不必⑭是狐尿刺也,盖恶⑮气耳。故方亦⑯云恶刺毒。

《葛氏方》治狐尿棘刺人,肿痛欲死方:

破鸡子以擒之,良。

又方:

以热桑灰汁渍之,冷复易。

《录验方》治狐尿刺方:

取猪脂临烛上,以火烧之,令脂堕所患处一滴,愈。

又云:治恶刺方:

取夜光骨、玉女臂烧作灰,和腊月猪脂敷之。夜光骨,烛烬是也。玉女臂,猪髀是也。

---

① 痛:原作"疮",旁校疑作"痛",与《外台》卷四十《马骨所刺及马血入旧疮方八首》合,据改。

② 治熊虎疮方:《外台》卷四十《熊虎伤人疮方七首》作"疗熊虎爪牙所伤毒痛方"。

③ 葛汁:《肘后方》卷七第五十三作"葛根汁"。

④ 日五,疮甚者夕一服:《肘后方》卷七第五十三作"日五夜一",《外台》卷四十《熊虎伤人疮方七首》引《肘后》作"日五,甚者夜二"。

⑤ 炼之:《千金方》卷二十五第二作"炼作饼子"。

⑥ 霤:屋檐下接水槽。

⑦ 葛根:《千金方》卷二十五第二"根"下有"令浓"二字。

⑧ 服:"服"字原脱,据旁校补,与《千金方》卷二十五第二合。又《千金方》"服"上有"以葛根汁"四字。

⑨ 日五夜二:《千金方》卷二十五第二作"日五,甚者夜二"。

⑩ 虎:原作"武",乃唐人避高祖祖父名讳改,今改为本字。

⑪ 卷为缠绕:"缠",即"绳索";"绕",疑当作"烧",属下读。

⑫ 注:原作"住",据旁校改。

⑬ 则中其毒,多著手足指:《病源》卷三十六《狐尿刺候》作"则多中于人手指、足指"。

⑭ 必:原作"亦",据《病源》卷三十六《狐尿刺候》改。

⑮ 恶:《病源》卷三十六《狐尿刺候》"恶"下有"毒"字。

⑯ 亦:原作"赤",据旁校改,与《病源》卷三十六《狐尿刺候》合。

又方：

取大豆汁，捣蓼和敷之。

又方：

杏仁研，和水煮浸之。

又方：

取夜光骨捣，纳疮中，虫出即瘥。

《枕中方》治狐刺疮方：

取葵子煮取汁洗之。

《龙门方》治狐尿刺方：

取槐白皮，煮汤渍之，验。

又方：

大麦烧灰和蜜涂。

又方：

蚁穴中出土七粒，和醋涂，验。

《新录方》治狐尿刺方：

生麻叶捣封，数易。

又方：

水煮蔓菁子汁，洗之。

又方：

捣萝菔根封，日易。

又方：

捣水杨叶，敷之。

又方：

醋和鼠屎灰，敷之。

又方：

捣蒜如泥，熬热①熨之。

又方：

水煮苦参汁洗之。

又方：

烧艾熏之。

又方：

牛屎敷②之。

治鼠咬人方第卅四

《医门方》：疗人被鼠咬，诸处皆肿，经年月不瘥，其咬处有赤脉者是也。

豆蔻十二枚，合皮切，以水二升，煮取一升，去滓，顿服了，并嚼，敷疮上，立瘥。

治众蛇螫人方第卅五

《病源论》云：凡中蛇，不应言蛇，皆言虫，及云地③索，勿正言其名也。恶蛇之类甚多，而毒④差⑤剧。时四月、五月，中青蝰⑥、三角、苍虺、白颈、大蝎；六月、七月，中竹狩、艾蝮、黑甲、赤目、黄口、反钩、白蝰、三角⑦。此皆蛇毒之猛者，中人不即治多死。

又云：有赤蝛⑧、黄颔之类，有六七种。水中黑色者，名公蛎，山中一种亦相似，并不闻螫人。

又云：有钩蛇尾如钩⑨，能倒牵人兽入水，没而食⑩。

又云：南方有钩⑪蛇，人忽伤之，不⑫死，则终身伺觅其主不置，虽百人众中，亦直来取之，唯远⑬去出百里乃免耳。

又云：有舵⑭蛇，长七八尺，如船舵状，毒人必死。即削取船舵，煮汁渍之，便瘥。

又云：蚖⑮毒，此是诸毒蛇，夏日毒盛不泄，皆啮草木，及吐毒著草木上，人误犯著此者，其毒与被蛇螫不殊，但疮肿上有物如虫蛇眼状，以此别之。

---

① 热："热"字原脱，据旁校补。

② 敷：旁校作"薄"，义同。

③ 地："地"字原脱，据旁校补，与《病源》卷三十六《蛇螫候》合。

④ 毒：《病源》卷三十六《蛇螫候》"毒"下有"有"字。

⑤ 差：颇。

⑥ 蝰：原作"蛙"，据《外台》卷四十《辨蛇一首》改。下"白蝰"仿此。

⑦ 三角：原作"三月"，据《病源》卷三十六《蛇螫候》改。

⑧ 赤蝛：即"赤链蛇"。

⑨ 尾如钩："钩"下原衍"蛇尾如钩"四字，据《病源》卷三十六《蛇螫候》删。

⑩ 食：《病源》卷三十六《蛇螫候》"食"下有"之"字，足文。

⑪ 钩：《病源》卷三十六《蛇螫候》作"钩"。

⑫ 不："不"字原脱，据《病源》卷三十六《蛇螫候》补。

⑬ 远：原作"还"，旁校疑作"远"，与《病源》卷三十六《蛇螫候》合，今据改。

⑭ 舵：原作"拖"，疑是"柂"字之误，《病源》卷三十六《蛇螫候》作"柂"，"柂"同"舵"，今据改。

⑮ 蚖：原作"蚳"，据《病源》卷三十六《蚖毒候》改。

又云：凡蛇疮未愈，禁热食，热食便发。

《本草》云：蛇虺、百虫毒，雄黄、巴豆、麝香、干姜并解。

《葛氏方》云：中蛇毒，勿得渡水，渡水则痛，甚于初螫，虽车船亦不免。

又云：治众蛇螫人方：

捣葎草以敷疮上，立愈，神良。

又方：

捣生蓼绞取汁，饮少少，以渣薄之。

又方：

挼青蓝薄之。

又方：

嚼干姜，敷疮上。

又云：治蛇疮败，经月不愈方：

先以盐汤洗去疮中败肉，见血止，取千釜锄草，捣筛，以敷之，则愈。

又云：治蛇螫人，疮已合愈，而余毒在肉中，淫淫[1]痛痒方：

取小、大蒜各一升，合捣，热汤淋之，以汁灌疮良，舂薄亦良。

又云：治蛇螫人，若通身洪肿者方：

取糠四五斗，著大罂中，以水沃之，令上未满五升许，又以好酒沃之，以置火上，令沸气出，熏疮口，使毒出则消。

《僧深方》治众蛇螫人方：

以头垢著疮中，大良。

《拯要方》蛇螫方：

含[2]口椒、苍耳苗，合捣，以敷疮上。

又方：

生椒三合，好豉四两，以人唾和捣敷，立定。《耆婆方》等分云云。今按：单捣生椒敷之，良。

《集验方》治众蛇螫人方：

捣大蒜涂之，即愈。

《广利方》蛇咬疮方：

雄黄四分，干姜六分，麝香一分，研捣筛，以验[3]醋和涂疮上。

又方：

暖酒淋洗，日三，良。

《龙门方》蛇螫[4]方：

蜂巢烧灰封，瘥。

又方：

捣梨敷之。《耆婆方》同之。

又云：毒入腹者方：

羊蹄草叶一握，捣汁饮，吐瘥。《耆婆方》同之。

《耆婆方》恶蛇所螫方：

取苦苣菜，捣薄螫处，又饮汁一二升，即瘥。

又方：

捣车前草根、茎，敷，验。

《苏敬本草注》云：众蛇螫人：

捣茺蔚薄之。

又云：蛇螫人，通身肿：

樱桃叶捣封之，又绞汁服之。

《医门方》治蛇虺螫人方：

急灸螫处二七炷，然[5]以雄黄、麝香末敷之，日五六，无药但灸之。

又方：

茳叶熟捣，猪脂和，薄上，立愈。

治蝮蛇螫人方第卅六

《病源论》云：凡蝮蛇中人，不治，一日死。若不早治之，纵不死者，多残断人手足。蝮蛇形不乃[6]长，头扁口尖，颈斑，身亦艾斑，色青黑，人犯之，颈腹贴著地者是也。其毒最烈。

又云：有一种，状如蝮而短，有四脚，能跳来啮人，东人名为千岁蝮，中人必死。然啮人竟，即跳上树，作声云斫木斫木者，但营棺[7]；若云博叔博叔者，犹可急治。

又云，虺形短而扁，亦青黑[8]。六七月

---

[1] 淫淫："淫"字原不叠，据旁校补。

[2] 含：旁校疑作"合"。

[3] 验：疑当作"酽"。

[4] 螫：《札记》引延庆本"螫"下有"人"字。

[5] 然：即然后。

[6] 乃：《圣惠方》卷五十七《治蝮蛇螫诸方》作"甚"。

[7] 棺：《病源》卷三十六《蝮蛇螫候》"棺"下有"具不可救"四字。

[8] 亦青黑：《病源》卷三十六《虺螫候》作"身亦青黑色"。

中,夕时出路上,喜入车辙,腹①破而子出。人侵晨②、冒昏③行者,每须作意④看⑤之,其螫人有死者。

《葛氏方》治蝮蛇螫人方:

捣小蒜,绞饮其汁,以滓薄疮。

又方:

捣韭⑥薄之。

又方:

嚼盐唾疮上讫,灸疮中三壮,复嚼盐⑦以唾敷疮⑧。

又方:

细末雄黄,以纳疮中,三四敷之。

《集验方》治蝮⑨蛇螫人方:

令妇人尿所螫上。

又方:

令妇人坐上。

《千金方》治蝮蛇⑩螫方:

灸上三七壮。

又方⑪:

熟捣葵,取汁服之。

《苏敬本草注》蝮蛇螫人方:

捣落石⑫,绞汁洗之,并服良。

《耆婆方》蝮蛇螫人方:

干姜屑薄之。

《广济方》治毒蛇啮方:

取慈孤草根,捣薄之,即瘥。其草生水中,如燕尾,大效,勿轻。

《拯要方》疗蝮蛇疮方:

醋磨蚤休敷之。

又方:

捣水蓼薄之,并服汁。

《集验方》治蛇虺诸毒螫方:

火消腊以著疮中。

治青蛙⑬蛇螫人方第卅七

《病源论》云:青蛙蛇者,正绿色,喜缘树及竹上自挂,与⑭树竹色一种,人卒⑮不觉,若入林中行,有落人颈⑯背上者,然自不甚啮人,啮人必死。此蛇无正形,大者不过四五尺,世人皆呼为青条蛇⑰,其尾二三寸,色黑者,名熇尾,毒最猛烈,中人立死。

《葛氏方》云:青蛙中人立死,竹中青蛙蛇螫人方:

灸疮中三壮⑱,毒即不行也。卒无艾,刮竹皮及纸,皆可以丸⑲,又了无此者,便以火烬就热烧疮。

又方⑳:

破乌鸡冠血,及热以搚疮上。

《范汪方》治青蛙蛇螫人方:

雄黄、干姜末,敷疮,良。

治蛇绕人不解方第卅八

《葛氏方》治蛇卒绕人不解方:

以热汤淋之即解。若无汤者,令人就尿之亦解。今按:《千金方》、《集验方》同之。

---

① 腹:《病源》卷三十六《虺螫候》"腹"上有"令车轹"三字。

② 侵晨:《病源》卷三十六《虺螫候》"晨"下有"及"字,连下读。"侵晨"即破晓。

③ 冒昏:即黄昏,摸黑。

④ 须作意:《病源》卷三十六《虺螫候》作"倾意"。

⑤ 看:原作"著",据旁校改,与《病源》卷三十六《虺螫候》合。

⑥ 韭:《肘后方》卷七第五十六作"薤"。

⑦ 嚼盐:此二字原误倒,据校改标记乙正,与《肘后方》卷七第五十六合。

⑧ 唾敷疮:"敷"字似有点删痕迹,《肘后方》卷七第五十六作"唾之疮上"。

⑨ 蝮:原作"腹",据旁校改。

⑩ 蝮蛇:"蝮"下原脱"蛇"字,据《札记》引延庆本补。

⑪ 又方:《千金方》卷二十五第二作"治蛇蝎螫方"。

⑫ 落石:疑当作"络石",《证类本草》卷七《草部上品之下》引《唐本注》作"络石"。

⑬ 蛙:原作"蛙",缺笔致误,据文义改。下皆仿此。

⑭ 与:"与"字原脱,据《病源》卷三十六《青蛙蛇螫候》补。

⑮ 卒:《病源》卷三十六《青蛙蛇螫候》作"看"。

⑯ 颈:《病源》卷三十六《青蛙蛇螫候》作"项"。

⑰ 蛇:《病源》卷三十六《青蛙蛇螫候》"蛇"下有"言其与枝条同色,乍看难觉"十一字。

⑱ 三壮:《肘后方》卷七第五十六作"三五壮"。按《肘后方》治"一切蛇毒"。

⑲ 丸:为丸,制丸。

⑳ 又方:按此条原为行间补入文字。

治蛇入人口中方第卅九

《葛氏方》治蛇入人口中不出方：

以艾灸蛇尾即出。若无火者，以刀周匝割蛇尾，裁令皮断，乃引之，皮倒脱，得出。

《千金方》蛇入人口中不出方：

以刀破蛇尾，纳生椒三四颗[1]，须臾即出。

治蛇骨刺人方第四十

《葛氏方》治蛇螫人，牙折人肉中不出，痛不可堪方：

取虾蟆肝，以敷上，立出。《小品方》同之。

又云：蛇骨刺人，毒痛肿热，与蛇螫无异方：

以铁精如大豆者，以管吹纳疮中。

又方：

烧死鼠捣末，敷疮中。

《僧深方》治蛇牙折肉中不出方：

取生鼠热血涂疮，以绵包之，二日出。

又蛇骨刺人：

取雄黄如大豆，纳疮中。

治蜈蚣螫人方第四十一

《病源论》云：蜈蚣，此即百足[2]虫也。虽复有毒，而不甚螫人。人误触之者，故时有中其毒者耳。

《本草》云：蜈蚣毒，用桑根汁解。今按《新录方》云：立痛止。

《葛氏方》云：蜈蚣自不甚啮人，其毒亦微，殊轻于蜂。今赤足螫人，乃痛于黄足，是其毒烈故也，亦是雄故也。治之方：

以盐拭疮上，即愈。

又方：

头垢少许，以苦酒和[3]涂之。

又方：

破大蒜以揩之[4]。

又方：

捼蓝汁渍之，即愈。

《小品方》云[5]：

割鸡冠血涂之。

又方：

以盐汤渍之[6]，即愈。

《新录方》云：

蛇衔叶捣如泥，封之。

又方：

苴叶捣如泥，封上。

《僧深方》云：

消蜡蜜浸伤中，良

《医门方》云：

鸡屎和醋，涂上便愈。

治蜂螫人方第四十二

《病源论》云：蜂类甚多，而方家不具显其名。唯地中大土蜂最有毒，一枚[7]中人，便即倒闷，举体洪肿，诸药治之，皆不能卒止，旧方都无其法。然虽不能杀人，有以禁术封唾，亦微效。又有瓠瓡[8]蜂，即亦其次，余者犹瘥。

《本草》云：蜂毒用蜂房、蓝青解。

《葛氏方》治蜂螫人方：

取人尿[9]洗之。

又方：

---

[1] 三四颗：《千金方》卷二十五第二作"三两枚"，"枚"下有"裹著"二字。

[2] 足："足"字原脱，据旁校补，与《病源》卷三十六《蜈蚣螫候》合。

[3] 和："和"字原脱，据旁校补。

[4] 破大蒜以揩之：《肘后方》卷七第五十九作"嚼大蒜若小蒜或桑树白汁涂之，亦以麻履底土揩之，良"。

[5] 《小品方》云：此下疑省"治蜈蚣螫人方"诸字。下"《新录方》云"、"《僧深方》云"、"《医门方》云"均仿此。

[6] 以盐汤渍之：《肘后方》卷七第五十九作"以盐热渍之"。

[7] 枚：《病源》卷三十六《蜂螫候》作"螫"。

[8] 瓠瓡："瓡"字原脱，据旁校补，与《病源》卷三十六《蜂螫候》合。按"瓠瓡"即"葫芦"。

[9] 尿：《外台》卷四十《蜂螫方一十首》引《肘后》"尿"下有"新者"二字。

斫榖树,取白汁涂之。《拯要方》同之。

又方:

煮蜂房洗之;又烧末,膏和敷之。

又方:

刮齿垢涂之。

又方:

捼蓝青尖叶者涂之。

《小品方》治蜂螫人方:

取蜘蛛涂疮上,又以活蜘蛛放毒上,其自嗽毒。

《千金方》蜂①螫人方:

蜜五合 蜡二合② 猪脂五合

和煎,稍稍食之③。

又方:

烧牛屎灰,苦酒和涂之。

又方:

嚼盐涂之。

《拯要方》云④:

斫桑树白汁以涂之。

治蚕⑤螫人方第四十三

《病源论》云:蚕虫,方家亦不能的辨正,云是蝘蜓子,或云是小乌虫尾有两岐⑥者,恐⑦非也。疑是蝎,蝎尾岐而曲上,故《周诗》曰:彼都人士,卷发如蚕也。

《葛氏方》云:蚕⑧字应作蚕字,所谓蜂蚕,治之方:

捣常思草,绞取汁以洗之。

又方:

灸疮中十壮。

又方:

灸屋瓦,若瓦器令热,以熨之。

《小品方》蚕螫人方:

取屋雷下土,以水和敷之,立愈。

治蝎螫人方第四十四

《病源论》云:蝎,此虫五月、六月毒最盛,云有八节、九节者毒弥甚。但中人毒势流行,牵引⑨四肢皆痛,过一周时始定。

《葛氏方》云:蝎,中国⑩屋中多有,江东无也。其毒应微。今石榴树多有蚝中云云。治之方:

温汤渍之。

又方:

捼马苋涂之。

又方:

嚼大蒜涂之。

又方:

嚼干姜涂之。

《千金方》云⑪:

取齿中残饭敷之。

又方:

硇砂和水涂,立愈。

又方:

猪脂封上。

又方:

以井底泥敷之。

《新录方》云:

煮甘草汁服之。

又方:

酱汁涂之。

又方:

尿泥涂之。

---

① 蜂:《千金方》卷二十五第二"蜂"上有"治"字。

② 二合:《千金方》卷二十五第二作"二两"。

③ 和煎,稍稍食之:《千金方》卷二十五第二作"和煎如膏,候冷以涂之"。

④ 《拯要方》云:此下疑省"治蜂螫人方"诸字。

⑤ 蚕:原作"蚔",繁体异构形误,据文义及下正文改。下仿此。

⑥ 岐:《病源》卷三十六《蚕螫候》作"歧"。按"岐"亦有"歧"义。

⑦ 恐:《病源》卷三十六《蚕螫候》"恐"上有"然皆"二字。

⑧ 蚕:原作"厉",据《外台》卷四十《蚕螫方二首》引《肘后》改。

⑨ 牵引:《病源》卷三十六《蝎螫候》"牵"上有"多至"二字。

⑩ 中国:指中原地区。

⑪ 《千金方》云:此下省"治蝎毒方"诸字。下"《新录方》云""《广济方》云""《龙门方》云""《拯要方》云""《苏敬本草注》云""《广利方》云"均仿此。

又方：

捣芥子末，醋和涂之。

又方：

浓煮盐汁洗之。

又方：

艾灸上二七壮。

《广济方》云：

半夏，以水研涂之，立止。

又方：

涂黄丹之。

《龙门方》云：

温醋渍瘥。

《拯要方》云：

嚼人参敷之，立验。

又方：

削桂心以醋磨涂之。

《苏敬本草注》云：

捣麻叶薄之。

《广利方》云：

猫儿粪涂螫处，日三。

又方：

破蜘蛛汁涂，立止，时始定。

《集验方》云：蝎有雌雄，雄者痛止在一处，雌者痛牵诸处。若雄者用井底泥敷之，温复易；雌者用当屋瓦沟下泥敷之，若不值天雨，无泥，可用新汲井水①从屋上淋于下，取泥敷之。

治蜘蛛啮人方第四十五

《本草》云：蜘蛛毒，用蓝青、麝香并解。

《拾遗》云：芜菁子和油敷蜘蛛咬，毒②入内，亦为末酒服。蔓菁园中无蜘蛛，是其相畏也。

又云：土蜂赤黑色，烧末，油和敷蜘蛛咬疮。此物食蜘蛛，亦其相伏也。

《千金方》云③：

乌麻油和胡粉如泥涂之，干则易之。

《广济方》云：

取生铁上衣，用醋研取汁涂之。

《医门方》云：

蜘蛛咬人，经年不瘥方：

挼半夏苗薄，大效。

《拯要方》云：

白僵蚕末，以唾和之，涂上。

又方：

取萝藦草，捣如泥，封上。

又方：

柳皮一两，半夏一两，烧作灰涂之。

《传信方》云：疗蜘蛛咬，遍身生丝方：

取羊乳一味久服，愈为度。贞元十一年，余偶到奚吏部宅坐客，有刑部崔从质因话此方。崔云，目击有人被蜘蛛咬，腹大如有娠，遍身生丝，其家弃之，乞食于道，有僧遇之，教饮羊乳，得愈，平伏④。

治蛭啮人方第四十六

《病源论》云：山中草木路上及石上，石蛭著人，则穿啮肌皮，行人肉中，浸淫起疮。

《千金方》云⑤：

灸断其道即愈。

又云：凡行山草中⑥，常以腊月猪膏和盐涂脚胫⑦及足指间⑧，及著鞋⑨，蛭不得著。

治蚯蚓咬人方第四十七

《传信方》疗蚯蚓咬方：

---

① 井水：此二字原倒，据校改标记乙正。
② 毒：《证类本草》卷二十七《菜部上品》"毒"上有"恐"字。
③ 《千金方》云：此下疑省"治蜘蛛咬人方"诸字。下"《广济方》云"、"《拯要方》云"均仿此。
④ 伏：《札记》引延庆本作"状"。
⑤ 《千金方》云：循例此下疑省"治蛭啮人方"诸字，检《千金方》卷二十五第二作"山水中阴湿草木上石蛭著人，则穿啮人肌肤，行人肉中，浸淫坟起，如虫行道，治之方"。
⑥ 凡行山草中：原"行山"二字误倒，据文义乙正。《千金方》卷二十五第二作"凡行山路草木中"。
⑦ 胫："胫"字原脱，据旁校补，与《千金方》卷二十五第二合。
⑧ 间：《千金方》卷二十五第二"间"下有"跗上"二字。
⑨ 鞋：《千金方》卷二十五第二"鞋"下有"袜"。

常浓作盐汤，数浸洗而愈。

浙西军将张韶，为此虫所啮，其形如患大风，眉鬓皆落，每夕则蚯蚓鸣于体中，有僧遇诸途，教用此法，寻愈。

治蛞蝓咬人方第四十八

《本草拾遗》云：蛞蝓咬：

取蓼捣薄疮上及浸之。今按①：《本草》云：蛞蝓一名土蜗。和名奈女久知。

治螈蚕啮人②方第四十九

《病源论》云：蚕既是人养之物，性非毒害之虫，然时有啮人者③，乃令人煎④寒壮热，经时不瘥，亦有因此致毙，斯乃一时之怪异，无适救解之方⑤。

《新录方》云：螈蚕毒方：

醋和鼠屎如泥，涂上。

又方：

醋和鸡屎灰封之。

《广济方》疗蚕及蜘蛛啮方：

葶苈子四分　蛇床子四分　菟丝子四分
盐四分

右，捣筛，和三年验⑥醋如泥，涂疮上，日三。

治射工毒方第五十

《病源论》云：江南有射工毒虫，一名短狐，一名蜮，常在山涧水内。此虫口中⑦内有横骨，如角弓形，正黑，如大蜚，生齿发，而有雌雄。雄者，口边有两角，角端有桠⑧，能屈伸。冬月在土内蛰，其上气蒸休休⑨，有雪落其上不凝。夏月在水内，人行水上及以水洗浴，或因大雨潦时，逐水流入人家，或遇道上牛马迹内即停住，含沙射人影，便病。初得，或如伤寒，或如中恶，朝旦小苏，晡⑩夕辄剧。始得三四日，尚可治。急者七日，缓者二七日，远者三七日，皆死。初未有疮，但恶寒痠

瘆⑪寒热，盛⑫如针刺。其成疮，或⑬如豆粒黑子，或如火烧，或如蠼螋尿疮，皆肉内⑭有穿孔，如火⑮针孔也。

《抱朴子》云：短狐，一名蜮，一名射工，一名射影。其实水中状似鸣蜩，而大如三合杯，有翼能飞，无目而利耳⑯。

又云：射工，冬天蛰于谷间，大雪时索之，此虫所在其上无雪，气起如炊蒸，当掘之，不过入地一尺则得之，阴干末带之，夏天辟射工也。

《小品方》云：射公⑰，二名短狐，三名溪毒。其虫形如甲虫，有一长角横在口前，如弩檐临其角端，曲如上弩，以气为矢，因水势以射人。射人时，人或闻其在水中，铋铋⑱作声也。要须得水没其口，便能射人。在无水之地，便可捉持戏，无能为害也。

此虫从四月始生，至五月、六月其毒尚微，中人犹缓；七月、八月其毒大盛，中人甚急；入九月许，有寒露微霜者，其毒向衰，至十月乃息也。

此虫畏鹅，鹅能食之，闻鹅声便不敢来

---

① 今按："今按"以下十二字原为大字，今据文例改为小字注文。
② 啮人：原作一"毒"字，据卷目改。
③ 者："者"字下原衍"者"字，据旁校删，与《病源》卷三十六《蚕啮候》合。
④ 煎：《病源》卷三十六《蚕啮候》作"增"。
⑤ 无适救解之方：《病源》卷三十六《蚕啮候》作"救解之方愈"。
⑥ 验：疑当作"酽"。
⑦ 中："中"字疑衍，旁校引或本、《病源》卷二十五《射工候》并无"中"字。
⑧ 桠（yā，音压）：草木分枝处。此指角端有叉。
⑨ 休休：通"煦煦"，温气上蒸貌。
⑩ 晡：原作"脯"，形误，据《病源》卷二十五《射工候》改。
⑪ 痠瘆：寒噤战栗貌。
⑫ 盛：《病源》卷二十五《射工候》作"或"。
⑬ 或：《病源》卷二十五《射工候》作"初"。
⑭ 内："内"字原脱，据旁校补，与《病源》卷二十五《射工候》合。
⑮ 火：《病源》卷二十五《射工候》作"大"。
⑯ 利耳："耳"下原有"云云"二字，据校改标记删。
⑰ 射公：亦作"射工"，文异义同。
⑱ 铋铋：旁注曰："音笔，虫声也。"

也。水上流有鹅浴气响，鹅屎、毛羽流下，其便走去也。船行入溪，宜将鹅自随。山溪家居，皆养白鹅也。凡入山溪水中采伐者，装鹅屎，带鹅毛，以避之也①。

此虫利耳而盲目，凡人入溪源取水及浴，经涉渡溪者，皆宜以木石遥掷水中作声，其虫应声虚射，毒便泄去也。掷水法，唯多过，左右广掷之，虫放毒尽，然后过溪也。

山源之间，多有此虫，大雨洪潦之时，其逐水流落之人家，及道上牛②、马迹小水中停住。人行陆地，多不意悟，或逐柴薪竹木来，人喜不觉之，得病便作他治，乃误致死也。

射公中人，初始证候，先寒热恶冷吹㖃③，筋急疼强，头痛目疼，状如伤寒，亦如中尸，便不能语，朝旦小苏，晡④夕辄剧，寒热闷瘑⑤，是其证也。初得三四日，尚可活，急者七日死，缓者至二七日，远不过三七日，皆死也。

此虫有大小，小者毒微，射人不即作疮，人多不知是射公毒。其大者毒猛，中人乃即可成疮耳。其疮初或如豆粒黑子，或如火烧，或如蛱蝶尿⑥，或痛如针刺，而未见疮处，或成疮皆肉中有穿空，如火⑦针孔也。其射人远者及中人影者，毒小宽也。

射工中人腰以上，去人⑧近者多死；中人腰以下者小宽也。纵不死者，皆百日乃可保瘥耳。治之如左。

治射公中人，寒热，或发疮，或偏在一处，有异于常方：

取赤苋合茎叶捣之，绞⑨取汁，服七合，日四五服，良。此是苋菜之赤大者也。

又方：

单煮犀角饮，以折其毒热⑩也。

治射公中人方：

取鬼臼目叶一把，纳苦酒中，沾湿之竟，熟捣，绞取汁，服一升，日三。

又方：

犀屑二两 乌扇根二两 升麻三两

凡三物，㕮咀，以水四升，煮取一升半，分再服，相去一炊顷，尽更作。

又方：

取水松，捣绞取汁，服一升，日三，即瘥。

又方：

取生茱萸茎叶一虎口，握之，断去握前后，余握中央，便熟捣绞⑪，以水三升，煮取一升七合，顿服之，神效。

治射公中人，已有疮者方：

取蜈蚣大者一枚，小炙之，捣末，苦酒和，敷疮上，良。

又方：

取斑蝥一枚，火烧捣末，苦酒和，敷上。

又方：

取芥子捣令熟，苦酒和，厚涂疮上半日。《千金方》同之⑫。

又方：

取狼牙叶，冬取根，捣之令熟，薄所中处，又饮四五六合汁，防毒恐入内也。

《集验方》治射公中人疮，令人寒热方：

乌扇根二两 升麻二两

凡二物，以水三升，煮得一升，适寒温，尽服之，滓薄上。

《葛氏方》治射工中人方：

初见此疮，便水磨犀角涂之，燥复涂，勿住。

又方：

---

① 也："也"字原脱，据旁校补。

② 牛：原作"中"，形误，据《札记》引延庆本改。

③ 吹㖃：旁注："㖃，愁貌。"按"吹㖃"二字费解，《病源》卷二十五《射工候》作"欠欱"，义顺。又"㖃"下原有"《玉》作于引反，愁貌"。七小字，疑是后人注文误入正文，今删。

④ 晡：原误作"脯"，据《病源》卷二十五《射工候》改。

⑤ 闷瘑：眉注作"闷瘘"，《病源》卷二十五《射工候》作"闷乱"。

⑥ 尿：《病源》卷二十五《射工候》"尿"下有"疮"字。

⑦ 火：《病源》卷二十五《射工候》作"大"。

⑧ 人：《病源》卷二十五《射工候》"人"下有"心"字。

⑨ 绞：原作"挍"，今改为通用字。下仿此。

⑩ 热：旁校曰："本书作'势'。"

⑪ 绞：旁校曰："本书无。"

⑫ 《千金方》同之："之"下原衍"之"字，据文义删。

急周绕去疮①一寸，辄一灸，灸一处②百壮，疮上亦灸百壮。

又方：

切葫③搻疮上，灸葫上十壮，并取常思草捣绞汁，饮一二升，以淬薄之。

又方：

白鹅屎，取白者二枚，以少许汤和令相淹④，涂上。

《枕中方》治一切虫蛇、射工、沙虱百毒方：

生胡麻捣，敷上，吉。不过三度，愈。

治沙虱毒方第五十一

《病源论》云：山内水间有沙虱，其虫甚细，不可见，人入⑤水浴及汲水澡浴，此虫著身。阴雨日行草间，亦著人，便钻入皮里。初得之，皮上正赤，如小豆黍⑥，以手摩赤上，痛如刺，过三日之后，令百节⑦疼痛，寒热，赤上发疮。此虫渐入至骨，则杀人。人在山涧洗浴竟，巾拭如芒毛针刺，熟见⑧，以竹簪挑拂去之。已深者，用针挑取虫子，正如疥虫，挑不得，灸上三四壮⑨，则虫死云云。

《抱朴子》云：有沙虱，水陆皆有，其新雨后及晨暮，跋涉必著人。唯日烈草燥时差耳。其大如毛发之端，初著人便入皮里，其所在如有芒刺之状，小犯大痛，可以针挑取之，正赤如丹，著爪上行动也；若不即挑之，此虫钻至骨，便周行走人身中。其病与射工相似，皆杀人。人行有此虫之地，每还所住，辄当以火自灸燎，令遍身，则此虫堕地去也。若带八物麝香丸、玉壶丸、犀角丸等，兼辟沙虱、短狐也。若卒不得此药者，但可带好生麝香亦佳。以雄黄、大蒜分等，合捣，带一丸如鸡子者亦善。又可以此药涂疮，亦愈。又㕮咀赤苋根饮之，亦愈。

《葛氏方》治沙虱毒方：

以大蒜十片，著热灰中，温之令热，断蒜，及热以注疮上，尽十片，复以艾丸灸疮上七壮。

又方：

斑蝥二枚，熬一枚，末服之；烧一枚令尽烟，末，以著疮中，立愈。

又方：

山行宜竹管盛盐，数视体足，见，以盐涂之。

《拯要方》治沙虱毒方：

以麝香、大蒜，和⑩捣，以羊脂和，著以⑪筒中带之，大良。

《苏敬本草注》云⑫：

煮葱茎，浸或捣，薄贴，大效。

治水毒方第五十二

《病源论》云：三吴以东及南诸山郡山县，有山谷溪源处，有水毒⑬病，春秋辄得，一名中水⑭，一名中溪，一名中⑮洒，苏骇反。一名水中病⑯，亦名溪温。今人中溪，以其病与射工诊候相似，通呼作溪病，其实有异，有疮是射工，而无疮是溪病。

---

① 周绕去疮：《肘后方》卷七第六十五"绕"下有"遍"字，"疮"下有"边"字。

② 辄一灸，灸一处：《肘后方》卷七第六十五作"辄灸一处"。

③ 葫：《肘后方》卷七第六十五"葫"下有"蒜"字。按"葫"即"蒜"之别称。

④ 以少许汤和令相淹：《肘后方》卷七第六十五作"以小铛和调"。

⑤ 入："人"字原脱，据旁校补，与《病源》卷二十五《沙虱候》合。

⑥ 黍：《病源》卷二十五《沙虱候》"黍"下有"粟"字。

⑦ 百节：《肘后方》卷七第六十六"节"下有"强"字。

⑧ 熟见：仔细察看。

⑨ 三四壮：《病源》卷二十五《沙虱候》作"三七壮"。

⑩ 和："和"字原脱，据旁校补。

⑪ 以："以"上原有"竹"字，已经点删，按"以筒中带之"，不必专用竹筒，故从删。

⑫ 《苏敬本草注》云：此下疑省"治沙虱毒方"诸字。

⑬ 毒："毒"字原脱，据《病源》卷二十五《水毒候》补。

⑭ 中水：校改标记乙作"水中"，旁校曰："或本'中水'"今检《病源》卷二十五《水毒候》作"中水"，故不乙转。

⑮ 中："中"字原脱，据旁校补，与《病源》卷二十五《水毒候》合。

⑯ 水中病：《肘后方》卷七第六十四作"水病"。

《葛氏方》云：水毒初得之，恶寒，头微痛，目眶疼，心中烦懊①，四肢振㨏，腰背骨节皆强②，两膝疼，或翕翕热，但欲眠，且醒暮剧，手足指逆冷，至肘膝上，二三日则腹中生虫，食下部，肛中有疮，不痛不痒，令人不觉，视之乃③知耳。不即治，过六七日下部便脓溃，虫上食五脏，热盛烦毒，注下不禁，八九日死，良医所不能治。觉得之，急当视下部，若有疮正赤如截肉者，为阳毒④，最急；若疮如蠡鱼齿者，为阴毒，犹小缓，要皆杀人，不过廿日也。欲知是中水非⑤，当作数斗汤，以小蒜五升⑥，㕮咀⑦，投⑧汤中，莫令大热，热则无烈⑨，去滓，适寒温，以自浴。若身体发赤斑纹者是也；其无异者，当以他病治之。治之方：

取梅若桃枣⑩，捣绞饮汁三升许，汁少以水解及绞之⑪。

又方：

常思草，捣绞饮汁一二升，并以绵染汁导下部，日三。

又方：

捣蓝青，与少水⑫，以涂头面身体，令匝匝。《千金方》同之⑬。

又方：

取蓼一把，熟捣，以酒一杯⑭合和，绞饮汁。

若下部生疮，已决洞者方：

桃皮叶熟捣，水渍令浓，去滓著盆中，坐自渍，虫出。

《千金方》治水毒方：

捣苍耳汁，服之一升，以绵⑮沾汁导下部，日三⑯。

《集验方》治中水秘方：

取水萍曝干，以酒服方寸匕。

又方：

捣梅叶取汁，服半杯。小儿不能饮，敷乳饮之。

《范汪方》云：青龙汤，治中水寒热方：

升麻二两　龙胆一两　萎蕤一两　大青一两

凡四物，㕮咀，以水四升，煮取二升，分作再服。不静复作，加小附子一枚，四破之，分作三服，良。

又云：治水中下部疮决洞，医所不能治方：

灸穷骨五十壮，良。

治井冢毒方⑰第五十三

《病源论》云：凡古井冢及深坑、阱，多有毒气，不可辄入，五月、六月间最甚，以其郁气盛故也。若事趣⑱必须入者，先下鸡鸭毛试之，若毛旋转不下，即有毒，便不可入也。

《小品方》云⑲：凡五月、六月，深井中及深突、深冢中，皆有毒气，入令人郁冒⑳，能杀，如㉑其必宜入中者，当先以鸡鸭鹅毛及杂

① 懊：原作"㥶"，据《肘后方》卷七第六十四改。

② 强：《肘后方》卷七第六十四"强"下有"筋急"二字。

③ 乃：原作"及"，据《肘后方》卷七第六十四改。

④ 阳毒：原"毒"上脱"阳"字，据《肘后方》卷七第六十四补。

⑤ 水非：《肘后方》卷七第六十四"水"下有"毒"字，无"非"字。按《千金方》卷二十五第二作"中水与非者"。

⑥ 升："升"字原脱，据旁校补，《肘后方》卷七第三十四作"寸"，疑非是。

⑦ 㕮咀：原作"汊沮"，形误，据《肘后方》卷七第六十四改。

⑧ 投："投"字原脱，据旁校补，与《肘后方》卷七第六十四合。

⑨ 烈：《肘后方》卷七第六十四作"力"。

⑩ 枣：《札记》引延庆本作"叶"，与《肘后方》卷七第六十四合。

⑪ 捣绞饮汁三升许，汁少以水解及绞之：《肘后方》卷七第六十四作"捣绞汁三升许，以少水解为饮之"。

⑫ 水：《肘后方》卷七第六十四"水"下有"和"字。

⑬ 之："之"下原衍"之"字，据文义删。

⑭ 杯：原作"坏"，形误，据文义改。《外台》卷四十《溪毒方二十一首》引《肘后》作"升"。

⑮ 绵：《千金方》卷二十五第二"绵"下有"裹杖"二字。

⑯ 日三：《千金方》卷二十五第二作"日二过"。

⑰ 方："方"字原脱，据卷首目录补。

⑱ 趣：《病源》卷三十六《入井冢墓毒气候》作"辄"。按"趣"有"急促"之义。

⑲ 《小品方》云：《外台》卷二十八《入井冢阱方二首》引与此引略异，当互参。

⑳ 郁冒："冒"原作"瘄"，疑是"冒"字之异写，据文义改。"郁冒"，即郁闷。《外台》卷二十八《入井冢阱方二首》引作"郁闷"。

㉑ 如：旁校曰："'如'字以下至'人也'数字，字治本并重忠本无之，重基本有之。"

毛投其中,毛得直下至底者则无毒气也。毛若倒上不下,回旋四边者则有毒气,不可入也。亦可内生鸡、鸭、鹅、豚、犬、羊生物置中,既有毒气,其生物须臾自死也。事计必宜入中不得已者,当先以酒,若苦酒数斗①浇洒井冢坎中边,停小时,然后可入也。若觉中此气郁闷,奄奄欲死者,还取其中水数斛,洒人面并水含饮之,又以灌其头身,从头至足,须臾则活也。其中若无水者,乃取他水也。

《千金方》治入井冢毒②方:

取他井中水灌身上,至三辰③顷活。若东井取西井,西井取东,南取北,北取南。

《葛氏方》治入井及冢中,遇毒气,气息奄奄便绝方:

以水渍其面,并令含水,又便汲其所入井若冢中水数斛,以灌之,从头至足,须臾活。

又方:

服诸解毒犀角、雄黄、麝香之属,豉豆、竹沥、升麻诸汤。

治④蛊毒方第五十四

《病源论》云:凡蛊有数种,皆是变惑之气也。人有故造作之,多取虫蛇之类,以器盛贮,任其自相啖食,唯一物独在者,即名谓之为蛊,便能变惑。随逐酒食,为人患祸,祸于他人,则蛊主吉利。所以不羁之徒,而畜事之。

又云⑤:面色青黄者,是蛇蛊也,腹内热闷,身体恒痛。面色赤黄者,是蜥蜴蛊也,腰背微满,舌上生疮。颜色乍白乍青,腹内胀满,状如虾蟆,是虾蟆蛊也。颜色多青,毒成⑥吐出,似蜣蜋,是蜣蜋蛊也。

又云:有飞蛊,来⑦无由渐,状如⑧鬼气者。

又云:有氏羌毒者,犹是蛊⑨类,于氏羌界域⑩得之,故谓之氏羌毒,病状如中蛊,心腹刺痛。

又云:有野道者,是无主之蛊也。畜事蛊人死灭,无所依止,田野道路之间,犯害人者,故谓之野道⑪。

又云:欲知是蛊与非,当令病人唾水内,

沉者是蛊,浮者非蛊也。

又云:含大豆,若是蛊,豆⑫皮脱;若非蛊,不⑬烂脱也。

《葛氏方》云:欲知蛊主姓名方:

取鼓皮少少烧末,饮⑭病人,病人须臾自当呼蛊主姓名,可语使呼取去,去即病愈⑮。今按:《拯要方》水饮。

又方:

襄荷叶密著病人卧席下,亦即呼蛊主姓名。

又云:治饮食中蛊毒,令人腹内坚痛,面目青黄,淋露骨立,色变无常方:

雄黄　丹砂　藜芦各一两

捣筛,且以井华水服一刀圭,当吐蛊毒⑯。今按:《集验方》云:三物各一分,有蛊当吐;不吐,非蛊之。

又云:若蛊已食下部,肛尽肠穿者方:

---

① 斗:《外台》卷二十八《入井冢闷方二首》作"升"。

② 毒:《外台》卷二十八《入井冢闷方二首》引《千金》"毒"下有"气"字。

③ 辰:《外台》卷二十八《入井冢闷方二首》作"食"。

④ 治:原作"辟",据卷首目录改。旁校曰:"字治本作'治',医本同之。"

⑤ 又云:按此以下诸节文字,较《病源》卷二十五《蛊毒候》简略,当是节引,详见《病源》。

⑥ 成:《病源》卷二十五《蛊毒候》作"或"。

⑦ 来:《病源》卷二十五《蛊毒候》"来"上有"去"字。

⑧ 如:"如"字原脱,据旁校补,与《病源》卷二十五《蛊毒候》合。

⑨ 蛊:《病源》卷二十五《氏羌毒候》"蛊"下有"毒"字。下句"病如中蛊"句仿此。

⑩ 域:原作"城",据《病源》卷二十五《氏羌毒候》改。

⑪ 畜事蛊人死灭,无所依止,田野道路之间,犯害人者,故谓之野道:按此节文字经丹波氏节引后文义隐晦,《病源》卷二十五《野道候》作"人有畜事蛊,以毒害人,为恶既积,乃至死灭绝,其蛊则无所依止,浮游田野道路之间,有犯害人者。其病发,犹是蛊之状,但以其于田野道路得之,故以谓之野道"。

⑫ 豆:《病源》卷二十五《蛊毒候》"豆"下有"胀"字。

⑬ 不:《病源》卷二十五《蛊毒候》"不"上有"豆"字。

⑭ 饮(yìn):给他人喝。

⑮ 可语使呼取去,去即病愈:《肘后方》卷七第六十三作"可语使去则便愈"。

⑯ 当吐蛊毒:《肘后方》卷七第六十三作"当下吐蛊虫出"。

以猪胆沥纳中①,以绵染塞之。

又云:治中蛊吐血,或下血,皆如烂肝方:盐一升,淳苦酒一升和,一服立出,即愈。

又方:

茜草根、襄荷根各三两,㕮咀,以水四升,煮得二升,去滓,顿②服,即愈。又自当呼蛊主姓名,茜草即染绛茜③草也。

《小品方》治蛊方:

榉树皮广五寸,长一尺 芦薇根④五寸,如人足父指大者

凡二物,切,以水一升,清酒三升,煮取一升,顿服,当下蛊。

又方:

土瓜根,大如母指,长三寸,㕮咀,以酒半升,渍一宿,去滓,一服⑤。

《集验方》治下部若蛊食入,从后孔见肠方:

虾蟆青背长身者,乌鸡骨,各烧作屑,分等,合⑥之以吹下部孔中,大良。

又云:治卒中蛊,下血如鸡肝者,昼夜去石余血,四脏悉坏,唯心未毁,或乃鼻破待死者方:

桔梗捣下筛,以酒服方寸匕,日三。

又方:

隐忍根,捣取汁二升,分三服。桔梗苗也。

《千金方》治蛊方:

槲树北阴皮,去苍,大指长寸⑦,水三升,煮取一升,空腹服之,蛊虫出⑧。

又方:

猬皮灰,水服方寸匕⑨。

《医门方》治蛊毒方:

取巴豆一枚,去心,豉三粒,釜底黑方寸匕,合捣,分服一丸,吐虫即服⑩,甚良。

又方:

襄荷煮汁饮,干湿根得用多少。

《拯要方》疗蛊毒方:

水煮独行根一二两,取汁服之,吐蛊毒。

《救急单验方》治蛊毒方:

捣药子三枚服,立验。

《徐伯方》治蛊方:

取茜草,生捣绞取汁,日可服二三升,复恒取汁,作食及煮粥。

《僧深方》治卒急蛊吐欲死方:

生索濯,若根茎捣绞取汁,得一升,顿服之,不过再三作,神良。

《范汪方》治蛊方:

菖蒲二两,乌贼鱼骨二分

右二物,捣下筛,以酒服方寸匕,日三。

医心方卷第十八

---

① 纳中:《肘后方》卷七第六十三作"纳下部中"。
② 顿:《肘后方》卷七第六十三"顿"上有"适寒温"三字。
③ 茜:"茜"字疑衍,《肘后方》卷七第六十三无"茜"字。
④ 芦薇根:本草无"芦薇"之名,《札记》引延庆本作"蔷薇根",似是。《千金方》卷二十四第四作"芦荻根"。
⑤ 服:《外台》卷二十八《中蛊毒方二十一首》"服"下有"当吐下"三字。
⑥ 合:原作"令",形误,据文义改。
⑦ 大指长寸:《千金方》卷二十四第四作"一大握,长五寸"。
⑧ 蛊虫出:《千金方》卷二十四第四作"即吐虫出","出"下有"亦治中蛊下血"六字。
⑨ 匕:《千金方》卷二十四第四"匕"下有"亦出虫"三字。
⑩ 即服:按"即服"二字原脱,所旁校补。《札记》曰:"'服'字叵解,恐或'愈'。"

医心方卷第十九

从五位下行针博士兼丹波介丹波宿祢康赖撰

服石节度第一

服石反常性法第二

服石得力候第三

服石发动救解法第四

服石四时发状第五

服石禁忌①第六

服石禁食第七

诸丹论第八

服诸丹法第九

服丹宜食第十

服丹禁食第十一

服丹禁忌第十二

服丹发热救解法第十三

服金液丹方②第十四

服金③阳丹方第十五

服石钟乳方第十六

服红雪方第十七

服紫雪方第十八

服五石凌方第十九

服金石凌方第廿

服金汞丹方第廿一

服银丸方第廿二

服石节度第一

《服石论》云：中书侍郎薛曜云：凡寒食诸法，服之须明节度。明节度则愈疾，失节度则生病。愚者不可强，强必失身；智者详而服之，审而理之。晓然若秋月而入碧潭，豁然若春韶而洋④冰积。实谓之矣⑤。

凡服五石散及钟乳诸石丹药等，既若失⑥节度，触动多端，发状虽殊，将摄相似。比来人遇其证，专执而疗之，或取定古法，则

与本性有违；或取决庸医，则昧⑦于时候，皆为自忤。故陶贞白⑧曰：昔有人服寒食散，捡古法，以冷水淋身满二百罐，登时僵毙⑨。又有取汗不汗，乃于狭室中四角安火⑩，须臾即殒。据兹将息，岂不由人？追之昔事，守株⑪何甚！

秦承祖论云：夫寒食之药，故实⑫制作之英华，群方之领袖，虽未能腾云飞骨、练筋易髓，至于辅生养寿，无所与让。然水所以载舟，亦所以覆舟；散所以护命，亦所以绝命。其有浮薄偏任之士，墙面⑬轻信之夫，苟见一候之宜，不复量其夷险，故祸成不测，毙不旋踵。斯药之精微，非中才⑭之所究也。玄晏⑮

---

① 忌："忌"下原有"法"字，据本文标题删。下第七、第十、第十一、第十二均仿此。

② 方：原作"法"，据正文标题改。下第十五、第十六、第十七、第十八、第十九、第二十、第二十一、第二十二均仿此。

③ 金：安政本作"全"。

④ 洋：眉注曰："'洋'字若'泮'字欤？医本皆作'洋'云。"《外台》卷三十七《张文仲论服石法要当达人常性五乖七急八不可兼备不虞药并论二十三条》作"泮"。

⑤ 实谓之矣：《札记》曰："古'实'、'是'通用，'谓之'二字疑误倒。"《外台》卷三十七《张文仲论服石法要当达人常性五乖七急八不可兼备不虞药并论二十三条》"之"作"美"。

⑥ 若失：《外台》卷三十七《饵寒食五石诸杂石等解散论并法四十九条》引《小品》作一"差"字。

⑦ 昧：原作"株"，据安政本改，与《外台》卷三十七《饵寒食五石诸杂石等解散论并法四十九条》引合。

⑧ 陶贞白：即陶宏景。宏景卒谥贞白。

⑨ 登时僵毙：即当时僵死。

⑩ 火：旁校"火"下补"理"字，《外台》卷三十七《饵寒食五石诸杂石等解散论并法四十九条》无"理"字。

⑪ 守株："守株待兔"之省文。

⑫ 故实：《札记》曰："'故'、'固'同，'实'、'是'同。"

⑬ 墙面：语出《书·周官》："不学墙面。"喻指无知，片面。

⑭ 中才：中等才智。

⑮ 玄晏：即指晋代名医皇甫谧。谧，字士安，号玄晏先生。

雅材将冷，廪丘①偏暖②为先，药性本一，而二论硕反，今之治者，唯当务寻其体性之本，源其致弊③之由，善候其盈缩，详诊其大渊，采撮二家之意，以病者所便为节，消息斟酌，可无大过。若偏执一论，常守不移，斯胶柱而弹琴，非善调之谓也。

许孝崇论云：凡诸寒食草石药，皆有热性，发动则令人热，便须冷饮食冷将息，故称寒食散。服药恒欲寒食、寒饮、寒衣、寒卧、寒将息，则药气行而得力。若将息热食、热饮、著热衣、眠卧处热，药气与热气相并，壅结于脉中，则药势不行，发动能生诸病、不得力，只言是本病所④发，不知是药气使然。病者又不知是药发动，便谓他病，不知救解，遂致困剧。然但曾经服乳石药，人有病虽非石发，要当须作带解石治也。

孙思邈论云：服石人皆须大劳役，四体无得自安，如其不尔，多有发动，亦不得道，便恣意取暖，称适已情，必违欲以取寒冻，虽当时不宁，于后在身多有所益，终无发动之虑也。

人不服石，庶事⑤不佳，恶疮癣疥、温疫疟疾，年年恒患，寝食不安，兴居常恶，非止已事不康，生子难育。所以石在身中，万事休泰⑥，要不可服五石也。人年卅以上，可服石药，若素肥充，勿服也⑦；四十以上，必须服之；五十以去⑧，可服三年⑨一剂；六十以上，两年可以服一剂；七十以上，一年可服一剂。

人五十以上，精华⑩消歇，服石犹得其力。六十以上转恶，服石难得力，所以恒须服石，令人手足温暖，骨髓⑪充实，能消生冷，举措轻⑫便，复耐寒暑，不著诸病。

凡服石人，甚⑬不得杂食口味，虽百品具陈，终不用重食其肉。诸杂⑭既重，必有相贼。聚积不消，遂动诸石。但知⑮法持心，将摄得所，石药为益，善不可加。

陈延之论云：服草木之药则速发⑯，须调饮食；金石者，则迟起而难息。其始得效者，皆是草木盛也，金石乃延引日月。草木少时便息，石势犹自未盛。其有病者，不解消息，便谓顿休，续后更服。或得⑰病固⑱药微，倍

复增石，或便杂服众石，非一也。石之为性，其精华之气，则合五行，乃益五脏；其浊秽，便同灰土。但病家血气虚少，不能宣通，更陈瘀⑲，便成坚积。若其精华气不发，则冷如冰。而病者服之，望石入腹即热，既见未热，服之弥多。既见石不即效，便谓不得其力，至后发动之日，都不自疑是石，不肯作石消息，便作异治者，多致其害。

释慧义论云：五石散者，上药之流也。良可以延期养命，调和性理，岂直治病而已哉。将得其和，则养命瘳疾，御失其道，则夭性⑳，可不慎哉。此是服者之过，非药石之发㉑也。且前出诸方，或有不同。皇甫唯欲将冷，廪丘㉒欲得将暖，石药性热，多以将冷为宜。故

---

① 廪丘：疑是《外台》所引"陈廪丘"，与晋代名医张苗同时。又魏晋间曹翕曾于晋泰始元年（265年）受封为廪丘公，并撰有《解寒食散方》二卷，未知是否同一人？

② 偏暖：安政本作"温暖"。按"暖"原作"腝"，疑是"㬉"字之误，"㬉"同"暖"，今据文义改。

③ 弊：原作"獘"，疑是"弊"之俗讹，今据文义改。

④ 所："所"字原脱，据旁校补。

⑤ 庶事：各种事、众多事，与下"万事"义同。

⑥ 休泰：安泰。

⑦ 勿服也：《千金方》卷二十四第三作"亦勿妄服"。

⑧ 去：《千金方》卷二十四第三作"上"。

⑨ 可服三年：《千金方》卷二十四第三作"三年可服"。

⑩ 华：原作"药"，据《千金方》卷二十四第三改。

⑪ 髓："髓"字原脱，据旁校补，与《千金方》卷二十四第三合。

⑫ 轻：原作"经"，形误，据《千金方》卷二十四第三改。

⑬ 甚：旁校作"其"。按作"甚"不误，《千金方》卷二十四第三作"甚"。

⑭ 杂：原作"难"，繁体字形近致误，据《千金方》卷二十四第三改。

⑮ 知：《千金方》卷二十四第三作"如"，似是。

⑯ 速发：《病源》卷六《寒食散发候》"发"下有"而易歇"三字。

⑰ 得：《病源》卷六《寒食散发候》作"谓"，义胜。

⑱ 固：通"痼"。

⑲ 更陈瘀：《病源》卷六《寒食散发候》"更"上有"杂石之性，卒相和合"八字，"更"下有"相"字，文义完整。

⑳ 性：生命。《左传·昭公十九年》"民乐其性"孔颖达疏："性，生也。"

㉑ 发：安政本作"咎"。

㉒ 廪丘：原误作"禀丘"，据上引"秦承祖"文改。

士安所撰，遍①行于世。

夏侯氏论云：观世人了不解寒食药意，而为节度者又大误。以不解修误法，安得不有顿踬②耶。遂不思故而其怨咎于药，此药正不宜以病进时服也，当用③病退时服之。此药以助正气为主，病进时则病气强、正气弱，药不能制也。病退则因气强，遂扶助之，遂凌④病气矣。空腹及下后不可服，服之滞著曲奥之处，积岁不解。服药无冬夏时节也，春秋差⑤为佳。

鲁国孔恂论云：寒食药治虚冷特佳，然要在消息，精意伺候，乃尽药意。虽本方云极冷恣水，要当以体中为度。若腹中不能热，心中平定，未觉愦闷，不可便恣冷饮食，食冷暖当随药热多少，衣服厚薄亦宜然。盛冬之月可暖食，餐食后若心中温闷，辄饮少冷水便瘥矣。如觉药作者，但薄衣行风中亦解。若殊不解，可小洗手足头面，不至浴，当消息体中，慎勿逆⑥用水也。

庞氏论云：夫寒食药发多在秋冬，秋冬则阳气处内，阴气处外。外寒则热并入，助药为热也。此其自然发理。若有违犯药忌，亦⑦复用发，消息候察，唯存心精意者也。服药人多自厌患烦愦无神，不可信取其言，用加方治也，当用边人之意参之耳。又药多违人性，喜加迁怒，不可慎从⑧。侍者当犯颜据争，深守所见，亦不可使病人甚恚，用增药动也。

夫药发皆有所由，或以久坐、久语、卧温失食，或以御内不节，犯损体实，或劳虑存心，情意不欢，或以饮酒连日，而不盥⑨洗，或以并饮不消，停徐为澼，或食饼黍小豆诸热。凡此诸或，皆是⑩发之重诫也。

又药卧欲得薄，衣亦宜然，犯寒则无中冷之忧，触热则有患祸之累。

诸饮食皆欲冷，唯酒可温耳。诸用水皆欲得新汲井水，不欲大冷水也。食欲数而不欲顿多，当计一日常⑪数所能食，分昼夜八九下，复⑫饮食犹令小温，于常食数食之，后自还如旧。

衣被欲得故絮而使薄，但当益领⑬数。

所以尔者，减益故也。若噤战恶寒者，少重其衣被以温体，人迫挟之，噤不如解⑭，使远去之，过时不去，便助药发也。

曹歙论云：寒温调适之宜，云诸药疢已折。虽有余热，不复堪冷。将适之宜，欲得覆而不密，常欲得凉而不至于极冷。譬如平人得热，欲得冷凉之，大过即已为病也。故勿得脱衣露卧，汗出当风也⑮。

有药疢者，苦寒苦热，心腹欲痛满，欲脱衣，欲著衣，衣薄衣厚，皆当随觉为度，不可轻忍也。

凡服寒食散发者，皆宜随所⑯服之人以施方治。人体气之不同者，若土风之殊异也。虽言为当饮酒，人性本有能不⑰；虽言为当将冷，人体本有耐寒与不耐寒；虽言为当多食饮，食饮本有多少；虽言为当劳役，人筋骱本有强弱。又肥充与消瘦，长老与少壮，体中挟他疢与不挟疢，耐药与不耐药，本体多热与多冷，凡此不可同法而疗也。药发多多变成百病，苟不精其曲折，如以粗意投雷⑱，亦由暗

---

① 遍：原作"偏"，通"遍"，今改为通用字。
② 顿踬：失足，引伸为失误。
③ 用：旁校作"以"。
④ 凌：《札记》曰："'陵'讹'凌'。"
⑤ 差：《札记》曰："延庆本'差'字旁校作'者'。"
⑥ 逆：预先。
⑦ 亦："亦"字原脱，据旁校补。
⑧ 慎从：即顺从。
⑨ 盥：原作"兴"，据旁校改。
⑩ 是：仁和寺本无"是"字。
⑪ 常：原作"当"，据旁校改，与仁和寺本合。按"当"、"常"一声之转。
⑫ 复：原作"后"，繁体字形近致误，据仁和寺本改。
⑬ 领：量词，计算上衣的单位。
⑭ 噤不如解：仁和寺本"不"作"小"。《札记》曰："按文义此当作'噤如小解'，恐错误。或曰'不'、'小'二字共是'噤'字未笔误衍。"
⑮ 汗出当风也：仁和寺本"也"下有"饮食自当随体杀之，清不宜逆，待以冷也"十六字。
⑯ 所：仁和寺本"所"下有"能"字。
⑰ 不：即"否"之古字。
⑱ 雷：《札记》曰："按'雷'恐'当'讹，谓前文所云'当饮酒'、'当将冷'、'当多食饮'、'当劳役'之四'当'也。如以粗意投此四当，则亦由暗历危险也。"

历危险，其趣①巅沛，往往是也。

凡寒食药发生百病者，大较坐失之温暖也。今者暑热尤不可轻失暖温也。

《可疑之候》云：咳逆咽痛，鼻中窒塞，清涕出，本皆是中冷之常候也。而散热亦有此诸患，可用饮温酒。冷咳者，得温是其宜也。若是热咳者，酒通寒食散，得酒于理当瘥和也。欲分别之者，饮冷转剧，剧者果是冷咳无疑也。饮冷觉佳者，果是药热咳无疑也。

《温治之法》②云：今举世之人，见药本方，号曰护命神散，登服日便当解脱衣被向风，将冷水自浇灌。夫人体性自有堪冷不堪冷者，不可以一概平也。譬犹万物，非③阳不晞，而漆与玄水④，反当以寒湿为干义，岂可谓不然乎。余服此药，几四十载矣，所治者亦有百数。服药之日，乃更当增其衣服，扶掖起行，令四体汗出，则营卫津液⑤，津液则诸温热随汗孔而越，则不复苦烦愦矣。体适津液，自不思水，无事为蛇画足，而强用水。若小烦躁，可渍手巾一枚，拭热处，小凉则当促起还著衣矣。自于药势已发，可彻⑥向者⑦始服药重⑧之衣，其平常所服，慎不可减也。

凡人体气各有赢虚，虚者恒著巾帽，身袭温裘，恶风⑨忌冷，不得飑飑。⑩ 如何？一旦卒释常服，增以冷水浇⑪灌，限漏刻之间，则中冷矣。中冷则成伤寒，壮热如烧，小大惶怖，不知是伤寒也，皆谓药发耳。遂竟沐浴，空井竭泉，气力盛者有冀幸⑫，而其弱劣，于是讫⑬矣。服药之后，假使头痛壮温，面赤体热，其脉进数，便当以伤寒法救之，亦可以桂枝发汗，亦可针灸，无所拘疑也。

《潘师房救解法》云：凡石一度发即一倍得力，如不发者，此名⑭无益。若一发后更无诸病，有病必是石发也。

《皇甫谧节度论》⑮云：吾观诸服寒食药者，咸言石药沉滞，凝著五脏，故积岁不除；草药轻浅，浮在皮肤，故解散不久。其违错，草石正等。今之失度者，石尚迟缓，草多急疾，而今人利草惮石者，良有以也。石必三旬，草以日决，如其不便，草可悔止，石不得休故也。

然人有服草散两匕，十年不除者；有服石八两，终身不发者，虽人性有能否，论药急缓，无以异也。

又《发动救解法》云：人将药，但知纯寒用水药，得大益，不知纯寒益动，所以困⑯不解者，由是失和故也。寒大过致药动者，以温解之；热大过致药动者，以冷解之。常⑰识所由也，无不得解。

又云：服寒食散者，唯以数下为急。有澼终不下之，必不得生。下后当慎如节度。

又云：服散不可失食即动，常令胃中有谷，谷强则体气胜，体气胜则药不损人，不可粗食，药益作⑱，常欲得美食，食肥猪、酥脂、肥脆者为善。

又云：河东裴秀彦⑲服药失度，而处三公之尊，已错之后，己不复自知，左右又不解救之，救之法⑳，但饮冷酒㉑，冷水洗之，用水数百石，寒益甚，遂㉒绝命于水中，良可悼㉓也。

---

① 趣：仁和寺本作"赴"。
② 法：原作"治"，据仁和寺本改。
③ 非：原作"匪"，通"非"，今改为通用字。
④ 玄水：北方之水。此指"咸水"。
⑤ 津液：滋润。
⑥ 彻：通"撤"。
⑦ 向者：先前，以前的。
⑧ 重："重"下原衍"药"字，据仁和寺本删。
⑨ 恶风：此二字原倒，据校改标记乙正，与仁和寺本合。
⑩ 飑飑：观上下文义，疑指风寒。"飑"字无考，风入为飑。
⑪ 浇：仁和寺本作"洗"。
⑫ 冀幸：可望侥幸。
⑬ 讫：完结，引伸为死亡。
⑭ 名：《札记》曰："'名'字疑'石'讹。"
⑮ 《皇甫谧节度论》：原"度"下脱"论"字，据旁校补，与仁和寺本合。
⑯ 困：仁和寺本作"用"。
⑰ 常：通"当"。
⑱ 作：发。
⑲ 裴秀彦：《病源》卷六《寒食散发候》作"裴季彦"。按裴秀（224—271），字季彦。西晋大臣，地理学家。此当改作"裴季彦"，或"秀"下补"季"字。
⑳ 救之法：疑"救之"二字衍文，"法"字属上读。
㉑ 酒：《病源》卷六《寒食散发候》作"水"。
㉒ 遂：原作"逐"，形误，据仁和寺本改。
㉓ 悼：仁和寺本作"慎"，《病源》卷六《寒食散发候》作"痛"。

夫以十石焦炭，二百斛[①]水沃之，则炭灭矣。药热气虽甚，未如十石之火也。沃之不已，寒足杀人，何怨于药乎。世之失救者，率多如此。欲服此药者，不唯己自知也。家人大小皆宜习之，使熟解其法，乃可用相救耳。

又云：凡有寒食药者，虽素聪明，发皆顽嚚[②]，告喻难晓也。以此死者，不可胜计。急饮三黄汤下之，得大下即瘥。

服石反常性法第二

皇甫谧云：凡治寒食药者，虽治得瘥，终不可以治者为恩也，非得治人后忘得效也。昔文挚治齐王病，先使王怒，而后治，病已，王不思其愈，而思其怒，文挚以是虽愈王病，而终为王所杀。今救寒食药者，要当逆常理，反正性，犯怒以治之。自非达者，已瘥之后，心念犯怒之怨，必忘得治之恩，犹齐王之杀文挚也，后与太子尚不能救，而况凡人哉。然死生大事也，知可生而不救之，非仁者。唯仁者心不已，必冒怒而治之，为亲戚之故，不但其一人而已。凡此诸救，皆吾所亲更[③]也。已试之验，不借问于他人也。大要违人理，反常性。

六反[④]：

重衣更寒，一反。《外台方》云：凡人寒，重衣即暖。服石人宜薄衣，若重衣更寒，《经》云：热极生寒。故云一反。

饥则生臭，二反。平人饱则食不消化，生食气。服石人忍饥失食节，即有生臭气，与常人不同，故云二反。

极则自劳，三反。平人有所疲极，即须消息恬养。服石人久坐卧疲极，唯须自劳，适散石气即得宣散[⑤]，故云三反。

温则泄利，四反。平人因冷乃利，得暖便愈。服石人温则泄利，冷则瘥，故云四反。

饮食欲寒，五反。平人食温暖则五内调和。服石人饮食欲寒乃得安稳，故云五反。

痈疮水洗，六反。

七急：

当洗勿失时，一急。

当食勿忍[⑥]饥，二急。

酒清淳令温，三急。

衣温便脱，四急。

食必极冷，五急。

卧必底[⑦]薄，六急。

食不厌多，七急。

八不可：

冬寒欲火，一不可。

饮食欲得热，二不可。

常疾自疑[⑧]，三不可。凡服石人常须消息节度，觉少不安，将息依法治，不可生狐疑。

畏避风湿[⑨]，四不可。若觉头风热闷，愦愦心烦，则宜当风梳头，以水洗手面即好，不比寻常风湿。

极不能[⑩]行，五不可。若久坐卧，有所疲极，必须行役自劳。

饮食畏多，六不可。

居贪厚席，七不可。

所欲从意，八不可。

三无疑：

务违常理，一无疑。

委[⑪]心弃本[⑫]，二无疑。

寝处必寒，三无疑。

---

① 二百斛：仁和寺本作"三百斛"，《病源》卷六《寒食散发候》作"二百石"。

② 嚚（yín，音银）：愚蠢。

③ 更：经历。

④ 六反：《外台》卷三十七《张文仲论服石法要当达人常性五乖七急八不可兼备不虞药并论二十三条》作"五乖"，无下"痈疮水洗六反"一条。

⑤ 宣散：《外台》卷三十七《张文仲论服石法要当达人常性五乖七急八不可兼备不虞药并论二十三条》作一"畅"字。

⑥ 忍："忍"字原脱，据旁校补，与仁和寺本合。

⑦ 底：《外台》卷三十七《张文仲论服石法要当达人常性五乖七急八不可兼备不虞药并论二十三条》作"榻"。

⑧ 常疾自疑："常"通"当"，《外台》卷三十七《张文仲论服石法要当达人常性五乖七急八不可兼备不虞药并论二十三条》即作"当"；"自"原作"目"，据仁和寺本改。

⑨ 湿：原作"温"，形误，据仁和寺本改，与下注文合。

⑩ 能：《外台》卷三十七《张文仲论服石法要当达人常性五乖七急八不可兼备不虞药并论二十三条》作"欲"。

⑪ 委：弃，舍弃。

⑫ 本：本性。

若能顺六反,从七急,审八不可,定三无疑,虽不能终蠲此疾,没齿无患者,庶可以释朝夕之暴卒矣。

服石得力候第三

《病源论》云:夫散脉,或洪实,或断绝不足,欲似死脉,或细数,或弦快,坐所犯非一故也。脉无常度①,拙医不能识。然热多则弦快,有澼则洪实,急痛则断绝。沉数者难发,浮大者易发。难发不令②人觉,药势③行已④,药但于内发,不⑤出形于外。欲候知其得力,人进食多,是一候;气下,颜色和悦,是二候;头面身痒⑥,是三候;策策⑦恶风,是四候;厌厌⑧欲寝,是五候也。

服石发动救解法第四

皇甫谧、薛侍郎⑨寒食药发动证候四十二变并消息救解法:今检有五十一变。

皇甫谧云:寒食药得节度者,一月辄解,或二十日解。堪温不堪寒,即已解之候也。

其失节度者,或头痛欲裂,坐服药食温作澼,急宜下之。

或两目欲脱,坐犯热在肝,速下之,将冷自止。

或腰痛欲折,坐衣厚体温。以冷水洗⑩,冷石熨之。

或眩冒欲蹶⑪,坐衣温⑫犯热。宜科头⑬,冷洗之。**薛公云**:常须单床,行役,并以冷水洗浴,即愈。

或目痛如刺,坐热气冒肝,上奔两眼故也。勤于⑭冷食,清旦以温小便洗之。

或目冥无所见,坐饮食居处温故也。脱衣自劳⑮洗,促⑯冷饮食,须臾自⑰明了。

或四肢面目皆浮肿,坐食饮温,又不自劳,药与正气隔⑱并故也。饮热酒,冷食,自劳,冷洗之,则瘥。

或耳鸣如风声,汁⑲出,坐自劳,出力过差⑳,房室不节,气并奔耳故也。勤好饮食,

稍稍行步,数食节情㉑,即止。

或鼻中作鷇鸡子㉒臭,坐著衣温故也。脱衣冷洗即止㉓。或本云:冷洗薄衣即瘥。

或口伤舌强烂燥㉔,不得食,坐食少,谷气不足,药积㉕胃管中故也。急作栀子豉汤,服三剂瘥。或本云:二剂瘥矣。今按:栀子豉

---

① 度:《病源》卷六《寒食散发候》作"投",文异义同。
② 不令:原"不令"二字误倒,据校改标记乙正,与仁和寺本、《病源》卷六《寒食散发候》合。
③ 势:旁校作"热"。
④ 行已:《千金翼》卷十五第三乙作"已行"。
⑤ 不:"不"上原衍"才"字,据仁和寺本删,与《病源》卷六《寒食散发候》合。
⑥ 痒:仁和寺本"痒"下有"瘙"字,与《病源》卷六《寒食散发候》合。
⑦ 策策:《千金方》卷十五第三作"涩涩",义同,恶寒貌。
⑧ 厌厌:安静貌。
⑨ 薛侍郎:"薛"原作"蕯",乃"薛"字增笔致误,"蕯"同"薛",为"薛"之异写。"薛侍郎"指"薛曜"。
⑩ 洗:《病源》卷六《寒食散发候》"洗"下有"浴"字。
⑪ 蹶:倒。
⑫ 温:《千金翼》卷二十二第三、《外台》卷三十七《饵寒食五石诸杂石等解散论并法四十九条》并作"厚"。
⑬ 科头:"科"原作"斜",形误,据文义改。"科头",谓不戴冠帽,裸露头鬓。《外台》卷三十七《饵寒食五石诸杂石等解散论并法四十九条》作"淋头"。
⑭ 于:仁和寺本无"于"字,与《病源》卷六《寒食散发候》合。
⑮ 劳:《病源》卷六《寒食散发候》无"劳"字。
⑯ 促:《病源》卷六《寒食散发候》、《千金翼》卷二十二第三并作"但"。按本篇"促"字,《病源》、《千金翼》、《外台》多作"但"字。
⑰ 自:仁和寺本作"目",《千金翼》卷二十二第三作"目自"。
⑱ 隔:《病源》卷六《寒食散发候》作"停",与旁校引《小品》合。
⑲ 汁:仁和寺本作"汗",《病源》卷六《寒食散发候》作"汁"。
⑳ 差:《千金翼》卷二十二第三、《外台》卷三十七《饵寒食五石诸杂石等解散论并法四十九条》并作"度"。
㉑ 节情:节制情欲,房室。
㉒ 鷇鸡子:孵化不出的鸡蛋。
㉓ 止:旁校引《小品》作"差",与《病源》卷六《寒食散发候》合。
㉔ 口伤舌强烂燥:《千金翼》卷二十二第三作"口中伤烂,舌强而燥"。
㉕ 积:旁校引《小品》作"在",与《病源》卷六《寒食散发候》合。

汤在第二十卷口干方。

或龈肿，唇烂齿牙摇痛，颊车嚷，坐犯热不时救故也。当风张口，使冷气入咽，漱寒水，即瘥。

或咽中痛，鼻塞，清涕出，坐温衣近火故也。促脱衣，冷水洗，当风，以冷石熨咽颊①五六过，自瘥。或本云：脱衣取冷，当风立，以冷物熨咽，须臾愈，不须洗。

或咳②逆，咽中伤，清血出，坐卧温故也，或食温故也。饮冷水，冷石熨咽外。

或偏臂脚急痛，坐久藉卧席温，不自转移，热气入肌附骨故也。勤以布巾冷水淹迫③之，温复易之。

或两腋下烂辛痛④，坐臂胁相亲故也。以物悬手离胁，冷石熨之。

或胸胁满，气逆，干呕，坐饥而不食，药气薰膈故也。促冷食、冷饮、冷洗即瘥。

或手足偏痛，诸节欲解，身体发痈疮坚结，坐寝处久不自移徙，暴热偏⑤并，聚在一处，或坚结核痛，甚者发痈。始觉便以冷水洗，冷石熨之；微者食顷消散，剧者日用水不绝乃瘥。洗之无限，要瘥为期。**薛公云**：若体上生疮，结气肿痛，不得动者，为自劳大过也。

或腹胀欲决⑥，甚者断衣带，坐寝处久下热，又衣温、失食、失洗、不起行。促起行，饮热酒，冷食、冷洗，当风栉梳而立。

或腰痛欲折，坐衣厚体温。以冷水洗，冷石熨之。**薛公曰**：若腰痛欲折，两目欲脱者，为热上肝膈，腰肾冷极故也。

或脚疼欲折，坐久坐下温。宜常坐寒床，以冷水洗，起行。或本云：常须单床上坐善也。

或脚指⑦间生疮，坐著履温⑧故也。脱履著屐，以冷水洗足则瘥。**薛公云**：当以脚践冷地，以冷水洗足，则瘥。

或肌皮坚如木石枯⑨，不可得屈⑩，坐食热卧温作癖，久不下，五脏隔闭，血脉不周通故也。促下之，冷食，饮热酒⑪，自劳行，即瘥。

或身皮或本云：身肉。楚痛，转移不在一

处，如风状，或本云：如似游风。坐犯热所为，非真风也。冷洗冷熨即了⑫矣。

或百节酸痛，坐卧下太厚，又入温被中，又衣温不脱故也。卧下当极薄，大要也，被当单布，不著绵，衣亦当薄且垢故，勿著新衣，宜著故絮。虽冬寒，当常科头⑬受风，以冷石熨，衣带初不得系也。若犯此酸闷者，促入冷水浴，勿忍病而畏浴也。

或关节强直，不可屈伸，坐久停息，不自烦劳，药气胜，正气结而不散越⑭，沉滞于血脉中故也。任力自温，便冷洗，即瘥。任力自温者，令行动出力，足劳则发温也，非厚衣近火之温也。

或脉洪实，或断绝不足似欲死脉，或细数

---

① 颊：《病源》卷六《寒食散发候》作"颡"，《外台》卷三十七《饵寒食五石诸杂石等解散论并法四十九条》作"鼻"。

② 咳：《千金翼》卷二十二第三、《外台》卷三十七《饵寒食五石诸杂石等解散论并法四十九条》并作"呕"。

③ 迫：《病源》卷六《寒食散发候》作"揾"。

④ 辛痛：《病源》卷六《寒食散发候》作"作疮"。

⑤ 偏："偏"字原脱，据仁和寺本补，与《病源》卷六《寒食散发候》合。

⑥ 决：《千金翼》卷二十二第三作"死"，《外台》卷三十七《饵寒食五石杂石等解散论并法四十九条》作"裂"。按"决"有"裂"义。

⑦ 指：《病源》卷六《寒食散发候》作"趾"。按"指"用同"趾"。

⑧ 温："温"字原脱，据旁校补，与《病源》卷六《寒食散发候》合。

⑨ 枯：《千金翼》卷二十二第三、《外台》卷三十七《饵寒食五石诸杂石等解散论并法四十九条》并无"枯"字。

⑩ 屈：《病源》卷六《寒食散发候》、《千金翼》卷二十二第三"屈"下并有"伸"字。

⑪ 饮热酒：旁校引《小品》"饮"下无"热"字，与《病源》卷六《寒食散发候》合，《千金方》卷二十二第三作"冷饮，冷水洗"。

⑫ 了：旁校引《小品》作"瘥"。眉注曰："了者是慧然病除，神明了然状也。"

⑬ 科头：原作"斜头"，形误，据文义改，《病源》卷六《寒食散发候》作"被头"，《千金翼》卷二十二第三、《外台》卷三十七《饵寒食五石诸杂石等解散论并法四十九条》并作"散发"，义并同。

⑭ 药气胜，正气结而不散越：《千金翼》卷二十二第三作"药气不散"。

弦①快，坐所犯非一故也。脉无常投，医不能识别也。热多则弦快，有癖则洪实，急痛则断绝。凡寒食药势②，率常如此，唯勤从节度耳。

或人已困而脉不绝，坐药气盛行于百脉之中，人实③气已尽，唯有药两犹④独行，故不绝，非生气也。

或⑤已死之后，体故⑥温如人⑦肌，腹中雷鸣，颜色不变，一再宿乃似死人耳。或灸之寻死，或不死，坐药气有轻重，重故有死者，轻故有生者。虽灸得生，非已疾⑧之法，遂当作祸，必宜慎之，大有此比⑨故也。

或心痛如锥刺，坐当食而不食，当洗而不洗，寒热相绞⑩，气结不通，结⑪在心中，口噤不得息，当挍⑫口促与热酒，任本性多少，其令酒两得行⑬，气自通。得噫，因以冷水洗淹布巾，著所苦处，温复易之，自解。解便速冷食，能多益善。若大恶著衣，小使温温便去衣，即瘥。于诸痛之中，心痛最为急者，救之若赴汤火，乃可济耳。

或有气断绝，不知人，时蹶⑭，口不可开，病者不自知，当须旁人救之。要以热酒为性命之本。不得下者，当掩⑮去齿，以热酒灌含之，咽中塞逆，酒入复还出者，但与勿止也。出复纳之，如此或半日，酒下气通乃苏。酒不下者，便杀人也。

或服药心中闷乱，坐服药温，药与疾争结故也。法当大吐下，不吐下当死。若不吐下不绝者⑯，冷食饮自解。**薛公**曰：若绝，不识人，目复不开者，亦当掩齿以热酒灌之。入咽吐出者，更当与之。得酒气下通，不过半日苏矣。

或淋不得小便，坐久坐下温，及骑马鞍中热，热⑰入膀胱故也。大冷食，以冷水洗少⑱腹，以冷石熨，一日即止。

或小便稠数，坐热食及啖诸含热物饼黍之属故也。或本云：饼黍羊酪之属。以冷水洗小腹自止。不瘥者，冷水浸阴又佳。若复不解，服栀子汤即解。

或阴⑲囊臭烂，坐席厚下热故也。坐冷水中即瘥。

或大行难，腹中坚固如蛇盘，坐犯温，久积腹中干粪不去故也。消酥若膏使寒，服一二升，浸润则下；不下更服下药即瘥。**薛公**曰：不⑳下服大黄朴消等下之，即瘥。

或大便稠数，坐久失节度，将死之候也，如此难治矣。为可与汤下之，倘十得一生耳。不与汤必死，莫畏不与也。下已致死，令人不恨。

或下痢如中寒，坐行止食饮犯热所致，人多疑是本疾㉑。又有滞癖者，皆犯热所为，慎勿疑也。速脱衣、冷食、冷饮、冷洗之。

或遗粪不自觉，坐坐久下温，热气上入水中即瘥。

---

① 弦：原作“强”，据仁和寺本改，与下文“弦快”合。
② 势：旁校作“热”，仁和寺本作“势”。
③ 实：《病源》卷六《寒食散发候》作“真”。
④ 两犹：《病源》卷六《寒食散发候》作“尚自”。
⑤ 或：“或”字原脱，据旁校补，与《病源》卷六《寒食散发候》合。
⑥ 故：依然。依旧。
⑦ 人：《外台》卷三十七《饵寒食五石诸杂石等解散论并法四十九条》“人”上有“生”字。
⑧ 已疾：即愈疾。
⑨ 比：《病源》卷六《寒食散发候》无“比”字。
⑩ 绞：《千金翼》卷二十二第三作“击”。
⑪ 结：《千金翼》卷二十二第三作“聚”。
⑫ 挍：旁校引《小品》作“绞”。按“挍”同“校”，“校口”即撬开噤闭之口。
⑬ 其令酒两得行：“得”字原脱，据旁校补，《病源》卷六《寒食散发候》“酒”下有“气”字，《千金翼》卷二十二第三作“令酒势得行”，义胜。
⑭ 蹶：原作“撅”，据眉注引《小品》改，与《病源》卷六《寒食散发候》合。
⑮ 掩：《集韵·屋韵》：“掩，振也。”《病源》卷六《寒食散发候》作“斫”，文异义同。
⑯ 不绝者：仁和寺本“者”下有“识人者”三字。
⑰ 热：原“热”下不叠“热”字，据仁和寺本补。
⑱ 少：旁校作“小”，与《病源》卷六《寒食散发候》合。
⑲ 阴：原作“荫”，据仁和寺本改，与《病源》卷六《寒食散发候》合。
⑳ 不：仁和寺本“不”上有“若”字。
㉑ 本疾：《病源》卷六《寒食散发候》作“冷病”，《千金翼》卷二十二第三作“卒疾”。

胃，小腹①不禁故也。冷洗即止。

或失气不可禁止，坐犯温不时洗故也。冷洗自寒即止。

或周体悉②肿，不能自转徙③，坐久停息，不饮酒，药气沉在皮肤之内，血脉④不通故也。饮酒冷洗，自劳行步即瘥。极不能行者，使健人扶曳行之，壮事⑤违意，慎勿听从之，使肢节柔调乃止，勿令过差⑥。过则便⑦极，更为失度。热者复洗。或本云：饮热酒，冷水洗。

或嗜眠不能自觉，坐久坐热闷故也。急起冷洗浴也，食饮⑧自精了⑨。或有澼也，当候所宜下之。

或夜不得眠，坐食少，热气在内故也。当服栀子汤，数进冷食。**薛公曰**：当服大黄黄芩栀子三黄汤，数进冷食，自得睡也。**今按**：此汤在第廿卷除热解发篇。

或梦惊悸不自制，坐热在内争，五行干错，与药相犯，食足自止。

或得伤寒，或得温疟，坐犯热所为也。凡尝⑩服寒食，虽以久解，而更⑪病痛者，要先以寒食救之，终不中冷也。若得伤寒温疟者，亦可以常药治之，无咎也。但不当饮热药耳。伤寒药皆除热，疟药皆除癖，不与寒食相妨，故可服也。

或矜战⑫患⑬寒如伤寒，或发热如温疟，坐失食忍饥，失洗，久坐不行，或食臭秽故也。急冷洗起行。

或寒栗头掉，不自支任，坐食少，药力行于肌肤，五脏失守，百脉摇动，与正气争竞故也。努力强饮热酒，以和其脉；强冷⑭食冷饮，以定其脏；强起行，以调其关节⑮；酒行食充，关机⑯已调，则洗了⑰矣。云了者，是慧然病除，神明了然之状也。**薛公曰**：强洗以宣其壅滞。

或脱衣便寒，著衣便热，坐脱著之间无适故也。当小寒可著，小热便脱即止，洗之则慧矣。慎勿忍使病发也。**薛公曰**：应洗勿⑱忍，忍则病成也。

或寒热累月⑲，张口大呼⑳，眼视高，精㉑

候不与人相当，日用水百余石浇洗不解者，坐不能自劳，又饮冷酒，复食温故也。譬如暍㉒人，乃心下更寒，以冷救之愈剧者，气结成冰，得热熨、饮热汤，冰消气散，暍人乃心解㉓。令药热聚心㉔，乃更寒战，亦如暍之类也。速与热酒，寒解气通，酒两行于四肢，周体悉温，

---

① 小腹：旁校疑作"小肠"，《外台》卷三十七《饵寒食五石诸杂石等解散论并法四十九条》作"大肠"。按"小腹"文义不通，当作"大肠"是。

② 悉：《病源》卷六《寒食散发候》作"患"。

③ 徙：原作"从"，繁体形近致误，据仁和寺本改，与《病源》卷六《寒食散发候》合。

④ 血脉：旁校"血"上补"而"字。检仁和寺本、《病源》卷六《寒食散发候》并无"而"字。

⑤ 壮事：《札记》曰："'壮'恐'状'。"《病源》卷六《寒食散发候》作"事宁"。

⑥ 过差：《外台》卷三十七《饵寒食五石诸杂石等解散论并法四十九条》作"过度"。按"过差"即"过度"之义。

⑦ 便：《病源》卷六《寒食散发候》作"使"。

⑧ 食饮：《病源》卷六《寒食散发候》作"冷饮"，《外台》卷三十七《饵寒食五石诸杂石等解散论并法四十九条》作"冷食"，并连上"洗浴"读，"浴"下无"也"字。

⑨ 自精了：即自清醒。

⑩ 尝：曾经。

⑪ 更："更"字原脱，据旁校补，与仁和寺本合。

⑫ 矜战：寒战。

⑬ 患：《千金翼》卷二十二第三、《外台》卷三十七《饵寒食五石诸杂石等解散论并法四十九条》并作"恶"，似应据改。

⑭ 冷："冷"字原脱，据旁校补，与《病源》卷六《寒食散发候》合。

⑮ 关节：《千金翼》卷二十二第三、《外台》卷三十七《饵寒食五石诸杂石等解散论并法四十九条》"节"下并有"强洗以宣其壅滞"七字，与下文引"薛公"合。

⑯ 关机：机关。

⑰ 洗了：神清气爽。

⑱ 勿："勿"字原脱，据旁校补，与仁和寺本合。

⑲ 月：《千金翼》卷二十二第三作"日"。

⑳ 大呼：《千金翼》卷二十二第三作"吐舌"。

㉑ 精：黑眼球，今作"睛"。

㉒ 暍：中暑。

㉓ 心解：《病源》卷六《寒食散发候》"解"上无"心"字。

㉔ 令药热聚心：《千金翼》卷二十二第三"药热"作"药气"，"药"上无"令"字。按"令"疑当作"今"。

然后以冷水二斗①洗之，懗②然了也。

或药发辄屏卧，不以语人③，坐热气盛，食少，谷气不充，邪干正性故也。饮热酒、冷洗、冷④食，自劳便佳。

或食下便吐，不得安住，坐有澼，促下之。薛公曰：急以甘草饮下之。

或患冷，食不可下，坐久冷食，口中不知味故也。可作白酒糜，益著酥，热食一两过，闷者⑤还冷饮、冷食也。

或恶食如臭物⑥，坐温衣⑦作澼也。当急下之。若不下，万救终不瘥也。薛公曰：以三黄汤下之。今按：三黄汤方在第廿卷除热⑧解发条。

或饮酒不解，食不得下，乍寒乍热，不洗便热，洗复寒，甚者数十日，轻者数日，昼夜不得寐，愁悲恚怒，自惊跳悸恐，恍⑨惚忘误者，坐犯温积久，寝处失节，食热作澼，内实侠热⑩，与药并行，寒热交争，虽以法救之，终不可解也。吾⑪尝如此，勤对食垂涕，援刀欲自刺，未及得施，赖叔亲见迫夺，故事不行，退而自惟⑫，乃却刀强食，饮冷水⑬，遂止。祸不得成，若丝发矣⑭。

庞氏论云：凡药欲发之候，先欲频申⑮，或苦头痛目疼、身体瘰疬，或惊恐悸动，周身而强，或耳中气满如缲车⑯之声，或体热剧于火烧，或如针刺，噤澡⑰恶寒，昧昧愦愦，不知病处，或腹中懊热，如烧锻铁⑱怀之也。此皆欲发之候也。其发甚者，腹满坚于材石，绕口青黑，大小便血，而多无脉也。唯气息裁⑲通，心下温耳。如此之病，归于大浇，以瘥为期也。

又药盛发，使人悲愁恚怒、角弓反倒，其状若风，有⑳面色青黑，身体斑璘㉑，尔时当极大浇，用水无数，如此辈率多用水二三千石，尔乃解耳。得解之后亦当速下。凡浴之初，皆多恶冷，但得水数斛，渐遂便之，心意　然则止。

若腹中懊闷，陶热吸吸㉒者，若渴㉓人精神默默，但欲眠卧者，此药发在内，攻守五脏也。急服七物栀子汤，外以新汲冷水浴之。今按：在第廿卷除热解发篇。出《小品方》，号黄芩汤。

若噤澡振沂㉔，极自㉕劳动。病人不能自劳者，车载或牵挽掣顿之。

若噤战者，复如上牵挽之。

若大行通利，无他结塞，又周体无有热温之证，而卒气悸，须臾口不能言者，速温好酒三升，稍饮之。热闷者，饮水则解。

---

① 二斗：旁校引《小品》作"三斗"，与《病源》卷六《寒食散发候》合。

② 懗（huà）：原作"懗"，乃"懗"之俗写，"懗"通"嬅"。眉注曰："嬅，静兒也。"下仿此。

③ 不以语人：《千金翼》卷二十二第三作"不识人者"，《外台》卷三十七《饵寒食五石诸杂石解散论并法四十九条》作"不与人语"。

④ 冷：原脱，据《千金翼》卷二十二第三补。

⑤ 闷者：《千金翼》卷二十二第三作"若热闷者"。

⑥ 如臭物：《千金翼》卷二十二第三、《外台》卷三十七《饵寒食五石诸杂石解散论并法四十九条》并作"臭如死物气"。

⑦ 衣：《千金翼》卷二十二第三、《外台》卷三十七《饵寒食五石诸杂石解散论并法四十九条》并作"食"，应据改。

⑧ 除热：此二字原误倒，据校改标记乙正。

⑨ 恍：原作"芯"，据《病源》卷六《寒食散发候》改。

⑩ 内实侠热：《病源》卷六《寒食散发候》、《千金翼》卷二十二第三并作"内实使热"，"内实"属上读，"使热"属下读。

⑪ 吾：指皇甫谧。

⑫ 惟：《千金翼》卷二十二第三作"思"，文异义同。

⑬ 强食，饮冷水：《千金翼》卷二十二第三作"强食饮，冷水洗"。

⑭ 若丝发矣：此下仁和寺本有"又云：凡有寒食药者，虽素聪明，发皆顽嚚，告喻难晓也。以此死者，不可胜计，急饮三黄汤下之，得大下即瘥云云"四十三字。

⑮ 申：仁和寺本作"呻"。

⑯ 缲车：费解，疑当作"缫车"，缫丝所用的器具。或作"缧缫"，行走时衣服摩擦之声。

⑰ 澡：本书卷二十第一引作"燥"。

⑱ 铁：仁和寺本作"铗"。按"铁"或作"铗"，此义并同，均为煅之铁物。

⑲ 裁：通"才"。

⑳ 有：《札记》曰："'有'即'又'。"

㉑ 斑璘：仁和寺本"斑"下叠"斑"字，其旁校"璘"下补"璘"字。

㉒ 陶热吸吸：即"吸吸发热"，"陶热，烧热"，"吸吸"，热貌。

㉓ 渴：《札记》曰："'喝'讹'渴'。"

㉔ 沂：仁和寺本作"折"。《札记》曰："'沂'盖'渐'之省。"

㉕ 自：原作"目"，据仁和寺本改。

若大行小难，腹微满气①，兼复苦渴，患此之后，寻复舌大不得语者，速饮栀子汤。

若药发不时解，而久苦渴，是多澼饮所为也。若下而故瘥耳。

葛稚川云：凡服五石护命更生及钟乳寒食诸散，失将和节度，皆致发动，其病无所不为。若发起仓卒，不渐而至者，此皆是散热也。宜时救解。

若四肢身外有诸一切疾痛违常者，皆以冷水洗数百过。热有所衡②，水渍布巾随以之。又水渍冷石以熨之，行饮暖酒，逍遥起行。

若心腹内有诸一切疾痛违常，烦闷昏恍者，急解衣取冷，热温酒饮一二升，渐稍进，觉小宽便冷餐，其心痛者最急。

若肉冷，口已噤，但折齿，下热酒便开。

若腹内有结坚热澼，便生众疾者，急下之。热甚口发疮者，下之。癖实犹不消，恶食畏冷者，更下之。

夏侯氏论云：其察体中有不常，皆是药气。服药一时，须察所患，或小瘥，或心中温温欲吐，或寒或热，或痛或痒，或缓或急，或眩或痹，或理或乱，其有所觉，皆是药也。心中温温，小饮冷水不解，渐益，裁③解便止。

又诸所觉，未必周体，或发头面、手足、胸背，随所觉处，以湿手巾熨之，不解小洗之，洗之则解，即止。

曹歙救解法云：有药痰④而苦头痛，目冥恶食，食下便吐，不得安者，为是澼实也。当促下之。若头痛目疾，而不恶食者，自是寒食散疾，未必纯是澼实也。宜当兼以将冷为治。若有澼实也，不下终不瘥也。寒食药热⑤，率杀药热，服下药，要当以能否⑥下为度，不得病可⑦重下也。期以得病为断，服药未下，慎勿饮酒也，令人闷吐。下后食少里空，热便乘虚在处，则吐逆下利腹满，如此者宜以冷食渐渐解，服栀子汤是其治也。今按：此汤在第廿卷，号增损皇甫栀子豉汤，出《小品方》。

药发头面，苦眩冒者，则解头结，散发扇之。若虽觉瘥，犹不懂懂者，沐头。其热甚头痛面赤者，以寒水淋头，暑热时以冰水淋头。不瘥，以油囊盛冰著头结中，觉瘥下水。

药发耳目口齿，苦耳鸣汁出，数数冷食，稍稍步行，鼻口臭，冷饮冷洗。口中生疮，舌强，服栀子汤。

药发心腹，苦心腹痛者，当与热酒。口噤者，撅口促与，用冷水淹手巾，著苦处，温复易。

诸痛之中⑧，心痛最急，救之若赴汤火。或有气绝病者，不自知，当须边人之救，以酒灌含之。咽中塞逆，酒入辄还，勿止也。出复纳之。

腹满者，服凝水石汤。胸心腹中热盛，咽干口燥，饮冷。霍乱吐逆，当用饮冷。胸中窒塞，胸胁两强，当饮酒。腹中拘急切痛，当用饮食，不宜但以冷迫之也。腰痛，以寒水洗，冷石熨之。大行难，消酥令如膏，服三升则下，未下重服之。小行稠数者，以水洗小腹，服栀子汤则瘥。

药发四肢，苦手足烦热，心闹闷者，以冷石熨；甚者以水熨之。关节不屈伸，百节酸疼者，勤自劳役，温则澡洗。

药发噤寒，有药痰⑨者，虽当澡浴，澡浴若早，药热噤不得出，令噤寒急，用⑩饮酒，勤自劳役，即当料⑪温矣。若晚，药热蒸愦，亦令人噤寒，先用饮酒，酒气颇行，便用浇灌，亦当渐温矣。常当数食，一日可至十食。失食令人苦寒。

---

① 满气："气"字旁似有删除标记，仁和寺本"满"下无"气"字。按无"气"字似是。

② 衡：仁和寺本作"冲"。

③ 裁：通"才"。

④ 痰：仁和寺本作"疾"，与《札记》引延庆本合。

⑤ 药热："热"字原据旁校补，检仁和寺本无"热"字，"药"字连下读。

⑥ 否：旁校"否"下补"不"字，与仁和寺本合。

⑦ 可：指病愈。

⑧ 诸痛之中：仁和寺本无此条。

⑨ 痰：仁和寺本作"疾"，与《札记》引延庆本合。

⑩ 用：仁和寺本"用"上有"渐"字。

⑪ 料：旁注："料者，料理也。"又旁校作"渐"，与仁和寺本合，按循下文例作"渐"是。

药发杂患，其有偏痛、偏烦、偏冷、偏热、偏急、偏缓，皆偏洗之。当于水下觉除也。若有肿核者，宜以冷石熨；不瘥，宜以冰熨之。

释慧义、薛侍郎浴熨救解法云：凡药石发宜浴，浴便得解。浴法：若初寒，先用冷水，后用生熟汤。若初热，先用暖汤，后用冷水。浴时慎不可先洗头，欲沐可用二三升水①灌矣。

若大小便秘塞不通，或淋沥尿血，阴中疼，此是热气所致，熨之即愈。熨法：前以冷物熨少腹，冷熨已又以热物熨前；热熨之已后复冷熨。又小便数，此亦②是取冷过，为将暖自愈。

道弘解散法云：食秽饭、臭肉、陈羹、宿菜发，服栀子汤。

饮未熟生酒发，服大麦麨，一服五合，至三服不解，服蘗米一升。

食肉多发，如上法。服麨不解，又服蘗末，蘗末不解，又服栀子豉汤。

食生菜发，服甘草汤。食粗米发，服甘草汤。粗米谓咀嚼不精也。

大饱食发，如上服甘草汤。失食饥发，服葱白豉汤。

醉发，服葱白豉汤；若不解，服理中汤。

瞋怒大过发，服人参汤。

将冷大过发，则多壮热，先以冷水七八升洗浴，然后用生熟汤五六石灌之。灌已，食少暖食、饮少热酒、行步自劳，则解。若不解，复服栀子汤。

将热大过发，则多心闷，服黄芩汤。今按：以上汤方等在第③廿卷

薛侍郎补饵法云：服石之后，一二百日内，须吃精细饮食美④酒等，使血脉通利。

若觉虚惙⑤，任⑥饵薯蓣馎饦，强筋骨及止渴。

若觉大热者，可服紫雪，或金石凌，或绛雪，或白雪等。此等救急，紫雪为上。如不得通泄，宜服黄芩饮，快利即瘥。

若觉体气惛惛⑦，不痛不痒，小便赤涩，即绞⑧茅根汁任服之。

若口干，即绞⑧甘蔗汁任服。

若不下食，服三物生姜煎⑨。

若不下食，体弱，乏气力，即须食鲜鲫上鲙⑩。

若发疮及肿⑪，但服五香连翘汤等，忌鱼猪蒜生菜等。今按：五香连翘汤在《小品》第十治恶核方。

若肿有根，坚如铁⑫石，带赤⑬色者，服汤，仍以小小艾炷当肿上灸之，一两⑭炷为佳。

黎阳功曹范曲论云：本方云：愦愦烦或痹便浴之，人羸或⑮不堪大浇浴者，当随药动处极洗之，非药动处则不⑯堪水。若周身浴不寒，特便冰⑰者，当特浇之。

若腹背不便水处，可湿手巾著上，暖则易，可著半袖去裲裆⑱。不喜令腹暖，荐⑲苇

---

① 水："水"字原脱，据仁和寺本补。

② 亦：仁和寺本无"亦"字。

③ 第："第"下原衍"后"字，据校改标记删，与仁和寺本合。

④ 美：《外台》卷三十七《铨择薛侍郎等服石后将息补饵法一十五条》引作"羹粥"。

⑤ 惙（chuò）：疲乏。

⑥ 任：仁和寺本作"供"。

⑦ 惛惛（mèn mèn，闷闷）：沉闷。"惛"通"闷"。

⑧ 绞：原作"挍"，据旁校改，与仁和寺本合。

⑨ 三物生姜煎：《外台》卷三十七《铨择薛侍郎等服石后将息补饵法一十五条》作"生姜汁酒"，即由"生姜汁、白蜜、清酒"三物组成。

⑩ 上鲙：《外台》卷三十七《铨择薛侍郎等服石后将息补饵法一十五条》云："取鲜鲫鱼，剥去鳞，破去肠血，勿洗之，但用新布一二尺净拭，令血脉断，名曰上鲙。"

⑪ 肿：《外台》卷三十七《铨择薛侍郎药服石后将息补饵法一十五条》引"肿"下有"有根无根"四字。

⑫ 铁：原作"纤"，繁体形近致误，据旁校改，与仁和寺本合。

⑬ 赤：《外台》卷三十七《铨择薛侍郎等服石后将息补饵法一十五条》"赤"上有"紫"字。

⑭ 一两：《外台》卷三十七《铨择薛侍郎等服石后将息补饵法一十五条》"一"上有"日"字。

⑮ 或："或"字原脱，据旁校补，与仁和寺本合。

⑯ 不："不"字原脱，据旁校补，与仁和寺本合。

⑰ 冰：《札记》引延庆本作"水"。

⑱ 裲裆：亦作"两当"，即马甲。《释名·释衣服》："裲裆，其一当胸，其一当背。"

⑲ 荐：原作"虋"，字书无考，疑是"荐"之俗写，今据文义改。仁和寺本旁注"コモ"是可证。

簟薄被则可矣。虽当冷食，欲得新炊饭冷沃之。

若不能辄炊，先以热汤浇饭令释，乃冷沃之。有坚积痰，先服消石大丸下之，乃服散。人多羸瘦，下之可畏。今按：消石大丸在①第十癥瘕条。

服石四时发状第五

皇甫谧救解法云：春发逆冷，夏发短气，秋发搔痒，冬发寒战。此四时发动，变易无常。诸所为病，乃至万端。或动身体，四肢微强，难于屈伸；或胸胁胀满，但欲干呕；或翕翕少气，不欲语言；或睡眠但常欲卧；或悒悒②苦寒，思欲厚衣。诸如此候，药将大发。宜急解，事在汗出、动作、饮酒、美食以为法。

或头痛目不欲视，或腹中雷鸣大小便数，或体隐疹状如风搔，或淫淫策策③如针刺，或有热剧乍来乍去，或咽喉噎塞有如伤寒，或鼻中萧条④若有风吹，诸如此者，皆是将发之候。宜速起行，解衣向风，便自解。

或苦寒噤战，如伤寒者，当饮热酒，随人能不⑤，先以暖汤小洗头面手足，行步自动作，使体中热，以手巾渍冷水摩拭之，良。

或腹中雷鸣，饮冷水一升，若饥可餐⑥食，薄衣脱巾冒⑦毡褥。

或但苦热闷，而腹满心痛者，宜饮热酒，冷水洗，还薄衣小暖，热气自止。

或患腹背热，如手、如杯、如盘许者，以冷石随热处熨即瘥。

或头痛项强，两目疼，而闷乱者，便以水洗浴即瘥。

服石禁忌第六

薛曜论云：夫金石之性，坚刚而急烈，又性清净而滓恶秽。

皇甫谧云：凡诸石士⑧十忌：

第一忌瞋怒；第二忌愁忧；第三忌哭泣；第四忌忍大小便；第五忌忍饥；第六忌忍渴；

第七忌忍热；第八忌忍寒；第九忌忍过用力；第十忌安坐不动。

若犯前件忌，药势⑨不行，偏有聚结，常自安稳，调和四体，亦不得苦读念虑。但能如是，终不发动，一切即愈。

曹歙论云：凡药疾⑩禁忌者，第一不宜悲思哭泣，其次不宜甚⑪出筋力已自劳役，不宜触盛日猛火⑫，不宜甚嗔恚忧恐，不宜热衣热食，不宜服热药针灸，不宜食饼黍羹臛羊酪⑬，皆含热，故悉⑭不宜食之。

庞氏论云：诸服草木石散者，皆不可灸针身体，令人善发焱⑮疽疮也。

服石禁食第七

《耆婆方》云：服石后不可食诸物十种：

油脂药⑯、芜荑、芥子及芥⑰菜、荠苨、桃、竹笋、荈、蔓菁、葵菜、薯蓣。

又云：凡诸服石之⑱士，不得多进面及诸饼饵，生菜、五辛、五果、黍、肥羊，不得多

① 在：原作"有"，据文义改。
② 悒悒：《札记》曰："案悒悒盖恶寒貌，恐是'色'字从扩者。'色'、'啬'同。《真本黄帝内经明堂》卷一：'中府主胸痛恶清，胸中满，色色然'。杨上善注：'色色，恶寒状。'有本作邑邑。'亦可证'色'、'邑'互讹也。"
③ 淫淫策策：游走性刺痛貌。
④ 萧条：所言"萧萧"，风吹貌。
⑤ 不：此同"否"。
⑥ 餐：《札记》引延庆本作"冷"。
⑦ 冒：原作"胃"，形误，据仁和寺本改。"冒"，帽之古字。
⑧ 士：仁和寺本作"土"，《札记》引延庆本作"在"。又《札记》曰："恐'有'字之讹。"按"石士"疑指服石之人，似不必据改。
⑨ 势：仁和寺本作"热"。
⑩ 疾：旁校作"疢"，与仁和寺本合。
⑪ 宜甚：此二字原误倒，据文义乙正。仁和寺本作"宜其"。
⑫ 火："火"字原脱，据旁校补，与仁和寺本合。
⑬ 酪：原作"胳"，形误，旁校疑作"酪"是，据改。
⑭ 悉：仁和寺本作"忌"。
⑮ 焱：疑是"飈"字之省，今通用作"瘭"。
⑯ 药："药"字似有点删痕迹，仁和寺本亦无"药"字。
⑰ 芥："芥"字原脱，据旁校补，与仁和寺本合。
⑱ 之："之"字原脱，据旁校补。

食也。

又云：压下石诸物十三种：

乔麦、粟米、淡竹笋、水芹、干苔、木耳、柑子、冬瓜、芋、龙葵、菰菜、鹿角菜、猪。

诸丹论第八

《服石论》云：凡诸丹，皆是众石之精，论其功①力，可济生拔死，人亦有知之，亦有不知之者，然知者至少，不知之者极多。悠悠夭狂②之徒，则巧历③不能计其头数。故至人以之宝爱，庸夫以之轻贱。轻贱则寿促，宝爱则命延。人皆重其延命，而不解延其命；贵驻④其年，而不知驻其年，是可叹者也。余及少年已来，常好事，每以诸小丹救疾，十分而愈其七八。其卒暴之属，亦有气已尽而药入口须臾即活者，亦有气未⑤绝而药入口少时直瘥者，亦有经半日始瘥者，亦有⑥终朝如愈⑦者，大都神效之功，语之难尽。自斯已后，但有得此方及有遇⑧此药者，咸勿起谤心，但生信意，则必无横死之虑也。

服诸丹法⑨第九

《服石论》云：凡服丹之体，必须令其病者正意深信，不得于中持疑，更怀他念，但想其药入口即愈，慎勿起不信心。其用丹之人，亦须一心愿病立瘥。

凡有病服丹者，必须去其疑惑，起其信心，想其丹入口，消病状如沸汤之沃冰雪，若此信者，无不立愈。

凡服丹，先首于吉日清旦，具服严饰，净漱⑩其口，面向东立再拜，一心发愿，愿服神药已后，千殃散灭，百病消除，志求长生，无违其愿，愿一切大圣加护，去老还年。发此愿已，又以净水漱口，先含一枣核许蜜，次旦以一二丸服之。若无所觉触者，至他日又渐增之，以微觉触为度。

凡服丹，亦有先熟嚼半果许枣后，以丹和咽之者，有和蜜吞之者，亦有以白饮及酒送之

者，亦有直尔引口中津汋⑪并以水下者，此等并得无在。

凡有病与丹相应者，但著起首一二服，纵不得全除，即觉病热渐损，如此者宜服之勿止。若已经三二服后不觉有异者，即知药病永背，不宜更将服之。

凡服丹，皆须晚食，必须少，不得过多，多则令药势不行，所以须少，少则易通，通则疾得药力。

凡服丹者，皆须调和神性，不得乍喜乍瞋，瞋则令气脉壅塞。

《召魂丹方》云：凡人有老有少，有强有弱，有虚有实，有肥有瘦，质既有异，性亦不同，同服一药，其间则有多者，有少者，亦有服一二丸须臾即发者，亦有服三四丸久之始发者，亦有服五六丸少时便发者，亦有服十丸已来遂竟不发者，为此皆须从少至多，不得从多至少，但以斯法调节度，无失其理者。

服丹宜食⑫第十

《大清经》太一神精丹方云：凡服丹人得食粳米、粱米、粟米粥、葱豉粥等，及苜蓿、蔓菁、葱白⑬、韭菜、生姜、瓜菹、酱豉、羊、鹿、獐、雉、兔、少⑭犊等，煮及脯⑮并得食，其羊

---

① 功：原作"切"，仁和寺本同，据旁校改。

② 狂：《札记》曰："'枉'讹'狂'。"

③ 巧历：《札记》曰："'巧历'谓巧言历算之士。"

④ 驻：留住。

⑤ 未：仁和寺本作"大"。

⑥ 亦有："亦"原误作"赤"，据仁和寺本改，与《札记》引延庆本合。"有"，仁和寺本作"不"。

⑦ 如愈：即"而愈"。

⑧ 遇：原误作"过"，据仁和寺本改，与《札记》引延庆本合。

⑨ 服诸丹法：原作"诸丹服法"，据卷目改。

⑩ 漱：原误作"嗽"，据文义改。下"漱口"仿此。

⑪ 汋：疑通"酌"，舀取。

⑫ 食：旁校"食"下补"法"字，非是。仁和寺本无"法"字。下"服丹禁食第十一"仿此。

⑬ 白：原作"曰"，缺笔致误，据仁和寺本改。

⑭ 少：仁和寺本作"小"。

⑮ 煮及脯：水煮或制成干果干肉。

肉唯得作脯食，不宜作羹食也。

服丹禁食第十一

《召魂丹方》云：凡病多服丹，经三五以上者，不可食陈臭烂败之物，生肉蒜薤之类。

又云：勿犯肥鲜、生血、五辛、生菜等食，其余一无所禁。

《大清经》云：凡当服丹时，慎黄牛肉、羊血羹、白酒、仓米麦、鲤鱼及尘臭烂败之物，并不得犯之，自余任情。

又云：服丹之时，不宜吃热食热羹，食必须冷，不宜过热，热即发动，其药令人吐逆。诸服丹雄黄八石①，皆宜断血食，不然者既不治，为久久②使人半身不随，慎之。

服丹禁忌第十二

《召魂丹方》云：凡有一切丧孝亡死之家，产妇淹秽之处，从始至末，并须慎忌。

服丹发热救解法第十三

《大清经》云：凡服药③发动之时，即觉通身微肿，或眼中泪下，或鼻内水流，或多呻吹④，或咥喷⑤，此等并是药觉触之候，宜勿怪也。可停服三五日，将息时以生熟汤浴之为佳，啖冷麦粥一两顿亦好，得平复已后，依前更服。每一日服药，宜三⑥二日，或三五日停服，并应自斟酌其力。

凡服丹不意过度，热闷垂死⑦者，宜急散发低头，以冷水三二升，细细淋顶上，须臾便定。若更不定者，依前更淋之，远不过用三五升即定。唯不得饮冷水，若大困者，亦可饮土浆，又可饮蓝汁、鸡子汁，亦可合食三二口⑧醋饭⑨、葵菹，若金石凌，凝雪膏及朴消粉等，宜蜜水各一鸡子许，先和之，令相得，因以朴消粉大称半两，又合搅相得，服之立解。又可食冷葵菹、猪肉、醋饭、黄连汁、葛汁、大小豆汁、米泔、米粉水。

服金液丹方第十四

《服石论》云：金液华神丹无慎忌，疗万病。金液华神丹本是太上真人九元子之秘方，此药所合，非俗人所知。但以五阴相催，四时轮转，有生之类，儵忽⑩如流，先贤愍而零涕，往哲睹而兴⑪感，遂乃流传俗代，以救苍生之病，使百姓有病⑫之徒，咸能除愈，至如腐肠之疾，遇药便除，膏肓⑬之疴，无不瘳愈。纤毫必遂，肌理无遗。此药力有越电之功，五石与大阴⑭真别⑮。类⑯秋霜一届，松竹与兰艾何同？害⑰于人者，不日而除。损肌肤者，应时而遣。若服此药，有异于常，不问陈仓生冷，至于血食鱼蒜醋滑猪鹿，同时共餐，唯多益善，并无⑱禁忌。药之对病，如后所陈。

夫人受五常，非是一体，或患久冷滞疝，头面枯燥，身体焦干，唯皮与骨。食不消化，米粒浑出，复患心膈痰饮，食乃无味。假使食讫，复患恶气，上填胸喉，多呕吐冷沫。夜卧咽喉干燥，舌上皮颊，梦见雷电之声，或梦逾

---

① 八石：道家炼丹常用的八种矿石。

② 久久：仁和寺本"久"下不叠"久"字。

③ 药："药"下原叠"药"字，已经点删，检仁和寺本亦无"药"字，今从删。

④ 呻吹：犹言"呻吟"，低哼。

⑤ 咥喷：犹言"喘息"，大呼气。

⑥ 三："三"字原脱，据旁校补，与仁和寺本合。

⑦ 死：原作"犯"，据旁校改，与仁和寺本合。

⑧ 口：仁和寺本作"日"。

⑨ 饭：仁和寺本作"酸"。

⑩ 儵忽："儵"，疑当作"倏"，"倏忽"，疾速。

⑪ 兴：原"兴"下衍"威"字，已经点删，与仁和寺本合，今从删。

⑫ 病：仁和寺本作"痛"。

⑬ 肓：原作"盲"，增笔致误，据仁和寺本改。

⑭ 大阴：旁注曰："《大清经》云：钩物者，大阴之精，故入口使人即死。"

⑮ 真别：实在有别。

⑯ 类：似，好像。

⑰ 害：旁校"害"上有"有"字。

⑱ 无："无"字原脱，据旁校补，与仁和寺本合。

山越海，睡中多厌①，手足酸疼，背膊烦闷，
蜚②尸杂痊，中恶卒死，腰疼膝冷，天阴即发。
或患五劳七伤，中寒痹湿，复有男子、妇女、僧
尼、寡妇、少女之徒，梦与鬼神交接，真似生
人，初得羞而不言，后乃隐而不说，往还日久，
鬼气缠身，腹内病成，由惜鬼情，至死不道鬼
魅邪气所缠。眠多坐少，梦想飞扬，魂魄离
散，昏昏常困，似瘥还儜③。诸有读诵之人，
常吸冷气冲心，腹肠雷鸣，镇④如雷吼。复有
百廿种风，十种水。谷赤白等利，多年不瘥之
徒，此丹并皆治疗。此药所合，非是道⑤人不
知其妙。自量其性，测其劳逸，临时斟酌，方
委其功。诸方君子，无乃轻泄，弥秘之。

今按：服法对治并可依诸丹之法，但件药
主治条云：或有服一二丸，或有服四五丸，病
瘥即止，此非养生之丹，不可多服。云云。

服金⑥阳丹方第十五

金⑦阳丹主治：头风咳逆，喘息呕吐，腰
脚疼痛，气力怯弱，一切风病，胸中痃癖，宿食
不消，见饭易饱，离堄⑧还饥，瘦弱虚损，耳聋
惊悸，阳道久衰，阴痿不起，益精驻颜，满髓轻
身，能食有力，令人肥健。

服法：先吃泻药，用温白丸。下去腹中宿
秽，明日早朝空腹以酒若浆下一丸，从此每日
服至卅丸以下、廿丸以上，即止。若无效验，
重加服廿丸以下。但病重者，服五十丸以上、
六十丸⑨以下。若犹无力，服至百丸以下，一
切可随疾患轻重，岂可守株哉。患者若欲得
早除，每日服二三丸亦得。然欲服时，取二合
以下饭净淘，吞药后即吃三四口许压之，恐药
气冲上头面。但病在胸膈以上者，先吃淘饭，
后服丹药；病在腰以下者，先吃药，后食饭。
若在头面及遍身者，不用淘饭，只用酒浆。若
患烦闷，时时服金汞丹、甘豆汤、芦根汤。药
如有发动，可依治石发方。

禁忌：猪肉、油腻、陈臭、粘滑、海藻、五
辛、血食、青菜等。

服石钟乳方第十六

性味功能

《**本草经**》云⑩：石钟乳，味甘、温，无毒，
主咳逆上气，明目益精，安五脏，通百节，利九
窍，下乳汁，益气⑪，补虚损，疗脚弱疼冷⑫，下
焦伤竭，强阴。久服延年益寿，好色⑬，不老，
令人有子。不炼食之，令人淋。《陶注》云：唯
通中轻薄如鹅翎⑭管，碎之如爪甲，中无鹰齿，光明
者为善。《敬注》云：虽厚而光明可爱，饵之。

《**耆婆方**》云：夫钟乳者，取管成白光润
泽如虹翅蝉翼者好，得服，服即得力，厚者不
可服之耳。但水而南流者上，东流者次，余方
不中服之。凡钟乳白光者为上，黄光者为次，
赤者不中服，性大热。诸长生补益之中，不过
乳也，须常服之。服乳人若多嗔，只得九年即
死，好好慎之。唯不能禁嗔，勿服之。

《**拯要方**》云：钟乳，所以仙人名之曰乳，
此精膏所作，与一切凡石悬殊绝伦，不比类
也。师云：服一斤乳尽，百病除；二斤乳尽，润
及三代；三斤乳尽者，临死颜色不变。纵在土
下，满五百年后还穿冢出，即成僵人也。此人
在俗及至千年，皆不得回顾者即是也。一千

---

① 多厌："多"字原脱，据旁校脱。"厌"通"魇"。

② 蜚：通"飞"。

③ 儜（níng，音宁）：困弱。《玉篇·人部》："儜，困也，
弱也。"

④ 镇：同"填"，象声词。《札记》曰："'镇'、'填'同，雷
声。《楚词·九歌》云：'雷填了兮雨冥冥。'可以
征矣。"

⑤ 道：仁和寺本同。旁校作"通"。

⑥ 金：原作"全"，据卷首目录改，与仁和寺本合。

⑦ 金：原作"全"，据仁和寺本改。

⑧ 堄：《札记》曰："'堄'即'埊'俗字。"按"埊"同"碗"。

⑨ 六十丸：旁校"六"下补"七"字。

⑩ 《本草经》云：此下所引有《别录》文。

⑪ 气：旁校"气"上补"精"字，检仁和寺本、《证类本草》卷
三《玉石部上品》引并无"精"字，今不从补。

⑫ 冷："冷"字原脱，据旁校补，与《证类本草》卷三《玉石
部上品》合。

⑬ 好色：《证类本草》卷三《玉石部上品》作"好颜色"。

⑭ 翎："翎"字原脱，据《证类本草》卷三《玉石部上品》补。

以外者,行日中亦无影,遂成真仙官也。

夫钟乳,此石之精膏也,不与土石杂,独生石室,宜神丹为地,所以然者,凡作丹法,皆飞①诸石精以为霜雪,而遂成金银,服之立仙矣。是以服丹之士,先服石之精髓,与丹为地。若乳与丹相兼而服之者,能理丹石,补虚益精,久服之即能变练骨髓,老而更少,令有子。养性要药也。

服乳法

凡服乳,撰②王相日及建除开日,吉。又常以戊己日用之。

凡欲服药,须先服泻药,除去腹中恶秽。

凡服石者,若有澼者宜下之。若人疲弱者,未必下也。

凡服药,先首于吉日清旦具服严饰,净漱③其口,面向④东立再拜,一心发愿,愿服神药已后,千殃散灭,百病消除,志求长生,无违其愿,愿一切大圣加护,去老⑤还年。发此愿已,又以净水漱口,先含一枣核许蜜,次⑥以一二丸服之。

凡服药者,王日服泻药,而相日服药从一丸起,稍积日服之,可至二三丸,重以二两为一剂。

凡服乳之法,始以温酒服之二三丸,次日五丸,次日七丸,次日九丸,次日十一丸,次日十三丸,然后以十五丸为法,不过于焉。

凡服钟乳丸,五六十丸未得力者,可服一二百丸,稍停,候气色⑦。

《拯要方》空腹服钟乳法:

右,取成炼乳,称一两,分为再服。旦服暮令尽,无问乳之多少,此一两为度。

凡服乳,皆须温清酒服之,恒令酒气不绝为佳,不得醉吐⑧。

凡服乳之时,唯须少食,一日吃一升许饭,得满三⑨日不出,即其乳不随粪下,乳在腹内三日,炼之便化为津液,入人骨髓。若食多者,其乳未化,不至晡时乃随大便而出,徒损功夫,不得其效。唯须少食,满三日外,待旧粪出讫,任意作美食补之。三日补之。更欲服者,还依上法,将息如前。其乳多少者,

任人贫富。云云。

鉴真服钟乳随年齿方:

石钟乳,其味甘温无毒,年廿者服二两,乃至五十服五两,六十以上加至七两。各随年服之,吉。四十以下人一两分为两服,五十以上,一服一两,两别和面三两,搅溲面硬,溲作馎饦,以五升铛中煮五六沸即熟,和酒令汁尽服之,竟以暖饭押之,七日已来,忌如药法。

李补阙炼研钟乳法:

取枣膏和乳,研捣令相得,每旦空腹服⑩十五丸如梧子,以暖酒下,待饥方食,食宜用少不令饱,每日数数任性饮酒,令体中薰薰⑪恒有酒气,使气⑫宣行。当服乳时,三日五日吃一两口仓米饭及少许臭败脯肉,及见丧孝尸秽并不须避,令其惯习,每年恒服一大斤已来⑬,四时并得服,夏秋料理,立冬服之。

《石论》云:若服药先后,饮食相近者,难得药力,皆须晚食少食,不通⑭过多,多则令药势不行,所以须少,少则易通,通则速得药力,宜慎之。空腹及下后不可服,更三日调养,然后始服石。若下后只服药,或药滞著曲奥之处,经岁不解。亦服药之后,仍行百步,即乳气入腹,得力尤速。若觉热,进一两口冷饭,行步消息,良之。

补乳法

《石论》云:凡服乳石十日,还十日补,百日千日亦然,以此为率。坐卧起寝处,必须香

---

① 飞:水飞,中药炮制方法之一。
② 撰:通“选”。
③ 漱:原作“嗽”,形误,据文义改。
④ 向:“向”字原脱,据旁校补,与仁和寺本和。
⑤ 老:原作“者”,形误,据仁和寺本改。
⑥ 次:本卷第九引《服石论》“次”下有“日”字。
⑦ 色:仁和寺本作“也”。
⑧ 吐:仁和寺本作“止”。
⑨ 三:仁和寺本作“二”。
⑩ 腹服:此二字原误倒,据校改标记乙正,与仁和寺本合。
⑪ 薰薰:亦作“醺醺”,酒醉貌。
⑫ 气:“气”字原脱,据旁校补,与仁和寺本合。
⑬ 已来:以上。
⑭ 通:疑当作“须”。

洁,衣服新鲜,薰裹①如法,常侵早起服药导②引,则神清而药行。每五更初即起,扣天鼓卅六通。又酒是性命之本,朝暮常须饮热美酒,恒令体中薰薰,仍不得饮白酒。又澡浴勿向汤水中坐,宜以汤水淋之。

《拯要方》云:凡三日服乳,还三日补之,十日服,十日补之,以为率。补乳法欲得饱食,服乳法欲得少食。补乳欲得食牛、羊、獐、鹿等肉骨,煎取汁,任意作美食啖之,不得食仓米臭肉等物。以外不忌。

凡初服乳至补讫,必不得行房出精。此最大忌,慎之。又服乳补日讫,亦可更一月许将养,方可泄不可顿泻,则令药气顿竭,慎之。

服乳得力候

《拯要方》云:凡服乳得力之时,先觉脐下绕脐肉起身体发热,食味甘美,其阳气日盛,数起之,慎不得近房。若后大起,唯行房慎不得出精,此为养其精气,令腹中肪成,乳气盈溢,遍流百脉,则令人阳盛而且热,百战不怠,永无五劳七伤。

服乳禁忌

《删繁论》云:凡禁之法,若药有乳石,须一月日外,若不如尔,非唯不得力,翻③致祸也。

《耆婆方》云:凡服乳药,通忌生冷、醋滑、尘④臭、大饱、大饥及嗔忧悲泣愁不乐,不得冒诸风雪及淹秽之事。常令酒食气温温然,恒取暖,常自逍遥适意。服乳忌五茄、地榆,为药去之。

《拯要方》云:不得眠⑤、嗔怒及大喜、恣⑥房室,勿饮白酒、冷醋等物,及多食饼热食及猪、鱼、酥、腐臭之物,亦不得食犬、马百种杂肉,及芸苔、胡荽、腻粉、面、饧、餔之食,不入产、生、丧、孝之家,不语人我服此药。

《石论》云:凡服乳石,莫生嗔怒,调和情性,欢娱畅悦,节房室,省睡眠,不用大嗔大喜、忧思哭泣,不宜食粗粝冷硬难消之物,可食细软甘美之味以调之。

凡服此药,禁忌陈臭、生葫蒜、杂生菜、猪肉、肥羹、诸滑物、生鱼、鲹⑦鲙、生冷、油面等。

服乳发动对治法

《释慧义》云:钟乳发令人头痛,饮热酒即解。

《拯要方》云:凡服乳以后,身中先有诸病多者,乳力共病相攻⑧。病气犹强,乳力未成,必相对⑨作。

凡术动钟乳,两目疼痛⑩。

海蛤动乳,令人头痛脑闷⑪。

仓米、臭肉动乳,令人骨节发疮及发背。

房动乳,令人少气力,四肢顽痹;不尔,令人面目身体痿黄。

食饮不调动乳,乍寒乍热,腹中碎痛,或痢或吐,见食闻臭。

四时节气冷热不调动乳,状似疟发,不早治之,变为黄疸。

今皆疗之方,看上件发动形状,必须细意察其所患根本,须各相当。知其审候,疗无不验,勿令失之毫毛,差之千里。

若诸果动乳,取甘草一两,炙,麻黄一两,去节,切,以水二升,煮取半斤,和清酒半升,先火边炙令遣热,微彻欲汗,因即热服之,令尽,被覆卧取汗,即瘥。

仓米、臭肉动乳,必须以豉作汤,细细服之,可五六度许,仓气自消,所患自⑫瘥。

房室损乳者,必须闭气调之一日一夜,又

———————

① 裹:原作"裛",增笔致误,据文义改。
② 导:"导"字原脱,据旁校补,与仁和寺本合。
③ 翻:反而。
④ 尘:仁和寺本旁注曰:"古'陈'、'尘'相同。"
⑤ 眠:疑"眠"上脱"多"字。
⑥ 恣:原作"恐",形误,据仁和寺本改。"恣",放纵。
⑦ 鲹:疑当作"鳏",鱼腥臭曰"鳏"。
⑧ 攻:原误作"政",据仁和寺本改。
⑨ 对:仁和寺本作"动"。
⑩ 术动钟乳,两目疼痛:《病源》卷六《寒食散发候》云:"术动钟乳,胸塞短气;钟乳动术,头痛目疼。"又云:"有时术动钟乳,直头痛胸。"又云:"术对钟乳,术发则头痛目赤,或举身壮热。"
⑪ 头痛脑闷:《病源》卷六《寒食散发候》作"目痛短气"。
⑫ 自:原作"目",缺笔致误,据文义改。

须牛羊骨煎作羹食之，男患之令妇人捘搦①身体，女患令男夫捘搦，必不得更犯。如此调之三日三夜，自然觉健。

若食饮损乳者，以葱豉汤里纳当归一两，煮之去滓，温服之便瘥。仍未除者，可作芦根汤服之：

芦根一握、地榆一握、五茄一握，切，以水三升，煮取一升，一服。

若四时节气冷热不调动乳者，必须作生熟汤，以器盛之，入汤中坐，勿动，须臾百节所有寒热之气，皆从毛孔而出变作汗。若心中热闷者，还服少许热汤即定。

《耆婆服乳方》云：若发热渴者，以生芦根一握，粟米一合，煮米熟饮之，甚良。

又服乳讫，单服菟丝子三斤②，大益人。

又方：

车前子亦佳。

服红雪方第十七

《服石论》云：八仙公绛雪，疗诸百病，八公所授淮南王绛雪方者，即此是也。公曰：子得此方，当不夭不暴，神妙无比。大和先生名之曰通中散，深重此方，每合之进上，又常劝人服之。世人或有窃得此方合之者，俗共名之曰红雪。皆尽不得其要诀，又不经师口诀，或药种短缺，分两参差，或合和失宜，煎炼过度，故用之疗疾，多不有效。今具载药数分两并四时合和方法口诀③，要录所主病状、服法、禁忌，具件如后，合之者不可率意加减，以误后人。煎炼过度，亏于药力。此皆按经方承师口诀，既免暴夭之忧，实亦存生之至要，宜宝秘，慎勿轻泄。非遁④之者，无妄传也。所主疗病状如后：

疗一切丹石发热，天行时行，温疟疫疾⑤，痈疽发背，上气咳嗽，脚气风毒，肺气肺痈，涕唾涎粘，头风旋愦⑥，面目浮肿，心胸伏热，骨热⑦劳热，口干口臭，热风冲上，目赤热痛，四肢瘫⑧缓，心忪惊狂，恍惚谬语，骨节烦疼，皮肤热疮，昏沉多睡，赤白热痢，大小便不

通，解药毒、食毒、酒毒。

右，患已前病者，并和水服之。

诸气结聚，心腹胀满，宿食不消，痰水积聚，醋咽呕吐，产后血运⑨，中风闷绝，产后热病，坠堕畜血。

右，患已前病者，并和酒服之。

又云：右与病相当者，取一匙绛雪，以新汲水二大合，及蜜水亦得，纳于水中，令消，顿服之。

今按：《外台方》云：凡服石之后，若觉大热者，可服紫雪或金石凌或绛雪或白雪等，但⑩半大升水，取瓷研一大两，香汤浴后顿服之。云云。

又今时之人，随身强弱，或三四两，或五六两，熟研空腹服之。

又本方载作日之忌，无服时之禁，而药中有朱砂、甘草、槐花，可忌血食、海藻、猪肉。

又《私记》云：妇人有孕，不得服之。

服紫雪方第十八

《服石论》云：紫雪疗脚气毒，遍身烦热，口㖞，口中生疮，狂易叫走，并解诸石草散药热毒发，卒热黄疸，瘴疫，毒疠，卒死，温疟，五尸，五注，心腹诸疾，绞刺痛，蛊毒，鬼魅，野道、传尸⑪，骨蒸、热毒，诸热风，时行疫气，小儿热惊痫，利血，诸热毒肿、疬子，一切热主之尤良。

病者强人，一服二分三分，和水服之；小、

---

① 捘搦：按摩。
② 三斤：仁和寺本作"一斤"。
③ 诀：仁和寺本"诀"下有"等"字。
④ 遁：旁校作"道"。
⑤ 疾："疾"字原脱，据旁校补。
⑥ 旋愦：犹言"眩闷"。
⑦ 热："热"字原脱，据旁校补。
⑧ 瘫：原作"摊"，今改为通用字。
⑨ 血运：即"血晕"。
⑩ 但：《外台》卷三十七《铨择薛侍郎等服石后将息补饵法一十五条》"但"下有"温"字。
⑪ 传尸：原"尸"上脱"传"字，据文义补。《外台》卷十八、卷三十一两引"紫雪散"，并无"传尸骨蒸"四字。

老、弱人，或热毒微者，服之以意减少；脚气病经服石药发，热毒闷者，服之如神，水和四分服之。以上《拯要方》。

若脚气冲心，取一小两和水饮之。若心战冲，取半小两令消已，水下亦得。若有风痹，时时服之，如前理丹石。若丹发头痛，身体急，或寒热不能饮食，即取一两加少芒硝，和水饮之。若热痢，亦如前。若天行热病，亦如前。若欲痢者，加之一倍，空腹服之。若邪气者，渐渐服即并可也。鉴真方。今按①：今世以此药二分，当红雪一两，又依如《外台方》，可服大一两。

服五石凌方第十九

《服石论》云：五石凌，食后以蜜水一杯，服方寸匕，大热者加至二匕。患热病黄者，服三匕即愈。初得热病，服二匕亦愈。无禁忌。

《私记》云：治一切热病及服金石散动闷乱热困者。以水一杯，服方寸匕。大热者，加至二匕。今按②：今人或三两，或四两，水服之，吉。

服金石凌方第廿

《服石论》云：金石凌，若有温疫热黄病，取小秤一两，水和服之，即得瘥。若金玉诸石等发热，以水和小秤一两上凝者服之。若病上发，少食服。若病下发，空腹服之，不可多服，大大冷。无禁忌。今按：《大清经》云：一鸡子许，宜蜜水和服。又《外台方》大一两水服。

服金汞丹方第廿一

金汞丹方：主解五石热毒发动，丈夫、女人久患劳损，身体瘦薄，益气力，明眼睛，长发，悦泽颜色，兼除百草毒，除冷疾外，无不治之。

服法：每日二三丸，或五六丸，以冷水下之。若热气盛发，服十丸、廿丸，亦不简③空腹食后。

凡欲服药时，当先沐浴斋戒，燃香向生气方闭眼誓念，至心敬礼，天地祥感，万物应化，皆自勤致其灵应，以此言之。服石吞药之毕，敬信为先，不可轻蔑。

服银丸方第廿二

银丸，主一切虚热，明目，押④虚风惊痫心热，一切热病皆悉除之。其功效不可言尽之。但病瘥止之，不限丸数多少。无禁。如银不满五两，随多少亦得之。食后服五丸，必不服泻药。

医心方卷第十九

医心方卷第十九背记

宇治本目录次第
服石节度第一
服石发动救解法第二
服石四时发状第三
服石反常性法第四
服石得力候第五
服石禁忌法第六
十九

以上相违，此校重基重忠本之处，如御本次第，仍宇治本次第所注付也。未考可里打。

以上第一叶

---

① 今按：此下原为大字，循例改为小字。下两"今按"仿此。
② 今按：旁校曰："宇治本无之，医本有之。"
③ 简：通"柬"，选择。
④ 押：通"压"。

医心方卷第廿

从五位下行针博士兼丹波介丹波宿祢康赖撰

治服石除热解发方第一
治服石烦闷方第二
治服石头痛方第三
治服石耳鸣方第四
治服石目痛方第五
治服石目无所见方第六
治服石鼻塞方第七
治服石齿痛方第八①
治服石咽痛方第九
治服石口干燥方第十②
治服石口中伤③烂舌痛方第十一
治服石口中发疮方第十二
治服石心噤方第十三
治服石心腹胀满方第十四
治服石心腹痛方第十五
治服石腰脚痛方第十六
治服石百节痛方第十七
治服石手足逆冷方第十八
治服石面上疮方第十九④
治服石身体生疮方第廿
治服石结肿欲作⑤痛方第廿一
治服石痈疽发背方第廿二
治服石身体肿方第廿三
治服石身体强直方第廿四
治服石发黄方第廿五
治服石呕逆方第廿六
治服石咳嗽方第廿七
治服石上气方第廿八
治服石痰澼方第廿九
治服石不能食方第卅
治服石酒热方第卅一
治服石淋小便难方第卅二
治服石小便不通方第卅三
治服石小便稠数方第卅四
治服石小便多方第卅五

治服石大小便难方第卅六
治服石大便难方第卅七
治服石大便血方第卅八
治服石下利方第卅九
治服石热渴方第四十
治服石冷热不适方第四十一
治服石补益方第四十二
治服石经年更发方第四十三

治服石除热解发方第一

庞氏论云：凡药欲发之候，先欲频申，或苦头痛目疼，身体瘦疭；或惊恐悸动，周身而强；或耳中气满，如绛车之声；或体热剧于火烧；或如针刺，噤燥⑥恶寒，昧昧愦愦，不知病处；或腹中燠热，如烧锻鉄⑦怀之也⑧。其发甚者，腹满坚于材石，绕口青黑，大小便血，而多无脉也⑨。如此之病，归于大浇，以瘥为期也。

《病源论》云：夫服散之人，觉热即洗，觉饥则食，洗⑩食不时，失其节度，令石热壅结，

---

① 第八：此目与下"第九"一目原在"治服石心噤方第十一"之下，分别作"第十二、第十三"，据正文标题目次移至于此，并据改相关目次序数。

② 第十：此目与下"第十一、第十二、第十三"三目，原在上"治服石鼻塞方第七"之下，并分别作"第八、第九、第十、第十一"，今据正文标题目次移正并改序数。

③ 中伤：此二字原脱，据旁校补，与正文标题合。

④ 第十九：此目原与下"治服石身体生疮方第廿"互倒，今据正文标题目次乙正，并互改序数。

⑤ 作："作"字原脱，据旁校补，与正文标题合。

⑥ 燥：疑当作"瘆"。"噤瘆"，恶寒貌。

⑦ 鉄：本书卷十九第四引作"鈇"。

⑧ 也：本书卷十九第四"也"下有"此皆欲发之候也"七字。

⑨ 也：本书卷十九第四"也"下有"唯气息裁通，心下温耳"九字。

⑩ 洗：原作"先"，脱偏旁致误，据仁和寺本改，与《病源》卷六《解散除热候》合。

否塞不解而生热也,故须以药除之。

《外台方》云:凡服石之后,若觉大热者,可服紫雪或金石凌,或绛雪或白雪等,但[1]半大升水,取瓷研一大两,香汤浴后顿服之,候一两行利,热乃退矣。凡此救急中,紫雪为上。

《千金方》云:解一切药[2]发,不问草石,始觉恶方:

生麦门冬八两　葱白八两　豉三升[3]

三味[4],水七[5]升,煮取二升七合[6],分三服。

又云[7]:治服散忽发动,葱豉汤方:

香豉二升　葱白切,一升　干蓝三两　甘草二两

四味,切,以水七升,煮取三升半,分三服。

《小品方》云:解寒食散发,或头痛,或心痛,或腹痛,或胸胁肿满,或寒,或热,或手足冷,或口噤,或口疮烂,或目赤,或干呕、恶食气便呕吐,或狂言倒错、不与人相当,或气上欲绝、进退经时。散发百端,服此[8]前胡汤得下便愈方:

前胡二两　芍药三两　黄芩二两　大枣廿枚　甘草二两　大黄二两

凡六物,以水八升,煮取二升半,分三服。心胁坚满,加茯苓二两;胸中满塞[9],加枳子一两;连吐[10],胸中冷,不用食,加生姜三两;虚乏,口燥,加麦门冬二两。若加药者,加水作九升也。《录验方》芍药二两。

又云[11]:解散三黄汤,治散盛[12]热实不除,心腹满,小便赤,大行不利,圯[13]逆充胸中,口焦燥,目赤熏热方[14]:

黄连二两　黄芩二两　大黄一两　甘草二两　芒硝二两

凡五物,以水五升,煮取二升半,纳芒硝令烊,分三服[15]。

又云[16]:小三黄汤,是由来旧方,与前治同,杀石势胜前方,除实不如也。

大黄一两　栀子十四枚　黄芩二两　豉三升

凡四物,以水六升,先煮三物,令数沸,以笪豉纳汤中,取二升,分再服。

又云:增损皇甫栀子豉汤,治人虚石盛,特折石势除热方:

豉一升半　栀子十四枚　黄芩二两半

凡三物,以水六升,煮取三升,去滓,纳豉,令得二升,分三服。

又云:解散热发、身如火烧,黄芩汤方:

黄芩三两[17]　甘草一两　枳实二两　厚朴一两　瓜蒌一两　芍药一两　栀子十四枚

凡七物,以水七升,煮取二升半,分三服。

又云:解散除热,止烦杀毒,单行荠苨汤方:

荠苨半斤

凡一物,以水一斗,煮取三升,分三服,停冷饮之。

又云:解散除热,单行凝水石汤方:

凝水石四两

凡一物,以水四升,煮取二升半,服七合,日三。

释慧义云:解散,麦门冬汤方:

麦门冬一升　豉二升　栀子十四枚　葱白半斤

---

① 但:《外台》卷三十七《铨择薛侍郎等服石后将息补饵法一十五条》"但"下有"温"字。

② 药:《千金方》卷二十四第二"药"上有"毒"字。

③ 三升:《千金方》卷二十四第二作"二升"。

④ 三味:《千金方》卷二十四第二"味"下有"㕮咀"二字。

⑤ 七:"七"字原脱,据旁校补,与仁和寺本合。

⑥ 二升七合:《千金方》卷二十四第二作"二升半"。

⑦ 又云:按此条检《千金方》卷二十四《解五石毒第三》未见,其有"治服散忽发动方",只用"干姜"一味,与此方不同,又有"葱白豉汤"数方,主治与药物组成均与此方稍异,待考。

⑧ 此:"此"字原脱,据旁校补,与仁和寺本合。

⑨ 塞:原作"急",据旁校改作"塞",与仁和寺本合。安政本补"塞"字于"急"字上,非是。检《千金翼》卷二十二第四亦无"急"字。

⑩ 吐:"吐"字原脱,据旁校补,与仁和寺本合。

⑪ 又云:旁校曰:"宇治本无之,医本等有之。"按仁和寺本无此条。

⑫ 散盛:《千金翼》卷二十二第四作"石热发动上气"。

⑬ 圯:《千金翼》卷二十二第四作"痞",《外台》卷三十八《乳石发动热气上冲诸形候解压方五十三首》引作"吐"。按"圯"疑是"痞"之借字。

⑭ 热方:此二字原误倒,据校改标记乙正。

⑮ 纳芒硝令烊,分三服:《千金翼》卷二十二第四作"再服,凡用大黄、芒硝,临汤熟纳之"。

⑯ 又云:旁校曰:"宇治本无之,医本等有之。"按仁和寺本无此条。

⑰ 三两:仁和寺本作"二两"。

凡四物，以水六升，煮取二升①，分再服。

《新录方》云：解散方：

栀子仁一升　葱白一升　猪脂四升

煎葱白焦，布绞去滓，一服如桃李，日二三，石当如沙，尿中出。

又方：

水服大麦、粳米麨②五合，日二三。

又方：

饮热酒，使薰薰然醉。

又方：

饮牛乳五六升勿绝，佳。

又方：

数饮土浆，日一二。

《急药方》云：丹石立验方：

甘草二两，炙　干葛二两　豉一大合

右，以水五升，煎取四升，食前温吃，食后冷吃，若不止，更吃。

《石论》云：除热调石，芦根汤方：

生地黄四两，切　麦门冬二两，去心　甘草一两，炙　芦根四两　茯苓三两

凡五物，细切，以水七升，煮取三升，去滓，冷，分三服③。

又云：甘豆汤方：

甘草二两，炙　大豆五合，拭

凡二物，以水五升，煮甘草，令减一升，纳大豆，煮取二升半④，分三服。

治服石烦闷方第二

《病源论》云：将适失宜，冷热相搏，石势不宣化⑤，热气乘于脏，故令烦闷也。

《僧深方》解散甘草汤，治散发烦闷不解方：

甘草一两半　茯苓一两　生姜一两

凡三物，以水三升，煮取一升半，分三服。今按⑥：《小品方》甘草二两、黄芩二两、大黄二两，水五升，煮取二升，分三服。

张仲景云：解散发烦闷，欲吐不得，单服甘草汤方：

甘草五两，切

以水五升，煮取二升，服一升，得吐便止。

《新录方》云：烦热闷者方：

荠苨切，三升

水四升，煮取二升，分饮之。

又方：

单饮生地黄汁，日二三升，佳。

又方：

饮二三升生葛根汁，良。

《拯要方》治乳石发动，烦闷头痛，或寒热脚冷，气不通方：

葱白十四茎　豉二大合　牛酥一大两

右，于铛中铺葱，即安酥于葱上，即著豉，以物兼铺上，缓火煎，候酥气消尽，即淋好酒一升半，良久即得，取屑，冷热顿服，随性多少饮之。

又云：石发烦闷者方：

滑石十二分，研令面，分两服

右，以水六大升，合和滑石末一贴，和搅令散，顿服。

治服石头痛方第三

皇甫谧云：或头痛欲裂，坐⑦服药食温作澼，急宜下之。

曹歙云⑧：头面苦眩冒者，则解头结散发扇之；热甚，头痛面赤者，以寒水淋头；不瘥，以油囊盛水著头结中。

《外台方》云：或头痛如刺，眼睛欲脱者，宜以香汤浴。须虚静大屋内，适寒温，先以汤

---

① 二升：仁和寺本作“一升”。
② 麨：原作“趐”，俗字形误，据仁和寺本改。
③ 分三服：仁和寺本作“分二服”。
④ 二升半：仁和寺本作“二升”。
⑤ 化：原作“犯”，据仁和寺本改，与《病源》卷六《解散烦闷候》合。
⑥ 今按：仁和寺本无此以下注文。
⑦ 坐：因。
⑧ 曹歙云：旁校曰：“字治本无之，医本等有之。”按仁和寺本无此以下四十字。

淋大椎及帊①上三五十碗,然后乃浴,勿令见风。浴讫,覆被安卧取汗,仍须吃葱根葛豉粥法:

葛根②三大握 干姜③六两 豉④三合 葱白一大握 生姜少许 椒十五颗

先以水五大升,煮葱根减半,去滓,下葛及豉,煮取二升⑤,去滓,细研少许米作稀粥,并著葱白等,煮熟承热啜服之。讫,依前覆被,取汗讫,令妇人以粉遍身揩摩,攸⑥孔合,半日许,始可出外,其病亦瘥。

治服石耳鸣方第四

皇甫谧云:或耳鸣如风声,汁出,坐自劳出力过差⑦,房室不节,气并奔⑧耳故也。勤⑨好饮食,稍稍行步,数食节情即止。

曹歙云⑩:耳鸣汁出,数数冷食,步行。

治服石目痛方第五

皇甫谧云:或目痛如刺,坐热气冒⑪肝,上奔两眼故也。勤冷食,清旦以温小便洗之⑫。

又云⑬:或头痛项强,两目疼者,以水洗浴即瘥。

释慧义云:解散,治目疼头痛方:

芎劳⑭三两 葛根二两 细辛二两 防风三两⑮ 五味子三两 术四两 茯苓四两 黄芩二两 人参二两

凡九物,以水一斗三升,煮取三升,分三服。

《僧深方》治散家目赤痛,蕤仁洗汤方:

蕤仁廿枚 细辛半两 苦竹叶一枚 黄连一两

凡四物,水三升,煮取一升半,一方取半升,可日三洗,亦可六七洗。

治服石目无所见方第六

皇甫谧云:或目冥无所见,坐饮食居处温故也。脱衣自劳洗,促冷饮食,须臾自明了。

释慧义云:散发,热气冲目,漠漠无所见方:

黄连去毛 干姜 细辛 蕤核

凡四物,分等,㕮咀,绵裹,淳酒五升,以药纳中,于铜器中煮,取二升半,绵注洗目,使入中,日再。

治服石鼻塞方第七

《病源论》云:石⑯发则将冷,其热尽之后,冷气不退者,冷乘于肺,肺主气,开窍于鼻,其冷滞结,气不宣通,故鼻塞。

曹歙云⑰:鼻口臭,冷饮冷洗。

秦承祖云:治解散热势⑱尽,肺冷鼻塞,宜服茱萸汤方:

---

① 帊:《集韵·姥韵》:"首巾谓之帊,或作帞。"《外台》卷三十七《铨择薛侍郎等服石后将息补饵法一十五条》作"囟"。

② 葛根:仁和寺本作"葱根",与《外台》卷三十七《铨择薛侍郎等服石后将息补饵法一十五条》合,似是。

③ 干姜:《外台》卷三十七《铨择薛侍郎等服石后将息补饵法一十五条》作"干葛",似是。

④ 豉:原"豉"上有"头"字,已经点删,检仁和寺本无"头"字,今从删。

⑤ 二升:《外台》卷三十七《铨择薛侍郎等服石后将息补饵法一十五条》作"二大升"。

⑥ 攸:旁校作"候",仁和寺本作"攸",《外台》卷三十七《铨择薛侍郎等服石后将息补饵法一十五条》作"使"。

⑦ 差:《外台》卷三十七《饵寒食五石诸杂石等解散论并法四十九条》作"度"。

⑧ 并奔:《病源》卷六《寒食散发候》"并"作"进"。《外台》卷三十七《饵寒食五石诸杂石等解散论并法四十九条》"并奔"作一"上"字。

⑨ 勤:仁和寺本无"勤"字。

⑩ 曹歙:旁校曰:"宇治本无之,医本等有之。"按仁和无此下十三字。

⑪ 冒:《病源》卷六《寒食散发候》作"冲"。

⑫ 之:仁和寺本无"之"字。

⑬ 又云:旁校曰:"以下字治本无之,医本等有之。"按仁和寺本无"又云"以下十七字。

⑭ 芎劳:原"芎"下为一重文号,疑是盖因熟语而省"劳"字,今据文义补,与仁和寺本合。

⑮ 防风三两:此四字原脱,据旁校补,与仁和寺本合。

⑯ 石:"石"字原脱,据仁和寺本补,与《病源》卷六《解散鼻塞候》合。

⑰ 曹歙云:旁校曰:"宇治本无之,重基本有之,重忠本无之。"按仁和寺本无此以下十字。

⑱ 势:仁和寺本无"势"字。

蜀椒—升　甘草—两　干姜—两　术—两　桂心—两　茱萸—两

凡六物，细切，以汤六升，煮取二升半，分为再服。

治服石齿痛方第八

皇甫谧云：或龈肿唇烂，齿牙摇痛，颊车嚜，坐犯热不时救故也。当风张口，使冷气入咽，漱寒水即瘥。

治服石咽痛方第九

皇甫谧云：或咽中痛，鼻塞，清涕出，坐温衣近火故也。促脱衣，冷水洗①，当风，以冷石熨②咽颊五六过，自瘥③。

治服石口干燥方第十

《小品方》治口中干燥，渴，呕不下食方：
芦根多少，煮取浓汁，以粟作粥④浆，服多少任意。

《葛氏方》⑤治口中热，干燥：
乌梅、枣膏分等，以蜜和丸如枣，含之。

《苏敬本草注》⑥云：口干，食熟柿⑦。

薛侍郎云：若口干，即绞⑧甘蔗汁任服。

治服石口中伤烂舌痛方第十一

《僧深方》解散，栀子汤方：
黄芩三两　栀子四枚　豉三升

凡三物，㕮咀，以水五升，先煮栀子、黄芩，令得三升，绞去滓，乃纳豉，煮令汁浓，绞去滓，平旦服一升，日三，甚良。

治服石口中发疮方第十二

曹歙云⑨：口中生疮，舌强，服栀子汤。在上⑩。

《僧深方》云：解散失节度，口中发疮方：

黄芩三两　升麻二两　石膏五两，末

凡三物，以水六升，煮取三升，去滓，极冷，以漱⑪口中，日可十过。《小品方》：若喉咽有疮，稍稍咽之，佳。

《小品方》云：治口疮，小檗汤方：
龙胆三两　黄连二两　子檗四两

凡三物，以水四升，先煮龙胆、黄连，取二升，别渍子檗，令水淹潜，投汤中和，稍含之。

治服石心嚜方第十三

《病源论》云：其寒气盛，胜于热⑫，荣卫否涩不通，寒气内结于心，故心腹痛而心嚜⑬寒也。其状心腹痛而寒嚜⑭，不能言是也。

《僧深方》云：解散人参汤，常用验，治心嚜或寒嚜不解方：
人参二两　干姜—两　甘草三两⑮　茯苓—两　瓜蒌二两　白术—两　枳实—两

凡七物，水六升，煮取二升五合，分三服。

秦承祖云：疗散豉酒方，散发不解或嚜

---

① 冷水洗：仁和寺本无"冷"字，《外台》卷三十七《饵寒食五石诸杂石等解散论并法四十九条》作"取冷"。
② 颊：《病源》卷六《寒食散发候》作"颡"，《外台》卷三十七《饵寒食五石诸杂石等解散论并法四十九条》作"鼻"。
③ 自瘥：《外台》卷三十七《饵寒食五石诸杂石等解散论并法四十九条》"瘥"下有"不假洗也"四字。
④ 粥：仁和寺本无"粥"字。
⑤ 《葛氏方》：旁校曰："宇治本无之，医本等有之。"按仁和寺本无此条二十三字。
⑥ 《苏敬本草注》：旁校云："宇治本无之，医本等有之。"按仁和寺本无此条十一字。
⑦ 口干，食熟柿：《证类本草》卷二十三《果部中品》引《唐本注》作"熟柿解醋热毒，止口干，压胃间热"。
⑧ 绞：原作"挍"，今改为通用字。
⑨ 曹歙云：旁校曰："宇治本无之，医本等有之。"按此下十五字，仁和寺本无。
⑩ 在上：此二字原为大字，循例改为小字注文。
⑪ 漱：原作"嗽"，今改为通用字。
⑫ 热：《病源》卷六《解散心腹痛心㵼候》"热"下有"气"字。
⑬ 嚜：《病源》卷六《解散心腹痛心㵼候》作"㵼"。按"㵼"，寒甚战栗貌。"嚜"，寒而闭口，亦可解。
⑭ 寒嚜：《病源》卷六《解散心腹痛心㵼候》作"战㵼㵼"。
⑮ 三两：仁和寺本作"半两"。

寒,或心痛心噤,皆宜服之,方用:

美豉二升,勿令有盐

凡一物,熬令香,以三升清酒,投之一沸,滤取,温服一升,小自温暖,令有汗意。若患热不可取汗者,但服之,不必期令汗也。

治服石心腹胀满方第十四

《病源论》云:居处犯温①,致令石势不宣,内壅腑脏,与气相搏,故心腹胀满也。

皇甫谧云:或腹胀欲决,甚者断衣带。坐寝处久下热,又衣温、失食、失洗、不起行。促起②行、饮热酒、冷食、冷洗、当风栉梳而立。

《僧深方》解散三黄汤,治散发心腹痛,胀满卒急方:

大黄 黄连 黄芩各三两

凡三物,以水七升,煮取三升,分三服,得下便止。今按③:三黄汤亦出《小品方》,在上除热篇。

《小品方》云:三黄汤④,治散盛热实不除,心腹满,小便赤,大行不利,圯⑤逆充胸中,口焦燥,目赤熏热方:

黄连二两 黄芩二两 大黄二两 甘草二两 芒硝二两

凡五物,以水五升⑥,煮取二升半,纳芒硝令烊,分三服。

治服石心腹痛方第十五

《病源论》云:膈间有寒,胃管有热,寒热相搏,气逆攻腹⑦乘心,故心腹痛也。

皇甫谧论云:或心痛如锥刺,坐当食而不食,当洗而不洗,寒热相交⑧,气结不通,结在心中,口噤不得息,当挍⑨口,促⑩与热酒,任本性多少,其令酒两得行⑪,气自通,得噫,因以冷水洗淹布巾,著所苦处,温复易之,自解。解便速冷食,能多益善。若大恶⑫,著衣小使温,温便去衣,即瘥。于诸痛⑬之中,心痛最为急者,救之若赴汤火,乃可济耳。

《小品方》云:治散发心痛、腹胀兼冷,动

热相格不消,甘草汤方:

甘草二两 瓜蒌⑭二两 术二两 枳实二两 栀子仁二两

凡五物,以水七升,煮取二升,分三服。

又云⑮:单行甘草汤方:

甘草四两

凡一物,以水五升,煮之折半,冷之,顿服尽,当大吐。患心腹痛,服诸药无效者,宜服此汤。

《张仲景方》云:黄芩汤,治散发腹内切痛方:

栀子二两 香豉三升 黄芩二两

凡三物,切,绵裹,以水九升,煮取三升,分三服,以衣覆卧,亦应有汗。

《僧深方》云:若散发,悉⑯口噤心痛,服葱白豉汤方:

葱白半斤 豉三升 甘草二两 生麦门冬四两,去心

凡四物,以水五升,煮取二升,分再服。

一方加茱萸一升

---

① 温:"温"字原脱,据旁校补,与仁和寺本合。
② 起:"起"字原脱,据旁校补,与仁和寺本合。
③ 今按:此下十五字,原为大字,今据文例改为小字注文。又仁和寺本无"今按"以下十五字。
④ 三黄汤:按此方与上《治服石除热解发方第一》引《小品》重,彼作"解散三黄汤"。
⑤ 圯:原作"地",据旁校改。《千金翼》卷二十二第三作"痞"。按"圯"疑是"痞"之借字。
⑥ 五升:旁校"升"下补"半"字,检上《治服石除热解发方第一》引《小品》、仁和寺本并无"半"字。
⑦ 腹:"腹"字原脱,据仁和寺本补,与《病源》卷六《解散心腹痛心噤候》合。
⑧ 交:仁和寺本作"绞"。
⑨ 挍:亦作"绞",撬开。
⑩ 促:原误作"捉",据仁和寺本改。
⑪ 其令酒两得行:《病源》卷六《寒食散发候》"酒"下有"气"字。《千金翼》卷二十二第三作"令酒势得行"。
⑫ 若大恶:《病源》卷六《寒食散发候》无"若大恶"以下十四字。
⑬ 痛:仁和寺本作"病"。
⑭ 瓜蒌:旁校曰:《小品方》桔梗。
⑮ 又云:旁校曰:"字治本无之,医本等有之。"按仁和寺本无此条四十五字。
⑯ 悉:《札记》曰:"'悉'恐'患'。"

治服石腰脚痛方第十六

《病源论》云：肾主腰脚，服石，热归于肾，若将适失度，发动石热，气乘腰脚，石势与血气相击，故脚热肿①痛也。其状②脚烦热而腰③痛也。

皇甫谧云：或脚疼欲折，坐④下温，宜常坐寒⑤床，以冷水洗，起行。

又云：或腰痛欲折⑥，坐衣厚体温，以冷水洗、冷石熨之。

治服石百节痛方第十七

皇甫谧云：或百节酸痛，坐卧下大厚，又入温被中，又衣温不脱故也⑦。卧下当极薄，大要也，被当单布，不著绵衣，亦当薄且垢故，勿著新衣，宜著故絮也。虽冬寒，当常科⑧头受风，以冷石熨，衣带初⑨不得系也。若犯此酸闷者，促入冷水浴，勿忍病而畏浴也。

《拯要方》云：服乳石不得将慎，冲热失食，憎寒头痛，百节酸疼，口唇干焦舌卷方：

知母八分　石膏十三分，碎　升麻六两　通草八分　硝石八分，汤成下　竹青皮六分　露蜂房二枚，炙

切，以水二⑩大升，煎取九合，食后分温三服。

《小品方》云：解散二物麻子豉汤，治人虚劳，下焦有热，骨节疼烦，肌急内𤴲⑪，小便不利，大行数少，吸吸口燥，少气，折石热方：

豉二升　麻子五合，擂取仁

凡二物，研麻子仁，以水四升，煮取一升半，分服五合，日三，便愈，神验。

治服石手足逆冷方第十八

《石论》云：治解散，胸中有热，手足逆冷，若寒，甘草汤方：

甘草一两　橘皮二两

凡二物，水三升，煮取一升半，以绵缠箸

头，数取汁服，须臾间复服，不可废食。

治服石面上疮方第十九

《广济方》云：石气发热，身体微肿，面上疮出方：

寒水石，以冷水于碗中研，令汁浓，将涂疮，干即点，勿停。

治服石身体生疮方第廿

《病源论》云：将适失宜，外有风邪，内有积热，热乘于血，血气壅滞，故使生疮。

《千金方》云：治散发疮，痛不可忍方：

冷石五两⑫

一味，下筛，粉疮上⑬，燥痛须臾静定。今检⑭《本草陶注》云：滑石，一名冷石。

又云：散发生细疮方：

黄连　芒硝各五两

二味⑮，水八升，煮黄连，取四升，去滓，纳芒硝⑯，以⑰布取贴疮上，数数易之。

《小品方》云：治通身发疮，擘折⑱，经⑲

---

① 肿：仁和寺本旁校引或本作"腰"，与《病源》卷六《解散脚热腰痛候》合。

② 其状：仁和寺本无"其"下九字。

③ 腰：《病源》卷六《解散脚热腰痛候》"腰"下有"挛"字。

④ 坐：《病源》卷六《寒食散发候》"坐"上有"由久"二字。

⑤ 寒：《病源》卷六《寒食散发候》作"单"。

⑥ 折：《病源》卷六《寒食散发候》作"弊"。

⑦ 也："也"字原脱，据旁校补，与仁和寺本合。

⑧ 科：原作"斜"，无义，疑是"科"字形误，据文义改。《病源》卷六《寒食散发候》作"被"。"科头"，不戴帽子。

⑨ 初：《病源》卷六《寒食散发候》无"初"字。

⑩ 二：仁和寺本作"一"。

⑪ 内𤴲："内"，旁校作"肉"；"𤴲"，疑为"痞"之借字。

⑫ 五两：《千金方》卷二十四第三作"三两"。

⑬ 上：《千金方》卷二十四第三"上"下有"日五六度"四字。

⑭ 检：仁和寺本作"按"。

⑮ 二味：《千金方》卷二十四第三"味"下有"㕮咀"二字。

⑯ 芒硝：《千金方》卷二十四第三"硝"下有"令烊"二字。

⑰ 以：《千金方》卷二十四第三作"渍"。

⑱ 折：仁和寺本作"圻"。按"圻"疑当作"坼"。

⑲ 经：旁校作"终"。

日,用水不得息者方:

剉胡葈煮,温洗渍尤良。冬取根煮饮之。

《录验方》云:解散烂疮洗汤方:

黄连半升 苦参 黄芩各半斤

凡三物,以水二斗,煮取一斗,去滓,极冷洗之,日三。

《新录方》云:凡散发疮方:

水研大麻子,涂,日二三。

又方:

水摩蔓菁子,涂,日二三。

又方:

水和豉,研为泥,涂上,日二。

秦承祖疗散发热疮,三黄膏方:

大黄二两 黄连二两 黄芩二两

凡三物,以好苦酒渍之,足相淹一宿,猪膏二斤,微火煎三沸,沸辄下,去滓,摩之。

又云:疗散浮在肌肤作疮方:

子檗黄皮,末,下筛,鸡子白和如泥,先煮子檗汁,洗却以敷之,不过再便愈。

治服石结肿欲作痈方第廿一

《录验方》云:解散除热,热结肿坚起,始欲作痈,大黄汤方:

升麻 大黄 芍药 枳实各二两 黄芩三两 甘草 当归各一两

凡七物,以水[1]八升,煮取二升半,分三服。快下,肿即消。《小品方》云升麻汤。

治服石痈疽发背方第廿二

《千金方》云:痈疽[2]发背,皆由服五石、寒食、更生散所致,亦有单服钟乳而发者,又有生平未服石而自发者,此是上世有服之者,其候稍多[3]。

又云:养生者,小觉背上痈痒[4]有异,即取净土水和作泥,捻作饼子,径一寸半,厚二分,以粗艾作炷,灸泥上,灸之[5]一炷一易饼子。若粟米大时可灸七饼;若如榆荚大,灸七炷[6]即瘥;若至钱许大,日夜灸不住[7]乃[8]瘥。

又云:恒冷水射之,渍冷石熨之,日夜勿止,待瘥住手。

《庞氏论》云:凡诸服草石散者,皆不可灸身体,令人喜发飚[9]疽疮也。若体有疮,不可温治也。唯以水渍布贴之,烧李子[10]中仁作膏,以摩疮上,诸洗如故。

薛侍郎云:若发疮及肿,但服五香连翘汤等。在《小品》治恶脉方。

又云:若肿有根,坚如铁石,带赤色者,服汤,仍以小小艾炷当肿上灸一两炷为佳。

治服石身体肿方第廿三

皇甫谧云:或周体悉[11]肿,不能自转徙[12],坐久停息,不饮酒,药气沉在皮肤之内,血脉不通故也。饮酒、冷洗、自劳、行步即瘥[13]。极不能行者,使健人扶曳行之。

《秦承祖方》云:凡药发之后,身体浮肿,多取冷所致,甘草汤方:

甘草三两,炙 栀子十四枚

凡二物,以汤五升,煮取一升半,分再服。

又云:疗散发赤肿贴方:

黄芩四两 鸡子四枚 吴茱萸四两

---

① 水:"水"字原脱,据旁校补,与仁和寺本合。

② 痈疽:《千金方》卷二十二第三作一"凡"字。

③ 其候稍多:此为节引,文义隐晦,《千金方》卷二十二第三作"其候率多于背两胛间起,初如粟米大,或痛或痒,仍作赤色,人皆初不以为事,日渐长大,不过十日遂至于死,其临困之时,以阔三寸高一寸,疮有数十孔,以手按之,诸孔中皆脓出,寻时失气"。

④ 痈痒:《千金方》卷二十二第三作"痒痛"。

⑤ 灸之:《千金方》卷二十二第三"灸"上有"贴著疮上"四字,于"之"下断句。

⑥ 七炷:《千金方》卷二十二第三作"七七饼炷"。

⑦ 日夜灸不住:《千金方》卷二十二第三作"日夜灸之,不限炷数"。

⑧ 乃:原作"即",有点删标记,旁校作"乃",今从。

⑨ 飚:原作"猋",疑是"飚"字省文,据文义改,今作"瘭"。

⑩ 子:"子"字原脱,据旁校补,与仁和寺本合。

⑪ 悉:《病源》卷六《寒食散发候》作"患"。

⑫ 徙:原作"从",仁和寺本作"徙",皆为"徙"字繁体形误,今据文义改。

⑬ 瘥:"瘥"字原脱,据旁校补,与仁和寺本合。

凡三物，捣下粗筛，以水一升，合鸡子白于器搅之，令沸出，染巾贴肿上，温复易之，数十过。

《千金方》云：若从脚肿向上，稍进入腹，则杀人方：

赤小豆一斗，以水三斗，煮烂出豆，以渍脚膝以下①，日一，数日为之，愈矣。

又云②：若已入腹者，不须渍，煮豆食之。断一切姜菜饮食米曲③，唯只食豆一物，渴饮汁，瘥乃止。

又云：散发赤肿，摩膏方：

生地黄五两　大黄一两　杏④仁四十枚　生章陆三两

四味，切，醋渍一宿，猪脂一升，煎章陆⑤黑，去滓摩之，日三夜一。

治服石身体强直方第廿四

皇甫谧云：或关节强直，不可屈伸，坐久停息，不自烦劳，药气胜正气⑥，结而不散越⑦，沉滞于血脉中故也。任力自温，便冷洗即瘥。任力自温者，令行动出力，足劳则发温也，非厚衣近火之温也。

释慧义云：治寒噤似中恶，手脚逆冷，角弓反张，其状如风，或先热后寒，不可名字。若先寒者，用冷水二三升洗脚，使人将⑧之。先热者，以生熟汤四五升许洗之，若体中觉直者，是散，急服此汤方：

瓜蒌根三两　栀子廿一枚，擘　人参一两　甘草一两，炙　香豉一升　石膏三两，末　葱叶三两

凡七物，细切之，以水八升，煮取二升半，分三服。

《僧深方》云：治散发卒死，身体强直，以手著口上，如尚有微气，即便两人汲水灌，灌洗亦两三时间，死者乃战，战便令人扶曳行，便得食，食竟复劳行，半日许便愈。此药失节度所为，似中恶，解之方：

黄连　大黄　黄⑨芩各二两⑩　豉一升　栀子仁十四枚

凡五物，以水七升，煮取三升半，去滓纳豉，更煮取三升，三服。近有用此汤即得力也。

治服石发黄方第廿五

《病源论》云：饮酒内热，因服石，石势⑪又热，热搏脾胃，脾胃主土，其色黄而候于肌肉，积热蕴结，蒸发⑫于肌肤，故成黄。

《录验方》治散发或⑬黄发热毒，胸中热气烦闷，胡菫叶汤方：

胡菫叶一把，切

凡一物，以水七升，煮取二升半，分再服，一剂便愈。亦治通身发黄，终日用水，不得息者，浓煮大茎叶，适寒温，自洗渍，尤良。

《新录方》治发黄者：

捣苍耳取汁，服一升，日一。

今按：服紫雪红雪等，可下去积热。

治服石呕逆方第廿六

《病源论》云：将适失宜，脾胃虚弱者，石热结滞，乘于脾胃，致令脾胃气不和，不胜于谷，故气逆而呕，谓之呕逆也。

秦承祖云：芒硝丸，治散患积热逆呕方：

芒硝三两　大黄三两　杏仁三两

---

① 以渍脚膝以下：《千金方》卷二十二第二作"以汁浸脚至膝"。

② 云：旁校作"方"，与仁和寺本合。

③ 断一切姜菜饮食米曲：《千金方》卷二十二第二作"忌盐菜米面等"。

④ 杏：原作"木"，旁校作"李"，又引或本作"杏"。按《千金方》卷二十四第三作"杏"，今据改。

⑤ 章陆：即"商陆"，《千金方》卷二十四第三作"商陆"。

⑥ 药气胜正气：《病源》卷六《寒食散发候》作"药气停止"。

⑦ 越：原作"起"，旁校引或本作"越"，与《病源》卷六《寒食散发候》合，据改。

⑧ 将：疑当作"捋"。

⑨ 黄："黄"字原脱，据旁校补，与仁和寺本合。

⑩ 各二两：仁和寺本作"各一两"。

⑪ 势：原作"热"，据旁校改，与仁和寺本合。

⑫ 蒸发："发"上原脱"蒸"字，据仁和寺本补，与《病源》卷六《解散发黄候》合。

⑬ 或：原作"戎"，字无考，今据仁和寺本改。

凡三物,各别捣冶,先末大黄、芒硝下筛,后捣杏仁子,令如膏,乃合三物以蜜丸,服如梧子二丸,日二,多少随意消息之。

《小品方》云:解散发①振动,烦闷呕逆,人参汤方,法议道人所增损,方用如此:

人参二两 甘草二两 术二两 黄芩一两 瓜蒌二两

凡五物,以水七升,煮取二升,分三服。

治服石咳嗽方第廿七

曹歙论云:咳逆咽痛,鼻中窒塞,清涕出,本皆是中冷之常候也,而散热亦有此诸患冷咳者,得温是其宜也。若是热咳②者,得酒于理当差和也。欲分别之者,饮冷转剧,剧者果是冷咳也。饮冷觉佳者,果是药热咳也。

皇甫谧云:或咳逆,咽中伤,清血出,坐卧温故也,或食温故也。饮冷水,冷石熨咽外。

今按:红雪方云:疗一切丹石发热,上气咳嗽等病者,并和水服之。

秦承祖云:疗散咳嗽,胆呕,胸中冷,先服散,散盛不得服热药,杏仁煎方:

杏子中仁卅枚 白蜜六合 紫菀一两 干姜一两 牛脂一升

凡五物,冶,合下筛,和以蜜,微火煎,令可丸,丸如梧子,服一丸,日三,老小甚佳。

治服石上气方第廿八

《病源论》云:服散将适失所③,取温大过,热搏营卫,而气逆上。其状胸满短气是也。

《僧深方》竹叶汤,治散发上气方:

生竹叶二两 甘草一两 黄芩一两 大黄一两 栀子十枚 茯苓一两 干地黄六分

凡七物,以水五升,煮取二升一合,服七合,日三。

治服石痰澼方第廿九

《病源论》云:服散而饮过度,将适失宜,衣厚食温,则④饮结成痰澼。其状:痰多则胸膈否满,头眩痛;澼结则⑤心胁弦⑥急是也。

皇甫谧云:恶食如臭物,坐温衣⑦作澼也。当急下之。若不下,万救终不瘥也。薛公曰:以三黄汤下之。

《僧深方》服散家痰闷,胸心下有阻痰客热者,吐之方:

甘草五两,以酒五升,煮取二升半,分再服。欲吐者,便快荡去。

《小品方》云:白微汤,治寒食药发,胸中澹醋干呕烦方:

白薇二两 半夏二两,洗 干姜一两 甘草半两

凡四物,以醋五升,煮取三升,分服五合。夫醋酒能令石朽烂。

治服石不能食方第卅

张仲景云:半夏汤,治散发,干呕不食饮方:

半夏八两,洗,炮 生姜十两 桂心三两 橘皮三两

右四物,以水七升,煮取三升半,分三服,一日令尽。

治服石酒热方第卅一

《小品方》治酒热发热法,积饮酒,石热因盛,数散行经络中,使气力强,肾家有热,欲为劳事,劳事多使肾虚,则热盛,热盛心下满,

---

① 散发:此二字原误倒,据校改标记乙正,与仁和寺本合。
② 咳:"咳"字原脱,据旁校补,与仁和寺本合。
③ 失所:失宜。
④ 则:原作"即",据旁校改,与仁和寺本、《病源》卷六《解散疾澼候》合。
⑤ 澼结则:此三字原脱,据旁校补,与仁和寺本、《病源》卷六《解散疾澼候》合。
⑥ 弦:旁校作"结",与仁和寺本、《病源》卷六《寒食散发候》合。
⑦ 衣:《千金翼》卷二十二第三、《外台》卷三十七《饵寒食五石诸杂石等解散论并法四十九条》并作"食"。

口焦燥欲饮,饮随呕吐,不安饮食也。

宜饮葛根汤,安谷神,除热止吐渴也。

治服石淋小便难方第卅二

皇甫谧云:或淋不得小便,坐久坐下温,及骑马鞍中热,热入膀胱故也。大冷食,以冷水洗少腹,以冷石熨,一日即止。

《僧深方》治散发小便难,其状如淋方:

葵子五合

凡一物,以水二升半,煮取一升,一服尽①,须臾便利也。

《录验方》云:解散闭闷结,小便不通,如淋方:

大黄一两　麻子仁半斤　芍药一两　茯苓二两　黄芩一两

凡五物,以水五升,煮取二升半,分再服。《小品方》同之。

《广利方》云:石气头痛,烦热口干,小便赤少方:

露蜂房十二分,炙

右,以水二大升,煎取八大合,分温二服。当利小便,诸恶石毒随小便出。

治服石小便不通方第卅三

《病源论》云:夫服散石者,石热②归于肾,而内生热,热结小肠,胞内否涩,故小便不通也。

《小品方》云:解散小便不通,神良方:

桑螵蛸卅枚　黄芩一两

凡二物,以水一升③,煮取四合,顿服之。

《录验方》云:解散利小便致④良,葵子汤方:

三岁葵子一升

右一物,以水三升,煮取一升半,冷暖随意,顿食饮,不能稍⑤服。一方加滑石三两。

治服石小便稠数方第卅四

皇甫谧云:或小便稠数,坐热食及啖诸含热物饼黍之⑥故也,以冷水洗少⑦腹自止。不瘥者,冷水浸阴又佳。若复不解,服栀子汤即解。

《小品方》云:解散除热,小便数少,单行葵子汤方。亦治淋闭不通,三岁葵子亦可用。

陈葵根切,一升

以水三升,煮取二升,暖如人肌,稍服之。

《外台方》云:栀子汤:

栀子仁二合　甘草二两,炙　黄芩二两　芒硝二两,汤成纳之

以水五升,煮取二升,分温二服,取利即瘥。

治服石小便多方第卅五

《病源论》云:将适失度,热在上⑧焦,下焦虚冷,冷气乘于胞,故胞冷不能制于小便,则小便多也。

《新录单方》云⑨:

鸡肠草煮为羹啖之,捣汁服五六合,日二。

又方:

棘直刺、枣针各三升,捣筛蜜丸,酒若饮服卅丸,日二。

治服石大小便难方第卅六

《病源论》云:积服散⑩,盛在内,内热气乘于大小肠,肠⑪否涩,故大小便难也。

《华佗方》解散热胀满,大小便不通方:

枳实四两　由跋四两

---

① 尽:原作"昼",形近而误,据仁和寺本改。
② 热:《病源》卷六《寒食散发候》作"势"。
③ 一升:仁和寺本作"二升"。
④ 致:疑当作"至"。
⑤ 稍服:"稍",渐渐。即"慢慢服"。
⑥ 之:《病源》卷六《寒食散发候》"之"下有"属"字。
⑦ 少:仁和寺本作"小"。
⑧ 上:原作"下",据《病源》卷六《寒食散发候》改。
⑨ 《新录单方》云:按此下疑省"治服石小便多方"诸字。
⑩ 散:仁和寺本"散"下叠"散"字,属下读,与《病源》卷六《寒食散发候》合,应据补。
⑪ 肠:仁和寺本作"大小肠",与《病源》卷六《寒食散发候》合。

凡二物，以水二升渍之，令药泽尔，乃煮得半升，去滓，稍稍饮多少，煴煴自瘥。

《张仲景方》治寒食散大小行难方：

香豉二升 大麻子一升，破

右二物，以水四升，煮取一升八合，去滓，停冷，一服六合，日三。

《新录单方》[1]云：大小便难，服葵子。

《录验方》云：若大小便秘塞不通，或淋沥尿血，阴中疼痛，此是热气所致，熨之则愈。熨[2]法：

先以冷物熨少腹，冷熨已后，复以热物熨之，用有热物熨已，复冷熨之。

治服石大便难方第卅七

《病源论》云：将适失宜，犯温过度，散热[3]不宣，热气积在肠胃，故大便秘难也。

皇甫谧云：或大行难，腹中坚固如蛇盘，坐犯温久积[4]腹中干粪不去故也。消酥若[5]膏，使寒服[6]一二升，浸润[7]则下。不下更服，下药[8]即瘥。薛公曰：若不下，服大黄朴消等下之。

秦承祖云：朴消大黄煎，治胃管中有燥粪，大便难，身体发疮解发方：

大黄金色者二两 朴消细白者二两

凡二物，以水一斗，煮减三升，去滓，著铜器中，于汤上微火上煎，令可丸。病人强者可顿吞，羸人中服可缓[9]，宜得羊肉若鸭麋肉羹补之。

《录验方》解散不得大行方：

大黄四两 桃仁卅枚

凡二物，以水六升，煮取二升，二服。一方大黄二两，桃仁五十枚。

治服石大便血方第卅八

《新录单方》云：散发大便血者方：

葱白切，一升 豉一升

水四升，煮取[10]二升，二服。

又方：

车前草切三升，水五升，煮取二升，三服。

治服石下利方第卅九

皇甫谧云：或下痢如寒中，坐行止食饮犯热所致，人多疑是本疾[11]，又有滞癖者，皆犯热所为，慎勿疑也。速脱衣、冷食、冷饮[12]、冷洗。

或大便稠数，坐久失节度，将死之候也。如此难治矣。为可与汤下之，倘十得一生耳。不与汤必死，莫畏不与也。下已致死，令人不恨。

《小品方》解散除热止利，黄连汤方：

甘草一两 黄连二两 升麻一两 栀子十四枚 豉五合

凡五物，以水五升，煮取一升半，分再服。

秦承祖云：黄连丸，解寒食[13]散发，大注下肠胃[14]方：

黄连筛成屑，三升 乌梅百廿枚，去核

凡二物，冶，合下筛，以蜜和之，更捣三千杵，丸如梧子，服廿丸，日可十服。病甚者，一日可至三四百丸。

《新录方》云：散发下利者：

服牛羊酪一升，日二。

---

[1] 《新录单方》：仁和寺本作《新录方》。
[2] 熨：原作"慰"，形误，据旁校改，与仁和寺本合。下"复以热物熨之"、"复冷熨之"均仿此。
[3] 热：《病源》卷六《寒食散发候》作"势"。
[4] 久积：《千金翼》卷二十二第三乙作"积久"。
[5] 若：《千金翼》卷二十二第三作"蜜"。
[6] 使寒服：《病源》卷六《寒食散发候》作"便寒服"，《千金翼》卷二十二第三作"适寒温调服"。
[7] 浸润：《千金翼》卷二十二第三作"津润"。
[8] 下药：《病源》卷六《寒食散发候》无"下药"二字。
[9] 缓：原作"后"，繁体字形误，据仁和寺本改。
[10] 取："取"字原脱，据旁校补。
[11] 本疾：《病源》卷六《寒食散发候》作"冷病"，《千金翼》卷二十二第三作"卒疾"。
[12] 冷食、冷饮："冷食"二字原点删，检仁和寺本作"冷食冷饮"，疑是误删，今不从。《病源》卷六《寒食散发候》作"冷食饮"。
[13] 食：仁和寺本无"食"字。
[14] 胃：原作"渭"，增偏旁致误，据旁校改。

又方：

水和大麦及米麨①，服一二升。

又方：

豉②三升，水四五升，渍经宿，或煮三四沸，冷服一升，日二三，即断。

治服石热渴方第四十

《病源论》云：夫服石之人，石热归于肾，而热充腑脏，腑脏既热，津液竭燥③，故渴引饮也。

《小品方》治散热盛渴方：

生地黄一斤　小麦二升　竹叶切，一升　枸杞根一斤

凡四物，切，以水一斗，煮取九升，渴者饮之。

又云：吕万舒解热止渴，饮地黄汁方：

生地黄一斤　小麦三斤　枸杞根三斤

凡三物，以水三斗，煮取二斗汁，渴者饮之。

又云：单行枸杞白皮汤，解散除热止渴方：

枸杞根白皮十斤

以水三斗，煮取一斗，分服一升。

治服石冷热不适方第四十一

《僧深方》解散人参汤，治散发作，冷热不适方：

人参二两　白术二两　枳实二两　瓜蒌二两　干姜二两　甘草二两

凡六物，以水八升，煮取二升半，分三服。

治服石补益方第四十二

秦承祖云④：当归丸⑤，治散发。

《录验方》解散除胸中热，益气，竹叶汤方：

竹叶二两　甘草十两⑥　白术一两　大

黄二两

凡四物，以水七升，煮取二升半，分五合，一服。

又云：生地黄煎，补虚除热，将和取利也。

《僧深方》解散内补，治百病，巨胜汤方：

胡麻一升，熬　生地黄一升，切　大枣廿枚　芍药一两　生姜四两　甘草一两　麦门冬四两　桂心一两　人参一两　细辛一两

凡十物，以水九升，煮取四升，分四服。

《新录方》散发动后虚内补方：

枸杞煎，单含咽，如桃李许，日二三。粥饮中亦好。冷难，散酒服。忌鲤鱼。虚热人并得饵之。

治服石经年更发方第四十三

《小品方》云：荠苨汤，华佗⑦解药毒，或十岁，或卅岁，而发热，或燥燥如寒，欲得食饮，或不用饮食。华佗散法有：石硫黄热，郁郁如⑧热，浇洗失度，错服热药，剧者擘裂；石热，燥燥⑨如战；紫石英势⑩，闷闇⑪喜卧，起无气力，或时欲寒，皆是腑气所生，脏气不和，宜服此汤。

荠苨四两　甘草一两　人参一两　蓝子一两

---

① 麨：原作"趐"，形误，据仁和寺本改。
② 豉：原作"致"，形误，据仁和寺本改。
③ 竭燥：《病源》卷六《寒食散发候》"燥"下有"肾恶燥"三字。
④ 秦承祖云：旁校曰："宇治本无之，医本等同之。"按仁和寺本无此下十字。
⑤ 丸：原作"九"，缺笔致误，据文义改。
⑥ 十两：仁和寺本作"一两"。
⑦ 华佗：原作"华他"，即"华佗"，"他"、"佗"音同，故古籍中常写作"华他"，今改为通用字。
⑧ 如：而。
⑨ 燥燥：《千金翼》卷二十二第四作"慄慄"，《外台》卷三十八《乳石发动热气上冲诸形候解压方五十三首》作"栗栗"。
⑩ 势：仁和寺本作"热"。
⑪ 闷闇：《千金翼》卷二十二第四、《外台》卷三十八《乳石发动热气上冲诸形候解压方五十三首》并作"闷悟悟"。

茯苓—两　芍药—两　黄芩—两　芜菁子①三升

凡八物,切,以水一斗,先煮芜菁子得八升,绞去滓,煮药得三升半,分服七合,日三②。若体寒③,倍人参,减黄芩用半两也。若气嗽,倍茯苓,减荠苨去一两④。

又云:应杨⑤州所得吴解散⑥,单行葱白汤方,药沉体中数年更发,治之方:

生葱白—斤

凡一物,以水八升,煮取四升⑦,分服一升,使一日尽之,明日便当温食饮于被中,不后发便为知也。不过三剂都愈也。

又云:治散热气结滞,经年不解,数发者方:

胡菜⑧叶半斤

凡一物,以水⑨七升,煮取二升半,分作三服,尽一剂便愈。

医心方卷第廿

---

① 芜菁子:按"芜菁子"以上八味,《千金翼》卷二十二第四"芜菁子三升"作"蔓菁子一升";《外台》卷三十八《乳石发动热气上冲诸形候解压方五十三首》"茯苓、黄芩、芍药"各用"二两"。

② 煮药得三升半,分服七合,日三:《千金翼》卷二十二第四作"煮取二升五合,分三服"。

③ 体寒:《千金翼》卷二十二第四作"虚弱"。

④ 减荠苨去一两:《千金翼》卷二十二第四作"加荠苨一两"。

⑤ 杨:仁和寺本作"扬"。按"杨"通"扬"。

⑥ 吴解散:《外台》卷三十八《乳石发动热气上冲诸形候解压方五十三首》作"吴故",连下读。

⑦ 以水八升,煮取四升:《外台》卷三十八《乳石发动热气上冲诸形候解压方五十三首》作"以水五升,煮取二升半"。

⑧ 菜:"菜"字原脱,据旁校补,与仁和寺本合。

⑨ 水:"水"字原脱,据旁校补,与仁和寺本合。

医心方卷第廿一

从五行位下行针博士兼丹波介丹波宿祢康赖撰

妇人诸病所由第一
治妇人面上①黑䵠方第二
治妇人面上黑子方第三
治妇人妬乳方第四
治妇人乳②痈方第五
治妇人乳疮方第六
治妇人阴痒方第七
治妇人阴痛方第八
治妇人阴肿方第九
治妇人阴疮方第十
治妇人阴中瘜肉方第十一
治妇人阴冷方第十二
治妇人阴臭方第十三
治妇人阴脱方第十四
治妇人阴大方第十五
治妇人小户嫁痛方第十六
治妇人阴丈夫伤方第十七
治妇人脱肛方第十八
治妇人月水不调方第十九
治妇人月水不通方第廿
治妇人月水不断方第廿一
治妇人月水腹痛方第廿二
治妇人崩中漏下方第廿三
治妇人带下③卅六疾方第廿四
治妇人八瘕方第廿五
治妇人遗尿方第廿六
治妇人尿血方第廿七
治妇人瘦弱方第廿八
治妇人欲男方第廿九
治妇人鬼交方第卅
治妇人令断生产方第卅一

妇人诸病所由第一

《千金方》云：论曰：夫妇人所以有别方

者④，以其血气不调⑤，胎妊、产生、崩伤之异故也。所⑥以妇人之病，比之男子十倍难疗。若四时节气为病，虚实冷热为患者，与丈夫同也。唯怀胎妊挟病者，避其毒药耳。

又云：女人嗜欲多于丈夫，感病则倍于男子，加以慈恋爱憎，嫉妒忧恚，深⑦著坚牢，情不自抑，所以为病根深，疗之难瘥。故傅母之徒，亦不可不学。

《小品方》云：古时妇人病易治者，嫁晚肾气立，少病不甚有伤故也。今时嫁早，肾根未立而产，伤肾故也，是以今世少妇有病，必难治也。早嫁早经产，虽无病者，亦夭也。

治妇人面上黑䵠方第二

《病源论》云：妇人面上黑䵠者，或脏腑有痰饮，或皮肤受风邪，血气⑧不调，致生黑䵠。若皮肤受风，外治则瘥；腑脏有饮，内疗方愈。

《僧深方》治妇人面䵠方：
取茯苓冶筛，蜜和以涂面，日四五。
又方：
取桃仁冶筛，鸡子白和，以涂面，日四五。
《经心方》治面䵠方：
取杏仁末，和鸡子白，敷之，一宿即落。

---

① 上："上"字原脱，据旁校补，与正文标题合。下目"上"字仿此。
② 乳："乳"字原脱，据旁校补，与正文标题合。
③ 带下：此二字原脱，据旁校补，与正文标题合。
④ 所以有别方者：《千金方》卷二第一作"之别有方者"。
⑤ 血气不调：《千金方》卷二第一无此四字。
⑥ 所：《千金方》卷二第一作"是"。
⑦ 深：《千金方》卷二第一作"染"。
⑧ 血气：《病源》卷三十九《面黑䵠候》"血"上有"皆令"二字。

治妇人面上黑子方第三

《病源论》云：妇人面上黑子者，风邪搏血气，变化所生。

《如意方》去黑子方：

乌贼鱼骨　细辛　瓜蒌　干姜　蜀椒①

分等，苦酒渍三日，牛髓一斤煎黄色，绞以装②面，令白悦，去黑子。面皯黑子方详在上帙四卷。

治妇人妒乳方第四

《病源论》云：妇人妒乳者，由新产后，儿未饮之，或饮不能泄，或新断儿乳，捻其乳汁不尽，皆令乳汁蓄结，与血气相搏，则壮热大渴引饮，牢强掣痛，手不得近是也。初觉便以手助将③去其汁，并令旁人助嘬④引之，不尔成疮有脓。其热势盛，则结变成痈。

《小品方》治妒乳方：

以鸡子白和小豆散，涂乳房，令冷，以消结也。

又方：

黄芩　白蔹　芍药

三物分等，下筛，以浆服一钱五匕⑤，日五服。《集验方》同之。

又云：宜以赤龙皮汤、天麻草汤洗之，敷黄连胡粉膏⑥。

赤龙皮汤：

槲树皮切三升，以水一斗，煮取五升，夏月冷用之，秋冬温之，分以洗乳。

天麻草汤：

天麻草切五升，以水一斗⑦五升，煮取一斗，随寒温分洗乳。今按：《耆婆方》：芜蔚，一名天麻草。

《葛氏方》治妇人妒乳肿痛方：

削取柳根皮熟捣⑧，火温帛裹熨上，冷更易。

又方：

梁上尘，苦酒和涂，又治阴肿。

又方：

末地榆白皮，苦酒和，敷。

又方：

白及、芍药，酒服方寸匕，又可苦酒和涂之。

又方：

鼠妇虫以涂之。

又方：

车前草捣，苦酒和涂之。

《产经》妒乳方：

取牛屎烧末，以苦酒和，涂上。

又方：

左乳结者，去右乳汁；右结者，可去左乳汁。《集验方》同之。

《集验方》治妒乳方：

急灸两手鱼际，各二七壮，断痈脉也。

又方：

以鸡子白和小豆散，涂乳房，令消结也。

又方：

取葵茎⑨捣筛，服方寸匕，日三，即愈。

又方：

捣生地黄薄之，热则易。

治妇人乳痈方第五

《病源论》云：妇人乳痈者，肿结，皮薄以

---

① 蜀椒："椒"下有"瓜蒂，或本有之"六字注文。

② 装：通"妆"。

③ 将：疑当作"捋"，形近致误。《病源》卷四十《妒乳候》作"捋"。

④ 嘬：原作"喵"，疑是"嘬"之异写，据《病源》卷四十《妒乳候》改。

⑤ 一钱五匕：原作"钱一边五父上"，据《外台》卷三十四《妒乳疮痛方一十四首》引《小品》改。《肘后方》卷五第三十六引《小品》作"一钱匕"。

⑥ 黄连胡粉膏：此下无黄连胡粉膏方，本卷第六有"黄连胡粉膏散方"，疑即此方。

⑦ 一斗：此二字原脱，据旁校补。

⑧ 削取柳根皮熟捣：旁校曰："字治本无此方，医本有之。"

⑨ 茎：《外台》卷三十四《妒乳疮痛方一十四首》引《集验》"茎"下有"烧灰"二字。

泽,是为痈也。寒搏①于血,则涩不通,而气积不散,故结聚成痈。亦因乳汁蓄结,与血相搏,蕴积而成痈也②。乳痈年四十以还,治之多愈;年五十以上,慎,不当治之,多死。乳痈久不瘥,因变为瘘。

《养生方》云:妇人热食汗出,露乳荡③风,喜发肿,名吹乳,因喜作痈。

《小品方》治乳痈方:

大黄二分　莒草二分　伏龙肝二分　生姜二分

凡四物,合筛,以姜并舂冶,以醯④和,涂乳,有验。

《范汪方》治妇人乳痈方:

大黄冶筛,和生鸡子,敷肿上,燥复更敷,不过三,愈。

又方:

灶中黄土,以鸡子黄和,涂之。

又方:

熬粉,水和敷之。

又方:

大黄、鹿角,二物分等,烧鹿角与大黄筛,以鸡子白和,贴之。

《僧深方》治乳痈方:

末黄柏,鸡子白和,涂之。

又方:

捣苎根,薄之。

又方:

赤苎豆末,鸡子白和,薄之。

又云:治妇人乳痈生核,积年不除,消核防风薄方:

莒草八分　芎䓖八分　大黄十分　当归十分　防风十分　芍药十分　白蔹十分　黄芪十二分　黄连十分　黄芩十分　枳子中仁四分

十一物,冶筛,以鸡子白和,涂故布若练⑤上,以薄肿上,日四五夜三。

《千金方》乳痈⑥二三百日,众疗不瘥,但坚紫色方⑦:

柳根削⑧上皮,捣⑨,熬令温,盛囊⑩,熨乳上⑪。《集验方》云:一宿则愈。

《医门方》疗妇人乳痈初得,令消方:

赤小豆、莒草各分等,苦酒和,涂之,立愈。

《龙门方》治乳热肿方:

冷石熨之,瘥。

又方:

取朱书乳,作鱼字,验。《范汪方》同之。

《录验方》⑫治乳痈坚如石,众医不能治方:

桂心二分　乌头二分　甘草二分

凡三物,冶合,淳醋和,涂肿上。

《产经》乳痈符:

魁　用新笔朱书肿上。

又方:

取焦瓦捣碎,和醋涂之,立瘥,干易。

治妇人乳疮方第六

《病源论》云:此谓肤腠⑬虚,有风湿之⑭气乘虚客之,与血气相搏,而热加之,则生疮。

《范汪方》治乳端生气出汁痛方:

鹿角二分,烧　甘草一分

冶合,和鸡子黄,置暖灰上,令温,日二敷之。

《医门方》疗乳头裂⑮破方:

---

① 寒搏:《病源》卷四十《乳痈候》“寒”上有“足阳明之经脉,有从缺盆下于乳者,劳伤血气,其脉虚,腠理虚,寒客于经络”二十九字。

② 蕴积而成痈也:《病源》卷四十《乳痈候》作“蕴积生热,结聚而成乳痈”。

③ 荡:《病源》卷四十《乳痈候》作“伤”。

④ 醯:原作“醝”,形近而误,据文义改。“醯”即“醋”,《肘后方》卷五第三十六、《千金方》卷二十三第二并作“醋”。

⑤ 练:此指白色的熟绢。

⑥ 乳痈:《千金方》卷二十三第二“乳”上有“治”字。

⑦ 方:《千金方》卷二十三第二作“青柳根熨方”。

⑧ 削:《千金方》卷二十三第二“削”下有“取”字。

⑨ 捣:《千金方》卷二十三第二作“捣令熟”。

⑩ 盛囊:《千金方》卷二十三第二作“盛著练囊中”。

⑪ 熨乳上:《千金方》卷二十三第二“上”下有“干则易之,一宿即愈”八字。

⑫ 《录验方》:原“录验”二字误倒作“验录”,据文义文例乙正。

⑬ 腠:《病源》卷四十《乳疮候》“腠”下有“理”字。

⑭ 之:原作“亦”,文义不通,据《病源》卷四十《乳疮候》改。

⑮ 裂:旁校“裂”下补“破”字。

捣丁香敷之,立瘥。今按:《崔侍郎方》同之。

《僧深方》①:

取韭②根烧,粉疮,良。

《集验方》妇人女子乳头生小浅热疮,搔之黄汁出,浸淫为长,百种治不瘥者,经年月,名为乳病③。

宜以赤龙皮汤及天麻草汤洗之,敷二物飞乌膏及飞乌散。飞乌膏方,用:

烧朱砂作水银上黑烟名汞④粉者,三两 矾石三两,熬令焦

二物,下筛,以甲煎⑤和之,令如脂,以⑥敷乳疮,日三。作散不须和,有汁有⑦自著者可用散。亦敷诸热疮、黄烂、浸淫汁痒疮⑧、丈夫阴蚀痒湿、小儿头疮、月食⑨耳疮、口边肥疮、病疮⑩,悉效。

又云:若始作者,可敷黄连胡粉散,佳。黄连胡粉膏散方:

黄连二两 胡粉十分 水银二两

凡三物,末黄连,令消⑪,以二物⑫相和合,皮裹熟挼之,自和合也,纵不成一家,且得水银细散入粉中也。以敷乳疮、诸湿痒疮,若⑬着甲煎为膏。

治妇人阴痒方第七

《病源论》云:妇人阴痒,是虫食所为。其虫动作势微,故令痒,若重者则痛。

《葛氏方》:妇人阴若苦痒搔者方:

蛇床草节刺,烧作灰,纳阴中。

《孟诜食经》治⑭妇人阴痒⑮方:

捣生桃叶,绵裹,纳阴中,日三四易。亦煮汁洗之。今按⑯:煮皮洗之,良。

《录验方》治⑰妇人阴痒方:

枸杞根切,一斤

以水三升,煮,适寒温洗之,即愈。

《僧深方》妇人阴痒方:

黄连 黄柏各二两。

以水三升,煮取一升半,温洗,日三。

《拯要方》阴中及外痒痛方:

大黄三两 甘草二两

水三升,煮取二升,渍洗,日三。

《集验方》治妇人阴中痒,如虫行状方:

矾石三分,熬 芎劳四分 真丹砂少许

三物,下筛,以绵裹,纳阴中,虫自死。

治妇人阴痛方第八

《病源论》云⑱:妇人阴痛之病,脏虚风邪乘之,冲击而疼痛而已。

《葛氏方》妇人阴燥痛者方:

煮甘草、地榆,及热以洗之。

又方:

以盐汤洗之。

---

① 《僧深方》:此下疑省"治妇人乳疮方"诸字。
② 韭:原作"韮",安政本作"萉",于此并无义,疑是"韭"之误字,同"韭",今改。
③ 乳病:《外台》卷三十四《妒乳疮痛方一十四首》引《集验》作"妒乳病"。
④ 汞:原作"录",形近致误,据文义改,《札记》曰:"按旁记有胡动、卢谷二反,则旧有作'汞'亦或作'录'者,此当作'汞'为是。"
⑤ 甲煎:古人所造面脂。
⑥ 如脂以:此三字原脱,据旁校补。
⑦ 有:《外台》卷三十四《妒乳疮痛方一十四首》无"有"字。
⑧ 浸淫汁痒疮:《外台》卷三十四《妒乳疮痛方一十四首》作"浸淫汁疮、蜜疮"。
⑨ 月食:《外台》卷三十四《妒乳疮痛方一十四首》作"疳蚀"。按"食"通"蚀"。
⑩ 病疮:原作"蜗疮",据《千金方》卷二十三第二改。
⑪ 令消:《外台》卷三十四《妒乳疮痛方一十四首》无"令消"二字。
⑫ 以二物:《外台》卷三十四《妒乳疮痛方一十四首》作"三物","三"上无"以"字。
⑬ 若:或。
⑭ 治:"治"字原脱,据旁校补。
⑮ 阴痒:《证类本草》卷二十三《果部下品》引孟诜作"阴中生疮如虫咬疼痛者"。
⑯ 今按:此下七字原为大字,今据校改标记并循文例改为小字。
⑰ 治:"治"字原脱,据旁校补。
⑱ 《病源论》云:按此条乃丹波氏节引,并对原文有所改动,《病源》卷四十《阴痛候》作"阴痛之病,由胞络伤损,致脏虚受风邪,而三虫九虫因虚动作,食阴则痛者,其状成疮;其风邪乘气冲击而痛者,无疮,但疼痛而已"。

《延龄图》云：若阴中重痛：
炙枳实熨之，良。

治妇人阴肿方第九

《病源论》云：阴肿者，是虚损受风邪所为也。

《葛氏方》妇人阴肿痛者：
熬矾石二分，大黄一分，甘草半分炙，末，以绵裹如枣核，以导之。《延龄图》同之。

又方：
炙枳实熨之。

《僧深方》阴肿痛方：
黄芩一分　矾石一分　甘草二分
下筛，如枣核①，绵裹，纳阴中。

治妇人阴疮方第十

《病源论》云：妇人阴疮者，由三虫九虫动作，侵食所为也。诸虫在人腹内②，肠胃虚损，则动作侵食于阴，轻者或痒或痛，重者生疮也。

《葛氏方》治妇人阴中疮方：
末硫黄，敷疮上。

又方：
烧杏仁，捣以涂之。

又方：
末雄黄熬二分，矾石二分，麝香半分，和，末，敷之。《延龄图》同之。

《拯要方》治妇人阴疮方：
取桃叶，捣绞取汁，洗之，日三。

《录验方》治妇人阴疮方：
蛇床子一升，熬　大黄二分　胡粉半两
下筛作散，先以温汤洗，以粉之。

《僧深方》女子阴中疮方：
裹矾石末，如枣核，纳阴中。

《范汪方》妇人阴疮方：
地榆二分　甘草一分
水煮，适寒温洗之，良。

《千金方》妇人阴疮方③：

狼牙两把，切，以水五升，煮取一升，温洗之，日五。今按：《广济方》取汁和苦酒煎，涂洗。

又云：治男女阴蚀略④尽方：
虾蟆　兔屎
二味，分等，捣筛，以敷疮上。《集验方》同之。

《刘涓子方》治妇人阴蚀，当归汤方：
当归二两　甘草一两　芎　一两　芍药一两
地榆三两
右五物，以水五升，煮取⑤三升，洗之，日三夜一。

《录验方》治妇人男子阴蚀及脓血不禁，男子茎尽入腹中，众医所不能治，大黄汤方：
大黄二两半　黄芩二两　黄柏二两　半夏二两　细辛二两　生地黄二两　虎掌一两半　茴草一两半

凡八物，以新汲井水一斗，煮取三升，洗疮；若阴里病，取练沾汤中，著阴道中，时复易，半日久佳。恶汁尽当止，止浓剧⑥当如针孔，勿怪也。

治妇人阴中瘜肉方第十一

《病源论》云：阴内瘜肉，由胞络虚损，冷热不调，风邪客之，邪气乘阴，搏于血气，变生瘜肉也。其状如鼠乳。

《葛氏方》妇人阴中瘜肉突出者方：
以苦酒三升，渍乌喙五枚三日，以洗之，日夜三四过之。《延龄图》同之。

又方⑦：

---

① 如枣核：《肘后方》卷五第四十二作"如枣"。
② 腹内：《病源》卷四十《阴疮候》作"肠胃之间"，"间"下有"若腑脏调和，血气充实，不能为害。若劳伤经络"十八字。
③ 妇人阴疮方：《千金方》卷二十四第八作"治阴蚀疮方"。
④ 略：《外台》卷三十四《阴蚀及痔方八首》引文仲作"欲"。
⑤ 取："取"字原脱，据旁校补。
⑥ 浓剧：《札记》曰："'浓'，'脓'古字，'剧'恐'处'之误。"
⑦ 又方：《肘后方》卷五第四十二作"若苦痒，搔之痛冈"。

取猪肝炙热,纳阴中,即有虫出著肝。

治妇人阴冷方第十二

《病源论》云:胞络劳伤,子脏虚损,风冷客之,冷乘于阴,故令冷也。

《千金方》治阴冷令热方:

纳食茱萸[1]牛胆中令满,阴干百日,每取二七枚绵裹之,齿嚼令碎,纳阴中,良久热如火。

又妇人阴冷痛[2]方:

灸归来三十壮,三报,在[3]侠玉泉五寸是也。

《延龄图》云:疗妇人阴冷方:

石硫黄三分　蒲黄二分

右二味,捣筛为末,三指撮纳一升汤中,洗玉门[4]。当日急热。

治妇人阴臭方第十三

《病源论》云:阴臭,由子脏有寒,寒气搏于津液,蕴积,气冲于阴,故变臭也。

《延龄图》云:疗妇人阴臭方:

槲皮切,一升　甘草二两　当归三两

右,以水一斗,煮取三升,去滓,洗玉门内,日二度洗。如冷,加蛇床子并根茎二分。

治女阴寒臭方:

白薇一分　桂心五分　苦参一分　甘草一分
附子一分

五物,哎咀,水煮,洗之,愈。

治妇人阴脱方第十四

《病源论》云:胞络伤损,子脏[5]虚冷,下脱[6],亦因产用力阴下脱也[7]。

《千金方》治阴下挺出方:

蜀椒二分　乌头二分　白及二分

三味,筛[8],以方寸匕绵裹,纳阴中入三寸,腹中热易之[9]。

又治阴脱,硫黄散方:

硫黄二两　乌贼骨二分　五味子三铢

三味,治下筛,以粉其上,良,日再三。《葛氏方》同之。

《经心方》阴脱下方:

矾石鸡子大,二枚　盐弹丸大,一枚

二味,以水三升,煮洗之,自入。

《葛氏方》治妇人阴脱出外方:

水煮生铁令浓,以洗之。矾石亦良。《僧深方》同之。

又方:

烧蚯蚓末,以猪膏和,敷上,蒲黄粉之。

《拯要方》阴脱方:

取蛇床子熬,布裹熨之。《经心方》同之。

《僧深方》治妇人子脏挺出,蛇床洗方:

蛇床子一升　醋梅二七枚

二物,水五升,煮取二升半,洗之,日十过。

《集验方》治妇人阴中痒,脱下方:

取车釭膏敷之,即瘥。

《经心方》治妇人阴挺出方:

灸脐中二壮,愈。

治妇人阴大方第十五

《延龄图》云:疗妇人阴宽冷,令急小,交接而快方:

石硫黄二分　青木香二分　山茱萸二分　蛇床子二分

右四物,捣筛为末,临交接,纳玉门中少许,不得过多,恐撮孔合。

又云:治妇人阴令成童女法:

---

[1] 萸:《千金方》卷三第八"萸"下有"于"字。

[2] 痛:《千金方》卷三第八"痛"上有"肿"字。

[3] 在:"在"字原脱,据旁校补。

[4] 玉门:眉注曰:"玉门,女阴也。"

[5] 子脏:子宫。

[6] 下脱:《病源》卷四十《阴挺出下脱候》作"气下冲,则令阴挺出,谓之下脱"。

[7] 亦因产用力阴下脱也:《病源》卷四十《阴挺出下脱候》作"亦有因产而用力偃气而阴下脱者"。

[8] 筛:《千金方》卷三第八作"治末"。

[9] 易之:《千金方》卷三第八"之"下有"日一度,明旦复著,七日愈"十字。

蛇床子三分 远志三分 石胆三分 山茱萸三分 青木香三分 细辛半两 桂心二分

右七味，捣筛为散，置狗胆中，悬于屋内，阴干六十日，药成，捣为末，可丸如枣核大，著妇人阴中，急小而热，不过三日。

又方：

松上女萝一分　　石一分 石硫黄一分

右三味，分等，捣筛为末，纳阴中，当日而急小，甚妙。

又方：

取石硫黄末二指撮，纳一升汤水中，以洗阴，急小如十二三女。

《千金方》治阴宽大令窄①小方：

兔丝子②二分 干漆一分③ 鼠头骨三枚 雌鸡肝三枚，百日阴干。

四味，丸④如小豆，初月⑤七日合，时一丸著阴头，徐徐纳之，三日知，十日小，五十日如十三女⑥。

《录验方》治女急如童方：

食茱萸三两 特牛胆一枚 石盐一两

捣茱萸下筛，纳牛胆中，又纳石盐著胆中，阴干百日，戏时取如鸡子黄末，著女阴中，即成童女也。

治妇人小户嫁痛方第十六

《集验方》治童女始交接阳道违理，及为他物所伤，血流离⑦不止方：

取釜底黑⑧，断葫摩⑨以涂之。

又方：

烧发并青布，末为粉，粉之，立愈。《葛氏方》麻油和涂。

《千金方》治小户⑩嫁⑪痛方：

乌贼鱼骨二枚，烧为屑，酒服方寸匕，日三。

又方⑫：

牛膝五两，一味，以酒五升，煮再沸⑬，去滓，分三服。

《玉房秘诀》云：妇人初交，伤痛，积日不歇方：

甘草二分 芍药二分 生姜三分 桂心一分

水二升，煮三沸，一服。

治妇人阴丈夫伤方第十七

《集验方》治女子伤于丈夫，四体沉重，虚⑭吸头痛方：

生地黄八两 芍药五两 香豉一升 葱白切，一升 生姜四两 甘草二两，炙

切，以水七升，煮取三升⑮，分三服，不瘥重作。

《千金方》治合阴阳辄痛，不可忍方：

黄连六分 牛膝四分 甘草四分

三味⑯，水四升，煮⑰二升，洗之，日四。

又女人⑱交接辄血出方：

桂心二分 伏龙肝⑲三分

二味⑳，酒服方寸匕，日三。《刘涓子方》同之。

《玉房秘诀》云：女人伤于夫，阴阳过，患

---

① 窄：原作"连"，通"窄"，今改作通用字。
② 兔丝子：《千金方》卷三第八作"兔屎"。
③ 一分：《千金方》卷三第八作"半两"。
④ 丸：《千金方》卷三第八"丸"上有"末之，蜜"三字。
⑤ 初月：《千金方》卷三第八乙作"月初"。
⑥ 十三女：《千金方》卷三第八作"十五岁童女"。
⑦ 流离：又作"流漓"，水流貌。
⑧ 釜底黑：即"釜底墨"，《外台》卷三十四《童女交接他物伤方三首》作"釜底墨"。
⑨ 断葫摩：《千金方》卷三第八作"研胡麻"，《外台》卷三十四《童女交接他物伤方三首》引《集验》作"断葫芦"。
⑩ 户：阴户，阴道。
⑪ 嫁：此指性生活。
⑫ 又方：《千金方》卷三第八作"治小户嫁痛连日方"。
⑬ 以酒五升，煮再沸：《千金方》卷三第八作"以酒三升，煮取半"。
⑭ 虚：《外台》卷三十四《女人伤丈夫头痛方二首》引《集验》作"嘘"。
⑮ 三升：《外台》卷三十四《女人伤丈夫头痛方二首》作"二升半"。
⑯ 三味：《千金方》卷三第八"味"下有"㕮咀"二字。
⑰ 煮：《千金方》卷三第八"煮"下有"取"字。
⑱ 女人：《千金方》卷三第八"女"上有"治"字。
⑲ 伏龙肝：按"伏龙肝"以上二味，《千金方》卷三第八各用"二两"。
⑳ 二味：《千金方》卷三第八"味"下有"为末"二字。

阴肿疼痛欲呕方：

桑根白皮切,半升　干姜一两　桂心一两　枣三十枚

以酒一斗,煮三沸,服一升,勿令汗出当风。亦可用水煮。

治妇人脱肛方第十八

《病源论》云：肛门,大肠候也。大肠虚冷,其气下冲者,肛门反出。亦有因产用力怒体①,气冲其肛,亦令反出也。

《千金方》治脱肛,若阴下脱方：

以铁精敷上②,炙布令暖,以熨肛上,渐推纳之③。

《集验方》治妇人脱肛,若阴下脱方④：

蛇床子⑤布裹,炙熨之。亦治产后阴中痛。

治妇人月水不调方第十九

《病源论》云⑥：冲任之二经,上为乳汁,下为月水。若冷热调和,则血以时而下。寒温乖适⑦,则月水乍多乍少,不调也。

《千金方》治月水不调,或在月前,或在月后,或多或少,乍去乍来方：

生地黄三斤,酒煮取二升服之⑧。

又方⑨：

地黄酒及大豆酒亦佳⑩。

《拯要方》治月水不调方：

以酒服桂末方寸匕,日二。《玄感传尸方》同之⑪。

《新录方》治虚羸,月经一月再至方：

芍药三十二枚,重一斤,酒一斗,渍芍药令释濡⑫,出曝之,干者复纳酒中,复曝之,如是令酒尽,燥,捣筛,服方寸匕,日三。

治妇人月水不通方第廿

《病源论》云：妇人月水不通⑬者,由劳损血气,致令体虚受风冷也。

《千金方》治月水不通方：

葶苈子一升,捣,蜜和如弹丸三枚⑭,绵裹纳阴中,入三寸,一宿易,有汁出止。

《新录方》治月水不通方：

麻子捣绞取汁,服,日三。

又方：

芎䓖⑮,末,以酒服方寸匕。

又方：

桂心一尺,末,以酒服,日三。

又方：

当归,末,酒服方寸匕。

又方：

小豆一升,苦酒一斗,煮取三升,服任意多少,立下。

《拯要方》疗妇人月水不利,血瘀不通,或一月或一岁,令人无子,腹坚如石,亦如妊娠之状方：

大黄四两　芍药二两　土瓜根一两

———————————

① 怒体：《病源》卷四十《脱肛候》作"努偃",应据改。
② 以铁精敷上：《千金方》卷三第八"以"上有"羊脂煎讫,适冷暖以涂上"十字,"敷"下有"脂"字,"上"下有"多少令调"四字。
③ 之：《千金方》卷三第八"之"下有"末磁石,酒服方寸匕,日三"十字。
④ 治妇人脱肛,若阴下脱方：《外台》卷三十四《产后阴下脱六首》引《集验》作"治妇人产后阴下脱方"。
⑤ 蛇床子：《外台》卷三十四《产后阴下脱方六首》"子"下有"一升"二字。
⑥ 《病源论》云：按此条乃丹波氏节引,并略改原文,详见《病源》卷三十七《月水不调候》。
⑦ 乖适：违和。此指寒温不合常候。
⑧ 生地黄三斤,酒煮取二升服之：《千金方》卷四第四作"生地黄汁三升,煮取二升服之",用治"产后月水往来,乍多乍少,仍复不通,时时疼痛,小腹里急,下引腰身重",与《医心方》所引不同。
⑨ 又方：《千金方》卷四第四作"治月经不断方"。
⑩ 地黄酒及大豆酒亦佳：《千金方》卷四第四作"服地黄酒良。又方：服大豆酒亦佳"。
⑪ 《玄感传尸方》同之：此七字原为大字,今据校改标记改为小字注文。
⑫ 释濡："释",浸渍。此指浸令芍药润透。
⑬ 通：《病源》卷三十七《月水不利候》作"利",文异义同。
⑭ 三枚：《千金方》卷四第二无"三枚"二字。
⑮ 芎䓖：原"芎"下为重文号,盖因熟语而省"䓖"字,今据文义补。

右,为散,酒服方寸匕,日三,血下痛即愈。

《葛氏方》治妇人月水不利,结积无子方:

大黄　桃仁　桂心各三两

捣末,未食服方寸匕,日三。

又云:或至两三月、半年、一年不通者:

桃仁二升　麻子仁二升

合捣,酒一斗,渍一宿,服一升,日三夜一。

治妇人月水不断方第廿一

《病源论》云:冲任之气虚损,故不能制其经血,故令月水不断[1]。

《僧深方》治妇人月水不止方:

黄连,治下筛,以三指撮,酒和服,不过再三。

又方:

服淳醋一杯[2],不瘥更服。

《撰集要方》治月水不止方:

服蒲黄良。

《千金方》月水不断方:

灸内踝下白肉际青脉。

治妇人月水腹痛方第廿二

《病源论》云[3]:月水来腹痛者,由劳损血气,体虚受风冷,故令痛也。

《耆婆方》治妇人月节[4]来腹痛血气[5]方:

防风二两　生姜六两　厚朴三两,炙　甘草二两　术二两　枳实二两,炙　桔梗一两

七味,切,以水六升,煮取一升半,去滓,分为三服。

《僧深方》治月经至绞痛欲死,茯苓汤方:

茯苓三两　甘草二两　芍药二两　桂心[6]二两

凡四物,切,以水七升,煮取二升半,分三服。

《百病针灸》治月水来腹痛方:

灸中极穴,在脐下四寸。

《广济方》治月水腹痛方:

当归　甘草各八两　芍药　茯苓　桂心各十二分

以水六升,煮取二升,绞去滓,分温三服,服别相去如人行六七里,忌生冷、海藻。

治妇人崩中漏下方第廿三

《病源论》云:崩中之病,是复损冲脉任脉[7]。冲任之脉[8],起于胞内,为经脉之海。劳伤过度,冲任气虚,不统制其经[9],故血忽然崩下,谓之崩中。而内[10]有瘀血,故时崩时止,淋沥不断,名曰崩中漏下也。

又云:漏下不止,致损五脏,五脏之色,随脏不同,因虚其五色与血而俱下。其状,白者如涕,赤者如红汁,黄者如烂瓜汁,青者如蓝色,黑者如衃血也。

《小品方》治妇人崩中,昼夜十数行,医所不能治方:

芎䓖八两

右一物,以酒五升,煮取三升,分三服,不耐酒者,随多少服之[11]。《千金方》同之。

又治妇人五崩,下赤白青黄黑,大枣汤方:

大枣百枚　黄芪三两　胶八两　甘草一尺

凡四物,以水一斗,煮取三升半,内胶令烊,分三服。今按[12]:《本草》云:甘草一尺者,重二两为正。

又治漏下神方:

---

[1]　断:原误作"止",据《病源》卷三十七《月水不断候》改。

[2]　杯:原作"坏",形近致误,据文义改。

[3]　《病源论》云:按此条乃丹波氏节引,并对原文略有改动,详见《病源》卷三十七《月水来腹痛候》。

[4]　月节:即"月经期"。

[5]　血气:此二字于此无义,疑衍。

[6]　心:"心"字原脱,据旁校补。

[7]　是复损冲脉任脉:《病源》卷三十八《崩中漏下候》作"是伤损冲任之脉"。

[8]　脉:《病源》卷三十八《崩中漏下候》"脉"下有"皆"字,与下连读。

[9]　不统制其经:《病源》卷三十八《崩中漏下候》作"不能约制经血"。

[10]　内:"内"字原脱,据旁校补。

[11]　不耐酒者,随多少服之:《外台》卷三十四《崩中方一十一首》引《小品》作"不饮酒,水煮亦得"。

[12]　今按:此下十五字,原为大字,据校改标记改为小字。

取槐耳烧,捣下筛,酒服方寸匕①,日三,立愈。今按:《千金方》烧子,酒服之。

又治妇人漏下病不断积年②困笃方:

取鹊重巢柴,合烧末,服方寸匕,日三。鹊重巢者,去年在巢中产,今岁更在其上复作巢是也。《集验方》同之。

又治崩中去血方:

春生蓟根汁一升,温,顿服之。亦可以酒煮,随意服之。

又方:

春生地黄汁一升,顿温服之,即止。以上《千金方》同之。

《医门方》治久崩中,昼夜不止,医不能疗方:

芎劳八分 生地黄汁一升

凡以酒五升,煮取二升,去滓,下地黄汁,煎一沸,分三服,相去八九里③。不耐酒者,随多少数数服,即止。但此二味,可单用服之。

《千金方》治妇人漏赤④不止,昼夜上⑤气虚竭方:

龟甲炙 牡蛎

二味,分等⑥,为散,酒服方寸匕,日三。

又方:

烧乱发,服⑦方寸匕,日三。

又治五色带下方:

大豆紫汤⑧,日三服,佳。

又方:

煮甑带汁服之⑨。

又方:

服蒲黄。

又灸崩中方:

灸小腹横纹,当脐孔直下,一百壮。

又方:

灸关元两旁,相去三寸。

《葛氏方》治妇人崩中漏下,及月去青黄赤白,使无子方:

鹿茸二两 当归二两 蒲黄二两

捣筛,酒服五分匕,日三,加至方寸匕。《录验方》同之。

又方:

赤石脂蜜丸,服如梧子三丸,日三。

又方:

露蜂房烧末,三指撮,酒服之,良。

《广利方》治崩中漏下血方:

凌霄花末,温酒服方寸匕,日三,即止。

《僧深方》治崩中方:

桑耳 干姜分等

下筛,酒服方寸匕,日四五。

又方:

白茅根廿斤 小蓟根十斤

捣,绞取汁,煮取五升,服一升,日三四。

《经心方》治长血,芎劳丸方:

鹿茸二两 当归二两 蒲黄二两 阿胶二两 芎二两 白术三两 干地黄三两

凡七物,捣筛,和丸如大豆,服十丸,日三。

又方:

生地黄 莲根分等

捣,绞取汁,煎服,任意。

龙骨丸,治长血方:

龙骨 阿胶炙 赤石脂 牡蛎 干地黄 当归 甘草炙,各二两 蒲黄三两

凡八物,捣筛,丸如梧子,服十五丸⑩,日三。

《龙门方》疗妇人带下方:

人参一两,茯苓二两,牡蛎五两别研,余者末,和,饮服,酒亦得,日再,以瘥为度。

又方:

灸脐左右各一寸五分,各三百壮。

《集验方》治妇人漏下不止散方:

鹿茸三两 当归三两 蒲黄一两 阿胶三两,

---

① 匕:"匕"字原脱,据旁校补。
② 不断积年:《千金方》卷四第三作"积年不断",自为句。
③ 相去八九里:即"服别如人行相去八九里",此省文。
④ 漏赤:《千金方》卷四第三作"漏下赤白不止"。
⑤ 昼夜上:《千金方》卷四第三无此三字。
⑥ 分等:《千金方》卷四第三作"各三两"。
⑦ 服:《千金方》卷四第三"服"上有"酒和"二字。
⑧ 大豆紫汤:方见本书卷二十三第二十七引《小品方》。
⑨ 服之:《千金方》卷四第三作"服一杯良"。
⑩ 丸:"丸"字原脱,据旁校补。

炙　乌贼骨二两,去甲

下筛,为散,酒服方寸匕,日三夜再。《千金方》同之。

《苏敬本草注》云①:

刮牛黄服之。

《崔禹锡食经》云:

海𩶱骸子刮服之。

治妇人带下卅六疾方第廿四

《病源论》云:诸方说卅六疾者,是十二癥、九痛、七害、五伤、三痼,谓之卅六疾也。十二癥者,所下之物,一如膏白,二如青血②,三如紫汁,四如赤肉,五如脓痂,六如豆汁,七如葵羹,八如凝血,九如清血,血似水,十如米汁,十一如月浣③,十二经度不应期也。九痛者,一阴中痛伤,二阴中淋痛,三小便来④即痛,四寒冷痛,五月水来腹痛,月水止则不止⑤,六气满崩⑥痛,七汁⑦出阴中如虫啮痛,八胁下引痛,九腰痛也。七害者,一害食,二害气,三害冷,四害劳,五害房,六害妊,七害睡也。五伤者,一穷孔⑧痛,二中寒热痛,三少腹急牢痛,四脏不仁,五子门不正,引背痛。三痼者,一月水闭塞不通,其余二痼者,谓子⑨阙不载。今按:《千金方》云:三固者,一赢瘦不生肌肤,二绝产乳,三月水闭塞也。七害者,一穷孔痛不利,二中寒热痛,三少腹急坚痛,四脏不仁,五子门不端⑩,六浣⑪乍多乍少,七喜吐阳精也⑫。五邪伤⑬者,一两胁支满痛,二心痛引胁,三气结不通,四邪恶泄利,五前后痼塞⑭也。云云。

《千金方》白垩丸,主妇人卅六疾,病各异,同⑮疗之方:

白垩三分　龙骨三分　芍药二分⑯　黄连二分　当归二分　茯苓二分　黄芩二分　瞿麦二分　白蔹二分　石韦二分　甘草二分　牡蛎二分　细辛二分　附子二分　禹余粮二分　白石脂二分　人参二分　乌贼骨二分　甘皮二分　藁本二分　大黄二分

廿一味,下筛,蜜丸如梧子,未食服十丸,日二,不知稍增。服药廿日知,卅日百病悉愈。今按:《小品方》有桂心四分、白芷四分,无甘

皮、藁本。

治妇人八瘕方第廿五

《病源论》云:八瘕病者,皆胞胎生产,月水往来,血脉精气不调之所生也。其八瘕⑰者,黄瘕、青瘕、燥瘕、血瘕、脂瘕、狐瘕、蛇瘕、鳖瘕也。

《千金方》妇人血瘕痛方:

干姜一两　乌贼鱼骨一两

二味,冶筛,酒服二方寸匕,日三。

《录验方》治妇人脐下结物,大如杵⑱升,月水不通,发热⑲往来,下利赢瘦⑳,此为气瘕

---

① 《苏敬本草注》云:此下疑省"治妇人崩中漏下方"诸字,下"《崔禹锡食经》云"仿此。

② 青血:原作"清血",与下"九如清血"重,据《病源》卷三十八《带下三十六疾候》改,《千金方》卷四第三作"黑血"。

③ 月浣:指月经。

④ 来:《病源》卷三十八《带下三十六疾候》无"来"字。

⑤ 月水止则不止:疑"则"下衍"不"字。《病源》卷三十八《带下三十六疾候》无此六字。

⑥ 崩:《病源》卷三十八《带下三十六疾候》作"并"。

⑦ 汁:原作"汗",形误,据《病源》卷三十八《带下三十六疾候》改。

⑧ 穷孔:"穷"通"穴",穷孔,即孔窍。《病源》卷三十八《带下三十六疾候》作"窍孔",此指阴道口。

⑨ 谓子:《病源》卷三十八《带下三十六疾候》作一"文"字,义胜。

⑩ 端:《千金方》卷四第三"端"下有"引背痛"三字。

⑪ 浣:《千金方》卷四第三"浣"上有"月"字,当据补。

⑫ 阳精也:《千金方》卷四第三无此三字,疑衍。

⑬ 五邪伤:《千金方》卷四第三作"五伤","邪"字疑衍。

⑭ 痼塞:《千金方》卷四第三作"痼寒"。

⑮ 同:"同"字原脱,据旁校补,与《千金方》卷四第三合。

⑯ 二分:《千金方》卷四第三作"十八铢"。

⑰ 八瘕:此乃丹波氏节引,诸瘕详见《病源》卷三十八《八瘕候》。

⑱ 杵:《肘后方》卷四第二十六、《外台》卷三十四《肉癥方二首》引《集验》并作"杯"。

⑲ 发热:《肘后方》卷四第二十六作"发作",《外台》卷三十四《肉癥方二首》引作"寒热"。

⑳ 瘦:旁校曰:"宇治本作'瘕'字,医本等作'瘦'字"。

也。故生肉瘕①不可治,未生肉瘕②可治,干漆丸方:

　　生地黄三斤③,一方廿斤,取汁　干漆一斤,熬,捣筛

　　凡二物,地黄捣绞取汁,漆冶下筛,纳地黄汁中,微火煎令可丸,药成,酒服如梧子十五丸④,当以食后服之。《葛氏方》同之,《集验方》服三丸。

　　《玄感传尸方》治血瘕⑤,如四五月身⑥大方:

　　生姜二斤　桂心十两

　　好酒二升,浸前件二味,五日以后取服,一服一盏,温服之良。

治妇人遗尿方第廿六

　　《病源论》云:妇人遗尿候⑦,肾虚冷,冷气入胞,胞虚冷,不能制小便,遗⑧尿也。

　　《录验方》治妇人遗尿方:

　　矾石三两,烧令沸,汁⑨尽　牡蛎肉三两

　　下筛,为散,酒服方寸匕,日三。《集验方》各二两。

治妇人尿血方第廿七

　　《病源论》云:血性得寒则凝涩,得热则流散,若劳伤经络,其血虚,热渗入于胞,故尿血。

　　《拯要方》妇人无故尿血方:

　　龙骨五两,为散,空腹服方寸匕,日三。

　　《千金方》治妇人无故尿血方:

　　取其夫⑩爪甲,烧作末⑪,酒服之。

　　又方:

　　取船故竹茹,曝干,捣末为散,酒服方寸匕,日三。

　　《葛氏方》治妇人尿血方:

　　车前草一斤,水一斗,煮取四升,分四服。

　　又方:

　　葵根茎子无在,取一升,水四升,煮取一升,纳书中白鱼虫十枚,研服一合。

治妇人瘦弱方第廿八

　　《玄感传尸方》主妇人年老体渐瘦弱,头面风肿,骨节烦疼,冷,口干,状如骨蒸者,是牛膝酒方:

　　牛膝一斤　生地黄切,三升　牛蒡根切,曝干,一斤　生姜合皮切,一升

　　凡四味,切,于绢袋盛之,以清酒一大升,浸七日,温服一盏,日三。

治妇人欲男方第廿九

　　《大清经》云:黄帝问素女,对曰:女人年廿八九,若廿三四,阴气盛,欲得男子,不能自禁,食饮无味,百脉动体,候精脉实,汁出污衣裳,女人阴中有虫如马尾,长三分,赤头者闷,黑头者沫。治之方:

　　用面作玉茎,长短、大小随意,以酱清⑫及二辨,绵裹之,纳阴中,虫即著来出,出复纳,如得大夫⑬。其虫多者卅,少者廿。

治妇人鬼交方第卅

　　《病源论》云:妇人梦与鬼交通者,亦由

----

①　故生肉瘕:《肘后方》卷四第二十六作“按之若牢强肉瘕者”。
②　未生肉瘕:《肘后方》卷四第二十六作“未者”,即“未生肉瘕者”之意。
③　三斤,一方二十斤:《肘后方》卷四第二十六、《外台》卷三十四《血瘕方二首》并作“三十斤”。
④　酒服如梧子十五丸:《肘后方》卷四第二十六作“服如梧子三丸,日三服”。
⑤　瘕:旁校疑作“痕”。
⑥　身:娠。
⑦　妇人遗尿候:循例此五字疑为丹波氏所加,“候”字为“者”字之误。
⑧　遗:《病源》卷四十《遗尿候》“遗”上有“故”字。
⑨　汁:原作“汗”,形误,据文义改。
⑩　夫:《千金方》卷二第四无“夫”字。
⑪　末:《千金方》卷二第四作“灰”。
⑫　清:旁校疑作“渍”。
⑬　大夫:疑当作“丈夫”。

腑脏气弱，神守虚衰，致鬼灵因梦而交通也①。

《玉房秘诀》云：采女曰：何以有鬼交之病。彭祖曰：由于阴阳不交，情欲深重，即鬼魅假像与之交通，与之交通之道，其有胜于人，久则迷惑，讳而隐之，不肯告人，自以为佳，故至独死，而莫之知也。治之法：

但令女与男交，而勿泻精，昼夜勿息，困者不过七日必愈；若身体疲劳，不能独御者，但深按勿动亦善。

又方：

当以石硫黄数两，烧以熏②妇人阴下身体，并服鹿角末方寸匕，即愈矣。当息，鬼涕泣而去。一方云：服鹿角方寸匕，日三，以瘥为度。

《小品》别离散，治男女风邪，男梦见女，女梦见男③，悲愁忧恚，怒喜无常④，或半年、或数月日复发者方：

杨上寄生⑤三两 术三两 桂肉一两，一方三两 茵芋一两 天雄一两，炮 蓟根⑥一两 菖蒲一两 细辛一两 附子一两，炮 干姜一两

凡十物，合捣下筛，酒服半方寸匕，日三⑦。合药勿令妇人、鸡犬见之。又无令见病者、病者家人，见合药、知药者，令邪气不去，禁之为验。

《千金方》治妇人忽与鬼交通方：

松脂二两 雄黄一两

二味，先烊松脂，乃纳雄黄末，以虎爪搅⑧令相得。药成取如鸡子中黄，夜卧以著熏笼中烧，令病人自升其上，以被自覆，唯出头，勿令过热，及令气得泄也。

《玄感传尸方》主妇人患骨蒸者，多梦与鬼夫交接，为之方：

雄黄一两，破 虎爪一枚，末 沉香一两，末 青木香一两，末 松脂二两，破

凡五味，合，和以蜜丸，丸如弹丸，纳火笼中，以熏阴，夜别一度，大良。

治妇人令断生产方第卅一

《小品方》云：妇人欲断生方：

故布方圆一尺，烧作屑，以酒饮之，终身不生产。

《千金方》云：断产方：

灸右踝上一寸三壮，即断。

又方：

蚕子故布方尺⑨，烧末，酒服之。

医心方卷第廿一

---

① 致鬼灵因梦而交通也：《病源》卷四十《梦与鬼交通候》作"故乘虚因梦与鬼交通也"。
② 熏：原作"勋"，音误，据文义改。
③ 女梦见男：《外台》卷十五《风邪方八首》引"男"下有"交欢日久成劳"六字。
④ 怒喜无常：《外台》卷十五《风邪方八首》引"常"下有"日渐羸瘦，连年岁月，深久难疗"十二字。
⑤ 杨上寄生：《千金方》卷十四第五作"桑上寄生"。
⑥ 蓟根：原作"□根"，下有"蓟根"二字注文，今据删改。《外台》卷十五《风邪方八首》作"蓟根"，注曰："一云苎根。"《千金方》卷十四第五作"茜根"。
⑦ 日三：《外台》卷十五《风邪方八首》"三"下有"不饮酒用童子小便调服"十字。
⑧ 搅：原作"挍"，据《千金方》卷三第八改。按"挍"通"搅"。
⑨ 蚕子故布方尺：《千金方》卷三第八作"蚕子故纸方一尺"。

医心方卷第廿二

从五位下行针博士兼丹波介丹波宿祢康赖撰

妊妇①脉图月禁法第一

妊妇修身法第二

妊妇禁食法第三

治妊妇恶②阻病方第四

治妊妇养胎方第五

治妊妇闷冒③方第六

治妊妇胎动不安④方第七

治妊妇数⑤落胎方第八

治妊妇胎堕血不止方第九

治妊妇堕胎⑥腹痛方第十

治妊妇胎上迫心方第十一

治妊妇漏⑦胞方第十二

治妊妇下黄汁方第十三

治妊妇顿仆举重去⑧血方第十四

治妊妇卒⑨走高堕下血方第十五

治妊妇为男所动欲死方第十六

治妊妇胸烦吐食方第十七

治妊妇心痛方第十八

治妊妇心腹痛方第十九

治妊妇腹痛方第廿

治妊妇腰痛方第廿一

治妊妇胀满方第廿二

治妊妇体肿方第廿三

治妊妇下利方第廿四

治妊妇小便数方第廿五

治妊妇尿血方第廿六

治妊妇淋小便不利⑩方第廿七

治妊妇遗尿方第廿八

治妊妇霍乱方第廿九

治妊妇疟病方第卅

治妊妇温病方第卅一

治妊妇中恶方第卅二

治妊妇咳嗽方第卅三

治妊妇时病令子不落方第卅四

治妊妇日月未至欲产方第卅五

治妊妇胎死⑪不出方第卅六

治妊妇欲去胎方第卅七

妊妇脉图月禁法第一

《产经》云：黄帝问曰：人生何如⑫以成？歧伯对曰：人之始生，生于冥冥，乃始为形。形容无有扰，乃为始收。妊身一月⑬曰胚，又曰胞，二月曰胎，三月曰血脉，四月曰具骨，五月曰动，六月曰形成，七月曰毛发生，八月曰瞳子明，九月曰谷入胃，十月曰儿出生也。今按：《太素经》云⑭：一月膏，二月脉，三月胞，四月胎，五月筋，六月骨，七月成，八月动，九月躁，十月生。

夫妇人妊身，十二经脉主胎，养⑮胎当月不可针灸其脉也，不禁皆为伤胎，复贼母也，

---

① 妊妇：此二字原漫漶，据安政本描正。
② 治妊妇恶：此四字原漫漶，据安政本描正。
③ 冒：原作"胃"，今据仁和寺本改。
④ 不安："不安"二字原脱，据旁校补，与正文标题合。今检仁和寺本无此二字，江户本有此二字。
⑤ 数："数"字原脱，据旁校补，与正文标题合。按今检仁和寺本无"数"字，江户本有"数"字。
⑥ 堕胎：原作"胎堕"，据正文标题改。
⑦ 漏："漏"字原漫漶，据安政本描正。
⑧ 去：原作"法"，据正文标题改。
⑨ 卒：原作"惊"，据旁校改，与正文标题合。按仁和寺本作"惊"，江户本作"卒"。
⑩ 小便不利：江户本作一"病"字，与正文标题合。今检正文内容有"小便不利"条，故改正文标题，此不改。
⑪ 死：仁和寺本"死"下有"腹中"二字。
⑫ 如："如"字原脱，据旁校补，与仁和寺本、江户本合。
⑬ 一月：此二字原漫漶，据安政本描正。
⑭ 《太素经》云：按此条不见今本《太素》，亦不见《素问》、《灵枢》之中，疑是丹波氏引《素问》杨上善注，然检今本《太素》杨注亦未见，待考。
⑮ 胎养：此二字原脱，据旁校补，与仁和寺本、江户本合。

不可不慎,宜依月图而避之。

　　怀身一月,名曰始形,饮食必精熟酸美①,无御丈夫,无食辛腥,是谓始载贞②也。《病源论》云:宜食大麦。

　　一月足厥阴脉养,不可针灸③其经也。厥阴者是肝,肝主筋,亦不宜为力事,寝必安静,无令恐畏。

足厥阴肝脉图

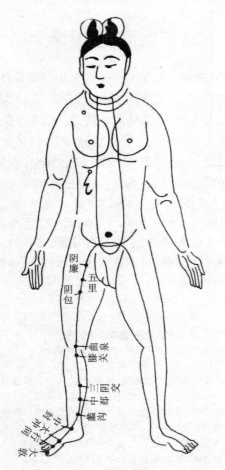

　　右肝脉穴,自大敦上至阴廉,各十二穴。又募二穴,名期门。又俞二穴,在脊第九椎节下两旁,各一寸半。上件诸孔,并不可针灸,犯之致危。

　　怀身二月,名曰始膏,无食辛臊,居必静处,男子勿劳,百节骨间皆病④,是谓始藏⑤也。《病源论》云:勿食辛腥之物,二月之时,儿精成也⑥。

　　二月足少阳脉养,不可针灸其经也。少阳者,内属于胆,当护慎,勿惊之。

足少阳胆脉图

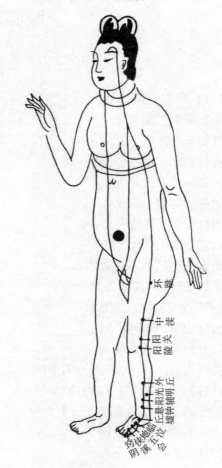

　　右胆脉穴,自窍阴上至环跳⑦,各十三穴。又募二穴,名日月,在期门下五分。又俞二穴,在背第十椎节下两旁,各一寸⑧半。上件诸穴,并不可犯之。

　　怀身三月,名曰始胎,当此⑨之时,未有

①　酸美:江户本作"酸味"。
②　始载贞:《病源》卷四十一《妊娠候》作"才贞"。
③　灸:"灸"字原脱,据旁校补,与仁和寺本、江户本合。
④　百节骨间皆病:《病源》卷四十一《妊娠候》、《千金方》卷二第三作"百节皆痛",义胜。
⑤　始藏:《千金方》卷二第三作"胎始结"。
⑥　儿精成也:江户本作"儿成精",《病源》卷四十一《妊娠候》作"儿精成于胞里"。
⑦　环跳:原作"环铫",古籍中二者往往混用,疑"铫"为"跳"字之误写,今改为通用字。
⑧　一寸:此二字原脱,据旁校补,与仁和寺本、江户本合。
⑨　此:"此"字原脱,据旁校补,与仁和寺本、江户本合。

定仪，见物而化，是故应见王公、后妃、公主、好人，不欲见偻者、侏儒、丑恶、瘦人、猿猴，无食苗①姜、兔肉，思欲食果瓜，激②味酸菹瓜③，无食辛而恶臭，是谓外像而内及④故也。

三月手心主脉养，不可针灸其经也。心主者，内属于心，心无悲哀，无思虑惊动之。

手心主脉图

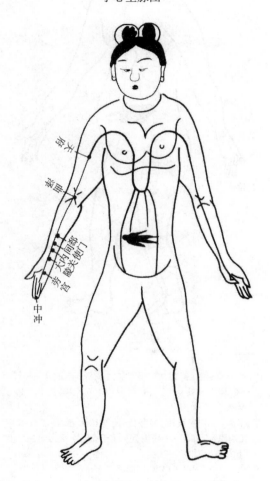

右心胞脉穴，自中冲上至天府，各八穴。又募一穴，名巨阙，在心鸠尾下一寸五分。又俞二穴，在背第五椎节下两旁，各一寸半。上件诸穴，并不可犯也⑤。

怀身四月，始受水精，以盛血脉，其食稻粳，其羹鱼雁，是谓盛血气以通耳目，而行经络也。

四月手少阳脉养，不可针灸其经也。手少阳内属上焦⑥，静安形体，和顺心志，节饮食之。

手少阳三焦脉图

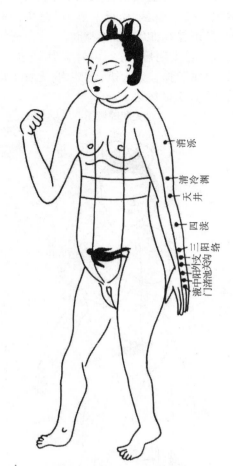

右三焦脉穴，自关冲上至消泺，各十二穴。又募一穴，在当脐下二寸，名为石门。又背俞二穴，在脊第十三椎节下两旁，各一寸半。上件诸穴，并不可犯之。

怀身五月，始受火精，以盛⑦血气，晏起⑧，

① 苗：仁和寺本无"苗"字。
② 激：仁和寺本作"噉"，与《病源》卷四十一《妊娠候》合。按"激"疑是"噉"字形误，"噉"即"啖"之异写。
③ 瓜：仁和寺本无"瓜"字，与《病源》卷四十一《妊娠候》合，疑蒙上而衍。
④ 及：《病源》卷四十一《妊娠候》作"变"，《千金方》卷二第三作"感"。
⑤ 也：江户本作"之"。
⑥ 上焦：循上下文例义义，疑当作"三焦"。《病源》卷四十一《妊娠候》曰："手少阳者，三焦脉也。"
⑦ 盛：仁和寺本作"成"，与《病源》卷四十一《妊娠候》合。
⑧ 晏起：《病源》卷四十一《妊娠候》、《千金方》卷二第三"晏"上并有"卧必"二字。

沐浴浣衣，身居堂①，必厚其裳，朝吸天光，以避寒殃。其食稻麦，其羹牛羊和②茱萸，调以五味，是谓养气，以定五脏者也。

五月足太阴脉养，不可针灸其经也。太阴者，内属于脾。无大饥，无甚饱，无食干燥。无自灸③热大劳倦之。

足太阴脾脉图

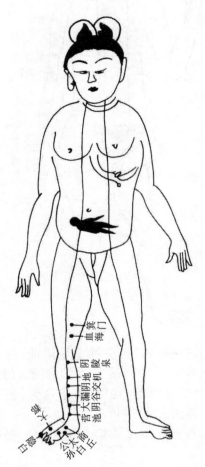

右脾脉穴，自隐白上至箕门，各十三④穴。又募二穴，名章门，在季肋端，侧卧取之。又俞二穴，在脊第十一椎节下两旁，各一寸半。上件诸穴，并不可犯之。

怀身六月，始受金精，以成筋骨⑤，劳身无处⑥，出游于野，数观走犬、走马，宜⑦食鸷鸟猛兽之肉⑧，是谓变腠理细⑨筋，以养其爪⑩，以坚背膂也。

六月足阳明脉养，不可针灸其经也。阳明内属于胃⑪，调和五味，食甘甘和⑫，无大饱。

足阳明胃脉图

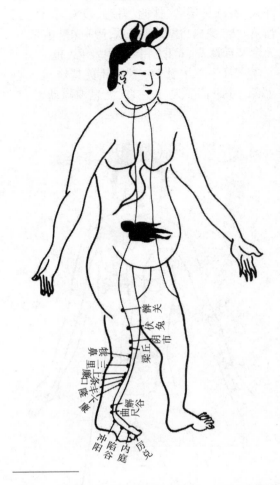

① 身居堂：疑"堂"上脱"其"字，《病源》卷四十一《妊娠候》作"深其屋室"，《千金方》卷二第三作"深其居处"。

② 羊和："羊"字原脱，据旁校补，与仁和寺本、江户本合。《病源》卷四十一《妊娠候》、《千金方》卷二第三"和"下并有"以"字。

③ 灸：仁和寺本、江户本并作"炙"。

④ 三：原作"二"，据旁校改，与江户本合。

⑤ 以成筋骨：《病源》卷四十《妊娠候》、《千金方》卷二第三并作"以成其筋"。

⑥ 劳身无处：仁和寺本"无"下有"静"字。《病源》卷四十一《妊娠候》、《千金方》卷二第三此并作"身欲微劳，无得静处"。

⑦ 宜："宜"字原脱，据旁校补，与江户本合。

⑧ 之肉："之肉"二字原脱，据旁校补，与《病源》卷四十一《妊娠候》、《千金方》卷二第三合。

⑨ 细：旁校作"膌"，《千金方》卷二第三作"纫"。

⑩ 爪：《千金方》卷二第三作"力"。

⑪ 胃：原误作"脾"，今据《千金方》卷二第三改。

⑫ 甘和：仁和寺本、《千金方》卷二第三并作"美"。

右胃脉穴①,自厉兑上至髀关,各十六穴。又募一穴,名中管,在从心蔽骨下以绳量至脐止,即以绳中折之。又俞二穴,在脊第十二椎节下两旁,各一寸半。上件诸穴,并不可犯之。

怀身七月,始受木②精,以成骨髓,劳躬③摇肢,无使身安,动作屈伸,自比于猿④,居必燥之,饮食避寒,必食稻粳、肌肉⑤,以密腠理,是谓养骨而坚齿也。

七月手太阴脉养,不可针灸其经也。大阴者,内属于肺。无大言,无号哭,无薄衣,无洗浴,无寒饮之。

手太阴肺脉图

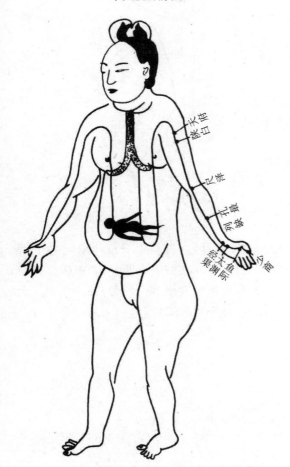

右肺脉穴,自少商上至天府,各九穴。又募二穴,名中府,在两乳上三肋间陷者中。又俞二穴,在背第三椎节下两旁,各一寸半。上件诸穴,并不可犯之。

怀身八月,始受土精,以成肤革。和心静息,无使气极⑥,是谓密⑦腠理而光泽颜色也。

八月手阳明脉养,不可针灸其经也。阳明者,内属于大肠。无食燥物,无忍大起⑧。

手阳明大肠脉图

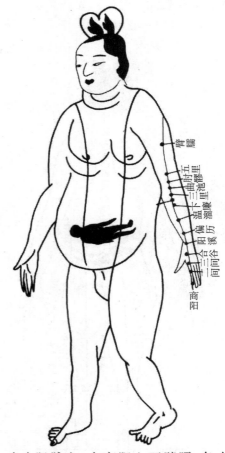

右大肠脉穴,自商阳上至臂臑,各十四穴。又募二穴,在脐两旁⑨,各二寸半,右名天枢,左名谷门。又俞二穴,在脊第十六椎节

① 穴:"穴"字原脱,据仁和寺本补,与上下文例合。
② 木:原作"本",抄写增笔致误,据仁和寺本、江户本改。
③ 躬:《千金方》卷二第三作"身",义同。
④ 自比于猿:《千金方》卷二第三作"以运血气"。
⑤ 肌肉:旁校"肌"作"肥",《千金方》卷二第三无此二字,似是。
⑥ 极:原作"控",据旁校改,与《病源》卷四十一《妊娠候》、《千金方》卷二第三合。
⑦ 密:"密"字原脱,据旁校补,与仁和寺本、江户本合。
⑧ 大起:大便。
⑨ 旁:原作"商",据旁校改,与仁和寺本、江户本合。

下两旁,各一寸半。上件诸穴,并不可犯之。

怀身九月,始受石精,以成皮毛,六腑百节,莫不毕备,饮醴①食甘,缓带自持而待之,是谓养毛发多②才力也。

九月足少阴脉养,不可针灸其经也。少阴内属于肾③,无处湿④冷,无著炙衣。

足少阴肾脉图

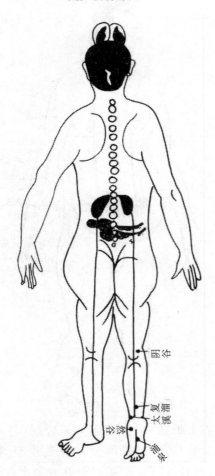

足太阳膀胱脉图

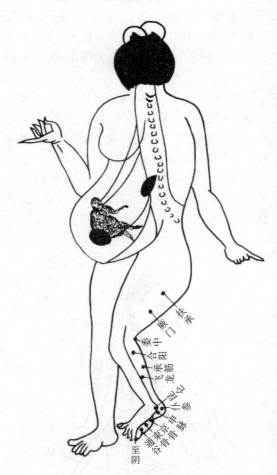

右膀胱脉穴,自至阴上至扶承⑨,各十六穴。又募一穴,在脐下直四寸,名中极。又俞二穴,在脊第十九椎节下两旁,各一寸半。上件诸穴,并不可犯之。

右肾脉穴,自涌泉上至阴谷,各十七⑤穴。又募二穴,在腰目中,季肋本侠脊䏚⑥肉前宛宛中,名京门。又俞二穴,在脊第十四椎下两旁,各一寸半。上件诸穴,并不可犯之。

怀身十月,俱已成子也。时顺天生,吸地之气,得天之灵,而临生时乃能啼声,遂⑦天气,是始生也。

十月足太阳脉养,不可针灸其经也。太阳内属于膀胱⑧,无处湿地,无食大热物。

① 醴:甜酒或甘泉。

② 多:《千金方》卷二第三作"致"。

③ 肾:原误作"胃",仁和寺本、江户本并同,据《千金方》卷二第三改。

④ 湿:仁和寺本作"温"。按据文义,似作"湿"不误。

⑤ 七:旁校作"六"。

⑥ 䏚:江户本作"肿",当据改。

⑦ 遂:顺;顺应。

⑧ 膀胱:原作"旁光",省偏旁致误,据文义改。

⑨ 扶承:即"承扶"。

妊妇修身法第二

《产经》云：凡妊身之时，端心正坐，清虚如①一，坐必端席，立不斜住②，行必中道，卧无横变，举目不视邪色，起耳不听邪声，口不妄言，无喜怒忧患，思虑和顺，卒生圣子，产无横难也。而诸生子有痴③疵、丑恶者，其名皆在其母，岂不可不审详哉。

又云：文④王初妊之时，其母正坐⑤，不听邪言恶语，口不妄语，正行端坐，是故生圣子，诸贤母宜可慎之。

又云：妊身三月，未有定仪，见物而为化，是故应见王公、后妃、公主、好人。不欲见偻者、儒侏、丑恶、瘁⑥人、猿猴。其欲生男者，操弓矢，射雄雉，乘牡马，走田野，观虎豹及走马。其欲生女者⑦，著簪珥，施环珮。欲令⑧子美好者，数视白玉美珠，观孔雀，食鲤鱼。欲令子多智有力者，当食牛心，御大麦。欲令子贤良者⑨，坐无邪席，立无偏行，是谓以外像而内化者也。

《千金方》云：凡受胎三月，逐物变化，禀质未定。故妊身三月，欲得见⑩犀象猛兽，珠玉宝物，欲得见贤人君子、盛德大师；礼⑪乐钟鼓俎豆⑫、军旅阵设；焚烧名香，口诵诗书⑬，居处简静，割⑭不正不食，席不正不坐；弹琴瑟，调心神，和情性，节嗜欲，生子皆长寿无疾⑮。

《养生要集》云：妇人妊身，大小行⑯勿至非常之地，逆产杀人。

又云：妇孕见麋而生儿，其四目。

又云：孕妇三月，不得南向洗浴，胎不安。

又云：妇孕三月，不得南向小便，令儿喑哑。

又云：妇孕三月，不得两镜相照，令儿倒产。

《膳夫经》云：妊身勿北向，向其生年上⑰大小便，使母难⑱。

妊妇禁食法第三

《养生要集》云：妇人妊身，不得食六畜肉，令儿不聪明。一云坏胎。

又云：勿食猪肝，令胎不生。

又云：勿食兔肉，令子唇缺，亦⑲不须见之。

又云：勿食鸡子干鳝⑳鱼，使子多疮㉑。

又云：勿㉒不得食鱼头，胎损㉓。

又云：食鲤鲙，令儿多疮。

又云：勿食生姜，令子盈指㉔。

又云：勿食干姜、桂、甘草，令胎消，胎不安。

又云：勿饮冰㉕浆，令胎不生。

又云：勿食杏仁及热饴，破损伤子。

又云：勿以炙雀并大豆酱食，令胞漏㉖，使儿多奸疱。

又云：勿饮酒，多食雀肉，使子心淫精乱。

又云：勿食雀肉，令儿多所欲。

又云：勿食雀肉并雀脑，令人雀盲。

---

① 如：仁和寺本作"和"。

② 立不斜住："斜"原作"邪"，通"斜"。"住"，旁校作"径"。

③ 痴：仁和寺本作"痕"。

④ 文："文"字原脱，据旁校补，与仁和寺本、江户本合。

⑤ 坐："坐"字原脱，据旁校补，与仁和寺本、江户本合。

⑥ 瘁（cuì）：憔悴，或者忧郁。

⑦ 者："者"字原脱，据旁校补，与仁和寺本、江户本合。

⑧ 令："令"字原脱，据旁校补，与仁和寺本、江户本合。

⑨ 者："者"字原脱，据旁校补，与仁和寺本、江户本合。

⑩ 见：《千金方》卷二第三作"观"。

⑪ 礼：《千金方》卷二第三"礼"上有"观"字。

⑫ 俎豆：皆为器皿，并属礼器。

⑬ 口诵诗书：《千金方》卷二第三"书"下有"古今箴诫"四字。

⑭ 割：此特指割肉。

⑮ 生子皆长寿无疾：《千金方》卷二第三作"庶事清静，生子皆良，长寿忠孝，仁义聪慧无疾，斯盖文王胎教者也"。

⑯ 大小行：即大小便。

⑰ 生年上：指生年干支所对应方位。

⑱ 使母难：仁和寺本"难"下有"或难生"三字注文。

⑲ 亦：仁和寺本作"且"。

⑳ 鳝：仁和寺本作"鲤"。

㉑ 使子多疮：江户本诗"疮"字下有"《杨氏产乳》云鲤鱼"七字注文。

㉒ 勿：《札记》曰："勿字恐衍。"

㉓ 胎损：仁和寺本、江户本并乙作"损胎"。

㉔ 盈指：六指或多于五个。

㉕ 冰：江户本作"水"。

㉖ 漏：江户本作"满"。

又云：勿食雀并梨子，令子短舌。

又云：麋并梅、李实食之，使人清①盲。

《崔禹锡食经》云：妊身不可食鸠，其子门肥充，病于产难故也。

《朱思简食经》云：勿食诸②肉，令子暗③哑无声。

又云：饮酒醉，令儿癫痫④。

《本草食禁》云：妊身食鸡肉并糯米，使子腹中多虫⑤。

《产经》云：女人胎妊时，多食咸，胎闭塞⑥。

妊身多食苦，胎乃动。

妊身多食甘，胎骨不相著。

妊身多食酸，胎肌肉不成。

妊身多食辛，胎精魂不守。今按：妊妇不可服药八十二种，其名目在《产经》。

治妊妇恶阻病⑦方第四

《病源论》云：恶阻病者，心中愦愦⑧，头重眼眩，四肢沉重⑨，懈惰不欲执作，恶闻食气，欲唉咸⑩酸果实，多卧少起，世云恶食，又云恶字⑪是也。乃至三四月日⑫以上，大剧者吐逆，不能自胜举也。此由妇人本⑬虚羸，血气不足，肾气又弱，兼当风取⑭冷太过，心下有痰水挟之，而有娠也。经⑮血既闭，水渍于脏，脏气不宣⑯，故心烦愦⑰，气逆则⑱呕吐也⑲。血脉⑳不通，经络否涩，则四肢沉重，挟风则头痛㉑眩。故欲有胎，而病恶阻。所谓欲有胎者，其人月水尚来，而颜色肌㉒肤如常，但苦沉重愦闷，不用㉓食饮，不知㉔患所在，脉理顺时平和，则是欲有胎也。如此经二月日㉕后，便觉不通，则结胎也。

《产经》云：半夏茯苓汤，治妊身姐㉖病，心中愦㉗闷，空烦吐逆，恶闻食气，头重㉘，四肢百节疼烦沉重，多卧少起，恶寒汗出，疲极黄瘦方：

半夏五两　生姜五两　茯苓三两　旋覆花一两　橘皮二两　细辛二两　芎䓖二两　人参二两　芍药二两　干地黄三两　泽泻二两　甘草二两

凡十二物，以水一斗，煮取三升，分三服。

若病姐㉙积日月不得治，及服药冷热失候，病变客热烦渴，口生疮者，除橘皮、细辛，用前胡、知母各二两。若变冷下者，除干地黄，用桂肉二两。若食少，胃中虚生热，大行闭塞，小行赤少者，宜加大黄三两，除地黄，加黄芩一两，余药依方。服一剂得下后消息者㉚，气力冷热

---

① 清盲：或作"青盲"。

② 诸：仁和寺本、江户本并作"猪"。

③ 暗：原"暗"下衍"恶"字，据文义删。安政本"恶"字已经点删。

④ 癫痫：江户本此下有"又云：食梨子，腹闭寒，血结不利。《千金方》：妊娠勿食鳖肉，令子项短"二十五字。

⑤ 虫：江户本"虫"下有"《杨氏产乳》令多寸白"八字注文。

⑥ 塞：江户本作"寒"。

⑦ 病："病"字原脱，据卷首目录补。

⑧ 愦愦：《病源》卷四十一《妊娠恶阻候》作"愦闷"。

⑨ 沉重：《病源》卷四十一《妊娠恶阻候》作"烦疼"。

⑩ 咸："咸"字原脱，据旁校补，与《病源》卷四十一《妊娠恶阻候》合。

⑪ 字：指妊娠。

⑫ 三四月日：三四个月。

⑬ 本：《病源》卷四十一《妊娠恶阻候》作"元本"，"元"通"原"。

⑭ 取：《病源》卷四十一《妊娠恶阻候》作"饮"。

⑮ 也经：此二字原脱，据旁校补，与《病源》卷四十一《妊娠恶阻候》合。

⑯ 脏气不宣：《病源》卷四十一《妊娠恶阻候》"宣"下有"通"字。

⑰ 心烦愦：《病源》卷四十一《妊娠恶阻候》作"心烦愦闷"。

⑱ 则：《病源》卷四十一《妊娠恶阻候》作"而"。

⑲ 也："也"字原脱，据旁校补，与《病源》卷四十一《妊娠恶阻候》合。

⑳ 脉："脉"字原脱，据旁校补，与《病源》卷四十一《妊娠恶阻候》合。

㉑ 痛：《病源》卷四十一《妊娠恶阻候》作"目"。

㉒ 肌：《病源》卷四十一《妊娠恶阻候》作"皮"。

㉓ 用：《病源》卷四十一《妊娠恶阻候》作"欲"。

㉔ 不知：《病源》卷四十一《妊娠恶阻候》"不"上有"又"字，"知"下有"其"字。

㉕ 二月日：两个月。

㉖ 姐：《千金方》卷二第二作"阻"，似当据改。然范行准氏认为作"姐"不误，释为"害娇"之病，作"阻"者为后人妄改（见《中国病史》新义），待详考。

㉗ 愦：仁和寺本、江户本并作"愤"。

㉘ 头重：《千金方》卷二第二作"头眩重"。

㉙ 姐：《千金方》卷二第二作"阻"，似是。

㉚ 者：《千金方》卷二第二作"看"，属下读，可从。

更增损方,调定即服一剂汤①,便急将茯苓丸②,令得能食,便强健也。《小品方》同之。

《小品方》云:茯苓丸,治妊身姐③病,患心中烦闷,头重眩目④,憎闻饭气,便呕逆吐闷颠倒,四肢委热⑤,不自胜持,服之即效。要先服半夏茯苓汤两剂,后将茯苓丸也。

茯苓一两　人参二两　桂肉二两　干姜二两　半夏二两　橘皮一两　白术二两　枳实二两　葛根屑一两⑥　甘草二两

凡十物,捣筛,蜜和丸如梧子,饮服廿丸,渐至卅丸,日三。《产经》同之。

《集验方》治妊身二三月,恶姐⑦呕吐不下食方:

青竹茹三两　生姜四两　半夏五两　茯苓四两　橘皮三两

凡五物,切,以水六升,煮取二升半,分三服。《产经》云竹茹汤。

又云:治妊身呕吐不下食,橘皮汤方:

橘皮三两　竹茹三两　人参三两　术三两　生姜四两　厚朴二两

凡六物,切,以水七升,煮取二升半,分三服。

《僧深方》云:治妇人妊身恶阻,醋心,胸中冷,腹痛不能饮食,辄吐青黄汁方,用:

人参　干姜　半夏

凡三物,分等,冶下,以地黄汁和丸如梧子,一服三丸,日三。今按:《拯要方》云⑧:各八分,稍加至十九。《产经》云:人参丸神良。

《医门方》云:凡妊娠姐⑨病恶食,以所思食任意食,必愈。今检⑩《延龄图》云:令子聪明贤善端正也。

治妊妇养胎方第五

《僧深方》云:养胎易生,丹参膏方:

丹参四两　人参二分,一方二两　当归四分　芎䓖二两　蜀椒二两　白术二两　猪膏一斤

凡六物⑪,切,以真苦酒渍之,夏天二三日,于微火上煎,当著底搅⑫之,手不得离,三上三下,药成,绞去滓,以温酒服如枣核,日

三,稍增可加。若有伤,动见血,服如鸡子黄者,昼夜六七服之,神良。妊身七月便可服,至坐卧忽生不觉。又治生后余腹痛也。今检⑬《产经》云:丹参一斤,当归四两,芎䓖八两,白术四两,蜀椒四两,猪肪四斤。

《千金方》云:安胎,鱼臛法⑭:

鲤鱼二斤,生者去鳞脏　粳米一升

右⑮相和作臛,少著盐,勿著豉醋,啖之,日别三过,食之满十个月。

又方:

取鲤鱼长一尺者,水自没,纳盐,煮饮之。

《本草拾遗》云⑯:鲤鱼肉主安胎,胎动、怀妊身肿,煮为汤食。

治妊妇闷冒⑰方第六

《小品方》云:妊身忽闷冒⑱不识人,须臾

① 汤:原作"阳",据仁和寺本改。
② 丸:此处原漫漶,据安政本描正。又"丸"下衍"能"字,安政本已点删,今从删。
③ 姐:仁和寺本作"阻",似是。
④ 头重眩目:疑"眩目"二字误倒,《千金方》卷二第二作"头眩重"。
⑤ 委热:《千金方》卷二第二作"垂弱"。
⑥ 一两:仁和寺本作"二两"。
⑦ 姐:疑当作"阻",形误。
⑧ 今按《拯要方》云:"今按"二字原脱,据旁校补,旁校云:"宇治本无'今按'二字,医本等有之。"今检仁和寺本、江户本并有"今按"二字。又"方云"二字原误倒,据仁和寺本、江户本乙正。
⑨ 姐:疑当作"阻",形误。
⑩ 今检:仁和寺本作"今按",江户本无此二字。
⑪ 凡六物:仁和寺本作"凡七物"。
⑫ 搅:原作"挍",据文义改。按"挍"通"搅"。
⑬ 今检:仁和寺本、江户本并作"今按"。眉注云:"'今检'以下,宇治本作疏,医本等作'今按'注也。"
⑭ 安胎,鱼臛法:按此条检《千金方》卷二胎前诸病中未见,《外台》卷三十三《胎数伤及不长方三首》引《广济》作"疗妇人怀妊数伤胎方",本卷第八引《录验方》作"治妊身数落胎方",可参阅。
⑮ 右:原作"石",形误;旁校、仁和寺本并作"有",音误;江户本正文作"有",旁校改作"右",今据改。
⑯ 《本草拾遗》云:此条原为行间小字,眉注曰:"宇治本无之,医本等有之。"
⑰ 冒:原作"嚄",疑为"冒"字之误,今据文义改。
⑱ 冒:原作"胃",据仁和寺本改,下仿此。

醒,醒复发,亦仍不醒者,名为痉病,亦号子痫也,亦号闷①冒也,治之方:

急作淡竹沥汁与之,无淡竹者,桂竹亦善,复宜服治痉冒葛根汤。

《集验方》云:妊身恒苦烦闷者,此子烦也,治之方:

时时服竹沥,随多少,良。

治妊妇胎动不安方第七

《病源论》云:胎动不安者,多因劳役②,或触冒冷热,或饮食不适,或居处失宜,轻者③转动不安,重者便致伤胎④。

《医门方》云:凡候胎动法:

母唇口青者,儿死母活;唇口中青沫出者,子母俱死;口赤舌青沫出者,母死儿活。

又云:夫胎动不安方:

煮好银取汁,煮葱羹服之,佳。今按⑤:《博济安众方》:胎动欲堕,腹痛不可忍:苎根去皮,切一升,银五两。右以清酒一升,水一升,煎取一升,温分四服,即止。

又云:疗妊娠腹内冷,致胎动不安方:

干姜三两　芎䓖四两　艾二两

水六升,煮取二升半,分二服。

又方:

葱白切,一升　当归四两

清酒五升,煮取二升半⑥,分温二服,大效。

又云:疗妊娠忽被惊愕,胎向下不安,少腹痛连腰,并下血方:

当归　芎䓖各八分　阿胶炙　人参各六分⑦　大枣十二枚⑧　艾叶八分　茯苓十分

水七升,煮取二升半,分三服,服⑨相去八九里。

《小品方》云:治妊身腹中冷,胎⑩不安方:

甘草　当归各二两　干姜三两　大枣十二枚

凡四物,以水五升,煮取三升,分三服。

又云:治母有劳热动胎,胎不安,去血,手足烦方:

生甘竹皮二升　当归二两　芎䓖一两　黄芩半两

凡四物,以水一斗,煮竹皮取六升汁,去滓,纳⑪煎取三升,分三服。

《葛氏方》云:妊身卒胎动不安,或胎转抢心,或下血不止方:

葱白一把⑫,以水三升⑬煮令葱熟,饮其汁。今按⑭:《本草》云:某草一把者二两为正。

又方:

生鱼二斤,秫⑮米一升,调作臛,顿食之。

《集验方》云:治妊身胎动,昼夜叫呼,口⑯噤唇寒,及下利不息方:

已冶艾叶一筥,以好酒五升,煮取四升,去滓,更煎取一升,一服。口闭者,开口灌之,药下即安。今检⑰《僧深方》云:艾及叶物一筥者,以二升为正。

又云:治妊身二三月至八九月,胎动不安,腰痛⑱已有所见方:

艾叶三两　阿胶三两,炙　芎䓖三两　当归三两　甘草一两半⑲,炙

切,以水八升,煮取三升,去滓,纳胶,更

---

① 闷:"闷"字原脱,据仁和寺本、江户本补。

② 役:《病源》卷四十一《妊娠候》"役"下有"气力"二字。

③ 者:《病源》卷四十一《妊娠候》"者"下有"止"字。

④ 胎:《病源》卷四十一《妊娠胎动候》作"堕"。

⑤ 今按:旁校曰:"字治本无此注,医本等有之。"

⑥ 半:"半"字原脱,据旁校补,与仁和寺本、江户本合。

⑦ 各六分:仁和寺本作"各三分",江户本"阿胶"用"八分"。

⑧ 十二枚:仁和寺本作"十枚"。

⑨ 服:旁校作"之",属上读,与江户本合,仁和寺本作"内"。按作"服"义胜,"服相去八九里"即"相去八九里进一服"之义。

⑩ 胎:原作"脒",疑是俗写,据仁和寺本、江户本改。

⑪ 纳:"纳"下疑脱"余药"二字。

⑫ 把:仁和寺本"把"下有"切"字。

⑬ 三升:此二字原脱,据旁校补,与仁和寺本、江户本合。

⑭ 今按:原作"今检",据旁校改,与仁和寺本合,江户本无此二字。

⑮ 秫:原作"秝",疑是"秫"字俗写,今改。

⑯ 口:"口"字原脱,据旁校补,与仁和寺本、江户本合。

⑰ 今检:仁和寺本作"今按",江户本无此二字。

⑱ 腰痛:《外台》卷三十三《妊娠胎动方九首》引《集验》作"腹痛",《产宝》卷上第五件"腰肚痛"。

⑲ 一两半:《外台》卷三十三《妊娠胎动方九首》作"一两"。

上火,胶消分三服①

《产经》云:治妊身七八月,腰腹痛,胎不安,汗出逆冷,饮食不下,气上烦满,四肢痹强,当归汤方:

当归三两 芍药二两 干地黄三两 生艾一把 甘草一两 胶四两,炙 生姜一两 橘皮二分

右八物,切,以水一斗,煮得三升,去滓,纳胶令烊,分四服之。

又云:妊身临生月,胎②动不得生方:

桑上寄生五分 甘草二两 桂心五分 茯苓五分

右四物,以水七升,煮得二升,分三服③。

《录验方》治胎不安,生鲤鱼汤方:

生鲤鱼一头,重五斤 干姜二两 吴茱萸一两

凡三物,切,以水一斗④,完煮鲤鱼五沸,出鱼纳药,煎取三升,服一升,日三。

治妊妇数落胎方第八

《病源论》云:阳施阴化,故得有胎,荣卫和调,则经养周之⑤,故胎得安,而能成长。若血气虚损者,子脏为风冷所伤⑥,不能养胎,所以数堕胎。妊娠而恒腰痛者,喜堕胎也。

《产经》云治数落胎方:

作大麦豉羹食之,即安胎。

又方:

取母衣带三寸烧末⑦,酒服即安。

《录验方》云:治妊身数落胎方:

以生鲤鱼二斤,粳米一升,作臛,少与盐啖之,日⑧三过,食至儿生。

治妊妇胎堕血不止方第九

《病源论》云:妊身胎堕损经脉⑨,故血不止也。泻血多者致死⑩。

《葛氏方》云:治堕血露不尽方:

艾叶半斤,酒四升,煮取一升,顿服之。

《拯要方》云:治堕血不止方:

丹参十二两,酒五升,煮取三升⑪,分三服,即止。

又方:

阿胶五两,炙 干地黄五两

以酒五升,煮取一升半,空腹分再服。今按⑫:《博济安众方》药各二两,酒二升,煎取一升。

《僧深方》云⑬:

生姜,切,五升,以水八升,煮取三升,分三服。

治妊妇堕胎腹痛方第十

《病源论》云⑭:此由堕胎之时,余血不尽,故令腹痛。

《葛氏方》云:治堕胎后,心腹致⑮绞痛方:

豉三升 生姜五两 葱白十四枚

酒六升,煮取三升,分三服。

《千金方》云:治⑯落胎后腹痛方⑰:

---

① 服:《外台》卷三十三《妊娠胎动方九首》"服"下有"日三"二字。
② 胎:原"胎"下有"生月胎"三字,"生月"二字已经点删,今检仁和寺本、江户本并无此三字,是"胎"字漏删,今删。
③ 分三服:仁和寺本作"分二服","服"下有《僧深方》云:艾叶一把,酒三升,煮取一升半,顿服安,又治产难"二十三字。
④ 斗:原作"升",据旁校改,与仁和寺本、江户本合。
⑤ 之:仁和寺本作"足",与《病源》卷四十一《妊娠数堕胎候》合。
⑥ 伤:《病源》卷四十一《妊娠数堕胎候》作"居","居"下有"则血气不足故"六字,"故"字属下读。
⑦ 末:原作"未",形误,据仁和寺本、江户本改。
⑧ 日:旁校引或本作"月",与《外台》卷三十三《胎数伤及不长方三首》引《广济》合。
⑨ 损经脉:《病源》卷四十二《妊娠堕胎后血出不止候》"脉"下叠"损经脉"三字,属下读。
⑩ 致死:《病源》卷四十二《妊娠堕胎后血出不止候》作"便致烦闷乃至死"。
⑪ 三升:仁和寺本作"二升"。
⑫ 今按:旁校曰:"宇治本无此注方,医本等有之。"
⑬ 《僧深方》云:此下疑省"治妊妇胎堕血不止方"诸字。
⑭ 《病源论》云:疑此条为丹波氏节引,详见《病源》卷四十二《妊娠堕胎后腹痛虚乏候》。
⑮ 致:仁和寺本、江户本并无"致"字。
⑯ 治:"治"字原脱,据旁校补,与仁和寺本、江户本合。
⑰ 治落胎后腹痛方:《千金方》卷二第四作"治妊娠腰痛方"。

地黄汁八合,酒五合,合煮,分三服①。

《僧深方》云②:治堕身血不尽,去留苦烦满方③:

香豉一升半,以水三升,煮三沸,滴取汁④,纳成末⑤鹿角一方寸匕,服⑥,须臾血下烦止。今检《千金方》云:麻角一两⑦。

治妊妇胎上迫心方第十一

《葛氏方》云:治妊身胎上迫心⑧方:

取弩弦急带之,立愈。

又方⑨:

生曲半斤,碎,水和,绞取汁三升,分二服⑩。

又方:

生艾捣,绞取汁三升,胶四两,蜜四两,合煎,取一升五合,顿服之。

治妊妇漏胞方第十二

《病源论》云:漏胞者,谓妊娠数月⑪,经水时下也,亦名胞阻⑫,漏血尽则毙。

《医门方》云:夫漏胞者,妊娠下血如故,血下不绝,胞干便死。宜急治方:

生地黄汁一升,酒五合,和煮一沸,分二服。《广利方》同之⑬。

又云:疗妊娠下血,如月水来,若胞干,非只杀胎,亦损其母方:

干姜　干地黄各五两

末,酒服一匙,日夜三四服,即止⑭。今检⑮《集验方》云:干地黄四两,干姜二两,酒服方寸匕,日三。

《葛氏方》云:妊身月水不止,名为漏胞,治之方:

阿胶五两　干地黄五两

酒五升,煮取一升半,未食温再服。

《千金方》云⑯:妊身血下不止方:

生艾叶一斤,酒五升,煮取二升,分二服。冬用茎。

又方⑰:

烧秤锤令赤,纳酒中,沸定出锤,饮之。

《集验方》云⑱:治妊身血下不止,血尽子死方:

干地黄捣末,以三指撮,酒服,不过再三服。

《产经》云:治妊身血出不止方:

干地黄十两,以酒三升,煮得二升,分二服,良。

又方:

灸胞门七壮⑲,关元左右各二寸是也。

---

① 分三服:《千金方》卷二第四作"分温服"。
② 云:"云"字原脱,据旁校补,与仁和寺本、江户本合。
③ 治堕身血不尽,去留苦烦满方:《千金方》卷二第四作"治半产下血不尽,若来去烦满欲死,香豉汤方"。
④ 滴取汁:《千金方》卷二第四作"漉去滓",文异义同。
⑤ 末:原作"未",形误,据仁和寺本、江户本改。
⑥ 服:仁和寺本作"匙服",《千金方》卷二第四作"顿服之"。
⑦ 今检《千金方》云麻角一两:仁和寺本、江户本"检"并作"按","麻"并作"鹿"。今本《千金方》作"鹿角一方寸匕"。
⑧ 胎上迫心:《外台》卷三十《妊娠心痛方九首》"胎"上有"卒"字,"心"下有"痛"字。
⑨ 又方:此条《证类本草》卷二十五《米谷部中品》引《肘后方》作"妊娠卒胎动不安,或腰痛胎转抢心,下血不止,生曲半饼,碎末,水和,绞取汁,服三升"。
⑩ 分二服:江户本作"分三服","服"下有"《杨氏产乳》云:兼下血,曲半饼"十一字注文。
⑪ 月:《病源》卷四十一《妊娠漏胞候》"月"下有"而"字,连下读。
⑫ 胞阻:原作"胞祖",据仁和寺本改,与《病源》卷四十一《妊娠漏胞候》合。按此条为丹波氏节引。
⑬ 同之:江户本"之"下有"《百一方》云:酒四合,三五沸,不止又服"十四字注文。
⑭ 即止:仁和寺本"止"下有"今按《产经》同之"六字。
⑮ 今检:此下二十二字原为大字,今循例改为小字注文。
⑯ 《千金方》云:按此条今本《千金方》卷二第四作"治妊娠胎动,昼夜叫呼,口噤唇塞,及下重痢不息方:艾叶咬咀,以好酒五升,煮取四升,去滓更煎,取一升服。口闭者,格口灌之,药下即瘥。亦治妊娠腰痛及妊娠热病,并妊娠卒下血"。
⑰ 又方:此条《千金方》卷二第四作"治妊娠胀满方:服秤锤酒良,烧之淬酒中服。亦治妊娠卒下血"。
⑱ 云:"云"字原脱,据旁校补,与仁和寺本、江户本合。
⑲ 七壮:江户本作"十壮"。

治妊妇下黄汁方第十三

《子母秘录》云：妊娠下黄汁如胶，及小豆汁方：

糯米一升　黄芪五两

右二物，切，以水七升，煮取三升，分四服。

今按：《产经》[①]：捣地黄取汁，以酒合煎，顿服之。

治妊妇顿仆举重去血方第十四

《录验方》云：治妊身顿仆举重去血方：

取淡竹断头，烧中央，以器承取汁一升，饮之。

《僧深方》云：治妊身由于顿仆及举重去血方：

捣黄连下筛[②]，以酒服方寸匕，日三乃止。

又方：

取生青竹，薄刮取上青皮，以好酒一升，和三合许，一服[③]。

治妊妇卒走高堕下血[④]方第十五

《产经》云：治妊身妇人卒贲[⑤]起，从高堕下，暴大去血数斗，马通汤[⑥]方：

马通汁三合，绞取　干地黄二两　当归二两　阿胶四两　艾叶三两

右五物，切，以水五升，煮得二升半，去滓，纳胶[⑦]，更上火令烊，分三服，大良。马通是马屎。

治妊妇为男所动欲死方第十六

《产经》云：治妊身为夫所伤动欲死方：

取竹沥汁，与饮一升则愈，不瘥复[⑧]作。

《千金方》云：立验。

《医门方》云：若因房室下血，名曰伤胞。治之方：

干地黄十两，末，酒服方寸匕，日三夜一。若腹内冷，加干姜[⑨]服之。

治妊妇胸烦吐食方第十七

《产经》云：治妊身胸中烦热，呕[⑩]吐血，不欲食，食辄吐出，用诸药无利，唯服牛乳则愈方：

牛乳微微煎，如酪煎法，适寒温服之，多少任意，初服少少，若减之，良验。

治妊妇心痛方第十八

《病源论》云：心痛者，多是因风邪痰饮，乘心之经故也[⑪]。

《葛氏方》云[⑫]：

刮取青竹皮，以水煮令浓，绞去滓，服三升。

《耆婆方》云：

高良[⑬]姜三两，以水一升半，煮取半升，去滓，分三服。

《千金方》云：

---

① 今按《产经》：此条原为上条小字注文，今循文义与上条无涉，故另起行。仁和寺本、江户本并无"今按"二字，"经"下并有"云"字，并作大字正文，单独为一条。

② 捣黄连下筛：旁校曰："宇治本无此方，医本等有之。"

③ 一服：江户本作"一服之立愈"。

④ 下血："下血"二字原脱，据仁和寺本、江户本及卷首目录补。

⑤ 贲：通"奔"。

⑥ 汤：原作"阳"，繁体字形近致误，据仁和寺本、江户本改。

⑦ 纳胶：《千金方》卷二第四作"纳马通汁及胶"。

⑧ 复：原作"后"，繁体字形近致误，据仁和寺本改。

⑨ 姜：原作"黄"，蒙上致误，据仁和寺本、江户本改。

⑩ 呕：原作"区"，脱偏旁致误，据仁和寺本、江户本改。

⑪ 心痛者，多是因风邪痰饮，乘心之经故也：《病源》卷四十一《妊娠心痛候》作"夫心痛，多是风邪痰饮，乘心之经络，邪气搏于正气，交结而痛也"。

⑫ 《葛氏方》云：此下疑省"治妊娠心痛方"诸字，下"《耆婆方》云"、"《千金方》云"、"《僧深方》云"均仿此。

⑬ 高良："良"原作"粱"，据仁和寺本改。按眉注曰："或作'高凉'，又作'高良'。"

烧枣①二七枚，末，以尿服之，立验②。

《僧深方》云：

吴茱萸五合，以酒煮三沸。分三服。

治妊妇心腹痛方第十九

《产经》云： 治妊身心腹刺痛方：

烧枣十四枚，冶末，以小便服之，立愈。

《小品方》同之。

《小品方》云： 治妊身心腹刺痛方：

盐烧令赤熟，三指撮，酒服之，立瘥。

治妊妇腹痛方第廿

《病源论》云： 妊身腹痛者，因风邪入于腑脏所成③。

《葛氏方》云④：

秤锤烧正赤，以著酒中，令三沸，出锤饮酒⑤。

《集验方》云：

赤小豆，东向户中吞二七枚，良。

《产经》云：

葱白、当归，切，酒五升，煎取二升半，分再服。

《耆婆方》云：

熬盐令热，布裹与熨之，乃停。

《千金方》云：

生地黄三斤，捣绞取汁，酒一升，合煎减⑥半，顿服⑦。

又方⑧：

烧车釭脂末⑨，纳酒中服之。

治妊妇腰痛方第廿一

《病源论》云： 肾主腰脚，风冷乘之⑩，故腰痛。

《小品方》云： 治妊身腰⑪痛如折方：

大豆三升，以酒三升，煎取二升，服之⑫。

《葛氏方》云： 治妊身腰背痛如折方：

末鹿角，酒服方寸匕⑬。

又方：

葱白煮汁服之，验。

又方：

胶、桂各一尺，捣，以酒三升，煮得一升，去滓，尽服。

《医门方》云： 疗妊娠卒腰背痛，反覆不得，如折方：

鹿角一枚，五寸截之，烧令赤，纳酒二大升⑭中浸之，冷又烧之，如此数度，便空腹饮此酒，极佳⑮。

《僧深方》云： 治妊身腰痛方：

熬盐令热，布裹与熨之⑯。

治妊妇胀满方第廿二

《产经》云： 治妊身卒心腹拘急痛胀满，气从少腹起上冲，心烦起欲死，是水饮、食冷

---

① 枣：原作"来"，形误，据仁和寺本、江户本改，与《千金方》卷二第四合。

② 立验：江户本此下有"又方：蜜一升，和井底泥泥心下。又方：破鸡子一枚，和酒服之"两条二十三字。

③ 因风邪入于腑脏所成：《病源》卷四十一《妊娠腹痛候》作"皆由风邪入于腑脏，与血气相击搏所为"。

④ 《葛氏方》云：此下疑省"治妊娠腹痛方"诸字。下"《集验方》云"、"《产经》云"、"《耆婆方》云"、"《千金方》云"均仿此。

⑤ 饮酒：江户本"酒"下有"又方：饮蜜一升，以井中泥涂心下良"十四字。

⑥ 减：原作"咸"，脱偏旁致误，据仁和寺本、江户本补，与《千金方》卷二第四合。

⑦ 顿服：江户本此下有"又方：服一升蜜良"七字。

⑧ 又方：此条原为行间小字，据仁和寺本、江户本改为大字。

⑨ 末：仁和寺本、江户本并无"末"字，与《千金方》卷二第四合。

⑩ 风冷乘之：《病源》卷四十一《妊娠腰痛候》作"因劳损伤动，其经虚，则风冷乘之"十三字。

⑪ 腰：仁和寺本、江户本"腰"下并有"背"字。

⑫ 服之：江户本此下有"《食医心说》：大豆一升，煮取七合，空心服"十五字注文。

⑬ 匕：江户本"匕"下有"日五六"三字。

⑭ 升："升"字原脱，据旁校补，与仁和寺本、江户本合。

⑮ 极佳：江户本"佳"下有"《产宝》酒一大升，酒调角末方寸匕服"十四字注文。

⑯ 熨之：江户本"之"下有"粗者主之"四字。

气所为。茯苓汤方：

茯苓一两　当归三两　甘草二两，炙　黄芩①一两　术三两　石膏如鸡子一枚　杏仁卅枚　芍药二两　芒硝一两

右九物，切，以水八升，煮取三升，纳芒硝，上火令烊之，服一升，当下水或吐便解。

又云：治妊身腹痛，心胸胀满不调，安胎当归丸方：

干姜一分　当归二分　芎　二分　胶四分

右四物，下筛，蜜丸如小豆，服五丸，日三。

治妊妇体肿方第廿三

《病源论》云：此由②脏腑之间有停水，而妊娠故也。

《录验方》云：治妊身体肿方：

生鲤鱼一头，长二尺，完用，水二斗，煮取五升，食鱼饮汁。

又方：

葵子一升，茯苓三两，下筛，服方寸匕，先食日三，小便利即止。

《医门方》云：治妊身四肢并③肿，皮肉拘急方：

常陆根切，一升　赤小豆三升　桑根白皮切，一升

水一斗二升，煮二味，取七升，去滓，纳小豆煮令熟，然食豆，渴饮汁，小便利即瘥。

《千金方》云：治妊身手足皆肿挛急方：

赤小豆五升　常陆根一斤　泽漆④一斤

三味，水三升⑤，煮取一升，恒服⑥。

《集验方》云⑦：

小豆五升，好豉三升，以水一斗，煮取三升，分二⑧服。

《葛氏方》治妇人妊身之肿方：

大豆二升，酒三升，煮取二升，顿服之。

治妊妇下利方第廿四

《产经》云：治妊身暴下不止，腹痛，石榴皮汤方：

安石榴皮二两　当归三两　阿胶二两，炙　熟艾如鸡子大二枚

右四物，以水九升，煮取二升，分三服。

又云：治妊身下利赤白，种种带下，黄连丸方：

黄连一两　甘草一两　干姜二两　吴茱萸一两　乌梅卅枚　熟艾一两　黄柏一两

右七物，下筛，蜜和丸如梧⑨子，一服五丸，日三。

《医门方》疗妊娠注下利不⑩止，或水或脓血方：

熟艾二两　石榴皮　阿胶炙，各三两

水四升，煮取一升半，分三服。《集验方》同之⑪。

又云：疗妊娠利白脓，腹内冷方。

干姜四两　赤石脂二两　粳米一升，熬令黄

水七升，煮取二升半，分三服。

《千金方》云⑫：

白杨皮一斤⑬，水一斗，煮取二升，分三服⑭。

---

① 黄芩："芩"原作"苓"，增笔致误，据仁和寺本、江户本改。

② 由：《病源》卷四十一《妊娠胎间水气子满体肿候》"由"下有"脾胃虚弱"四字。

③ 并：原作"煎"，据仁和寺本、江户本改。

④ 泽漆：仁和寺本作"干漆"，江户本正文作"干漆"、旁校作"泽漆"，《千金方》卷二第四作"一方加泽漆"。

⑤ 升：《千金方》卷二第四作"斗"。下"升"字仿此。

⑥ 恒服：《千金方》卷二第四作"稍稍饮之，尽更作"。按仁和寺本此下有"又方：大麻子六升，捣研，以水和面，以敷肿止，燥更敷，乃瘥，出《耆婆方》"二十六字，江户本无"出《耆婆方》"四字，余略同。仁和寺本此下又有"又方：烧秦牛屎，醋和敷上，干易之"十三字。

⑦ 《集验方》云：此下疑省"治妊妇体肿方"诸字。又"集验方"江户本作"耆婆方"。

⑧ 二：原误作"上"，据仁和寺本、江户本改。

⑨ 梧：原作"梅"，据旁校改，与仁和寺本、江户本合。

⑩ 不：原作"下"，据旁校改，与仁和寺本、江户本合。

⑪ 《集验方》同之：仁和寺本、江户本并无此五字。

⑫ 《千金方》云：此下省"治妊娠下利方"诸字，见《千金方》卷二第四。

⑬ 斤：《千金方》卷二第四"斤"下有"㕮咀"二字。

⑭ 分三服：江户本此下有"又方：烧中衣带三寸，末，服之"十一字。

治妊妇小便数方第廿五

《病源论》云:肾气通于阴,肾虚而生热,热则小便涩数①。

《录验方》云:治妊身卒暴小便数,不能自禁止方:

桑螵蛸十四枚

凡一物,作散,温酒服,分为再服。《产经》同之②。

治妊妇尿血方第廿六

《病源论》云:尿血者,有热气乘于血,血得热故尿血③。

《产经》云:治妊身尿血方:

取其爪甲及发,烧作末,酒服之。

又方:

龙骨冶下三指撮,先食酒服,日三。

又方:

鹿角屑一两,熬,大豆卷二两 桂心一两。

三味,下筛,酒服方寸匕,日三。

《葛氏方》④云:治妊身尿血方:

取黍薰⑤烧末,服方寸匕,日三⑥。

治妊妇淋小便不利⑦方第廿七

《病源论》云:妊身之人,胞系于肾,肾患虚热成淋,谓之⑧子淋。

《录验方》云⑨:

葵子一升,以水三升,煮取二升,分再服,亦切根用之⑩。

《千金方》云⑪:

葵子、茯苓各一两⑫,为散,水服方寸匕,日三⑬。

《医门方》云:治妊娠患淋,小便涩,水道热痛方:

车前子五两,炙 葵⑭子一升

水五升,煮取一升半,分二服⑮。

《产经》云:妊身小便不利方:

葵子一升 榆皮一把

以水二升,合煮三沸,去滓,服一升,日三。

又方:

滑石以水和,泥于脐中,厚二寸,良。

治妊妇遗尿方第廿八

《产经》云:治妊身遗尿方:

取胡燕巢⑯中草,烧末,服半钱匕⑰,水酒无在。

又方:

龙骨冶末,三指撮,先食酒服,日三。

又方:

白薇十分 芍药十分

---

① 数:《病源》卷四十二《妊娠小便数候》"数"上有"虚则小便"四字,当据补。

② 《产经》同之:江户本此下有"《产书》云:十二枚,米饮下"九字。

③ 尿血者,有热气乘于血,血得热故尿血:《病源》卷四十一《妊娠尿血候》作"尿血,由劳伤经络而有热,热乘于血,血得热流溢,渗入于胞,故尿血也"。

④ 《葛氏方》:"方"字原脱,据旁校补,与仁和寺本、江户本合。

⑤ 黍薰:《千金方》卷二第四作"黍穰",文异义同。

⑥ 日三:江户本此下有"《千金方》云酒服"六字注文,与《千金方》卷二第四"酒服方寸匕"合。

⑦ 小便不利:原作一"病"字,据卷首目录改,与下文内容相符合。

⑧ 谓之:《病源》卷四十二《妊娠患子淋候》作"故谓"。

⑨ 《录验方》云:《千金方》卷二第四此下有"治妊娠患子淋方"诸字。

⑩ 亦切根用之:江户本此下有"《千金方》云:子根一把"八字注文,今检《千金方》卷二第四作"葵根一把",别为一方。

⑪ 《千金方》云:此下省"治妊娠小便不利方"诸字,见《千金方》卷二第四。

⑫ 各一两:"各"字原脱,据江户本补,与《千金方》卷二第四合。按仁和寺本"葵子"用"一升"。

⑬ 日三:《千金方》卷二第四"三"下有"小便利则止"五字。

⑭ 葵:旁校"葵"上补"冬"字。

⑮ 分二服:江户本此下有"《梅师方》云根切一升"八字注文。

⑯ 巢:原作"樏",乃"樔"之误字,江户本作"樔"。"樔"同"巢",仁和寺本作"巢",今据改。

⑰ 匕:原作"上",据文义改,仁和寺本作"匙"。

冶下①,酒服方寸匕,日三。

治妊妇霍乱方第廿九

《产经》云:治妊身霍乱,甘草汤方:

甘草二两,炙 厚朴三两 干姜二两 当归二两

右四味,切,以水七升,煮取二升半②,分三服,日三。今按③:《博济安众方》药各一两,水三升,煎取一升,分三四服。

《拯要方》云:妊娠饮食不消,成霍乱,心腹痛,大吐胸心痰,厚朴汤方:

当归四两 人参三两 厚朴三两 芎䓖二两 干姜二两

以水九升,煮取二升半,分三服,羸人分四服。

治妊妇疟病④方第卅

《产经》云⑤:

恒山一两 甘葛半两 枳子二两 葱白四株

凡四物,水五升,煮取二升,未发服一升,临发复服一升,自断。

《僧深方》云:

竹叶一升,细切 恒山一两,细切

水一斗半,煮竹叶,取七升半,纳⑥恒山渍一宿,明旦煮取二升半,再服,先发一时一服,发⑦一服尽。去竹叶纳恒山⑧。

《集验方》云⑨:

恒山二两 甘草一两 黄芩三两 乌梅十四枚,碎 石膏八两,碎,绵裹

凡五物,切,以酒一升半,水一升半,合渍药一宿,煮三四沸,去滓,初服六合,复服四合,后⑩服二合,凡三服。今按⑪:《博济安众方》:恒山二两,甘草半两,黄芩半两,乌梅半两,石膏半两,酒一升,浸一宿,煎十数沸,去滓,分三四服。

治妊妇温病方第卅一

《产经》云:治妊身温病,不可服药方:

取竹沥二升,煎之减半,适寒温服之,立愈,良。

又方:

以井底泥涂病处,良。

又方,

以人尿涂,随其痛处,良。

治妊妇中恶方第卅二

《产经》云:治妊身中恶,心腹暴痛,遂⑫动胎,少腹急,当归葱白汤方:

当归四两 人参二两 厚朴二两 葱白一虎口 胶二两 芎䓖二两

右六物,以水七升,煮取二升半,分三服。

又云:吴茱萸酒方:

吴茱萸五合,以酒三升,煮三沸,分三服,良⑬。

治妊妇咳嗽方第卅三

《产经》云:治妊身咳逆,若伤寒咳,人参汤方:

人参 甘草各一两 生姜五两 大枣十枚

凡四物,切,以水四升,煮取一升半,分二

---

① 冶下:疑"下"下脱"筛"字。
② 二升半:江户本作"二升"。
③ 今按:旁校曰:"宇治本无此注,医本有之。"
④ 病:"病"字原脱,据卷首目录补。
⑤ 《产经》云:此下疑省"治妊娠患疟方"诸字,下"《僧深方》云"、"《集验方》云"均仿此。
⑥ 纳:"纳"字原涂抹不清,据安政本描正。
⑦ 发:仁和寺本、江户本"发"上并有"临"字。
⑧ 去竹叶纳恒山:即上文先煮竹叶,取七升半,去竹叶后,再下恒山。
⑨ 《集验方》云:《外台》卷三十三《妊娠患疟方二首》此下作"疗妊娠患疟汤方"。
⑩ 后:原作"复",繁体字形近致误,据旁校改,与安政本合。
⑪ 今按:眉校曰:"宇治本无'今按'以下注,医本等有之。"
⑫ 遂:原作"逐",据仁和寺本、江户本改。
⑬ 良:仁和寺本此下有"治妊妇中蛊方。《子母秘录》云:鼓皮烧治末,服方寸匕,须臾自呼蛊主姓名"二十八字。

服,良。

治妊妇时病令子不落方第卅四

《千金方》云①:

灶中黄土水和涂脐,方五寸,干复涂之。

今按②:《葛氏方》云:涂腹上。

又方:

泔清和涂之,和酒涂并良。今按:《葛氏方》云:涂腹上。

《葛氏方》云③:

取井中泥,泥心下三寸。

治妊妇日月未至欲产方第卅五

《小品方》云④:

捣知母,和蜜为丸,如⑤梧子,服一丸,痛不止更服一丸。

《崔侍郎方》云:

户根下土三指撮,酒服之。

《葛氏方》云:

灶中黄土,末,以鸡子白丸如梧子⑥,吞一丸。

治妊妇胎死不出方第卅六

《小品方》云:治月未足,胎死不出,母欲死方:

大豆醋煮,服三升,死儿立出,分二服之。《千金方》、《葛氏方》同之。

又方:

桃白皮如梧子⑦大,服一丸,立出。

又方⑧:

好书墨三寸,末,顿服。

又方:

盐一升,鸡子二枚,和⑨,顿服之。

又方:

瞿麦一把,煮令二三沸,饮其汁立产。一方下筛,服方寸匕。

《医门方》云:疗胎死腹中不出,其母气

欲绝方:

水银二两,吞之,儿立出。

又方:

伏龙下土⑩,下筛,三指⑪撮,以酒服,即出。

《产经》云:治妊身子死腹中不出方:

取赤茎牛膝根,碎,以沸汤沃之,饮汁,儿立出。

又云:周德成妇怀身八月,状⑫盆缘之,其腹中儿背折,胎死腹中三日,困笃方:

取黑大豆一升,熬,以清⑬酒一斗渍之,须臾择⑭去豆,可得三升汁,顿服,即下胎⑮。

治妊妇欲去胎方第卅七

《产经》云:治妊身胎二三月,欲去胎方:

大麦面五升,以清酒一斗合⑯煮,令三沸,去滓,分五服,当宿不食,服之,其子即糜⑰腹中,令母不疾,千金不易。《千金方》同之。

---

① 《千金方》云:此下省主治,检《千金方》卷二第四作"治妊娠遭时疾,令子不落方",与标题文异义同。

② 按:旁校作"检",与安政本合。

③ 《葛氏方》云:此条《证类本草》卷五《玉石部下品》作"治妊娠得时疫病,令胎不伤,取井底泥敷心下"。

④ 《小品方》云:此下疑省"治妊妇日月未至欲产方"诸字。下"《崔侍郎方》云"、"《葛氏方》云"均仿此。

⑤ 如:"如"字原漫漶,据安政本描正。

⑥ 子:"子"字原脱,据旁校补,与仁和寺本、江户本合。

⑦ 如梧子:《外台》卷三十三《产难方二十四首》引作"兔屎大"。

⑧ 又方:校改标记将此条移置上条之上,检仁和寺本、江户本均在此,故未从移。

⑨ 和:江户本作"搅"。

⑩ 伏龙下土:即"伏龙肝"。

⑪ 指:原作"脂",形近致误,据仁和寺本、江户本改。

⑫ 状:旁校作"扶",与仁和寺本合。按循文义疑当作"撞"。

⑬ 清:原作"渍",形近致误,据旁校改,与仁和寺本、江户本合。

⑭ 择:原作"释",形近致误,据旁校改,与仁和寺本、江户本合。

⑮ 下胎:江户本此下有"《子母秘录》云:妊娠胎死腹中,瞿麦一把,水五升,煮二升汁服"二十三字。

⑯ 酒一斗合:此四字原漫漶,据安政本描正。

⑰ 糜:原作"糜",形误,据文义改。

《小品方》云：妊身欲去子方①：

瓜蒌三两 豉一升 桂心三两②

凡以水四升，煮取一升八合③，分三服。

又方：

附子二枚，治作屑，以好④苦酒和，涂左⑤足心即去，大良验。

又云：妇人得温病，欲去腹中胎方：

取鸡子一枚，扣之，以三指撮盐量⑥鸡子中，服之立出。

又方：

取井底泥，手书其腹，立出，神良。

《千金方》云：妊身得病事烦⑦去胎方：

麦蘖⑧一升，末，和蜜一升服之，神效。

《葛氏方》云：或不以理，欲去胎方：

斑蝥烧末，服一枚，即下。

《录验方》云⑨：

煮牛⑩膝根服之。

《如意方》云：去胎术：

以守宫若蛇肝醋⑪和涂脐，有子即下，永无复有。

又方⑫：

煮桃根令极浓，以浴及渍膝，胎下。

《拯要方》云：妊娠欲去胎方：

瞿麦半斤⑬ 桂心三两 蟹爪一升⑭ 牛膝五两

右，以水三升，酒五升，煮取⑮一升，分三服。

又云：去胎后血下冲心方：

生姜切五升，以水八升，煮取三升，分三服。

医心方卷第廿二

《医心方》卷廿二背记⑯

治妊妇中蛊方：

《子母秘录》云：鼓皮烧，冶末，服方寸匕，须臾自呼蛊主姓名。

以上第卅四叶

---

① 妊身欲去子方：《外台》卷三十四《妇人欲断产方四首》引《小品》作"疗妊身欲去之，并断产方"。
② 三两：仁和寺本作"一两"。
③ 一升八合：《外台》卷三十四《妇人欲断产方四首》作"一升半"。
④ 屑以好：此三字原漫漶，据安政本描正。又"好"字，仁和寺本、江户本并作"淳"。
⑤ 左：《外台》卷三十四《妇人欲断产方四首》作"右"。
⑥ 量：疑当作"置"。
⑦ 事烦：仁和寺本作"事须"，《千金方》卷二第六作一"须"字。
⑧ 蘖：原作"蘖"，据《千金方》卷二第六改。
⑨ 《录验方》云：循例此下疑省"治妊妇欲去胎方"诸字。
⑩ 牛：原作"中"，据旁校改，与仁和寺本、江户本合。
⑪ 醋：原作"醯"，形误，据仁和寺本改。"醋"，醋的别名。
⑫ 又方：原"又"下脱"方"字，据江户本补。
⑬ 半斤：仁和寺本作"半分"，似非是。
⑭ 一升：仁和寺本、江户本并作"三升"。
⑮ 煮取：此二字原漫漶，据安政本描正。
⑯ 《医心方》卷廿二背记：此下仁和寺本、江户本并无。

医心方卷第廿三

从五位下行针博士兼丹波介丹波宿祢康赖撰

产妇向坐地法第一
产妇反支①忌法第二
产妇用意法第三
产妇借地法第四
产妇安产②庐法第五
产妇禁坐草法第六
产妇禁水法第七
产妇易产法第八
治产难方第九
治逆产方第十
治横生③方第十一
治子上迫心方第十二
治子死腹中方第十三
治胞衣不出方第十四
藏胞衣料④理法第十五
藏胞衣择日法第十六
藏胞衣恶处法第十七
藏胞衣吉地法第十八
妇人产后禁忌第十九
治产后运闷方第廿
治产后恶血不止方第廿一
治产后腹痛方第廿二
治产后心腹痛方第廿三
治产后腹满方第廿四
治产后胸胁痛方第廿五
治产后身肿方第廿六
治产后中风⑤口噤方第廿七
治产后柔风方第廿八
治产后虚羸方第廿九
治产后不得眠方第卅
治产后少气方第卅一
治产后不能食方第卅二
治产后虚热方第卅三
治产后渴方第卅四
治产后汗出方第卅五

治产后无乳汁方第卅六
治产后乳汁溢⑥满方第卅七
治产后妒乳方第卅八
治产后阴开方第卅九
治产后阴脱方第四十
治产后阴肿方第四十一
治产后阴痒方第四十二
治产后小便数方第四十三
治产后遗尿方第四十四
治产后淋病方第四十五
治产后尿血方第四十六
治产后下利方第四十七
治产后月水不调方第四十八
治产后月水不通方第四十九
治产后生疮方第五十

产妇向坐地法第一

《产经》云：按产家妇人向坐之法，虽有其图，图多文繁难详，求用多生疑惑，故今更撰，采其实录，俱载十二月图中也。一切所用，晓然易解。凡在产者，宜皆依此，且余神图，无复所用。然此亦不可不解，故以备载例焉。《生经》曰：妇人怀妊十月，俱⑦已成子，

① 支：旁校"支"下补"月"字，与正文标题合。按此篇论述反支忌法，主要为月忌，但最后一节"日反支"则无"月忌"内容，补"月"字则不能概括全篇，故不从补。
② 产："产"字原脱，据旁校补，与正文标题合。"产庐"即"产房"，补"产"字则文义完整。
③ 生：原作"产"，据正文标题改，以求标题与目录一致。
④ 料：仁和寺本作"断"。按活字本亦作"断"，非是。"料"原作"斲"，乃"料"之俗写，与简体"断"字形似，故误抄、误认。
⑤ 中风："中风"二字原脱，据旁校补，与正文标题合。此篇内容专论中风口噤，故"中风"二字当有。
⑥ 溢："溢"字原脱，据旁校补，与正文标题合。
⑦ 俱：仁和寺本作"候"。

宜顺天生,吸地之①气,得天之虚②,而避恶神,以待生也。

又云:黄帝曰:人生寿命长短吉凶者,皆在其母,初生向天一八神产乳,为藏胎胞,常③避之,大凶。若不避而犯者,或伤母子,或伤其父,或子虽长,终不全命,或子虽大,必有多病,或子贫贱,或子氏④罪,或子分离,或子不孝,或子孤⑤独,或子顽愚。不可不慎。

又云:妇人产乳,先审视十二月神图,能顺天气,可向日虚月空,知天一日游八神,诸神所在方乡,不可互向,大凶。或日虚之上恶神并者,当向天道天德为吉,无咎。

今按⑥十二月图,依繁⑦不取,但避恶神在方,载天气行,日虚月空,并天道天德等吉地,以备时用也。

正月天气南行,产妇面向于南,以左膝著丙地坐,大吉也。即日虚月德地。

又,天道在辛,天德在丁。是亦吉地⑧。

二月天气西行,产妇面向于西,以右膝著辛地坐,大吉。虽无吉神,本书载之。

又,乙丁地无恶神,可用之。

三月天气北行,产妇面向于北,以右膝著癸地坐,大吉。虽无吉神,本书载之。

又,日虚天道、天德在壬。又,丁地无恶神,吉也。

四月天气西行,产妇面向于西,以左膝著庚地坐,大吉。即日虚月德地。

又,天道在丁,天德在辛。

五月天气北行,产妇面向于北,以右膝著癸地坐,大吉。无吉神,而本书载之。

又,乙丁辛地无恶神,可用之。

六月天气东行,产妇面向于东,以左膝著甲地坐,大吉。即日虚天道地。

又,乙辛地无恶神。

七月天气北行,产妇面向于北,以左膝著壬地坐,大吉。即日虚月德地。

又,天德在癸,天道在辛。

八月天气东行,产妇面向于东,以左膝著甲地坐,大吉。虽有日虚月空,又有⑨鬼道可忌。

又,乙丁辛地无恶神。

九月天气南行,产妇面向于南,以左膝著丙地坐,大吉。即日虚天道天德地。

又,丁癸地无恶神。

十月天气东行,产妇面向于东,以左膝著甲地坐,大吉。即日虚月德地。

又,天道在癸。又,丁地无恶神。

十一月天气南行,产妇面向于南,以右膝著丁地坐,大吉。无吉神,而本书载之。

又,乙辛癸地无恶神。

十二月天气西行,产妇面向于西,以右膝著辛地坐,大吉。虽无吉神,本书载之。

又,乙辛地无恶神。

产妇反支⑩忌法第二

《产经》云:反支者,周来害人,名曰反支。若产乳妇人犯者,十死⑪,不可不慎。若产乳值反支月者,当在牛皮上,若灰上,勿令污水血恶物著地,著地则杀人。又浣濯皆以器盛之,过此忌月乃止。

年立反支:

年立子,反支在申,七月产忌;

年立丑,反支在酉,八月产忌;

年立寅,反支在戌,九月产忌;

年立卯,反支在亥,十月产忌;

年立辰,反支在子,十一月产忌;

---

① 之:旁校曰:"宇治本无'之'字,医本有之。"仁和寺本无"之"字。

② 虚:旁校引本经作"灵",与仁和寺本合,当据改。

③ 常:旁校引或本作"当"。

④ 氏:此字原作"弖",旁注假名为"イタル",活字本据此改作"至",仁和寺本写作"厼",即"亦"之俗写,均非是,当是"氏"之俗字,"氏"即"抵"之古字,有"至"义,或"当"义。《龙龛手镜》载此字,音户,义未详。

⑤ 孤:原作"狐",形误,据仁和寺本改。

⑥ 今按:按"今按"以下三十七字,疑为丹波康赖之语。

⑦ 依繁:"依"通"殷",盛貌。"依繁",此指文字盛繁而不简明。

⑧ 是亦吉地:此四字仁和寺本为大字正文。

⑨ 有:"有"字原漫漶,据仁和寺本描正。

⑩ 支:原"支"下有"月"字,据卷首目录删。

⑪ 十死:仁和寺本作"子死"。

年立巳,反支在丑,十二月产忌;

年立午,反支在寅,正月产忌;

年立未,反支在卯,二月产忌;

年立申,反支在辰,三月产忌;

年立酉,反支在巳,四月产忌;

年立戌,反支①在午,五月产忌;

年立亥,反支在未,六月产忌。

年数反支:

女年十三,反支七月,忌申;

女年十四,反支八月,忌酉;

女年十五,反支九月,忌戌;

女年十六,反支十月,忌亥;

女年十七,反支十一月,忌子;

女年十八,反支十二月,忌丑;

女年十九,反支正月,忌寅;

女年廿,反支二月,忌卯;

女年廿一,反支三月,忌辰;

女年廿二,反支四月,忌巳;

女年廿三,反支五月,忌午;

女年廿四,反支六月,忌未;

女年廿五,反支七月,忌申;

女年廿六,反支八月,忌酉;

女年廿七,反支九月,忌戌;

女年廿八,反支十月,忌亥;

女年廿九,反支十一月,忌子;

女年卅,反支十二月,忌丑;

女年卅一,反支正月,忌寅;

女年卅二,反支二月,忌卯;

女年卅三,反支三月,忌辰;

女年卅四,反支四月,忌巳;

女年卅五,反支五月,忌午;

女年卅六,反支六月,忌未;

女年卅七,反支七月,忌申;

女年卅八,反支八月,忌酉;

女年卅九,反支九月,忌戌;

女年四十,反支十月,忌亥;

女年四十一,反支十一月,忌子;

女年四十二,反支十二月,忌丑;

女年四十三,反支正月,忌寅;

女年四十四,反支二月,忌卯;

女年四十五,反支三月,忌辰;

女年四十六,反支四月,忌巳;

女年四十七,反支五月,忌午;

女年四十八,反支六月,忌未;

女年四十九,反支七月,忌申。

生年反支:

子生女,反支正月;

亥生女,反支二月;

戌生女,反支三月;

酉生女,反支四月;

申生女,反支五②月;

未生女,反支六月③;

午生女,反支七月;

巳生女,反支八月;

辰生女,反支九月;

卯生女,反支十月;

寅生女,反支十一月;

丑生女,反支十二月。

日反支:

子丑朔六日反支;

寅卯朔五日反支;

辰巳朔四日反支;

午未朔三日反支;

申酉朔二日反支;

戌亥朔一日反支。

产妇用意法第三

《千金方》云:论曰:产妇虽是秽恶,然将痛之时,及未产已产,并不得令死丧秽④家之人来视之,则生难。若已产者,则伤儿。

又云:凡欲产时,特忌多人瞻视,唯三人⑤在傍待生,总讫了⑥,仍可告语诸人也。

---

① 支:“支”字原脱,据旁校描正,与仁和寺本合。

② 五:原作“六”,据旁校改。

③ 未生女,反支六月:此七字原为行间补入文字,今据仁和寺本改为大字正文,与上下文相协。

④ 秽:《千金方》卷二第五“秽”上有“污”字。

⑤ 三人:《千金方》卷二第五作“三二人”。

⑥ 讫了:《千金方》卷二第五作“产讫”。

若人众看之,无不难①耳。

又云:儿出讫,一切人及母忌②问是男是女。又勿令母看视秽污。

又云:凡产妇慎热食热药,常当识③此,饮食当如人肌④。

《产经》:云凡妇人初生儿,不须自视,已付边人,莫问男女,边人莫言男女也。儿败⑤。

《小品方》云:凡妇人产⑥,秽血露未净,不可出户牖,至井灶所也,不⑦朝神祇及祠祀也。

产妇借地法第四

《子母秘录》云:体玄子法,为产妇借地,百无所忌,借地文:

东借十步、西借十步、南借十步、北借十步、上借十步、下借十步,壁⑧方之中,卅余步⑨。产妇借地,恐有秽污,或有东海神王,或有西海神王,或有南海神王,或有北海神王,或有日游将军。白虎夫人,横去十丈;轩辕招摇,举高十丈;天狗地轴,入地十丈。急急如律令。入所指月,一日即写一本,读诵三遍讫,贴在所居北壁正中。

产妇安产庐法第五

《产经》云:按月之方安产庐吉:

正月、六月、七月、十一月,作庐一户,皆东南向,吉。

二月、三月、四月、五月、八月、九月、十月、十二月,作庐一户,皆西南向,吉。

凡作产庐,无以枣棘子、铤戟杖;又禁居生麦稼、大树下,大凶。又勿近灶祭,亦大凶。

产妇禁坐草法第六

《产经》云:铺草席咒曰:

铁阳铁阳,非公当是王。一言得之铜,二言得之铁,母子相共,左王后,西⑩王母,前朱雀,后玄武,仙人玉女,来此护我,诸恶魅魍⑪,莫近来触。急急如律令。诵三遍。

产妇禁水法第七

《子母秘录》云:产时贮水咒曰:

南无三宝水,水在井中为井水,水在河中为河水,水在盏中为盏水,水入腹中为佛水。自知非真水,莫当真水。以净持浊,以正持⑫邪。日游月煞,五十一将军,青龙白虎,朱雀玄武,招摇天狗,轩辕女妖,天吞地吞,悬尸闭肚,六甲六甲,禁讳十二神王,土府伏龙,各安所在,不得动静,不得妄干。若有动静,若有妄干,头破作七分,身完⑬不具。阿法尼,阿法尼,阿毗罗,莫多梨婆,地利沙呵!

产妇易产法⑭第八

《产经》云:妊身垂⑮七月,常可服丹参膏,坐卧之间,不觉忽生也。以温酒服如枣核,日三。其药在妊妇方中。

《葛氏方》云⑯:

密取马鬐⑰毛,系衣中,勿令知耳。

《小品方》云:

---

① 难:《千金方》卷二第五"难"下有"产"字。
② 忌:《千金方》卷二第五"忌"上有"皆"字。
③ 识:通"志",记住。
④ 肌:《千金方》卷二第五"肌"下有"温温也"三字。
⑤ 儿败:指犯上述"产妇自视"、"问边人男女"、"边人言男女"三件事,则导致儿败。
⑥ 凡妇人产:本卷第十九引《小品方》作"妇人产后满月者,以其产生,身经"。"身经"二字连下读。
⑦ 不:本卷第十九引"不"上有"亦"字。
⑧ 壁:《外台》卷三十三《体玄子为产妇借地法一首》作"辟"。
⑨ 卅余步:《外台》卷三十三《体玄子为产妇借地法一首》作"四十余步"。
⑩ 西:疑当作"右"。
⑪ 魅魍:魑魅魍魉的简称,传说中的精怪。
⑫ 持:"持"字原脱,据仁和寺本补。
⑬ 完:疑当作"肉"。"肉"俗写作"宍",易误写作"完"。
⑭ 法:原作"方",据卷首目录改,以求目录与标题一致。
⑮ 垂:将近。
⑯ 《葛氏方》云:此下疑省"产妇易产方"诸字。下"《小品方》云"、"《陶景本草注》云"、"《千金方》云"均仿此。
⑰ 鬐:此字原漫漶,据旁校描正,与仁和寺本合。

马衔一枚,觉痛时左手持之。

又方:

蛇脱皮头尾完具者一枚,觉痛时以绢囊盛绕腰,甚良。

《陶景本草注》云:

鼠皮毛,以与产妇持之,令易产。

《千金方》云:

临产时,必先脱常①所著衣,以笼灶头及口②,令至密,易产③。神验。

《子母秘录》云:易产法:

带飞鸟毛及䖬生虫。状如啮发,头上有一角者。

又方:

带獭皮,吉。

又云:《古今方》能令产安稳:

以汤从心上洗,即平安。

治产难方第九

《病源论》云:产难者,凡有数种④,或先漏胞去血,子脏干燥,或子宫宿挟疾病,或⑤产时未至,便即惊动,秽露早下,子道干涩,妇力瘦弱⑥,皆令产难。凡腹痛腰未痛者,未产;腹腰连痛者,即产也。

《产经》云⑦:夫产难者,胞胎之时,诸禁不慎,或触犯神⑧灵,饮食不节,愁思带胸,邪结脐下,阴阳失理,并使难产也。贤母宜豫⑨慎之。

《医门方》云:产难死生候:若母面赤舌青者,儿死母活;唇口青,口两边沫出者,子母俱死;面赤舌青沫出者,母死儿活。《集验方》同之。

又云:产妇身重而寒热,舌下脉青黑,及胎中冷者,子母并死矣。

《大集陀罗尼经》神咒:

南无乾陀天,与我咒句,如意成吉。祇利祇利,祇罗针陀,施祇罗钵,多悉婆诃。

右其咒,令产妇易生,朱书华皮⑩上,烧作灰,和清水服之,即令怀子易生,聪明智慧,寿命延长,不遭狂横。本在上易产篇。

《子母秘录》云:防产难及晕咒曰:

耆利阇,罗拔陀,罗拔陀,耆利阇,罗河沙呵。

右,临产预至,心礼谶⑪诵满千遍,神验不可言。常用有效。

又云:若以色见我,以音声求我,是人行邪道,不能见如来。

右,临产墨书前四句,分为四⑫符,脐上度至心,水中吞之,立随儿出,曾有效。

又云:古方酥膏,有难产者,或经三日五日,不⑬得平安,或横或竖,或一手出,或一脚出,百方千计,终不平安。服此酥膏,其膏总在孩儿身上,立出,其方无比。初服半匙,渐加至一匙,令多恐呕逆:

好酥一斤　秋葵子一升　滑石　瞿麦各一两　好蜜半升　大豆黄卷皮二两

右六物⑭,先用清酒一升,细研葵子,纳酥中总相和,微火煎,可取强半升⑮为度,忌生冷,余无忌。

《产经》云⑯:

产难时,皆开门户、窗、瓮、瓶、釜,一切有

------

① 常:《千金方》卷二第五"常"上有"寻"字。

② 口:《千金方》卷二第五作"灶口"。

③ 产:"产"字原脱,据旁校补。

④ 凡有数种:《病源》卷四十三《产难候》无此四字。

⑤ 或:《病源》卷四十三《产难候》"或"下有"始觉腹痛"四字。

⑥ 妇力瘦弱:《病源》卷四十三《产难候》作"产妇力疲"。

⑦ 《产经》云:按此上原有一节与此节略同,只缺最后"贤母宜豫慎之"六字,文之上下似有删除标记,今删。

⑧ 神:原"神"下有"露"字,"露"字旁有双点,似为删除标记,今据文义删。按此节上原重出内容无"露"字。

⑨ 豫:通"预"。

⑩ 华皮:《札记》曰:"按'华皮'即'桦皮'。"

⑪ 谶:疑当作"忏"。

⑫ 四:"四"字原脱,据旁校补。

⑬ 日不:此二字原误倒,据校改标记乙正。

⑭ 物:旁校作"味"。

⑮ 强半升:即半升多点。

⑯ 《产经》云:循例此下疑省"治妇产难方"诸字,下"《葛氏方》云"、"《录验方》云"、"《博济安众方》"、"《龙门方》云"、"《小品方》云"、"《僧深方》云"、"《千金方》云"、"《拯要方》云"、"《新录方》云"、"《集验方》云"、"《经心录》云"均仿此。

盖之类,大效。

又云:产难时祝曰:

上天苍苍,下地郁郁,为帝王臣,何故不出? 速出速出,天帝在户,为汝著名,速出速出。

又方:

鳳①以朱书吞之,良。

又方:

屝烧作灰,以水服,即生。

又方:

取真当归,使产者左右手持之,即生。一云用槐子矣。

又方:

胡麻油服之,即生。

又方:

以大麻子二七枚,吞之,立生。

又方:

取弓弩弦,令带产者腰中,良。

又方:

取大豆中破,书左作日字,右作月字,合吞之,大吉。

又方:

取夫裤带烧末,酒服,良。

《葛氏方》云:

吞大豆三枚。

又方:

吞槐子三枚。

又方:

户根②下土三指撮,酒服之。

又方:

以水银如弹丸大,格③口纳喉中,捧起令下,子立出。

《录验方》云:

破大豆,以夫名字书豆中,合吞之,即生。

《博济安众方》④:

取牛屎中大豆一粒,一片书父入字,一片书子出字,吞之。

《龙门方》云:

取凿柄入铁里者烧末,酒服之,立下。

《小品方》云:

取其父衣以覆井,即出,神良。

又方:

小麦二七枚,吞之即出。

又方:

出蚕种布三寸,烧作散,酒服方寸匕,立出。

又方:

酥一合,以酒和服,即出。

又方:

烧兔毛末,服方寸匕,即生。

《僧深方》云:

取猪肪煎吞如鸡子者⑤一枚,即生;不生,复吞之。

又方:

蒲黄大如枣,以井华水服之,良验。

又方:

取灶中黄土末,以三指撮,酒服,立生。土著儿头,出良。今按:《博济安众方》⑥:加灶突墨。

又方⑦:

滑石末三指撮,酒服。

《千金方》云⑧:

烧大刀环令热,以酒⑨沃之,取一升服之,救死⑩。《小品方》同之。

《拯要方》云:

取赤小豆二枚吞之,立儿手持出。

《新录方》云:

葵子二七枚服之。今检《小品方》:陈葵子三指撮,酒服之。

---

① 鳳:此符下底漫漶,无从考补。

② 户根:门轴。

③ 格:撬开。

④ 《博济安众方》:此条原为行间补入文字,眉校曰:"字治本无之。"

⑤ 者:旁校疑作"黄"。

⑥ 《博济安众方》:眉校曰:"(此条)字治本无之。"

⑦ 又方:据校改标记,此条当在上条之上。

⑧ 《千金方》云:此下疑省"治产难方"诸字,下"《拯要方》云"、"《新录方》云"、"《集验方》云"、"《经心方》云"均仿此。《千金方》卷二第五作"治产难三日不出方"。

⑨ 酒:《千金方》卷二第五"酒"下有"一杯"二字。

⑩ 取一升服之,救死:《千金方》卷二第五作"顿服即出,救死不分娩者"。

《集验方》云：

令夫从外含水著妇口中二七过，立出。

《经心方》云：

芎䓖为屑，服方寸匕，神良。

治逆产方第十

《病源论》云：逆产犹①初觉腹痛，产时未到，惊动复②早，儿转未竟，便用力产，则令逆也。或触犯禁忌所为。

《集验方》云：逆生横生不出，手足先见方：

其父名书儿足下，即顺。

又方：

以盐涂儿足底。又可急搔爪③之。

《产经》云：逆生符文：

屈闾　以朱书吞之，大吉。

又云：逆生手足先出者方：

取三家饭置儿手内，即顺。

又方④：

丹书左足下作千字，右⑤足下作黑字。

《葛氏方》云⑥：

盐以汤和，涂儿跖下，并摩妇腹上。

又方：

真丹涂儿跖下。

又方：

取釜月底墨，以交牙⑦书儿⑧跖下。

又方：

丹书左足下作千字，右足下作黑⑨字。

《小品方》云：

烧儿父手足十指爪甲，冶末服之。

又方：

取生艾半斤，清酒四升，煮取一升，顿服之，则顺生，若不饮酒，用水。

《千金方》云⑩：

取三家盐，熬，涂儿手足，立出。

又方⑪：

取车轮上土三指撮，服之。

《录验方》云⑫：

取盐、真朱各少许，合和，涂儿跖⑬下，立顺。

《新录方》云：

取三家水服，并洗手，即顺生。

《僧深方》云：

熬葵子令黄，三指撮，酒服之。

治横生方第十一

《病源论》云：横生者，产时未到⑭，始觉腹痛，惊动伤损⑮，儿转未竟，便用力产之，故令横生。

《产经》云⑯：

取舂杵头糠，刮如弹丸，酒服之，即顺生。

《小品方》云：

瓜蒌实中子一枚，削去尖者，以水浆吞之，立产。

《葛氏方》云：

服水银如大豆二枚。

又方：

取梁上尘三指撮，服之。

又方：

---

① 犹：《病源》卷四十三《逆产候》作"者"。

② 复：《病源》卷四十三《逆产候》作"伤"。

③ 爪：抓。

④ 又方：旁校曰："字治本无。"

⑤ 右：原作"石"，形误，据文义改。

⑥ 《葛氏方》云：此下疑省"治逆产方"诸字，下"《小品方》云"、"《千金方》云"、"《录验方》云"、"《新录方》云"、"《僧深方》云"均仿此。

⑦ 交牙：犬牙交错，于此无义，疑当作"交互"。

⑧ 儿：眉校曰："字治本无'儿'字，医本等有之。"

⑨ 黑：旁校作"里"，与本卷第十二引《葛氏方》合。按此条与上引《产经》文重，当去一条。

⑩ 《千金方》云：按《千金方》卷二第七此条作"治逆生方：以盐涂儿足底，又可急搔之，并以盐摩产妇腹上，即愈"。

⑪ 又方：此方未见《千金方》卷二第七"治逆生方"中。

⑫ 《录验方》云：按此条原为行间补入文字，今改为大字正文。下"《僧深方》云"条仿此。

⑬ 跖：足底。

⑭ 产时未到：《病源》卷四十三《横产候》此四字在下句"始觉腹痛"之下。

⑮ 损：《病源》卷四十三《横产候》作"早"。

⑯ 《产经》云：循例此下疑省"治横生方"诸字。下"《小品方》云"、"《葛氏方》云"、"《集验方》云"均仿此。

烧铁杵令赤,纳酒中饮之。

又方:

烧斧如上。

《集验方》云:

菟丝子,酒若米汁服方寸匕,即出。

又方:

车前子服之如上法。

治子上迫心方第十二

《病源论》云:子上迫心者,节适失宜,胎动气逆,故子上迫心,胎下者生①。

《小品方》云:子上迫心方:

取弩弦缚心下,即出。

《千金方》云:若子趋后孔者②:

熬盐熨之③。《葛氏方》同之。

《葛氏方》云:子上迫心方:

取乌犬血,小小饮之,立下。

又云:先出手者:

嚼盐涂儿掌中。

又云:先出足者:

以丹书儿左足下作千字,右足下作里字,即顺④生。

治子死腹中方第十三

《病源论》云⑤:此或因惊动倒仆,或染温疫⑥伤寒,邪毒入于胞脏,致令胎死。其候当胎处冷,为胎已死也。

《小品方》云⑦:

吞水银二两⑧,立出。

又方:

捣芎䓖,酒服方寸匕,神良。

《僧深方》云:

取牛膝根两株,拍破以沸汤沃之,饮汁,儿立出。

又方:

以酒服蒲黄二寸匕。

又方:

好书墨三寸,末,一顿饮之,即下。

《博济安众方》⑨:

醋煮赤豆,服三升,儿立出。

又方:

验⑩醋一升,格口灌之。

又方:

当归末,酒服方寸匕,立出。

《葛氏方》云:

以苦酒煮大豆令浓,漉取汁,服三升,死胎即下。

又方:

饮夫小便一升。

《龙门方》云:

桃根煮浓,用浴膝下,立出。

《苏敬本草注》云:

伏翼屎灰⑪,酒服方寸匕。

《千金方》云⑫:

以牛屎⑬涂母腹上,立出。

又方⑭:

---

① 生:《病源》卷四十三《产子上逼心候》作"苏"。按此条乃丹波氏节引,并略有改动,详见《病源》。

② 若子趋后孔者:《千金方》卷二第七作"治产时子但趋谷道者方"。

③ 之:《千金方》卷二第七"之"下有"自止"二字。

④ 顺:"顺"字原脱,据旁校补。

⑤ 《病源论》云:按此条与今本《病源》文字大异,检《病源》卷四十三《产难子死腹中候》作"产难子死腹中者,多因惊动过早,或触犯禁忌,致令产难,难则秽沃下,产时未到,秽露已尽,而胎枯燥,故子死腹中。候其产妇舌青黑及胎上冷者,子已死也"。

⑥ 疫:"疫"字原脱,据旁校补。

⑦ 《小品方》云:循例此下疑省"治子死腹中方"诸字。下"《僧深方》云"、"《博济安众方》"、"《葛氏方》云"、"《龙门方》云"、"《苏敬本草注》云"、"《千金方》云"、"《集验方》云"均仿此。

⑧ 二两:《外台》卷三十三《子死腹中欲令出方一十五首》引作"三两"。

⑨ 《博济安众方》:按此下三条原为行间补入文字,今循例改为大字正文。眉校云:"宇治本无之,医本有之。"

⑩ 验:疑当作"酽"。

⑪ 灰:原作"屎",据旁校改。

⑫ 《千金方》云:此下《千金方》卷二第六有"治子死腹中不出方"诸字。

⑬ 屎:旁校作"尿"。按作"屎"不误,《千金方》卷二第六作"屎"。

⑭ 又方:《千金方》卷二第八作"治子死腹中,若衣不出,欲上抢心方"。

蚁室①土三升,熬令热,袋盛揜②心下,胎即下③。《小品方》同之。

又方④:

葵子一升 胶五两,炙

水五升,煮取二升,顿服之⑤。

《集验方》云⑥:

灶中黄土三指撮,酒服之,立出。《小品方》同之。

又云:治产难或半生,或胎不下,或子死腹中,或著脊及在草数日不产,血气上荡心,女面无色,气欲绝方:

煎成猪膏一升 白蜜一升 淳酒二升

右三味,合煎,取三升,分五服,极验。

又云:产难,子死腹中,又妊两儿,一儿⑦死腹中,一儿活腹中,死者出、生者安方:

蟹爪一升 甘草二尺,炙 阿胶三两

右三味,以东流水一斗,煮取三升⑧,纳胶令烊,顿服。不能顿服,分再服,药入即活。《千金方》同之。

《产经》云:治子死腹中方⑨:

取瞿麦一把,煮二三沸,饮其汁立出。一方冶下,服方寸匕。

又云:治胎死腹中符文:

屌 屪 此二符以朱书,吞之即生。

治胞衣不出方第十四

《病源论》云:有产儿出而胞⑩不落者,世谓之息胞。由产出而体疲⑪,不能更用气,胞⑫经停之间,外冷气乘之,则血道涩,故胞不出。若挽其胞系断者⑬,其胞上⑭则毙人。

《产经》云⑮:

閠 閣 胞衣不出时,吞之立下,大吉。

又方:

以水煮弓弦,令少少沸,饮之一升许。

又方:

多服猪肪。

《陶景本草注》云:

吞胡麻油少少。

又方:

取弓弩弦缚腰。

《葛氏方》云:

月水布烧末,以服少少。

又方:

末皂荚纳鼻中,得嚏即下。

又方:

解发刺喉中,令得呕之,良。

《僧深方》云:

水银服如小豆二枚。

又方:

取夫单衣若巾覆井,立出。

《小品方》云:

小麦、小豆合煮汁,饮,立出。

又方:

井中土如梧子大,吞之。

《千金方》云:

服蒲黄如枣大者⑯。

---

① 室:《千金方》卷二第八作:"蛭"。按"蛭"通"垤"。

② 揜:《千金方》卷二第八作"熨"。

③ 胎即下:《千金方》卷二第八作"令胎不得上抢心"。

④ 又方:《千金方》卷二第六作"治胎死腹中,干燥著背方"。

⑤ 顿服之:《千金方》卷二第六"之"下有"未出再煮服"五字。

⑥ 《集验方》云:《外台》卷三十三《子死腹中令出方一十五首》引《集验》此下有"治子死腹中方"诸字。

⑦ 一儿:此二字原脱,据旁校补。

⑧ 煮取三升:《外台》卷三十三《子死腹中欲令出方一十五首》作"先煮二味,取三升,去滓"。

⑨ 治子死腹中方:此六字原脱,据旁校补。

⑩ 胞:《病源》卷四十三《胞衣不出候》"胞"下有"衣"字。

⑪ 由产出而体疲:《病源》卷四十三《胞衣不出候》作"由产妇初时用力,故产儿出而体已疲顿"。

⑫ 胞:《病源》卷四十三《胞衣不出候》"胞"上有"产"字,"产胞"二字属上读。

⑬ 若挽其胞系断者:《病源》卷四十三《胞衣不出候》"挽其"作"挽牵甚"。

⑭ 上:《病源》卷四十三《胞衣不出候》"上"下有"掩心"二字。

⑮ 《产经》云:此下疑省"治胞衣不出方"诸字。下"《陶景本草注》云"、"《葛氏方》云"、"《僧深方》云"、"《小品方》云"、"《千金方》云"、"《集验方》云"、"《龙门方》云"均仿此。

⑯ 如枣大者:《千金方》卷二第八作"如枣许","许"下有"以井花水"四字。

又方：

男吞①小豆七枚，女吞十四枚。《集验方》同。

《集验方》云：

牛膝半斤，葵子三升，切，以水七升，煮取三升，分三服。《医门方》同之。

《龙门方》云：

取灶中黄土末，著脐中。今按：《广济方》三指撮，水服之。

藏胞衣料理法第十五

《产经》云：凡欲藏胞衣，必先以清水好洗子胞，令清洁，以新瓦瓮，其盖亦新，毕，乃以真绛缯②裹胞，讫，取子贡钱五枚，置瓮底中罗列③，令文上向，乃已。取所裹胞盛纳瓮中，以盖覆之，周密泥封，勿令入诸虫畜禽兽得食之，毕。按随月图，以阳人使理④之，掘深三尺二寸，坚筑之，不欲令复发故耳。能顺从此法者，令儿长生，鲜洁美好，方高心善，圣智富贵也。且欲令儿有文才者，以新笔一柄著胞上藏之，大吉。此黄帝百廿占中秘文也。且藏胞之人，当得令名⑤佳士者，则令儿辨慧多智，有令名美才，终始无病，富贵长寿矣。

又云：一法先以水洗胞，令清洁讫，复用清酒洗胞，以新瓦瓮盛胞，取鸡雏一枚，以布若缯缠雏置胞上，以瓦瓯⑥盖其口理⑦之。按十二月图于算多上⑧藏之，吉。其地向阳之处，深无过三尺，坚筑之，勿令发也，大吉。男用雄雏，女用雌雏。一说云：如来云：我不杀生，故得寿长，何杀生求寿命？故不疏之。

又云：数数失子，藏胞衣法：昔禹于雷泽之上，有一妇人悲哭而来，禹问其由，答曰：妾数生子而皆夭死，一无生在，故哀哭也。禹教此法，子皆长寿，无复夭失也。取产胞衣善择去草尘清洗之⑨，作一土人，生儿男者作男像，生儿女者作女⑩像，以绛衣裹土人，先以三钱置新瓮中已，取土人著钱上，复取子胞置钱上，以盖新瓯，令周密封泥之，按算多地上，使儿公自掘埋之，毕，祝曰：一钱为汝领地主，一钱为汝

寿领算，一钱为汝领口食，讫，以左足蹈之，坚筑如上法。今按：后条儿公者，儿父也。

藏胞衣择①日法第十六

吉日：

《产经》云：正月亥子，二月丑寅，三月巳午寅，四月申酉卯，五月亥酉，六月寅卯辰，七月午，八月未申，九月巳亥，十月寅申，十一月未午，十二月申酉。

又云：甲乙生丙丁藏，丙丁生戊己藏，戊己生庚辛藏，庚辛生壬癸藏，壬癸生甲乙藏。

忌日：

《产经》云：春无以甲乙，夏无以丙丁，秋无以庚辛，冬无以壬癸。

右⑫，四时忌日皆恶，不避身子俱亡。

又云：甲辰、乙巳、丙丁、午未、戊申、戊戌右日勿藏胞，净洗十余过，置瓮中，须待良日乃藏之。

又云：避月十日、廿日、月未尽一日，不可埋胞，大凶。

又云：当避月一日、十一日、廿一日，凶。

又云：避建、除、破、厄、闭日，大凶。

又云：勿以儿生日，令儿不寿。

又云：藏胞以牢日，小儿死。牢日法在《湛余经》中。

又云：无以八魁日、复日、伯日、小儿生相

---

① 男吞：《千金方》卷二第八"男"上有"生"字，下"女吞"仿此。

② 绛缯：深红色的丝织品。

③ 列：原作"烈"，《札记》曰："'烈'即'列'字增'灬'也。"今据改。

④ 理：旁校引或本作"埋"。

⑤ 令名：好名声。

⑥ 瓯：此字原脱，据旁校补。

⑦ 理：疑当作"埋"。

⑧ 算多上：谓福寿多的方位。

⑨ 清洗之：原作"洗之清"，据校改标记移正，文义较顺。

⑩ 者作女：此三字原脱，据旁校补，文义完整。

⑪ 择：原作"吉凶"二字，据卷首目录改。

⑫ 右：此下十三字，原为行间补入小字，今据文义文例改为大字正文。

克日，皆忌。

藏胞衣①恶处法第十七

《产经》云：藏胞阴地，不见日月，若垣壁下，若粪中水淉坑坎之旁，若清溷②旁，皆不宜藏之，令儿多气疾，疮疥、痈肿也。

藏胞当道中，若四衢封间③，令儿娄④逢县官飞官，遇疫疾。

藏胞近故井，若社稷旁、冢墓之边、祠神处所，所居近者，皆令儿狂痴不寿。

藏胞故器瓦瓮者，令儿至罪⑤，凶。

藏胞火烧之处者，令儿则烧死，凶。

藏胞勿令入虫蛾草等，入者令儿丑恶，多死疡疮病，凶。

藏胞近社祠，若故⑥社处旁、鬼神祭所，令儿魂魄飞扬不具⑦，恶梦，奔走如狂，痴癫，儿脉易惊恐啼，喜见鬼，生恶疮肿肠痈。

藏胞勿令犬鼠猪食之，令儿惊痫⑧多疾。

藏胞故垣墙下，令儿常病腹肠。

藏胞中道，令儿戮死不寿，后无子孙。

藏胞故坟井处，令儿耳目不聪，害孔窍。

藏胞当门户，令儿痴，失明、瘖聋。

藏胞水旁故池处，令儿以为溺死不葬。

藏胞溜⑨中，令儿失精明而盲。

藏胞牛栏⑩若故⑪阱窖处，令儿痴。

又云：勿以小儿行年上。男寅女申为行年上。又避小儿祸害绝命之地。天门绝命地，鬼门祸害地。

藏胞衣吉地法⑫第十八

《产经》云：夫生之与死，夭之与寿，正在产乳藏胞。凡在产者，岂可不慎。敬神畏天者，典坟之所崇；避难推祸者，诸贤之所务也。是以顺天道者昌，逆地理者亡，古之常道也。余以阄塞，究搜百家之要，藏胞之道术于此备矣。使产生之场几得无咎也。

凡欲藏胞胎⑬者，可先详视十二月图，算多处者有寿，算少处者不寿。或算多地者，忌

神并者，亦当避之。次取算多⑭亦吉。又既得寿地，其日恶者，待以良日乃埋之，吉。又虽为寿处，必得高燥向阳之地，能者寿长智高，富贵无极也。其高燥地者，远⑮近自在无苦。

又云：经曰⑯：欲藏产子胞胎⑰者，先视十二月神图，八神诸神在方，不可氏⑱犯，犯之咎重，不可不慎。

又云：未央⑲子曰：凡欲藏子胞，直就天德月德之地者，子必富贵，寿老无疾，最吉之地，故其利万倍也。若不得天德月德者，天道人道地亦吉，其利百倍。又不得此地者，亦可用反向大吉之地，亦吉利。若虽是吉地，而与恶神并者，不可藏胞。夫言吉地者，谓之无凶。故虽云吉地而与恶神并者，此为凶地，宜慎择之。今按藏胞衣法，不载月图，但避八神等所在之凶地，取天德月德等吉方：

正月藏胞衣⑳：丁地吉，年一百。即天德地。丑地年百十，而月煞并在，亦小儿祸害地，故不成其善，他皆效此。又，日虚月德在丙，天道在辛。

二月藏胞衣：人门地吉，年九十。即天德人道地。天门鬼门虽有吉神，而是小儿祸害

---

① 衣："衣"字原脱，据卷首目录补。
② 清溷：厕所。
③ 四衢封间：指四边都是街道的地方。
④ 娄：通"屡"。《集韵·遇韵》："屡，或作娄。"
⑤ 令儿至罪："令儿"原作"儿令"，据上下文例乙转。"至罪"原作"五罪"，据活字本改。
⑥ 故："故"字原脱，据旁校补。
⑦ 不具："具"字模糊不清，今据安政本描正。
⑧ 痫：同"癎"。
⑨ 溜：同"霤"，屋檐下滴水处。
⑩ 栏：原作"兰"，今改作通用字。
⑪ 故："故"字原脱，据旁校补。
⑫ 地法：原作一"方"字，据卷首目录改。
⑬ 胞胎：疑此二字误倒，似当乙作"胎胞"。
⑭ 次取算多：意指取算数次多者。
⑮ 远：原作"达"，《札记》曰："'远'讹'达'。"今据改。
⑯ 《经》曰：此二字原脱，据旁校补。
⑰ 子胞胎："胎"字疑为衍文。
⑱ 氏：眉注："至也。"按"氏"同"抵"。
⑲ 央：原作"夬"，《札记》曰："'夬'即'央'。"今据改。
⑳ 衣："衣"字原脱，据旁校补。下"二月藏胞衣"仿此。

绝命之地,故不吉。丑地寿多,而小儿行年所立之地,故不可犯,氏①凶也。又,乙丁辛地无恶神,可用之。

三月藏胞衣:庚地吉,年九十二。即天德人道地。又,壬地大吉。是天道地。又,丁地吉。

四月藏胞衣:辛地吉,年八十。是天德人道地。又,丁地。是天道。

五月藏胞衣:乾地吉,年九十一。是天德道人地。又,乙辛地无恶神。

六月藏胞衣:壬地吉,年七十八。是天德道人地。又,乙辛地无恶神。

七月藏胞衣:癸地吉,年七十八。是天德人道地。又,辛地、天道。壬地大吉。

八月藏胞衣:艮地鬼门吉,年八十六。是天德人道地。又,乙丁辛地无恶神。

九月藏胞衣:甲地吉,年八十五。是天德人道地。又,丙地大吉②。天道。又,丁③癸地无恶神。

十月藏胞衣:乙地吉,年八十四。即天德人道地。又,甲地大吉。月德。癸地、天道。丁地无恶神。

十一月藏胞衣:巽地户地吉,年百廿。天德人道地。又,乙辛癸地无恶神。

十二月藏胞衣:丙地吉,年百。天德人道地。又,乙辛地无恶神。

妇人产后禁忌第十九

《千金方》云:论曰:凡妇人,非止临产须忧,至于产后,大须将慎,危笃之至,其在于斯。勿以产时无他,乃纵心恣意,无所不犯。犯时微若秋毫④,成病⑤广于嵩岱。何则?产后之病,难治于余病也。妇人产讫,五脏虚羸,唯得将补,不可转泻。若其有病,即⑥须快药。若行快药,转更增虚。虚中复虚,危殆甚矣,所以大也⑦。

凡妇人产后百日以来,极须怖惧⑧忧畏,勿浪犯触是等,犯触房事弥深⑨。若有所犯,必身反强直,犹如角弓反张,名曰褥风⑩,则

是其犯候也。若其如此,事同转烛⑪。凡百女人,宜熟慎之! 宜熟慎之⑫!

凡产后满百日乃可行房,不尔至死虚羸,百病滋长。慎之,慎之。

凡妇人皆患风⑬,脐下冷⑭,莫不由此早行房也。

《小品方》云:夫死生皆有三日也,古时妇人产,下地坐草⑮,法如就死也。既得生产,谓之免难也。亲属将猪肝来庆之,以猪肝补养五内伤绝也,非庆其儿也。

又云:妇人产后满月者,以其产生,身经秽,血露未净,不可出户牖,至井灶所也。亦不朝神祇及祠祀也。满月者,非为数满卅日,是跨月故也。若是正月产,跨二月入三月,是跨月耳。

又云:妇人产时,骨分开解,是以子路开张,儿乃得出耳。满百日乃得完合平复也。妇人不自知,唯满月便云是平复,合会阴阳,动伤百脉,则为五劳七伤之疾。

《养生志》云:产妇食醋面无色。

又云:食梨子伤闭塞,血结不利。

---

① 氏:脚注曰:"都奚反,至也。"
② 大吉:此二字原为小字,今循文义文例改为大字。下"又甲地吉"仿此。
③ 又丁:此二字原脱,据旁校补。
④ 毫:原作"豪",据《千金方》卷三第一改。按"豪"通"毫"。
⑤ 成病:《千金方》卷三第一"成"作"感"。"病"字原脱,据旁校补。
⑥ 即:《千金方》卷三第一作"不"。
⑦ 危殆甚矣,所以大也:《千金方》卷三第一作"向生路远"四字。
⑧ 怖惧:《千金方》卷三第一作"殷勤"。
⑨ 勿浪犯触是等,犯触房事弥深:《千金方》,卷三第一作"勿纵心犯触及即便行房"。
⑩ 褥风:《千金方》卷三第一作"蓐风"。
⑪ 若其如此,事同转烛:《千金方》卷三第一作"若似角弓,命同转烛"。
⑫ 宜熟慎之,宜熟慎之:《千金方》卷三第一作"宜好思之"。
⑬ 风:《千金方》卷三第一"风"下有"气"字。
⑭ 冷:《千金方》卷三第一"冷"上有"虚"字。
⑮ 坐草:分娩。明郎英《七修类稿·辨证上·谚语始》:"临产曰坐草。"

治产后运闷方第廿

《病源论》云：运①闷之状，心烦气欲绝是也。亦有去血过多，亦有下血极少，皆令运。若产去血过多，血虚气极，如此而运闷者，但烦闷而已。若下血过少，而气逆者，则血随气上掩心，亦令运闷，则烦闷而心满气②急。二者为异。亦其候③产妇血下多少，则知其④应运与不运。凡产时当慎向坐卧，若触犯禁忌，多令运闷。

《经心方》治产后忽闷冒⑤，汗出不识人者，是暴虚故也。

取验⑥醋以涂口鼻，仍置醋于前，使闻其气，兼细细饮之。此为上⑦法。今按：《子母秘录》云：如觉运即以醋喷其面，苏来，即令⑧饮醋。

又方：

破鸡子吞之，便醒。若⑨不醒者，可与男子小便灌口，得一升入腹，大佳。若与鸡子等不醒者，可急与竹沥汁一升，一服五合。

《千金方》治产后血运，心闷气绝方⑩：

酽⑪醋一升，和所产血如枣大，服兼溲面⑫。

又方⑬：

大豆熬令烟绝，热以清酒一升沃之，承其汁饮之。

《葛氏方》治血气逆，心烦满者方：

生竹皮一升，水三升，煮取一升半，分三服。

《产经》治产后心闷，眼不得开方：

赤小豆为散，东流水和方寸匕，服之。

《僧深方》治产后心闷腹痛方：

生地黄汁一升，酒三合，和温服。今按⑭：《博济安众方》无酒。

《集验方》治产后心闷，眼不得开方：

即当头顶上取发如两指大，强⑮人牵之，眼即开。

《孟诜方》治产后血运心闷气绝方：

以冷水溲面，即醒。

《博济安众方》云⑯：产后心闷不语，心烦热方：

地黄汁五合　当归一两，末　清酒五合　姜汁二合

右，童子小便一升，和煎，去滓，分服。

《子母秘录》云：产后促迷不醒，唇口冷，已脉绝，面青不语，此是运鬼所出，血气上冲心方，取：

酽醋二合　鸡子一颗

右，先破鸡子于埌⑰中，煮醋一沸，投醋于鸡子中熟搅，与产者顿服之，立定。

治产后恶血不止方第廿一

《病源论》云：产伤于经血，其后虚损不⑱复，或劳役损动，而血暴崩下，遂淋沥不断时来，故谓⑲恶露不尽。

《葛氏方》治产后恶血不除方：

生姜三斤，㕮咀，以水一斗，煮取三升，分三服，当下恶血。

---

① 运：同"晕"。
② 气："气"字原有点删痕迹，《病源》卷四十三《产后血运闷候》无"气"字。按有"气"字义长，今不从删。
③ 亦其候：《病源》卷四十三《产后血运闷候》作"亦当候其"。
④ 其：《病源》卷四十三《产后血运闷候》"其"下有"产后"二字。
⑤ 冒：原作"唱"，旁注作"瞶"，今据文义改。
⑥ 验：疑当作"酽"。
⑦ 上："上"字原脱，据旁校补。
⑧ 令：原作"今"，形误，据文义改。
⑨ 若：旁校"若"字上补"又云"二字，下"若"字仿此。
⑩ 治产后血运，心闷气绝方：《千金方》卷二第五作"治产乳运绝方"。
⑪ 酽：原作"验"，音误，据《千金方》卷二第五改。
⑫ 服兼溲面：按《千金方》卷二第五作"服之"，"含酽醋溲面"另为一方。
⑬ 又方：按此条疑为"大豆紫汤"之节引，"大豆紫汤"详见《千金方》卷三第三，主治"产后百病"。
⑭ 今按：旁校曰："字治本无之，医本有之。"
⑮ 强：《千金方》卷二第五"强"下有"以"字。
⑯ 《博济安众方》云：按此条原为行间小字，今改为大字。旁校曰："字治本无，医本等有之。"
⑰ 埌：疑当作"碗"。
⑱ 不：《病源》卷四十四《产后崩中恶露不尽候》作"未平"二字。
⑲ 谓：《病源》卷四十四《产后崩中恶露不尽候》"谓"下有"崩中"二字。

《千金方》治产后恶血不尽, 烦闷腹痛方:

捣生藕取汁, 饮二升, 甚验。

又方:

捣①地黄汁一升, 酒三合, 合②温, 顿服之。

《小品方》治产后漏血不息方:

蜂房　故捏船竹茹③

凡二物, 分等, 皆烧末, 以酪及浆服④方寸匕, 日三。

《医门方》疗产后余血作疢⑤痛兼块者方:

桂心、干地黄分等, 末, 酒服方寸匕, 日二三。

又云:疗产后血泄不禁止方:

急以干地黄末, 酒服一匙, 二三服即止。

《产经》疗产后腹中秽汁不尽, 腹满不减, 小豆汤方:

小豆五升, 以水一斗, 煮熟, 尽服其汁, 立除。

《耆婆方》治产后恶露不尽方:

生姜一斤　蒲黄三两

以水九升, 煮取三升, 分三服, 得恶血出即瘥。

《录验方》治产后余血不尽, 多结成疢, 吴⑥茱萸散方:

吴茱萸一两　薯蓣二两

凡二物, 冶下筛, 酒服方寸匕, 日三。

治产后腹痛方第廿二

《病源论》云:产后脏虚, 或宿挟风寒, 或新触冷, 与气相击搏, 恒⑦腹痛。若气逆上者, 亦令心痛胸胁痛也。

《集验方》治产后腹痛方:

当归⑧一斤切, 酒一斗, 煮取七升, 以大豆四升熬, 酒洗热豆, 去滓, 随多少服, 日二。

《葛氏方》治产后腹痕痛方:

末桂, 温酒服方寸匕, 日三。

又方:

烧斧令赤, 以染酒中饮之。

《千金方》治产后腹痛不可忍方⑨:

牛膝五两, 酒五升, 煮取二升, 分再服。若干⑩, 以酒渍之⑪, 然后可煮。

又方⑫:

吴茱萸一升, 以酒三升, 渍一宿, 煎得半升, 顿服。

又云:治产后腹中如弦, 恒坚痛, 无聊赖⑬方:

当归屑二方寸匕, 纳蜜一升, 煎之适口, 一⑭顿服之。

《产经》治产后腹中绞⑮痛, 脐下坚满方:

以清酒煮白饴, 令如浓白酒, 顿服二升, 不瘥复作, 不过三, 神良。

《僧深方》治产后余寒冷, 腹中绞痛并上下方:

吴茱萸　干姜　当归　芍药　独活　甘草各一两

凡六物, 水八升, 煮取三升, 分三服。

治产后心腹痛方第廿三

《病源论》云:产后气血俱虚, 因遇风寒

---

① 捣:《千金方》卷三第五作"生"。
② 合:《千金方》卷三第五作"和"。
③ 故捏船竹茹:《札记》:"'捏'即'捏'之坏字。"《千金方》卷三第五作"败船茹"。
④ 服:"服"字原脱, 据旁校补。
⑤ 疢:旁校作"疾", 曰:"宇治本作'疾'字, 医本等作'疢'字。"
⑥ 吴:"吴"字原脱, 据旁校补。
⑦ 恒:《病源》卷四十三《产后腹中痛候》作"故"。
⑧ 归:原误作"妇", 据旁校改。
⑨ 治产后腹痛不可忍:《千金方》卷三第四作"生牛膝酒, 治产后腹中苦痛方"。
⑩ 若干:《千金方》卷三第四作"若用干牛膝根"。
⑪ 渍之:《千金方》卷三第四"之"下有"一宿"二字。
⑫ 又方:此条《千金方》卷三第一作"治产后虚羸盗汗, 涩涩恶寒, 吴茱萸汤方:吴茱萸三两, 以清酒三升渍一宿, 煮如蚁鼻沸, 减得二升许, 中分之, 顿服一升, 日再, 间日作服。亦治产后腹中疾痛"。
⑬ 无聊赖:无可奈何, 不可忍耐。
⑭ 适口一:《千金方》卷三第四作"适寒温", 三字为句。
⑮ 绞:原作"挍", 今改为通用字。

乘之，血①气相击，随气乍上乍下，上冲心，下攻腹②，故令心腹痛。

《产经》治产后腹中虚冷，心腹痛，不思饮食，呕吐厥逆，补虚除风冷，理中③当归汤方：

甘草三两 当归二两 人参一两 白术一两 干姜半两

凡五物，水七升，煮取二升半，分三服，神良。

《子母秘录》治产后心腹痛方：

当归 芎䓖 芍药 干姜各六分

为散，空腹温酒服一方寸匕，日二。

《耆婆方》治人心腹痛，此即产后血瘀方：

生姜三斤

以水小三升，煮取一升半，分三服，当下血及恶水，即愈。

治产后腹满方第廿四

《经心方》治产后腹满方：

黑豆一升

水五升，煮取三升，澄清，酒五升合煎，取三升，分三服。

《子母秘录》治产后腹中秽汁不尽，腹满不减，小豆汤方：

小豆三升

以水一斗，煮熟，尽服其汁，立除。

治产后胸胁痛方第廿五

《经心方》治产后胸胁及腹壮热烦满方：

羚羊角烧为末，以冷水服之。

《广济方》治产后心胸中烦闷，血气涩，肋下坊，不能食方：

生地黄汁一升 当归一两，末 清酒五合 生姜汁五合

右，和煎三四沸，去滓，温四五合服之，中间进少食。

治产后身肿方第廿六

《病源论》云：夫产伤血劳气，腠理则虚，为风邪所乘，邪搏于气，气④不得宣越，故令虚肿。轻浮如吹者，是邪搏于气，气肿也。若皮薄如熟李状，则变为水⑤。

《小品方》治产后中风冷，成肿欲死方：

取鼠壤四升，熬令热，以囊贮著腹上，亦著阴上下，使热气入腹中，良。

《录验方》治产后余痛，及血兼风肿方：

真当归一物切之，以酒一斗，煮取七升，以四升大豆熬令⑥焦，及酒热浇热⑦豆中，去滓，多少服，日二。

《千金方》治产后风肿，面欲裂⑧破者方：

以紫汤一服即瘥，神效⑨。

《经心方》治产后肿满方：

乌豆一斗，水二斗五升⑩，煮取五升，以酒五升，煎取五升，分五服。

《子母秘录》治产后遍身肿方：

生地黄汁一升，酒二合，温顿饮之。

《产经》治产后诸大风中，缓急肿气百病，独活汤方：

独活 当归 常陆 白术各二两

凡四物，水一斗，煮取四升，服，旦覆取汗。

---

① 血：《病源》卷四十三《产后心腹痛候》"血"上有"与"字。
② 随气乍上乍下，上冲心，下攻腹：《病源》卷四十三《产后心腹痛候》作"随气而上冲于心，或下攻于腹"。
③ 中：原作"仲"，《说文·人部》："仲，中也。"段玉裁注："古中、仲二字互通。"今改作通用字。
④ 气：旁校曰："字治本无下'气'字，医本等有之。"
⑤ 水：《病源》卷四十三《产后风虚肿候》"水"下有"肿也"二字。
⑥ 令：原误作"冬"，据旁校改。
⑦ 浇热：此二字原脱，据旁校补。
⑧ 裂：原作"烈"，据《千金方》卷三第三改。
⑨ 神效：《千金方》卷三第三"效"下有"紫汤是炒黑豆作者"八字。
⑩ 二斗五升："二斗"二字原脱，据旁校补。

治产后中风口噤方第廿七

《病源论》云:产后中风口噤者,是血气虚,而风入于颅[①]颊夹口之筋也。

《小品方》云:大豆紫[②]汤,治产后中风困笃,或背强口噤,或但烦热苦渴,或头身皆重,或身痒,剧者呕逆直[③]视,此皆虚,冷湿中风所为也[④]。

大豆三升,熬令极熟,熟自无复声,豫便器篾若筥[⑤],以清酒五升,沃热豆,即漉得二升汁,尽服之,温覆小微汗出,身体裁[⑥]润则愈。今产后皆依常稍服之,一以防风气[⑦],二则消血结云。周德成妻妊胎,触盆缘伤折,胎皆[⑧]死腹中三日,困笃,服此酒即瘥。后以治不安亦佳[⑨]。今按:《经心方》治产后中风百病。

又云:产后忽瘂,口噤面青,手足强反张者方:

与竹沥汁一升即醒,中风者尤佳。今按:勘《葛氏方》多饮。

《葛氏方》云:若中风若风瘂,通身冷直口噤不知人方:

作沸汤纳壶中,令生妇以足蹑[⑩]壶上,冷复易之。

又方:

吴茱萸一升,生姜五累,以酒五升,煮三沸,分三服。今按[⑪]:《录验方》干姜、生姜累数用者,以其一支为累,取肥大者。

《千金方》治产后百病[⑫],并中风瘂口噤不开,理血气止痛[⑬],独活紫汤方:

独活一斤 大豆一斤[⑭] 酒一斗三升

三味,先以酒渍独活再宿,若急须,微火煮之,令减三升,去滓,别熬大豆极焦[⑮],以独活酒洗大豆[⑯],即去滓[⑰],服一升,日三夜一[⑱]。

《录验方》治产后中风,及余[⑲]痛方:

当归二两 独活四两

凡二物,以水八升,煮取三升,分服一升。

《僧深方》[⑳]治产后中风口噤方[㉑]:

独活八两 葛根六两 甘草二两 生姜六两[㉒]

四物,水七升,煮取三升,分四服[㉓]。今按:《博济安众方》:独活二两、葛根一两、甘草一两、生姜二两。右以水二升,煎取八合,分五六服之。

《博济安众方》[㉔]产后中风,角弓反倒,口不语方:

蒜廿辨[㉕]

右,以水一升半,煎取五合,灌之,极验。

《产经》治产后中风口噤,独活汤方:

独活三两 防风二两 干姜二两 桂心二两

---

① 颅:《病源》卷四十三《产后中风口噤候》作"额",《病源》卷三十七《中风口噤候》作"颔"。按"颅",指腮。清吴谦《医宗金鉴·刺骨心法要诀·周身名位骨度》:"颅者,俗呼腮,口旁颊前肉之空软处也。"

② 紫:"紫"字原脱,据旁校补。

③ 呕逆直:此三字原脱,据旁校补。

④ 此皆虚,冷湿中风所为也:《外台》卷三十四《产后中风方三首》引《小品》作"此皆因风冷湿所为方"。

⑤ 豫便器篾若筥:《外台》卷三十四《产后中风方三首》作"预取器盛"。按"豫"通"预"。"篾(yù)",淘米竹器。"筥",竹编盛米器。按"筥"下疑脱"盛"字。

⑥ 裁:通"才"。

⑦ 防风气:《外台》卷三十四《产后中风方三首》作"去风"。

⑧ 皆:《外台》卷三十四《产后中风方三首》无"皆"字,疑衍。

⑨ 后以治不安亦佳:《外台》卷三十四《产后中风方三首》引作"后疗无不佳"。

⑩ 蹑:原作"蹋",疑是"蹑"之误写,今正。按"蹑",踩踏。

⑪ 今按:此下二十四字原为大字,据文义文例改为小字。

⑫ 百病:《千金方》卷三第三作"百日","日"下无"并"字。

⑬ 理血气止痛:《千金方》卷三第三作"并治血气痛,劳伤补肾"。

⑭ 一斤:《千金方》卷三第三作"五升"。

⑮ 焦:《千金方》卷三第三"焦"下有"使烟出"三字。

⑯ 洗大豆:《千金方》卷三第三作"沃之"。

⑰ 即去滓:《千金方》卷三第三作"去豆"。

⑱ 日三夜一:《千金方》卷三第三作"日三夜二"。

⑲ 余:原作"饮",繁体形近致误,据旁校改。

⑳ 《僧深方》:眉校曰:"宇治本无此方。"

㉑ 口噤方:《外台》卷三十四《产后中风方三首》引《深师》作"口噤不知人,小独活汤方"。

㉒ 六两:《外台》卷三十四《产后中风方三首》作"五两"。

㉓ 四物,水七升,煮取三升,分四服:《外台》卷三十四《产后中风方三首》引作"右四味,切,以水九升,煮取三升,分三服,微汗佳"。

㉔ 《博济安众方》:眉校曰:"宇(治)本无此方。"

㉕ 辨:《札记》曰:"'辨'恐'瓣'。"

甘草二两 当归二两

凡六物,以清酒三升,水七升,合煮,取二升半,分三服。

治产后柔风方第廿八

《病源论》云:产后柔风者,四肢不收,或缓或急,不得俯仰也。产则血气皆损,未①平复,而风邪乘之故也。

《葛氏方》治产后若中柔风,举体疼痛,自汗出者方:

独活四两,以清酒二升合煮,取升半,分二服。

《产经》治产后中柔风,身体疼痛,独活汤方:

羌独活三两 葛根三两 甘草二两,炙 麻黄一两 桂心三两 生姜六两 芍药三两 干地黄二两

凡八物,以清酒二②升,水八升,煮取③三升,分五服。一方无芍药。

治产后虚羸方第廿九

《病源论》云:夫产损动腑脏,劳伤血气④。轻者,节养将摄,满月便得平复;重者,其日月虽满,气血犹未调和,故虚羸也。

《千金方》治产后虚羸喘乏,或一寒一热⑤,状如虚⑥,名为劳积⑦,猪肾汤方:

猪肾一具,去脂皮。无,用羊肾 香豉一升⑧ 白粳米一升 葱白切,一升

四味,以水三升⑨,煮取五升,去滓,适性饮之,不瘥重作。

《葛氏方》治产后虚羸,白汗出,鲤鱼汤方:

鲤鱼肉三斤 葱白一斤 香豉一升

凡三物,水六升,煮取二升,分再服,微汗即止。

治产后不得眠方第卅

《葛氏方》若产后虚烦,不得眠者方:

枳实、芍药分等,并炙之,末,服方寸匕,日三。

治产后少气方第卅一

《医门方》疗产后少气无力,困乏虚烦者方:

人参 茯苓各十分 甘草炙 桂心 芍药各八分 生麦门冬去心 生地黄各廿分

水九升,煮取三升,分三服。

治产后不能食方第卅二

《子母秘录》云:产后诸状亦无所异,但若不能食方:

白术四两 生姜六两

右二味,细切,以水酒各三升,暖火煎药,取一升半,绞去滓,分温再服。许仁则与女。

《博济安众方》⑩产后呕逆不能食方:

厚朴二两,炙 白术一两,炒

右,以水二升,煎取一升,分四五服。

治产后虚热方第卅三

《病源论》云:产后⑪腑脏劳伤,血虚不复,而风邪乘之,搏于血气,使气不宣泄,而否

---

① 未:《病源》卷四十三《产后中柔风候》"未"上有"故阴阳俱虚"五字,"未"下有"得"字。

② 二:旁校作"三"。

③ 取:"取"字原脱,据旁校补。

④ 血气:《病源》卷四十三《产后虚羸候》乙作"气血"。

⑤ 或一寒一热:《千金方》卷三第一作"乍寒乍热"。

⑥ 状如虚:旁校引或本"虚"作"疟",《千金方》卷三第一作"病如疟状"。

⑦ 名为劳积:《千金方》卷三第一作"名为蓐劳"。

⑧ 一升:《千金方》卷三第一作"一斗",下"白粳米、葱白"二味仿此。

⑨ 三升:《千金方》卷三第一作"三斗"。

⑩ 《博济安众方》:眉校曰:"(此条)宇治本无此方,医本有之。"

⑪ 产后:"后"字原脱,据《病源》卷四十三《产后虚热候》补。

涩生热,或肢节烦愦,或唇干燥,但因虚生热,故谓之虚热。

《葛氏方》治产后烦热苦渴,或身重痒方:

熬大豆酒淋,及热饮二升,温覆取汗。

《千金方》治[1]产后虚热头痛方:

白芍药五两 桂心三两 干地黄五两 牡蛎五两

四味,以水五升[2],煮取二升半,分三服[3]。

治产后渴方第卅四

《病源论》云[4]:妇人以肾系胞,产则血水俱下,伤损肾与膀胱之气,津液竭燥,故令渴。

《医门方》疗产后大渴不止方:

芦根切,一升,瓜蒌三两[5] 人参 甘草炙 茯苓各二两 生麦门冬[6]四两,去心 大枣十二枚

水[7]九升,煮取三升,分三服。

《子母秘录》云:产后渴方:

新汲水和蜜饮之,仍不论多少,李[8]温与大新妇服之。

治产后汗出方第卅五

《病源论》云:凡产后皆血虚,故多汗。

《录验方》治产后虚劳,汗出不止,牡蛎散方:

牡蛎二两 干姜二两 麻黄根二两

凡三物,冶筛,杂白粉粉身,不过三四便止。

《千金方》治产后虚羸,盗汗,时色色恶寒方[9]:

吴茱萸如鸡子大[10]

一味,以酒三升,浸之半日,煮得二升[11],顿服一升,日再。间日饮之[12]。

《子母秘录》治产后汗出不止,兼腹痛虚乏劳方:

通草 芍药 当归各三两[13] 生地黄切,一升

右四味,切,以水六升,煮取二升半,去滓,分温三服。今按[14]:《博济安众方》:芍药、当归各一两,生地黄切半升。右,水二升,煎取一升,分服。

治产后无乳汁方第卅六

《病源论》云:妇人手太阳、少阴之脉,下为月水,上为乳汁。经血不足者,故无乳汁。

《葛氏方》云:凡去乳汁,勿置地,虫蚁食之,令乳无汁,可以沃东壁上。

又云:治产后而[15]乳无汁者方:

烧鹊巢末,三指撮,酒服之。

又方:

末蜂房,服三指撮。

《小品方》[16]下乳散方最验。

钟乳五分 通草五分 漏芦二分 桂心二分 瓜蒌一分 甘草一分

凡六物,捣筛,饮服方寸匕,日三。

又方:

石膏三两,以水三升,煮三沸,一日饮令尽,良。

《集验方》治乳无汁方:

---

① 治:《千金方》卷三第二“治”上有“芍药汤”三字。

② 四味,以水五升:《千金方》卷三第二作“右四味,㕮咀,以水一斗”。

③ 分三服:《千金方》卷三第二“分”上有“去滓”二字,“服”下有“日三”二字,下并有“此汤不伤损人,无毒,亦治腹中拘急痛。若通身发热,加黄芩二两”云云。

④ 《病源论》云:按此引见《病源》卷四十四《产后渴利候》中,卷四十三别有《产后虚渴候》。

⑤ 三两:仁和寺本作“五两”。

⑥ 冬:原作“各”,形误,据仁和寺本改。

⑦ 水:仁和寺本“水”上有“右”字。

⑧ 李:仁和寺本作“季”。

⑨ 盗汗,时色色恶寒方:仁和寺本“汗”上无“盗”字,“汗”字连下读;“色色”,原作“邑邑”,形误,据仁和寺本改。《千金方》卷三第一此作“盗汗,涩涩恶寒,吴茱萸汤方”。

⑩ 如鸡子大:《千金方》卷三第一作“三两”。

⑪ 浸之半日,煮得二升:《千金方》卷三第一作“渍一宿,煮如蚁鼻沸,减得二升许,中分之”。

⑫ 间日饮之:《千金方》卷三第一作“间日再作服”。

⑬ 各三两:仁和寺本作“各二两”。

⑭ 今按:旁校曰:“宇治本无此注,医本有之。”

⑮ 而:原作“血”,据旁校改,仁和寺本作“两”。

⑯ 《小品方》:按此下疑省“治产后无乳汁”诸字。

取瓜蒌根切,一升 酒四升煮三沸,去滓,服半升,日三。

《经心方》治妇人无乳汁方:

赤小豆三升,煮取汁,顿服之。

又方:

捣韭一把,取汁服,冬用根。

《千金方》治乳无汁方:

取①母猪蹄一具,粗切,以水二升②,煮饮汁③,不出更作。

又方:

烧鲤鱼头,末,酒服三指撮。

《僧深方》治乳不下方:

取生瓜蒌根,烧作炭,治下筛,食已服方寸匕,日四五服。

又方:

治下瓜蒌,干者为散,勿烧,亦方寸匕,井华水服之。

《医门方》疗乳无汁方:

母猪蹄二枚,切 通草六两,绵裹

和煎,作羹食之。今按:《广利方》云:母猪蹄一具,通草十二分,切,以水大四升,煎取二大升,去滓,食后服一盏,并取此④汁作羹粥煎得⑤。《千金方》⑥:母猪蹄一具,粗切,以水二升⑦,煮饮汁⑧,不出⑨更作。

《枕中方》治妇人无乳汁方:

取母衣带,烧作灰,三指撮,酒服,即多汁。

治产后乳汁溢满方第卅七

《病源论》云:经血盛者,则津液有余,故乳汁多而溢出。

《葛氏方》云:乳汁溢满急痛者:

但温石以熨之。

又云:若因乳儿,汁出不可止者:

烧鸡子黄食之。

治产后妬乳方第卅八

《子母秘录》云:产后妬乳,因乳⑩汁不时泄,蓄积于内,遂成痈肿,其名妬乳,此甚急于

痈疽,治之亦同痈结也。

《产经》云:凡产后妇人宜勤泄去乳汁,不令蓄积,蓄积不时泄,内结掣痛发渴,因成脓也。

又云⑪:治妬乳肿方:

车前草熟捣,以苦酒和涂之。

《小品方》治⑫妬乳方:

生地黄汁以薄之。

又方:

葵根捣为末,服方寸匕,日三。

《华佗方》治妬乳方:

生蔓菁根,和盐捣浆,水煮合,日五服,或滓封之。

《葛氏方》治妬乳方:

梁上尘,醋和涂之,亦治阴肿。

又方:

榆白皮捣,醋和封之。

治产后阴开方第卅九

《病源论》云:子脏宿虚,因产冷气乘之,血气得冷不能相荣,故令开也。

《千金方》治产劳,玉门开而不闭方:

硫黄四两 兔丝子五分 吴茱萸六分 蛇床子四分

---

① 取:"取"下十九字原为行间补入文字,今据文义文例改为大字正文。

② 二升:《千金方》卷二第九作"二斗"。

③ 煮饮汁:《千金方》卷二第九作"煮熟,得五六升汁饮之"。

④ 此:"此"字原脱,据旁校补。

⑤ 煎得:此二字原脱,据旁校补。

⑥ 《千金方》:眉校曰:"宇治本无《千金方》以下,医本有之。"按此注引《千金方》与上正文引《千金方》重,仁和寺本亦无此注。

⑦ 二升:《千金方》卷二第九作"二斗"。

⑧ 煮饮汁:《千金方》卷二第九作"煮熟,得五六升汁饮之"。

⑨ 出:原作"不",据《千金方》卷二第九改。

⑩ 因乳:"因乳"二字原脱,据旁校补。

⑪ 云:"云"字原脱,据旁校补。

⑫ 治:"治"字原脱,据旁校补。

四味,捣下筛,为散一升,以方寸匕投汤中①,洗玉门,日再。

又云:治产后阴道开不闭方:

石灰一升②,熬之令能烧草

一味③,以水二升④投中,适寒温入汁中坐渍之,须臾复常⑤。此是神方,秘不传,已治人验。今按:《医门方》石灰一斗,水二斗,澄取一斗三升。

治产后阴脱方第四十

《病源论》云:产⑥阴脱者,由宿有虚冷,因产用力过度,其气下冲,则阴下脱也。

《产经》:治产后阴脱下痛方:

取蛇床子捣末,布囊盛之,炙令热,熨阴,大良。

《小品方》治产后阴脱方:

以铁精敷上,多少令调,以火炙布令暖,熨肛上,渐纳之。

又方:

用鳖血,烧地令热,血著上,使病人坐之,良。

《千金方》治产后阴下脱方:

熬石灰,绵裹,坐其上,冷即易之。

又方:

灸脐下横纹中二七壮。

《拯要方》治产后阴脱方:

硫黄二分 乌贼鱼骨三分 五味子三铢

为散,粉阴上,日三。

《广济方》疗产后子脏挺出数寸痛方:

蛇床子一升 醋梅二七枚

切,以水五升⑦,煮取二升半,洗,日夜十度。

治产后阴肿方第四十一

《病源论》云:脏⑧气宿虚,因产风邪乘于阴,邪与血气相搏,在其腠理,故令痛;血气为邪所壅否,故肿也。

《录验方》治产后阴肿痛方:

取鼠壤四升,熬令热,以囊贮置阴上,使热气入中,良。

《千金方》治产后阴肿痛方:

熟捣桃仁薄之⑨。

治产后阴痒方第四十二

《产经》治产后阴中如虫行痒方:

枸杞一斤

以水三斗,煮十沸,适寒温洗之,良。

又方:

煮桃叶若皮洗之。

又方:

烧杏仁作灰,绵裹纳阴中,良。

治产后小便数方第四十三

《病源论》云:胞内宿有冷,因产气虚,而冷发动,冷热⑩入胞,虚弱不能制其小便,故令数也。

《小品方》治产后小便数方:

取衣书中白鱼虫卅枚,末之,以绵裹纳阴中,良。

《广济方》疗产后小便不禁方:

取鸡毛烧作灰,酒服方寸匕,日三。

---

① 为散一升,以方寸匕投汤中:《千金方》卷三第八作"为散,以水一升,煎二方寸匕"。

② 一升:《千金方》卷三第八作"一斗"。

③ 一味:此二字原脱,据旁校补。

④ 二升:《千金方》卷三第八作"二斗"。

⑤ 须臾复常:《千金方》卷三第八作"须臾复易,坐如常法"。

⑥ 产:《病源》卷四十四《产后阴下脱候》"产"下有"而"字。

⑦ 五升:此二字原脱,据旁校补。

⑧ 脏:原作"产",据《病源》卷四十四《产后阴道痛肿候》改。

⑨ 薄之:《千金方》卷三第八作"傲之良","良"下有"日三度"三字。

⑩ 热:《病源》卷四十四《产后小便数候》作"气"。

治产后遗尿方第四十四

《病源论》云：因产用气，伤于膀胱，而冷气入胞囊，胞囊决①漏，不禁小便，故遗尿。多因产难所为也。

《小品方》治产后遗尿不知出时方：

白薇二分 芍药二分

凡二物，捣筛，酒服方寸匕，日三。

又方：

取胡燕巢中草烧末，服半钱匕②，水酒无在。亦治男子。

又方：

取矾石，牡蛎分等，下筛，酒服方寸匕，日三。

《产经》：治产后遗尿方：

龙骨末，以酒服方寸匕，日三。

又方：

芍药末，以酒服方寸匕，日二夜一。

治产后淋病方第四十五

《病源论》云：因产虚损，而热气客胞内，虚则起数，热则溲少，故成淋。

《子母秘录》云：产后淋方：

滑石五分 通草 车前子 葵子各四分

右四味，捣筛，以醋浆服方寸匕。

治产后尿血方第四十六

《病源论》云：产伤损血气，血气则虚，而挟于热，热搏于血，血得热流散渗于胞，故血随尿而③出，为尿血也。

《产经》云：治产后溲有血不尽，已服朴消煎，宜服此蒲黄散方：

蒲黄一升 生蓟叶曝令干，成末，二升

凡二物，治，下筛，酒服方寸匕，日三。

治产后下利方第四十七

《病源论》云：产后虚损，未④复而早起⑤，伤于风冷，风冷乘虚入于大肠，肠虚则泄，故令利也。产后利若变为血利，则难治。

《产经》云⑥：理中⑦汤主之：

干姜 人参 白术 甘草各二两

以水六升，煮取三升，分三服。

又方：

药各一两，水三升，煮取一升半，分二服。

《拯要方》云：产后诸痢方：

宜煮薤白食之，唯多为好。今按：《子母秘录》云许仁则方。

《医门方》疗产后利不禁止，困乏气欲绝，无问赤白水谷方：

黄连 厚朴各三两 艾叶 黄柏各二两

水六升，煮取二升，去滓，分二服⑧。

《子母秘录》云：产后痢，诸病无不效方：

黄连一升 乌梅肉三两，擘 干姜二两

右三物，捣筛，蜜丸如梧子，一服廿丸。

治产后月水不调方第四十八

《病源论》云：产伤动血气，虚损未复，而风邪冷热之气客于经络，乍冷乍热，冷则血结，热则血消，故令血或多或少，乍在月前，或⑨在月后，为⑩不调也。

《子母秘录》云：产后月水闭，乍在月前，

---

① 决：《病源》卷四十四《产后遗尿候》作"缺"。

② 匕：原作"上"，据文义改。

③ 而：《病源》卷四十四《产后尿血候》无"而"字。

④ 未：原作"末"，据仁和寺本改。《病源》卷四十四《产后利候》"未"下有"平"字。

⑤ 早起：《病源》卷四十四《产后利候》乙作"起早"。

⑥ 《产经》云：此下疑省"治产后下利"诸字。

⑦ 中：原作"仲"，与"中"义同，今改为通用字。

⑧ 分二服：仁和寺本作"分三服"。

⑨ 或：《病源》卷四十四《产后月水不调候》作"乍"。

⑩ 为：《病源》卷四十四《产后月水不调候》"为"上有"故"字。

或在月后,腰腹痛,手足烦疼,唇口干,连年月水不通,血干著脊,牡丹丸方:

苦参十分 牡丹五分 贝母三分

右三物,捣筛,蜜丸如梧子,先食以粥清汁服七丸,日三。

治产后月水不通方第四十九

《病源论》云:产后虚损未复①,为风冷所伤,故令月水不通②。

《葛氏方》云:产后月水不通方:

桂心为末,酒服方寸匕。

又方:

铁杵锤烧,纳酒中,服之。

《子母秘录》云:产后月事不通方:

厚朴皮三大两,以水三大升,煮取一升,分三服,空腹服之,神验。

治产后生疮方第五十

《录验方》治产后匝③身生疮,状如灼疮,热如火方:

桃仁捣,和以猪膏,敷疮上,日二三过,便愈。

医心方卷廿三

医心方卷廿三背记

右:𤫩 𤫖 左右符,俱以朱书之。

东借十步西借十步

南借十步北借十步

上借十步下借十步

壁方之中四十余步

产妇借地恐有秽污

或有东海神王

北壁:或有西海神王

或有南海神王

或有北海神王

或有日游将军

白虎夫人横去十丈

轩辕招摇举高十丈

天狗地轴入地十丈

急急如律令。

左④:𤫩 𤫖

以上第七叶

---

① 产后虚损未复:《病源》卷四十四《产后月水不通候》作"夫产伤动血气,其后虚损未平复"。
② 故令月水不通:《病源》卷四十四《产后月水不通候》"故"上有"血之为性,得冷则凝结,故风冷伤经,血结于胞络之间"二十一字,此节略。
③ 匝:遍。
④ 左:"左"字原脱,据文例文义补。

医心方卷廿四

从五位下行针博士兼丹波介丹波宿祢康赖撰

治无子法第一
知有子法第二
知胎中①男女法第三
变女为男法第四
相子生年寿法第五
相子生月法第六
相子生六甲日法第七
相子男生日法第八
相子女生日法第九
相子生时法第十
相子生属月宿法第十一
生子廿八宿星相法第十二
为生子求月宿法第十三
相子生属七星图第十四
相子生命属十二星法第十五
相子生②属七神图第十六
相子生四神日法第十七
禹相子生日法第十八
相子生五行用事日法第十九
相子生五行用事时法第廿
相子生喜母子胜忧时法第廿一
相生子死候第廿二
占推子寿不寿法第廿三
占推子与父母保不保法第廿四
占推子祸福法第廿五
相男子形色吉凶③法第廿六
相女子形色吉凶法第廿七

治无子法第一

《病源论》云：妇人无子，其事有三也。一者坟墓不嗣，二者夫妇年命相克，三者夫病妇疾，皆使无子。其若是坟墓不嗣，年命相克，此二者非药能益。若夫病妇疾，须将药④饵，故得有效也。然妇人挟疾无子，皆由劳伤血气，冷热不调，而受风寒，客于子宫，致胞内生疾，或月经涩闭，或崩内⑤带下，致阴阳之气不和，经血之行乖候，故无子也。

又云：男人无子者，其精清如水，冷如铁，皆无子。

又云⑥：泻精，精不射出，俱聚在阴头，亦无子也。

《千金方》云：凡人无子，当⑦夫妻俱有五劳七伤所致⑧。治之法，男服七子散，女服紫石门冬丸⑨。

七子散方⑩：

五味子⑪八分 牡荆子八分 兔丝子八分，渍酒三宿 车前子八分 菥蓂子八分 薯蓣八分 石斛八分 干地黄八分 杜仲八分 鹿茸八分 远志八分 附子六分，炮 蛇床子六分 芎䓖六分 山茱萸五分 天雄五分，炮 人参五分 茯苓五分 黄芪五分 牛膝五分 桂心十分 巴戟天三两 苁

---

① 中："中"字原脱，据旁校补，与正文标题合。
② 子生：原作"生子"，据正文标题改。
③ 凶："凶"字原脱，据旁校补。下"相好形色吉凶法"亦仿此。
④ 药："药"字原脱，据《圣惠方》卷七十《治妇人无子诸方》补。
⑤ 内：《病源》卷三十八《无子候》作"血"。
⑥ 云："云"字原脱，据旁校补。
⑦ 当：《千金方》卷二第一"当"下有"为"字。
⑧ 五劳七伤所致：《千金方》卷二第一"伤"下有"虚羸百病"四字，"致"下有"故有绝子之殃"六字。
⑨ 女服紫石门冬丸：《千金方》卷二第一"丸"下有"及坐药荡胞汤，无不有子也"十一字。按"坐药荡胞汤"，即指"朴消荡胞汤"和"坐导药"二方。依《千金方》所述，"其服朴消汤后，即安导药，经一日外，服紫石门冬丸"，然此二方丹波氏未引，详见《千金方》卷二第一"七子散"方后。
⑩ 七子散方：《千金方》卷二第一作"七子散，治丈夫风虚目暗，精气衰少无子，补不足方"。
⑪ 子："子"字原脱，据《千金方》卷二第一补。

蓉七分 钟乳①二两

凡廿四味②,酒服方寸匕,日二③,以知为度,禁如药④法。不能⑤酒者,蜜丸服⑥。

紫石门冬丸方⑦:

紫石英三两,七日研之,少得上浮即熟 天门冬三两 当归八分 芎䓖八分 紫葳八分 卷柏八分 桂心八分 乌头八分 牡蒙八分 干地黄八分 石斛八分 禹⑧余粮八分 辛夷心八分 人参⑨五分 寄生五分 续断五分 细辛五分 厚朴五分 干姜五分 食茱萸五分 牡丹五分 牛膝五分 薯蓣六分 乌贼骨六分 甘草六分 柏仁四分

凡廿六味,捣筛,蜜和⑩,酒服如梧子十丸,日三,渐增至卅丸,以腹中热为度,禁如药法。比来⑪服者,皆不至尽剂即有身⑫。

《僧深方》庆云散,治丈⑬夫阳气不足,不能施化,施化无所成方:

天门冬九两,去心 菟丝子一升 桑上寄生四两 紫石英二两 覆盆子一升 五味子一升 天雄一两,炮 石斛三两 术三两,熬令反色。素不耐冷者,去寄生,加细辛四两。

凡九物,治合下筛,以酒服方寸匕,先食日三。阳气少而无子者,去石斛,加槟榔十五枚。

承泽丸,治妇人下焦卅六疾,不孕育及绝产方:

梅核一升 辛夷一升 藁本一两 泽兰十五合 溲疏一两 葛上亭长七枚

凡六物,治下筛,和以蜜丸如蜱豆⑭,先食服二丸,日三,不知稍增。

《拯要方》疗无子,不受精,精入即出,此子门闭也:

山茱萸一两 酸枣二两 柏子仁二两 五味子二两

右,下筛,以好淳酒,丸如麻子,先食吞下二丸。颍川都尉张君夫人年四十八无子,服此药即生二男,药无禁。

《葛氏方》治妇人不生子方:

以戊子日,令妇蔽⑮胫卧⑯,上西北首交接,五月七月庚子壬子日尤佳。

又方:

桃花未舒者,阴干百日,捣末,以戊子日三指撮,酒服。

《耆婆方》云:常以四月八日、二月八日,奉佛香花,令人多子孙,无病。

《新录方》云:正月始雨水,男女各饮一杯⑰,有子。

又方:

常以戊子日日中时合阴阳,解发振立得。

又方:

灸中极穴,在脐下四寸。

《录验方》云:治妇人无子方:

柏子仁一升 茯苓末,一升

捣,合乳汁和服,如梧子十丸。《葛氏方》同之。

《枕中方》云:欲得生子日,子日正午时,

---

① 钟乳:按"钟乳"以上二十四味,《千金方》卷二第一"远志"以上十一味作"各八铢","芎䓖"以上三味作"各六铢","牛膝"以上六味作"各三铢","桂心"用"十铢","巴戟天"用"十二铢","苁蓉"用"十铢","钟乳粉"用"八铢"。

② 凡廿四味:《千金方》卷二第一"味"下有"治下筛"三字。

③ 日二:《千金方》卷二第一"二"下有"不知增至二匕"六字。

④ 药:"药"字原脱,据《千金方》卷二第一补。

⑤ 能:通"耐"。

⑥ 蜜丸服:《千金方》卷二第一作"蜜和丸服亦得","得"下有"一方加覆盆子八铢"八字。

⑦ 紫石门冬丸方:《千金方》卷二第一作"紫石门冬丸,治全不产及断绪方"。

⑧ 禹:原误作"虫",据文义改。

⑨ 人参:按"人参"以下至"牛膝"九味,《千金方》卷二第一作"各二十铢"。

⑩ 和:《千金方》卷二第一"和"下有"丸"字。

⑪ 比来:近来。

⑫ 身:《千金方》卷二第一作"娠"。按"身"为"娠"之古字。

⑬ 丈:原作"大",据旁校改。

⑭ 蜱豆:"蜱豆"疑当作"㶸豆","㶸""蜱"形声并似而误。《广雅·释草》:"㶸豆,豌豆, 豆也。"又有"胡豆"、"毕豆"、青小豆"、"青斑豆"、"麻累"诸名,诸书云"丸如胡豆大者",即指此。

⑮ 蔽:原作"蔽",疑为"蔽"之形讹,今据文义改。

⑯ 卧:《札记》曰:"'卧'下恐有脱字。"

⑰ 杯:原作"坏",形误,据文义改。

面向南卧合阴阳,有①验。

又云:老子曰:取井中虾蟆著户上,生子必贵。

《玉房秘诀》云:治妇人无子,令妇人左手持小豆二七枚,右手扶男子阴头纳女阴中,左手纳豆著口中,女自男阴同入,闻男阴精下,女仍当咽豆,有效万全,不失一也。女人自闻知男人精出,不得失时候。

又云:妇人怀子未满三月,以戊子取男子冠缨烧之,以取灰,以酒尽服之,生子富贵明达,秘之秘之。

《本草拾遗》云:夫尿处土令有子。壬子日,妇人取少许,水和服之,是日就房,即有娠也。

又云:正月十五日灯盏,令人有子。夫妻共于灯下盗取②,置卧床下,勿令人知,当此月有娠。

知有子法第二

《病源论》云:阴搏阳别,谓之有子者,此是气血和调,阳施阴化也。诊其手少阴脉动甚者,妊子也。尺中之脉,按之不绝者,妊娠③也。

《产经》云:凡妇人三部脉,浮沉正等者,此谓有子也。今按④:《八十一难》云:以掌后三寸为三部,则寸与关尺各得之一寸。凡诊脉者,先明三部九候。

《小品方》云:凡妇人虚羸,血气不足,肾气少弱,或当风取冷大过,心下有痰水者,欲有胎,便喜病阻。何谓欲有胎,其人月水尚来,颜色肌肤如常,而沉重愦⑤闷,不用⑥饮食,不知其患所在,脉理顺时平和,则是欲有胎也。如此经二月日后,便觉不通,即结胎也。

《玉房秘诀》云⑦:初施泻妇阴吸阳有力如吮者,是有子之候也。

《太素经》云⑧:玄元皇帝曰:人受天地之气,变化而生,一月而膏,二月而脉,三月而胞,四月而胎,五月而脉筋,六月而骨,七月而成形,八月而动,九月而臊⑨,十月而生。

《周书》云:人感十而生,天五行,地五

行,合为十也。天五行为五常,地五行为五脏,故《易》曰:在天成象,在地成形者也。

《家语》云:天一,地二,人三,三三而九,九九八十一,一主日,日数十,故十月生。

《玉房秘诀》云:阳精多则生男,阴精多则生女,阳精为骨,阴精为肉。

知胎中男女法第三

《病源论》云:脉左手沉实为男,右手浮大为女;左右俱沉实,生二男;左右手俱浮大,生二女。

又云:遣向南行,还复呼之,左回⑩是男,右回是女。

又云:其夫左⑪乳房有核是男,右乳房有核是女也。

《千金方》云⑫:左手尺脉浮大者为男,右手尺脉沉细者为女。

《产经》云:以脉知胎男女法:

妊身妇人,三月尺脉数也,左手尺脉偏大为男,右手尺脉偏大为女,俱大有两子。

又云:妊身脉,左疾为男,右疾为女,左右

---

① 有:旁校"有"上有"即"字。
② 夫妻共于灯下盗取:《证类本草》卷四《玉石部中品》作"夫妇共于富家局会所盗之"。
③ 妊娠:《病源》卷四十一《妊娠候》"娠"下有"脉"字。
④ 今按:"今按"以下三十五字,原为行间小字,似为后人所加。又下引"《八十一难》文,非《难经》经文,乃引《王叔和脉诀》内容,并有所节略。
⑤ 愦:旁校疑作"愤"。
⑥ 用:《千金方》卷二第二作"欲"。
⑦ 《玉房秘诀》云:此下二十三字,原为行间小字,今循文例改为大字正文。
⑧ 《太素经》云:"云"字原脱,今据旁校补。按此条即不见《太素》经文之中,也不见《素问》、《灵枢》之中,疑是引杨上善注文,其云"玄元皇帝"乃唐代追封老子之号,是可证,但检今本《太素》杨注亦未见。
⑨ 臊:本书卷二十二第一"今按"引《太素经》作"躁"。
⑩ 回:《病源》卷四十一《妊娠候》"回"下有"首"字。下"右回"仿此。
⑪ 左:《病源》卷四十一《妊娠候》"左"下有"边"字。下"右乳"仿此。
⑫ 《千金方》云:检《千金方》卷二第二此下有"妊娠四月欲知男女者"诸字。

俱大①有两子。

又云：占孕男女法：

说云：以传送加夫本命，见妇游年上，得阳神为男，得阴神为女。

一云：天罡天后加母年上，或酉临阳辰，或功曹临阳，或干有气，或时与日比，或阳神临日者，必为男②；或功曹临阴辰，支有气，皆为女。

一云：用得青龙太裳，子多为男；或得天后大阳③，子多为女。

一云：常以传送加妇人本命，年在阳神下为男，年在阴神下为女。

一云：微明加四孟为男，神后加四仲为女。

一云：母行年临孟为男，临四仲季为女。

一云：腾蛇、朱雀、青龙、勾陈、玄武、白虎，加日辰皆为男；六合、天官④、大阴、天后、大裳，加日辰皆为女。

一云：直用神在阳似父，在阴似母。或王相者，美容；囚休者，丑鄙。

又云：以母年立知胎子男女法：

女年十三，立申，生男。

年十四，立未，生女。

年十五，立午，生女。

年十六，立巳，生男。

年十七，立辰，生男。

年十八，立卯，生男。

年十九，立寅，生男。

年廿，立丑，生男。

年廿一，立子，生女。

年廿二，立亥，生男。

年廿三，立戌，生男。

年廿四，立酉，生男。

年廿五，立申，生男。

年廿六，立未，生男。

年廿七，立午，生男。

年廿八，立巳，生男。

年廿九，立辰，生男。

年卅，立卯，生女。

年卅一，立寅，生男。

年卅二，立丑，生男。

年卅三，立子，生男。

年卅四，立亥，生男。

年卅五，立戌，生男。

年卅六，立酉，生男。

年卅七，立申，生男。

年卅八，立未，生女。

年卅九，立午，生女。

年四十，立巳，生男。

年四十一，立辰，生⑤女。

年四十二，立卯，生女。

年四十三，立寅，生男。

年四十四，立丑，生男。

年四十五，立子，生女。

年四十六，立亥，生男。

年四十七，立戌，生男。

年四十八，立酉，生女。

年四十九，立申，生男。

年五十，立未，生男。

又云：欲知男女算法，先下夫年，次下妇年，仍下胎月，正月胎下，算十二月，并取十二月算合数，仍除天一，又除地二，又除人三，又除四时四，又除五行五，又除六律六，又除七星七，又除八风八，又除九章九，算只⑥即男，偶即女，万无参差⑦。

变女为男法第四

《病源论》云：阴阳和调，二气相感，阳施阴化，是以有娠。而三阴所会，则多生女。妊娠二月，名曰始藏⑧，精成为胞裹⑨。至于三

---

① 大：据以上文义和上条文例，"大"当作"疾"，数也。《千金方》卷二第二作"疾"。

② 为男：此二字原误倒，据校改标记乙正。

③ 阳：旁校疑作"阴"，活字本径改作"阴"字。

④ 官：旁校作"空"，活字本径改作"空"字。

⑤ 生："生"字原脱，据旁校补。

⑥ 只：单。

⑦ 参差：差错。

⑧ 藏：《病源》卷四十一《妊娠候》、《千金方》卷二第一并作"膏"。

⑨ 精成为胞裹：《病源》卷四十一《妊娠转女为男候》"精"下有"气"字。《千金方》卷二第一"裹"作"里"。

月,名曰始胎,血不流滚①,象形而变,未有定仪②,见物而化,是时男女未分,故未满三月者,可服药方术转之,令生男也。

《产经》云③:伊尹曰:盖贤母妊身当静,安居修德,不常见凶恶之事,宜弄文武兵器,操④弓矢,射雄雉⑤,观牡虎,走马犬,生子必为男也。

又法:

妊身三月,取杨柳东向枝三寸,系著衣带不失,子为男。

又法:

妊身三月,取五茄置床下,无令母知,子为男⑥。

又法:

始觉有胎,服原蚕屎⑦一枚,勿令母知⑧之。今按:《千金方》以井花水服,日三,必得男。

又法⑨:

取石南草四株著席下,勿令知之,必得男。

又法⑩:

桑螵蛸十四枚,末,以酒服之,若无者,随多少必得。

《葛氏方》云:

觉有妊三月,尿雄鸡浴处。

又方:

密以大刀置卧席下。《如意方》同之。

又方⑪:

新生男儿脐,阴干百日,烧,以酒服之。

《集验方》云:

取弓弦一枚,绛囊盛,带妇人左臂。

《千金方》云:

取雄黄一两,绛囊盛带之⑫。

《录验方》治但生女无男,此丈夫⑬病,非妇人过,马齿散方:

马齿二分,熬 兔丝子一分

凡二物,用駮⑭马齿冶合,下筛,先食服方⑮寸匕,日三,用井花水服之。

《枕中方》治妇人欲得转女为男法:

有身二月中,灸脐下三壮,即有男。今按:《产经》云:初觉时,灸脐中。

又方:

妊身三月求男,取夫衣带三寸烧作灰,井花水二升,东南向服,大良。

《灵奇方》云:

未满三月,取斧著妇人床下,即反成男。今按:《如意方》云:试著鸡窠下,皆雄。

《如意方》:

食宜男草花即生男。一云:妊身时带之即生男。今按⑯:《本草稽疑》云:萱草,一名宜男草。《博物志》云:怀妊妇人佩之即生男。

又方:

用乌鸡左翼毛廿枚,置女人席下,即男。

又方:

取雄鸭翅毛二枚,著妇人卧蒋⑰下,勿令知。

相子生年寿法第五

《产经》云:甲子年生,寿九十,食麦。一

---

① 血不流滚:《病源》卷四十一《妊娠转女为男候》、《千金方》卷二第一并作"血脉不流"。

② 定仪:确定性别。"定",确定。"仪",外观、外表。此指性别。

③ 《产经》云:循例此下疑省"变女为男法"诸字。下"《葛氏方》云"、"《集验方》云"、"《千金方》云"、"《录奇方》云"、"《如意方》云"均仿此。

④ 操:原作"捈","掺"之异写,于此无义。"捈"应为"捨",增笔致误,"捨"为"操"之异写,今正。

⑤ 雉:"雉"字原脱,据旁校补。

⑥ 为男:此二字原误倒,据校改标记乙正。

⑦ 原蚕:即螺蚕。

⑧ 母知:校改标记将此二字乙转,非是,今不从。

⑨ 又法:校改标记将此条移至"又法:妊身三月取五茄置床下,无令母知,子为男"之上。

⑩ 又法:此条原为行间补入文字,今改为大字正文。

⑪ 又方:此条原为行间补入文字,今改为大字正文。

⑫ 带之:《千金方》卷二第一"之"下有"要女者带雌黄"六字。

⑬ 丈夫:原作"大夫",据文义改。

⑭ 駮:通"駁"。《文选·张衡〈西京赋〉》"天子乃驾彫轸,六骏駮"李善注:"駮,白马而黑画,为纹如虎者。"

⑮ 方:"方"字原脱,据旁校补。

⑯ 今按:此下注文原为行间补入文字,疑为后人所加。旁校曰:"宇(治)本、医家(本)加之。"

⑰ 蒋:《札记》曰:"'蒋'即'床'之假。"按"蒋"之"蒋草",可以编席,"蒋"下疑脱"席"字。

云勇贵。

乙丑年生,寿九十六,食粟。一云勇而苦。

丙寅年生,寿九十五,食稻。一云无咎。

丁卯年生,寿八十五,食麦。一云无咎。

戊辰年生,寿九十二,食豆。

己巳年生,寿九十二,食麻。

庚午年生,寿九十二,食麦。

辛未年生,寿九十二,食豆。

壬申年生,寿九十五,食麻。

癸酉年生,寿九十五,食麻。

甲戌年生,寿九十,食麻。

乙亥年生,寿八十三,食麻。

丙子年生,寿六十三,食麦。

丁丑年生,寿八十五,食粟。

戊寅年生,寿九十二,食豆。

己卯年生,寿九十五,食麦。

庚辰年生,寿八十三,食麻。

辛巳年生,寿八十七,食麦。

壬午年生,寿八十五,食豆。

癸未年生,寿九十五,食豆。

甲申年生,寿八十五,食麻。

乙酉年生,寿九十五,食麦。

丙戌年生,寿九十三,食粟。

丁亥年生,寿百五,食粟。

戊子年生,寿百,食豆。

己丑年生,寿九十,食粟。

庚寅年生,寿九十,食麻。

辛卯年生,寿九十八,食麦。

壬辰年生,寿八十五,食豆。

癸巳年生,寿六十七,食豆。

甲午年生,寿八十五,食豆。

乙未年生,寿九十,食豆。

丙申年生,寿百,食麻。

丁酉年生,寿八十三,食麦。

戊戌年生①,寿八十四,食粟。

己亥年生,寿八十七,食粟。

庚子年生,寿八十,食粟。

辛丑年生,寿八十五,食麦。

壬寅年生,寿八十九,食穄②。

癸卯年生,寿八十,食麦。

甲辰年生③,寿九十二,食豆。

乙巳年生,寿九十二,食豆。

丙午年生,寿八十五,食豆。

丁未年生,寿九十五,食豆。

戊申年生,寿八十,食粟。

己酉年生,寿八十三,食麦。

庚戌年生,寿八十五,食稻。

辛亥年生,寿九十三,食粟。

壬子年生,寿八十三,食麻。

癸丑年生,寿九十五,食粟。

甲寅年生,寿八十五,食麦。

乙卯年生,寿九十五,食麦。

丙辰年生,寿九十二,食豆。

丁巳年生,寿八十四,食穄。

戊午年生,寿八十一,食麻。

己未年生,寿八十三,食豆。

庚申年生,寿九十三,食麦。

辛酉年生,寿八十五,食豆。

壬戌年生,寿八十六,食麦。

癸亥年生,寿七十九,食穄。

相子生月法第六

《产经》云:正月生,男妨兄弟,女儿吉。

二月生,男贵,女④妨公母。字日可安都则无咎,女为再名为候吉。

三月生,男贵有官,女贫无子。

四月生,男临民,女为贵人妇。

五月生,男不寿,女贫三嫁。

六月生,男二千石,女富贵。

七月生,男宜仕官三娶,女小贵三嫁。

八月生,男不利官,女为贱。

九月生,男贵当为师,女小贵三嫁。

十月生,男宜为吏,女贵宜财。

十一月生,男有官秩,女为贵。

十二月生,男宜行禄秩,女得子力。

---

① 生:"生"字原脱,据旁校补。

② 穄(jì,音计):又叫糜子,与黍子相似,但子实不黏。

③ 生:"生"字原脱,据旁校补。

④ 女:"女"字原脱,据文义文例补。

相子生六甲日法第七

《产经》云:甲子生,人勇而贵。

乙丑生,勇而苦。

丙寅、丁卯生,无咎。

戊辰、己巳、庚午生,贱。

辛未、壬申、癸酉生,贱。

甲戌、乙亥生,贱。

丙子、丁丑生,贱。

戊寅、己卯生,苦。

庚辰、辛巳生,贱。

壬午、癸未生,贱。

甲申、乙酉生,宜为后[1]。

丙戌、丁亥生,贱。

戊子、己丑生,多忧。

庚寅、辛卯生,勇。

壬辰、癸巳生,贵。

甲午、乙未生,多忧。

丙申、丁酉生,多病。

戊戌、己亥生,少兄弟。

庚子、辛丑生,无勇,仁而不利。

壬寅、癸卯生,贵。

甲辰、乙巳生,仁善。

丙午、丁未生,仁善。

戊申、己酉生,头不文。

庚戌、辛亥生,贱。

壬子、癸丑生,贱。

甲寅、乙卯生,仁勇[2]。

丙辰、丁巳生,暴贵。

戊午、己未生,思之。

庚申、辛酉生,勇愁。

壬戌、癸亥生,困贱。

相子男生日法第八

《产经》云:子日生男子[3],三日三月不死,乐,年至七十二甲子死,属桑木。一云:九年不死,为人君,终利父母。

丑日生男,四日五月不死,贵,年至六十六死,属桑木。一云:富贵,利父母,恶腹。

寅日生男,五日四月不死,当富,年至六十七死,属松木。一云:心勇悍,好田宅畜养,不利父母,心自如。

卯日生男,六日二月不死,当贫,年至八十死,属[4]杨木。一云:三娶,好腹,正广不宜道。

辰日生男,七日三月不死,当多病,年至七十三死,属杨木。一云:心僇[5]为贫。

巳日生男,一日二月不死,当拾[6],年至六十六死,属荡木[7]。一云:富贵二妻。

午日生男,七日三月不死,当两娶妇,年至六十九死,属桂木。一云:妨父母,富马。

未日生男,三日廿一日不死,当官,年至八十五死,属桃木。一云:为勇。

申日生男,二日廿二日不死,当为吏,年至五十一死,属棠木。一云:犯多病。

酉日生男[8],六日二月不死,当恐狂,年至六十六死,属杜檀木。一云:多病。

戌日生男,一日三月不死,当喜争,年至七十二死,属青榆木。一云:为富。

亥日生男[9],三日四月不死,当昌乐,年至六十五死[10],属黄榆木。一云:好田宅。

相子女生日法第九

《产经》云:子日生女,十日三月不死,当再嫁,年至六十五死,属榆木。一云:心恶。

丑日生女,三日一月不死,娶为兵家作嫁,年至六十七死,属杏人[11]。一云:为巫,市

---

① 后:此字原涂抹不清,安政本作"后",今据以描正。

② 勇:此字原涂抹不清,安政本作"勇",今据以描正。

③ 子:循文例"子"字疑衍。

④ 属:"属"字原脱,据旁校补。

⑤ 僇(lù):羞辱。

⑥ 拾:《札记》曰:"恐有讹脱。"

⑦ 荡本:《札记》:"未详。'荡'恐'杨'。"

⑧ 酉日生男:此下二十七字原为行间补入文字,今改为大字正文。

⑨ 亥日生男:此下二十八字原为行间补入文字,今改为大字正文。

⑩ 死:"死"字原脱,据旁校补。

⑪ 人:疑当作"木"。

买多辨，二夫。

寅日生女，四日七月不死，当三嫁，年至六十死，属杨木。一云：恶，好巫。

卯日生女，三月不死，当娶智在家，年至六十三死，属①折木。一云：小财，贫。

辰日生女，三日一月不死，当为王侯后，年至七十一死，属桃木。一云先贫后富。

巳日生女，一日半不死，当贵相，年至八十九死②，属青榆木。一云：为巫，多口舌。

午日生女，三日六月不死，当富③，年至七十七死，属杜榆木。

未日生女，五日三月不死，当事一君，至七十四死，属相信木。一云：为国王妻，贵吉。

申日生女，七日六月不死，当富，年至五十四死，属桑木。一云：贫无财，多病。

酉日生女，一日五月不死，当资④，年至七十八死，属相杨木。一云：贫无财，亦多病。

戌日生女，二日五月不死，当九嫁，年至六十七死，属杜析木。一云：喜游，病癃。

亥日生女，三日五月不死，当富，年至六十四死，属落木。一云：巧，当富，三夫，多病。

凡五月丙午日生，男七年无父，女⑤无母；七月丙辰日生，男胜父，女胜母。

相子生时法第十

《产经》云：夜半生子，男富女强。

鸡鸣生子，男宜为吏。

平旦生子，男女皆富。

日出生子，富乐保财，有威名。

食时生子，见苦多贫。一云：大富吉。

禺中生子，男贵女吉。

日中生子，秩二千石，女富。

日昳⑥生子，男贵女富，大吉。

晡⑦时生子，宜贾市，吉。

日入⑧生子，多病，贫苦。

人定生子，苦相，贫。一云：多恶奸。

相子生属月宿法第十一

《产经》云：角生子，宜兵，善腹，不为人下，身长，好隐潜，至二千石。一云：可以远行拜吏，生子卿相，祠祀皆吉，不可登埋⑨屋。

亢⑩生子，善心，外出道死，不归。一云：生子为卿，徙移贾市，作门户，大吉。

氐⑪生子，贞信，良腹，好田蚕，男至二千石，吉。一云：入官，移徙远行，造举百事，大吉。

房生子，反急腹，无治仉切⑫。一云：富贵，乘车马出入，皆大吉。

心生子，忠信，良腹，圣教贤明，二千石。一云：纳财，见贵人，通言语，学书，使行，通水除道，大吉。

尾生子，僇辱⑬不祥，即任⑭远之⑮他邦⑯。一云：可以纳财，不可祠祀，造举百事，皆大吉。

箕生子，多口舌，不祥，不死其故乡。一云：不可移徙、嫁娶、入官，皆不可纳财，奴婢逃亡也。

斗生子，屡被悬官，多疾病，破亡。一云：生贵子，不可纳财，奴婢亦多死，凶。

牛生子，质保，不祥，盖亡行⑰。一云：吉。可纳财物，入官，不可纳牛。

---

① 属："属"字原脱，据旁校补。
② 死："死"字原脱，据上下文例补。
③ 富："富"字原脱，据旁校补。
④ 资：疑当作"贫"。
⑤ 女：原作"母"，据文义改，与下文例合。
⑥ 昳：原作"秩"，据旁校改。
⑦ 晡：原作"脯"，形误，据文义改。
⑧ 日入：旁注曰："黄昏可寻之。"
⑨ 埋：《札记》曰："'理'讹'埋'。"
⑩ 亢：原作"冗"，疑是"亢"之俗写，据文义改。下仿此。
⑪ 氐：原作"工"，疑是"氐"之俗写，据文义改。下仿此。
⑫ 仉切：《札记》曰："'仉切'即'化功'之讹。"
⑬ 僇辱：同义复词，差辱。
⑭ 任：原作"枉"，据旁校改。
⑮ 之：往。
⑯ 邦：原作"邽"，据旁校改。
⑰ 亡行：即天行，品行不好。

女生子,宜田蚕,忠孝,良腹,吉昌。一云:可以入室,姑市①,不可嫁娶,子必贾。

虚生子,家盖亡,惊走他乡,不宜六畜。一云:不可以移徙,入官、嫁娶,皆不吉也,造举百事,大凶。

危生子,贫,远行,不宜财,死亡。一云:不可入官,移徙、嫁娶,皆不吉也。

室生子,富贵,子孙番②昌。一云:百事小吉,久不可为室舍,凶,出行必死亡也。

壁③生子,良腹,工巧,不死,挟贫。一云:可以移徙,入官、盖屋、出行皆吉,不可祠祀,凶也。

奎生子,为奴婢,善辱,不祥,妇女奔奔,男可凶。一云:出行,筑室,不可嫁娶,生子为奴婢也。

娄生子,备守家居,富贵吉昌。一云:可以起土贾市,纳六畜鱼獭,吉。

胃生子,长恢腹,八月以后多忧,不祥,信贞。一云:可以出行,作利合众,入新舍,纳奴婢、财物,作仓,吉也。

昴生子,工巧,先贫后富,大吉。一云:可以武事断狱决事,饮无所宜,入官有狱事,凶。

毕生子,煞佐奸,副④鱼獭。一云:不可嫁娶,病死亡也。

觜生子,喜夜行,不祥,盗贼。一云:可以出室,财分异,不可嫁娶,凶也。

参生子,好盗,持兵相伤,轻裻⑤,死亡,保首市。一云:可以追捕,代政入官亲事,吉。纳奴婢、教公子,生子市死,凶。

井生子,必掠死、溺水死,他身不葬。一云:不可移徙,入官行作,凶。生子逢残病也。

鬼生子,好事,神明,至奸,狼鬼守腹,死亡。一云:可以立神祠为主,吉,生子为鬼所著也。

柳生子,簪远行他游则死亡。一云:贾市百事吉,不可雍水渎,凶。

星生子,编⑥泄汗伤,好喜远行,善禄,乐及后世。一云:可以移徙,入官,市贾,富三世,葬理⑦六人死也。

张生子,吉昌,身体无咎,富贵。一云:可以移徙,嫁娶,贾市,百事皆吉。

翼生子,一南一北,身在他邦,心中因因⑧,腹如刺棘。一云:造举百事,皆吉。

轸生子,男女富贵,宜子孙,位至侯王,二千石。一云:入官,祠祀,乘车,吉也。

月宿天仓天府,生子大吉利,富贵及后世,福禄巍巍。

凡生子之时,见日月之光清明者,贤明多所通远⑨。不见三光⑩阴雨⑪者,则愚钝无所通。暴风者,多伤害不祥。晴而有五色云者,有大圣德。有白云蕴者,富多财。

生子廿八宿星相法第十二

《产经》云:佛家《大集经》曰:东方一角生者,口舌、四指、额、身右多黑子者,贵,聪智,年八十二。

亢生,心乐法音,聪明,富贵,多有惭愧,乐出家,年六十。

氐生,人爱⑫,身勇健,富贵,廿五,右黑子于父母,恶心灭家。

房生,性弊⑬恶无知,右边有黑子,廿五,兵死,宜兄弟。

心生,富贵多才,癞⑭风,病世头疮,瘢大,多毒,不伤。

尾生,相姓⑮雄庄,富贵自在,轮相大名,光⑯明胜日月,大智。

---

① 姑市:《札记》曰:"'姑市'即'估市'。'估'、'贾'同。"
② 番:通"蕃"。
③ 壁:原作"璧",形误,据文义改。
④ 副(pì屁):分;剖开。
⑤ 裻(wú无):福。同"禑"。
⑥ 编:《札记》曰:"'编'恐'徧'。"
⑦ 理:《札记》曰:"'理'恐'埋'。"
⑧ 因因:旁校疑作"困困"。《札记》曰:"恐'冈'之讹字,'冈'即'罔'。"按"因因"或为"隐隐"声误。
⑨ 远:《札记》曰"'达'讹'远'。"
⑩ 三光:指日、月、星。
⑪ 雨:原作"两",形误,据文义改。
⑫ 人爱:即"仁爱"。
⑬ 弊:原作"獘",疑是"弊"之俗写,据文义改。下仿此。
⑭ 癞:眉注:"癫疾也"。
⑮ 姓:《札记》曰:"'姓'恐'性'讹。"
⑯ 光:原作"先",据旁校改。

箕生，语诤讼犯，或性弊恶，欲盛，六十，资困好行。

南方一井生，多才，人敬乐法，脐疮瘢，八十，孝父母，先父已，已里水①。

鬼生，短命，脐下黑子，四指，不宜父母，诤讼。

柳生，富贵，持戒乐法，七十五，眷属生天子，人伏信。

星生，好劫盗，奸绝，短命，粗趡②，发兵死。

张生，命八十，音乐山川，廿七、卅二，富贵、健聪明，不宜亲。

翼生，善知算数，悭惰③，恶性钝根，邪见赤子，卅世天子。

轸生，富贵，多眷属、奴仆，聪明，受法，命一生天。

西方一奎生，两颊有黑子，持戒乐法，富贵施，身疮，五十。

娄生，短命，犯戒悭，膝疮瘢，世不宜兄。

胃生，不宜父母，失才④，膝有黑子，廿二，富贵施。

昴生，乐法弁，聪明富贵，多称护戒人敬，死生天，膝青子，五十。

毕生，人信忍，性悟，阔欲心，姊妹富贵，多死，右有黑子，七十。

觜生，富贵施，惭愧无病喜见，年七十七、八十七。

参生，性弊作恶业，狱病多欲，聪⑤明，贫，年六十五，多黑子。

北方一斗生，受性⑥痴悟，不知足⑦，贫穷，恶性，短命，病食故。

牛生，痴贫，乐偷窃，多疾忌，年七十，无妻子。

女生，持戒乐施，足有黑子，年八十，名声宜父母兄弟。

虚生，福俭富贵，眷属受乐，怪⑧不施，年六十，足下有黑子。

危生，身无病，聪明，持戒，勇健，富贵，年八十。

室生，受性弊恶，多犯禁戒，富贵，年百岁，不宜父母。

壁⑨生，母⑩雄多力，尊犯禁，富贵，不宜父母也。

为生子求月宿法第十三

《产经》云：《堪余经》⑪曰：正月朔一日营室；二月朔一日奎；三月朔一日胃；四月⑫朔一日毕；五月朔一日井；六月朔一日柳；七月朔一日翼；八月朔一日角；九月朔一日氐；十月朔一日心；十一月朔一日斗；十二月朔一日女。

右件十二月，各从月朔起，数至月尽卅日止，视其日数则命月宿。假令正月七日所生人者，正月一日为室，二日为壁⑬，三日为奎，四日为娄，五日为胃，六日为昴，七日为毕。正月七日，月⑭宿为在毕星也。又假令六月三日所生儿者，六月朔一日为柳，二日为星，三日为张，张即是其宿也。他皆仿此。

相子生属七星图第十四

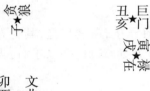

---

① 先父已，已里水：《札记》曰："'已'即'亡'字。盖谓先父而亡。'亡里水'不可读，殆谓病里水而亡欤？"

② 粗趡：《札记》曰："'粗趡'盖'傑骜'之状。"

③ 惰：旁校作"吝"，文异义同。

④ 才：《札记》曰："'才'，'财'之略。"

⑤ 聪：原作"听"，繁体字相似而误，据文义改。

⑥ 受性：犹言"禀性"。

⑦ 足：原作"是"，据旁校改。

⑧ 怪：疑是"悭"字之误。

⑨ 壁：原作"辟"，误省，据文义改。

⑩ 母：《札记》曰："'母'即'武'之假。"

⑪ 《堪余经》："堪"原作"湛"，据旁校改。

⑫ 月：原作"胃"，据旁校改。

⑬ 壁：原作"辟"，据文义改。

⑭ 月："月"字原脱，据旁校补。

《产经》云：太岁在午生，属破军星，其为人有威，将众人之主，为人师，众人归之，富贵，秩万石，无忧患，寿九十九岁。

太岁在巳未生，属武曲星，其为人强肠自用，有武力，宜为吏，生乐，秩千石，无忧患，寿八十八岁。

太岁在辰申生，属廉贞星，其为人小心，有诚信，不贞①士，宜为吏，苦贫，少资②财，寿七十七岁。

太岁在卯酉生，属文曲星，其为人好文墨，便习事，小心敕慎，宜为吏，秩六百③石，劳忧，寿六十六岁④。

太岁在寅戌生，属禄存⑤星，其为人多护，杀人不死，伤人不论，人欲谋之，反受其殃，秩二千石，寿七十七岁。

太岁在丑亥生，属巨门星，其为人勇悍强梁，为众人师，宜为吏，秩六百石，无忧患，多智辨圣，寿八十八岁。

太岁在子生，属贪狼星，其为人贪财，强肠自用，宜为吏，富贵，秩二千石，无忧患，寿百岁。

相子生命属十二星法⑥第十五

《产经》云：命在子，名贪狼星，悬命皂系，寿百一岁，忌己卯，护命者成宣子，树为柏，为人武，或有⑦方略，胜祸太穷。

命在丑，名传说星，悬命黄系，寿百五岁，忌甲戌，护命者王父明，树为直⑧，为人廉平，难得成善，所治主乐。

命在寅，名岁星，悬命割刚，寿八十六岁，忌辛巳，护命者曲恶害，树为杨，为人仁义，多悲肠⑨，不贞，富。

命在卯，名辰星，悬命素系，寿八十五岁⑩，忌庚子，护命者天屏星，树为榆，为人多知⑪，意常好人。

命在辰，名大微星，悬命毛绳，寿九十三岁，忌甲戌，护命者国大刚，树为桑，为人道理，微刚伤，不好负人。

命在巳，名荧惑星，悬命絮素，寿七十二岁，忌壬申，护命者文成衡，树为李⑫，为人晓文理，好君子，后富贵。

命在午，名金雷星，悬命绛系，寿九十二岁，忌壬子，护命者犯狐横，树为枣，为人⑬伉直，不好独食，常得⑭人力。

命在未，名轩辕星，悬命柔绳，寿百岁，忌乙丑，护命者念内张，树为桂，为人廉平，好布施，有仁仪胜。

命在申，名天心星，悬命坚芒，寿八十五岁，忌丙寅，护命者石明长，树为檀，为人咀语独净，不好负人。

命在酉，名大伯星，悬命白系，寿九十三岁，忌丁酉，护命者民固明，树为梓，为人慈爱父母，习文理，贵。

命在戌，名远斗星，悬命筋缕，寿八十五岁，忌丁乙未，护命者改章，树为杜，为人不负人，独怒，富贵。

命在亥，名渊星，悬命廉禄⑮素，寿七十八岁，忌己亥，护命者伏河王，树为斛栗⑯，为人仁且义，无取欲，有后。

命所属星，为苦乐官袟⑰，悬命寿，忌日不举百事，护人命也。欲无忧患害，常怀生日行。若卒有患亡命，疾病有厄，辄披发左祖禹步，三仰呼所属星名，曰：某甲未护无思，勿令恶贼伤我，勿令邪鬼魅鬼来病我。所愿愿

---

① 贞：原作"员"，据旁校改。
② 资：原作"赀"，据文义改。按"赀"通"资"。
③ 百：原作"为"，据旁校改。
④ 岁："岁"字原脱，据上下文例补。
⑤ 存：上七星图作"在"。
⑥ 法："法"字原脱，据卷首目录补，以求卷目与标题一致。
⑦ 或有：此二字原脱，据旁校补。
⑧ 直：《札记》曰："'直'恐'桓'。"
⑨ 肠：《札记》曰："'伤'讹'肠'。"
⑩ 岁：原作"藏"，繁体形近致误，据文义文例改。
⑪ 知：通"智"。
⑫ 为李：此二字原脱，据旁校补。
⑬ 为人：此二字原误例，据校改标记乙正。
⑭ 得："得"字原脱，据旁校补。
⑮ 禄：原作"袄"，字无考，据旁校改。
⑯ 栗：原作"粟"，形近致误，据文义改。
⑰ 袟：疑当作"秩"。

皆得，愿愿成，皆无不得也。

相子生属七神图第十六

	巳	午	未	申	
辰 朱雀	七神名次	左将右将	青龙白虎		酉 玄武
卯 青龙		朱雀玄武			戌 白虎
寅 青龙					亥 右将
	丑 左将	子 勾陈			

《产经》云：以青龙日生者，秩至二千石。

以朱雀日生者，秩至六百石，持节。

以左将日生，秩至四百石，内侍爱。

以右将日生，秩至四百石，内侍爱。

以勾陈①日生，秩至封侯。

以玄武日生，秩至六百石，为人邪行。

以白虎日生，秩至二千石，为人罡子②。

以此七神日生贵重，王相日生贵，月建日生亦贵重，吉矣。

相子生四神日法第十七

《产经》云：月一日、九日、廿五③日、十七日者，朱雀日也，生子妨父母，多病。

月二日、十日、廿六日、十八日者，白④虎头日也，生子不孝。

月三日、十一日、廿七日、十九日者，白虎胁日也，生子吉，贵至二千石。

月四日、十二日、廿八日、廿日⑤者，白虎足日也，生子亡财，失火。

月五日、十三日、廿一日、廿九日者，玄武日也，生子有忧，不寿。

月六日、十四日、廿二日、卅日者，青龙⑥日也，生子亡身，卅三年死。

月七日、十五日、廿三日者⑦，青龙胁日也。生子贵。

月八日、十六日、廿四日者，青龙足日也，生子失火，亡财。

禹相子生日法第十八

《产经》云：乳母问禹：生男女日，善恶何？禹对曰：凡入月一日、十一日、廿一日，生子多勇，利父母。

入月二日、十二日、廿二日⑧，生子俊，多勇，利父母。

入月三日、十三日、廿三日，生子多病疾。

入月四日、十四日、廿四日，生子利父母。

入月五日、十五日、廿五日，生子父⑨母不得力。

入月六日、十六日、廿六日，生子早得力，利父母。

入月七日、十七日、廿七日⑩，生子便父母。

入月八日、十八日、廿八日，生子不全。

入月九日、十九日、廿九日，生子皆吉。

入月十日、廿日、卅日，生子俊多⑪，父母得力。

相子生五行用事日法第十九

《产经》云：木用事：

甲乙日生上寿，丙丁日生中寿，戊己日生死夭，庚辛日生不寿，壬癸日生下寿。

火用事：

丙丁日生上寿，戊己日生中寿，庚辛日生死夭，壬癸日生不寿，甲乙日生下寿。

---

① 勾陈：原作"句陈"，据文义改。

② 罡子：《札记》曰："'罡'盖即'刚'；'子'，'悍'之略讹字。"

③ 五：原作"九"，据旁校改。

④ 白："白"字原脱，据旁校补。

⑤ 日："日"字原脱，据旁校补。

⑥ 青龙：循上文例，"龙"下疑脱"头"字。

⑦ 者："者"字原脱，据旁校补。下"者"字仿此。

⑧ 廿二日：此三字原脱，据旁校补。下"廿三日"仿此。

⑨ 父："父"字原脱，据旁校补。

⑩ 日："日"字原脱，据旁校补。

⑪ 多：《札记》曰："据前文'多'下恐有脱。"

土用事：

戊己日生上寿，庚辛日生中寿，壬癸日生死夭，甲乙日生不寿，丙丁日生下寿。

金用事：

庚辛日生上寿，壬癸日生中寿，甲乙日生死夭，丙丁日生不寿，戊己日生下寿。

水用事：

壬癸日生上寿，甲乙日生中寿，丙丁日生死夭，戊己日生短寿，庚辛日①生小寿。

相子生五行用事时法第廿

《产经》云：木用事：

木时生贵，火时生富，土时生死绝伤亡，金时生贫贱苦厄，水时生心②有贵子。

火用事：

火时生贵，土时生富，金时生③绝伤亡，水时生贫贱多危④，木时生有贵子。

土用事：

土时生贵，金时生富，水时生绝伤亡，木时生贫贱苦厄，火时生有贵子。

金用事：

金时生贵，水时生富，木时生绝伤亡，火时生贫贱苦厄，土时生有贵子。

水用事：

水时生贵，木时生富，火时生绝伤亡，土时生贫贱苦厄，金时生有贵子。

相子生喜母子胜忧时法⑤第廿一

《产经》云⑥：

	喜时	母时	子时	胜时	忧时
甲乙加时	寅卯	亥子	巳午	申酉	四季
丙丁加时	巳午	寅卯	四季	亥子	申酉
戊己加时	四季	巳午	申酉	寅卯	亥子
庚辛加时	申酉	四季	亥子	巳午	寅卯
壬癸加时	亥子	申酉	寅卯	四季	巳午

子以喜时生，富贵，算得千秋，訾⑦千万，利父母。

子以母时生，仁爱，保财，孝顺。

子以子时生，得算五百，訾千万，利父母。

子以胜时生，强梁辨，自用，少财，可使兵事。

子以忧时生，忧苦，少时多患。

相生子死候第廿二

《产经》云：凡儿生，身不收者，死。

儿生，鱼口者，死。

儿生，股间无生肉者，死。

儿生，颐破者，死。

儿生，阴不起者，死。

儿生，阴囊白而后孔⑧赤者，死。

儿生，毛发不周者，子不成。

---

① 日："日"字原脱，据旁校补。

② 心：据以下文例，"心"字疑衍。

③ 生："生"字原脱，据旁校补。

④ 危：据上下文例，"危"乃"厄"之误。

⑤ 法："法"字原脱，据卷首目录补。

⑥ 《产经》云：此下表格内文字原竖抄作六行，第一行为：甲乙加时、丙丁加时、戊己加时、庚辛加时、壬癸加时；第二行为：寅卯喜时、巳午、四季、申酉、亥子；第三行为：亥子母时、寅卯、巳午、四季、申酉；第四行为：巳午子时、四季、申酉、亥子、寅卯；第五行为：申酉胜时、亥子、寅卯、巳午、四季；第六行为：四季忧时、申酉、亥子、寅卯、巳午。文义不明，今改作表格。

⑦ 訾：《札记》曰："'訾'，'赀'之假。"下仿此。

⑧ 后孔：肛门。

儿生，头四破开，亦不成。

儿生，声四散，亦不成。

凡新小儿，有此诸相者，皆不字长也。

凡诸生子，男偃者不利妻，女伏者不利夫。

凡建日生子，是谓北斗之子，男女皆不可起，自死。

占推子寿不寿法第廿三

《产经》云：说曰：生子男视日上，生子女视辰上，得吉神良，将有王相立者，又不终始相克。又太[①]岁上神与日辰上神相生者，则长寿，吉。若不相生者，自如。若如得凶将神囚死气上下相克者，即不寿。若将遇白虎者，子生便死。若遇朱雀，得疾病。若遇腾蛇，母惊。

一云：常以天魁加子本命上，太一从魁[②]下，皆为天煞也。在上为天煞，在下为月煞。天煞下生子，为鬼吏乃煞。月煞下生子，为人臣贼害。

一云：以直用神得青龙太常[③]者，富。得太阴者，保家而已。得六合者，常有赏乐。得朱雀者，常遇悬官。得勾[④]陈者，数与人斗诤。得玄武者，数被盗。得腾蛇者，见惊惧，性多悲忧。得天空者，性欺诞。得白虎者，不寿。

占推子与父母保不保法第廿四

《产经》云：经曰：四下贱上之时，生男妨父，生女妨母，亡其先人，是孤子。

一云：子生时不欲克其日辰，日辰克大凶，以此辨之，此为要诀也。

一云：《龙花经》曰：必记初内妇日，内以甲乙而庚辛生子，大凶。干伤害父，支伤害母，皆克日辰则俱害。

一云：凡月煞日生子，不问男女，皆妨父母，子不吉。月煞者，丑戌未辰，终而复始。

一云：以神后加孩生时魁加父母年者，妨害二亲。

占推子祸福法第廿五

《产经》云：说曰：日辰上得青龙传送有王相气者，皆高才多能。

一云：以魁加子本命罡加生月者，少孝慎，见功曹传送者悌。

一云：以魁加本命者生月上见神后者，远行亡命厄；见大吉者自如；见功曹者福德；见大冲者贫贞；见天罡者男贫苦虎狼厄，女忧产死落胎；见太一者多疾病牢狱厄；见胜光者火烧；见小吉者自如；见传送者有福禄；见登[⑤]明者在牢狱厄。

相男子形色吉凶法第廿六

《产经》云：男子强骨方身，面方平正，且眼正。眼不邪见[⑥]，邪见必有不直之心。行步直迟，行虎步不为人下。口开则大，闭则小。言语迟迟，言时不见前人者，君子之相也。目烝[⑦]动，眄盗视[⑧]，言必望前人之面目者，小人气也。故颈欲如鸿王，身回乃动；因[⑨]欲如虎视，举头乃见；颊如狮子颊，音如钟鼓铃音者，贤，吉也。

《世纪》曰：凡人身不在吉[⑩]长短弱也。舜身甚小短，周公身小短，业[⑪]公又小短，周灵王生而有髯[⑫]。髯，口毛也，吉相。武王并齿，

---

① 太：原作“大”，据文义改。
② 魁：“魁”字原脱，据旁校补。
③ 常：旁校疑作“裳”。
④ 勾：原作“拘”，据文义改。
⑤ 登：旁校疑作“徵”，似非是。
⑥ 邪见：即斜视。
⑦ 烝：旁校疑作“亟”，似是。
⑧ 眄盗视：斜视，偷看。
⑨ 因：疑当作“目”。
⑩ 吉：疑当作“佶”。《集韵》：“佶，壮健貌。”
⑪ 业：旁校曰：“宇治本作‘业’，医本等作‘叶’。”按作“叶”似是。
⑫ 髯：原作“髞”，疑是“髯”之俗写，旁训读作“ヒゲ”，今据改。

是谓庚强之相也。其父文王问裴秀曰：人有相不[①]？裴秀曰：有。中抚军立须至地，伸手过膝，非人臣之相也。舜瞳子重，项羽重子，灵帝足下有毛，身短，贵相也。汤有四肘[②]，口光[③]，左生内印。黄帝广颊龙颜口兑者，贤武相也。仲尼隆颊，尧八字之眉也，有慈仁之相也。子胥眉间尺一，强心之相也。禹虎鼻怀斗，伏羲大目，苍颉四目，皆贤智相也。

《颣卿记》[④]曰：老君足下有八卦纹，眉长，耳有三门，鼻有双柱，厚唇，口方，色黄，是贤智相也。

相女子形色吉凶法第廿七

《产经》云：女子不可娶者，黄发黑齿，息气臭，曲行邪[⑤]坐，目大雄声，虎颜蛇眼，目多白少[⑥]黑，淫邪欺夫。

黑子在阴上，多淫；及口上，爱他人夫，勿娶。

大股[⑦]而阴水[⑧]，甲夹[⑨]而乳小，手足恶，必贫贱，夫勿娶。

厚皮骨强，色赤如绛，杀夫，勿娶。

蛇行雀走，财物无储，勿娶。

小舌烦[⑩]头，鹅行，欺夫。口际有寒毛[⑪]似须，身体恒冷，瘦多病者，无肥肉，无润色，臂胫多毛，槌[⑫]项结喉，鼻高，骨节高颗，心意不和悦，如此之相，皆恶相也，慎勿娶，必欺虚气夫，妨煞夫，贫穷多忧之相也。

女子吉相：

白齿，目白黑分明，视瞻正直，眼不邪盼，声人[⑬]大，小鼻正如篇[⑭]，人中深长，气香，眉如八字，面正方平满，口下有黑子，肩上下相齐而不薄，舌广色如绛，有纹理，身皮薄滑润，多肥肉，身体常温，骨弱，节偻不头[⑮]，手足长肥，掌文[⑯]如乱丝，行走正直，心口和顺，头足平直者，皆贵人相也。

又夹股[⑰]而阴大者，阴[⑱]上高如覆杯，阴毛长而滑细顺生者，阴有黑子，二千石之妻。

乳大小口直夫[⑲]，乳上下左右黑痣，富相也。

手中有黑痣，又齿卅二以上，最贵相也。

又足下有田井字者，为天下主也。

如此者，大吉祥，福德，必可娶之，慎勿放弃之。

医心方卷第廿四

医心方卷第廿四背记

紫葳

《本草》云：威灵仙，一名能消。注云：先于众[⑳]草，茎方，数叶相对，花浅紫。何以得知紫葳即能消，是草部文也。又木部云：紫葳一名陵苕，一名茇华。苏敬云：此即凌霄花也。《尔雅》云：苕，一名陵茗、黄华云云。

是木部紫葳欤？于威灵仙者，不被甘心之。

以上第三叶

---

① 不：通“否”。
② 肘：原作“时”，据旁校引或本改。
③ 光：《札记》曰：“‘光’即‘广’之讹。”
④ 《颣卿记》：旁校疑“颣”作“赖”。
⑤ 邪：通“斜”。
⑥ 少：原作“小”，据文义改。
⑦ 股：旁校疑作“肱”。
⑧ 水：《札记》曰：“‘水’恐‘大’。”
⑨ 甲夹：疑是“胛狭”。
⑩ 烦：《札记》曰：“‘烦’恐‘大’字讹加‘页’旁者。”
⑪ 寒毛：即“汗毛”。
⑫ 槌：同“椎”。
⑬ 人：《札记》曰：“‘人’恐衍。”按疑为“不”字之讹。
⑭ 篇：《札记》曰：“‘篇’恐‘萹’。谓扁豆也。”
⑮ 节偻不头：《札记》曰：“‘偻’恐‘缓’，‘头’恐‘显’。”
⑯ 文：原作“又”。《札记》曰：“‘又’即‘文’字草体。”今据改。按“文”即“纹”之古字。
⑰ 股：旁校疑作“肱”。
⑱ 阴：“阴”字原脱，据旁校补。
⑲ 直夫：“直”通“值”，四指为“夫”。
⑳ 众：此字原漫漶，据《证类本草》卷十一《草部下品之下》描正。

医心方卷第廿五

从五位下行针博士兼丹波介丹波宿祢康赖撰

小儿方例第一

小儿新生祝术第二

小儿去衔血方第三

小儿与甘草汤方第四

小儿与朱蜜方第五

小儿与牛黄方第六

小儿与乳方第七

小儿哺谷方第八

小儿初浴方第九

小儿断脐方第十

小儿去鹅口方第十一

小儿断连舌方第十二

小儿刺悬痈方第十三

小儿变蒸法第十四

小儿择乳母方第十五

小儿为名字方第十六

小儿初著衣方第十七

小儿调养方第十八

小儿禁食方第十九

治小儿解颅方第廿

治小儿囟陷方第廿一

治小儿摇头方第廿二

治小儿发不生方第廿三

治小儿白秃方第廿四

治小儿鬼舐头方第廿五①

治小儿头疮方第廿六

治小儿头面身体②疮方第廿七

治小儿面白屑方第廿八

治小儿耳鸣方第廿九

治小儿耳疮方第卅

治小儿聤耳方第卅一

治小儿耳中③百虫入方第卅二

治小儿耳蚁入方第卅三

治小儿耳蜈蚣入方第卅四

治小儿耳蚰蜒入方第卅五

治小儿目不明方第卅六

治小儿目赤痛方第卅七

治小儿眼眦烂痒④方第卅八

治小儿眼翳方第卅九

治小儿雀盲方第四十

治小儿目眯方第四十一

治小儿目竹木刺方第四十二

治小儿目芒草沙石入方第四十三

治小儿眼为物撞方第四十四

治小儿燕口方第四十五

治小儿口疮方第四十六

治小儿口下黄肥疮方第四十七

治小儿唇疮方第四十八

治小儿紧唇方第四十九

治小儿口噤方第五十

治小儿重舌方第五十一

治小儿舌上疮方第五十二

治小儿舌肿方第五十三

治小儿齿晚生方第五十四

治小儿齿落⑤不生方第五十五

治小儿齿间血出方第五十六

治小儿鼻衄方第五十七

治小儿鼻塞方第五十八

治小儿鼻息肉方第五十九

治小儿喉痹方第六十

治小儿啰方第六十一

治小儿津颐方第六十二

治小儿吐呃方第六十三

治小儿难乳方第六十四

————————

① 治小儿鬼舐头方第二十五:此目原与下"治小儿头疮方第廿六"误倒,今据正文标题乙转,并互改序数。

② 头面身体:原作"身面",据正文标题改。

③ 中:"中"字原脱,据正文标题补。

④ 痒:原误作"痛",据正文标题改。

⑤ 落:原"落"下有"复"字,据正文标题删。

治小儿风不乳哺方第六十五

治小儿脐不合方第六十六

治小儿脐中汁出方第六十七

治小儿脐赤肿方第六十八

治小儿脐疮方第六十九

治小儿腹痛方第七十

治小儿腹胀方第七十一

治小儿痞病方第七十二

治小儿癖癣方第七十三

治小儿米癥方第七十四

治小儿土瘕①方第七十五

治小儿腹中有虫方第七十六

治小儿阴肿方第七十七

治小儿阴痛方第七十八

治小儿阴疮方第七十九

治小儿阴伤血出方第八十

治小儿阴囊肿方第八十一

治小儿阴㿉方第八十二

治小儿差㿉方第八十三

治小儿脱肛方第八十四

治小儿谷道痒方第八十五

治小儿谷道疮方第八十六

治小儿疳湿方第八十七

治小儿寸白方第八十八

治小儿痫病方第八十九

治小儿魃病方第九十

治小儿客②忤方第九十一

治小儿夜啼方第九十二

治小儿惊啼方第九十三

治小儿躽啼方第九十四

治小儿疟病方第九十五

治小儿伤寒方第九十六

治小儿卒死方第九十七

治小儿痓病方第九十八

治小儿数岁不行方第九十九

治小儿四五岁不语方第百

治小儿无辜方第百一

治小儿大腹丁奚方第百二

治小儿霍乱方第百三

治小儿泄利方第百四

治小儿白利方第百五

治小儿赤利方第百六

治小儿赤白滞下方第百七

治小儿蛊利方第百八

治小儿大便不通方第百九

治小儿小便不通方第百十

治小儿大便血方第百十一

治小儿小便血方第百十二

治小儿淋病方第百十三

治小儿遗尿方第百十四

治小儿身黄方第百十五

治小儿身有③赤处方第百十六

治小儿腹皮青黑方第百十七

治小儿赤疵方第百十八

治小儿疻疡方第百十九

治小儿疣目方第百廿

治小儿身上瘑方第百廿一

治小儿身热方第百廿二

治小儿盗汗方第百廿三

治小儿隐疹方第百廿四

治小儿丹疮方第百廿五

治小儿赤游肿方第百廿六

治小儿身体肿方第百廿七

治小儿恶核肿方第百廿八

治小儿瘰疬方第百廿九

治小儿诸瘘方第百卅

治小儿瘿方第百卅一

治小儿附骨疽方第百卅二

治小儿癗疽④方第百卅三

治小儿代指方第百卅四

治小儿疥疮方第百卅五

治小儿癣疮方第百卅六

治小儿浸淫疮方第百卅七

治小儿瘑疮方第百卅八

治小儿王灼疮方第百卅九

————————

① 瘕：原作"癥"，据正文标题改。

② 客：原作"容"，形误，据文义改。下仿此。

③ 身有：此二字原脱，据正文标题补。

④ 疽：原误作"疳"，据正文标题改，与《札记》引仁和寺本合。

治小儿月食[①]疮方第百四十
治小儿冻疮方第百四十一
治小儿漆疮方第百四十二
治小儿蠼螋尿[②]疮方第百四十三
治小儿恶疮久不瘥[③]方第百四十四
治小儿金疮方第百四十五
治小儿汤火灼疮方第百四十六
治小儿竹木刺方第百四十七
治小儿落床方第百四十八
治小儿食不知[④]饱方第百四十九
治小儿吐食方第百五十
治小儿吐血方第百五十一
治小儿咳嗽方第百五十二
治小儿食鱼骨哽方第百五十三
治小儿食肉骨哽方第百五十四
治小儿食草芥哽方第百五十五
治小儿饮李梅辈哽方第百五十六
治小儿食发绕咽方第百五十七
治小儿误吞钱方第百五十八
治小儿误吞针方第百五十九
治小儿误吞钩[⑤]方第百六十
治小儿误吞叉方第百六十一
治小儿误吞环方第百六十二
治小儿误吞竹木方第百六十三

小儿方例第一

《小品方》云：黄帝云：人年六岁以上为小，十八[⑥]以上为少，廿[⑦]以上为壮，五十以上为老也。其六岁以还[⑧]者，经所不载，是以乳下婴儿病难治者，皆无所承按[⑨]也。中古有巫妔[⑩]，立小儿《颅囟经》，以占夭寿，判疾病死生，世相传[⑪]有少小方焉。今按[⑫]：《太素经》云[⑬]：小儿初生为婴[⑭]，能笑为孩[⑮]。《脉经义解》[⑯]云：小儿初生号赤子。《产经》云[⑰]：凡儿生当长一尺六寸，重十七斤。

《针灸经》云：十岁小儿、七十老人不得针，宜灸及甘药。

《千金方》云：凡新生儿[⑱]七日以上，周年以还，不过七壮，炷如雀屎大。

小儿新生祝术第二

《产经》云：凡儿初生时即祝曰：以天为父，以地为母，颂金钱九十九，令儿寿。

凡小儿初生，仍以发其手掌，曰号理，寿千岁，至二千石，乃起之，大吉。若可当为天子、王侯、后妃、卿相者，即随其相号之，乃可起抱之，吉。

小儿去衔血方第三

《产经》云：儿初生落地，急撩去[⑲]口中舌上衔血，即时不去，须臾血凝，吞入[⑳]令儿成

---

① 食：原作"蚀"，据正文标题改，以求目录与正文一律。按"食"通"蚀"。
② 尿："尿"字原脱，据正文标题补。
③ 久不瘥：此三字原脱，据正文标题补。
④ 知："知"字原脱，据正文标题补。
⑤ 钩：原作"钓"，据仁和寺本改。
⑥ 十八：《千金方》卷五第一引《小品方》作"十六"。
⑦ 廿：《千金方》卷五第一引作"三十"。
⑧ 以还：《千金方》卷五第一引作"以下"，义同。
⑨ 承按：《千金方》卷五第一引作"承据"，义同。
⑩ 巫妔：《病源》卷四十五《养小儿候》作"巫方"，《千金方》卷五第一作"巫妨"。
⑪ 世相传：《病源》卷四十五《养小儿候》作"世所相传"，《千金方》卷五第一作"世相传授"，"授"下有"始"字，属下读。
⑫ 今按：此下四十四字原为大字，今据文义文例改为小字注文。
⑬ 《太素经》云：此引乃《太素经》杨上善注文，非《太素经》文。
⑭ 婴：《太素》卷五《十二水》杨注"婴"下有"儿"字。
⑮ 孩：原作"孩"，疑为"孩"之俗讹，仁和寺本作"咳"，乃"孩"之形误，今据《太素》卷五《十二水》杨注改。
⑯ 《脉经义解》：原"脉"字属上读，并旁注"儿"字，"经义解"另起行，作大字本文，循上下文义，疑是传抄致误，今据仁和寺本改。
⑰ 《产经》云：原另起行，作大字本文，今据仁和寺本改。
⑱ 儿：仁和寺本作"小儿"。
⑲ 去：旁校引或本"去"下有"儿"字。
⑳ 吞入：旁校引或本"吞"上有"儿惊哭发声，血"六字，"入"下有"者"字。

腹中百病①。以绵缠手指头以拭去之②。

《千金方》云③：儿生口中有血，即当去之，不去者，而得吞之，成痞病。

小儿与甘草汤方第四

《千金方》云：儿新生出腹，先以指断口中恶血④，去之便洗浴，断脐竟裸袍⑤讫，未与朱蜜也⑥。取甘草如手中指一节许⑦，打碎，以水二合，煮取一合，以绵缠沾取，与儿吮之，如朱蜜法⑧，连吮，计可⑨得一蚬壳入腹止，儿当快吐，吐去胸⑩中恶汁也。吐后消息⑪，计如饥渴，顷复⑫更与之。若前服及更与并不吐者，但稍与⑬，尽此一合止。得吐⑭恶汁，令儿心神智惠⑮无病。都⑯不吐者，是不含恶血耳。勿复与之。《小品方》同之。

小儿与朱蜜方第五

《产经》云：小儿初生三日，可与朱蜜方，令儿镇精神魂魄。真朱精练研者如大豆多，以赤蜜一蚬壳和之，以绵缠沾取⑰，与儿吮之，得三沾止，一日令尽此一豆多耳。作三日与之，则用三大豆多也。勿过此量，过则伤⑱儿也。今按⑲：《小品方》云：不宜多，多则令儿脾胃冷、腹胀。

小儿与牛黄方第六

《产经》云：朱蜜与竟，即可与牛黄，牛黄益肝胆，除热定惊，辟恶气⑳也。作法如朱蜜，多少一法同也。《小品方》同之。

小儿㉑与乳㉒方第七

《产经》云：凡乳儿，母当枕臂与乳头平，当乳，不然则令儿噎。

凡乳儿，当先施㉓去宿乳，以乳儿之，不然令儿吐呕下㉔利。

凡乳儿，先以手捼乳，令散其热，乃乳儿之，若不然，乳汁奔走于儿咽，令儿夺息成疾也㉕。

凡乳儿，母欲寐者，则夺其乳，恐覆儿口鼻。亦不知饱，令致儿困也。

凡乳儿，顿不欲大饱，大饱则令儿吐呗。若吐呗者，当以空乳乳之则消。夏不去热乳以乳，令儿呕逆；冬不去寒乳，令儿咳下利。

凡母新饱以乳，令儿喘热腹满。

———————

① 病：旁校引或本"病"下有"也"字，"也"下并有"去衔血法"四字。

② 以绵缠手指头以拭去之：此十字原为小字注文，今循文义改作大字正文。

③ 《千金方》云：按此条不见今本《千金方》中，见《千金翼》卷十一第一。

④ 先以指断口中恶血：原"断"作"斯"，"料"之俗写，形误，据仁和寺本改作"断"。《千金方》卷五第二此句作"先以绵裹指拭儿口中及舌上青泥恶血"，与下"去之便洗浴"并不衔接，疑此是丹波氏节引，并略有改动。

⑤ 裸袍：《千金方》卷五第二作"绷抱"。

⑥ 未与朱蜜也：《千金方》卷五第二作"未可与朱蜜，宜与甘草汤"。

⑦ 许：原作"计"，形误，据仁和寺本改，与《千金方》卷五第二合。旁校作"计"，非是。

⑧ 如朱蜜法：《千金方》卷五第二无此四字。

⑨ 计可：《千金方》卷五第二"计"上有"汁"字，属上读；"计"下无"可"字。

⑩ 胸：《千金方》卷五第二"胸"上有"心"字。

⑪ 吐后消息：《千金方》卷五第二作"如得吐，余药更不须与。若不得吐，可消息"。

⑫ 顷复：原"顷"作"项"，形误，据仁和寺本改，《千金方》卷五第二作"须臾"，文异义同。

⑬ 但稍与：《千金方》卷五第二作"但稍稍与之"。

⑭ 得吐：《千金方》卷五第二"得"上有"如"字，"吐"下有"去"字。

⑮ 惠：通"慧"。

⑯ 都：《千金方》卷五第二"都"上有"饮一合尽"四字。

⑰ 以绵缠沾取：《千金方》卷五第二"缠"下有"箸头"二字。"沾"原误作"沾"，据仁和寺本改。下同。

⑱ 伤：原作"复"，繁体字形近致误，据仁和寺本改。

⑲ 今按：此下十八字原大字别行，今据文义改为小字注。

⑳ 辟恶气：《千金方》卷五第二"气"下有"除小儿百病"五字。

㉑ 小儿：原"儿"下有"初"字，据卷首目录删。

㉒ 乳："乳"字原脱，据旁校补，与卷首目录合。

㉓ 施：仁和寺本作"捃"，《千金方》卷五第二作"捉"。

㉔ 下：原作"可"，据仁和寺本改。

㉕ 令儿夺息成疾也：《千金方》卷五第二作"令儿噎，辄夺其乳，令得息，息已复乳之"云云。

母新内①以乳，令儿羸，支②胫不能行，杀儿。

母新醉以乳，令儿身热腹满，杀儿。

母新怒以乳，令儿喜发气疝病。

母有热以乳，令儿变黄，不能食。

母有疾行以乳，令儿病癫狂。

母新吐下以乳，令儿虚羸。

凡儿初生，乳母食猪鸡鲜鱼胞美③以乳儿者，令儿伤喜洞泄也。

凡乳母过醉及房室喘息乳儿者，此最为剧，能杀儿，宜慎之。

夫五情④善恶、七神所禀，无非乳潼⑤而生化者也，所以乳儿宜能慎之。

其乳母黄发、黑齿、目大、雄⑥声、眼精浊者，多淫邪相也。

其椎项节高，鼻长，口大，臂胫多毛者，心不悦相也。

其手足丑恶，皮厚，骨强，齿龀⑦口臭，色赤如绛者，胜男相也。

其身体恒冷，无有润泽，皮粗，无肌而瘦癗者，多病相也。

又有漏腋、漏腋者⑧，恒湿臭汗也。胡臭、癣、颔颔者，白秃。疬易、病⑨痏者，诸节生疮。痤⑩痤者，皮上痱疮。姗姗者，声败。嗽、齆齆者，鼻息肉也。聋、龀龀，齿败破者。龋龋者，虫食齿。瘰、瘘、瘿、瘤、痔、痉、瘇唇⑪、癫、眩、痫者，是丑疾相也。

又其本命生年与儿无克，无⑫如此诸恶相者，便可饮乳。不随此法，害儿，不吉。

凡乳儿顿欲大饱⑬，大饱则令儿吐。

小儿哺谷方第八

《产经》云：凡小儿生三日后，应开腹助谷神，可研米作厚饮如乳酪状，抄如大豆粒大，与儿咽之，咽⑭三豆许止，日三与之，七日可与哺。十日始哺如枣核许，廿日倍之，五十日如弹丸许，百日如枣许。若乳汁少者，不从此法，当用意少增之。今按⑮：《本草》云：以如梧子十六枚准弹丸一枚。

一云：廿日后可乃始哺，令儿无疾也。若早与哺者，儿头面体喜生疮，亦令儿虚羸难长。若儿大小随宜哺，增减之良。

凡小儿不嗜哺者，勿强与，强与哺不消，便致疾病也。

又云：初哺小儿良日：

五寅、五辰、五丑、五酉，皆大吉。

又云：男以甲乙，女以壬癸，亦吉。

又云：以成、收、开、定、满日，义日、保日，皆吉，哺儿，儿终身无病，大吉。义日：壬申、癸酉；保日：甲午、乙巳。

又云：哺小儿忌日：

五戌、五巳、五亥、丁日，大凶。

又：戊戌、戊辰、执、闭日，皆大凶。

小儿初浴⑯方第九

《产经》云：小儿初生时洗浴，以牛脂小置汤中，令儿至老无疾。一云：香脂大如指，投汤中浴之，大佳。香脂是牛⑰脂也。

又云：小儿初生，以虎头骨渍汤中洗浴之，令儿不病。

---

① 新内：《千金方》卷五第二作"新房"，文异义同，指房室刚过不久。

② 支：《千金方》卷五第二作"交"。

③ 胞美：仁和寺本作"肥羹"，似是。

④ 夫五情：凡此以下至本篇末，仁和寺本在"择乳母方第十五"中，行文较此简略。

⑤ 乳潼（dòng，音动）：乳汁。

⑥ 雄：原作"雄"，据仁和寺本改。

⑦ 龀：原作"龂"，据文义改。"龀"，齿外露。《札记》认为"龀"之讹字，非是。

⑧ 漏腋者："者"字原脱，据下文例补。按仁和寺本无此下诸小字注文。

⑨ 病：原作"痏"，《札记》曰："'病'讹'痏'。"今据改。

⑩ 痤：疑当作"痤"。

⑪ 瘇唇：《千金方》卷五第一作"沈唇"，即口唇生疮。

⑫ 无："无"字原脱，据仁和寺本补。

⑬ 凡乳儿顿欲大饱：此条重出，"欲"上并脱"不"字。

⑭ 咽：仁和寺本"咽"上有"频"字。

⑮ 今按：此下十七字原为大字另起行，今据文义文例改为小字注文。

⑯ 初浴：仁和寺本作"作浴汤"。

⑰ 牛：原作"半"，形误，据仁和寺本改。

又云：小儿初生以①洗浴，以金银珍宝珠玉②等投汤中，儿必为贵尊，大吉。

又云：小儿初浴汤法：

桃根、李根、梅根三物，以水煮取汁洗浴儿，却诸不祥，令儿身无疮，大吉。今按：《千金方》云：以猪胆一枚，投汤中浴儿，终身不患疮疥。

又云：凡小儿浴数数者，令儿背冷，发痫；若久不浴③者，令儿毛落，亦复令啼呼之，间一二日浴之良。

又云：浴小儿良日：

丑、寅、卯、申、酉。

又：甲寅、乙未、丙午、丁酉、癸酉④、癸未、甲辰⑤，皆吉，令儿终身无疾病，长寿，大吉。

又云：浴小儿忌日：

庚戌、壬子、甲乙、庚辛、壬癸、辰巳、午未、亥，大凶。

又：男忌戌日，女忌丁日，大凶。

又：平旦、日中、黄昏、夜半，大凶⑥。

小儿断脐方第十

《产经》云：凡儿断脐法，以铜刀断之，吉⑦，脐当令长六七⑧寸，长则伤肌，短则伤脏。

凡儿初生，当即举之。迟举则令儿寒中，腹中雷鸣。先浴之，然后断脐裹之，吉。

《千金方》云：断脐当令长至足夫⑨，短则中寒，令⑩腹中不调，当⑪下利。

又云：裹脐法：

椎治帛布令柔软，方四寸，新绵厚半寸，与布等合之，调其缓急，急令儿吐　。儿生廿日，乃解视脐，若十日许儿怒啼，似衣中有刺，此或脐燥还刺其腹，当解易衣更裹。裹⑫脐时当闭户下帐，燃火左右，令帐中温暖，儿衣亦令温粉粉之，此⑬谓冬时寒也。若脐不愈⑭，烧虾蟆令成灰，冶末粉脐中。

小儿去鹅口方第十一

《产经》云：凡初生儿，其口中舌上有白

物如米屑，名为鹅口，及鼻外亦有。此由儿在胞中之时，其母嗜嚼米使之然也。此物当时不去之，儿得吞者，化为虫也，宜便去之。治之方：

以发缠钗头，沾井花水撩拭之，三四旦⑮如此，便脱去也。犹不去者，可煮栗蒺⑯汁令浓，以拭如上法。若春冬⑰无栗蒺者，可煮栗树皮，用如上法，皆良。一云⑱：钗头著在者，屠苏水中，勿令儿口中落入吞。《小品方》同之。

《爽师方》云：小儿鹅口方：

桑白汁和胡粉涂之。

小儿断连舌方第十二

《产经》云：儿初生之时，有口中舌下膜如石榴子，中隔者连其舌下。当时不摘⑲断者，后喜令儿言语不发，不⑳转舌也。治之方：

可以爪摘断之，微有血出无害；若血出不止者，可烧发作末敷之，血止，良。《小品方》名

---

① 以：仁和寺本无"以"字。
② 玉：原作"至"，据旁校改，与仁和寺本和。
③ 浴：原作"洛"，形误，据仁和寺本改。
④ 癸酉：仁和寺本无"癸酉"二字。
⑤ 甲辰：仁和寺本作"甲申"。
⑥ 大凶：仁和寺本此下有"《千金方》云：以猪胆一枚投汤中浴儿，终身不患疮疥"二十字，别为一条，与上"小儿浴汤法"后"今案"引同。
⑦ 吉：旁校疑作"去"。
⑧ 七：仁和寺本无"七"字。
⑨ 当令长至足夫："夫"疑当作"跌"，同"跗"。《千金方》卷五第二作"所留脐带令至儿足跗上"。
⑩ 令：《千金方》卷五第二"令"下有"儿"字。
⑪ 当：《千金方》卷五第二作"常"。
⑫ 裹："裹"字原脱，据《千金方》卷五第一补。
⑬ 此：原作"比"，形误，据仁和寺本改，与《千金方》卷五第二合。
⑭ 若脐不愈：《千金方》卷五第二此下有"烧绛帛末粉之，若过一月脐有汁不愈"十五字。
⑮ 三四旦：《千金方》卷五第二作"三日"。
⑯ 栗蒺：仁和寺本作"栗荴"，与《千金方》卷五第二合。下仿此。
⑰ 冬：《千金方》卷五第二作"夏"。
⑱ 一云：此下十九字，仁和寺本无。
⑲ 摘：同"摘"。
⑳ 不："不"字原脱，据仁和寺本补。

之连舌。

小儿刺悬痈方第十三

《产经》云：小儿初生后六七日，其血气收敛成肉①，则口舌颊里领领②净也。若喉里舌上有物如芦箨盛水状者，名悬痈，有气胀起也。又有著舌下如此者，名为重舌。又有上腭如此者，名为重腭。又有著齿龈如此者，名为③重龈，皆刺去血汁之，良。

治可④以绵缠长针，末刃如粟⑤，以刺决之，令气泄之，去清黄血汁，良。一刺止之，消息一日，不消又刺之，不过三刺自消。《小品方》同。

小儿变蒸法⑥第十四

《病源论》云：小儿变蒸者，以长血气也。变者上气，蒸者体热。变蒸有轻重，其轻者，体热而微惊，耳冷尻亦冷，上唇头白兕⑦起，如死鱼目珠子，微汗平者而歇，远者九日乃歇⑧。其重者，体壮热而脉乱，或汗，或不汗，不欲食，食辄吐呃，无所苦也。变蒸之时，目白睛微赤，黑睛微白，亦无所苦。蒸毕，自明了矣。

先变五日，后蒸⑨五日，为十日之中热乃除。变蒸之时⑩，不欲惊动，勿令旁边多人，变蒸或早或晚，依时如法者少。初变之时，或⑪热甚者，或违日数不歇，审计日数，必是变蒸，服黑散发汗，热不止者，服紫丸⑫，小瘥便止，勿复服之。其变蒸之时，遇寒加之，即寒热⑬交争，腹痛夭矫，啼不止者⑭，熨之则愈。变蒸与温壮伤寒相似，若非变蒸，身热耳热，体⑮亦热，此乃为他病，可为余治。审是变蒸，不得为余治也。其变蒸日数⑯，出《病源论》。

又变蒸者⑰，唇头白肉起，如死鱼目珠子，微汗，平者而歇，远者九日乃歇。

儿生卅二日始变，变者耳热⑱也。至六十四日再变，再变且蒸。其状卧欲端正也。第二变蒸时，或目白者赤，黑者微白，变蒸毕，目便精明矣。至九十六日三变，变者候丹孔出而泄也。至一百廿八日四变，变且蒸，能⑲咳笑⑳也。至一百六十五⑪日五变，以成机关

---

① 肉：原作"害"，俗写字形近致误（二者原均为俗写），据仁和寺本改。
② 领领："领"字无考，仁和寺本作"领领"，《千金方》卷五第二作一"清"字。
③ 名为："为"上原脱"名"字，据仁和寺本补。
④ 可：原作"奇"，据仁和寺本改。按"奇"疑为"之可"二字误为一字，"之"先误作"大"，后与"可"字误并。
⑤ 末刃如粟："粟"原作"栗"，形误，据文义改。此四字《千金方》卷五第二作"留刃处如粟米许大"。
⑥ 法："法"字原脱，据卷首目录补，仁和寺本作"方"。
⑦ 兕："兕"，貌之古字，于此无义，疑是俗写肉字。旁校引或本作"疣"，与《病源》卷四十五《变蒸候》合。《千金方》卷五第一作"泡"。
⑧ 微汗平者而歇，远者九日乃歇：旁校作"微汗出者而近者五日乃歇，远者八九日乃歇"，与《病源》卷四十五《变蒸候》合。
⑨ 蒸："蒸"字原脱，据旁校补，与《病源》卷四十五《变蒸候》合。
⑩ 变蒸之时：原作"初变之时"，"初"上有"耳"字，据旁校改，与《病源》卷四十五《变蒸候》合。
⑪ 不欲惊动，勿令旁边多人，变蒸或早或晚，依时如法者少。初变之时，或：此二十七字原脱，据旁校补，与《病源》卷四十五《变蒸候》合。
⑫ 紫丸：旁校"紫"下补"双"字，检《千金方》卷五第一作"紫丸"，与下引《葛氏方》"紫丸"合。
⑬ 热："热"字原脱，据旁校补，与《病源》卷四十五《变蒸候》合。
⑭ 者：原误作"煮"，据《病源》卷四十五《变蒸候》改。
⑮ 体：旁校引或本作"尻"，与《病源》卷四十五《变蒸候》合。
⑯ 其变蒸日数：此五字原为大字，检《病源》卷四十五《变蒸候》亦有"其变日数"四字，但与下"出《病源论》"小字注文不协，今改作小字。仁和寺本无此五字。
⑰ 又变蒸者：此条凡二十七字，与上引《病源》重，且文义不完整，当删。按此下诸节内容，此条与下"凡蒸之候"和"凡儿变之时"两条，与上引《病源》重出，"儿生卅二日始变"一条文字与《病源》大异，"凡儿生三月不蒸"一条为《病源》所无，故疑非出自《病源》。检仁和寺本无"又变蒸者"与下"凡蒸之候"和"凡儿变之时"三条。下引"《产经》云"一节，在上节"出《病源论》"之下、下节"儿生卅二日始变"之上，似是。
⑱ 耳热：《千金方》卷五第一作"身热"。
⑲ 能：仁和寺本"能"上有"以"字，与《千金方》卷五第一合。
⑳ 咳笑："咳"，婴儿笑。"咳笑"，此同义复词。
⑪ 五：仁和寺本无"五"字，与《千金方》卷五第一合。

也。至一百九十二日六变，变且蒸，以知五机成也。至二百廿四日七变，以知匍匐也。至二百五十六日八变，变且蒸，以知学语矣。至二百八十八日九变，以亭亭然也。凡九变三蒸①也。至三百廿日十变，变且蒸，蒸②积三百廿日小蒸毕，后六十四日大蒸，后百廿八日复蒸。积五百七十六日大小蒸毕，乃成人也。所以变蒸者，皆是荣其血脉，攻③其五脏，故一变竟辄觉情态有异者也。

凡蒸之候④，身壮热，脉乱汗出，目精不明，微欲惊，不乳哺，上唇头小白肉起如死鱼目珠子，耳冷尻亦冷⑤，此其诊也，近者五日歇，远者八九日歇也。当审计其蒸日，不可针灸服药。

凡儿变⑥之时，不欲惊动，勿令边多人也。小儿变时，或早或晚也。

凡儿生三月不蒸，则耳聋目盲；五月不蒸，身不行；九月不蒸，五机不成，此为痿蹶，不能行之疾也。

《产经》云⑦：《脉诀》曰：凡小儿变蒸之时，汗出不用食，食辄吐哯而脉乱，无所苦也。

《葛氏方》云：凡小儿生后六十日，目瞳子成，能咳笑⑧识人。百五日任⑨脉生，能反覆。百八十日尻骨成，能独坐。二百一十日掌骨成，能匍匐。三百日髌骨成，能独倚。三百六十日为一期⑩，膝骨成，乃能行⑪。

治少小初变蒸时⑫，有者⑬服之，发干⑭已止，黑散方：

杏仁二分 大黄一分 麻黄二两，去节

右三物，先捣大黄、麻黄下筛，杏仁令如脂，纳散令调，更粗筛筛之，盛以韦囊⑮。廿日儿，以汁和之如小豆一丸，分为二丸，易吞，厚衣包之，令汗，汗出毕，下帐燃火解衣，温粉粉之。百日儿取散如枣核大，以小汤⑯和服之，汗出之后，消息如上法，当预温粉，不可解衣，乃温粉。出《葛氏》。

治已服黑散，发热不歇，服之热小瘥便止，勿复与，紫丸方：

赤石脂一两 巴豆卅枚 代赭一两 杏仁卅枚，一方五十枚，去皮

右四物，先冶巴豆、杏仁，捣二千杵，乃纳代赭、赤石脂，更捣三千杵，绝也，药势即成。一方云：相和与少蜜和之，盛以密器，无令药燥，燥则无势⑰。以巴豆、杏仁自丸，常苦不能尽屑，当稍稍纳之令相丸。廿日儿服如黍米一丸讫，小小⑱乳乳之，令药得下，却⑲两食顷，乃复乳之，勿令饱耳。平旦一服药，日中热尽，日西夕时复小增丸，至鸡鸣时，若⑳复与一丸，愈者止。卅日儿服如大黍米一丸。四十㉑日儿服如麻子一丸。六七十日儿如胡豆一丸。百日儿服如小豆一丸。不下故热者，增半丸，以下利为度。

又方说：服紫丸，当须完出，若不出，出不完，为病未尽，当更服之。有热乃服紫丸，无热但有寒者，勤服乳头，单当归散、黄芪散。变蒸服药后微热者，亦可与除热黄芩汤方。出《僧深方》。

---

① 三蒸：《千金方》卷五第一作"四蒸"。

② 蒸：仁和寺本无"蒸"字。

③ 攻：仁和寺本作"改"。

④ 凡蒸之候：此下两条，凡九十一字，仁和寺本无。

⑤ 耳冷尻亦冷：原作"耳令尻赤冷"，《札记》曰："'冷'讹'令'，'亦'讹'赤'。"今据改。

⑥ 变：旁校"变"下补"蒸"字。

⑦ 《产经》云：此条凡二十九字，仁和寺本在上"审是变蒸，不得为余治也"下。

⑧ 咳笑：原作"唆"，据仁和寺本改。

⑨ 任：仁和寺本旁校引或本无"任"字。

⑩ 期（jī，基）：周岁。

⑪ 乃能行：此下仁和寺本有"《产经》云：经曰：凡儿当长一尺六寸，重十七斤，一日一夜三千五百息。五月脉生于胸中，儿乃而自反覆；七月气血而通，儿乃能踞；十月舌本与少阳相得，一阴一阳，儿乃能言；十一月髋骨成，儿乃能行"一节，凡七十六字。

⑫ 治少小儿初变蒸时：此下至"变蒸儿有微热可服。出张仲"凡三十八行，仁和寺本无。

⑬ 有者：《札记》曰："'有'下恐脱'汗'字。"

⑭ 干：《札记》曰："'汗'讹'干'。"

⑮ 韦囊：皮囊。

⑯ 小汤："汤"原作"阳"，繁体字形似而致误，据文义改。"小汤"即"少汤"。

⑰ 势：原作"热"，形误，据文义改。

⑱ 小小：即"少少"。

⑲ 却：过。

⑳ 若：或。

㉑ 四十：原作"卌"，据文义改。

黄芩汤,少小辈变蒸时服,药下后有朝夕①热,吐利,除热方:

黄芩一两 甘皮六铢 人参一两 干地黄六铢 甘草半两,炙 大枣五枚,去核

凡六物,切之,以水三升,煮取一升,绞去滓。二百日儿服半合,三百日儿服一合,日再,热瘥止。变蒸,儿有微热可服。出张仲。

又云②:经曰:天不足西北,故令儿凶③后合;地不足东南,故儿髌后生成;人法于三,故令齿后生④。故凶合乃而言,髌成乃而行。大阴气不足而大阳气有余者,故令儿羸瘦髌胫,三岁乃而行。

小儿⑤择乳母方第十五

备在⑥第七小儿与乳方末

《小品方》云:乳母者,其血气为乳汁也,五情善恶,血气所生也。乳儿者,皆宜慎喜怒。夫乳母形色所宜,其候甚多,不可悉得,今但令不狐臭、瘿瘤、尰瘿⑦、气味⑧、病疥、癣瘙⑨、白秃、病疡、瘲⑩唇、耳聋、䶩鼻⑪、癫眩⑫,无此等病者,便可饮儿也。师见其故灸盘⑬,便知其病源也。

小儿为名字方第十六

《产经》云:子日生名救。一名寿。

丑日生名带。一名徐,一名去病。

寅日生名令。一名阿金。

卯日生名官。一名金,一名宣令⑭。

辰日生名道。一名阿种。

巳日生名盖宗。一名阿善。

午日生名徐。一名阿师。

未日生名护。

申日生名多。一名起,一名土,一名桓⑮。

酉日生名多。

戌日生名带子。一名弟。

亥日生名他人。一名侣。

又云:正月一日、十一日、廿一日、寅日寅时生子,名为正月子。

二月二日、十二日、廿二日、卯日卯时生子,名⑯为二月子。

五月五日、十五日、廿五日、午日午时生子,名为五月子。

七月七日、十七日、廿七日、申日申时生子,名为七月子。

诸此日月合生者,可为忌耳。

又云:以二月、五月生者,皆不利父母。二月生男名安都,生女名候女,一名定女,无咎。五月生男名连快,一名扶⑰纤,女名恐华朱,如此名之,无咎。是周文王为作神字,不妨害父母,吉。

又云:初立名字,勿以五子日,凶。又不以巳日,大凶。

小儿初著衣方第十七

《产经》云:小儿初著衣法:

甲乙日生子,衣以黑衣。忌庚申日,晡时凶⑱。

丙丁日生子,衣以青衣。忌夜半。

戊己日生子,衣以绛衣。忌甲申日,旦时凶。

---

① 朝夕:通"潮汐",发热有定时。

② 又云:据仁和寺本,"又云"以下当出自《产经》。

③ 凶:原作"腮"。《札记》曰:"'腮'即'顋'之异构。"今据改。下仿此。

④ 生:"生"字原脱,据仁和寺本补。

⑤ 小儿:此二字原脱,据卷首目录补。

⑥ 备在:此下十字,仁和寺本无。

⑦ 瘿:仁和寺本作"瘘"。

⑧ 气味:仁和寺本作"气嗽",似是。

⑨ 癣瘙:《千金方》卷五第一、《外台》卷三十五《择乳母法一首》并作"痴瘙"。

⑩ 瘲:《千金方》卷五第一作"沈"。

⑪ 䶩鼻:《千金方》卷五第一作"齆鼻"。

⑫ 眩:《千金方》卷五第一作"痫"。

⑬ 故灸盘:《千金方》卷五第一"盘"作"瘢"。"故灸瘢"即旧有的灸疮瘢痕。

⑭ 宣令:仁和寺本作"寅令"。

⑮ 桓:仁和寺本作"短"。

⑯ 名:"名"字原脱,据旁校补。

⑰ 扶:仁和寺本作"快"。

⑱ 忌庚申日,晡时凶:原作"忌庚日、晡日,补时凶",据仁和寺本改,与下文例合。

庚辛日生子，衣以黄衣。忌丙子日，申时凶。

壬癸日生子，衣以白衣。忌戊巳日，晡①时凶。

又云：小儿初著衣，良日辰巳。男以甲，女以乙，吉。

又云：凡作儿衣，勿以新绵缊之，损儿气，故宜用故布帛有人气者著②益也。儿衣不欲厚③多绵之，恒如不忍见其寒乃为佳耳。

小儿调养方第十八

《礼记》云：童子不衣裘④裳。裘大温，消阴气，使不堪苦。不衣裳，以便宜也。

《养生要集》云：婴儿之生，衣之新纩⑤，则骨蒸焉；食之鱼肉，则虫生焉；串⑥之逸乐，则易伤焉。

《千金方》云：小儿始生，肌肤未成，不可暖衣，暖衣则令筋骨缓弱。不见日风⑦，则令肌肤脆软，便易伤⑧。皆当以故絮著衣之，勿用新绵也。天和暖无风寒之时，令母将儿⑨于日中嬉⑩戏，数见风日，则血凝气刚，肌肉牢密⑪，堪⑫耐风寒，不致疾病，若常藏在帐中，重衣温暖，辟犹阴地之草木⑬，不见风日，软脆不堪风寒。

又云：养小儿常慎惊，勿令闻大声，抱持之间，当安徐勿令怖也。

又云：天雷塞耳⑭，但⑮作余细声以乱之。

又云：凡儿冬不可浴，冬生伤寒；夏不可浴，不浴久久伤热⑯。

又云⑰：凡小⑱儿不能乳哺，当双丸下之；小儿气盛有病，但下之，必无所损，若不时⑲下，则成病，固难治矣。

《病源论》云：薄衣之法⑳，当从秋习之，不可以㉑春夏卒减其衣，则令中寒㉒。从秋习之，以渐犹㉓寒，如此则必耐寒。冬月但当著两薄裆㉔，一复裳耳，常令不忍见其寒适佳耳。爱而暖之过㉕，所以害之也。

又云：当消息，无令汗出，汗出则致虚损，便受风寒。昼㉖夜寤寐，皆当慎之。

《产经》云：凡养小儿法，随大人身之寒温而养之，随天时寒温减增之，能察其微之。

又不用新绵帛，新者过温㉗，即有患儿故也。

凡小儿衣，其㉘寒薄者，则腹中乳食不消，乳食不消则其大行醋臭，醋臭此欲为癖之

---

① 晡：原作"脯"，形误，据仁和寺本改。
② 著：仁和寺本作"善"。
③ 厚：原作"原"，形误，据仁和寺本改。
④ 裘：原作"求"，据旁校改。
⑤ 纩：原作"缠"，繁体形误，据仁和寺本改。
⑥ 串：《礼记》曰："'串'恐'惯'之古字。"按"串"读"guàn"，习惯。《尔雅·释诂下》："串，习也。"
⑦ 不见日风：《千金方》卷五第二"不"上有"宜时见风日，若都"七字。
⑧ 伤：《千金方》卷五第二"伤"上有"中"字。
⑨ 将儿："将"下原脱"儿"字，据《千金方》卷五第二补。"将"，搀扶。
⑩ 嬉：原作"嬉"，形误，据《千金方》卷五第二改。
⑪ 密：原作"蜜"，用同"密"，改通用字。仁和寺本作"密"。
⑫ 堪：原作"谌"，形误，据仁和寺本改，与《千金方》卷五第二合。
⑬ 辟犹阴地之草木："辟"下原脱"犹"字，"草"下原脱"木"字，并据仁和寺本补，与《千金方》卷五第二合。
⑭ 天雷塞耳：《千金方》卷五第三作"天雷时当塞儿耳"。
⑮ 但：《千金方》卷五第三作"并"。
⑯ 凡儿冬不可浴，冬生伤寒；夏不可浴，不浴久久伤热：此条文字有脱误，仁和寺本作"凡儿冬不可浴，久久生伤寒；夏不可浴，不浴久久伤热"。《千金方》卷五第二作"凡儿冬不可久浴，浴久则伤寒；夏不可久浴，浴久则伤热"。
⑰ 又云：按此节文字，与《千金方》原文差异较大，疑有脱误。《千金方》卷五第三作"凡小儿不能哺乳，当与紫丸下之。小儿始生，生气尚盛，但有微恶，则须下之，必无所损，及其愈病，则致深益。若不时下，则生大疾，疾成则难治矣"。
⑱ 小："小"字原脱，据旁校补，与仁和寺本合。
⑲ 不时：不按时。
⑳ 薄衣之法：《病源》卷四十五《养小儿候》此上有"（小儿）当薄衣"三字。
㉑ 以：在。
㉒ 中寒：《病源》卷四十五《养小儿候》作"中风寒"。
㉓ 犹：《病源》卷四十五《养小儿候》作"稍"。
㉔ 裆：《病源》卷四十五《养小儿候》作"襦"。"襦"，指短衣、短袄。
㉕ 爱而暖之过："暖"原作"臑"，形误，据《病源》卷四十五《养小儿候》改。"过"，《病源》作"适"，属下读。
㉖ 昼：原作"尽"，繁体字形近致误，据《病源》卷四十五《养小儿候》改。
㉗ 温："温"字原脱，据仁和寺本补。
㉘ 其：仁和寺本作"甚"，与《千金方》卷五第三合，似是。

渐也,便①将双丸②以微消之。

凡小儿大行黄而臭者,此是腹中有热③,故宜将服龙骨汤,良④。

凡小儿不节哺乳者,则病易复⑤,复下之则伤胃气,令腹胀满,再三⑥下尚可,过此则伤小儿矣。

凡小儿冬日下为无所畏,夏日下不瘥难治。壮⑦有疾者,不可不下,夏日下之后,腹中常当小胀满,故当节哺乳,将护之,数日间愈矣。

凡小儿不使⑧溺灶灰上,令儿阴生疮,难治。

小儿禁食方⑨第十九

《产经》云:小儿食诸肉⑩,令儿腹中生瘕,难治。

又云:小儿齿未易,蜜及饴糖不可与食,令儿齿朽坏⑪,虽易,齿不坚。

又云:小儿不可与食狗⑫鼠残物,令儿咽中生白疮,死。

又云:小儿不可与食核未成诸果,令儿生寒热及癥病。

《养生要集》云:大豆炒小麦⑬,勿与一岁以上,十岁以下小儿,喜气壅而死也。

又云:凡男子年十五以下,不得饮冰沉⑭浆,腠理未成,故成病。

又云:小儿未断乳,不可啖鸡肉,生蛔虫,亦令体瘦。

《崔禹锡食经》云:大麦面勿与一岁以上、十岁以下小儿,其喜气壅塞⑮而死。

《孟诜食经》云:黍不可与小儿食之,令⑯不能行。

又云:小儿食蕺菜,便觉脚痛。

《苏敬本草注》云:栗⑰饵孩儿,令齿不生。

《本草拾遗》云:虾,小儿食之,脚屈不能行。

又云:小儿食蕨,脚弱不行。

治小儿解颅方第廿

《病源论》云:解颅者,其状小儿年大,囟应合而不合,头缝开解是也,由肾气不成⑱故也。肾主骨髓,而脑为髓海,肾气不成,则髓脑不足,不能结成。

《产经》云⑲:
细辛一分 桂心一分 干姜五分
凡三物,以乳汁和涂上,干复涂。

《僧深方》云:
取猪牙车骨髓涂囟上,日一,十日止⑳。

《小品方》云:
生蟹骨 白敛各二分
凡二物,下筛,以乳汁和涂上,立愈。

《千金方》云:

---

① 便:仁和寺本"便"下有"当"字。

② 双丸:《千金方》卷五第三作"紫丸"。

③ 热:《千金方》卷五第三"热"上有"伏"字。

④ 良:按此下仁和寺本另有一条,作"凡小儿大行白而醋臭者,此是寒不消故也,仍当服双丸令下良",似当补。按《千金方》卷五第三"此是寒"作"上挟宿寒","双丸"作"紫丸"。

⑤ 复:原作"后",繁体字形近致误,据仁和寺本改。下"复"字仿此。

⑥ 再三:两三次。

⑦ 壮:仁和寺本作"然",义胜。

⑧ 使:仁和寺本作"便"。

⑨ 方:"方"字原脱,据卷首目录补,与仁和寺本合。

⑩ 诸肉:原作"语害",形误,据仁和寺本改。

⑪ 坏:原作"怀",形误,据仁和寺本改。

⑫ 狗:原作"拘",形误,据仁和寺本改。

⑬ 炒小麦:仁和寺本作一"麨"字。

⑭ 沉:《札记》曰:"仁和寺本'沉'作'沆'。或曰'沉'疑'沈',未知然否?"

⑮ 塞:原作"寒",据旁校改。

⑯ 令:仁和寺本"令"下有"儿"字。

⑰ 栗:原作"粟",据旁校改,与仁和寺本合。《证类本草》卷二十三《果部》引《唐本注》作"栗"。

⑱ 成:读曰"盛"。下一"成"字同。

⑲ 《产经》云:原"经"下有"论"字,蒙上《病源论》而衍,据文例删。又"云"下疑省"治小儿解颅方"诸字。下《僧深方》云"、《小品方》"云、"《千金方》云"、"《葛氏方》云"、"《拯要方》云"皆仿此。

⑳ 止:旁校引或本作"良"。

熬蛇蜕末,和猪颊车中髓涂囟上,日三四。

《葛氏方》:

烧蘩蒌末敷,良。

《拯要方》云:

防风六分 白及 柏子仁各二分

右为散,以乳汁涂囟①上,日一,十日知,廿日合。

又方②:

灸脐上下半寸。出《新录方》。

治小儿囟陷方第廿一

《病源论》云: 小儿囟上陷,此谓囟陷下不平也。由腹③内有热,热气熏④脏,脏热则渴⑤引饮,而小儿⑥泄利者,则腑脏血气虚弱,不能上充髓脑,故囟陷也。

《千金方》云⑦:

灸脐上下各半寸,及灸⑧足大阴各一壮。

今按⑨:《玉匮⑩针经》云:足大阴穴在内踝后白肉际陷骨宛宛中。

治小儿摇头方第廿二

《子母秘录》云: 治小儿长摇头方:

狗脑以摩头,即瘥。

治小儿发不生方第廿三

《病源论》云: 小儿禀生足⑪少阴之血气不足,则发疏薄不生,亦有因头疮而秃落不生⑫。

《小品方》: 治小儿头不生发方⑬:

楸叶中心无多少,捣绞取汁,涂头上⑭。

《产经》同之。

《新录方》 治发不生方⑮:

以蜜和猪毛灰涂之,即生。

又方:

莲子草汁涂之,验。

又方:

桑上寄生汁涂,立生。

《千金方》云⑯:

枸杞根捣作末,和腊月猪脂敷,和醋亦佳。

治小儿白秃方第廿四

《病源论》云: 白秃之状,头上白点斑剥,初似癣而上有白皮屑,生痂生疮⑰,头发秃落,谓之白秃。

《葛氏方》云⑱:

烧鲫鱼,末,以酱汁和敷之。

又方:

末藜芦,猪膏和涂之。

《产经》云:

先以桑灰汁净洗之,末白矾,灰和,涂之,良。

---

① 囟:原作"廒",《札记》曰:"'廒'即'囟'之异构,与'窟'同。"据改。

② 又方:仁和寺本无"又方"以下十二字。

③ 腹:旁校作"肠",与《病源》卷四十八《囟陷候》合。

④ 熏:原作"董",据《病源》卷四十八《囟陷候》改。

⑤ 渴:原作"竭",据旁校改,与《病源》卷四十八《囟陷候》合。

⑥ 小儿:旁校作"小便",与《病源》卷四十八《囟陷候》合。仁和寺本作"小儿","小儿泄利"指大小便而言,若作"小便"则义狭。

⑦ 《千金方》云:此下省"治小儿囟陷"诸字,见《千金方》卷五第九。

⑧ 及灸:《千金方》卷五第九作"及鸠尾骨端","端"下有"又"字。

⑨ 今按:此下二十三字,原为大字别行,今据文义文例改为小字注文。

⑩ 匮:原作"遗",《札记》曰:"'匮'讹'遗'。"今据改。

⑪ 禀生足:《病源》卷四十八《头发不生候》作"有禀性"。

⑫ 生:《病源》卷四十八《头发不生候》"生"下有"者"字。

⑬ 治小儿不生发方:此八字原脱,据仁和寺本补。

⑭ 涂头上:仁和寺本"上"下有"立生"二字。

⑮ 治发不生方:原作一"云"字,据仁和寺本改补。

⑯ 《千金方》云:此下省主治,检《千金方》卷五第八作"治小儿湿癣方",与标题不合。

⑰ 生痂生疮:《病源》卷五十《白秃候》作"久则生痂瘑成疮"。

⑱ 《葛氏方》云:此下疑省"治小儿白秃方"诸字。下《《产经》云"、"《小品方》云"、"《拯要方》云"、"《录验方》云"、"《千金方》云"均仿此。

《小品方》云①：

捣楸叶中心取汁，以涂头，立生。

《拯要方》云：

捣芫花，以猪脂和如泥，灸②洗去痂，涂之。

《录验方》云：

取熊白脂敷之。

《千金方》云③：

不中水芜菁叶烧作灰，和猪脂涂之。

又方：

葶苈子细末，先洗而涂④之。

又方⑤：

桃树青皮，捣⑥，和醋涂之⑦。

治小儿鬼舐头方第廿五

《病源论》云：人有风邪在于头，有偏虚处，则发落⑧，肌肉枯死。或如钱大，或如指大，发不生⑨，故谓之鬼舐头。

《千金方》云⑩：

狸骨烧末⑪，以猪脂和涂之。

《产经》云：

乱发如鸭子大一枚　醋鲫鱼一头　苦参一两　附子一枚　雄黄二两　猪膏四升

凡六物，捣筛下，用膏煎发、鱼令尽，纳诸药末绞之，敷疮上，良。

治小儿头疮方第廿六

《病源论》云：腑脏有热，热气上冲于头，而复有风湿乘之，湿热相搏，折⑫血气，而⑬变生疮。

《拯要方》云⑭：胡粉膏主之：

胡粉　水银各二两　松脂　猪膏各四两

右，煎成去滓，纳水银、胡粉和调，涂疮上，日二，大人并⑮治之。今按⑯：《千金方》云水⑰银膏，在下条。

《产经》云：小儿头疮久不瘥方⑱：

梁上尘，下筛，麻油和，先洗疮毕，拭燥，敷上。

《僧深方》治小儿身及头疮瘥方⑲：

烧竹叶，和鸡子白，敷之，不过三愈。

《苏敬本草注》云⑳：

生嚼胡麻涂之，大效。

《葛氏方》云㉑：

鸡屎烧冶为末，和猪脂敷之。

《刘涓子方》㉒云：

取腊月猪屎烧末敷之，良。

《经心方》治小儿一切头疮，久即疽痒不生痂，藜芦膏方：

黄连八分　藜芦二分　黄柏八分　矾石八两　雄黄八分　松脂八分

————————

① 《小品方》云：仁和寺本无此条。
② 灸：《札记》曰："据后文，'先'讹'灸'。"
③ 《千金方》云：《千金方》卷五第八作"治小儿头秃疮方"。
④ 涂：原作"洗"，形误，据仁和寺本改。《千金方》卷五第八作"敷"，义同。
⑤ 又方：《千金方》卷五第八作"治小儿湿癣方"。
⑥ 捣：《千金方》卷五第八"捣"下有"末"字。
⑦ 涂之：《千金方》卷五第八"之"下有"日二"二字。
⑧ 则发落："则"原作"那"，据仁和寺本改，与《病源》卷二十七《鬼舐头候》合。又《病源》"发"下有"秃"字。
⑨ 发不生：《病源》卷二十七《鬼舐头候》"生"下有"亦不痒"三字。
⑩ 《千金方》云：循例此下省"治小儿鬼舐头方"诸字。下"《产经》云"仿此。今检《千金方》卷十三第八无"小儿"二字。
⑪ 狸骨烧末：《千金方》卷十三第八作"烧猫儿屎"。
⑫ 折：《圣惠方》卷九十《治小儿头疮诸方》"折"下有"于"字。
⑬ 而：原作"血"，据《病源》卷五十《头疮候》改。
⑭ 《拯要方》云：此下疑省"治小儿头疮方"诸字。
⑮ 并：原作"丞"，据仁和寺本改。
⑯ 今按：此下十二字，原为大字，今据文义文例改为小字注文。
⑰ 水："水"字原脱，据仁和寺本补。
⑱ 小儿头疮久不瘥方：此八字原脱，据仁和寺本补。
⑲ 治小儿身及头疮瘥方：此九字原作一"云"字，据仁和寺本删补。
⑳ 《苏敬本草注》云：按循例此下疑省"治小儿头疮方"诸字，今检《证类本草》卷二十四《米谷部上品》"胡麻"项下引《唐本注》此条作"生嚼涂小儿头疮及浸淫恶疮，大效"。
㉑ 《葛氏方》云：此下疑省"治小儿头疮方"诸字。下"《刘涓子》云"、"《子母秘录》云"均仿此。
㉒ 《刘涓子方》："刘"原作"到"，繁体字形近致误，据仁和寺本改。

六味，以猪膏二升，煎令调，先以赤龙皮汤洗，敷之。

《子母秘录》云①：

竹叶烧灰，和鸡子白敷之。《僧深方》云：不过三，愈之。

《范汪方》治小儿头疮，面赤有疮，日月益甚方：

黄连、赤小豆，熬，分等作屑，和猪膏涂之。

《千金方》治小儿头疮，经年不瘥方：

松脂六分 大黄四分 苦参五分 黄连六分 胡粉②四分

凡五味③，下筛，以猪膏和研水银散，敷上。

《徐之才方》云：白帝疮，小儿头上疮团团然白色者是也：

大蒜揩白处，早朝敷之。

治小儿头面身体疮方第廿七

《病源论》云：腑脏热盛，热气冲发皮肤，而外有风湿折之，与血气相搏，则生疮。其状初赤起瘩瘰④，后乃生脓汁，随瘥随发，或生身体，或出头面，或身体头面皆有之者。

《千金方》云⑤：

水银膏主之⑥。今按：《拯要方》号胡粉膏，在头疮条。

《葛氏方》：

取儿父研浣汁以浴之，勿令儿及母知也。

《范汪方》⑦治小儿头疮，面亦有疮，日月益甚方：

黄连、赤小豆，熬，分等作屑，和猪膏涂之。

《广利方》疗小儿面上忽生疮黄水出⑧方：

黄连末，三分⑨ 胡粉三分 甘草一分，炙

三味，以猪脂和，以帛贴疮上，日一⑩。

又方：

鲫鱼一头，烧作灰，和酱汁涂上。

《集验方》治少小面疮方⑪：

丹茱萸叶，以东流水煮，以浴，良。

治小儿面白屑方第廿八

《产经》云：治小儿面上白屑方⑫：

吴茱萸根白皮，煮取汁，拭洗。

又方：

以刀刃刻榖⑬树，取其汁，涂白处上，日三四。今按⑭：矾石和酒敷之，尤良。

治小儿耳鸣方第廿九

《病源论》云：小儿耳鸣⑮，头脑有风，令耳鸣。

《产经》云：治小儿耳鸣，自无昼夜⑯，菖蒲散方：

菖蒲 乌头炮，各四分⑰

凡二物，为散，以绵裹，塞耳，日再易。

---

① 《子母秘录》云：仁和寺本旁校曰："或本无此方。"
② 胡粉：按"胡粉"以上五味，《千金方》卷五第八"苦参"用"一两半"，另有"黄芩、水银各一两六铢，矾石半两，蛇床子十八枚"，共凡九味，疑是传抄中脱"黄芩"以下四味。
③ 凡五味：此以下十五字，《千金方》卷五第八作"右九味末之，以腊月猪脂和研，水银不见敷之"。
④ 瘩瘰：亦作"瘩瘰"，犹花的"蓓蕾"。
⑤ 《千金方》云：循例此下省"治小儿头面身体疮方"诸字。下"《葛氏方》"仿此。
⑥ 水银膏主之：按《千金方》"治小儿头疮方"药味与上引《拯要方》"胡粉膏"同，但无"水银膏"之名。而有"水银膏"之名者，则"治小儿热疮"。二方并详见《千金方》卷五第八。
⑦ 《范汪方》：此条与上"治小儿头疮方第廿六"引重复，仁和寺本无此条。
⑧ 出：原作"土"，据仁和寺本改。
⑨ 三分：仁和寺本作"二分"。
⑩ 日一：此下仁和寺本有校语曰："或本无此方。"
⑪ 治少小面疮方：此六字原脱，据旁校补，与仁和寺本合。
⑫ 治小儿面上白屑方：此八字原省，据仁和寺本补。
⑬ 榖：原作"谷"，繁体字形误，据文义改。
⑭ 今按：此下十字，原为大字另起行，今据文义文例改为小字注文。
⑮ 小儿耳鸣：此下十一字，《病源》卷四十八《耳鸣候》作"小儿头脑有风者，风入乘其脉，与气相击，故令耳鸣"。
⑯ 云治小儿耳鸣，自无昼夜：此十字原脱，据仁和寺本补。
⑰ 各四分：仁和寺本作"各一分"。

治小儿耳疮方第卅

《病源论》云:小儿疮生于两耳①,时瘥时发,亦有浓汁,是风湿搏于血气所生也。

《千金方》云②:

烧马骨灰敷之。

又方:

敷鸡屎白③。

《产经》云:小儿耳有恶疮,及有恶肉④生耳中方:

雄黄六分 曾青二分 黄芩一分

凡三物,合下筛,以敷耳中,以绵塞耳中,汁出复敷,良。

治小儿聤耳方第卅一

《病源论》云:小儿肾脏盛,而有热者,热⑤上冲于耳,津液壅结,则生脓汁。亦有因沐浴,水入耳内,而不倾沥⑥停积,搏于血气,蕴结成热,亦令有脓汁⑦。皆谓之聤耳。久不瘥变成聋。

《集验方》云⑧:

桃核中仁,熟冶,末,以⑨裹塞耳,常用良。

《效验方》云:

烧杏仁黄香塞耳。

又方:

黄连、矾石各二两,下筛,如枣核,吹纳耳中,立止。

《产经》云:

捣桂末,以鱼膏和,塞耳,不过三四日。

又方:

釜下灰吹入耳中,令入深,无苦,即自丸出,良。

治小儿耳中百虫入方第卅二

《产经》云:治小儿耳中百虫入方⑩:

以苦酒灌之便出。

又方:

油脂灌耳中,良。

又方:

水灌注之⑪。

又方:

熬麻子绵裹塞耳,即出。

又方:

桃叶汁灌耳中。

又方:

以革带锥钩⑫向耳孔,即诸虫皆出。

治小儿耳蚁入方第卅三

《产经》云⑬:

炙猪膏香物安耳孔边,自出,良。

治小儿耳蜈蚣入方第卅四

《产经》云⑭:

以榖树叶裹盐炙令热,掩耳孔,冷换⑮之,即出。

---

① 小儿疮生于两耳:《病源》卷五十《耳疮候》作"疮生于小儿两耳"。

② 《千金方》云:此下省"治小儿耳疮方"诸字,见《千金方》卷五第九。

③ 敷鸡屎白:《千金方》卷五第九作"烧鸡屎白,筒中吹之"。

④ 肉:原作"害",俗字形似而误(二者原均为俗字),据仁和寺本改。

⑤ 热:《病源》卷四十八《聤耳候》"热"下有"气"字。

⑥ 不倾沥:此三字原脱,据旁校补,与《病源》卷四十八《聤耳候》合。又《病源》"沥"下有"令尽水湿"四字,"水湿"属下读。

⑦ 有脓汁:《病源》卷四十八《聤耳候》作"浓汁出"。

⑧ 《集验方》云:此下疑省"治小儿聤耳方"诸字。下《效验方》云"、《产经》云"均仿此。

⑨ 以:旁校引或本"以"上有"热"字。

⑩ 治小儿耳中百虫入方:此九字原省,据仁和寺本补。

⑪ 注之:旁校引或本作"佳",与仁和寺本合。

⑫ 锥钩:《札记》曰:"未详,'锥'恐'铁'之坏字,谓带钩欤?"

⑬ 《产经》云:此下疑省"治小儿耳蚁入方"诸字。

⑭ 《产经》云:此下疑省"治小儿耳蜈蚣入方"诸字。

⑮ 换:原作"橡",形误,据文义改。

治小儿耳蚰蜒入方第卅五

《产经》云①：
胡麻熬，以葛囊盛②，枕之，虫闻香即出。

治小儿目不明方第卅六

《录验方》治小儿眼茫茫③不见物方：
鱼胆敷目，鲤鮒④等良。

治小儿目赤痛方第卅七

《产经》云⑤：
黄连七枚，人乳汁一合⑥，渍敷之。今按：《拯要方》无人乳，黄连数分等用之。

又方：
竹沥汁三合、人乳汁一合，和，以绵取药拭目。

又云⑦：小儿目赤，泪出不止：
灸足大指上丛毛中，名大都。

《葛氏方》云：
捣荠菜取汁，以注目眦中。

《录验方》云⑧：
鲤鱼胆敷之，良。

治小儿眼眦烂痒方第卅八

《产经》云：治小儿伤风，眦间赤烂痒，经年不瘥，青铜散方：
取大铜钱一百文，以好酒三升煎钱令干燥，刮取屑，下筛，稍以纳眼眦。

治小儿眼翳方第卅九

《产经》云：治小儿眼有障翳，大小儿年至七八岁，眼瞳子犹不坚，不宜辄敷食翳散，只单敷珊⑨瑚散：
取如粟米大纳翳上，日再。

又方：

宜单敷马珂散，皆令精细，好厚密⑩，绢筛用之⑪。

治小儿雀盲方第四十

《病源论》云：人有昼而精明⑫，至暝⑬便不见物，谓为⑭雀目，言如鸟雀，暝便无所见也。

《千金方》云⑮：
至黄昏时，看雀宿处，打惊之，雀起飞，乃咒曰：柴公⑯，我还汝盲，汝还我明。如此三日暝三过为之，眼明也。秘法也。

《产经》云：
见定雀宿处，夜令雀惊起之，曰：雀，汝目去之。如此三日，即愈。

又方：
大豆七枚，稻一穗，以二物暮向于鼠穴，曰：穴公穴公，某⑰甲得雀目，夜无所见，故欲汝眼，汝许与之，我获汝眼。诵三遍讫，则以稻置孔口，则曰：我得鼠目，暗夜能视。豆穗置鼠窟，而起去之。如此三夕，验。秘术。

---

① 《产经》云：此下疑省"治小儿耳蚰蜒入方"八字。
② 盛："盛"字原脱，据旁校补，与仁和寺本合。
③ 茫茫：原作"㳻㳻"，形误，据仁和寺本改。
④ 鮒：仁和寺本作"鲫"。按"鮒"即"鲫鱼"。
⑤ 《产经》云：此下疑省"治小儿目赤痛方"诸字。下"《葛氏方》云"、"《录验方》云"均仿此。
⑥ 一合：旁校引或本"合"下有"半"字。
⑦ 又云：仁和寺本无此条。
⑧ 《录验方》云：仁和寺本无此条。
⑨ 珊：原作"瑚"，据仁和寺本改。
⑩ 密：原作"蜜"，据仁和寺本改。按"蜜"用同"密"。
⑪ 绢筛用之：此四字原为小字，据仁和寺本改为大字正文。
⑫ 精明：谓眼亮，视力好。
⑬ 暝：原作"瞋"，形误，据《病源》卷四十八《雀目候》改。下仿此。
⑭ 为：《病源》卷四十八《雀目候》作"之"。
⑮ 《千金方》云：循例此下疑省"治小儿雀盲方"诸字，下"《产经》云"、"《新录方》云"皆仿此。今检《千金方》卷六第一作"治雀目术"。
⑯ 柴公：《千金方》卷六第一作"紫公"，下叠"紫公"二字。
⑰ 某：原作"甚"，形误，据仁和寺本改。

《新录方》云①：

鲤鱼、鲋鱼胆敷，并良。

治小儿目眯方②第四十一

《产经》云③：

以猪脂著鼻孔中，随目左右以鼻吸嗽④之讫，闭目仰瘵⑤寐，须臾不复知眯处，有验。

又方：

早起对户门再拜跪言：户门狭小，不足宿客。愈之。

又方：

吞蚕沙一枚，即出。

治小儿目竹木刺方第四十二

《产经》云：治少小目竹木所刺枝不出方⑥：

鲍鱼二，以绳贯，以水煮令烂，取汁灌目中，即出。

治小儿目芒草沙石入方第四十三

《产经》云⑦：

研好墨，以新笔注瞳子上，良。

又方：

取麦汁注目中。

又方：

烧甑带末，服方寸匕，立出。

治小儿眼为物撞方第四十四

《产经》云⑧：

炙羊肉熨之，勿令甚热，无羊用猪肉，良。

又方：

好黄连去毛细切，以人乳汁渍令黄色，如大豆许著目中，仰卧勿覆之，甚佳。

治小儿燕口方第四十五

《病源论》云：小儿燕口，两吻生疮⑨。此由脾胃有客热，热⑩气熏于口，两吻生疮。其疮⑪白色，如燕子之吻，故名为燕口⑫。

《千金方》治小儿燕口，两吻生疮方⑬：

烧发灰和猪脂涂之。

又方⑭：

楸白皮及湿贴上，四五度⑮。

治小儿口疮方第四十六

《病源论》云：小儿口疮，由血气盛，兼将养过温，心有客热，热熏上焦，故口生疮。

《产经》云⑯：

取乌贼鱼骨烧作屑，以乳汁和，涂口中疮上。

---

① 《新录方》云：按仁和寺本此条在上"又方，大豆七枚"一条之上。

② 方："方"字原脱，据仁和寺本补，与卷首目录合。

③ 《产经》云：此下疑省"治小儿目眯方"诸字。

④ 吸嗽：原作"噏嗽"。"噏"同"吸"，"嗽"为"嗽"之俗写。"嗽"又作"嗽"

⑤ 瘵：仁和寺本无"瘵"字。

⑥ 治少小目竹木所刺枝不出方：此十二字原省，据仁和寺本补。

⑦ 《产经》云：此下疑省"治小儿目芒草沙石入方"诸字。

⑧ 《产经》云：此下疑省"治小儿眼为物撞方"诸字。

⑨ 小儿燕口，两吻生疮：《病源》卷五十《燕口生疮候》无此八字。

⑩ 热：原作"上"，疑是重文号形近致误，据《病源》卷五十《燕口生疮候》改。

⑪ 其疮：原作一"自"字，据《病源》卷五十《燕口生疮候》改。

⑫ 燕口：《病源》卷五十《燕口生疮候》"口"下有"疮"字。

⑬ 治小儿燕口，两吻生疮方：此十字原作"楸云"二字，旁校曰："或本无此二字。"仁和寺本作一"云"字，今据《千金方》卷五第九改。

⑭ 又方：《千金方》卷六第三作"治口吻疮方"。

⑮ 四五度：《千金方》卷六第三作"三四度瘥"。

⑯ 《产经》云：此下省"治小儿口疮方"诸字。下"《葛氏方》云"、"《博济安众方》"、"《拯要方》云"、"《苏敬本草注》云"皆仿此。

《葛氏方》云：治小儿口疮，不得饮乳方①：

桑白汁涂疮上，日夜十余过。《产经》云：涂乳以饮儿，良。

《博济安众方》②：

以白矾、石灰涂之。

又方：

牛膝炙根，酒煎含之。

《拯要方》云：

取赤葵茎炙③为末，蜜和含之。

《苏敬本草注》云④：

槟榔帽作灰，敷之。

治小儿口下黄肥疮方第四十七

《病源论》云：小儿有涎唾多者，其汁流溢，浸渍于颐，生疮，黄汁出，浸淫肥烂，挟热者，疮汁则多。

《千金方》云：治小儿口下黄肥疮方⑤：

熬灶上饭令焦，末，敷之。

治小儿唇疮方第四十八

《葛氏方》云：治小儿唇疮方⑥：

葵根烧末，敷之。

《经心方》云：

蟾蜍烧末，敷之。

治小儿紧唇方第四十九

《单要方》云⑦：

泽兰心，嚼以敷之。

又方：

肉机上垢涂之。

治小儿口噤方第五十

《病源论》云：小儿中风口噤者，是风入颔颊⑧之筋故也。

《录验方》云⑨：

服竹沥汁二合，分温四服⑩。

又方：

灸百会穴。

《僧深方》：

取雀屎白，丸如麻子，服之即愈。

《千金方》：

鹿角粉、大豆末、分等，和⑪，涂乳饮儿。

治小儿重舌方第五十一

《病源论》云：小儿重舌者，心脾热故也。其状附舌下⑫，如舌而短，故谓之重舌也。

《葛氏方》⑬：

以儿著箕中，东向内中，灸箕舌三壮，良。

又方：

釜月下土，苦酒和，敷舌下。

《小品方》：

以赤小豆屑酒和，敷舌上。

又方：

---

① 治小儿口疮不得饮乳方：此十字原脱，据旁校引或本补。

② 《博济安众方》：仁和寺本无此下二十二字。

③ 炙：仁和寺本作"灰"。

④ 《苏敬本草注》云：仁和寺本无此下十三字，检《证类本草》卷十三《木部中品》"槟榔"项引《唐本注》作"烧为灰，主口吻白疮"。

⑤ 治小儿口下黄肥疮方：《千金方》卷六第三作"治口肥疮方"。

⑥ 治小儿唇疮方：此六字原省，据仁和寺本补。下"《经心方》云"亦省此六字。

⑦ 《单要方》云：此下疑省"治小儿紧唇方"诸字。

⑧ 颔颊：原误作"领项"，据仁和寺本改，与《病源》卷四十八《中风口噤候》合。又《病源》卷三十七、卷四十三《中风口噤候》"颊"下有"夹口"二字。

⑨ 《录验方》云：此下疑省"治小儿口噤方"诸字。下"《僧深方》"、"《千金方》"皆仿此。

⑩ 服：原作"分"，旁校引或本作"服"，与仁和寺本合，据改。

⑪ 和：《千金方》卷五第九"和"下有"乳"字。

⑫ 附舌下：《病源》卷四十八《重舌候》"下"下有"近舌根，生形"五字。"生形"二字属下读。

⑬ 《葛氏方》：此下疑省"治小儿重舌方"诸字。下"《小品方》"、"《徐大山方》"、"《拯要方》"、"《产经》云"皆仿此。

烧乱发作末,敷舌上①,良。

又方:

用以栗②哺之,良。

《徐大山方》:

甑带烧灰,末,敷之。

《拯要方》:

取蒲黄敷上,良。

又方:

取衣中白鱼烧作屑,敷舌下。

《产经》云:

以铍针刺舌下③肿者,令血出,勿刺大脉。

又方:

烧乌扇根,苦酒和,涂上。

治小儿舌上疮方第五十二

《病源论》云:小儿若心脏有热,舌④上生疮也。

《小品方》⑤:

用乌贼鱼骨烧屑,以鸡子黄和,涂喉下及舌下也。今按:《产经》云:以乳汁和涂上。

又方⑥:

清旦起,研桑木令白汁出,涂乳以饮儿。今按:《龙门方》涂舌。

治小儿舌肿方第五十三

《病源论》云:小儿舌肿者,心脾俱热,气发于口,故舌⑦肿也。

《千金方》小儿舌肿方⑧:

釜月下墨,末,和醋,涂舌上⑨。

又方⑩:

满口含糖醋,少时热气通,愈。

治小儿齿晚生方第五十四

《病源论》云:齿是骨之所终,而为髓之所养也。小儿有禀气⑪不足者,髓则⑫不能充于齿骨,故⑬久不生也。

《葛氏方》⑭:

以薄蛇编绳,向东磨齿处,微令破,即生,甚神验。

《拯要方》:

雌鼠屎二七枚,以一鼠屎拭齿处,尽二七枚止,廿一日齿当生。今按:《小品方》⑮:雌鼠屎,一头大一头小是也⑯。

《苏敬本草注》云:

人屎中竹木,以正旦刮之,即生也。

治小儿齿落不生方第五十五

《产经》云:少小齿落久不生方⑰:

取牛屎中大豆二七枚,小开儿口,以注齿处,即生。《葛氏方》同之。

---

① 上:仁和寺本作"下"。
② 栗:仁和寺本作"粟",仁和寺本旁校引或本作"栗"。
③ 下:原作"上",旁校引或本作"下",与仁和寺本合,循文义作"下"似是,据改。
④ 舌:《病源》卷五十《舌上疮候》"舌"上有"则"字,当据补,足文。
⑤ 《小品方》:此下疑省"治小儿舌上疮方"诸字,应据《外台》卷三十五《小儿舌上疮唇肿方五首》引《小品》补。
⑥ 又方:《外台》卷三十五《小儿舌上疮唇肿方五首》引《小品》云:"疗小儿唇肿及口赤生白疮烂方:清旦研桑木白皮,取汁,以涂儿唇口,即瘥。"
⑦ 舌:原作"香",据旁校改,与仁和寺本合。
⑧ 小儿舌肿方:此五字原省,据仁和寺本补,《千金方》卷六第四作"治舌肿起如猪胞方"。
⑨ 涂舌上:旁校引或本"上"作"下",与仁和寺本合。《千金方》卷六第四作"厚敷舌上下"。
⑩ 又方:《千金方》卷六第四作"治舌肿强满方"。
⑪ 气:"气"字原脱,据旁校补,与《病源》卷四十八《齿不生候》合。
⑫ 髓则:旁校引或本作"则髓",与仁和寺本合。《病源》卷四十八《齿不生候》作"髓即",义同。
⑬ 故:《病源》卷四十八《齿不生候》"故"下有"齿"字,当据补,足文。
⑭ 《葛氏方》:此下疑省"治小儿齿晚生方"诸字。下《拯要方》、《苏敬本草注》云皆仿此。
⑮ 《小品方》:《外台》卷三十六《小儿齿不生方二首》引《小品》此作"治少小齿落不生方"。
⑯ 一头大一头小是也:《外台》卷三十六《小儿齿不生方二首》引《小品》作"头尖是也"。
⑰ 少小齿落久不生方:此八字原省,据仁和寺本补。

治小儿齿间血出①方第五十六

《范汪方》治少小龈②齿间血出,龈皆赤黑色方:

取生雀割之,以血涂龈上及齿间,便愈。有验。

治小儿鼻衄方第五十七

《病源论》云:小儿经脉血气有热,喜令鼻衄也。

《拯要方》③:

取乌④马屎薄绵裹,塞鼻中。

又方:

烧发作灰,少许吹纳鼻中。

《产经》云:

阿胶令烊,水著贴额上⑤,良。

又方:

书⑥额上言:今日血忌。即止。

又方:

书额上言:血出不止,流入东海。良。

治小儿鼻塞方第五十八

《病源论》云:小儿风冷气⑦入于头脑,停滞鼻间,则气不宣和,结聚不通,故鼻塞也。

《产经》云:小儿⑧患鼻不通有涕方:

杏仁二分　蜀椒一分　附子一分半　细辛一分

凡四物,㕮咀,以淳苦酒五合,渍一宿,明旦以成煎猪肪五两,微火上煎,令附子黄膏成,绵絮绞去滓,以涂鼻中,日再。又披儿头发囟⑨上左右,以膏摩十数过,良。

《千金方》治鼻痛方:

恒以油涂鼻内外。

又方:

涂酥佳。

治小儿鼻息肉方第五十九

《产经》云:治少小鼻息肉,通草散方:

通草一两　细辛一两

凡二物,下筛,展绵如枣核,取药如小豆,著绵头,纳鼻中,日二⑩。

又方:

矾石一两⑪。今按:《千金方》细辛二两⑫云云。

治小儿喉痹方第六十

《病源论》云:小儿喉痹,是风毒之气客于咽喉之间,与血气相搏,而结⑬肿痛,甚者肿塞⑭,饮粥不下,乃成脓血也

《产经》⑮:

取乌扇烧灰,以水服,大良。

又方:

甑⑯带作绳系头,愈。

《千金方》:

---

① 血出:原作"出血",据卷首目录改。

② 龈:仁和寺本作"断"。

③ 《拯要方》:此下疑省"治小儿鼻衄方"诸字。下《产经》云"仿此。

④ 乌:《外台》卷三十六《小儿衄血方六首》无"乌"字。

⑤ 额上:仁和寺本"上"下有"发际"二字。

⑥ 书:仁和寺本旁校"书"上有"取油血"三字。

⑦ 气:《病源》卷四十八《鼻塞候》"气"上有"邪"字。

⑧ 小儿:仁和寺本"小"上有"治"字。

⑨ 囟:原作"窗",疑为"囟"之异写,今据文义改。

⑩ 日二:仁和寺本作"日三"。

⑪ 又方矾石一两:仁和寺本作"一方有矾石一两",连上读,似是。

⑫ 《千金方》细辛二两:按今本《千金方》卷五第九作"细辛一两"。

⑬ 结:原作"细",据旁校引或本改,与仁和寺本、《病源》卷四十八《喉痹候》合。

⑭ 塞:《病源》卷四十八《喉痹候》"塞"上无"痛甚者肿"四字。

⑮ 《产经》:此下疑省"治小儿喉痹方"诸字。下《千金方》"仿此。

⑯ 甑:仁和寺本"甑"上有"以"字。

桂心二分　杏仁一两①

凡二味为散,绵②裹如枣大,咽其汁③。

又方④:

煮大豆汁含之。

治小儿哕方第六十一

《病源论》云:小儿哕,由哺乳冷。冷气入胃,与胃气相逆,冷折胃气不通,则哕也。

《千金方》云⑤:

生姜汁、生⑥乳各五合,合煎,取五合,分二服。

治小儿津颐方第六十二

《病源论》云:津颐⑦之病,是小儿多涎唾流出,渍于颐下也。

《葛氏方》⑧:

取东行牛口中沫,涂儿口。

又方:

捣鹿角,熬如豆,著舌下⑨。

《千金方》⑩:

桑白汁涂之⑪。

《玄感方》:

牛口中饲草绞汁,涂口中。

治小儿吐呗方第六十三

《病源论》云:小儿吐呗者,由乳哺冷热不调故也。

《应验方》⑫:

取桑根汁,著汁⑬口中,即瘥。

又方:

取新牛屎,水绞汁,少少饮儿,大良。

《经心方》:

当以空乳⑭乳,则消。

《圣惠方》⑮治吐乳黄色方:

用韭根汁滴豆大,入口中,立瘥。

又方:

用新热马粪绞取汁半合,灌之效。

治小儿难乳方第六十四

《病源论》云:小儿初生恶血⑯,儿咽入腹,令心腹痞满⑰,儿不能饮乳,谓之难乳。

又:儿在胎之时,母取冷⑱,冷气入胞⑲,儿生则腹痛⑳,不肯饮乳㉑,亦名难乳。

---

① 一两:《千金方》卷五第九作"半两"。
② 绵:仁和寺本"绵"上有"以"字,与《千金方》卷五第九合。
③ 咽其汁:《千金方》卷五第九作"含咽汁"。
④ 又方:《千金方》卷六第七作"治喉痹卒不得语方"。
⑤ 《千金方》云:此下省"治小儿哕方"五字,见《千金方》卷五第九。
⑥ 生:《千金方》卷五第九作"牛"。
⑦ 津颐:《病源》卷四十八《滞颐候》作"滞颐"。《札记》曰:"今本《病源》作'滞颐',恐误。《和名抄》引《病源》亦作'滞颐'。"
⑧ 《葛氏方》:此下疑省"治小儿津颐方"诸字。下《千金方》、《玄感方》皆仿此。
⑨ 下:仁和寺本作"中","中"下有"《产经》云:以马衔令取汁,涂口中"十二字,别为一条。
⑩ 《千金方》:此下所省主治,《千金方》卷五第九作"治小儿口中涎出方"。
⑪ 之:仁和寺本"之"下有"瘥"字,与《千金方》卷五第九合。
⑫ 《应验方》:此下疑省"治小儿吐呗方"诸字。下《经心方》仿此。
⑬ 著汁:仁和寺本"著"下无"汁"字。
⑭ 空乳:旁注曰:"无乳汁也。"
⑮ 《圣惠方》:仁和寺本无此以下三十六字。《札记》曰:"此书招进岁为永观二年,正为宋太宗雍熙元年。《圣惠方》为太平兴国中所撰,则知在当时为新得之种。或云本卷为后人所写,而仁和寺本无此三行,则知此三行盖原后人旁记,传写时误混正文者耳。"
⑯ 恶血:《病源》卷四十七《难乳候》作"恶血"下有"秽露"二字。
⑰ 痞满:《病源》卷四十七《难乳候》"满"下有"短气"二字。
⑱ 母取冷:"母"字原脱,据旁校补,与《病源》卷四十七《难乳候》合。又《病源》"冷"下有"过度"二字。
⑲ 入胞:《病源》卷四十七《难乳候》"胞"下有"令儿著冷"四字。
⑳ 儿生则腹痛:《病源》卷四十七《难乳候》作"至儿生出,则喜腹痛"。
㉑ 饮乳:《病源》卷四十七《难乳候》"乳"下有"此则胎寒"四字。

《千金方》①：

炒鹿角末如小豆②，著舌下，数数③与之。

又方：

雀屎四枚，末④，著乳头饮之，大儿十枚。

治小儿风不乳哺方第六十五

《录验方》治小儿风数十日，口中寒⑤，不能乳哺方：

取生竹汁服之即瘥，名竹沥也。

《博济安众方》小儿吐乳方：

人参二两　橘皮一两　生姜一两

以水一升半，煎取八合，细细服之。

治小儿脐不合方第六十六

《千金方》⑥：

蜂⑦房灰，末，敷之。

又方⑧：

烧瓿带灰和膏，敷之。

又方⑨：

大车辖脂，烧作灰，日一敷之。

治小儿脐中汁出方第六十七

《千金方》⑩：

烧苍耳子粉之。

又方：

烧蜂房灰粉脐⑪中。

《效验方》：

甘草二分、椒一分，下筛，以粉之。

又方：

矾石、附子各二分，下筛，粉脐中，日二。

治小儿脐赤肿方第六十八

《千金方》⑫：

杏仁二分　猪颊车中髓二分⑬

凡二味，先研杏仁如脂，敷上⑭。

治小儿脐疮方第六十九

《病源论》云：小儿脐疮，由初生断脐，洗浴，不即拭燥，湿气在脐中，遇风湿相搏故也⑮。

《本草》云⑯：

蒿艾茎间白毛敷之，立瘥。

《录验方》：

可用姜⑰黄柏散粉之。

《产经》云⑱：

黄柏、釜月下墨各四分，末，敷之⑲。

---

① 《千金方》：此下省"治小儿不能乳方"诸字，见《千金方》卷五第九。

② 炒鹿角末如小豆：《千金方》卷五第九作"鹿角末如大豆许"。

③ 数数："数"原作"枚"，"数"之误写，据仁和寺本改。《千金方》卷五第九作"日三四度"。

④ 末：仁和寺本"末"下有"之"字，与《千金方》卷五第九合。

⑤ 治小儿风数十日，口中寒：此十字原脱，据旁校补，与仁和寺本合。

⑥ 《千金方》：此下省"治小儿脐不合方"七字，见《千金方》卷五第九。

⑦ 蜂：《千金方》卷五第九"蜂"上有"烧"字。

⑧ 又方：《千金方》卷五第九作"治小儿脐中生疮方"。

⑨ 又方：《千金方》卷五第九作"治小儿脐不合方"。

⑩ 《千金方》：循例此下疑省"治小儿脐中汁出方"诸字。下"《效验方》"仿此。检《千金方》卷五第九作"治小儿风脐，遂作恶疮，历年不瘥，汁出不止"。

⑪ 脐：原误作"膏"，据仁和寺本改。

⑫ 《千金方》：此下省"治小儿脐赤肿方"七字，见《千金方》卷五第九。

⑬ 二分：《千金方》卷五第九作"十八铢"。

⑭ 敷上：《千金方》卷五第九作"和髓敷脐中肿上"。

⑮ 遇风湿相搏故也：《病源》卷五十《脐疮候》作"因解脱遇风，风湿相搏，故脐疮久不瘥也"。

⑯ 《本草》云：循例此下疑省"治小儿脐疮方"诸字。下"《录验方》"、"《产经》云"皆仿此。

⑰ 姜：仁和寺本无"姜"字。按此"姜"字疑衍，或"姜"下脱"黄"字。

⑱ 《产经》云：《札记》引仁和寺本作"又方"。检《外台》卷三十六《小儿脐汁出并疮肿方一十一首》引《古今录验》用药与此同，主治作"疗小儿脐中汁不瘥，黄柏黑散方"。

⑲ 敷之：《外台》卷三十六《小儿脐汁出并疮肿方一十一首》作"以粉脐中"。

《千金方》小儿风脐,遂作恶疮,历年不瘥方:

敷东壁土①,大佳。

又方:

蜂房灰,末,敷之②。

《葛氏方》小儿风脐,及脐疮久不瘥方:

烧瓹带作灰,和乳汁敷之。

又方:

末当归,粉之。

治小儿腹痛方第七十

《病源论》云:小儿腹痛,多由冷热不调,冷热之气,与脏相击③,故痛④也。

《千金方》⑤:

梨叶浓煮,取汤,一服七合,可三四与之。

又方⑥:

半夏随多少⑦,微火炮之,末,酒和服如粟粒五丸⑧,日三。

治小儿腹胀方第七十一

《病源论》云:小儿腹胀,是冷气客于脏故也。

《千金方》云⑨:

烧父母指甲灰,涂乳上,饮之。

又方⑩:

腹上磨书鱼⑪。

又方:

故衣带饶⑫垢者,切一升,水三升,煮取一升,分三服。

《葛氏方》:

粉及盐分等,合熬令变色,以磨腹上,即愈。

治小儿痞病方第七十二

《病源论》云:小儿胸膈热实,腹内有留饮,致令荣卫痞塞,腑脏之气不宣通,其病⑬腹内结⑭胀满,或时壮热是也。

《葛氏方》云⑮:若患腹中痞结,常壮热者方:

生鳖血和桂屑,涂痞⑯上。

又方:

末麝香,服如大豆者。

又方:

大黄炙令烟出　龟甲炙令黄　茯苓

凡三物,分等⑰,蜜丸,服如大豆一枚,日三⑱。

又方:

捣白头公,练囊盛,以掩痞上。

《产经》云:治小儿痞,面黄羸瘦丁奚,不欲食,食不生肌肤,心中嘈嘈,烦闷,发时寒热,五脏胪胀,腹中绕脐痛,常苦下,八痞丸方:

桂心　曾青无代空青　牡丹　鳢头甲酒⑲渍,

---

① 敷东壁土:《千金方》卷五第九作"取东壁上土敷之"。

② 又方,蜂房灰末敷之:按仁和寺本此条在上"黄柏散粉之"之下,"之"下有"《千金方》同之"注,则知当引自《录验方》。又检《千金方》卷五第九此方主治作"治小儿脐不合","蜂"上有"烧"字。

③ 击:原作"系",繁体字形似而误,据半井别本改,与《病源》卷四十七《腹痛候》合。

④ 痛:"痛"字原脱,据《病源》卷四十七《腹痛候》补。

⑤ 《千金方》:循例此下疑省"治小儿腹痛方"诸字,检《千金方》卷五第七作"治小儿忽患腹痛,夭矫汗出,名曰胎寒方"。

⑥ 又方:《千金方》卷五第七作"治小儿暴腹满欲死,半夏丸方"。

⑦ 少:"少"字原脱,据旁校补,与仁和寺本合。

⑧ 五丸:原"五"下衍"合"字,据半井别本、仁和寺本删,与《千金方》卷五第九合。

⑨ 《千金方》云:此下疑省"治小儿腹胀满方"七字,见《千金方》卷五第七。下《葛氏方》仿此。

⑩ 又方:《千金方》卷五第七作"治小儿不痢,腹大且坚方"。

⑪ 磨书鱼:《千金方》卷五第七作"摩衣中白鱼"。

⑫ 饶:《千金方》卷五第七作"多",义同。《小尔雅·广诂》:"饶,多也。"

⑬ 病:旁校作"痛",似非是。

⑭ 结:《病源》卷四十七《痞结候》"结"上有"气"字。

⑮ 云:原为重文号,据仁和寺本改,半井别本作"曰"。

⑯ 痞:"痞"字原脱,据旁校补,与仁和寺本合。

⑰ 分等:半井别本、仁和寺本"等"下并有"捣"字。

⑱ 日三:旁校引或本此下有"以小儿大小增减也"八字。

⑲ 酒:原作"头",蒙上致误,据半井别本、仁和寺本改。

炙令黄色 干姜各三分 蜀漆七分 细辛六分①
龙胆五分 附子四分,炮

凡九物,冶下筛②,蜜和如梧子,服二丸,日三,禁如药③法。

《本草拾遗》云:小儿痞④:

三白草捣汁,服之,令人吐。

治小儿癥⑤癖方第七十三

《病源论》云:五脏不和,三焦不调,有寒冷之气客⑥之,则令乳哺不消化,结聚成癥瘕癖结也。其状按之不动,有形段者,癥也;推之浮移者,瘕也⑦。

《千金方》小儿癥癖方⑧:

炙两乳下一寸三壮⑨。

又方:

桃树青皮捣,和醋涂,日二⑩。

又方:

枸杞根捣作末,和猪脂敷之,和醋亦佳。

《医门方》⑪:

捣蒜和醋敷,如移余处,随就拊之,验。

《本草拾遗》云:

苦瓠取未硬⑫者,煮令热,解开,熨小儿闭⑬癖。

治小儿米癥方第七十四

《产经》云:治少小⑭米癥,恒欲食米方:

鸡屎一升 白米⑮五合

凡二物,合炒⑯,取米焦,捣末,以水一升,顿服取尽,斯须即吐出癥,吐出癥如研米⑰为癥,若无癥而吐出白痰水,憎米不须食米⑱。

治小儿土瘕方第七十五

《产经》治少小食土,腹中作土瘕,恒欲食土,唉肉方:

生肉一斤,以绳系曳地行数里,勿洗便炙,唉之即愈。

治小儿腹中有虫方第七十六

《耆婆方》治小儿腹中有虫方:

芜荑作末,每食随多少,和少少水,食之乃止。百无所禁⑲。

治小儿阴肿方第七十七

《病源论》云:小儿下焦热,热气冲阴,阴头忽⑳肿合㉑,不得小便,乃至生疮,俗云尿火所为也。

---

① 六分:半井别本作"七分"。
② 筛:"筛"字原脱,据旁校补,与仁和寺本合。
③ 药:半井别本、仁和寺本并无"药"字。
④ 痞:《证类本草》卷十一《草部下品之下》"三白草"项"今按"引《陈藏器本草》"痞"下有"满"字。
⑤ 癥:原作"微",据半井别本、仁和寺本改,与《病源》卷四十七《癥瘕癖结候》合。
⑥ 客:原作"容",形误,据半井别本、仁和寺本改,与《病源》卷四十七《癥瘕癖结候》合。
⑦ 瘕也:此引文义不完整,《病源》卷四十七《癥瘕癖结候》"也"下有"其弦急牢强,或在左,或在右,癖也"云云,当据补,方与标题合。
⑧ 小儿癥癖方:此五字原省,据仁和寺本补。《千金方》卷五第七作"小儿癖"。
⑨ 三壮:《千金方》卷五第七作"各三壮"。
⑩ 日二:仁和寺本作"日三"。
⑪ 《医门方》:此下疑省"治小儿癥癖方"诸字。下"《本草拾遗》云"仿此。
⑫ 硬:《证类本草》卷二十九《菜部下品》"苦瓠"项"今按"引《陈藏器本草》作"破"。
⑬ 闭:《证类本草》卷二十九《菜部下品》引作"闪"。
⑭ 少小:半井别本、仁和寺本"小"下并有"儿"字。
⑮ 白米:原作"白术",据半井别本、仁和寺本改,与下取"米焦"合。
⑯ 炒:原作"砂",形误,据旁校改,与仁和寺本合。
⑰ 米:旁校"米"下补"末"字,似非是。
⑱ 憎米不须食米:原作"增米须食米",据半井别本改。
⑲ 百无所禁:此四字原为小字,今据文义改为大字,与仁和寺本合。《千金方》卷二十四第八"卒"上有"治"字。
⑳ 忽:原作"勿",缺笔致误,据半井别本、仁和寺本改,与《病源》卷五十《阴肿成疮候》合。
㉑ 合:旁校引或本作"令",属下读,义胜。

《千金方》①：

捣芜菁，薄之。

又方：

书鱼磨之②。

又方③：

捣苋菜根，敷之。

又方④：

熬桃仁，末，酒服方寸匕，日三。

治小儿阴痛方第七十八

《千金方》云⑤：卒阴痛如刺，汗出如雨方：

小蒜 韭根 杨柳根各一斤

凡三味，合烧，以酒灌之，及热以气熏之⑥。

又方⑦：

甘草末，和乳洗之。

又云⑧：玉茎痛方：

甘草、石蜜，末，和乳洗之。

《拯要方》⑨：

浓煮狼牙根，洗之，甚良。

治小儿阴疮方第七十九

《产经》云：治小儿阴疮烂痛方：

浓煮狼牙根，洗之，甚良。

又云：小儿阴头生疮，似石榴花者方：

虎牙 犀角

凡二物，刀刮，以猪脂煎令变色，去滓涂上，神良。

《千金方》云⑩：治小儿⑪阴痒生疮方：

嚼胡麻敷之。

又方⑫：

蜜煎甘草，末之，涂上。

又方⑬：

黄连、胡粉分等，和面脂涂之⑭。

《葛氏方》⑮：

取灶中黄土，末，以鸡子白和，敷之。

又方：

浓煮黄柏汁渍之。

治小儿阴伤血出方第八十

《产经》治女小儿为物触伤，阴道血出不止方：

人头发并青布烧作灰，以麻油和涂之，亦可仍以粉，良。

又云：若深刺触，药涂不及方：

蒲黄水和，服之，即止。

治小儿阴囊肿方第八十一

《千金方》⑯：

醋和面涂之。

又方：

釜月下土和鸡子白，敷之。

《医门方》⑰：

末桂心涂，良。

---

① 《千金方》：此下省"治小儿阴肿方"六字，见《千金方》卷五第九。

② 书鱼磨之：《千金方》卷五第七作"摩衣中白鱼"。

③ 又方：《千金方》卷二十四第八作"有人阴冷，渐渐冷气入阴囊，肿满恐死，日夜疼闷不得眠方"。

④ 又方：《千金方》卷二十四第八作"治阴肿皮痒方"。

⑤ 云："云"下十一字原脱，据旁校补，与仁和寺本合。《千金方》卷二十四第八"卒"上有"治"字。

⑥ 熏之："熏"原作"重"，据半井别本改。《千金方》卷二十四第八作"蒸之"。

⑦ 又方：按此以下两方，半井别本作"玉茎痛方，甘草末和乳洗之"，仁和寺本无"又方：甘草末，和乳洗之"九字，《千金方》卷二十四第八作"治阴痛方，甘草、石蜜，右二味，等分为末，和乳涂之"，似《千金方》是。

⑧ 又云："又云"以下十五字，原为行间补入文字，今改为大字正文。

⑨ 《拯要方》：此下疑省"治小儿阴痛方"诸字。

⑩ 云："云"下九字原脱，据旁校补。

⑪ 小儿：《千金方》卷二十四第八作"男女"。

⑫ 又方：《千金方》卷二十四第八作"治阴恶疮方"。

⑬ 又方：《千金方》卷五第九作"治小儿阴疮方"。

⑭ 和面脂涂之：《千金方》卷五第九作"以香脂油和敷之"。

⑮ 《葛氏方》：此下疑省"治小儿阴疮方"诸字。

⑯ 《千金方》：此下所省主治，《千金方》卷二十四第八作"有人阴冷，渐渐冷气入阴囊，肿满恐死，日夜疼闷不得眠方"。

⑰ 《医门方》：此下疑省"治小儿阴囊肿方"诸字。

又方：

末大黄，和醋涂，良。

治小儿阴㿉方第八十二

《病源论》云：㿉①者，阴核气结肿大也。小儿患此者，多因啼怒䐴②气不止，动于阴气③下击，结聚不散所致也。

《千金方》④：

灸足厥阴大敦，左灸右，右灸左⑤。

又方⑥：

三月上除日，白头公末，敷之⑦，一宿作疮，廿日愈。

《产经》云⑧：

牵阴头正⑨上行，灸头所极；又牵下行向谷道，灸所极。又左右髀直行，灸所极，皆四处，随年壮。

《小品方》云⑩：小儿㿉方：

先将儿至碓头，祝之曰：坐汝令儿某甲称儿名也⑪阴㿉⑫，故灸汝三七二十一枚⑬。灸讫，便牵小儿令茎以下向碓⑭，囊缝当阴以所著处⑮，灸缝上七壮即消，有验。

又方⑯：

小儿骑碓轴前，齐阴茎头前灸有年壮。

又云：《葛氏方》：

但灸其上，又灸茎上向小肠⑰脉。

又方：

灸手小指头七壮，随瘥，左右也。

《经心方》：

灸两足内踝上七寸，日七壮。

又方：

但灸其上也。

治小儿差㿉方第八十三

《病源论》云：差㿉者，阴核偏肿大也。其偏虚⑱者，气虚⑲而行，故偏结肿也。

《千金方》五等丸，治小儿阴偏大，卵核及⑳㿉方：

香豉 牡丹 防风 桂心 黄柏各二两

凡五味㉑，丸如大豆，儿三岁饮五丸㉒，日

三，儿小者，以意减之，著乳头与之。

治小儿脱肛方第八十四

《病源论》云：小儿患㉓肛门脱出，多因利，大肠虚冷，兼因䐴气故也。

---

① 㿉：《病源》卷五十《差㿉候》作"癀"，文异义同。

② 怒䐴：《圣惠方》卷九十二《治小儿阴癀诸方》"怒"作"努"。"䐴"，《玉篇》："怒腹也"。

③ 阴气：《病源》卷五十《差㿉候》"阴气"下叠"阴气"二字，属下读。

④ 《千金方》：循例此下疑省"治小儿阴㿉方"诸字。今检《千金方》卷五第九作"气㿉"。

⑤ 右灸左：《千金方》卷五第九"左"下有"各一壮"三字。

⑥ 又方：《千金方》卷五第九作"治小儿气㿉方"。

⑦ 白头公末敷之：《千金方》卷五第九作"取白头翁根捣之，随偏处敷之"。

⑧ 《产经》云：此下疑省"治小儿阴㿉方"诸字。下《经心方》仿此。

⑨ 正：原"正"下衍"丁"字，据旁校引或本及半井别本删。

⑩ 《小品方》云：此条原为行间补入文字，今改为大字正文，半井别本无此条，待考。

⑪ 称儿名也：此四字原为大字正文，据文义改为小字注文。

⑫ 坐汝令儿某甲阴㿉：原"㿉"作"称"，文义不通，据《千金方》卷二十四第八、《千金翼》卷二十八第七改。按此十二字《千金方》、《千金翼》并作"坐汝令儿某甲阴囊㿉"。

⑬ 三七二十一枚：原作"三七一"，文义不顺，据《千金方》卷二十四第八改。《千金翼》卷二十八第七作"三七二十一"。

⑭ 碓：原作"佳"，文义不通，据上下文义改。

⑮ 便牵小儿令茎以向碓，囊缝当阴以所著处：此二句《千金方》卷二十四第八作"便牵小儿令雀头下向著囊，当阴头"，"当阴头"属下读。《千金翼》卷二十八第七同。

⑯ 又方：此条《千金方》卷二十四第八作"大凡男㿉，当骑碓轴，以茎伸置轴上，齐阴茎头前，灸轴木上随年壮"。《千金翼》卷二十八第七同。按此条原承上《产经》文，今中间插入《小品方》内容，故此条及下两条所出不明确，待考。

⑰ 肠：《札记》曰："据《千金》'肠'即'腹'之讹。"

⑱ 虚：《病源》卷五十《差㿉候》作"肿"。

⑲ 气虚：《病源》卷五十《差㿉候》作"气偏乘虚"。

⑳ 及：《千金方》卷五第九作"坚"。

㉑ 凡五味：《千金方》卷五第九"味"下有"末之蜜"三字，"蜜"字属下读。

㉒ 五丸：《千金方》卷五第九"丸"下有"加至十丸"四字。

㉓ 患：原"患"下衍"脱"字，据《病源》卷五十《脱肛候》删。

《苏敬本草注》云①：

烧鳖头为灰涂②之。

《本草拾遗》云③：

有以似为药者，蜗牛、鳖头，脱肛皆烧末，敷之自缩。

《录验方》④：

取铁精粉推⑤纳之。

又方：

宜灸龟尾骨上三七丸⑥。

《葛氏方》：

熬石灰令热，故绵⑦裹坐其上，冷复易之。

《僧深方》：

取蒲黄一两，以猪膏和，敷之，不过三愈。

《千金方》⑧：

灸顶上旋毛中⑨，即入。

《产经》云：

生铁三斤，以水一斗，煮取五升⑩，以汁洗，日三，乃以蒲黄敷上，良。

治小儿谷道痒方第八十五

《子母秘录》云：小儿谷道虫痒方：

大枣取膏和，捻长三寸，绵裹纳孔中，明日出之，虫死。

又方：

胡粉、雄黄分等，著中。

今按：煮桃皮洗之，煮枸杞洗亦良。

治小儿谷道疮方第八十六

《葛氏方》治卒下部有疮方：

煮豉以渍之。

又方：

穀⑪汁以磨墨，导也。

治小儿疳湿⑫方第八十七

《病源论》云⑬：疳湿之病，多因久利，脾胃虚弱，肠胃之间虫动，侵蚀五脏，使人心烦懊闷；其上蚀者，则口鼻齿龈生疮；其下蚀者，则肛门伤烂，皆难治。或因久利，或因藏热嗜眠，或好食甘美之食，并⑭令虫动，致生此病也。

《子母秘录》云⑮：

羊胆和浆灌下部，用猪胆亦佳。

《千金方》⑯：

细和胡粉，涂之⑰。

又方：

嚼麻子涂之⑱。

又方：

以铁衣著下部中，即瘥。

---

① 《苏敬本草注》云：此下疑省"治小儿脱肛方"诸字。下"《录验方》"、"《葛氏方》"、"《僧深方》"、"《千金方》"、"《产经》云"皆仿此。《证类本草》卷二十一《虫鱼部中品》"鳖甲"项《唐本注》作"主小儿诸疾"。

② 涂：旁校引或本作"服"。

③ 《本草拾遗》云：半井别本作"今按《拾遗》曰"，为上《苏敬本草》条之注文。

④ 《录验方》：按此下所省主治，《外台》卷三十六《小儿脱肛方六首》引《古今录验》作"治小儿久痢脱肛方"。

⑤ 推：《外台》卷三十六《小儿脱肛方六首》引《古今录验》作"敷"。

⑥ 丸：半井别本"丸"作"壮"。

⑦ 绵：旁校引或本作"帛"。

⑧ 《千金方》：按此下所省主治，《千金方》卷五第九作"小儿脱肛"。

⑨ 旋毛中：原"旋"作"施"，形近致误，据半井别本改，与《千金方》卷五第九合。又《千金方》"中"下有"三壮"二字。

⑩ 五升：半井别本"升"下有"去滓"二字。

⑪ 穀：原作繁体"谷"字，据旁校改。

⑫ 湿：原作"温"，据旁校改，与卷首目录合。

⑬ 《病源论》云：此条原脱，后人於行间补入，今改为大字正文，半井别本无此条。

⑭ 食并：此二字原误作"令蒸"，据《病源》卷五十《疳湿疮候》改。

⑮ 《子母秘录》云：循例此下疑省"治小儿疳湿疮方"诸字。下"《千金方》"仿此。

⑯ 《千金方》：此下所省主治，《千金方》卷五第九作"治小儿疳疮方"。

⑰ 细和胡粉，涂之：半井别本"细"作"油"，似是。《千金方》卷五第九此条作"以猪脂和胡粉，敷之，五六度"。

⑱ 之：《千金方》卷五第九"之"下有"六七度"三字。

治小儿寸白方第八十八

《病源论》云：小儿寸白者①，九虫之内一虫是也②。因腑脏虚弱而能发动也。食生栗所成。又食生鱼后即食乳酪，亦令生。

《葛氏方》③：

薏苡根二斤，细剉，水七升，煮取二升，分再服。又可作糜也。今按：蒸之当上④。

《拯要方》云⑤：

东行茱萸根白皮四两　桃白皮三两

右，切，以酒一升，渍一宿，去滓，顿服，良验。

又方：

煮扁竹汁饮之，有验。

又方：

浓煮猪槟榔，饮三升，虫则出尽。

又方：

多食榧子。今按：《千金方》：榧子四十九枚，去皮，以月上旬旦空腹服七枚，七日服尽，虫消成水，永瘥。

今按：研胡桃人敷⑥。

《产经》云⑦：

练皮削去上皮，取中白者，切五升，以水五升，煮得二升。先令小儿食饧令渴，因饮之。今按：《子母秘录》练实一枚纳孔中。

又方：

研芥子敷之。

又方：

研雄黄，和醋敷之，槟榔子亦佳。

治小儿痫病方第八十九

《病源论》云：痫⑧，小儿病也。十岁以上为癫，十岁以下为痫。其发之状，或口眼相引而目睛上摇，或手足掣纵，或背脊强直，或颈项反折。诸方说⑨痫，名证不同，大较⑩其发之源，皆因三种。三种者，风痫、惊痫、食痫是也。风痫因衣厚汗⑪出，而风入为之；惊痫因惊怖大啼乃发；食痫因乳哺不节所成。然小

儿气血微弱，易为伤动，因此三种，变作诸痫也。

凡诸痫正发，手足掣缩，慎勿捉持之，捉则令曲戾不随也。

《小品方》云：《玄中记》云：天下有女鸟，一名姑获，又名钩⑫星鬼也，喜以阴雨夜过飞鸣，徘徊人村里，唤得来者是也。是鸟专雌无雄，不产，喜落毛羽于中庭⑬，置入儿衣中，便使儿作痫，病必死，便化为其儿也。是以小儿生至十岁，衣被不可露，七八月尤忌。

《神农本草经》⑭云：小儿惊痫，有百廿种，其证候异于常。

《千金方》云：所以有痫病⑮、痓病⑯，皆由脏气不平故也。新生即痫者，是其五脏未

---

① 小儿寸白者：此下二十三字原脱，据旁校补。

② 九虫之内一虫是也：《病源》卷五《寸白虫候》作"九虫内之一虫也"。

③ 《葛氏方》：此下疑省"治小儿寸白虫方"诸字。下"《拯要方》云"、"《产经》云"皆仿此。检《千金方》卷十八第七所省主治作"治蛔虫攻心腹痛方"。

④ 今按蒸之当上：此六字原为大字正文，据半井别本改为小字注文。

⑤ 《拯要方》云：检《千金方》卷五第九，此下所省主治作"治小儿羸瘦有蛔虫方"。又此条与下两条，均为后补入的行间小字，半井别本无此三方，今随原补入位置录存，但恐有间隔原文之嫌，待考。

⑥ 今按研胡桃人敷：此条与下两"又方"疑有误，待考。

⑦ 《产经》云：此条为后补入之行间小字，原分为两行在上"今按"与下两"又方"之间，今循例按第一行位置移录，但有间隔原文之嫌，待考。

⑧ 痫：《病源》卷四十五《痫候》"痫"下有"者"字。

⑨ 说：原作"诸"，据旁校改，与《病源》卷四十五《痫候》合。

⑩ 较：《病源》卷四十五《痫候》作"体"。义同。

⑪ 汗：原作"行"，形误，据半井别本改，与《病源》卷四十五《痫候》合。

⑫ 钩：《千金方》卷五第四、《外台》卷三十五《小儿将息衣裳厚薄致生诸痫及诸疾方并灸法二十八首》引《小品方》并作"钓"。

⑬ 于中庭："于"字原脱，据《外台》卷三十五《小儿将息衣裳厚薄致生诸痫及诸疾方并灸法二十八首》补，"庭"原误作"尘"，据《外台》改。

⑭ 《神农本草经》：半井别本"经"作"注"。

⑮ 痫病：《千金方》卷五第三"病"下有"及"字。

⑯ 痓病：旁校引或本"病"下有"者"字，与半井别本合。《千金方》卷五第三亦有"者"字。

收敛,血气不聚,五脉不流故也①。

又云:灸痫法:

囟②中未合骨中随息动者,是最要处也。灸五壮③。

又云④:顶上回毛中、膻中、巨阙、脐中、手⑤尺泽、劳宫⑥、伏兔、三里、然谷穴,灸之。今按⑦:《明堂经》伏兔穴禁灸。

又云:灸痫当先下,使儿虚,乃承虚灸之。未下有实而灸者,气逼前后不通,杀人。

又云:龙胆汤主之。其方在本书第五卷。

《广利方》:孩⑧子惊痫不知人,迷闷嚼舌⑨仰目方:

牛黄一大豆许,和蜜,水服之,立效。

又方:

乌犀角尖⑩,研,并水二大合服之,立效。

《枕中方》⑪:

取纸中白鱼,随羊乳和服⑫之,即愈。

治小儿魅⑬病方第九十

《病源论》云:小儿所以有魅病者,妇人怀娠,有恶神导其腹中胎,如妬⑭嫉而制伏他小儿令病也。妊娠妇⑮不必悉能魅⑯,人时有此耳。魅之为疾,喜微微下,寒热有去来,毫毛发鬙鬙⑰不悦,是其证也⑱。

《千金方》⑲:

灸⑳伏翼,熟嚼哺之。

又方㉑:

萹蓄㉒切一升㉓、冬瓜切一升,以水五六升,煮六七沸,去滓,稍以浴之出。出《新录方》㉔。

《苏敬本草注》云:

白马眼疗小儿魅,母带之。

治小儿客忤方第九十一

《病源论》云:小儿中客忤者,是小儿神气软㉕弱,忽有非常之物,或是未经识见之人触之,与鬼㉖神气相忤而发病,谓之客忤也,又名中客,又名中人㉗。其状吐下青黄白色,水谷解离,腹痛反倒夭矫,面变易五色,状似痫,但眼不上摇耳,其脉弦㉘急数者是也。若

---

① 五脉不流故也:半井别本"流"作"通"。《千金方》卷五第三此句作"五脉不流,骨怯不成也,多不全育"。

② 囟:原作"窻",疑为"囟"字俗讹,今据《千金方》卷五第三改。

③ 灸五壮:此三字原为小字,今循例改为大字正文。

④ 又云:此下二十七字疑是节引,今本《千金方》卷五第三无此一节。

⑤ 手:原作"毛",据旁校改,与半井别本合。

⑥ 劳宫:原误作"劳官",据半井别本改。

⑦ 今按:此下十字,原为大字别行,今据文义改为小字注文。

⑧ 孩:原作"核",据半井别本改。

⑨ 舌:"舌"字原脱,据旁校补,与半井别本合。

⑩ 尖:原作"失",据旁校引或本改,与半井别本合。

⑪ 《枕中方》:此下疑省"治小儿痫病方"诸字。

⑫ 服:"服"字原脱,据半井别本补。

⑬ 魅:原作"魃",形误,据半井别本改,与《病源》卷四十七《被魅候》合。下同。

⑭ 妬:原作"娠",据旁校改,与半井别本、《病源》卷四十七《被魅候》合。

⑮ 妇:半井别本"妇"下有"人"字,与《病源》卷四十七《被魅候》合。

⑯ 魅:旁校"魅"上补"制"字,与半井别本、《病源》卷四十七《被魅候》合。按"制"当作"致"。

⑰ 鬙鬙(zhēng níng):毛发蓬乱貌。《广韵》:"鬙鬙,发乱貌"。

⑱ 是其证也:此下原有"魅音制"三字,疑是注文误入正文,据《病源》卷四十七《被魅候》删。

⑲ 《千金方》:循例此下疑省"治小儿魅病方"诸字,《千金方》卷五第四所省主治作"治魅方"。

⑳ 灸:原作"炙",据旁校引或本改,与半井别本、《千金方》卷五第四合。

㉑ 又方:此二字原脱,据半井别本、《千金方》卷五第四补。

㉒ 萹蓄:原作"篇筑",据《千金方》卷五第四改。《札记》曰:"'萹竹叶'三字之讹。《千金》'筑'作'竹'。以下三十字,别本作'又方,水二升,煮篇竹、冬瓜各一斤,取一升浴之佳'十九字。"按今本《千金方》卷五第四作"又方,以水二升煮萹蓄、冬瓜各四两,取浴之"十七字。

㉓ 升:旁校引或本作"斤"。下"升"字仿此。

㉔ 出《新录方》:半井别本无此四字。

㉕ 软:原作"嬾",即"懒"之俗写,今据旁校改,与《病源》卷四十六《中客忤候》合。

㉖ 鬼:原作"儿",据旁校改,与《病源》卷四十六《中客忤候》合。

㉗ 又名中客,又名中人:此八字原脱,据旁校补。《病源》卷四十六《中客忤候》前一"又"字作"亦"。

㉘ 弦:旁校引或本作"强"。

失时不治,小久则难治。若乳母饮酒过①醉及房劳喘后乳者最剧,能杀儿也。

《千金方》云:少小所以有客忤病者,是外人来气息忤之,一名中人,是为客忤也。虽是家人,或别房异户,虽是乳人②、父母或从外还,衣服或经履鬼神粗恶异③气、牛马之气,皆为忤也。

又云:凡小儿衣,布帛绵中不得有头发,履中亦尔,白衣青带,青衣白带,皆④令儿中忤。

又云:凡非常人及物从外来,亦惊小儿⑤。欲防之法,诸有从外来人及异物⑥,当持⑦儿避之,勿令见也。若不避者,烧牛屎灰⑧令常烟置户前,则善。治之方⑨:

马屎⑩三升,烧令烟绝,以酒三升⑪,煮三沸,去滓,浴儿。

又方:

烧母衣带三寸并发,合乳汁服之。

《拯要方》⑫:

蚯蚓屎、灶中黄土等分,为散,水和⑬,涂儿头上及手心⑭。

又方:

取铜镜鼻烧令赤,著小许酒中,大儿⑮饮之,小儿不能饮者含与之⑯,即愈。

《小品方》:

吞麝香如大豆,立愈。

又方⑰:

取热马屎一丸,注⑱取汁饮之,儿下便愈。

又方⑲:

取衣中白鱼十枚,末,以涂母乳头,令儿饮之,入咽即愈。

《葛氏方》:

令儿仰卧,以小盆著胸上,烧甑蔽于盆中,火灭⑳即愈。

《产经》云:

牛黄如大豆,研,饮之即效。

治小儿夜啼方第九十二

《病源论》云:小儿夜啼者,脏冷故也。

夜阴气盛㉑,与冷相并㉒则冷动,冷动与脏气相搏㉓,或烦或痛,令㉔儿夜啼也。亦有犯触禁忌,令儿夜啼。

《龙门方》㉕:

取镜系床脚即止。

又方:

书脐上作田字,瘥。

《小品方》㉖少小夜啼,至明即安寝,夜辄

---

① 过:半井别本“过”下有“变”字,与《病源》卷四十六《中客忤候》合。

② 乳人:《千金方》卷五第四作“乳母”,“母”下有“或”字。

③ 异:《千金方》卷五第四作“暴”。

④ 皆:原作“背”,形误,据旁校改,与半井别本合。

⑤ 小儿:《千金方》卷五第四“儿”下有“致病”二字。

⑥ 异物:《千金方》卷五第四“物”下有“入户”二字。

⑦ 持:《千金方》卷五第四作“将”。

⑧ 灰:《千金方》卷五第四无“灰”字。

⑨ 治之方:《千金方》卷五第四作“治少小中忤,一物马通浴汤方”,另起一行。

⑩ 马屎:《千金方》卷五第四作“马通”。

⑪ 三升:《千金方》卷五第四作“一斗”。

⑫ 《拯要方》:此下疑省“治少小客忤方”诸字。下《小品方》、《葛氏方》、《产经》云”皆仿此。检《千金方》卷五第四所省主治作“治少小客忤,二物黄土涂头方”。

⑬ 水和:《千金方》卷五第四“和”下有“如鸡子黄大”五字。

⑭ 手心:《千金方》卷五第四作“五心”。

⑮ 大儿:原作一“代”字,文义不通,据《千金方》卷五第四改。

⑯ 小儿不能饮者含与之:此句原作“小儿又能饮合之”,文义不通,据《千金方》卷五第四改。

⑰ 又方:此二字原脱,据文义补。检《千金方》卷五第四作“治少小卒中客忤不知人者方”。

⑱ 注:半井别本、《千金方》卷五第四并作“绞”。

⑲ 又方:《千金方》卷五第四作“治少小中客忤,强项欲死方”。

⑳ 灭:原作“减”,繁体形近致误,据仁和寺本改。

㉑ 夜阴气盛:此下二十七字原脱,据旁校补。

㉒ 并:《病源》卷四十七《夜啼候》作“搏”。

㉓ 搏:《病源》卷四十七《夜啼候》作“并”。

㉔ 令:《病源》卷四十七《夜啼候》“令”上有“故”字。

㉕ 《龙门方》:此下疑省“治小儿夜啼方”诸字。下《产经》、《集验方》、《玄感方》、《葛氏方》、《千金方》”等皆仿此。

㉖ 《小品方》:此条为行间补入文字,半井别本无此条。

啼，芎䓖①散方：

芎䓖二分　术二分，防己二分。

凡三物，捣下筛，廿日儿未能服散者，以乳汁和之，服如麻子一丸，儿大能服②散者服之，多少以意节度。

《产经》：

真朱少许，以水和，涂腹上。

又方：

取车膏著脐中。

《集验方》：

取空井中草，悬户上，勿令母知。今按③：《本草拾遗》云：井口边草，潜著母卧席下，勿令知。

《玄感方》：

取干牛④屎手许，安母卧席下⑤，勿令母子俱知，吉。

《葛氏方》：

取犬颈下毛，缝囊裹，以系儿两手，立止。

又方：

暮取儿衣，以系柱。

《千金方》：

以妊身时，食饮偏有所思物⑥，哺儿愈。

《本草拾遗》云：

灶中土及四交道中土，合末，以饮小儿，辟夜啼。

治小儿惊啼方第九十三

《病源论》云：小儿惊啼者，是于眠睡里忽然啼而惊觉也。由风热邪气乘于心脏，生热⑦，精神不定，故卧不安，则惊而⑧啼也。

《产经》云⑨：

真朱少许，以水和，涂腹，良。

《葛氏方》：

捣柏子仁，以一刀圭饮之。

《千金方》：

酒服乱发灰。

又方：

车辖肪⑩，纳口中⑪、脐中。

又方：

烧猬皮三寸灰，著乳头饮之。

治小儿躯啼方第九十四

《病源论》云：小儿在胎时，其母将养伤于风冷，邪气入胞，伤儿脏腑。故儿生之后，邪犹在儿腹内，邪动与正气相搏则腹痛，故儿躯张蹙气而啼也。

《千金方》⑫：

取新出马屎一丸，绞取汁，含之⑬。

又方⑭：

烧猪屎沸汤，淋取汁，浴之，并与少许饮之。

治小儿疟病方第九十五

《病源论》云：疟病者，夏伤于暑，至秋风

---

① 芎䓖：原"芎"下为重文号，盖因熟语而省"䓖"字，今据文义补。下仿此。

② 服：原作"散"，据文义改。《札记》曰："'散'字恐'服'之讹。"

③ 今按：此下二十字原为大字别行，今据文义改为小字注文。

④ 牛："牛"字原脱，据旁校引或本补，与半井别本合。

⑤ 下：旁校引或本"下"下有"卧上"二字。

⑥ 物：旁校引或本"物"下有"以此"二字，属下读，与《千金方》卷五第四合。又旁校引《小品方》"物"下四字作"物，以此哺儿亦愈也"。

⑦ 生热："生热"二字原脱，据旁校补。《病源》卷四十七《惊啼候》作"则心脏生热"。

⑧ 而："而"字原脱，据旁校补，与《病源》卷四十七《惊啼候》合。

⑨ 《产经》云：循例此下省"治小儿惊啼方"诸字。下《葛氏方》、《千金方》皆仿此。

⑩ 肪：《千金方》卷五第四作"脂"，"脂"下有"如小豆许"四字。

⑪ 口中：《千金方》卷五第四"中"下有"及"字，与下"脐中"二字连读。

⑫ 《千金方》：循例此下疑省"治小儿躯啼方"诸字。检《千金方》卷五第四作"治中客忤而躯啼，面青腹强方"。

⑬ 含之：《千金方》卷五第四作"饮儿下便愈"。

⑭ 又方：按此条今本《千金方》卷五第四作"治小儿中人忤，躯啼面青腹强者，一物猪通浴方。豭猪通二升，以热汤灌之，适寒温浴儿"。

邪乘之发①。小儿未能触冒②于暑亦病疟者，是乳母抱持解脱，不避风也。

《千金方》③：

生④鹿角末，发先⑤时便服一钱匕⑥。

又方：

烧鳖甲⑦，酒服方寸匕⑧，至发时服三匕，并⑨火炙身。

《葛氏方》云：

临发时，捣大附子下筛⑩，和苦酒涂背上。

又方：

石上菖蒲浓煮，浴儿⑪。

今按：《集验方》⑫：桃叶二七枚按⑬心上，艾灸叶上十四壮。

《葛氏方》云⑭：

恒山四分　小麦三合　淡竹叶切，一升

右，以水三升，煮取一升，服之。今按：《产经》云：儿生四十余日至六十日者，分三服，或至百日服二合半，或至二百日一服三合。

《产经》云：

师左手持水碗，右持刀子，正面于此⑮儿曰：北斗七星，主知一切，死生之命，属北斗之君王，某甲病疟，勿令流行，诵三遍讫，禹步就病儿前，令视碗中，师则吐呵，以其持刀刺碗中儿影。急急如律令。勿令及⑯顾，甚秘验。过病发后取刀子。《范汪方》同之。

又法：

头面胸背上皆笔作天公字，胸上书作咒曰：太山之下，有不流水，上有神龙，九头九尾，不食余物，正食疟鬼，朝食一千，暮食五百，一食不足，遣我来索。疟鬼闻之，亡魄走行千里。用朱书之。

治小儿伤寒方第九十六

《产经》云：治小儿伤寒头痛方：

生葛汁六合　竹沥六合

凡二物，相和煮，两三岁儿分三服。

治小儿卒死方第九十七

《葛氏方》治小儿卒不知何所疾，痛而不知人，便绝死方：

取雄鸡冠血，临儿口上割，令血出，沥儿口，入喉便活。

《子母秘录》⑰：

盐汤极咸，作服一升，取吐，即活。

又方⑱：

热汤和灰拥封之，即活。

《范汪方》：

热马屎一丸，绞取汁吞，儿下喉愈。

治小儿疰病方第九十八

《病源论》云：疰之言住也，谓其风邪鬼⑲气留人身内也。

---

① 至秋风邪乘之发：此处为丹波氏节引，《病源》卷四十六《疟病候》作"客于皮肤，至秋因劳动血气，腠理虚而风邪乘之，动前暑热，正邪相击，阴阳交争，阳盛则热，阴盛则寒，阴阳更盛更虚，故发寒热"。

② 冒：原作"胃"，形误，据《病源》卷四十六《疟病候》改。

③ 《千金方》：循例此下省"治小儿疟病方"诸字。下"《葛氏方》云"、"《产经》云"皆仿此。今检《千金方》卷五第五作"治小儿温疟方"。

④ 生：《千金方》卷五第五无"生"字。

⑤ 发先：《千金方》卷五第五乙作"先发"。

⑥ 匕：原作"上"，据文义改。

⑦ 鳖甲：《千金方》卷五第五"甲"下有"灰"字。

⑧ 方寸匕：《千金方》卷五第五作"一钱匕"。

⑨ 并：《千金方》卷五第五"并"下有"以"字。

⑩ 下筛：此二字原脱，据旁校补，与半井别本合。

⑪ 浴儿：旁校引或本"儿"下有"三四过亦佳也"六字。

⑫ 今按《集验方》：《札记》曰："别本'集验'以下提头，无'今按'二字。"

⑬ 按：半井别本"按"作"安"。

⑭ 《葛氏方》云：循文例疑此有误。

⑮ 此：原作"北"，形误，据文义改。

⑯ 及：疑当作"反"。

⑰ 《子母秘录》：循例此下疑省"治小儿卒死方"诸字，下"《范汪方》"仿此。

⑱ 又方：此条为行间补入文字，半井别本无此条。

⑲ 鬼："鬼"字原脱，据《永乐大典》卷一千三十六《儿》引《巢氏病源》补。

《千金方》云①：

取灶突中灰三指撮，盐末分等，服之。

治小儿数岁不行方第九十九

《病源论》云：小儿生，自变蒸至于能语，随日数血脉骨节备成。其髋骨成，则能行。骨是髓之所养，若禀生血气不足者，即髓②不充强，故其骨不即成，而数岁不能行也。

《千金方》③：

取丧家未闭户时，盗取其饭以哺儿，不过三日即行，勿令人知之。今按：《小品方》取枣哺之，日三，便起。

治小儿四五岁不语方第百

《病源论》云：人之五脏有五声，脾④之声为言，小儿四五岁而不能言者，内⑤在胎之时，其母卒有惊怖，内动于儿脏，邪气乘其脾，使脾气不和⑥故也。

《千金方》⑦：

灸足两踝上⑧三壮。

又方：

末赤小豆，和酒涂舌下。

治小儿无辜方第百一

《病源论》云：小儿面黄发直，时壮热，饮食不生肌肤，积经日月，遂致死者，谓之无辜。言天上有鸟，名无辜，昼伏夜游，浣洗⑨小儿衣席，露之经宿，此鸟则飞从上过，而取此衣与小儿著，并席与儿卧，便令儿著此病也。

《崔侍郎方》⑩：

以醋煮大黄末为丸，服之甚验。

治小儿大腹丁奚方第百二

《病源论》云：小儿大腹丁奚病者，由哺食过度，而脾胃尚弱，不能磨消故也。其病腹大颈小，黄瘦是也。

《葛氏方》⑪：

取生韭根，捣，以猪膏煎，稍稍服之。

又方：

熟炙鼠肉若伏翼肉，以哺⑫之。

《苏敬本草注》云：

牛脐中毛烧，服之。

《录验方》：

甘草十八分，一物下筛，蜜和为丸，一岁儿服如小豆粒廿丸⑬，日二三，不妨食及乳，服尽更合。

治小儿霍乱方第百三

《病源论》云：小儿肠胃嫩⑭弱，因解脱逢风冷，乳哺不消，而变吐利也。或乳母触冒风冷，食⑮生冷物，皆冷气流入乳，饮之亦成

---

① 《千金方》云：循例此下疑省"治小儿痓病方"诸字。今检《千金方》卷五第九此条作"治小儿痓方：灶中灰、盐等分相和，熬熨之"。

② 不足者，即髓：此五字原脱，据旁校补，与《病源》卷四十八《数岁不能行候》合。

③ 《千金方》：循例此下省"治小儿数岁不行方"诸字。今检《千金方》卷五第九此条作"治小儿数岁不行。取葬家未开户，盗食来以哺之，日三，便起行"。

④ 脾：旁校引或本作"心"，与《病源》卷五十《四五岁不能语候》合。下两"脾"字并仿此。

⑤ 内：《病源》卷五十《四五岁不能语候》作"由"。

⑥ 和：原作"知"，据旁校改，与《病源》卷五十《四五岁不能语候》合。下"故也"二字《病源》作"至四五岁不能语也"。

⑦ 《千金方》：循例此下省"治小儿四五岁不语方"九字，见《千金方》卷五第九。

⑧ 上：《千金方》卷五第九作"各"。

⑨ 浣洗：原作"儿洗"，"浣"脱偏旁作"完"，"完"与繁体"儿"近似，故讹，今据《札记》引别本改。《病源》卷四十八《无辜病候》作"洗浣"，义同。

⑩ 《崔侍郎方》：循例此下疑省"治小儿无辜方"诸字。

⑪ 《葛氏方》：循例此下疑省"治小儿大腹丁奚方"诸字。下《苏敬本草注》云、《录验方》皆仿此。

⑫ 哺：旁校引或本"哺"下有"饮"字。

⑬ 丸：原作"九"，缺笔致误，据半井别本改。

⑭ 嫩：原作"㜢"，"懒"之异写，于此无义，今据半井别本改，与《病源》卷四十七《霍乱候》合。

⑮ 食：《病源》卷四十七《霍乱候》作"食饮"。

霍乱①。

《千金方》治小儿霍乱方②：

牛涎灌口中一合也。

又方：

热牛屎汁含之。

又方：

研屎滓乳上服之三刀圭，日三③。出《千金方》。

《产经》④人参汤方：

人参四分　厚朴二分　甘草二分，炙　白术三分

凡四物⑤，以水一升二合，煮取五合，五十日⑥儿一服一合，百日儿分三服之。

《千金方》⑦治小儿吐利方：

乱发烧之二分，鹿角一分，末，米汁服之三刀圭⑧，日三。

《录验方》：

煮厚朴服之。

又方：

煮梨叶服之。

治小儿泄利方第百四

《病源论》云：其⑨冷气盛，利甚为洞泄，洞泄不止，为注下。

《千金方》小儿洞泄下利方⑩：

炒仓米，末，服⑪之。

又方：

石榴烧⑫，末，服一钱匕⑬，日三。

《产经》云⑭：小儿洞利，昼夜不止，黄芩丸方：

黄芩二分⑮　干姜二分　人参二分

下筛，蜜丸如大豆，服三丸，日三。

《录验方》治小儿患利，腹内不调方⑯：

薤白切，七合　人参切，八分　厚朴四分，切　粟三合

凡四物，以水四升，煮取二升，稍饮之。

《葛氏方》下利不止方⑰：

末赤小豆，和苦酒涂跋⑱下。

又方：

猪肉炙，哺之。

《本草拾遗》云⑲：

食菰乌郁⑳甚良。

治小儿白利方第百五

《病源论》云：凡利色青、白、黑，皆为冷色㉑；黄赤㉒，是热也。

《产经》云：治小儿白利㉓：

──────────

① 饮之亦成霍乱：《病源》卷四十七《霍乱候》作"令乳变败，儿若饮之，亦成霍乱吐利"。
② 《千金方》治小儿霍乱方：此九字原无，与该书体例不合，检《千金方》卷五第九此下三方并出《千金》，疑是传抄脱落，今据补。此三条后有注曰"出《千金方》"四字，是知旧抄者亦认为引自《千金》。又半井别本无此下三方。
③ 三刀圭，日三：《千金方》卷五第九无此五字。
④ 《产经》：循例此下疑省"治小儿霍乱方"诸字。下"《录验方》"仿此。今检《千金方》卷五第九作"治小儿霍乱吐痢"。
⑤ 凡四物：《千金方》卷五第九"物"下有"㕮咀"二字。
⑥ 五十日：《千金方》卷五第九作"六十日"。
⑦ 《千金方》：此条为行间补入文字，半井别本无此方。
⑧ 三刀圭：《千金方》卷五第九作"一刀圭"。
⑨ 其：原作"甚"，形误，据半井别本改，与《病源》卷四十七《洞泄下利候》合。
⑩ 小儿洞泄下利方：此七字原脱，据旁校补，半井别本无，《千金方》卷十五第十"治少小洞注下痢方"。
⑪ 服：《千金方》卷十五第十"服"上有"饮"字。
⑫ 石榴烧：《千金方》卷十五第十"石"上有"酸"字，"烧"下有"灰"字。
⑬ 一钱匕："匕"原作"上"，据文义改。《千金方》卷十五第十作"半钱匕"。
⑭ 云："云"下九字原脱，据旁校补。
⑮ 二分：半井别本作"三分"。
⑯ 治小儿患利，腹内不调方：此十字据字体似为后补入文字，半井别本无此方。
⑰ 下利不止方：此五字原脱，据旁校补，半井别本无此五字。
⑱ 跋：疑当作"足"。
⑲ 《本草拾遗》云：循例此下疑省"治小儿泄利方"诸字。今检《证类本草》卷十一《草部下品之下》引"陈藏器"云："（菰首）更有一种小者，擘肉如墨，名乌郁。人亦食之，止小儿水痢。"知丹波氏多意引。
⑳ 菰乌郁：即"茭白"的一个品种。
㉑ 色：《病源》卷十七《冷痢候》作"痢"。
㉒ 赤："赤"下旁校补"色"字。
㉓ 云治小儿白利："云"下六字原脱，据旁校补，半井别本无此六字。

灸足内踝下骨际三壮,随儿小大增减。

《子母秘录》云:治小儿冷利方①:

厚朴　人参各四分

以醋浆半大升,煮取二合,母含吐与之。

治小儿赤利方第百六

《龙门方》孩子赤利方:

薤白切,三合　栀子七枚　香豉二合

水二升,煎取六合,去滓②,分三服之。

《博济安众方》③:

蓝青汁五合,分服。

治小儿赤白滞下方第百七

《千金方》④:

捣石榴汁服之。

又方:

蜂房灰服之⑤。

又方⑥:

鲤鱼⑦一头,烧末服之。

又方:

烧骨末服之⑧。

《拯要方》:

薤白一把,香豉一升,水三升,煮取一升,三服之⑨。

《本草拾遗》云:

鲫鱼脍主水谷不调下利。

又方:

柿,小儿食之,止下利。

《产经》云:

龙骨三两,研如米粒,以水三升,煮取一升五合,服,多少任意。

又方:

大枣卅枚,以水三升,煮取二升,去滓,热服之。

《子母秘录》云⑩:孩子赤白利方:

犀角一两,甘草二两,以水一大升,煮取一大合,饮多少。

治小儿蛊利方第百八

《产经》治小儿蛊利血尿⑪方:

取生地黄汁一升,分四五服之。

《千金方》云⑫:蛊利以蛊法治之,其方在治蛊毒方中。

又云⑬:治小儿蛊毒痢方:

蓝青汁一合⑭,分四服之。

治小儿大便不通方第百九

《病源论》云:小儿大便不通者,腑脏有热,乘于大肠故也。

《葛氏方》⑮:

取蜂房熬末,以酒若水,服少许。

又方:

以白鱼虫磨脐下至阴。

---

① 治小儿冷利方:此六字原脱,据旁校补,半井别本无此六字。

② 去滓:此二字原脱,据旁校补,与半井别本合。

③ 《博济安众方》:此下疑省"治小儿赤利方"诸字。

④ 《千金方》:此下省"治小儿赤白滞下方"八字,见《千金方》卷十五第十。下"《拯要方》"、"《本草拾遗》云"、"《产经》云"皆仿此。

⑤ 蜂房灰服之:《千金方》卷十五第十作"烧蜂房灰水和服之"。

⑥ 又方:《千金方》卷十五第十作"治小儿暴痢方"。

⑦ 鲤鱼:《千金方》卷十五第十作"小鲫鱼"。

⑧ 烧骨末服之:《千金方》卷十五第十作"烧鲤鱼骨末服之","之"下有"一方作龙骨"五字。

⑨ 三服之:旁校引或本"三"上有"分"字。

⑩ 《子母秘录》云:此条原为行间补入文字,今检半井别本无此方。

⑪ 尿:半井别本"尿"下有"血"字。

⑫ 《千金方》云:"云"字下十五字原脱,据旁校补。今检《千金方》卷十五第七作"蛊毒(痢)则以蛊法治之",无"其方"以下八字。

⑬ 又云:"又云"以下九字原脱,循本书文例及上下文义,并据《千金方》卷十五第十补。

⑭ 一合:《千金方》卷十五第十作"一升二合"。

⑮ 《葛氏方》:循例此下疑省"治小儿大便不通方"诸字。

治小儿小便不通方第百十

《葛氏方》①：

取衣中白鱼虫，涂脐中，纳尿道中②。

又方③：

取故席多垢者，剉一升，以水三升，煮取一升，去滓饮之。

《千金方》：

车前子半升④、小麦一升，二味煮为粥，服，日三⑤。

又方：

葵茎、子无在⑥，一升，水四升⑦，煮取一升，纳滑石一分，研服半合，日三⑧。

《子母秘录》治小儿尿不通符：

曝墨书脐下，亦朱书，甚验。

《效验方》：

蒲黄、滑石各一分，下筛，以酒服方寸匕，日二。

《产经》治小儿未满十日，烦⑨不得小便方：

烧蜂房服之。

又方：

蒲黄一升，以水和，涂横骨上，良。

《小品方》治少小小便不利，茎中痛欲死方：

牛膝大把无多少，煮作饮饮之，立愈，有验。

治小儿大便血方第百十一

《葛氏方》大便血方⑩：

刮鹿角作屑，以米汁服五分匕⑪。

又方：

烧鹊巢为屑，饮之少少许。

《千金方》大便竟出血方⑫：

烧甑带，末，涂乳饮之⑬。

又方：

烧车钉一枚赤⑭，纳一升水中，分二服。

《僧深方》⑮：

茅⑯根二把，以水四升，煮取二升，服之。

治小儿小便血方第百十二

《产经》云：小便血方⑰：

末龙骨，温酒服方寸匕。

又方：

煮大麻根饮之。

又方：

煮白茅根饮之，多少任意。

《千金方》小儿尿血方⑱：

烧鹊巢灰，井花水服之。

治小儿淋病方第百十三

《病源论》云：小儿淋⑲者，肾与膀胱热也。其状小便⑳出少起数，小腹急㉑，痛引脐是也。

---

① 《葛氏方》：循例此下疑省"治小儿小便不通方"诸字。下"《千金方》"、"《效验方》"皆仿此。

② 中：旁校引或本"中"下有"横骨又佳也"五字。

③ 又方：此条原为行间补入文字，半井别本无此方。

④ 半升：《千金方》卷五第九作"一升"。

⑤ 二味煮为粥服，日三：《千金方》卷五第九作"右二味，以水二升，煮取一升二合，去滓，煮粥服，日三四"。

⑥ 葵茎子无在：原"无"作"久"，文义不通，据半井别本改。"无在"即指"葵茎"、"葵子"均可。《千金方》卷五第九作"冬葵子"。

⑦ 四升：《千金方》卷五第九作"二升"。

⑧ 研服半合，日三：《千金方》卷五第九作"分服"。

⑨ 烦：旁校引《僧深方》作"腹满"。

⑩ 大便血方：此四字原脱，据旁校补。

⑪ 五分匕：旁校引或本"匕"下有"日三四也"四字。

⑫ 大便竟出血方：此六字原脱，据旁校补。

⑬ 涂乳饮之：《千金方》卷五第九作"敷乳头上，令儿饮之"。

⑭ 赤：《千金方》卷五第九"赤"上有"令"字。

⑮ 《僧深方》：循例此下疑省"治小儿大便血方"诸字。按此条为行间补入文字，检半井别本有此方。

⑯ 茅：原作"茾"，意符相近俗写，据半井别本改。

⑰ 小便血方：此四字原脱，据旁校补。

⑱ 小儿尿血方：此五字原脱，据旁校补。

⑲ 淋：《病源》卷四十九《诸淋候》"淋"上有"诸"字。

⑳ 小便：此二字原脱，据旁校补，与《病源》卷四十九《诸淋候》合。

㉑ 急：《病源》卷四十九《诸淋候》"急"上有"弦"字。

《千金方》①：

车前子一升，水四升半，煮取一升半，分三服②。

又方：

滑石，水煮服之③。

又方④：

蜂房、乱发分等，烧末，水服两钱匕⑤。

《效验方》：

陈葵子一升，水二升，煮取一升，分三服之。

《小品方》治少小淋沥⑥，形羸不堪大汤药者：

枳实二两，炙，筛，儿三岁以上服方寸匕，儿小以意稍服之。有验。

《僧深方》云⑦：

车前子、滑石分等，冶筛，麦粥清和，服半钱匕⑧。

《产经》治少小石淋方：

蜂房一分⑨，炙 桂心一分

凡二物，冶筛，服一刀圭，以铜器承尿，尿与石俱出。

治小儿遗尿方第百十四

《病源论》云：遗尿者，此由膀胱有冷，不能约于水故也。

《千金方》⑩：

灸脐下一寸半，随年壮。

又方：

小豆叶捣汁服之。

《葛氏方》：

取燕巢中蓐烧，服一钱匕，即瘥。

治小儿身黄方第百十五

《病源论》云：小儿在胎，其母脏气有热，熏蒸于胎，至生儿皆体黄⑪，谓之胎疸。

《千金方》治小儿身黄⑫：

捣土瓜根汁五合⑬，服之。

又方：

麦青⑭汁服之。

又方：

捣韭根汁，澄清⑮滴儿鼻口大豆许⑯。

治小儿身有赤处方第百十六

《病源论》云：小儿因汗，为风邪热毒所伤，与血气相搏，热气蒸发于⑰外，其肉色赤，而壮热是也。

《千金方》治小儿身有赤处者方⑱：

熬米粉令黑，唾和，涂之。

又方：

伏龙肝、乱发灰、猪脂和，涂之。

《葛氏方》⑲：

烧牛屎涂之。

---

① 《千金方》：此下省"治小儿淋方"诸字，见《千金方》卷五第九。下"《效验方》"、"《僧深方》云"皆仿此。
② 水四升半，煮取一升半，分三服：《千金方》卷五第九作"水二升，煮取一升，分服"。
③ 滑石水煮服之：《千金方》卷五第九作"煮冬葵子汁服之"。
④ 又方：此条据笔迹似为后补入文字，半井别本无此方。
⑤ 两钱匕："匕"原作"上"，据文义改。《千金方》卷五第九作"一钱匕"，"匕"下有"日再"二字。
⑥ 治少小淋沥：此下十三字原脱，据旁校补。
⑦ 《僧深方》云：此条为行间补入文字，今检半井别本有此条。
⑧ 匕：原作"上"，据文义改。下仿此。
⑨ 一分：半井别本作"二分"。
⑩ 《千金方》：此下省"治小儿遗尿方"，见《千金方》卷五第九。下"《葛氏方》"仿此。
⑪ 至生儿皆体黄：《病源》卷四十六《胎疸候》作"至生下小儿体皆黄"。
⑫ 治小儿身黄方：此六字原脱，据旁校补。《千金方》卷五第五作"治小儿伤寒发黄方"。
⑬ 五合：《千金方》卷五第五作"三合"。
⑭ 麦青：《千金方》卷五第五乙作"青麦"，"青"上有"捣"字。
⑮ 澄清：原作一"潒"字，疑有脱误，据半井别本改正，与《千金方》卷五第五合。
⑯ 鼻口大豆许：《千金方》卷五第五作"鼻中如大豆许"。
⑰ 于：原作"放"，繁体形近致误，据半井别本改，与《病源》卷四十九《身有赤处候》合。
⑱ 治小儿身有赤处者方：此九字原脱，据旁校补。《千金方》卷五第八"身有赤处"作"身赤肿起"。
⑲ 《葛氏方》：循例此下疑省"治小儿身有赤处方"诸字。

又方：

鸡冠血涂之。

治小儿腹皮青黑方第百十七

《病源论》云：小儿因汗，腠理则开，而为风冷所乘，冷①搏于血，随肌肉虚处停之，则血气沉涩，不能荣其皮肤，而风冷客于腹皮，故青黑②。

《千金方》治小儿卒腹皮青黑方③：

灸脐上下左右，各去脐半寸，并鸠尾④下一寸，五处三壮⑤。

又方：

酒和胡粉涂上，若不急治，须臾即死。

治小儿赤疵方第百十八

《病源论》云：小儿有血气不和，肌肉变生赤色，染渐长大无定，或如钱大，或阔三数寸。今按：小儿蓝注有《病源》无⑥治方。

《千金方》：治小儿体有赤疵赤黑方⑦：

摘⑧父脚中，取血贴疵上，渐消。

又方：

狗热屎涂之，皮自卷落。

《产经》云：小儿赤斑驳方：

唾胡粉和，从外向内涂之。

又方：

屋尘、腊月猪膏和，敷之。

又方：

锻铁矢，以猪膏和⑨敷之。

治小儿疬疡方第百十九

《产经》云⑩：治小儿身上疬疡⑪方：

石硫黄以苦酒研之，涂病上，日三⑫。出《产经》⑬。

又方：

生瓜蒌切一升，以验⑭苦酒三升，煎取一升汁，涂病上，良。此是德家秘方，不传。出《产经》。

治小儿疣目方第百廿

《病源论》云：人有附皮肉生，与肉色无异，如麦豆大，谓之⑮疣子，即疣目也。此多由风邪客于皮肤，血气变化所生。故亦有药治之瘥者，亦有法术治之瘥者，而多生于手足。

《千金方》云⑯：

以刀⑰子决目根四面，令⑱血出，取患疮人疮中黄脓敷之，勿近水，三日即脓溃，根动自脱。

《产经》：

以松脂涂疣上，一宿即落，良。

又方：

以矾石拭疣上七过，即去。

----

① 冷："冷"字原脱，据旁校补，与《病源》卷四十九《卒腹皮青黑候》合。

② 而风冷客于腹皮，故青黑："于腹皮，故青黑"六字原作一"之"字，今据旁校改，与《病源》卷四十九《卒腹皮青黑候》合。

③ 治小儿卒腹皮青黑方：此九字原脱，据旁校补，与《千金方》卷五第八合。

④ 鸠尾：《千金方》卷五第八"尾"下有"骨"字。

⑤ 五处三壮："五处"二字原脱，据旁校补。《千金方》卷五第八作"凡五处各三壮"。

⑥ 无：原作"死"，据旁校引或本、半井别本改。

⑦ 治小儿体有赤疵赤黑方：此十字原脱，据旁校补。《千金方》卷五第八作"治小儿身上有赤黑疵方"。

⑧ 摘：《千金方》卷五第八作"针"。

⑨ 猪膏和："和"字原脱，据半井别本补。

⑩ 《产经》云：此下十一字原为行间补入文字，半井别本为大字正文。

⑪ 疡：原作"易"，疑是"疡"之误省，据半井别本改。

⑫ 日三：半井别本"日三"下有"良"字。

⑬ 出《产经》：半井别本无此三字。下"出《产经》"同。按此方原省"《产经》云治小儿身上疬疡方"诸字，故有此注，补入后未经删除。

⑭ 验：疑当作"酽"。

⑮ 之："之"字原脱，据旁校补，与半井别本合。

⑯ 《千金方》云：此下省"治小儿疣目方"六字，见《千金方》卷五第八。下"《产经》"仿此。又"云"原作"方"，据文例文义改，半井别本作"曰"。

⑰ 以刀：《千金方》卷五第八作"以针及小刀子"。

⑱ 令：《千金方》卷五第八"令"下有"微"字。

又方：

艾炷小作，可灸始生疣上三壮，即自去，良。

又方：

月晦日于厕前取故草二七枚，拭目上，讫，祝曰：今日晦，疣惊去，勿反顾之，不过十日枯死。

今按：俗人以赤苋汁敷之即落。或以①煮荒布之汁洗之。

治小儿身上瘤方第百廿一

《千金方》②治小儿体上瘤方：

取马尿洗之，日三四度。

又方：

揩破，以牛鼻津涂之。

治小儿身热方第百廿二

《病源论》云：小儿③血气盛者，表里俱热，则烦躁不安，皮肤壮热。

《千金方》治少小身热，李叶汤方④：

李叶无多少，㕮咀，以水煮，去滓，浴儿。

今按：《小品方》避目及阴处。

《苏敬本草注》云：

梓白皮主小儿热疮，身头热烦，煮汤浴并散敷之。

《葛氏方》⑤治小儿卒身热如火，不能乳哺方：

急断犬耳，取血以涂儿面及身也。

《本草拾遗》云：

小儿暴热，捣⑥水芹取汁涂之。

又方：

生银，小儿诸热，以水磨服，功胜紫雪。

治小儿盗汗方第百廿三

《病源论》云：小儿盗汗者，眠睡而汗自出也。若将养过温，因于睡卧⑦阴阳气交，津液发泄，而汗自出也。

《葛氏方》⑧：

以干姜末一分，粉三分，合，以粉之。

又方⑨：

石膏一两，麻黄二两，蜜和如小豆，服一丸。

《小品方》⑩：

黄连三分，贝母二分，牡蛎二分。

凡三物，粉一升，合捣下筛，以粉身。

《集验方》：

麻黄根三分，故⑪扇烧作屑一分，冶合，乳汁饮三分匕，大人方寸匕，日三。《小品方》同之。

治小儿隐疹方第百廿四

《病源论》云：小儿因汗而解脱衣裳，风入腠理，与血气相搏，结聚起相连成隐疹。风气止在腠理浮浅，其势微，故不肿不痛，但成隐疹痒⑫耳。

《千金方》治隐疹方⑬：

盐汤极咸，洗，绞蓼涂之。

又方：

---

① 或以：半井别本无"或以"以下九字。
② 《千金方》：按此以下两方，今本《千金方》卷五第八作"治小儿湿癣"。
③ 小儿：《病源》卷四十六《热烦候》"儿"下有"脏腑实"三字。
④ 治少小身热，李叶汤方：此九字原脱，据旁校补。《千金方》卷五第五"李叶汤"作"李叶浴汤"。
⑤ 《葛氏方》：按此条原为行间补入文字，半井别本无此方。
⑥ 捣：原作"搏"，据旁校引或本、半井别本改。
⑦ 因于睡卧：按此下十七字，原作"眠卧汗自出也"，今据旁校改，与《病源》卷四十七《盗汗候》合。
⑧ 《葛氏方》：此下疑省"治小儿盗汗方"诸字。下"《小品方》"、"《集验方》"皆仿此。
⑨ 又方：此条似为后补文字，半井别本无此方。
⑩ 《小品方》：此下所省主治，检《千金方》卷五第五作"治小儿盗汗，三物黄连粉方"。
⑪ 故：原作"胡"，形误，据旁校改，与半井别本合。
⑫ 痒：《病源》卷四十九《风瘙隐疹候》作"瘙痒"。
⑬ 治隐疹方：此四字原脱，据旁校补。《千金方》卷二十二第五作"治小儿患隐疹入腹，体重强而舌干方"。

蚕沙水煮①,去滓,洗之。

《产经》云②:治小儿风瘙隐疹入腹,身体肿强,舌干燥强方:

末芜菁子,酒服方寸匕,日三。

《拯要方》③:

芒消二两,清酒三升,煮取二升,洗痒上,良。

治小儿丹疮方第百廿五

《病源论》云:风热毒客④在腠理,热毒搏于血⑤,蒸发于外,其皮上热而赤,如涂丹,故谓之丹也。若久不歇,则肌肉烂伤也。

《产经》云:夫丹者,恶毒之气,五色无常,不即治,转坏肌肉,坏肌肉则去脓血⑥,或发于节解间,多断人四肢,治之方:

赤小豆作屑,以甘草汤和涂之。今按⑦:《录验方》和麻油⑧涂之。

又方:

升麻汤、大黄汤主之。

《录验方》治小儿丹毒方⑨:

取甘蕉根薄之,亦宜服少许汁。

又方:

捣慎火草薄⑩之。

又方:

取白鹅血敷之。

《千金方》⑪:

捣赤小豆和鸡子白涂之。

又方⑫:

牛屎涂之⑬。

又方⑭:

伏龙肝下筛,鸡子白和敷之⑮。

又方⑯:

和油涂之⑰。

《小品方》⑱:

水中苔捣敷之。

又方:

芒硝纳汤中,取汁拭上。

《新录方》:

水若油研⑲栀子仁,采汁洗之⑳。

又方:

生蓝汁涂之。

《范汪方》:

以生鱼血涂之。《葛氏方》:干更涂之。

《苏敬本草注》㉑:

---

① 蚕沙水煮:旁校引或本、半井别本并作"蚕沙二升,水二升煮",与《千金方》卷二十二第五合。
② 《产经》云:按此条为行间补入文字,半井别本无此方。
③ 《拯要方》:此下疑省"治小儿隐疹方"诸字。
④ 毒客:《病源》卷四十九《丹候》"毒"下有"气"字;"客"原作"容",形误,据《病源》改。
⑤ 血:《病源》卷四十九《丹候》"血"下有"气"字。
⑥ 则去脓血:此下十五字,为行间补入文字,半井别本无此十五字。
⑦ 今按:此下十字,原为大字别行,今循文义改为小字注文。
⑧ 麻油:旁校引或本"油"下有"泥温"二字。
⑨ 治小儿丹毒方:此六字原脱,据旁校补。半井别本无此六字。
⑩ 薄:通"傅",今作"敷"。
⑪ 《千金方》:循例此下疑省"治小儿丹疮方"诸字,检《千金方》卷二十二第四作"治小儿天火丹,肉中忽有赤如丹色,大者如手,甚者遍身,或痛或痒或肿方:赤小豆二升末之,鸡子白和如薄泥敷之,干则易,便瘥。一切丹并用此方皆瘥"。
⑫ 又方:《千金方》卷二十二第四作"五色油丹,俗名油肿,若犯者多致死,不可轻之方"。
⑬ 涂之:旁校引或本"之"下有"干复易"三字,《千金方》卷二十二第四作"干易"。
⑭ 又方:《千金方》卷二十二第四作"治小儿天灶火丹,病从髀间起,小儿未满百日,犯行路灶君,若热流下,令阴头赤肿血出方"。
⑮ 和敷之:旁校"和"下补"油"字,今检半井别本"和"下无"油"字,与《千金方》卷二十二第四合。又《千金方》"之"下有"日三良"三字。
⑯ 又方:《千金方》卷二十二第四作"治小儿野火丹病,遍身皆赤者方"。
⑰ 和油涂之:《千金方》卷二十二第四"和"作"用"。按半井别本此下别有一条,作"又方:酸和豉敷之"。检《千金方》卷二十二第四作"治小儿火丹,赤如朱走皮中方:以醋和豉研敷之"。
⑱ 《小品方》:循例此下疑省"治小儿丹疮方"诸字。下"《新录方》"、"《范汪方》"、"《苏敬本草》"等皆仿此。
⑲ 研:旁校引或本作"和"。
⑳ 采汁洗之:旁校引或本作"捼取浓汁,洗涂,日二三易"。
㉑ 《苏敬本草注》:半井别本"苏"上有"今按"二字,为小字注文,循文义似是。下"又云"二字,半井别本作"《苏敬本草注》"。

涂鲤血，良。

又云：

捣薢菜薄之。

又方：

煮栗毛壳洗之。

《本草拾遗》云：鲫鱼脍，主小儿大人丹毒。

又云：淬铁水，主小儿丹毒，饮一合，是打铁槽中水也①。

治小儿赤游肿方第百廿六

《病源论》云：小儿有肌肉虚者，为风毒热气所乘，热毒搏于血气，则皮肤赤而肿起，其风随气行游不定，故名赤游肿也。

《千金方》凡小儿赤游行于体上②，不治入腹即死，治之方：

用伏龙肝末，和鸡子白涂，干易之。

《葛氏方》③：

糯米研，和粥敷之。

又方：

米粉熬，唾和涂之。

《华佗方》云：

芸苔捣，敷之。

治小儿身体肿方第百廿七

《病源论》云：小儿肿满，由将养不调，肾脾二脏俱虚也。其挟水肿者，皮薄如熟梨④之状。若皮肤受风，风搏血⑤气致肿者，但虚肿如吹，此风气肿也。

《产经》云⑥：少小儿中风水⑦，身体肿满，浴方：

取香薷以水煮取汁，以渍浴之，良。

又方：

赤小豆煮取汁，渍浴，甚良。

《千金方》云：小儿手足身体肿方⑧：

以小便温⑨渍之，良。

《僧深方》云⑩：少小手足身体肿方：

取咸⑪菹汁温渍之，汁味尽易。

治小儿恶核肿方第百廿八

《产经》治小儿恶核肿，壮热欲死，升麻汤方：

升麻一两　射干半两　沉香一分　黄芩一分　丁子香三铢⑫

凡五物，切，以水一升五合，煮取六合，分三服，一岁儿一服半合，随儿大小增减水药，神验。

治小儿瘰疬方第百廿九

《产经》云：治小儿瘰疬如梅李⑬，海藻酒方：

海藻一斤，切，以酒二斗渍之，稍稍饮之。

治小儿诸瘘方第百卅

《产经》云：治小儿诸瘘方⑭：

---

① 是打铁槽中水也：《证类本草》卷四《玉石部中品》"铁精"项引"陈藏器"作"此打铁器时，坚铁槽中水"。

② 行于体上：《千金方》卷五第八作"肿若遍身"。

③ 《葛氏方》：此下疑省"治小儿赤游肿方"诸字。下《华佗方》云"仿此。

④ 梨：旁校引或本、半井别本并作"李"，与《病源》卷四十八《肿满候》合。

⑤ 血：《圣惠方》卷八十八《治小儿水气肿满诸方》作"于"，似是。

⑥ 云："云"下十三字原脱，据旁校补。半井别本无此十三字。

⑦ 水："水"下原衍"中"字，据校改标记删。

⑧ 小儿手足身体肿方：此八字及上"云"字原脱，据旁校补。半井别本无此九字。又《千金方》卷五第八"足"下有"及"字。

⑨ 温：《千金方》卷五第八"温"下有"暖"字。

⑩ 云："云"下九字原脱，据旁校补。今检半井别本无此九字。

⑪ 咸：半井别本作"酸"。

⑫ 丁子香三铢："香"字原脱，据文义补，半井别本作"丁香子"。"铢"原作"朱"，误省，据文义改。

⑬ 治小儿瘰疬如梅李：此八字原脱，据旁校补。半井别本无此八字。

⑭ 治小儿诸瘘方：此六字原脱，据旁校补。半井别本无此六字。

以大膏和胡粉磨疮,良。

治小儿瘿方第百卅一

《产经》云:治少小瘿瘰疬,久年不瘥,海藻酒方:

海藻一斤,去咸,切,好酒二斗渍,服二合,日二三,酒尽滓干作散,服方寸匕。

治小儿附骨疽方第百卅二

《产经》云:凡小儿有附骨疽者,招抱才近其身,便大啼唤,即是肢节有痛处,或四肢有不欲动摇,如不随状,治之方:

初得即服漏芦汤下之,敷小豆薄。

治小儿瘭疽方第百卅三

《产经》云:凡瘭疽喜著指,与代指相似,人不知,不急①治,其毒入脏杀人,宜审之。瘭疽著指端者,其先作黑疱,痛入心也。

先刺指头,去恶血,以艾灸七壮,良。

又方:

服犀角汁,佳。

又方:

服升麻汁。

又方:

服葵根汁。

又方:

服竹沥汁。

又方:

服蓝青汁。

治小儿代指方第百卅四

《产经》云:代指者,先肿,欣欣热②,色不黯也,然后缘爪甲结脓,剧者脱爪③也,治之方:

甘草汤热渍之。

又方:

芒硝汁渍之。

又方:

刺去血,渍热汤。

又方:

以猪膏和盐热纳④指甲,须臾即安。若已脓者,针去脓血。

治小儿疥疮方第百卅五

《病源论》云:绕虫多变化所作⑤,其疮里有细虫,甚难见。小儿因⑥乳养之人疥⑦,而染著⑧。

《千金方》⑨:

烧竹叶,末⑩,和鸡子白敷之,日二⑪。

又方:

酥⑫和胡粉,涂之。

又方:

乱⑬发灰和腊月猪脂,敷之。

《产经》:

蜀椒五合,末⑭,以水一斗,煮三沸,去

---

① 急:原作"忽",形误,据半井别本改。

② 欣欣热:"欣欣",疑当作"焮焮",热貌。《千金方》卷二十二第六"热"下有"痛"字。

③ 爪:半井别本"爪"下有"甲"字。

④ 热纳:此二字原脱,据旁校补,与半井别本合。

⑤ 多变化所作:《病源》卷五十《疥候》作"多所变化","化"下有"亦变作疥"四字。

⑥ 因:《病源》卷五十《疥候》"因"上有"多"字。

⑦ 疥:《病源》卷五十《疥候》"疥"上有"病"字。

⑧ 著:《病源》卷五十《疥候》"著"下有"小儿也"三字。

⑨ 《千金方》:此下省"治小儿疥方"诸字,见《千金方》卷五第八。下"《产经》"仿此。

⑩ 末:半井别本"末"上有"为"字,《千金方》卷五第八作"为灰"。

⑪ 日二:旁校引或本作"日三",与《千金方》卷五第八合。

⑫ 酥:《千金方》卷五第八作"臭酥"。

⑬ 乱:《千金方》卷五第八"乱"上有"烧"字。

⑭ 末:旁校"末"上补"捣"字。按"末"即有"捣末"之义,似不必补。

滓,温浴①,食顷良②。若痒不止,复渍之③。

治小儿癣疮方第百卅六

《病源论》云:癣疮④由风邪与血气相搏⑤为癣。小儿面上生癣⑥谓之为乳癣,言乳汁潜秽儿面而生⑦,仍以乳汁洗之便瘥。

《产经》凡癣不揩破上皮而药涂者不除:

用黑毛牛屎温洗之,良。

又方:

末桃白皮,以苦酒和涂之。

又方:

胡粉熬令黄色,和醋涂上,燥复涂,良。

《千金方》湿癣方:

桃青皮,捣⑧,和醋涂之⑨。

又云:干癣方⑩:

枸杞根,捣⑪,以猪脂和,敷之。又以醋和佳。

《集验方》⑫:

以水银合胡粉,敷之。

又方:

蛇床子末,和白膏敷之。

治小儿浸淫疮方第百卅七

《病源论》云:小儿五脏有热⑬,外为风湿所折,发疮⑭。

《千金方》⑮:

灶中土二分,发灰一分⑯,末,下筛,猪脂和,敷之。

《产经》:

取牛屎,绞取汁,涂之。

又方:

以干牛屎烧熏,良。

又方:

胡燕巢末,和水敷之。

治小儿瘑疮方第百卅八

《病源论》云:瘑者,风湿搏于血气所成,多著手足节腕间,匝匝然,搔之痒痛,浸淫生长,呼之为瘑,以其疮有细虫,如蜗虫⑰。

《产经》治小儿大人瘑⑱疥,百疗不瘥方:

地榆五两　楝实一升　桃皮五两　苦参五两

凡四物,以水一斗,煮取五升,温洗良。并治癣。

又方⑲:

穀树白皮一合　腊月猪脂一合　苦酒二合　小蒜半合　釜下土半合

凡五物,捣如泥,以敷上,密裹,干复涂之。

治小儿王灼疮方第百卅九

《病源论》云:腑脏有热,热熏皮肤,外为

---

① 浴:旁校"浴"上补"洗"字。按"浴"即"洗浴",似不必补。

② 食顷良:"食"上原有"良"字,"良"下叠"食顷良"三字,疑衍,据半井别本删。

③ 若痒不止,复渍之:此七字为后补文字,半井别本无此七字。

④ 癣疮:《病源》卷五十《癣候》作"癣病"。

⑤ 相搏:《病源》卷五十《癣候》"搏"下有"于皮肤之间不散,变生隐疹,疹上如粟粒大,作匡郭,或斜或圆,浸淫长大,痒痛,搔之有汁,名之"三十六字。

⑥ 生癣:《病源》卷五十《癣候》"癣"下有"皮肤甲错起,干燥"七字。

⑦ 言乳汁潜秽儿面而生:《病源》卷五十《癣候》作"言儿饮乳,乳汁渍污儿面,变生此"。

⑧ 捣:《千金方》卷五第八"捣"下有"末"字。

⑨ 涂之:《千金方》卷五第八"之"下有"日二"二字。

⑩ 干癣方:《千金方》卷五第八作"治小儿湿癣方"。

⑪ 捣:半井别本"捣"下有"末"字,与《千金方》卷五第八合。

⑫ 《集验方》:循例此下疑省"治小儿癣方"诸字。

⑬ 有热:《病源》卷五十《浸淫疮候》"热"下有"熏发皮肤"四字。

⑭ 发疮:《病源》卷五十《浸淫疮候》作"湿热相搏身体,其疮初出甚小,后有浓汁,浸淫渐大,故谓之浸淫疮也"。

⑮ 《千金方》:此下省"治小儿浸淫疮方"七字,见《千金方》卷五第八。下《产经》仿此。

⑯ 灶中土二分,发灰一分:《千金方》卷五第八作"灶中黄土、发灰,二味各等分"。

⑰ 蜗虫:《病源》卷五十《瘑候》"虫"下有"故也"二字,足文。

⑱ 瘑:原作"蜗",借字,今改为通用字。

⑲ 又方:此条原为行间补入文字,半井别本无此方。

湿气所乘,则变生疮。其热偏盛者,其疮发势①亦盛。初生如麻子,须臾王②大,汁流溃烂,如汤火所灼,故名王灼疮。

《千金方》小儿王灼疮者③,一身尽有,如麻子小豆者,戴④脓汁出,乍痛乍痒乍热方:

甘草⑤ 苟药 白蔹 黄芩 黄连 黄柏 苦参各半两

右七味,末之,以蜜和,敷之,日二夜一,亦可作汤洗之。

又方⑥:

桃仁熟捣,和面脂涂之。

又方⑦:

牛屎⑧灰敷之。

又方:

烧艾灰敷之。

《产经》治小儿黄烂疮方:

黄连 胡粉

右二物,治下筛,分等,以麻油和,涂之。

治小儿月食疮方第百四十

《病源论》云:小儿耳鼻口间生疮,谓之⑨月食疮,其疮⑩随月生死,因以为名也。世云小儿见月初生,以手指指之,则令耳下生疮,故呼为月食疮也。

《千金方》治小儿疥月蚀月死方⑪:

酥和胡粉涂之⑫。

又云⑬:月蚀九窍皆有⑭者方:

烧蚯蚓屎令赤⑮,末,和膏,敷之。

《葛氏方》⑯:

以五月五日虾蟆屑和膏,敷之。

《产经》:

取萝摩草汁,涂上。

又方:

剉槐枝煮取汁,洗之。

《龙门方》:

猪脂和杏仁,敷之。

《徐之才方》:

小檗皮捣为末,敷之。

治小儿冻疮方第百四十一

《病源论》云:小儿冬月,为寒气伤于肌肤,寒气搏于血气,血气壅涩,因即生疮。其疮㷃肿而难瘥,乃至皮肉烂,谓之为冻瘃⑰疮。

《产经》云:小儿冬月涉水,冻手足瘃坏疼痛方:

取麦穰煮⑱热,洗渍之⑲。

又方:

栎木灰和热汤⑳洗之,良。

---

① 发势:原作一"热"字,据旁校改,与《病源》卷五十《王灼恶疮候》合。

② 王:音义通"旺"。"王灼疮",即"旺灼疮"。

③ 王灼疮者:《千金方》卷五第八"王"作"火","疮"下无"者"字。

④ 戴:《千金方》卷五第八作"或有"。

⑤ 甘草:按"甘草"以下三十七字原脱,据《千金方》卷五第八补。

⑥ 又方:半井别本无"又方"二字,似脱。《千金方》卷五第八作"治小儿疮初起瘭浆似火疮,名曰瘭疮,亦名烂疮方"。

⑦ 又方:《千金方》卷五第八作"治小儿黄烂疮方"。下"又方"同。

⑧ 牛屎:《千金方》卷五第八"牛"上有"烧"字。

⑨ 谓之:《病源》卷五十《月食疮候》"谓"上有"世"字。

⑩ 其疮:《病源》卷五十《月食疮候》无此二字。

⑪ 治小儿疥月蚀月死方:此九字原脱,据旁校补,半井别本无此方。《千金方》卷五第八作"治小儿月蚀疮,随月生死方"。

⑫ 涂之:《千金方》卷五第八"之"下有"五日瘥"三字。

⑬ 又云:此下十字原作"又方"二字,据旁校改,半井别本作"又方"。

⑭ 有:《千金方》卷五第八"有"下有"疮"字。

⑮ 令赤:"令赤"二字原脱,据旁校补,与半井别本合。《千金方》卷五第八无"令赤"二字。

⑯ 《葛氏方》:此下疑省"治小儿月蚀疮方"诸字。下《产经》、《龙门方》、《徐之才方》皆仿此。

⑰ 瘃:旁校作"烂",与《病源》卷五十《冻烂疮候》合。

⑱ 煮:旁校引或本、半井别本"煮"下并有"令浓"二字。

⑲ 渍之:旁校引或本"之"下有"即愈"二字。

⑳ 热汤:旁校引或本"汤"下有"取汁清"三字,"清"字属下读。半井别本"汤"下有"取汁"二字。

《千金方》①：

生胡麻捣，薄②之。

治小儿漆疮方第百四十二

《病源论》云：人无问男女大小，有禀性不耐漆者，见漆及新漆器③，便著漆毒，令头面身④体肿起，隐疹色赤，生疮痒痛是也。

《产经》云：治⑤小儿犯触漆器，面目皆肿、身体作疮烂方：

嚼秫米涂之。

又方：

芒硝若矾石——著盐汤中令消，以洗之。

又方：

煮柳叶洗之。

又方：

捣藼以涂之。

治小儿蠼螋尿疮方第百四十三

《千金方》⑥：

捣梨叶薄之。

又方：

燕巢土醋浆和，敷，干易。

《产经》云：

初得便以犀角水磨涂上。

又方：

鹿角烧，末，苦酒和，敷上。

又方：

小豆屑苦酒和，敷之。

又方：

大麦饭嚼，敷上。

又方：

胡粉以生油和，涂之。

治小儿恶疮久不瘥方第百四十四

《病源论》云：夫身体生疮，皆是脏热冲外，外有风湿相搏所生。而风湿之气⑦，有挟热⑧毒者，其疮则痛痒肿㹴⑨，久不瘥，名为恶疮⑩。

《产经》⑪：

烧蛇蜕，末，以猪膏和，敷之。

又方：

豆豉熬⑫，末，敷上。

《集验方》：

浣其父裈，取汁以浴儿，勿令儿及母知，大良。

《葛氏方》：

烧乱发并釜月下土，猪膏和敷之。

又方：

梁上尘敷之。

又方：

黄连、胡粉、水银，末，和，敷之。若疮燥，和猪肪敷之⑬。

---

① 《千金方》：循例此下疑省"治小儿冻疮方"诸字，，检《千金方》卷二十五第一作"治入水手足肿痛方"。

② 薄：通"傅"，今作"敷"。

③ 见漆及新漆器："及新漆"三字原脱，据旁校补，与《病源》卷五十《漆疮候》合。

④ 面身：此二字原误倒，据校改标记乙正，与《病源》卷五十《漆疮候》合。

⑤ 治："治"下十七字原脱，据旁校补，半井别本无此十七字。

⑥ 《千金方》：此下疑省"治小儿蠼螋尿疮方"诸字。下"《产经》云"仿此。按此下两方，《千金方》卷五第九有"治小儿蠼螋咬，绕腹匝即死方：捣蒺藜叶敷之，无叶子亦可。又方：取燕窠中土，猪脂和敷之，干即易之"；卷二十五第二有"治蠼螋尿疮方：熟嚼梨叶，以水和涂，燥复易之。又方：以猪脂燕窠中土和敷之"，二者均与此引近似，未知丹波氏引自何卷。

⑦ 风湿之气：此四字原脱，据旁校补，与《病源》卷五《恶疮候》合。

⑧ 热："热"字原脱，据旁校外，与《病源》卷五十《恶疮候》合。

⑨ 则痛痒肿㹴：此五字原脱，据旁校外，与《病源》卷五十《恶疮候》合。

⑩ 名为恶疮：《病源》卷五十《恶疮候》作"故名恶疮也"。

⑪ 《产经》：此下疑省"治小儿恶疮久不瘥"诸字，下"《集验方》"、"《葛氏方》"、"《随时方》"、"《范汪方》"、"《本草拾遗》"云"皆仿此。

⑫ 豆豉熬："豆"字原脱，据旁校补，与半井别本合。又旁校引《僧深方》"熬"下有"令黄"二字。

⑬ 敷之：半井别本"之"下有"又方：东流水煮枲萸叶洗之"一条十一字。

《随时方》：

取桑树孔中水洗之，立瘥①。

《范汪方》：

烧鸡屎②敷之。

《本草拾遗》云：

厕中泥敷之。

治小儿金疮方第百四十五

《病源论》云：小儿为金刃所伤，谓之金疮。

《产经》云③：

以灶灰敷疮中。

又方：

马屎烧末，著疮中。

又方：

烧绵末，著疮孔中。

又方：

烧青布烟绝，敷之。

今按：接地菘敷之。

治小儿汤火灼疮方第百四十六

《千金方》④：

熟煮大豆浓汁，温涂之，无瘢。

又方：

白蜜涂，日十遍⑤。《僧深方》十余度之。今按⑥：《经心方》：以蜜解，冷水饮之。

《产经》：

石膏末敷之，立止。

又方：

桑灰水和，敷之。

治小儿竹木刺方第百四十七

《产经》治小儿竹木刺及针不出方：

烧鹿角⑦，末，水和，涂疮口，立出，不过一夕，良。

又方：

生牛膝根捣，敷疮口，令自出。

又方：

嚼白梅、乌梅，敷之；水和，涂之。

又方：

王不留行、瞿麦随在，服方寸匕，日三，自出。

治小儿落床方第百四十八

《葛氏方》治小儿落床堕地，腹中有瘀血，壮热，不欲乳哺，啼唤方：

大黄　黄连　蒲黄各二分　芒硝一分半

以水二升，煮取一升，去滓，纳芒硝，分二三服，当大小便去血。《产经》同之。

治小儿食不知饱方第百四十九

《病源论》云：小儿有嗜食，食已仍不知饱足，又不生肌肉，亦腹大，其大便数而多⑧，此肠胃不守故也。

《千金方》治小儿食不知饱⑨方：

鼠屎二七枚，烧⑩末服之。

治小儿吐食⑪方第百五十

《千金方》⑫：

取肉一斤，绳系曳地行数里，勿洗，火炙啖之，良。

---

① 立瘥：半井别本"瘥"下有"又方：烧鸡子壳，末，和膏敷之"一条十一字。

② 屎：原作"尿"，据旁校引或本改，与半井别本合。

③ 《产经》云：此下疑省"治小儿金疮方"诸字。

④ 《千金方》：此下疑省"治小儿汤火灼疮方"诸字。下"《产经》"仿此。

⑤ 十遍：旁校引《僧深方》作"十余度"。

⑥ 今按："今按"以下十二字原重复，据半井别本删。

⑦ 角：半井别本"角"下有"为"字。

⑧ 多：旁校"多"下补"泄，又呼为豁泄"六字，与《病源》卷四十七《食不知饱候》合。

⑨ 饱：半井别本"饱"上有"饥"字，与《千金方》卷五第九合。

⑩ 烧：《千金方》卷五第九"烧"下有"为"字。

⑪ 吐食：半井别本作"食土"，似是。

⑫ 《千金方》：此下所省主治，《千金方》卷五第九作"治小儿食土方"，与上标题不合，与半井别本合。

治小儿吐血方第百五十一

《病源论》云：小儿吐血者，是有热气盛而血虚，热乘于血，血性得热则流散妄行，气逆即血随气上，故吐血也。

《千金方》[1]：

油三分，酒一分，和，日[2]再服之。

治小儿咳嗽方第百五十二

《病源论》云：小儿咳逆，由乳哺无度，因挟风冷，伤于肺故也。

《产经》治少小十日以上至五十日，卒得謦[3]咳，吐乳，呕逆，昼夜[4]不息方：

牡桂三分 甘草十分 紫菀三分 麦门冬七分

凡四物，以水二升，煮取半升，以绵著汤中，漉儿口中[5]，昼夜四五过[6]与之，即[7]乳哺。

《千金方》云[8]：主小儿大人咳逆短气，胸中吸吸，吐出涕唾，出臭脓方：

烧淡竹沥，煮十沸[9]，小儿一服一合，日五。大人一升，日[10]五。

今按：大枣丸尤验。其方在第九卷大人方。

《张文仲方》云：孩子咳嗽，宜与乳母药方：

竹叶切，一升 石膏碎 干姜各四两 贝母三两 紫菀 百部根各二两

右六物，切，以水八升，煮取二升六合，分三服，但乳母禁食蒜面。

《新录方》治小儿嗽方：

饮服紫菀末。

《僧深方》云：款冬花丸，治小儿咳嗽方：

款冬花六分 紫菀六分 桂心二分 伏龙肝二分

右四物，下筛，蜜和如枣核，著乳，以日三夜二。今按[11]：以大枣丸治之尤验，其方在大人方中。

治小儿食鱼骨哽方第百五十三

《产经》云[12]：治小儿食鱼骨哽方：

以大刀环磨喉二七过，良。

又方：

烧鱼骨末，以水饮之[13]良。

又方[14]：

仍取投地鱼骨著耳上，因謦咳之即出。

又方：

烧鸬鹚羽，末，以水服之，即出。

治小儿食肉骨哽方第百五十四

《产经》云[15]：治小儿食诸肉，骨哽方：

狸骨末服方寸匕，良。

又方：

取雄鸡左右翮大毛各一枚，烧末，服一刀圭。

治小儿食草芥哽方第百五十五

《产经》云[16]：治小儿饮食过[17]草芥杂物哽方：

以好蜜少少咽之。

又方：

末瞿麦，服方寸匕。

---

[1] 《千金方》：此下省"治小儿吐血方"六字，见《千金方》卷五第九。

[2] 日：《千金方》卷五第九作"分"。

[3] 謦：原作"嚼"，疑是"謦"之借字，据文义改。下同。

[4] 昼夜：此二字原脱，据旁校补。

[5] 口中：此二字原误倒，据校改标记乙正，与半井别本合。

[6] 昼夜四五过：此五字原脱，据旁校补。

[7] 即：半井别本作"节"，似是。

[8] 云："云"下二十二字原脱，据旁校补，与《千金方》卷五第六合。

[9] 十沸：《千金方》卷五第六作"二十沸"。

[10] 日：《千金方》卷五第六"日"上有"亦"字。

[11] 今按：此与上《千金方》文后"今按"重复，疑衍。

[12] 云："云"下九字原脱，据旁校补。半井别本无。

[13] 以水饮之：原"水"上脱"以"字，"饮"下脱"之"字，据旁校补，与半井别本合。

[14] 又方：据笔迹，此条似为后补文字，半井别本无此方。

[15] 云："云"下十字原脱，据旁校补。半井别本无此十字。

[16] 云："云"下十三字原脱，据旁校补，半井别本无此十三字。

[17] 过：《札记》曰："'过'恐'遇'。"

又方：

以猪膏如鸡子吞之，不去复吞两三过，良。

治小儿饮李梅辈哽方第百五十六

《产经》云①：治小儿吞李梅之辈，塞咽不得出方：

以水灌儿头上，承取汁，与饮之，良。《葛氏方》同之。

治小儿食发绕咽方第百五十七

《产经》云②：治小儿食发绕咽方：

取梳头发烧，末，服一钱匕③。《拯要方》同之。

治小儿误吞钱方第百五十八

《产经》云④：治小儿误吞钱方：

捣炭，服方寸匕。

又方：

服蜜一升，即出。

又方：

艾一把，以水五升，煮取一升，顿服之，立下。

治小儿误吞针方第百五十九

《千金方》治⑤小儿误吞针方：

吞磁石枣大⑥，立出。今按：《产经》云：末，少少服之。

《产经》云⑦：小儿误吞针、箭、金铁物方：

多食肥羊脂肉及诸肥物，自裹出之。

治小儿误吞钩⑧方第百六十

《产经》云：治小儿误吞钓钩，绪若在手中莫引之方：

以珠若薏苡子，贯著绳，稍稍推令至钩⑨处，少少引之⑩，即出之。

治小儿误吞叉方第百六十一

《产经》云⑪：治小儿误吞叉方：

取韭，曝令萎，煮，不切，食多大束。

又方：

多食白糖，自随出之。

治小儿误吞环方第百六十二

《产经》云⑫：治小儿误吞环若弪⑬方：

烧雁羽数枚，末，服之。家所养鹅羽亦可用之。

治小儿误吞竹木方第百六十三

《产经》云⑭：治小儿误吞竹木方：

取布刀、故锯⑮烧，染酒中，以女人大指爪甲二枚烧末，纳酒中，饮之良。

医心方卷第廿五

《候水镜图》云⑯：治小儿疮于大人异。

---

① 云：“云”下十五字原脱，据旁校补，半井别本无此十五字。
② 云：“云”下九字原脱，据旁校补，半井别本无此九字。
③ 匕：原作“上”，据文义改。
④ 云：“云”下八字原脱，据旁校补，半井别本无此八字。
⑤ 治：“治”下七字原脱，据旁校补，半井别本无此七字。
⑥ 吞磁石枣大：《千金方》卷五第九作“取磁石如枣核大吞之，及含之”。
⑦ 云：“云”下十一字原脱，据旁校补，半井别本无此十一字。
⑧ 钩：原作“钓”，据旁校引或本改，与半井别本合。
⑨ 钩：原作“钓”，据半井别本改。
⑩ 之：“之”字原脱，据旁校补，与半井别本合。
⑪ 云：“云”下八字原脱，据旁校补，半井别本无此八字。
⑫ 云：“云”下十字原脱，据旁校补，半井别本无此十字。
⑬ 弪(kōu，音抠)：弪，指戒指一类的东西。
⑭ 云：“云”下九字原脱，据旁校补，半井别本无此九字。
⑮ 锯：旁校引或本、半井别本并作“银”。
⑯ 《候水镜图》云：半井别本无此以下文字。

治火丹方：

荞麦面　黄盐各少许　水银　牛乳各少许

右，同研令极细，涂之便瘥。

治赤斑疮方：

土龙子一条　赤小豆少许　牙屑六分　熏陆香少许加，无，以郁金代之

右物，细研，以新汲井水调灌之，立瘥。

治豌①豆疮方：

干漆炒断烟　人中白　瓦松灰各少许　马牙消一分

右，并研令细，空心，冷浆水调一钱，温服之，取吐为度。吐了又服一钱，利三五行，其疮自瘥。

治小儿急疳痢泻不止，或浓或血，或青或黄，发作穗，或头发坠落，鼻干，咬指，吃麸②炭，吃壁土，金髓散方：

黄连一两，宣州者，为末，用鸡子一个取清和，连末作饼子，炙焙　石中黄一分　禹余粮　麝香　朱砂各少许　乌头二个，生，去脐尖　肉豆蔻一个　诃子二个，去核　金牙石一分

右件物，并为散，空心以米饮下，一岁儿一字，五岁一钱，忌热物。

治小儿紫疳，面模③黑色，身上或生青斑、紫斑、鼻内生疮，脑陷，手背、脚背虚肿，不脱肛，不脑陷，即椹④医，宜服天竹⑤黄丸方：

天竹黄一小⑥分　朱砂一小分　巴豆一粒，去皮心　膜麸炒压出油　麝香小许　乌头一颗，生，去脐尖

右五味，细研为末，以蟾酥为丸，如黄米大，一岁儿一丸，空心温米饮下。如吃奶，奶汁下。忌热面、毒鱼及一切热物，不忌冷物。

---

① 豌：原作"蜿"，据文义改。

② 麸（mò）：《玉篇》："麸，面也，今呼米屑也。"

③ 模：《札记》曰："'模'盖即'模糊'。"

④ 椹：《札记》曰："'堪'讹'椹'。"

⑤ 天竹：原作"竹天"，据校改标记乙正。

⑥ 一小：原作"小一"，据文义乙正。

医心方卷第廿六

从五位下行针博士兼丹波介丹波宿祢康赖撰

延年方第一
美色方第二
芳气方第三
益智方第四
相爱方第五
求富方第六
断谷方第七
去三尸方第八
避寒热方第九
避雨湿方第十
避水火方第十一
避兵刃方第十二
避邪魅方第十三
避虎狼方第十四
避虫蛇方第十五

延年方第一

《金匮录》①云:黄帝所受真人中黄直七禽食方。今按《大清经》号七禽散。

黄帝斋于悬圃②,以造中黄直。中黄直曰:子何为者也?黄帝曰:今弃天下之主,愿闻长生之道。中黄直曰:子为天下久矣,而复求长生之道,不贪乎?黄帝曰:有天下实久矣,今欲躬耕而食,深居靖处③,禽兽为伍,无烦万民,恐不得其道,敢问治身之要,养生之宝。中黄④乃仰而叹曰:至哉,子之问也。吾将造七禽之食,可以长生,与天相保,子其秘之,非贤勿与之。常以七月七日采泽泻,泽泻者,白鹿之加也,寿八百岁;以八月朔日采柏实,柏实者,猿猴之加也,寿八百岁;以七月七日采蒺藜,蒺藜者,腾蛇之加也,寿二千岁;以八月采菴芦,菴芦者,驱驴之加也,寿二千岁;以八月采地衣,地衣者,车前实也,子陵之加也,寿千岁;以九月采蔓荆实,蔓荆实者,白鹄

之加也,寿二千岁;以十一月采彭勃,彭勃者,白蒿也,白兔⑤之加也,寿八百岁。皆阴干,盛瓦器中,封涂无令泄也。正月上辰日冶合下筛,令分等,美枣三倍诸草,美桂一分,置韦囊⑥中,无令泄,以三指撮,至食后,为饮服之。百日,耳目聪明,夜视有光,气力自倍,坚强。常服之,寿弊⑦天地。

《大清经》云:黄帝四扇散,仙人茅君语李伟曰⑧:卿宜服黄帝四扇散方:

松脂 泽泻 山术 干姜 云母 干地黄 石上菖蒲

凡七物,精冶,令⑨分等,合捣四万杵,盛以密器,勿令女人、六畜辈诸污淹者见。旦以酒服三方寸匕。亦可以水服之。亦可以蜜丸散⑩,旦服如大豆者廿丸,可至卅丸。此黄帝所授风后四扇神方,却老还少之道也。我昔受之于高丘先生,今以相传耳。

又云:西王母四童散,茅君语思和曰:卿宜服王母四童散,其方用:

胡麻熬 天门冬 茯苓 山术 干黄精 桃核中仁去赤皮

凡六物,精冶,分等,合捣三万杵,旦以酒

---

① 《金匮录》:原"匮"作"遗",形误,据眉注改,与下文例合。
② 悬圃:亦称"玄圃"。传说中为神仙所居之所,在昆仑山顶。后泛指仙境。
③ 靖处:指道家养生修炼之处。"靖"通"静"。
④ 中黄:疑"黄"下脱"直"字。
⑤ 白兔:"兔"原作"菟",今改为通用字。
⑥ 韦囊:即"皮囊"。唐玄应《一切经音义》卷十四引《字林》:"韦,柔皮也。"
⑦ 弊:尽。《文选·邹阳〈上书谏吴王〉》"弊无穷之极乐"李善注:"弊,犹尽也。"
⑧ 曰:"曰"字原脱,据旁校补。
⑨ 令:原作"合",形误,据旁校改。
⑩ 散:"散"字疑衍。下方"亦可用蜜丸","丸"下无"散"字。

服三方寸匕，日再。亦可水服。亦可用蜜丸，旦服卅丸，日一。此返婴童之秘道也。思和体中损少于李伟，故宜服此方。合药时，皆当清斋，忌熏香，不杂他室。

又云：淮南子茯苓散，令人身轻，益气力，发白更黑，齿落更生，目冥复明，延年益寿，老而更少方：

茯苓四两 术四两 稻米八斤

凡三物，捣末下筛，服方寸匕，廿日，日四。复廿日知，卅日身轻，六十日百病愈，八十日发落更生，有验，百日夜见明，长服延年矣。

又云：神仙长生不死不老方：

白瓜子二分 桂二分 茯苓四分 天门冬四分 菖蒲 秦椒各二分 泽泻 冬葵各三分

凡八物，冶下筛，服方寸匕，后食①服之。百日欲见鬼神；二百日司命折去死籍；三百日与鬼神通；六百日能大能小，能轻能重，志意所为，倡乐自作，玉女来侍也。范蠡服此药年五十为年少。居②周秦为白玉；居燕赵为陶朱；居吴楚为范蠡；居汉为东方朔；居江南为鱼父③、夏征舒，二为皇后，三为夫人。服药如此变化，五六④百年良验。

又云：神仙延年不老，作年少方：

茯苓二分 白菊花三分 菖蒲二分 远志二分 人参二分

凡五物，冶下筛，以松脂丸，服如鸡子一丸，令人年少，耳目聪明，好颜色，如十五时，至四百岁。故以十五时小儿，不可望复⑤，令人不长。若欲试者，取药和饭，与鸡小儿⑥食之，即不复长。良验秘方。

服五茄方

《金匮录》云：五茄者，五行之精，五叶同本⑦而外分，故名。五者，如五家相邻比之。青雾染茎，禀东方之润；白气营节，资西方之津；赤色注花，含南方之晖；玄精入骨，承北方之液；黄烟熏皮，得戊己⑧之泽。五种镇生，相感而成。行之者升仙，服之者返婴。鲁宣公母单服其酒，以遂不死。

或方⑨：服五茄散方：

五茄 天门冬 茯苓 桂 椒 冬葵子

六物，分等，捣筛，以井花水服一刀圭，先食，日三。卅日勿绝，仿佛见神；五十日司命去死籍；七十日与神通。

《大清经》云：取五茄削之，令长一寸，一升剉，取一斗美酒渍之，十日成。温服，勿令多也。令人耳目聪明，齿落更生，发白更黑，身体轻强，颜色悦泽。治阴痿，妇人生产余疾，令人多子。取五茄当取雄者，不用雌者也，雄者五叶，味甘；雌者三叶，味苦。今按⑩：一说云：夏用茎叶⑪，冬用根皮，切一升，盛绢袋，以酒一斗渍，春秋七日、夏五日、冬十日，去滓，温服任意勿醉，禁死尸，产妇勿见也。日食五茄不用黄金百库也⑫。

服枸杞方

《大清经》云：昔有一人因使⑬在河西行，会见一小妇女人打一老公，年可⑭八九十许，使者怪而问之，妇人对曰：此是我儿之宗孙，家有良药，吾敕⑮遣服之，而不肯服，老病年至不能行来，故以打棒令服药耳。使者下车，长跪而问之曰：妇人年几何？妇人对曰：吾年三百七十三岁⑯。使者曰：药有几种，可得知不？妇人曰：此药一种有四名，春名天精，夏名枸杞，秋名却老，冬名地骨。正月上寅之日

---

① 后食：即饭后。
② 居："居"字原脱，据旁校补。
③ 鱼父：即"渔父"。
④ 六："六"字原脱，据旁校补。
⑤ 望复：疑当作"妄服"，音近而误。
⑥ 鸡小儿：即"小鸡"。
⑦ 本：根。
⑧ 戊己：代指中央。
⑨ 或方：眉校曰："此三行（今排印本五行）字治本无，重基本有之，重忠本无。"
⑩ 今按：此下六十一字原大字另起行，今据文义改为小字注文。
⑪ 茎叶：此二字原误倒，据校改标记乙正。
⑫ 日食五茄不用黄金百库也：旁注曰："'日'字以下，'也'字以上，字治本无。"
⑬ 使：出使。
⑭ 可：大约，与下"许"字呼应。
⑮ 敕：告诫。
⑯ 岁："岁"字原抄有点删痕迹。按上既有"年"字，故"岁"字当删。

取其根，二月上卯之日捣末服之；三月上辰之日取其茎，四月上巳之日捣末服之；五月上午之日取其叶，六月上未之日捣末服之；七月上申之日取其花，八月上酉之日捣末服之；九月上戌之日取其子，十月上亥之日捣末服之；十一月上子之日取其根，十二月上丑之日捣末服之。其子赤①，捣末筛方寸匕，著好酒中，日三服之。十日百病消除；廿日身体强健，益气力，老人丁壮；二百日以上，气力壮，徐行及走马，肤如脂膏。神而有验，千金不传。亦②可作羹茄③食，其味小苦，然大补益人。《本草》云：去家十里，勿服萝摩、枸杞。言其无妇，阴强道④故也。

凡服枸杞无所⑤禁，断不用唉蒜，杀药势，不用食；服枸杞、猪脂、精、言⑥亦不得食。

枸杞酒，主诸风痹劳，或大热，或不能饮食，或腹胀，或脚重，或行步目暗，或忘忘⑦失意，或上气，或头痛眩，皆悉主之。其久服者，除病延命，令人聪明，轻身益气，除寒去热；百日服之，百病悉除，目可独见，耳可独闻；三年以上，乘浮云，驾飞龙。千金莫传。

枸杞一斤去上荒皮⑧，取和皮生者。

右一物，哎咀，以酒三斗渍之，冬七日、春秋五日、夏三日服，日三，一合，稍增二合，复为散服、作丸服。无所禁，但饮酒不致醉耳。今按⑨：加石决明方，在治虚劳方中。

服菊方

《金匮录》云⑩：南阳郦县山中有甘谷⑪，水甘美，所以尔者⑫，谷上左右皆生菊⑬，菊花堕其中，历世弥久，故水味为变。其临此谷居民，皆不穿井，悉食谷水，食谷水者无不寿考，高者百四五十岁，下者不失八九十，无夭年者，正是得此菊力也。汉司空王畅、太尉刘宽、太尉⑭袁隗，皆曾为南阳太守，每到官，常使郦县月送甘水卅斛⑮，以为饮食。此诸公多患风痹及眩冒，皆得愈。

《大清经》云：服菊延年益寿，与天地相守，不死方：

春三月甲寅日，日中时采更生，更生者，菊之始生苗也。夏三月丙寅、壬子日，日中时采周盈，周盈一云周成，周成者，菊之茎也。秋三月庚寅日，日晡时采日精，日精者，菊之花也。常以十月戊寅日，平旦时采神精，神精者，一曰神华，一曰神英者，菊之实也。无戊寅者，壬子亦可用也。冬十一月、十二月壬寅日，日入时采长生，长生者，菊之根也。一方云：十一月无壬寅，壬子亦可用也。都合五物，皆令阴干，百日，各令⑯二分治合下筛。此上诸月或无应采之日，则用戊寅、戊子、戊辰、壬子日也。春加神精一分，更生二分；夏加周盈三分，长生二分；秋加神精一分，日精二分；冬加日精三分⑰。常以成日合之，无用破、危日合之也。一方亦⑱不用执日合药，神不行。当于密室中捣，丸用白松脂，如梧子，服七丸，日三，后饭。服之一年，百病皆去，耳聪目明，身轻益气，增寿二年；服之二年，颜色泽好，气力百倍，白发复黑，齿落复生，增寿三年；服之三年，山行不避⑲蛇龙，鬼神不逢，兵刃不当，飞鸟不敢过其旁，增寿十三年；服之四年，通知神明，增寿卅年；服之五年，身生光

---

① 赤："赤"字原涂抹不清，据安政本描正。
② 亦：眉校曰："此注以下四行（指此下注文及'凡服枸杞无所禁'以下两行正文）字治本无，重忠本同之，重基本有之。"
③ 茄：《札记》曰："'茹'讹'茄'。"
④ 阴强道：疑当作"阴道强"。
⑤ 所：原作"耳"，据旁校改。
⑥ 精言：《札记》曰："按'精'者，谓猪阴也；'言'恐腱之假借。"
⑦ 忘忘：疑当作"忘忽"，即"慌惚"。
⑧ 荒皮：即"粗皮"。
⑨ 今按：此下十三字原为大字别行，今据文义文例改为小字注文。
⑩ 《金匮录》：眉校曰："此《金匮录》文，字治本无。"
⑪ 甘谷：《抱朴子内篇·仙药》"谷"下有"水"字。
⑫ 水甘美，所以尔者：《抱朴子内篇·仙药》作"谷水所以甘者"。
⑬ 菊：《抱朴子内篇·仙药》"菊"上有"甘"字。
⑭ 太尉：《抱朴子内篇·仙药》作"太傅"，应据改。
⑮ 卅斛：《抱朴子内篇·仙药》作"四十斛"。
⑯ 令：原作"含"，据旁校改。
⑰ 三分：旁校此下有"今按可加长生二分"八字。
⑱ 亦："亦"字原脱，据旁校补。
⑲ 避：原作"近"，据旁校改。

明,目照昼夜,有光开梁①,交节轻身,虽无翼,意欲飞行;服之六年,增寿三百岁;服之七年,神道欲成,增寿千岁;服之八年,目视千里,耳闻万里,增寿二千年;服之九年,神成,能为金石,死后还生,增寿三千年,左有青龙,右有白虎,黄金为车。

服槐子方

《大清经》云:槐木者,虚星之精,以十月上巳取子,新瓦盆盛,又以一盆盖上密封,三七日发②,洗去皮。从月一日起服一枚、二日二枚、三日三枚,如此至十日,日加一,计十③日服五十五枚,一月④服一百六十五枚,一年服一千九百八十枚,六小月减六十枚。此药主秘补脑,早服之令头不白,好颜色,长生无病。又云:阴干百日。

又云⑤:阴干百日,捣,去皮取子,著瓦器中盛之,欲从一日始,日服一枚,十日十枚。复从一日始,满十日更之如前法。欲治诸平病留饮,当食不消,胸中中气满,转下下利,一服一合,二合愈,多服无毒。若病人食少,勿多服,令人大便刚难⑥。

又云:三虫法:

取槐子不须上巳得⑦取之,并上皮捣令可丸,丸如杏核,一服三丸,日二服,多服长服尔。亦⑧可以蜜丸之治,延年益寿。一方:槐子熟者置牛腹⑨中,阴干百日,为饭,旦夕一枚。十日身轻,卅日发白更黑,百日面有光,二百日奔马不及其行。

服莲实鸡头实方

《大清经》云:七⑩月七日采藕花七分,八月八日采藕根八分,九月九日采藕实九分,冶合,服方寸匕,日别五度。以八月直⑪戊日取莲实,九月直戊日取鸡头实,阴干百日,捣,分等,直戊⑫以井花水服方寸匕,满百日。壮者不老,老者复壮,益⑬气力,养神,不饥,除百病,轻身延年不老,神仙,身色如莲花。

服术方

《大清经》云:服术,令人身轻目明,延年益寿,颜色光泽,发白更黑方:

取术好白⑭者,刮去皮,令净,末,下筛,

若以酒浆服方寸匕,后食,日三。常使相继,老而更少,气力充盛。弘农人刘景伯服之不废,寿六百岁。八月取之甚好。服术禁食桃。

或方云⑮:涓⑯子采术法:

但取术择毕⑰,熟蒸,以釜下汤淋得汁煎之,令如淳⑱漆止,不杂他物,经年不坏,随人之多少,令人不老不病,久服不死神仙。

服术诸法:

二⑲月三日,取根暴干,净洗一斛,水三斛,煮减⑳半,绞去滓,微火煎得五升,纳酒二升,枣膏一升,饴㉑三升,汤上煎㉒,可丸,服如鸡子一枚,日并㉓,便利,五脏不病,可以山居,行气致神。

又法㉔:

术二斛,净洗去皮,熟捣,以水六斛煮之二日二夜,绞去滓,纳汁釜中,取三升,黍米作

---

① 开梁:《札记》曰:"'梁'与'亮'通。'开亮'者,通明之谓也。"
② 发:打开。
③ 十:"十"字原脱,据旁校补。
④ 月:原作"日",据旁校改。
⑤ 又云:眉校曰:"此十一行(今排成十二行)宇治本无,医本等同。"
⑥ 刚难:艰难。刚,硬。
⑦ 得:疑当作"日"。
⑧ 亦:原为重文号,承上"尔"字形近致误,今据文义改。
⑨ 牛腹:疑是"牛肚"。
⑩ 七:旁校曰:"'七'字以后,'度'字以上(凡三十七字),宇治本无,重忠本同上,医本等同。"
⑪ 直:疑当作"值"。下两"直"字均仿此。
⑫ 戊:"戊"下疑脱"日"字。
⑬ 益:眉校曰:"'益'字以下,'花'字以上(凡二十三字),宇治本无,重忠本同之,重基本有之。"
⑭ 白:原作"自",形误,据旁校改。
⑮ 或方云:眉校曰:"此十一行(今排成十七行),宇治本无,重忠本无之,重基本有之。"
⑯ 涓:原作"绢",据旁校改。
⑰ 毕:原作"早",据旁校改。
⑱ 淳:原作"凉",据旁校改。
⑲ 二:疑当作"三"。
⑳ 减:原作"咸",误省,据文义改。
㉑ 饴:原作"饮",据旁校改。
㉒ 汤上煎:即隔水煎。汤,开水。
㉓ 日并:一日二次。
㉔ 又法:旁校曰:"以下重基本无之。"

粥,合得二斛许,微火煎,又下胶饴①十斤,此得六升,熟出,置案上暴燥,饼之如小儿铺②状,四方③断之,合大如梳,日食三饼,不饥,辄④轻身益寿不老。无所禁。

美色方第二

《隋炀帝后宫诸香药方》云:令身面俱白方:

橘皮三分　白瓜子五分　桃花四分

三物,捣筛,食后酒服方寸匕,日三,卅日知。

《如意方》云:欲得美色细腰术:

三树桃花阴干,下筛,先饭,日三,服寸。今按⑤:《僧深方》以酒服。

又云⑥:悦面术:

杏仁一升,胡麻去皮捣屑五升,合膏煎,去滓,纳麻子仁半升更煎。弹弹⑦正白下之,以脂面⑧,令耐寒,白悦光明,致神女下。

《范汪方》治面无色,令人曼泽肥白方:

紫菀三分,一方五分　白术五分　细辛五分

凡三物,为散,酒服方寸匕,十月⑨知之。

又云:令⑩人面目肥白方:

干麦门冬一升,去心　杏仁八百枚,去皮生用

凡二物,为丸,先食,酒服如杏仁二丸,日三,十日知之。

又云:令人妩媚白好方:

蜂子三升,妇人乳汁三升

二物,以竹筒盛之,熟和,埋阴垣下,廿日出,以敷面,百日如素矣。

又云:令人洁白方:

瓜瓣⑪四分　桃花四分　橘皮一分　白芷二分　蘘米二分

五物,下筛,蜜和如梧子大,酒服五丸,日三,卅日知,百日白矣。

又云:令人面及身体悉洁白方:

七月七日取乌鸡血涂面上便白,远至再三涂。此御方也,身体悉可涂之。

又云:令人妙好,老而少容方:

天门冬二分　小麦种一分　车前子一分　瓜瓣二分　白石脂一分　细辛一分

六物,别治下筛,候天无云,合和搅之,当三指撮,饭后服,勿绝。十日身轻,卅日焦理⑫伸,百日白发黑,落齿生,老者复壮,少者不老。东海小童服之,传与卢王夫人,年三百岁,恒为好女。神秘。

《灵奇方》云:练质术:

乌贼鱼骨　细辛　瓜蒌　干姜　蜀椒分等

以苦酒渍三日,牛髓一斤,煎黄色,绞去滓,以装⑬面,令白悦,去黑子。今按⑭:《范汪方》云:黑丑人,更鲜好也。

《僧深方》治面令白方:

白瓜子五两,一方五分　杨白皮三两,一方三分　桃花四两,一方四分

右三物,下筛,服方寸匕,食已,日三。欲白加瓜子,欲赤加桃花。服药十日,面白;五十日,手足举体鲜洁也。

《千金方》治虚赢瘦病,令人肥白方⑮:

白蜜二升　猪肪一升⑯　胡麻油半升　干地黄⑰一升

---

① 饴:原作"铭",据文义改。
② 铺:软糖类食品。
③ 方:原作"万",形近致误。《札记》曰:"'方'讹'万'。"今据改。
④ 辄:原作"轨",乃"轨"之俗写,于此不通,据文义改作"辄"。
⑤ 今按:此下八字,原为大字,今据校改标记改为小字。
⑥ 又云:此二字原有删除痕迹,据全书文例,似不删为是,今保留。下五"又云"均仿此。
⑦ 弹弹:《札记》曰:"按'弹'恐'殚',盖谓煎汁将殚也。"
⑧ 脂面:谓搽面,"脂"在此用为动词。
⑨ 月:旁校作"日"。
⑩ 令:原"令"上有"治"字,有点删痕迹,今据文例文义删。
⑪ 瓣:原作"辨",形误,据眉注改。下同。
⑫ 焦理:枯瘦的皮肤纹理。
⑬ 装:通"妆"。
⑭ 今按:此下二十字原为大字,今据文义文例改为小字。
⑮ 治虚赢瘦病,令人肥白方:《千金方》卷十二第五作"地黄小煎,治五劳七伤赢瘦干削方"。
⑯ 一升:《千金方》卷十二第五作"一斤"。
⑰ 干地黄:《千金方》卷十二第五"黄"下有"末"字。

四味,合煎之可丸①,酒服如梧子三丸②,日三③。

又云:悦泽颜色方④:

酒渍桃花服之,好颜色,除百病,三月三日收。

又方⑤:

白蜜和白茯苓涂⑥,七日愈。

又方:

美酒渍鸡子三枚,密封四七日成,涂面,净好无比⑦。

《葛氏方》治人面体黎黑,肤色粗陋,面血浊皮厚,容状丑恶方:

末蘘米,酒和,涂面,厚粉上,勿令见风,三日即白。今按:《范汪方》云:捣筛,食后服方寸匕。

又方⑧:

白松脂十分　干地黄九分　干漆五分　附子一分　桂心二分

捣末,蜜和,如梧子,未食服十枚,日三,诸虫悉出,渐举肥白。

芳气方第三

《灵奇方》云:芳气术:

瓜子　芎穷　藁本　当归　杜衡各一分　细辛二分　防风八分　白芷　桂心各五分

凡九物,合捣筛,后食服方寸匕,日三。五日口香,十日舌香,廿日肉香,卅日衣香,五十日远闻香。一方无白芷。

《葛氏方》云:令人身体香方:

白芷　熏草　杜若　薇衡　藁本

凡分等,末,蜜和,旦服如梧子三丸,暮四丸。廿日身香⑨。今按⑩:《如意方》云:昔侯昭公服此药坐人上,一座悉香。

又方:

甘草、瓜子、大枣、松皮⑪,分等,末,食后服方寸匕,日三⑫。今按⑬:《范汪方》云:廿日知,百日衣被床帷悉香。

《如意方》云:香身术:

瓜子、松皮、大枣,分等,末,服方寸匕,日再,衣被香。

《枕中方》云:道士养性,令身香,神自归方:

瓜瓣　当归　细辛　藁本　芎劳各三分　桂心⑭五分

凡六物,各别捣合,服方寸匕,日三。服之五日,香在口;十日香在舌;廿日香在皮;卅日香在骨;五十日香在气;六十日远闻四方。

《录验方》⑮云:熏衣香方:

丁子香　藿香　零陵香　青木香　甘松香各三两　白芷　当归　桂心　槟榔子各一两　麝香二分

右十物,细捣,绢筛为粉,以蜜和,捣一千杵,然后出之,丸如枣核,口⑯含咽汁,昼一夜三,日别含十二丸,当日自觉口香;五日自觉体香;十日衣被亦香;廿日逆风行他人闻香;廿五日洗手面水落地香;一月已后,抱儿儿亦香。唯忌蒜及五辛等。不但口香体洁而已,

---

① 合煎之可丸:《千金方》卷十二第五作"以铜器中煎令可丸"。

② 酒服如梧子三丸:原"子"下旁补"日"字,疑非是,今不从。《千金方》卷十二第五作"饮服三丸如梧子"。

③ 日三:《千金方》卷十二第五"三"下有"稍加至十丸,久久常服,弥有大益,瘦黑者肥亮"十八字。

④ 又云,悦泽颜色方:"又云"二字原有点删痕迹,今循例保留。《千金方》卷六第九作"令人面洁白悦泽,颜色红润方"。

⑤ 又方:《千金方》卷六第九作"治人面䵟黯黑,肤色粗陋,皮厚状丑方"。

⑥ 白茯苓涂:《千金方》卷六第九作"茯苓粉敷之"。

⑦ 净好无比:《千金方》卷六第九作"白如雪"。

⑧ 又方:《肘后方》卷六第五十二作"服药取白方"。

⑨ 身香:《肘后方》卷六第五十二作"足下悉香"。

⑩ 今按:此下二十字原为大字,今据文义文例改为小字注文。

⑪ 松皮:《肘后方》卷六第五十二作"松树根及皮"。

⑫ 日三:《肘后方》卷六第五十二"三"下有"二十日觉效,五十日身体并香,百日衣服床帏皆香"二十字。

⑬ 今按:此下十七字原为大字,今据文义文例改为小字注文。又此条下原重复此条及注文凡三十八字,每字均有点删痕迹,眉注曰:"此二行(原为二行,今排成四行)字治本无,仍削之。"今从删。

⑭ 心:"心"字似有点删痕迹。

⑮ 《录验方》:旁校有"丸药"二字,注曰:"宇治本作'丸药方',医本等作'录验方'。"

⑯ 口:原作"日",据旁校改。

兼亦治万病。一方有香附子。

益智方第四

《千金方》云:聪明益智方①:

龙骨　虎骨炙　远志

三味,分等,食后②服方寸匕,日三③。

又云④:养命开心益智方:

干地黄三两　人参三两　茯苓三两　苁蓉三两　蛇床子一分　远志三分　菟丝子⑤三分

七味,为散,服方寸匕,日二,忌肉⑥,余无所忌。

又云:开心散,主好忘方:

远志一两　人参一两　茯苓二两　菖蒲一两

四味⑦,饮服方寸匕,日三。

又方:

常以甲子日,取石上菖蒲一寸九节者,阴干百日,下筛,服方寸匕,日三,耳目聪明不忘。

又方:

七月七日,麻勃一升,真人参八两⑧,末之,蒸令气遍,夜欲卧,服一刀圭,尽知四方之事。

又方:

常以五月五日,取东⑨桃枝,日未出时作三寸木人著衣带中,令人不忘。

《金匮录》⑩云:真人开心聪明不忘方:

菖蒲　远志各廿两　茯苓八两

冶合,服方寸匕,后食,日二。三十日诵经千言,百日万言,过是⑪不忘一字。

又方:

菖蒲根　远志　茯苓各六分　石韦　甘草各四分

凡五物,捣下筛,后食服方寸匕,日三。十日问一知十。

又云⑫:孔子练精神,聪明不忘,开心方:

远志七分　菖蒲三分　人参五分　茯苓五分　龙骨五分　蒲黄五分

凡六物,冶合下筛,以王相日以井花水服方寸匕,日再。廿日闻声,知情不忘。

《葛氏方》云:孔子枕中神效方:

龟甲　龙骨　远志　石上菖蒲

分等,末,食后服方寸匕,日三。今按⑬:《灵奇》以茯苓代龟甲;《集验方》酒服,令人⑭大圣。

又云⑮:治人心孔愔⑯塞,多忘善误方:

七月七日,取蜘蛛网著衣领中,勿令人知,则不忘。

又方:

丙午日,取鳖爪⑰著衣领带中。

又方:

常⑱陆花多采,阴干百日,捣末,暮水服方寸匕。暮卧思念所欲知事,即于眠中自⑲悟。

《如意方》云:令人不愔忘术:

菖蒲　远志　茯苓

分等,末,服方寸匕⑳,日三。

《医门方》云:开心丸,令人不忘方:

---

① 聪明益智方:《千金方》卷十四第七"聪"上有"治好忘,久服"五字。
② 食后:《千金方》卷十四第七"食"上有"冶下筛"三字。
③ 日三:《千金方》卷十四第七作"日二"。
④ 又云:此二字原点删,循全书文例,似不当删,今不从。下一"又云"仿此。
⑤ 菟丝子:按"菟丝子"以上七味,《千金方》卷十四第七"干地黄、人参、茯苓"各用"二两"、"蛇床子"用"二分"、"远志、菟丝子"各用"三分"。
⑥ 肉:《千金方》卷十四第七作"兔肉"。
⑦ 四味:《千金方》卷十四第七作"右四味,冶下筛"。
⑧ 真人参八两:《千金方》卷十四第七作"人参二两"。
⑨ 东:《千金方》卷十四第七"东"下有"向"字。
⑩ 《金匮录》:原"匮"作"遗",形误,据《医心方》引书文例改。
⑪ 是:疑当作"目"。
⑫ 又云:此二字原有点删痕迹,循例似不删为是,今不从删。
⑬ 今按:此下二十字原为大字别行,今据文义文例改为小字。
⑭ 人:"人"字原脱,据旁校补。
⑮ 又云:此二字原有点删痕迹,据文例似不当删,今保留。
⑯ 愔:检"愔"字有两义,一同"昏",一同"闷",二者并可通。
⑰ 爪:《肘后方》卷六第五十二作"甲"。
⑱ 常:旁校作"商"。按"常陆"即"商陆","常"、"商"一音之转。
⑲ 自:《肘后方》卷六第五十二作"醒"。
⑳ 匕:"匕"字原脱,据旁校补。

菖蒲 茯苓各三两 人参二两 远志四两

蜜丸,后饭服卅丸,丸如梧子,加至四五十丸,恒服之佳。今按①《集验方》散服之。

《灵奇方》云:达知术:

取葛花阴干百日,日暮水服方寸匕而卧,心思念所欲为事,卧觉则②心开而知,或梦中大来,吉。

相爱方第五

《千手观音治病合药经》③曰:若有夫妇不和如水火④者:

取鸳鸯尾于大悲像前咒一千八十遍⑤,身上带彼,是终身欢喜相爱敬。

《龙树方》云⑥:

取鸳鸯心,阴干百日,系左臂,勿令人知,即相爱。

又云:心中爱女无得由者:

书其姓名二七枚,以井花水东向正视,日出时服之,必验。秘不传。

《如意方》云:令人相爱术:

取履下土,作三丸,密著席下,佳。

又方:

戊子日,取鹊巢屋下土,烧作屑,以酒共服,使夫妇相爱。

又方:

取妇人头发廿枚,烧,置所眠床席⑦下,即夫妇相爱。

《灵奇方》云:

取黄土,酒和,涂帐内户下方圆一寸,至老相爱。

又方:

取猪皮并尾著者⑧,方一寸三分,纳衣领中,天下人皆爱。

又方:

取灶中黄土,以胶汁和,著屋上,五日取,涂所欲人衣,即相爱。

又方:

庚辛日,取梧桐木东南行根,长三寸,刻⑨作男人,以五色彩衣之著身,令亲疏相爱。

《枕中方》云:

老⑩子曰:欲令女人爱,取女人发廿枚烧作灰,酒中服之,甚爱人。

又云:

五月五日⑪,取东引桃枝,日未出时作三寸木人,著衣带中,世人语贵,自然敬爱。

又云:

夫妇相憎之时,以头发埋著灶前,相爱如鸳鸯。

又云:

嫁妇不为夫所爱,取床席下尘著夫食,勿令知,即敬爱。

又云⑫:

孔子曰:取三井花水作酒饮,令人耐老,常得贵人敬念。复辟兵、虎、狼。

又云:

人求妇难得,取雄鸡毛二七枚,烧作灰末,著酒中,服必得。

《龙树方》云⑬:

取鸳鸯心阴干百日,系左臂,勿令人知,即相爱。

又云:心中爱女无得由者:

书其姓名二七枚,以井花水东向正视,日

---

① 今按:此下八字原为大字,今据文义文例改为小字。
② 则:《肘后方》卷六第五十二"则"下有"永"字。
③ 《千手观音治病合药经》:眉校曰:"此经文字治本无,医本等有之。"
④ 水火:原作"火水",据校改标记乙正,与《千手千眼观世音菩萨广大圆满无碍大悲心陀罗尼经》合。
⑤ 一千八十遍:"遍"原作"偏",与"编"近似而误,"编"即"遍"。《千手千眼观世音菩萨广大圆满无碍大悲心陀罗尼经》作"一千八遍"。
⑥ 《龙树方》云:此下疑省"令人相爱术"诸字。下"《灵奇方》云"、"《枕中方》云"、"《延龄经》云"、"《陶潜方》云"皆仿此。
⑦ 席:原作"痔","廕"之形误,"廕"同"席",今正。
⑧ 者:"者"字原脱,据旁校补。
⑨ 刻:原作"克",音误,据文义改。
⑩ 老:原作"孝",据旁校改。
⑪ 日:"日"字原脱,据旁校补。
⑫ 云:"云"字原脱,据旁校补。
⑬ 《龙树方》云:此下两条六行已见前,重出,当删。

出时服之,必验。秘不传。

《延龄经》云:

取未嫁女发十四枚,为绳带之,见者肠断。

又方:

取雄鸡左足爪,未嫁女右手中指爪,烧作灰,敷彼人衣上。

又方:

取己爪、发,烧作灰,与彼人饮食中,一日不见如三月。

又方:

蜘蛛一枚　鼠妇子十四枚

右,置瓦器中,阴干百日,以涂女人衣上,夜必自来。

《陶潜方》云①:

戊子日,书其姓名,著足下,必得。

《如意方》云:令人相憎术:

取马发、犬毛,置夫妇床中,即相憎。

又云:令人不思术:

远行,怀灶土,不思故乡。

《灵奇方》云②:

以桃枝三寸,书其姓名,埋四会道中,即相憎。

《如意方》止淫术:

三岁白雄鸡两足距,烧末,与女人饮之,淫即止。

又云:欲令淫妇一心方:

取牡荆实与吞之,则一心矣。

又云:闉闍　阳符,朱书之入心。闉闍阴符,此欲绝淫情,入肾,朱书之,可服。

此二符,以丹涂竹里白淫③令赤,乃以空青书符,吞之,淫即绝矣。

又云:验淫术:

五月五日若七月七日,取守宫,张其口,食以丹,视腹下赤止,罂中阴干,百日出,少少冶之,敷女身,拭,终不去;若有阴阳事,便脱。曰④:守宫,蝘蜒也,牝牡新交三枚良之。

又方:

白马右足下土,著妇人所卧席床下,勿令知,自呼外夫姓名也。

《延龄经》云:疗奴有奸事,令自道方:

以阿胶、大黄磨敷女衣上,反自说。

《如意方》云:止妒术:

可以牡薏苡二七枚与吞之。牡薏苡,相重者是也。

又方:

其月布裹虾蟆一枚,盛著瓮中,盖之,埋厕左,则不用夫。

《灵奇方》云:解怒:

埋其人发于灶前,入土三尺,令不怒。

《延龄经》云:疗奴恶妒方:

取夫脚下土烧,安酒中与服之,取百女亦无言。

求富方第六

《枕中方》云⑤:

烧牛马骨于庭中,令人大贵。

又方:

立春日⑥,取富家土涂仓,立富。

又方:

埋蚕沙著亥地,令家大富。

《如意方》云:

埋牛角宅中,富。

又方:

埋鸟于庭中,令富。

又方:

埋鹿鼻舍角,致财。

又方:

埋鹿骨门中厕,得钱。

又方:

---

① 《陶潜方》云:此下十六字原为行间补入文字,今改为大字正文。眉注曰:"字治本无,医本有。"

② 《灵奇方》云:此下疑省"令人相憎术"五字。

③ 淫:《札记》曰:"'淫'恐'浮'之讹,'浮','葶'之假借。'白葶',谓竹里白皮也。《汉书·中山靖王胜传》:'非有葭葶之亲。'注:'葶,葭里之白皮也。'"

④ 曰:此下十四字原为大字正文,今据校改标记改为小字注文。

⑤ 《枕中方》云:此下疑省"求富方"诸字。下皆仿此。

⑥ 日:"日"字原脱,据旁校补。

五谷各二升埋堂中,聚钱财。

又方:

以李木炭三斤,掘门中三尺埋之,令富百倍。

又方:

立春日,取富家田中土涂灶,令人得富。

又方:

春甲午乙亥、夏丙辰丁丑、秋庚子辛亥、冬壬寅癸卯,夜半向北斗祝欲得某物,即自得。

又方:

二月上壬日,取道中土,井花水和为泥,涂屋四角,宜蚕。

《灵奇方》云:

欲得人家好田,以戊子日密作买券,埋著田中央,其主必来卖之。

《枕中方》云:

老子曰:常戊子日买马,己①丑日乘之,令人世世有马不绝。

《如意方》云:

以黄石六十斤,置亥子间地及鸡栖下,宜六畜。

断谷方第七

《葛氏方》云:粒食者,生民之所资,数日乏绝,便能致命。《本草》有不饥之文,医②方莫言斯术者,当以其涉在仙奇之境,非③庸俗所能遵④故也。遂使荒馑之岁,委⑤尸横路,良可哀乎。今略载其易⑥者云。

又云:若脱值奔窜在无人之乡,及堕涧谷、空井、深冢之中,四顾迥绝⑦,无可苏日⑧者,便应服气⑨法:

开口以舌断⑩上下齿,取津液而咽之,一日得三百六十咽便佳,渐习乃至千,自然不饥。五三日中小疲极,过此渐轻强。

又云:若得游涉之地,周行山泽间者方:

但取松柏叶细切,水服一二合⑪,日中二三升,便佳。

又方:

掘⑫取白茅根,净洗,切服之。

或方云⑬:

三月三日若十三日,取茅根,暴干服。

又方:

有大豆者,取三升,挼令光明匝热,以水服之。赤小豆亦佳。

又方:

有术、天门冬、麦门冬、黄精、土诸⑭、贝母,或生或熟,皆可单食。

又方:

树木上白耳及桓榆⑮白皮并皆辟饥。

又云:若遇荒年谷贵,无以充粮,应预合诸药以济命方:

取稻米⑯洮汰之,百蒸曝⑰,捣,日一⑱食以水,得卅日都止,则可终身不食,日行三百里。

又方:

粳米　黍⑲米　小麦　麻子_熬　大豆黄卷_{各五合}

---

① 己:原作"巳",形误,据文义改。

② 医:《肘后方》卷四第三十五"医"上有"而"字。

③ 非:"非"字原脱,据旁校补。

④ 遵:旁校作"导"。眉注曰:"或本'导'字作'遵'。"

⑤ 委:《肘后方》卷四第三十五作"饿"。

⑥ 易:《肘后方》卷四第三十五"易"下有"为"字。

⑦ 迥绝:完全割绝。

⑧ 苏日:《肘后方》卷四第三十五作"藉口"。

⑨ 服气:《肘后方》卷四第三十五"服"上有"饮水"二字。

⑩ 断:安政本作"料",与《肘后方》卷四第三十五合,当据改。按"料"通"撩",挑弄。

⑪ 一二合:《肘后方》卷四第三十五作"二合"。

⑫ 掘:原作"堀",形误,据《肘后方》卷四第三十五改。

⑬ 或方云:旁校曰:"宇治本无。"按疑此条乃上条之注文,今本《肘后方》无此条。

⑭ 土诸:《肘后方》卷四第三十五作"萎蕤"。

⑮ 桓榆:《肘后方》卷四第三十五作"檀榆"。《札记》曰:"按'桓榆'即'还榆',谓成荚之榆也。《本草和名》:'榆皮,一名还榆。出《七卷食经》。''还''桓'音义同,谓其荚如环也。"

⑯ 稻米:《肘后方》卷四第三十五"米"下有"一斗"二字。

⑰ 百蒸曝:《肘后方》卷四第三十五作"百蒸百曝"。

⑱ 日一:原作"一日",误倒,据《肘后方》卷四第三十五乙正。

⑲ 黍:此字原涂抹,据旁校描正。安政本作"稟",旁注曰:"多本'稟'字。"

捣末,以白蜜一斤,煎一沸,冷水中丸如李,顿吞之,则终身不复饥之。

《陶潜方》云①:避饥方:

青粱米一升,以淳酒渍之三日,百蒸白②露,善裹藏之,欲远行入山食之。一食,十日不饥。

《大清经》云③:

茯苓削去黑皮,捣末,以淳酒于瓦器中渍令淹,又瓦器覆上密封涂,十五日发,收饼,食如博棋④,日三。亦可取屑,服方寸匕,不饥渴,除百病,延年不老。

又方:

茯苓,水煮数沸,干之,酒渍,渍五六日,出,干,捣筛半升屑,纳熬胡麻末一升,合和,一日服尽之,渐渐不饥。

又云:服黄精法⑤:

取黄精根,刮去须⑥毛,净洗,细切,使得一斛,以水二斛五斗煎之,微火,从旦至夕,药熟出,手挼悉令破,以囊漉之,得汁还著釜中煎,令可丸,取其滓,捣作末,纳著釜中,和合相得,药成,宿不食,旦服如鸡子,日三,绝谷不饥。取黄精三月七日⑦为上时矣。中岳仙人方。

又云:以春取根,洗,切,熟蒸,曝干,末,服方寸匕。

采黄精,常以八月二月为上时,山中掘而生食,渴饮水。黄精生者捣取汁三升,于汤上煎令可丸,如鸡子,食一枚,日再,廿日不知饥。老子服方。

又云:服松脂法:

取成练者,捣筛,蜜和纳筒中,勿易令见风日,食博棋一枚⑧,日三,不饥,延年,亦可淳酒和服三两至一斤。

又云:服松叶法:

四时随壬方面采延上去地丈余者,细切如粟米,若⑨薄粥⑩服二三合,日三。亦可捣碎曝干,更末服之。亦可捣末酒溲⑪,曝干,更捣筛,以酒饮及水无在,干不及生。并令人轻身延年,体香少眠,身生绿毛还白,绝谷不觉饥。

又云:服松实法:

七月未开口时,嗽⑫之水沉⑬,取沉者,去皮,末,酒服方寸匕,日三四。亦松脂丸如梧子十丸,日三。偓佺服之明眼瞳。一方云:服之一岁以上白发更黑,身有光。

又云:服松根法:

取东行根,剥取白皮,细剉曝燥,捣筛,饱食之,可绝谷,渴则饮水。

凡采松柏叶,勿取冢墓上者。当以孟月采,春秋为佳。

又云:服柏脂法:

亦同松脂,欲绝谷,日服二两至六两;不⑭绝谷,但⑮一两半两耳。

凡服松柏脂,禁食五肉鱼菜盐酱辈,唯得饮水并⑯少脯耳。

又云:服柏叶法:

但取叶,曝燥为散,蜜丸服之,则⑰不饥。亦可水服之,亦可酒服,亦以白酒和散曝干,又捣,服,益佳。

又云:服柏实法:

---

① 《陶潜方》云:此条为行间补入文字,眉校曰:"字治本无,医本有之。"

② 白:《札记》曰:"'白'恐'百'。"

③ 《大清经》云:循以下"服黄精法"、"服松脂法"等文例,此下疑脱"服茯苓法"四字。

④ 博棋:棋子。

⑤ 又云服黄精法:原"又云"二字点删,下行"取"字上补《大清经》云四字,与全书引文之例不合,今不从。下"服松脂法"、"服松叶法"、"服松实法"、"服松根法"、"服柏脂法"、"服柏叶法"、"服柏实法"、"服巨胜法"、"服麻子法"皆仿此。

⑥ 须:原作"鬗",据旁校改。

⑦ 日:《札记》曰:"'日'恐'月'。"

⑧ 食博棋一枚:即"食如博棋子一枚","食"下省"如"字。

⑨ 若:疑应作"以"。

⑩ 粥:原"粥"下有"若水"二字,已经点删,又旁校"粥"下补"汁"字。

⑪ 溲:水和面曰"溲"。

⑫ 嗽:《札记》曰:"'嗽'恐'取'。"

⑬ 沉:疑当作"泛",涉下致误。

⑭ 不:安政本作"可"。

⑮ 但:只。

⑯ 并:"并"字原脱,据旁校补。

⑰ 则:"则"字原脱,据旁校补。

八月合房取，曝令开坼子脱，水泛取沉者。砻①其仁，末，酒服二方寸匕，日三。稍增至四五合，绝谷者恣口取饱，渴则饮水。亦可以松脂及白蜜丸，服②如梧子十丸、廿丸，日三。亦可加菊花，蜜丸服之。

又云：服巨胜法③：

巨胜子一斗二升，取纯黑者，茯苓廿两，泽泻八两，治三万杵，以水服如弹丸，日三。遇食不食，无食复取。百物无禁，可作务从军涉路，不令消④瘦。方言⑤皆冶捣三万杵，熬巨胜令香，亦可蜜丸。

或方云⑥：茯苓、泽泻各八两，巨胜一斤，凡三物，捣茯苓、泽泻二分⑦下筛，然有⑧合巨胜，捣三千杵，药成，丸如梧子。

又云：服麻子法：

麻子二升，大豆一升，各熬之。合⑨则熟香美，去皮，硙⑩令下筛；捣麻子，令下筛，合和使相得，服一升，日三。水浆无在，务令寒，能久之。冬不寒，夏不暑，颜色光泽，气力百倍，走及驷马，时人命尽，己独长在。服之令恒耳。

或方云⑪：真人断谷，服麻子豆法：

取麻子一升，大豆一⑫，皆熬令熟，大豆去皮作末，和合竟，食后服方寸匕，日三。和用酒水服，久令不⑬气力强，日行三百里，大神良。

又法⑭：

麻子二升，大豆二升，各熬令香，捣筛⑮，服一升，日三，令不饥，耐寒暑，益气力。一方用大豆一升，麻子五升，合蜜丸服如⑯鸡子一枚。

去三尸方第八

《仙经》曰：欲求长生，先去三尸，三尸去则志意定，志意定则嗜欲除。三尸在人身，令人多嗜欲，喜怒悖恶，令人早死。故仙人服药求仙，先去三尸，三尸不去，则服药无效焉。

《河图纪命符》曰：天地有司过之神，随人所犯轻重，以夺其算、纪。恶事大者夺纪，

纪，一年也⑰。过小者夺算，算，一日也⑱。随所犯轻重，所夺有多少也。人受命得寿，自有本数，数本多者，纪算难尽，故死迟；若所禀本数少，而所犯多者，则纪算速尽，而死早也。

又人身中有三尸，三尸之为物，实魂魄鬼神之属也。欲使人早死。此尸当得⑲作鬼，自放纵游行，飨⑳食人祭醊㉑。每到六甲穷日，辄上天白㉒司命，道人罪过。过大者夺人纪，小者夺人算。故求仙之人，先去三尸，恬淡无欲，神静性明，积众善，乃服药有益，乃成仙。

《大清经》曰：三尸，其形颇似人，长三寸许，上尸名彭倨，黑色，居头，令人好车、马、衣服；中尸名彭质，青色，居背，令人好食五味；下尸曰彭矫，白色，居腹，令人好色淫逸。是以真人先去三尸，恬淡无欲，精神清明，然后药乃有效。故庚申日夜半之后，向正南再拜，

――――――――――

① 砻（lóng）：《玉篇》："磨谷为砻。"

② 服："服"字原脱，据旁校补。

③ 服巨胜法：此下原有小字注曰："《本草》云：胡麻，一名巨胜，淳黑者名巨胜，巨者大也，是为大胜云。"一行二十四字，疑是后人所加注文。

④ 消：原作"痟"，今改为通用字。

⑤ 方言：《札记》曰："按此句恐有讹脱。"

⑥ 或方云：从"或"字起，至下"如梧子"止凡四十一字，原在上文"服巨胜法"之下，今据文义文例移此。又旁校曰："此方字冶本无，医本等有之。"

⑦ 分：疑当作"物"。

⑧ 然有：然后又。"有"同"又"。

⑨ 合：《札记》曰："'合'恐'豆'。"

⑩ 硙（wèi）：磨。

⑪ 或方云：眉校曰："此七行（今排成八行）字冶本无，医本等同之。"

⑫ 一："一"下疑脱"升"字。

⑬ 不："不"字疑衍。

⑭ 又法：旁校曰："此方重基本有之。"

⑮ 筛："筛"字原脱，据旁校补。

⑯ 如：原作"以"，据旁校改。

⑰ 纪，一年也：《抱朴子内篇》卷六《微旨》云："纪者，三百日也。"

⑱ 算，一日也：《抱朴子内篇》卷六《微旨》云："算者，三日也。"《酉阳杂俎·诺皋记》云："大者夺纪，纪三百日；小者夺算，算一百日。"

⑲ 当得：正好，正可以。

⑳ 飨：通"享"。

㉑ 祭醊：此指祭祀品。

㉒ 白：道白，向……说，与下"道"字呼应。

咒曰：彭侯子①、彭常子，命儿子悉入窈冥②之中，去离我身。三度言。每至庚申日勿寝，而呼其名，三尸即永绝去。当用六甲穷日者，庚申日也。六甲，六十日。至庚申日旦适勿寝，皆再拜而呼其字，至鸡鸣，乃去一尸一虫。后庚申日亦用前法。三过止，三虫伏尸即永绝去矣。试之皆验。心恒呼此三尸字，即去离我身。三日取桃叶，热③烧石令热，以叶著上坐，去三尸。

又云④：真人去伏尸三虫方，用：

三月三日，取桃叶捣取汁七升，以苦酒合，煎得五合，先食顿服之，令人百病愈。

又云⑤：道迹神人曰：欲求长生，先去三尸，欲去之法⑥：

狗脊七枚　干漆二两　芜荑三升

凡三物，末，筛，以水服一合，日再，七日上尸去，九日中尸去，十二日下尸去，其尸形似人，以绵裹之，埋于东流水上，哭之咒曰：子应属地，我当升天，乃易道而归，勿复后顾，三日之中，当苦恍惚，后乃佳。

仙人吉周君曰：三虫未坏，三尸未死，故导引服气，不得其理者是也。三虫，一名青古，一名白古，一名血尸，谓之三虫。令人心烦萧⑦，意志不开，所思不固，失食则饥，悲愁感动，精志不定，仍以服食不能即断也。虽复断谷，人体重，奄奄⑧淡闷，所梦非真，倒错不除，虫在其内，摇动五脏故也。故服制虫细丸，以⑨杀谷虫也。

又云：去三尸酒方：

小麦面十斤，东流水三斗，渍之。春夏二三日，秋冬四五日。视面起，乃挍⑩碎，沛⑪去滓。炊稻米五升，依常法纳之。捣细筛茯苓、天门冬各十斤，合和，熟搅令调。乃以商陆根削皮，薄切五斤，绢囊盛，置酿下，封涂，廿日出囊，汁纳酒中，去滓。又熬大豆黄卷，捣末一升，纳⑫酿中，封涂，五日出。服如枣核一枚，日三。至廿日后，服如鸡子黄，日三。上尸百日出，中尸六十日出，下尸卅日出。其形颇似人，长三寸许，上尸黑，中尸青，下尸白，即衣⑬五彩藏笥⑭中，明日夜葬之于东流

水旁，如冢墓状，悲哭，以己名字呼祝之，曰：人生于天，精神受于阳，形骨受于阴，今以精神归于天，形骨归于地，与子长决于无间之野，吾将去子，翱翔于九天之上。毕，即洒身，易道而归，勿反顾。常作三日，惆怅如失魂魄，过此乃佳。

避寒热方第九

《灵奇方》避寒术：

雄黄、泽泻、椒、附子，分等，冶末，井花水服之，冬可单衣。《枕中方》同之⑮。

又方⑯：

术三升、防风二升、莨菪子半升，熬之，合，末，服方寸匕，酒粥无在，连服勿废，日尽一剂，冬不用衣。

又方：

雄黄、丹沙、赤石脂、干姜，各四分，合以白松脂，令如梧子大，日吞四丸，十日止，即不寒，冬日常不欲衣，可入水中。一方加桂四分。《枕中方》同之。

又方：

----

① 彭侯子：此三字原为小字注文，据校改标记改为大字正文。
② 窈冥：深远浩渺。
③ 热："热"字疑衍。
④ 又云："又云"二字原脱，据旁校补。
⑤ 云：旁校作"方"。
⑥ 道迹神人曰……欲去之法：此下十七字原脱，据旁校补，"法"下有小字注曰："字治本无。"
⑦ 烦萧：《札记》曰："烦萧，盖即烦骚。《汉书·食货志》：'萧然，烦费也。'注：'萧然，犹骚然，劳动之貌。'"
⑧ 奄奄：气息微弱貌。
⑨ 以：原作"似"，据旁校改。
⑩ 挍：《札记》曰："按'挍'即'搅'俗字。故下'搅令调'，旧校以'搅'为'挍'。"
⑪ 沛：过滤。
⑫ 纳："纳"字原脱，据旁校补。
⑬ 衣：旁校"衣"下补"以"字，足文。此"衣"字为动词。
⑭ 笥：盛饭食或衣物的方形竹器。
⑮ 《枕中方》同之：此五字原为大字，据校改标记改为小字注文。
⑯ 方："方"字原脱，据旁校补。

门冬、茯苓分等,末①,服方寸匕②,日二,寒时单衣汗出。《枕中方》同之③。

又云:避热术:

雌黄、白礜石、黑石脂,分等,白松脂丸如小豆,吞五丸。此雌黄丸④。

又方:

雄黄、丹沙、赤石脂,分等,冶,和松脂如小豆,名曰雄丸⑤。吞雌三丸、雄一丸,不热。

又方:

矾石、白石脂、丹沙、磁石、桂,各四两,和以松脂如小豆,暮吞四丸,夏可重衣。《枕中方》同之。

避⑥雨湿方第十

《如意方》云:雨不湿衣术:

取蜘蛛置瓦瓮中,食以豕脂百日,杀蜘蛛以涂手巾,大雨不能濡。

又方:

赤腹蜘蛛二七枚,捣取汁,以染布巾,以覆身,即不沾也。

《灵奇方》云:不沾法:

蜘蛛涂布巾,天雨不能濡。

避水火方第十一

《得富贵方》云:大火之精名曰宗无,见火畏,呼宗无,火即止。大水之精名曰网像,入水畏,呼网像,即水不能害人。

又云:欲入水,手中作王字,又呼弘张。

《抱朴子》云:得真犀角尺以上则为鱼⑦,而衔以入水中,水常为开方三尺,可得气息水中也。

又云:以葱涕和桂,服如梧子大七丸,日三,满三年则能行水上。

《灵奇方》云:蜘蛛二七枚,盆盛,食以膏,埋之垣下卅日,以涂足,行水上不没。

又云:天雄末,以涂船头,千里不遇风浪。

避兵刃方第十二

《录验方》⑧云:入军丸,主辟五兵、弓弩、箭矢、诸刀刃,令不伤人。若人入山泽,能辟虎狼毒虫,及重财宝贾贩出入,辟奸人方:

雄黄三两　礜石二两,炮　矾石二两,烧　鬼箭一两　锻雄柄一分,烧令焦　羖羊角一分半　锻灶中灰二分

凡七物,捣筛,合和,以鸡子中黄并丹雄鸡冠血丸如杏仁,以绛囊盛一丸,系左肘后,辟诸兵刃、虎狼、盗贼。从军持药,系臂若置腰间,勿令离身。居家中者,以药涂门上,辟患害,及涂舍中堂室户,诸邪恶鬼不敢近。若为蛇蚖⑨蜂所中,以一丸涂毒上,立已。数试有验。

《灵奇方》云:五月五日,取梧桐西南向枝,长五寸,以为人,螟蚕二枚,并以彩衣之,系左⑩臂,入军不畏流矢也。

又方:

云母、矾石、磁石分等,冶之,合煮以为汤,浴之,不畏五兵。

避邪魅方第十三

《延寿赤书》云:夜行当⑪鸣天鼓,无至限数,辟百鬼邪⑫。今按⑬:《大清经》云:天鼓,谓

---

① 末:旁校曰:"宇治本无'末'字,医本有之。"
② 寸匕:此二字原误倒,据校改标记乙正。
③ 《枕中方》同之:此五字原为大字,据校改标记改为小字注文。
④ 此雌黄丸:《札记》曰:"此四字疑衍。"按循下文例,此四字非衍文。
⑤ 雄丸:循上文例,疑当作"雄黄丸"。
⑥ 避:"避"下原有"西"字,疑为衍文,据卷首目录删。
⑦ 鱼:"鱼"字原脱,据旁校补。
⑧ 《录验方》:旁校引宇治本作"丸药方"。
⑨ 蚖(yuán):蝮蛇。
⑩ 左:原作"在",形误,据旁校改。
⑪ 当:《延寿赤书》作"常"。
⑫ 邪:《延寿赤书》"邪"下有"魅"字。
⑬ 今按:原为大字另起行,今据文义文例改为小字注文。

齿也。

《兼名菀》云：宗①定伯夜行，道逢鬼，问曰：我新鬼，不知鬼法，鬼所畏何物乎？鬼云：唯畏人唾。定伯便担鬼项②上，行间，鬼唤求下，定伯不听，至于曙，下置地，鬼即化为一羊，定伯恐其变形，唾之，即卖得千五百钱。

《抱朴子》云：古之入山道士，皆以明镜纵横③九寸以上，悬于背后，能识百邪精魅④。

又云：林卢山⑤下有一亭，其中有鬼，每有宿者，或死或病。后有⑥伯夷者过宿，明灯烛而坐诵经，至夜半有十余人来⑦，与伯夷对坐，共⑧樗蒲博戏，伯夷密以镜照之，乃是群犬也。伯夷乃以烛烧来人衣⑨，作焦毛气，伯夷怀小刀，捉一人而刺之，初作人声，死而成犬也，余犬悉走⑩。是镜之力也。

又云：昔张盍⑪踏、偶豪⑫成二人，并精思于蜀灵台山石室中。忽有一人著⑬黄练⑭单衣⑮到前，曰：劳乎道士，辛苦幽隐。于是二人顾视镜中，乃是鹿也。因问之曰：汝是草⑯中老鹿也，何诈为人形？来人即成鹿而走去。

又云：鬼魅知其形，呼其名，不敢犯人。

又云：山精形如小儿而独足，足向后，来⑰犯人。其名曰蚑。

山中有大树能语者，其精曰云阳。见火光⑱，古枯木所作也；夜见胡人者，铜铁之精也。见秦人者，百岁木精也。

又云：山中寅日称⑲虞吏者，虎也。称当路君者，狼也。言⑳令长者，狸也。

卯日言丈人者，兔也。言东王父者，麋也。言西王母者，鹿也。

辰日言雨师者，龙也。言河伯者，鱼也。言先腹㉑公子者，蟹也。

巳日言时君者，龟也。言寡人者，社中蛇也。

午日言三公者，马也。言仙人者，老树也。

未日言主人者，羊也㉒。

申日言人君者，狼㉓也。言九卿者，猴㉔也。

酉日言将军者，老鸡也。言贼捕者，雉也。

戌日言人姓㉕者，犬也。言成阳翁仲㉖者，狐也。

亥日言臣君者，猪也。妇人字者㉗，金玉也。

子日言社君者，鼠也。言老神人者，伏翼也。

———————

① 宗：《搜神记》卷十六作"宋"，似是。
② 项：《搜神记》卷十六作"肩"。
③ 纵横：《抱朴子内篇》卷十七《登涉》作一"径"字。
④ 能识百邪精魅：《抱朴子内篇》卷十七《登涉》作"则老魅不敢近人"。
⑤ 林卢山：《抱朴子内篇》卷十七《登涉》作"林虑山"。"卢""虑"，繁体字形近致误，当据改。
⑥ 有：《抱朴子内篇》卷十七《登涉》作"邿"。
⑦ 来："来"字与下"与"字误倒，今据《抱朴子内篇》卷十七《登涉》乙正。
⑧ 共：《抱朴子内篇》卷十七《登涉》"共"上有"自"字。《太平御览》卷七百五十四作"自持"。
⑨ 伯夷乃以烛烧来人衣：《抱朴子内篇》卷十七《登涉》作"伯夷乃持烛起，佯误以烛烬爇其衣"，疑此意引。
⑩ 余犬悉走：《抱朴子内篇》卷十七《登涉》"走"下有"于是遂绝"四字。下引《抱朴子》诸节亦多有省略，凡不影响文义者不出校。
⑪ 盍：《抱朴子内篇》卷十七《登涉》作"盖"。
⑫ 豪：《抱朴子内篇》卷十七《登涉》作"高"。
⑬ 著：原作"署"，形近致误，据《抱朴子内篇》卷十七《登涉》改。
⑭ 练：精制的布帛。
⑮ 单衣：《抱朴子内篇》卷十七《登涉》"衣"下有"葛巾"二字。
⑯ 草：《抱朴子内篇》卷十七《登涉》作"山"。
⑰ 来：《抱朴子内篇》卷十七《登涉》"来"上有"喜"字。
⑱ 见火光：《抱朴子内篇》卷十七《登涉》"见"上有"山中夜"三字，"光"下有"者"字。
⑲ 称：《抱朴子内篇》卷十七《登涉》作"有自称"。
⑳ 言：《抱朴子内篇》卷十七《登涉》作"称"。下皆仿此。
㉑ 先腹：《抱朴子内篇》卷十七《登涉》作"无肠"。
㉒ 羊也：《抱朴子内篇》卷十七《登涉》"也"下有"称吏者，獐也"五字。
㉓ 狼：《抱朴子内篇》卷十七《登涉》作"猴"，似是。"狼"已见前。
㉔ 猴：《抱朴子内篇》卷十七《登涉》作"猿"。
㉕ 姓：《抱朴子内篇》卷十七《登涉》"姓"下有"字"字。
㉖ 仲：《抱朴子内篇》卷十七《登涉》无"仲"字。
㉗ 妇人字者：《抱朴子内篇》卷十七《登涉》作"称妇人者"。

丑日言青生①者,豺②也。

《得富贵方》云:雷电精名曰闪题;大道精曰庆氏;大山精曰善善;大泽精曰委邪;大树精曰彭侯;空室精曰曹羊。

《续齐谐记》云:燕昭王墓有一斑狸③,积年既久,能为幻化,乃变作一书生,遇墓前华表问:以我才貌,可得诣张司空?华表曰:子之妙解为不可,必辱④,殆将不返,非但丧子千年之质,亦当深误⑤。书生⑥不从,诣华,华见洁白如玉,于是商略三史,采贯百家,华应声屈滞,乃叹曰:天下岂有此年少!若非鬼怪,即是狐狸,令人防卫。雷孔章曰:狗所知者,数百年物耳,千年老精不复能别,唯有千年枯木照之则形现。燕王墓前华表,似应千年。遣人伐之,燃之以照书生,乃是一大老狸⑦。

《西王母玉壶丸方》云:以一丸著头上,行无所畏。又,至死丧家带一丸,辟百鬼。又,若独宿林泽中,若冢墓间,烧一丸,百鬼走去。又,一丸着绯囊中,悬臂,男左女右,山精鬼魅皆畏之。云云。

避虎狼方第十四

《得富贵方》云:欲入山,烧羊角将⑧行,虎狼皆走,避人也。《集验方》牛羊。云云。

又方⑨:神仙入山须避虎蛇,呼之即失去。虎姓黄子义,见虎呼黄子义,虎则失去不见。

《枕中方》老子曰:十一月二日取五谷捣之,合作食至升啖之,勿令示他人言,恒胜虎狼虫蛇,自然弥伏,常无恶。

避虫蛇方⑩第十五

《得富贵方》云:蛇字宜方,心念之则不见。见蛇呼宜方,即失不见。

《小品方》云:入山草避众蛇方:
　　干姜　生麝香　雄黄
三物,捣,以小囊带之,男左女右,则蛇逆

走避人,不敢近也。人为蛇侵者,可以此治之,大良。今按⑪:《范汪方》云:好麝香纳管中带之。

《葛氏方》云:入山草辟众蛇方:
　　用八角附子粗捣之,作三角绛绢囊,盛以带头上,蛇不敢近人。

《千金方》入山避众蛇方:
　　恒烧羖羊角,使烟出,蛇则去矣。

《耆婆方》避蛇方:
　　蜈蚣一枚,纳管中带之。今按⑫:《本草》陶景注云:腾蛇游雾而殆于蝍蛆。《本经》:蜈蚣,一名蝍蛆蛆。

《灵奇方》避蚊:
　　桂屑若楝叶屑若蒲,以一升和一斗粉中,以粉身则辟蚊。

又方:
　　菖蒲花及屑著席下,遣虫虱。

又方:
　　取初雪三指撮,掷置所卧席,勿令人知。

　　医心方卷第廿六

二月⑬采泽泻,阴干卅日。车前,正月取

----

① 青生:《抱朴子内篇》卷十七《登涉》作"书生"。
② 豺:《抱朴子内篇》卷十七《登涉》作"牛"。
③ 狸:《搜神记》卷十八作"狐"。
④ 为不可,必辱:此为节引,《搜神记》卷十八作"无为不可,但张公智度,恐难笼络,出必遇辱",文义完整。
⑤ 深误:《搜神记》卷十八"误"下有"老表"二字。
⑥ 书生:《搜神记》卷十八作"狐"。
⑦ 乃是一大老狸:《搜神记》卷十八作"乃一斑狐"。按此引盖来自《搜神记》,今两校之,多为节引或意引。
⑧ 将:持取,拿着。
⑨ 方:疑当作"云"。
⑩ 方:"方"字原脱,据卷首目录补。
⑪ 今按:此下十四字原为大字,据校改标记改为小字注文。
⑫ 今按:此下二十五字原为大字别行,今据校改标记改为小字注文。
⑬ 二月:眉校曰:"'二月'以下至卷尽,宇治本无,医本等同无之。"按此以下内容疑为后人补入。

根、三月取叶、五月取实,阴干百服①。防己二月、八月庚戌日取,干服。赤松子七月十六日去手足介②服,中除三尸虫矣。

服榖子法:

榖③者,角星④之精,一名柠⑤,柠或作著字,味酸、温、无毒。服法:七月七日取赤实阴干,捣筛,服方寸匕,日三。令人不老,视鬼及地中物,暗中看书。

服陵阳子三精散方:

天精桑实,地精赤募实,人精麻实。

凡三物,分等,加桂肉三尺,捣,饭后服方寸匕,卅日通神,百日力自倍。

采茯苓法:

松脂沦及地,变为茯苓。数里望树赤,俯视其肥理如博棋料者有也。仰视树枝有⑥脂,又观地中高中之下,下中之高,掘入土五寸若一尺,当有限,还向生小松,小松根直下入地,深去七尺,浅者四五尺,便得。

又上亦时有菟丝者,新雨竟天清无风云,以夜烛火临上,灭者亦即。乃以新布四丈环之,明旦□□□神丞⑦。

服莲芡实方:

八月上戊一方上卯取莲衰⑧实,九月上戊午取鸡头实,九月上午取藕根,各分等,阴干百日,冶之,正月上卯平旦□□□□饮方寸匕,日四五,后饭服之,百日止。治湿□□□□□补气强,耳目聪明,身轻不饥,成神仙□□手足身面并作莲花色,老翁⑨成童子。

　　医心方卷第廿六⑩

---

① 百服:"百"下疑脱"日"字。

② 手足介:原"足"下空一字。《札记》曰:"手足下空一字,或是'手足介'连文,谓手足爪甲欤?"

③ 榖:原作"穀",形误,据文义改。

④ 角星:此二字原缺损,但残存部分依稀似"角星"二字。《札记》曰:"空缺二字即'角星'二字。《本草和名》'柠实'下云:'角星之精,出《大清经》。'可证也。且据此知前后不引书名者,并为《大清经》文也。"

⑤ 柠:《札记》曰:"'柠'即'柠'之讹。"

⑥ 有:此字原漫漶,《札记》疑为"有"字,似是,今据以描正。

⑦ 丞:疑当作"亟"。

⑧ 衰:疑当作"衷",形误。"衷"通"中"。

⑨ 翁:原作"肴",疑是"翁"字之误。《札记》曰:"'肴','翁'之俗。"据改。

⑩ 《医心方》卷第廿六:循例此七字疑衍。

医心方卷第廿七

从五位下行针博士兼丹波介丹波宿祢康赖撰

大体第一
谷神第二
养形第三
用气第四
导引第五
行止第六
卧起第七
言语第八
服用第九
居处第十
杂禁①第十一

大体第一

《千金方》云：夫养生②也者，欲使习以成性③。性④自为善，不习无⑤利也。性既自善，内外百病皆悉不生，祸乱灾害亦无由作。此其养生之大经⑥也。善⑦养性者，时⑧则治未病之病，是其⑨义也。故养性者，不但饵药餐霞，其在兼于百行。百行周备，虽绝药饵，足以遐年⑩；德行不充⑪，纵玉酒⑫金丹，未能延寿。故老子⑬曰：善摄生者，陆行不畏⑭虎兕，此则道德之祐也。岂假⑮服饵而祈遐年哉。

《文子》云：太上养神，其次养形，神清意平，百节皆宁，养生之本也。肥肌肤，充腹肠，开⑯嗜欲，养生之末也。

《养生要集》云：《神仙图》云：夫为长生之术，常当存之，行止坐起，饮食卧息，诸便皆思，昼夜不忘，保全精气，神不离身，则长生。

又云：《中经》云：夫禀五常之气，有静躁刚柔之性，不可易也。静者不可令躁，躁者不可令静，静躁各有其性，违之则失其分，恣之则害其生。故静⑰之弊，在不开通；躁之弊，在不精密。治生之道，顺其性，因其分，使抑引⑱随宜，损益以渐，则各得其适矣。静者寿，躁者夭。静而不能养，减寿；躁而能养，延年。然静易御，躁难将，顺养之宜者，静亦可养，躁亦可养也。

又云：大计奢懒者寿，悭⑲勤者夭，放散劬⑳苦之异也。佃夫寿，膏粱夭，嗜欲少多之验也；处士少疾，游子多患，事务烦简之殊也。故俗人觅利，道人罕营。

又云：《少有经》云：少思，少念，少欲，少事，少语，少笑，少愁，少乐，少喜，少怒，少好，少恶，行此十二少，养生之都契㉑也。多思即神殆，多念则志散，多欲则损智，多事㉒则形疲，多语则气争㉓，多笑则伤脏。多愁则心摄㉔，多乐则意溢，多喜则忘错昏乱，多怒则

---

① 禁：原作"忌"，据正文标题改。
② 养生：《千金方》卷二十七第一作"养性"。下同。
③ 成性：原作"性成"，据《千金方》卷二十七第一乙正。
④ 性：原作"成"，因上"成性"二字误倒，此字写作重文号而误，据《千金方》卷二十七第一改。
⑤ 无：《千金方》卷二十七第一"无"下有"不"字。
⑥ 大经：常规。
⑦ 善：原作"盖"，形误，据《千金方》卷二十七第一改。
⑧ 时：《千金方》卷二十七第一无"时"字。
⑨ 是其：原"其"上无"是"字，据《千金方》卷二十七第一补，足文。
⑩ 遐年：延年。
⑪ 充：《千金方》卷二十七第一作"克"。
⑫ 酒：《千金方》卷二十七第一作"液"。
⑬ 老子：《千金方》卷二十七第一作"夫子"。
⑭ 畏：《千金方》卷二十七第一作"遇"。
⑮ 假：借。
⑯ 开：《文子》卷九作"供"。
⑰ 静：原作"靖"，据上下文例改。按"靖"通"静"。
⑱ 抑引：遏止与伸展。
⑲ 悭(qiān)：吝啬。
⑳ 劬(qí)：劳苦。
㉑ 都契：共同的契约。
㉒ 事：原作"气"，据安政本改。
㉓ 争：《千金方》卷二十七第二作"乏"。
㉔ 摄：《千金方》卷二十七第二作"慑"。

百脉不定，多好则专迷不治，多恶则焦煎①无欢。此十二多不除②，丧生之本，无少无多者，几于真人③也。

又云：彭祖曰：养寿之法，但莫伤之而已。夫冬温夏凉，不失四时之和，所以适身也。美色淑姿，幽闲娱乐，不致思欲之感，所以通神也。车马威仪，知足无求，所以一志也。八音五色，以玩视听之欢，所以导心也。凡此皆所以养寿。而不能斟酌之者，反以迷患。故至人恐流遁不反④，乃绝其源。故言上士别床，中士别被，服药百裹，不如独卧。色使目盲，声使耳聋，味令口爽⑤之。苟能节宣其适，抑扬其通塞者，不以灭耳，而得其益。

又云：彭祖曰：重衣厚褥，体不堪苦，以致风寒之疾；厚味脯腊，醉饱厌饫⑥，以致疝结之病；美色妖丽，媚妾盈房，以致虚损之祸；淫声哀音，移心悦耳，以致荒耽之惑；驰骋游观，弋猎原野，以致发狂之失；谋得战胜，乘弱取乱，以致骄逸之败。盖贤圣戒失其理者也。然此养生之具，譬犹水火，不可失适，反为害耳。

又云：仲长统曰：北方寒，而其人寿；南方暑，而其人夭。此寒暑之方验于人也。均⑦之蚕也，寒而饥之则引日多，温而饱之则用日少，此寒暑饥饱为修短，验乎物者也。婴儿之生，衣之新纩⑧则骨蒸焉，食之鱼肉则虫生焉，串⑨之逸乐则易伤焉。此寒苦动移之使乎性也。

又云：道机曰：人生而命有长短者，非自然也，皆由将身不慎，饮食过差，淫泆无度，忤逆阴阳，魂魄神散，精竭命衰，百病萌生，故不终其寿也。

《嵇康养生论》云⑩：养生有五难，名利不去，一难也；喜怒不除，二难也；声色不去，三难也；滋味不绝，四难也；神虑精散，五难也。五者必存，虽心希难老，口诵至言，咀嚼英华，呼吸大阳，不能不曲其操⑪，不夭其年也。五者无于胸中，则信顺日济，玄德日全，不祈喜而有福，不求寿而自延。此亦养生之大经也。然或有服膺仁义，无甚泰之累者，抑亦其亚也。

又云：夫神仙虽不目见，然记籍所载，前史所⑫传，较而论之⑬，其有⑭必矣。似特受异气，禀之自然，非积学所能致也。至于道⑮养得理，以尽性命，上获千余岁，下可数百年，可有之耳。而世皆不精，故莫能得之。何以言之？夫服药求汗，或有不得⑯；而愧情一集，则涣然流离⑰。终朝不食⑱，嚣然⑲思食；而曾子衔哀，七日不饥。夜分而坐，则低迷思寝；内怀殷忧，则达旦不瞑。则⑳劲刷理鬓，醇醪㉑发颜，仅乃得之；壮士之怒，赫然殊观，植㉒发冲冠。由此言之，精神之于形骸，犹国之有君也。神躁于中，而形丧于外，犹君昏于上，而国乱于下也。夫为稼于汤㉓世，偏有一溉之功者，虽终归焦烂，必有一溉者后枯。然则一溉之益，固不可诬矣。而世常谓一怒不足以侵性，一哀不足以伤身，轻而肆之，是犹不识一溉之益，而望嘉禾㉔于旱苗者也。是以君子知形恃神以立，神须形以存，悟生理之

---

① 焦煎：《千金方》卷二十七第二作"憔悴"。
② 不除：《千金方》卷二十七第二"除"下有"则荣卫失度，血气妄行"九字，文义完整。
③ 真人：《千金方》卷二十七第二作"道"。
④ 反：返。
⑤ 爽：伤败。
⑥ 厌饫（yù）：饱食。
⑦ 均：通"韵"，引仲有"相比拟"之义。
⑧ 纩（kuàng）：棉絮。
⑨ 串：《札记》曰："'串'、'惯'同。"
⑩ 《嵇康养生论》云：《札记》曰："以下八行，今本《文选》不载，盖系阙逸。"
⑪ 操：操行。
⑫ 所："所"下原叠"所"字，疑衍，据《养生论》删。
⑬ 之："之"字原脱，据《养生论》补。
⑭ 有："有"字原脱，据旁校补，与《养生论》合。
⑮ 道：《养生论》作"导"。按"道"通"导"。
⑯ 不得：《养生论》作"不获"，文异义同。
⑰ 涣然流离："涣然"，水盛貌。"流离"，犹"淋漓"，水流貌。
⑱ 不食：《养生论》作"未餐"，"餐"下有"则"字。
⑲ 嚣然：空虚。
⑳ 则："则"字疑衍。《养生论》无"则"字。
㉑ 醪：《养生论》作"醴"。
㉒ 植：竖直。
㉓ 汤：《养生论》"汤"下有"之"字。
㉔ 禾：《养生论》作"谷"。

易失,知一过之害生,故修性以保神,安心以全身,爱憎不栖于情,忧喜不留于意,泊然无感,而体气和平。

又云:嗜欲虽出于人情,而非道德之正。犹木之有蝎,虽木所生,而非木所宜。故蝎盛则木朽,欲胜则身枯。然则欲与生不并立,名与身不俱存。略可知矣。

又云[1]:养性有五难,名利不灭,此一难也;喜怒不除,此二难也;声色不去,此三难也;滋味不绝,此四难也;神虑精散,此五难也。五者必存,虽心希难老,口诵至言,咀嚼英华,呼吸大阳,不能不曲其操,不夭其年也。五者无于胸中,则信顺日济,玄德日全,不祈而有福;不求寿而自延,此养生大理之所都也。

《抱朴子》云:诸求长生者,必欲积善立功,慈心于物,恕[2]己及人,仁逮[3]昆虫,乐人之吉,愍人之凶[4],周人之急,救人之穷。手不伤杀[5],口不劝福[6],见人有[7]得,如己之得;见人有失,如己之失;不自贵,不自誉,不嫉妒胜己,不佞谄阴贼,如此乃为有德。受福于天,所作必成,求仙可冀也。

又云:夫五声八音,清商流徵,损聪者也[8]。鲜藻艳彩,丽炳烂焕[9],伤明者也。宴安逸豫,清醴芳醴,乱性者也。冶容媚姿,红[10]华素质,伐命者也。

又云:夫损易知而速焉,益难知而迟焉,尚[11]不悟其易,且[12]安能识其难哉?夫损者如灯火之消脂,莫之见而忽尽矣。益者如苗禾[13]之播殖,莫之觉而忽茂矣。故治身养性,务谨其细,不可以小益为不卒[14]而不修,不可以小损为无伤而不防。凡聚小所以就大,积一所以至亿也。若能爱[15]之于微,成之于著者[16],则几乎知道矣。

《庄子》云:善养生者,若牧羊者[17]然,视其后者而鞭之。鲁有单豹者,岩居而水饮,不与民共利,行年七十而犹有婴儿之色,不幸遇饿虎,饿虎杀而食之。有张毅者,高门悬薄,无不趋也,行年四十而有内热之病以死。豹养其内而虎食其外,毅养其外而病攻其内,此

二子者,皆不鞭其后者也。鞭其后者,去其不及也。

《吕氏春秋》云:圣人养生适性[18],室大则多阴,台高则多阳。多阳生蹶,多阴则生痿[19],皆不适之患也[20]。味众肉充则中气不达[21],衣[22]热则理塞,理塞则气不周。此皆伤生也。故圣人为苑囿园池,足以观望劳形而已矣。为宫观[23]台榭,足以避燥湿而已矣[24];

---

[1] 又云:旁校曰:"宇治本无,在正本之,但在端仍不点之。"《札记》曰:"以下六行(今排成八行),盖系重出。岂文句微有异同,是以并存欤?然前所载属后人补笔,则此却是为原文也。"按此两节重出文字似当删去一节。

[2] 恕:原作"怒",形误,据《抱朴子内篇》卷六《微旨》改。

[3] 逮:及、到。

[4] 凶:《抱朴子内篇》卷六《微旨》作"苦"。

[5] 杀:《抱朴子内篇》卷六《微旨》作"生"。

[6] 福:当作"祸",应据《抱朴子内篇》卷六《微旨》改。

[7] 有:"有"字原脱,据旁校补,与《抱朴子内篇》卷六《微旨》合。

[8] 也:"也"字原脱,文义不足,据《抱朴子内篇》卷一《畅玄》补。下"乱性者也"仿此。

[9] 鲜藻艳彩,丽炳烂焕:《抱朴子内篇》卷一《畅玄》作"鲜华豔采,或丽炳烂"。

[10] 红:《抱朴子内篇》卷一《畅玄》作"铅"。

[11] 尚:《抱朴子内篇》卷十三《极言》"尚"上有"人"字。

[12] 且:《抱朴子内篇》卷十三《极言》无"且"字。

[13] 禾:原作"木",缺笔致误,据《抱朴子内篇》卷十三《极言》改。

[14] 卒:《抱朴子内篇》卷十三《极言》作"平"。

[15] 爱:旁校作"受"。

[16] 者:"者"字原脱,据旁校补。

[17] 者:《庄子》卷五《达生》无"者"字。

[18] 养生适性:《吕氏春秋》卷一《孟春纪》第一作"必先适欲"。

[19] 多阳生蹶,多阴则生痿:《吕氏春秋》卷一《本生》作"多阴则蹶,多阳则痿"。

[20] 皆不适之患也:《吕氏春秋》卷一《孟春纪》第一"皆"作"此","此"下有"阴阳"二字。又此句下《吕氏春秋》有"是故先王不处大室,不为高台,味不众珍,衣不惮热"二十字。

[21] 味众肉充则中气不达:《吕氏春秋》卷一《孟春纪》第一作"味众珍则胃充,胃充则中大鞔,中大鞔而气不达"。

[22] 衣:《吕氏春秋》卷一《孟春纪》第一作"燀"。

[23] 观:《吕氏春秋》卷一《孟春纪》第一作"室"。

[24] 而已矣:此三字原脱,据《吕氏春秋》卷一《孟春纪》第一补,与上下文例合。下"适味充虚而已矣"仿此。

为舆马衣裘,足以逸身①暖骸而已;为饮食酏②醴,足以适味充虚而已矣;为声色音乐,足以安性③自娱而已。五者,圣人所养生④也。

又云:靡曼皓齿,郑卫之音,务以自乐,命曰伐命之斧;肥肉厚酒,务以相⑤强,命曰烂肠之食。靡曼,细理弱肌美⑥也。皓齿,所⑦谓齿如瓠犀也。《老子》云:五味实口,使口爽伤,故谓之烂肠之食。

《颜氏家训》云:夫养生者,先须虑祸求福,全身保性,有此生然后养之,勿徒养其无生也。单豹养于内而丧外,张毅养于外而丧内,前贤之所诫也。稽康著养生之论,而以傲物受刑;石崇冀服饵之延⑧,而以贪溺取祸,往世之所迷也。

谷神第二

《老子道经》云:谷神不死,谷,养也。人能养神则不死。神谓五脏之神。肝藏魂,肺藏魄,心藏神,肾藏精,脾藏志,五脏尽伤,则五神去也。是谓玄牝,言不死之道,在于玄牝。玄,天也,于人为鼻;牝,地也,于人为口。天食⑨人以五气,从鼻入藏于心,五气精微,为精神聪明音声五性,其鬼曰魂,魂者雄也,主出入于鼻,与天通气,故鼻为玄也。地食人以五味,从口入藏于胃,五味浊辱,为形骸骨肉血脉六情,其鬼曰魄,魄者雌也,主入出于口,与地通气,故口为牝也。玄牝之门,是谓天地之根,根,元也。言鼻口之门是为⑩天地之元气所从往来也。绵绵乎⑪若存,鼻口嘘吸喘息,当绵绵微妙,若可存,复若无有也。用之不勤。用气当宽舒,不当急疾。勤,劳也。

《史记》云:人所以生者神也,所托⑫者形也。神大用则竭,形大劳则弊,形神离则死,故圣人重之。由是观之,神者生之本也,形者神之具也,不先定其神,而曰我有以治天下,何由乎?

《抱朴子》云:夫有因无而生焉,形须神而立焉。有者,无之宫也。形者,神之宅也。故譬之于堤,堤坏则水不留矣。方之于烛,烛糜则火不居矣。身劳则神散,气竭则命终。

根拔蝎繁⑬,则青青去木矣。器疲欲胜,则精灵离逝⑭矣。

《养生要集》云:颍川胡昭孔明云:目不欲视不正色,耳不欲听丑秽声,鼻不欲嗅腥⑮气,口不欲尝毒刺味,心不欲谋欺诈事,此辱神损寿。又居常而叹息,晨夜吟啸,于正来邪矣。夫常人不得无欲,又复不得无事,但常和心约念,靖身损物,先去乱神犯性者,此即啬⑯神之一术也。

又云:钜鹿张臻子明曰:思念不欲专,亦不欲散,专则愚惑,散则佚荡。又读书致思,损性尤深。不能不读,当读己所解者。己所不解,而思之不已,非但损寿,或中懑疚失志,或怅怳不治,甚者失性,世谓之经逸。

《延寿赤书》云:三魂名:爽灵、胎光、幽精。七魄神名:尸苟、伏失、雀阴、吞贼、非毒、除秽、臭肺。以上名,夜半五更诵两遍,魂魄不离形神也。

五脏神名:心神赤子字朱灵,肺神诰华字虚成,肝神龙烟字含明,肾神玄冥字育婴,脾神常在字魂庭。以上神名⑰,日别诵之,神不离形也。

---

① 足以逸身:"足以"与"逸身"原误倒,据《吕氏春秋》卷一《孟春纪》第一乙正。
② 食酏:此二字原脱,据《吕氏春秋》卷一《孟春纪》第一补,与上下文例一律。
③ 性:原作"生",脱偏旁致误,据《吕氏春秋》卷一《孟春纪》第一补。
④ 生:《吕氏春秋》卷一《孟春纪》第一作"性"。
⑤ 相:《太平御览》卷八百四十五引作"自"。
⑥ 美:《吕氏春秋》卷一《孟春纪》第一高诱注"美"下有"色"字。
⑦ 所:《吕氏春秋》卷一《孟春纪》第一高诱注"所"上有"《诗》"字。
⑧ 延:"延"下疑脱"年"字。
⑨ 食(sì):通"饲",给人吃。
⑩ 为:旁校作"乃"。
⑪ 乎:《老子道德经》上篇六章无"乎"字。
⑫ 托:寄托。原作"讬",古今字,今改为今字。
⑬ 根拔蝎繁:《抱朴子内篇》卷五《至理》作"根竭枝繁"。
⑭ 逝:《抱朴子内篇》卷五《至理》作"身"。
⑮ 腥:"腥"下疑脱"臭"字。
⑯ 啬(sè):节俭。
⑰ 名:"名"字原脱,据旁校补。

《圣记经》云：人身中有三元宫也，当两眉间却入三寸为泥丸宫，此上丹田也；中有赤子，字元先，一名帝卿，人长三寸，紫衣也。中心为绛宫，此中丹田也；其中真人，字子丹，一名光坚，赤衣也。脐下三寸为命门宫，此下丹田也；其中婴儿，字元阳，一名谷玄，黄衣也，皆如婴儿之状。凡欲拘制魂魄，先阴呼其名，并存服色，令次第分明。

养形第三

《素问》云：春三月，此谓发陈，天地俱生，万物以荣，夜卧早起，广步于庭，被①发缓形，以使志生，生而勿杀，与②而勿夺，赏而勿罚，此春气之应也，养生之道也。

夏三月，此谓蕃秀③，天地气交，万物华实，夜卧早起，毋厌于日，使志莫怒，使英华成秀，使气得泄，若所爱在外，此夏气之应也，养长④之道也。

秋三月，此谓容平，天气以急，地气以明，早卧早起，与鸡共兴，使志安宁，以缓秋刑，收敛神气，使秋气平，毋外其志，使肺气精⑤，此秋气之应也，养收之道也。

冬三月，此谓⑥闭藏，水冰地坼，毋扰于阳。早卧晚起，必待日光。使志若伏⑦匿，若有私意，若己有得⑧，去寒就温，毋泄皮肤，使⑨气极⑩，此冬气之应也，养藏之道也。

夫四时阴阳者，万物之根气⑪也。所以圣人春夏养阳，秋冬养阴，以顺其根。故与万物沉浮于生长之门。

《圣记经》云⑫：夫一日之道，朝饱暮饥；一月之道，不失盛衰；一岁之道，夏瘦冬肥；百岁之道，节谷食米⑬；千岁之道，独男无女。是谓长生久视。

《养生要集》云：青牛道士云：人不欲使乐，乐人不寿。但当莫强健为其气力所不任，举重引强，掘地苦作，倦而不息，以致筋骨疲竭耳。然过于劳苦，远胜过于逸乐也。能从朝至暮常有所为，使足不息乃快。但觉极，当息，息复为，乃与导引无异也。夫流水不垢，

而户枢不腐者，以其劳动之数故也。

又云：《中经》曰：人常欲数照镜，谓之存形。形与神相存，此照镜也。若务容色，自爱玩⑭，不如勿照也。

又云：大汗出，急敷粉。著汗湿衣，令人得疮，大小便不利。

《养生志》云：触热来勿以水临面，若临面不久成痫，或起即头眩。

又云：足汗入水，令人作骨痹病，凶。

《千金方》云：人欲少劳⑮，但莫大疲及强所不能堪耳。

又云：凡大汗，勿即脱衣，喜得偏风，半身不随。

又云：人汗勿跂⑯床悬脚，久成血痹，两足重，腰疼。

又云：每至八月一日以后，即微火暖足，勿令⑰下冷，无⑱生意。常欲使气在下，勿欲泄之于上。

又云：冬日温足冻脑，春秋脑足俱冻，此凡人⑲常法。

又云：勿举足向火。

---

① 被：通“披”。
② 与：《素问·四气调神大论》作“予”。
③ 秀：原误作“莠”，据《素问·四气调神大论》改。
④ 长：原误作“生”，据《素问·四气调神大论》改。
⑤ 精：《素问·四气调神大论》作“清”。
⑥ 谓：原“谓”下衍“气”字，据《素问·四气调神大论》删。
⑦ 伏：《素问·四气调神大论》“伏”下有“若”字。
⑧ 得：原作“德”，音误，据《素问·四气调神大论》改。
⑨ 使：原作“便”，据旁校改，与《素问·四气调神大论》合。
⑩ 极：《素问·四气调神大论》“极”下有“夺”字。
⑪ 根气：《素问·四气调神大论》作“根本”。
⑫ 《圣记经》云：旁校曰：“宇治本无，在医本。”
⑬ 米：原作“来”，旁校改作“米”，今从。
⑭ 玩：欣赏。
⑮ 人欲少劳：《千金方》卷二十七第二作“常欲小劳”。
⑯ 跂（qí）：垂足而坐。
⑰ 令：“令”字原脱，据旁校补，与《千金方》卷二十七第二合。
⑱ 无：原作“先”，形误，据《千金方》卷二十七第二改。按“无”以下十五字，原为小字注文，今据《千金方》改成大字正文。
⑲ 凡人：《千金方》卷二十七第二作“圣人”。

又云:忍尿不便,膝冷成痹。忍①大便不出,成气痔。

又云:久坐立尿,久立坐尿。

又云:人饥须坐小便,若饱立小便,慎之无病,除虚损。

又云:小便勿努②,令两足及膝冷。

又云:大便不用呼气及③强努,令人腰疼目涩,宜任之。

《眼论》云:夫欲治眼,不问轻重,悉不得涉风霜、雨水、寒热、虚损、大劳并及房室,饮食禁忌,悉不得犯。

《千金方》云:凡少时不自将慎,年至四十即渐渐眼暗,若能依此将慎,可得白首无他。所以人年四十以去,恒须瞑目④,非有要事,不肯⑤辄开,此之一术,护慎之极也。

又云:生食五辛,接热食饮,刺头出血过多,极目视⑥,夜读细书,久处烟火,抄写多年,博弈不休,日没后读书,饮酒不已,热食面食,雕镂细作,泣泪过度,房室无节,夜远⑦视星火,数向日月轮看,月中读书,极目瞻视山川草木。

右一十七件⑧,并是丧明之由,养生之士,宜熟慎焉。

又云:有驰骋田猎,冒涉霜雪,迎风追兽,日夜不息者,亦是伤目之媒也。

又云:凡旦起勿开目洗⑨,令目涩、失明、饶⑩泪。

又云:凡熊、猪二脂不作灯火,烟气入目光,不能远视。

《养生要集》云:《中经》云:以冷水洗目,引热气,令人目早瞑。

《养性志》云:日月勿正怒目久视之,令人早失其明。

《靳邵服石论》云:凡浇⑪头勿使头垢汁入目中,令人目早瞑。

《晋书》云⑫:范宁,字武子,患目痛,就张湛求方。答云:治以六物⑬:损读书一,减思虑二,专内视三,简外观四,旦晚起五,夜早眠六。凡六物,熬以神火,下以气筛,蕴于胸中七日,然后纳诸方寸修之,非但明目,乃亦延年。

《养生要集》云:《中经》曰:发,血之穷也。千过梳发,发不白。

《千金方》云:凡旦,欲得食讫,然后洗梳也。

《唐临脚气论》云:数须用梳拢⑭头,每梳发欲得一百余梳,亦大去气。

《延寿赤书》云:《大极经》曰:理发宜向壬⑮地。当⑯数易栉,栉处⑰多而不使痛。亦可令侍者栉之,取多佳也。于是血流不滞,发根当坚。令侍者濯手,然令栉。不然污天官也。

又云:《真诰》曰:栉发欲得弘多。通血气,散风湿也。数易栉逾⑱良。

又云:《丹景经》曰:以手更摩发及理栉但热,令发不白也。

《太素经杨上善注》云:齿为骨余,以杨枝若物资齿,则齿鲜好也。

《养生要集》云:《中经》曰:齿,骨之穷也。朝夕琢齿,齿不龋。

---

① 忍:原作"出",据旁校改,与《千金方》卷二十七第二合。

② 努:原作"怒",据《千金方》卷二十七第二改。下"努"字仿此。

③ 及:原作"乃",据《千金方》卷二十七第二改。

④ 瞑目:原"瞑"作"冥",据《千金方》卷六第一改 。又《千金方》"目下"有"勿顾他视"四字。

⑤ 肯:《千金方》卷六第一作"宜"。

⑥ 视:《千金方》卷六第一"视"上有"远"字。

⑦ 远:《千金方》卷六第一无"远"字。

⑧ 右一十七件:计上为一十八件,疑"极目视"、"极目瞻视山川草本"当为一件误作二件。又《千金方》卷六第一作"一十六"件,无"日没后读书"一件。

⑨ 洗:《千金方》卷二十七第七"洗"下有"面"字。

⑩ 饶:多。

⑪ 浇:旁校作"洗"。

⑫ 《晋书》云:旁校曰:"字治本无,在医本。"按此节引自《晋书·范宁传》,内容节略较多。

⑬ 答云治以六物:按此六字《晋书·范宁传》无,疑为丹波康赖节引时为连贯上下文所加。

⑭ 拢:《札记》曰:"'拢'之言通也。谓疏通头发也。"

⑮ 壬:《延寿赤书》作"王"。

⑯ 当:《延寿赤书》作"常"。

⑰ 栉处:《延寿赤书》乙作"处栉"。

⑱ 逾:《延寿赤书》作"愈"。

又云：食毕当漱①口数过，不尔令人病齿齲。

又云：水银近牙齿，发龈肿，喜落齿。

《颜氏家训》云：吾尝患齿，动摇欲落，饮热食冷，皆苦疼痛，见《抱朴子》云牢齿之法，旦朝建②齿三百下为良。行之数日，即便平愈。至今恒将之。此辈小术，无损于事，亦可修之。

《千金方》云：食毕当漱口数过，令人牙齿不败，口香。

《延寿赤书》云：《酆都记》曰：夜行当③鸣天鼓，无至限数也，辟百鬼邪④。凡鬼畏啄齿之声，是故不得犯人。今按：《大清经》云：天鼓谓齿也。

《养生要集》云：《中经》曰：爪，筋之穷也。爪不数截，筋不替。

《千金方》云：凡寅日剪手甲，午日剪足甲。今按《唐临脚气论》云：丑日手甲、寅日足甲，割之。

《养生要集》云：《中经》曰：人不欲数沐浴，数沐浴动血脉，引外气。

又云：饱食即沐发者，作头风病。

又云：青牛道士曰：汗出不露卧及澡浴，使人身振⑤及寒热，或作风疹。

又云：新沐头未干不可以卧，使人头重身热，及得头风烦满。

又云：《抱朴子》云：月宿东井，日可沐浴，令人长生无病。

又云：正月十日人定时，二月八日黄昏时，三月六日日入时，四月七日日昳时，五月一日日中时，六月廿七日日食⑥时，七月廿五日小食时，八月廿五日日出时，九月廿日鸡三鸣时，十月十八日鸡始鸣时，十一月十五日过夜⑦时，十二月十三日夜半时，闰月视日入中时。可沐浴，得神明恩，除百病。

又云：道士斋戒，沐浴兰菊花汤，令人老寿。

又云：常以春三月旦沐更生，夏三月旦沐周盈，秋三月旦沐日精，冬三月旦沐长生。常用阴日沐浴之，增寿三百年。谓不服⑧但沐

浴也。服之者，延寿无已。今按：《大清经》云：更生者，菊之始生苗也。周盈者，菊之茎也；日精者，菊华也。长生者，菊根也。又《虾蟆经》云：甲丙戊庚壬，皆阳日也；乙丁己辛癸，皆阴日也。

又云：凡人常以正月二日、二月三日、三月六日、四月八日、五月一日、六月廿一日、七月七日、八月八日、九月廿日、十月八日、十一月廿日、十二月卅日，取枸杞煮汤沐浴，益人光色，八九十颜色如年少之时，不老不病。

《延寿赤书》云：至甲子及朔日，当沐浴。

《千金方》云：恒欲晦日沐，朔日浴⑨。

又云：居家不欲数沐浴，必须密室，室不得大热，亦不得大冷，大热大冷皆生百病。冬沐不得使汗出，沐浴后不得触风冷。饥忌浴，饱忌沐⑩，浴讫须进少许食饮乃出。

又云：新沐讫，勿以当风，勿以湿结之，勿以湿头卧，使人得头风眩闷，发颓面黑⑪，齿痛耳聋。

又云：热泔洗头，冷水灌⑫，亦作头风。饱饥沐发⑬，亦作头风。夜沐发，不食而卧，令心虚，饶汗多梦。

又云：炊汤经宿，洗人体成癣，洗面无光⑭，作鼾黯疮。

又云：凡夫妻，不同日沐浴。

---

① 漱：原作"嗽"，旁校作"嗽"，今据文义改。下仿此。

② 建：《颜氏家训》卷五《养生》作"叩"。

③ 当：《延寿赤书》作"常"。

④ 邪：《延寿赤书》"邪"下有"魅"字。

⑤ 振：通"震"，颤动。

⑥ 日食：疑当作"食时"，即"朝食"，吃早饭的时间，以地支命名，称之为"辰时"。

⑦ 夜："夜"下恐脱"半"字。

⑧ 服：原作"能"，据旁校改。

⑨ 晦日沐，朔日浴：《千金方》卷二十七第三"沐""浴"二字互置，作"晦日浴，朔日沐"。

⑩ 沐：原"沐"上有"浴"字，已经点删，旁校云："正本无之。"今检《千金方》卷二十七第三无"浴"字，从删。

⑪ 发颓面黑：《千金方》卷二十七第三"颓"作"秃"，似是。"黑"字原脱，据《千金方》补。

⑫ 灌：《千金方》卷二十七第三作"濯"，"濯"下有"之"字，无下"亦"字，似是。

⑬ 饱饥沐发：《千金方》卷二十七第三作"饮水沐头"。

⑭ 无光：《千金方》卷二十七第三"光"下有"洗脚即疼痛"五字。

《大清经》云：新沐讫，不得露头傍河游观，亦为大风。

《枕中方》云：勿十一月十日沐浴。

《养生志》云：诸深山有陂①水久停者，喜有沙虱，不中沐浴。

《养生要集》云：凡远行途中，逢河水勿洗面，生乌奸。状如乌卵之色斑也。

用气第四

《抱朴子》云：一人之身，一国之象也。胸腹之位，犹宫室也；四肢之列，犹郊境也；骨节之分，犹百官也；神犹君也，血犹臣也，气犹民也。故知治身，则能治国也。夫爱其民，所以安其国；吝②其气，所以全其身。民散则国亡，气竭则身死也③。是以至人修④未起之患，治未病之疾，医之于无事之前，不追之于既逝之后。民难养而易危也，气难清而易浊也。故审威德所以保社稷，割嗜欲所以固血气。然后真一存焉，三七⑤守焉，百害却焉，年寿延焉。

《养生要集》云：卤公云：人在气中，如鱼在水。水浊则鱼瘦，气昏则人疾。浊者非独天气昏浊，但思虑萦心，得失交丧，引粗蹇⑥，亦名为浊也。

又云：彭祖云：人之爱气，虽不知方术，但养之得宜，常寿百廿岁。不得此者，皆伤之也。小复晓道，可得二百四十岁。复能加之，可至四百八十岁。

又云：《服气经》云：道者，气也。宝气则得道，得道则长存。神者，精也。宝精则神明，神明则长生。精者，血脉之川流，守骨灵神也。精去则骨枯，骨枯则死矣。是以为道者，务宝其精。从夜半至日中为生气，从日中至夜半为死气。常以生气时正偃卧，瞑目握固，握固者，如婴儿拳⑦手，闭气不息，于心中⑧数至二百，乃口吐气出之，日增息。如此身神俱，五脏安。能闭气，数至二百五十，华盖美，华盖者，眉也。耳目聪明，举身无病，邪不干人也。

又云：行气者，先除鼻中毛，所谓通神路，常人又利喘也。

又云：行气闭气虽是治身之要，然当先达解其理空，又宜虚⑨，不可饱满。若气有结滞，不得宣流，或致发疮，譬如泉源，不可壅遏不通。若食生鱼、生虫、生菜、肥肉，及喜怒忧恚不除而行气，令人发上气。凡欲修此，皆以渐。

又云：《元阳经》云：常以鼻纳气，含而漱⑩，漏舌料唇齿咽之，一日夜⑪得千咽甚良。当少饮食，饮食多气逆，百脉闭，闭则气不行，气不行则生病也。

又云：《老子尹氏内解》曰：唾者，凑为醴泉，聚为玉浆，流为华池，散为精液，降为甘露。故口为华池，中有醴泉，漱⑫而咽之，溉脏润身，流利百脉，化养万神，肢节毛发，宗之而生也。

又云：《养生内解》云：人能终日不唾，含枣而咽之，令人爱气生津液，此大要也。

又云：刘君安曰：食生吐死，可以长存。谓鼻纳气为生，口吐气为死。凡人不能服气，从朝至暮，常习不息，修而舒之。

又云：常令鼻纳口吐，所谓吐故纳新也。现世人有能以鼻吹笙、以鼻饮酒者，积习所能，则鼻能为口之所为者。今习以口吐鼻纳，尤易鼻吹鼻饮也。但人不能习，习不能久耳。

---

① 陂(bēi)指池沼湖泊。

② 吝：《抱朴子内篇》卷十八《地真》作"养"，《千金方》卷二十七第一引《抱朴子》作"惜"。

③ 身死也：《抱朴子内篇》卷十八《地真》、《千金方》卷二十七第一引此下并有"死者不可生也，亡者不可存也"十二字。

④ 修：《抱朴子内篇》卷十八《地真》、《千金方》卷二十七第一引并作"消"。

⑤ 三七：《千金方》卷二十七第一引作"三一"。

⑥ 引粗蹇：《札记》曰："此句文义未详，疑有讹脱。"

⑦ 拳：原作"捲"，今改为通用字。

⑧ 中："中"字原脱，据旁校补。

⑨ 又宜虚：《札记》曰："此句上下恐有讹误。"

⑩ 漱：原作"嗽"，今改为通用字。

⑪ 夜："夜"字原脱，据旁校补。

⑫ 漱：原作"嗽"，"嗽"字形讹，今改为通用字。

又云:彭祖云:和神导气之道,当得密室闲房,安床暖席,枕高二寸五分,正身偃卧眠[1]目,闭气息于胸膈,以鸿毛著鼻口上而鸿毛不动,经三百息,耳无所闻,目无所见,心无所思,寒暑不能害,蜂虿[2]不能毒,寿三百六十,此真人也。若不能无[3]思虑,当以渐除之耳。不能猥[4]闭之,稍稍学之。起于三息五息七息九息而一舒气,寻[5]复吸之。能十二息不舒,是小通也。百廿不息,是大通也。

又云:当以夜半之后,生气之时,闭气以心中数数,令间不容间,恐有误乱,可并以手下筹,能至千则去仙不远矣。吐气令入多出少,常以鼻取之,口吐之。

又云:若天雾、恶风、猛寒、大热,勿取气,但闭之而已。微吐,寻复闭之。

又云:行气欲除百病,随病所有念之。头痛念头,足痛念足,使其愈和,气往攻之。从时至时,便自消矣。此养生大要也。

《大清经》云:夫气之为理,有内有外,有阴有阳。阳气为生,阴气为死。从夜半至日中,外为生气;从日中至夜半,内为死气。

凡服气者,常应服生气,死气伤人。外气生时,随欲服便服,不必待当时也。取外气法:鼻引生气入,口吐死气出,慎不可逆,逆则伤人。口入鼻出,谓之逆也。从日中至夜半,生气在内。服法:闭口目,如常喘息,令息出至鼻端,即鼓两颊,引出息,还入口,满口而咽,以足为度,不须吐也。

又云:甘始[6]服六戊法:常以朝暮,先甲子旬起,向辰地,舌料上下齿,取津液周旋,三至而一咽,五咽止。次向寅,亦如之。周于六戊,凡卅咽止。

又云:郄俭[7]服六戊法:起甲子日,竟旬恒向戊辰咽气,甲戌旬则恒向戊寅咽,六旬效此。

又云:服五星精法:春夏秋冬及四季月,各向建各存其星,气大如指,随其色来入口,又各存脏中,色气亦如此。上出口,便含咽吞之,复更吸吞数毕止,日三,初三九,次三七,后三五也。春起平旦,次日中、日入;夏日出、

日入[8];秋日入、人定、鸡鸣;冬夜半、日出、日中,一云日入。四季各依王时[9],起至间中,三七至冲,并舒手足,张口引之,时三五。

又云:取气法,从鼻中引入,口中[10]吐出,慎不可逆,逆则伤人。口入鼻出之,逆也。服法:正身仰卧,下枕,令与身平,握固,以四指把大指握固也。要令床敷厚褥[11],平正直身,两脚相去五寸,舒两臂,令去身各五寸。安身体,定气息,放身如委衣床上,谓之大委气法也。然后徐徐鼻中引气,鼓两颊令起,徐徐微引气入颊中,亦勿令顿满也。满则还出,出则咽难,恒令内虚,虚则复得更引。若气先调者,微七引入口一咽;气先未调者,五引可咽,三引亦可咽,咽时小动舌,令气转,然后咽。咽时勿使鼻中气泄也,气泄则损人。

又云:取气时僵卧[12],直两手脚,握固,两脚相去,两手各去身五寸,闭目闭口,鼻中引气,从夜半初服九九八十一咽,鸡鸣八八六十四咽,平旦七七四十九咽,日出六六卅六咽,食时五五廿五咽,禺中四四十六咽。

又云:初服气气粗未调,量能否,应一引一咽一吐,或二咽一吐,或三咽一吐。若气小调,三引一咽一吐,或二咽一吐,或三咽一吐。气渐渐调,五引一咽一吐,或二咽一吐,或三咽一吐。居平好也,又七引一咽一吐,或二咽一吐,至三咽一吐,此气极调善也。

又云:凡服气及符水断谷[13],皆须山居静处,安心定意,不可令人卒有犯触,而致惊忤

① 眠:《千金方》卷二十七第五作"瞑"。

② 虿:原作"蛎",据文义改。

③ 无:原作"元",据文义改。

④ 猥:多。

⑤ 寻:随即,不久。

⑥ 甘始:后汉方士。

⑦ 郄俭:汉末方士。

⑧ 日入:"日"字原脱,据旁校补。按循上下文义文例,"日入"下疑有脱文。

⑨ 王时:即"旺时"。

⑩ 口中:此二字原误倒,据文义乙正。

⑪ 褥:疑当作"褥"。

⑫ 僵卧:仰卧。

⑬ 谷:原作"穀",繁体字形似而误,据文义改。

者,皆多失心。初为之十日廿日,疲极消瘦,头眩足弱,过此乃渐渐胜耳。若兼之以药物,则不乃虚惙也。例不欲多言笑举动,亡精费气,最为大忌。

《千金方》云:调气方治万病大患,百日即生眉发也。凡调气之法,夜半后、日中前,气生得调;日中后、夜半前,气死不得调。调气时,仰卧,床铺厚软,枕高下共身平,舒手展脚,两手握大拇指节,去身四五寸,两脚相去四五寸①,引气从鼻入腹②,足即停止,有力更取,久住气闭,从口细细吐出尽,还从鼻细细引入。

又云:每旦初起,面向午,展两手于膝上,心眼观气,上③入顶,下达涌泉,旦旦如此,名曰送④气,常以鼻引气,口吐气,微吐不得开口⑤,复欲得出气少,入气多。

导引第五

《养生要集》云:《宁先生导引经》云:所以导引,令人肢体骨节中诸恶气皆去,正气存处矣。

《太素经》杨上善云:导引谓熊⑥颈鸟伸、五禽戏等,近愈痿蹷万病,远取长生久视也。

《华佗别传》云:佗尝语吴普⑦云:人欲得劳动,但不当自极耳。体常动摇,谷气得消,血脉流通,疾则不生。卿见户枢,虽用易腐之木,朝暮开闭动摇,遂最晚朽。是以古之仙者赤松、彭祖之为导引,盖取于此。

《养生要集》云:率导引常候天阳和温,日月清静时,可入室。甚寒甚暑,不可以导引。

又云:《导引经》云:凡导引调气养生,宜日别三时为之,谓卯、午、酉时,临欲导引,宜先洁清。

又云:道人刘京⑧云:人当朝朝服玉泉⑨,使人丁壮,有颜色,去虫⑩而坚齿。玉泉者,口中唾也。朝未起,早漱⑪漏之⑫满口,乃吞之。辄啄⑬齿二七过,如此者二乃止⑭,名曰练精。

又云:《养生内解》云:常以向晨摩指少阳令热,以熨目,满二七止。

又云:常以黄昏指目四眦,名曰存神光满。

又云:拘魂门、制魄户,名曰握固,令人魂魄安。魂门魄户者,两手大拇指本内近爪甲也。此固精、明目、留年、还白之法。若能终日握之,邪气百毒不得入。握固法:屈大拇指著四小指内抱之。积习不止,眠中亦不复开。一说云令人不厌魅。

又云:常以向晨摩目毕,琢齿卅六下,以舌熟料二七过,漱漏口中津液,满口咽之,三过止。亦可二七琢齿,一琢一咽,满三止。

又云:旦起东向坐,以两手相摩令热,以手摩额上至顶上,满二九止,名曰存泥丸。

又云:清旦初起,以两手叉两耳,极上下之,二七之⑮,令人耳不聋。

又云:摩手令热,以摩面,从上下,止邪气,令面有光。

又云⑯:令人摩手令热,当摩身体,从上

---

① 四五寸:《千金方》卷二十七第五此下有"数数叩齿饮玉浆"七字。
② 入腹:"腹"字原脱,据《千金方》卷二十七第五补。
③ 上:"上"字原脱,据《千金方》卷二十七第二补。
④ 送:《千金方》卷二十七第二作"迎"。
⑤ 微吐不得开口:此六字原为小字,据文义改为大字。
⑥ 熊:原作"罴",据旁校改。
⑦ 吴普:三国时医家,华佗弟子。
⑧ 刘京:《千金方》卷二十七第一引作"蒯京"。按作"刘京"似不误,葛洪《神仙传》卷七作"刘京"。刘京,汉人,从邯郸张君学道。
⑨ 玉泉:《千金方》卷二十七第一"泉"下有"琢齿"二字。
⑩ 去虫:《神仙传》卷七《刘京》、《千金方》卷二十七第一并作"去三虫"。
⑪ 漱:原作"嗽","嗽"之形误,"嗽"通"漱"。《千金方》卷二十七第一作"嗽",《神仙传》卷七《刘京》作"漱"。今改作通用字。下皆仿此。
⑫ 漏之:《神仙传》卷七《刘京》作一"液"字,《千金方》卷二十七第一作"津令"二字。
⑬ 辄啄:原作"辄辄喙",据文义改。《神仙传》卷七《刘京》、《千金方》卷二十七第一并作一"琢"字。
⑭ 二乃止:《神仙传》卷七《刘京》作"三乃止",《千金方》卷二十七第一作一"乃"字,连下读。
⑮ 之:疑当作"止"。
⑯ 又云:此下二十二字原脱,据旁校补。

至下,名曰干浴,令人胜风寒时气,热头痛疾皆除。

《服气导引抄》云:卧起先以手巾若厚帛拭项中四面及耳后,皆使圆匝①温温然也。顺发摩头,若理栉之,无在也。谓卧初起先宜向壬行此法,竟乃为收②手及诸事。

《千金方》云:自按摩法:日三遍,一月后百病并除,行及走马,此是婆罗门法。

一、两手相捉向戾③,如洗手法。

一、两手浅相叉,翻覆向胸。

一、两手相捉,共按髀④。左右同。

一、两手相重按髀,徐徐戾身⑤。

一、如⑥挽五石弓力⑦。左右同。

一、作拳向前筑⑧。左右同。

一、如拓石法。左右同。

一、以拳却顿,此是开胸。左右同。

一、大坐殿⑨身,偏敧⑩如排山⑪。

一、两手抱头,宛转髀上,此是抽胁。

一、两手捥⑫地,缩身曲脊,向上三举。

一、以手反⑬捶背上。左右同。

一、大坐曳脚,三用当相手反制向后⑭。左右同。

一、两手拒地回顾,此是虎视⑮。左右同。

一、立地反捥⑯三举。

一、两手急相叉,以脚踏手中。左右同。

一、起立以脚前后踏⑰。左右同。

一、大坐曳脚⑱,用当相手拘⑲所曳脚,著膝上⑳,以手按之。左右同。

凡一十八势,但老人日别能依此法三遍者,如常补益,延年续命,百病皆除,能食,眼明轻健,不复疲。

又云㉑:每日恒以手双向,上招下傍,下傍招前招后下,又反手为之。

又云:人无问有事无事,恒须日别一度遣人踏背㉒及四肢颈㉓项。苦令熟踏,即风气时气不得著人。此大要妙,不可具论之。

《唐临脚气论》云:每旦展脚坐,手攀脚七度,令手著指,渐至脚心,极踏手,用力攀脚,每日如此,脚气亦不能伤人。

《苏敬脚气论》云:夏时膝理开,不宜卧眠,眠觉令人捼按,勿使邪气稽留,数劳动开节,常令通畅,此并养生之要,提拒风邪之法也。

行止第六

《千金方》云:凡人有四正:行正、坐正、立正、言正。饥须止,饱须行。

又云:凡行立坐,勿背日月㉔。

又云:寒跏趺㉕坐,暖舒脚眠,峻坐以两足作八字,去冷,治五痔病。

又云:或行及乘马,不用回顾,回顾则神

---

① 圆匝:周遍。

② 收:安政本作"扠"。

③ 向戾:《千金方》卷二十七第四作"纽搤",义胜。按"戾"通"搤"。

④ 髀:《千金方》卷二十七第四作"胫"。

⑤ 戾身:《千金方》卷二十七第四"戾"作"搤","身"下有"左右同"三字。

⑥ 如:《千金方》卷二十七第四"如"上有"一手"二字。

⑦ 弓力:《千金方》卷二十七第四乙作"力弓"。

⑧ 筑:在此有"捣"义。

⑨ 殿:《千金方》卷二十七第四作"斜"。

⑩ 敧:斜。

⑪ 山:《千金方》卷二十七第四"山"下有"左右同"三字。

⑫ 捥:《千金方》卷二十七第四作"据"。

⑬ 反:"反"字原脱,据旁校补。

⑭ 大坐曳脚,三用当相手反制向后:《千金方》卷二十七第四作"大坐伸两脚,即以一脚向前虚掣"。

⑮ 视:《千金方》卷二十七第四"视"下有"法"字。

⑯ 捥:《千金方》卷二十七第四"捥"下有"身"字。

⑰ 踏:《千金方》卷二十七第四"踏"上有"虚"字。

⑱ 曳脚:《千金方》卷二十七第四作"伸两脚"。下"曳"字作"伸"。

⑲ 拘:《千金方》卷二十七第四作"勾"。

⑳ 上:《千金方》卷二十七第四作"中"。

㉑ 又云:此条文义不顺,疑有脱误。检《千金方》卷二十七第五有"以手左托右托,上托下托,前托后托"之句,此疑当作"每日恒以双手招上招下,招左招右,招前招后,又反手为之",或作"每日恒以手双向,上招下傍,招前招后,又反手为之","下傍"下衍"下傍"二字,"招后"下衍"下"字。待考。

㉒ 背:《千金方》卷二十七第三作"脊背"。

㉓ 颈:《千金方》卷二十七第三作"头"。

㉔ 日月:《千金方》卷二十七第七"日"下无"月"字,有"吉"字。

㉕ 跏趺:佛家修禅坐法,"结跏趺坐"的略称。

去人。

《养生志》云：旦起勿交臂膝上坐，凶。

卧起第七

《养生要集》云：《内解》曰：卧当正偃，正四肢，自安，无侧无伏，无劬无倾，常思五脏内外昭明。欲卧，无以人定时加亥，是时天地人万物皆卧，为一死，与鬼路通，人皆死吾独生矣。欲卧，常以夜半时加子，是时天地人万物皆卧寝，为一生，生气出还，不与人同。卧息常随四时八节，春夏早起，与鸡俱兴；秋冬晏起，必得日光。无逆之，逆之则伤。

《千金方》云：春欲冥①卧早起，夏及秋欲偃息②，侵夜乃卧早起，冬欲早卧而晏起，皆益人。虽云早起，莫在鸡鸣前。虽言晏起，莫在日出后。

又云：人卧，春夏向东，秋冬向西，此为常法。

又云：暮卧常习闭口，口开即失气，又邪恶从③入。

又云：屈膝侧卧，益人气力，胜正偃卧。

又云：睡不厌踧④，觉不厌舒。凡人舒睡则有鬼物魇邪得便，故逐觉时乃可舒耳。

又云：丈夫头勿北首卧，卧勿当梁⑤脊下，卧讫勿留灯烛，令魂魄及六神不安，多愁怨。

又云：行作鹅王步，眠作狮子眠⑥。右胁著地屈膝⑦。

又云：凡眠，先卧心，得卧身⑧。

又云：人卧一夜，作五覆⑨，恒遂更转。

又云：人卧讫，勿张口，久成消渴，及失血色。

又云：不得昼眠，令人失气。

又云：夜卧勿覆其头，得长寿。

又云：夜卧当耳勿有孔，吹耳聋⑩。

《枕中方》云：勿以冬甲子夜眠卧。

《千金方》云：凡人魇⑪，勿燃明唤之，定厌⑫死不疑，暗唤之吉，亦不得近而急唤。

又云：人眠，勿以脚悬踏高处，久成肾水

及损房，足冷。

又云：夏不用屋上露面卧，令面皮肤⑬喜成癣。一云面风⑭。

又云：人头边勿安火炉，日别承⑮火气，头重目睛赤⑯及鼻干。

言语第八

《养生要集》云：《中经》曰：人语笑欲令至少，不欲令声高，声高由于论义理，辨是非，相嘲调，说秽慢，每至此，会当⑰虚心下气，与人不竞。若过语过笑，损肺伤肾，精神不定。

《千金方》云：冬日正⑱可语不可言。自言曰言，答人曰语。有人来问，不可不答⑲，不可发也⑳。

又云：冬日触冷行，勿大语言开口。

又云：语作含钟声。

又云：行不得语，欲语须作立㉑乃语。行

---

① 冥：《千金方》卷二十七第二作"晏"。
② 偃息：《千金方》卷二十七第二无此二字。
③ 从：《千金方》卷二十七第二"从"下有"口"字。
④ 踧：指收紧身体侧睡。
⑤ 梁：《千金方》卷二十七第二作"舍"。
⑥ 眠：《千金方》卷二十七第二作"卧"。
⑦ 右胁著地屈膝：《千金方》卷二十七第二作"右肱胁著地坐脚"。
⑧ 得卧身：《千金方》卷二十七第二作"后卧眠"。
⑨ 作五覆：《千金方》卷二十七第二作"当作五度反覆"。
⑩ 吹耳聋：仁和寺本"吹"下有"其"字。《千金方》卷二十七第二作"吹入即耳聋"。
⑪ 魇：原作"厌"，据《千金方》卷二十七第二改。
⑫ 厌：《千金方》卷二十七第二无"厌"字。
⑬ 皮肤：《千金方》卷二十七第二"肤"下有"厚"字。
⑭ 一云面风：《千金方》卷二十七第二作"或作面风"，大字正文。
⑮ 别承：《千金方》卷二十七第二作"久引"。
⑯ 睛赤：《千金方》卷二十七第二乙作"赤睛"。
⑰ 会当：应当。
⑱ 冬日正：《千金方》卷二十七第二作"冬至日止"。
⑲ 不答：原"答"上脱"不"字，据仁和寺本补，与《千金方》卷二十七第二合。
⑳ 不可发也：《千金方》卷二十七第二作"自不可发言也"。按此上诸小字注文，《千金方》作大字正文。
㉑ 作立：《千金方》卷二十七第二作一"住"字。

语①令人失气。

又云：纵②读诵言语，常想声在气海中。脐下也。

又云：旦起欲得专言善事，不欲先计钱财。

又云：旦下床勿叱吒吐呼③，勿恶言。

又云：旦勿嗟叹。

又云：凡清旦恒言善事，闻恶事即向所来方三唾之，吉。

又云：日初入后勿言语读诵，必有读诵，宁待平旦。

又云：寝不得语。言五脏如钟磬，不悬不可出声。

又云：夜梦④不可说之，旦以水向东方潠之。咒曰：恶梦著草木，好梦成宝玉，即无咎。

又云：梦之善恶，勿说之⑤。

《养生志》云：旦起勿言奈何，亦勿歌啸，名曰请福吉。

又云：眠讫勿大语，损气少气力。

又云：眠时不得歌咏，歌咏不祥⑥事起。

《枕中方》云：夫学道者，每事欲密，勿泄一言，一言辄减一算。一算三日也。

服用第九

《太素经》云：岐伯曰：衣服亦⑦欲适寒温，寒无凄凄，暑无出汗。

《养生要集》云：青牛道士曰：春天天气虽阳暖，勿薄衣也。常令身辄辄微汗乃快耳。

《千金方》云：衣服器械勿用珠玉金宝，增长过失。

又云：春天不可薄衣，令人得伤寒霍乱，不消食，头痛。

又云：春冰⑧未泮⑨，衣欲下厚上薄，养阳收阴，继世长生。

又云：湿衣及汗衣，皆不可久著，令人发疮及风瘙。大汗能易衣佳，不易者，急粉身⑩，不尔令人小便不利。

又云：旦起衣有光者，当户三振之。咒云：殃去，殃去。吉。

《养生志》云：旦起著衣反者，更正著，吉。

又云：旦起衣带抱⑪人或结，三振云：殃去，殃去。吉。

又云：高枕远唾损寿。

《本草食禁杂法》云：勿向北冠带，大凶。

居处第十

《养生要集》云：《河图》帝视萌曰：违天地者，凶。顺天时者，吉。春夏乐山高处，秋冬居卑深藏，吉利多福，老寿无穷。

《千金方》云：凡居处不得绮美华丽，令人贪婪无厌，损志⑫。但令雅素净洁，免风雨暑湿为佳。

又云：凡人居止之室，必须周密，勿令有细隙，致有风气得入，久而不觉，使人中风。

又云：觉室有风，勿强忍久坐，必须起行避之。

又云：凡墙北勿安床，勿面向⑬坐久思，不祥起。

又云：上床先脱左足。

又云：凡在家及行⑭卒逢大飘⑮风、暴雨⑯、大雾者，此皆是诸龙鬼神行动经过所致，宜入室闭户，烧香静坐，安心以避，待过后

---

① 行语：《千金方》卷二十七第二"语"下有"则"字。按此下诸字，《千金方》作大字正文。

② 纵：《千金方》卷二十七第二作"凡"。

③ 勿叱吒吐呼："吐"字似有圈删痕迹，《千金方》卷二十七第七作"勿嗔怒，勿叱咄呼"。

④ 夜梦：《千金方》卷二十七第二作"夜恶梦"。

⑤ 勿说之：《千金方》卷二十七第二作"并勿说为吉"。

⑥ 祥：原作"详"，形误，据仁和寺本改。

⑦ 亦：原误作"且"，据《太素》卷二《顺养》改。

⑧ 冰：《千金方》卷二十七第二作"冻"。

⑨ 泮：溶解。

⑩ 急粉身：《千金方》卷二十七第二作"急洗之"。

⑪ 抱：仁和寺本作"拖"。

⑫ 损志：《千金方》卷二十七第二作"乃患害之源"。

⑬ 向：《千金方》卷二十七第二作"北"。

⑭ 行：《千金方》卷二十七第三"行"上有"外"字。

⑮ 飘：疑当作"飙"

⑯ 暴雨：《千金方》卷二十七第三"雨"下有"震电昏暗"四字。

乃出，不尔损人。或当时虽未有苦，于后不佳。

又云：家中有经像者，欲行来先拜之，然后拜尊长。

又云：凡遇①神庙②，慎勿辄入，入必恭敬，不得举目恣意顾瞻，当如对严君焉，乃享其福耳。

《延寿赤书》云：南岳夫人云：卧床务高，高则地气不及，鬼吹不干③。鬼气侵人，常依地面向上。床高三尺六寸，而鬼气不能及也。

杂禁第十一

《养生要集》云：《神仙图》云：禁无施精，命夭；禁无大食，百脉闭；禁无大息，精漏泄；禁无久立，神绻④极；禁无大温，消髓骨；禁无大饮，膀胱急；禁无久卧，精气厌⑤；禁无大寒，伤肌肉；禁无久视，令目瞑；禁无久语，舌枯竭；禁无久坐，令气逆；禁无热食，食伤五气；禁无咳唾，失肥汁；禁无恚怒，神不乐；禁无多眠，神放逸；禁无寒食，生病结；禁无出涕，令涩溃；禁无大喜，神越出；禁无远视，劳神气；禁无久听，聪明闭；禁无食生，害肠胃；禁无叫呼，惊魂魄；禁无远行，劳筋骨；禁无久念，志恍惚；禁无酒醉，伤生气；禁无哭泣，神悲感；禁无五味，伤肠胃；禁无久骑，伤经络。廿八禁，天道之忌，不避此忌，行道无益。

又云：《中经》云：射猎鱼捕搏，喜而大唤者，绝脏气，或有即恶者，复令当时未觉，一年二年后⑥发病，良医所不治。

《抱朴子》云：才所不逮，而困思之，伤也。力所不胜，而强举之，伤也。深忧重恚⑦，伤也。悲哀憔悴，伤也。喜乐过差⑧，伤也。汲汲⑨所欲，伤也。戚戚所患，伤也。久谈言笑，伤也。寝息失时，伤也。挽弓引弩，伤也。沉醉呕吐，伤也。饱食即卧，伤也。跳走喘乏，伤也。唤⑩呼哭泣，伤也。阴阳不交，伤也。积伤至尽早已，尽早已非道也⑪。是以养生之方，唾不延⑫远，行不疾步，耳不极听，目不久⑬视，坐不至久，卧不及疲⑭。先寒而衣，先热而解。不欲极饥而食，食不可过饱；不欲极渴而饮，饮不可过多。凡食过则结积聚，饮过则成痰癖也。不欲甚劳，不欲甚逸，不欲流汗，不欲多唾，不欲奔车走马，不欲极目远望，不欲多啖生冷，不欲饮酒当风，不欲数数沐浴，不欲广志远愿，不欲规造异巧。冬不欲极温，夏不欲穷凉。不欲露卧星下，不欲眠中见扇⑮。大寒大热，大风大雾，皆不欲冒之。

又云：或云：敢问欲修长生之道，何所禁忌。抱朴子曰：禁忌之至急者，不伤不损而已。按《易内戒》及《赤松子经》及《河图纪命符》皆云：天地有司过之神，随人所犯轻重，以夺其算。诸应夺算⑯，有数百事，不可具论。若乃憎善好杀，口是心非，背向异辞，反

---

① 遇：旁校作"过"。

② 庙：原作"廨"，乃"廟"之形误，"廟"同"庙"，今据文义改。

③ 干：《延寿赤书》作"侵"，"侵"下有"不尔"二字，属下读。

④ 绻：仁和寺本作"倦"。

⑤ 厌：通"压"，抑制。

⑥ 后：仁和寺本作"复"。

⑦ 恚：《太平御览》卷六百六十八作"怨"。

⑧ 过差：过度。

⑨ 汲汲：原作"吸吸"，形误，据《抱朴子内篇》卷十三《极言》、《千金方》卷二十七第一引《抱朴子》改。

⑩ 唤：《抱朴子内篇》卷十三《极言》、《千金方》卷二十七第一并作"欢"。

⑪ 积伤至尽早已，尽早已非道也：此十二字，《抱朴子内篇》卷十三《极言》作"积伤至尽则早亡，早亡非道也"，《千金方》卷二十七第一引作"积伤至尽，尽则早亡，尽则非道也"。

⑫ 延：《抱朴子内篇》卷十三《极言》作"及"，《千金方》卷二十七第一引作"至"。

⑬ 久：《千金方》卷二十七第一引作"极"。

⑭ 坐不至久，卧不及疲："坐不至久"原作"坐不至疲"，据《抱朴子内篇》卷十三《极言》改。《千金方》卷二十七第一此八字作"坐不久处，立不至疲，卧不至 "。

⑮ 见扇：《抱朴子内篇》卷十三《极言》作"见肩"，《千金方》卷二十七第一引作"用扇"。

⑯ 算：《抱朴子内篇》卷六《微旨》"算"下有"者"字。

反戾直正①,虐害其下,欺罔②其上,叛其所事,受恩不感,弄法受赂,纵曲枉直,废公为私,刑加无辜,破人之家,收人之宝,害人之身③,取人之位,侵克贤者,诛降戮服④,谤讪⑤仙圣,伤残道士,弹射飞鸟,刳胎破卵,春夏燎猎,骂詈神灵,教人为恶,弊人之善,减人自益,危人自安,佻⑥人之功,坏⑦人佳事,夺人所爱,离人骨肉,辱人求胜,取人长钱⑧,决水放火,以行⑨害人,迫胁尪弱,以恶易好,强取强求,虏掠致富,不公不平,淫逸倾邪,凌劣⑩暴寡,拾遗取侈⑪,欺绐⑫诳诈,好说人私⑬,持人长短,招⑭天援地,祝诅求直,假借不还,换贷不偿,求欲无已,憎距⑮忠信,不顺上命,不敬所师,笑人作佳⑯,败人果⑰稼,损人器物,以穷人用,以不清洁饮食⑱他人,轻称小斗,狭幅⑲短度,以伪杂真,采取奸利,诱人取物,越井跨灶,晦歌朔哭。此一句⑳,辄是一罪,随事轻重,司命夺其算纪,算纪尽则人死。若算纪未尽而自死㉑,殃及子孙也。

《千金方》云:养生之道,莫久行、久立、久卧、久坐、久听、久视,莫再食㉒、莫强食、莫强醉㉓、莫举重、莫忧思、莫大怒、莫悲愁、莫大欢㉔、莫跳踉㉕、莫多言、莫多笑、莫汲汲㉖于所欲、莫情情㉗怀忿恨,皆损寿命。若能不犯,则长生也㉘。

又云:一日之忌,夜㉙莫饱食;一月之忌,暮㉚莫使醉;一岁之忌,暮勿远行;终身之忌,莫㉛燃烛行房。

又云:凡人心有所爱,不用深爱;心有所憎,不用深憎;并皆损性伤神。亦不可深赞,亦不可深毁,常须运心于物平等,如觉偏颇,寻即改正之。

又云:凡冬月忽有大热之时,夏忽有大凉之时,皆勿爱㉜之。有患天行时气者,皆由犯此。

又云:冬月天地闭㉝,血气藏㉞,人不可劳作出汗,发泄阳气,损人。

又云:凡忽见龙蛇,勿兴心惊怪之,亦勿注㉟意瞻视;忽见光㊱怪变异事,即强抑勿怪之。谚㊲云:视怪不怪,怪自坏也。

又云:凡见姝妙美女,慎勿熟视而爱之,此当是魑魅之物,令人深爱也。无问空山旷野,稠人广众㊳,皆亦如之。

---

① 反戾直正:原"反"误作"及",据旁校改。"直"误作"真",据《抱朴子内篇》卷六《微旨》改。

② 罔:原作"内",仁和寺本旁校作"冈",按"冈"即"罔",《抱朴子内篇》卷六《微旨》作"罔",据改。

③ 之身:原"身"上脱"之"字,据仁和寺本补,与《抱朴子内篇》卷六《微旨》合。

④ 服:《抱朴子内篇》卷六《微旨》作"伏"。

⑤ 讪:仁和寺本作"讪",与《抱朴子内篇》卷六《微旨》合。

⑥ 佻:窃取。

⑦ 坏:原作"怀",据旁校改。

⑧ 取人长钱:《抱朴子内篇》卷六《微旨》"钱"下有"还人短陌"四字。

⑨ 行:《抱朴子内篇》卷六《微旨》作"术"。

⑩ 劣:《抱朴子内篇》卷六《微旨》作"孤"。

⑪ 侈:《抱朴子内篇》卷六《微旨》作"施"。

⑫ 绐:原作"殆",据《抱朴子内篇》卷六《微旨》改。

⑬ 私:"私"字原脱,据旁校补。

⑭ 招:《抱朴子内篇》卷六《微旨》作"牵"。

⑮ 距:《抱朴子内篇》卷六《微旨》作"拒"。按"距"通"拒"。

⑯ 佳:《抱朴子内篇》卷六《微旨》作"善"。

⑰ 果:《抱朴子内篇》卷六《微旨》作"苗"。

⑱ 食:《抱朴子内篇》卷六《微旨》作"饲"。

⑲ 幅:原作"幅",据《抱朴子内篇》卷六《微旨》改。

⑳ 此一句:《抱朴子内篇》卷六《微旨》作"凡此一事"。

㉑ 而自死:原"而"下有"不"字,据仁和寺本删,与《抱朴子内篇》卷六《微旨》合。

㉒ 莫再食:《千金方》卷二十七第二无此三字。

㉓ 醉:《千金方》卷二十七第二作"酒"。

㉔ 欢:《千金方》卷二十七第二作"惧"。

㉕ 跳踉:腾跃跳动。

㉖ 汲汲:心情急切貌。

㉗ 情情:旁校疑作"愤愤",《千金方》卷二十七第二作"悁悁"。按"悁悁",忧郁貌。

㉘ 则长生也:仁和寺本此下有"又云:养性之道,不欲饱食便卧,及终日久坐,皆损寿命"二十一字。

㉙ 夜:《千金方》卷二十七第二作"暮"。

㉚ 暮:《千金方》卷二十七第二作"晦"。

㉛ 莫:《千金方》卷二十七第二作"暮勿"。

㉜ 爱:《千金方》卷二十七第二作"受"。

㉝ 闭:《千金方》卷二十七第二"闭"上有"气"字。

㉞ 藏:《千金方》卷二十七第二作"伏藏"。

㉟ 注:原作"住",据《千金方》卷二十七第七改。

㊱ 光:《千金方》卷二十七第七作"鬼"。

㊲ 谚:《千金方》卷二十七第七作"咒"。

㊳ 广众:《千金方》卷二十七第七"众"下有"之中"二字。

又云：且勿嗔恚，勿对灶骂詈，且勿令发覆面，皆不祥。勿杀龟蛇，勿阴雾远行，勿北向唾①魁罡神，凶。勿腊日歌②舞，凶。勿塞故井及水渎，令人聋盲。

《本草食禁杂法》云：勿杀龟，令人短寿。

《养性志》云：诸空腹不用见臭尸，尸气入脾，舌上白黄起，口常臭。

又云：诸欲见死尸臭物，皆须饮酒。酒能避毒气。

《枕中方》云：勿与人争曲直，当减人算寿也。

又云：亥子不可唾，亡精失气，减损年命。

又云：凡甲寅庚辛日，是尸鬼竟乱精神躁秽之日也，不得与③妻同席，言语会面，必须清净，沐浴不寝，以警备之也。

又云：三月一日，不与妇人同处，大凶。

又云：八节日，勿杂处。

又云：勿以朔晦日怒。

又云：勿以正月四日北向杀生。

又云：四月八日，勿杀伐草木。

又云：勿以五月五日见血。

又云：勿六月六日起土。

又云：勿以七月七日念恶事。

又云：勿八月四日市诸附足之物。

又云：勿九月起床席。

又云：勿以十月五日罚贵人。

又云：勿以十二月晦日，三日内不斋，烧香念道也。

《朱思简食经》云：刀刃不得向身，大忌，令损人年寿。

《养生志》云：男夫勿跂井中，今古大忌。

又云：来横口舌。

又云：诸得重鞭杖创及发背者，产妇皆不用见之。

《延寿赤书》云：八节日当斋心谨④言，必从善事，慎不可以其日震怒及行威刑，皆天人之大忌。

《养身经》云：人有一不当、二不可、三愚、四惑、五逆、六不祥、七痴、八狂，不可犯之。

一不当：吉日与妇同床，一不当。今按：《周礼》云：一月之吉。注曰：吉，谓朔日也。

二不可：饱食精思，一不可；上日数下，二不可。今按：《尚书》云：正月上日受终于文祖。孔安国云：上日，朔日也。《正义》云：上日，言一岁日之上也。

三愚：不早立功，一愚；贪他人功，二愚；受人功，反用作功，三愚。

四惑：不早学道，一惑；见一道书，不能破坏，二惑；悦人妻，而贱己妻，三惑；嗜酒数醉，四惑。

五逆：小便向西，一逆；向北，二逆；向日，三逆；向月，四逆；大便仰头，视天日月星辰，五逆。

六不祥：夜起裸行无衣，一不祥；旦起瞋恚，二不祥；向灶骂詈，三不祥；举足纳火，四不祥；夫妇昼合，五不祥；盗恚师父，六不祥。

七痴：斋日食薰，一痴；借物元⑤功，二痴；数贷人功，三痴；吉日迷醉，四痴；与人净言，以身自诅，五痴；两舌自誉，六痴；诈欺父师，七痴。

八狂：私传经诫，一狂；得罪⑥怨天，二狂；立功已恨，三狂；吉日不斋，四狂；怨父师，五狂；读经慢法，六狂；同学仲⑦相奸，七狂；欺诈自称师，八狂。

医心方卷第廿七

---

① 北向唾：《千金方》卷二十七第七作"西北向唾"，"唾"下有"犯"字，属下读。

② 歌：原作"哥"，据《千金方》卷二十七第二改。

③ 与：旁校"与"下补"夫"字。

④ 谨：原作"谟"，据旁校改。按《延寿赤书》作"谋"。

⑤ 元：《札记》曰："'无'讹'元'。"

⑥ 罪：原作"死"，据旁校改。

⑦ 仲：原"仲"下补"义"字。《札记》曰："'仲'即'中'字，'义'字为后人所加，无者为是。"

医心方卷第廿八

从五位下行针博士兼丹波介丹波宿祢康赖撰

至理第一
养阳第二
养阴第三
和志第四
临御第五
五常第六
五征第七
五欲第八
十动第九
四至第十
九气第十一
九法第十二
卅法第十三
九状第十四
六势第十五
八益第十六
七损第十七
还精第十八
施泻第十九
治伤第廿
求子第廿一
好女第廿二
恶女第廿三
禁忌第廿四
断鬼交第廿五
用药石第廿六
玉茎小第廿七
玉门大第廿八
少女痛第廿九
长妇伤第卅

至理第一

《玉房秘诀》云：冲和子曰：夫一阴一阳谓之道，媾精化生之为用，其理远乎？故帝轩①之问素女，彭铿②之酬殷王，良有旨哉！

黄帝问素女曰：吾气衰而不和，心内不乐，身常恐危，将如之何？素女曰：凡人之所以衰微者，皆伤于阴阳交接之道尔。夫女之胜男，犹水之灭火。知行之如釜鼎，能和五味，以成羹臛。能知阴阳之道，志成五乐，不知之者，身命将夭，何得欢乐？可不慎哉！

素女云：有采女者，妙得道术。王使采女问彭祖延年益寿之法。彭祖曰：爱精养神，服食众药，可得长生。然不知交接之道，虽服药无益也。男女相成，犹天地相生也。天地得交会之道，故无终竟之限。人失交接之道，故有夭折之渐。能避渐伤之事，而得阴阳之术，则不死之道也。采女再拜曰：愿闻要教。彭祖曰：道甚易知，人不能信而行之耳。今君王御万机，治天下，必不能备为众道也。幸③多后宫，宜知交接之法。法之要者，在于多御少女而莫数泻精，使人身轻，百病消除也。

汉驸马都尉巫子都年百卅八，字④孝武⑤巡狩⑥见子都于渭水之上，头上有异气，匆匆⑦高丈余许。帝怪而问之，东方朔相⑧之对曰：此君有气通理天中，施行阴阳之术。上屏⑨左右，问子都，子都曰：阴阳之事，公中之私⑩，臣子所不宜言，又能行之者少，是以不

---

① 帝轩：即黄帝，黄帝号轩辕。
② 彭铿："彭"下原有一点，《札记》疑为重文号，今据文义删。按此一点非重文号，似为连接标记。"彭铿"即彭祖，彭祖名铿。
③ 幸：原作"事"，据旁校改。
④ 字：旁校引一本无。《札记》曰："'字'恐误衍。"
⑤ 孝武：《神仙传》卷八《巫炎》作"武帝"。
⑥ 狩：原作"将"，据文义改。《札记》曰："'狩'讹'将'。"
⑦ 匆匆：行色急促貌。
⑧ 相："相"字原脱，据旁校补。
⑨ 屏：屏退。亦作"摒"。
⑩ 私：旁校作"秘"。

敢告。臣受之陵阳子明①,年六十五矣②,行此术来七十二年③,诸求生者,当求所生。贪女之容色,极力强施,百脉皆伤,百病并发也。

《玉房指要》云:彭祖曰:黄帝御千二百女而登仙,俗人以一女而伐命,知与不知,岂不远耶? 知其道者,御女苦不多耳,不必皆须有容色妍丽也,但欲得年少未生乳而多肌肉者耳。但能得七八人,便大有益也。

素女曰:御敌家④,当视敌如瓦石,自视如金玉,若其精动,当疾去其乡。御女当如朽索御奔马,如临深坑,下有刃,恐堕其中。若能爱精,命亦不穷也。

黄帝问素女曰:今欲长不交接,为之奈何? 素女曰:不可。天地有开合,阴阳有施化。人法阴阳随四时,今欲不交接,神气不宣布,阴阳闭隔,何以自补? 练气数行,去故纳新,以自助也。玉茎不动,则辟死其舍,所以常行,以当导引也。能动而不施者,所谓还精,还精补益,生道乃者⑤。

《素女经》云:黄帝曰:夫阴阳交接节度,为之奈何? 素女曰:交接之道,故有形状,男致不衰,女除百病,心意娱乐,气力强。然不知行者,渐以衰损。欲知其道,在于定气、安心、和志,三气皆至,神明统归,不寒不热,不饥不饱,亭身定体,性必舒迟,浅纳徐动,出入欲稀,女快意,男盛不衰,以此为节。

《玄女经》云:黄帝问玄女曰:吾受素女阴阳之术,自有法矣,愿复命⑥之,以悉⑦其道。玄女曰:天地之间,动须阴阳,阳得阴而化,阴得阳而通,一阴一阳,相须而行。故男感坚强,女动辟张⑧,二气交精,流液相通。男有八节,女有九宫,用之失度,男发痈疽,女害月经,百病生长,寿命销⑨亡。能知其道,乐而且强,寿即增延,色如华英。

《抱朴子》云:凡服药千称⑩,三牲⑪之养,而不知房中之术,亦无所益也。是以古人恐人之轻恣情性⑫,故美为之说,亦不可尽信也。玄素喻于水火,水火杀人又生人,在于⑬能用与不能⑭耳。大都得其要法,御女多多益善,若不晓其道,用一两者适足以速

死耳⑮。

又云:人复不可都阴阳不交⑯,则生痈瘀之疾;故幽闲⑰怨旷,多病而不寿。任情恣意,复伐年命。唯有得节宣之和,可以不损。

《洞玄子》曰:夫天生万物,唯人最贵。人之所上,莫过房欲。法天象地,规阴矩阳⑱。悟其理者,则养性延龄;慢其真者,则伤神夭寿。至如玄女之法,传之万古,都具陈其梗概,仍未尽其机微。余每览其条,思补其缺,综习旧仪,纂此新经,虽不穷其纯粹,抑⑲得其糟粕。其坐卧舒卷之形,偃伏开张之势,侧背前却之法,出入深浅之规,并会二仪⑳之理,俱合五行之数。其导者则得保寿命,其违者则陷于危亡。既有利于凡人,岂无传于万叶㉑。

《千金方》云:男不可无女,女不可无男。若孤独而思交接,损人寿,生百病。又鬼魅因

---

① 陵阳子明:传说中古代仙人。
② 年六十五矣:意即年六十五岁时接受陵阳子明阴阳之术。
③ 七十二年:《神仙传》卷八《巫炎》作“七十三年”。
④ 家:旁校云:“一本无‘家’。”按“敌”、敌家“义并同,此指女性。
⑤ 者:《札记》曰:“‘者’恐‘著’。”
⑥ 命:通“明”,明白,理解。
⑦ 悉:原误作“志”,今据文义改。
⑧ 辟张:开张,指阴道开。
⑨ 销:通“消”。
⑩ 称:《抱朴子内篇》卷六《微旨》作“种”,似是。
⑪ 三牲:指祭祀用动物。
⑫ 轻恣情性:“恣”原作“恐”,据旁校改。“情”字原脱,据旁校补。
⑬ 在于:此二字原误倒,据《抱朴子内篇》卷六《微旨》乙正。
⑭ 能:“能”下疑脱“用”字。
⑮ 若不晓其道用一两者,适足以速死耳:《抱朴子内篇》卷六《微旨》作“如不知其道而用之,一两人足以速死耳”。
⑯ 人复不可都阴阳不交:《抱朴子内篇》卷六《释滞》“都”下有“绝”字。又“阴阳”下疑脱“阴阳”二字,此句当作“人复不可都绝阴阳,阴阳不交”。
⑰ 闲:《抱朴子内篇》卷六《释滞》作“闭”,似是。
⑱ 阳:“阳”字原脱,据文义补。
⑲ 抑:或许。
⑳ 二仪:阴阳。
㉑ 万叶:万世。

之共交精，损一当百。

又云：人年四十①以下，多有放恣；四十以上，即复觉气力一时衰退。衰退既至，众病蜂②起，久③而不治，遂尔④不救。故年至四十，须识房中之术者⑤，其道极近，而人莫之知术⑥。其法一夜御十女，不泄而已。此房中之术毕矣。兼之药饵，四时勿绝，则气力百倍，而智慧日新。然此方之术也⑦。

养阳第二

《玉房秘诀》云：冲和子曰：养阳之家，不可令女人窃窥此术，非但阳无益，乃至损病。所谓利器假人，则攘袂莫拟也。

又云：彭祖曰：夫男子欲得大益者，得不知道之女为善。又当御童女，颜色亦当如童女，女但苦不少年耳。若得十四五以上、十八九以下，还甚益佳也。然高不可过卅，虽未卅而已产者，为之不能益也。吾先师相传此道者，得三千岁；兼药者，可得仙。

又云：欲行阴阳取气养生之道，不可以一女为之。得⑧得三若九若十一，多多益善。采取其精液，上鸿泉⑨还精，肌⑩肤悦泽，身轻目明，气力强盛，能服众敌，老人如廿，时若年少，势力百倍。

又云：御女欲一动辄易女，易女可长生。若故还⑪御一女者，女阴气转微，为益亦少也。

又云：青牛道士⑫曰：数数易女则益多，一夕易十人以上尤佳。常御一女，女精气转弱，不能大益人，亦使女瘦瘠也。

《玉房指要》云：彭祖曰：交接之道，无复他奇，但当纵⑬容安徐，以和为贵，玩其丹田，求其口实，深按小摇，以致其气。女子感阳，亦有微⑭候，其耳热如饮淳酒，其乳暖起⑮，握之满手，颈项数动，两脚振扰，淫衍窈窕，乍⑯男身。如此之时，小缩而浅之，则阳得气，于阴有损。又五脏之液，要在于舌。赤松子所谓玉浆，可以绝谷。当交接时，多含舌液及唾，使人胃中豁然，如服汤药，消渴立愈，逆气便下，皮肤悦泽，姿如处女。道不远求，但俗

人不能识耳。采女曰：不逆人情，而可益寿，不亦乐哉。

养阴第三

《玉房秘诀》云：冲和子曰：非徒阳可养也，阴亦宜然。西王母是养阴得道之者也，一与男交，而男立损病，女颜色光泽，不著脂粉，常食乳酪，而弹五弦，所以和心系意，使使⑰无他欲。

又云：王母无夫，好与童男交，是以不可为世教，何必王母然哉？

又云：与男交，当安心定意，有如男子之未成，须气至，乃小收情志，与之相应，皆勿振摇踊跃，使阴精先竭也。阴精先竭，其处空虚，以受风寒之疾。或闻男子与他人交接，嫉

---

① 四十：原作"三十"，据旁校引或本改，与《千金方》卷二十七第八合。

② 蜂：原作"锋"，形声并似而误，据《千金方》卷二十七第八改。

③ 久：原作"反"，据旁校改，与《千金方》卷二十七第八合。

④ 尔：《千金方》卷二十七第八作"至"。

⑤ 须识房中之术者：《千金方》卷二十七第八"术"下断句，"者"上有"夫房中术"四字。

⑥ 而人莫之知术：《千金方》卷二十七第八作"而人莫能行"。

⑦ 然此方之术也：《千金方》卷二十七第八"术"作"作"。按此句非上节之终句，乃为下节之起语，疑引者误识。检《千金方》此句下有"非欲务于淫佚，苟求快意，务存节欲，以广养生也"云云。此六字当删，或补足下文。

⑧ 得：旁校引一本无。按此字应读"děi"，须要。下"得"字读"dé"。

⑨ 鸿泉：《札记》曰："按'鸿泉'未详，盖与'玉泉'、'玉浆'同，谓口中液也。"

⑩ 肌：原作"肥"，形误，据文义改。《札记》曰："'肥'即'肌'。"

⑪ 故还：仍然。

⑫ 青牛道士：后汉方士封衡之号。

⑬ 纵：疑当作"从"。

⑭ 微：疑当作"征"，繁体形近致误。

⑮ 暖起：《札记》曰："盖谓俺暖贲起也。"

⑯ 乍：《札记》曰："'乍'恐'迮'之古字，盖谓迫迮男身也。"

⑰ 使：《札记》曰："'使'字盖误重。"

妒烦闷，阴气鼓动，坐起惆恚①，精液独出，憔悴暴老，皆此也，将宜抑慎之。

又云：若知养阴之道，使二气和合，则化为男子。若不为②子，转成津液，流入百脉，以阳养阴，百病消除，颜色悦泽，肌好，延年不老，常如少童。审得其道，常与男子交，可以绝谷，九日而不知饥也。有病与鬼交者，尚可不食而消瘦，况③与人交乎？

和志第四

《洞玄子》云：夫天左转而地右回，春夏谢而秋冬袭，男唱而女和，上为而④下从，此物事之常理也。若男摇而女不⑤应，女动而男不从，非直损于男子，亦乃害于女人。此由阴阳行佷⑥，上下了戾矣⑦，以此合会，彼此不利。故必须男左转而女右回，男下冲女上接，以此合会，乃谓天平地成矣。凡深浅迟速，捌捩东西⑧，理非一途，盖有万绪。若缓冲似鲫鱼之弄钩，若急蹙如群鸟之遇风，进退牵引，上下随迎，左右往还，出入疏密⑨，此乃相持成务，临事制宜，不可胶柱宫商⑩，以取当时之用。

又云：凡初交会之时，男坐女左，女坐男右，乃男箕坐，抱女于怀中，于是勒纤腰，抚玉体，申嬿婉，叙绸缪，同心同意，乍抱乍勒，二形相搏，两口相嗋⑪，男含女下唇，女含男上唇，一时相吮⑫，茹其津液，或缓啮其舌，或微醋⑬其唇，或邀遣抱头，或逼命拈耳，抚上拍下，嗋东嚏⑭西，千娇既申，百虑竟解。乃令女左手把男玉茎，男以右手抚女玉门。于是男感阴气，则玉茎振动，其状也，峭⑮然上耸，若孤峰之临迥漠；女感阳气，则丹穴津流，其状也，涓然下逝，若幽泉之吐深谷。此乃阴阳感激使然，非人力之所致也。势⑯至于此，乃可交接。或男不感振，女无淫津，皆缘病⑰发于内，疾形于外矣。

《玉房秘诀》云：黄帝曰：夫阴阳之道，交接奈何？素女曰：交接之道，固有形状，男以致气，女以除病，心意娱乐，气力益壮，不知道者，则侵⑱以衰。欲知其道，在安心和志，精

神充归，不寒不暑，不饱不饥，定身正意，性必舒迟，滑⑲纳徐动，出入欲稀，以是为节，慎无敢违，女即欢喜，男则不衰。

又云：黄帝曰：今欲强交接，玉茎不起，面惭意羞，汗如珠子，心情贪欲，强助以手。何以强之？愿闻其道。素女曰：帝之所问，众人所有。凡欲接女，固有经纪，必先和气，玉茎乃起，顺其五常，存感九部。女有五色，审所氏⑳扣，采其溢精，取液丁㉑口，精气还化㉒，填满髓脑，避七损之禁，行八益之道，无逆五常，

---

① 恚：原作"志"，疑缺笔致误，据文义改。
② 为：《札记》曰："'为'下恐脱'男'字。"
③ 况：原作"现"，疑"况"字误，据文义改。
④ 而："而"字原脱，据旁校补。
⑤ 不："不"字原脱，据旁校补。
⑥ 行佷(hěn)：乖背不谐。
⑦ 了戾：曲折不顺。
⑧ 捌捩东西：《札记》曰："'捌'，'拨'之假，'捌捩东西,谓拨东捩西也。'《广韵》：'捩，郎计切。琵琶拨也。'"
⑨ 密：原作"蜜"，今改为通用字。
⑩ 胶柱宫商：即胶柱鼓瑟。"宫商"指代乐器。
⑪ 嗋：《札记》曰："'嗋'即'歙'之俗，又作'呜'，见下卅法篇中。《真本玉篇》云：'《说文》曰：歙，二口相就也。今亦为呜字，在口部可以征，非笑 及呜呼字也。'"按即亲吻。
⑫ 吮：原作"呒"，疑是"吮"字之误，据文义改。
⑬ 醋(zé)：啮，咬。
⑭ 嚏：《札记》曰："按'嚏'即'嚏'字。《集韵》'嚏'或从'妄'作'嗖'。《史记·司马相如传》：'唼喋菁藻。'《正义》：'唼喋，鸟食之声也。'《文选·上林赋》注引《通俗文》：'水鸟食谓之嚏。'玄应《一切经音义·八》引《埤苍·声类》：'唼，鸭食也。'又八引《字书》：'唼，喋也。'书亦作'歃'，所洽反，谓以口微吸之也。而《李唐遗卷》'嚏'亦多作'嚏'，与此无别。《毛诗·邶风·终风》篇：'愿言则嚏'《释文》：'嚏，本又作嚏，又作讘，郑作嚏。'可以征。自古'嚏''嚏'相混也。此所云'嗋东嚏西'者，盖二口相就谓之'嗋'，其间有声嚏喋然者，谓之嚏。"
⑮ 峭：原作"哨"，形误，据文义改。
⑯ 势：原作"热"，形误，据文义改。
⑰ 病："病"字原脱，据旁校补。
⑱ 侵：《札记》疑为"寝"之借字。按"侵"或"浸"之借字，渐渐之义。
⑲ 滑：疑当作"深"。
⑳ 氏：原作"弖"，"氏"之俗写。今改。《札记》曰："'弖'恐'目'，古'以'字。"似非是。
㉑ 丁：疑当作"于"。
㉒ 化：旁校引一本作"地"。

身乃可保,正气内充,何疾不去?腑脏安宁,光泽润理,每接即起,气力百倍,敌人宾服,何惭之有?

《玉房指要》云:道人刘京言:凡御女之道,务欲先徐徐嬉戏,使神和意感,良久乃可交接。弱而纳之,坚强急退,进退①之间,欲令疏迟,亦勿高自投掷,颠倒五脏,伤绝络脉,致生百病也。但接而勿施,能一日一夕数十交而不失精者,诸病甚愈,年寿日益。

《玄女经》云:黄帝曰:交接之时,女或不悦,其质不动,其液不出,玉茎不强,小而不势,何以尔也?玄女曰:阴阳者,相感而应耳。故阳不得阴则不喜,阴不得阳则不起,男欲接而女不乐,女欲接而男不欲,二心不和,精气不感,加以卒上暴下,爱乐未施。男欲求女,女欲求男,情意合同,俱有悦心,故女质振感,男茎盛热②,营扣俞③鼠,精液流溢,玉茎施④纵,乍缓乍急,玉⑤户开翕⑥,或实或虚,⑦作而不劳,强敌自佚⑧,吸精引气,灌溉朱室。今陈九事,其法备悉。伸缩俯仰,前却⑨屈折,帝审行之,慎莫违失。

临御第五

《洞玄子》云:凡初交接之时,先坐而后卧,女左男右。卧定后,令女正面仰卧,展足舒臂,男伏其上,跪于股内,即以玉茎竖拖于玉门之口,森森然若偃松之当邃谷洞前。更拖磛勒⑩,鸣⑪口嗍舌,或上观玉面,下视金沟,抚拍肚乳之间,摩挲璇台之侧。于是男情既或⑫,女意当迷,即以阳锋纵横攻击,或下冲玉理,或上筑金沟,击刺于辟雍之旁,憩息于璇台之右⑬。以上外游,未内交也。女当淫津,湛于丹穴,即以阳锋投入子宫。快泄其精,津液同流,上灌于神田,下溉于幽谷,使往来构挈⑭,进退揩磨,女必求死求生,乞性乞命。即以帛子干拭之,后乃以玉茎深投丹穴,至于阳台,岩岩然若巨石之拥深豀,乃行九浅一深之法,于是纵柱横桃⑮,旁牵侧拔,乍缓乍急,或深或浅,经廿一息,候气出入,女得快

意也,男即疾拟⑯急刺,磛勒高抬,候女动摇,取其缓急,即以阳锋攻其谷实,捉入于子宫,左右研磨,自不烦细细抽拔。女当津液流溢,男即须退,不可死还,必须生返。如死出,大损于男,特⑰宜慎之。

《素女经》云:黄帝曰:阴阳贵有法乎?素女曰:临御女时,先令妇人放手安身,屈两脚,男入其间,衔⑱其口,吮其舌,拊搏⑲其玉茎,击其门户东西两旁,如是食顷,徐徐纳入。玉茎肥大者纳寸半,弱小者入一寸,勿摇动之,徐出更入,除百病。勿令四旁泄出。玉茎入玉门,自然生热且急,妇人身当自动摇,上与男相得,然后深之,男女百病消灭。浅刺琴弦,入三寸半,当闭口刺之,一二三四五六七八九,因深之,至昆石旁往来,口当妇人口而吸气,行九九之道讫,乃如此。

五常第六

《玉房秘诀》云:黄帝曰:何谓五常?素女曰:玉茎实,有五常之道。深居隐处,执节

---

① 进退:此二字原脱,据旁校补。
② 男茎盛热:原"盛"下衍"男"字,据文义删。
③ 俞:疑当作"窬",通"窦"。
④ 施:《札记》曰:"'施'即'弛'字。"
⑤ 玉:原作"王",缺笔改误,据文义改。
⑥ 翕:"噏"省,同"吸"。
⑦ 或虚:"或虚"二字原脱,据文义补。
⑧ 佚:闲逸。此引伸为愉境。
⑨ 却:原作"劫",形误,据文义改。
⑩ 磛勒:《札记》曰:"'磛勒'之急呼为'束',谓抱束也。后文云'磛勒高抬'可并考。"
⑪ 鸣:疑当作"鸣"。
⑫ 或:通"惑"。
⑬ 右:"右"字原脱,据旁校补。
⑭ 挈:《集韵》:"挈,在敢反击也。"亦或"擎"字之形讹,"擎"同"击"。
⑮ 纵柱横桃:《札记》曰:"'拄'讹'柱','挑'讹'桃'。"
⑯ 拟:通"撞",冲击,敲击。
⑰ 特:原作"持",形误,据文义改。《札记》曰:"'特'讹'持'。"
⑱ 衔:原作"衘",形误,据文义改。
⑲ 拊搏:抚摩。

自守,内怀至德,施行无行①无已。夫玉茎意欲施与者,仁也;中有空②者,义也;端有节者,礼也;意欲即起,不欲即止者,信也;临事低仰者,智也。是故真人因五常而节之,仁虽欲施予,精苦不固。义守其空者,明当禁,使无得多,实既禁之道矣。又当施与,故礼为之节矣。执诚持之,信既著矣。即当知交接之道,故能从五常,身乃寿也。

五征第七

《玉房秘诀》云:黄帝曰:何以知女之快也?素女曰:有五征五欲,又有十动,以观其变,而知其故。夫五征之候,一曰面赤,则徐徐合之;二曰乳坚鼻汗,则徐徐纳之;三曰嗌干咽唾,则徐徐摇之;四曰阴滑,则徐徐深之;五曰尻传液,徐徐引之。

五欲第八

素女曰:五欲者,以知其应。一曰意欲得之,则并息并气③;二曰阴欲得之,则鼻口两张;三曰精欲烦者,振掉而抱男;四曰心欲满者,则汗流湿衣裳;五曰其快欲之甚者,身直目眠。

十动第九

素女曰:十动之效,一曰两手抱人者,欲体相薄阴相当也;二曰伸云④其两髀者,切磨其上方也;三曰张腹者,欲其浅也;四曰尻动者,快善也;五曰举两脚拘⑤人者,欲其深也;六曰交其两股者,内痒淫淫也;七曰侧摇者,欲深切左右也;八曰举身迫人,淫乐甚也;九曰身布纵者,肢体快也;十曰阴液滑者,精已泄也。见其效,以知女之快也。

四至第十

《玄女经》云:黄帝曰:意贪交接而茎不起,可以强用不?玄女曰:不可矣。夫欲交接之道,男注⑥四至,乃可致女九气。黄帝曰:何谓四至?玄女曰:玉茎不怒,和气不至;怒而不大,肌气不至;大而不坚,骨气不至;坚而不热,神气不至。故怒者精之明,大者精之关,坚者精之户,热者精之门。四气至而节之以道,开机⑦不妄开,精不泄矣。

九气第十一

《玄女经》云:黄帝曰:善哉!女之九气,何以知之?玄女曰:伺其九气以知之。女人大息而咽唾者,肺气来至;鸣⑧而吮人者,心气来至;抱而持人者,脾气来至;阴门滑泽者,肾气来至;殷勤咋⑨人者,骨气来至;足拘人者,筋气来至;抚弄玉茎者,血气来至;持弄男乳者,肉气来至。久与交接,弄其实以感其意,九气皆至。有不至者则容伤,故不至,可行其数以治之。今检诸本,无一气⑩。

九法第十二

《玄女经》⑪云:黄帝曰:所说九法,未闻其法,愿为陈之,以开其意,藏之石室,行其法式。玄女曰:九法,第一曰龙翻。令女正偃卧向上,男伏其上,股隐于床,女举其阴,以受玉茎,刺其谷实,又攻其上,疏缓动摇,八浅二深,死往生返,热⑫壮且强,女则烦恍,其乐如倡,致自闭固,百病消亡。

---

① 无行:此二字疑衍。
② 空:通"孔"。下仿此。
③ 则并息并气:两"并"字,疑当作"屏"。
④ 云:"云"字疑衍。
⑤ 拘:同"勾"。
⑥ 注:《札记》曰:"'注'恐'经'。"
⑦ 开机:疑当作"关机"。
⑧ 鸣:疑当作"呜"。
⑨ 咋:同"蚱",咬啮。
⑩ 今检诸本无一气:《札记》曰:"按此盖自记,所谓一气,指肝气。"
⑪ 《玄女经》:旁校引一本"玄"作"素"。
⑫ 热:疑当作"势"。

第二曰虎步。令女俯俯，尻仰首伏，男跪其后，抱其腹，乃纳玉茎，刺其中极，务令深密，进退相薄，行五八之数，其度自得，女阴闭①张，精液外溢，毕而休息，百病不发，男益盛。

第三曰猿搏。令女偃卧，男担其股，膝还过胸，尻背俱举，乃纳玉茎，刺其臭鼠②，女烦动摇，精液如雨，男深按之，极壮且怒，女快乃止，百病自愈。

第四曰蝉附。令女伏卧，直伸其躯，男伏其后，深纳玉茎，小举其尻，以扣其赤珠，行六九之数，女烦精流，阴里动急，外为开舒，女快乃止，七伤自除。

第五曰龟腾。令女正卧，屈其两膝，男乃推之，其足至乳，深纳玉茎，刺婴女，深浅以度，令中其实，女则感悦，躯自摇举，精液流溢，乃深极纳，女快乃止。行之勿失，精力百倍。

第六曰凤翔。令女正卧，自举其脚，男跪其股间，两手授③席，深纳玉茎，刺其昆石，坚热内牵，令女动作，行三八之数，尻急相薄，女阴开舒，自吐精液，女快乃止，百病④消。

第七曰兔吮⑤毫。男正反卧，直伸脚，女跨其上，膝在外边，女背头向足，据席俯头，乃纳玉茎，刺其琴弦，女快，精液流出如泉，欣喜和乐，动其神形，女快乃止⑥，百病不生。

第八曰鱼接⑦鳞。男正偃卧，女跨其上，两股向前，安徐纳之，微入便止，才授勿深，如儿含乳，使女独摇，务令迟久，女快男退，治诸结聚。

第九曰鹤交颈。男正箕坐，女跨其股，手抱男颈，纳玉茎，刺麦齿，务中其实，男抱女尻，助其摇举，女自感快，精液流溢，女快乃止，七伤自愈。

卅法第十三

《洞玄子》云：考核交接之势，更不出于卅法。其间有屈伸俯仰，出入浅深，大大⑧是同，小小有异，可谓哲⑨囊都尽，采撼⑩无遗，余遂像其势而录其名，假其形而建其号，知音君子，穷其志之妙矣。

一、叙绸缪。

二、申缱绻。不离散也。

三、曝鳃鱼。

四、麒麟角。以上四势之外游戏势，皆是一等也。

五、蚕缠绵。女仰卧，两手向上抱男顿⑪，以两脚交于男背上，男以两手抱女项，跪女股间，即纳玉茎。

六、龙宛转。女仰卧，屈两脚，男跪女股内，以左手推女两脚向前，令过于乳，右手把玉茎纳玉门中。

七、鱼比目。男女俱卧，女以一脚置男上，面相向，鸣口嗍舌，男展两脚，以手担女上脚，进玉茎。

八、燕同心。令女仰卧，展其足，男骑女，伏肚上，以两手抱女颈，女两手抱男腰，以玉茎纳于丹穴中。

九、翡翠交。令女仰卧，拳足，男胡跪，开着脚，坐女股中，以两手抱女腰，进玉茎于琴弦中。

十、鸳鸯合。令女侧卧，拳两脚，安男股上，男于女背后，骑女下脚之上，竖一膝置女上股，纳玉茎。

十一、翻空⑫蝶。男仰卧，展两足，女坐男上，正面，两脚据床，乃以手助为力，进阳锋于玉门之中。

十二、背飞凫。男仰卧，展两足，女背面坐于男上，女足据床，低头抱男玉茎，纳于丹穴中。

十三、偃盖松。令女交脚向上，男以两手抱女腰，女两手抱男项，纳玉茎于玉门中。

十四、临坛竹。男女俱相向立，鸣口相抱，于丹穴⑬，以阳锋深投于丹穴，没至阳台中。

十五、鸾双舞。男女一仰一覆，仰者拳脚，覆

---

① 闭：《札记》曰："'开'讹'闭'。"
② 臭鼠：即"俞鼠"，亦作"窬鼠"，指阴蒂部。
③ 授：疑当作"据"。
④ 病：原误作"磇"，据文义改。
⑤ 吮：原作"吭"，疑是"吮"字之误，抑或俗写，据文义改。
⑥ 止：原作"上"，据文义改。
⑦ 接：疑当作"嗾"。
⑧ 大大：原作"夭夭"，"大"上妄增一笔，据文义改。
⑨ 哲：《札记》曰："'哲'恐'括'。"
⑩ 撼：原作"搜"，形误，据文义改。
⑪ 顿：《札记》曰："'顿'恐'颈'。"
⑫ 翻空：此二字原误倒，据校改标记乙正。
⑬ 于丹穴：《札记》曰："'于丹穴'三字恐衍。"

者骑上,两阴相向,男箕坐,看玉物攻击上下。

十六、凤将雏。妇人肥大,用一小男共交接,大俊也。

十七、海鸥翔。男临床边,撇①女脚以令举,男以玉茎入于子宫之中。

十八、野马跃。令女仰卧,男擎女两脚,登左②右肩上,深纳玉茎于玉门之中。

十九、骥骋足。令女仰卧,男蹲,左手捧女项,右手擎女脚,即以玉茎纳入于子宫中。

廿、马摇蹄。令女仰卧,男擎女一脚置于肩上,一脚自攀之,深纳玉茎,入于丹穴中,大兴哉。

廿一、白虎腾③。令人伏面跪膝,男跪女后,两手抱女腰,纳玉茎于子宫中。

廿二、玄蝉附。令女伏卧而展足,男居股内,屈其足,两手抱女项,从后纳玉茎入玉门中。

廿三、山羊对树。男箕坐,令女背面坐男上,女自低头视纳玉茎,男急抱女腰磄勒也。

廿四、鹍鸡临场。男胡蹲床上坐,令一小女当抱玉④茎,纳女玉门。一女于后牵⑤女裙衿,令其足快,大兴哉。

廿五、丹穴凤游。令女仰卧,以两手自举其脚,男跪女后,以两手据床,以纳玉茎于丹穴,甚俊。

廿六、玄溟鹏翥。令女仰卧,男取女两脚置左右膊上,以手向下抱女腰,以纳玉茎。

廿七、吟猿抱树。男箕坐,女骑男髀上,以两手抱男,男以一手扶女尻,纳玉茎,一手据床。

廿八、猫鼠同穴。男仰卧,以展足,女伏男上,深纳玉茎;又男伏女背上,以将玉茎攻击于玉门中。

廿九、三春驴。女两手两脚俱据床,男立其后,以两手抱女腰,即纳玉茎于玉门中,甚大俊也。

卅⑥、秋狗。男女相背,以两手两脚俱据床,两尻相拄,男即低头,以一手推玉物,纳玉门之中。

九状第十四

《洞玄子》云:凡玉茎,或左击右击,若猛将之破阵;其状一也。或缘上蓦下,若野马之跳涧;其状二也。或出或没,若⑦波之群鸥;其状三也。或深筑浅挑⑧,若鸦臼之雀啄;其状四也。或深冲浅刺,若大石之投海;其状五也。或缓耸迟推,若冻蛇之入窟;其状六也。或疾

拟⑨急刺,若惊鼠之透穴;其状七也。或抬头拘足,若鸧⑩鹰之揄狡⑪兔;其状八也。或抬上顿下,若大帆之遇狂风。其状九也。

六势第十五

《洞玄子》云:凡交接,或下捺玉茎,往来锯其玉理,其势若割蚌而取明珠;其势一也⑫。或下抬玉理,上冲金沟,其势若割石而寻美玉;其势二也。或以阳锋冲筑璿台,其势⑬若铁杵之投药臼;其势三也。或以玉茎出入,攻击左右辟雍,其势若五锤之锻铁;其势四也。或以阳锋来往,磨耕⑭神田、幽谷之间,其势若农夫之垦秋壤;其势五也。或以玄圃、天庭两相磨搏,其势若两崩岩之相钦。其势六也。

八益第十六

《玉房秘诀》云:素女曰:阴阳有七损八益。一益曰固精。令女侧卧张股,男侧卧其

---

① 撇:原作"擎",《札记》曰:"'擎'讹'擎'。""擎"同"撇",今据改。

② 左:原误作"右",据文义改。

③ 腾:原误作"腾",据文义改。《札记》曰:"'腾'讹'腾'。"

④ 玉:原误作"王",据文义改。

⑤ 牵:原作"帚",检字书无此字,《札记》疑为"牵"字之讹,今从。

⑥ 卅:"卅"下疑脱"三"字,属下读,即"三秋狗"。《札记》曰:"'卅'下恐脱'三'字。"

⑦ 若:"若"下疑脱"凌"字。《札记》曰:"'若'下恐有脱字。"

⑧ 挑:原作"桃",形误,据文义改。《札记》曰:"'挑'讹'桃'。"

⑨ 拟:原作"狱",形误,据文义改。《札记》曰:"'狱'恐'纵',亦可参。

⑩ 鸧:疑当作"苍",音误。

⑪ 狡:原作"挍",形误,据文义改。《札记》曰:"'狡'讹'挍'。"

⑫ 其势一也:原"势"作"状",蒙上节致误,据文义例改。

⑬ 势:原作"热",形误,据文义改。

⑭ 耕:原作"耕",俗写,今改作通用字。《札记》曰:"'耕'恐'研'。"

中,行二九数,数卒止。令男固精,又治女子漏血。日再行,十五日愈。

二益曰安气。令女正卧高枕,伸张两髀,男跪其股间刺之,行三九数,数毕止。令人气和,又治女门寒。日三行,廿日愈。

三益曰利脏。令女人侧卧,屈其两股,男横卧却刺之,行四九数,数毕止。令人气和,又治女门寒。日四行,廿日愈。

四益曰强骨。令女人侧卧,屈左膝,伸其右髀,男伏刺之,行五九数,数毕止。令人关节调和,又治女闭血。日五行,十日愈。

五益曰调脉。令女侧卧,屈其右膝,伸其左髀,男据地刺之,行六九数,数①毕止。令人脉通利,又治女门辟②。日六行,廿日愈。

六益曰畜血。男正偃卧,令女戴尻,跪其上,极纳之,令女行七九数,数毕止。令人力强,又治女子月经不利。日七行,十日愈。

七益曰益液。令女人正伏举后,男上往,行八九数,数毕止。令人骨填。

八益曰道③体。令女正卧,屈其髀,足迫尻下,男以髀胁刺之,以行九九数,数毕止。令人骨实,又治女阴臭。日九行,九日愈。

七损第十七

《玉房秘诀》云:素女曰:一损谓绝气。绝气④者,心意不欲而强用之,则汗泄气少,令心热目冥冥。治之法,令女正卧,男担其两股,深按之,令女自摇,女精出止,男勿得快。日九行,十日愈。

二损谓溢精。溢精者,心意贪爱、阴阳未⑤和而用之,精中道溢;又醉而交接,喘息气乱则伤肺,令人咳逆上气,消渴喜怒,或悲惨惨,口干身热而难久立。治之法,令女人正卧,屈其两膝侠⑥男,男浅刺,纳玉茎寸半,令女子自摇,女精出止,男勿得快。日九行,十日愈。

三损谓夺脉。夺脉者,阴不坚而强用之,中道强泻,精气竭;及饱食讫交接,伤脾,令人食不化,阴痿无精。治之法,令女人正卧,以

脚钩男子尻,男则据席纳之,令女自摇,女精出止,男勿快。日九行,十日愈。

四损谓气泄。气泄者,劳倦汗出,未干而交接,令人腹热唇焦。治之法,令男子正伸卧,女跨其上,向足,女据席,浅纳茎⑦,令女自摇,精出止,男子勿快。日九行,十日愈。

五损谓机关厥伤。机关厥伤者,适新大小便,身体未定而强用之,则伤肝;及卒暴交会,迟疾不理⑧,劳疲筋骨,令人目晄晄,痈疽并发,众脉槁绝,久生偏枯,阴痿不起。治之法,令男子正卧,女跨其股,踞前向,徐徐按纳之,勿令女人自摇。女精出⑨,男勿快。日九行,十日愈。

六损谓百闭。百闭者,淫佚于女,自用不节,数交失度,竭其精气,用力强泻,精尽不出,百病并生,消渴,目冥冥。治之法,令男正卧,女跨其上,前伏据席,令女纳玉茎自摇,精出止,男勿快。日九行,十日愈。

七损谓血竭。血竭者,力作疾行,劳因汗出,因以交合,俱已之时,偃卧推深没本,暴急,剧,病因发,连施不止,血枯气竭,令人皮虚肤急,茎痛囊湿,精变为血。治之法,令女正卧,高抗其尻,伸张两股,男跪其间深刺,令女自摇,精出止,男勿快。日九行之,十日愈。

还精第十八

《玉房秘诀》云:采女问曰:交接以泻精为乐,今闭而不泻,将何以为乐乎?彭祖答曰:夫精出则身体怠倦,耳苦嘈嘈,目苦欲眠,

---

① 数:"数"字原脱,据上下文例补。

② 辟:通"僻"。

③ 道:通"导"。

④ 绝气:此二字原为一重文号,疑脱一重文号,今据下文例补。

⑤ 未:原作"末",形误,据文义改。

⑥ 侠:疑当作"夹"。

⑦ 茎:"茎"上疑脱"玉"字。

⑧ 不理:原"不理"下误重"不理"二字,据文义删。《礼记》曰:"'不理'二字误重。"

⑨ 出:据文义文例"出"下疑脱"止"字,当补。

喉咽干枯，骨节懈堕，虽复暂快，终于不乐也。若乃动不泻，气力有余，身体能便，耳目聪明，虽自抑静，意爱更重，恒若不足，何以不乐耶？

又云：黄帝曰：愿闻动而不施，其效何如？素女曰：一动不泻，则气力强；再动不泻，耳目聪明；三动不泻，众病消亡；四动不泻，五神咸安；五动不泻，血脉充长；六动不泻，腰背坚强；七动不泻，尻股益力；八动不泻，身体生光；九动不泻，寿命未失①；十动不泻，通于神明。

《玉房指要》云：能一日数十交，而不失精者，诸病皆愈，年寿日益。又数数易女则益多，一夕易十人以上尤佳。

又云：《仙经》曰：还精补脑之道，交接精大动欲出者，急以左手中央两指却抑阴囊后大孔前，壮事抑之，长吐气，并啄②齿数十过，勿闭气也。便施其精，精亦不得出，但从玉茎复还，上入脑中也。此法仙人吕③相授，皆饮④血为盟，不得妄传，身受其殃。

又云：若欲御女取益而精大动者，疾仰头张目，左右上下视，缩下部，闭气，精自止，勿妄传。人能一月再施，一岁廿四施精，皆得寿一二百岁，有颜色，无病痃。

《千金方》云：昔贞观初，有一野老，可⑤七十余，诣余曰：近数十日⑥来，阳道益盛，思与家姥昼夜⑦春事皆成，未知垂老有此，为益为恶耶？余答之曰：是大不祥也。子独不闻膏火乎？夫膏火之将竭也，必先暗而后明，明止即灭也。今足下年迫⑧桑榆，久当闭精⑨，兹忽春情猛发，岂非反常耶？窃为足下忧之。子其⑩勉欤。后四旬发病而卒，此其不慎之效也。所以善摄生者，凡觉阳道盛，必谨而抑之，不可纵心竭意以自贼也。若一度制得不泄，则是一度大增油。若不能制得，纵情施泻，则是膏火将灭，更去其油，不可不深以自防也。

施泻第十九

《玉房秘诀》云：黄帝问素女曰：道要不欲失精，宜爱液者也。即欲求子，何可⑪得泻？素女曰：人有强弱，年有老壮，各随其气力，不欲强快，强快即有所损。故男年十五，盛者可一日再施，瘦者可一日一施；年廿，盛⑫者日再施，赢者可一日一施；年卅，盛者可一日一施，劣者二日一施；四十⑬，盛者三日一施，虚者四日一施；五十，盛者可五日一施，虚者可十日一施；六十，盛者十日一施，虚者廿日一施；七十，盛者可卅日一施，虚者不泻。

又云：年廿，常⑭二日一施；卅，三日一施；四十，四日一施；五十，五日一施；年过六十以去，勿复施泻。

《养生要集》云：道人刘京云：春天三日壹施精，夏及秋当一月再施精，冬当闭精勿施。夫天道，冬藏其阳，人能法之，故得长生。冬一施，当春百。

《千金方》云：素女法⑮：人年廿者，四日一泄；年卅者，八日一泄，年四十者，十六日一泄，年五十者，廿一日⑯一泄，年六十者，即毕⑰闭精勿复更泄也。若体力犹壮者，一月一泄。凡人气力，自相⑱有强盛过人者，亦不可抑⑲，忍久而不泄，致⑳痈疽。若年过六十，而有数旬

---

① 失：疑当作"央"。

② 啄：原作"噱"，形误，据文义改。

③ 吕：疑是"口口"二字误叠。

④ 饮：疑当作"歃"。

⑤ 可：《千金方》卷二十七第八作"年"。

⑥ 数十：《千金方》卷二十七第八作"数日"。

⑦ 家姥昼夜：《千金方》卷二十七第八作"家姐昼寝"。

⑧ 迫：《千金方》卷二十七第八作"迈"。

⑨ 闭精：原"闭"作"用"，疑俗写有误，今正。《千金方》卷二十七第八作"闭精息欲"四字。

⑩ 其："其"字原脱，据旁校补，与《千金方》卷二十七第八合。

⑪ 可：《礼记》曰："'不'讹'可'。"

⑫ 盛：原作"岁"，循上下文例疑为"盛"之误，今正。

⑬ 四十：原作"卅"，俗写缺笔致误，据文义改。

⑭ 常：疑当作"当"。

⑮ 素女法：《千金方》卷二十七第八无此三字。

⑯ 廿一日：《千金方》卷二十七第八作"二十日"。

⑰ 即毕：《千金方》卷二十七第八无"即毕"二字。

⑱ 相：《千金方》卷二十七第八无"相"字。

⑲ 抑：原作"柳"，形误，据《千金方》卷二十七第八改。

⑳ 致：《千金方》卷二十七第八"致"下有"生"字。

不得交接，意中平平者，可闭精勿泄也。

《洞玄子》云：凡欲泄精之时，必须候女快，与精一时同泄。男须浅拔，游于琴弦、麦齿之间。阳锋深浅，如孩儿含乳，即闭目内想，舌拄下腭，跼脊引头，张鼻歙肩，闭口吸气，精便自上。节限多少，莫不由人，十分之中，只得泄二三矣。

治伤第廿

《玉房秘诀》云：冲和子曰：夫极情逞欲，必有损伤之病，斯乃交[①]验之著明者也。既以斯病，亦以斯愈，解醒以酒，足为喻也。

又云：采女曰：男之盛衰，何以为候？彭祖曰：伤[②]盛得气则玉茎当热，阳精浓而凝也。其衰有五：一曰精泄而出，则气伤也；二曰精清而少，此肉伤也；三曰精变而臭，此筋伤也；四曰精出不射，此骨伤也；五曰阴衰不起，此体伤也。凡此众伤，皆由不徐交接，而卒暴施泻之所致也。治之法，但御而不施，不过百日，气力必致百倍。

又云：交接开[③]目，相见形体。夜燃火视图书，即病目瞑清盲。治之法，夜闭目而交，愈。

交接取敌人著腹上者，从下举腰应之，则苦腰痛，少腹里急，两脚拘[④]，背曲。治之法，覆体正身，徐戏，愈。

交接侧卧[⑤]，旁向敌，手举敌尻，病胁痛。治之法，正卧徐戏，愈。

交接低头延颈，则病头重项强。治之法，以头置敌[⑥]人额上，不低之，愈。

交接侵饱，谓夜半饭气未消而以戏，即病疮，胸气满，胁下如拔，胸中若裂，不欲饮食，心下结塞，时呕吐青黄，胃气实，结脉，若衄吐血，若胁下坚痛，面生恶疮。治之法，过夜半向晨交，愈。

交接侵酒，谓醉而交接，戏用力深极，即病黄疸、黑瘅，胁下痛，有气接接动手[⑦]下，髀里若囊盛水撤[⑧]脐上，引肩膊，甚者胸背痛，咳唾血，上气。治之法，勿复乘酒热向晨交接，戏徐缓体，愈。

当尿不尿以交接，则病淋，少腹气急，小便难，茎中疼痛，常欲手撮持，须臾乃欲出。治之法，先小便，还卧自定，半饭久顷，乃徐交接，愈。

当大便不大便而交接，即病痔，大便难，至清[⑨]移日月，下脓血，孔旁生疮如蜂穴状，清上倾倚，便不时出，疼痛，臃肿，卧不得息以道。治之法，用鸡鸣际，先起更衣，还卧自定，徐相戏弄，完[⑩]体缓意，令滑泽而退，病愈，神良。并愈妇病。

交接过度，汗如珠子，屈伸转侧，风生被里，精虚气竭，风邪入体，则病缓弱为跛蹇，手不上头。治之法，爱养精神，服地黄煎。

又云：巫子都曰：令人目明之道，临动欲施时，仰头闭气，大呼，嗔目左右视，缩腹还精气，令入百脉中也。

令耳不聋之法：临欲施泻，大咽气，合齿闭气，令耳中萧萧声，复缩腹，令[⑪]气流布，至坚，至老不聋。

调五脏消食，疗百病之道：临施张腹，以意纳气，缩后，精散而还归百脉也；九浅一深，至琴弦、麦齿之间，正气还，邪气散去。

令人腰背不痛之法：当壁伸腰，勿甚低仰，平腰背所却行，常令流。欲补虚养体治病，欲泻勿泻，还流流中，流中通热。

---

① 乃交："交"疑当作"效"。按"乃"下十一字原脱，据旁校补。

② 伤：旁校曰："《本经》'伤'字作'性'也，可勘。康赖自笔本本处'伤'字也。"按"伤"或为"阳"字之讹。

③ 开：原作"闭"，据旁校改。

④ 拘：原作"物"，形误，据文义改。《札记》曰："'拘'讹'物'。"

⑤ 卧：原作"斯"，形误，据文义改。《札记》曰："'斯'恐'卧'。"

⑥ 敌：原作"歒"，繁体形误，据文义改。下同。

⑦ 手：疑当作"乎"。

⑧ 撤：《札记》曰："'撤'恐'彻'。"

⑨ 清：通"圊"。下仿此。

⑩ 完：《札记》曰："'完'，'宽'之坏字。"

⑪ 令：原作"合"，形误，据文义改。《札记》曰："'令'讹'合'。"

又云：夫阴阳之道，精液为珍，即能爱之，性命①可保。凡施泻之后，当所②女气以自补。复建九者，内息九也。厌③一者，以左手煞④阴下，还精复液也。取气者，九浅一深也，以口当敌口，气呼，以口吸，微引，引⑤无咽之，致气以意下也，至腹，所以助阴为阴力，如此三反，复浅之，九浅一深，九九八十一，阳数满矣。玉茎坚⑥出之，弱纳之，此为弱入强出。阴阳之和，在于琴弦、麦齿之间，阳困昆石之下，阴困麦齿之间，浅则得气，远则气散。一至谷实伤肝，见风泪出，尿有余沥；至臭鼠伤肠⑦肺，咳逆、腰背痛；至昆石，伤脾，腹满腥臭，时时下利，两股疼。百病生于昆石，故伤交接，合时不欲及远也。

黄帝⑧曰：犯此禁，疗方奈何？子都曰：当以女复疗之也。其法令女正偃卧，令两股相去九寸，男往从之，先饮玉⑨浆，久久乃弄鸿泉，乃徐纳玉茎，以手节之，则裁致琴弦、麦齿之间。敌人淫跃心烦，常自坚持，勿施泻之。度卅息，令坚强，乃徐纳之，令至昆石。当极洪⑩大，洪大则出之，正息，劣弱复纳之，常令弱入强出，不过十日，坚如铁，热如火，百战不殆也。

求子第廿一

《千金方》云：夫婚姻生育者，人伦之本，王化之基。圣人设教，备论厥旨，后生莫能精晓，临事之日，昏尔若愚，今具述求子之法，以贻后嗣，同志之士，或可览焉。

又云：夫欲求子者，先知夫妻本命，五行相生，及与德合，并本命不在子休⑪废死墓中生者，则求子必得。若其本命，五行相克，及与刑⑫煞冲破，并在子休废死墓中生者，则求子不可得。慎无措意，纵后得者，于后方欲示人⑬。若其相生，并遇福德者，仍者⑭须依法如方，避乎禁忌，则所诞儿子，尽善尽美，难以具陈矣。

又云：夫欲令儿子吉良者，交会之日，当避丙⑮丁日，及弦望朔晦、大风大雨大雾、大寒大暑、雷电霹雳、天地昏冥、日月无光、虹霓地动、日月薄蚀，此时受胎，非只百倍损于父母，生子或喑痖聋聩⑯、顽愚癫狂⑰、挛跛⑱盲眇，多病短寿，不孝不仁。又避火光星辰之下，神庙佛寺之中，井灶清厕之侧，冢墓尸枢之旁，皆悉不可。

又云：夫交会如法，则有福德，大圣善人，降托胎中，仍令父母性行调顺，所作合应⑲，家道日隆，祥瑞竞集；若不如法，则有薄福，愚痴恶人，来托胎中，令父母性行凶险，所作不成，家道日否，咎征⑳屡至，虽生成长，国灭身亡㉑。夫祸福之征㉒，有如影响，此乃必然之理，何㉓不思之。

又云：以夜半后生气时泻精，有子皆男，必寿而贤明高爵也。今按《大清经》云：从夜半㉔日中为生气，从日中至夜半为死气。

---

① 命：原作"令"，形误，据旁校引一本改。

② 所：《札记》曰："'所'恐'取'。"

③ 厌：同"压"。

④ 煞：《札记》曰："'煞'恐'掇'。"

⑤ 引引：原作"引二"，《札记》曰："'引二'即'引引'。"按"二"字疑原为重文号，后人误抄作"二"，今正。

⑥ 坚：原作"竖"，形误，据文义改。

⑦ 肠：《札记》曰："'肠'字恐衍。"

⑧ 黄帝：疑当作"武帝"，即汉武帝。

⑨ 玉：原作"王"，缺笔致误，据文义改。《札记》："'玉'讹'王'。"

⑩ 洪：原作"供"，形误，据文义改。《札记》曰："'洪'讹'供'。"下同。

⑪ 子休：原"休"作"伏"，据下文改，与《千金方》卷二第一合。《札记》曰："'子'恐'于'。"下文同。

⑫ 刑：原作"形"，形声并似而误，据《千金方》卷二第一改。

⑬ 于后方欲示人：《千金方》卷二第一作"于后终亦累人"。

⑭ 者：《千金方》卷二第一无"者"字。

⑮ 丙：原作"景"，唐代避高祖李渊父名讳改，今回改。

⑯ 聩：原作"瞶"，形误，据《千金方》卷二十七第八改。

⑰ 狂：《千金方》卷二十七第八作"痴"。

⑱ 跛：《千金方》卷二十七第八作"跛"。

⑲ 合应：《千金方》卷二十七第八作"和合"。

⑳ 咎征：《千金方》卷二十七第八作"殃咎"。

㉑ 国灭身亡：《千金方》卷二十七第八作"家国灭亡"。

㉒ 征：《千金方》卷二十七第八作"应"。

㉓ 何：《千金方》卷二十七第八作"可"。

㉔ 夜半："半"下疑脱"至"字。

又云：王相日、贵宿日，尤吉。其日在本书①。

《产经》云：黄帝曰②：人之始生，本在于胎合阴阳也。夫合阴阳之时，必避九殃。九殃者，日中之子，生则呕逆，一也；夜半之子，天地闭塞，不喑则聋盲，二也；日蚀之子，体戚毁伤，三也；雷电之子，天怒兴威，必易服③狂，四也；月蚀之子，与母俱凶，五也；虹霓之子，若作不祥，六也；冬夏日至之子，生害父母，七也；弦望之子，必为乱兵风盲，八也；醉饱之子，必为病癫、疽痔有疮，九也。

又云：有五观，子生不祥。月水未清，一观也；父母有疮，二观也；丧服未除有子，三观也；温病未愈有子，身亲丧④，四观也；妊身而忧恐，重复惊惶，五观也。

《玉房秘诀》云：合阴阳有七忌：

第一之忌，晦朔弦望，以合阴阳，损气，以是生子，子必刑残，宜深慎之。

第二之忌，雷风天地感动，以合阴阳，血脉涌，以是生子，子必痈肿。

第三之忌，新饮酒饱食，谷气未行，以合阴阳，腹中膨脝⑤，小便白浊，以是生子，子必癫狂。

第四之忌，新小便，精气竭，以合阴阳，经脉得涩，以是生子，子⑥必妖孽。

第五之忌，劳倦重担，志气未安，以合阴阳，筋腰苦痛，以是生子，子必夭残。

第六之⑦忌，新沐浴，发肤未燥，以合阴阳，令人短气，以是生子，子必不全。

第七之忌，兵坚盛怒⑧，茎脉痛，当令不合，内伤有病。如此为七伤⑨。

又云：人生暗聋者，是腊目⑩暮之子。腊暮百鬼聚会，终夜不息，君子斋戒，小人私合阴阳，其子必暗聋。

人生伤死者，名曰火子，燃烛未灭，而合阴阳，有子必伤，死市人⑪。

人生癫狂，是雷电之子，四月五月大雨霹雳，君子斋戒，小人私合阴阳，有子必癫狂。

人生为虎狼所食者，重服之子，孝子戴麻，不食肉，君子羸顿，小人私合阴阳，有子必为虎狼所食⑫。

人生溺死者，父母过，藏胞于铜器中，覆以铜器，埋于阴垣下，入地七尺，名曰童子里⑬，溺死水中。

又云：大风之子多病，雷电之子狂癫，大醉之子必痴狂，劳倦之子必夭伤，月经之子兵亡，黄昏之子多变，人定之⑭子不喑⑮则聋，日入之子口舌不祥，日中之子癫病，晡时之子自毁伤。

又云：素女曰：求子法自有常体，清心远虑，安定其衿袍，垂虚斋戒，以妇人月经后三日，夜半之后，鸡鸣之前，嬉戏令女盛⑯动，乃往从之，适其道理，同其快乐，却身施泻，勿过远，至麦齿，远则过子门⑰，不入子户。若依道术，有⑱子贤良而老寿也。

又云：彭祖曰：求子之法，当蓄养精气，勿数施舍，以妇人月事断绝，洁净三五日而交，有子则男，聪⑲明才智，老寿高贵，生女清贤配贵人。

又云：常向晨之际，以御阴阳，利身便躯，

---

① 其日在本书：原"在"作"有"，日文音义近似而致误，本书习见。今改。"其日在本书"，指"王相日"、"贵相日"在《千金方》书中。详见《千金方》卷二十七第八。

② 曰："曰"字原脱，据旁校补。

③ 服：《札记》曰："'服'恐'复'。此盖析言狂易也。"

④ 身亲丧：《札记》曰："'身亲丧'三字恐衍。"

⑤ 膨脝：原作"彭亨"，省文，据文义改。

⑥ 子："子"字原脱，据上下文例补。下"子必夭残"仿此。

⑦ 之："之"字原脱，据上下文例补。下"第七之忌"仿此。

⑧ 兵坚盛怒：《札记》曰："'兵坚盛怒'四字，盖谓阴起大也。"

⑨ 如此为七伤：《札记》曰："据文义，此上恐有脱。"

⑩ 目：《札记》曰："'月'讹'目'。"

⑪ 人：旁校引一本作"中"，似是。

⑫ 食：原作"合"，《札记》曰："'食'讹'合'。"今改。

⑬ 里：《札记》曰："'里'恐'裹'。"

⑭ 之："之"字原脱，据上下文例补。

⑮ 暗：疑当作"喑"。《札记》曰："'暗'，'瘖'之正字。"

⑯ 盛：旁校引或本作"咸"，似非是。

⑰ 勿过远，至麦齿，远则过子门：旁注曰："下精欲得去玉门入半寸，不尔过子宫。"

⑱ 有："有"下原衍"有"字，据文义删。

⑲ 聪：原作"听"，繁体字形近而误，据文义改。《札记》曰："'聪'讹'听'。"

精光益张，生子富长命。

又云：素女曰：夫人合阴阳，当避禁忌，常乘生气，无不老寿。若夫妇俱老，虽生化有子，皆不寿也。

又云：男女满百岁①，生子亦不寿。八十男可御十五、十八女，则生子不犯禁忌，皆寿老。女子五十得少夫，亦有子。

又云：妇人怀子未满三月，以戊②子取男子冠缨烧之，以取灰，以酒尽服之，生子富贵明达。秘之秘之。

又云：妇人无子，令妇人左手持小豆二七枚，右手扶男子阴头纳女阴中，左手纳豆著口中，女自男阴同入，闻男阴精下，女仍当咽豆，有效，万全不失一也。

《洞玄子》云：凡欲求子，候女之月经断后，则交接之。一日三日为男，四日五日为女，五日以后，徒损精力，终无益也。交接泄精之时，候女快来，须与一时同泄，泄必须尽。先令女正面仰卧，端心一意，闭目内想，受精气。故老子曰：夜半得子为上寿，夜半前得子为中寿，夜半后得子③下寿。

又云：凡女子怀孕之后，须行善事，勿视恶色，勿听恶语，省淫欲，勿咒诅④，勿骂詈，勿惊恐，勿劳倦，勿妄语，勿忧愁，勿食生冷醋滑热食，勿乘车马，勿登高，勿临深，勿下坂，勿急行，勿服饵，勿针灸。皆须端心正念，常听经书，遂令男女如是，聪明智慧，忠真贞良，所谓教胎者也。

好女第廿二

《玉房秘诀》云：冲和子曰：婉嫕⑤淑慎，妇人之性美矣。夫能浓纤得宜，修短合度，非徒取悦心目，抑乃尤益寿延年。

又云：欲御女，须取少年未生乳，多肌肉，丝发小眼，眼精白黑分明者；面体濡滑，言语音声和调而下者；其四肢百节之骨皆欲令没，肉多而骨不大者；其阴及腋下不欲令有毛，有毛当令细滑也。

《大清经》云：黄帝曰：入⑥相女人，云何谓其事？素女曰：入相女人，天性婉顺，气声濡行，丝发黑，弱肌细骨，不长不短，不大不少⑦，凿孔⑧欲⑨高，阴上无毛，多精液者，年五五以上，卅以还，未在⑩产者，交接之时，精液流涎⑪，身体动摇，不能自定，汗流四逋⑫，随人举止，男子者虽不行法，得此人由⑬不为损。

又云：细骨弱肌，肉淖䁱⑭泽，清白薄肤，指节细没，耳目准高鲜白，不短不辽，厚髀，凿孔欲高而周密，体满，其上无毛，身滑如绵，阴淖如膏，以此行道，终夜不劳，便利丈夫，生子贵豪。

又云：凡相贵人尊女之法，欲得滑肉⑮弱骨，专心和性，发泽如漆，面目悦美，阴上无毛，言语声细，孔穴向前，与之交会，终日不劳，务求此女，可以养性延年矣。

恶⑯女第廿三

《玉房秘诀》云：若恶女之相，蓬头䵳面，槌项结喉，麦齿雄声，大口高鼻，目睛浑浊，口及颔有高毛似鬓发者。骨节高大，黄发少肉，阴毛大而且强，又⑰多逆生，与之交会，皆贼损人。

又云：女子肌肤粗不御，身体癯瘦不御，

---

① 男女满百岁：男女双方岁数之和超过百岁。
② 戊：原作"成"，据文义改。
③ 子："子"下疑脱"为"字。
④ 诅：原作"咀"，据文义改。
⑤ 嫕：原作"媸"，字无考。《札记》曰："'媸'恐'嫕'之讹字。"今据改。
⑥ 入：《札记》曰："'人'讹'入'。下同。"
⑦ 少：疑当作"小"。
⑧ 凿孔：指阴部。
⑨ 欲：此字原漫漶，据下节文例描正。
⑩ 在：疑当作"有"。
⑪ 涎：疑当作"漾"，"涎"之异写"㵪"与"漾"形近致误。
⑫ 逋：旁校引或本作"通"。
⑬ 由：通"犹"。
⑭ 䁱：《札记》曰："'䁱'，'曼'之俗。《韩非·扬贤篇》：'曼丽皓齿。'《吕览·本生篇》：'靡曼皓齿。'"
⑮ 肉：原作"内"，形误，据文义改。
⑯ 恶：原作"要"，形误，据卷首目录改。
⑰ 又：原作"人"，据旁校引一本改。

常从高就下不御,男声气高不御,股胫生毛不御,嫉妒不御,阴冷不御,不快善不御,食过饱不御,年过四十不御,心腹不调不御,逆毛不御,身体常冷不御,骨强坚不御,卷发结喉不御,腋偏臭不御,生淫水不御。

《大清经》云:相女之法,当详察其阴及腋下,毛当令顺而濡泽;而反上逆,臂胫有毛,粗不滑泽者,此皆伤男,虽一合而当百也。

又云:女子阴男形,随月死生,阴雄之类,害男尤剧。赤发齱[1]面,癯瘦痫病无气,如此之人,无益于男也。

禁忌第廿四

《玉房秘诀》云:冲和子曰:《易》云:天垂象,见吉凶,圣人象之。《礼》云:雷将发声,生子不成,必有凶灾。斯圣人作诫,不可不深慎者也。若夫天变见于上,地灾作于下,人居其间,安得不畏而敬之?阴阳之合,尤是敬畏之大忌者也。

又云:彭祖云:消息之情,不可不去[2],又当避大寒大热,大风大雨,日月蚀,地动雷电,此天忌也。醉饱喜怒,忧悲恐惧,此人忌也。山川神祇,社稷[3]井灶之处,此地忌也。既避三忌,犯此忌者,既致疾病,子必短寿。

又云:凡服药虚劣,及诸病未平复,合阴阳,并损人。

又云:月煞不可以合阴阳,凶。

又云:建、破、执定日及血忌日,不可合阴阳,损人。

又云:彭祖云:奸淫所以使人不寿者,未必鬼神所为也。或以粉纳阴中,或以象牙为男茎而用之,皆贼年命,早老速死。

《虾蟆图经》[4]云:黄帝问于岐伯曰:男女所[5]俱得病者,何也?岐伯对曰:以其不推月之盛毁,日[6]之暗明,不知其禁,而合阴阳,是故男女俱得病也。

月生四日,不可合阴阳,发痈疽;月生六日,不可合阴阳,发痈疽;月生九日,不可合阴阳;月生十五日[7],不可合阴阳,女子中风病,大禁[8];月毁卅日,不可合阴阳,禁[9]。

《华佗针灸经》云:冬至、夏至、岁旦,此三日前三后二,皆不灸刺及房室,杀人,大禁。

《养生要集》云:房中禁忌:日月晦朔,上下弦望,六丁六丙日,破日,月廿八日,月蚀,大风甚雨,地动,雷电霹雳,大寒大暑,春秋冬夏节变之日,送迎五日之中,不行阴阳。本命行年,禁之重者:夏至后丙子丁巳,今按:《玉房秘诀》云作丙午丁未。《黄帝问素女经》作丙子丁丑。冬至[10]后庚申辛酉;及新沐头,新远行,疲倦,大喜怒,皆不可合阴阳。至丈夫衰忌之年,不可忘[11]施精。

又云:安平崔寔子真《四民月令》曰:五月[12]仲夏,是月也,至之日,阴阳争,血气散,先后日至各五日,寝别内外。《月令》曰是上声也。十一月仲冬,是月也,至之日也,阴阳争,血气散,先后日至[13]各五日,寝别内外。

又云:交接尤禁醉饱,大忌也,损人百倍。醉而交接,或致恶疮,或致上气。欲小便而忍之以交接,使人得淋,或小便难,茎中涩,小腹强。大喜怒之后,不可以交接,发痈疽。

又云:卜先生云:妇人月事未尽而与交接,既病女人,生子或面上有赤色,凝如手者,

---

[1] 齱:疑当作"齇",与"齇"之异体字"齇"形近而误。

[2] 去:疑当作"知"。

[3] 社稷:原作"杜穟",形误,据文义改。《礼记》曰:"'杜穟','社稷'讹。"

[4] 《虾蟆图经》:原"蟆"作"墓",形误,据文义改。《礼记》曰:"'蟆'讹'墓'。"

[5] 所:《黄帝虾蟆经·择五神所舍时避灸刺法第四》"所"下有"以"字。

[6] 日:此原空缺,据《黄帝虾蟆经·择五神所舍时避灸刺法第四》补。

[7] 日:"日"字原脱,据旁校补。

[8] 大禁:《黄帝虾蟆经·虾蟆图随月生毁避灸刺法第一》"禁"下有"非小"二字。

[9] 禁:《黄帝虾蟆经·虾蟆图随月生毁避灸刺法第一》"禁"上有"大"字。

[10] 冬至:"冬至"下十一字原脱,据旁校补。

[11] 忘:通"妄"。

[12] 五月:"月"下原有"是日"二字,疑衍,据文义删。《礼记》曰:"'是日'二字恐衍。"

[13] 至:"至"字原脱,据旁校补。

或令在身体,又男子得白驳病。

又云①:已醉勿房,已房勿醉,已饱勿房,已房勿饱,已劳勿房,已房勿劳,已饥勿房,已房勿饥。

《洞玄子》云:男年倍女损女,女年倍男损男。

又云:《素女论》曰:五月十六日,天地牝牡②日,不可行房。犯之,不出三年必死。何以知之?但取新布一尺,此夕悬东墙上,至明日视之,必有血,切忌之。

又云:交接所向、时日吉利、益损顺时,效此大吉。

春首向东,夏首向南,秋首向西,冬首向北。

阳日益,只③日是。阴日损,双日是。阳时益,子时以后,午前是。阴时损。午时以后,子前是。

春甲乙,夏丙丁,秋庚辛,冬壬癸。

《千金方》云:四月、十月不得入房。阴阳④纯用事之月。

又云:日初入后,勿入房。

又云:新劳须沐浴,然后合御。不沐浴,不可御也。

又云:凡热病新瘥及大病之后⑤,未满百日,气力未平复,而以房室者,略无不死。热病房室,名为阴阳易⑥之病,皆难治,多死。近者有⑦士大夫,小得伤寒,瘥以十余日,能乘马行来,自谓平复,以房室即以小腹急痛,手足拘拳而死。治之方⑧:

取女裈衣附毛处烧,服方寸匕,日三。女人病,可取男裈如此法。今按:《葛氏方》云:得童女裈益良。

又方⑨:

取所与交妇人衣,覆男子上,一食久⑩。

断鬼交第廿五

《玉房秘诀》云:采女云:何以有鬼交之病?彭祖曰:由于阴阳不交,情欲深重,即鬼魅假像,与之交通。与之交通之道,其有胜自⑪于人。久交⑫则迷惑,讳而隐之,不肯告,

以为佳,故至独死而莫之知也。若得此病,治之法,但令女与男交,而男勿泻精,昼夜勿息,困⑬者不过七日必愈。若身体疲劳,不能独御者,但深按勿动,亦善也。不治之,杀人不过数年也。欲验其事实,以春秋之际,入于深山大泽间,无所云为,但远望极思,唯念⑭交会阴阳,三日三夜后,则身⑮体翕然寒热,心烦目眩,男见女子,女见男子,但行交接之事,美胜于人,然必病人而难治。怨旷之气,为邪所凌,后世必当有此者;若处女贵人,苦不当交⑯,与男交以治之者:

当以石硫黄数两,烧,以熏妇人阴下身体,并服鹿角末方寸匕,即愈矣,当见鬼涕泣而去。一方服鹿角方寸匕,日三,以瘥为度。

今检治鬼交之法,多在于诸方,具载⑰妇人之篇。

用药石第廿六

《千金方》云:采女曰:交接之事,既闻之

---

① 又云:此条三十四字原为小字,今据文义改为大字。

② 牡:"牡"字原脱,据旁校补。

③ 只:原作"隻",疑是"隻"字之误,今正。《札记》曰:"'隻'讹'隻'。"按"隻"即"只"之繁体字,有"单"义。

④ 阴阳:《千金方》卷二十七第二"阴"上有"避"字,"避"下八字均为大字正文。

⑤ 后:"后"字原脱,据《千金方》卷十第二补。

⑥ 易:"易"字原脱,据《千金方》卷十第二补。

⑦ 有:《千金方》卷十第二"有"下有"一"字,当据补,足文。

⑧ 治之方:《千金方》卷十第二此上有"妇人得病易丈夫,丈夫得病亦易妇人"十五字。

⑨ 又方:《千金方》卷十第二作"治交接劳复,阴卵肿缩,腹中绞痛便欲死方"。

⑩ 一食久:《千金方》卷十第二作"立愈"。

⑪ 胜自:此二字原误倒,据校改标记乙正。

⑫ 交:"交"字原脱,据旁校补。

⑬ 困:原作"用",据旁校改。

⑭ 念:原作"含",形误,据文义改。《札记》曰:"'含'恐'念'。"

⑮ 身:"身"字原脱,据旁校补。

⑯ 当交:《札记》曰:"'交'字恐衍。"按《札记》似是,"当"字连下读,"当与男交"下断句。

⑰ 载:原作"戴",形误,据文义改。《札记》曰:"'载'讹'戴'。"

矣,敢问服食药物,何者亦得而有效?彭祖曰:使人丁强①不老,房室不劳损气力,颜色不衰者,莫过麋角也。其法:

取麋角,刮之为末十两,辄用八角生附子一枚合之,服②方寸匕,日三,大良。亦可熬麋角令微黄,单服之,亦令人不老,然③迟缓,不及纳附子者④,服之廿日大觉。亦可纳陇西头茯苓,分等捣筛,服方寸匕,日三,令人长生,房内不衰。今按:《玉房秘诀》同之。

又云:治痿而不起,起而不大,大而不长,长而不热,热而不坚,坚而不久,久而无精,精薄而冷方:

苁蓉 钟乳 蛇床 远志 续断 薯蓣 鹿茸

右七味,各三两,酒⑤服方寸匕,日二。欲多房,倍蛇床;欲坚,倍远志;欲大,倍鹿茸;欲多精,倍钟乳。今按:《延龄图》云:等分,廿丸,日三服。

《玉房秘诀》云:治男子阴痿不起,起而不强,就事如无情,此阳气少,肾源微也。方用:

苁蓉 五味各二分 蛇床子 菟丝子 枳实各四分

右五⑥物,捣筛,酒服方寸匕,日三。蜀郡府君年七十以上,复有子。

又方:

雄⑦蛾未连者,干之,三分;细辛、蛇床子三分,捣筛,雀卵和如梧子,临交接服一枚。若强不止,以水洗之。

《玉房指要》云:治男子欲令健作房室,一夜十余不息方:

蛇床 远志 续断 苁蓉

右四物,分等为散,日三,服方寸匕。曹公服之,一夜行七十女。

《洞玄子》云:秃鸡散,治男子五劳七伤,阴痿不起,为事不能。蜀郡太守吕敬大年七十服药,得生三男⑧,长服之,夫人患多玉门中疼,不能坐卧,即药弃庭中,雄鸡食之,即起上雌鸡其背,连日不下,啄其头冠,冠秃,世呼为秃鸡散,亦名秃鸡丸⑨方:

肉⑩苁蓉三分 五味子三分 菟丝子三分 远志三分 蛇床子四分

凡五物,捣筛为散,每日空腹酒下方寸匕,日再三,无敌不可服。六十日可御四十妇。又以白蜜⑪和丸如梧子,服五丸,日再,以知为度。今按:《千金方》有八味:蛇床子三分、菟丝子二分、苁蓉三分、远志二分、五味子二分、防风二分、巴戟天二分、杜仲⑫一分。

又云:鹿角散,治男子五劳七伤,阴痿不起,卒就妇人,临事不成,中道痿死,精自引出,小便余沥,腰背疼冷方:

鹿角 柏子仁 菟丝子 蛇床子 车前子 远志 五味子 苁蓉各四分

右,捣筛为散,每食后服五分匕,日三。不知,更加方寸匕。

《范汪方》云:开心薯蓣肾气丸,治丈夫五劳七伤,髓极不耐寒,眠即胪胀,心满雷鸣,不欲饮食,虽食,心下停痰不能消,春夏手烦热,秋冬两脚凌冷,虚多忘,肾气不行,阴阳不发,绝如老人,服之健中补髓,填虚养志,开心安脏,止⑬泪明目,宽胃,益阴阳,除风去冷,无所不治方:

肉苁蓉一两 山茱萸一两,或方无 干地黄六分 远志六分 蛇床子五分 五味子六分 防风六分 茯苓六分 牛膝六分 菟丝子六分 杜仲六

---

① 丁强:同义复词,健壮、强壮。

② 服:《千金方》卷二十第七"服"上有"酒"字。

③ 老然:此二字原倒,据校改标记乙正。

④ 纳附子者:《千金方》卷二十第七"者"下有"又以雀卵和为丸弥佳"九字。

⑤ 酒:《千金方》卷二十第七"酒"上有"冶下筛"三字。

⑥ 五:"五"字原脱,据旁校补。

⑦ 雄:原作"雎",形误,今据文义改。《札记》曰:"'雄'讹'雎'。"下同。

⑧ 男:"男"字原脱,据旁校补。

⑨ 丸:原作"九",缺笔致误,据文义改。《札记》曰:"'丸'讹'九'。"

⑩ 肉:原作"宗",俗字相似而误,据文义改。《札记》曰:"'肉'讹'宗'。"

⑪ 蜜:原作"密",形误,据文义改。《札记》曰:"'蜜'讹'密'。"下方仿此。

⑫ 杜仲:以上八味,《千金方》卷二十第七作"各二分"。

⑬ 止:原作"上",缺笔致误,据文义改。《札记》曰:"'止'讹'上'。"

分　薯蓣六分

凡十二物，捣下筛，蜜丸如梧子，服廿丸，日二夜一。若烦心即停减①之，只服十丸。服药五日，玉茎炽热；十夜通体滑泽；十五夜颜色泽，常手足热；廿夜雄力欲盛，廿五夜经脉充满；卅夜热气朗彻，面色如花，手纹如渥血，心开，记事不忘②，去愁止忘，独寝不寒，止尿、和阴，年四十以下一剂即足，五十以上两剂，满七十亦有子，无所禁忌，但忌大辛醋。

肉苁蓉丸，治男子五劳七伤，阴阳③痿不起，积有十年，痒湿，小便淋沥，尿时赤时黄，服此药，养性益气力，令人健。合阴阳，阴痿不起，起而不坚，坚而不怒，怒而不浃④，入便自死。此药补精益气力，令人好颜色肥⑤白方：

肉苁蓉　菟丝子　蛇床子　五味子　远志　续断　杜仲各四分

右七物，捣筛，蜜和为丸，丸如梧子，平旦服五丸，日再。长疏东向面⑥，不知药异，至七丸。服之卅日知，五十日阴阳大起。阴弱加蛇床子，不怒⑦加远志，少精加五味子，欲令洪大加苁蓉，腰痛加杜仲，欲长加续断⑧。所加者倍之，年八十老公服之如卅时，数用有验，无妇人不可服，禁如常法。

远志丸，治男子七伤，阴痿不起方：

续断四两　薯蓣二两　远志二两　蛇床子二两　肉苁蓉三两

凡五物，下筛，和雀卵丸如豆，旦服五丸，日二。百日长一寸，二百日三寸。

《录验方》云：益多散，女子臣妾再拜上书皇帝陛下，臣妾顿首顿首，死罪死罪。愚闻上善不忘君，妾夫华浮年八十，房内衰，从所知得方，方用：

生地黄洗，薄切一升⑨，以清酒渍，令浃浃⑩，乃干捣为屑，十分　桂心一尺，准二分　甘草五分，炙　术二分　干漆五分

凡五物，捣末下筛，冶合，后食以酒服方寸匕，日三。华浮合此药，未及服，病没故⑪。浮有奴，字益多，年七十五，病腰屈发白，横行伛偻，妾怜之，以药与益多，服廿日，腰伸，白

发更黑，颜色滑泽，状若卅时。妾有婢，字番息、谨善二人，益多以为妻，生男女四人。益多出，饮酒醉归，趣⑫取谨善，谨善在妾旁卧，益多追得谨善，与交通，妾觉，偷闻多气力壮动，又微异于他男子。妾年五十，房内更开，而懈怠不识人，不能自绝断女情，为生二人⑬。益多与妾、番息等三人合阴阳无极时。妾识耻与奴通，即杀益多，折胫视，中有黄髓更充满，是以知此方有验。陛下御用，膏髓随而满，君宜良方。臣妾死罪，稽首再拜以闻。

《拯要方》云：疗丈夫欲健房室，百倍胜常，多精益气，起阴阳得热而大方：

蛇床子二分　菟丝子二分　巴戟天皮二分　肉苁蓉二分　远志一分，去心　五味子一分　防风一分

以上为散，酒服半钱许，廿日益精气。

《葛氏方》治男阴痿、女阴胭⑭无复人道方：

肉苁蓉　蛇床子　远志　续断　菟丝子各一两

捣末，酒服方寸匕，日三。

又云：若平常自强，就接便弱方：

蛇床子　菟丝子

末，酒服方寸匕，日三。

《耆婆方》云：治阴痿方：

----

① 减：原作"灭"，繁体字形似而误，据文义改。
② 忘：原作"忌"，形误，据文义改。下同。《札记》曰："'忘'讹'忌'。"
③ 阳："阳"字疑衍。下"阴阳大起"仿此。
④ 浃：旁校作"决"，《札记》曰："'洪'讹'浃'。"
⑤ 肥：原作"服"，形误，据文义改。《札记》曰："'肥'讹'服'。"
⑥ 长疏东向面：此句费解，疑有误。《札记》曰："'长疏'亘读，或是'长跪'。"
⑦ 怒："怒"字原脱，据旁校补。
⑧ 断：原作"斨"，形误，据文义改。
⑨ 升：原作"廿"，《札记》曰："'升'讹'廿'。"今据改。
⑩ 浃浃：湿透之义。
⑪ 病没故："病"字原误窜在上"以酒服"之下，据校改标记移至此。"没故"，死亡。"没"同"殁"。
⑫ 趣(cù)：急速。
⑬ 为生二人：即为生二世。唐代避"世"字。
⑭ 胭(rùn，音润)：疑为"干"之婉语。"女阴胭"即指"女阴干"。《札记》曰："'胭'字未详。或曰'闭'字。"

枸杞 菖蒲 菟丝子各一分

合下筛,以方寸匕服,日三,坚强如铁杵。

又方:

早旦空腹,温酒纳好苏饮之。

又方:

单末蛇床子,酒服之。

《苏敬本草注》云:阴痿,薯蓣日干,捣筛为粉,食之。

《新罗法师流观秘密要术方》云:大唐国沧州景城县法林寺法师惠忠传曰:《法藏验记》曰:如来为利众储此方,众生不觉不愿,是以无周知,龙树马鸣难说佛教之日,才悟此药,即传沙门,沙门恶①不传,因无有世间。利王王西天竺国之时,东婆台人名阿苏,高尺有二寸,乘风飞来,献十二大愿三秀秘密②要术方,王龚视储,旨药师如来,教喻储也。王好时③,治术乃得验,历数之外更承广运,封十六大国,御百万妃,妃各为芳饧,悦一适胜,莫两心奸,魏魏④乎德,荡荡乎仁,千金莫传。

《新罗法师秘密方》云:八月中旬,取露蜂房,置平物迫⑤一宿,宿后取纳生绢袋,悬竿阴干,十旬限后为妙药。夫望覆合时,割取钱六枚许,纳清填盆煎过,黑灰成白灰,即半分纳温酒吞⑥,半分纳手,以唾和⑦涂屄⑧,自本迄末,涂了俄干,干了覆合,任心服。累四旬渐皎⑨验,终十旬调体了迄,终身无损有益,福复⑩万倍,气力七倍,所求皆得,无病长命,盛夏招冷,隆冬追温,防邪气,不遭殃。所谓增益之积,屄纵广各百八十铢,强如铁锤,长大三寸,屄自成香。缩之器,男女神静心敏,耳聪目明,口鼻气香。若求强者,纳温酒常吞;求长者,涂末;求大者,涂周。服中禁忌:大哀⑪、大悦、大惊、大怨、大阪⑫、污本洪流⑬、危高、五辛、薰冷、生菜、醉酒。今按⑭:既有强阴之方,豫可储委顿之术。

《葛氏方》云:欲令阴痿弱方:

取水银、鹿茸、巴豆杂⑮,捣末和调,以真麋脂和,敷茎及囊,帛包之。若脂强,以小麻油杂煎。此不异阉人。今按:单末水银涂之。

又方:

灸三阴交穴,使阳道衰弱。今按:此穴在内踝上八寸。

《苏敬本草注》云:鹿脂不可近丈夫阴。

《陶景本草注》云:芰实被霜之后食之,令阴不强。

玉茎小第廿七

《玉房指要》云:治男子令阴长大方:

柏子仁五分 白蔹四分 白术七分 桂心三分 附子一分

右五物,为散,食后服方寸匕,日再,十日⑯、廿日长大。

《玉房秘诀》云:欲令男子阴大方:

蜀椒 细辛 肉苁蓉

凡三味,分等,治下筛,以纳狗胆⑰中,悬所居屋上卅日,以磨阴,长一寸。

《洞玄子》云:长阴方:

肉苁蓉⑱三分 海藻二分

右,捣筛为末,以和正月白犬肝汁,涂阴

① 恶:原作"恓",疑为"恶"之异写,今改。《札记》曰:"'恓'即'恶'字。《说文》:'恶,惭也。'"
② 密:原作"蜜",用同"密",今改为通用字。
③ 时:《札记》曰:"'时'与'斯'、'兹'等字通。"
④ 魏魏:同"巍巍",高耸貌,此指德行高尚。
⑤ 迫:压。
⑥ 半分纳温酒吞:原此下叠此六字,疑衍,据文义删。《札记》曰:"六字恐衍。"
⑦ 和:原文作"泥",据旁校改。
⑧ 屄:《玉篇》同"𤿺",《集韵》同"胯",此义指阴茎。
⑨ 皎:旁校引一本作"肥"。
⑩ 复:旁校作"德"。
⑪ 大哀:此下二十四字,原为双行小字注文,今据文义文例改为大字正文。
⑫ 大阪:意不详。"阪"字疑误。
⑬ 污:原作"汙","污"之异写。安政本抄作"汙"。《札记》曰:"汙本洪流,'本'恐'奔'。"
⑭ 今按:此下十五字,原为大字,据文义文例改为小字。
⑮ 杂:旁校作"新"。
⑯ 十日:"日"下疑脱"知"字。
⑰ 胆:原作"瞻",繁体形近致误,据文义改。《札记》曰:"'胆'讹'瞻'。"
⑱ 肉:"肉"原作"内",形误,据文义改。《札记》曰:"'肉'讹'内'。"

上三度,平旦新汲水洗却,即长三寸,极验。

玉门大第廿八

《玉房指要》云:令女玉门小方:

硫黄四分 远志二分

为散,绢囊盛,著玉①门中,即急。

又方:

硫黄三分 蒲花二分

为散,三指撮,著一升汤中,洗玉门,廿日如未嫁之僮。

《洞玄子》云:疗妇人阴宽冷,急②小,交接而快方:

石硫黄二分 青木香二分 山茱萸二分 蛇床子二分

右四味,捣筛为末,临交接纳玉门中少许,不得过多,恐最③孔合。

又方:

取石硫黄末三指撮,纳一升汤中,以洗阴,急如十二三女。

《录验方》云:令妇人阴急小热方:

青木香二分 山茱萸四分

凡二物,为散,和唾如小豆,纳玉门中,神验。

少女痛第廿九

《集验方》云:治童女始交接,阳道违理,及为他物所伤,血流不止方:

烧乱发并青布,末为粉,粉之,立愈。

又方:

以麻油涂之。

又方:

取釜底黑④,断葫⑤磨以涂之。

《千金方》云:治小户嫁痛方:

乌贼鱼骨二枚,烧为屑,酒服方寸匕,日三。

又方⑥:

牛膝五两,以酒三升,煮再沸⑦,去滓,分三服。

《玉房秘诀》云:治妇人初交伤痛,积日不歇方:

甘草二分 芍药二分 生姜三分 桂十分

水三升,煮三沸,一服。

长妇伤第卅

《玉房秘诀》云:女人伤于夫,阴阳过,患阴肿疼痛方:

桑根白皮切,半升 干姜一两 桂心一两 枣廿枚

以酒一斗,煮三沸,服一升,勿令汗出当风。亦可用水煮。

《集验方》云:治女子伤于丈夫,四体沉重,虚吸⑧头痛方:

生地黄八两 芍药五两 香豉一升 葱白切,一升 生姜四两 甘草二两,炙

各切,以水七升,煮取三升⑨,分三服,不瘥重作。

《千金方》云:治合阴阳辄痛,不可忍方:

黄连六分 牛膝四分 甘草四分

右三味⑩,水四升,煮取二升,洗之,日四。

《刘涓子方》云:女人交接辄血出方:

桂心二分 伏龙肝三分

二味,酒服方寸匕,日三。

医心方卷第廿八

① 玉:"原作"王",据文义改。《札记》曰:"'玉'讹'王'。"下仿此。
② 急:《札记》曰:"廿一卷引《延龄图》'急'上有'令'字。"
③ 最:《札记》曰:"廿一卷'最'作'撮'。"
④ 黑:《外台》卷三十四《童女交接他物伤方三首》引《集验》作"墨"。
⑤ 断葫:《外台》卷三十四《童女交接他物伤方三首》引"葫"下有"芦"字。
⑥ 又方:《千金方》卷三第八作"治小户嫁痛连日方"。
⑦ 煮再沸:《千金方》卷三第八作"煮取半"。
⑧ 虚吸:《外台》卷三十四《女人伤丈夫头痛方二首》引《集验》"虚"作"嘘",似是。又"吸"字原脱,据旁校补。
⑨ 三升:《外台》卷三十四《女人伤丈夫头痛方二首》引作"二升半"。
⑩ 右三味:《千金方》卷三第八"味"下有"㕮咀"二字。

医心方卷第廿九

从五位下行针博士兼丹波介丹波宿祢康赖撰

调食第一

四时宜食第二

四时食禁第三

月食禁第四

日食禁第五

夜食禁第六

饱食禁第七

醉酒禁第八

饮水宜第九

饮水禁第十

合食禁第十一

诸果禁第十二①

诸菜禁第十三

诸兽禁第十四

诸鸟禁第十五

虫鱼禁第十六

治饮食过度方第十七

治饮酒大醉方第十八

治饮酒喉烂方第十九

治饮酒大渴方第廿

治饮酒下利方第廿一

治饮酒腹满方第廿二

治恶酒病方第廿三

治饮酒令不醉方第廿四

断酒令不饮方第廿五

治饮食中毒方第廿六

治食噎不下方第廿七

治食诸果中毒方第廿八

治食诸菜中毒方第廿九②

治误食菜中蛭方第卅

治食诸菌中毒方第卅一

治食诸鱼中毒方第卅二

治食鲈肝中毒方第卅三

治食鲩鲐鱼③中毒方第卅四

治食鲭鲡鱼中毒方第卅五

治食诸肉中毒方第卅六

治食郁肉漏脯中毒方④第卅七

治食诸⑤鸟兽肝中毒方第卅八

治食蟹中毒方第卅九

治食诸鱼骨哽方第四十

治食诸肉骨⑥哽方第四十一

治草芥杂哽方第四十二

治误吞竹木叉导方第四十三

治误吞环钗方第四十四

治误吞金方第四十五

治误吞针生铁物方第四十六

治误吞钩方第四十七

治误吞珠珰铜铁方第四十八

治误吞钱方第四十九

治误食中吞发方第五十

治误吞石方第五十一

调食第一

《**黄帝养身经**》云：食不饥之⑦先，衣不寒之前。其半日不食者，则肠胃虚，谷气衰；一日不食者，则肠胃虚劳，谷气少；二日不食者，则肠胃虚弱，精气不足，曚⑧；三日不食者，则肠胃虚燥，心悸气紊，耳鸣；四日不食者，则肠胃虚燥，津液竭，六腑枯；五日不食者，则肠胃大虚，三焦燥，五脏枯；六日不食者，则肠胃虚

---

① 诸果禁第十二：以下五目，原分别作"诸兽禁第十二、诸鸟禁第十三、诸鱼禁第十四、诸果禁第十五、诸菜禁第十六"，今据正文标题改。

② 九：原误作"七"，据旁校改。

③ 鱼："鱼"字原脱，据正文标题补。

④ 方："方"字原脱，据正文标题补。

⑤ 诸："诸"字原脱，据正文标题补。

⑥ 肉骨：此二字原脱，据正文标题补。

⑦ 之：原作"乏"，据文义改。

⑧ 曚：疑当作"矇"，昏昧。

变,内外交乱,意魂疾;七日不食者,则肠胃大虚竭,谷神①去,眸子定然而命终矣。

《陈延之小品方》云:食饮养小至长甚难,逆忤致变甚速②,岂可不慎!

《养生要集》云:颖川③陈纪方④云:百病横生,年命横夭,多由饮食。饮食之患,过于声色。声色可绝之逾⑤年,饮食不可废之⑥一日。当时可益亦交,为患亦切。美物非一,滋味百品,或气势相伐,触其禁忌,成瘀毒,缓者积而成疢,急者交患暴至。饮酒啖枣,令人昏闷,此其验也。

又云:已劳勿食,已食勿动,已汗勿饮,已汗勿食,已怒勿食,已食勿怒,已悲勿食,已食勿悲。

又云:青牛道士言:食不欲过饱,故道士先饥而食也。饮不欲过多,故道士先渴而饮也。食已毕,起行数百步中,益人多也。暮食毕,步行五里乃卧,便无百病。

又云:青牛道士云:食恒将热,宜人易消,胜于习冷也。

又云:郤仲堪曰:坚细物多燥涩,若不能不啖,当吐去滓,万不一消,生积聚;柔脆物无贞润,常啖令人⑦骨髓不充实。

又云:鱼、肉诸冷之物多损人,断之为善,不能不食,务节之。

又云:《神仙图》曰:禁无大食,百脉闭;禁无大饮,膀胱急;禁无热食,伤五气;禁无寒食,生病结;禁无食生,害肠胃;禁无酒醉,伤生气。

孙思邈《千金方》云:食欲少而数⑧,不欲顿⑨多,难⑩消也。常欲令如饱中饥,饥中饱⑪。

又云:当熟嚼食,使米脂入肠,勿使酒脂入肠。

又云:人食毕,当行步踌躇,有所修为,为快也。

又云:食毕当行,行毕使人以粉摩腹⑫上数百过,易消⑬,大益人。

又云:食讫,以手摩面⑭,令津液消调⑮。

又云:厨膳勿⑯脯肉丰盈,恒令俭约。饮食勿多食肉⑰,生百病。少食肉,多食饭及⑱菹菜,每食不用重肉。

又云:多食酸,皮⑲槁而毛夭;多食苦,则筋急而爪枯;多食甘,则骨痛而发落;多食辛,则肉胝而唇褰⑳;多食咸,则脉凝而变化㉑。此以五味所伤也。今按:《太素》杨上善云:多食咸,则脉凝泣而变色;多食苦,则皮槁而毛夭㉒;多食辛,则筋急之㉓而爪枯;多食酸,则肉胝肥㉔而唇揭㉕;多食甘㉖,则骨痛而发落。

又云:食上不得语㉗,语而食者,常患胸背疼痛。

---

① 谷神:指消化功能。

② 速:此字原漫漶,安政本亦不可辨识,今据文义描正。

③ 颖川:原作"频川",《札记》引延庆本作"颖川",而误,今据文义改。颍川,郡名,治所在今河南禹县。

④ 陈纪方:疑当作"陈元方",或"纪"下脱"元"字。陈纪,字元方,东汉时人,与其父陈寔,其弟陈谌(字季方)并著高名,时号三君。

⑤ 逾:原作"俞",形误,据《札记》引延庆本改。

⑥ 之:此原为重文号,今据文义改。

⑦ 人:"人"字原脱,据旁校补。

⑧ 少而数:《千金方》卷二十七第二作"数而少",与下"顿而多"文例合。

⑨ 顿:《千金方》卷二十七第二"顿"下有"而"字,当据补。

⑩ 难:《千金方》卷二十七第二"难"上有"则"字。

⑪ 饱:原作"饥",据《札记》引延庆本改,与《千金方》卷二十七第二合。

⑫ 腹:原作"肠",形误,据《札记》引延庆本改。

⑬ 易消:《千金方》卷二十七第二"易"上有"则食"二字。

⑭ 摩面:《千金方》卷二十七第二"面"下有"及腹"二字。

⑮ 消调:《千金方》卷二十七第二作"通流"。

⑯ 勿:《千金方》卷二十七第二"勿"下有"使"字。

⑰ 饮食勿多食肉:《千金方》卷二十七第二作"每食不用重肉","肉"下有"喜"字,属下读。下无"每食不用重肉"六字。

⑱ 及:《千金方》卷二十七第二"及"下有"少"字。

⑲ 皮:《千金方》卷二十七第二"皮"上有"则"字,当据补。

⑳ 褰:《千金方》卷二十七第二作"寒"。

㉑ 凝而变化:《千金方》卷二十七第二"凝"下有"泣"字,"变化"作"色变"。

㉒ 夭:《素问·五脏生成篇》作"拔"。

㉓ 之:"之"字疑衍,《素问·五脏生成篇》无"之"字。

㉔ 胝肥:《素问·五脏生成篇》作"胝䐢"。

㉕ 揭:原作"楬",据《素问·五脏生成篇》改。

㉖ 甘:原作"其",形误,眉校改作"甘",今从,与《素问·五脏生成篇》合。

㉗ 语:原作"诸",形误,据《札记》引延庆本改。下同。

又云：食不得语①，每欲食，先须送入肠也。

又云：食竟②仰卧成气痞，作头风。

又云：凡人常须日在巳前③食讫，则不须饮酒，终身不干呕。

又云：日入后不用食，鬼魁④游其上。

又云：夏热，常饮⑤食暖饮；冬，长食细米稠粥。

《抱朴子》云：五味入口，不欲偏多。故酸多则伤脾，苦多则伤肺，辛多则伤肝，咸多则伤心，甘多则伤肾。此五行自然之理也。

又云：不欲极饥而食，食不可过饱；不欲极渴而饮，饮不可过多。凡食过则结聚，饮过则成痰澼也。

《马琬食经》云：凡食，欲得安神静气，呼吸迟缓，不用吞咽迅速，咀嚼不精，皆成百病。

《延寿赤书》云：九华安妃曰：临食勿言配⑥事。《曲礼》云：临食不叹，良有以焉。

又云：勿露食，来众邪也。露食谓特造失覆之谓也。

《养生志》云：食冷勿令齿疼，冷则伤肠。食热勿灼唇，热则伤骨。

又云：食热食汗出荡风，发头痛，发堕落，令人目涩饶睡。

又云⑦：凡饮食无故变色，不可食，杀人。

又云：诸食热食讫，枕毛卧，久成头风，令人目涩。

《食经》云：凡饮食衣服，亦欲适寒温。寒无凄沧，暑无出汗。食饮者，热毋灼灼，寒无沧沧。

又云：凡饮食调和，无本气息者，有毒。饮食上有蜂蝎蝤并有苍蝇者，有毒。

《膳夫经》云：凡临食不用大喜大怒，皆变成百病。

《七卷食经》云：悲⑧来哭讫，即勿用食⑨，反成气满病。

《服气导引抄》云：凡食时恒向本命及王⑩气。

又云：临食勿道死事，勿露食。

《朱思简食经》云：经宿羹臛，不可更温食之，害人。

崔禹锡云：人汗入食中者，不可食，发恶疮，其女人尤甚。宜早服鸡舌香饮，即瘥。

四时宜食第二

《崔禹锡食经》云：春七十二日，宜食酸咸味；夏七十二日，宜食甘苦味；秋七十二日，宜食辛咸味；冬七十二日，宜食咸酸味；四季十八日，宜食辛苦甘味。

右相生之味，其能生长化成。

《千金方》云：春七十二日，省酸增甘以养脾气；夏七十二日，省苦增辛以养肺气；秋七十二日，省辛增酸以养肝气；冬七十二日，省咸增苦以养心气；四季⑪十八日，省甘增咸以养肾气。

四时食禁第三

《崔禹锡食经》云：春七十二日，禁辛味，黍、鸡、桃、葱是也⑫；夏七十二日，禁咸味，大豆、猪、栗、藿是也；秋七十二日，禁酸味，麻犬⑬、李、韭⑭是也；冬七十二日，禁苦味，麦、羊、杏、薤是也；四季十八日土王⑮，禁酸咸味，麻、大豆、猪、犬、李、栗、藿是也。

---

① 食不得语：此下十三字，检《千金方》未见，且文义不通，疑有脱误，或是"食气"内容误窜于此，若此则"食"下脱"气"字，下"肠"字当作"腹"。

② 食竟：《千金方》卷二十七第二作"饱食"。

③ 前：《千金方》卷二十七第二作"时"。

④ 魁：《札记》引延庆本作"魅"。

⑤ 饮：《札记》曰："'饮'恐'暖'。"

⑥ 配：《延寿赤书》作"丑"。

⑦ 又云：按此条仁和寺本在下《食经》云"条下。

⑧ 悲：原作"非"，脱"心"字底致误，据仁和寺本改。

⑨ 即勿用食：仁和寺本作"勿即肉食"。

⑩ 王：旁校作"生"，与仁和寺本合。

⑪ 四季：《千金方》卷二十六第一作"季月"，"月"下有"各"字。

⑫ 也："也"字原脱，据旁校补。

⑬ 犬：原作"子"，据仁和寺本改。

⑭ 韭：原作"菲"，据仁和寺本改。

⑮ 王：通"旺"。

右,食禁可慎。相贼之味,其伤生气,故不成王相也。

《膳夫经》云:春勿食肝,须增咸苦①,禁食脾肺及辛甘。

夏勿食心,须增酸甘,得食肝脾,禁食肾肺及苦辛。

秋勿食肺,须增甘咸,得食脾肾,禁食肝心及苦酸。

冬勿食肾,须增辛酸②,禁食心脾及甘苦。

四季勿食脾,须增苦辛,得食心肺,禁肝肾酸咸③。

《养生要集》云:高平④王熙叔和曰:夏至迄秋分,节食肥腻饼臛之属,此物与酒水瓜果相妨,当时不必皆病,入秋节变,阳消阴息,气总至,辄多诸暴卒病疠。由于此涉夏取冷大过,饮食不节故也。而或人以病至之日便谓是受病之始,不知其由来者渐也。

又云:南阳张衡平子云:冬至阳气归内,腹中热,物入胃易消化;夏至阴气潜内,腹中冷,物入胃难消化。距四时不欲食迎⑤节之物,所谓不时伤性损年也。

月食禁第四

《本草食禁》云:正月,一切肉不食,吉⑥。

《养生要集》云:正月勿食鼠残食,立作鼠瘘,发出于头项;或毒入腹脾,下血不止;或口中生疮如月蚀,如豆许。

又云:不食生葱,发宿病。

又云:二月行久远行途中,勿饮阴地流泉水,夏发疟,久⑦喜作噎,损脾,令人咳嗽少气,不能息⑧。

《本草食禁》⑨云:二月寅日食鱼⑩,不吉。

又云:二月九日食鱼鳖,伤人寿。

《养生要集》云:三月勿食陈菹,一夏必遭热病,发恶疮,得黄疸,口中饶唾。菹者,蔓菁菹之属。

《崔禹锡食经》云:三月芹子不可食,有龙子,食之杀人。

又云:三月三日,食鸟兽及一切果菜五辛,伤人。

《枕中方》云:三月一日,勿食一切肉及五辛。

《养生要集》云⑪:四月不食大蒜,伤人五内。

又云:四月八日,勿食百草菜肉⑫。

《食经》⑬云:四月建巳,勿食雉肉。

《养生要集》云:五月勿食不成⑭果及桃李,发痈疖。不尔夜寒极,作黄疸,下为泄利。

又云:五月五日,食诸菜至月尽,令冷阳⑮,令人短气。

又云:五月五日,猪肝不可合食鲤子,鲤子不化成瘕。

又云:五月五日不可食芥菜及雉肉。

崔禹云:五月不可食韭,伤人目精。

又云:五月五日,莫食一切菜,发百病。

《食经》云:五月五日,勿食青黄花菜及韭,皆不利人,成病。

《本草食禁》云:不食獐鹿及一切肉。

《养生要集》云:六月勿饮泽中停水,喜食鳖肉,成鳖瘕。

又云:不得食自落地五果经宿者,蚍蜉、

---

① 须增咸苦:循下文例,"苦"下疑脱"得食肾心"四字。
② 须增辛酸:循上下文例,"酸"下疑脱"得食肺肝"四字。
③ 禁肝肾酸咸:循上文例,"禁"下疑脱"食"字,"肾"下疑脱"及"字。
④ 平:原作"本",据仁和寺本改。
⑤ 迎:逆也,违背之义。
⑥ 吉:原作"者",据旁校改。
⑦ 久:仁和寺本作"又"。
⑧ 不能息:仁和寺本此下有"又云:不食蓼、鸡子,发痈疖疥癣"十二字。
⑨ 禁:仁和寺本"禁"作"经"。
⑩ 鱼:"鱼"字原脱,据仁和寺本补。
⑪ 《养生要集》云:仁和寺本此下有"四月勿食黑鸡肉,作内疽,在胸腋下,出遍孔。若不内疽,损丈夫阳气,妇人食者绝其子,虚小气力"一条,凡三十七字。下"四月"作"又云"。
⑫ 肉:仁和寺本无"肉"字。
⑬ 《食经》:仁和寺本作"卢宗食经"。
⑭ 成:仁和寺本"成"下有"核"字。
⑮ 令冷阳:仁和寺本作"合阴阳"。

蝼蛄、蜣螂游上,喜为漏。

崔禹[1]云:勿食鹰鸷,伤人精气。

又云:五六月,芹菜不可食,其茎孔中有虫之,令人迷闷。

《养生要集》云:七月勿食生蜜,令人暴夏[2]发霍乱。

又云:不食生麦,变为蛲虫。

《朱思简食经》云:七月不得食落地果子及生麦。

《养生要集》云:八月勿食猪肺及胎胙[3],至冬定发咳。若饮阴地水,定作痎疟。

《本草食禁》云:不食葫,令人喘[4]。

又云:不食姜,伤神。

《孟诜食经》云:四月以后及八月以前,鹑肉不可食之。

《千金方》云:八月勿食雉肉,损人神气。

《养生要集》云:九月勿食被霜草,向冬发寒热及温病。食欲吐,或心中停水不得消,或为胃反病。

又云:不食姜,令人魂病。

又云:勿食猪肉。

《本草食禁》云:九月不食被霜瓜及一切肉,大吉。

《养生要集》云:十月勿食被霜生菜,面无光泽,令目涩,发心痛腰疼,或致心疟,手足清。

又云:不食椒,令人气痿。

又云:禁螺蚌猪肉。

《千金方》云:十月十一月十二月,勿食生薤,令人多涕唾。

《养生要集》云:十一月勿食经夏臭肉脯肉,动于肾,喜作水病及头眩,不食螺蚌著甲[5]之物。

又云:十二月不食狗鼠残之物,变成心痛及漏。若小儿食之,咽中生白疮,死。

又云:正月二月木王,勿食其肝,食肝伤其魂,魂伤狂妄。

四五月火王,勿食心,伤其神,神伤多恐惧。

七八月金王,勿食其肺,食肺伤魄,魄伤狂妄。

十月十一月水王,勿食其肾,食肾伤其志,志伤五脏不安。

三、六、九月、十二月土王,勿食其脾,食脾伤其意,意伤四肢不随。

日食禁第五

《养生要集》云:凡六甲日,勿食黑兽。

又云:壬子日,勿食诸五脏。

《本草食禁》云:甲子日,勿食一切兽肉,伤人神。

又云:月[6]建日,勿食雄雉肉,伤人神。

又云:子日勿食诸兽肉,吉。

又云:午日勿食祭肉,吉。

《枕中方》云:勿以六甲日食鳞甲之物。

夜食禁第六

《养生要集》云:凡人夜食伤饱,夜饮大醉,夏日[7]醉饱,流汗未晞[8],冷水洗渍,持[9]扇引风,当风[10]露卧,因醉媾精,或和水和食,不待消释,以块吞之,是以饮食男女,最为百病之本焉。

又云:夜食恒不饱满,令人无病。此是养性之要术也。

又云:夜食夜醉,皆生百病,但解此慎之。

又云:夜食饱讫,不用即眠,脾[11]不转,食不消,令人成百病。

---

① 崔禹:"崔"原误作"雀",据仁和寺本改。
② 暴夏:《札记》曰:"'暴夏'即'暴下'。"《病源》引《养生方》载文作'暴下'。"
③ 胙:《札记》曰:"此盖假胙为腊,犹'醋'亦作'酢'也。"
④ 喘:仁和寺本作"咳"。
⑤ 甲:原作"用",形误,据仁和寺本改。
⑥ 月:仁和寺本"月"上有"日"字。
⑦ 日:仁和寺本作"月"。
⑧ 晞(xī,音西):干。
⑨ 持:原作"特",形误,据仁和寺本改。
⑩ 风:"风"字原脱,据旁校补。
⑪ 眠脾:此二字原误倒,据仁和寺本乙正。

《七卷食经》云：夜食饱满，不媾精，令成百病。

又云：夜食不用啖生菜，不利人①。

夜食啖诸兽脾②，令人口中臭气。

夜食不用诸兽肉，令人口臭。

夜食不须禽脯③，不利人。

夜中勿饮新汲水，被吞龙子，生肠④胀之病。

夜食不用啖蒜及薰辛菜，辛气归目，不利人。

夜食不用啖芦茯⑤根，气不散，不利人。

饱食禁第七

《养性志》云：食过饱，伤膀胱，百脉闭不通。

《本草杂禁》云：饱食，夜失覆，为霍乱。

《千金方》云：养性之道，不欲饮⑥食便卧及终日久坐，皆损寿。

《养生要集》云：青牛道士云：饱食不可疾走，使人后日食入口则欲如⑦厕。

又云：青牛道士云：饱食而坐，乃不以行步及有所作务⑧，不但无益而已，乃使人得积聚不消之病，及手足痹蹶，面目梨⑨肝，损贼年寿也。若不得常有所为，又不能食毕行者，但可止家中，大小流述，如手博⑩舞戏状，使身中小汗，乃敷粉而止，延年之要也。

又云：饱食即饮水，谷⑪气即散，成癖病腰病⑫。

又云：饱食即浸水两脚，肾胀成水病。水病者，四肢皆肿，成水胀病也。

又云：伤饥，卒饱食，久久成心瘕⑬，及食癖病。

《七卷食经》云：饱食媾精，伤人肝，面目无泽，成病伤肌。

又云：饱食即沐发者，作头风病。

《神农食经》云：饱食讫，多饮水及酒，成痞癖，醉当风卧，以自成恶风⑭。

醉酒禁第八

《养生要集》云：颍⑮川韩元长曰：酒者，五谷之华，味之至也，故能益人，亦能损人。节其分剂⑯而饮之，宣和百脉，消邪却冷也。若升量转久，饮之失度，体气使弱，精神侵昏，物之交⑰验，无过于酒也。宜慎，无失节度。

又云：饱食醉酒，酒食未散，以仍媾精，皆成百病。一曰令儿癫瘕病⑱。

又云：饱食夜醉，皆生百病。但能慎此，养生之妙也。

又云：酒已醉，勿强饱食之，不幸则发疽。

又云：大醉不可安卧而止，当令人数摇动反侧之，不尔成病。

又云：酒醉不可当风，当风使人发喑，不能言。一曰不可向阳。

又云：饮酒醉，灸⑲头杀人。

又云：酒醉热未解，勿以冷水洗面，发疮。轻者齇疱。

又云：酒醉眠黍穰上，汗出，眉发交落，久还生。此事难，然不可信。

又云：大饮酒饱食⑳，不可大呼唤及大

---

① 不利人：仁和寺本此下有"又云：夜食不用啖生鱼及生肉，不利人"一条，凡一十五字。

② 夜食啖诸兽脾：仁和寺本无此下十二字。

③ 夜食不须禽脯：仁和寺本无此下九字。

④ 肠：仁和寺本作"腹"。

⑤ 茯：疑当作"蕨"。

⑥ 饮：仁和寺本作"饱"。

⑦ 如：至。

⑧ 作务：劳动。

⑨ 梨：疑当作"黧"，音误。

⑩ 博：《礼记》曰："'搏'讹'博'。"

⑪ 谷：原作"穀"，繁体字形近致误，据仁和寺本改。

⑫ 病：仁和寺本作"痛"。

⑬ 瘕：仁和寺本作"痴"。

⑭ 卧以自成恶风：此六字原脱，据仁和寺本补。

⑮ 颍：原作"频"，仁和寺本作"颍"，并误，今据义文改。

⑯ 分剂：份量，剂量。

⑰ 交：《礼记》曰："'交'即'效'之假字。"

⑱ 一曰令儿癫瘕病：此七字仁和寺本为小字注文。

⑲ 灸：旁校引或本作"炙"。

⑳ 食："食"字原脱，据仁和寺本补。

怒、奔车走马跳距,使人五脏颠倒,或致断绝杀人。

又云:夏日饮酒大醉流汗,不得以水洗沃,及持扇引风,成病。

又云:醉不可露卧,使人面发疱,不幸生癫①。

又云:凡祭酒,自动自竭,并不可饮,伤人。

又云:祭酒肉雾回②有气,勿饮③之,弃去江河中。

又云:饧④姜多食,饮酒醉,杀人。

又云:蒜与食饱,饮酒醉,不起步死。

又云:饮酒醉合食蒜,令人伤心至死。

又云:食麻子饮酒,令人胀满,为水病。

又云:食猪肉饮酒,卧秫稻穰中见星者,使人发黄。

又云:饮酒不得用合食诸兽肾,令人腰病。

又云:饮酒不用饮乳汁,令人气结病也。

又云:饮酒不用食生胡荽,令人心疾。

又云:茄芦合多食,饮酒杀人。

饮水宜第九

《养生要集》云:凡煮水饮之,众病无缘得生也。

《崔禹锡食经》云:春宜食浆水,夏宜食蜜水,今按⑤:《大清经》云:作蜜浆法:白粳米二斗,净洮⑥汰,五蒸五露竟,以水一石、白蜜五斗,合米煮之,作再沸止。纳瓮器中盛,香美如乳汁味。夏月作此饮之佳。秋宜食茗水,今按:同《食经》云:采茗苗叶,蒸,曝干,杂米捣,为饮粥食之,神良。冬宜食白饮,是谓为调水养性矣。

饮水禁第十

《养生要集》云:酒水浆不见影者,不可饮,饮之杀人。

又云:凡井水无何沸,勿饮,杀人。

又云:井水无故变急⑦者,不可饮之,伤人。

又云:井水阴日涌者,其月勿饮之,令人得温病。

又云:夜勿饮新汲井水,吞龙子,杀人。

又云:乌土⑧中出泉流水,不可久居,常饮作瘿。

又云:山水其强寒,饮之皆令人利、温疟、瘿瘤肿。

又云:夏月勿饮山中阴下泉水,得病。

又云:夏月不得饮田中聚水,令人成鳖瘕。

又云:凡立秋后,不得饮水浆,不利人。

又云:凡夏天用冰,正可隐映饮食之,令人得冷病。马氏:释⑨之意也。

又云:凡冰不得打研著饮食中食之,虽复当暂快,久皆必成病。

又云:凡奔行及马走喘,不得饮冷水之,因⑩上气发热气。

又云:凡饮水勿急咽之,亦成气及水瘕。

又云:凡取水无故因⑪动者,此水煮吃食者,杀人。

又云:凡所饮水,在于胸膈中动作水声者,服药吐出之,不吐者亦成水瘕,难瘥。

又云:凡人睡卧急觉,勿即饮水更眠,令人作水癖病。

《崔禹锡食经》云:人常饮河边流泉沙水者,必作瘿瘤,宜以犀角渍于流中,因饮之,辟

---

① 癫:旁校引或本作"癞",与仁和寺本合。
② 雾回:《札记》曰:"按二字叵解,'雾回'盖即'芬坏',犹'猪零'亦作'猪苓','葫香'亦作'茴香'之例。或曰'雾回'之急呼为'败',未知是否?"
③ 饮:《札记》曰:"'饮'下恐脱'食'字。"
④ 饧:原作"锡",形误,据仁和寺本改。
⑤ 按:原作"安",据仁和寺本改。
⑥ 洮:通"淘"。
⑦ 急:仁和寺本作"色"。
⑧ 土:"土"字原脱,据仁和寺本补。
⑨ 释:仁和寺本"释"下有"散"字。
⑩ 因:原作"日",形误,据仁和寺本改。
⑪ 因:仁和寺本作"自"。

疟①瘤之托②。

又云：食诸生鱼脍及鱐，而勿饮生水，即生白虫。

又云：食蛒苏③勿饮生水，即生长虫。

又云：食辛螺④而勿饮生水，作蛔虫。

又云：食鲫鲙即勿饮水，生蛔虫。

《本草食禁》云：若饮热茗后饮水浆，令人心痛，大慎之。

又云：食讫饮⑤冷水成肺痎⑥。

《膳夫经》云：凡食，不用以茗饮送之，令人气上，咳逆。

《千金方》云：勿饮深阴地冷水，必痎疟。

《食经》云：食讫饮冰水，成病⑦。

又云：食诸饼即饮冷水，令人得气病。

《七卷经》云：凡远行途中逢河水，勿洗面，生乌奸。

合食禁第十一

《博物志》云：杂食者，百疾妖邪之所钟焉。所食逾少，心逾开，年逾益；所食弥多，心逾塞，年逾损焉。

《养生要集》云：高平⑧王熙叔和曰：食不欲杂，杂则或有犯者，当时或无交患⑨，积久为人作疾。

又云：饮食冷热，不可合食，伤人气。

又云：食热腻物，勿饮冷醋浆，喜失声嘶咽。嘶者，声败也；咽者，气塞咽也。

又云：食热讫，勿以冷醋浆漱⑩口，令人口内齿臭。

又云：食甜粥讫，勿食姜，食少许即卒吐，或为霍乱。一云勿食盐。

又云：置饴粥中食之，杀人。《食经》云：此说大乖，恐或文误也。

又云：膳有甘味，三日勿食生菜，令人心痛。饴糖属也。

又云：干秫米合猪肥食，使人终年不化。

又云：小麦合菰⑪食，复饮酒，令人消渴。

又云：小麦合菰菜⑫食，腹中生虫。

又云：小麦不可合菰首，伤人。

又云：蒜勿合饴饧，食之伤人。

又云：食荞麦合猪肉，不过三日成热风病。

又云：生葱合鸡雄雉食之，使人大窍终年流血，杀人。

又云：葱薤不可合食白蜜，伤人五脏。

又云：葱桂不可合食，伤人。

又云：食生葱啖蜜，变作腹痢，气壅如死。

又云：生葱不可合食鲤鱼，成病。

又云：生葱食不得食枣，病人。

又云：啖⑬陈薤并食之，杀人。

又云：葵菜不可合食猪肉，夺人气成病。

又云：陈薤、新薤并食之，伤人。

又云：葵不可合食黍，成病。

又云：五辛不合猪肉、生鱼食之，杀人。

又云：凡辛物不可合食，使人心疼。

又云：诸刺菜不可合食麋肉及虾，伤人。

又云：梨⑭苦菜合生薤⑮食，身体肿。

又云：芹菜合食生猪肝，令人腹中终年雷鸣。

又云⑯：戎葵合食鸟子，令面失色。

又云：干姜勿合食兔⑰，发霍乱。

又云：食甘草勿食芜荑⑱及蓼荍，令人废

---

① 疟：《札记》曰："'疟'恐'瘰'。"

② 托：原作"吒"，形误，据文义改。《札记》曰："'吒'恐'托'。"

③ 蛒苏：《札记》曰："按'蛒'即'落'之假，后世作'酪酥'。"

④ 辛螺："螺"原作"蠃"，当作"蠃"，即"螺"。据文义改。

⑤ 食讫饮："饮"原作"饭"，据文义改。仁和寺本此三字作"食干饮讫饮"五字，"讫"下断句，"饮"字属下读。

⑥ 痎：水病之义之后起字。

⑦ 成病：仁和寺本作"成水病"。

⑧ 平：原作"本"，据仁和寺本改。

⑨ 交患：《千金方》卷二十六第一引作"灾苦"。

⑩ 漱：原误作"嗽"，据文义改。

⑪ 菰：仁和寺本"菰"下有"米"字。

⑫ 菜：原作"米"，旁校作"菜"，循上下文义，作"菜"似是，今改。

⑬ 啖：仁和寺本"啖"上有"葱"字。

⑭ 梨：《札记》曰："'梨'恐'藜'字"。

⑮ 薤：仁和寺本作"韭"。

⑯ 又云：仁和寺本无"又云"以下十二字。

⑰ 兔：仁和寺本"兔"下有"肉"字。

⑱ 芜荑：原作一"无"字，据仁和寺本补正。

其阳道。

又云：食蓼啖生鱼，令气夺或令阴核疼，至死。

又云：蓼叶合食生鱼，使人肌中生虫。

又云：芥菜不可共兔肉食，成恶邪病。

又云：生菜不可合食蟹足，伤人。

又云：栗合生鱼食之①，令人肠②胀。

又云：李实合雀肉食，令大行漏血。

又云：乌梅不可合猪膏食之，伤人。

又云：李实不可合蜜合③食，伤五内。

又云：枣食不得食生葱，痛病人。

又云：杏子合生④猪膏食之，杀人。

又云：菰首不可杂白蜜食之，令腹中生虫。

又云：芰实合白苋食之，腹中生虫。

又云：虾不可合食麇肉及梅李生菜，皆痼人⑤病。

又云：诸螺蛳与芥合食之，使人心痛，三月一动。

又云：诸果合诸螺蛳食，令人心痛，三日一发。一日合芥。

又云：诸菜合煮螺蛳蜗食之，皆不利人。

又云：猪肉合鱼食，不利人。一日入腹成噎。

又云：猪肝脾鲫鱼合食，令人发损消。

又云：猪肝不可合鲫鱼子卵食之，伤人。

又云：猪肝合鲤子及芥菜食之，伤人。

又云：凡诸肝合小豆食之，伤人，心目不明。

又云：凡食生肉合饮乳汁，腹中生虫。

又云：生鹿肉合食虾汁，使人心痛。

又云：麇鹿肉不可杂虾及诸刺生菜食之，腹中生虫，不出三年死。

又云：鹿肉合食鲩⑥鱼之，杀人。鲇，一名鲩。

又云：凡铜器盛猪肉汁，经⑦宿津入肉中，仍以羹作食杏仁粥，必杀人。

又云：白蜜合白秦食之，伤五内，令不流。

又云⑧：白蜜合食枣，伤人五内。

又云：白蜜不可合葱韭食之，伤人五脏。

又云：食蜜并啖生葱，反作腹痢。

又云：食甜酪勿食大醋，变为血尿。

又云：乳酪不可合食鱼脍，肠中生虫。

又云：乳汁不可合饮生肉，生肠⑨中虫。

又云：乳汁不可合食生鱼，及⑩成瘕。

又云：乳酪不可杂水浆食之，令人吐下。

又云：诸鸟肉及卵和合食，伤人。

《神农食经》云：生鱼合蒜食之，夺人气。

《千金方》云：白苣不可共酪食，必作䘌。

又云：竹笋不可共蜜食之，作内痔。

《孟诜食经》云：竹笋不可共鲫鱼食之，使笋不消，成癥病，不能行步。

又云：枇杷子不可合食炙肉热面，令人发黄。

又云：荠不可与面同食之，令人闷。

又云：鹑肉不可共猪肉食之。

《崔禹锡食经》云：食大豆屑后啖猪肉，损人气。

又云：胡麻不可合食韭蒜，令疾血脉。

又云：兰鬲草勿合鹿肪食，令人阴痿。

又云：鹰勿合生海鼠食，令肠⑪中冷，阴不起。

又云：李实不可合牛酥食之，生鳖子。

又云：葵不可合蕨菜食，生蛔虫。若觉合食者，取鬼花煮汁，饮一二升即消去。鬼花者，八月九月梨花耳。采以为非常之备也。

《马琬食经》云：猪肉合葵菜食之，夺人气。

《食经》云：鹿雉并煮食之，杀人。

《朱思简食经》云：鲫鱼合鹿肉生食之，筋急嗔怒。

《养生要集》云：凡饮食相和失味者，虽云无损，不如不犯。

――――――

① 之："之"字原脱，据旁校补。
② 肠：仁和寺本作"腹"。
③ 合：仁和寺本无"合"字，疑衍。
④ 生："生"字原脱，据旁校补。
⑤ 人：仁和寺本"人"下有"所"字。
⑥ 食鲩鱼之：此处有误，或"食"字误窜，当在"之"字之上，或"之"字为衍文。
⑦ 经：原作"径"，据文义改。
⑧ 又云：仁和寺本无此下十一字。
⑨ 肠：仁和寺本作"腹"。
⑩ 及：仁和寺本作"反"。
⑪ 肠：仁和寺本作"腹"。

膳有熊白,不宜以鱼羹送之,失味。

膳有鱼脍,不宜食鸡雉肉羹送之,失味。

芥子酱合鱼脍食之,失味。

炙肉汁著酱清食之,有臊气,失味。

捣蒜齑不宜著椒食之,苦失味。

青州枣合白蜜食之,失味,戟人咽喉。

醋浆粥和酪食之,失味。

酸枣食饮酒之,失味。

食乳糜①以鱼鲊送之,失味。

膳有鱼脍,不宜以兔羹送之,失味。

膳有乳糜,不宜以鱼肉送之,失味。

蒜茡合芥子酱食之,失味。

大豆合小豆食之,失味。

菘子合芜荑食之,失味。

大豆合小麦食之,失味。

小芥合襄荷食之,失味。

芸苔合大芥食之,失味。

韭薤合食之,失味。

大芥合水苏食之,失味。

蓼合小芥食之,失味。

膳有糯食,醋及醋菹食之,失味。

诸果禁第十二

《养生要集》云:凡诸果非时,未成核,不可食,令人生疮,或发黄疸。

又云:凡诸果物生两甲,皆有毒,不可食,害人。

又云:凡枣桃杏李之辈,若有两核者,食之伤人。

又云:凡诸果停久,食之发病。

又云:凡果堕地三重,食之杀人。

《食经》云:空腹勿食生果,喜令人膈上热,为骨蒸,作痀疝。

又云:诸果和合食,伤人。

诸菜禁第十三

《嵇康养生论》云:薰辛害目。

《养生要集》云:葱薤牙生不可食,伤人

心气。

又云:苦匏瓠不以久盛食之,有毒,杀人。

马琬云:葵赤茎背黄食之,杀人。

《食经》云:诸菜和合食,伤人②。

诸兽禁第十四

《食经》云:凡诸兽,有歧尾奇纹异骨者,不可食,皆成病,杀人。

又云:兽赤足食之,杀人。

又云:凡自死③兽无创者,勿食,杀人。

又云:兽自病疮死食之,伤人。

又云:肉中有腥如朱,不可食之。

又云:凡避饥空肠,勿食肉,伤人。

又云:生肉若熟肉有血者,皆杀人。

《膳夫经》云:凡肉久置合器中,食之杀人。

又云:肉脯鱼腊,经④夏入秋,不可食,令人得病。

《养生要集》云,自死⑤畜口不闭,食之伤人。

又云:凡自死兽伏地⑥,食之杀人。

又云:祭⑦肉自动,不可食之。

又云:凡禽兽肝脏有光者,不可食,杀人。

又云:凡脯置于米盆中,不可食,杀人。

又云:脯勿置黍盆中,食之闭气,伤人。

又云:凡猪羊牛鹿诸肉,皆不可以穀木、桑木为铲炙食之,入肠⑧里生虫,伤人。

又云:铜器盖热肉⑨,汁入食中,食⑩之发恶疮肉疽。

---

① 糜:疑当作"麋"。下一"麋"字仿此。

② 伤人:此二字原脱,据仁和寺本补。

③ 自死:原作一"臭"字,二字误为一字,据仁和寺本改。下仿此。

④ 经:原作"径",据文义改。下同。

⑤ 自死:原作一"臭"字,据旁校改。下"自死"仿此。

⑥ 伏地:仁和寺本"伏"上有"首"字。

⑦ 祭:原作"癸",形误,据仁和寺本改。

⑧ 肠:仁和寺本作"腹"。

⑨ 肉:原作"害",俗写形近致误,据仁和寺本改。

⑩ 中食:此二字原脱,据旁校补。

又云：凡生肉五脏等，著草中自摇动，及得醋咸不反①色，堕②地不污，与犬犬不食者，皆有毒，食之杀人。

又云：凡腻羹肉汁在釜中掩覆，若经③宿，又在盆器中热盖气不泄者，皆杀人。

又云：脯炙之不动，得水复动，食之杀人。

又云：凡肉作脯，不肯燥，食之杀人④。

又云：秽饭腰⑤肉，食之不利人，成病。

又云：茅屋脯名漏脯，藏脯蜜⑥器中名郁脯，并不可食之。

又云：凡天⑦阴积日及连雨⑧，虫宿生鱼生肉脍等，不⑨食，不利人。

《千金方》云：勿食一切脑，大不佳。

诸鸟禁第十五

《七卷食经》云：凡众鸟自死⑩，口不闭、翼不合者，食之杀人。

又云：众鸟死，足不伸者，食之⑪伤人。

又云：鸟兽燔死，食之杀人。

又云：凡鸟有摍⑫毛，不可食。毛色不泽曰摍也。

又云：凡鸟兽身毛羽有成文字者，食之杀人⑬。

又云：飞鸟投人者，不可食。必者⑭口中喜有物，若无，拔一毛放之。

又云：鸟有三足，鸡两足有四距，食杀人。

《膳夫经》云：鸟死目不可⑮合，食⑯杀人。

又云：诸卵有纹如八字，食杀人。

又云：凡鸟卵有文，食之杀人。

虫鱼禁第十六

《食经》云：凡鱼不问大小，其身体有赤黑点者，皆不当啖，伤人。

又云：凡勿食诸生鱼，目赤者生瘕。

又云：鱼身白首黄，食之伤人。

又云：凡鱼有角不可食，伤人。

又云：凡鱼头中鳃者不可食，杀人。

又云：鱼有目睫，食之伤人。

又云：鱼二目不同色，食之伤人。

又云：鱼死二目不合，食之伤人。

又云：鱼腹下有丹字，食伤人。

又云：鱼鳞逆生，食之杀人。

又云：鱼肠⑰无胆，食之杀人。

又云：鱼腹中有白如膏状者，食之令人发疽。

又云：凡鱼头有正白色如连珠至脊上者，食之破杀人心⑱。

又云：鱼子未成者，食伤人。正月鱼怀子未成粒者是也。

又云：生鱼肉投地，尘⑲芥不著，食之伤人。

又云：凡鱼肉脍、诸生冷⑳，多食损人，断之为佳。而不能不㉑食，务食简少，为节食之；若多食不消，成瘕。

又云：食鱼不得并厌骨，食之不利人。厌骨在鲤㉒后，大如榆荚。

又云：虾无须亦腹下通黑，食之杀人。

又云：蜚虫赤足者，食之㉓杀人。

又云：诸飞虫有三足者，食之杀人。

《膳夫经》云：凡食鱼头，不得并乙骨，食

---

① 反：原作"及"，据旁校改，与仁和寺本合。
② 堕：原作"随"，据旁校改，与仁和寺本合。
③ 经：原作"径"，据文义改。
④ 人：原作"之"，据旁校改，与仁和寺本合。
⑤ 腰：仁和寺本作"腜"，应据改。
⑥ 蜜：疑当作"密"。按"蜜"用亦同"密"。
⑦ 天：原作"夫"，形误，据仁和寺本改。
⑧ 雨：原作"两"，据仁和寺本改。
⑨ 不：仁和寺本"不"下有"可"字。
⑩ 自死：原作一"臭"字，据旁校改，与仁和寺本合。
⑪ 之："之"字原脱，据旁校补，与仁和寺本合。
⑫ 摍：仁和寺本作"摍"。按疑当作"槱"，"粗"之俗字。
⑬ 人："人"字原脱，据仁和寺本补。
⑭ 者：仁和寺本作"看其"二字，似是。
⑮ 可：仁和寺本无"可"字。
⑯ 食：仁和寺本"食"下有"之"字。
⑰ 肠：仁和寺本作"腹"。
⑱ 破杀人心：仁和寺本作"破心杀人"。
⑲ 尘：原作"鹿"，据旁校改，与仁和寺本合。
⑳ 冷：仁和寺本"冷"下有"物"字。
㉑ 不："不"字原脱，据仁和寺本补。
㉒ 鲤：《札记》曰："'鲤'恐'鳏'讹。"
㉓ 之："之"字原脱，据旁校补，与仁和寺本合。

之不利人。今按:《礼记》云:鱼去乙。郑玄云:鱼体中害人者①也,今东海鳁②鱼有骨③在目旁,状如篆乙,食哽人,不可出也。

又云:鱼腹中正白,连珠在脐上,食之破心杀人。

治饮食过度方第十七

《病源论》云:夫食过饱④,则脾不能磨消,令气急烦闷,眠卧不安。

《医门方》治⑤贪食多不消,心腹中坚痛方:

盐一升,水三升,煮令盐消,分三服,当吐食出,便瘥。

《经心方》凡所食不消方:

取其余类,烧作末,服方寸匕,便吐出。

《养生要集》云:凡人饮食过度方:

可生嚼莱菔根,咽之即消,又研汁服之。

《葛氏方》治食过饱,烦闷,但欲卧而腹胀方:

熬面令微香,捣,服方寸匕,得大麦生面益佳⑥。无面者,蘗⑦可用之。

《新录方》治食伤饱为病,胃胀心满者方:

十沸汤、生水共三升,饮之,当吐食出。

又方:

灸胃管七壮。

治饮酒大醉方第十八

《病源论》云:饮酒过多,酒毒渍于肠胃,流溢经络,便⑧血脉充满,令人烦毒昏乱,呕吐无度,乃至累日不醒,往往有腹背穿穴者,是酒热毒气所为,故须摇动其身,以消散之。

《千金方》云:饮酒则速吐为佳。

《葛氏方》云:饮酒大醉,不可卧而上⑨,当⑩令数摇动转侧。

又云:勿鼓扇当风,席地及水洗、饮水也;又最忌交接。

又云:张华饮九酲,辄令人摇动取醒,不

尔肠即烂,背穿达席。

《养生要集》治大醉烦毒,不可堪方:

芜菁菜并小米,以水煮令熟,去滓,冷饮之则解,此方最良。

又方:

以粳米作粥,取汁冷饮之,良。

又方:

赤小豆以水煮,取汁一升,冷饮之,即解。

又方:

生葛根捣绞取汁,饮之。

《集验方》治人大醉欲死,恐烂肠胃方:

作温汤著大器中渍之,冷则易。今按:《葛氏方》云:夏月用汤无苦。

《录验方》治饮酒大醉方:

煮菘汁饮之,最良。人好轻其近易之。

《耆婆方》治饮酒连日不解,烦毒不可堪方:

取水中生虾蚬,若螺蚌辈,以蒜⑪豉合煮,如常食法,亦饮汁。

又方:

食瓜及大麦餐。

又方:

食粟餐并粟粥。

《小品方》云:饮酒醉吐,牙后涌⑫血射出,不能禁者方:

取小钉烧令赤,注血孔上,一注即断。

---

① 者:《礼记·内则》郑玄注"者"下有"名"字。
② 鳁:仁和寺本作"鮷",《礼记·内则》郑玄注作"容"。
③ 骨:《礼记·内则》郑玄注"骨"下有"名乙"二字。
④ 夫食过饱:原"食"下衍"食"字,据校改标记删,与《病源》卷二十一《食伤饱候》合。又《病源》"过"下有"于"字。
⑤ 治:"治"上原有"云"字,据校改标记删,与仁和寺本合。
⑥ 佳:原作"往",据旁校改,与仁和寺本合。
⑦ 蘗:《肘后方》卷四第三十四作"糜"。
⑧ 便:旁校作"使",与《病源》卷二十六《饮酒大醉连日不解候》合。
⑨ 卧而上:仁和寺本作"安卧而止",《肘后方》卷七第七十一作"安卧"。
⑩ 当:《肘后方》卷七第七十一作"常"。
⑪ 蒜:仁和寺本作"恭"。
⑫ 涌:原作"诵",据仁和寺本改。

《陶景本草注》云:大醉,煮田中螺食之,又饮汁。

《苏敬本草注》云:饮酒连日不解方:
食软熟柿。

《崔禹锡食经》云:大醉方:
煮鲶食之,止醉,亦治酒病。

今按:《食经》云:解酒毒物:
龙蹄子醒酒 寄居醒酒 蟹醒酒 田中螺①子醒酒 蛎主酒热 丹黍醒酒 胡麻杀酒 熟柿解酒热毒 葵菜主酒热不解 苦菜醒酒 水芹杀酒毒 蒜根解酒消食

治饮酒喉烂方第十九

《葛氏方》治连日饮酒,喉咽烂,舌上生疮方:
捣大麻子一升,末黄柏二两,蜜丸含之。

治饮酒大渴方第廿

《葛氏方》治饮酒后大渴方:
瓜蒌三两② 麦门冬三两,去心 桑根白皮三两,切,熬。
水六升,煮取三升,分再服,不止,更作之。

治饮酒下利方第廿一

《葛氏方》治酒后下利不止方:
陟厘纸廿枚,水柔之。无者用黄连三两、牡蛎四两,末之,麋脯一斤,无者用鹿;若无者,当归、龙骨各四两,合水一斗五升,煮取八升,分三四服,不止更作之。

又方:
可③单服龙骨末,亦可单④煮饮之。

治饮酒腹满方第廿二

《千金方》云:饮酒腹满不消方:
煮盐,以小竹管灌大孔中。

治恶⑤酒病方第廿三

《病源论》云:酒者,水谷⑥之精也,其气慓悍而有大毒,入于胃则胀,气逆满于胸,内焦⑦于肝胆,故令肝浮胆横,而狂悖变怒,失于常性,故云恶酒也。

《千金方》治恶酒健嗔方:
空井中倒生草⑧,服之勿令知。

又方:
取其床上尘,和酒饮之。

《苏敬本草注》恶酒病方:
鹰屎白灰,酒服方寸匕,勿使饮人知之。

治饮酒令不醉方第廿四

《千金方》饮酒不醉方:
柏仁、麻子仁各二合⑨,一服⑩乃进酒三倍。

又方:
小豆若⑪花叶,阴干百日,末,服之。

又云:饮酒令无酒气方:
干芜菁根二七枚 三蒸,末两钱,饮酒后水服之。

《葛氏方》欲饮酒便难醉,难醉则不损人方:
葛花并小豆花,干,末为散,服三方寸匕。

又方:
先食盐一合⑫以饮酒,倍能。

———————

① 螺:原作"蠃","蠃"之形误,今据文义改。
② 三两:仁和寺本作"二两"。
③ 可:原作"寸",形误,据仁和寺本改。
④ 可单:原作"单可",误倒,据文义乙正。
⑤ 恶:"恶"字原脱,据仁和寺本、卷首目录补。
⑥ 谷:原作"穀",繁体字形误,据仁和寺本改,与《病源》卷二十六《恶酒候》合。
⑦ 焦:旁校作"醮",与《病源》卷二十六《恶酒候》合。
⑧ 草:《千金方》卷二十五第一"草"下有"烧灰"二字。
⑨ 各二合:《千金方》卷二十五第一作"各二两"。
⑩ 一服:《千金方》卷二十五第一作"治干筛,为一服"。
⑪ 若:《千金方》卷二十五第一无"若"字。
⑫ 一合:《肘后方》卷七第七十一作"一匕"。

又方：

进葛根饮、芹根饮之。

又方：

胡麻能杀酒。

《枕中方》：老子曰：人欲饮酒不醉，大豆三枚，先服之讫，饮酒不醉也。

《灵奇方》止醉方：

七月七日取小豆花，干之百日，末之。欲饮酒，先取门冬十四枚，与小豆花等纳口中，井花水服之，则不醉。

断酒令不饮方第廿五

《千金方》断酒方：

白猪乳汁一升饮之，永不用酒。

又方：

刮马汗和酒与饮，终身不饮。

又方：

自死蛴螬，干捣末，和酒与饮，永代闻酒名呕吐，神验。

又方：

酒渍汗[1]靴沓一宿，旦空腹与，即吐，不喜见酒。拂取[2]佛体上尘入酒服之，永不欲饮酒。灵奇秘方。

治饮食中毒方第廿六

《病源论》云：人往往因饮食忽然困闷，少时致甚，乃至死者，名为饮食中毒，故[3]人假以毒物投食里而杀人。但其病颏内或悬痈内初[4]如酸枣大，渐渐大是也[5]。急治则瘥，久不治，毒入腹即死也。

《医门方》云：凡煮药以解毒者，虽救急不可热饮之，诸毒得热更甚，宜令冷饮之。

《小品方》治诸食中毒者，唯黄龙汤及屎汁，无不治也。饮马尿汁亦良。《千金方》同之。

《本草》云：饮食中毒烦满方：

煮苦参饮之，令吐出。

《葛氏方》云：诸馔食直尔何容有毒，皆是假以投之耳。既不知何毒，便应作甘草荠苨汤通治也。汉质帝啖饼死，即其事矣。

《经心方》食毒方：

白盐一升，以水三升煮消，分三服。

《集验方》食诸饼臛百味毒，若急者方：

单饮土浆。

又方：

单服犀角末方寸匕。

《千金方》治饮食中毒[6]方：

苦参三两，酒二升半，煮取一升，顿服，取吐愈。

《养生要集》治食诸饼臛，百物中毒方：

取贝齿一枚含之，须臾吐所食物，良。

又方：

捣韭汁饮之良。以上《葛氏方》同之。

治食噎不下方第廿七

《病源论》云：食噎，此由脏气冷而不理，津液涩少不能传行，饮食入则噎塞[7]不通，故谓之食噎。胸内痛，不得喘息，食不下是也。

《葛氏方》治食卒噎方：

以针二[8]七过刺水中，东向饮其水，良。

又方：

衔鸬鹚喙即下。

又方：

以羚羊角摩噎上。

又方：

生姜五两，橘皮三两，水六升，煮取二升，

---

① 汗：仁和寺本作"污"。

② 拂取：仁和寺本、《千金方》卷二十五第一并无"拂"下十九字。

③ 故：旁校引或本作"言"，与《病源》卷二十六《诸饮食中毒候》合。

④ 初：原作"物"，据旁校改，与《病源》卷二十六《诸饮食中毒候》合。

⑤ 渐渐大是也：《病源》卷二十六《诸饮食中毒候》作"渐渐长大，是中毒也"。

⑥ 中毒：《千金方》卷二十三第一"毒"下有"烦闷"二字。

⑦ 塞：原作"寒"，据旁校改，与仁和寺本合。

⑧ 二：旁校引或本作"三"。

再服。

《僧深方》治食噎不下方：

旁人缓解衣带，勿令①噎者知，即下。

又方：

水一杯②，以刀横书③水已，复纵，尽饮即下。

《救急单验方》④：

取鸡尾⑤雄尾，深纳喉中，即⑥通。

《枕中方》治人噎欲死方：

使人吹耳中，女则男，男则女，吹便出，良。

《耆婆方》治食噎方：

取盘中醋，三咽，良。

《如意方》治噎术：

舂杵头糠，置手巾角以拭齿，立下。陶公云：刮取糠含之。

《千金方》治卒噎方：

取饭留⑦边零饭一粒吞之。

《广利方》理卒食噎不下方：

蜜一匙含，细细咽⑧则下。

《医门方》疗饮食噎不下，或呕逆涎⑨沫，胸膈不理，脏腑气所致方：

半夏三两，洗 生姜五两 橘皮三两 桂心二两

水七升，煮取二升半，分三服，气下瘥。

治食诸果中毒方第廿八

《养生要集》云：凡治一切果物食不消化方⑩：

甘草 贝齿 粉

凡三物，分等作末，以水服，良。

又方⑪：

以小儿乳汁二升服之，良。

又方：

含白蜜嚼之，立愈。

治食诸菜中毒方第廿九

《病源论》云⑫：野菜芹荇之类，多有毒虫、水蛭附之，人误食之，便中其毒，亦能闷乱，烦躁不安也。

《本草》云⑬：食诸菜中毒方：

以甘草、贝齿、粉三种，末，和水服，小儿尿、乳汁服一升，亦佳。

《葛氏方》治食诸菜中毒，发狂烦闷，吐下欲死方：

煮豉汁，饮一二升。

又方：

煮葛根饮汁，亦可生嚼咽汁。

又治食苦瓠中毒方：

煮黍穰令浓，饮其汁数升。

《养生要集》云⑭：

捣胡麻，以水服二合。

治误食菜中蛭⑮方第卅

《养生要集》治食野菜误食蛭，蛭在胃中及诸脏间食人血，令人消瘦欲死方：

可饮新刺牛血一升许，停一宿，暖⑯猪膏一升饮之，蛭便从大孔出，已用有验。所刺牛不杀，但取血。

《崔禹锡食经》云：食菹菜，误吞水蛭方：

---

① 令：原作"合"，据旁校改，与仁和寺本合。
② 杯：原作"坏"，据文义改。
③ 书：《札记》曰："仁和寺本'书'作'尽'，并皆'画'之讹。"按《札记》似是，下一'尽'字疑亦当作'画'，属上读，即"横画水已复纵画"，"书"、"尽"、"画"繁体形似而易误。
④ 《救急单验方》：此下疑省"治食噎不下方"诸字。
⑤ 尾：旁校引或本"尾"下有"若"字。
⑥ 即：旁校引《僧深方》"即"下有"摘"字。
⑦ 留：《千金方》卷十六第六作"盆"。《札记》曰："按'留'恐'器'。"
⑧ 咽：原作"燕"，据旁校改，与仁和寺本合。
⑨ 涎：原作"延"，据仁和寺本改。
⑩ 方：仁和寺本"方"下有"取其余类烧作末，服方寸匕，便吐出，良"十五字。下"甘草"上有"又云"二字，似是。
⑪ 又方：仁和寺本无"又方"下十二字。
⑫ 云：原为重文号，据仁和寺本改。按《医心方》中往往以重文号作为省文号代替"云"字。
⑬ 云：原为重文号，据仁和寺本改。
⑭ 《养生要集》云：此下疑省"治食诸菜中毒方"诸字。
⑮ 中蛭：此二字原误倒，据校改标记乙正，与仁和寺本合。
⑯ 暖：原作"烦"，据仁和寺本改。

服马蓼汁甚效。

治食诸①菌中毒方第卅一

《病源论》云：菌是郁蒸湿气变化所生，故或有毒者，人食遇②此毒多致死，甚匆速；其不死者，由③能令烦闷吐利，良久始醒也。

《葛氏方》：食山中朽树所生菌遇毒者，则烦乱欲死方：

掘地作坎，以水满中，搅之，服一二升。

又方：

浓煮大④豆饮之。

又云：食枫菌甚笑，又野芋毒并杀人，治之与毒菌同之。

《录验方》云⑤：

服诸吐利丸药除之。

治食诸鱼中毒方第卅二

《病源论》云：凡食诸鱼有中毒者，由⑥鱼在水内食毒虫恶草，则有毒，人食之不能消化⑦，即令闷乱不安也。

《小品方》治食鱼中毒方：

煮橘皮，凉饮之，佳。今按：《食经》云：治食脍及生肉太多妨闷者。

又云：治食鱼脍及生肉，住胸膈中不化，吐之不出，便成癥方：

厚朴二两　大黄一两

凡二物，以酒二升，煮得一升，尽服之，立消。《葛氏方》同之。

《千金方》治食脍不消方：

烧鱼⑧灰，水服方寸匕。

又方：

烧鱼鳞灰，水服方寸匕。

《葛氏方》食脍多，过冷不消，不治必⑨成虫癥方：

捣马鞭草，绞饮汁一升。亦可服诸吐药以吐之。

又云：治⑩食鱼中毒，面肿烦乱方：

浓煮橘皮，去滓，饮汁。

《集验方》治食鱼中毒方：

煮芦根，取汁饮之。

《本草》云：食诸鱼中毒方：

煮橘皮及生芦苇根汁、朴消、大黄汁，烧末鲛鱼皮，并佳。

《崔禹锡食经》食鱼中毒方：

犀角二两，细切，以水四升，煮取二升，极冷顿服。

《录验方》食鱼中毒方：

煮甘草二两，饮之，良。

治食鲈肝中毒方第卅三

《病源论》云：鲈鱼，此由肝有毒，人食之中其毒者，即面皮剥落，虽尔，不致⑪于死也。

《小品方》云：食鱼中毒，面肿烦乱，及食鲈鱼肝中毒欲死方：

剉芦根，舂取汁，多饮乃良⑫。并治蟹毒。《千金方》同之。

治食鳈鲐鱼中毒方第卅四

《病源论》云：鲐鱼，此肝及腹内子有大毒，不可食，食之往往致死。

《小品方》云⑬：中鳈鲐⑭鱼毒方：

---

① 诸："诸"字原脱，据卷首录目补。
② 遇：原作"过"，据旁校改，与仁和寺本合。
③ 由：《病源》卷二十六《食诸菜蕈菌中毒候》作"犹"。
④ 大：原作"天"，据旁校引或本改，与仁和寺本合。
⑤ 《录验方》云：此下疑省"治食菌中毒方"诸字。
⑥ 由：《病源》卷二十六《食诸□鱼中毒候》"由"上有"皆"字。
⑦ 化：原作"他"，据旁校改，与仁和寺本合。
⑧ 鱼：《千金方》卷二十四第一"鱼"下有"皮"字。
⑨ 必：此字原草书似"女"字，今据文义改。《札记》曰："'女'恐'久'讹。"
⑩ 治："治"字原脱，据旁校补，与仁和寺本合。
⑪ 致：旁校作"至"，与《病源》卷二十六《食鲈鱼肝中毒候》合。
⑫ 多饮乃良：旁校引《肘后方》作"饮一二升"，与今本《肘后方》卷七第六十九合。
⑬ 云：仁和寺本作"治"，连下读。
⑭ 鳈鲐：此二字原误倒，据校改标记乙正，与仁和寺本合。

烧鳎①鱼皮，水服之，无完②皮坏刀装③取之，一名鲛鱼皮。食诸鲍④鱼中毒亦用之。《千金方》同之。

《玉箱方》云：水中大鱼鳎鮧骨伤人，皆有毒，治之方：

烧獭毛皮骨以敷，屎涂亦佳。

治食鲕鲐鱼中毒方第卅五

《玉箱方》治鲕鲐鱼及水中物所伤方：

嚼粟涂之。

又方⑤：

煮汁洗之。

治食诸肉中毒方第卅六

《病源论》云：凡可食之肉，无甚⑥有毒。自死者，多因疫⑦气所毙，其肉则有毒。若食⑧此毒肉，便令人困闷，吐利无度⑨。

《葛氏方》治食诸生肉中毒方：

以水五升，煮三升土，五六沸下之，食顷⑩饮上清一升。

《录验方》治食诸生肉⑪中毒方：

水六升，煮大豆三升，取汁二升，服之。

又方：

服土浆一二升。

《千金方》⑫治食生肉中毒方：

掘地深三尺，取下土三升，以五升水煮土五六沸，取上清，饮一升，立愈。

又方⑬：

烧猪屎，末，服方寸匕。

《小品方》治食六畜肉中毒方：

取⑭其畜干屎，末，水服，佳。

又云：若自死六畜毒方：

水服黄柏末方寸匕。

《养生要集》云：食肥肉、饮水浆，咽喉中妨闷，以⑮有物状方：

取生姜汁一合，和豉粥食，立愈。

《本草食禁》云：凡食煮炙肉，大多腹中胀闷者，还取煮肉汁去脂，热饮一升，即消。

治食郁肉漏脯中毒方第卅七

《病源论》云：生肉、熟⑯肉内⑰器里，密闭，其气⑱不泄，则为郁肉，有毒也。

肉脯⑲若为久故茅草屋雨漏所湿，则有大毒。食之三日，乃成暴癥。

《本草》云：食诸肉、马肝、漏脯中毒方：

生韭汁服之，烧末猪骨头垢，烧犬屎，酒服之。豉汁亦佳。

《僧深方》治郁肉漏脯中毒方：

莲根，捣，以水和，绞汁服之。

《葛氏方》治食郁肉漏脯中毒方：

煮猪肪一斤，尽服⑳之。

又方：

多饮人乳汁。

《集验方》食漏脯毒方：

---

① 鳎：仁和寺本作"鲐"。

② 完：原作"见"，据《千金方》卷二十四第一改。

③ 装：原作"浆"，据《千金方》卷二十四第一改。

④ 鲍：仁和寺本作"鮀"。

⑤ 又方：仁和寺本"又"下无"方"字，"又"连下读。

⑥ 甚：原作"毒"，据旁校改，与《病源》卷二十六《食诸肉中毒候》合。

⑦ 疫："疫"字原脱，据旁校补，与《病源》卷二十六《食诸肉中毒候》合。

⑧ 食："食"字原脱，据旁校补，与《病源》卷二十六《食诸肉中毒候》合。

⑨ 吐利无度：《病源》卷二十六《食诸肉中毒候》"度"下有"是中毒"三字。

⑩ 顷：原作"须"，据旁校改，与仁和寺本合。

⑪ 肉："肉"字原脱，据仁和寺本补。

⑫ 《千金方》："方"字原脱，据旁校补，与仁和寺本合。

⑬ 又方：《千金方》卷二十四第一作"治食猪肉中毒方"。

⑭ 取：仁和寺本"取"上有"各"字。

⑮ 以：疑当作"似"，仁和寺本作"如"。

⑯ 熟：原作"就"，脱"火"字底致误，据仁和寺本改，与《病源》卷二十六《食郁肉中毒候》合。

⑰ 内：原作"肉"，形误，据仁和寺本改，与《病源》卷二十六《食郁肉中毒候》合。"内"，"纳"之古字。

⑱ 其气：《病源》卷二十六《食郁肉中毒候》"气"下有"壅积"二字。

⑲ 肉脯：此下一节为《病源》卷二十六《食漏脯中毒候》内容。

⑳ 服："服"字原脱，据旁校补，与仁和寺本合。

捣生韭汁服之，多少以意①。冬月无韭，捣根取汁。今按：《葛氏方》云：用韭亦善。

《千金方》治漏脯毒方：

服大豆汁，良。

治食诸鸟兽肝中毒方②第卅八

《病源论》云：凡禽兽六畜自死者，肝皆不可轻食，往往有毒，伤人。其疫死者弥甚。被其毒者，多洞利呕吐，而烦闷不安是也。

《葛氏方》食诸六畜鸟兽肝中毒方：

服头垢一钱匕。

又方：

水渍豉，取汁，饮数升。

又云：禽兽有中毒箭死，其肉毒方：

以蓝汁、大豆汁解之。

《千金方》治百兽肝毒方：

顿服猪脂一斤，治③陈肉毒。

治食蟹中毒方第卅九

《病源论》云：蟹食水莨，水莨有大毒，故蟹亦有毒者④。中其毒则烦乱欲死，若被霜已后遇毒，不能为害⑤。

《本草》云：食蟹中毒方：

捣生苏汁，煮干⑥苏汁、冬瓜汁并佳。

《葛氏方》治食蟹及诸膳中毒方：

浓煮香苏，去滓，饮其汁一升。

《僧深方》治蟹毒方：

煮芦蓬茸，饮汁之。

《千金方》治食蟹中毒方：

冬瓜汁服二升，亦可食冬瓜。《葛氏方》捣汁饮一二升。

治食诸⑦鱼骨哽方第四十

《葛氏方》治诸鱼骨哽方：

烧鱼骨，服少少。

又方：

以鱼骨摇头⑧即下。

又方：

以大刀环摩喉二七过。

又方：

烧鱼网服之。

又方：

鸬鹚羽烧，末，水服半钱匕⑨。今按：《集验方》用屎，《如意方》用骨。

《龙门方》治食诸鱼骨哽方：

取纸方寸，书作甲子二字，以水服即下，神验。

又方：

取一杯水著前，张口向水，即出。

又方：

鱼网覆头，立下。

又方：

取獭骨含之，立出。

《僧深方》治骨哽方：

水一杯⑩，以笔临水上，书作通达字，饮之便下，书羹亦好⑪。

又方：

葵薤羹饮之，即随羹出，有验。

《录验方》治食诸鱼骨哽方：

取饴糖，丸如鸡子黄大，吞之，不去更吞，至数十枚得效。

又方：

取薤白，汤煮半熟小嚼之，以柔绳系中央，吞薤白下喉，牵出哽即随已出。上方《小品》同之。

《集验方》咽哽方：

---

① 多少以意：旁校曰："《葛氏方》一二升。"

② 方："方"字原脱，据旁校补，与仁和寺本合。

③ 治：《千金方》卷二十四第一"治"上有"亦"字。

④ 者：《病源》卷二十六《食蟹中毒候》无"者"字。

⑤ 害：原作"肉"，俗写形近致误，据旁校改，与仁和寺本合。

⑥ 干：原"干"下衍"煮"字，据仁和寺本删。

⑦ 诸："诸"字原脱，据卷首目录补。

⑧ 摇头：《外台》卷八《诸骨哽方三十五首》引作"插头上"。

⑨ 匕：原作"上"，据仁和寺本改。

⑩ 杯：原作"坏"，形误，据文义改。

⑪ 书羹亦好：旁校引或本作"书不著水"。

传呼鸬鹚、鸬鹚，即下。

《小品方》治鲤鱼骨横喉中，六七日不出方：

鲤鱼鳞皮合烧作屑，以水服，即出。

《膳玄子张食经》治鱼骨在腹中痛方：

煮吴茱①，服一盏汁。

又云②：在肉中不出方：

捣吴茱萸封上，即烂出。

《孟诜食经》云：鱼骨哽方：

取荻③去皮，著鼻中，少时瘥。

治食诸④肉骨哽方第四十一

《葛氏方》治食诸肉骨哽方：

白雄鸡左右翮大毛各一枚，烧末，水服一刀圭。

又方：

烧鹰、燕、狸、虎头诸食肉者，服方寸匕。

《僧深方》治食诸肉骨哽方：

烧鹰屎，下筛，服方寸匕。

《新录方》治肉在喉中不下方：

服酱清⑤一升。

又方：

熬大豆三升，半熟，纳酒二升，煮三四沸，服一升，日二。

又方：

酒服盐灰方寸匕。

治草芥杂哽方第四十二

《小品方》治诸鲠方：

猪膏如鸡子大吞之，不瘥复吞，不过再三便去。今按：《葛氏方》治草芥诸噎。

又方：

取薤白，汤煮半熟，小嚼之令柔，以丝绳系中央，提绳置，即吞薤白下喉，牵出，鲠即随出也。

又方：

取虎骨烧作屑，温白饮服方寸匕，良。若无骨，可用虎牙齿亦佳。

《葛氏方》治杂⑥哽方：

作竹篾，刮令弱滑，以绵缠，纳喉中至哽处引之，哽当随出。今按：《小品方》云：进退牵引。

又方：

刮东壁土，以酒和服。

又方：

蝼蛄炙燥，末为屑，东流水服之，即出。

又云⑦：治饮食遇草芥诸物哽方：

随哽所近边耳，令人吹。

又方：

好蜜匕抄，稍咽之，令下。

又方：

解衣带，因窥下部，即出。

又方：

末瞿麦，服方寸匕。

又方：

以皂荚屑，少少吹纳鼻中，使得嚏，哽出，秘方。

治误吞竹木叉导⑧方第四十三

《葛氏方》治误吞竹木叉导辈者方：

吞蝼蛄脑即出。

又方：

但数⑨多食白糖，自消去。

治误吞环钗方第四十四

《葛氏方》治误吞钗方：

---

① 吴茱：疑"茱"下脱"萸"字。

② 云：原作"方"，据文义改。

③ 荻：《札记》曰："'荻'恐'获'。"

④ 诸："诸"字原脱，据卷首目录补。

⑤ 清：原作"渍"，形误，据文义改。《札记》曰："'清'讹'渍'。"

⑥ 杂：《肘后方》卷六第五十"杂"下有"物"字。

⑦ 治："治"字原脱，据旁校补。

⑧ 导：原作"遵"，据旁校改。"导"，古代首饰名，栉的一种。下一"导"字仿此。

⑨ 但数：《外台》卷八《杂误吞物方一十七首》引《肘后》作"但数数"，"但"上有"若是桃枝竹钗"六字。

取韭曝令萎,煮令熟,勿切,食之入束,钗随出。

又方:

生麦菜①,若薤蓟缕皆可食。若是竹钗者,但数数多食白糖,自随去。

又云:以银钗簪筋②物摘吐,因气吸吞,不出方:

多食白糖,渐渐至十斤,当裹物自出。

《小品方》治吞银③环及钗者方:

取白糖二斤④,渐食尽,即出。

又方:

取水银一两,分三服,银环便下去。

又方:

以胡粉一两,和水银一两,治调,分再服。水银能消金银。

治误吞金方第四十五

《小品方》治服金屑取死未绝者方:

知觉是服金者,可以一两水银泻其口中,摇动令入⑤喉咽里,便微接死人如坐形,令水银下流,金则消成泥,须臾从下部出也。未出之顷,死人亦苏醒矣。可三过服之,便活也。今按⑥:《本草》云:水银杀金银铜铁毒。

《本草》云:解食金毒方:

服水银数两,即出。

又方:

鸭血及鸡子汁。

又方:

水淋鸡屎汁并解。

治误吞针生铁物方第四十六

《葛氏方》误吞钉针箭铁物辈⑦方:

但多食肥羊、肥牛肉,诸肥自裹之出⑧。

《小品方》治误咽针者方:

取磁石末,温白饮服方寸匕。今按⑨《本草》云:铁毒用磁石解。

《僧深方》治误吞钉箭针铁物方:

治炭末饮之,即与针俱出。

治误吞钩方第四十七

《葛氏方》误吞钩,钩绳若犹在手中者,莫引之。

但益以珠珰,若薏苡子辈,就贯著绳稍稍推令至钩处,小小⑩引之,则出。《私迹方》同之。

又方:

但大戾⑪头四向顾⑫,少引之,则出。

又方:

取蝼蛄,摘⑬去其身,但吞其头数枚。今按:《私迹方》同之。

治误⑭吞珠珰铜铁方第四十八

《葛氏方》吞⑮珠珰铜铁方⑯:

烧弩铜令赤,纳水中,饮其汁,立出。

---

① 菜:《外台》卷八《杂误吞物方一十七首》引作"叶"。

② 筋:《外台》卷八《杂误吞物方一十七首》引作"箸"。

③ 银:《千金方》卷十六第六"银"上有"金"字。

④ 白糖二斤:《外台》卷八《杂误吞物方一十七首》引作"饴糖一斤"。

⑤ 入:原作"人",形误,据文义改。《札记》曰:"'入'讹'人'。"

⑥ 今按:此下十三字,原为大字另起行,据文义文例改为小字注文。

⑦ 钉针箭铁物辈:《肘后方》卷六第五十一作"钉及箭金针铁等物"。

⑧ 但多食肥羊、肥牛肉,诸肥自裹之出:此十四字,《肘后方》卷六第五十一作"多食肥羊脂诸般肥肉等,自裹之,必得出"。

⑨ 今按:此下十一字,原слов审在下行"《僧深方》治误吞钉箭针铁物方"下,据文义移正。

⑩ 小小:同"少少",亦通"稍稍"。

⑪ 戾:通"捩",扭转。

⑫ 四向顾:原作"四领",据《外台》卷八《杂误吞物方一十七首》改。旁校引或本作"西向顾"。

⑬ 摘:同"摘"。

⑭ 误:"误"字原脱,据卷首目录补。

⑮ 吞:旁校引或本"吞"下有"诸"字,与《肘后方》卷六第五十一合。

⑯ 方:旁校引或本"方"上有"而哽"二字,与《肘后方》卷六第五十一合。

《千金方》治吞珠珰铜铁方①：

烧雁毛二七枚，末，服之，家所养鹅鸟②羽亦可用。

治误吞钱方第四十九

《葛氏方》治吞③钱方：

捣火炭，服方寸匕，即出。

又方：

服蜜二升，即出。

《小品方》治吞钱留咽中者方：

取白灰，捣下筛，温白饮服方寸匕，即下去。

又方：

艾蒿五两，细剉，水五升，煮取一升，顿服便下。

治误④食中吞发方第五十

《小品方》治食中吞发结喉不出方：

取梳头发，烧服一钱匕⑤。《葛氏方》同之。

治误吞石方第五十一

《拯要方》云：下石法：

取肥猪脂成煎者一升，细切，葱白一大升，和煮于微火上，看⑥葱白色黄，以生布绞去滓，安瓷器中密盖，旦起空腹含咽之，可三合许即止。若一日服未⑦得利，明日更服，取利为度。

又方：

取露蜂房，碎一大升，以水三大升，煮取一大升汁，分温三服，当于小便中下如沙粉。若未尽，明朝更服。下石法有此二方，余皆不逮⑧。

《慧日寺方》云：凡人服圆小子，欲下却者：

以葵子三升，水四升，煮取三升，饮之。

又方：

葵子、消石，即朴消也。等分两，末之，以粥清汁和，服方寸匕，日二。十日药下尽，乃可食谷也。

又方：

葵子、消石各一升，水三升，煮取一升，日三进之。

医心方卷第廿九

---

① 治吞珠珰铜铁方：《千金方》卷十六第六作"误吞环及指钗方"。

② 鸟：《千金方》卷十六第六无"鸟"字。

③ 吞：旁校引或本"吞"上有"误"字，与《肘后方》卷六第五十一合。

④ 误："误"字原脱，据卷首目录补。

⑤ 匕：原作"上"，据文义改。

⑥ 看：原作"首"，形误，据文义改。《札记》曰："'首'恐'看'。"

⑦ 未：原作"末"，形误，据文义改。《札记》曰："'未'讹'末'。"

⑧ 逮：原作"逯"，形误，据文义改。"逮"，及也。

医心方卷第卅

从五位下行针博士兼丹波介丹波宿祢康赖撰

五谷部第一

胡麻 大豆 赤小豆 白角豆 大麦 矿麦 小麦 荞麦 青粱米 黄粱米 白粱米 粟米 秫米 丹黍米 稷米 粳米 米粉 稻米 糯米 蘖米 饴糖 酒 醋酒① 酱 盐

五果部第二

橘 柑子 柚 干枣 生枣 李 杏实 桃实 梅实 栗子 柿 梨子 奈 石榴 枇杷 猕猴桃 郁子 通草 山樱桃 木莲子 榛子 胡桃仁 椎子 橡实 榲实 覆盆子 胡颓子 甘蔗 葡萄 桑椹 薯蓣 零余子 薢 芋 乌芋 菰根 菰首 芰实 藕实 鸡头实 千岁蔂汁

五肉部第三

牛乳 酪 酥 鹿 猪 雉 云雀 鹑 鸠 鸧 鹌 雁 鸭 鲤鱼② 鲫鱼 鮧鱼 鲷 鲈 鲭 鲹 鲑 鳟 鳝鱼 王余鱼 乌贼鱼 海鼠 海月 海蛸 蝙蝠 蛎 海蛤 石决明 灵螺③子 辛螺子 甲螺子 小螺子 口广大辛螺 石阴子 龙蹄子 寄居 拥剑 虾 蟹 河贝子 田中螺汁④

五菜部第四

竹笋 白瓜子⑤ 冬瓜 越瓜 胡瓜 茄子 龙葵⑥ 苦瓠 葵⑦菜 山葵 菟葵 苋菜 羊蹄 荠 生姜 芜菁 菘菜 芦茯 芥⑧ 白苣 蓟菜 旅茎菜 薰蕖 繁蒌 兰蒿草 胡荽 蓼 蘘荷 芹⑨ 蓟菜 蕨菜 荠蒿菜⑩ 莼 骨蓬⑪ 翡头 牛蒡 木菌 榆皮 辛荑 昆布 海藻 鹿角菜 石莼 紫苔 截 葱 薤 韭 蒜 胡 蜀椒 菊

五谷部第一

《太素经》云：五谷为养，五果为助，五畜为益，五菜为坤⑫。注云：五谷为养生之主也，五果助谷之资，五畜益谷之资，五菜坤谷之资也。五谷、五畜、五⑬果、五菜，用之充饥则谓之食，以其疗病则⑭谓之药。此谷畜果菜等廿物，乃是五行五性之味，脏腑血气之本也；充虚接气莫大于兹，奉性养生不可斯须离也。

胡麻

《本草》云：味甘，平，无毒。主伤中虚羸，补五内，益气力，长肌肉，填髓脑，坚筋骨，金⑮创止痛及伤寒温疟，大吐后虚热羸困。久服轻身不老，明目耐饥，延年。以作油，微寒，利大肠，胞衣不落。

《陶景注》云：八谷之中，唯此为良。淳黑者名巨胜，是为大胜。又茎方名巨胜，茎圆

---

① 醋酒：旁校引宇治本无"酒"字。
② 鱼："鱼"字原无，据正文补，以求二者一律。下"鲫鱼"、"鮧鱼"仿此。
③ 螺：原作"蠃"，据文义改。似声误作"蠃"，后又形误作"蠃"。下"辛螺子"、"甲螺子"、"小螺子"均仿此。
④ 田中螺汁：原作"田中蠃子"，据正文改。
⑤ 白瓜子：原作"白瓜"，据正文改。
⑥ 龙葵：原误窜在下"葵葵"之后，今据正文移正。
⑦ 葵：原作"蔡"，形误，据正文改。
⑧ 芥："芥"下原有"菜"字，据正文删，以求二者一律。
⑨ 芹：原"芹"下有"菜"字，据正文删。
⑩ 菜："菜"字原无，据正文补，以求二者一律。
⑪ 骨蓬：原误窜在下"牛蒡"之后，据正文移正。
⑫ 坤：《素问·脏气法时论》作"充"。
⑬ 五："五"字原脱，据旁校补。
⑭ 则："则"字原脱，据旁校补。
⑮ 金：《证类本草》卷二十四《米谷部上品》"金"上有"疗"字。

名胡麻。服食家当九蒸九曝,熬捣饵之,断谷长生。

《苏敬注》云:此麻以角作八棱者为巨胜,四棱者名胡麻。都以乌者[1]良、白者劣耳。生嚼涂小儿头疮及浸淫恶疮,大效。

《拾遗》云:油,大寒,主天行热,肠秘内结。热服一合,下利为度。食油损声,令体重。叶,沐头长发。

《崔禹锡食经》云:练饵之法,当九蒸九曝,令尽脂润及皮脱。其不熟者,则令人发颐[2]落。

和名如字。

大豆

《本草》云:生大豆,味甘,平,涂痈肿,煮饮汁,杀鬼毒,止痛,逐水胀,除胃中热痹、伤中、淋潞[3],下瘀血,散五脏结积内寒,杀乌头毒。久服令人身重。熬屑味甘,主胃中热,去肿,除痹,消谷,止胀[4]。

又云[5]:䕯豆,味甘,微温,主和中下气。

孟诜云:平,主霍乱吐逆。

《拾遗》云:大豆炒,及热投酒中饮[6],主风痹瘫缓,口噤,产后血气[7]。炒食极热[8],煮食极冷。

又云:牛食温,马食冷,一体之中,用之不同也。

孟诜云:大豆初服时似身重,一年之后便身轻,益阳事。又煮饮服之,去一切毒气。又[9]生捣和饮,疗一切毒,服涂之。

崔禹云:大豆少冷无毒,煮饮汁,疗温毒水肿为验,除五淋,通大便,去结积。蒸煮食胜于米。久啖厚肠胃,令人身重。大豆为蘖,取牙生便干者,即熬末食之,芳美味矣,名黄卷,味苦甘温,主湿痹筋膝挽[10]痛。

和名末女。

赤小豆

《本草》云:主下水,排痈肿脓血,味甘酸,平温,无毒,主寒热、热中、消渴,止泄,利小便,吐[11]卒澼,下胀满。

《拾遗》云:驴食脚轻,人食体重。

《养生要集》云:味苦温,久食逐津液,令人枯燥。

孟诜云:青小豆,寒,疗热中消渴,止痢下胀满。

今按:损害物。和名阿加阿以支。

白角豆

崔禹云:味咸,少冷,无毒。主下气,治关格,蒸煮食之,止饥,益人。又有一种,状亦相似,而子紫赤色,好止下利,厚肠胃,益气力。

和名志吕佐佐介。

大麦

《本草》云:味咸,温,微寒,无毒。主消渴,除热,益气调中。又云令人多热[12]。为五谷长。

《苏敬注》云:大麦面,平胃止渴,消食疗胀。

《拾遗》云:作面食之,不动风气,调中止泄,令人肥健。

孟诜云:暴食之,令脚弱,为腰肾间气故也[13]。久服即好,甚宜人。

---

① 者:"者"字原脱,据旁校补。
② 颐:疑当作"颐"。旁注曰:"《王篇》作'䫴',苦纯、苦昆二反,头无发也。亦作'颐',秃;及作'颖'。"
③ 潞:《证类本草》卷二十五《米谷部中品》作"露"。
④ 胀:《证类本草》卷二十五《米谷部中品》"胀"上有"腹"字。
⑤ 又云:仁和寺本无"又云"一节及"孟诜云"一节凡二十二字。
⑥ 大豆炒及投酒中饮:《证类本草》卷二十五《米谷部中品》"炒"下有"黑"字,"及"下有"热"字,"中"下有"渐渐"二字。
⑦ 产后血气:《证类本草》卷二十五《米谷部中品》"血气"作"冷血"。
⑧ 热:"热"字原脱,据旁校补。
⑨ 又:仁和寺本无"又"下十二字。
⑩ 挽:同"腕",指手腕,故改作提手旁。
⑪ 吐:《证类本草》卷二十五《米谷部中品》"吐"下有"逆"字。
⑫ 又云令人多热:此六字原脱,据旁校补。
⑬ 为腰肾间气故也:此七字原脱,据旁校补。《证类本草》卷二十五《米谷部中品》引作"为下气及腰肾故"。

崔禹云：主水胀，勿合白稻米食，令人多热。

和名不止牟支。

矿麦

《本草》云：味甘，微寒①，食之轻身除热。以作糵，温，消食和中。

崔禹云：以作粥食之，益面色。

和名加知加多。

小麦

《**本草**》云：味甘，微寒，无毒。主除热，止燥渴，利小便，养肝②气，止漏血、唾血。以作曲③，温，消谷止利；以作面，温，消④热止烦。

《**拾遗**》云：此物秋种夏熟，受四时气足，自然兼有寒温，面热麸冷，宜其然也。

《**千金方**》云：作面，消⑤热止烦，不可多食，长宿癖。

《**膳夫经**》云：多食壅气。

和名已牟支。

荞麦

孟诜云：寒，难消，动热风，不宜多食。

胹玄子张云：荞⑥麦虽动诸病，犹压丹石，能练五脏滓，续精神⑦。其叶可煮作菜食，甚利耳目，下气。其茎为灰，洗六畜疮疥及马扫蹄⑧至神。

今按：损害物。和名曽波牟支。

青粱米

《**本草**》云：味甘，微寒，无毒。主胃痹热中渴利⑨，止泄⑩，利小便，益气补中，轻身长年。

《**陶景注**》云：粱米皆是粟类，唯其牙头色异为分别耳。

《**氾胜之书**》云：粱是秫粟。

苏敬云：夏月食之，极为凉清。

和名安波乃与祢。

黄粱米

《**本草**》云：味甘，平，无毒。主益气和中，止泄。

《**苏敬注**》云：黄粱，穗大毛长，谷米但粗于白粱，而收子少，不耐水旱，食之香美，逾于诸粱。

白粱米

《**本草**》云：味甘，微寒，无毒。主除热益气。

《**陶景注**》云：夏月作粟餐，亦以除热。

孟诜云：患胃虚并呕吐食水者，用米汁二合、生姜汁一合和服之。

胹玄子张云：除胸膈中客热，移易五脏气，续筋骨。

和名之吕阿波。

粟米

《**本草**》云：味咸，微寒，无毒。主养肾气，去胃痹⑪中热，益气。陈者味苦，主胃热、消渴，利小便。

《**陶景注**》云：其粒细于粱米，陈⑫者谓经三年、五年者，或呼为䄂米，以作粉，尤解烦闷。

《**苏敬注**》云：粟有多种，而并细于诸粱。

---

① 微寒：《证类本草》卷二十五《米谷部中品》"寒"下有"无毒"二字。

② 肝："肝"字原脱，据旁校补。

③ 曲：原作"面"，繁体字形近致误，据旁校改，与《证类本草》卷二十五《米谷部中品》合。

④ 消：《证类本草》卷二十五《米谷部中品》"消"上有"不能"二字。

⑤ 消：《千金方》卷二十六第四"消"上有"不能"二字。

⑥ 云荞：此二字原脱，据旁校补。

⑦ 续精神：仁和寺本此三字作一"䅺"字，连上读。

⑧ 马扫蹄：《证类本草》卷二十五《米谷部中品》作"驴马躁蹄"。

⑨ 渴利：《证类本草》卷二十五《米谷部中品》作"消渴"。

⑩ 泄：《证类本草》卷二十五《米谷部中品》"泻"下有"痢"字。

⑪ 痹：《证类本草》卷二十五《米谷部中品》作"脾"。

⑫ 陈：原作"阵"，形误，据《证类本草》卷二十五《米谷部中品》改。

其米泔汁主霍乱夹①热心烦渴,饮数升立瘥。臭泔,止消渴尤良。

崔禹云:常所唊食耳,益肾气②。熟春令白作粉,尤解烦闷。

和名阿波乃宇留之祢。

秫米

《**本草**》云:味甘,微寒。止寒热,利大肠,疗漆疮。

《**陶景注**》云:方药不正用,唯嚼以涂疮③。

《**苏敬注**》云:此米功能是犹稻秫也,今大都呼粟糯为秫,稻秫为糯矣。凡黍稷、粟秫、粳、糯,此三谷之秫秫也。

马琬云:秫米,温,食之不及黍米,不任进御也。

今按:损害物。和名阿波乃毛知。

丹黍米

《**本草**》云:味苦,微温,无毒。主咳逆、霍乱,止泄,除热,止烦渴。

陶景云:此即赤黍米也。多入神药用。

崔禹云:食益人。又有秬米,是乌黍耳,供酿酒祭祀用之。人饮,好疗魂病,长生。

和名阿加支支美。

稷米

《**本草**》云:味甘,无毒。主益气,补不足。

《**陶景注**》云:书多云黍稷④。

《**苏敬注**》云:《吕氏春秋》云:饭之美者,有阳山之穄也。《传》云:本草有稷,不载穄,即穄也。今楚人谓之稷,关中⑤谓之縻,冀州谓之㮖⑥。《广雅》云:㮖,穄也。《尔雅》:粢,稷也。

孟诜云:益气,治诸热,补不足。

和名支美乃毛知。

粳米

《**本草**》云:味苦⑦,平,无毒。主益气,止烦,止泄。

《**陶景注**》云:此即今⑧常所食米,但有白赤小大异族⑨四五种,犹同一类也。

《**拾遗**》云:凡米,热食⑩则热,冷食则冷,假以火气,体自温平。

《**七卷食经**》云:味甘,微寒。止寒⑪热,利大肠,疗漆疮。

玄子张云:性寒,拥诸经络气,使人四肢不收,昏昏饶⑫睡,发风动气,不可多食。

崔禹云:又有秕米,是被含稃壳未熟者曰秕,以火炙焦,春成米者,食之补五脏,驻面色,不老衰也。

今按:米粉,崔禹云:性冷。一名烂米。止烦闷,服食及药石人亦将食之。《丹经》云:米粉汁,解丹之发热。

和名宇留之祢。

稻米

《**本草**》云:味苦,主温中,令人多热,大便坚。

《**陶景注**》云:稻米、粳米,此两物今江东无,此皆呼粳米为稻耳。

《**苏敬注**》云:稻者,秔谷通名。

崔禹云:稻米、粳米同之,一名稌米。又有乌米,江东呼米,性冷,好治血气。又有粝米,犹乌米耳。谓春一斛之粝,成八斗之米。

和名以祢乃与祢。

---

① 夹:《证类本草》卷二十五《米谷部中品》作"卒"。
② 气:"气"字原脱,据旁校补。
③ 涂疮:"疮"字原脱,据旁校补。《证类本草》卷二十五《米谷部中品》作"涂漆"。按疑二者互有脱误,似当作"涂漆疮"。
④ 黍稷:《证类本草》卷二十六《米谷部下品》引作"黍与稷相似"。
⑤ 关中:《证类本草》卷二十六《米谷部下品》作"关西"。
⑥ 㮖:《证类本草》卷二十六《米谷部下品》作"䅘"。
⑦ 苦:《证类本草》卷二十五《米谷部中品》作"甘苦"。
⑧ 今:《证类本草》卷二十五《米谷部中品》作"人"。
⑨ 小大异族:原作"小小异族",据《证类本草》卷二十五《米谷部中品》改。
⑩ 食:"食"字原脱,据旁校补。
⑪ 止寒:"止寒"二字原脱,据旁校补。
⑫ 饶:多。

糯米

《养生要集》云：味甘，平，虽食亦不宜久食。

《拾遗》云：性微寒，妊娠杂肉食之，不利，久食令人身软。黍米及糯饲小猫犬，令脚屈不能行，缓人筋故也。

今按：损害物。和名毛知乃与祢。

虋米

《本草》云：味苦，无毒。主寒中下气，除热。

《陶景注》云：此是以米为虋耳，非别米名也。末其米脂，和敷面，亦使皮肤悦泽。

《苏敬注》云：虋者，生不以理之名也，皆当以可生之物为之。陶称以米为虋，其米岂更能生乎。

崔禹云：味少苦冷，无毒，下气，去热，合乳作粥食之，益面色，延年。

和名以祢乃毛也之。

饴糖

《本草》云：味甘，微温。主补虚乏，止渴，去血。

《陶景注》云：今酒用曲①、糖用虋犹同。是米麦而为，中上之异。糖当以和润为优，酒以薰乱为劣。

《七卷食经》云：置饴糜粥中食之，杀人未详。

和名阿女。

酒

《本草》云：味苦②，大热，有毒。主行药势，杀邪恶气③。

《陶景注》云：大寒凝海，唯酒不冰，明其热性，独冠群物。人饮之使体弊④神昏，是其毒⑤故也。昔三人晨行触雾，一人健，一人病，一人死。健者饮酒，病者食粥，死者空腹。此酒势辟恶胜于食。

《拾遗》云：酒杀百邪，去恶气，通血脉，厚肠胃，润皮肤，散死⑥气。愚人饮之则愚，智人饮之则智，消忧发怒，宣言畅意。

《太素经》云⑦：醪醴者，贤人以适性，不可不饮，饮之令去病怡神，必此改性之毒也。

《礼记》云⑧：凡酒饮，养阳气也，故有乐。

《养生要集》云：酒者，五谷之华，味之至也。故能益人，亦能损人。节其分剂而饮之，宣和百脉，消邪却冷也。若升量转久，饮之失度，体气使弱，精神侵昏，物之交⑨验，无过于酒也。宜慎，无失节度。

崔禹云：有大毒，行药力，饮之忘忧，为寒⑩食家所重。

和名佐介。

醋酒⑪

《本草》云：味酸，温，无毒。主消痈肿，散水气，杀邪毒。

《陶景注》云：醋酒为用，无所不入。

《拾遗》云：醋破血止运⑫，除癥块坚积，消宿食，杀恶毒，破结气，心中醋⑬水痰饮，多食损筋骨，杀药。

孟诜云：多食损人胃，消诸毒气，杀邪毒，妇人产后血运，含之即愈。

---

① 曲：原作"面"，据旁校改。

② 味苦：《证类本草》卷二十五《米谷部中品》"苦"下有"甘辛"二字。

③ 杀邪恶气：《证类本草》卷二十五《米谷部中品》作"杀百邪恶毒气"。

④ 弊：原作"獘"，形误，据《证类本草》卷二十五《米谷部中品》改。

⑤ 毒：《证类本草》卷二十五《米谷部中品》"毒"上有"有"字。

⑥ 死：《证类本草》卷二十五《米谷部中品》引作"石"。

⑦ 《太素经》云：此节不见今本《太素》，疑为杨上善注文。下引《礼记》文，疑亦为杨上善所引，当与此文连读。因无确据，暂别提待考。

⑧ 《礼记》云：此节见《礼记·郊特性》，无"凡酒"二字，疑为引者所加。

⑨ 交：通"效"。

⑩ 寒：原作"基"，形误，据仁和寺本改。

⑪ 醋酒：《证类本草》卷二十六《米谷部下品》无"酒"字。

⑫ 运：眩晕。同今"晕"字。

⑬ 醋：《证类本草》卷二十六《米谷部下品》作"酸"。

和名须。

酱

《**本草**》云：味咸酸，冷利，主除热，止烦满，杀药[1]及火毒。

《**陶景注**》[2]云：酱多以豆作，纯麦者少，今此当是豆者。又有肉酱、鱼酱，皆呼为醢，不入药用也。

和名比之保。

盐

《**本草**》云：味咸，温，无毒。主杀鬼蛊邪注毒气，下部䘌疮，伤寒寒热，吐胸中痰澼，止心腹卒痛，坚肌骨，多食伤肺喜咳。

《**陶景注**》云：五味之中，唯此不可缺。然以浸鱼肉则能经久不败。以沾布帛则易致朽烂，所施之处，各有所宜耳。

《**拾遗**》云：五味之中，以盐为主；四海之内，何处无之？

崔禹云：主杀鬼邪毒气。其为用，无所不入。

和名之保。

五果部第二

橘

《**本草**》云：味辛，温，无毒。主胸中瘕痕、热逆气，利水谷，下气，止呕咳，除膀胱留热、停水、五淋，利小便。主[3]脾不能消谷，气充胸中，吐逆霍乱，止泄，去寸白，久服去臭，下气通神，轻身长年。

《**陶景注**》云：此是说其皮功耳。其肉，味甘酸，食之令多痰，恐非益人也。

崔禹云：食之利水谷，下气。皮，味辛苦，并可啖之。

孟诜云：皮主胸中瘕气热逆。

又云：下气不如皮也，性虽温，甚能止渴。

《**吴录地志**》曰：建安郡有橘，冬月树覆之，至明年春夏，色变为青黑，味尤绝美。

《**上林赋**》曰：庐橘夏熟者，色黑。

朱思简曰：橘皮食杀虫鱼毒，啖鲙必须橘皮为葘用。

和名多知波奈。

柑子

《**七卷食经**》[4]云：味甘酸，其皮小冷，治气胜于橘皮，去积痰。

崔禹云：食之下气，味甘酸，小冷，无毒，主胸热烦满。皮主上气烦满。

孟诜云：性寒，堪食之，皮不任药用。初未霜时亦酸，及得霜后方即甜美，故名之曰甘。利[5]肠胃热毒，下丹石渴[6]。食多令人肺燥冷中，发流[7]癖病也。

马琬曰：小冷，食之胜橘，去积痰[8]。

《**兼名菀**》云：一名金实。

和名加年之。

柚

《**本草**》云：味辛，温，无毒。主胸中瘕痕、热逆气，利水谷，下气，止呕咳，除膀胱留热、停水、五淋、霍乱，止泻，去寸白，去臭，通神，长年。

《**苏敬注**》[9]云：柚皮味甘，今俗人谓橙为柚，非。

《**吕氏春秋**》曰：果之美者，有云梦之柚。

崔禹云：多食之，令人有痰。

---

① 杀药：《证类本草》卷二十六《米谷部下品》作"杀百药热汤"。
② 《陶景注》："景"字原脱，据旁校补。下均仿此。
③ 主："主"字原脱，据《证类本草》卷二十三《果部上品》补。
④ 《七卷食经》：原"卷"下脱"食"字，据旁校补。
⑤ 利：原本作"利"，涂改为"和"，妄改，今仍回改作"利"。检仁和寺本作"利"。
⑥ 下丹石渴：《证类本草》卷二十三《果部中品》作"解丹石止暴渴"。
⑦ 流：《证类本草》卷二十三《果部中品》作"瘕"。
⑧ 去积痰：此下旁校补"即李衡木奴也"六字，仁和寺本无。
⑨ 《苏敬注》："注"字原脱，据旁校补。

孟诜云：味酸，不能食，可以起盘①。

《七卷经》云②：味醋，皮乃可食，不入药用。

今按：损害物。和名由

干枣

《本草》云：味甘，平，无毒。主心腹邪气，安中养脾，助十二经脉，平胃气，通九窍，补少气少津③，身中不足，大惊，四肢重，和百药，调④中益气强力，除烦⑤，心下悬，肠澼。久服轻身长年，神仙⑥。又⑦，三载陈核中仁，主⑧腹痛恶气卒疰，又疗耳聋鼻塞。

《七卷经》云：食之轻身，和百药。

孟诜云：养脾气，强志。

崔禹云：食之益气力，去烦。又有猗枣，甚甘美，大如鸡子，能益人面色，出猗氏县，故以名之。

朱思简曰：味甘，令热，虚冷人食之补益。和名保⑨世留奈都女。

生枣

《本草》云：味⑩辛，令人热⑪，寒热羸瘦者不可食。

《陶景注》云：大枣杀乌头毒。

崔禹云：食生大枣者，令发人胃中热渴，蒸煮干食之益人。

《膳夫经》云：不可多食。

《七卷经》云：常服枣核中仁，百邪不干也。

孟诜云：生枣食之过多，令人腹胀。蒸煮食之补肠胃，肥⑫中益气。

和名奈未之支奈都女。

李

《本草》云：味苦，平，无毒。主除固热，调中。

《陶景注》云⑬：言京口有麦李，麦秀时熟，小而甜。

崔禹云：小冷，又⑭临水上食之，为蛟龙被吞之。

孟诜云：李，平，主卒下赤⑮。生李亦去关节间劳热，不可多食之。

《七卷经》云：味酸，熟实可食之。

《神农经》云：微温，无毒，不可多食，令人虚。

《要录》云⑯：李实，临水不可食，杀人。

和名须毛毛。

杏实

《本草》云：味酸，不可多食，伤筋骨。其两仁者，杀人⑰。

《陶景注》云⑱：核主咳逆上气，雷鸣，喉痹，下气。

崔禹云：理风嚏及言吮⑲，不开者为最佳。味酸，大热，有毒。不可多食，生痈疖，伤筋骨。

---

① 盘：眉注疑作"瘢"，似是。

② 《七卷经》云：此上原有"按"字，今据上下文例删。

③ 津：《证类本草》卷二十三《果部上品》"津"下有"液"字。

④ 调：《证类本草》卷二十三《果部上品》作"补"。

⑤ 烦：《证类本草》卷二十三《果部上品》"烦"下有"闷疗"二字，"疗"字属下读。

⑥ 神仙：《证类本草》卷二十三《果部上品》"神"上有"不饥"二字。

⑦ 又："又"字以下二十字原脱，据旁校补。

⑧ 主："主"字原脱，据《证类本草》卷二十三《果部上品》补。

⑨ 保：原作"深"，据旁校改。

⑩ 味：《证类本草》卷二十三《果部上品》"味"下有"甘"字。

⑪ 令人热：《证类本草》卷二十三《果部上品》作"多食令人多"，下"寒热"二字属下读。

⑫ 肥：原作"肌"，形误，据《证类本草》卷二十三《果部上品》改。

⑬ 《陶景注》云：此下十七字原脱，据旁校补。

⑭ 又：疑"又"下脱"不可"二字。

⑮ 主卒下赤：《证类本草》卷二十三《果部上品》引作"主女人卒赤白下"。

⑯ 《要录》云：此下十二字原脱，据旁校补。

⑰ 其两仁者杀人：此六字，《证类本草》卷二十三《果部下品》在"杏核仁"目下。

⑱ 《陶景注》云：此条文字，《证类本草》卷二十三《果部下品》为《本经》文。

⑲ 吮：《札记》曰："'吮'盖'吃'之俗讹字。"

《神农经》云：有热人不可食，令人身热，伤神寿。

《七卷经》云：杏仁不可多食，令人热利。

孟诜[①]云：杏热，主咳逆，上气，金疮惊痫，心下烦热，风头痛。

《养性要钞》云：治食杏仁中毒下利，烦苦方：以梅子汁解之。

又方：以蓝青汁服之。

今按：损害物。和名加良毛毛。

桃实

《本草》云：味酸，多食令人有热[②]。其核味苦，甘，平，无毒。主瘀血[③]闭瘕邪气，杀小虫，咳逆[④]，消心下坚。

《陶景注》云：仙家方言，服三树桃花尽[⑤]，则面色如桃花。人亦无试之者。

《神农经》曰：饱食桃入水浴，成淋病。

孟诜云：温桃能发诸丹石，不可食之。生食尤损人。

《七卷经》云：桃两仁者，有毒[⑥]，不可食。

崔禹云：食之令下利，益面色，养肝气。今食桃仁忌术，非之，俗中用无害。又陈子皇啖术入霍山，霍山桃多食之，续气驻色，至三百岁还来，面色美泽，气力如壮时。

今按：损害物。和名毛毛。

梅实

《本草》云：味酸，平，无毒。主下气，除热烦满，安心，肢体痛，偏枯不仁，死肌，去青黑痣恶疾，止下利，好唾口干。

《陶景注》云：是今乌梅也。又，服黄精人[⑦]，禁梅实。

《苏敬注》云：利筋脉，去痹。

崔禹云[⑧]：味酸，大温。主安肝心，下气。

《药性论》云：黑穴服梅花，黄连登云台。

孟诜云：食之除闷安神。

《七卷经》云：味酸，平。诗云：梅，香类也。又可含以香口也。

和名宇米。

栗子

《本草》云：味咸，温，无毒。主益气，厚肠胃，补肾气，令人忍[⑨]饥。

《陶景注》云：有人患脚弱，往栗树下食数升，便能起行，此是补肾之义也。然应生啖之。

苏敬云：作粉胜于菱芰[⑩]，嚼生者涂病[⑪]，疗筋骨折[⑫]碎、疼痛、肿、瘀血，有效。饲孩儿，令齿不生。

崔禹云：食之益气力。

《神农经》云：食疗腰脚烦，炊食之令气拥，患风水人尤不宜食。

孟诜云：今有所食生栗，可于热灰中煨之。令才汗出即啖之，甚破气[⑬]。不得使通熟，熟即壅气。

《兼名菀》云：一名撰子，一名掩子。

和名久利。

柿

《本草》云：味甘，无毒，寒。主通鼻耳气，肠澼不足[⑭]。

《陶注》云：火薰者性热，断下；日干者性

---

① 诜：原误作"说"，据仁和寺本改。
② 热：原作"势"，形误，据仁和寺本改，与《证类本草》卷二十三《果部下品》合。
③ 血：《证类本草》卷二十三《果部下品》"血"下叠"血"字。
④ 咳逆：《证类本草》卷二十三《果部下品》作"止咳逆上气"。
⑤ 尽：原作"昼"，形误，据旁校改。
⑥ 毒：原作"妾"，据旁校改。
⑦ 人：《证类本草》卷二十三《果部中品》引"人"下有"云"字。
⑧ 崔禹云：此三字原脱，据旁校补。
⑨ 忍：《证类本草》卷二十三《果部上品》作"耐"。
⑩ 芰：《证类本草》卷二十三《果部上品》作"芡"。
⑪ 病：《证类本草》卷二十三《果部上品》作"疮"。
⑫ 折：原作"断"，据旁校改作"折"。仁和寺本作"断"，《证类本草》卷二十三《果部上品》亦作"断"。
⑬ 甚破气：《证类本草》卷二十三《果部上品》作一"良"字。
⑭ 肠澼不足：此四字原脱，据旁校补。

冷,生柿弥冷。

《苏敬注》云:火柿主杀毒,金火疮①,生肉止痛;软熟柿解酒热毒,止口干,押胸间热②。

《拾遗》云:日干者,温补。多食,去面皯。饮酒食红柿,令心痛,直至死,亦令易醉。陶云③解酒毒,误也。

崔禹云:味甘冷,主下痢,理痈肿、口焦舌烂。

孟诜云:柿主通鼻耳气,补虚劳。又干柿厚肠胃,温中消宿血。

《膳夫经》云:不可多食,令人腹痛下利。

《兼名菀》云:一名锦叶,一名蜜丸,一名朱实。

和名加支。

梨子

《本草》云:味苦④,寒,令人⑤寒中,金疮、妇人⑥尤不可食。

《陶景注》云:梨种殊多,并皆冷利。俗人以为快果,不入药用,食之损人。

苏敬云:梨削帖汤火疮,不烂,止痛,易瘥。又主热嗽,止渴。

《通玄经》云:梨虽为五脏之刀斧,足为伤寒之妙药。

崔禹云:食之除伤寒时行,为妙药,但不可多食。

《神农经》云:味甘,无毒,不可多食,令人委困。

孟诜云:胸中否塞热结者,可多食生梨,便通。

又云:寒⑦,除客热,止心烦。

又云:卒暗⑧失音不语者,捣梨汁一合,顿服之⑨。

又云:卒咳,冻梨一颗,刺作五十孔,每孔中纳一粒椒,以面裹,于热灰烧令极熟出,停冷⑩食之。

又云:去皮割梨,纳于苏中煎,冷食之。

朱思简曰:食发宿病。又⑪凡用梨治咳嗽,皆须待冷,候喘息定食之。今愚夫以椒梨

等冲气热食之,反成嗽,不可拔救也。

《兼名菀》云:一名紫实,一名紫条,一名缥蒂,一名六俗,一名含须。

今按:损害物。和名奈之。

奈

《本草》云:味苦,寒,多食令人胪胀,病人尤甚。

崔禹云:除内热,无毒。

孟诜云:益心气。

玄子张云:补中焦诸不足。

《广志》云⑫:奈有白、青、黄三种也。

今按:损害物。和名奈以。

石榴

《本草》云:味甘酸⑬,损人⑭,不可多食。壳疗下痢,止漏精。根疗蛔虫、寸白⑮。

崔禹云:不可多食,损人气。世人云石榴

---

① 金火疮:《证类本草》卷二十三《果部中品》作"疗金疮、火疮"。

② 押胸间热:《证类本草》卷二十三《果部中品》作"压胃间热"。

③ 陶云:旁校"陶"下补"景注"二字,检仁和寺本无,似是,今不从补。

④ 苦:《证类本草》卷二十三《果部下品》作"甘微酸"。

⑤ 令人:《证类本草》卷二十三《果部下品》"令"上有"多食"二字。

⑥ 妇人:《证类本草》卷二十三《果部下品》作"乳妇"。

⑦ 寒:《证类本草》卷二十三《果部下品》作"梨",连下读。

⑧ 暗:《证类本草》卷二十三《果部下品》"暗"下有"风"字。

⑨ 之:"之"字原脱,据旁校补。

⑩ 停冷:《证类本草》卷二十三《果部下品》"冷"下有"去椒"二字。

⑪ 又:"又"以下凡三十七字,旁校云:"以下不载字治本,在医本。"

⑫ 《广志》云:此下十一字原脱,据旁校补。又检《齐民要术》卷四、《艺文类聚》卷八十六、《太平御览》卷九百七十此文并作"奈有白、青、赤三种"。

⑬ 甘酸:《证类本草》卷二十三《果部下品》"酸"下有"无毒,主咽燥渴"六字。

⑭ 损人:《证类本草》卷二十三《果部下品》"人"下有"肺"字。

⑮ 根疗蛔虫,寸白:此六字原脱,据旁校补。

花赤赤皈皈①可爱，故多植，以为延年花也。

孟诜云：温，实主谷利、泄精。

又云：损②齿，令黑。

今按：损害物。和名佐久吕。

枇杷

《**本草**》云：叶平③，主卒哕不止，下气。

崔禹云：子食之下气，止哕呕逆，味甘，生啖益人。

《**七卷经**》云：味酸，食之安五脏。

《**膳夫经**》云：益人。

孟诜云：温，利五脏。久食发热黄。

和名比波。

猕猴桃

《**七卷经**》云：味甘，寒，无毒，食之无损益。

《**拾遗**》云：味酸，温，无毒④。主骨节风，瘫缓不随，长生变白，肉野鸡病⑤。一名藤梨，又名羊桃⑥。

崔禹云：食之和中安肝。味甘，冷，主黄疸消渴，状似枣而青黑色，一节著数十茎，茎头生实，食之利人。

和名已久波。

郁子⑦

《**本草**》云：味酸，平，无毒。主大腹水肿，面目四肢浮肿，利小便水道。

《**七卷经**》云⑧：食之利水道。

崔禹云：味酸，冷，未熟者有⑨毒，食之发狂。熟者，食之益人。

和名宇倍。

通草

《**本草**》云：味甘⑩，平，无毒。主去恶虫，除脾胃寒热，通利九窍血脉关节，令人不忘，脾瘅⑪，恒欲眠，心烦，哕出音声，疗耳聋，散痈肿，诸结不消，及金疮、恶疮、鼠瘘、堕胎，去三虫。一名丁翁。

《**拾遗**》云：一名好手⑫，子如算袋。

崔禹云：食之去痰水，止赤白下利，味甘，温。

和名安介比。

山樱桃

《**七卷经**》云：味甘，平，无毒，食之无损益。或云食补心气，调中，令人好面色。此有二种，一者白樱子，春早所荣，花白味苦，不⑬食，令人头痛也；一者黑樱子，花红白，味甜美也。伯济人为良果，皆云山果美者，唯黑樱子。

和名也未毛毛。

木莲子

崔禹云：食之安中，养肝气，味甘，酸，冷，无毒。主火烂疮，烦毒。性滑利，叶似郁，实如橃⑭子，啖之轻身，去热气⑮为验也。

和名伊太比。

榛子

《**七卷经**》云：味甘，平，食之无损益，多

---

① 赤赤皈皈：《札记》曰："'赤赤'盖'赫赫'异文。'赫'又作'𤏞'，亦作'焃'，'赤'恐'𤏞'、'焃'之变，非赤白之'赤'。'皈'亦'皈'之异构，《诗》'威仪反反'释文引《韩诗》作'皈皈'，云'善貌可证也'。'皈'之作'皈'，犹'肑'之作'的'、'晥'作'皖'之例。"

② 损：《证类本草》卷二十三《果部下品》"损"上有"多食"二字。

③ 叶平：《证类本草》卷二十三《果部中品》作"叶味苦，平，无毒"。

④ 无毒：此二字原脱，据旁校补。

⑤ 肉野鸡病：《证类本草》卷二十三《果部下品》引作"野鸡肉痔病"。

⑥ 一名藤梨，又名羊桃：此八字原脱，据旁校补。

⑦ 郁子：《证类本草》卷十四《木部下品》作"郁李仁"。

⑧ 《七卷经》云：此下九字原脱，据旁校补。

⑨ 有："有"字原脱，据旁校补。

⑩ 味甘：《证类本草》卷八《草部中品之上》作"味辛甘"。

⑪ 脾瘅：此二字原脱，据旁校补。《证类本草》卷八《草部中品之上》作"疗脾疸"，似是。

⑫ 好手：《证类本草》卷八《草部中品之上》引作"㩧"。

⑬ 不："不"字原脱，据旁校补。

⑭ 橃：旁注曰："《尔雅》注云：橃椵，废加二音，柚柑也。"

⑮ 气："气"字原脱，据旁校补。

食令人头痛。

崔禹云：食之明目，去三虫，味甘，小涩，冷，无毒，久食轻身耐老。树似杏而实如栎子，蒸干啖之，益人气。

今按：损害物。和名波之波美。

胡桃仁

《七卷经》云：味甘，温，食之去积气。

《博物志》云：张骞使西域，还得胡桃，故名之。

崔禹云：食之下气，味甘，小冷，无毒。主喉痹，杀白虫，令人痰动。

孟诜云：卒不可多食，动痰饮，计日月渐服食，通经络，黑人鬓发毛生，能瘥一切痔病。

《千金方》云：不可多食，令人恶心。

《拾遗》云：味甘，平，无毒，食之令人肥健，润肤黑发，去野鸡病。

和名久留美。

椎子

《七卷经》云：味甘，平，食之补益人，耐饥。去甲作屑，蒸食之，断谷胜橡子。

崔禹云：味甘，小温，无毒。主补五脏，安中。又有枥子，相似而大于椎音焦[①]。

和名之比。

橡实

《本草》云：味苦，微温，无毒。主下利，厚肠胃，肥健人。

《七卷经》云：味涩，无毒，非药非谷，而最益人，服之者，末能断谷。

《养性要集》云：啖橡为胜，无气而受气，无味而受味，消食而止利，令人强健。

和名以知比都留波美乃美

榧实

《本草》云：味甘[②]，主五痔，去三虫、蛊毒、鬼注。

《陶景注》云：食其子，乃言疗寸白，不复有余用，不入药方。

《七卷经》云[③]：食之轻身，去腹中虫。

马琬曰：常食之者，三虫不生也。

和名加倍乃美。

覆盆子

《本草》云：无毒[④]，主益气，轻身，令发不白。

《陶景注》云：蓬蘽是根名，方家不用，乃昌容所服，以易颜色者也。覆盆子是实名[⑤]。

《苏敬注》云：覆盆子、蓬蘽，一物异名[⑥]，本谓实，非根也。

崔禹云：覆盆味酸美香，主益气力，安五脏，是烈真常啖之，遂登仙矣。

和名以知古。

胡颓子

马琬云：味甘，凌冬不雕，食之补益五脏之。

《膳夫经》云：食之益人者也。

和名久美。

甘蔗

《本草》云：味甘，平，无毒，主下气，和中，补脾气，利大肠。

崔禹云：食之下气，小冷。广州大种，经二三年乃生，高大如竹，而过于二三丈。取其汁以为沙糖，甚理风痹，益面色。

和名久美。

---

① 焦：《札记》曰："仁和寺本、延庆本'焦'作'隹'。"

② 味甘：《证类本草》卷十四《木部下品》"甘"下有"无毒"二字。

③ 《七卷经》云：此下十二字原脱，据旁校补。

④ 无毒：《证类本草》卷二十三《果部上品》"无毒"上有"味甘，平"三字。

⑤ 覆盆子是实名："子"字原脱，据旁校补，《证类本草》卷二十三《果部上品》无。按此六字原误窜在上"蓬蘽是根名"下，今据《证类本草》卷二十三《果部上品》移正。

⑥ 覆盆子、蓬蘽，一物异名：《证类本草》卷二十三《果部上品》"今注"曰："蓬蘽乃覆盆之苗，覆盆乃蓬蘽之子也。陶注、唐注皆非。"按"子"字原脱，据旁校补。

葡萄

《本草》云：味甘，平，无毒。主筋骨湿痹，益气，倍力，强志，令人肥健①，忍风寒，久食轻身，不老延年。

《陶景注》云：魏国使人赍②来，状如五味子而甘美。北国人多肥健耐寒，盖食斯乎？不植淮南，亦如橘之变于河北矣。

崔禹云：食之益气力，除风冷，味甘，小冷，益面色。

孟诜云：食之治肠间水，调中。其子不堪多食，令人卒烦闷。

《七卷经》云：味甘，平，可作酒，逐水利小便。

《广志》云：葡萄有黄、白、黑三种也。

和名衣美。

桑椹

《本草》云③：苏敬曰：味甘，寒，无毒，单食主消渴。

《七卷经》云：桑椹，《汉武传》曰：西王母④神仙上上⑤药有扶桑丹，所谓椹也。

孟诜云：性微寒，食之补五脏，耳目聪明，利关节，和经脉，通血气，益精神。

和名久波乃美。

薯蓣

《本草》云：味甘，温，平，无毒。主伤中，补虚羸，除寒热邪气，补中益气力，长肌肉，主头面游风、风头目眩，下气，止腰痛，充五脏，强阴，久服耳目聪明，轻身，不饥，延年。一名山芋，秦楚名玉延，郑越名土 。

《陶景注》云：食之以充粮。

《苏敬注》云：日干，捣筛为粉，食之大美。

崔禹云：食之长肌肉，强阴气。

《七卷经》云：食之益气力，充五脏。

《膳夫经》云：补中强阴。

《兼名苑》云：一名诸薯薯预二音，一名延草。

《杂要诀》云：一名王芋⑥。

和名也末都⑦伊毛。

零余子

《拾遗》云：味甘，温，无毒。主补虚，强腰背⑧，不饥。蒸食，晒干，功用强于薯蓣。此薯蓣子在叶上生，大者如卵⑨。

和名奴加古。

薢

崔禹云：食之厚肠胃，益气力，止饥。味苦，小甘，无毒，小温，驻面色，胜于麦豆，烧蒸充粮。

和名止已吕。

芋

《本草》云：味辛，平，有毒。主宽肠胃，充肌肤，滑中。一名土芝。

《陶景注》云⑩：生则有毒，荙⑪不可食，性滑下石。

崔禹云：味咸，唫⑫小温，滑中，多食之伤人性命。

《神农经》云：不可多食，动宿冷。

孟诜云：主宽缓肠胃，去死肌，令脂肉悦泽。

《七卷经》云：有毒，能下石。

---

① 肥健：《证类本草》卷二十三《果部上品》"健"下有"耐饥"二字。

② 赍(jī)：以物送人。

③ 《本草》云：检《证类本草》卷十三《木部中品》"桑根白皮"条，大字白文和黑文均无"桑椹"内容，"桑椹"内容见"唐本注"所引，故此三字于此无义，疑蒙上文例衍。

④ 母："母"字原脱，据旁校补。

⑤ 上："上"字原脱，据旁校补。

⑥ 芋：仁和寺本作"茅"。

⑦ 都：此字原模糊不清，似"都"字，安政本作"都"，据以描正。仁和寺本作"乃"。

⑧ 强腰背：《证类本草》卷六《草部上品之上》引作"强腰脚益肾"，下有"食之"二字，属下读。

⑨ 此薯蓣子在叶上生，大者如卵：《证类本草》卷六《草部上品之上》引作"大如鸡子，小者如弹丸，在叶下生"。

⑩ 《陶景注》云：此下十六字原脱，据旁校补。

⑪ 荙：眉注曰："芋辛味曰荙，虚严反。"

⑫ 唫：眉注作"菣"。按此字旁原有两点，似为删除标记。

《列仙传》云:昔酒客为梁丞①,使民益种芋,后三年当大饥,梁民不饥死。

《兼名菀》云:一名长味,一名谈善。

《养生要集》云:芋种三年不收,成野芋,食之杀人。

又云:治野芋中毒方:煮大豆汁冷饮之。

又方:土浆饮之。

和名以倍都以毛。

乌芋

《本草》云:味苦,微寒,无毒,甘。主消渴、痹热、热中,益气。一名藉姑,一名水萍。

《陶景注》云:生水田中,叶有桠状如泽泻,不正似芋。

苏敬云:此草一名槎牙,一名茨菰。主百毒,产后血闷,攻心欲死,产难,胞衣不出,捣汁服一升。

《拾遗》云:食之令人肥白。小者极消②,吞之开胃及肠。

《千金方》云:下石③淋。

崔禹云:食之益气力,主消渴、五淋。煮啖为佳。

孟诜云:主消渴,下石淋。吴人好啖之,发脚气,瘫痪风,损齿,紫黑色,令人失颜色。

《七卷经》云:食之止渴,益气。

《广雅》云:藉姑亦曰乌芋也。

《养生要集》云:味苦,微寒,食之除热。所谓凫茈者是也。为粉食之,其色如玉。久食益人。

《兼名菀》云:一名水芋,一名玉银。

和名久和为。

菰根

《七卷经》云:味甘,大寒,除肠胃中痼热,消渴,止小便利。

《养生要集》云:味甘,平,除胸中烦,解酒,消食。

和名已④毛乃祢。

菰首

《七卷经》云:味甘,冷,被霜之后,食之令人阴不强。又杂白蜜食,令人腹中生虫。

今按:损害物,和名已毛都乃。

芰实

《本草》云:味甘,平,无毒。主安中补脏⑤,不饥,轻身。一名菱。

《陶景注》云:火煏⑥以为米,充粮、断谷、长生。

崔禹云:芰实,食之安中,补五脏。

孟诜云:食之神仙,此物尤发冷⑦,不能治众病。

《七卷经》云:味甘,平,无毒,食之不饥,被霜后食之,令阴不强。

和名比之。

藕实

《本草》云:味甘,平,寒,无毒。主补中养神,益气力,除百疾,久服轻身耐老,不饥延年。

《陶景注》云:此即今莲子是也。宋帝时大官作羊血䐑⑧,人削藕皮误落血中,皆散不凝。医仍用藕疗血多效。

《苏敬注》⑨云:主热渴,散血,生肌,久服令人心欢。

崔禹云:藕实根⑩味甘,冷,食养心神。根大冷,主烦热,鼻血不止。

孟诜云:莲子,寒,主五脏不足,利益十二

---

① 丞:原作"蒸",形误,据《列仙传》卷上改。
② 消:仁和寺本作"滑"。
③ 石:原作"名",形误,据旁校改。
④ 已:原作"古",据旁校改。下"已毛都乃"仿此。
⑤ 补脏:《证类本草》卷二十三《果部上品》作"补五脏"。
⑥ 煏(bī):《玉篇》:"火干也。"
⑦ 此物尤发冷:《证类本草》卷二十三《果部上品》作"令人脏冷"。
⑧ 䐑(kān):血羹。
⑨ 《苏敬注》:"注"字原脱,据旁校补。下仿此。
⑩ 根:循下文义,"根"字疑衍。

经脉,廿五络。

马琬云:食之养神,除百病。根效与实相似也。

和名波知须。

鸡头实

《本草》云:味甘,平,无毒。疗湿痹,腰脊膝痛,补中益精,强志,耳①目聪明,久服轻身,不饥,耐老,神仙。

《陶景注》云:此即今蒍②子,子形上花似鸡冠,故名鸡头。

《苏敬注》云:作粉与菱粉相似,益人胜菱芰。

崔禹云:益气力,耳目明了。

孟诜云:作粉食之甚好。此是长生之药,与莲实合饵,令小儿不能长大,故知长服当驻其年耳。生食动小③冷气。

《七卷食经》云:食之益精气。

和名美都布布支乃美。

千岁蓲汁

《本草》云:味甘平,无毒。主补定④五脏,益气续筋骨,长肌肉,去诸痹,久服轻身,不饥耐老,通神明。

崔禹云:食之补五脏,味甘平,小冷,其茎切,绝而受沥汁,状如薄蜜,甘美,以薯蓣为粉,和汁煮作粥食,主哕逆。又合白蜜食之,益人。

和名安未都良。

五肉部第三

牛乳

《本草》云:微寒,补虚羸,止渴,下气。

《陶景注》云:榛牛为佳。

《拾遗》云:凡服乳,必煮⑤一二沸,停冷啜之,热食则壅⑥,不欲顿服。兼与酸物相反,令人腹中结癥。

崔禹云:益胃气,令人润泽。

《养生要集》云:腹中有冷患,饮乳汁,令腹痛泄利。

《七卷经》云:不可合生肉⑦,生腹中虫;不可合生鱼食,反成瘕。

和名宇之乃知。

酪

《本草》云:味甘酸,寒,无毒。主热毒,止渴,除胸中虚热、身面上热疮。

《养生要集》云:腹中小有不佳,不当啖酪,令不消。

酥

《本草》云:微寒,补五脏,利大肠,主口疮。

《陶景注》云:乳成酪,酪成酥,酥成醍醐,色黄白。

《养生要集》云:甘道人云:乳酪酥髓,常食令人有筋力,胆骍⑧,肌体润泽。卒食令人胪胀泄利,渐渐自已⑨。

鹿⑩

《本草》云:肉温,补中,强五脏,益气力⑪。

《陶景注》云:野肉之中,唯獐鹿可食,生

---

① 耳:《证类本草》卷二十三《果部中品》"耳"上有"令"字,当据补。

② 蒍:眉注曰:"'芡'字也。《玉》云:'水中鸡头也。'"

③ 小:《证类本草》卷二十三《果部中品》引作"风"。

④ 定:《证类本草》卷七《草部上品之下》无"定"字。

⑤ 煮:"煮"字原脱,据旁校补,与《证类本草》卷十六《兽部上品》合。

⑥ 热食则壅:旁注曰:"血脉塞也。"

⑦ 肉:"肉"下疑脱"食"字。

⑧ 骍:《札记》曰:"'骍'即'悍'假,说见卷六'勇骍'下。"

⑨ 已:原作"也",据旁校改。

⑩ 鹿:原"鹿"下有"肉"字,据卷首目录删。

⑪ 益气力:仁和寺本"力"下有"生者疗口僻,到薄之。茸味甘酸,温,无毒,主漏下恶血,益气强志,生齿不老,四肢酸疼,腰脊痛,泄精尿血,养素胎,下气,杀鬼精物,不可近阴,令痿。角主恶疮痈肿,逐邪,腰痛折伤恶血。髓主丈夫女子伤中,筋急咳逆。肾主补肾气。又云:獐骨主虚损泄精,益气力,悦泽人面"一百零一字。无下"《苏敬注》云"条下"又云""又云"两节。

不腥膻，又非辰属，八卦无主，而兼能温补，于人则生死无尤①，故道②家许听为脯。

《苏敬注》云：头，主消渴；筋，主劳损；骨，主虚劳；脂，主痈肿死肌，温中，四肢不随。一云不可近阴。角，主中恶注痛；血，主折伤阴痿，补虚③。

又云④：鹿茸味甘、酸，温，无毒。主漏下恶血，寒热，益气强志，生齿，疗虚劳羸瘦、四肢酸痛、腰脊痛、泄精尿血，安胎下气。角，主恶疮痈肿。髓，味甘，温，主丈夫、女子伤中脉绝、筋急、咳逆，以酒服之。

又云：獐骨，主虚损泄精；肉，补益五脏；髓，益气力，悦泽人面。

崔禹云：鹿⑤味咸，温，无毒，主大风、冷气、口僻⑥、消渴。心主安中，肝主安肝⑦，肺主安肺，肾主安肾，脾主安脾，膏主四肢不随。

孟诜云：鹿头⑧，主消渴，多梦⑨，梦见物⑩；蹄肉，主脚膝骨髓中疼痛；生肉，主中风口偏不正。

《膳夫经》云：肾弥佳。

《千金方》云：凡饵药之人，不可食鹿肉，服药必不得力。所以然者，鹿恒食解毒之草，是故能制散诸药也。

《养生要集》云：鹿有豹文不可食，杀人。

又云：鹿茸、鹿角，皆不中嗅，角中有细虫，似白粟，入咽令人虫癫，万术不能治⑪。

马琬云：鹿胃食之不利人。

朱思简云：鹿肉⑫合生菜食之，使腹中生疰虫。鹿胆⑬白者不可食之。

《食经》云：鹿雉合煮，食之杀人。

《卢宗食经》云：鹿，五月已后无角者食⑭伤人。

和名加乃志志。

猪⑮

《本草》云：味苦，主闭血脉，弱筋骨，虚人肌，不可久食。

《陶景注》云：猪为用最多，唯肉不宜人⑯。人有多食，皆能暴肥。此盖虚肥故也。

《千金方》云：不可久食，令人少精，发

宿病。

《拾遗》云：肉寒，主压丹石，解热。人食之，杀药动风。

《七卷经》⑰云：合五辛食之，伤人肝脾；鲫鱼合食，令人发损消。又不可合鲤鱼子，伤人。

朱思简云：合鱼共食，入腹动风，令生虫；肝合芹菜食之，令人腹中终身雷鸣。

《养生要集》云：猪肝落地，土不著者，食杀人。

又云：猪干脯火烧不动者，食之毕泄利。

马琬云：猪目睫交不可食，伤人。

《膳夫经》云：豕自死，其目青，食之杀人。

又云：豕燔而死，食其肝杀人。

又云：猪白蹄青爪斑斑，不可食。

又云：白猪青蹄，食之杀人。

今按：损害物。和名为乃志志。

---

① 尤：疑当作"忧"。
② 道：原作"通"，据旁校改，与《证类本草》卷十七《兽部中品》合。
③ 阴痿补虚：原作"阴痿补"，据《证类本草》卷十七《兽部中品》改。
④ 又云：此下两节内容，仁和寺本在上"《本草》云"文下，文字略有出入（见上校文），检《证类本草》卷十七《兽部中品》此两节内容均为大字（墨字与白文），属《本经》原文和《别录》文字，故当据仁和寺本移至上"《本草》云：肉温，补中，强五脏，益气力"之下。
⑤ 鹿："鹿"字原脱，据仁和寺本补。
⑥ 僻：原作"噼"，形误，据文义改。
⑦ 肝主安：此三字原脱，据旁校补。
⑧ 头：《证类本草》卷十七《兽部中品》引"头"下有"肉"字。
⑨ 多梦：《证类本草》卷十七《兽部中品》作一"夜"字，连下读。
⑩ 物：指鬼怪之事。
⑪ 治：仁和寺本"治"下有"又云：鹿肉合食虾汁，使人心痛。又云：鹿肉合食鲫鱼，杀人"二十二字。
⑫ 鹿肉：此二字原脱，据仁和寺本补。
⑬ 鹿胆：仁和寺本"鹿"上有"又云"二字。
⑭ 食：仁和寺本"食"下有"之"字。
⑮ 猪："猪"下原有"肉"字，据卷首目录删。
⑯ 人：《证类本草》卷十八《兽部下品》作"食"。
⑰ 《七卷经》：旁校"卷"下补"食"字，今检仁和寺本无"食"字。

雉

《**本草**》云：肉味酸，微寒，无毒。主补中，益气力，止泄利，除蚁瘘。

《**陶景注**》云：雉虽非辰属，而正是离禽，丙①午日不可食者。

《**苏敬注**》曰：雉味甘②，主③诸瘘疮。

崔禹云：主行步汲汲然，益肝气，明目，癖癥诸浅疮。丙午日食，生心瘕，损肝气，五鬼起于内，致不祥。

《**朱思简食经**》云：凡食雉肉④，不得食骨，大伤人筋骨。

和名支之。

云雀

崔禹云：味咸，大温，无毒，主补中，阴痿不起，虚劳内损，赤白下利，作臛食之，强阴气。貌似雀而大。是鸟⑤春夏在阳，秋冬在阴，阳时喜鸣，阴时不鸣。吸阴气而登天，含阳气而下地。翔于云阳而吐气，故以名之。其音密密然，似人大訇⑥。

和名比波利。

鹑

孟诜云：温补五脏，益中续气，实筋骨，耐寒暑，消结气。

又云：不可共猪肉食之，令人多生疮。今按：《拾遗》云：共猪肉食之，令人生小黑子。

又云：患痢⑦人可和生姜煮食之。

《**七卷经**》云：味辛，平，食之令人善忘。

崔禹云：鹌鹑⑧无毒，主赤白下利，漏下血，暴风湿痹，养肝肺气，利九窍。

和名宇都良。

鸠

崔禹云：味苦咸，平，无毒。主续绝伤，补中，坚筋骨，益气力，好令越走，妊身妇人尤不可食，其子门肥充，于产难故也。古人云：是鸟为不噎之鸟，故老人杖头作鸠像，疗噎之咤。

和名波止。

崔禹云：味甘，温，无毒。主赤白下利，补中，下气。貌似鸽，有白喙，隼眼，而翅羽黤黤⑨斑斑可爱。

和名伊加留加。

鹁

崔禹云：味酸，冷，无毒。主赤白下利，虚损不足，补中，安魂魄。

和名比衣止利。

雁

《**本草**》云：肪味甘，平，无毒。主风挛⑩，拘急偏枯，气不通⑪。久服长发⑫鬓眉，益气。

崔禹云：味甘，小冷，主风热、烦心，驻面色，理腰脚痿⑬弱，凡雁类甚多，大曰鸿，小曰雁。

《**七卷经**》云：食无损益。

和名加利。

鸭

《**本草**》云：肉补虚，除⑭热，和脏腑，利水道。

孟诜云：寒，补中益气，消食。

---

① 丙：原作"景"，唐人讳高祖父名改"丙"作"景"，今据《证类本草》卷十九《禽部中品》回改。

② 雉味甘：《证类本草》卷十九《禽部中品》云"雉温"。

③ 主："主"字原脱，据旁校补。

④ 肉：原作"害"，俗字形误，据旁校改。

⑤ 鸟："鸟"字原脱，据旁校补。

⑥ 訇：象声词，形容声音很大。

⑦ 痢：旁校作"利"。

⑧ 鹌鹑：此二字原脱，据旁校补。

⑨ 黤黤：半青半黑的花纹。

⑩ 挛：原误作"击"，繁体形近而误，据《证类本草》卷十九《禽部上品》改。

⑪ 通：《证类本草》卷十九《禽部上品》"通"下有"利"字。

⑫ 发：《证类本草》卷十九《禽部上品》"发"上有"毛"字。

⑬ 痿：原作"瘘"，据旁校改。

⑭ 除："除"字原脱，据《证类本草》卷十九《禽部上品》补。

马琬云：目晴白者，食之杀人。

和名加毛。

鲤鱼

《本草》云：肉，味甘，主咳逆上气、黄疸，止渴，生者①主水肿脚满，下气；胆，味苦、寒，无毒，主目热赤痛、清盲，明目；骨，主女子带下赤白；齿，主石淋。

《陶景注》云：鲤鱼最为鱼之主，形既可爱，又能神变，山上水中有鲤不可食。又鲤鲊不可合小豆藿食之，其子合猪肝食之害人。

《苏敬注》云：骨灰主阴蚀，哽不出；血主小儿丹肿；皮主丹隐疹；脑主诸痫；肠主小儿肥疮。

《拾遗》云：肉主安胎②，胎动、怀③妊身肿，煮食之。破冷气、痃癖、气块。从脊当中数至尾，无大小皆有卅六鳞。

《七卷经》云：鲤鱼，平，补中。又鳣，胡斗反，野王云：是鲤鱼也。又鯠，下瓦反，《说文》：鲤也。又鱮。音度，《广雅》云：大鲤也。

崔禹云：鲤温，无毒，主脚气忤疾，益气力。

孟诜云：天行病后④不可食，再发即死。又沙石中者，毒多在脑髓中，不可食其头。又每断去脊上两筋及脊内黑血，此是毒故也。

朱思简曰：白头者，不可食交葱桂，食之令人恶病。

马琬云：妊身食之，令子多疮。

《养性要录》云：服天门冬，勿食鲤鱼，病不除。

和名已比。

鲫鱼

《本草》云：主诸疮，烧，以酱汁和，涂之。又主肠痈。一名鲋鱼。作脍，主久赤白利。

《拾遗》云：头主腥嗽⑤嗽，烧为灰服之。肉主虚羸，熟煮食之。鲙主赤白利及五痔。

《七卷经》云：味甘，温，多食之发热。

崔禹云：味咸，大冷，无毒。主心烦闷，补五脏，安中。食鲫鲙勿饮水，生蛔虫。又勿合

猪肉食，成腹中冷澼。

孟诜云：作鲙食之，断暴痢。其子调中益肝气。

朱思简云：合鹿肉生食之筋急。又鲤鱼⑥子、鲫鱼不可同食之。又不可共酪同食。又沙糖不与鲫鱼同食，成甘虫。又不可共笋食之，使笋不消成食癥，身不能行步。

《养性要集》云：鲫鱼不可合猪肝食之。

和名布奈。

鱼

《本草》云：味甘，无毒，主百病。

《陶景注》云：今作臛食之云补。又有鳢⑦鱼，相似而大；又有鲍鱼⑧，黄而美，并益人。又有人鱼似鳀而有四足，声如小儿，其膏燃之不消耗。始皇丽山冢中用之，谓之人膏。

苏敬云⑨：鮧鱼，一名鲇⑩鱼，一名鳀鱼，主水浮肿，利小便。

崔禹云：鲇鱼，温，主风冷冷痹，赤白下利，虚损不足，令人皮肤肥美，貌似鳟而小，色白，皮中有白垢。大者一二尺，小者七八寸，无鳞，春生夏长，秋衰冬死。一名鳁⑪。

《食经》云：鳀鱼赤目须及无鳃，食杀人。

和名阿⑫由。

鲷

崔禹云：味甘，冷，无毒。主逐水，消水

---

① 者：原作"煮"，据《证类本草》卷二十《虫鱼部上品》改。

② 胎："胎"字原脱，据旁校补。

③ 怀：原作"坏"，形误，据《证类本草》卷二十《虫鱼部上品》改。

④ 后："后"字原脱，据旁校补。

⑤ 腥嗽：疑当作"謦嗽"，音误。《证类本草》卷二十《虫鱼部上品》作"咳嗽"。

⑥ 鱼："鱼"字原脱，据旁校补。

⑦ 鳢：《证类本草》卷二十《虫鱼部上品》引作"鳠"，似是。

⑧ 鱼：《证类本草》卷二十《虫鱼部上品》引"鱼"下有"亦相似"三字，足文。

⑨ 云：旁校作"注"。

⑩ 鲇：原作"鮎"，据仁和寺本改，与《证类本草》卷二十《虫鱼部上品》合。

⑪ 鳁：疑为"鳁"之误字。

⑫ 阿：仁和寺本作"河"。

肿,利小便,去痔虫,破积聚,咳逆上气。肠主出败疮中虫,利筋骨。貌似鲫,而红鳍坚鳞。

和名多比。

鲈

崔禹云:味咸,大温,无毒。主风痹、瘀疼,面疱。貌似鲤而鳃大,补中安五脏,可为臛胘。

《食经》云:鲈鱼为羹,食不利人。

又云:鲈肝不可食之,杀人。

又云:治鲈鱼中毒方:捣绞芦根汁饮之,良。

和名须须支。

鲭

崔禹云:味咸,大温,无毒。主血利,补中,安肾气,貌似鲢,小[1]口尖背苍,可为鲊食。补中,南人多吃鲭,益面色。癫痤人食鲭臛,难瘥。

和名佐波。

鲚

崔禹云:味甘,温,无毒。主下利,明目,安心神,貌似鲅,而皮中有白垢,尾白,刺连连逆逆者也。头中[2]有石,江南人呼曰石首鱼者是也。

和名阿知。

鲑[3]

崔禹云:味咸,大温,无毒。主止下利,益气力,其子似莓赤光,一名年鱼。春生而年中死,故名之。瘳风痹为验。

和名佐介。

鳟

《七卷经》云:味酸,热,多食发疮。

《字林》云:赤目鱼也。此鱼似鲩[4]而小也。

今按:损害物。和名未须。

蠡鱼

《本草》云:味甘,寒,无毒。主湿痹、面目浮肿,下大水,疗[5]五痔。有疮者不可食,令瘢白。一名鲖鱼。

《陶景注》云:今作鳢字,旧言是公蛎蛇所变。

崔禹云:补中明目,食鳢肝而勿饮水,生蛇子故也。

今按:损害物。和名波牟。

王余鱼

《七卷经》云:食之无损益。

郭璞云:王余比目同,虽有二片,其实一鱼也。不比行者,名为王馀也;比行者,名为比目也。

《搜神记》云:昔越王为鲙,割鱼而未切,堕半于海中,化鱼名王馀也。

和名加礼比。

乌贼鱼

《本草》云:味[6]咸,微温,无毒。主疗女子漏下、赤经白汁[7],血闭,阴蚀肿痛,寒热癥痕,无子,惊气入腹,腹痛环脐,阴中寒肿。

《陶景注》云:鹛[8]鸟所化,今其口脚俱存。

《拾遗》云:昔秦王东游,弃算袋于海,化为此鱼。其状似算袋,两带极长,墨犹在腹中也。

---

① 小:疑"小"上脱"而"字,"而小"二字属上读。

② 中:"中"字原脱,据旁校补。

③ 鲑:旁校作"鲑",注曰:"析青反。"

④ 鲩:《札记》曰:"'鲩'即'鲩'字增草冠者,古'宛''完'互讹,犹'塂'作'垸'之例。"

⑤ 疗:"疗"字原脱,据《证类本草》卷二十《虫鱼部上品》补。

⑥ 味:《证类本草》卷二十一《虫鱼部中品》"味"上有"骨"字。

⑦ 赤经白汁:《证类本草》卷二十一《虫鱼部中品》作"赤白经汁"。

⑧ 鹛:《证类本草》卷二十一《虫鱼部中品》引作"鹛"。

孟诜云：食之少有益髓。

《养生要集》云：味咸，温，食之无损益。

崔禹云：味咸，生大冷，干小温，无毒①。主鬼气入腹，绞痛积聚。南海多垂碇而浮乌，乌翔来见之为死，即啄，因惊卷捕以杀之，故名曰乌贼。为海神之吏。

和名伊加。

海鼠

崔禹云：味咸，大冷，无毒。主补肾气，去百节风，貌似马蛭，而大者长五六尺，小②者一二尺，体上小角连数十枚，如革囊而**绒**③缩，息息膨膨者是也。干者，温，主下利，生毛发，黄疸疲瘦。其肠尤疗痔为验。

《七卷经》云：食无损益。有内瘅④者，食此生者有利。

和名古。

海月

崔禹云：味辛，大冷，无毒。主利大小肠⑤，除关格、黄疸、消渴，貌似月，在海中，故以名之。又有凝月，味咸苦，冷，主黄疸消渴，似海月，在海中，煮时即凝，故以名之。一名水母。

和名久良介。

海蛸

崔禹云：味咸，温，无毒。主虚劳内损、诸不足及下利，补中，安五脏。又大者长一二丈，名海肌子；小者长尺余寸，名海蛸子，江东呼曰触妾子。

《七卷经》云：味辛，平，生冷，干温。人有内瘅者，食此生者有利。

和名多古。

蝙蠵

《七卷经》云：味甘，微寒，食之无损益。或云补中去烦热，状如大蚿，生海边池泥中，甚似大蚿⑥也。湖往后，人视其穴掘取之，以芦刀挫之，去其腹中土沙，以豉盐酱

蒯⑦食美。

和名委

蛎

《本草》云：牡蛎味咸，平，微寒，无毒。主伤寒、寒热、温疟，除拘缓、鼠瘘，女子下血⑧赤白，心痛气结，止渴，除老血，疗喉痹、咳嗽，久服强骨节，延年。

《陶景注》云：是百岁雕所化作。

《拾遗》云：天生万物，皆有牝牡，唯蛎是咸水结成，块然不动，牝牡之事，何从而生？经言牡者，应非其⑨雄也。

崔禹云：杀魇魅，治夜不眠，鬼语错乱，志意不定。冬时者为优，夏时者为劣，煮蒸食之。

孟诜云：火⑩上令沸，去壳，食甚美。令人细润肌肤，美颜色。

《七卷经》云：有癞疮不可食。

和名加支。

海蛤

《本草》云：味苦咸，平，无毒，主咳逆上气，喘⑪，烦满，胸痛，寒热，主⑫阴痿。

《陶景注》云：从雁屎中得也。

《说文》云：千岁燕化为海蛤、魁蛤，一名伏老。伏翼化为蛤⑬，亦生子滋长。

《拾遗》云：按海蛤是海中烂壳，久在泥沙，风波陶洒，自然圆净。文蛤是未烂时壳，

---

① 无毒：此二字原脱，据旁校补。
② 小："小"字原脱，据旁校补。
③ 绒：原作"绒"，形误，据仁和寺本改。
④ 瘅：仁和寺本作"痹"。
⑤ 肠：旁校作"腹"。
⑥ 大蚿：《札记》曰："《本草和名》作'大蚓'，《和名抄》同。盖'蚿'亦'蚓'之异构耳。"
⑦ 蒯：此字原漫漶不清，据文义描正，或作"韮"。
⑧ 下血：《证类本草》卷二十《虫鱼部上品》作"带血"。
⑨ 非其：《证类本草》卷二十《虫鱼部上品》作"是"。
⑩ 火："火"字原脱，据旁校补。
⑪ 喘：《证类本草》卷二十《虫鱼部上品》作"喘息"。
⑫ 主：《证类本草》卷二十《虫鱼部上品》作"疗"。
⑬ 蛤：原作"今"，据旁校改。

犹有纹者。

崔禹云：冷，主气劳，补气力，貌小者似臣①胜而润泽，然鹅雁所吞食。大者圆二三寸及五六寸，壳上有文理而紫斑，或彤彤黄黄，或绿绿②斑斑，或黢黢黑黑，以纯黑为良。

和名波末久利。

石决明

《**本草**》云：味咸，平，无毒。主目白③翳痛，清④盲，久服益精轻身。

《**陶景注**》云：是鳆鱼甲者。

《**苏敬注**》云：七孔者良。

崔禹云：温，主腰脚诸病，补五脏，安中，益精气，貌细孔离离⑤，或九或七，以鳆为真，或作鲍，字亦为误。食之利九窍，心目聪了，故有决明之名。亦附石生，故呼曰石决明耳。秦皇之世，不死之药觅东海者，岂谓于斯欤？

和名阿波比。

灵螺⑥子

崔禹云：味咸，甘，小冷，无毒。主下气，补肝胆气，明目。东海多，貌似橘而圆，其甲紫色，生芒角，以角为脚，口似人脐，脐中有物，如马齿而坚白，肠如蛭色赤黑，殊疗喉痹，利丈夫。

和名宇仁。

辛螺子

崔禹云：味辛蜇，大热，无毒，貌似甲螺而口有盖，盖似甲香，色如虎魄，薄薄光光是也。啖之为快味，师门得此而将食之间，夜中耳闻数十尼呗声，及觉而不闻，门即放生，不啖吃矣。

和名于保安支。

甲螺子

崔禹云：味涩咸，小冷，无毒。主蛄⑦毒，补中。貌似辛螺而口有角盖，盖上甲错，似鲛

鱼皮，而息息膨膨者是也。昔烈真到于东海之碣陂而获巨螺，其大如十升器，将食之间，夜中化成女人，语云为夫妇，十日共俱游之，忽然不见，爰⑧真视螺中有光物，即败，见有大珠，作末食之，登仙。

和名都比。

小螺子

崔禹云：味涩咸，少冷，无毒。主赤白下利，补中。貌似甲螺而细小，口有白玉之盖，煮啖之。

和名之多多美。

口广大辛螺

《**七卷经**》云：肉味甘冷，其胆味辛，形似大辛螺而少小，其甲少薄，色小青黑。

和名于保尔之。

石阴子

崔禹云：味酸⑨，小冷，无毒。主消渴，渴利⑩，黄疸，痈疮，明目补中，貌似人足而表黯黑生毛，是物生海中，有阴精，故名曰石阴子。

和名加世又伊加比。

龙蹄子

崔禹云：味咸辛，冷，无毒。主黄疸，消渴，渴利，醒酒，貌似犬蹄而附石生，肉头生黑发白⑪卷曲者是也。

和名世。

---

① 臣：疑当作"巨"。
② 绿绿：原作"渌渌"，《札记》曰："'渌'即'绿'字带草体者。"今据改。
③ 白：《证类本草》卷二十《虫鱼部上品》作"障"。
④ 清：《证类本草》卷二十《虫鱼部上品》作"青"。
⑤ 离离：通"娄娄"，多孔貌。
⑥ 螺：原作"蠃"，据文义改。下"辛螺子"、"甲螺子"、"小螺子"皆仿此。
⑦ 蛄：《札记》曰："'蛄'即'蛊'之俗，非蝼蛄字。"
⑧ 爰：原作"受"，形误，据仁和寺本改。
⑨ 酸：仁和寺本作"咸"。
⑩ 利：原作"则"，据旁校改。
⑪ 白：疑当作"而"。

寄居

崔禹云：味咸，冷，无毒。主渴，醒酒，去烦热，貌似蜘蛸。是物好容他壳中居，负壳行，人犯惊，即缩足转坠似死，乃过，人物行行掇取唉之，以壳炙火即走出，亦拾掇食之。

《拾遗》云：食之①益颜色。

和名加牟奈。

拥剑

《膳夫经》云：不入药用。

《七卷经》云：《广志》云：似②蟹，色黄，方二寸，其一螯偏长③，三寸余，特④有光，其短食物著口⑤。一云其大螯利如剑，其爱如实⑥也。

和名加佐女。

虾

《七卷经》云：味甘，平，食之无损益，不可合梅李生菜，皆令人病。

《养生要集》云：虾无须，又亦腹下通黑，食之杀人。

又云：虾煮当赤，而反白者，勿食之，腹中生虫。

和名衣比。

蟹

《本草》云：味咸，寒，有毒。主疗胸中邪热气⑦结痛，喎僻面肿，散血气，愈漆疮。

崔禹云：主齆鼻恶血，明目醒酒，蟹类亦多⑧。蔡谟初渡江，不识而吃蟹，几死，乃叹云：读《尔雅》不熟，为《劝学》所误耳。

孟诜云：蟹脚中髓及脑，能续断筋骨。人取蟹脑髓微熬之，令纳疮中，筋即连续。

《七卷经》云：蟹目在下者，食伤人。

马琬云：蟹有六足，腹下无毛，并杀人。

《养生要钞》云：蟹目相向，及目赤足斑，不可食，杀人。

《食经》云：率皆冷利动嗽，不可多食。

和名加尔。

河贝子

崔禹云：味⑨咸，冷，无毒。主黄疸，消渴。

和名美奈。

田中螺汁

《本草》云：大寒，主目热赤痛，止渴。

《陶景注》云：生田水中及湖渎岸侧，形圆大如梨柿⑩者，人亦⑪煮食之。疗热⑫，醒酒，止渴。患眼痛，取真朱并黄连纳屑里⑬，久汁出，取以注目中，多瘥。

《苏敬注》云：壳疗尸注，心腹痛。又主⑭失精。

《拾遗》云：煮食之利⑮大小便，去腹中结热，目黄，脚气冲上，少腹急硬，小便赤涩，脚手浮肿；生水⑯浸取汁饮之，止消渴。此物至难死，有误泥于壁中廿岁犹活。

崔禹云：田中螺子，味咸，小冷，无毒。主醒酒。冷补之。

和名多都比。

---

① 之：原作“云”，据旁校改。
② 似：原作“以”，据仁和寺本改。与《太平御览》卷九百四十二引《广志》合。按“以”通“似”。
③ 偏长：《太平御览》卷九百四十二引《广志》“长”下有“如足大指长”五字，“长”字属下读。
④ 特：《太平御览》卷九百四十二引无“特”字。
⑤ 其短食物著口：《太平御览》卷九百四十二引作“其短细者如箸”。
⑥ 实：《札记》曰：“‘宝’讹‘实’。”
⑦ 热气：《证类本草》卷二十一《虫鱼部下品》乙作“气热”。
⑧ 多：“多”字原脱，据旁校补，与仁和寺本合。
⑨ 味：“味”字原脱，据旁校补，与仁和寺本合。
⑩ 柿：《证类本草》卷二十一《虫鱼部下品》作“橘”。
⑪ 亦：原作“赤”，据旁校改，与仁和寺本合。
⑫ 疗热：《证类本草》卷二十一《虫鱼部上品》“疗”上有“煮汁亦”三字。
⑬ 屑里：《证类本草》卷二十一《虫鱼部下品》作“其中”，“中”下有“良”字，属下读。按“屑”原作“鷹”，据文义改。
⑭ 又主：“又主”二字原脱，据旁校补。
⑮ 之利：此二字原误倒，据文义乙正，与仁和寺本合。
⑯ 生水：旁注曰：“新汲水也。”

五菜部第四

竹笋

《本草》云：味甘，无毒。主消渴，利水道，益气，可久食。

崔禹云：味甘，少冷，主利水道，止消渴、五痔。

孟诜云：笋动气，能发冷癥，不可多食。

和名多加牟奈。

白瓜子

《本草》云：味甘，平，寒，无毒。主令人悦泽，好颜色，益气不饥。久服轻身耐老。

《陶景注》云：熟瓜有数种，除瓤食之，不害人。若觉食多，入水自渍，即便消。

又云：《博物志》云：水浸至项，食瓜无数。

崔禹云：味甘，冷，无毒[1]，食之利水道，去痰水。未熟者冷，黄熟者平。其瓤甘，补中，除肠胃中风，杀三虫，止眩冒。

《养生要集》云：瓜二蒂及二茎，食之杀人。

马琬云：有两鼻，食之杀人。

孟诜云：寒，多食发瘅黄，动宿冷病。又瘕癖人不可多食之。

和名宇利

冬瓜

《本草》云：白冬瓜[2]，微寒，主除少腹水胀，利小便，止渴。

《陶注》云[3]：冬瓜性冷利，解毒消渴。

《神农经》云：冬瓜味甘，无毒，止渴，除热。

崔禹云：冬瓜除水胀，风冷人勿食，益病。又作胃反病。

玄子张云：冬瓜食之压丹石，去头面热。

和名加毛宇利。

越瓜

孟诜[4]云：寒，利阳，益肠胃，止渴，不可久食，动气，虽止渴，仍发诸[5]疮，令虚，脚不能行立。

《本草陶注》云[6]：越瓜，人以作菹者，食之亦冷。

《拾遗》云：食之利小便，去热[7]，解酒毒。

今按：损害物。和名都乃宇利。

胡瓜

孟诜云：寒，不可多食，动寒热，发疟病。

玄子张云：发痃气，生百病，消人阴，发诸疮疥，发脚气。天行后卒不可食之，必再发。

今按：损害物。和名加良宇利。

茄子

崔禹云：味甘唅[8]，温，有小毒。主充皮肤，益气力，脚气人以苗叶煮涛[9]脚，皆除毒气，尤为良验也。

《七卷经》云：温，平，食之多动气损阳。

龙葵

《本草》云：味苦，寒，无毒，食之解劳少睡，去虚热肿。其子疗疔疮。

崔禹云：食之益气力。

孟诜云：其子疗甚妙，其赤珠者名龙珠，

---

① 味甘冷无毒：此五字原有点删痕迹，旁校将此五字补在"去痰水"下，似未是，今不删改。检仁和寺本未删改。

② 白冬瓜：《证类本草》卷二十七《菜部上品》"瓜"下有"味甘"二字。

③ 云："云"字原脱，据旁校补，与仁和寺本合。

④ 孟诜：原"诜"作"说"，形误，据文义改。按此卷凡"孟诜"多抄成"孟说"，其中大部已校改，亦有未校改者，今一律改正。下不出校。

⑤ 诸：原作"渚"，据旁校改，与仁和寺本合。

⑥ 《本草陶注》云：此条凡十六字原脱，据旁校补。按仁和寺本无此条。

⑦ 去热：《证类本草》卷二十七《菜部上品》作"去烦热"。

⑧ 唅：此字于此颇费解，眉注疑作"咸"。

⑨ 涛：用同"淘"，淘洗。

久服变发长黑,令人不老。

《养生要集》云:补五脏,轻身明目。

和名己奈须比。

苦瓠

《本草》云:味苦,寒,有毒。主大水,面目四肢浮肿,下水,令人吐。

《苏敬注》云:瓠与冬瓜、瓠㼐全非,别类。味甘,冷,通利水道,止消渴①。

《陶景注》云:又有瓠㼐,亦是瓠类。小者名瓢,食之乃胜瓠。

《拾遗》云:煎汁滴鼻中,出黄水,去伤寒,鼻塞,黄疸。

又云:食苦瓠中毒者,煮黍穰汁饮之。

《埤苍》云:瓠㼐者,王瓜也。瓠瓢酌酒②,琴书自娱也。

和名尔加比佐古。

葵菜③

《本草》云:味甘,寒,无毒。主恶疮,疗淋,利小便,解蜀椒毒,叶为百菜主。

《陶景注》云:以秋种,经冬至春作子,谓之冬葵,至滑利,能下石淋。

《苏敬注》④云:北人谓之兰香,常食中用之,云去臭气⑤。

《神农经》云:味甘,寒,久食利骨气。

崔禹云:食之补肝胆气,明目,主治内热、消渴、酒客热不解。

孟诜云:若热者食之,亦令热闷。

《膳夫经》云:葵叶尤冷利。

《千金方》云:十日一食葵,葵滑,所以通五脏壅气。

马琬云:葵赤,茎背黄,食之杀人。

和名安不比。

山葵

崔禹云:味辛鷙,作菹食益人,作齑为快味。

和名和佐比。

菟葵

《本草》云:味甘,寒,无毒。主下诸石、五淋,止虎⑥蛇毒。

崔禹云:味甘,大冷,食之下诸石及蛇毒。

和名以倍尔礼。

苋菜⑦

《本草》云:味甘,寒⑧,无毒,主青⑨盲白翳,明目,除邪,利大小便,去寒热,杀蛔虫,益气力。

《苏敬注》云:主诸肿瘘疣目。

《拾遗》云:食鳖所忌,今以鳖细剉和苋于水处置之,则变为生鳖。

《七卷经》云:味甘,益气力,不饥。

崔禹云:食之益气力。信陵之女,时年十八,未嫁而妊胎,父陵自迫问何有妊哉?因垂⑩杀之。女答云:仆都无所为,但好唅此菜耳,不知所以然云云。父心含怪,而取少年婢,令食此苋菜,未出数十月而妊胎,遂获净全之产。

和名比由。

羊蹄

《本草》云:味苦,寒,无毒,主头秃疥瘙,除女子阴蚀、浸淫、疽、痔,杀三虫。

《万毕方》云:疗蛊。

崔禹云:补五脏,益气力。

和名志。

---

① 止消渴:《证类本草》卷二十九《菜部下品》作"止渴消热"。

② 酒:"酒"字原脱,据旁校补,与仁和寺本合。

③ 葵菜:《证类本草》卷二十七《菜部上品》作"葵根"。

④ 《苏敬注》:"注"字原脱,据旁校补。下仿此。

⑤ 臭气:旁校改作"鼻气",非是,今不从改。检仁和寺本、《证类本草》卷二十七《菜部上品》并作"鼻气"。

⑥ 虎:原作"武",唐人避高祖祖父李虎讳改,今据《证类本草》卷九《草部中品之下》回改。

⑦ 苋菜:《证类本草》卷二十七《菜部上品》作"苋实"。

⑧ 寒:《证类本草》卷二十七《菜部上品》作"大寒"。

⑨ 青:旁校作"清"。

⑩ 垂:将。

荠

《本草》云①：味甘，温，无毒。主利肝气，和中。

孟诜云：补五脏②不足。叶动气。

《陶景注》云：《诗》云：谁谓荼苦，其甘如荠。

崔禹云：食之甘香，补③心脾。

和名奈都奈。

生姜

《本草》云：味辛，微温，主伤寒头痛、鼻塞、咳逆上气，止呕吐。久服去臭气，通神明。

《神农经》云：令少志少智，伤心性，不可过多耳。今按：《拾遗》云：今食姜处亦未闻人愚，无姜处未闻人智，为浪说。

《膳夫经》云：食甜粥讫，勿食姜。即交④吐，成霍乱。空腹勿食生姜，喜令渴。

崔禹云：食之去痰下气，除风邪。味辛，是物为调食之主。

《食科》⑤云：男子多食者，令人尻肛缓大；女人者，令其阴器缓大。

孟诜云：食之除鼻塞，去胸中臭气。

《养生要集》云：微温，食之尤良，然不可过多耳，伤心气。

又云：空腹食，喜令扬上，善为骨蒸，及作痈疖。

和名都知波之加美。

芜菁

《本草》云：味苦，温，无毒。主利五脏，轻身益气，可长食。

《苏敬注》云：芜菁，北人名蔓菁。

《拾遗》云：子⑥主急黄、黄疸，肠⑦结不通。

又云⑧：蔓菁园中无蜘蛛，是其相畏也。

崔禹云：食之利五脏，其根蒸敷，脚肿即消。又取子一斗捣研，以水三斗，煮取一斗汁，浓服之，除癥瘕积聚及霍乱心腹胀满，为妙药。

《神农经》云：根不可多食，令人气胀。

《苏敬脚气论》云：患脚气人，不宜食蔓菁。

《七卷经》云：陈楚谓之葑，鲁齐谓之荛，关之东西谓之芜菁，赵魏谓之大芥。

和名阿乎奈。

菘菜

《本草》云：味甘，温，无毒。主通利肠胃，除胸中烦，解消⑨渴。

《拾遗》云：去鱼腥，动病⑩。又，南土无姜，尽为此物所用。

崔禹云：味甘，少冷，无毒。菜中菘尤为常食。和中，无余逆忤，令多食。

孟诜云：腹中冷病者不服，有热者服之，亦不发病。其菜性冷。

和名太加奈。

芦菔⑪

《本草》云：味辛甘，温，无毒。主大下气，消谷，去痰澼，肥⑫健人生捣汁服，主消渴，试⑬大有验。

崔禹云：味辛薰，温，消五谷及⑭鱼肉毒。

又云：其叶嫩美，亦为生菜之主，啖之消食和中，利九窍，益人。

---

① 云："云"字原脱，据旁校补。
② 脏："脏"下二十一字原脱，据旁校补。
③ 补："补"字原脱，据旁校补。
④ 交：通"教"。使，令。
⑤ 《食科》："科"原作"斜"，疑是俗讹。今据文义改。《礼记》曰："'斜'即'科'。"
⑥ 子：《证类本草》卷二十七《菜部上品》作"芜菁"。
⑦ 肠：《证类本草》卷二十七《菜部上品》作"腹"。
⑧ 又云：此下十四字原脱，据旁校补，仁和寺本无。
⑨ 消：《证类本草》卷二十七《菜部上品》作"酒"。
⑩ 动病：《证类本草》卷二十七《菜部上品》作"动气发病"。
⑪ 芦菔：《证类本草》卷二十七《菜部上品》作"莱菔根"。
⑫ 肥：原作"服"，形误，据仁和寺本改，与《证类本草》卷二十七《菜部上品》合。
⑬ 试：原作"诫"，形误，据仁和寺本改，与《证类本草》卷二十七《菜部上品》合。
⑭ 及：原作"反"，形误，据仁和寺本改。

《七卷经》云：久在土中，食之不利人。

马琬云：夜食不用啖芦苐根，气不散，不利人①。

孟诜云：萝菔，冷，利五脏、关节，除五脏中风②，轻身，益气。根消食下气。

又云：甚利关节，除五脏中风，练五脏中恶气，令人白净。

和名于保祢。

芥

《本草》云：味辛，温，无毒，归鼻。主除肾邪气，利九窍，明耳目，安中，久食温中。

《陶景注》云：似菘而有毛，味辢③。

崔禹④云：食之安中。又，芥类多，有鼠芥，鼠食其花而皮毛皆頱⑤落，故以名之。又有雀芥，雀食，其子而获能飞翔，故以名之。

《七卷经》⑥云：芥有两种，大芥、小芥，是治无异之。

孟诜云：生食发丹石，不可多食。

和名加良之。

白苣

崔禹云：味苦，冷，无毒，主明目，进食者为要。

孟诜云：寒，主补筋力。

玄子张云：利五脏，开胸膈拥⑦气，通经脉，养筋骨，令人齿白净，聪明少睡，可常食之。有小冷气，人食之虽亦觉腹冷，终不损人。又产后不可食之，令人寒中，少腹痛。

和名知佐。

蓟菜⑧

《本草》云：味甘，温，主养精保血。

《陶景注》云：大蓟是虎蓟，小蓟是猫蓟。

《苏敬注》云：大小蓟⑨欲相似，功力有殊。

《拾遗》云：破⑩宿血，止⑪新血、暴下血、血利、惊疮出血、呕血等，取汁温服。又金疮及⑫蜘蛛、蛇、蝎咬毒，服之佳。

崔禹云：食之养精神，令人肥健，主女子赤白沃⑬，安胎，止吐血。

孟诜云：叶只堪煮羹食，甚除热风气。又，金创血不止，捼叶封之，即止。

和名安佐美。

旅茎菜

崔禹云：食之止利，味甘苦，少冷，有小毒。主心热烦呕。一名蕗。又取根捣敷疔肿疮，疮根即拔之。

和名不不支。

薰蕓

崔禹云：味辛，温，无毒，食之止咳嗽、冷利，止哕。

和名曾良之。

蘩蒌

《本草》云：味酸，平，无毒。主积年恶疮不愈。

苏敬云：即是鸡肠。

《七卷经》云：食之主消渴、杂疮。

---

① 人：原"人"字下至"利五脏"凡十字，已经点删，检仁和寺本有此十字，《证类本草》卷二十七《菜部上品》引"孟诜"亦有相似内容，今不从删。又旁校曰："'人'以下十字在正本。"

② 关节，除五脏中风：此七字原脱，据旁校补。

③ 辢：疑为"辣"之俗写，《证类本草》卷二十七《菜部上品》作"辣"。

④ 崔禹："崔"字原脱，据旁校补，与仁和寺本合。

⑤ 頱：据文义当作"颓"，旁注"カフロ"可证。

⑥ 《七卷经》云：此下十字原脱，据旁校补。

⑦ 拥：此字下旁注原补"寒"字，非是，仁和寺本无，今不从补。抑或"寒"字为"塞"字之形误，为"拥"字注文，"拥"有"壅塞"之义。

⑧ 蓟菜：《证类本草》卷九《草部中品之下》作"大小蓟根"。

⑨ 蓟：《证类本草》卷九《草部中品之下》"蓟"下有"叶"字。

⑩ 破：《证类本草》卷九《草部中品之下》"破"上有"小蓟"二字。

⑪ 止："止"字原脱，据旁校补，与仁和寺本合。

⑫ 及：原作"又"，据仁和寺本改，与《证类本草》卷九《草部中品之下》合。

⑬ 沃：粘液污浊之物。

腤玄子张云:煮作羹食之,甚益①人。

和名波久倍良。

兰蒿草

崔禹云:食之辛香,冷,平,无毒。主利水道,辟不祥,不老,通神明。

和名阿良良支。

胡荽

崔禹云:味辛臭,食之调食下气。凡河海之鸟鱼脍者尤是为要也。

孟诜云:食之消谷,久食之多忘。

玄子张云:利五脏不足,不可多食。损神。

今按:损害物。和名已志。

蓼②

《本草》云:味辛,温,无毒,主明目温中,耐③风寒,下水气,面目浮肿,痈疡。叶归舌,除大小肠邪气,利中益志。

《拾遗》云:蓼主痃癖,一名女憎,是其弱阳事也,不可近阴。又蓼蘵俱弱阳。

《七卷经》云:多食吐水。又多损阳事。

《千金方》云:黄帝曰:蓼食过多有毒,发心痛。

和名多天。

蘘荷④

《本草》云:微温,主中蛊及疟。

《陶景注》云:今人赤者为蘘荷,白者为覆菹,叶同一种耳。于食用赤者为胜,药⑤用白者。中蛊服其汁,卧其叶,即呼蛊主姓名。多食损药势,又不利脚。人家种白蘘荷,亦云避蛇。

苏敬云:主诸恶疮,杀螫⑥蛊毒。根主稻麦芒入目者,以汁注中即出。

崔禹云:今常食之,有益无损。

和名米加。

芹⑦

《本草》云:味甘,平。主疗女子赤沃,止血,养精,保血脉,益气,令人肥健嗜食。一名冰英。

《拾遗》云:茎叶汁,去⑧小儿暴热,大人酒热毒,鼻塞身热,利大小肠。

崔禹云:味甘,少冷,无毒,利小便,除水胀。

孟诜云:食之养神益力,杀石药毒。

玄子张云:于醋中食之损人齿,黑色。若食之时,不如高田者宜人。其水者有虫生子,食之与人患。

《养生要集》云:芹菜⑨细叶有毛,食之杀人。

和名世利。

蓒菜⑩

《本草》云:味甘,寒,无毒。主暴热,喘,小儿丹肿。

《七卷经》云:广陵人呼蓒为接,一名蘏菜,一名水葱。

和名奈支。

蕨菜

崔禹云:味咸,苦,小冷,无毒,食之补中,益气力。或云多食之睡,令人身重。是物不宜阳人,即宜阴吒瘘⑪。人食一两斤蕨,终身不病。作脯食之,又煮蒸于腊食之。

---

① 甚益:此二字原误倒,据校改标记乙正。

② 蓼:《证类本草》卷二十八《菜部中品》作"蓼实"。

③ 耐:原作"能",与"耐"通,今改为通用字。

④ 蘘荷:《证类本草》卷二十八《菜部中品》作"白蘘荷"。

⑤ 药:"药"字原脱,据旁校补。

⑥ 螫:《证类本草》卷二十八《菜部中品》引无"螫"字。

⑦ 芹:《证类本草》卷二十九《菜部下品》作"水芹"。

⑧ 去:"去"字原脱,据《证类本草》卷二十九《菜部下品》补。

⑨ 菜:旁校作"叶"。

⑩ 蓒菜:《证类本草》卷九《草部中品之下》作"蓒草"。

⑪ 阴吒瘘:《札记》曰:"'吒瘘'未详,疑或是'蛇瘘'。"按循上下文义,疑当作"阴茎瘘"。

孟诜云：令人脚弱不能行，消阳事，缩玉茎，多食令人发落、鼻塞、目暗。小儿不可食之，立行不得也。

《拾遗》云：小儿食，脚弱不行，四皓①食芝而寿，夷齐②食蕨而夭，固非良物。

《搜神记》曰：郄③鉴镇丹徒，二月出猎，有甲④士折一茎蕨食之，觉心中淡淡成病，后吐一小蛇，悬屋前，渐干成蕨，视即遂瘥。明此物不可生食之。

和名和良比。

荠蒿菜

《七卷经》云：冷，食之无损益。

崔禹云：食之明目。味咸，温，无毒，主开胸府，状似艾草而香，作羹食之，益人。

和名于波支。

莼

《本草》云：味甘，寒，主消渴，热痹。

《陶注》⑤云：下气。

《苏注》⑥云：久食大宜人。

孟诜云：多食动痔。

《拾遗》云：按此物⑦虽水草，性热，拥气，温病起食者多死，为体滑，脾不能磨，常食拥气，令关节气⑧急，嗜睡。

苏敬⑨云：上品，主脚气。《脚气论》中令人食，此之⑩误极深也。

和名奴奈波。

骨蓬⑪

崔禹云：味咸，大冷，无毒。主黄疸、消渴。

和名加波保祢。

蒻头

《拾遗》云：味辛，寒，有毒，主痈肿风毒，摩敷肿上。捣碎，以灰汁煮成饼，五味调为如食之⑫。主消渴，生即戟喉出血。生吴蜀。叶如半夏，根如碗，好生阴地，雨滴叶⑬生子，一名蒟蒻。又有斑杖⑭，根苗相似，至秋有花

直出，生⑮赤子，其根敷⑯痈毒，于蒻不食⑰。

和名古尔也久。

牛蒡

《本草》云：恶实，一名牛蒡，一名鼠黏草，味辛，平。主明目，补中。中风面肿，消渴⑱。

《苏敬注》云：根主牙齿痛，脚缓弱，痈疽，咳嗽，疝瘕，积血。

和名支多支须。

木菌

《七卷经》云：味甘，温，平，食之轻身，利九窍。凡诸有毒朽木所生，人不识煮食，无不死之。宜不可轻啖之。

又云：石耳性冷，生于石上，食之为益。

---

① 四皓：指秦末隐居商山的东园公、角里先生、绮里季、夏黄公。四人须眉皆白，故称商山四皓。

② 夷齐：指商末孤竹君的两个儿子伯夷和叔齐。

③ 郄：《证类本草》卷二十八《菜部中品》引作"郗"。

④ 甲：原作"田"，形误，据《证类本草》卷二十八《菜部中品》改。

⑤ 《陶注》：旁校引宇（治）本"注"作"景"。

⑥ 《苏注》：旁校"注"作"敬"。

⑦ 此物：此二字原误倒，据校改标记乙正。

⑧ 气：《证类本草》卷二十九《菜部下品》引无"气"字。

⑨ 苏敬："敬"字原脱，据旁校补。

⑩ 此之：《证类本草》卷二十九《菜部下品》乙作"之此"，"之"字属上读。

⑪ 骨蓬：此条原为行间补入文字，今改为大字正文。检仁和寺本有此条。

⑫ 五味调为如食之："如"当作"茹"。《证类本草》卷十一《草部下品之下》此七字作"五味调和为茹食，性冷"九字。

⑬ 叶：《证类本草》卷十一《草部下品之下》"叶"下有"下"字。

⑭ 杖：原作"枝"，形误，据《证类本草》卷十一《草部下品之下》改。

⑮ 生："生"字原脱，据《证类本草》卷十一《草部下品之下》补。

⑯ 敷："敷"字原脱，据旁校补，与仁和寺本合。

⑰ 于蒻不食：《证类本草》卷十一《草部下品之下》作"如蒻头，毒猛，不堪食"。

⑱ 中风面肿，消渴：《证类本草》卷九《草部中品之下》作"根、茎疗伤寒热汗出，中风面肿，消渴热中，逐水"。

又云①:地菌,温,平,食之补五脏,益气。

崔禹云:菌茸②,食之去③热气,生冷于温。

《拾遗》云:采归色变者有毒,夜中有光者有毒,煮不熟者有毒④,盖仰者有毒。又冬春无毒,秋夏有毒,为蛇过也。冬生白软者无毒,久食利肠胃。

《养生要集》云:木菌味甘,温平,食之⑤轻身,利九窍。

又云:菌赤色,不可食,害人。

又云:菌生卷者,食之伤人。青色者,亦不可食。木耳色青及仰生者,不可食,伤人。

又云:枫树所生菌,食之令人笑不止⑥。

又云:治食菌中毒,烦乱欲死方:煮大豆汁,饮之良。又土浆,饮之良。

和名支乃多介。

榆皮

《本草》云:味甘,平,无毒,主大小便不通,利水道⑦,除邪气、肠胃中⑧热气,消肿。性滑利,疗小儿头疮疕⑨,久服轻身不饥,其实尤良。花主小儿痫、小便不利。

《陶景注》云:令人睡眠。嵇公所谓:榆令人眠⑩。

《礼记》⑪云:份⑫榆,以滑之。榆白曰份。

《养生要集》云:多睡,发痰。

和名尔礼。

辛夷

《本草》云:味辛⑬,无毒。主五脏身体寒风⑭,风头脑痛,利九窍,生鬓发⑮,去白虫,增年。

崔禹云:食之利九窍,味辛香,温,无毒,其子可啖之。

和名也末安良良支。

昆布

《本草》云:味咸,寒,无毒,主十二种水肿,瘿瘤,气瘘。

《陶景注》云:干⑯性热,柔甚冷。

《拾遗》云:主⑰颓卵肿,含⑱汁咽之。

崔禹云:治九瘘风热热瘅,手脚疼痹,以生啖之,益人。

和名比吕米。

海藻

《本草》云:味苦咸,寒,无毒。主瘿瘤气,颈下核,破散结气、痈肿、癥瘕、坚气,腹中上下鸣,下十二水,水肿,皮⑲间积聚,暴颓⑳,留气,热结,利小便。

崔禹云:味咸,小冷,一名海发,其状如乱发。

孟诜曰:食之起男子阴,恒食消男子　。

玄子张云:瘦人不可食之。

---

① 又云:旁校曰:"宇治本以下无之。"

② 茸:"耳"之俗字,草类故加草字头。

③ 去:旁校作"毒",文义不顺,今不从改。检仁和寺本作"去"。

④ 毒:"毒"字原脱,据旁校补,与仁和寺本合。

⑤ 食之:原"之"字点删,据上下文义,似非是,今不从删。《礼记》云:"仁和寺本'之'字不涂。"

⑥ 止:此下旁注补"今按:《七卷经》云:石耳性冷,生于石上,食之为益。又地菌温平,食之补五脏,益气"三十字,与上文引《七卷经》重,今不从补。

⑦ 利水道:原作"水道"二字,并用双点删除,检《证类本草》卷十二《木部上品》有"利水道"三字,疑原"水"上脱"利"字,因文句不顺而后人点删,今不从删,并据《证类》补"利"字。

⑧ 中:《证类本草》卷十二《木部上品》作"邪",似是。

⑨ 疕:《证类本草》卷十二《木部上品》"疕"上有"痂"字。

⑩ 眠:《证类本草》卷十二《木部上品》引作"瞑"。

⑪ 《礼记》:旁校曰:"宇(治)本无之。"

⑫ 份:原作"粉",形声近似致误,据《礼记·内则》改。

⑬ 味辛:"味"字原脱,据旁校补。又《证类本草》卷十二《木部上品》"辛"下有"温"字。

⑭ 风:《证类本草》卷十二《木部上品》作"热"。

⑮ 鬓发:此二字原误倒,据校改标记乙正。又《证类本草》卷十二《木部上品》"鬓"作"须"。

⑯ 干:《证类本草》卷九《草部中品之下》"干"下有"苔"字。下"柔"下亦有"苔"字。

⑰ 主:原作"生",形误,据《证类本草》卷九《草部中品之下》改。

⑱ 含:《证类本草》卷九《草部中品之下》作"煮"。

⑲ 皮:《证类本草》卷九《草部中品之下》"皮"上有"疗"字。

⑳ 颓:《证类本草》卷九《草部中品之下》作"瘭"。

和名尔支女。

鹿角菜

《养生要集》云：味咸，冷利，食之动嗽。

今按：损害物。和名都乃未多。

石莼

崔禹云：味咸，至滑，滑然大冷，无毒，食之止口烂，治消渴，进食。

和名古毛。

紫苔

崔禹云：味酸，小冷，无毒，生水底石上，食之止消渴。

和名须年乃利。

薽

《本草》云：味辛，微温，多食令人气喘。

《陶景注》云：不利人肺[1]，恐闭气故也。

今按：损害物。和名之不支。

葱

《本草》云：葱实味辛，温，无毒。主明目，补中不足。茎主伤寒，寒热，出汗，中风，面目肿，喉痹不通，安胎，除肝邪气，利五脏，杀百药毒。根主伤寒头痛。

崔禹云[2]：其茎白者性冷，青者性热。

《七卷经》云：味辛，温，不可食，伤人心气。

和名纯。

薤

《本草》云：味辛苦，温，无毒[3]。主金疮疮败，轻身，不饥，耐老，除寒热，温中，利病人。

《拾遗》云：调中，主久利不瘥，大腹内常恶者，但多煮食之。

苏敬云[4]：薤有赤、白二种，白者补而美，赤主金疮。

崔禹云：食长毛发。

孟诜云：长服之可通神灵，甚安魂魄，续筋力。

和名于保美良。

韭

《本草》云：味辛酸，温，无毒。主安五脏，除胃热，利病人，可久食。根主养发。

《陶注》云：是养性所忌。

孟诜云：冷气人可煮长服之。

《拾遗》云：温中下气，补虚调和腑脏，令人能食，止泄白脓，腹冷痛，并煮食之。叶根捣绞汁服，解诸药毒、狂犬咬人，亦杀蛇虺蝎恶虫毒。又汁多服，主胸痹骨痛。俗云韭菜是草钟乳，言其宜人，信然也。

和名已美良。

蒜

《本草》云：味辛，温，无毒，归脾肾，主霍乱，腹中不安，消谷理胃，温中，除邪痹毒气。

崔禹云：性温，薰臭，中风冷霍乱，煮饮汁至良。或云主腹中生疮及疝瘕。

《七卷经》云：损人，不可长食。

孟诜云：大蒜，热，除风，杀虫毒气。

今按：损害物，和名已比留。

葫

《本草》云：味辛，温，有毒，散痈肿　疮，除风邪，杀毒气。独子者亦佳。归五脏，久食伤人，损目明。

《陶注》云：葫为大蒜，蒜为小蒜。俗人作葅，以啖脍肉，损性伐命，莫此之甚。

《拾遗》云：葫，大蒜。去水恶、瘴气，除风湿，破冷气，烂痃癖，伏邪恶，宣通温补，无以加之。初食不利目，多食却明，使毛发白。合皮截却两头吞之，名为内灸。

---

[1] 肺：《证类本草》卷二十九《菜部下品》作"脚"。
[2] 崔禹云：此下十三字原脱，据旁校补。
[3] 无毒：《证类本草》卷二十九《菜部下品》作"有小毒"。
[4] 苏敬云：此下十八字原脱，据旁校补。

崔禹云：味辛蛩，大温，杀鬼毒诸气。云独子者曰葫，少①者如百合。片者曰蒜，以作菹，合虫鱼肉鸟食之为快味。或云久食损性伐命者，今常唼之无有损，是事为不可信耳。但服药曰慎辟②之。

马琬云：不益药性，若直尔唼之，亦应通气。

《千金方》云：多食生葫，行房伤肝气，令人面无色③。

今按：损害物。和名于保比留。

蜀椒

《本草》云：味辛，大热，有毒。主邪气咳逆，温中，下气，逐骨节皮肤死④肌寒湿⑤痹痛，除五脏六腑寒冷，心腹留饮宿食，肠澼下利，癥⑥结，水肿，黄疸，鬼注，蛊毒，杀虫鱼毒⑦，久服头不白，轻身增年，坚齿发，耐寒暑。

崔禹云：食之温中，五脏⑧六腑冷风。

孟诜云：除客热，不可久食，钝人性灵。

《养生要集》云：椒，闭口及色白者，食并杀人。

今按：损害物。和名不佐波之加美。

菊

《本草》云：味苦甘，平，无毒。主风头，头眩，肿痛，目欲脱，泪出，皮肤死肌，恶风，湿痹痛，去来⑨陶陶，胸中烦热，安肠胃，利五脏，调四肢，久服轻身延年耐老。

崔禹云：《仙经》以菊为妙药，吴孺⑩子三月三日生，生日常摘菊苗蒸煮唼之，遇于青归子，俱共游于芳壶，一云石台，遂乘于紫云，升于青天。大补，成好，唼其花，头不白，筋不痵⑪之。

和名支久。

医心方卷第卅⑫

此书中下廿卷储之，而大夫九殿氏成奉与了。

女医博士光成。

---

① 少：疑当作"小"。
② 辟：通"避"。
③ 无色：原作"色无"，据《千金方》卷二十六第三乙正。
④ 死："死"字原脱，据《证类本草》卷十四《木部下品》补。
⑤ 湿：原作"温"，形误，据《证类本草》卷十四《木部下品》改。
⑥ 癥：《证类本草》卷十四《木部下品》作"瘕"。
⑦ 毒："毒"字原脱，据《证类本草》卷十四《木部下品》补。
⑧ 五脏：疑"五"上脱"除"字。
⑨ 去来：《证类本草》卷六《草部上品之上》"去"上有"疗腰痛"三字。
⑩ 孺：此字原漫漶不清，安政本作"殰"，《札记》曰："'殰'即'孺'字，隶变或作'䐗'，又或作'嫶'。"今据以描正。
⑪ 痵：《札记》曰："'痵'字未详，待考。按《玉篇》：'瘈'，子力切，蹙也。'痵'字或与此同义。"
⑫ 医心方卷第卅：《札记》曰："延庆本此末有'康赖永观二年十一月廿八日撰此书进公家，长德元年四月十九日逝，去岁八十四。延庆二年己酉十一月十三日写之毕'四十八字。"

《医心方》引用文献考略

高文柱

中国文献典籍东传日本的历史非常悠久。大概从汉代以后,在不同的历史时期,以不同的渠道和不同的方式,便源源不断地向日本流布。其历史之久,规模之大,在世界文化交流史上都是罕见的。尤其在唐朝的公元630年至公元894年二百六十四年间,日本共向中国派出十九次遣唐使,少则几十人,多则几百人。他们深入到中国的各个阶层,学习中国文化的各个方面,其中医学是重要的课目之一。另一方面,中国的一些学者、僧侣、医师也被日本引入,被日本人称作"渡来人"的中国移民也逐渐增多。我国唐以前和唐代的书籍,绝大部分就是通过日本遣唐使及赴日中国人向日本传播的。据日本宽平年间(公元889~898年)藤原佐世所撰的《本朝见在书目录》(又名《日本国见在书目录》)记载,其中医方书就达160余部,共计1309卷之多,这些基本上都是唐以前(包括唐代)传入日本的中国医书。《医心方》成书于公元984年,正值日本奉行模仿中国唐朝的制度并拥有大量中国传入日本的中医汉籍的环境,所以丹波康赖氏模仿唐代王焘的《外台秘要方》体裁,并参考了孙思邈《千金要方》的内容,搜集当时流布于日本的中国医籍,以医官针博士的身份,编纂出继《外台秘要方》以后又一部大型医学总集。

《医心方》与《外台秘要方》一样,素以取材宏富著称于世,被中日两国学者誉为中医古方书中的"类书"。然而就其引用文献的种类和数目而言,还要超出《外台秘要方》,究其原因有三点:一是《医心方》收集的范围比《外台秘要方》广泛,如房中、导引、养性、食疗等,《外台》一书则很少涉猎;二是《医心方》成书较《外台秘要方》晚二百余年,故《外台》成书以后的医书,《医心方》也进行了收集;三是《外台秘要方》作者王焘,"便繁台阁","久知弘文馆图籍方书",故所收集图书多为大方名著,而《医心方》所收集文献则包括一些民间单方验方。今以《医心方》所引文献书目,对照隋唐史志书目及《外台秘要方》所录文献书目,可知很多为后两者所无,且大多亡佚,这就更显得《医心方》引用文献价值的珍贵。今仅就条文之首出现的书名、人名大体分类考略如下(行文中出现的人名、书名及注文中人名、书名从略)。

一、医经病源类

(一)《黄帝九卷》

《医心方》引《黄帝九卷》凡一处,即卷二第二:"《黄帝九卷》曰:若取人节解者,可从大椎骨头直下至尻尾骨端度取,分为廿二分,还约背,当分之上,即其穴也。但肝一俞,当上灸之,余穴无不侠两边各一寸三分也。"

按《九卷》书名,最早见于仲景《伤寒杂病论》序,其云:"撰用《素问》《九卷》《八十一难》《胎胪药录》,并平脉辨证,为《伤寒杂病论》十六卷。"《八十一难》《阴阳大论》等皆不著卷数,则《九卷》是书名可知。

自后汉以来,《九卷》一书在社会上一直流传,不但汉晋之世的医家提到过该书,北魏时期医家还用此书教授生徒。《魏书·崔彧传》:"彧少尝诣青州,逢隐逸沙门,教以《素问》、《九卷》及《甲乙》,遂善医术。"唐乾元(公元758~760年)以后,《九卷》仍在社会传布,故杨上善《太素》注中引用《九卷》十四处之多。直到北宋嘉祐年间校正医书局林亿等校勘医书,仍作为参考资料应用。大概靖康之难,经籍散失,《九卷》遂至亡佚。

《九卷》又名《针经》，还称作《九灵》，即今之《灵枢》。宋臣林亿等在《素问·王冰序》校语中云："皇甫士安《甲乙经》之序云：《七略·艺文志》：《黄帝内经》十八卷，今有《针经》九卷、《素问》九卷，共十八卷，即《内经》也。故王氏遵而用之，又《素问》外九卷，杨玄操云：《黄帝内经》二帙，帙各九卷。按《隋书·经籍志》谓之《九灵》，王冰名为《灵枢》。"

《九卷》《针经》《九灵》《灵枢》作为同体而异名之不同传本，在唐代是同时存在的，不仅唐人著作中有人引用，在隋唐史志中亦有记载。

到了宋代，《灵枢》又有《九墟》之称，或称作《九墟经》《九墟内经》。唐代以前是否有这样的称呼已无考，最迟宋代是这样称呼的。林亿等校正《甲乙经》序云："国家诏儒臣校正医书，今取《素问》《九墟》《灵枢》《太素经》《千金方》及《翼》《外台秘要》诸家善书，校对玉成善写。"又校正《脉经》序云："今则考以《素问》《九墟》《灵枢》《太素》《难经》《甲乙》、仲景之书，并《千金方》及《翼》说脉之篇以校之。"又《外台》卷三十九林亿等按语云："《铜人针经》《甲乙经》《九墟经》并无五藏所过为原，唯《千金》《台秘再集》有之。"林亿等在校正《素问》《甲乙》《脉经》等书中所引《九墟》，并见于今本《灵枢》中，是知《九墟》《灵枢》为同一书的异名无疑。

《宋史·艺文志》中著录有《九墟内经》五卷，可见宋时此书业已不全，但据《高丽史》卷九，朝鲜直至1091年仍保留有该书的全帙。

值得注意的是，今本《灵枢》并非古本《灵枢》，即非王冰、林亿等所见之《灵枢》，而是宋元祐年间朝鲜所献的《针经》。《中兴馆阁书目》云："《针经》以《九针十二原》为首，《灵枢》以《精气》为首。"今本《灵枢》正是以《九针十二原》为首。可见所谓绍兴锦官史崧所云家藏旧本《灵枢》，乃元祐八年（1093）哲宗诏颁高丽所献的《黄帝针经》之异名者。

《外台秘要方》卷一亦引《九卷》一条，见于今本《灵枢》卷五《热病》之中，亦可证《九卷》即今本《灵枢》同体而别名的一个古传本。业师马继兴先生曾辑出《九卷》佚文共四十余条，与现存之《黄帝内经》一书加以对照研究，所得出的结论是，不仅《九卷》佚文的绝大部分内容均与今本《灵枢》大体相同，而且保存下来的《九卷》原书的个别篇目也与今本《灵枢》相同，由此也可看出这两种传本的相互关系。

但是，《医心方》所引此段文字不见于今本《灵枢》之中，也不见于《素问》《太素》等书中，其所出及与今本《灵枢》的源渊关系待考。

关于《九卷》的成书年代，大体与《素问》同时，即刘向、李柱国等整理的《黄帝内经》十八卷中《素问》以外的九卷。余嘉锡《四库提要辨证》卷十二云："是则此书（灵枢）之名《针经》，明见经文，其为一书，固无疑义。然刘向校书之时，则以此九卷与《素问》九卷同编为《黄帝内经》十八卷，并无《针经》之名。其后《素问》九卷别自单行，于是张仲景、王叔和之徒著书，称引《内经·素问》以外之文，无以名之，直名之曰《九卷》。"

（二）《黄帝素问》

《医心方》引《黄帝素问》凡一处，即卷二第二："《黄帝素问》曰：欲知背俞，先度其两乳间，中折之，更以他草度去其半已，即以两禺相柱也，乃举臂以度其背，令其一禺居上，齐大椎，两禺在下。当其下禺者，肺之俞；复下一度，心之俞；复下一度，右角肝俞；左角脾俞也；复下一度，肾俞。是谓五脏之俞，灸刺之度也。"此节文字，见于今本《素问·血气形志篇》。

《黄帝素问》，即《黄帝内经素问》的简称，又称作《素问》。其作为医学经典著作，为医界所熟知，而目前医史文献界所聚讼不休者，主要是对它的成书年代有着不同的认识，究竟成书于何时？笔者综合历代诸家之说,结合自己考证研究谈一点看法。

今本《素问》主要由三个不同时期的作品组成,其中《素问遗篇》显系唐宋之际伪作,"七篇大论"为王冰增入的东汉时期作品,对于这一点大家的意见基本上是一致的。除这两部分外就是《素问》一书的基本内容,《医心方》所引《素问》也是指这部分而言的。所以我们主要考证这部分内容的成书年代。

元末明初吕复说:"《内经素问》,世称黄帝岐伯问答之书,及观其旨意,殆非一时之言,其所撰述,亦非一人之手。"他这种观点被大多数学者接受。的确,《素问》一书不是同时代的产物,是战国至西汉,经过不同时代,不同医家、学者撰述、编辑、整理而成的,但我认为它的思想体系、核心内容,当创始于战国时期,有如下理由可以证明这一点:

其一,战国时期是我国历史上学术思想空前活跃的一个时期。经过春秋时期以来的社会大变革,出现了"诸子蜂起,百家争鸣"的生动局面,这种学术氛围也渗透到医学领域。医学本身在经历了多年的经验积累以后,也已具备了从实践上升到理论的条件。在当时的学术大气候影响促进下,医学家有理由各自根据师承学派,分别著书立说,写成医学论著。

其二,《素问》中的"阴阳五行学说",反映了战国后期的学术水平。阴阳、五行都是古人认识世界的朴素唯物主义自然观,这两个学说,大约在西周形成,春秋时期盛行。战国后期哲学家邹衍首先将阴阳和五行学说结合起来,这种结合被医家用来指导医学理论,而成为医学理论中的一部分。也有人认为,阴阳五行学说之结合运用,是医家首先提出的。总之,这是当时学术界相互渗透的结果。

其三,《素问》中的"精气学说"与战国时期齐国稷下的宋钘、尹文学派倡导的精气学说观点相一致。它们都认为精气是构成万物,乃至人体最基本的物质。如《素问·金匮真言论》:"夫精者,身之本也。"《管子·内业》:"凡物之精,比则为生,下生五谷,上为

列星。"

其四,《素问》中所倡导的养生思想,与老庄道家思想有许多近似之处,如提倡"恬淡虚无""去世离俗""独立守神"等,正是反映了老庄"清静无为""见素抱朴""少私寡欲"和"养神、全形"的思想观点。王冰注释《素问》多引老子,一方面说明王氏尊崇道教,另一方面也正说明《黄帝内经素问》中有道家思想的体现,这也是春秋战国时期各家学说互相渗透的结果。

其五,《素问》中所体现的科技成果,与战国时期科技水平相适应。如关于"数"的描述,《素问》中最大的进位数是万,与《庄子》《韩非子》等著作中记载的相当。关于"三角"的描述,《素问·血气形志篇》对背俞的测量与《墨子·经上》对角的描述也一致。如农业、天文、历法等,也有与战国时期的水平相吻合之处。

其六,《素问》中的有些内容与战国时期的有关著作相比较,也有许多惊人的相似之处。如《周礼》中对五行、五味、五病、五毒、五谷、五果、五色、五声、五气、九窍、九脏、四时发病等论述,多与《素问》雷同。有些流行时谚性质的术语,被当时不同的著作引用。如《素问·四气调神大论》中"渴而穿井,战而铸兵"一句,在《晏子春秋》《列子》中都有体现,反映出时代的特色。

其七,从文体结构、语言风格来看,一是先秦之文多韵语,尤其诸子著作,如《文子》《荀子》《韩非子》《吕氏春秋》《鹖冠子》《鬼谷子》等皆是。而《素问》也正是多用韵文写成。二是先秦诸子之文,多以论辩问答之形式出现。如《庄子》《管子》《列子》《墨子》《荀子》《尸子》《孙子》《晏子春秋》《文子》《文中子》等,文中或多或少均有问答体裁的内容。《素问》为先秦诸子之一,也正是以问答论辩体裁写成的。

其八,《素问》中提到一些官爵,也与先秦时期的官爵相吻合。周初大封诸侯,其封爵最初只有侯男之称,后来才形成了公侯伯

子男五等爵。汉刘邦建国,主要封同姓王,异姓王侯则很少。从《素问》来看,有公、侯、伯,反映了战国时期之特点。另外,还有一个突出的特点就是"封君",秦国始建国后,襄公有封君、封侯之制,如白起为武安君,魏冉为穰侯等。《素问·疏五过论》中"封君败伤,及欲侯王"正是这一时期的写照。

其九,《素问》有些篇章中对"脱营""失精""始乐后苦""始富后贫""暴乐暴苦""故贵脱势""败君""失侯"的论述,也可能是社会急剧变革的一些反映。而对"以酒为浆,以妄为常,醉以入房"等"务快其心""逆于生乐"的一些论述,则说明了社会变革时期没落阶级悲观失望、及时行乐的一种思想。

其十,《素问》中"信医不信巫"的思想,与战国时期人们"破除迷信,解放思想"的社会背景也相一致。《素问·五脏别论》中所论述的"拘于鬼神者,不可与言至德"与《史记·扁鹊传》"医有六不治"中"信巫不信医不治"的思想也相同。春秋战国时期不但著述之风兴起,巫医分离也在这个时期。

其十一,从《素问》中的医学观点和医疗水准来看,它大体在扁鹊以后,淳于意之前。《素问·缪刺论》中对疾病发展过程的论述,与《史记·扁鹊传》中对"诊视齐桓侯"所论述的疾病发展过程大体相一致,都认为疾病是由外向内深入发展的过程,但《扁鹊传》的论述不如《素问》详尽。而《素问》与《仓公传》比较,《素问》的治疗手段主要是针,而仓公治疗手段主要用药,从治疗方法是由针而药之历史观点看,显然《素问》早于仓公。

其十二,《素问》中提出的一些书名,与公乘阳庆传授仓公之书内容相近,如《素问·病能论》:"《上经》者,言气之通天也。"今《素问·生气通天论》正是言气之通天的著作。公乘阳庆处于战国末年,称"有古先道遗传黄帝脉书",也正说明阳庆手中的医书,与《素问》中的一些篇章同出一辙。换言之,公乘阳庆见到的这批医书(或医学论文)有一部分被《素问》收录或改编了。

其十三,《素问》中对针刺疗法的论述,砭石、九针并提,说明当时砭石作为治疗工具,还尚盛行。春秋战国以前,铁未发明,基本上用砭石。秦汉以后,由于铁针的大量应用,而基本上汰除了砭石。而战国时期,正是铁针刚被利用,而砭石尚未汰除阶段。《山海经·东山经》:"高氏之山多针石。"郭璞注云:"可以为砭石。"即《山海经》著作时代,砭石还是盛行的。

其十四,《素问》中的天文纪时,如《金匮真言论》《脏气法时论》,均用"平旦""下晡""夜半""日昳""日出""日中"等,反映出先秦时期的记时方法。汉以后基本上是用十二地支纪时。

通过以上笼统之论证,我们说《素问》的思想体系、基本内容创始于战国时期,还是可信的,但当时只是以单篇论文之形式出现。当然,也可以看作是不同医家的不同短篇著作,这些短篇著作流传下来,经过秦汉时期医家的不断增补、修改,逐渐充实丰富,最后经过某人之手合并编辑成一部大型著作。在我们今天看来,可以说是论文总集,而这部"总集"的定型基本是在西汉末年,所以在整个《素问》中,留下了汉人增补修订的痕迹,举其要者:

首先,从论述事物的观点方法来看,在天文纪时方面,《素问》中有汉武帝后用"太初历"纪时之方法;在诊法方面,《素问》中"三部九候"古诊法和"独取寸口"诊法并存,一般认为,重视寸口诊法是从汉代开始的;在对五脏的认识方面,周时重心,汉时重脾,而《素问》二者并重。

其次,从用字方面来分析,也可明显看出汉人补改的痕迹。如在先秦时期,"豆"字代表盛物之器皿,植物的"豆"写作"菽"或"尗",把"菽"称作"豆"是西汉以后的事,《素问》中的"豆"则指植物之豆。再如《素问》中"皮"字指皮肤,而在先秦专指兽皮。《素问》中舟船并举,而在先秦只称作舟。《素问》中"脚"指踝以下部分,而在先秦是指小腿,即膝下踝上部分。"皮"泛指皮肤,"脚"指踝下部分,"舟"称作船,都是从汉代开始的。

第三,从文辞用韵规律考察,《素问》既保留了先秦古韵,也有汉代用韵之特点。如"鱼,侯"合押,"侯,铎"相押,"真、文、元"相押,"歌、鱼"相押,这些都是汉代用韵的规律。

总之,《素问》非成书于一时一人的说法是客观可取的,究竟哪些是战国时期作品,哪些是西汉,乃至六朝补充修订的内容,这些的确是非常复杂的问题,一时也难以考证清楚,但各篇之间的思想观点不同,文字风格有异,还是显而易见的。《素问》的前六十五篇和《著至教论》以下七篇,就有着明显的差别。为慎重起见,我们还是尊重大多数学者的意见,把它看作是战国至秦汉时期的作品。

(三)《素问经》

此即《黄帝内经素问》的简称。《医心方》引《素问经》者凡一处,即卷三第一:"《素问经》云:千病万病,无病非风。"此条经文不见今本《素问》之中,疑是《素问》佚文。

(四)《素问》

此亦《黄帝内经素问》的简称。《医心方》引《素问》者凡三处,分别见于卷二第五、卷三第十八、卷二十七第三。此三处引文情况各不相同,卷二所引为"九针论"内容,不见于今本《素问》,而见于《灵枢·九针论》中。卷三所引为:"《素问》云:赤疹忽起如蚊蚋啄,烦痒重沓垒起,搔之逐手起也。有白疹亦如此。"此节经文即不见于今本《素问》,也不见于《灵枢》之中,疑是《素问》佚文,《外台》卷十五《瘾疹风疹一十三首》、《千金方》卷二十二第五并引有此条佚文可证。卷二十七所引为"四时养形"内容,见于今本《素问·四气调神大论》中。

(五)《黄帝太素经》

《医心方》引《黄帝太素经》凡一处,即卷三第一:"《黄帝太素经》云:风者,百病之长也,至其变化为他病也,无常方。杨上善云:百病因风而生,变为万病。又云:人之生也,感风气以生;其为病也,因风气为病。又云:《九宫经》曰:冬至之日,太一至坎宫,天必应之以风雨,其风从太一所居乡来向中宫,名为实风,长养万物。若风从南方来向中宫,为冲后来虚风,贼伤人者也。"此节文字,包括《太素》经文和杨上善注文两部分。"杨上善云"以下,均为杨氏注文。

《黄帝太素经》即《黄帝内经太素》,又简称《太素》,是把《黄帝内经》(即《素问》《灵枢》)按内容归属分类编辑而成的一个《内经》传本系统,也是最早类编《内经》者。关于它的成书年代和作者,历来有两种认识:一是认为此即《汉书·艺文志》中所著录的《黄帝泰素》,如业师马继兴先生在《中医文献学》一书中说:"《太素》即《黄帝太(泰)素》,为《黄帝内经太素》一书的简称,也是最古的《黄帝内经》十八卷之另一类传本,其名称最早在西汉的《七略·诸子略·阴阳家》中已经著录,作'《黄帝泰素》二十篇'。据刘向氏及《汉书·艺文志》的注文,原书为战国时期的韩诸公孙('孙'字一作'子')所作。这也是最早将《黄帝内经》(包括《素问》和《九卷》二帙)重新分类改编的一种传本。全书二十篇,每篇各有一个篇目,实际上也即将各种早期简帛医籍的内容分为二十大类。这二十篇的名称即:①摄生②阴阳③人合④脏腑⑤经脉⑥俞穴⑦营卫⑧身度⑨诊候⑩证候⑪设方⑫(缺佚不详)⑬九针⑭补泻⑮伤寒⑯寒热⑰邪论⑱风论⑲气论⑳杂病。由于现存《太素》一书不全,故以上第十二篇篇目不详。在此后的医家抄录过程中,曾经过多次修定,其中明确可考的有为秦代医家避秦始皇讳而改过的文字[据《太素》卷十四杨上善注:(真藏)古本有作'正藏',当是秦始皇名

'正(政)',故改为'真'耳。]和经过前汉刘向等氏校录图籍的一度整理。"一是认为杨上善所类编,这也是目前人们普遍的说法,理由是:第一,《汉志》所载《黄帝泰素》与《黄帝内经太素》并非同一种著作,《黄帝内经》在《汉志》著录为"医家类",若《黄帝泰素》是据《黄帝内经》类编而成,也应著录在"医家类"为是,而《汉志》著录却归于"阴阳家"之中。第二,《汉志》中著录的《黄帝泰素》盖已早亡,所以《隋志》未曾著录。杨上善是唐初人,根本未能看到战国时诸公子所撰的《黄帝泰素》一书。宋臣林亿等也认为:"及隋杨上善撰而为《太素》。"第三,至于杨上善所引古本之避讳字,如避秦始皇名"政",当指《内经》而言,非指《黄帝泰素》。

《医心方》所引《黄帝太素》经文下有杨上善注文,故无论《太素》成书于何时,此为杨注《太素》则是毫无疑义的。

杨上善,隋唐间医家。对于其注《太素》的时代,历来有三种说法:一曰隋,也是通行的说法,如宋林亿等云:"隋杨上善纂而为《太素》。"明李濂、徐春甫同意林亿的意见,并曰:"杨上善隋大业中为太医侍御,述《内经》为《太素》。"二曰北周,如清张均衡云:"上善此书,尚在周时,故置旧官(指太子文学)。至于隋大业中为太医侍御,两者不相妨碍。"今人也有人同意这种说法。三曰唐,清杨守敬最早持这种观点,他在《日本访书志》中列举三条论据:一、《隋志》不载,始载新、旧《唐志》;二、隋无太子文学之职(《太素》卷首题:通直郎太子文学杨上善奉敕撰注),唐显庆以后始设太子文学;三、避唐讳(如丙、炳改作景,渊改作泉,世改作代,民改作人,治改作理、疗)。萧延平在《校刊(太素)例言》中又补充一点,即杨注凡引《老子》之言,均称玄元皇帝,唐高宗乾封元年,始追加老子此号(乾封元年太岁丙寅二月二十八日《上老君玄元皇帝尊号诏》)。由上述看来,《太素》杨注成书于唐还是令人信服的。早在后蜀杜光庭(公元805~933年)在《道德

真经广圣义》序中就指出:"太子司仪郎杨上善,唐高宗时人,作《道德集注真言》二十卷。"故推其成书抑或在高宗朝。

杨注《太素》在北宋年间曾被宋臣校订《素问》《甲乙》《脉经》《外台》时引用。但因校正医书局未把《太素》列为刊行之列,故流传不广。后经靖康兵燹,便渐淹没。明焦竑《国史经籍志》有载,但未见传本。直到清光绪年间,我国学者始从日本带回影抄残卷,于是得而复影。目前存世较有影响的有三种本子:一是袁昶刻本、二是萧延平刻本、三是日本《东洋医学善本丛书》本。三个版本均有不同程度的残缺。

根据上述三个版本的研究考证,杨注《太素》共分二十类:第一、二卷曰摄生,第二至四卷曰阴阳,第五卷曰人合,第六、七卷曰脏腑,第八至十卷曰经脉,第十一卷曰俞穴,第十二卷曰营卫气,第十三卷曰身度,第十四至十六卷曰诊候,第十七、十八卷曰证候,第十九卷曰设方,第二十卷无考,第二十一至二十三卷曰九针,第二十四卷曰补泻,第二十五卷曰伤寒,第二十六卷曰寒热,第二十七卷曰邪论,第二十八卷曰风论,第二十九卷曰气论,第三十卷曰杂病。总二十类,今残存十九类。

《太素》改编《内经》原文,各归其类,章节结构,前后有序,少有破碎之失。且相承之本,乃汉晋六朝之旧物,与《素问》林校语中引证全元起本佚文校之,多所吻合,足存全元起本《素问》之真面,故可用以校正今本《素问》《灵枢》二书。

又杨氏深于训诂,善解词义,依经立训,少逞私见,训解词义,多以《说文》《尔雅》及汉儒传注为依据。其对文字通假现象,也颇有研究,多破假字以求本义,有时还以俗语、口语,解释古语或文言。又因其精于临证,故阐发经义亦多切合医理,且有许多独到见地。其于校勘,对于所承旧本有可疑者,决不率臆轻改。纵观其校勘内容,有订讹、有删繁、有补脱、有存异,多在注文中进行处理。

总之,杨氏《太素》注本,不仅是目前存世最早的《内经》古注,也是被公认为历代注家中最好的注家之一。其注古朴简练,多以释词、释音与校正文字相结合。当然,杨注并非完美无缺,其缺点主要是个别地方的训诂有"望文生训"之嫌。

(六)《太素经》

《太素经》即指《黄帝内经太素》而言,亦即杨上善氏注本。《医心方》引《太素经》凡十三处,分别卷于卷一、卷二、卷三、卷十四、卷十五、卷二十四、卷二十七、卷三十。检此十三处引文,有引《太素》经文者,有引杨上善注文者,亦有经文注文同时引用者,还有的引文并不见于今本《太素》经注者。今本《太素》已残缺不全,据《医心方》所引,可以辑补部分佚文,同时对校勘今本《太素》也有一定作用。

(七)杨上善

《医心方》于条文开始直引杨上善者仅一处,即卷二第二:"杨上善曰:取背俞法,诸家不同者,但人七尺五寸之躯虽小,法于天地无一经不尽也。故天地造化数乃无穷,人之俞穴之分何可同哉!昔神农氏录天地间金石草木三百六十五种,法三百六十五日济时所用,其不录者或有人识用,或无人识者盖亦多矣。次黄帝取人身体三百六十五穴,亦法三百六十五日,身体之上移于分寸,左右差异,取病之俞实亦不少。至如《扁鹊灸经》,取穴及名字即大有不同。近代秦承祖《明堂》《曹氏灸经》等,所承别本处所及名亦皆有异,而除疴遣疾又复不少,正可以智量之,适病为用,不可全言非也。而并为非者不知大方之论,所以此之量法圣人设教有异,未足怪也。"此节文字,专言俞穴,看似出自针灸专著,经检《太素》,实为《太素》杨氏注文,当与《医心方》所引《太素》同出一辙。

(八)《太素经》杨上善注

《医心方》引"《太素经》杨上善注"凡一处,即卷二十七第三:"《太素经》杨上善注云:齿为骨余,以杨枝若物资齿,则齿鲜好也。"此节文字不见今本《太素》杨注,疑是《太素》杨注本佚文。待详考。

(九)《太素经》杨上善

《医心方》引"《太素经》杨上善"者凡一处,即卷二十七第五:"《太素经》杨上善云:导引谓熊颈鸟伸五禽戏等,近愈痿躄万病,远取长生久视也。"按"《太素经》杨上善"即指《太素》杨注而言,然粗检《太素》,此节文字不见今本《太素》杨注之中,疑是《太素》杨注佚文。待详考。

(十)《八十一难》

《八十一难》即《黄帝八十一难经》的简称,通常又称作《八十一难经》或《难经》。《医心方》直引《八十一难》凡二处,即卷十第二:"《八十一难》云:五脏谓之疝,六腑谓之瘕。又曰:男病谓之疝,女病谓之瘕。"又卷十第五:"《八十一难》云:脾之积名曰痞气,在胃管,覆覆大如盘,久不愈,令人四肢不收,发黄疸,饮食不为肌肤。"

按上述二处三条文字,第一条不见今本《难经》之中,是《难经》佚文,还是注文误入正文,值得进一步考证研究;第二条见于今本《难经·二十九难》,但文字不同,今本《难经》作"男子为七疝,女子为瘕聚",当然这应是传抄过程中造成的;第三条见于今本《难经·五十六难》,有个别文字差异。《医心方》所引虽然文字不多,但也为我们今天研究《难经》、校正《难经》提供了有价值的线索和资料。

此书首载《隋书·经籍志》,作"《黄帝八十一难》二卷",不题成书年代及作者姓氏,故其成书年代及作者历来成为人们争论的焦点。唐杨玄操《难经集注》序中提出为战国时期秦越人所撰，《旧唐书·经籍志》著录亦题"秦越人撰"，故后世宗此说者多。但也有人认为成书于汉代，更有人认为成书于六朝，乃至唐代，见仁见智各不相同。业师马继兴先生在《中医文献学》中认为："原书题：'卢国秦越人撰'。秦越人是春秋、战国之际的人，亦称扁鹊，《史记》曾载其传记，但未提到此书。《汉书·艺文志》中所记的《扁鹊内经》九卷、《外经》十二卷，可能和本书有一定的传承关系。从本书内容和有关资料分析，估计也是战国时人辑录秦越人的佚文而成，但现存的《难经》一书中也掺入了秦汉以后的部分文字。"

究竟成书于何时？今难以确考，但其当成书于东汉以前则是可以肯定的，理由是：

1. 张仲景《伤寒杂病论》序中说"撰用《素问》《九卷》《八十一难》《阴阳大论》"，可推测此书成于《内经》之后，《阴阳大论》之前。《阴阳大论》一般认为成书于后汉，则《八十一难》应成书于东汉以前。这里需加说明的是仲景序是否可靠，后人多有怀疑。今检《伤寒论》《金匮要略》二书内容，其中有许多理论或文句与《难经》相同或相似，故《伤寒杂病论·序》中所云接受《难经》古训是可信的。

2.《太平御览》卷七二四《方术部》引《玉匮针经》序曰："吕博少以医术知名，善诊脉论疾，多所著述。吴赤乌二年（公元239年）为太医令，撰《玉匮针经》及注《八十一难》，大行于世。"吕博即吕广，史料所记首次为《难经》作注者，与梁阮孝绪《七录》中"《黄帝众难经》一卷，吕博望注"为同一人。按"博"字疑为避隋炀帝讳而改，或"吕博望"为"吕广"之字，"博"下脱"望"字。既然三国时人为《难经》作注，则其书当早于注者年代相当一段时间。

3.《太平御览》卷七二一《方术部》引皇甫谧《帝王世纪》曰："黄帝有熊氏，命雷公、岐伯论经脉，旁通问难八十一为《难经》，教制九针著《内外术经》十八卷。"皇甫谧是魏晋间人，既然他把《难经》与"黄帝"联系在一起，则起码认为《难经》是一部古医经，其成书当然不会晚于汉代。皇甫氏《甲乙经》中也多次引录《八十一难》，说明他曾亲眼见过此书。

日人丹波元胤更明确认为《难经》是东汉时期作品，他在《医籍考》中说："《八十一难经》较之《素问》《灵枢》，其语气稍弱，似出于东都以后之人，而其所记又有与当时之语相类者。若'元气'之称，始见于董仲舒《春秋繁露》、扬雄《解嘲》，而至后汉，比比称之。'男生于寅''女生于申'，《说文》包字注、高诱《淮南子注》、《离骚章句》，俱载其说；'木所以沉''金所以浮'，出于《白虎通》；'金生于巳''水生于申''泻南方火''补北方水'之类，并是五行纬说家之言，而《素》《灵》中未有道及者，特见于此经。且此经诊脉之法，分以三部，其事约易明，自张仲景、王叔和辈执而用之，乃在医家实为不磨之矜式。然征之《素》《灵》业已不同，稽之仓公诊籍复又不合。则想其古法隐奥，以不遽易辨识。故至后汉，或罕传其术者。于是时师据《素问》有《三部九候》之称，仿而演之，以作一家言者欤？其决非西京之文者，可以观矣。"今人李今庸教授亦根据《难经》用语多与汉人熟语合，认为其成书时间当在汉代。又根据"内证""外证"说始见于后汉成书的"七篇大论"中，推其当成书于后汉。更根据"三焦者，水谷之道路，气之所终始也"引自《白虎通·情性》，断其成书上限在公元79年的后汉章帝建初四年以后；根据《金匮要略》《伤寒论》用"淋"不用"癃"，《难经》用"癃"不用"淋"，没有避汉殇帝刘隆讳，断其成书下限在公元106年，即后汉殇帝延平左右。

《难经》不见于《史记·扁鹊仓公列传》，亦不见《汉书·艺文志》著录，故其成书于东汉时期的可能性是极大的。

关于《难经》的作者，旧题战国秦越人扁鹊撰。既然《难经》成书在汉代，则秦越人之说可以否定。但有一点值得我们注意，在

《脉经》《中藏经》《千金翼方》《外台秘要方》等晋唐文献中，其引用或转引的一些自称源于"扁鹊"的内容，多与今本《难经》的内容相吻合或理论相雷同，这就提示我们，虽然《难经》不是秦越人扁鹊本人所撰，很可能是扁鹊学派医家所为，或后汉医家搜集整理扁鹊遗论及其学派学术观点而成。

（十一）《病源论》

《病源论》，即《诸病源候论》，亦称《巢氏病源》，或简称《病源》，是我国现存第一部专论病因、病理、病候的著作，在医学史上占有显赫地位，对祖国医学的发展影响较大，自成书以来被许多医书引用，并影响到日本医学。尤其宋代，对此书尤为重视，宋政府曾把它同《素问》《难经》《脉经》《千金翼方》《龙树论》等一起作为"医学"（宋代医学教育的专门机构）必读教材。同时规定，试补"医学"考试，也要从此书中选题。正因如此，宋政府早在成立校正医书局以前，便把此书同《素问》《难经》一起刊刻于世。《玉海》卷六十三曰："天圣四年（公元 1026 年）十月十二日乙酉，命集贤校理晁宗悫、王举正校定《黄帝内经》《难经》《巢氏病源候论》。五年（公元 1027 年）四月乙未，令国子监摹印颁行，学士宋绥撰《病源》序。"是知宋代初刻此书的时间是天圣五年（公元 1027 年），早于成立校正医书局三十年。

作者巢元方，史志鲜载。陈梦赉《中国历代名医传》说他是隋京兆华阴人，约生于梁大宝元年（公元 550 年），卒于唐贞观四年（公元 630 年），享年 80 岁，未知何据。但从他大业六年（公元 618 年）曾任太医博士，并撰有《巢氏病源》一书来看，其主要生活在隋唐之际，即公元六世纪末、七世纪初是可以肯定的。炀帝喜好医方，曾组织医官纂《四海类聚方》二千六百卷，此《病源》亦政府组织编写而成，宋版《病源》卷一第一页第二行题"大业六年太医博士臣巢元方等奉敕撰"是可证。由此亦可知巢氏曾于大业六年前后任

太医博士之职，但这里有一个问题应引起注意，据《炀帝开河记》载，隋炀帝时开凿汴渠（即通济渠），开河都护麻叔谋在宁陵（河南宁陵县）患风逆，炀帝曾命太医令巢元方前往诊治。检《隋书·炀帝本经》，开凿通济渠是大业初年，既然大业初年巢氏为太医令，何故大业六年降为太医博士？是否大业六年《病源》修成以后擢升太医令之职，而唐人以后职述前事？今无资可征。

《隋志》著录吴景贤《论病源候论》五卷，新、旧《唐志》著录有吴景《诸病源候论》五十卷，《新唐志》又别载《巢氏诸病源候论》五十卷，对此历来看法颇不一致。《四库总目提要》认为二者为同一著作，一为监修、一为编撰。《隋志》"贤"乃"监"之误，"五"下脱"十"字。按吴景贤见于《隋书·麦铁杖传》，四库馆臣失察，前贤已有考辨。然二者同为一书则为大多数学者所服膺。杨守敬《日本访书志》卷九曰："《提要》所云《隋志》五卷，五下脱十字，至确。又称吴与巢同撰此书，今以宋本照之，题为元方等撰，与晁公武《读书志》所称合，足见此书非元方一人之力。"余嘉锡《四库全书提要辨证》卷十二："景贤正大业中医者，必即作此书之人无疑。"今之医家对此均无异词。唯日人山本惟允在《诸病源候论解题》中提出不同意见，认为二者为"同时所著，书名亦同"的两部不同的著作。其云："（新、旧唐志）吴景贤作吴景，脱文显然，则以五卷作五十卷，却疑衍其一'十'字也。""当以《隋志》为正，新、旧《唐志》一再误之。"又云："《病源候论》，巢元方与诸医奉敕所撰，固是国家之正典，而史志冠以巢氏二字似乎一家之书，则于文为谬也。然吴景贤亦撰《病源》一书，其名全相同，故加巢氏二字称之乎。而林亿辈乃略称《巢源》，似实嫌其同名也。疑当时已有其称，而后世相沿用耳。"虽然冈西为人在《宋以前医籍考》中认为山本惟允此说"所据薄弱，未足以听从"。但并非完全没有道理。

《隋书·麦铁杖传》云："及辽东之役，请

为前锋,顾谓医者吴景贤曰:大丈夫性命自有所在,岂能艾炷灸種,瓜蒂喷鼻,治黄不瘥,而卧死儿女手中乎?"考《隋书·炀帝本纪》,辽东之役发生在大业八年(公元612年)三月,麦铁杖战死疆场。此时称吴景贤为医者,推其医官地位并不高,不象监修之人,而巢元方当时为太医博士,亦为下层医官,当是撰修之人无疑,谓二者一为监修、一为编撰则不太合乎情理。何况《新唐书》二者并载,未必就是重出。所以山本惟允推断吴书先出,巢书后出,故以巢氏加以区别是有一定道理的。或许医者吴景贤以个人之力先撰《病源》一部,因其疏略,政府组织太医博士巢元方等重修,而巢氏书出,吴氏书遂渐隐没。其究竟属于何种情况,都是推测之词,就现在资料实无法确断。

《医心方》仿照《外台秘要方》的体例,于每门之前引录《诸病源候论》一书的"病候"内容。全书共直引540余处,640余条。除卷一、卷二、卷二十六、卷二十七、卷二十八、三十等六卷没有引用外,其他二十四卷都有引录。它与《外台》一样,是今天研究、校正《病源》的重要参考资料。

二、明堂针灸类

(一)《黄帝明堂经》

《黄帝明堂经》简称《明堂经》,是《医心方》卷二"针灸专卷"的主要引用文献,除明确直引《黄帝明堂经》"俞椎法"一条外,余者见于《孔穴主治》第一,此卷"孔穴主治"共载穴凡六百六十,而引《明堂经》者便有六百四十九穴,引诸家方只有十一穴。

《黄帝明堂经》又称《明堂孔穴》,最早为魏晋间皇甫谧所引用,他在《黄帝三部针灸甲乙经》序中说:"按《七略》艺文志,《黄帝内经》十八卷,今有《针经》九卷、《素问》九卷,二九十八卷,即《内经》也。亦有所亡失,其论遐远,然称述多而切事少,有不编次。比按

《仓公传》,其学皆出于《素问》,论病精微,《九卷》是原本经脉,其义深奥,不易觉也。又有《明堂孔穴》,针灸治要,皆黄帝岐伯选事也。三部同归,文多重复,错互非一。甘露中,吾病风加苦聋百日,方治要皆浅近,乃撰集三部,使事类相从,删其浮辞,除其重复,论其精要,至为十二卷。"《甲乙经》三部归一,今去其《素问》《针经》(《灵枢经》)文字,所余即为《明堂孔穴》内容,又以《明堂孔穴》与今传世杨上善《明堂注》残卷、《医心方》所引《明堂经》对照,则知皇甫氏所云《明堂孔穴》,即《黄帝明堂经》也。

《明堂孔穴》最早见梁阮孝绪《七录》著录,《隋书·经籍志》云:"《明堂孔穴》五卷,梁有《明堂孔穴》二卷。"此"梁有"即指梁阮孝绪《七录》而言。《七录》《隋志》所记二卷本和五卷本《明堂孔穴》今无传者,是否就是《黄帝明堂经》无能确考,但从皇甫氏称《黄帝明堂经》为《明堂孔穴》,而《隋志》又不见《黄帝明堂经》之著录分析,恐怕是早期的一种传本。据目前掌握的资料,《黄帝明堂经》一称首见《旧唐书·经籍志》,记有《黄帝明堂经》三卷,是唐代对此书倍加重视,奉若经典,故而改称"明堂经"者。

关于此书成书年代,学术界没有定论,但仅据魏晋间皇甫谧引录来看,其成书于汉代以前是可以肯定的。《明堂经》中已出现"期门"一穴,有学者已指出,"期门"一词最早用于官名,汉武帝建元三年(公元前138年)始置,是武官卫士的职称。《后汉书·姚期传》注曰:"武帝将出,必与北地良家子期于殿门,故曰期门。"平帝元始元年(公元元年)更名为"虎贲郎"。肝为将军之官,取类比象于武将,故以"期门"名肝之募穴,故《明堂经》成书不会早于公元前138年,其成书于公元前138年至公元元年间的可能性较大。

《医心方》所引《明堂经》中附有注释文字,对此学术界也有不同意见。因《医心方》中引有杨上善和杨玄操两家针灸内容,故有学者认为《医心方》所引出自杨玄操注本,也

有学者认为出自杨上善注本,何者为是? 有待进一步考察。

(二)《明堂经》

《医心方》正文直引《明堂经》,即条文前冠于"《明堂经》云"四字者凡一处,见卷十三《治虚劳羸瘦方》第二引"脾俞"一穴,经与卷二所引"脾俞"穴对照,内容基本相同,是知同出一书。

(三)《扁鹊针灸经》

《医心方》引《扁鹊针灸经》凡三处,分别见于卷二、卷十八。

扁鹊是中国古代的著名医家,是先秦医学史上一个举足轻重的人物,所以历代学者对其考证研究一直延绵不断,但时至今日也未能取得一致意见。人们常用的"聚讼纷纭、莫衷一是"这句成语,用在对扁鹊的考证研究上是再恰当不过了。究其原因,主要是由于有关扁鹊的史料缺乏,而集中记载扁鹊事迹的《史记·扁鹊列传》则是矛盾迭出,难能统一。纵观有关研究扁鹊的文章,尤其是在对其生存年代的考证上唇枪舌剑,冰炭不相容。然而,各自立论大体亦不超出《扁鹊列传》的范畴。就笔者耳目所及,其主要有以下四种意见:

一是根据扁鹊治虢太子尸厥及有关史料,提出其生活在公元前七世纪。

二是根据扁鹊诊赵简子疾病及有关史料,提出其生活在公元前五世纪上半期。

三是根据扁鹊"来入咸阳"、被秦国太医令李醯杀害的记载及有关史料,认为生卒年代约为公元前407年至前310年。

四是根据《史记》中叙述扁鹊事迹时代相距甚远,认为当时拥有扁鹊称号的良医不止秦越人一人,太史公将几位扁鹊的事迹凑在一起论述,于是年代拉长了。

最近,李伯聪氏著有《扁鹊和扁鹊学派研究》一书,他在综合分析史家考证材料的基础上,进一步考证研究,提出:"在先秦历史上,以扁鹊闻名的医生可被证实者有二人:一与赵简子大体同时,大约活动在公元前六世纪末至公元前五世纪初期;一与秦武王大体同时,大约活动于公元前四世纪后期。第一个以扁鹊闻名的医生是与赵简子大体同时的扁鹊,根据《史记》的记载,我们认定他的姓名为"秦越人",这个扁鹊才是中医史上划时代的重要人物。"

关于扁鹊的著作,《汉书·艺文志》著录有《扁鹊内经》九卷、《外经》十二卷、《泰始黄帝扁鹊俞拊方》二十三卷,今并亡佚。《扁鹊针灸经》一书不见史志书目记载,观其佚文,疑为汉魏六朝人托名扁鹊者。《医心方》卷二第二引"诸家背腧法"排列次序是:《黄帝明堂经》《扁鹊针灸经》《华佗针灸经》《龙衔素针经》、"僧匡及彻公二家",则其成书于《黄帝明堂经》之后、《华佗针灸经》之前的可能性极大。

(四)《华佗针灸经法》

《医心方》引《华佗针灸经法》凡一处,其内容为侠脊诸俞穴。

此书即《隋书·经籍志》著录《华佗枕中灸刺法》之异称者,凡一卷,《通志·艺文略》著录同。今佚。其佚文除《医心方》引录外,并散见于《太平圣惠方》《资生经》等医书中。《外台秘要方》卷十九《论阴阳表里灸法三十七首》中引苏恭语有论秦承祖、华佗等取穴法,虽然没有涉及具体佚文,但从中可知华佗有论取穴方法的内容,亦当出自此书。

华佗(约公元110~207年),字元华,又名旉。东汉谯郡亳(今安徽亳县)人,是中国历史上颇负盛名的医家。他精通临床各科,而尤擅长外科、针灸及养生之术。其所发明麻沸散和创造五禽戏,最为医界所称颂。在医生地位卑下的封建社会里,能被史书列传的医家为数极少,而《后汉书》《三国志》均有华佗传记,备载其行事,详述其病案,可见他的影响在当时来说是深远和普遍的,恐怕要远远超出被人们尊为"医圣"的同代医家张仲景。所以六朝著名的医生陈延之直把华佗与神农、黄帝、扁鹊相提并论。陈氏在《小品方》自序中写道："观历代相绍医圣，虽异轨殊迹，治化同源，疗病之理，其教亦然。是以神农使于草石，黄帝施于针灸，扁鹊彻见脏腑，华佗刳割肠胃，所为各异，而治病则同，是以为异轨同源者也。"正因如此，陈氏才在他撰写的《小品方》参考文献中，把"《华佗方》十卷"列为众书目之首。华佗的社会影响，由此可见一斑。

唯华佗著作，以其《三国志·魏志·华佗传》云："佗临死，出一卷书与狱吏，曰：'此可以活人。'吏畏法不受，佗亦不强，索火烧之。"于是古今学者都认为世无华佗亲撰之书。然而历代史志书目及古籍文献中记述华佗遗书甚丰，如《隋书·经籍志》著录有《华佗内事》五卷、《华佗观形色并三部脉经》一卷、《华佗方》十卷、《华佗枕中灸刺经》一卷，《宋志·艺文志》著录有《华佗老子五禽六气诀》一卷，《通志·艺文略》著录有《华氏中藏经》一卷，《崇文总目》著录有《华佗玄门脉诀内照图》一卷，《医藏书目》著录有《华氏佗外科方》一卷，《国史经籍志》著录有华佗《济急仙方》一卷，《补后汉书艺文志》著录有《华佗书》一卷、《青囊书》一卷、《急救仙方》六十卷。又《八十一难经》杨玄操注引有《华佗脉诀》，《抱朴子·内篇》引有《华佗服食论》，《本草纲目》引有《华佗脉经》《华佗危病方》《华佗救卒病方》等。这些著作，或华佗狱中焚书之遗，或其弟子禀受华佗遗意而辑，或后人缀集华佗佚方佚论而成，或华佗学派医家所撰，或纯属后人伪托华佗的著作。其书不同，情况各异，而各书之中，又往往真中有伪，伪中有真，何真何伪，实难辨白。《华佗针灸经法》是否出自华佗之手，待考。

（五）《华佗针灸经》

《医心方》引《华佗针灸经》凡一处，即卷二十八第二十四："《华佗针灸经》云：冬至、夏至、岁旦，此三日前三后二皆不灸刺及房室，

杀人，大禁。"

按此与上述《华佗针灸经法》为同一著作，或前者书名衍"法"字，抑或此书名省"法"字，待考。

（六）《华佗法》

《医心方》引《华佗法》者凡两处，分别见于卷二第七和卷二第八，其内容为针灸禁忌和人神禁忌。疑此即《华佗针灸经》（或《华佗针灸经法》）之省称者。

（七）《龙衔素针经》

《医心方》引《龙衔素针经》凡一处，即卷二第二："《龙衔素针经》曰：热府，大椎上去发一寸横三间寸；心俞第二椎横相去三寸，一名身枢；风门，第四椎相去三寸；肺俞，第五椎相去三寸；肝俞，第七椎相去三寸；胃管下俞，第八椎相去三寸；小肠俞，第十七椎相去三寸；大肠俞，正当脐；督脉，名中脊。凡人身长短肥瘦，骨节各有大小，故不可以一法取，宜各以其自夫尺寸为度，横度手四指为一夫，亦云部。"

《龙衔素针经》一书首见梁阮孝绪《七录》，《隋书·经籍志》曰："梁有徐悦、龙衔素《针（经）并孔穴虾蟆图》三卷。"新、旧《唐志》著录均作"《龙衔素针经并孔穴虾蟆图》三卷"，而无"徐悦"之名，作者龙衔素未见其他史料记载，年里行事不详。其著作成书于何时，亦无确考。既然梁阮孝绪《七录》著录，则成书当在公元五世纪或以前。《医心方》把《黄帝明堂经》《扁鹊针灸经》《华佗针灸经》《龙衔素针经》四者并称"四经"，可见此书是针灸医学发展史上有一定影响的著作，惜已亡佚。

（八）《虾蟆经》

《虾蟆经》即《黄帝虾蟆经》，又称《黄帝虾蟆图》。《医心方》直引《虾蟆经》凡十余处，数十条，均见于卷二针灸专卷中。

检史志书目，无《虾蟆经》之名。《隋

书·经籍志》记有《黄帝针灸虾蟆忌》一卷，疑即指此书。丹波元简跋《黄帝虾蟆经》曰："右《黄帝虾蟆图》一卷，和气氏奕世所传。丙辰秋转借自白川侍从，抄而得之。按《隋经籍志》：《黄帝虾蟆忌》一卷，正斯书也。渺茫不经，置而无论，千载遗编，倏发函光，宜珍惜也。"今传世的《黄帝虾蟆经》一书，正是丹波元简氏传抄之本，复经其子元胤刊刻者。丹波元胤刊刻此书之际亦有跋语，对了解该书帮助甚大，今录于下：

"《黄帝虾蟆经》轴子一卷，先子借录之列相白河侯。其书虽全然出于假托，而《太平御览》引《抱朴子》曰：'《黄帝经》有《虾蟆图》，言月生始二日，虾蟆始生，人亦不可针灸其处。'《隋志》又有《明堂虾蟆图》一卷，徐悦《孔穴虾蟆图》三卷，则知晋宋间，已行于世。考日中有乌，月中有虾兔，其说来亦尚矣。《史龟策传》曰：'日为德而君于天下，辱于三足之乌，月为刑而相佐，见食于虾蟆。'《淮南子·精神训》曰：'日中有踆乌，而月中有蟾蜍。'又《说林训》曰：'日照天下，蚀于詹诸，乌力胜日，而服于雒礼。'《参同契》曰：'蟾蜍与兔魄，日月气双明，蟾蜍视卦节，兔魄吐生光。'李善《文选·谢庄月赋》注曰：'张衡灵宪云：月者阴精之宗，积成为兽，象兔形。'《春秋元命苞》云：'月之为言，阙也。两说蟾蜍与兔者，阴阳双居，明阳之制阴，阴之倚阳也。'据此，则其书似出于汉人者矣。旧抄颇多讹舛，然世久失传，无他本可校，今虽明辨其为误写，不敢妄改。唯换轴为册，付诸开雕，览者益足以知非晚近假托之书也。"

今传世本已残缺不全，《医心方》所引内容多是今传本中未见者，故可据《医心方》所引佚文，补今本之缺，其文献价值颇为珍贵。日人小岛尚真曾从《医心方》中辑出今本所缺十一条，抄补传本之后。

(九)《虾蟆图经》

《医心方》引《虾蟆图经》凡一处两条，见于卷二十八第二十四。按此处两条并见于今本《黄帝虾蟆经》中，与上述《医心方》所引《虾蟆经》为同一著作。因书中有代表月亮圆缺的虾蟆和玉兔图及人体气血所在图，故以"图"名书。

(十)《针灸经》

《医心方》引《针灸经》凡二处，分别见于卷一第一、卷二十五第一，两者文字完全相同，即："《针灸经》云：十岁小儿、七十老人不得针，宜灸及甘药。"另外，卷二第一版框外有注文一处，即："《针灸经》：手有内关外关。"卷九第十七有行间注一处，即："《针灸经》：间使二穴，在掌后三寸内两筋间。"

梁阮孝绪《七录》记有《黄帝针灸经》十二卷，《日本国见在书目录》记有《黄帝针灸经》一卷，《隋书·经籍志》记有《释僧匡针灸经》一卷、无名氏《针灸经》一卷，《医心方》所引盖出自上述诸书中。从书名来看，与无名氏《针灸经》相符，但也不能排除引自《日本国见在书目录》所记的《黄帝针灸经》和《医心方》所引的《释僧匡针灸经》的可能性。此书早亡，今已不能详察。

(十一)僧匡及彻公二家

《医心方》引"僧匡及彻公二家"凡一处，见于卷二第二，为"针刺取背俞法"内容。

按"僧匡"见《隋书·经籍志》，其云："释僧匡《针灸经》一卷。"盖即是《医心方》所引者。"彻公"则不知所指何人何书，据文义推测，当指"彻公"所著"针灸经"之类的著作。此书早亡，今已不能考。

(十二)《金腾灸经》

《医心方》引《金腾灸经》凡一处，即卷二第二："《金腾灸经》曰：脏腑十二俞经法，从大椎直穷骨，中折度去其半，乃取余半四折之，皆令平等，点所折处，因申所点度，上从大椎，下至中脊，第一点名为鬲俞，第二点名为肺俞，第三点名为心俞，下头正中央名为肝俞；又从肝俞下至穷骨，仍为八折，皆令平等，因申从肝俞至穷骨之,第一点为胆俞,第二点名为脾俞,第三点名为胃俞,第四点名为肾俞,第五点名为大小肠俞,第六点名为膀胱俞,第七点名为三焦俞,下头住穷骨。凡脏腑俞皆侠脊相去二寸半,唯肝俞正脊中央也。"

按《金腾灸经》不见史志及公私书目著录,此节引文亦不见其他文献所载,作者及成书年代均不详。仅从字面及《医心方》引书文例分析。大体有两种可能:一是"金腾"是人名,如《黄帝针灸虾蟆经》《华佗针灸经》《扁鹊针灸经》《龙衔素针经》等,均冠以人名;二是"腾"字乃"滕"字之误,"金滕"即"金匮",古时谓藏秘书、典籍之所,而往往用作书名,以示珍贵。

(十三)德贞常

《医心方》引"德贞常"凡一处,即卷二第五:"德贞常曰:凡刺竟不得即灸,若拔针即灸者,内外热气相击,必变为异病也。若针处有肿核气起者,至七日外不消,然后灸之燔针法。"

此条佚文不见其他文献引用,史志书目亦不记德贞常有针灸专著,所出何书无考。《医心方》又引有《德贞常方》和德贞常《产经》,未知与此条佚文何关?

(十四)杨玄操

《医心方》引录"杨玄操"者凡两处,即卷二《诸家取背俞法》第二:"杨玄操曰:《黄帝正经》椎有廿一节,华佗、扁鹊、曹翕、高济之徒,或云廿四椎,或云廿二,或云长人廿四椎,短人廿一椎。此并两失其衷,大致或疑。夫人感天地之精,受五行之性,骨节孔窍,一禀无亏,长短粗细,乃因成育,是以人长则骨节亦长,人短则骨节亦短,其分段机关无盈缩也。今云长人廿四椎者,其支节宁即多矣?短人廿一椎者,其支节便少乎?是知骨法常定,支节无差。时人穿凿,互生异见。宜取轩后正经,勿视杂术之浅法也。然华佗、扁鹊并往代名医,遗文旧迹岂应如此!当是后人传

录失其本意也。又云:诸俞皆两穴,侠脊相去三寸,诸家杂说多有不同。或云肺俞第五椎,心俞第七椎;或云相去二寸半,或云二寸,或云三寸三分;或云诸俞皆有三穴。此又谬矣。《明堂》者,黄帝之正经,圣人之遗教,所注孔穴,靡不指的。又皇甫士安,晋朝高秀,洞明医术,撰次《甲乙》,并取三部为定。如此则《明堂》、《甲乙》,是圣人之秘宝,后世学者,宜遵用之,不可苟从异说,致乖正理也。"又卷二《灸例法》第二:"杨玄操曰:灸疮得脓坏,其病乃出,不坏则病不除。"

按杨玄操针灸著作今无传者,此两条佚文所出何书不详。《旧唐书·经籍志》记有《黄帝明堂经》三卷,题杨玄孙撰注,疑"孙"乃"操"之误,《新唐书·艺文志》记有杨玄注《黄帝明堂经》三卷,疑"玄"下脱"操"字。业师马继兴先生认为《医心方》所引即新、旧《唐志》所记杨氏《明堂注》的部分佚文。《日本国见在书目录》著录《明堂音义》二卷,题杨玄操撰,盖与《医心方》所引为同一著作。又《外台秘要方》卷三十九引有杨操《音义》佚文,"玄"字乃宋刻为避始祖赵玄朗讳省。

杨玄操,史书无传,年里失考。张守节《史记正义》曾引录杨氏语,可见其为唐初人。又据《黄帝八十一难经》杨玄操序结衔,曾官歙县县尉。

(十五)《百病针灸》

《医心方》引《百病针灸》凡二处,分别见于卷三第七、卷二十一第二十三。前者为"灸头风方",后者为"灸治月水来腹痛方"。

《百病针灸》未见史志及公私书目著录,《医心方》所引佚文亦不见其他文献所引,作者及成书年代无考。

(十六)《背俞度量法》

《医心方》引《背俞度量法》凡一处,即卷二第二:"《背俞度量法》曰:凡人有长短肥瘦,随形量之,不得同量。脏腑十二俞欲令详审者,宜以绳度之,夫数节俞者,从大椎俞始

数为数也，今呼俞者是孔穴也。"

按此书不见史志及公私书目著录，此节文字亦未见其它文献所引用，作者及成书年代无考。

（十七）董遏

《医心方》引"董遏"凡一处，即卷二第五："董遏曰：凡烧针之法，不可直用炭火烧，针涩伤人也。蜡烧为上，不作黑色瘢也。乌麻、麻子脂为次，蔓青、荏子为下。自外六畜脂并不可用也，皆伤人也。燔大瘢积用三隅针，破痈肿皆用铍针，量肿大小之宜也。小积及寒疝诸痹及风，皆用大员利针如筵也，亦量肥瘦大小之宜，皆烧针过热，紫色为佳，深浅量病大小，至病为度。针讫以烧钉赤，灸上七过佳也。毋钉灸上七壮，而以引之佳也，不则火气伏留，以为肉痛也。若肉薄之处，不灸；亦得大禁水入也。禁冷饮食。疮不发者，欲不作瘢者，脓时担去之。乍寒乍热者，疮发也。"

按董遏其人史料无征，此节文字所出何书亦无考。

三、本草食疗类

（一）《神农本草经》

《医心方》引《神农本草经》凡一处，即卷二十五第八十九："《神农本草经》云：小儿惊痫有百二十种，其证候异于常。"此条文字亦见于《千金方》卷五第三，作"小儿惊痫有一百二十种，其证候微异于常。"二者基本相同。

按《证类本草》所引《神农本草经》及其古注文中无此节文字，亦不见《新修本草》所保留的陶弘景注文中，其文字结构体例更与既知《神农本草经》的体例不合，故所引出自何书有待详考。根据上述，我们可以作出两种推测：第一，此引为《神农本草经》的古传本之一，很有可能是古传本中的注文内容；第二，不能排除《医心方》误引的可能性。

《神农本草经》是目前学术界所公认的最早药物学著作，它是汉以前医家对我国药物学知识的一次大总结，由于受尊古之风的影响，故书名冠以"神农"二字，实际并非神农所撰，亦非神农时代的作品。业师马继兴先生著有《辑复神农本草经的研究》（附在《神农本草经辑注》书后），对其进行了全方位的深入细致的研究，可参阅。

（二）《本草经》

《医心方》引《本草经》凡十五处，分别见于卷一、卷四、卷十、卷十一、卷十四、卷十七、卷十九。

按《本草经》一般认为即《神农本草经》的简称，而《医心方》所引《本草经》则比较复杂，并非单指《神农本草经》一书而言。业师马继兴先生将《医心方》所引条文与传世古本草中的《神农本草经》佚文和有关本草著作进行了对照比较研究，认为大体分为四种情况：①有与今本《本经·序录》白字基本相同者；②有与今本《本经·序录》墨字（陶弘景注文误作大字者）相同者；③有属《本经》药物，并掺有其佚文者；④有非《本经》药物，而为《别录》或《唐本草》等书的药物者（见《辑复神农本草经的研究》）。

（三）《本草》

《医心方》直引《本草》凡一百二十余处，分别见于卷一、卷四、卷九、卷十六、卷十八、卷二十五、卷二十九、卷三十。

按《医心方》所引"本草"亦非常复杂，其条文可见多种本草著作中。业师马继兴先生对《医心方》所引"本草"条文做过详细的考证研究，认为大体可分为四种情况：①有属于今本《本经·序录》墨字（系陶弘景注文误作大字）者；②有属于《本经》药物，且为《本经》佚文者；③有属于《本经》药物，但其所引文字则为《别录》或《唐本草》等书佚文者；④有非《本经》药物，为《别录》及《唐本草》等书药物者。

(四)《陶景本草注》

《医心方》引《陶景本草注》凡二十二处，分别见于卷四、卷八、卷十一至卷十三、卷十五至卷十八、卷二十三、卷二十八、卷二十九。

陶景《本草注》即指梁陶弘景《神农本草经集注》，此书以《神农本草经》为基础，补充了历代名医在临床上发展的药物，又参以陶氏个人的一些见解而成。首见梁阮孝绪《七录》，《隋书·经籍志》曰："梁有陶弘景《本草经集注》七卷。"原书早亡，今存敦煌残卷和今人辑本。

按《本草经集注》一书为学术界所熟知，它是《神农本草经》与《新修本草》之间的一部重要著作，起着承上启下的作用，无论在药品种类，还是药物分类上；无论是药学理论建树方面，还是药物基原的考察方面，陶氏都做出了不可磨灭的贡献，这里仅从文献学角度讨论几个学术界存在着不同认识的问题。

1. 关于成书年代问题。此书成于何时，史无定论，但有两条线索对考证其成书年代有所帮助：一是《本草经集注》自序，陶氏在序中提到他在归隐以后"游意方技，览本草药性"，且"撰而论之"。又据《梁书》本传，他归隐山林是在永明十年（公元 492 年），可知其成书上限当在公元 492 年。二是《补阙肘后百一方》序，他在序中云："凡如上诸法，皆已具载在余所撰《本草》上卷中。"陶氏此序署曰"太岁庚辰"，可知其成书下限当在公元 500 年。但应该指出，两序中有相互矛盾之处，即在《肘后百一方》序中提到《本草经集注》一书，而又在《本草经集注》中提到《肘后百一方》一书，其云："今撰此三卷，并《效验方》五卷，又补缺葛氏《肘后》三卷。"以常理推之，后者只能引征前者，而此互相引征，实乃令人费解。业师马继兴先生认为，之所以出现这种情况，可能与陶氏在两书成书后不断修订补充有关。如果这种解释成立的话，则可进一步推测，陶氏在《肘后百一方》成书前，已注有《本草经》三卷，在《肘后方》成书后，又对其进行修补，写成《本草经集注》七卷，所以为七卷本作序时又提到《肘后百一方》一书。那么，《本草经集注》最后定稿可能在《肘后》成书以后，在梁阮孝绪《七录》成书以前，即公元 500 年至公元 520 年。

2. 关于书名问题。此书自梁阮孝绪著录以来，书名与卷数已成定论，在学术界并没有什么争议，但有几点需加以说明：其一，对于书名的记述，历史文献上说法不一，《旧唐书·经籍志》作《本草集注》、《新唐书·艺文志》作《集注神农本草》，而后一些文献或称《注本草经》，或称《本草注》，仅据《医心方》中引录，就有若干种不同的略称，应引起注意。其二，《隋志》记述"梁有《陶隐居本草》十卷、陶弘景《本草经集注》七卷"，有学者认为陶氏曾撰有两部《本草》著作，恐未确。据宋王质《绍陶录·华阳谱》云："《本草》后人增衍，考正益详，间与《集注》差异。"盖是《陶隐居本草》十卷，乃后人在《集注》基础上进行增修而成，可以看作是陶氏《本草经集注》的一个不同传本。

3. 关于"陶弘景"称作"陶景"问题。《医心方》凡引陶氏均称作"陶景"，如"陶景注""陶景本草注""本草经陶景注"等，而无一处称"陶弘景"者，究其原因，恐非漏抄，而是避讳所为。陈垣氏在《史讳举例》中曰："避讳改名之例有三：一改其名，二称其字，三去其名一字。"此则例三，"去其名一字"者也。那么"弘"字避何人之讳而删呢？检历代皇帝名讳，综合分析《医心方》引"陶注"的历史背景，当避高宗太子李弘名讳。李弘于永徽七年（即显庆元年，公元 656 年）正月辛未被立为太子，上元二年（公元 675 年）四月己亥薨于合璧宫，五月追谥为孝敬皇帝。推测《医心方》所引用"陶注"于此间成书的可能性较大。唐显庆二年（公元 657 年）奉敕修《本草》，显庆四年（公元 659 年）《新修本草》书成，书中基本上保留了陶氏的注文，故唐臣引陶注必避太子名讳无疑，由此推测，

《医心方》所引陶氏《本草经集注》内容,可能转引自《新修本草》一书。

(五)《本草经陶景注》

《医心方》引《本草经陶景注》凡一处,即卷十三第七:"《本草经陶景注》云:榆初生时,人以作糜羹辈,令人睡眠。稽公所谓'榆令人眠'。"

按《本草经陶景注》即指《陶弘景神农本草经集注》而言,考证见《陶景本草注》条。

(六)《本草陶注》

《医心方》引《本草陶注》凡一处,即卷三十第四"越瓜"下:"《本草陶注》云:越瓜,人以作菹,食之亦冷。"

按《本草陶注》即指《陶弘景神农本草经集注》而言,与《医心方》所引《陶景本草注》同出一书。

(七)《陶景注》

《医心方》引"陶景注"凡五十七处,均见于卷三十。

按《陶景注》即指《陶弘景神农本草经集注》而言,与《医心方》所引《陶景本草注》同出一书。

(八)《陶注》

《医心方》引《陶注》凡四处,均见于卷三十。

按《陶注》即指《陶弘景神农本草经集注》而言,与《医心方》引《陶景本草注》同出一书。

(九)陶景

《医心方》引"陶景"凡一处,即卷三十第一"丹黍米"下:"陶景云:此即赤黍米也,多入神药用。"

按"陶景"即陶弘景,指陶氏《神农本草经集注》而言,与《医心方》引《陶景本草注》同出一书。

(十)《新修本草》

《医心方》直接以《新修本草》为书名引用者只有一处,即卷十五第三:"《新修本草》云:痈脓使速溃方。吞苘实一枚,破痈肿。"又行间小注引《新修本草》三处。除明确标明《新修本草》者外,《医心方》凡引"苏敬""苏敬注""苏敬本草注"以及小字注文引"敬注""苏注"等,均出自《新修本草》一书。值得注意的是:在《医心方》卷一《诸药和名》第一所引"本草内药八百五十种"药目,虽未标记出自何书,但经检亦全部引自《新修本草》。

《新修本草》又名《唐本草》《英公本草》《苏敬本草》《唐新本草》,是本草学术发展史上占有重要地位的一部著作,被誉为我国第一部药典。此书为医学界所习知,这里主要想说明以下两个问题:

第一,关于《新修本草》的署名问题。《旧唐书·经籍志》云苏敬撰,《通志·艺文略》称李勣撰,《宋史·艺文志》则题孔志约撰,历代公私书目著录互异,当知个中原委。按《新修本草》为政府组织儒臣和本草学专家在旧有本草的基础上集体编修的,因李勣官衔最显,且为此书的总监,故有题李勣撰者;因孔志约为此书作序,故有题孔志约撰者;因苏敬是实际主持修定此书的专家,故多数题苏敬撰。

第二,关于参加修定本草的人数和人员。据礼部郎中孔志约《新修本草序》《唐会要》《嘉祐补注本草所引书传》等云,参加编修《新修本草》的人员共二十二人,与《新唐书·艺文志》所列人员名单合。《新唐志》所列参撰人员即:李勣、长孙无忌、辛茂将、许敬宗、孔志约、许孝崇、胡子彖、蒋季(孝)璋、蔺复圭、许弘直、巢孝俭、蒋季(孝)瑜、吴嗣宗、蒋义方、蒋季(孝)琬、许弘、蒋茂昌、吕才、贾文通、李淳风、吴题哲、颜仁楚、苏敬。然而《新唐书·于志宁传》云:"初,志宁与司空李勣,修定本草并图,合五十四篇。"诚若于志宁参加编修之事,则应是二十三人。志宁参加编修本草只见《新唐书》本传,而《旧唐书》本传亦不载,是否《新唐书》误把孔志约的素材补入于传,有待进一步考察。

(十一)《本草苏敬注》

《医心方》引《本草苏敬注》凡一处,即卷十四第二十六:"《本草苏敬注》云:人屎干者烧之,烟绝,水渍饮汁,名破棺汤也,主伤寒热毒。"

按《本草苏敬注》即指《唐本草》,与《医心方》引《新修本草》同出。

(十二)《苏敬本草注》

《医心方》引《苏敬本草注》凡四十二处,分别见于卷三至卷六、卷八至卷十二、卷十五至卷十八、卷二十、卷二十一、卷二十三、卷二十五、卷二十八、卷二十九诸卷中。通检这些内容,均为《新修本草》中的注文,考证见《新修本草》条。

(十三)《苏敬注》

《医心方》引《苏敬注》凡二十八处,均见于卷三十。按此即《苏敬本草注》之简称者,亦即《新修本草》之注文内容。

(十四)苏敬

《医心方》引"苏敬"凡九处,均见于卷三十。按此亦《苏敬本草注》之省称,与《医心方》所引《新修本草》同出。

(十五)蒋孝琬

《医心方》引"蒋孝琬"者凡一处,共八条,见于卷一第三,为论述服药节度的内容。

蒋孝琬,初唐人,显庆四年曾参加《新修本草》的编撰工作,时任朝请郎太常寺太医令,《新唐书·艺文志》在《图经》下记作"太医令蒋季琬",疑"季"为"孝"字之误。《外台秘要方》中引"蒋孝璋""蒋孝瑜",《唐志》并作"蒋季璋""蒋季瑜",是"孝"误"季",非蒋孝琬一人。《医心方》所引"蒋孝琬"佚文,不见其他文献记载,所出何书无详考。《日本国见在书目录》记有《杂注本草》一书,题"蒋孝琬加注",是否即《医心方》所引者,待考。

(十六)《本草拾遗》

《医心方》直引《本草拾遗》凡十二处,分别见于卷四、卷七、卷十、卷十二、卷十六、卷二十二、卷二十五。

此书首载《新唐书·艺文志》,云:"陈藏器《本草拾遗》十卷,开元中人。"而后,宋代史志书目文献多有著录或引用。宋掌禹锡《嘉祐补注本草所引书传》云:"《本草拾遗》,唐开元中京兆府三元县尉陈藏器撰。以《神农本经》虽有陶、苏补集之说,然遗逸尚多,故别为《序例》一卷、《拾遗》六卷、《解纷》三卷,总曰《本草拾遗》,共十卷。"

《本草拾遗》是我国本草学发展史上一部重要著作,历代医药学家都对其有很高的评价。李时珍在《本草纲目·历代诸家本草》中曰:"藏器,四明人。其所著述,博极群书,精核物类,订绳谬误,搜罗幽隐,自本草以来,一人而已。肤谫之士,不察其赅详,惟诮其僻怪,宋人亦多删削。岂知天地品物无穷,古今隐显亦异,用舍有时,名称或变,岂可以一隅之见,而遽讥多闻哉。如辟虺雷、海马、胡豆之类,皆隐于昔而用于今;仰天皮、灯花、败扇之类,皆万家所用者。若非此书收载,何从稽考。此本草之本,所以不厌详悉也。"惜其书久佚,佚文除见于《医心方》外,主要散见于《证类本草》一书中。《太平御览》《和名类聚抄》也引有部分佚文。

关于此书的成书年代,除上述文献记其开元中外,《南部新书·辛集》记载更为具体,其云:"开元二十七年(公元739年),明州(今浙江鄞县)人陈藏器撰《本草拾遗》。"

(十七)《拾遗》

《医心方》直引《拾遗》凡四十三处,分别见于卷七、卷十八、卷三十。

按《拾遗》即《本草拾遗》的略称,考证见《本草拾遗》条。

(十八)《张仲景药辨诀》

《医心方》引《张仲景药辨诀》凡一处两条,见于卷二第七,为"合服药忌日"的内容。

此书目不见隋唐史志记载,亦未见其他文献所引用,《日本国见在书目》记有《药辨诀》一书,或即《医心方》所引者。此书是否出自仲景?还是后人托名之作?待考。又《医心方》"今案"及注文引有《药辨诀》二十余处,当与《张仲景药辨诀》为同一著作。

(十九)《药像敩》

《医心方》引《药像敩》凡一处,即卷一第四:"《药像敩》云:服槐实忌猪肉。"

此书隋唐史志不载,《嘉祐补注本草所引书传》云:"《药总诀》,梁陶隐居撰,论决药品五味寒热之性,主疾病及采畜时月之法,凡二卷。一本题《药像敩总诀》,不著撰人名氏,文字并相类。"疑指此书。

(二十)《药性论》

《医心方》引《药性论》凡一处,即卷三十第二"梅实"下:"《药性论》云:黑穴服梅花,黄连登云台。"

《药性论》首见《崇文总目》著录,四卷,不题作者姓氏,《宋史·艺文志》著录同。《嘉祐补注本草所引书传》云:"《药性论》,不著撰人名氏,集众药品,类分其性味,君臣主病之效,凡四卷。一本题曰:陶隐居撰。然所记药性功状,与本草有戾者,疑非隐居所为。"新、旧《唐志》并著录有《本草药性》三卷,题甄立言撰,一作权。李时珍认为《唐志》所记《本草药性》即指《药性论》而言,曰:"《药性论》即《药性本草》,乃唐甄权所著也。权,扶沟人,仕隋为秘书正字。唐太宗时年百二十岁,帝幸其第,访以药性,因上此书,授朝散大夫。其书论主治亦详,又著《脉经》《明堂人形图》各一卷。"日本学者丹波元胤对李时珍之说持怀疑态度,他说:"《隋志》所载甄氏本草,与立言《本草药性》,疑是同书。若《药性论》,亦岂一书欤?唯卷帙不同。至李时珍说,恐难信据。"今人范行准氏、尚志钧氏也怀疑非甄氏所著。究竟《药性论》成书于何时何人?待考。

据考引《药性论》最多的文献是《嘉祐补注本草》,今以《医心方》引此一条佚文与《嘉祐补注本草》所引佚文对照,则未见。此引《药性论》和彼引《药性论》是否为同一种《药性论》,也值得进一步探讨。此条佚文以口诀形式写成,不知与《唐书·艺文志》所记王方庆《药性要诀》是否有关?

(二十一)《本草稽疑》

《医心方》直引《本草稽疑》凡六处,分别见于卷一、卷三、卷十、卷十四、卷十七。

《本草稽疑》不见史志书目著录,作者及成书年代无考。日本《本草和名》《和名抄》均引用过此书,看来此书在日本曾流行一时。从其部分佚文看,书名虽曰《本草稽疑》,但并非单纯性本草著作,每药下可能都有附方,盖类似《证类本草》者。

(二十二)《神农食经》

《医心方》引《神农食经》凡两处,即卷二十九第八:"《神农食经》云:饱食讫,多饮水及酒成痞癖,醉当风卧,以自成恶风。"又卷二十九第十一:"《神农食经》云:生鱼合蒜食之,夺人气。"

《神农食经》不见史志书目著录,《汉书·艺文志》记有《神农黄帝食禁》七卷,《汉书·艺文志条理》于此目下注云:"按《太平御览》八百六十七引《神农食经》,《隋志》引《七录》有《黄帝杂饮食忌》二卷,《食经》《杂饮食忌》即此《食禁》七卷之遗,其书盖言饮食宜忌,其遗文犹可寻究。"此乃推测之词,聊备一说耳。业师马继兴先生亦认为:"在《医心方》中虽不见此书之名,但所引《神农食经》二条、《神农经》十条,其内容多与上述佚文相同或类似,实即将《神农黄帝食禁》改称者。"

(二十三)《神农经》

《医心方》引《神农经》者凡十处,均见于卷三十,各条内容分别是:

1.〔李〕《神农经》云:微温无毒,不可多食,令人虚。

2.〔杏实〕《神农经》云:有热人不可食,令人身热,伤神寿。

3.〔桃实〕《神农经》云:饱食桃入水浴成淋病。

4.〔栗子〕《神农经》云:食疗腰脚烦,炊食之令气壅,患风水人尤不宜食。

5.〔梨子〕《神农经》云:味甘无毒,不可多食,令人委困。

6.〔芋〕《神农经》云:不可多食,动宿冷。

7.〔冬瓜〕《神农经》云:冬瓜味甘无毒,止渴除热。

8.〔葵菜〕《神农经》云:味甘寒,久食利骨气。

9.〔生姜〕《神农经》云:令少志少智,伤心性,不可过多耳。

10.〔芜菁〕《神农经》云:根不可多食,令人气胀。

按此书名不见史志所记,从上十条佚文来看,专讲饮食物的宜忌,与《医心方》所引《黄帝食经》相类,疑与《黄帝食经》同体而别名者。

(二十四)《七卷食经》

《医心方》直引《七卷食经》凡十一处,分别见于卷十一、卷十四、卷二十九、卷三十;又"今案"引《七卷食经》两处,并见于卷十二。

按《医心方》所引《七卷食经》又简称《七卷经》,仅从其现存佚文内容可以窥知,此书是一部专门论述食性、食宜、食疗、食禁的"食物本草"著作。

此书不见史志书目著录,亦未见其他文献所引用,成书年代及作者不详。但据其佚

文可大致推测如下:第一,佚文中引有《汉武传》《广志》,可见不会早于东晋;第二,佚文不避隋讳"广"字,不避唐讳"治"字,也可排除成书于隋唐。那么,成书于东晋南北朝时期的可能性较大。

(二十五)《七卷经》

《医心方》直引《七卷经》凡五十二处,分别见于卷二十九、卷三十。又"今案"引《七卷经》一处,见于卷三十。

按《七卷经》即《七卷食经》的省称,考证见《七卷食经》条。

(二十六)《崔禹锡食经》

《医心方》引《崔禹锡食经》凡二十四处,分别见于卷五、卷八、卷九、卷十、卷十三、卷十四、卷十六、卷二十一、卷二十二、卷二十五、卷二十九、卷三十。从其佚文内容看,是一部食疗本草专著。

此书不见隋唐史志著录,《日本国见在书目》记有"《食经》四卷,崔禹锡撰",疑即是《医心方》所引者。这里需要搞清两个问题:

第一,《崔禹锡食经》与《崔氏食经》《崔浩食经》的关系。《隋书·经籍志》著录有《崔氏食经》四卷,《旧唐书·经籍志》《新唐书·艺文志》记有《崔浩食经》九卷,首先古今学者或以为《隋志》所记《崔氏食经》与新、旧《唐志》所记《崔浩食经》同书而异称。如宋郑樵《通志·艺文略》、近人徐崇《补南史艺文志》、今人朱祖延《北魏佚书考》等,均持此说。又因《日本国见在书目》记有崔禹锡《食经》四卷,故更有学者认为三者为同一著作,如清姚振宗《隋书经籍志考证》卷三十七:"《唐志》载此书九卷,盖以篇为卷。《隋志》四卷,似合并。唐《日本书目》亦四卷,注云崔禹锡撰,似因刘禹锡《传信方》而讹。"按《隋志》著录《食经》五部,均与《崔浩食经》卷数不合,盖《崔浩食经》《隋志》未曾著录,所云九卷并为四卷,似缺乏证据。至于崔禹锡《食经》因刘禹锡《传信方》而讹,则更属想

当然耳。今检《医心方》所引《崔禹锡食经》近二百条，或称"崔禹锡食经"、或称"崔禹食经"、或称"崔禹锡"、或称"崔禹"，虽称呼各异，实指一书无疑。《医心方》作者丹波康赖援引此书，当是亲眼得见，殆不会有误。倒是《崔禹锡食经》四卷，与《隋志》所记《崔氏食经》四卷卷数相合，故此二者为一书之可能性极大，日人丹波元胤在《医籍考》中便直认作为一书。第考《医心方》所引《崔禹锡食经》内容，全部为食疗之属，与《崔浩食经》主要论述饮食酿造、食物烹调、祭祀品制作、食物储藏迥然不同，且"浩"与"禹锡"更无字义上的联系，故可以断定，二者当是不同作者所写的不同性质、不同内容的两部完全不同的著作。

第二，《崔禹锡食经》的成书年代问题。近来有人认为崔禹锡为唐朝开元年间（公元713～741 年）人，似有张冠李戴之嫌，理由是：其一，唐开元年间崔禹锡出身官宦之家，本人为官平生，无任何史料记载其懂医药知识和曾著有《食经》之类的著作。其二，诚若《隋志》中《崔氏食经》确为崔禹锡所撰，而唐代崔禹锡为开元间人，晚于魏征贞观（公元627～649 年）中修《隋志》近百年，则《隋志》决不会记开元间事。其三，假若此《食经》作者崔禹锡为唐人，当避唐讳。然检《医心方》所引《崔禹锡食经》佚文，其中有"治"字、有"世"字等，说明不避唐讳，知非唐人。

关于崔禹锡《食经》年代，从佚文中名物、语言等考察，大概成书于六朝时期，日本丹波元胤在《医籍考》一书中考证甚精，其云："盖以菌为茸，芥为辛菜，萍蓬为骨蓬，款冬为蓣，斑鸠为鹘，告天子为云雀，秋鸡为龟乌，刺鬣鱼为鲷，赫鲈为鲑，香鱼为鲇之类是也，想举当时之名称而所记，后世字书，遂失其训者，犹篁之为竹田，岚之为猛风，帐之为薄，均是六朝之间称。"笔者同意此说。总之，《食经》作者崔禹锡，与唐代开元间崔禹锡无涉，当是同姓同名而不同时的两个不同人物。

（二十七）《崔禹食经》

《医心方》引《崔禹食经》凡四处，分别见于卷十一、卷十二、卷十七。

按《崔禹食经》即《医心方》所引《崔禹锡食经》，此省字耳。

（二十八）崔禹锡

《医心方》引"崔禹锡"凡一处，即卷二十九第一："崔禹锡云：人汗入食中者，不可食，发恶疮，其女子尤甚，宜早服鸡舌香饮即瘥。"

按此当与《医心方》引《崔禹锡食经》同出，"崔禹锡"下省略《食经》二字。

（二十九）崔禹

《医心方》引"崔禹"凡一百三十余处，分别见于卷二十九、卷三十两卷之中，检其佚文，全部为食疗本草内容，是知"崔禹"即指《医心方》所引的"崔禹锡"，此省"锡"字，其佚文当出自《崔禹锡食经》一书。

（三十）《朱思简食经》

《医心方》引《朱思简食经》凡六处，分别见于卷二十二、卷二十七、卷二十九、卷三十。又"今案"引一处，见于卷九。

此书不见史志书目记载，成书年代及作者无考，仅据其佚文分析，似六朝常见之"食经"类著作，除一般食性、食养、食禁、食治外，还有"杂禁"内容，如卷二十七《杂禁》第十一："《朱思简食经》云：刀刃不得向身，大忌，令损人年寿。"

（三十一）朱思简

《医心方》引"朱思简"凡七处，均见于卷三十。

按"朱思简"即《朱思简食经》之省称。考证见《朱思简食经》条。

(三十二)《马琬食经》

《医心方》引《马琬食经》凡三处,分别见于卷一、卷二十九,“今案”引《马琬食经》一处,见于卷一。

《马琬食经》首见《隋书·经籍志》,云:“《食经》三卷,马琬撰。”《医心方》又引“马琬”十五处,亦出自《马琬食经》一书,从全部佚文看,有食禁、食宜、食治等内容,似六朝时期常见的“食经”著作。

(三十三)马琬

《医心方》引“马琬”凡十五处,分别见于卷二十九、卷三十。

按“马琬”即指《马琬食经》,与《医心方》所引《马琬食经》同出。

(三十四)《卢宗食经》

《医心方》引《卢宗食经》凡一处,即卷三十《五肉部》第三:“《卢宗食经》云:鹿肉五月已后无角者,食伤人。”

《旧唐书·经籍志》《新唐书·艺文志》均著录有卢仁宗《食经》三卷,当指《医心方》所引《卢宗食经》而言,“仁”字或省或脱。卢仁宗,未见其他史料记载,生活时代无考。

(三十五)《孟诜食经》

《医心方》引《孟诜食经》凡十六处,分别见于卷三、卷四、卷六、卷九、卷十二、卷十六、卷十八、卷二十一、卷二十五、卷二十九。

《孟诜食经》又名《食疗本草》,首见《新唐书·艺文志》,《通志·艺文略》《宋史·艺文志》《日本国见在书目》并予著录。《嘉祐补注本草》所引书传曰:“《食疗本草》,唐同州刺史孟诜撰,张鼎又补其不足者八十九种,并旧为二百二十七条,凡三卷。”《旧唐书·经籍志》不记此书名,只著录有孟诜《补养方》三卷,一般认为孟诜最初所著名《补养方》,后经腽玄子张鼎增补,易名为《食疗本草》者。腽玄子为唐开元朝(公元713~741年)道士,盖其增补《补养方》在开元间,而《新唐志》增补《旧唐志》书目,多记开元著作,故其书得以《新志》著录。

孟诜,新、旧《唐书》并有传,约生于公元621年,卒于713年。汝州梁(河南临汝县)人。历官凤阁舍人,台州司马,春官侍郎(即礼部侍郎),于长安(公元701~705年)中授同州刺史,神龙致仕。诜少好方术,精于养生,著述颇多。

(三十六)孟诜

《医心方》直引“孟诜”凡六十余处,均见于卷三十。

按“孟诜”即指《孟诜食经》,亦即《食疗本草》。考证见《孟诜食经》条。

(三十七)《腽玄子张食经》

《医心方》引《腽玄子张食经》凡一处,即卷二十九第四十:“《腽玄子张食经》治鱼骨在腹中痛方:煮吴茱(萸)服一盏汁。又方:在肉中不出方:捣吴茱萸封上即烂出。”

《腽玄子张食经》不见史志书目著录,业师马继兴先生认为此指由张鼎增补的《食疗本草》一书,其在“《医心方》中的古医学文献初探”一文中说:“《食疗本草》为唐初孟诜所撰,后由张鼎氏增补其不足者89条,连同旧条共227条。在《医心方》中,凡据自孟诜《食疗本草》原书者,均记以《孟诜食经》之名,共引录98条佚文。凡据自张鼎《食疗本草》新补者,均记以‘《腽玄子张食经》’或‘腽玄子’之名,共引录13条佚文。按‘腽玄子’应作‘悟玄子’,即张鼎氏道号。《宋史·艺文志》有‘悟玄子《安神养生方》一卷,张鼎撰’可证。”笔者同意这种说法,其理由是:第一,《证类本草》卷一《序例》引有《嘉祐补注本草所引书传》十六家,其在《食疗本草》下云:“唐同州刺史孟诜撰,张鼎又补其不足者八十九种,并旧为二百二十七条,凡三卷。”今检《食疗本草》佚文,每药之下多有“腽玄子张”增补之迹,即“腽玄子张”当是张鼎之号。第二，《医心方》除引《膳玄子张食经》之外，又引有"膳玄子张"者凡十一处，其中有八处紧接《孟诜食经》之文后，这恐怕与张鼎增补《食疗本草》有关。据有关专家考证，张鼎把孟诜《补养方》增补后改成《食疗本草》，虽然已是合二为一的一部著作，但因两家之文尚可分辨，故前者称"孟诜《食经》"，后者称"膳玄子张"，余三处单引"膳玄子张"者，当是专门引自张氏增补的内容。

关于张鼎增补《食疗本草》的年代，下限可知在开元二十七年以前，即公元 739 年以前。据宋钱易《南部新书·辛集》云："开元二十七年，明州人陈藏器撰《本草拾遗》。"而《本草拾遗》中引有若干条张鼎《食疗本草》佚文。至于上限，由于找不出孟氏撰《食疗本草》（补养方）的确切年代，故不可知，一般认为在孟诜去世以后，即公元 713 年以后。张鼎除把孟诜《补养方》进行增补改成《食疗本草》以外，又增补有《冲和子玉房秘诀》十卷，见《新唐书·艺文志》。

（三十八）膳玄子张

《医心方》引"膳玄子张"凡十一处，均见于卷三十之中。

按"膳玄子张"即指张鼎而言，与《医心方》所引《膳玄子张食经》同出一辙。考证见"《膳玄子张食经》"条。

（三十九）《新撰食经》

《医心方》引《新撰食经》凡一处，即卷一第十"本草外药七十种"所引"鬼皂、江浦草、茭弱、鹿毛菜、茭郁、鸭头草、鸡冠草、蒟蒻"等八种药名，药名下和名为丹波氏所加。

此书不见隋唐史志著录，《日本国见在书目》记有《新撰食经》七卷，不题作者姓氏，似即《医心方》所引者。冈西为人《宋以前医籍考》曰："按《医心方》所引无《新撰食经》者，而有《七卷食经》五条、《七卷经》五十四条，《和名抄》所引亦有《七卷食经》十七条，所谓《七卷食经》疑即是书欤？"冈西为人氏

只从二者卷数相合而推测，是对《医心方》卷一所引未加详察所致。此书成书年代及作者无考。

（四十）《食经》

《医心方》直引《食经》凡十七处，分别见于卷五、卷七、卷八、卷二十九。"今案"等注文中引有五处，见于卷十二、卷二十九。其内容主要是食疗、食养、食禁等。

在我国历史上以《食经》命名的著作甚夥，除《神农食经》成书于汉以前外，其他大部分出现在晋唐时期，而以六朝时期为多。《隋志》著录有崔浩《食经》、《太官食经》、《崔氏食经》（疑即《医心方》所引《崔禹锡食经》）、二卷本《食经》、十四卷本《食经》、十九卷本《食经》、《马琬食经》，《旧唐志》著录有《竺暄食经》《卢仁宗食经》，《医心方》中又引有《七卷食经》《朱思简食经》《新撰食经》，这些《食经》虽全部亡佚，但有些尚有部分佚文存世，或通过有关文献可窥其书旨趣。经笔者粗略考察，这些《食经》大体可分为两大类：一类是以记述饮食酿造和烹调技术为主的著作，或包括蔬果之储存和祭祀品之制作等相关内容；一类是以记述养生保健和医疗方法为主的著作，若细分可包括食养、食禁、食治三个方面内容。前者如《崔浩食经》《太官食经》等，此类《食经》与何曾《食疏》、刘休《食方》、《四时御食经》、《食馔次第法》、《淮南王食经》等大体相同，多为庖官所作，与豪门贵族侈于食味有关，而与医家干系不大。后者如《崔禹锡食经》《马琬食经》《七卷食经》《卢仁宗食经》《朱思简食经》等，此类《食经》与《神农黄帝食禁》《扁鹊食禁》《华佗食论》《本草食禁》《千金食治》《食疗本草》等大体一致，多为医家所撰，是为配合医方治病而作，是地地道道的"食疗本草"类著作。

《医心方》所引《食经》当属后者。但此无名氏《食经》为何时何人所撰，今已不能确考，仅从佚文分析，盖属六朝人所为。但亦不

能完全排除《医心方》引其他《食经》省称的可能。

（四十一）《食科》

《医心方》引《食科》凡一处，即卷三十《五菜部》第四："《食科》云：（生姜）男子多食令人尻肛缓大，女人者令其阴器缓大。"

按《食科》一书不见史志书目著录，亦不见其他文献所引用，作者及成书年代均无考，仅从书名推测，似为六朝"食经"之属。

（四十二）《本草食禁》

《医心方》引《本草食禁》凡九处，分别见于卷二十二、卷二十九。

按《本草食禁》不见史志书目著录，作者及成书年代无考。《日本国见在书目》记有《食禁》一卷，未知与此书何关。从《医心方》所引《本草食禁》佚文分析，此书是一部专门论述饮食服药禁忌、饮食注意事项及饮食致病后如何解除的食疗类著作。

（四十三）《本草食禁杂法》

《医心方》引《本草食禁杂法》凡两处，即卷二十七第九："《本草食禁杂法》云：勿向北冠带，大凶。"又卷二十七第十一："《本草食禁杂法》云：勿杀龟，令人短寿。"

按《本草食禁杂法》史志书目未见著录，亦不见其他文献记述，从上两条佚文分析，此书或许是以论述"本草食物禁忌"为主，而旁记起居生活中诸禁忌事项的著作，抑或《本草食禁》一书的附篇，亦未可知，待考。

（四十四）《本草杂禁》

《医心方》引《本草杂禁》凡一处，即卷二十九第七："《本草杂禁》云：饱食夜失覆，为霍乱。"

按《本草杂禁》不见史志书目著录，其佚文亦不见其他文献记载，作者及成书年代无考。

（四十五）《膳夫经》

《医心方》直引《膳夫经》凡十八处，分别见于卷二十二、卷二十九、卷三十。观其佚文，主要是有关食禁和食养的内容。

膳夫，古官名，其职司掌宫廷的饮食。《周礼·天官》："膳夫，上士也，掌王之饮食膳羞。"但《医心方》卷二十二第二引《膳夫经》一条，作："《膳夫经》云：妊身勿北向，向其生年上大小便，使母难。"此与书名题义不合，未知何故。

《膳夫经》又作《膳夫经手录》，首载《新唐书·艺文志》，曰："阳晔《膳夫经手录》四卷。"而后史志公私书目多有著录，书名或作《膳夫经》、或作《膳夫经手录》，作者或作杨晔、或作杨煜。《持静斋藏书志记要》卷下："《膳夫经手录》一卷，唐杨煜撰，抄本。煜官巢县令。是书成于大中十年（公元856年）。《唐志》《宋志》《通志略》《崇文总目》并著录所著《茶品》，分产地，别优劣。"今不见传本。

四、综合方书类

（一）《张仲景方》

《医心方》引《张仲景方》凡五处，分别见于卷九、卷十、卷十六、卷二十。其内容为：治咳大枣丸方、治水肿青龙汤方和桑根白皮汤方、治恶核肿黄芪贴方、治散发腹痛黄芩汤方、治寒食散大小行难方。

张仲景，名机，以字行，东汉南郡涅阳（今河南南阳）人。约生活于公元二世纪中叶至三世纪初叶，少年即学医于同郡张伯祖，尽得其传，尤精经方，有时誉。汉灵帝时举孝廉，据传官至长沙太守。建安（公元196～220年）中，疾疫流行，白骨蔽野，其家族二百余口，死亡三分之二。而时医各承家技，墨守成规，不求进取，误人甚多。仲景面对这种局面，非常沉痛，于是勤求古训，博采众方，撰写出一部划时代的医学临床著作——《伤寒杂病论》，被后人誉为经方之祖。惜此书问世，正值战乱之际，不久便散乱，幸有弟子王叔和进行整理，方得流传。但历岁久远，复经传抄，各择所好，又演变出多种不同内容的仲景著作，南北朝时期，主要分成两大系统，即陈延之《小品方》序录参考书目中提到的《张仲景辨伤寒并方》和《张仲景杂方》，《隋书·经籍志》分别称作《张仲景辨伤寒》和《张仲景方》，《新唐书·艺文志》又作《伤寒杂病论》和《张仲景药方》，到了宋代才逐渐定型为《伤寒论》和《金匮要略》两书。《医心方》所引上述诸条，即不见今本《伤寒论》，亦不见《金匮要略》之中，当属《伤寒杂病论》佚文，而分析其内容，又属杂病系统，即属今《金匮要略》的古传本佚文。

《日本国见在书目录》记有《张仲景方》九卷，当是《医心方》所引用者。

（二）张仲景

《医心方》引"张仲景"凡三处，分别见于卷二、卷二十。前者为"灸法"，后者为"服石"。

按《医心方》所引此两条，不见今本《伤寒论》和《金匮要略》之中，此两条内容似为《伤寒杂病论》的"杂病"佚文，即《医心方》所引《张仲景方》的省称。

（三）《华佗方》

《医心方》引《华佗方》凡八处，分别见于卷五、卷八、卷十、卷十二、卷二十、卷二十三、卷二十五，内容包括治聤耳方、治霍乱转筋方、治胃反方、治心腹众病方、治便坚谷瘦诸方、解散热方、治妬乳方、治小儿赤游肿方等。

《华佗方》为弟子吴普所集，《隋书·经籍志》云："《华佗方》十卷，吴普撰。佗，后汉人。"此书最早见于陈延之《小品方》所引，并称此书"是《秘阁四部书目录》所载录者"。陈氏《小品方》大约成书于南北朝刘宋王朝，其所见《秘阁四部书目录》则很可能是《宋元嘉八年秘阁四部目录》，此书目成书于公元

431年，距华佗去世只有二百多年。若《华佗方》是在华佗去世后其弟子吴普所集，则离《小品方》引录时距更短，而陈氏丝毫不怀疑此书的来源，可见确为吴普所集不诬。

《华佗方》在六朝乃至隋唐时期流传很广，这从许多晋唐方书引有《华佗方》内容可以反映出来，诸如《肘后方》《范汪方》《小品方》《深师方》《删繁方》《备急方》《张文仲方》《崔氏方》《千金方》《千金翼方》《外台秘要方》中都或多或少保存有《华佗方》佚文。从《医心方》中引用《华佗方》十余条可推知，相当于我国北宋初年，此书在日本也曾传播。北宋嘉祐年间，政府设校正医书局勘正医书，亦曾用《华佗方》作为校勘资料，估计北宋时期此书尚存。直到明代李时珍修《本草纲目》，也记有"《华佗方》十卷"之目，同时其药物附方下亦引有《华佗方》佚文，考李氏所引内容，不见于今存世的晋唐方书之中，故不能排除直接引用的可能性。

《华佗方》又称《华佗药方》，如《旧唐书·经籍志》曰："《华佗方》十卷，华佗方，吴普集。"《新唐书·艺文志》著录作"吴普集《华氏药方》十卷"。

吴普，华佗弟子。三国时期广陵（今江苏省江都县）人。《三国志·华佗传》曰："广陵吴普、彭城樊阿，皆从佗学。佗语普曰：'人体欲得劳动，但不当使极尔。动摇则谷气得消，血脉流通，病不得生，譬犹户枢不朽是也。是以古之仙者，为导引之事，熊经鸱顾，引挽腰体，动诸关节，以求难老。吾有一术，名五禽之戏：一曰虎，二曰鹿，三曰熊，四曰猿，五曰鸟。亦以除疾，并利蹄足，以当导引。体中不快，起作一禽之戏，沾濡汗出，因上著粉，身体轻便，腹中欲食。'普施行之，年九十余，耳目聪明，齿牙完坚。"

吴普的生卒年代，史料无载，但据《后汉书·华佗传》李贤注引《华佗别传》云："吴普从佗学，微得其方。魏明帝呼之，使为禽戏，普以年老，手足不能相及，粗以其法语诸医。普今年将九十，耳不聋，目不冥，牙齿完坚，饮

食无损。"魏明帝曹叡,公元 227 年至 239 年在位。今以其执政中期,即公元 233 年召见吴普,吴普时年 90 年计算,吴氏当生于公元 144 年。又据《抱朴子内篇·至理》云:"有吴普者,从华佗受五禽之戏,以代导引,犹得百余岁。"按一般理解,"百余岁"当在 101 岁至 109 岁之间,今取其中数 105 岁为吴氏终年,以生于公元 144 年计算,则吴普当卒于公元 248 年。

吴普除集有《华佗方》十卷外,还著有《吴普本草》一书,在本草学发展史上影响较大。

(四)《葛氏方》

《葛氏方》是《医心方》一书主要引用文献之一,仅直接引用就达 390 余处,除卷二、卷十九、卷二十七、卷三十外,其他各卷均引有《葛氏方》佚文,可见丹波康赖博士对此书的重视。从其引文内容来看,此书是一部综合性方书,囊括临床各科及各种日常生活中发生的病痛。今以《医心方》所引佚文与今本《肘后方》和《外台》所引《肘后方》《葛氏方》比较,有很多相同的内容,可知此书当出自晋代著名医学大家葛洪氏。

但对《医心方》所引《葛氏方》出自葛洪氏何书,学术界有不同的认识,有学者认为出自葛氏《玉函方》,也有学者认为出自葛氏《肘后方》。今《玉函方》不存,《肘后方》亦非葛氏之旧,所以要作出明确判别实为不易。《晋书·葛洪传》记有葛氏《金匮要方》一百卷、《肘后要急方》四卷,即指《金匮玉函方》和《肘后备急方》而言。检《抱朴子内篇·杂应》《肘后方·自序》《太平御览》等有关文献及隋唐史志书目,虽书名略有出入,但皆只记上述两种,而《葛氏方》则鲜有记述。陈延之《小品方·序录》所列参考书目中记有《葛氏所撰方》四卷,并被《秘阁四部书目录》所载,未知其与《葛氏肘后方》何关?《日本国见在书目》记有《葛氏肘后方》十卷、《葛氏方》九卷,说明当时在日本有《肘后方》和《葛氏方》

并行于世。丹波康赖撰《医心方》距《日本国见在书目》成书不远,估计能见到上述葛氏两种著作的。由此分析,很可能其直接引自传世的《葛氏方》一书。但《葛氏方》是否《肘后方》的不同传本?抑或好事者从《玉函方》中选录别行,今已无从稽考了。

葛洪(公元 233～363 年),字稚川,号抱朴子。晋丹阳句容(江苏句容)人,是我国历史上著名的哲学思想家,又是一个自然科学家。他自幼习儒,转而奉道,由仕途循入山门。平生喜读书,"寻书问义,不远数千里,崎岖冒涉,期于必得"(《晋书·葛洪传》),故而"博闻深洽,江左绝伦"(《晋书·葛洪传》)。至于医学,是他附带的学问,正如他在《肘后方》自序中所说:"以著述余暇,兼综术数。"不过是想借医药卫生延寿而已,但其医学成就却为当时之冠。他一生著述丰富,据史料统计总约六十余种之多,其范围涉猎哲学、自然科学各个方面。医药养生著作则有《金匮玉函方》一百卷、《肘后救卒方》三卷、《神仙服食药方》十卷、《玉函煎方》五卷(以上《隋志》)、《服食方》四卷(唐·释琳《辨证论》卷九)、《太清神仙服食经》五卷(《新唐志》)、《黑发酒方》一卷、《葛仙翁杏仁煎方》一卷(以上《崇文总目》)等,今传世者只有《肘后方》一书,且已经后人改窜。

再有葛洪年寿,目前史学界意见尚不一致,主要有两种说法:一是据《晋书》本传认为享年八十一岁,一是据《太平寰宇记》认为享年六十一岁,而以后者居多,各种教科书、辞典大多是这种看法。且对生卒年代记载也不尽相同,或曰"公元 281 至 341 年",或曰"公元 283 至 343 年",而以前者通行。今检王明《抱朴子内篇校释》附录《葛洪传》,对葛氏年寿考证尤精,其曰:"按《抱朴子外篇》佚文云:昔太安二年,京邑始乱,余年二十一。以此上推,葛洪生于晋武帝太康四年(公元 283 年),了无疑义。唯卒年说法不一。若谓八十一,当卒于东晋哀帝兴宁元年(公元 363 年),若谓六十一,当卒于东晋康帝建元元年

（公元 343 年）。但检葛洪撰之《神仙传》云：平仲节于晋穆帝永和元年（公元 345 年）五月一日去世。则葛洪之死，当在穆帝永和元年之后，康帝建元元年非卒岁明矣。又《道教义枢》卷二、《云笈七签》卷六载：葛洪于晋建元二年二月三日在罗浮山以《灵宝经》传付弟子安海君望世等。核诸所载，当以八十一说为可信。"此说令人信服。

（五）《玉箱方》

《医心方》引《玉箱方》凡七处，分别见于卷八、卷十四、卷十六、卷二十九。其内容为治手足发胝方、治恶气温疫方、治伤寒方、治病后虚烦不得眠方、治瘿瘤及瘰疬方、治食鱼中毒方等。

此书名不见史志书目所载，疑是《玉函方》之别称者。"箱"疑当作"箱"，"函"与"箱"义近，均可作为装书之器物，或好事者妄改，或传抄致误。《抱朴子内篇·杂应》曰："余见戴霸、华佗所集《金匮》《绿囊》、崔中书《黄素方》及百家《杂方》五百许卷。甘胡、吕傅、周始、甘唐通（疑当作吕傅周、甘始、唐通）、阮南河（疑当作阮河南）等，各撰集《暴卒备急方》，或一百十，或九十四，或八十五，或四十六，世人皆为精悉，不可加也。余究而观之，殊多不备，诸急病甚（疑当作"其"）尚未尽，又浑漫杂错，无其条贯，有所寻按，不即可得。而治卒暴之候，皆用贵药，动数十种，自非富室而居京都者，不能素储，不可卒辨也。又多令人以针治病，其灸法又不明处所分寸，而但说身中孔穴荣俞之名。自非旧医备览《明堂流注偃侧图》者，安能晓之哉？余所撰百卷，名曰《玉函方》，皆分别病名，以类相续，不相杂错，其《救卒》（原作"九十"，疑当是"救卒"之误，今正）三卷，皆单行径易，约而易验，篱陌之间，顾盼皆药，众急之病，无不毕备，家有此方，可不用医。"《肘后备急方·序》亦曰："余今采其要约，以为《肘后救卒》三卷。"可知葛氏撰《玉函方》一百卷，又从中选其"要约"而"单行径易"

者，成《肘后救卒方》三卷。《玉函方》早亡，已不可考，今检《医心方》引《玉箱方》之方与今本《肘后方》比较，有诸多雷同或近似之处，可佐证《玉函》《玉箱》可能为同一著作，但也不能排除后人从《玉函方》中节选其内容而改易书名者。待详考。

（六）《玉葙要录》

《医心方》引《玉葙要录》凡一处，即卷十四第四十九："《玉葙要录》云：大病瘥后，虚烦不得眠，眼暗疼懊侬方：豉七合，乌梅十四枚，水四升，先煮梅取二升半，纳豉煮取一升半，分再服，无梅用栀子十四枚。"

按"葙"当作"箱"，《玉箱要录》疑即指《玉箱方》而言，或从《玉箱方》中节录成书者。《医心方》引此书名旁注云："宇治本作'方'，医本等作'要录'。"

检今本《肘后方》卷二第十四亦有此方，两相对照，几乎完全一样，可推知《玉箱方》即《玉函方》。而《玉箱要录》或为《玉函方》之别称，或同《肘后方》一样，节自《玉函方》者。

（七）《范汪方》

《医心方》直引《范汪方》凡五十余处，分别见于卷一至卷十八、卷二十一、卷二十五、卷二十六、卷二十八。

《范汪方》，又称作《范东阳方》，或作《杂药方》，晋范汪撰。此书早佚，其佚文除《医心方》引用外，又集中见于《外台秘要方》一书中。从两书所引佚文看，此是一部卷帙浩繁、内容充实、囊括临床各科病证的大型经验方书。

此书在许多书目文献中有记载，但卷数互异。《隋书·经籍志》曰："《范汪方》一百五卷，《录》一卷，范汪撰。梁一百七十六卷。"《旧唐书·经籍志》曰："《杂药方》一百七十卷，范汪方，尹穆（范汪卒后谥曰穆）撰。"《新唐书·艺文志》曰："尹穆纂《范东阳杂药方》一百七十卷。"《小品方·序录》则云:"《范东阳所撰方》有一百九卷,是范安北(范汪曾领安北将军之衔)过江后撰集也……是《秘阁四部书目》(疑指《宋元嘉八年秘阁四部目录》)所载者也。"

范汪(约公元309~372年),字玄平,东晋顺阳(河南内乡)人。宦门出身,他本人也是久经官场的人物,曾任东阳太守之职,故人称范东阳。兼通医术,是当时门阀中有名的医家。《晋书》有传,载其行事甚详,然不涉其知医。《太平御览》卷第七百二十二《方术部》称其"性仁爱,善医术,常以拯恤为事,凡有疾病不限贵贱,皆为治之,十能愈其八九。"其所撰医方影响甚大,梁陶弘景《本草经序录》云:"余祖世已来,务敦方药,本有《范汪方》一部,斟酌详用,多获其效。"直至唐代,仍被视之为必读之方书。孙思邈在《千金要方》卷一《大医习业》中也指出,凡欲为大医,必须谙范东阳经方。

(八)《秦承祖方》

《医心方》引《秦承祖方》二处,分别见于卷十二、卷二十,前者为"治不得大便方",后者为"服寒食散方"。

《隋书·经籍志》云:"《秦承祖药方》四十卷,见三卷。"《旧唐书·经籍志》云:"《药方》十七卷,秦承祖撰。"《新唐书·艺文志》云:"《秦承祖药方》四十卷。"《通志·艺文略》云:"《秦承祖方》四十卷。"盖即《医心方》所引者,诸史志著录虽书名略有不同,但均为同一种著作的不同称呼而已,全称似应作《秦承祖药方》。

秦承祖,南北朝刘宋时名医,曾任太医令之职,首倡医学教育。梁陶弘景《神农本草经集注·序录》曰:"宋有羊欣、王微、胡洽、秦承祖,齐有尚书褚澄、徐文伯、嗣伯群从兄弟,治病亦十愈其九,凡此众人,各有所撰用方。"《大唐六典》曰:"宋元嘉二十年(公元443年),太医令秦承祖奏置医学,以广教授。"《太平御览》卷七二二引《宋书》曰:"秦承祖,性耿介,专好艺术于方药,不问贵贱,皆治疗之,多所全获,当时称之为工手,撰《方》二十卷,大行于世。"秦氏著述颇丰,据梁阮孝绪《七录》记载,除《药方》四十卷外,又有《脉经》六卷、《偃侧杂灸经》三卷、《本草》六卷。又《隋书·经籍志》著录有《偃侧人经》二卷、新、旧《唐志》著录有《明堂图》三卷,疑是与《偃侧杂灸经》同体而别名者。

(九)《秦承祖论》

《医心方》引《秦承祖论》凡一处,见于卷十九第一,为"服石节度"之内容。

按考诸史志文献,秦承祖无"服食"专著,疑此亦出自《秦承祖方》。

(十)秦承祖

《医心方》引"秦承祖"凡八处,均见于卷二十之中,全部为"解寒食散发"内容。

按史志书目不记秦承祖有"解散"专书,《医心方》引《秦承祖方》中亦有"解散"之方,故可知此即《医心方》所引《秦承祖方》之省称。

(十一)《承祖方》

《医心方》引《承祖方》凡三处,分别见于卷七、卷九、卷十二。其内容分别为:治虫方、治上气咳嗽方、治大便牢难方。

按此即《医心方》所引《秦承祖方》之省称者。

(十二)《胡洽方》

《医心方》引《胡洽方》凡一处,即卷九第七:"《胡洽方》治痰冷澼气方:生姜八两、附子四两。二物,以水三升,煮取一升半,分再服。"

胡洽氏所撰方书首载《隋书·经籍志》,云《胡洽百病方》二卷,《旧唐书·经籍志》作《胡居士方》三卷,《新唐书·艺文志》作《胡居士治百病要方》三卷,看来隋唐时期此书有多种传本,而名称各异。《日本国见在书目录》也记有此书,称《胡洽方》三卷。《医心方》所引者盖出自《日本国见在书目录》所记者。唐王焘《外台秘要方》曾引录过此书内容，称作"胡洽"。《胡洽方》宋时尚存，宋臣林亿等整理校定《千金要方》时曾引用过此书，并由此可考证出孙思邈撰《千金方》也曾采摭了此书。《胡洽方》中所载内容，今虽已不能确考，但通过《外台秘要方》引文及《千金方》中宋臣校文、《医心方》中所引等内容考察，亦属六朝经方之属中的内科杂病方，包括伤寒、温病、霍乱等外感热症及风毒脚气等。

胡洽，又名胡道洽，自称胡居士。刘宋时通医道士。《异苑》卷八云："胡道洽者，自云广陵（今江苏扬州）人，好音乐医术之事……死于山阳（今江苏淮安）。"《异苑》为南宋刘敬叔所撰，刘敬叔泰始（公元466~471年）中卒，故推知胡洽当生于东晋、死于宋初。陶弘景《本草经集注序录》称"宋有羊欣、王微、胡洽、秦承祖……治病亦十愈其九"，盖胡氏生存时代大体与这些人相前后，而医术亦名重当时。所以张杲《医说》（卷一）说他"性尚虚静，心栖至道，以拯救为事，医术知名"。

（十三）《小品方》

《医心方》引《小品方》一书凡有四称，即"《小品方》""陈延之《小品方》""陈延之""陈延之论"，是《医心方》主要引用文献之一，仅直接引录就达二百二十余处。此书首载《隋书·经籍志》，共十二卷，六朝陈延之所撰，是我国历史上一部重要的经验方书，曾对祖国医学的发展和民众卫生保健事业作出过重大贡献。由于其学术地位和深远影响，尽管书已早亡，但对其研究探讨者时有其人。尤其自八十年代初以来，更是引起国内外学者所重视，从而导致了日本尊经阁文库所藏古卷子本《小品方》的再次发现，为我们对其进一步深入研究提供了新的、也是最为可靠的原始资料。今就其有关主要问题再行考略如下：

1. 成书年代：《小品方》成书于何时？因无史料记载，历来有多种推测。日本古卷子本的发现，为我们作出了较以前更为满意的回答。

［成书上限］ 在《小品方》自序中记有参考引用书目，其中提到《羊中散方》《秦承祖方》两件，"并是元嘉中所撰"。元嘉乃宋文帝年号，始于公元424年，终于公元453年。作者既云"元嘉中"，则知写作之时当在元嘉以后，而距其时也不会太远。今暂定为元嘉之后第一年，即宋孝建元年，则《小品方》成书当不会早于公元454年。

［成书下限］ 经梁陶弘景增补，金杨用道广补的今本《肘后备急方》，明确记载有《小品方》之内容。虽葛、陶所撰部分已失朱墨之迹，但经杨氏广补部分，列为附方，尚可辨析，又据前高保衡、林亿等语，知《小品方》内容实属陶氏所引无疑。据《华阳隐居补缺肘后百一方序》曰"太岁庚辰"增补，可断定公元500年前，陶氏已把《小品方》部分内容补入《肘后方》。那么，《小品方》最迟也在公元500年前成书。又经齐龚庆宣整理编次的《刘涓子鬼遗方》序中云："昔刘涓子于丹阳郊外，得黄父鬼《痈疽方》，时从宋武帝北征，有被创者，涓子用方为治，千无一失，演为十卷，号曰《鬼遗方》。"既知《小品方》成书不会早于公元454年，那么刘涓子随宋武帝刘裕北征在公元409年至公元417年之间，则《小品方》内容不会被刘涓子所引，当是龚氏整理时所加，龚氏整理《刘涓子鬼遗方》在齐永元元年，即公元499年，故亦可断《小品方》成书在公元499年以前。

《小品方》成书年代的上限与下限，从目前掌握的资料来看大体如此，但还可以通过《小品方》自序中提到的书目作进一步分析。如上所述，在《小品方》自序中记述有参考引用古今文献，共计十八种，其中《范东阳所撰方》以上十六种，"皆是《秘阁四部书目录》所载者"，而元嘉中成书的《羊中散方》《秦承祖方》两件则不见于陈氏所见到的《秘阁四部书目录》。那么，通过考证陈氏所见的《秘阁四部书目录》是何人何时所撰，或有助于对《小品方》成书年代的进一步认识。

我国图籍按"四部分类"，始于魏晋之时，梁阮孝绪《七录》序云："魏晋之世，文籍逾广，皆藏在秘书、中、外三阁。魏秘书郎郑默删定旧文，时之论者，谓为朱紫有别。晋领秘书监荀勖，因魏《中经》，更著《新簿》，虽分为十有余卷，而总以四部别之。惠怀之乱，其书略尽，江左草创，十不一存，后虽鸠集，淆乱已甚，及著作郎李充，始加删正，因荀勖旧簿四部之法，而换其乙丙之书，没略众篇之名，总以甲乙为次。自时厥后，世相祖述。"李充所编之书目，即《晋元帝四部书目》。而后以"四部书目"名书者甚多，但"秘阁"所编"四部书目"，自晋迄梁，有案可稽者共计五种：一曰《晋义熙四年秘阁四部目录》，此书见阮孝绪《七录》所载，未记著者。二曰《元嘉八年秘阁四部目录》，此书作者说法不一，《隋书·经籍志》《旧唐书·经籍志》均记为谢灵运撰，而今人来新夏氏在《古典目录学》一书中考证，认为殷淳所撰。《宋书·殷淳传》云"(淳)在秘书阁撰《四部书目》"，盖即指此书而言。三曰《宋元徽元年四部书目录》，作者王俭，见《隋书·经籍志》所载。《南齐书·王俭传》："王俭，字仲宝……依《七略》撰《七志》四十卷。上表献之，表辞甚典。又撰定《元徽四部书目》。"四曰《齐永明元年秘阁四部目录》，作者王亮、谢朏，见阮孝绪《七录》所记。《隋书·经籍志》序云："齐永明中，秘书丞王亮、监谢朏又造四部书目。"五曰《梁天监六年四部书目录》，阮孝绪《七录》、《隋书·经籍志》并记殷钧撰，而《隋志》序则云："梁有秘书监任昉、殷钧《四部目录》。"上述"秘阁四部目录"凡五种，陈延之所见究竟是哪一种呢？首先我们排除《梁天监六年四部目录》，此书成书于公元 507 年，时《小品方》已经问世。其他四种书目，根据元嘉中成书的《羊中散方》和《秦承祖方》不被《秘阁四部书目》著录，可推知陈延之所见的《书目》当是元嘉以前或元嘉中所撰，即

《晋义熙四年秘阁四部目录》或《宋元嘉八年秘阁四部目录》。日本小曾户洋博士在《小品方书志研究》一文中认为是后者，笔者同意这种看法。既然元嘉八年已有了新的书目，陈氏不大可能仍利用晋代书目，又从《羊中散方》和《秦承祖方》不被《秘阁四部书目录》所记来看，也不太可能是《元微元年四部书目录》和《齐永明元年秘阁四部目录》。首先，从王俭编《今书七志》的情况分析，他非常重视当代图书著录，尤其宋代的图书著录，更是详备，而不以诸公健在而避其书。难怪《唐书·马怀素传》说："自齐以前坟籍，王俭《七志》已详。"同一作者著述的指导思想当然是一致的，如果是陈延之所见书目是王俭所撰《元徽元年四部书目录》，则成书于元嘉中的《羊中散方》和《秦承祖方》不会不被著录。况且《羊中散方》的作者羊欣和《秦承祖方》的作者秦承祖都是刘宋王朝很有影响的人物（一为中散大夫，一为太医令），估计他们的著作王俭不会不知，秘阁也不会不藏。至于《齐永明元年秘阁四部目录》，距宋"元嘉中"仅三十年左右，更不会不记《羊中散方》和《秦承祖方》。通过上述分析，是否可以得出这样一个结论：既然《小品方》作者陈延之能够见到《秘阁四部书目录》，如果王俭的《书目》问世恐怕陈氏也能见到，而今陈氏未见，很可能王俭《书目》当时还未问世。若此，《小品方》成书年代之下限当定为元徽元年，即公元 473 年。当然，这些仅仅是推测，理由很简单，一是王俭著录"今书"未必网罗无遗（包括"秘阁"不一定收藏），二是即使王俭《书目》问世，陈氏也未必就一定能够见到。是否如此，有待进一步考证。

2. 亡佚年代：根据上述高保衡、孙兆等校正《千金方》《外台秘要方》序言中所云，《小品方》亡佚时间，似在北宋中叶，因其校正医书局是官府专门机构，曾"请内府之秘书，探道藏之别录，公私众本，搜访几遍，尚痛其遗逸无余"，故似可信。

具体亡于何时？从《千金方》《外台秘要

方》在其书中广加引录，唐医事律令作为学医之必读，苏敬云"近来诸医多宗《小品》"，刘禹锡言"从世医号富于术者，借其书伏案读之，得《小品方》于群方为最古"等来看，《小品方》在唐代曾广为流传，是当时官私共珍之本。

公元982年，日人丹波康赖著《医心方》所引《小品方》内容，不同于国内众方书所引者甚夥。可知《医心方》是直引《小品方》。相当于中国北宋初年《小品方》尚存于日本，当时在中国是否也还流传？文献无征，便不可考了。

虽宋人修《唐书·艺文志》，著录有《小品方》十二卷。但所著录者，并非当时馆内所藏，故不能作为考证《小品方》存亡之依据。

然而，正如余嘉锡在《四库提要辨证》中所云："东都藏者虽亡，而天下之书不必与之俱亡。"又如郑樵在《通志·校雠略》中云："古之书籍有上代所无，而出于今民间者。"虽然孙兆、高保衡在皇祐、治平年间已称亡佚，但是董汲在著《脚气治法总要》序中曾云采用过《小品方》。董汲是位民间医生，著《脚气治法总要》大约在公元1078~1093年之间，稍晚于高、林及孙兆等校定《千金》《外台》之时。说明当时崇文书馆虽然已不藏有其书，似民间尚有秘藏之本。

南宋·晁公武《郡斋读书志》对《小品方》未曾著录，陈振孙《书录解题》云："《小品方》……今无传者。"可见到了南宋，《小品方》一书便真正"遗逸无余"了。所以，《小品方》亡佚时间，似应断在北宋末叶。

3. 作者生平：《小品方》作者陈延之，史书无传，史料亦无轶事可考，故生平极难得知。下面仅通过《小品方》佚文中有关内容，就其生卒年代、居住区域、社会身份、治学态度等，作一初步探索。

［生卒年代］　若据上述考证为准。断《小品方》在公元454年至473年之间成书，则陈氏有可能生于东晋末年，卒于南朝齐，而主要生活在刘宋。因无资料可考，很难作出更确切判断。一般可以认为其为南朝刘宋医家。

［居住区域］　由于无资料记载，故史无定论，笔者通过考证认为，其原籍北方中原地区，晋室东迁以后，其父兄南迁长江淮河流域，寓居荆扬一带，理由有八：

东晋在江南建立政权之后，偏安于建康，北方诸国混战，少数民族先后在中原建立政权。阶级和民族双重压迫，致使北方汉族人民大量南渡。据《宋书》载："中原乱，北州流民南渡，晋成帝立南兖州，寄治京口。时又立南青州及并州。"又《晋书》载："幽、冀、青、并、兖五州及徐州之淮北流人，相率过江淮，帝并侨立郡县以司牧之……江北侨立幽、冀、青、并四州。"据王仲荦在《魏晋南北朝史》中考证，永嘉至晋末，前后有七次大的南迁，总数达九十万之多，约占北方人口的八分之一强。其主要侨居于荆扬二州。刘宋以后，南朝北边统治地区不断变动，北方流民仍不断南来，侨郡侨县仍不断设立。其有南迁历史背景，一也。

《小品方》卷十"金疮无大小，冬夏始伤血出方"中云："此故并州刘田方，盖常秘之。"所谓"故并州"，即原来的、旧时的并州。《文韵·暮韵》："故，旧也。"时并州沦没，其民南渡，晋帝于江淮间荆扬地带侨置并州。时并州有二，所以才言"故并州"，以示区别"侨并州"而言。由此亦可推知，陈延之及其亲族或与并州刘田有故，否则难得其"常秘之方"。其有侨居怀故之蛛迹，二也。

在《小品方》佚文中，常提出一些北方特有食物，如羊麦酥酪之品。若其生活与北方无缘，亦恐难述及这些物品，据史书记载，当时南方人很少吃北方食品。如《世说·排调篇》云："陆太尉诣王丞相，王公食以酪，陆还遂病，明与王牋云：'昨食酪小过，通夜委顿，民虽吴人，几为伧鬼。'"此为明证。其有北方生活知识，三也。

在《小品方》有关论述中，称中原人为中

国人,称襄阳人为蛮人,称江南人为吴人,可推陈氏原籍似为中原。我国起源黄河流域,古以中国自称,称四方民族为蛮、夷、戎、狄。但"自三国鼎峙,南北相轻,吴人负其山川之美,物产之丰,起居被服,自命风流……厌北人之厚重少文,嗜羊麦而啖酥酪,不如南方之尊羹鱼脍,辄目之为伧父(余嘉锡《论学杂著·释楚伧)"。时亦鄙楚人为伧。设陈氏为吴人,文中既有鄙夷之词,当称中国人及襄阳人均为伧人为是。《一切经音义》引《晋阳秋》曰:"吴人谓中国人为伧人,又总谓江淮杂楚为伧。"再者,如陈氏为吴地土著,亦不当自述称吴人。"吴人"看似中性,但略带有北方人对南人的蔑称。其有中原语言特点,四也(以上言其原籍为中原)。

根据《小品方》佚文中有"治愈江夏太守痢"及"应扬州所得吴解散"等语。作者似曾在江夏、扬州一带行医,江夏东晋时属荆州,到刘宋属郢州,在今湖北省武汉市附近。扬州治所在今江苏省南京市,即六朝古都所在地建康。两地当时均为流民之侨乡。其曾有活动长江流域之记载,五也。

《小品方》中所论述的脚气病,是当时南方地区性流行病之一。唐孙思邈云:"魏周之代,盖无此疾,所以姚公《集验》,殊不殷勤,徐王撰录,未以为意。""关西河北不识此疾。"其所论及瘴疟、射工毒等,均为当时南方流行之疾。其有南方特征性疾病之论述,六也。

《小品方》在论述代指疾时云:"吴人名遭指,野夫名为土卢,即指代指疾也。"在"治多汗方"中有用"粢米"。《尔雅·释草》郭璞注曰:"今江东人呼粟为粢。"在"灸腰痛法"中云:"令人正蹄立。"清龚自珍《金坛方言小记》曰:"立曰蹄。"陈氏熟悉吴人方言,及劳动人民土语,其必曾生活于其间,此七也。

《小品方》在用药述事方面,时带有南方特色。如"用生竹或叶""竹中青蜓蛇蟹人",以及用青竹沥、用狸豆治病等。这些都是南方特有之物,在北方则少见。其述事用药带

有南方特色,八也(以上言其生活在荆扬一带)。

以上考证,仅就目前掌握的资料作一大概推测而已,如需确证,尚待新的资料发掘。

[社会身份]　就一般规律而论,正史无传,野史杂著不载,陈延之当非达官显贵。但从陈氏在当时社会条件下能看到二十余种汉晋以来的医学著作(序例中引用十八种,佚文中可考者亦有近十种),尤其能看到《秘阁四部书目》的情况来分析,其亦非一般乡间医生可比。经过进一步考察佚文,有以下两点对我们了解其社会身份或有帮助:一是在治疗少小疾病中陈氏详细记述了两例病案,文中并云随师"诊之共察",由此可推测其应是一位有师承而热爱中医事业的医生。二是在述灸法要穴中有"余少时触风乘马行猎"的记载,少年之时即能乘马行猎,其家庭不会贫困,再结合其能掌握大量图籍和能见到《秘阁四部书目录》以及有较高文化素养来推测,陈氏很可能出身于士族。

总之,《小品方》作者陈延之,当是一位有一定社会地位、有较高文化素养、有精深医学理论、有丰富临床经验的医学大家。

4. 书名解题:《小品方》亦称《经方小品》,早在唐代李善为《文选》作注就是这样称呼的,今检日本卷子作者自序,也有这种称谓,可见李善源渊有自。《小品方》自序云:"今若欲以方术为学者,当精看大品根本经法,随宜制方针灸,病者自非寿命应终,毒害已伤生气,五劳七伤已竭气血者,当依方诀,看此《经方小品》一部为要也。"又云:"《经方小品》一部,以备居家野间无师术处,临急便可即用也。童幼始学治病者,亦宜先习此小品,则为开悟有惭,然后可看大品也。"由是观之,"小品"与"大品"是相对而言的,小品为启蒙读物,供备急之用。而大品为根本经法,是以方术为学者必读之书。

考《小品》之词,始于佛经。后秦鸠摩罗什译《般若经》时,把二十七卷译本称作《大品般若经》,把十卷译本称作《小品般若经》。

《小品般若经》亦称《小品经》，因篇幅短、内容略而得名。是与《大品般若经》之详本相对而言。以后"小品"一词逐渐演变，扩大了它的使用范围，成为一种文体之名。如"六朝小品""小品文""讽刺小品"等。

佛教自东汉明帝十年（公元 67 年）传入我国，到魏晋南北朝时期不断发展，随之佛经的翻译也日益发达。《小品方》约成书于刘宋年间，与鸠摩罗什译《般若经》同时期而稍后，正值佛教在社会流行，作者可能受其影响，借用"小品"一词题名，其义概同于《小品方》。

再从《小品方》佚文内容来看，一是方剂组成简单、文字简练；二是载方相对少而精，每种病证之下选方不多。也就是说，陈氏《小品方》不是方剂的集成，而是经过选择有所去取。东晋时期，大批方书问世，篇帙多属浩大，如葛洪《玉函方》一百卷、范汪《范东阳方》一百五十卷，同陈延之《小品方》十二卷相比，显然有详略之差。这或许是《小品方》之题名由来。是否还有作者谦虚的成份寓于其中？无凭可据，不便冒然断言。

5. 基本内容：《小品方》一书，有述有作，有理有法，有方有药，囊括临床各科。内外妇幼，金疮急救，药物针灸，无不具备，治病理论，用药法则，亦足资参证。但过去由于原书早亡，篇目次第无考，其卷次结构、基本内容只能藉助《外台》所引窥其梗概，今日本古抄卷子残本的发现，则对其有了更进一步的了解，据其残卷序例、总目及卷一部分内容来看，《小品方》全书结构内容如下：

卷首：自序、总目录、述增损旧方用药犯禁诀，述旧方合药法，述看方及逆合备急药诀。

卷一：调治三焦、胸痹、胸胁痰冷气满、心腹胀满冷痛、下利、咳嗽上气、气逆奔豚、虚满水肿诸方。

卷二：治头面风、喉痛、暴厥似风、中风暗瘖不随痛肿、狂妄嚓痉、脚弱诸方。

卷三：治渴利、虚劳、梦泄失精、多汗、病后烦扰不得眠诸方。

卷四：治霍乱、中恶、食毒、蛊毒、吐下血、鼻衄、尿血、发黄、患淋诸方。

卷五：丸散酒膏诸方、治下利、咳嗽、上气如奔豚、心腹胸胁中痛、虚补养、渴利、风邪狂癫诸方。

卷六：治冬月伤寒、春夏温热病、秋月中冷诸方。

卷七：治女子众病、妇人无儿、妊胎、产后、妇人诸血崩滞下宿疾诸方。

卷八：治少小百病、少小疾病诸丸散、少小百病薄揭洗浴膏散针灸诸方。

卷九：治服食寒食散、寒食散发动诸方及服食传病诸诀。

卷十：治哽诸吞物、误为火汤热膏所伤、热喝、溺水、入井冢郁冒、自经、服毒吞金、射工毒、丹疹毒肿、瘰疬、代指似瘰疬、风热毒肿、洪烛疮、蛴螬尿生疮、毒疮、恶肉恶脉、气肿、缓疽、附骨疽与贼风相似、膈病似疽、痈疖瘘乳痈妳乳生疮、耳眼鼻口齿诸病、瘿病、瘰疬、癞脱肛痔下部众疾、狐臭、手足腋下股恒湿、身痒瘰有气口疮、面渣、疱疮、瘢、面䵟黑痣、臀赤疵、虫兽狗马毒、被压砸堕腕折研刺诸方。

卷十一：述用本草药性。

卷十二：灸法要穴。

通过以上目次并结合佚文分析，《小品方》可分为四大部分。卷首（即卷一前半部）为处方用药的总论部分，主要论述药物的相畏相反和相杀、药物的主治代用和加减、药品的炮制大法和度量衡的换算以及临证处方用药的理论和法则。卷一至卷十为"治病要方"，分别记述内外妇儿五官金伤皮肤诸病要方、诸急救方法以及服石解散诸方。卷十一为"述用本草要性"，此部分内容所辑佚文甚少，有待进一步搜集。但据其自序"撰本草要性要物所主治者一卷，临疾看之，增损所宜，详药性寒温以处之"之语推测，此卷可能是一部临证实用的本草专著。又据序中所云"研寻治病，终归以药为方，本草药族极有三百六十五种,其本草所不载者,而野间相传用者,复可数十物"推知,此卷内容是在《神农本草经》基础上,又搜集民间用药增补删改而成。卷十二为"灸法要穴",从辑得佚文来看,包括述用灸法、灸法要穴、灸治禁忌、诸病灸治法等内容。此四大部分实际由三部著作组成,即《经方小品》一部、《述用本草药性》一部、《灸法要穴》一部。在一定程度上带有个人丛书的性质。

6. 历史影响:《小品方》成书以后,在医学发展的历史长河中,曾经产生过巨大影响,尤其在唐代更是闪烁出耀眼夺目的光辉。宋臣林亿等在《校定<备急千金要方>后序》中说:"臣尝读唐令,见其制,为医者皆习张仲景《伤寒》,陈延之《小品》。张仲景书今尚存于世,得以迹其为法,莫不有起死之功焉。以类推之,则《小品》亦仲景之比也。常痛惜其遗佚无余。及观陶隐居《百一方》、王焘《外台秘要》多显方之所由来,乃得反复二书究寻于《千金方》中,则仲景之法,十居其二三,《小品》十居其五六。"唐代去古未远,汉晋以下方书存世尚多,然制定医事律令独把《小品方》与《伤寒论》并列为医家必读方书,足证唐代对《小品方》的重视,从中也可看出此书对唐代医家的影响。《小品方》当时不但影响着唐代医学,并漂洋过海,东渡扶桑,对日本医学的发展也作出过贡献。当时日本政府沿袭唐制,制定医学法令也规定学医者必习《小品方》,如《大宝律令》(公元701年)、《养老律令》(公元718年)、《延喜式》(公元927年),都曾作过这样的规定。《日本养老医疾令》云:"医针生各分经受业。医生习《甲乙》《脉经》《本草》,兼习《小品》《集验》等方。针生习《素问》《黄帝针经》《明堂》《脉诀》,兼习《流注》《偃侧》等图,《赤乌》《神针》等经。"《小品方》不但影响着三百多年的大唐医学和三个多世纪的日本医学,同时并受到文学界的重视,就连唐代著名学者李善为《文选》作注时,也曾引用《小品》之说,足证《小品》社会影响之广泛。

(十四)陈延之《小品方》

《医心方》引"陈延之《小品方》"凡一处,即卷二十九第一:"陈延之《小品方》云:食饮养小至长甚难,逆忤致变甚速,岂可不慎!"此节文字疑出自《小品方》卷四《食毒诸方》中。

(十五)陈延之论

《医心方》引"陈延之论"凡一处,见卷十九第一,为"服石节度"内容,疑出自《小品方》卷九《治服寒食散方》中。

(十六)陈延之

《医心方》直引"陈延之"凡二处,尾注"陈延之同之"者一处,均出自卷二"针灸"专卷中,当引自《小品方》卷十二《灸法要穴》。

(十七)《徐伯方》

《医心方》引《徐伯方》凡六处,分别见于卷四、卷七、卷十四、卷十五、卷十八。从佚文内容看,属各科杂病经验方。

《徐伯方》不见史志书目记载,《隋书·经籍志》记有《徐文伯药方》二卷、《徐嗣伯药方》五卷、《徐嗣伯落年方》三卷,疑《医心方》所引与上述著作有关。"徐伯"或是"徐文伯"之误,或是"徐嗣伯"之误。检《日本国见在书目》记有:"《杂药方》一卷,徐文伯撰。"故推测《医心方》所引"徐伯方"当出自《徐文伯杂药方》。

徐文伯,六朝徐氏医学世家之一,徐熙之重孙,徐之才之祖父。除有《药方》二卷外,还有《疗妇人瘕》一卷、《辨伤寒论》一卷、《伤寒总要》二卷、《辨脚弱方》一卷,并亡。

(十八)《徐大山方》

《医心方》引《徐大山方》凡一处,即卷二十五《治小儿重舌方》第五十一:"《徐大山方》:瓠带烧灰末敷之。"

《隋书·经籍志》记有《徐大山试验方》

二卷、《徐大山巾箱中方》三卷、《徐大山堕年方》二卷，此三书或与《医心方》所引有关。《日本国见在书目》记有《徐太山随手方》一卷，冈西为人在《宋以前医籍考》中认为："疑是'太'者'大'、'随手'者'堕年'之讹。又《医心方》所引有《徐大山方》一条，或当是书。"冈西所云未必是，或是《隋志》著录有误耳。

按"徐大山"疑当作"徐太山"，"太""大"形误。徐太山即指徐文伯，徐文伯曾官泰山郡太守，故称。"太"通"泰"。《隋志》又记有《徐太山房内秘要》一卷、《本草》二卷。

（十九）《落手方》

《医心方》引《落手方》凡一处，即卷十第二十三："《落手方》治暴肿方：捣葶苈薄之，两三过即消。"

《隋书·经籍志》记有徐嗣伯《落年方》三卷，又记有徐大山《堕年方》二卷，《日本国见在书目录》记有徐太山《随手方》一卷。今疑《医心方》所引，当出自《日本国见在书目》所记者。然《日本国见在书目》所记徐太山《随手方》与《隋志》所记徐大山《堕年方》当有一误。

（二十）《徐之才方》

《医心方》引《徐之才方》凡一处，见于卷二十五"小儿病"专卷中。

检历代史志簿录所载，不见有以《徐之才方》名书者。《隋书·经籍志》著录有《徐王方》五卷、又《徐王八世家传效验方》十卷、又《徐氏家传秘方》二卷（《新唐书·艺文志》作三卷），或有学者认为《医心方》所引似出自上述诸书。今考《千金方》卷五《序例》第一云："中古有巫妨者，立小儿《颅囟经》，以占夭寿，判疾病死生，世相传授，始有小儿方焉。逮于晋宋，江左推诸苏家，传习有验，流传人间。齐有徐王者，亦有《小儿方》三卷，故今学者，颇得传授，然徐氏位望隆重，何暇

留心于少小？详其方意，不甚深细，少有可采，未为至秘。"孙思邈初唐人，去徐王时代未远，故其说当有所本。《医心方》所引《徐之才方》似出自《徐王小儿方》中。

徐之才，字士茂，因其在北齐受封为西阳郡王，故后人称其为徐王。南北朝时期门阀中的世医，自晋徐熙始以医学世其家，至之才凡六世，并族祖叔向、嗣伯，号"八世家传"。《北齐书》有传，备载其行事。徐之才医著，除上述外，还有《药对》二卷，《嘉祐补注本草所引书传》云："《药对》，北齐尚书令西阳郡王徐之才撰，以众药名品，君臣佐使，性毒相反，及所主疾病，分类而记之，凡二卷，旧本草多引以为据，其言治病用药最详。"《新唐书》著录作"徐之才《雷公药对》"，李时珍认为"黄帝时雷公所著，之才增饰之"，盖为臆测之词。此书佚文见于《证类本草》之中，所创"十剂"最为后人称颂。《千金方》卷二又记有《徐之才逐月养胎方》，对妇人怀妊期间一至十月胎儿在母体中的发育、护理等作了较为详尽的论述，在妇科发展史上有一定影响。

（二十一）《僧深方》

《医心方》直引《僧深方》凡一百四十余处，散见于卷一、卷三至卷十八、卷二十至卷二十六、卷二十九各卷之中，其内容囊括临床各科。

僧深，亦称深师，或释深师。南北朝宋、齐间人，著名沙门医家。孙思邈在《千金方》卷七云："宋、齐之间，有释门深师，师道人（东晋僧医仰道人），述法存（东晋僧医支法存）等诸家旧方，为三十卷。"时人称之为《僧深方》，或《深师方》。僧深尤擅治脚气之疾，"为当时所伏"（张杲《医说》），曾"述支法存所用永平山、敷施连、范祖耀、黄素等诸脚弱方凡八十余条，皆是精要"（见《千金方》卷七第一）。他作为沙门派医家，除师述支法存、仰道人外，还有一位对他有影响的老师，就是著名释医道洪，并继承了道洪本草药性之学。如《外台秘要方》卷三十七《乳石阴阳体性并

草药触动形候等论并法一十五首》:"旧论曰:神农、桐君,深达药性,所以相反畏恶,备于本草,但深师祖学道洪……"

《僧深方》又称《深师方》《僧深药方》或《僧深集方》。最早见于梁阮孝绪的《七录》,是对历史上经方之学产生过影响的一部著作。不仅孙思邈《千金方》、王焘《外台秘要方》、丹波康赖《医心方》都曾采撷了此书的大量内容。同时,其实用价值也得到了后人的称许,如《外台》卷五《许仁则疗疟方四首》中云:"此病曾用深师一方,大有效……服虽经困苦,一服永断。"

《深师方》久佚,但我们可藉《外台》所引窥其梗概,《深师方》各卷基本内容大体如下(部分病两卷重出,但只一见者,怀疑有误未计):卷三、虚劳诸疾;卷四、唾脓血;卷六、妇科疾病;卷八、风邪惊恐;卷九、诸风疾、鬼魅;卷十、风疹、隐疹;卷十三、五脏不调;卷十四、外感热病;卷十六、心腹痛;卷十八、咳嗽上气;卷十九、水肿;卷二十、黑疸等;卷二十一、脾胃冷;卷二十二、疟、积聚、噎哽诸疾;卷二十三、诸饮疾;卷二十六、跌打损伤、赤白利下等;卷二十八、痈疽;卷二十九、瘿瘤及皮肤诸病;卷三十、酒疸。除上述外,还有部分疾病如五官疾病、小儿疾病等未标记卷次所出。

(二十二)《如意方》

《医心方》直引《如意方》凡三十七处,分别见于卷三至卷六、卷十一、卷十四、卷十七、卷二十一、卷二十二、卷二十四、卷二十六、卷二十七。内容为:隐疹、美容美发、面部疾患、衄血、心腹痛、下痢、疟疾、蝎蜮疮、去黑子、去胎、生男术、验淫术、止妒、治噎等诸方术。

《如意方》十卷,首见《隋书·经籍志》著录,但不题著者姓氏。新、旧《唐志》、《通志·艺文略》《日本国见在书目录》著录并同。《南史·梁简文帝本纪》云:"(太宗简文皇帝)所著《昭明太子传》五卷、《诸王传》三十卷、《礼大义》二十卷、《长春义纪》一百卷、《法宝连璧》三百卷、《谢客文泾渭》三卷、《玉

简》五十卷、《光明符》十二卷、《易林》十七卷、《龟经》二卷、《沐浴经》三卷、《马槊谱》一卷、《棋品》五卷、《弹棋谱》一卷、《新增白泽图》五卷、《如意方》十卷、《文集》一百卷,并行于世。"是知此书为梁简文帝萧纲撰。

萧纲(公元503~551年),字世缵,小字六通,南朝兰陵(今江苏常州西北)人。梁武帝第三子,中大通三年(公元531年)立为皇太子,太清三年(公元549年)即帝位,大宝二年(公元551年)为侯景所杀。追谥简文帝。

(二十三)《效验方》

《医心方》引《效验方》凡二十八处,分别见于卷三、卷四、卷五、卷七、卷九、卷十、卷十一、卷十三、卷十四、卷十五、卷十六、卷二十五。其内容囊括临证各科疾病,是一部简便实用的综合性六朝经验方书。

此书作者为陶弘景,陶氏在《补缺肘后百一方》自序中写道:"余又别撰《效验方》五卷,具论诸病证候,因药变通,而并是大治,非穷居所资,若华轩鼎室,亦宜修省耳。"陶氏在《神农本草经集注·序录》中也提到写过此书,其云:"余祖世以来,务敦方药,本有《范汪方》一部,斟酌详用,多获其效。内护家门,旁及亲族,其有虚心告请者,不限贵贱,皆摩踵救之,凡所救活,数百千人,自余投缨宅岭,犹不忘此,日夜玩味,恒常欣欣。今撰此三卷,并《效验方》五卷,又补缺葛氏《肘后》三卷,盖欲永嗣善业,令诸子侄,弗敢失坠,可以辅身济物者,敦复是先。"《南史》本传也提到陶氏撰有《效验方》一书,看来不会有错。

关于此书的成书年代,初步可断定在公元492年至公元500年之间。陶氏在《神农本草经集注·序录》中云:"隐居先生在平茅山岩岭之上,以吐纳余暇,颇游意方技,览本草药性,以为尽圣人之心,故撰而论之。"可知他撰述医书,是在归隐山林以后的事。《梁书》本传云:"永明十年,上表辞禄,诏许

之。"永明十年，正是公元492年。又从陶氏《补缺肘后百一方》自序中得知，他在完成《肘后方》的补缺工作以前，便撰写了《效验方》一书，而《肘后百一方》序称"太岁庚辰"，正是公元500年。

关于此书卷数，他在《肘后百一方·序》《神农本草经集注·序录》中曾多次自称五卷，梁阮孝绪《七录》也著录作五卷，是此书原作五卷是不容置疑的。而《隋书·经籍志》作六卷，《旧唐书·经籍志》《新唐书·艺文志》《通志·艺文略》并作十卷，这恐怕是后人不断增补的结果。

陶弘景，字通明，自号华阳隐居，谥贞白。丹阳秣陵（南京市）人。生于宋孝武帝孝建三年（公元456年），卒于梁武帝大同二年（公元536年）。是我国历史上一个著名的道教徒，又是一个博才学、多艺能的学问家。梁萧纶称他"张华之博物，马钧之巧思，刘向之知微，葛洪之养性，兼此数贤，一个而已"，虽未免有些夸大其词，但也并非虚构。据史料记载，他对天文、历算、地理、铸造以及经史百家、文章诗赋、琴棋书画都有较深入的研究。当然，炼丹、医药作为与道教密切相关的两门学问，更是造诣尤深。《梁书》本传说他"心如明镜，遇物便了"，《南史》本传说他"读书万余卷，一事不知，以为深耻"。天才加勤奋，正是他之所以在多种学术方面取得成绩的秘诀。

陶氏对医药的研究，主要在三十六岁遁隐山林之后才潜心致力的。这从上述《神农本草经集注》自序中可以得知，他潜心医药，恐怕主要还是归于道家本身修炼的需要。同时，家庭环境对他的影响也有一定关系。据他侄儿陶翊撰的《本起录》记载，他祖父隆、父贞宝，都通晓医术，深解药性。当然，这也是南朝士族知识分子中的一个优良传统。他在医药学方面的著作很多，如包括修身养性的著作在内，约有十余种，但其对后世影响较大的共有三部，即《神农本草经集注》七卷、《补阙肘后百一方》三卷、《效验方》五卷。

再有就是陶氏的生卒年代问题，这里附带说明一下，其生卒年代近来在医史著作中约有三说：一说是公元452～534年，如陈梦赉《中国历代名医传》；一说是公元452～536年，如万方《中国医学发展史概要》；一说是公元456～536年，如业师郭霭春先生《中国医史年表》、范行准氏《中国医学史略》。考诸史料记载，《梁书》本传谓大同二年（公元536年）卒，时年八十五；《南史》本传谓生于宋孝建三年（公元456年），如以此计，则至梁大同二年（公元536年）死时年八十一，非八十五。《艺文类聚》卷三十七引梁简文帝萧纲《华阳陶先生墓志铭》、《文苑英华》卷八七三引邵陵王萧纶《隐居贞白先生陶君碑》、《太平广记》卷十五《神仙感遇传》、宋代贾嵩《华阳陶隐居内传》卷中、元代刘大彬《茅山志》卷十，皆云死时八十一岁，故享年八十一是正确的。即生于宋孝武帝孝建三年（公元456年），卒于梁武帝大同二年（公元536年）。

（二十四）《集验方》

《医心方》直引《集验方》凡一百三十余处，"今案"等注文引有四十九处，除卷二、卷十九、卷二十、卷二十七、卷三十无其佚文外，散见于其它各卷之中，其内容囊括临床各科，是一部在历史上有一定学术地位的六朝经验方书，也是《医心方》主要引用书目之一。

《集验方》作者姚僧垣，字法卫。吴兴武康（浙江德清）人。生于齐永元元年（公元499年），卒于隋开皇三年（公元583年）。历经南齐、梁、北魏、北周、隋五个朝代。因主要生活于北周，故史称其为北周人。《周书》《北史》均有其传。宋郑樵《通志》、明朱国祚《两浙名贤录》等，也多记载其行事，咸称"医术高妙，为当世所推，前后效验，不可胜纪"，并且"远闻边服"。

姚氏出身仕宦兼医学世家，父菩提曾仕梁高平令，因患病留心医药，梁武帝每召讨论方术，言多会意。僧垣少年博洽多闻，二十四岁传父业,曾历任太医正、太医下大夫等职,并相继进爵长寿县公、北降郡公,故世称之为姚大夫或姚公。他一生主要为帝王权贵治病,并累获效验,深得历代帝王的赏识。

《集验方》,亦称姚大夫《集验方》,或云姚公《集验》,是姚僧垣积多年临证经验,又"搜采奇异,参校征效"编撰而成。由于具有较高的学术价值,对后世影响颇深。更因其爵高位显,医术超群,而书因人重。唐代去古未远,其书尚存,故唐代医家尤受其影响。如孙思邈初唐人,稍晚于姚氏,以他的《千金要方》校之《集验》佚文,有相当部分内容是出自《集验方》;又如张文仲在唐武则天时曾任尚药奉御,撰有《张文仲方》一书,今亡,其佚文多散在《外台》中,检《张文仲方》佚文引录《集验》者亦夥。今本《肘后备急方》经今人赵有臣氏考证,认为是张文仲等人在陶氏《肘后百一方》的基础上增删而成,已非陶氏《百一》之制。我基本同意这种意见。检今本《肘后方》引姚氏方计达八十余条。在《外台》卷二十《气兼水身面肿方四首》引张文仲方中还录有姚氏医案云:"周太侯正大将军平公于礼,患气兼水,身面肿垂死;长寿县公姚僧垣处二方,应手即瘥。"此亦可以看出姚氏因医术高超而有相当影响。现存世的《五脏论》(题张仲景著)一书有学者考证认为是唐人伪作,其中也提到"僧垣《集验》之方,人间行用"。难怪宋臣孙兆在《校正〈外台秘要方〉》序中慨然曰:"古之张仲景、《集验》、《小品方》,最为名家。"

《集验方》非但流传华夏,而且还传入日本,对日本的医学教育及医学发展作出了贡献。据富士川游《日本医学史》记载,日本文武天皇大宝元年(701)制定《大宝律令》,其中《疾医令》规定日本医学生必须学习"《甲乙》《脉经》《本草》,兼习《小品方》《集验方》"。

《集验方》一书,首载《隋书·经籍志》,以后新、旧《唐书》、郑樵《通志》及有关史、志多有著录。关于《集验方》的卷数,说法不

一。《北史》及《周书》本传均称作十二卷,《太平御览》《册府元龟》、郑樵《通志》等,也因袭其说。《隋志》著录有姚大夫《集验方》十二卷,又别有姚僧垣《集验方》十卷。其他史志及有关医家书目,或云十卷、或云十二卷,或云姚大夫、或云姚僧垣,或并载其说,互有出入。《日本国见在书目》中姚大夫《集验方》与姚僧垣《集验方》亦两载之,均作十二卷。此种种情况是姚氏《集验》书成之后,传抄者众多,而卷帙长短不同,分卷互异,传本不一所造成? 还是如程永培跋《苏沈良方》中所说"古人以医卜为贱术,作史者志方书未必详加考订"而疏略所致? 因《集验方》久佚,今已不能辨别。

《外台秘要方》是目前既知引录《集验方》佚文最多的一部著作,其佚文后并注明卷次所出,今凭藉《外台》所引观其各卷内容大略是:

第一卷、治卒心腹痛、中恶、疰病、卒魇、卒死、蛊注、射工毒、蝎螫人诸方。

第二卷、治伤寒、天行、温病、黄疸诸方。

第三卷、治风癫、鬼魅、疟疾诸方。

第四卷、治肺痿、肺痈、肺气不足、咳喘、奔豚、久癖、结实、呕逆、下利、下血、瘿病诸方。

第五卷、治虚劳、梦泄、骨热、不眠、小便数多、遗尿、诸淋、小便不利、痰饮、积聚、气噎、腰痛、鼠瘘诸方。

第六卷、治癥瘕、宿食、哕、疝、胸腹胀满、脱肛、齿痛、石热、水肿诸方。

第七卷、治白驳、日月未至欲产、遁尸、飞尸诸方。

第八卷、治瘰疬、疬疡、癌疮、灸疮、火疮、汤疮、浸淫疮、赤丹、诸癞、痈肿、疔疽、疖疮诸方。

第九卷、治狐臭、漏液、月蚀、阴肿、五痔、黑子疣赘、竹木刺、马骨诸物伤、蛇咬伤、九虫诸方。

第十卷、治哽诸方。

第十一卷、治妊娠呕吐、恶食、胎动不安、

腹疼、顿仆胎动、怀胎不长、漏胞、妊娠水肿、逆产、横生、子死腹中诸方。

从以上所辑卷目看，《集验方》有十二卷本是可以肯定的，第十二卷虽无考，但推测是治小儿诸病或治五官诸病方的内容。除上述内容以外，《外台》引文还有部分未标明卷次所出，再加上《医心方》的大量引文，若辑为一编可以在很大程度上回复其旧观。此外，还有一些佚文，只为我们提供了一点线索，其方药今已无从详考。如《外台》卷十八《脚气论》引苏长史云："《小品》《集验》脚气脉三种，以缓脉为轻，沉紧为次，洪数为下。"又云："近来诸医多宗《小品》所说……《集验》亦遵《小品》。"可见《集验方》原本是有论述"脚气"之内容的，今检所见佚文，则鲜有其方。究其原因，除如孙思邈在《千金方》卷七"论风毒脚气"中所说"魏周之代，盖无此疾，所以姚公《集验》殊不殷勤"之外，主要与姚氏"并非身以经患，不能原始要终"有关。尽管这部分内容早在唐代就因其"因循旧贯，颇为胶柱"（见《外台》卷十八引"苏长史论"语），而不被编撰方书者所引录，但对于我们今天辑复研究该书，则是非常令人遗憾的。

（二十五）《删繁方》

《医心方》引《删繁方》凡十处，分别见于卷六、卷十七、卷十八。

《删繁》即《删繁方》，首载《隋书·经籍志》，曰："《删繁方》十三卷，谢士秦撰。"《旧唐书·经籍经》《新唐书·艺文志》并题作"谢士太撰"。"太"通作"泰"，疑《隋志》"秦"乃"泰"字之讹。《日本国见在书目》作"谢云泰"，"云"乃"士"字误。然而，宋臣林亿等在《新校〈备急千金要方〉序》中也称作"谢士秦"，看来是"泰"是"秦"还难以裁定，姑从通说，称作谢士泰。

谢士泰，史料无征，年里生平无考。从医心方》所引《删繁方》佚文中难以找出考订其人其书的任何蛛丝马迹，但有幸者《外台》《千金》等都引有此书较多佚文，对考订此

书的成书年代及全书结构帮助很大。今稽考有关资料，试图对其人其书作一大体推论。

首先，我们认为谢氏可能是南北朝时期人。宋臣林亿等在校正《备急千金要方》时采取"端本以正末""溯流以讨源"的方法，搜罗了大批医书用来作校正工作，其中便有《删繁方》一书。从他列举这些医书来看，不难发现有一个时代前后的大体规律，他把谢士泰《删繁方》列在《金匮玉函》《肘后备急》之后，而在《刘涓子鬼遗论》之前（见《新校〈备急千金要方〉序》）。由此推测，林氏把该书认作南北朝时期的著作。

其次，根据目前所掌握的资料，除《外台秘要方》外，引用《删繁方》条目较多的是孙思邈《千金要方》，这从林校语和《外台》引《删繁》佚文尾注"《千金》同"中可以证实。而在《千金方》以前的方书，包括《外台》引六朝经验方书佚文中，则很少见到有引《删繁》者。《千金方》卷六第一"治雀目术"条下，宋臣小字注文有"《肘后》云：《删繁》载支太医法"之语，但宋人所见的《肘后方》已非葛洪旧物，是经后人增补的本子，所以不能作为考证《删繁》成书年代的依据，而倒是可以作为考证《肘后》被后人增补的依据之一。因此是否可以考虑《删繁》成书于六朝后期。

第三，《外台》所引《删繁》条文达262条之多，竟无一条治疗脚气病之方，考《医心方》引《删繁方》佚文，亦无这方面的内容。孙思邈在《千金方》卷七第一中云："魏周之代，盖无此疾，所以姚公集验，殊不殷勤，徐王撰录，未以为意。特以三方鼎峙，风教未一，霜露不均，寒暑不等，是以关西河北不识此疾。"因此，是否可以考虑谢氏是北方人。

第四，遍检《外台》引《删繁》佚文，《删繁》一书引前人著作共有三种——扁鹊、仓公、华佗，尤其引扁鹊较多。扁鹊为"齐派"医学的创始人，而仓公、华佗都是扁鹊学派的继承者，就医学流派而论，似乎谢氏属"齐派"医家。

第五，《外台》卷二十六引《删繁方》佚文

中有把肛门比作"通事令史"一辞。考"通事令史",为门下省属官,根据目前笔者掌握的史料,在南北朝时期只有北齐有此称谓,故《删繁》在北齐成书的可能性较大。

第六,从《外台》引《删繁》佚文来看,此书与六朝方书性质不同。六朝方书不管是"祖述前贤"(《深师方》),还是"捃拾遗逸"(《肘后方》);不管是"自用得力"(《百一方》),还是"参校征效"(《集验方》),都有一个共同特点,重实用,轻理论,《删繁方》则有论有方,理法并重。如其书中所论述的"五脏劳论""六极论"等(见《外台》卷十六),都是非常有学术价值的医学理论,而不见于他书所载(《千金方》所载亦引自《删繁》),很可能是谢氏的发明,应引起重视加以发掘。

关于《删繁》之名义,即删繁就简的意思。正如孙思邈《千金方》自序所云:"博采群经,删裁繁重,务在简易。"而目的当然是力求归于实用。早在公元591年,北魏政府也组织医官作过这样的工作,据《魏书·世宗本纪》载:"经方浩博,流传处广,应病投药,卒难穷究。更令有司,集诸医工,寻篇推简,务在精要。"共选编精方三十卷,颁布天下。

关于此书内容及卷次结构,因其久亡,不能详察,但可据《外台》所引佚文,窥其大略:

卷一、无考。

卷二、霍乱呕吐、虚寒肺痿、大肠热实、大肠虚寒等。

卷三、霍乱转筋、髓虚实、皮虚实、肛门闭塞、脱肛、杂疗痔等。

卷四、霍乱洞泄、三焦病、诸痢、胆府实热等。

卷五、咳嗽脓血、肺热上气、癖羸瘠等。

卷六、诸疟、鬼击等。

卷七、五脏劳论(肝、心、脾、肺、肾之寒热虚实)、妇产病等。

卷八、六极论(筋、脉、肉、气、骨、精之寒热虚实)等。

卷九、五痊、虚汗、病疡、痈疽、发背、诸瘘、漆疮、火丹等。

卷十、温病、黄疸、五尸、尸疰、中恶、沙虱、马骨刺等。

卷十一、胃虚寒等。

除上述卷次所出内容可考者外,还有《外台》所引佚文未记卷次所出及《千金》《医心方》引用不标卷次者,如:天行、五官疾病、小儿病、五脏虫、五绝死、食物中毒、胡臭、癣疮、阴疮、火疮、金疮、肠痈、服乳等内容。

关于此书卷数,《隋志》作十三卷,新、旧《唐志》作十二卷,《日本国见在书目录》及《通志·艺文略》并作十卷。从上所辑卷目看,王焘见过的本子至少有十一卷。上述情况是史志著录有误,还是传本不同,今亦无考。

此书宋嘉祐年间尚存,林亿等校《千金》《外台》都用过该书,大概亡于靖康之难,故晁氏《郡斋读书志》、陈氏《直斋书录解题》都未曾著录。

(二十六)《删繁论》

《医心方》引《删繁论》凡七处,分别见于卷一、卷四、卷五、卷七、卷十一、卷十五、卷十九。

《删繁论》即《删繁方》之别称,今以《删繁论》佚文与《外台》引《删繁》佚文对照,完全可以证实这一点。考证详见《删繁方》。

(二十七)《通玄方》

《医心方》引《通玄方》凡一处两条,即卷十一第二:"《通玄方》治霍乱先腹痛方:好验酢细细饮一盏许。又方:冉火炙腹及背,得即愈。"

《通玄方》不见隋唐史志著录,首见《宋史·艺文志》,云:"支观《通玄方》十卷。"《日本国见在书目录》亦载此书,不题作者姓氏,当即《医心方》所引者。

《崇文总目》记有《通玄经》十卷,题支义方撰,《通志·艺文略》作"《通玄经》一卷,周·支义方撰",疑与《通玄方》是同书而异名者。按《通志》"通元经"即"通玄经",宋代避始祖赵玄朗讳改,作者"支义方"或许是"支观"的字号。

(二十八)《通玄经》

《医心方》引《通玄经》凡四处,分别见于卷十一、卷十四、卷三十。卷十一为"治霍乱方",卷十四,卷三十两条内容相同,作"《通玄经》云:梨虽为五脏之刀斧,足为伤寒之妙药"。

按《通玄经》疑与《医心方》所引《通玄方》同书而异称者。

(二十九)《通玄》

《医心方》引《通玄》凡六处,分别见于卷九、卷十四。内容为治疢癖、疟疾、伤寒诸方。

按《通玄》即《通玄方》之省称,详见《通玄方》条。

(三十)《耆婆方》

《医心方》引《耆婆方》凡六十余处,散见于卷二至卷十四、卷十六至卷十九、卷二十一至卷二十六、卷二十八、卷二十九各卷中,其内容包括临证各科及服石养生等,是一部比较实用的综合性方书。

《耆婆方》不见史志书目所载,《隋书·经籍志》记有《耆婆所述仙人命论方》二卷、《宋史·艺文志》记有《耆婆要用方》一卷,或与此书有关,待考。

耆婆,又名耆域,印度古代佛门名医。精通医药,后被尊为神,或称医王。佛经中有耆婆以各种妙术治病的故事。《翻译名义集·长者》曰:"《四分律》云:耆婆初诣得叉尸罗国,姓阿提黎,字宾迦罗,而学医道,经于七年,其师即便以笼器及掘草之具,令其于得叉尸罗国面一由旬,求觅诸草,有不是药者持来。耆婆如教,即于国内面一由旬,周竟求觅,所见本草,尽皆分别,无有草目非是药者。师言:汝今可去,医道已成,我若死后,次即有汝。"

今通检《医心方》所引《耆婆方》佚文,其医理及药物,均属中国医学体系,而带有一些佛门术语,可知非印度耆婆所为,乃中国佛教徒托名之作。

此书成书年代,今不能确考。从所辑佚文中不避"治"字,不避"恒"字等分析,似为隋朝以前的著作。

据史志书目著录,以耆婆名书的著作尚有《耆婆脉经》一卷、《耆婆脉诀》十二卷、《耆婆五脏论》一卷、《耆婆八十四问》一卷、《耆婆茯苓散方》一卷,均亡。

(三十一)《集略方》

《医心方》引《集略方》凡一处,即卷十四第二:"《集略方》备急散,治卒中恶,心痛腹满,欲吐,短气方:大黄二两,金色者,桂心四分,巴豆一百枚。凡三物,治下筛,取一钱,以水七合服之。"

《隋书·经籍志》著录有《集略杂方》十卷,不记作者姓氏,疑即此书,今作者及成书年代无考。既然《隋志》著录,当是六朝经验方书。

(三十二)《德贞常方》

《医心方》引《德贞常方》凡三处,分别见于卷五《治张口不合方第五十三》、卷五《治牙齿痛方第六十六》、卷十《治积聚方第一》。

按《德贞常方》不见史志书目记载,《日本国见在书目录》记有德贞常《产经》十二卷,《医心方》中引有《产经》佚文,此三处引文内容与妇人胎产无涉,不知二者是何关系,待考。

(三十三)《新录方》

《医心方》引《新录方》凡一百余处,分别见于卷三至卷十四、卷十六至卷十八、卷二十、卷二十一、卷二十三至卷二十五、卷二十九,观其佚文内容,包括临证各科杂方及服食、美容、养生等,为汉唐经验杂方之属。

《新录方》不见史志书目著录,《日本国

见在书目录》记有《新录军要方》五卷,题魏孝澄撰。"军"乃"单"字之误,《和名抄引用汉籍》中记作《新录单要方》,亦题魏孝澄撰,是可证。疑《医心方》所引《新录方》即《新录单要方》之简称者。丹波元胤在《医籍考》中认为此书与隋许澄《备急单要方》为同一书。然二者作者、书名、卷数均不符,恐未确。

此书久佚,作者及成书年代均无考,今检其佚文有两点线索可供我们在判断此书年代时参考:一是佚文中引有"南州刺史阴铿上献皇帝之方",考阴铿南北朝时人,曾仕梁、陈两朝,文帝时累官晋陵太守、员外散骑常侍,顷卒。其为"南州刺史",史书不载,计当在文帝之前,可见其成书当不会早于陈朝,二是检佚文中避讳字,不避隋讳"坚"字,不避唐讳"虎"字、"治"字,故可证其亦非隋、唐之人所为。那么,《新录方》成书于陈朝后期的可能性大。

(三十四)《新录单方》

《医心方》引《新录单方》凡八处,分别见于卷四、卷五、卷七、卷十二、卷二十。其佚文内容是:生眉毛方、治雀盲方、治服石大便难方,治服石小便血方。

按《新录单方》亦不见史志簿录记载,疑与《医心方》所引《新录方》同出,即魏孝澄《新录单要方》之省称者。

(三十五)《新录要方》

《医心方》引《新录要方》凡一处七条,见于卷七第三,为"治阴瘁水出不能瘥者方"。

按《新录要方》亦不见史志书目著录,疑与《医心方》所引《新录方》同出,即魏孝澄《新录单要方》之省称。

(三十六)《单要方》

《医心方》引《单要方》凡一处,即卷二十五《治小儿紧唇方》第四十九:"《单要方》云:泽兰心嚼以敷之。又方:肉机上垢涂之。"

按《单要方》亦不见史志书目所记,疑即

魏孝澄《新录单要方》之省称者,与《医心方》所引《新录方》同出一辙。

(三十七)《梅略方》

《医心方》引《梅略方》凡一处,即卷七第九:"《梅略方》云:脱肛慎举重,食滑物急衣带。"

按《梅略方》不见史志著录,《证类本草所出经史书传》有《梅师方》一书,《古今医统大全》曰:"《梅师方》,隋广陵僧人号文梅,善疗瘴疠,医杂证,悉说单方,其效甚速,人咸集,相传曰《梅师方》。"不知与此书何干?

(三十八)《经心方》

《经心方》又称作《经心录》《经心录方》,首载《隋书·经籍志》,曰:"《经心录方》八卷,宋侠撰。"《旧唐书·经籍志》作《经心方》八卷,《新唐书·艺文志》作《经心方》十卷,《日本国见在书目录》作《经心方》六卷。

宋侠,初唐人,生卒年代无详考。《旧唐书》本传云:"宋侠者,洺州清漳(今河北肥乡县)人,北齐东平王文学孝正之子也。亦以医术著名,官至朝散大夫、药藏监。撰《经心录》十卷,行于代。"

《医心方》引《经心方》凡五十三处,分别见于卷一至卷五、卷八至卷十二、卷十四至卷十八、卷二十一、卷二十三、卷二十五、卷二十九。其内容包括内科杂病、外科疮疡、妇产诸疾、小儿诸病、五官科疾患、食物中毒等,是一部临证实用的综合性方书。

《外台秘要方》引此书称作《经心录》,直接引用凡二十二处,仅据其尾注所记卷次可考者,每卷大体内容如下:

第一卷、治心痛诸方。

第二卷、治伤寒、霍乱、五膈、五噎、关格、水痢诸方。

第三卷、治风毒诸方。

第四卷、治虚劳、肾气不足、阴痿、腰痛诸方。

第五卷、治瘰疬、毒肿、漏液诸方。

第六卷、治劳损风湿、妇人阴寒、妊娠子淋、宫冷堕胎诸方。

从《外台》所引来看，王焘所见者可能是六卷本《经心方》，与《日本国见在书目》著录合。由此推测，《医心方》所引亦可能是六卷本。然今以《外台》所引佚文与《医心方》所引佚文相对照，二者佚文绝大部分不重复，只是个别方子相同。

(三十九)《录验方》

《医心方》直引《录验方》凡五十四处，除卷二、卷十九、卷二十七、卷三十外，分别见于其他各卷之中。

《录验方》即指《古今录验方》，又称《古今录验》，首载《旧唐书·经籍志》，凡五十卷，是唐朝初年较有影响的一部大型综合性经验方书。除《医心方》引用以外，《外台秘要方》引用此书条目更多，称作《古今录验》。今以《医心方》所引《录验方》与《外台》所引《古今录验》比勘，二者相同条文甚多，只是《医心方》引文比《外台》引文简练，节引者较多。

顾名思义，《古今录验方》就是收集古今经验方而成，从其佚文中也可证明这一点。远溯汉魏，近至隋唐，耳闻目睹，亲身经验，无不采撷，仅《外台》佚文中可查者就有张仲景、翟世平、许季山、杨孔思、太医丞樊之、僧深、姚大夫、万年县令席君懿、长孙振、太医史脱、许明、司马大将军、宫泰、徐王、太医王叔和、浩仲堪、胡录、道士陈明、侯氏、九江太守、车瑗道、达奚、二公主、《素女经》、淮南八公、淮南王、彭祖、胡洽、许澄、关高、徐公、县令祖□宗、张苗、朱郁、司空、王长华、崔世谟、刑长史、高獭奴、高仆射、蒋合、晋熙公、裴伏、高元海大李参军及弟甄立言等，在《医心方》所引佚文中并且明确提出"古今有身验其事者甚众，今略记其三条于后章"，便是《古今录验方》书名由来最好的注脚。

关于此书作者，史书记载颇不一致，《旧唐书·经籍志》云甄权撰，而《旧唐书·甄权传》附《甄立言传》云甄立言撰，《新唐书·艺文志》著录则模棱其说。嗣后诸史志书目，或作甄权，或作甄立言，直至今日，学术界还是各执一词，莫衷一是，千古悬案，裁决实难。今通过《外台》所引，考诸《古今录验》佚文，初步认为其主要作者应是甄权，其弟甄立言可能协助编写或书成之后进行修订补充，理由是：

其一，《古今录验方》一书中多处引有甄立言方论，如《外台》卷七《久心痛方六首》引有："《古今录验》疗久心痛腹痛积年不定，不过一时间还发，发甚则数日不能食，又便出干血，穷天下方不瘥，甄立言为处犀角丸服之数日则瘥方。"此方亦见《千金方》卷十三第六，当是《千金》引自《古今录验》者。再如《外台》卷二十六《疝气及癞方六首》中所载"《古今录验》疗癞蒺藜丸方"云甄立言处。又如《外台》卷四十《蝎螫二十七首》中所载《古今录验》引有甄立言治蝎螫之方法。按常理论之，作者很少自引自名，这些很可能为其兄甄权所引。

其二，孙思邈与甄权同时而稍后，他是有条件能够看到《古今录验方》一书的。据初步考证，在《千金方》中也的确引用了《古今录验》的内容。《千金要方》卷二十一第四记有"治水肿茯苓丸，甄权为安康公处者方"。安康公即武德中出镇潞州的李袭兴，甄权当时为随属征士，不知此方孙氏从何而引，如引自方书的话，也应该出自《古今录验方》。又《千金要方》卷八第四又记有"防风汤，主偏风甄权处疗安平公方"，此方又见《千金翼方》卷十七第一，盖亦孙氏从甄氏方书引来，或许甄权把自己治病验案记录于《录验方》者。如果上述提到甄权之名的两方果真引自《古今录验方》，那么作者是甄权则基本可以肯定，因为孙思邈是最有发言权的。

值得指出的是：在《外台》卷二十七《诸淋方三十五首》所引"《古今录验》疗淋瞿麦散方"下有"主薄甄权处"双行小字注文。又

《外台》卷二十六《诸痔方二十八首》所引"《古今录验》疗痔黄耆丸方"下有"是直殿中省散骑常侍郎甄立言处"双行小字注文,这很可能此书编成后又经甄立言之手进行了加工整理或增补,所以才出现了上述两歧的情况。

甄权(公元541~643年),许州扶沟(河南扶沟县)人,年十八与弟甄立言共同学习医方,尽得其旨趣,而权尤精妙。隋开皇(公元531~600年)初,以文学官秘书省正字(掌管校雠典籍、刊正文字),后称疾免。唐武德中安康公李袭兴出镇潞州,权为随属征士。时深州刺史成君绰忽患颈肿,喉中闭塞,水粒不下有三日,权为其治疗,针右手次指之端,如食顷气息即通,次日饮食如故。医术之精妙,被时人所仰慕。权当时撰有《明堂人形图》一部,缙绅之士踵相摹写,传遍华裔。正观(公元627~649年)中,入召内府,奉命修明堂,与承务郎司马德逸、太医令谢季卿、太常丞甄立言等,校定《明堂图经》,深得孙思邈膺服,故孙氏在《千金翼方》中"所述针灸孔穴,一依甄公明堂图为定"。甄权医术全面,不仅善于针灸,还精通方药,与当时医家"各承一业,未能综练众方",而偏于一技之长者,迥然有别。且虚心若谷,不矜不伐,自以为"年过百岁,研综经方,推究孔穴,所疑更多"。贞观十七年(公元643年)太宗李世民亲自去他家看望,授朝散大夫,是年卒。

甄氏生于东魏孝静帝兴和三年(即梁武帝大同七年,公元541年),历经北齐、北周、隋、唐五个朝代,那么究竟《古今录验方》何时成书呢?从其佚文考察,所引人物多有唐人,所引地名亦有武德中置者,可知此书为入唐后所撰。尤其《外台》卷三十二《口脂方三首》所载《古今录验》佚文中有"武德六年十月内供奉尚药直长蒋合进"一语,可证其当成书于武德之后。甄氏卒于贞观十七年,故可初步定为上限在公元624年,下限在公元643年,推其时他已是百岁左右的老人了,这与他"年过百岁,研综经方"的自述相符合。

(四十)《千金方》

《千金方》是《医心方》引用文献中频率早高的一种,除卷十九外,其余二十九卷中均引有《千金方》的内容。经初步统计,全书共直引五百余处之多。

《千金方》,全称为《备急千金要方》,是唐代杰出医家孙思邈的一部不朽巨著。由于其人其书在医史上都具有相当重要的地位和影响,所以对其专题研究的文章历来甚多,研究专集、专著也相继问世。孙氏在新、旧《唐书》均有传,载事较详,这里仅就在史学界存在着分歧和概念不清的几个主要有关医史文献范畴的问题,略陈管见:

1. 对孙思邈生卒年代的看法。据《旧唐书》本传,孙氏卒于永淳元年,即公元682年,史家向无异辞。唯对其生年,则说法不同。其中主要有两种意见,一是认为生于公元581年,享年101岁;一是认为生于公元541年,享年141岁。目前被大多数学者所认可的是前者,各种辞书(包括《辞海》)、各类教科书都以此说为定论。究其根源,此说来自《四库全书总目提要》:"卢照邻《病梨树赋序》称癸酉岁于长安见思邈,自支开皇辛酉岁生。今年九十二,则思邈生于隋朝,照邻乃思邈之弟子,记其师言,必不妄。惟以《隋书》考之,开皇纪号凡二十年,止于庚申,次年辛酉,已入仁寿,与史殊不相符。又由唐高宗咸亨四年癸酉上推九十二年,为开皇二年壬寅,实非辛酉,干支亦不相应。然自癸酉上推九十三年,正得开皇元年辛丑,盖照邻集传为伪异,以辛丑为辛酉,以九十三为九十二也。史又称思邈卒于永淳元年,年百余岁,自是年上推至开皇辛丑,正一百二年,数亦相合,则生于后周,隐居不仕之说,为史误审。"

若依此说征稽史书,可疑之处实多(其中包括被《四库》批评的"为史误审"的内容):

其一,新、旧《唐书》本传咸云:"洛州总管独孤信见而叹曰:此圣童也。"是独孤信见过孙思邈无疑。考独孤信死于公元557年,则最迟孙氏在 557 年以前已是童年。

其二，新、旧《唐书》本传咸云："周宣帝时思邈以王室多故，乃隐居太白山。"周宣帝宇文赟在位仅一年，即公元 579 年。按常理而论，此时孙氏最低限度已经成年。

其三，新、旧《唐书》本传咸云："隋文帝辅政，征为国子博士，称疾不起。"隋文帝杨坚于周静帝朝为大丞相辅政，其时在公元 579 年至 589 年，此间孙氏之名既闻于朝，至少当有而立之年。

其四，新、旧《唐书》本传咸云"太宗即位，召诣京师，嗟其容色甚少"，而比作羡门、广成之类。唐太宗李世民于公元 626 年嗣位，时孙氏进入老年太宗方能赞叹其容色甚少。如 581 年生人，只有 40 余岁，何以比作羡门、广成而嗟其少容？

其五，新、旧《唐书》本传咸云："魏征受诏修齐梁周隋五代史，恐有遗漏，屡访之。"考魏征生于公元 580 年，于公元 629 年受诏修五代史，年已 46 岁。如孙氏 581 年生人，则比魏征还小一岁，以魏征博学多闻之士，何必屡访比自己年少之人？

其六，新、旧《唐书》本传咸云："显庆四年（《唐会要》《太平广记》作三年），高宗召见，拜谏议大夫，固辞不受。"据《大唐新语》云孙氏"时年九十余"。显庆四年，即公元 659 年，此时孙氏年逾 90 岁，则至少生于公元 569 年以前。

由此看来，《四库》馆臣的推断未免武断，而史书所记也未必全部"误审"。况且卢照邻癸酉之岁在《病梨树赋序》中说的明白，"开皇辛酉生"是"思邈自云"，他本不知其师年寿，并对孙氏当时 93 岁开始就不相信，所以才"询之乡里"，结果乡里都说孙氏"数百岁人"，与孙氏本人说法不符，他这才参照"话周、齐间事，历历如眼见"的现实，最后得出结论"不啻百岁人矣"，"可谓古之聪明博达不死者也"。王鸣盛在《十七史商榷》中说："思邈盖不欲以长生不死以惊骇世人，故自隐其年，而诡词云开皇辛酉生。"也不无道理。

辽宁大学历史系教授杨士孝提出一种意见，他在《二十六史医家传记新注》中说："思邈是辛酉岁生，但不是隋开皇、仁寿年间的辛酉岁，而是西魏大统年间的辛酉岁。大统，为西魏文帝元宝炬年号，大统七年辛酉岁，为公元 541 年。盖思邈年弱冠，善谈庄、老及百家之说，独孤信见而叹异其为圣童。独孤信死于北周孝闵帝宇文觉代西魏之年，即公元 557 年。独孤信见思邈当在是年以前。自 557 年上推至 541 年，计为十七年，即 557 年正是思邈弱冠童子之年。年次既相应，则思邈生于西魏大统辛酉岁，应勿庸疑。自其生至其死，自 541 年至 602 年，计一百四十二年，是思邈享年一百四十二岁。"这样的推测，尚能自圆其说，虽有背世俗常理之见，但与人体生理年寿并不相悖，比起前者更有说服力。但这里也有几点可疑之处：

其一，新、旧《唐书》本传有云："子行，天授（公元 690~692 年）中为凤阁侍郎。"按大唐律令规定职事官年七十致仕。设孙行时年六十余岁的话，那么孙思邈八十余岁生子，其可能性较小。

其二，《旧唐书》本传云："太子詹事卢齐卿童幼时，请问人伦之事，思邈曰：'汝后五十年位登方伯，吾孙当为属吏，可自保也。'后齐卿为徐州刺史，思邈孙溥果为徐州萧县丞。思邈初谓齐卿之时，溥犹未生，而预知其事。"考卢齐卿长安（公元 701~704 年）初年为雍州刺史，约神龙（公元 705~706 年）中为徐州刺史，如以卢氏年六十计，推其请问人伦之时，思邈已年近 120 岁，其孙尚没出生，亦令人费解。

其三，孙氏在两《千金》中多处引有甄权之方论，尤其针灸部分，"一依甄公明堂图为定"，体味其口吻，有尊甄权为前辈之意。如孙氏 541 年生，则与甄氏同龄。以孙氏"道合古今，学殚数术"之才，未必服庸一个同龄人。

其四，检《千金方》中，记述病案颇多，计

其年时,始于大业,盛于贞观。如孙氏生于公元541年,到隋开皇年间已有四、五十岁,为何没有病案记载?就算他"初学医,未以为业",那么开皇末年乃至仁寿年间,他已60左右,作为一个"先发大慈恻隐之心,誓愿普救含灵之苦"的医生,难道60岁还不为人诊治?

以上仅是以常理推之,但事物也有不能以常理而论者。孙氏生年,早在唐代就没搞清楚,才有弟子卢照邻"不啻百岁"之论,也难怪新、旧《唐书》本传对其年寿隐而不言。笔者同意王鸣盛在《十七史商榷》中的说法:"《旧书》于卷末直云永淳元年卒,更不言年若干,盖年实无可考,而以上文历叙者参详之,则自是百余岁人,不言可知矣。"余嘉锡氏也说:"思邈究生于何时,卢照邻且不敢质言之,后人亦惟有付之存疑,无庸考辨矣。"如果一定要作出推测的话,我认为应折衷以上两说,以显庆三年(公元658年)孙思邈95岁为坐标,其约生于公元563年左右,享寿约近一百二十岁。如以一百二十岁计,正与他在《千金翼方》自序中称"耄及之年,竟三余而勤药饵",撰成《千金方》一书,"后三十年"写成《千金翼方》大体相符。叶梦得《避暑录话》云:"思邈为千金前方时,已百余岁,因以妙尽古今方书之要,独伤寒未之尽,似未尽通仲景之言,故不敢深论。后三十年作《千金翼》。"

2. 关于《千金方》的成书年代。大多医书咸云:《千金》成书于高宗永徽三年,即公元652年。未知何据。今经考证,难以确定具体撰年,只能提出一个大概成书年限。

[上限] 孙思邈在《千金方》一书中,无论是载方叙事,还是记录验案,曾多次提到贞观某年,或贞观中等语,说明贞观年间其书尚未撰成。贞观,李世民年号,始于公元627年,终于公元649年,那么上限可定为贞观最后一年的第二年,即永徽元年——公元650年。

按《千金方》一书中,"治"字、"疗"字并存,是"治"字时讳时不讳,故怀疑《千金方》本不成于一时,从贞观到永徽两个时期的作品均有。当然,也不能排除宋刻回改的可能。

[下限] 在显庆二年至显庆四年(公元657~659年)间修的《新修本草》一书中,引有《千金方》的内容,很显然此时《千金方》已经成书,如以显庆二年(公元657年)能看到此书计,那么《千金方》最迟也在公元657年以前成书。又《千金方》中无一处提到"永徽"一词,很有可能此书撰成于永徽初年,即公元650年左右。

(四十一)孙思邈《千金方》

《医心方》引"孙思邈《千金方》"凡一处,见卷二十九第一。

按此即《医心方》引《千金方》的不同称呼,考证详见《千金方》条。

(四十二)孙思邈论

《医心方》引"孙思邈论"凡一处,见卷十九第一。

按此即对《千金方》一书的代称,考证详见《千金方》条。

(四十三)孙思邈

《医心方》引"孙思邈"凡三处,均见于卷二"针灸"专卷中。

按此亦是对《千金方》一书的代称,考证详见《千金方》条。

(四十四)《崔侍郎方》

《医心方》引《崔侍郎方》凡二处,即卷二十二《治妊妇日月未至欲产方》第二十五曰:"《崔侍郎方》云:户根下土三指撮,酒服之。"又卷二十五《治小儿无辜方》第百一曰:"《崔侍郎方》以醋煮大黄末为丸,服之甚验。"

此书目不见史志簿录所记,疑是《崔氏纂要方》一书别称者。崔知悌曾任"中书侍郎"之职,故称。《外台秘要方》引录《崔氏》大量佚文,经考证出自《崔氏纂要方》一书中，然《医心方》所引上述两条不见《外台》所引，估计丹波康赖或直引原书，或另有所本。

崔知悌，唐代许州鄢陵（河南鄢陵县）人，中书令崔知温之兄。新、旧《唐书·崔知温传》下附有其小传，而载事甚略。《旧唐书》仅记其"高宗时官户部尚书"，《新唐书》记其曾官中书侍郎，迁尚书左丞，终户部尚书。据《外台》所引知其还曾任洛州司马、户部员外郎、殿中少监之职。并据《郎官石柱题名》知其还曾任主客员外郎。

关于《崔氏纂要方》的成书年代，从《外台》所引佚文考察，可初步确立为高宗朝，其理由是：

第一，《外台》卷十七、卷三十一引《崔氏方》后两注云："雍州高长史服用得效。"考雍州，隋为京兆郡，武德元年改为雍州，置牧一人，以亲王领之，以别驾理州事。贞观二十三年（公元649年）七月三日改别驾为长史。开元元年（公元713年）改雍州为京兆府。文中既提到雍州长史服效，则成书必在公元649年以后。

第二，《外台》卷十三引《崔氏方》中曾云"余昔任户部员外（郎）"。考户部，唐初为民部，贞观二十三年六月改为户部。此亦证明在公元649年以后成书。

第三，《外台》卷二十一引《崔氏方》后有"太常丞吕才送效"之注语。考《旧唐书·吕才传》，贞观中擢太常丞，龙朔中为太子司更大夫，麟德二年（公元665年）卒。即云"吕才送效"，则推知当在吕才生前，即有可能公元665年前成书。

第四，《外台》卷十七引《崔氏方》中有"韦都水服不逾月"之语。考都水监，高宗龙朔二年（公元662年）改称司津监，武后垂拱元年又改称衡水监。既书中有称都水监，则推知公元662年以前成书之可能大。

第五，《外台》卷十三引《崔氏方》中题"中书侍郎崔知悌撰"，则推知其成书于崔知悌任中书侍郎期间可能性较大。考崔氏仪凤元年（公元676年）由中书侍郎迁左丞，故可

知当在公元676年以前成书。

由上考察可以推知，《崔氏纂要方》大体成书于公元七世纪五十年代，最早不会早于公元649年，最迟不会迟于公元676年。

关于《崔氏纂要方》的卷数，《唐志》《宋志》著录皆云十卷，与《外台》引"崔氏"合。今考《外台》直接引崔氏条目，每卷的内容大体是：

卷一：伤寒、时行、天行、诸黄、大腹水肿等。

卷二：瘴气、霍乱、癥块、痈肿瘀血等。

卷三：呕吐、消中、盗汗、诸痢、中蛊、阴蚀等。

卷四：诸疟、心腹痛、胃反、消渴、风疹、瘑疮、白癜风、五官疾病、中恶、尸厥、代指、疣目、瘿、胡臭、咽喉疮、下焦虚寒、诸痔、诸淋、尿血、便血、大小便不通等。

卷五：瘰疬、诸瘘、诸疮、发背、诸虫、汤火疮、甲疽、恶肿、毒疮、丹毒、诸癣、虫兽伤等。

卷六：诸咳、上气喘息、中风、风头眩、脚气、水病、风水、水气、水肿、一切肿、大便涩等。

卷七：疝癖、宿癖、癥癖、闪癖、痃气、五蒸、骨蒸、伏连、诸疰、邪魅、鬼气、鬼神交通、无辜、风邪、惊痫等。

卷八：五劳六极七伤、诸虚劳补益等。

卷九：鳖瘕、蛇瘕及造腊脂、口脂、燕脂、水银霜诸法等。

卷十上卷：妊娠产乳诸病、小儿将护法及小儿病等。下卷：妇人杂病等。

关于"崔氏方"书名，新、旧《唐志》并作《崔氏纂要方》，宋臣林亿等《新校〈备急千金要方〉序》也称作《崔氏纂要》，是此名当不误。但《外台》卷十三《灸骨蒸法图四首》下注有"崔氏别录灸骨蒸方图并序，中书侍郎崔知悌撰"之语，可见此书又称作《崔氏别录》，或称作《崔氏别录纂要方》。

需要加以说明的还有以下两个问题：

甲、新、旧《唐志》著录有崔知悌《骨蒸病灸方》一卷，根据《外台》引《崔氏方》考察，此

书盖《崔氏别录纂要方》第七卷中内容。因为《外台》所引《崔氏方》卷七主要是治疗骨蒸病方，《外台》卷十三引《崔氏别录灸骨蒸方图》条文最后注又有"出第七卷中"之语，与《外台》引其他崔氏灸骨蒸方条目出第七卷合。

乙、《旧唐书·经籍志》又有崔知悌《产图》一卷，此盖《崔氏别录纂要方》第十卷中的内容。《外台》卷三十三引有崔氏《产乳序论三首》，接下连引《崔氏年立成图法一首》、《十二月立成法一首》并图、《推日游法一首》并图、《体玄子为产妇借地法一首》、《日历法二首》、《安置产妇法二首》，在《安置产妇法二首》下尾注云："以上并出第十上卷中。"从文义看，以上均是引自《崔氏方》中。又卷三十三《产难方二十四首》中引《崔氏》一条尾注云"出第十上卷中"、卷三十《产后血晕心闷方一十首》中引《崔氏》三条尾注云"并出第十上卷中"、卷三十四《八瘕方一十二首》中引《崔氏方》三条尾注云"并出第十下卷中"、卷三十五《小儿初生将护法一十七首》中引《崔氏》十五条尾注云"并出第十上卷中"、卷三十五《小儿变蒸方二首》中引《崔氏》三条尾注云"并出第十上卷中"、卷三十五《小儿藏衣法五首》中引《崔氏》五条尾注云"并出第十上卷中"、卷三十五《浴儿法一十一首》中引《崔氏》十二条尾注云"并出第十上卷中"。从上述情况分析，《崔氏别录纂要方》卷十又分上、下两卷，上卷主要是"产乳"方面的内容，包括妇人妊娠、产难、产后及小儿将护等；下卷主要是妇人杂病。故可以推知《旧唐书·经籍志》所记《产图》一卷，可能就是《崔氏纂要方》第十上卷的内容。因为《外台》所引《崔氏》第十上卷的内容中，本身就存有图十三幅，或许还有王焘未辑录者，因为这部分产乳内容图文并茂，故以《产图》名书。

（四十五）《张文仲方》

《医心方》引《张文仲方》凡一处，即卷二

十五第百五十二："《张文仲方》云：孩子咳嗽，宜与乳母药方：竹叶切一升、石膏碎、干姜各四两、贝母三两、紫苑、百部各三两。右六物，切，以水八升，煮取二升六合，分三服，但乳母禁食蒜面。"

张文仲，唐代著名医家。洛州洛阳（河南洛阳）人。少与乡人李虔纵、京兆人韦慈藏并以医术知名，武则天初为侍御医，久视年间终于尚药奉御。新、旧《唐书》并有传。文仲善疗风气疾，曾奉武则天命集当时名医共撰疗风气诸方，于是撰《四时常服及轻重大小诸方十八首》，上表奏之。新、旧《唐书》本传及唐《元希声集》并载其事。文仲医术，为当时医家所服，论者有云："自武则天、唐中宗以后，诸医咸推文仲、虔纵、慈藏三人为首。"

《张文仲方》不见史志薄录记载，《外台秘要方》引有大量《张文仲方》内容，从《外台》所引佚文看，此书是一部临床实用的经验方书。

这里需要说明一下张文仲生卒年代和《张文仲方》成书年代问题。张氏生年无任何资料记载，其卒年绝大多数学者据《旧唐书》本传"久视年终于尚药奉御"这句话，认为卒于公元700年。从文义理解，这样认为应该说是正确的，但有几点可疑：第一，《旧唐书》本传最后云："自则天、中宗已后，诸医咸推文仲等三人为首"，既然文仲于则天久视年（公元700年）已死，何故到了中宗朝诸医乃推他为首？当然，此可理解为泛论之词，既便死后，也可以这样讲。那么第二，《旧唐书》本传说他少与韦慈藏以医术知名，说明他与韦氏年龄相仿，或是小于韦氏，而《古今医统》载韦慈藏"施药济人，元宗重之，擢官不受"，说明韦氏元宗朝尚健在。元宗，即唐玄宗，从公元712年至公元756年执政凡44年，既然二人同龄或小于韦氏，何故早死韦氏这多年？当然，年寿有长短，人与人之间没绝对可比性。那么第三，《外台秘要方》卷三引张文仲佚方中引有《近效方》一书，而《近效方》中引有"则天大圣皇后"之语。考《旧唐书·则天皇后本纪》，神龙元年（公元705年）冬十一月，武则天崩前令去帝号，称"则天大圣皇后"。说明《近效》成书于公元705年之后。如果张文仲卒于公元700年，怎能称引公元705年以后的书呢？

由以上推测，文仲中宗朝还活在世上，所谓"久视年终于尚约奉御"，可理解为"久视年官终尚药奉御"，即久视年迁升尚药奉御一职，而以后再没升迁。至于死于何时，本传没有记述。如果这样理解成立的话，那么《张文仲方》最早应在公元705年以后成书。这些问题尚有待进一步考证。

（四十六）《救急方》

《医心方》引《救急方》仅一处，即卷十四第四十二："《救急方》云：天行后干呕若哕，手足冷方：橘皮四两，生姜半斤。右以水七升，煮取三升，分四五服，立验。"

此书不见史志书目所载，《外台秘要方》《证类本草》《千金方》宋臣注中均引有《救急方》之目，但未见上方，故其成书年代及作者均无考。但从《外台》与《医心方》引书情况分析，有两点可供我们参考。

一是此《救急方》即《医心方》所引之《救急单验方》，或丹波氏引用时省略或后人转抄过程中漏抄"单验"二字。这种情况在《医心方》引其他文献中经常出现，如引《慧日寺药方》，又作《慧日寺方》；引《黄帝太素经》，又作《新罗法师方》皆是。

二是此《救急方》同《外台秘要方》所引《救急方》。检《外台》卷三《天行呕哕方七首》引有"《救急》疗天行干呕若哕，手足逆冷，蘧豉粥方"，虽药物不同，但句式一律。

根据《外台》所引《救急》条目考察，该书为综合性方书，包括内、外、妇、儿、五官等各科内容，甚至还有部分治疗牛马疾病的处方，具体内容和所出卷次大体如下。

卷一：天行、疟疾、霍乱等。

卷二：骨蒸、瘦病等。

卷三：癖结痰饮、瘰疬、腋臭、去黑子、灭瘢等。

卷四：妊娠胎动、妊娠伤寒、产难、子死腹中、胞衣不出、产后恶露等。

卷五：疬疡、瘿病、发背、热毒风丹、阴下湿痒、汤火疮、癣疮、蠼螋尿、损妊等。

卷六：中风、发背、堕落车马、被打听损伤、胃反、喉哽、肺气积聚、上气胸满、咳嗽等。

卷七：心腹胀满、腹中痃气、风水毒肿等。

卷八：心痛、痫、腋臭、著硇砂、白虫、漆疮、狂犬病等。

卷九：鼓胀、腋臭、赤白痢、骨折、续断筋、竹木刺伤、甲疽、犬疥、诸虫物伤人、治马病等。

另外，某些疾病，如蛇毒、射工毒、妇儿疾病、五官疾病等未注明所出卷次。还有"诸黄"一条，云"出第十七卷中"，疑误。

关于此书作者，《外台》引用无载，今无确考。明徐春甫《古今医统大全》卷一载采摭书目中有《救急方》十三卷，题唐张文仲著，可疑。"张文仲《救急方》"，新、旧《唐志》不载，又不见宋代书目著录，何故明代又出呢？检新、旧《唐书》张文仲本传及有关记载张文仲的史料，均未提及张文仲有《救急方》一书。即便徐春甫氏所记不误，的确于明代发现了不见史志、史传的张文仲《救急方》，但也决非《外台》所引用之《救急方》。一是徐氏所记《救急方》十三卷，《外台》所引《救急方》辑得九卷之目，二者卷目不合。二是《外台》所引《救急》中记有作者自述幼年患病，"许奉御兄弟及柴蒋等家诸名医奉敕令疗"之事，张文仲本河南洛阳人，医者出身，成名以后才被召入朝为侍医，幼年之时不可能有如此礼遇。

关于此书成书年代，因史志失载，更难以确考，但通过《外台》所引佚文考察，大概成书于高宗或武后朝。其根据是：《救急》佚文中记有作者正（贞）观中（公元627～649年）尚在幼年，以此推计，其主要生活于高宗、武后两朝，故此间成书的可能性较大。

（四十七）《孟诜方》

《医心方》引《孟诜方》凡一处，即卷二十三第二十："《孟诜方》治产后血运心闷气绝方：以冷水溅面即醒。"

《孟诜方》不见史志书目著录，《医心方》引有孟诜《食经》一书，其内容多为补养之方，而此条佚文非补养内容，似非出自《食经》者。新、旧《唐志》记孟诜著有《必效方》十卷，或出自该书。

（四十八）《鉴真方》

《医心方》引《鉴真方》凡二处，分别见于卷六第三和卷十九第十八，前者为"治心痛方"，后者为"服紫雪方"。

《日本国见在书目录》著录有《鉴真上人秘方》一卷，疑即此书。

鉴真，唐代高僧，日本佛教律宗创始者。广陵江阳（今江苏江都县）人。生于唐垂拱四年（公元 688 年），卒于唐宝应二年（公元 763 年）。俗姓淳于，十四岁入扬州大云寺为沙弥，师事智满禅师。青年时代，游学长安、洛阳一带，研究律宗及天台宗教理，后在扬州大明寺任住持。天宝二年（公元 743 年）起，应日本之邀五次东渡，历尽艰辛，均告失败，并双目失明，但赴日传道弘法之愿不移。天宝十二年（公元 753 年），乘日本遣唐使归舟，携带佛像、佛具、佛经及大量香药、药品、医书、字画等，率尼僧及工匠二十余人抵日本，被日本天皇委任为大僧都，主持全国僧徒授戒传律事宜。广德元年（公元 763 年）五月六日寂化于日本唐招提寺，终年七十六岁。鉴真精通医药，传戒之余并在日本传授医药知识，被日本人民祀为医药始祖。

（四十九）《大唐延年方》

《医心方》引《大唐延年方》凡一处，即卷五第十三："《大唐延年方》治目茫茫无所见，芜菁散方：芜菁子小二升，以水一大斗，煮取令尽汁出，日干熬散；练胡麻小三升，熬为散。

二味，冶合，以饮若酒服之。"

此书不见史志书目所载，此条佚文亦不见其他文献所记，作者及成书年代无考。新、旧《唐志》著录有《延年秘录》十二卷、《日本国见在书目录》记有《延年秘录方》四卷，疑即此书的不同称谓。唐代医学对日本影响很大，尤其公元七、八世纪，日本更是效仿中国，有可能在传抄过程中冠以"大唐"二字。

（五十）《广济方》

《医心方》引《广济方》凡四十九处，分别见于卷三至卷七、卷九至卷十八、卷二十、卷二十一、卷二十三。此书早亡，其佚文大多保留在《外台秘要方》、《医心方》等书中。

《广济方》亦称《开元广济方》，史称唐玄宗李隆基御纂，是唐代一部很有影响的方书，《旧唐书·玄宗本纪》云："开元十一年九月己巳，颁上撰《广济方》于天下。"是知此书成于公元 723 年。

因其为御纂，唐政府对此书非常重视，据《唐会要》卷八十二载，此书成书二十三年后，即天宝五年（公元 746 年），政府又命各郡县长官，选《广济方》切要者，"录于大板上，就村坊要路旁示"，唐玄宗并亲自颁发诏书，以示爱民之意。其诏文现收录于《全唐文》卷三十二中，原文如下：

"朕顷所撰《广济方》，救人疾患，颁行已久，计传习无多，犹虑单贫之家，未能缮写，闾阎之内，或有不知，倘医疗失时，因致横夭，性命之际，宁忘恻隐，宜令郡县长官，就《广济方》中逐要者，于大板上件录，当村坊要路旁示，仍委采访使勾当，无令脱错。"

当然，所谓御纂，决非唐玄宗亲自所为，盖命医官组织编写而成，因冠以"御制"二字，不但有名中国，在日本对此书也极为重视，据《日本古医方小史》云："嵯峨天皇弘仁十二年（公元 821 年）敕诏，置针生五人，令读《新修本草经》《明堂经》《刘涓子鬼遗方》各一部，并讲授《小品方》《集验方》《千金方》《广济方》中治疗方法。"

到了宋代，该书仍被人们所推崇，在嘉祐年间校正医书局校勘的几部重要著作中，就有《广济方》一书。据《玉海》卷六十三记载："嘉祐二年八月辛酉，置校正医书局于编修院，命掌禹锡等五人从韩琦之言也，琦言《灵枢》《太素》《甲乙》《广济》《千金》《外台秘要》之类多讹，本草编载，尚有所亡，于是选官校正。"可惜这次校正，未能流传下来。

关于《广济方》卷数，《新唐书·艺文志》《通志·艺文略》《日本国见在书目录》并称五卷，与《外台》所引《广济》卷数基本相吻合。今考《外台》，五卷所出内容大体如下：

第一卷：伤寒、天行、温病、黄疸、疟疾、呕逆、胸膈气、痰饮、脾胃虚弱、消渴、气噎、诸风疾、狂痫、风毒等。

第二卷：疗心腹胀满、鼓胀、腹内诸气、气结妨闷、咳失声、咳嗽脓血、咳嗽唾粘、肺气不足、肺胀上气、诸癖结、痃癖、诸癥、蛟龙、脚气、气瘿、喉痹、疝气等。

第三卷：干呕、上气急、米癥胸水、米癥羸瘦、头风旋、寒热不调、妇科诸病（包括无子、胎动、腰痛、伤胎、妊娠伤寒、损妊落胎、难产、胞衣不下、无乳、产后虚，疑小儿疾病亦在此卷）等。

第四卷：霍乱、各种心痛、腹疼、奔豚、骨蒸、传尸、遁尸、鬼魅、精魅、白虎、脐下冷腰疼、腹中冷腰胯疼、肾虚冷、脚膝痛、虚劳百病、阴痿、诸痢等。

第五卷：疬疡风、白癜风、水肿、各种疮疡、瘰疬、九瘘、痈疽、疥癣、各种虫兽伤、目病（疑五官科病均在此卷）等。

《医心方》所引《广济方》佚文，部分内容与《外台》相重，但亦相当部分不见于《外台》之中，今检其佚文内容分别为：虚热呕逆、疬疡风、耳病、目病、鼻病、齿病、脾胃中热、蛔虫、燥咳、腹冷、奔豚、癖结、冷气不能食、膈上热下冷、吐酸、脾胃中冷、诸癥、黄疸、霍乱、诸痢、诸淋、瘦病、骨蒸、疟、中恶、痈疽、痔疮、虫伤、石发、妇科诸病。

(五十一)《外台方》

《外台方》即《外台秘要方》之简称，首载《新唐书·艺文志》，曰："王焘《外台秘要方》四十卷。"以后历代史忠书目多有著录，有时省称《外台秘要》。但自从明·程衍道氏刊刻《外台秘要方》题作"外台秘要"以来，人们多认为此即书名之全称，未确。

《外台秘要方》四十卷，是一部实用性极强的大型综合性方书。所录资料，上自先秦，下及唐世，古今医籍，无不采撷。以卷分科立病，以门别证列方，广而不杂，眉目清晰。尤其引书详注出处，最为学界称颂。《医心方》作者丹波康赖编撰《医心方》一书，基本上承袭了《外台》编写体例。

王焘（约公元690~756年），中唐人，出身名门望族，初唐宰相王珪之曾孙。幼年多病，喜好医方，数从高医游，遂穷医术。历官华原、长安县尉、监察御史、殿中侍御史、户部员外郎、徐州司马、吏部郎中、给事中等职，因婚姻故，出为房陵太守，改任大宁、彭城、邺郡太守。关于王焘其人，有两点值得我们注意：一是因其一生为官，人们多认为其"非专家之学"，即认为他只会整理文献，而不懂医术，其实这是人们一种偏见。王焘虽不以医学名家，却是儒而兼医者。从《新唐书》本传说也"数从高医游，遂穷其术"的记载，及《外台》自序中"遭逢有道，遂蹑享衢""赖有经方，神功妙用"的自述来看，他当是一位有师承渊源，精通医术的医学大家。二是关于王焘里籍，目前医史界多根据《新唐书·王珪传》说他是陕西郿县人，尤其近几年在郿县城北五里王家头村发现了《王氏家谱图像》以后，更是支持此说，几成定论。对此，湖南湘潭师范学院的万方教授提出质疑，认为"珪、焘终世与郿无涉，其里籍不是郿县"，并根据《新唐书·宰相世系表》及王焘曾祖王珪墓地的历史记载，认为其里籍应是万年，即今之西安市。笔者经过考证，支持此说。详见拙作《外台秘要方丛考》一书。

《医心方》直引《外台方》凡三处,前两处分别见于卷二十第一、第三,出自《外台》引"薛侍部",即中书侍郎薛曜;后一处见于卷二十第三十四,出自《外台》引《小品》,即陈延之《小品方》。三条均为服石内容。

(五十二)《广利方》

《医心方》直引《广利方》凡二十八处,分别见于卷三、卷五、卷八至卷十四、卷十六至卷十八、卷二十、卷二十一、卷二十五、卷二十九。此书与《广济方》一样,是一部囊括临床各科的实用性方书。当然它的成书,也是依照《开元广济方》"爱民"之意的。

《广利方》又称《贞元集要广利方》,见于《新唐志》著录,凡五卷,是唐德宗于贞元十二年正月颁行国内的一部医方。《旧唐书·德宗本纪》曰:"贞元十二年(公元796)春正月乙丑,上制《贞元广利药方》,五百八十六首,颁降天下。"《玉海》卷六十三亦曰:"贞元十二年二月十三日,上制《贞元广利方》,颁于天下,总六十三种,五百八十六首,亲制序,散题于天下通衢。"

(五十三)《传信方》

《医心方》引《传信方》凡六处,分别见于卷七、卷十、卷十一、卷十八。内容为治痔方、治痦方、治痢方、治诸虫咬方等。

《传信方》首载《新唐书·艺文志》,云:"刘禹锡《传信方》二卷。"而后历代史志文献多有记述或引用,是唐代一部较有影响的经验方书。此书共载五十余方,均是经过临床实践有效可信的,故书名《传信方》。书虽久佚,但其佚文较完整的保留在宋明时期的一些医学资料中,全书内容包括内科杂病、疮疡皮肤、骨折金疮、眼科口腔、虫兽所伤,以及香料、饮料的制造等。

关于《传信方》成书过程及年代,可通过《刘宾客外集》卷九所收《传信方》序了解大概,《序》云:"予为连州四年,江华守河东薛景晦以所著《古今集验方》十通为赠。其志在于拯物,予故申之以书。异日景晦复寄声相谢,且咨所以补前之阙。医拯道贵广,庸可以学浅为辞。遂于箧中得已试者五十余方,用塞长者之问,皆有所自,故以'传信'为目云。元和十年六月八日中山刘禹锡述。"

刘禹锡,字梦得,唐彭城(今江苏徐州)人。生于唐大历七年(公元772年),卒于唐会昌三年(公元843年)。贞观九年(公元793年)进士,一生为官,后迁太子宾客,故世称刘宾客。他在文学方面造诣颇深,与柳宗元相交甚笃,又与白居易相唱和,今有《刘宾客集》行世。《新旧唐书》均有传,载其行事甚详,兹不赘述。

(五十四)《医门方》

《医门方》一书久佚,亦不见历代史志书目记载,更鲜见后世方书引用,故作者及成书年代无详考。从《医心方》引用此书的内容来看,除《葛氏方》《千金方》等为数不多的几部名著外,《医门方》应属《医心方》主要引用书目之一,亦可见丹波康赖对此书的重视。

粗检《医门方》佚文可知,此书是一部综合性方书,其内容囊括内、外、妇、儿、五官以及伤寒、温病、虫兽所伤等各个方面。但它与一般性六朝经验方书又有所不同,除具有临床各科证治方药外,尚有一些治疗理论。如《医心方》卷一所引此书中论述的汗、吐、下原则及注意事项,以及诸病不治之候等。

关于此书的成书年代,从其佚文内容推测,大概撰于中唐以后,约在天宝至元和年间。其理由如下:

其一,此书不见《隋书·经籍志》所载,一般情况下不会成书于隋朝以前。

其二,文中不避隋讳,如《医心方》卷五第四十引《医门方》有"疗人口唇皮坚硬作痂"云云,便不避隋文帝杨坚之讳,可知也不会成书于隋朝。

其三,此书亦不见于《旧唐书·经籍志》,《旧唐志》乃根据《古今书录》所著录,重点记述"开元盛世"四部藏书,以表文艺之盛,故凡开元以前藏书多网罗无遗,而天宝以后的唐人著作则很少著录。所以推其也不会是初唐之书。

其四,王焘《外台秘要方》不引,《外台》一书世称引书宏富,尤其作者利用掌管国家图书的条件,凡开元以前藏书搜罗殆尽,像《医门方》这样一部重要方书如其时已成书,王氏不会不知,亦不会不引,故可推知其成书当应在天宝年间以后。

其五,文中避"治""虎"字,乃避唐高宗李治、高祖祖父李虎所致。凡"治"字多改作"疗",而"虎"字则改作"武"。如卷十八第三十二引《医门方》有"疗武咬人方",云云,显然是避讳所改("疗"字有回改现象),知其为唐人无疑。

其六,文中不避"恒"字,如卷十八第三十二引《医门方》"饮酒恒令醉",卷五第四十引《医门方》"时血出恒痛"等。唐穆宗李恒,公元821年继位,知作者当是元和以前人。

关于《医门方》作者,业师马继兴先生在《〈医心方〉中的古医学文献初探》一文中认为:"此书名疑即《崇文总目》及《通志·艺文略》所记《医门秘录》五卷的略称,为道士梅崇献撰。在《新唐书·艺文志》中称为'《梅崇献方》五卷'者。"此说甚是,理由是:

第一,《新唐志》所著录补充《旧唐志》的书目,大多为开元以后著作,此所著录正与上述考证合。

第二,"《医门秘录》五卷"与"《梅崇献方》五卷"卷数相合,而《医门秘录》既可称作《医门方》,也可以作者姓氏名字称作《梅崇献方》。如新、旧《唐志》所著录的《延年秘录》,《医心方》即引称《延年方》;《隋志》所著录的胡洽《百病方》,《医心方》即引称《胡洽方》。

另有人怀疑《医门方》指《通志·艺文略》中著录的吴希言《医门括源方》,非是。

(五十五)《随时应验方》

《医心方》引《随时应验方》凡一处,即卷

五第四十三:"《随时应验方》口疮方:干姜火炙,口干含,吐热水尽即瘥。"

此书目不见史志簿录,《新唐书·艺文志》记有"包会《应验方》一卷",疑即此书之异称者。《医心方》又引有《随时方》和《应验方》两书,均怀疑是《随时应验方》的省称。

(五十六)《随时方》

《医心方》引《随时方》凡四处,分别见于卷七、卷十一、卷十五、卷二十五,其佚文内容分别为:治阴恶疮方、治赤白痢方、治甲疽方、治小儿恶疮久不瘥方。

《随时方》一书不见史志书目著录,亦不见其他文献所载。《医心方》又引有《随时应验方》一书,疑与此同体而别名。

(五十七)《应验方》

《医心方》引《应验方》只有一处两条,见于卷二十五第六十三"治小儿吐呃方"。

《应验方》一书不见《隋书·经籍志》及《旧唐书·经籍志》。《新唐书·艺文志》始录"包会《应验方》一卷",疑即指此书。《崇文总目》记有《崔氏应验方》三卷,似为晚出,当与此无涉。又《医心方》引有《随时应验方》一书,疑是此书之全称者,待考。

(五十八)《龙门方》

《医心方》直引《龙门方》凡五十六处,间接引用凡九处,分别见于卷三至卷五、卷七至卷十八、卷二十一、卷二十三、卷二十五、卷三十九各卷中。

《龙门方》一书未见史志书目著录,作者及成书年代不详。目前学术界一般认为此是河南洛阳"龙门洞石刻药方",是北齐师道兴在洛阳龙门的石刻复经后人传抄拓印者。今以《医心方》所引《龙门方》与历代拓抄之"龙门洞石刻药方"对照,复经与今尚保存未经风化尚可辨识的石刻原文比较,除极个别药方相近似外,竟无一方完全相同者,这难免引起我们的怀疑,此《龙门方》与彼《龙门方》是否同一《龙门方》？"龙门"二字除表示地名外，尚有其他义项，如可以表示声望甚高之人，所谓"一登龙门"则声价百倍；亦可作为人名或字号。《医心方》所引《龙门方》究竟何属，有待进一步考证研究。

从《医心方》所引《龙门方》佚文内容来分析，此书是一部综合性经验方书，为六朝经方之属。从佚文中用字来分析，文中不避"恒"字、"澄"字、"树"字、"生"字，盖非北齐人所为；不避"广"字、"坚"字，亦非成书于隋朝。又文中不避"旦"字、不避"恒"字，可证非中唐以后成书，而书中"疗"字、"治"字混用，这一现象未知何故？如"治"字为回改所致，则避高宗李治名讳，其书当成于高宗以后，或李治为太子之时。

(五十九)《拯要方》

《医心方》直引《拯要方》凡一百三十余处，是《医心方》主要引用文献之一。从其引用佚文内容来看，此书是一部临床实用的综合性经验方书，除内儿妇外五官诸科治方外，还包括服食及药物论述。

《拯要方》不见隋唐史志著录，亦不见其他文献所引用，《日本国见在书目录》记有《拯要方》十卷，不题作者姓氏，今作者及成书年代无考。今粗检佚文中不避隋讳"坚"字，不避唐讳"治"字、"预"字、"诵"字、"恒"字、"旦"字、"虎"字等，似非隋唐人所为，如非回改所致，则当成书于南北朝者。

关于《拯要方》书名，由于书写不规范，或传抄中字形讹误，后世学者或认作"极要方"，或认作"样要方"，并误。今通过全书的考察，应作《拯要方》为是。

(六十)《令李方》

《医心方》引《令李方》凡十五处，分别见于卷五、卷七、卷十一、卷十二、卷十五、卷十七，其佚文内容多为内科杂病和外科疮疡，似是一部以内外两科为主的经验方。

《令李方》未见史志书目著录，作者及成书年代不详，但从佚文内容及用字分析，当是六朝方书。

(六十一)《龙华方》

《医心方》引《龙华方》凡三处四条，即卷七第三"治男子阴下疮痒湿方"、卷七第四"治阴头肿溃败坏方"、"治阴茎头肿生创黄汁出方"、卷十七第十"治月蚀创骨出方"。

按此书不见史志书目著录，亦不见其他文献记载，作者及成书年代均无考。仅从佚文内容分析，似为六朝经方之属，或为外科专门方书。

(六十二)《龙花妙方》

《医心方》引《龙花妙方》凡一处两条，即卷五第四十三："《龙花妙方》口疮方：含矾石吐去水。又方：以井水日三漱弥好。"

按此书不见史志书目著录，作者及成书年代无考。《医心方》又引《龙华方》三处，疑二者为同书异称者。

(六十三)《煎药方》

《医心方》引《煎药方》凡一处，即卷十三第一："《煎药方》云：酥蜜煎，治诸渴及内补方：酥一升、蜜一升、地黄煎一升、甘葛煎一升、大枣百枚、茯苓、人参、薯蓣各三两。右八物，先蜜、酥入合搅，烊后甘葛煎入，烊枣膏以绞绞入，然后茯苓、人参、薯蓣等散入，合后入地黄煎，微火煎，不止手搅，冷之。"

此书不见史志书目著录，作者及成书年代无考，仅从此条佚文和书名分析，盖是专门记述"煎药"的方书。佚文中不避"治"字、不避"预"字，如非回改所致，则为六朝时期或唐初成书。

(六十四)《私迹方》

《医心方》引《私迹方》凡一处，即卷十一《治冷利方第二十》："《私迹方》温中汤，治寒下饭臭出方：甘草一两炙、干姜半两、蜀椒八十枚去目者、附子一枚四破。凡四物，以水二升,煮取一升,分再服,若呕,纳橘皮半两,老少者皆取服,良。"

此书不见史志书目著录,作者及成书年代均无详考。《医心方》除直引《私迹方》一条外,还尾注"《私迹方》同之"者两处,其中一处冠以"今案"二字,是知丹波氏曾亲眼见过此书无疑。《医心方》又引《私记》一处,疑二者为同一著作,"迹""记"当有一误。

(六十五)《私记》

《医心方》直引《私记》凡一处,即卷十九《服五石凌方第十九》:"《私记》云:治一切热病及服金石散发动闷乱热困者,以水一杯,服方寸匕,大热者加至二匕。"

此书不见史志书目所载,此条佚文亦不见其他文献引录,疑与《医心方》所引《私迹方》为同一著作,待考。

(六十六)《集要方》

《医心方》引《集要方》凡一处,即卷三第二十:"《集要方》治癫方:硫黄、苦酒和,涂之。"

此书不见历代史志书目著录,成书年代及作者均无考。

(六十七)《撰集要方》

《医心方》引《撰集要方》凡一处,即卷二十一第二十一:"《撰集要方》治月水不止方:服蒲黄良。"

此书不见史志书目著录,此条佚文亦不见其他文献引用,作者及成书年代无考。仅从书名分析,似与《医心方》所引《集要方》一书为同一著作。

(六十八)《慧日寺方》

《医心方》引《慧日寺方》凡一处,即卷二十九第五十一:"《慧日寺方》云:凡人服圆小子,欲下却者:以葵子三升,水四升,煮取三升,饮之。又方:葵子、消石等分两,末之,以粥清汁和,服方寸匕,日二。十日药下尽,乃

可食谷也。又方:葵子、消石各一升,水三升,煮取一升,日三进之。"

此书不见历代史志及公私书目所记,仅从书名分析乃沙门药方。僧徒知医在历史上是很多见的,其著名者如:于法开、支法存、胡道洽、鉴真和尚等。这大概与佛学讲习"五明"有关,"医方明"即为"五明"之一。佛徒知医,更便于外出化缘和宣传佛旨。有些寺院更是祖相传授,形成本寺院独特的药方系统,在医家中很有影响,如《竹林寺女科》,则是妇科中有名的方书。

"慧日"乃佛家用譬语,喻佛智能照亮世间冥暗,除去灾难。如《法华经·普门品》云:"慧日破诸暗,能伏灾风火。""慧日"二字也多用于僧名,如唐开宝年间有"慧日三藏",元代有"慧日禅师"。而"慧日寺"则未见史料记载。《续高僧传》记载隋时有"慧日道场",宋赵彦卫《云麓漫钞》卷六:"隋曰道场,唐曰寺。"不知《医心方》所引"慧日寺"与隋"慧日道场"有何关系。待考。

(六十九)《慧日寺药方》

《医心方》引《慧日寺药方》凡一处,即卷一第四:"《慧日寺药方》云:"服桂勿食鲤鱼,害人。"疑此即与《医心方》卷二十九第五十一所引《慧日寺方》同体而别名者。

(七十)《备急方》

《医心方》引《备急方》凡一处,即卷六第三:"《备急方》治心痛方;极咸作盐汤,饮三升,吐则即瘥。"

检隋、唐史志与《备急方》书名相关者,《隋书·经籍志》有许澄《备急草药方》,《旧唐书·经籍志》有陶弘景《补缺肘后救卒急方》,《新唐书·艺文志》有张文仲《随身备急方》、贾耽《备急单方》、无名氏《枕中备急方》,恐均与此书无涉。又《崇文总目》有《备急方》一卷,不题作者姓氏,不知与此书何关?

(七十一)《救急单验方》

《医心方》引《救急单验方》凡二十七处，分别见于卷五至卷九、卷十一、卷十四至卷十八、卷二十九诸卷中，其内容分别为疗耳聋、尸咽、心痛、急疳、肉刺、反胃、霍乱、诸利、魇死、尸厥、恶疰、疮痈、疱疗、痔瘘、金疮、蛊毒等方。每方大多仅一味药，最多三味药，且是常见易得者，具有"简、便、廉"的特点。

此书不见隋唐史志著录，亦鲜见其他文献所引，成书年代及作者均无考。仅从其佚文凡"治"字均作"疗"字分析（有一处作"治"，疑是传抄回改所致），此书似成书于中唐以后。

(七十二)《万毕方》

《医心方》引《万毕方》凡一处，即卷三十第四"羊蹄"下："《万毕方》云：疗蛊。"

按《万毕方》不见史志书目著录，亦不见其他文献所载，作者及成书年代无考。

(七十三)《爽师方》

《医心方》引《爽师方》凡一处，即卷二十五第十一："《爽师方》云：小儿鹅口方：桑白汁和胡粉涂之。"

此书不见史志书目著录，成年年代无考，《外台秘要方》卷二十五引有"吴爽师"凡三处，均为治痢方，疑即此《医心方》所引称"爽师"者。又《外台》卷二十五《疳痢方六首》中引"《古今录验》疗疳湿痢神效方"下有小字注引"吴爽师"一处，似宋臣校注文字，若此则此书宋代尚存。又敦煌出土医书残卷中引有"胡爽"佚文一条（见《敦煌古医籍考释》），业师马继兴先生认为与《医心方》所引"爽师"似即同一著作。待考。

(七十四)《枕中方》

《医心方》引《枕中方》凡二十八处，分别见于卷一、卷四、卷五、卷七、卷八、卷十、卷十二、卷十四、卷十八、卷二十三、卷二十七、卷二十九诸卷中。内容包括内外妇儿五官诸科，并有修身养性等内容，属汉唐经验方书之类。

《枕中方》不见史志书目著录，亦不见其他文献所引，作者及成书年代均无考。佚文中引有"道士养性""老子曰""孔子曰"等，故推测《医心方》所引《枕中方》即《老子孔子枕中杂方》一书之简称。《日本国见在书目》记有《老子孔子枕中杂方》一卷，即《医心方》所引者。

(七十五)《膏药方》

《医心方》引《膏药方》凡一处，即卷四第十三："《膏药方》治头面生疮痒，黄连膏方：黄连四两、白蔹二两、大黄三两、檗黄二两、胡粉二两。右五物，下筛，以猪膏和涂之，时以盐汤洗之。"

按《膏药方》不见史志簿录记载，此条佚文亦不见其他文献引用，其作者及成书年代无考。

(七十六)《急要方》

《医心方》引《急要方》凡一处，即卷二十第一："《急要方》云：丹石立验方：甘草二两炙，干葛二两，豉一大合。右以水五升，煎取四升，食前温吃，食后冷吃，若不止更吃。"

此书不见历代史志簿录所载，亦鲜见其他文献引录，故其是综合性方书，还是服石专著，今已无从考察，成书年代及作者亦无考。

(七十七)《要急方》

《医心方》引《要急方》凡一处，即卷十一第三十二："《要急方》治赤白疳利方：头发灰如鸡子大，水服立验。"

按《要急方》一书不见史志书目著录，作者及成书年代无考。《日本国见在书目录》记有《要方》十二卷，不题撰者姓氏，不知与《要急方》有无关系。又此书名与《医心方》所引《急要方》相似，或二者有一误倒。

(七十八)《博济安众方》

《医心方》直引《博济安众方》凡二十处，分别见于卷三、卷五、卷七、卷九、卷十二、卷十七、卷二十三、卷二十五，"今案"等注文引有十四处，分别见于卷五、卷二十二、卷二十三。

按《博济安众方》不见隋、唐史志著录，首载《崇文总目》，作《博济安众方》二卷，不题作者姓氏，今作者及成书年代不详。从《医心方》所引此书佚文看，是一部囊括临床各科的经验方书。

(七十九)《百济新集方》

《医心方》引《百济新集方》凡二处，即卷十五第十三："《百济新集方》治肺痈方：黄芪一两，以水三升，煮取一升，分二服。"又卷十六第一："《百济新集方》治疗肿，毒气已入心，欲困死方：取菊叶合茎捣绞取汁三升，顿服之。"

此书不见史志簿录所载，亦鲜见其他文献引录，作者以成书年代不详。从书名及佚文内容来看，为经验方书没有问题，但"百济"二字颇费酌量，从字面分析可作三种解释：一是地名，即百济国，在今朝鲜境内；二是人名，即以人名命书者，此古书常见；三是"百治"之义，即治疗各种疾病的方书。业师马继兴先生在"《医心方》中的古医学文献初探"中认为是前者，列为"朝鲜医方"，似是。

(八十)《圣惠方》

《医心方》引《圣惠方》凡一处两条，即卷二十五第六十三："《圣惠方》治吐乳黄色方：用韭根汁滴豆大入口中，立瘥。又方：用新热马粪绞取汁，半合灌之，效。"此两条文字见于《太平圣惠方》卷八十二《治小儿饮乳后吐逆诸方》中。

按《圣惠方》即《太平圣惠方》之简称，是北宋太平兴国年间（公元976~984年）宋政府组织医官编写的一部大型方书。《直斋书录解题》卷十三云："《太平圣惠方》一百卷，太平兴国七年（公元982年）诏医官使尚药奉御王怀隐等编集，御制序文，淳化三年（公元992年）成。"据《玉海》卷六三记载，书始于太平兴国三年（公元978年），淳化三年（公元992年）二月癸未赐宰相李昉、参政黄中沆、枢臣仲舒准，五月己亥颁天下。"淳化三年成书颁行于世的《太平圣惠方》何故被公元984年成书的《医心方》所引用？这只能提示我们，《医心方》所引此两条文字为后人传抄《医心方》时所加。有人认为《医心方》所引《圣惠方》乃唐乾宁（公元894~898年）中陈仕良所为，非是。

(八十一)《杂酒方》

《医心方》引《杂酒方》凡三处，即卷三《治一切风病方第二》："《杂酒方》治一切风病，独活酒方。"卷十三《治虚劳五劳七伤方第一》："《杂酒方》枸杞石决明酒。"卷十三《治虚劳少精方第六》："《杂酒方》云：桑树东南枝白皮一把，细切，以酒一升渍之。"云云，均以酒为药组方，此或即《杂酒方》书名之由来。

《隋书·经籍志》所记《四时御食经》下有注文曰："梁有《杂酒食要方》《杂酒食要法》各一卷，亡。"此二书均附在《四时御食经》之下，似是以酒食酿造烹调为主的所谓"家政"类著作，与《医心方》所引以酒为药治病方不同，且唐初就云已亡，故非《医心方》所引《杂酒方》一书。《隋书·经籍志》又著录《杂药酒方》十五卷，不题作者姓氏，疑即《医心方》所引者。作者及成书年代今无考。

五、各科专著类

(一)《玄感传尸方》

《医心方》引《玄感传尸方》凡六处，分别见于卷十三、卷二十一。内容包括：治传尸病方、治骨蒸病方、治肺痿咳方、治妇人血瘕方、治妇人瘦弱方、治妇人患骨蒸与鬼交通方等，所治病证，均与"肺痨"有关，是一部治疗肺痨的专著。

《玄感传尸方》首见《旧唐书·经籍志》，云："《玄感传尸方》一卷，苏游撰。"《新唐志》著录同。《崇文总目》《通志·艺文略》作《玄感传尸论》，是此书有论有方，故著录互易耳。

苏游，新、旧《唐书》无传，年里行事无证。《全唐文》卷一八九云其为"开耀时人"。《云笈七签》卷七十八辑有苏氏《三品颐神保命神丹方》，自叙署曰"开耀二年"，开耀二年即公元 682 年，故苏氏为初唐人。《旧唐书·经籍志》记有苏氏《太一铁胤神丹方》三卷、《新唐书·艺文志》记有苏氏《铁粉论》一卷，由此推测，苏氏为道家养生之徒。

《外台秘要方》引有"苏游"二处二十一条，未称书名，其内容亦均为"骨蒸传尸病"的方论，部分佚文与《医心方》所引《玄感传尸方》佚文同，是二者同出一书。

关于《玄感传尸方》的成书年代，据《外台》卷十三《骨蒸方一十七首》中《张文仲方》佚文引有"苏游《玄感论》"，知其成书当早于《张文仲方》。张文仲，武则天朝侍御医，久视年间终于尚药奉御，故此书盖成于七世纪末叶。

（二）《玄感方》

《医心方》引《玄感方》凡三处，分别见于卷十、卷二十五。内容分别为：治水癖方、治小儿津颐方、治小儿夜啼方。

此书不见史志书目所著录，疑与《医心方》所引苏游氏《玄感传尸方》同为一书，但其三方内容与"传尸"无涉，故是否《玄感传尸方》之省称，不敢断言。

（三）《苏敬脚气论》

《医心方》引《苏敬脚气论》凡三处，分别见于卷二、卷二十七、卷三十，另卷三十第四引苏敬《脚气论》一条，经考证乃转引自陈藏器《本草拾遗》一书。

苏敬，初唐人，显庆中曾官右监门长史，倡修《新修本草》一书。《唐会要》卷八十二："显庆二年，右监门长史苏敬上言：陶弘景所撰《本草》，事多舛谬，请加删补，诏检校中书令许敬宗、太常寺丞吕才、太史令李淳风、礼部郎中孔志约、尚药奉御许孝崇，并诸名医等二十二人，增修旧本，征天下郡县所出药物，并书图之。"《新修本草》孔志约序曰："朝议郎行右监门府长史骑都尉臣苏恭（敬）摭陶氏之乖违，辨俗用之纰紊，遂表请修定。"（见《证类本草》卷一《序例》）是知《新修本草》初由苏敬所修，后再由政府组织详定者。

苏敬《脚气论》内容，《外台秘要方》一书亦有引用，但称作"苏恭"，此乃宋刻《外台》时避宋太祖之祖父赵敬名讳改。《新唐书·艺文志》记有苏鉴、徐玉《脚气论》一卷，盖"苏鉴"乃"苏敬"之讹。

（四）《苏敬论》

《医心方》引《苏敬论》凡五处，并见于卷八之中，均为脚气病的内容，此当为《苏敬脚气论》的省称。考证见《苏敬脚气论》条。

（五）苏

《医心方》单引一"苏"字者凡七处，并见于卷八，全部为脚气病的内容，是知"苏"指"苏敬"，乃《苏敬脚气论》的省称。

这里有一点值得注意，丹波康赖《医心方》引文单引一姓氏者极少见，粗略通检一遍，直引一字者只有"苏""唐""徐"三家，"苏"指苏敬、"唐"指唐临、"徐"指徐思恭。由此不免让我们联想到《外台秘要方》的引文，《外台》卷十八、卷十九两卷专论脚气病，其中亦引有"苏""唐""徐"三家，引文形式与《医心方》相类似。那么，是否《医心方》转引自《外台秘要方》呢？今两相对照，其佚文有相同者，有不同者，故可以排除这种可能性。经考证，《外台》所引"苏""唐""徐"三家，亦非直接引自三家之书，而是转引自吴氏

《三家脚气论》。《外台》卷十八《脚气论二十三首》引吴氏《三家脚气论》小序云:"窃寻苏长史、唐侍中、徐王等脚气方,身经自患三、二十年,各序气论,皆有道理,具述灸穴,备说医方,咸言总试,俱有效验,比来传用,实愈非虚,今撰此三本,勒为二卷,色类同者,编次写之,仍以朱题苏、唐、徐姓号各于方论下,传之门内,以救疾耳。"从上述情况来看,《医心方》所引三家内容,盖与王焘《外台秘要方》一样,当转引自吴氏《三家脚气论》一书。

《宋史·艺文志》《通志·艺文略》并记有苏敬、徐玉、唐侍中《三家脚气论》一卷,不题作者姓氏,今从《医心方》引文中亦找不出引自吴氏的痕迹,《外台》卷十八引《三家脚气论》序只提"吴氏",但不知吴氏为何许人,《医籍考》卷四十三题作"吴升",似是。

吴升,史书无传,亦鲜见史料记载。考《外台》卷三十八《乳石发动热气上冲诸形候解压方五十三首》中,有"疗乳石发,樊尚书传萧亮,常服良验。余因热盛切虑不安,遍于李虔祐,率更吴升咨议处求解法"之语句,可知吴升与萧亮、李虔祐同时人。萧亮,曾授医崔沔,据《新唐书·崔沔传》,沔生于咸亨四年(公元673年),卒于开元二十七年(公元739年),则萧亮约生活于公元七世纪;李虔祐疑即李处祐之误。《新志》记李处祐开元左卫中郎将,曾奉诏撰《兵法》一书。则吴升亦当为高宗、则天、玄宗时人,而医道大体与萧亮相伯仲,二者均善于治脚气,并精服食。据《外台》所引,吴升曾任"咨议"之职,即藩王府咨议参军事。《新唐书·百官》"王府官"下云:"咨议参军事一人,正五品上,掌讦课议事。"

吴氏著作,除编有《三家脚气论》外,还撰有《新修钟乳方论》(见《崇文总目》《宋史·艺文志》)。又据《外台》所引《许仁则方》后,有十三处"吴升同",《近效方》后有二处"吴升同",《千金方》后有一处"吴升同",推知吴升除乳食、脚气方外,还有其他医方著作,今失传。

(六)《唐临脚气论》

《医心方》引《唐临脚气论》凡二处,"今案"引有一处,均见于卷二十七。

《唐临脚气论》不见《唐志》,《通志·艺文略》云:"《三家脚气论》一卷,集苏、徐、唐三家之说稍异者。"《宋史·艺文志》云:"苏敬、徐玉、唐侍中《三家脚气论》一卷。"其中"唐""唐侍中",均指唐临而言。

唐临(公元600~659年),字本德,京兆长安人。武德(公元618~626年)初随李建成讨王世充,以策进说,引为直典书访,授右卫府铠曹参军。太子废,出为万泉丞。贞观中(公元627~649年),累转黄门侍郎,高宗即位,检校吏部侍郎。迁大理卿。永徽元年,拜御史大夫,历工、刑、兵、礼、户、吏六部尚书。显庆四年(公元659年)坐事贬为潮州刺史,卒宫。

(七)《唐侍中论》

《医心方》引《唐侍中论》凡一处,见于卷八第一,为论脚气病之内容,此条佚文当出自唐侍中《脚气论》。

唐侍中即指唐临,《外台》卷十八引唐临《脚气论》佚文亦称唐侍中,今以《外台》所引"唐侍中"与《医心方》所引"唐临《脚气论》"比照,其内容有相同者可证。而唐临为侍中,则不见史料记载。唐氏何时任侍中,有待进一步考证。

(八)《唐临论》

《医心方》引"唐临论"者凡三处,均见于卷八之中,全部为脚气病的内容,是知出自唐临《脚气论》一书。

(九)唐

《医心方》引"唐"者凡十四处,并见于卷八之中,全部为脚气病的内容。按"唐"指唐临,其佚文亦当出自唐临《脚气论》。

（十）《徐思恭论》

《医心方》引《徐思恭论》凡四处，并见于卷八，均为治疗脚气病的内容，当出自徐思恭《脚气论》。

徐思恭，史书无传，又不见史料记载。《外台秘要方》引徐氏《脚气论》佚文又称作徐王，《新唐书·艺文志》记有《脚气论》一卷，题苏鉴、徐玉等编，盖徐玉、徐王当有一讹。北齐徐之才曾受封西阳郡王，未知徐思恭与徐之才有何关系。

关于徐思恭的生存年代，无据可考，仅从《医心方》《外台秘要方》引文分析，盖与苏敬唐临大体同时，似为初唐之人。

（十一）徐

《医心方》直引"徐"者凡四处，并见于卷八，均为脚气病的内容。按"徐"即指"徐思恭"，当与《医心方》所引《徐思恭论》同出。

（十二）苏、唐论

《医心方》引"苏、唐论"者凡二处，并见于卷八，均为脚气病的内容，是知"苏"指苏敬，"唐"指唐临，其佚文当分别出自苏敬《脚气论》和唐临《脚气论》。

（十三）苏、唐

《医心方》引"苏唐"者凡二处，并见于卷八，均为脚气病的内容，是知"苏、唐"分别指"苏敬""唐临"二人，其引文当出自苏敬《脚气论》和唐临《脚气论》。

检《医心方》一书，把二人姓氏连在一起冠于引文之前者凡有三种，即"苏、唐""苏、徐""徐、唐"，此三种形式的引文均为脚气论内容，与《外台秘要方》引《三家脚气论》佚文形式相类，可进一步证实《医心方》所引三家之文亦转引自《三家脚气论》一书。吴氏编《三家脚气论》把种类相同者编在一起，以朱笔题苏、唐、徐姓号各于方论之下，两家相同者则题两家姓氏，故《外台秘要方》《医心方》

引文可出现上述单题一姓和两姓并题的情况。

（十四）苏、徐

《医心方》引"苏、徐"者凡三处，并见于卷八之中，全部为脚气病的内容，是知"苏"指苏敬，"徐"指徐思恭，其佚文当出自苏敬《脚气论》和徐思恭《脚气论》。

（十五）徐、唐

《医心方》引"徐、唐"者凡一处，见于卷八第九，为脚气病的内容，是知"徐"指徐思恭"，"唐"指唐临，其佚文当出自徐思恭《脚气论》和唐临《脚气论》。

（十六）《论》

《医心方》引《论》者凡两处，一者见于卷八《脚气转筋》第十一，此条前为标题，所出何书不详，但从本卷内容分析，疑出自唐临、徐思恭、苏敬三家《脚气论》；二者见于卷十一《治泄利方》第三十，此前引有《集验方》文，故此"论曰"疑亦出自《集验方》一书。

（十七）《刘涓子方》

《医心方》直引《刘涓子方》者凡二十五处，分别见于卷三、卷四、卷十五至卷十八、卷二十一、卷二十五、卷二十八。

《刘涓子方》即指《刘涓子鬼遗方》，简称《鬼遗方》，为五世纪初刘涓子所传，是目前存世最早的外科方书。

刘涓子，晋末宋初京口（江苏镇江）人，与宋武帝刘裕同族。其祖父刘淳乃武帝曾祖刘混之弟，则涓子为武帝族叔。《宋书·刘遵考传》云："遵考，高祖族弟也。曾祖淳，皇曾祖武原令混之弟，官至员外郎。祖岩，海西令。父涓子，彭城内史。"

刘涓子为彭城内史，推其时当在东晋末年。《晋书·谯刚王逊传》："王国宝之诛也，散骑常侍刘镇之、彭城内史刘涓子、徐州别驾徐政，并以同党被收，将以大辟。（司马）尚之言以会稽王道子曰：'刑狱不可广,宜释镇之等。'道子以尚之昆季并居列职,每事杖焉,乃从之。"后刘裕用兵,涓子曾随之北伐。

《刘涓子鬼遗方》的来历,颇有神话传奇特色。据龚庆宣《刘涓子鬼遗方序》称："昔刘涓子,晋末于丹阳郊外照射,忽见一物,高二丈许,射而中之,如雷电,声若风雨,其视不敢直追。诘旦,率门弟子数人,寻踪至山下,见一小儿提罐,问何往为?(答曰:)我主被刘涓子所射,取水洗疮。而问小儿曰:主人是谁? 云:黄父鬼。仍将小儿相随还,来至门,闻捣药之声,比及遥见三人,一人开书,一人捣药,一人卧尔。乃齐声叫突,三人并走,遗一卷《痈疽方》,并药一曰。时从宋武北征,有被疮者,以药涂之即愈。"所谓黄父鬼遗,荒诞不经,本不可信,盖此书为刘涓子所编集,托重神鬼而取信于人者。

此书后来由刘涓子寄交其姊龚氏妇人,遂为龚氏家传秘宝,传至其孙龚庆道时,认为"儿子幼稚,苟非其人"。故而传与族门兄弟邻居好友龚庆宣,龚庆宣于公元499年将此书重加整理,"定其前后,蔟类相从",而传之于世。

隋唐时期,乃至宋代,此书传播很广,除《外台秘要方》外,被许多医书所引用,如《诸病源候论》《千金要方》《千金翼方》《太平圣惠方》《圣济总录》《证类本草》中均收录此书内容。宋嘉祐校正医书,也作为参考资料应用。同时,在国外也颇有影响。在日本弘仁十一年(公元820年)所撰的《日本纪略》,记有日本政府诏令针生学习书目,其中便列有《刘涓子方》。据《高丽史》卷七十三载,仁宗十四年(公元1136年)政府颁布《医业式》,也规定《鬼遗方》为必学书目。

《刘涓子鬼遗方》原本十卷,首载《隋书·经籍志》,又见于新、旧《唐志》所著录。在1902年新疆吐鲁蕃出土唐人卷子中,有《刘涓子鬼遗方》残卷,存卷九和卷十衔接处。卷九末题"刘涓子鬼方卷第九"、卷十前题"刘涓子、甘伯济治秣陵令已用省验方卷

第十",足证原本十卷著录不诬。同时由此也可以看出,所谓"黄父鬼遗"的本来面目,乃刘涓子搜集验方而成。甘伯济亦当时外科名家,或即魏、晋以治疮伤闻名的甘氏后裔,二人合治秣陵(治所在今江苏南京市中华门外故报恩寺附近)。令发背是在元嘉二十年(公元443年),适刘涓子周游至秣陵。刘、甘二人合治秣陵令的验方是当时涓子所记?还是后人增补? 今已无从考证。

隋唐以后,此书卷数可能又有演变,据《日本国见在书目录》所载,公元893年前传入日本的《刘涓子方》为十一卷本。当然也有可能是著录、传抄方面的错误。

此书书名,在隋唐以后也有变化。北宋嘉祐年间林亿等校正《千金方》序中提到《刘涓子鬼遗论》之名称,并且又见于《宋志》,盖与《鬼遗方》同体而别名者。以后在《鬼遗论》书名的基础上,又有人进一步改易名称,出现了《刘涓子神仙遗论》(见《直斋书录解题》),还有再次易名为《刘涓子治痈疽神仙遗论》者(清钱曾《读书敏求记》载有影宋抄本一卷,今有残卷传世)。

《刘涓子鬼遗方》一书,大概在宋代就已残缺不全,只存有五卷。《铁琴铜剑楼藏书目》卷十四记有宋刊五卷本,云:"全书无宋讳字,疑出五代宋初所刻。"今传世宋刻五卷本为南宋所刻。

《医心方》中所引,有的内容见于今本《刘涓子鬼遗方》中,大部分则属《鬼遗方》佚文,对补辑该书有很高的文献价值。

(十八)《痈疽方》

《医心方》引《痈疽方》凡一处两条,一条为"治疗疮方",一条为"治恶疮疔肿五香汤方"。

《隋书·经籍志》记有《痈疽论方》一卷,《日本国见在书目录》记有《治痈疽方》七卷,均不题作者姓氏,《医心方》所引疑是后者,作者及成书年代无考,盖为六朝人所为。

(十九)《产经》

《医心方》直引《产经》近二百处，是主要引用书目之一。从其所引佚文看，此书主要内容为治妊身诸方、妊妇注意事项、妊妇脉图月禁法、妊妇不可服药八十二种、产妇向坐法、藏胞衣法、十二月神图、产妇反支月忌法、产妇用意法、产妇产庐法、产妇禁坐草法、产妇易产方、产后诸病、知男女法、相子诸法、小儿初生护理法，治小儿诸病方等。

《隋书·经籍志》著录有《产经》一卷，未题撰人姓氏，归《子部·五行类》。此类著作多为卜筮、占梦、相面、推算等内容。《隋志》所记与《产经》相似者还有《产乳书》二卷、《推产妇何时产法》二卷、《推产法》一卷、《杂产书》六卷、《生产符仪》一卷、《产图》一卷、《推产图》四卷，这些恐怕都是以记述产妇坐产方位、推算产时等为主的著作。而《医心方》所记《产经》虽也有这方面的内容，但其重点还在产褥、妊娠、产后诸病，且从《医心方》所载佚文看，内容较多，绝非一卷所能包容，由此推测，《医心方》所引《产经》，似非《隋书》所记《产经》。《日本国见在书目录》又记有《产经》十二卷，题德贞常撰，似即《医心方》所引者，理由是：

第一，《日本国见在书目录》在日本宽平年间(公元 889～898 年)成书，距《医心方》成书不足百年，估计丹波康赖能看到此书。

第二，从《医心方》所引佚文分析，内容繁杂，似是一部较大部头的以产科为主，包括部分妇儿科相关内容的专著，与《日本国见在书目录》所记十二卷之目大体相吻合。

第三，在《医心方》引《产经》佚文中有"此是德家秘方不传"文句，与《日本国见在书目》题"德贞常撰"相一致。

关于此书成书年代，因德贞常不见史料记载，故无详考。但从佚文中引有《葛氏方》一书推测，其成书上限不会早于东晋；又从佚文中不避隋唐之讳，其成书下限不会晚于南北朝后期，盖成书南北朝时期的可能性极大。

(二十)《子母秘录》

《医心方》直引《子母秘录》凡二十五处，分别见于卷二十二、卷二十三、卷二十五。其内容为治妊娠诸病、治产后诸病、治小儿诸病，与《子母秘录》书名相契合。

《崇文总目》《通志·艺文略》均记有《子母秘录》十卷，题许仁则撰，盖指此书。然而《三因方》卷十七云："巢安世有《卫生宝集》《子母秘录》等。"又《宋史·艺文志》记有张杰《子母秘录》十卷，均与此书名相同而作者各异。冈西为人在《宋以前医籍考》中怀疑"上书系许氏之原著，而巢、张二氏修之者"。业师马继兴先生在《〈医心方〉中的古医学文献初探》一文中也认为："许仁则之出处最早，当以为据。"今检《医心方》卷二十三第三十二引《子母秘录》云："产后诸状亦无所异，但苦不能食方：白术四两、生姜六两。右二味，细切，以水、酒各三升，暖火煎药，取一升半，绞去滓，分温再服。许仁则与女。"此条佚文最后"许仁则与女"五字，至少可以说明以下两种情况：第一，上方原出自许仁则氏，并可以认为是其为女儿亲撰的治疗产后不欲食的方剂；第二，此五字为后人所加，说明许氏《子母秘录》已经后人整理修订过。若此，冈西为人之说是可以成立的。又《证类本草》所引此书佚文后有"《千金方》同""孙尚药同"等语，当亦是后人整理修订时所为。

许仁则，鲜见史料记载，年里行事无详考。《旧唐书·裴敬彝传》云："(彝)事母复以孝闻，乾封初，累转监察御史。时母病，有医人许仁则，足疾不能乘马，敬彝每肩舆之以候母焉。"是知许仁则主要生活于太宗、高宗朝。

《外台秘要方》亦引有"许仁则"三十七条佚文，未言出自何书，但从这些佚文内容考察，是以内科杂病为主的方书，与《医心方》所引《子母秘录》并非同一著作。

关于《子母秘录》的成书年代，大概成书于唐高宗以后，其理由是：

第一，据《旧唐书·裴敬彝传》可知，许仁则主要生活在唐太宗、唐高宗两朝，在高宗乾封年间(公元666~668年)已成为名医，故其著作在此时或稍后成书的可能性大。

第二，《外台》卷五引《备急》佚文中有云："此许仁则五方，元比部云在岭南服得力，大验。"是知《许仁则方》当早于《备急》成书无疑。今考《备急》，疑为王方庆《随身左右百发百中备急方》。王方庆卒于长安二年(公元702年)，则其《备急》一书约成于武则天朝(公元684~704年)，而《许仁则方》应成书于此前，《子母秘录》或在《许仁则方》成书后所为。

第三，《医心方》卷二十三第四引《子母秘录》佚文中有"体玄子产妇借地法"。《旧唐书·隐逸传》云："潘师正，赵州赞皇人也，少丧母，庐于墓侧，以至孝闻。大业中，度为道士，师事王远知，尽以道门隐诀及符箓授之……以永淳元年卒，时年九十八。高宗及天后追思不已，赠太中大夫，赐谥曰体玄先生。"或即《子母秘录》所引者。果直如此，则《子母秘录》当成书于高宗朝以后。

（二十一）《候水镜图》

《医心方》引《候水镜图》凡一处六条，并见于第二十五卷卷末，似为后人附录的内容。首条为："《候水镜图》云：治小儿疮于大人异。"以下五条分别为：治火丹方、治赤斑疮方、治豌豆疮方、治小儿疳痢方、治小儿紫疳方等。

此书不被史志书目著录，亦不见其他文献所引，仅从上述几条佚文内容分析，疑为儿科专著。但"水镜"二字颇为费解，从四字组合的语法推测，"水镜"似喻"小儿"，但缺少佐证。业师马继光先生在《〈医心方〉中的医学文献初探》一文中曰："按'水镜'一称见《三国志·蜀志·李严列传》裴注：'夫水者至平，斜者取法。镜者至明，丑者无怒。水镜所以能穷物无怨者，以其无私也。'故有标准之义。而'水镜'一称作儿科著作之书名，始

见于《新唐书·艺文志》中，有'王超《仙人水镜图诀》一卷，贞观人'之文。王超氏此书在宋代簿录中为避宋太祖祖父之讳，改为《仙人水鉴图诀》(见《崇文总目》《通志·艺文略》)。此外，《通志·艺文略》'医方'类中又有《小儿水鉴论》三卷之目，也是小儿医方之著。上述小儿水镜(或'水鉴')之原书虽早佚，但有佚文现仍保留于南宋的《幼幼新书》、明代的《幼科准绳》《奇效良方》等书中。以上两种儿科书目均与《候水镜图》相同，似有其一定的渊源。"

（二十二）《眼论》

《医心方》引《眼论》凡六处，分别见于卷五、卷二十七。其内容为治目青盲方、治目肤翳方、治眼肿痛方、治眼赤痛方、治目泪出方、治眼疾注意事宜等。

《眼论》久亡，作者及成书年代无详考。检史志书目中记有《龙树眼论》，疑即此书。《崇文总目》《通志·艺文略》《宋史·艺文志》并云"《龙树眼论》一卷"，《郡斋读书志》卷二记作"《龙树眼论》三卷"，目下解题曰："右佛经。龙树大士者，能治眼疾，或假其说，集治七十二种目病之方。"《日本国见在书目录》记有《龙树菩萨眼经》一卷，疑是《龙树眼论》的别称。

"龙树"为菩萨之名，相传其生于树下，以龙成道，故曰龙树。《龙树菩萨传》曰："龙树菩萨者，出南天竺，梵志种也……其母树下生之，因字阿周陀那。阿周陀那，树名也。以龙成道，故以龙配字，号曰龙树也。"

《医方类聚》卷六十四、卷六十五引有《龙树菩萨眼论》佚文，日人丹波元坚辑录成编。其跋曰："世传龙树王菩萨，能疗眼疾，故往假托，以神其书，史志著录，亦颇为繁。今如是书文辞古雅，与《外台秘要》'谢道人论'相出入，而证治之法、针镰之术，其精微非彼所及。又有波斯之法，与汉土用药不同等语，则或是隋唐间人，传录夷法者矣。白香山《病眼诗》云：'案上漫铺《龙树论》，盒中空

燃决明丸.'盖指是书也。且观其篇第,函盖备具,非出零残之余者。《宋志》所谓《龙树眼论》者亦是耳。"

《医心方》所引《眼论》是否就是《医方类聚》所引用《龙树菩萨眼论》,今检二者佚文无相同者,故不敢断言。但《医心方》所引《眼论》佚文与《外台秘要方》引谢道人《天竹经论眼》则是同出一辙。今检一节相比较如下:

○《医心方》卷五第十四:

"《眼论》云:夫人苦眼无所因起,忽然幕幕,不痛不痒,渐渐不明,经历年岁,遂致失明,今观容状,眼形不异,唯正当眼中央小瞳子里,乃有障障暖暖,作青白色,虽不别人物,要犹见三光,知昼知夜,如此者,名曰青盲。此宜用金镜决之,一针便豁然若云开见日也。针竟便服大黄丸,不宜大泄。此疾皆从虚热兼风所作也。"

○《外台》卷二十一《出眼病一首》:

"谢道人曰:人皆苦眼无所因起,忽然膜膜,不痛不痒,渐渐不明,历经年岁,遂致失明,令观容状,眼形不异,唯正当眼中央小珠子裏,乃有其障,作青白色,虽不辨物,犹知明暗三光,知昼知夜,如此之者,名作脑流青盲。都未患时,忽觉眼前时见飞蝇黑子,逐眼上下来去,此宜用金蓖决,一针之后,豁若开云而见白日,针讫宜服大黄丸,不宜大泄。此疾皆由虚热兼风所作也。"

从上述可以推知,《外台秘要方》与《医心方》所引,二者有学术上的渊源关系,或为同一著作的不同传本。《外台》卷二十一《天竺经论眼序》下小字注曰:"龙上道人撰,俗姓谢,住齐州,于西国胡僧处授。""道人"与"菩萨"均是对佛门僧徒的别称,"论眼"与"眼论"或有一倒。从《外台》与《医心方》所引佚文分析,均可看出是中国佛门中知医术者而为之。业师马继兴先生在《〈医心方〉中的古医学文献初探》一文中说:"《崇文总目》及《通志·艺文略》均记有《龙树眼论》一卷,《日本国见在书目录》作《龙树菩萨眼经》一

卷,应即此书。从佚文内容来看,有'金镜决之,一针便豁然云开见日也'之语,又有'虽复卢医起骨,华佗解脑,此皆偏学一道,各善一术,至于青肓内障,则自拱手'等语,可知此书乃撰自中国医家之手者。惟今将此书佚文与朝鲜《医方类聚》卷六十四及卷六十五引《龙树菩萨眼论》佚文对照时,均不相同,似别有传本。"

(二十三)《治眼方》

《医心方》引《治眼方》凡十一处,均见于卷五。

按《治眼方》一书史志簿录不载,作者及成书年代无考。检《隋书·经籍志》在《陶氏效验方》下注曰:"梁又有《疗目方》五卷。"新、旧《唐志》均依《隋志》著录,不题作者姓氏,《通志·艺文略》题陶氏撰,盖因《隋志》记在《陶氏效验方》之下的原故。"治眼方""疗目方"文异义同,不知是否一书而异称者。

(二十四)《疗眼方》

《医心方》引《疗眼方》凡二处,均见于卷五。

按《医心方》所引"疗眼方"与"治眼方"两书,最易被人们看作是同体而别名者,今检《医心方》卷五第二十四引"《疗眼方》治目茫茫痛痒泪出方"下,紧接着便引"《治眼方》治目痒痛者",循《医心方》引书例,如为同一书,则下条则称"又云",由此观之,二者当为不同的两部治眼病著作。《疗眼方》不见史志书目著录,成书年代及作者无考,亦不知与《隋书·经籍志》所记《疗目方》何关?

六、服食养生类

(一)曹歙

《医心方》引"曹歙"凡四处,均见于卷二十"服食"专卷中,分别为:治服石头眩方、治

服石耳鸣方、治服石鼻口臭方、治服石口中疮方。

《隋书·经籍志》曰:"梁有皇甫谧、曹歙《论寒食散方》二卷。"《三国志·魏志》裴注曰:曹翕撰《寒食散方》,与皇甫谧所撰,并行于世。"盖即《医心方》所引者。

曹歙,又作曹翕,魏东平灵王曹徽之子,正始三年(公元 242 年)嗣父位。晋泰始元年(公元 265 年)受封为廪丘公。

(二)《曹歙救解法》

《医心方》引《曹歙救解法》凡一处,见卷十九第四,主要论述石药发动后诸解救之方法,与《医心方》所引"曹歙"当同出一书。

(三)《曹歙论》

《医心方》引"曹歙论"凡三处,分别见卷十九、卷二十"服石"专卷中。其内容为:论服石节度、论服石禁忌、论服石寒热咳嗽等,当与《医心方》所引"曹歙"同出一书。

(四)皇甫谧

《医心方》引"皇甫谧"者凡二十一处,分别见于卷十九、卷二十"服石"专卷中。其主要内容为:第一,述服石反常性法,包括六反、七急、八不可、三无疑等;第二,述服石发动救解法,具体论述石药发动的各种证候;第三,述服石禁忌,具体论述服石人员十种禁忌。

《隋书·经籍志》记有"梁有《皇甫谧曹歙论寒食散方》二卷"。疑《医心方》所引"皇甫谧"出自此书。《册府元龟》亦云:"魏东平王歙,撰《解寒食散方》,与皇甫谧所撰,并行于世。"

皇甫谧,字士安,幼名静,自号玄晏先生。安定朝那(今宁夏固原县)人。生于后汉建安二十年(公元 215 年),卒于晋太康三年(公元 282 年),终年六十八岁。《晋书》本传说他"年二十,不好学,游荡无度"。经叔母苦苦告诫,才"勤力不怠,带经而农,遂博综典籍百家之言"。成为当时享誉朝野的经学

大师。甘露年间(公元 256~260 年),因服寒食散失度而中毒,导致神经错乱,病苦异常,至欲自杀。并患得风痹疾,"因而学医,习览经方,手不辍卷,遂尽其妙"。他有鉴当时社会上流传的《素问》《九卷》《明堂孔穴》三部重要医学经典著作"文多重复,错互非一",不便检阅,乃"使事类相从,删其浮辞,除其重复,论其精要",撰成文简意赅,归于实用的《甲乙针灸经》一书,完成了"历古儒者之不能及"的三部归一工作。

他的著作,除《针灸甲乙经》《论寒食散方》以外,还有《帝王世纪》《玄晏春秋》《高士传》《逸士传》《列女传》《朔气长历》《鬼谷子注》《年历》《韦氏家传》等十数种。

(五)皇甫谧救解法

《医心方》引"皇甫谧救解法"凡一处,即卷十九《服石四时发状》第五全篇内容。

检史志书目,无"皇甫谧救解法"一书,疑此非书名,当与《医心方》引"皇甫谧"文一样,同出自《论寒食散方》,"救解法"乃"服石发动救解法"之省称,疑是书中的篇题名。

(六)皇甫谧节度论

《医心方》引"皇甫谧节度论"凡一处,见于卷十九第一。检史志书目,无"皇甫谧节度论"一书,此盖非书名,当与《医心方》引"皇甫谧救解法"一样,出自皇甫氏《论寒食散方》一书,"节度论"乃"服石节度论"之省称,疑是书中篇题名。

(七)《靳邵服石论》

《医心方》引《靳邵服石论》凡两处,即卷五第十三:"《靳邵服石论》云:凡洗头勿使头垢汁入目中,令人目痛。"又卷二十七第三:"《靳邵服石论》云:凡洗头勿使头垢汁入目中,令人早瞑。"

《靳邵服石论》一书不见史志书目著录,《外台》卷三十八《石发腹胀痞满兼心痛诸形证方七首》引"靳邵"一处七条,均为解石发

诸病方；又《千金翼》卷二十二第四引有"靳邵黄芩汤"，亦为治石发内容，估计均出自《靳邵服石论》一书中。

靳邵，晋代名医，年里失考。《太平御览》卷第七百二十二引《晋书》曰："靳邵，性明敏，有才术，本草、经方诵览通究，裁方治疗意出众表，创制五石散方，晋朝士大夫无不服饵，皆获异效。"陶弘景在《本草经集注》(敦煌卷子本)中也称他是"自晋世以来一代良医"。《千金方》卷一《大医习业》中云："凡欲为大医，必须谙《素问》《黄帝针经》、明堂流注、十二经脉、三部九候、五脏六腑、表里孔穴、本草药对、张仲景、王叔和、阮河南、范东阳、张苗、靳邵等诸部经方。"由此可见，靳邵氏曾有"经方"书传世，并且具有较大影响，所以才能得到孙思邈的称颂。

（八）葛稚川

葛稚川，即晋代著名道家、医学家葛洪。葛洪，字稚川。《医心方》引"葛稚川"凡一处，即卷十九第四："葛稚川云：凡服五石护命更生及钟乳寒食诸散，失将和节度，皆致发动，其病无所不为。若发起仓卒，不渐而至者，此皆是散热也。宜时救解。若四肢身外有诸一切疾痛违常者，皆以冷水洗数百过。热有所衡，水渍布巾随以眯之。又水渍冷石以熨之，行饮暖酒，消遥起行。若心腹内有诸一切疾痛违常，烦闷昏恍者，急解衣取冷，热温酒饮一二升，渐稍进，觉小宽冷餐，其心痛者最急。若肉冷口已噤，但折齿下热酒便开。若腹内有结坚热澼，便生众疾者，急下之。热甚口发疮者，下之。癖实犹不消，恶食畏冷者，更下之。"

上述文字，不见今本《肘后方》，亦不见《抱朴子内篇》，疑出自葛稚川"服食"专著之中。葛洪服食专著见于史志文献记载者，有《隋书·经籍志》著录之《神仙服食药方》十卷、《新唐书·艺文志》著录之《太清神仙服食经》五卷、唐释琳《辨证论》卷九所记《服食方》四卷，疑《医心方》所引"葛稚川"文出自

以上诸书。而以上诸书，疑是葛氏《神仙服食药方》同体而别名的不同传本。待详考。

（九）释慧义

《医心方》引"释慧义"凡五处，分别见于卷十九、卷二十，全部为服石内容。

《隋书·经籍志》云："梁有《释慧义寒食解杂论》七卷，亡。"疑即《医心方》所引者。既然此书唐初已亡，为何丹波康赖还能引用？推测有两种情况：第一，此书时官府虽亡，而民间未亡；虽中国已亡，而日本未亡。第二，《日本国见在书目录》不载，亦不能完全排除《医心方》间接引用的可能性。

释慧义，俗姓梁，少出家，北方人。生于晋咸安二年(公元 372 年)，卒于宋元嘉二十一年(公元 444 年)。常游学彭宋之间，与名士多结交。名士范泰立祗洹寺，以慧义为主持。当时士大夫多服寒食散，慧义亦精解散方，摄拾皇甫士安、廪丘等寒食散文论，著成《寒食解杂论》七卷。

（十）释慧义薛侍郎浴熨救解法

《医心方》引"释慧义薛侍郎浴熨救解法"凡一处，见于卷十九《服石发动救解法第四》。

按此非书名，疑是丹波康赖把"释慧义"和"薛侍郎"相同内容之文合并一起而论述者。考证分别见"释慧义""薛侍郎"条。

（十一）《释慧义论》

《医心方》引《释慧义论》凡一处，见于卷十九《服石节度第一》。

按此即指梁阮孝绪《七录》所记《释慧义寒食散解杂论》，与《医心方》引"释慧义"内容同出一书。

（十二）《耆婆服乳方》

《医心方》引《耆婆服乳方》凡一处，即卷十九第十六："《耆婆服乳方》云：若发热渴者，以生芦根一握，粟米一合，煮米熟饮之，甚

良。又服乳讫,单服菟丝子三斤,大益人。又方:车前子亦佳。"

按循味此两条文义,疑非有《耆婆服乳方》专书者,当出自《医心方》所引《耆婆方》一书。因此处所引内容专述"服乳",故加"服乳"二字。

(十三) 黎阳功曹范曲论

《医心方》引"黎阳功曹范曲论"凡一处,见卷十九第四,属"服石发动救解法"之内容。

按此条佚文不知所出何书,范曲其人亦无考。从其题曰"黎阳功曹"分析,似为东晋南北朝时人。考黎阳郡,东晋永和中(公元345~356年)置,治所在黎阳县(今河南浚县)。太元中(公元376~396年)废。北魏孝昌(公元525~527年)中复置,隋开皇(公元581~604年)初废。

(十四) 夏侯氏

《医心方》引"夏侯氏"凡两处,分别见于卷十九第一和卷十九第五。此两处引文并为"服寒食散方"内容,疑出自夏侯氏所撰的"服寒食散专著"。考隋、唐史志著录有"服寒食散方"凡二十余种,而作者无姓"夏侯氏"者。据《隋志》著录:梁有《寒食散汤方》二十卷、梁有《寒食散方》一十卷、梁有《解散论》二卷、梁有《解散方》《解散论》各十三卷、《寒食散论》二卷、《解寒食散论》二卷、《杂散方》八卷、《解散经论并增损寒食节度》一卷、《散方》二卷,《旧唐志》著录有:《寒食散方并消息节度》二卷,《新唐志》著录有:《寒食散论》二卷、《寒食散方》十五卷,均未记著者姓氏,其中或有"夏侯氏"所撰者。待考。

(十五)《石论》

《医心方》直引《石论》凡五处七条,见于卷十九、卷二十两卷服石专卷中,其内容分别为:服乳法、补乳法、服乳禁忌、除石热方、治服石手足冷方。又卷十九第十九"今案"引《石论》一条。

《隋书·经籍志》记有《石论》一卷,不题作者姓氏,疑即此书,作者及成书年代无考。

(十六) 许孝崇

《医心方》引许孝崇凡一处,即卷十九第一:"许孝崇论云:凡诸寒食草石药,皆有热性,发动则令人热,便须冷饮食、冷将息,故称寒食散。服药恒欲寒食、寒饮、寒衣、寒卧、寒将息,则药气行而得力。若将息热食、热饮、著热衣、眠卧处热,药气与热气相并,壅结于脉中,则药势不行,发动能生诸病,不得力,只言是本病所发,不知是药气使然。病者又不知是药发动,便谓他病,不知救解,遂致困剧然。但曾经服乳石药,人有病虽非石发,要当须作带解石治也。"

许孝崇,唐尚药奉御。显庆四年曾参加编修《新修本草》一书。《新唐书·艺文志》著录有许孝宗《箧中方》三卷,疑"宗"乃"崇"字之误。此条文字不见其他文献所载,是否出自许氏《箧中方》?还是出自许氏服石专著?今已不可考。

(十七) 李补阙炼研钟乳法

《医心方》引"李补阙炼研钟乳法"凡一处,即卷十九第十六:"李补阙炼研钟乳法:取枣膏和乳,研捣令相得,每旦空腹服十丸如梧子,以暖酒下,待饥方食,食宜用少不令饱,每日数数任性饮酒,令体中薰薰恒有酒气,使气宣行。当服乳时,三日五日吃一两口仓米饭及少许臭败脯肉,及见丧孝尸秽并不须避,令其惯习,每年恒服一大斤以来,四时并得服,夏秋料理,立冬服之。"

按"李补阙炼研钟乳法"未见史志书目著录,似非书名,此条佚文所出何书无考,作者何名亦不详。仅从标题分析,作者李姓,时任补阙之职,而"补阙"一官职,乃唐武则天于垂拱元年(公元685年)创置,有左右之分,左补阙属门下省,右补阙属中书省,常供奉讽谏，有驳正诏书之权。文既曰"李补阙"，故成书上限当在公元 685 年。

此条佚文中两次提到"恒"字，说明此书最迟也不会晚于公元 812 年。据《新唐书·本纪》载，唐穆宗李恒，元和七年（公元 812 年）立为皇太子，此时当避"恒"字，佚文中不避"恒"字，似在穆宗被立为太子之前成书。

《外台秘要方》卷三十七亦引"李补阙炼研钟乳法"一首，佚文内容虽然不同，但怀疑应出自一人之手。《外台》所引佚文中有"取韶州钟乳无问厚薄，但令颜色明净光泽者"之语。按韶州之地名，乃贞观元年改东衡州为韶州，天宝元年改州为郡，改韶州为始兴郡，则下限当在天宝元年，即公元 742 年。

（十八）《薛侍郎补饵法》

《医心方》引《薛侍郎补饵法》凡一处，见卷十九《服石后发动救解法》第四。按此目不见史志簿录所载，似非书名。《外台秘要方》卷三十七《铨择薛侍郎等服石后将息补饵法一十五条》所引与《医心方》所引略同，知二者同出一书。

薛侍郎即薛曜，唐中书令薛元超之子，以文学知名，尚城阳公主，万岁登封年间（公元 696 年）官礼部郎中。圣历中（公元 609～700 年）附张易之，与修《三教珠英》，官正谏大夫，并历官中书侍郎。《外台》卷三十七所引《薛侍郎服乳石体性论一首》条文开头便云："中书侍郎薛曜论曰"，而其任中书侍郎不见其他史料记载。

薛曜为武则天朝显宦，长于诗文，而崇尚道教，多与道士相交往，《全唐诗》中载其诗六首，其中就有"送道士入天台""登绵州富乐山别李道士策"两首与道士交游诗，可见他是一个崇尚道教的人物。《外台》所引其"服乳石体性论"的内容与道家养生思想一脉相承，他主张服石乳的目的也正是希望长生不老。其于"服乳石体性论"中曰："石钟乳，味甘温无毒，主咳逆上气，明目益精，安五脏，通百节，利九窍，下乳汁，益气补虚损，疗肢弱疼冷、下焦伤竭、强阴、久服延年益寿、好颜色、不老、令人有子。"他渴望长生不老的迫切情绪同时也反映在他的诗中，《全唐诗》卷八十有其"子夜冬歌"一首，诗中云："朔风扣群木，严霜凋百草，借问月中人，安得长不老？"关于薛氏著述，除参与《三教珠英》编撰以外，还有《文集》二十卷。

《医心方》所引"薛氏服石"内容除此外，还有引自"薛公""薛侍郎""薛曜论"者凡十余处，盖与此引同出。这些服石内容出自薛氏何种著作，是出自《文集》？还是出自服石专著？是否就是《医心方》所引的《服石论》？史料无征，待考。

（十九）薛侍郎

《医心方》引"薛侍郎"凡两处，并见于卷二十"服石"专卷中。

按"薛侍郎"即指薛曜，与《医心方》所引《薛侍郎补饵法》同出一书。

（二十）薛曜论

《医心方》引"薛曜论"凡一处，即卷十九第五："薛曜论云：夫金石之性，坚刚而争烈，又性清净而滓恶秽。"

按此当与《医心方》所引《薛侍郎补饵法》同出一书。

（二十一）薛公

《医心方》引"薛公"凡十余处，并见于卷十九"服石"专卷中。

按"薛公"即指薛曜，与《医心方》所引《薛侍郎补饵法》同出一书。

（二十二）《服石论》

《医心方》引《服石论》凡九处，分别见于卷二、卷十九。卷二为"服药用意"的内容，卷十九分别为：服石节度、诸丹论、诸丹服法、服金液丹方、服红雪方、服紫雪方、服五石凌方、服金石凌方等。

此书不见史志书目记载，成书年代及作

者不可详考,仅从其佚文分析盖为唐代道教徒所为,理由是:第一,其佚文中引有"中书侍郎薛曜云",薛曜,唐初人,此《服石论》或与薛曜同时,或稍后。第二,其佚文中有"余及少年以来,常好事,每以诸小丹救疾,十分而愈其八"之语,可见《服石论》作者从少年起便信丹石之药,若非道教之徒,也是官宦家中而崇尚道教者。

《医心方》又分别引有《石论》、靳邵《服石论》,与此《服石论》似非一书。

(二十三)《庞氏论》

《医心方》引《庞氏论》凡五处,见于卷十九、卷二十"服石"专卷中。

按庞氏其名无考,此五处佚文亦不知所出何书,但从佚文内容分析,当出自庞氏的"服石"专著中。

(二十四)《潘师房救解法》

《医心方》引《潘师房救解法》凡一处,即卷十九第一:"《潘师房救解法》云:凡石一度发即一倍得力,如不发者,此名无益,若一发后更无诸病,有病必是石发也。"

此书不见史志书目著录,成书年代不详,作者潘师房亦未见其他文献记载,待考。

(二十五)鉴真

《医心方》引"鉴真"凡一处,即卷十九第十六:"鉴真服钟乳随年齿方:石钟乳,其味甘温无毒,年二十者服二两,乃至五十服五两,六十以上加至七两,各随年服之,吉。四十以下人一两分为两服,五十以上一两,两别和面三两,搅溲面硬,溲作馎饨,以五升铛中煮五六沸即熟,和酒令汁尽,服之竟,以暖饭押之,七日以来,忌如药法。"

此条文字引自何书今无考,或认为"鉴真服钟乳随年齿方"为书名,非是。《医心方》又引有《鉴真方》一书,即《鉴真上人秘方》,疑出自该书。待考。

(二十六)《召魂丹方》

《医心方》引《召魂丹方》凡三处,并见于卷十九"服石"专卷中。三处的具体内容分别为:服丹节度法、服丹禁食法、服丹慎忌法。

此书不见史志书目记载,仅从书名及《医心方》所引佚文分析,当是一部道家服食仙药养生著作,作者与成书年代均无考。《崇文总目》记有《返魂丹方》一卷,《宋史·艺文志》作《反魂丹方》一卷,未知与此书何干?

(二十七)《大清经》

《医心方》直引《太清经》凡三十余处,分别见于卷二、卷十三、卷十九、卷二十一、卷二十六至卷二十八。内容包括:合服药吉日、合服药忌日、五茄酒方、服丹宜食法、服丹禁食法、服丹发热救解法、治妇人欲男方、四扇散方、西王母四童散方、淮南子茯苓散方、神仙长生不死不老方、神仙延年不老作年少方、服五茄方、服枸杞方、枸杞酒方、服菊延年益寿方、服槐子方、服莲实鸡头实方、服术方、断谷方、服黄精法、服松脂法、服松叶法、服松实法、服松根法、服柏脂法、服柏叶法、服柏实法、服巨胜法、服麻子法、去三尸方,以及养形、服气、房中等。

《大清经》不见史志书目著录,但从其佚文内容分析,当为道家养生著作。佚文中引有神仙、黄帝、茅君、高丘先生、西王母、淮南子、白玉、陶朱、李伟、思和、范蠡、东方朔、渔父、夏徵舒、刘景伯、绢子、中岳仙人、老子、握佺、甘始、郄俭等,大都是道家有名的人物。此书成书年代与作者不可考,业师马继光先生认为是《大清诸丹集要》(见《〈医心方〉中的古医学文献初探》),此目见《隋书·经籍志》,作"《太清诸丹集要》四卷,陶隐居撰"。《日本国见在书目》记有"《新修诸要大清秘方》十二卷、《新修大清秘经方》十二卷",日本学者长泽元夫、后藤志朗认为是后者。又葛洪《抱朴子内篇·遐览》中记有《太清经》

一书,古时"太""大"多互用或互讹,未知与《医心方》所引何关?

(二十八)《嵇康养生论》

《医心方》引《嵇康养生论》凡两处,分别见于卷二十七第一、卷二十九第十三。

嵇康,字叔夜,谯郡铚(今安徽宿州西南)人。生于魏黄初四年(公元223年),卒于魏景元三年(公元262年)。著名文学家、名士,"竹林七贤"之一,与阮籍齐名,尤好老庄导引养性之术。与魏室有姻戚,不愿投靠当时掌权的司马氏,坐事被诛。官至中散大夫,有《嵇中散集》十卷行世,《晋书》有传。

《嵇康养生论》为古今养生名篇,《晋书》本传曾记其著《养生论》之文,唐李善《昭明文选》作为文学作品辑录,《太平御览》卷七二〇亦作为养生名篇节选。其文今存《嵇中散集》及《文选》中。

(二十九)《金匮录》

《医心方》引《金匮录》凡四处,并见于卷三十六,前三处为"服食延年方",后一处为"服食开心聪明不忘方"。由此可见,此盖服食养生之专著。

《隋书·经籍志》记有《金匮录》二十三卷,题京里先生撰,疑指此书。按京里先生史料无载,从其名与其所撰《金匮录》佚文内容分析推测,盖是道士,即所谓神仙家。又《抱朴子内篇·杂应》云:"余见戴霸、华佗《金匮》、《录帙》、崔中书《黄素方》及百家《杂方》五百许卷。"葛氏所言《金匮》似为戴霸所撰,而《医心方》所引《金匮录》或与戴霸《金匮》有关。

《抱朴子内篇·杂应》曰:"南阳郦县山中有甘谷水,谷水所以甘者,谷上左右皆生甘菊,菊花坠其中,历世弥久,故水味为变。其临此谷中居民,皆不穿井,悉食甘谷水,食者无不老寿,高者百四五十岁,下者不失八九十,无夭年人,得此菊力也。故司空王畅、太尉刘宽、太傅袁隗,皆为南阳太守,每到官,常

使郦县月送甘谷水四十斛以为饮食。此诸公多患风痹及眩冒,皆得愈,但不能大得其益,如甘谷上居民,生小便饮食此水者耳。"

《医心方》卷二十六第一引《金匮录》曰:"南阳郦县山中有甘谷,水甘美。所以尔者,谷上左右皆生菊,菊华堕其中,历世弥久,故水味为变。其临此谷居民,皆不穿井,悉食谷水,食谷水者,无不寿考,高者百四五十岁,下者不失八九十,无夭年者,正是得此菊力也。汉司空王畅、太尉刘宽、太尉袁隗,皆曾为南阳太守,每到官,常使郦县月送水三十斛,以为饮食。此诸公多患风痹及眩冒,皆得愈。"

比较上述两节文字,几乎完全一样,显然是同出一辙。由此推之,可能有三种情况:一是《抱朴子》和《医心方》所引《金匮录》均出自戴霸《金匮》一书,因葛洪曾见到过戴霸《金匮》,而《医心方》所引《金匮录》正是《金匮》之节录者;二是《医心方》所引《金匮录》即《抱朴子》所云《金匮》,戴霸与京里先生为同一人而别称者;三是《医心方》所引《金匮录》转引自《抱朴子》一书。

关于此书成书年代,盖成书于西晋以后,因文中提到汉司空王畅、太尉刘宽、太尉袁隗,均是后汉末年人,只是所记职官略有不同,《后汉书》云王畅于建宁元年(公元168年)迁司徒,刘宽熹平五年(公元176年)为太尉,袁隗于光熹元年(公元189年)为太傅。

(三十)《养生要集》

《医心方》引《养生要集》凡八十四处,分别见于卷一、卷二、卷四、卷五、卷十一、卷十二、卷十四、卷二十二、卷二十五、卷二十七至卷三十等卷中,是《医心方》引用频率较高的一部著作。

此书首见《隋书·经籍志》著录,云:"《养生要集》十卷,张湛撰。"《旧唐书·经籍志》《新唐书·艺文志》著录并同,均不记成书年代,以致后人或认为后汉之张湛,或认为北魏之张湛,此二人正史有传,然均不记著有

《养生要集》一书。今通检《医心方》引《养生要集》佚文中，有张仲景、郗悟《论服药》、《神仙图》、《中经》、《少有经》、彭祖、仲长统、道机、颍州胡昭孔明、钜鹿张赜子明、青牛道士、《抱朴子》、卤公、《服气经》、《元阳经》、《老子尹氏内解》、《养生内解》、刘君安、《导引经》、道士刘京、宁先生《导引经》、《内解》、《河图帝视萌》、《房中禁忌》、安平崔寔子真《四民月令》、卜先生、颍川陈纪方、郗仲堪、高平王熙叔和、南阳张衡平子、颍川韩元长、甘道人等人名或书名，从所引这些人名书名分析，首先可以排除后汉之张湛，因佚文中除大量引后汉以前文献外，有部分魏晋之文献，如《抱朴子》一书为晋葛洪所撰，后汉张湛绝不可能引晋人文献。至于北魏之张湛，《北魏书》本传不记其知医事，似亦非著《养生要集》者。《晋书·范宁传》曰："初，宁（范汪之子）尝患目痛，就中书侍郎张湛求方，湛因嘲之曰：'古方，宋阳里子少得其术，以授鲁东门伯，鲁东门伯以授左丘明，遂世世相传，及汉杜子夏、郑康成、魏高堂隆、晋左太冲，凡此诸贤，并有目疾，得此方云：用损读书一，减思虑二，专内视三，简外观四，旦晚起五，夜早眠六。凡六物，熬以神火，下以气筛，蕴于胸中七日，然后纳诸方寸。修之一时，近能数其目睫，远视尺捶之余。长服不已，洞见墙壁之外。非但明目，乃亦延年。"疑《晋书》中所提之张湛乃《医心方》所引《养生要集》之作者。其又撰有《列子注》，《隋书·经籍志》题：东晋光禄勋张湛注。此张湛是晋简文（公元371～372年）、孝武（公元373～396年）时人，稍晚于葛洪氏。据其佚文所引文献看，恐怕《抱朴子》是最晚的一种，从这一点也支持晋之张湛所著。

《养生要集》虽今无传者，但从《医心方》《太平御览》等书所引用佚文分析，此书是一部儒道医合流的综合性养生著作。

（三十一）《养身经》

《医心方》引《养身经》者凡一处，即卷二十七第十一："《养身经》云：人有一不当、二不可、三愚、四惑、五逆、六不祥、七痴、八狂，不可犯之。一不当：吉日与妇同床，一不当。二不可：饱食精思，一不可；上日数下，二不可。三愚：不早立功，一愚；贪他人功，二愚；受人功反用作功，三愚。四惑：不早学道，一惑；见一道书，不能破坏，二惑；悦人妻而贱己妻，三惑；嗜酒数醉，四惑。五逆：小便向西，一逆；向北，二逆；向日，三逆；向月，四逆；大便仰头视天日月星辰，五逆。六不祥：夜起裸行无衣，一不祥；旦起瞋恚，二不祥；向灶骂詈，三不祥；举足内火，四不祥；夫妻昼合，五不祥；盗恚师父，六不祥。七痴：斋恚食薰，一痴；借物元功，二痴；数贷人功，三痴；吉日速醉，四痴；以人净言，以身自诅，五痴；两舌自誉，六痴；诈欺父师，七痴。八狂：私传经诫，一狂；得罪怨天，二狂；立功已恨，三狂；吉日不斋，四狂；怨父师，五狂；渎经慢法，六狂；同学仲义相奸，七狂；欺诈自称师，八狂。"

此书首载《隋书·经籍志》，不著作者及成书年代，今无考。仅从上述所引佚文看，似为六朝道家养生专著。

（三十二）《黄帝养身经》

《医心方》引《黄帝养身经》凡一处，即卷二十九第一："《黄帝养身经》云：食不饥之先，衣不寒之前，其半日不食者则肠胃虚，谷气衰；一日不食者则肠胃虚劳，谷气少；二日不食者则肠胃虚弱，精气不足，矇；三日不食者则肠胃虚燥，心悸气紊，耳鸣；四日不食者则肠胃虚燥，津液竭，六腑枯；五日不食者则肠胃大虚，三焦燥，五脏枯；六日不食者则肠胃虚变，内外交乱，意魂疾；七日不食者则肠胃大虚竭，谷神去，眸子定然，而命终矣。"

此书目未见隋唐史志，此节文字亦不见其他文献所引，作者及成书年代均无考。从书名推测，似与《医心方》所引《养身经》为同一著作，只是称呼详略而已，《医心方》所引诸书，多有详略两称，如《素问》又作《黄帝素问》、《太素经》又作《黄帝太素经》、《明堂经》又作《黄帝明堂经》、《小品方》又作陈延之《小品方》等皆是。再可资佐证者,此节文字与《养身经》文字风格文气相似,均善用数目字述事。

(三十三)《养性要集》

《医心方》引《养性要集》凡两处,即卷三十《五果部第二》:"《养性要集》云:啖橡为胜,无气而受气,无味而受味,消食而止利,令人强健。"又卷三十《五肉部第三》:"《养性要集》云:鲫鱼不可合猪肝食之。"

按《养性要集》不见史志书目著录,作者及成书年代均无考。

(三十四)《养性要录》

《医心方》引《养性要录》凡一处,即卷三十《五肉部第三》:"《养性要录》云:服天门冬勿食鲤鱼,病不除。"

《崇文总目》记有《养性要录》一卷,《宋史·艺文志》著录同,均不题作者姓氏,未知与《医心方》引者是否一书。

(三十五)《养性要抄》

《医心方》引《养性要抄》凡一处两条,即卷三十《五果部第二》:"《养性要抄》云:治食杏仁中毒利烦苦方:以梅子汁解之。又方:以蓝青汁服之。"

此书不见史志书目著录,其佚文亦不见其他史料所引,作者及成书年代均无考。

(三十六)《养生要抄》

《医心方》引《养生要抄》凡一处,即卷三十《五菜部》第四:"《养生要抄》云:蟹目相向及目赤足斑不可食,杀人。"

此书史志书目不载,此条佚文亦不见其他文献所引,作者及成书年代不详,是否与《医心方》引《养性要抄》为同一著作?待考。

(三十七)《养性志》

《医心方》引《养性志》凡六处,分别见于卷十四、卷二十七、卷二十九。其内容分别为:治魇勿燃火唤之、病后勿食五辛、日月勿正目久视、空腹不见臭死、饮酒避气、过饱伤膀胱等。

按此书不见史志簿录记载,作者及成书年代均无考。《日本国见在书目录》记有《养性方》一卷,题许先生撰,未知与此书目何关?

(三十八)《养生志》

《医心方》引《养生志》凡八处,分别见于卷二十三、卷二十七、卷二十九,其内容主要记述饮食生活起居方面的注意事项等。

按此书不见史志著录,亦不见其他文献记载,作者及成书年代均无考。

(三十九)《延龄经》

《医心方》引《延龄经》凡三处,均见于卷二十六第五,其一处为"令女人相爱方",一处为"奴有奸事令自道方",一处为"疗奴恶妒方"。

此书不见史志公私书目所载,亦不见它书引用,成书年代及作者均无考。从所引内容分析,此乃房中养生之作。

(四十)《延龄图》

《医心方》直接引《延龄图》凡四处七条,均见于卷二十一,其内容分别为疗妇人阴中痛、阴冷、阴臭、阴宽令小等。尾注《延龄图》同者五处,分别见于卷二十一、卷二十二、卷二十八,其内容为治疗妇人阴肿、阴疮、阴中息肉、妊娠恶阻、阴萎不起等。由上述内容观之,疑此书亦为房中养生类著作,或许与《医心方》所引《延龄经》同体而别名者。

七、房中导引类

(一)《素女经》

《医心方》引《素女经》凡二处,均见于卷

二十八,为房中术之内容。

此书目不见隋唐史志记载,《隋书·经籍志》著录有《素女秘道经》《素女方》各一卷,不知与此书何关?《日本国见在书目录》记有《素女经》一卷,当是《医心方》所引用之本。

《素女经》成书年代不可详考,但从《抱朴子内篇》多次提到此书,且与汉代一些著作列在一起,可见其非晚近之事,其成书于汉代的可能性极大。又刘向《列仙传》卷下《女丸传》所附赞语,也提到玄、素之书,故其书疑成书于西汉以前。

(二)素女

《医心方》于篇文之首冠于"素女"者凡二处,分别见于卷二十八第八、卷二十八第九,此二处引文实转引自《玉房秘诀》一书。

(三)《玄女经》

《医心方》引《玄女经》凡七处,分别见于卷七、卷二十八。卷七两处为"治男子阴卵肿方"和"治房劳卵肿或缩入腹方";卷二十八五处,均为"房中术"内容,分别见于《至理》第一、《和志》第四、《四至》第十、《九气》第十一、《九法》第十三,可知此为一部房中类专著。

《玄女经》首见《隋书·经籍志》,其云:"《玄女秘道经》一卷,并《玄女经》。"不题作者姓氏。此书久亡,成书年代与作者已不可详考。近世一些公私书目记有《黄帝授三子玄女经》,或亦简称《三子玄女经》《玄女经》,与《医心方》所引《玄女经》实非同一种著作。今检《黄帝授三子玄女经》见于《道藏·洞真部·象术类》,述嫁娶选择吉日良辰之法,为占卜类著作,与"房中术"无关。

关于《玄女经》成书年代,有两条线索可以初步推测其为汉代作品。其一,《抱朴子内篇》中多次提到"玄、素"房中导养之法,如《释滞》篇云:"房中之法十余家,或以补救伤损,或以攻治众病,或以采阴益阳,或以增年

延寿,其大要在于还精补脑之一事耳……玄、素、子都、容成公、彭祖之属,盖载其粗事,终不以至要者著于纸上者也。"再如《极言》篇曰:"论导养则资玄、素二女。"又如《遐览》篇还明确提到《玄女经》《素女经》二书,且与汉代一些著作列在一起,可知《玄女经》在晋朝已是被道家所重的一部导养著作,推其成书当不会是晚近的事。其二,据刘向《列仙传》卷下《女丸传》及其所附赞语,知《玄女经》当是西汉以前的著作,其文云:"玄、素有要,近取诸身,彭聃得之,五卷以陈,女丸蕴妙,仙客来臻,倾书开引,双飞绝尘。"

关于此书卷数,据《隋志》所记,当为一卷。葛洪《抱朴子内篇·遐览》中所记亦为一卷。

(四)《玉房秘诀》

房中类著作,首载《隋书·经籍志》,记有十卷本和八卷本两种,不题作者姓氏。《唐书·艺文志》著录《冲和子玉房秘诀》十卷,作者题名张鼎,疑是冲和子原著,张鼎续补者。

《医心方》引此书凡二十八处,是引用房中类著作内容最多的一种。引文分别见于卷七、卷十三、卷二十一、卷二十四和卷二十八,前四卷所引为治阴囊下湿散方、治数梦交失精方、治女人初交伤痛方、治妇人伤于丈夫方、治鬼交病方、治妇人无子方等内容;第二十八所引为房中术,分别见于《至理》第一、《养阳》第二、《养阴》第三、《和志》第四、《五常》第六、《五征》第七、《八益》第十六、《七损》第十七、《还精》第十八、《施泻》第十九、《治伤》第二十、《求子》第二十一、《好女》第二十二、《恶女》第二十三、《禁忌》第二十四、《断鬼交》第二十五、《用药石》第二十六、《玉茎小》第二十七、《少女痛》第二十九、《长妇伤》第三十。从佚文结构来分析,此书为辑录诸家有关房中术的内容而成,仅据《医心方》所引佚文统计,其转引有"采女、彭祖"之对问或"彭祖曰",当出自《彭祖经》;其转引

有"素女、黄帝"之对问或"素女曰",当出自《素女经》;其转引有"青牛道士曰",即东汉方士封君达;其转引有"冲和子曰",当是张鼎所据底本者;其转引有"巫子都曰",当出自《子都经》。

《玉房秘诀》原编辑者冲和子,其年代无详考,仅居上述所引各书,疑是六朝时人。增补者张鼎,唐开元后人,曾增补孟诜《食疗本草》一书。

(五)《玉房指要》

《医心方》引《玉房指要》凡七处,分别见于卷二十八《至理》第一、《养阳》第二、《和志》第四、《还精》第五、《用药石》第二十六、《玉茎小》第二十七、《玉门大》第二十八。

此书不见史志书目著录,作者及成书年代无考。检文中内容,引有彭祖、采女、道人刘京等。彭祖、采女均为上古时人。道人刘京见葛洪《神仙传》卷七,为东汉末年人。从《医心方》引用情况来看,《玉房指要》是一部重要的房中类专著。

(六)《洞玄子》

《医心方》直引《洞玄子》凡十二处,均见于卷二十八"房中术"专卷中,又分别见于《至理》第一、《和志》第四、《临御》第五、《三十法》第十三、《九状》第十四、《六势》第十五、《施泻》第十九、《求子》第二十一、《禁忌》第二十四、《用药石》第二十六、《玉茎小》第二十七、《玉门大》第二十八。

此书不见史志书目著录,从其文义分析似是以道号名书者,成书年代无考。

(七)《服气导引抄》

《医心方》引《服气导引抄》凡二处,即卷二十七第五:"《服气导引抄》云:卧起先以手巾若厚帛拭项中四面及耳后,皆使员匝温温然也。顺发摩头苦理栉之无在也。"又卷二十九第一:"《服气导引抄》云:凡食时恒向本命及王气。又云:临食勿道死事,勿露食。"

按此书不见史志书目记载,此两处三条佚文亦不见其他文献引用,作者及成书年代均无考。

八、方术杂录类

(一)《陶潜方》

《医心方》引《陶潜方》凡三处,分别见于卷十八《治马咋蹋人方第二十六》、卷二十六《相爱方第五》、卷二十六《断谷方第七》,此三条文字全部为旁注补入内容,不知是原抄补写,还是后人补入。又"今案"中引有一处,见卷十三《治昏塞喜眠方第八》。

陶潜即陶渊明,东晋著名文学家、诗人。好读书,谙玄佛。曾任地方官吏,不愿为五斗米折腰,毅然离职归田,至死不仕,以诗酒文章为乐,为后人留下了许多美好的诗篇,今存《陶渊明集》。至于医学,史料没有记载,《陶潜方》一书更不见史志书目著录。在六朝时期,文人知医是比较普遍的,陶潜辑录医方也并不为奇。上述《医心方》记载的陶氏四方,为我们全面研究陶渊明其人提供了宝贵资料。

(二)《西王母玉壶丸方》

《医心方》引《西王母玉壶丸方》凡一处,即卷二十六《辟邪魅方第十三》:"《西王母玉壶丸方》云:以一丸带头上行,无所畏;又至死丧家带一丸,辟百鬼;又苦独宿林泽中、若冢墓间,烧一丸,百鬼走去;又一丸著绯囊中,悬臂,男左女右,山精鬼魅皆畏之云云。"

《西王母玉壶丸方》不见史志著录,作者及成书年代无考。西王母,古代仙人,姓杨,或谓姓侯,名回,一名婉衿,居昆仑山。《医心方》所谓"西王母方",似托名者,从书名及其佚文内容分析,疑为道教神仙家所为。

(三)《耆婆脉诀经》

《医心方》引《耆婆脉诀经》凡一处,见卷

二第十二《明堂图》下，其内容为省病问疾及合药服药禁忌日时等内容，与该篇"明堂图"不符，乃至与《医心方》卷二整卷内容不协。眉注曰："此以下内容宇治本无之，医本等同之。"似此条为后人所增。

《耆婆脉诀经》，亦非诊脉专书，从《医心方》所引佚文内容分析，似与方术占卜吉凶有关，待考。

《日本国见在书目录》记有《耆婆脉诀》十二卷、《秘书省续编到四库缺书目》记有《耆婆脉经》一卷，此二者似与《医心方》所引《耆婆脉诀经》同体而别名者。

(四)《隋炀帝后宫诸香药方》

《医心方》引《隋炀帝后宫诸香药方》凡三处，即卷四第二十四"治腋下臭方"、卷五第五十二"疗口臭方"、卷二十六第二"令身面俱白方"。

按《隋炀帝后宫诸香药方》不见隋唐史志著录，《日本国见在书目》记有《诸香方》一卷，疑即指此书。其作者失考，成书年代不详，但从书名及佚文分析，当为唐人所为。理由是：书名中有"隋炀帝"三字，故绝非隋人所作，不但国人作书一般不称国号，而"炀帝"二字是杨广死后的谥号，是对他"逆天虐民""好内怠政"一生的概括。又佚文中"治"字和"疗"字并存，或是避唐讳不严格所致，或是后人回改所致。

(五)《隋炀帝后宫香药方》

《医心方》引《隋炀帝后宫香药方》凡一处，见卷四第四，为"染白发方"。

按此书疑即《医心方》所引《隋炀帝后宫诸香药方》之省称，或抄写时脱一"诸"字，或《医心方》引《隋炀帝后宫诸香药方》衍一"诸"字。

(六)《龙树方》

《医心方》引《龙树方》凡两处，均见于卷二十六《相爱方第五》，其第一处云："《龙树方》云：取鸳鸯心阴干百日，系左臂，勿令人知，即相爱。"又云："心中爱女无得由者，书其姓名二七枚，以井华水东向正视，日出时服之，必验，秘不传。"第二处引文与第一处同，疑是传抄之误。

按"龙树"为菩萨之名，故疑此为佛家方。《隋书·经籍志》著录有《龙树菩萨养性方》一卷、《龙树菩萨药方》四卷、《龙树菩萨和香方》二卷，《日本国见在书目录》又记有《龙树菩萨印法》一卷、《龙树菩萨马鸣菩萨秘法》等，《医心方》所引，不知是否与上述诸书有关。

(七)《灵奇方》

《医心方》直引《灵奇方》凡十七处，分别见于卷四、卷十四、卷二十四、卷二十六、卷二十九。其佚文及内容有：令白发还黑术、治胡臭方、避时疫法、转女为男法、练质术、芳气术、达知术、相爱术、相憎术、解怒术、求田术、避寒术、避热术、避水火术、避兵刃术、避蚊虫术、止醉术等。从这些佚文内容分析，此书恐非医家经验方之类的著作，而是古代方士所撰的"方术"之属的书。

此书不见史志书目著录，《宋史·艺文志》记有《陶隐居灵奇奥秘术》一卷，《日本国见在书目录》同，疑即《医心方》所引者，《灵奇方》似是简称。

(八)《真人集辨方》

《医心方》引《真人集辨方》凡一处两条，即卷二第七"合服药忌日"："《真人集辨方》：春忌戊辰、己巳，夏忌戊申、己未，秋忌戊戌、己亥，冬忌戊寅、己卯。右日不可服，甚大忌。又云：和合神仙药法，常避四孟，正月寅、二月巳、三月申、四月未（亥）、五月寅，以左行，不可和合长生药也，当以其时王相作之。"

按《真人集辨方》不见史志簿录记载，上两节文字亦不见其他文献引用，作者及成书年代无考，仅从书名及其佚文分析，盖为道士所为。

（九）《得富贵方》

《医心方》引《得富贵方》凡五处，分别见于卷十四《避伤寒病方第二十五》、卷二十六《避水火方第十一》《避邪魅方第十三》《避虎狼方第十四》《避虫蛇方第十五》。

此书不见史志书目著录，成书年代及作者无考，佚文中不避"虎"字，若非回改的话，当成书于隋以前。从书名及上述五处佚文内容分析，此非治病医方著作，而是方术类文献。

（十）《新罗法师流观秘密要术方》

《医心方》引《新罗法师流观秘密要术方》凡一处，见卷二十八第二十六，为壮阳之内容。

按此书不见簿录所记，亦不见其他文献所引，从其书名及佚文内容看当为佛家方术。新罗乃三韩之一，在今韩国境内，建国于汉，五代时为高丽所灭。此佚文中引有"大唐国沧州景城县法林寺法师惠忠传"，知其为唐时成书。

（十一）《新罗法师秘密方》

《医心方》引《新罗法师秘密方》凡一处，见卷二十八第二十六，亦为补阴壮阳之方术，疑此即《医心方》所引《新罗法师流观秘密要术方》之简称。

（十二）《新罗法师方》

《医心方》引《新罗法师方》凡两处，分别见于卷二第七、卷十第一，前者为佛家服药颂语，后者为治积聚药方。

按疑此即《医心方》所引《新罗法师流观秘密要术方》之省称。

（十三）《湛余经》

《医心方》引《湛余经》凡一处两条，即卷二《针灸服药吉凶日》第七"合服药忌曰"："《湛余经》云：天季日：正月子、二月卯、三月午、四月酉、五月子、六月卯、七月午、八月酉、九月子、十月卯、十一月午、十二月酉，右日不可用。又云：凡除日可服药治，满日不可服药，病人难起。"

按《湛余经》疑当作《堪余经》，"湛"与"堪"形近致误。"堪余"即"堪舆"，古代占候、卜筮之一种，与后世"风水"不同。《周礼》贾公彦疏引《堪舆经》云："黄帝问天老事。"《隋书·经籍志》著录有《堪余》四卷、《四序堪余》二卷、《八会堪余》一卷、《杂要堪余》一卷、《大小堪余历术》一卷、《堪余历注》一卷、《地节堪余》二卷、《注历堪余》一卷、《堪余历》二卷、《二仪历头堪余》一卷，均为此类著作。《医心方》所引《湛余经》今未见，待考。

（十四）《杂要诀》

《医心方》引《杂要诀》凡一处，即卷三十《五果部》第二："《杂要诀》云：（薯蓣）一名王芋。"

此书不见史志书目著录，作者及成书年代无考。

九、佛经道藏类

（一）《最胜王经》

《医心方》引《最胜王经》者凡一处，见卷一《治病大体第一》。此引文共四百四十字（不包括"《最胜王经》曰"五字），用五言歌诀形式写成，共八十八句。

《最胜王经》全称《金光明最胜王经》，佛经著作，十卷，题大唐三藏沙门义净译。此书名在通常略称作《最胜王经》，而省去"金光明"三字，《医心方》所引此节文字见于《金光明最胜王经》卷九。

（二）《千手观音治病合药经》

《医心方》引《千手观音治病合药经》凡一处，即卷二十六第五："《千手观音治病合药经》曰:若有夫妇不和如水火者,取鸳鸯尾于大悲像前,咒一千八十遍,身上带彼是终身欢喜相爱敬。"

按《千手观音治病合药经》不见佛经书名之中,检《千手千眼观世音菩萨广大圆满无碍大悲心陀罗尼经》中有此一节,内容基本相同,故可视为该书之异称,或因此节有"治病合药"内容而改易者,待考。

(三)《千手经》

《医心方》引《千手经》凡一处,即卷三第三:"《千手经》曰:一边偏风,耳鼻不通,手脚不随者,取胡麻油煎青木香,咒三七遍,摩拭身上,永瘥。"

《千手经》即《千手千眼观世音菩萨广大圆满无碍大悲心陀罗尼经》的简称,又简称《千手陀罗尼经》,唐西天竺三藏伽梵达摩译,一卷,有多种传本。《医心方》所引此节与《中华大藏经》所收本相对照,文字基本相同。

(四)《大集陀罗尼经》

《医心方》引《大集陀罗尼经》凡一处,即卷二十三第九:"《大集陀罗尼经》神咒:南无乾陀天,与我咒句,如意成吉,祇利祇利,祇罗针陀施,祇罗钵多悉。婆诃。右其咒,令产妇易生,朱书华皮上,烧作灰,和清水服之,即令怀子易生,聪明智慧,寿命延长,不遭狂横。"

按此为佛经著作,译著者待考。

(五)《疗痔病经》

《医心方》引《疗痔病经》凡一处,见卷七第十五。

按《疗痔病经》一卷,佛经著作,唐义净译,其内容主要是以神咒治疗痔病。

(六)《南海传》

《医心方》引《南海传》凡三处,分别见于卷一《治病大体第一》、卷九《治痰饮方第七》、卷九《治宿食不消方第十》。

按《南海传》又名《南海寄归传》,四卷,佛家著作,唐义净译。

(七)《老子道经》

《医心方》引《老子道经》凡一处,见卷二十七《谷神第二》,其原文下有《道经》注文。

按《老子》一书分《道经》和《德经》两部分,合称《道德经》,又称《道德真经》,上下两篇,凡五千字,故又称《老子五千文》,是道教的经典著作,传为春秋末李耳撰。

李耳,字伯阳,又称老聃,或称老子。楚国苦县(今河南鹿邑)人,初为东周史官,后为隐民,后世奉为道教始祖,尊为"老君"。《医心方》所引此条,见今本《老子》第六章,但其注文不知出自何家。

(八)《庄子》

《医心方》引《庄子》凡一处,即卷二十七《大体第一》:"《庄子》云:善养生者若牧羊者然,视其后者而鞭之,鲁有单豹者,严居而水饮,不与民共利,行年七十而犹有婴儿之色,不辛遇饿虎,饿虎杀而食之。有张毅者,高门悬簿,无不趋也,行年四十,而有内热之病以死。豹养其内而虎食其外,毅养其外而病攻其内。此二子者,皆不鞭其后者也。"此节见于《庄子》卷五《达生》,文字基本相同。

《庄子》,道家著作,亦称《南华经》,或称《南华真经》。作者庄周,战国时期宋国蒙邑(今河南商丘县,一说安徽蒙城)人。生卒年代不详,约梁惠王、齐宣王、楚威王之时。主张去世离俗,逍遥方外,其中有些养生内容,对中医学术有一定影响。

(九)《文子》

《医心方》引《文子》凡一处,即卷二十七第一:"《文子》曰:太上养神,其次养形,神清意平,百节皆宁,养生之本也。肥肌肤,充腹肠,开嗜欲,养生之末也。"此节文字见于今本《文子》卷九。

《文子》亦称《通玄真经》道家著作,作者

辛妍。辛妍字文子,号计然,老子弟子,春秋时期葵上(今山东临淄人)人。书中所述,多承老子,并杂有儒家思想,是儒道合流的一部著作。其于祸福利病、治身养生言之特详。

(十)《仙经》

《医心方》引《仙经》凡一处,即卷二十六《去三尸方第八》:"《仙经》曰:欲求长生,先去三尸,三尸去则志意定,志意定则嗜欲除。三尸在人身,令人多嗜欲,喜怒悖恶令人早死。故仙人服药求仙,先去三尸,三尸不去则服药不效焉。"

按《仙经》为道家著作,因其涉及道家养生内容,故在许多医学著作中都有引用,如《肘后方》《玄门脉诀内照图》《东医宝鉴》等。书佚,成书年代及作者无考。《云笈七签》卷九十二亦录有《仙经》佚文。

(十一)《列仙传》

《医心方》引《列仙传》凡一处,即卷三十《五果部第二》:"《列仙传》云:昔酒客为梁丞,使民益种芋,后三年当大饥,梁民不饥死。"按《列仙传》二卷,旧题汉刘向撰。《医心方》所引此节文字,见《列仙传》卷上《酒客》。

刘向(公元前77~前6年),字子政,原名更生。西汉沛(今江苏省沛县)人。著名经学家、目录学家。汉武帝河平三年(公元前26年)领导了国家图书整理校订编目工作,今传世的《黄帝内经》(《素问》《灵枢》)即曾经由刘氏整理编订,又著有《别录》等书,《汉书》有传。

(十二)《河图纪命符》

《医心方》引《河图纪命符》凡一处,即卷二十六第八:"《河图纪命符》曰:天地有司过之神,随人所犯轻重以夺其算纪。恶事大者夺纪,小者夺算,随所犯轻重,故夺有多少也。人受命得寿,自有本数,数本多者,纪算难尽,故死迟。若所禀本数少而所犯多者,则纪算

速尽,而死早也。又人身中有三尸,三尸之为物,实魂魄鬼神之属也,欲使人早死。此尸当得作鬼,自放纵游行,食人祭醊。每到六甲穷日,辄上天白司命,道人罪过。过大者夺人纪,小者夺人算。故求仙之人,先去三尸,恬淡无欲,神静性明,积众善,乃服药有益,乃成仙。"

此书今不见传者,《医心方》所引上述文字与《抱朴子内篇·微旨》引《河图纪命符》大体相同,未知丹波康赖氏是直引还是转引自《抱朴子》。

《河图纪命符》为图谶类著作,是《河图纬》中二十四篇之一,乃汉代依托儒家经义宣扬符箓瑞应占验之书,而附会人事吉凶生死。据《隋书·经籍志》载,此类书出于汉代,后汉盛行于世。自刘宋太明(公元457~464年)中始禁图谶,至隋炀帝时,"发使四出,搜天下书籍与谶纬相涉者,皆焚之,为吏所纠者至死。自是无复其学,秘府之内,亦多散亡"。唐初只存图纬类书十三部,而无此篇。其作者及成书年代无详考,既为《抱朴子》所引录,当出于汉晋之间,而出于后汉的可能性极大。

(十三)《抱朴子》

《医心方》引《抱朴子》凡十处,分别见于卷一、卷十八、卷二十六、卷二十七、卷二十九。

按《抱朴子》一书史志书目多归类道藏,实为杂家著作,分《内篇》二十卷、《外篇》五十卷,晋葛洪撰。葛洪号抱朴子,此以号名书者。《医心方》所引《抱朴子》均见《内篇》之中,多为神仙丹药、养性延年、禳邪却祸等内容。

(十四)《圣记经》

《医心方》引《圣记经》凡两处,即卷二十七《谷神第二》:"《圣记经》云:人身中有三无宫也,当两眉间却入三寸为泥丸宫,此上丹田也;中有赤子,字元先,一名帝卿,人长三寸,

紫衣也,中心为绛宫,此中丹田也;其中真人,字子丹,一名光坚,亦衣也,齐下三寸,为命门宫,此下丹田也;其中婴儿,字元阳,一名谷玄,黄衣也,皆如婴儿之状,凡欲拘制魂魄,先阴呼其名,并存服色,令次第分明。"又卷二十七《养形第三》:"《圣记经》云:夫一日之道,朝饱暮饥;一月之道,不失盛衰;一岁之道,夏瘦冬肥;百岁之道,节谷食米;千岁之道,独男无女,是谓长生久视。"

此书不见史志公私书目著录,成书年代及作者均无考,从其佚文内容分析,似为道家著作。

(十五)《延寿赤书》

《医心方》引《延寿赤书》凡九处,分别见于卷四、卷二十六、卷二十七、卷二十九。

《延寿赤书》首见《新唐书·艺文志》"神仙类",其云:"裴煜《延寿赤书》一卷。"而后《宋史·艺文志》著录,作"裴铉《延寿亦书》一卷"。作者名字不同,必有一误。检隋唐史料,裴煜无考。裴铉名见《新唐书·宰相世袭表》又见《全唐文》卷三六三。《全唐文》收辑有裴铉《进〈延寿赤书〉表》一文,文前有编者按云:"铉,开元中隐居终南山。"今检《道藏》所收《进〈延寿赤书〉表》署曰:"唐终南山林臣裴铉上表。"是知《新唐志》中"煜"字乃"铉"字之误。

《延寿赤书》全称为《上玄高真延寿赤书》,这从《进表》一文中可证实,其云:"斯盖上玄老真延龄永寿之前梯也,因以名曰《上玄高真延寿赤书》焉。"所谓"赤书",即用朱砂写成的书。为什么要用赤书呢?作者在《进表》中解释说:"赤书者,上以明星火资于土德,中以殷仲夏之朱明,下以达微臣之丹恳也。《灵经》云:'俾国太平,转灾成福,当用五老赤书作镇也。'今属三气炳节,降庆神期,敢献延寿之书,冀申诞贺之礼。"

此书成书年代,亦可从《进表》中推知,其云:"伏惟开元圣文神武法天至道皇帝陛下,道满天大,覆焘无私,德通坤厚,光载罔极。"检《新唐书·玄宗本纪》开元二十七年(公元739年)二月,群臣上尊号曰"开元圣文神武皇帝"。天宝元年(公元742年)二月,群臣又上尊号曰:"开元天宝圣文神武皇帝。"以常理而论,作者当书成后便会很快进献皇帝,故推测其书当成于开元末年,即公元739至741年之间。

《延寿赤书》是一部道家养生的著作,其中多引陶弘景《真诰》内容,述存神、清心、祝咒、按摩、沐浴、宝神、服气等养生法。由于《全国中医图书联合目录》未载,故医界学者都认为已不复存世。其实此书并未亡佚,比较完整地保存在《道藏》之中,今以《道藏》所收《上玄高真延寿赤书》与《医心方》引文比勘,除其中一条未见今本《延寿赤书》外,其余分别见于《延寿赤书》第二、第三、第五、第六、第八之中。

《道藏》本《延寿赤书》凡一卷分八章,其目是:郁璘前奔第一、洗心内忌第二、清神外禁第三、藏密钩神第四、宝神平气第五、注藏永图第六、阴行真气第七、对时习真第八,与《进〈延寿赤书〉表》中作者所云"书一轴,凡八篇,积数千字"相吻合。

十、经史艺文类

(一)《礼记》

《医心方》引《礼记》凡三处,即卷二十五第十八:"《礼记》云:童子不衣裘裳。"卷三十《五谷部第一》:"《礼记》云:凡酒饮养阳气也,故有乐。"卷三十《五菜部第四》:"《礼记》云:粉榆以滑之。"

按《礼记》又称《小戴礼》《小戴记》《小戴礼记》,儒家经典著作,十三经之一,传为西汉戴圣编。

(二)《史记》

《医心方》引《史记》凡一处,即卷二十七《谷神第二》:"《史记》曰:人所以生者神也,所托者形也,神大用则竭形,大劳则弊形,神离则死,故圣人重之。由是观之,神者生之本也,形者生之具也,不先定其神而曰我有以治天下,何由乎?"

《史记》原名《太史公书》,又称《太史公记》《太史记》,一百三十卷,西汉司马迁撰。记事起于传说中的黄帝,迄于汉武帝太初年间,是我国第一部纪传体通史。

(三)《扁鹊传》

《医心方》引《扁鹊传》凡一处,即卷一第二:"《扁鹊传》云:病有六不治:骄恣不论理,一不治也;轻身重财,二不治也;衣食不能适,三不治也;阴阳并,脏气不定,四不治也;形羸不能服药,五不治也;信巫不信医,六不治也。"此节文字见于《史记·扁鹊仓公列传》,作者司马迁(公元前145~前86?年),字子长,西汉阳夏(今陕西韩城)人,我国杰出的史学家和文学家。

(四)《华佗别传》

《医心方》引《华佗别传》凡一处,即卷二十七第五:"《华他(佗)别传》云:"他(佗)尝语吴普云:人欲得劳动,但不当自极耳。体常动摇,谷气得消,血脉流通,痰则不生。卿见户枢,虽用腐之木,朝暮开闭动摇,遂最晚朽。是以古之仙者,赤松、彭祖之为导引,盖取于此。"

《华佗别传》今佚,成书年代及作者不详。其佚文首见《三国志》裴松之注所引。裴松之生于晋简文帝咸安二年(公元372年),卒于宋元嘉二十八年(公元451年),大体与《后汉书·华佗传》作者范晔同时,且年长范氏二十六岁。其注《三国志》成书于宋元嘉六年(公元429年),比范晔始作《后汉书》还要早三年,故裴注所引《华佗别传》的史料价值是不可低估的。今考《华佗别传》佚文,除裴氏《三国志》注所引外,尚见于《后汉书》唐李贤注所引,两相比较,贤注所引除与裴注所引相同者外,还多出裴注一条,是知

李贤注《后汉书》是直接引用了《华佗别传》的资料。李贤为《后汉书》作注,约在唐高宗仪凤年间(公元676~679年),说明其时此书尚存。《医心方》所引此条佚文,均不见于裴注、贤注所引,其内容大体见于《三国志·华佗传》和《后汉书·华佗传》中,但文句有一定出入。如此节文字在陈书、范书中作"譬如户枢,终不朽也。是以古之仙者,为导引之事"。既然《华佗别传》被《医心方》所引,则知此书在公元984年尚流传于日本。关于《华佗别传》的成书年代,史料亦无详细记载,清侯康《补三国艺文志》及清姚振宗《三国艺文志》均视其为三国时著作,但观《后汉书》贤注引其佚文中有"魏明帝"之语,则似是晋朝人所为。《华佗别传》与《三国志·华佗传》二者谁前谁后,今已不能详察。

(五)《晋书》

《医心方》引《晋书》凡一处,即卷二十七第三:"《晋书》云:范宁,字武子,患目痛,就张湛求方。答曰:治以六物,损读书一、减思虑二、专内视三、简外观四、旦晚起五、夜早眠六。凡六物,熬以神火,下以气筛,蕴于胸中七日,然后纳诸方寸修之,非但明目,乃亦延年。"此节文字见于《晋书·范宁传》,但内容有所删节。

《晋书》一百三十卷,唐·房玄龄(公元579~648年)监修,令狐德棻(公元583~666年)等撰,纪传体史书。

(六)《周书》

《医心方》引《周书》凡一处,即卷二十四第二:"《周书》云:人感十而生,天五行地五行,合为十也。天五行为五常,地五行为五脏。故《易》曰'在天成象,在地成形'者也。"

按《周书》疑指《逸周书》而言,此节文字未见今传世《逸周书》之中,或为其佚文,待考。

（七）《世纪》

《医心方》引《世纪》凡一处，即卷二十四第二十六："《世纪》曰：凡人身不在吉长短弱也。舜身甚小短，周公身小短，业公又小短，周灵王生而有髯，髯口毛也，吉相。武王并齿，是谓庚强之相也。其父文王问裴秀曰：人有相不？裴秀曰：有，中抚军立须至地，伸手过膝，非人臣之相也。舜瞳子重，项羽重子，灵帝足下有毛，身短，贵者相也。汤有四肘口光，左生内印；黄帝广颡龙颜，口兑者，贤武相也。仲尼隆颡，尧八字之眉也，有慈仁之相也。子胥眉间尺一，强心之相也。禹虎鼻怀斗，伏羲大目，苍颉四目，皆贤智相也。"

按《世纪》疑即《帝王世纪》，晋皇甫谧撰，早亡。今有诸家辑本。

（八）《家语》

《医心方》引《家语》凡一处，即卷二十四第二："《家语》云：天一地二人三，三三而九，九九八十一，一主日，日数十，故十月而生"。此节内容见《家语》卷六，文字略有出入，"故十月生"作"故人十月而生"。

按《家语》又称《孔子家语》，《汉书·艺文志》著录为二十七卷，题周孔丘门人撰。早佚。今本为三国魏王肃（公元 195～256年）伪撰，十卷。王肃，字子雍，东海（今山东郯城）人。杂取秦汉诸书所载孔子遗文，综合成书。

（九）《吕氏春秋》

《医心方》引《吕氏春秋》凡一处两条，即卷二十七第一："《吕氏春秋》云：圣人养生适性，室大则多阴，台高则多阳，多阳生蹶，多阴则生痿，皆不适之患也。味众肉充则中气不达，衣热则理塞，理塞则气不周，此皆伤生也。故圣人为苑囿园池，足以观望，劳形而已矣；为宫观台榭，足以避燥湿；为舆马衣裘逸身，足以暖骸而已；为饮醴，足以适味充虚；为声色音乐，足以安生自娱而已。五者，圣人所养

生也。""又云：靡曼皓齿，郑卫之音，务以自乐，命曰伐命之斧；肥肉厚酒，务以相强，命曰烂肠之食。"此处引文前节见于《吕氏春秋·孟春纪·孟春》，后节见于《吕氏春秋·孟春纪·本生》。

《吕氏春秋》又名《吕览》，二十六卷，吕不韦使门客各著所闻而集成，为杂家代表著作。吕不韦（公元? ～前235年），卫国濮阳（今河南濮阳）人。战国秦庄襄王时为相，秦始皇即位尊为仲父，始皇亲政因罪罢相，流放四川，于途中自杀。

（十）《氾胜之书》

《医心方》引《氾胜之书》凡一处，即卷三十第一："《氾胜之书》云：梁是秫粟。"

《氾胜之书》首载《汉书·艺文志》，作《氾胜之十八篇》，《隋书·经籍志》始作《范胜之书》二卷，农书。

氾胜之，山东曹县人，汉成帝时（公元前32～前7年）任议郎，为都农种田而撰此书，书约佚于北宋，今有辑本。

（十一）《颜氏家训》

《医心方》引《颜氏家训》凡二处，即卷二十七第一："《颜氏家训》云：夫养生者，先须虑祸求福，全身保性，有此生然后养之，勿徒养其无生也。单豹养于内而丧外，张毅养于外而丧内，前贤之所诫也。嵇康著《养生》之论，而以傲物受刑，石崇冀服饵之延（年），而以贪溺取祸，往世之所迷也。"又卷二十七第三："《颜氏家训》云：吾尝患齿，动摇欲落，饮热食冷，皆苦疼痛。见《抱朴子》云牢齿之法，旦朝建齿三百下为良，行之数日，即便平愈，今恒将之。此辈小术，无损于事，亦可修之。"此两条文字，均见于《颜氏家训》卷五《养生》，文字略有不同，可用以校正今本《颜氏家训》中的个别错误。

《颜氏家训》作者颜之推，琅玡临沂（今山东省临沂县）人。初为梁散骑侍郎，继奔北齐累官黄门侍郎，复降周，入隋为内史，以

文学知名。

此书成于隋,约隋文帝平陈以后,隋炀帝即位之前。因其为官以北齐时黄门侍郎最为清显,故自署曰:"北齐黄门侍郎颜之推撰。"书凡七卷二十篇,分为序致、教子、兄弟、后娶、治家、慕贤、勉学、文章、名实、涉务、省事、止足、诫兵、养生、归心、书证、音辞、杂艺、终制,是一部论述立身治家之法,辨正时俗之弊,训诫子孙的杂论集,在历史上有着普遍而深远的影响。

(十二)《说文》

《医心方》引《说文》凡一处,即卷三十《五肉部第三》:"《说文》云:千岁燕化为海蛤,魁蛤一名伏翼,化为蛤,亦生子滋长。"此节文字见今本《说文·虫部》,文字略有不同,《说文》段注本作"海蛤者,百岁燕所匕也;魁蛤一名复絫,老服翼所匕也"。

《说文》即《说文解字》的略称,汉许慎撰。许慎(公元30~124年),字叔重,汝南召陵(今河南郾城东)人,东汉经学家,文字学家。其所著《说文解字》一书是我国第一部说解文字原始形体结构及考究字源的文字学专著,为后世文字学界所重。

(十三)《埤苍》

《医心方》引《埤苍》凡一处,即卷三十第四:"《埤苍》曰:瓡瓝者,王瓜也。瓝瓢酌酒,琴书自娱也。"

《埤苍》三卷,魏张辑撰,首见《隋书·经籍志》著录,早亡。今有多种辑本。

(十四)《广雅》

《医心方》直引《广雅》凡一处,即卷三十《五果部》第二:"《广雅》云:藉姑,亦曰乌芋也"。按今本《广雅·释草》作"茈茹,水芋,乌芋也"。今检《齐民要术》卷二《种芋》第十六引《广雅》作"藉茹,水芋也,亦曰乌芋"。是可证《医心方》所引当有所本,只是中间省略"水芋也"三字。

《广雅》为三国魏张揖撰,是一部解释词义的著作。《隋书·经籍志》著录曰:"《广雅》二卷,魏博士张揖撰,梁有四卷。"今本《广雅》则分为十卷。其体例仿照《尔雅》,广收先秦两汉经传子史诗赋医书中所有不见于《尔雅》的词语,故名《广雅》。

作者张揖,字稚让,清河(今河北省清河县)人,明帝太和中(公元227~229年)为博士。博学多闻,精通文字训诂,著述颇丰,但今只有《广雅》一书传世。

(十五)《字林》

《医心方》引《字林》凡一处,即卷三十《五肉部第三》:"《字林》云:(鳟)赤目鱼也。此鱼似鲩而小也。"

此书首载《隋书·经籍志》,其云:"《字林》七卷,晋弦令吕忱撰。"全书分五百四十部,收字一万二千八百二十四个,是为补《说文》纰漏而作,也是我国第二部字书。唐以后逐渐亡佚,今有清任大椿辑本,名《字林考逸》。

(十六)郭璞

《医心方》引"郭璞"凡一处,即卷三十第三"王余鱼"下:"郭璞云:王余,比目同。虽有二片,其实一鱼也。不比行者,名为王余也;比行者,名为比目也。"

今检上述引郭璞文字,不见《山海经》注和《尔雅》注。唯《尔雅·释地》中有"东方有比目鱼焉,不比不行,其名谓之鲽"。郭璞注云:"状似牛脾,鳞细紫黑色,一眼,两片相合乃得行,今水中所在有之,江东又呼王余鱼。"

《医心方》所引"郭璞"乃承上引《七卷经》之文,是否二级引文,即《七卷经》所引,待考。

郭璞,字景纯,河东闻喜(今山西闻喜)人。生于西晋咸宁二年(公元276年),卒于东晋太宁二年(公元324年)。博学多才,精于文字训诂。曾任著作佐郎、尚书郎等职,后任王敦记室参军,以卜筮谏阻其谋反而被杀。追赠弘农太守。注释有《尔雅》《山海经》《楚辞》《穆天子传》等。其中《尔雅注》刊入《十三经注疏》《山海经注》刊入《四部丛刊》。原有《集》,已亡,明人辑其佚文,名为《郭弘农集》行世。

(十七)《博物志》

《医心方》引《博物志》凡两处,即卷二十九第十一:"《博物志》云:杂食者,百疾妖邪之所钟焉。所食逾少,心逾开,年逾益;所食弥多,心逾塞,年逾损焉。"又卷三十《五果部第二》:"《博物志》云:张骞使西域,还得胡桃,故名之。"按此两条文字分别见于《博物志》卷五、卷六。前者所引,今本《博物志》文前冠于"《仙传》曰"三字;后者所引,又见于《齐民要术》引录,文字小异。

《博物志》十卷,地理博物体志怪小说集,西晋张华撰。张华(公元232~300年),字茂先,范阳方城(今河北固安)人。其"博物洽闻,世无与比"。《晋书》有传。

(十八)《广志》

《医心方》引《广志》共凡三处,并见于卷三十。一处在"棕"条下,属小字旁注,曰:"《广志》云:棕有白青黄三种也。"一处在"蒲陶"条下,属大字正文,曰:"《广志》云:蒲陶有黄白黑三种也。"一处在"拥剑"条下,转引自《七卷经》,曰:"《七卷经》云:《广志》云:似蟹,色黄,方二寸,其一螯偏长,三寸余,特有光,其短食物著口。一云其大螯,得如剑,其爱如实也。"此三条佚文,又分别见于《齐民要术》《艺文类聚》《太平御览》所引,内容略有不同,可用来互校。

《广志》一书首见《隋书·经籍志》,曰:"《广志》二卷,郭义恭撰。"此书早亡,清马国翰《玉函山房辑佚书》从《初学记》《艺文类聚》《水经注》《北堂书钞》《太平御览》等二十余种著作中辑录成编,分上下两卷,从所辑佚文看,内容很杂,有山川地理知识,有草木虫鱼及飞禽走兽、有历史掌故传说等,很类似张华《博物志》。但《齐民要术》所引《广志》诸多佚文,惜马国翰氏不察。

(十九)《吴录地志》

《医心方》引《吴录地志》凡一处,即卷三十第二:"《吴录地志》曰:建安郡有橘,冬月树覆之,至明年春夏色变为青黑,味尤绝美。"

《吴录地志》不见史志书目所载,成书年代无详考。从四字组合结构及词义分析,"吴录"似为人名,"地志"似为书名。《证类本草》卷三《玉石部上品》"滑石"条下引《图经》曰:"《吴录地理志》及《大康地记》云:郁林州布山县多虵,其毒杀人,有冷石可以解之……"与《医心方》所引当出一书,则《吴录地志》应为《吴录地理志》的省文。

吴录,史书无征,从上述两条佚文分析,似为六朝人。《医心方》引《吴录地志》中有"建安郡"之称,考建安郡为三国吴永安三年(公元260年)置(治所在今福建建瓯县南),隋开皇九年(公元589年)废。又《图经》引《吴录地理志》中有"布山县",考"布山县"为汉置(治所在今广西桂平县西南),隋大业(公元605~618年)初废。至于"郁林州",疑是"郁林郡"之误。

(二十)《兼名菀》

《医心方》引《兼名菀》凡十处,分别见于卷一和卷二十六、卷三十。卷一、卷三十共九处,均为叙述事物之异名者,如卷三十第二"柿"下引《兼名菀》云:"一名锦叶、一名蜜丸、一名朱实。"又"梨"下引《兼名菀》曰:"一名紫实、一名紫条、一名缥蒂、一名六俗、一名含须。"颇类似"事物异名录"之类的著作。但卷二十六第十三引有一处则不同,引"宋定伯卖鬼"的故事,类似"志怪小说"。"宋定伯卖鬼"故事又出自《搜神记》卷十六,内容比《医心方》引《兼名菀》详尽,疑是《医心方》所引《兼名菀》之文,节引自《搜神记》者。

按《兼名菀》一书未见隋唐史志记载。成书年代及作者不详，待考。

（二十一）《上林赋》

《医心方》引《上林赋》凡一处，即卷三十《五果部第二》："《上林赋》曰：卢橘夏熟者色黑。"此句见《汉书·司马相如传》，又见《文选》卷八所引，二者并无"者色黑"三字，颜师古注："卢，黑色也。"疑《医心方》所引把正文与注文误混在一起，而加以改写者。

《上林赋》为汉司马相如（公元前179～前117年）撰。司马相如字长卿，小名犬子。蜀郡成都（今四川成都）人。著名辞赋家。其《子虚赋》《大人赋》《上林赋》等，词藻瑰丽，气韵排宕，为后人所重。

（二十二）《搜神记》

《医心方》引《搜神记》凡一处，即卷三十《五肉部》第三："《搜神记》云：昔越王为鲙，割鱼而未切，堕半于海中，化鱼名王余也。"检此条文字，不见今本《搜神记》中。今本《搜神记》卷十三有云："江东名余腹者，昔吴王阖闾江行，食脍有余，因弃中流，悉化为鱼。今鱼中有名吴王脍余者，长数寸，大如箸，犹有脍形。"两节文字差异很大，当非一条。《医心方》所引似为《搜神记》佚文。

《搜神记》为晋干宝所撰，是汉魏六朝志怪小说中的代表作，在文学史上有一定地位。干宝，字令升，新蔡（今属河南）人，《晋书》有传。

（二十三）《续齐谐记》

《医心方》引《续齐谐记》凡一处，即卷二十六第十三："《续齐谐记》云：燕昭王墓有一斑狸，积年既久，能为幻化。乃变作一书生，遇墓前华表问：以我才貌，可得诣张司空？华表曰：子之妙解，为不可，必辱，殆将不返，非但丧子千年之质，亦当深误。书生不从，诣华，华见洁白如玉，于是商略三史，采贯百家，华应声屈滞，乃叹曰：天下岂有此年少？若非鬼怪，即是狐狸。令人防卫。雷孔章曰：狗所知者数百年物耳。千年老精，不复能别，唯有千年枯木照之，则形现。燕王墓前华表，似应千年。遣人伐之，燃之以照书生，乃是一大老狸。"

《续齐谐记》一卷，梁吴均撰，首载《隋书·经籍志》。《唐书·艺文志》题"吴筠撰"，误。《隋志》又记有"宋散骑侍郎东阳无疑《齐谐记》七卷"，吴氏之作盖为此书之续编。书中所记皆神怪小说，似本《庄子》所云"齐谐志怪"之语而名书者。原本久佚，今有辑本。

吴均，字叔庠，南北朝吴兴故鄣（今浙江安吉）人。生于宋泰始五年（公元469年），卒于梁普通元年（公元520年），因其主要活动于梁，故史称梁人。事迹见《梁书》本传。

《医心方》所引此节文字，又见于晋干宝《搜神记》，可能是从《搜神记》中引录而来。今以二者对照，乃属节引，并有个别讹误。

（二十四）《颓卿记》

《医心方》引《颓卿记》凡一处，即卷二十四第二十六："《颓卿记》曰：老君足下有八卦文，眉长，耳有三门，鼻有双柱，厚唇，口方，色黄，是贤智相也。"

按此书不见史志书目著录，亦不见其他文献所引，作者及成书年代均不详。

图书在版编目（CIP）数据

医心方 /（日）丹波康赖撰；高文柱校注. -- 2 版. --北京：华夏出版社有限公司，2023.1

ISBN 978-7-5222-0422-2

Ⅰ. ①医… Ⅱ. ①丹… ②高… Ⅲ. ①方书—中国—古代 Ⅳ. ①R289.2

中国版本图书馆 CIP 数据核字（2022）第 187740 号

医心方

撰　　　　者	［日］丹波康赖
校　　　　注	高文柱
一版责任编辑	曾令真
本版责任编辑	梁学超　辛　悦
责　任　印　制	顾瑞清

出　版　发　行	华夏出版社有限公司
经　　　　销	新华书店
印　　　　刷	三河市少明印务有限公司
装　　　　订	三河市少明印务有限公司
版　　　　次	2023 年 1 月北京第 2 版　　2023 年 1 月北京第 1 次印刷
开　　　　本	787×1092　1/16 开
印　　　　张	47.25
字　　　　数	1270 千字
定　　　　价	189.00 元

华夏出版社有限公司 　地址：北京市东直门外香河园北里 4 号　邮编：100028
网址：www.hxph.com.cn　电话：（010）64663331（转）

若发现本版图书有印装质量问题，请与我社营销中心联系调换。